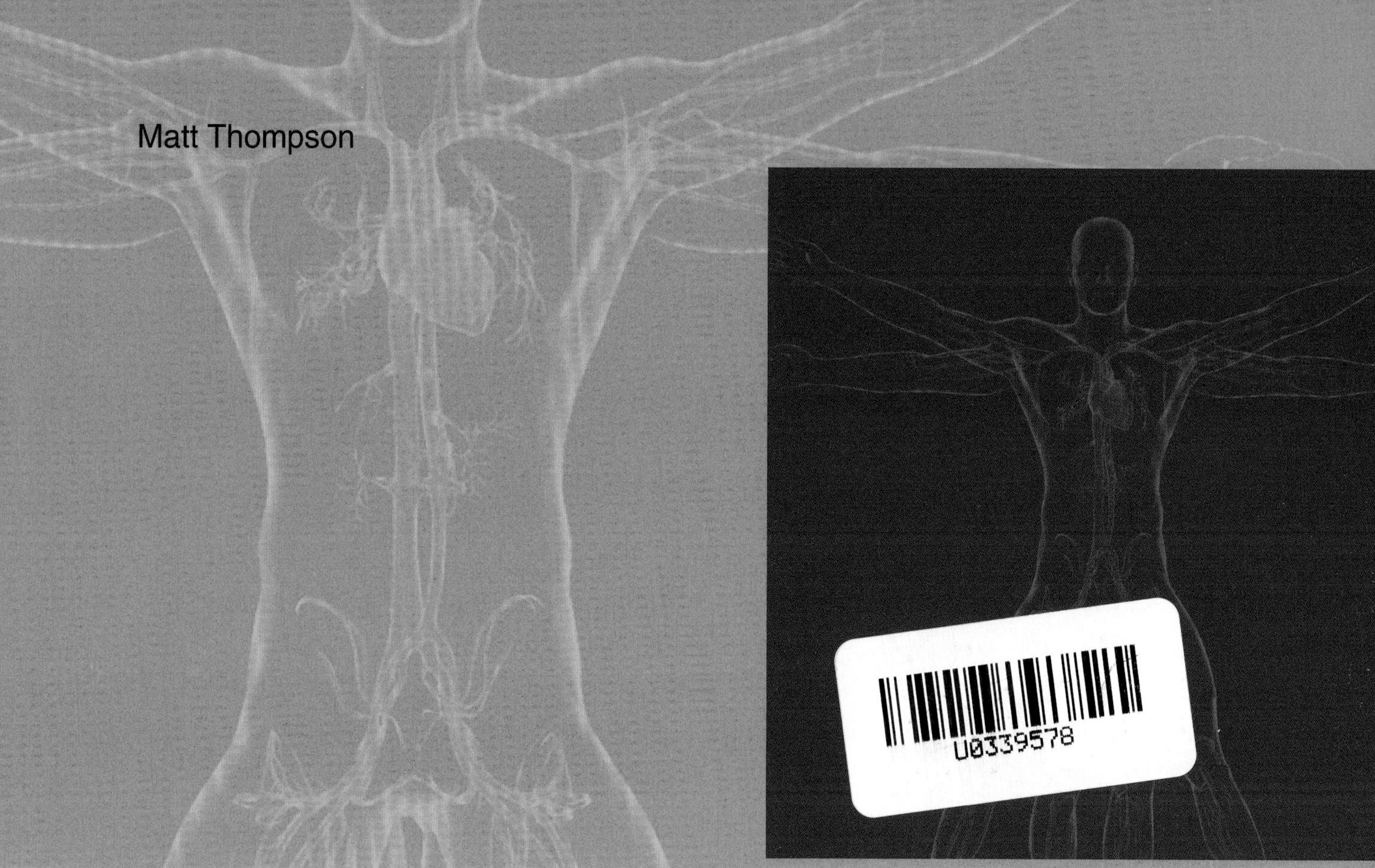

牛津血管外科学

Oxford Textbook of **Vascular Surgery**

主　编　〔英〕马特·汤普森

主　审　陈　忠　符伟国　郭　伟

主　译　赵纪春　马玉奎　黄　斌　袁　丁　杨　轶

天津出版传媒集团

天津科技翻译出版有限公司

著作权合同登记号:图字:02-2018-330

图书在版编目(CIP)数据

牛津血管外科学 / (英)马特·汤普森(Matt Thompson) 主编;赵纪春等主译. — 天津:天津科技翻译出版有限公司,2024.8
书名原文:Oxford Textbook of Vascular Surgery
ISBN 978-7-5433-4401-3

Ⅰ. ①牛… Ⅱ. ①马… ②赵… Ⅲ. ①血管外科学 Ⅳ. ①R654

中国国家版本馆CIP数据核字(2023)第173771号

授权单位: Oxford Publishing Limited
出　　版: 天津科技翻译出版有限公司
出 版 人: 方　艳
地　　址: 天津市南开区白堤路244号
邮政编码: 300192
电　　话: (022)87894896
传　　真: (022)87893237
网　　址: www.tsttpc.com
印　　刷: 雅迪云印(天津)科技有限公司
发　　行: 全国新华书店
版本记录: 889mm×1194mm　16开本　51.75印张　1100千字
2024年8月第1版　2024年8月第1次印刷
定价:498.00元

译者名单

主　审　陈　忠　符伟国　郭　伟

主　译　赵纪春　马玉奎　黄　斌　袁　丁　杨　轶

副主译　熊　飞　陈熹阳　吴洲鹏　王铁皓

译校者　（按姓氏汉语拼音排序）

曹忠泽　陈楚文　杜晓炯　段鹏超　葛劲廷　郭　强　韩茂男

侯　丽　胡瀚魁　胡桓睿　金　涛　李艺媛　刘　洋　罗　新

马金曼　苗天雨　祁渝涵　舒　驰　王　建　王家嵘　文　鑫

武佐威　向宇威　曾国军　曾彦彰　朱臣谋　朱文江

编者名单

Mark A. Adelman, New York University School of Medicine, New York University Vein Center, New York, NY, USA

Wissam Al-Jundi, Sheffield Vascular Institute, Northern General Hospital, Sheffield, UK

Jose Aragon-Martin, Research Scientist, Sonalee Laboratory, Cardiovascular and Cell Sciences, St George's University of London, London, UK

Rizwan Attia, BHF Clinical Fellow, Academic Department of Vascular Surgery, King's College London, London, UK

Ali Azizzadeh, Chief, Division of Vascular and Endovascular Surgery, Department of Cardiothoracic and Vascular Surgery, McGovern Medical School at The University of Texas Health Science Center at Houston (UTHealth); and Memorial Hermann Heart and Vascular Institute, Houston, TX, USA

Trissa Babrowski, Assistant Professor of Surgery, Section of Vascular Surgery and Endovascular Therapy, University of Chicago, Chicago, IL, USA

Sandeep Singh Bahia, St George's Vascular Institute, St George's Hospital, London, UK

Jonathan Beard, Sheffield Vascular Institute, Northern General Hospital, Sheffield, UK

Mart Bender, Consultant Vascular Surgeon, Maxima Medical Centre, Veldhoven, The Netherlands

Luca Bertoglio, Department of Vascular Surgery, University Vita-Salute, IRCCS H. San Raffaele, Milan, Italy

Colin D. Bicknell, Clinical Senior Lecturer and Consultant Vascular Surgeon, Imperial College London, London, UK

Gert J. de Borst, Department of Vascular Surgery, University Medical Center, Utrecht, The Netherlands

Richard Boulton, Specialist Registrar in Vascular Surgery, London Deanery, London, UK

Jon Boyle, Cambridge University Hospitals NHS Trust, Addenbrooke's Hospital, Cambridge, UK

Andrew W. Bradbury, Sampson Gamgee Professor of Vascular Surgery and Consultant Vascular and Endovascular Surgeon, Heart of England NHS Foundation Trust; and President, European Venous Forum, University of Birmingham, Birmingham, UK

Julie Brittenden, Division of Applied Medicine, University of Aberdeen, Aberdeen, UK

Karim Brohi, Professor of Trauma Sciences, Barts and the London School of Medicine, and Consultant in Trauma and Vascular Surgery, the Royal London Hospital, London, UK

Martin M. Brown, Professor of Stroke Medicine, UCL Institute of Neurology, The National Hospital for Neurology and Neurosurgery, London, UK

Tom W. Carrell, Consultant Vascular Surgeon, Guy's and St. Thomas' NHS Foundation Trust, King's College, London, UK

Maresa Carulli, Consultant Rheumatologist, Hammersmith Hospital, Imperial College Healthcare NHS Trust, London, UK

Kristofer M. Charlton-Ouw, Division of Vascular and Endovascular Surgery, Department of Cardiothoracic and Vascular Surgery, McGovern Medical School at The University of Texas Health Science Center at Houston (UTHealth), Houston, TX, USA

Nicholas J. W. Cheshire, Professor of Vascular Surgery, Royal Brompton and Harefield Hospitals; and Department of Surgery and Cancer, Imperial College London, London, UK

Roberto Chiesa, Department of Vascular Surgery, University Vita-Salute, IRCCS H. San Raffaele, Milan, Italy

Anne H. Child, Senior Lecturer in Cardiovascular Genetics, Cardiovascular and Cell Sciences Research Centre, St George's University of London, London, UK

Edward Choke, Department of Vascular and Endovascular Surgery, Singapore General Hospital, Singapore

Efrem Civilini, Department of Vascular Surgery, University Vita-Salute, IRCCS H. San Raffaele, Milan, Italy

Rachel E. Clough, NIHR Academic Clinical Lecturer, Division of Imaging Sciences; and Department of Vascular Surgery, NIHR Comprehensive Biomedical Research Centre of Guy's and St Thomas' NHS Foundation Trust and King's College London, London, UK

Anthony J. Comerota, Director, Jobst Vascular Institute, Toledo, OH, USA; and Adjunct Professor of Surgery, Section of Vascular Surgery, Cardiovascular Center, University of Michigan Medical Center, Ann Arbor, MI, USA

Brigid Connor, Department of Radiology, Auckland Hospital, Auckland, New Zealand

Patrick Coughlin, Consultant Vascular Surgeon, Addenbrooke's Hospital, Cambridge, UK

James E. Coulston, Consultant Vascular Surgeon, Taunton and Somerset NHS Foundation Trust, Somerset, UK

Prue Cowled, Senior Lecturer, Discipline of Surgery, The University of Adelaide, The Queen Elizabeth Hospital, Woodville, SA, Australia

Katy Darvall, Department of Vascular Surgery, Musgrove Park Hospital, Somerset, UK

Alun H. Davies, Section of Vascular Surgery, Imperial College School of Medicine, Charing Cross Hospital, London, UK

Robert S. M. Davies, Consultant Vascular Surgeon; and Honorary Senior Lecturer, Leicester Royal Infirmary, Leicester, UK

Meryl Davis, The Wellington Hospital Vascular Unit, London, UK, and Royal Free London NHS Foundation Trust, London, UK

Alan G. Dawson, Department of Vascular Surgery, Aberdeen Royal Infirmary, Aberdeen, UK

Mital Desai, Royal Free London NHS Foundation Trust, University College London, London, UK

Sapan Desai, Assistant Professor, Vascular Surgery, SIU School of Medicine, Springfield, IL, USA

Jonothan Earnshaw, Vascular Surgery Department, Cheltenham General Hospital, Cheltenham, UK

Robert Fitridge, Professor of Vascular Surgery, The University of Adelaide; and Head of Vascular Surgery Unit, Central Adelaide Local Health Network, Adelaide, SA, Australia

Ulrike Flierl, Baker IDI Heart and Diabetes Institute, Melbourne, VIC, Australia

Vijay M. Gadhvi, Consultant Lead Vascular and Endovascular Surgeon, Essex Cardio-Vascular Centre, Basildon, UK and Thurrock University Hospital, Nethermayne, UK

Karan Garg, New York University School of Medicine, New York University Vein Center, New York, NY, USA

Sergio Gianesini, Vascular Diseases Center, University of Ferrara, Ferrara, Italy

Petrut Gogalniceanu, Royal Free Hospital, University College London, London, UK

Gerard Goh, The Alfred Hospital, Monash University, Melbourne, VIC, Australia

Manj Gohel, Consultant Vascular and Endovascular Surgeon, Cambridge University Hospitals, Addenbrooke's Hospital, Cambridge, UK

Michael J. Gough, Professor of Vascular Surgery, University of Leeds, Leeds, UK

Scott Graf, Consultant Rheumatologist, Rheumatology Unit; and Department of General Medicine, Royal Adelaide Hospital, Adelaide, SA, Australia

Stuart W. Grant, Honorary Lecturer, Academic Surgery Unit, Institute of Cardiovascular Sciences, University of Manchester, Manchester, UK

B. Rigden Green, Consultant Vascular Surgeon, The James Cook University Hospital, Middlesbrough, UK

Mohamad S. Hamady, Senior Lecturer, Imperial College, Department of Surgery and Oncology, London, UK

George Hamilton, Royal Free London NHS Foundation Trust, UCL Medical School, University College London, London, UK

Mark Hamilton, Department of Vascular and Endovascular Surgery, Royal Darwin Hospital, Darwin, NT, Australia

Göran K. Hansson, Department of Medicine, Karolinska University Hospital, Karolinska Institute, Stockholm, Sweden

Denis W. Harkin, Clinical Lecturer and Consultant Vascular Surgeon, Belfast Vascular Centre, Royal Victoria Hospital, Belfast Health and Social Care Trust, Belfast, UK

Victoria J. Haunton, NIHR Biomedical Research Unit for Cardiovascular Sciences, University of Leicester, Leicester, UK

Paul Hayes, Lecturer in Surgery, University of Cambridge; and Consultant Vascular Surgeon, Addenbrooke's Hospital, Cambridge, UK

Ulf Hedin, Department of Vascular Surgery, Karolinska University Hospital, Karolinska Institute, Stockholm, Sweden

Catherine Hill, Rheumatology Unit, The Queen Elizabeth Hospital, Woodville, SA, Australia

Robert J. Hinchliffe, Reader and Honorary Consultant in Vascular Surgery, St George's Vascular Institute, St George's Healthcare NHS Trust, London, UK

Andrew Holden, Director of Interventional Radiology, Auckland Hospital, Auckland, New Zealand

Peter Holt, St George's Vascular Institute, St Georges Hospital, London, UK

Shervanthi Homer-Vanniasinkam, Leeds Vascular Institute, Leeds General Infirmary, Leeds, UK

Nay Min Htun, The Alfred Hospital, Melbourne, VIC, Australia

Michael Jenkins, Consultant Vascular Surgeon, Chief of Service, St Mary's Hospital, Imperial College Healthcare NHS Trust, London, UK

Lowell S. Kabnick, NYU Langone Medical Center, Division of Vascular and Endovascular Surgery, NYU Vein Center, New York, NY, USA

Vijay Kamath, Jobst Vascular Institute, Toledo, OH, USA

Alan Karthikesalingam, NIHR Clinical Academic Lecturer, St George's Vascular Institute, London, UK

Fiona Kennedy, Clinical Research Fellow, Department of Brain Repair and Rehabilitation, Institute of Neurology, University College London, London, UK

Mark Koelemay, Academic Medical Center, Department of Vascular Surgery, Amsterdam, The Netherlands

Thomas Koeppel, Division of Vascular and Endovascular Surgery, Department of Surgery, University Hospital of the Ludwig-Maximilians University Munich, Munich, and Asclepios Vascular Center, Department of Vascular and Endovascular Surgery, St. George Hospital, Hamburg, Germany

Andy Kordowicz, Specialty Trainee in Vascular and General Surgery, Health Education Yorkshire and the Humber, University of Leeds, Leeds, UK

Peter M. Lamont, Consultant Vascular Surgeon, Department of Vascular Surgery, Bristol Royal Infirmary, Bristol, UK

Stephen Large, Consultant Surgeon and Associate Lecturer, University of Cambridge, Papworth Hospital, Cambridge, UK

Stefan Lauer, Department of Anesthesiology, Intensive Care and Pain Medicine, University Hospital Münster, Münster, Germany

Michael M. D. Lawrence-Brown, Department of Vascular Surgery, Royal Perth Hospital, Perth, WA, Australia

Kurt Liffman, Commonwealth Scientific and Industrial Research Organisation (CSIRO), Canberra, ACT, Australia

Chuan Lim Infectious Diseases Unit, Central Adelaide Local Health Network, Adelaide, SA, Australia

Christos Lioupis, Vascular Surgery Department, Horizon Health Network, Moncton, NB, Canada

Ian Loftus, St George's Vascular Institute, St George's Hospital, London, UK

Hugh Markus, Stroke Research Group, Clinical Neuroscience, University of Cambridge, Cambridge, UK

Enrico Maria Marone, Department of Vascular Surgery, University Vita-Salute, IRCCS H. San Raffaele, Milan, Italy

Mark McCarthy, Department of Vascular Surgery, Leicester Royal Infirmary, University Hospitals of Leicester, Leicester, UK

Charles N. McCollum, Professor of Surgery, Academic Surgery Unit, Institute of Cardiovascular Sciences, University of Manchester, Manchester, UK

Germano Melissano, Department of Vascular Surgery, University Vita-Salute, IRCCS H. San Raffaele, Milan, Italy

Erica Menegatti, Vascular Diseases Center, University of Ferrara, Ferrara, Italy

Stephen Merrilees, Department of Radiology, Auckland Hospital, Auckland, New Zealand

Alistair M. Millen, Clinical Research Fellow, Liverpool Vascular and Endovascular Service, Royal Liverpool University Hospital, Liverpool, UK

Joseph L. Mills Sr, Chief, Division of Vascular Surgery and Endovascular Therapy, Baylor College of Medicine, Michael E. DeBakey Department of Surgery, Houston, TX, USA

Ross Milner, Professor of Surgery, Section of Vascular Surgery and Endovascular Therapy, University of Chicago, Chicago, IL, USA

Frans L. Moll, Chair, Department of Vascular Surgery, University Medical Center Utrecht, Utrecht, The Netherlands

Robert Morgan, Assistant Professor, Department of Interventional Radiology, St George's NHS Trust, London, UK

Nadeem A. Mughal, Leeds Vascular Institute, Leeds General Infirmary, Leeds, UK

A. Ross Naylor, Vascular Surgery Group, Division of Cardiovascular Sciences, Leicester Royal Infirmary, Leicester, UK

Renjy Nelson, Infectious Diseases Consultant, The Queen Elizabeth Hospital, Woodville South, SA, Australia

Richard Neville, Friedman and Ludwig Chief of Vascular Surgery, George Washington University MFA, Washington, DC, USA

Bao-Ngoc Nguyen, George Washington University, Washington, DC, USA

Stephen J. Nicholls, South Australian Health and Medical Research Institute, Adelaide, SA, Australia

Ian M. Nordon, Cardiovascular and Thoracic Department, University Hospitals Southampton, Southampton, UK

Jai V. Patel, Consultant Vascular Radiologist, Leeds Teaching Hospitals NHS Trust, Leeds General Infirmary, Leeds, UK

Karlheinz Peter, Baker IDI Heart and Diabetes Institute, Department of Medicine and Immunology, Monash University, Melbourne, VIC, Australia

Neil Piller, Director Lymphoedema Research Unit, Department of Surgery, School of Medicine, Flinders University, SA, Australia

Rodeen Rahbar, Assistant Professor of Surgery, Division of Vascular Surgery, George Washington University, Washington, DC, USA

Todd E. Rasmussen, Director, DoD Combat Casualty Care Research Program Fort Detrick, MD, USA

Louis Riddez, Karolinska University Hospital, Stockholm, Sweden

Enrico Rinaldi, Department of Vascular Surgery, University Vita-Salute, IRCCS H. San Raffaele, Milan, Italy

Thompson G. Robinson, Professor of Stroke Medicine, University of Leicester, Department of Cardiovascular Sciences, Leicester, UK

Peter M. Rothwell, Stroke Prevention Research Unit, University of Oxford, John Radcliffe Hospital, Oxford, UK

Nung Rudarakanchana, NIHR Clinical Lecturer in Vascular Surgery, Department of Surgery, Imperial College London, London, UK

David A. Russell, Leeds Vascular Institute, Leeds General Infirmary, Leeds, UK

Hazim J. Safi, Chairman, Department of Cardiothoracic and Vascular Surgery, McGovern Medical School at The University of Texas Health Science Center at Houston (UTHealth), Houston, TX, USA

Wayne Sapsford, Consultant Vascular and Trauma Surgeon, The Departments of Vascular Surgery and Trauma Surgery, The Royal London Hospital, Barts Health NHS Trust, London, UK

Priya Sastry, Department of Cardiothoracic Surgery, Papworth Hospital, Cambridge, UK

Sean Satey, Department of Surgery, University of California, Riverside, CA, USA

Robert Sayers, Professor of Vascular Surgery, Leicester Royal Infirmary, Leicester, UK

Goof Schep, MáximaMedisch Centrum, Eindhoven, The Netherlands

Andreas Schober, Experimental Vascular Medicine, Institute for Cardiovascular Prevention, University Hospital of the Ludwig-Maximilians University Munich, Munich, Germany

Stephan A. Schug, Chair of Anaesthesiology, University of Western Australia, Director of Pain Medicine, Royal Perth Hospital, Perth, WA, Australia

D. Julian A. Scott, Academic Theme of Thrombosis, Leeds Institute of Cardiovascular and Metabolic Medicine, University of Leeds and Leeds Vascular Institute, Leeds General Infirmary, Leeds, UK

James B. Semmens, Centre for Population Health Research, Faculty of Health Sciences, Curtin University, Perth, WA, Australia

Cliff Shearman, Department of Vascular Surgery, University Hospital Southampton NHS Foundation Trust, Southampton, UK

A. C. Shepherd, Section of Vascular Surgery, Imperial College School of Medicine, Charing Cross Hospital, London, UK

Frank C. T. Smith, Professor of Vascular Surgery and Surgical Education, University of Bristol; and School of Clinical Sciences, Bristol Royal Infirmary, Bristol, UK

Nigel Standfield, Professor of Vascular Surgery and Surgical Education, Imperial College, London, UK

Gerard Stansby, Northern Vascular Unit, Freeman Hospital, Newcastle-upon-Tyne, UK

Ilija D. Šutalo, Chemicals and Plastics Innovation Manager, Monash University, Australia

Peter R. Taylor, Guy's and St. Thomas' NHS Foundation Trust, King's College, London, UK

Matt Thompson, St George's Vascular Institute, St George's Hospital, London, UK

Magdiel Trinidad-Hernandez, Southern Colorado Vascular Surgery, Centura Health Physician Group, Penrose-Saint Francis Hospital, Colorado Springs, CO, USA

Yamume Tshomba, Department of Vascular Surgery, University Vita-Salute, IRCCS H. San Raffaele, Milan, Italy

Srinivasa Rao Vallabhaneni, Professor and Consultant Vascular and Endovascular Surgeon, Royal Liverpool University Hospital, Liverpool, UK

Jos C. van den Berg, Ospedale Regionale di Lugano, sede Civico, Service of Interventional Radiology, Lugano, Switzerland

Carl Magnus Wahlgren, Department of Vascular Surgery, Trauma Centre Karolinska, Karolinska University Hospital, Stockholm, Sweden

Y. B. Alexander Wan, Cardiovascular Research Centre, St George's, University of London, London, UK

Morgyn Warner, Infectious Diseases and Clinical Microbiology Consultant, South Australia Pathology, and Discipline of Medicine University of Adelaide, Adelaide, SA, Australia

J. Devin B. Watson, Vascular Surgery Fellow, Division of Vascular Surgery, University of Maryland Medical Center, Baltimore, MD, USA

Jantien C. Welleweerd, Department of Vascular Surgery, University Medical Center Utrecht, Utrecht, The Netherlands

Cees Wittens, European Vascular Center Aachen-Maastricht, Maastricht University Medical Centre, Utrecht, The Netherlands; and University Hospital of the RWTH Aachen, Aachen, Germany

Mark de Wolf, European Vascular Center Aachen-Maastricht, Maastricht University Medical Centre, Utrecht, The Netherlands

Peng Wong, Consultant Vascular Surgeon, James Cook University Hospital, Middlesbrough, UK

M. G. Wyatt, Northern Vascular Centre, Freeman Hospital, Newcastle-upon-Tyne, UK

Zubayr Zaman, Department of Radiology, Auckland Hospital, Auckland, New Zealand

Paolo Zamboni, Professor of Vascular Surgery and Chairman, Vascular Diseases Center, University of Ferrara, Ferrara, Italy

中文版序言

自二十一世纪初，血管外科经历了从传统外科向腔内外科的转型，我国血管外科的广大同行也参与了这一过程。目前，血管外科已经是不可缺少的临床专业和科室，不少二级医院建立了血管外科专科，相关从业人员的队伍越来越壮大。

由于各级医院条件不同，专科医师的来源、基础及培养方式也不尽相同，血管外科医师队伍水平参差不齐。此外，随着新设备和新技术不断更替，血管外科诊疗的思维模式和方法也在不断地改变，尚无统一规范。近年来，虽然同行们编著了不少外科专著，但是仍没有一部血管外科的专门教材，血管外科专业内容是以章节形式出现在外科教材之中的。

在这种情况下，赵纪春教授组织翻译的《牛津血管外科学》即将出版，可喜可贺。他希望我为这部翻译成中文100余万字的教科书写一篇序言。显然，让我通读中英文的两部著作有些困难，更无法评论书中的具体内容。我只能谈几点粗浅的看法。

《牛津血管外科学》是一部独立的血管外科专科教材，该书章节清晰、内容详尽，体现了当前本专业的水平。该书从基本概念和基础知识开始，进而介绍先天性和外伤性血管疾病，再扩展到四肢、颈部、胸腹部血管疾病，最后介绍静脉和淋巴管疾病。全书涵盖了疾病病因、解剖、病理生理、临床表现、诊断治疗及进展的内容，并包括大量的表格和图例，内容由浅入深，适合在校学生、住院医师和专科护理人员的教育和培训，同时又是教师、血管外科医师以及各专业医师和护理工作者的参考书。

赵纪春教授带领全科同仁，几易寒暑，在繁忙的日常工作中见缝插针，完成了这部著作的翻译，可以说是一项不小的工程。我对此表示钦佩。

科室成员人人做译者，对于他们来说，这是一个难得的锻炼机会，但是每个人的语言习惯不同，各章节的行文也会有明显的不同，因此，必须避免文字表达模糊不清、前后缺乏应有的衔接而造成阅读困难的现象。这就要求主译花大力气进行统筹和校正，在必要的地方进行逐字逐句逐段地推敲，追求做到翻译准确、透彻，使全书行文风格贯穿始终，让读者感到本书是前后一致的有机体而不是多篇独立、风格不一的章节汇编。

我相信这部译作会受到读者们的喜爱。

王玉琦

2024年5月

中文版前言

血管外科学是由外科领域发展起来的一门重要分支学科。近20年来，血管外科从基础理论到外科和腔内技术的发展堪称日新月异。随着我国人口老龄化和饮食结构的改变，血管外科疾病的发病率逐年增加，对血管外科专科医师的需求日益增大。我国血管外科学经过几代专家和同道的大力推动和努力，取得了快速的发展，尤其在2000年以后，全国各地医院纷纷建立独立的血管外科。由于各级医院条件不同，医师专业基础、培养方式不同，造成血管外科医师队伍水平参差不齐。随着新设备、新技术的快速发展和不断升级换代，既往广泛开展的部分传统方法逐渐被更新或替代，治疗方式也需规范和统一。虽然国内血管外科专业书籍也如雨后春笋般纷纷出现，但尚缺乏为血管外科教学编撰的专科教科书。外科学教科书中的血管外科内容常常是以章节的形式出现，难以满足当前血管外科专科医师、进修医师和研究生等在培训方面的需要。

由此，我们关注和组织翻译了《牛津血管外科学》一书，本书是"牛津外科学"系列教材之一，由英国著名血管外科专家Matt Thompson主编，是一部完全独立的血管外科专科教科书，也是血管外科学首次作为三级学科出现的教科书。特将本书推荐给所有从事血管外科疾病诊治的医务人员，尤其是血管外科专科医师，血管外科专科护理人员也可阅读本书。本书由基本概念及基础科学开始，从先天性及外伤性血管疾病，扩展到四肢、颈部、胸腹部血管疾病，最后介绍静脉及淋巴性疾病。全书涵盖了疾病病因、解剖、病理生理、临床表现、诊断治疗及该领域有最新进展的内容，并配以大量表格及图例，内容翔实、精练，由浅入深，非常适合血管外科专科医师培训使用。希望本书能成为国内血管外科专科医师培训的重要参考教科书，同样也可为已完成培训的血管外科相关专业人员提供参考。

本书的翻译工作均由我院血管外科临床一线骨干专家组织团队完成，由于日常临床工作繁忙，翻译工作量大，经历较为艰苦的过程，今终将出版，欣喜有加，但书中难免存在错误和不足，望广大读者不吝赐教。在此，向所有参加本书翻译的同事和支持本书翻译和出版的同道及出版社表示衷心感谢！

2024年5月

前言

血管外科学是一个快速成长的专业，且该领域正在迅速发展。血管外科在许多国家已成为单一的专业，并有其专门的教育计划和考试。

本书几乎涵盖了血管疾病及其治疗的所有领域，特别关注了血管疾病患者的管理，突出强调了重要的临床试验。本书是百余位作者、多专业合作的成果。

本书内容的规划目的是反映血管外科校际间考试的课程。尽管这只是英国的考试，但该课程内容广泛，且反映了全世界大多数血管疾病教育项目的内容。

我要对所有为本书做出贡献的作者表达诚挚的感谢。在本书出版过程中，这些作者为书稿的编写和多次修改做出了大量的工作。我尤其赞赏章节编辑们的工作，他们的努力使本书得以顺利出版。

Matt Thompson
圣乔治血管研究所
圣乔治医院，英国伦敦

目录

第1部分
基本概念与基础知识

Robert Fitridge

第1章

动脉粥样硬化——发病机制和临床结果

Ulf Hedin, Göran K. Hansson

动脉粥样硬化简介

本章回顾了目前关于动脉粥样硬化病理生理学和流行病学的理解。对执业的血管外科医生而言，了解这种疾病的流行病学对于术前评估和个体化治疗十分重要。要正确解决涉及动脉粥样硬化和动脉粥样硬化性血栓事件的临床问题，必须对动脉粥样硬化的细胞和分子机制有基本的了解。了解现有的知识是未来血管外科和医学领域预防、诊断和治疗的先决条件。

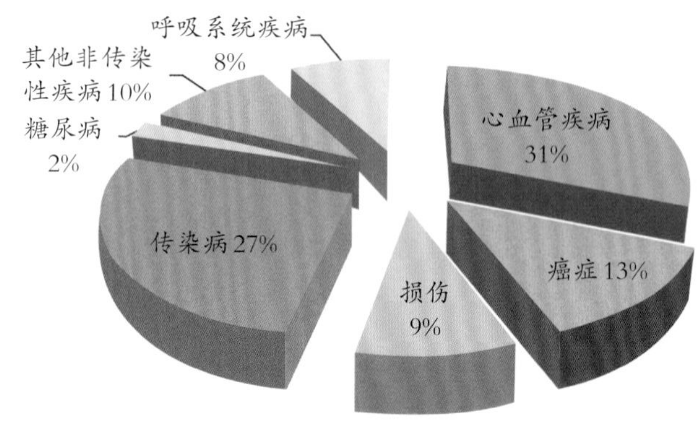

图1.1 2011年WHO报道的全球死亡率。注意：心血管疾病是全球范围内的主要死亡原因。(Source: data from World Health Statistics 2011, Copyright © 2011 World Health Organization, http://www.who.int/whosis/whostat/2011/en/.)

动脉粥样硬化的流行病学

一般而言，动脉粥样硬化疾病的流行病学数据通常指的是心血管疾病(CVD)数据，而根据世界卫生组织(WHO)的定义，其包括多种心脏和血管疾病，如冠心病(CHD)、脑血管疾病和脑卒中、外周血管疾病(PAD)，也包括风湿性心脏病、先天性心脏病、深静脉血栓形成和肺栓塞。

CVD是全球首位死亡原因。根据2011年WHO的报道，2008年有1730万人死于CVD，占全球总死亡人数的30%。在这些死亡的患者中，42%死于CHD，36%死于脑卒中。20世纪60年代以后，西方国家的CVD死亡率逐渐降低，但在低收入和中等收入国家，死亡率有所上升，这些国家的CVD死亡率达80%以上。预计CVD仍将是全球死亡的主要原因，到2030年，预计每年将有2360万人死于CVD，其中大部分死于心脏病和脑卒中(图1.1)[1]。

动脉粥样硬化性心血管疾病的主要危险因素包括吸烟、高血压、高脂血症、糖尿病和炎症。对于其中一些危险因素，流行病学资料已经得到了基于实验室模型的直接机制研究的支持。例如，早在1913年，俄罗斯病理学家Anitschkow就证明胆固醇引起兔的动脉粥样硬化，而40年后，大量的流行病学研究发现，血清胆固醇水平升高是冠心病的主要危险因素。同样，与动脉粥样硬化相关的炎症最初是作为动脉粥样硬化性病变中的细胞浸润而被发现的。随后将循环炎症标志物C-反应蛋白(CRP)作为冠心病的危险因素，最后在基因靶向小鼠的动脉粥样硬化模型中确定了炎症途径的作用。

在西方国家，心肌梗死和脑卒中的发生率降低的部分原因似乎是成功解决了危险因素，包括抗高血压和降脂治疗，以及戒烟运动。但是，CVD死亡率的下降现在已被全球糖尿病的流行所抵消。已确定糖尿病与CVD的风险相当。研究表明，糖尿病患者的心肌梗死总体风险约为2%，这与冠心病的风险相似。CVD是糖尿病患者死亡的首要原因，75%的糖尿病患者住院是因为CHD。糖尿病与PAD间的关系也十分紧密。类似吸烟，糖尿病是PAD的最强危险因素，50岁以下糖尿病患者的PAD患病率几乎达到30%[2-4]。

尽管CHD的流行病学已经被广泛阐述了几十年，但是由于资料难以收集，人们关于外周血管的了解较少。重要的是，要认识到动脉粥样硬化的系统性，以及冠心病与PAD有大量相同的流行病学因素。

脑血管动脉粥样硬化

脑卒中是发达国家的第3大死亡原因和长期残疾的主要原因。与CHD一样，脑卒中死亡率以前在西方国家趋于平稳，近年来却又在全球范围内升高。

很难准确估计颅外或脑血管动脉粥样硬化对脑卒中疾病统计的影响。约有85%的脑卒中是缺血性的，主要与颅外或者脑血管动脉粥样硬化性血栓性疾病（60%）或心源性栓塞（15%～30%）有关。但由于缺乏能够识别动脉粥样硬化性血栓病变的诊断手段，很难准确确定这些数字背后的因果关系。在临床实践中，大多数医生会将心房颤动和有重度颈动脉狭窄的缺血性脑卒中归因于动脉粥样硬化。故与颈动脉不稳定粥样硬化斑块相关的脑卒中患者数量不确定，约占所有脑卒中患者的20%。在欧洲［欧洲颈动脉外科手术试验（ECST）］和北美［北美症状性颈动脉内膜切除术试验（NASCET）］进行的大型临床颈动脉内膜切除术试验证实了颈动脉粥样硬化是脑卒中的常见原因[2,5]。

通过高分辨率B型颈动脉超声检查对颈动脉狭窄的患病率进行了估计。在针对老年人的Framingham心脏研究队列中，入组平均年龄为75岁，有9%的男性和7%的女性颈动脉狭窄超过50%[2]。NASCET和ECST的药物或常规治疗组的随访结果也为颈动脉狭窄与随后发生的脑卒中之间的关系提供了一些线索。在NASCET试验中，药物治疗组中有症状患者的2年时脑卒中发病率为26%，不稳定颈动脉狭窄预计超过70%。相比之下，在无症状颈动脉粥样硬化研究（ACAS）中，无症状患者的颈动脉病变可能是稳定的，2年时脑卒中发病率为5.0%，而颈动脉内膜切除术（CEA）的绝对风险降低了1.2%。

这些比较为认识动脉粥样硬化疾病提供了一些启示，动脉粥样硬化血栓形成和脑栓塞的迹象表明血管床不稳定，症状复发和脑卒中复发的风险明显升高。数据表明，最重要的是动脉粥样硬化斑块的不稳定性，而不是斑块本身。来自NASCET和ECST的进一步数据分析还表明，首次出现脑栓塞症状后，脑卒中风险随时间的推移而降低。这些临床数据支持不稳定动脉粥样硬化性血栓性疾病与急性冠脉综合征（ACS）类似[6]。同样的，在积极降低胆固醇水平预防脑卒中（SPARCL）试验中，阿托伐他汀治疗降低了近期短暂性脑缺血或脑卒中患者的脑卒中和心血管意外的发生风险。在颈动脉狭窄患者亚组中，治疗更为有效，脑卒中风险降低了33%，心血管意外风险降低了43%[7]。

下肢动脉粥样硬化

下肢动脉粥样硬化的流行病学很难被描述。使用的术语不一致，有时还包括动脉和静脉疾病。本文PAD是指下肢动脉粥样硬化疾病。不同报道之间的定义也有所不同，但是大多数研究者目前结合临床症状和踝臂肱压力指数（ABPI）<0.9做出定义[8]。

在最近几十年，PAD的患病率呈上升趋势，50岁以上人群的患病率为14%～20%，85~90岁年龄段人群的患病率高达50%。在最近的区域性人口调查中，依据症状和ABPI，5080例年龄为60~90岁的瑞典人中，PAD总体患病率为18%，7%有间歇性跛行，肢体严重缺血的患者占1.2%[9,10]。

下肢动脉粥样硬化的流行病学信息应回答与患肢和患者的未来有关的危险因素和预后相关的问题。与PAD相关的危险因素和其他动脉粥样硬化性疾病相同，包括低/高密度脂蛋白胆固醇、高甘油三酯、吸烟和糖尿病[3,4]。PAD的进展可以通过以下因素预测：传统的CVD危险因素及疾病相关的因素，例如，症状严重程度、以前的治疗及对侧肢体的PAD。间歇性跛行患者在5年内接受血管重建术的比例为5%~10%，其中5%的患者发生了严重的下肢缺血，而有1%~4%的患者需要截肢。最重要的是，若CHD和脑血管疾病患者伴发PAD，死亡率会显著增加。因此，PAD患者死亡风险很高，大部分死于心肌梗死或者脑卒中[2,9,11]。

主动脉和内脏动脉的动脉粥样硬化

主动脉的大部分节段都可以形成动脉粥样硬

化,特别是在主动脉弓、侧支的起点和肾下主动脉。与冠状动脉、外周动脉或者颈动脉粥样硬化不同,主动脉粥样硬化常无症状。与下肢的动脉粥样硬化一样,在讨论动脉粥样硬化性主动脉疾病的流行病学时,很难定义要考虑的主动脉疾病实体。可能应排除主动脉夹层,因为其可以在没有动脉粥样硬化的情况下,作为遗传结缔组织疾病发生。另一方面,计算机断层扫描(CT)血管造影的使用已使临床医生意识到,与主动脉粥样硬化相关的夹层可能与斑块破裂有关(图1.2)。也可以考虑其他主动脉综合征,例如,腹主动脉瘤(AAA)和穿透性主动脉溃疡(PAU)(图1.3)。尽管冠心病和外周动脉粥样硬化与AAA之间存在明确的关联,但是这种关联是因果关系还是由于常见的危险因素尚有争议[12]。

对于因常规临床指征接受经食管超声心动图(TEE)的患者,主动脉粥样斑块患病率为8%,颈动脉疾病患者的主动脉粥样斑块患病率为38%,冠状动脉疾病患者的主动脉粥样斑块患病率高达90%[2]。主动脉粥样硬化通常累及内脏动脉,特别是肾动脉和肠系膜上动脉。动脉粥样硬化在终末期肾病(ESRD)的发展中起决定作用,并且与肾动脉狭窄有关,在所有新的ESRD病例中,有2.1%显示出动脉粥样硬化。ESRD患者的CVD风险增加,并且在透析人群中,脑血管疾病、PAD和CHD的患病率分别为19%、23%和40%[13,14]。肠系膜上动脉粥样硬化与急慢性肠缺血形成有关。肠系膜上动脉粥样硬化通常在广泛的主动脉粥样硬化和严重的冠心病患者中被发现,在欧洲和北美的65岁人群中,患病率约为20%[15,16]。

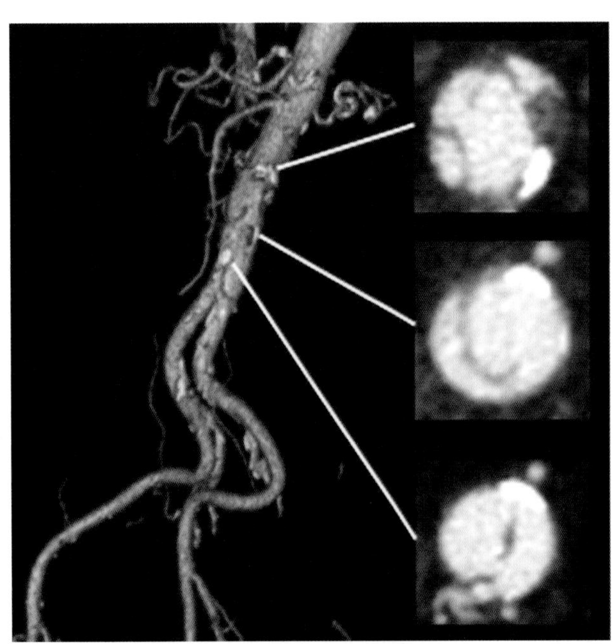

图1.2 增强CT显示肾下主动脉有多个内膜夹层并伴有动脉粥样硬化。

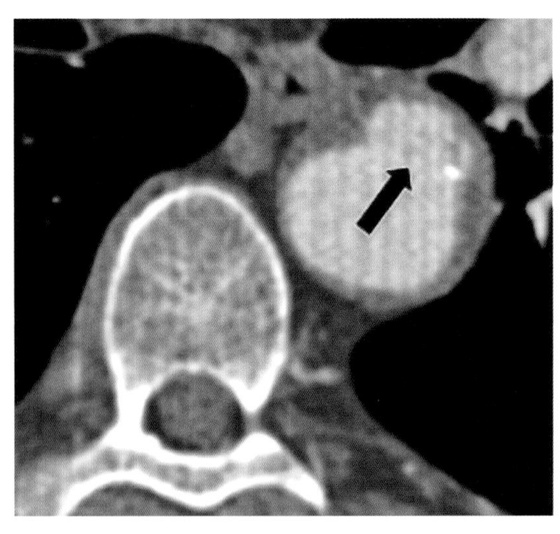

图1.3 增强CT显示降主动脉轴位图像上的穿透性主动脉溃疡(箭头所示)。

动脉粥样硬化的分子病理学

现有的对于动脉粥样硬化的分子病理学认识源于关于人类疾病的组织病理学和临床研究,包括对病灶成分的免疫组织学研究,以及最近关于病变的转录组和患者的基因组的研究。动物模型也做出了不可估量的贡献,过去最常使用以脂肪喂养的兔、猪和灵长类动物,而过去20年间,绝大多数实验研究都将基因靶向小鼠用作疾病模型。通过敲除参与胆固醇调节的基因,如LDL受体或载脂蛋白E,科学家已经制成高胆固醇血症小鼠,其体内会形成动脉粥样硬化病灶。这种方法使人们的假设验证能够实施,而该种方式是基因靶向技术出现之前无法想象的。然而,这些模型不是人类疾病的完美模拟,而是带有特定缺陷的模型,这些缺陷允许对发病机制的某些方面进行详细分析。

动脉粥样硬化是由动脉树某些部位的内皮层的局灶性紊乱引起的(图1.4)。在这些部位,正常情况下会抵御经过的白细胞黏附的动脉内皮细胞,开始表达黏附分子,并将其捕获在其表面。目前已知,有害的刺激,如血脂异常、高血压或促炎信号,可诱导内皮黏附分子,而在不断发展的动脉粥样硬化斑块

低密度脂蛋白穿透内皮，滞留在内膜，在此处经历氧化修饰

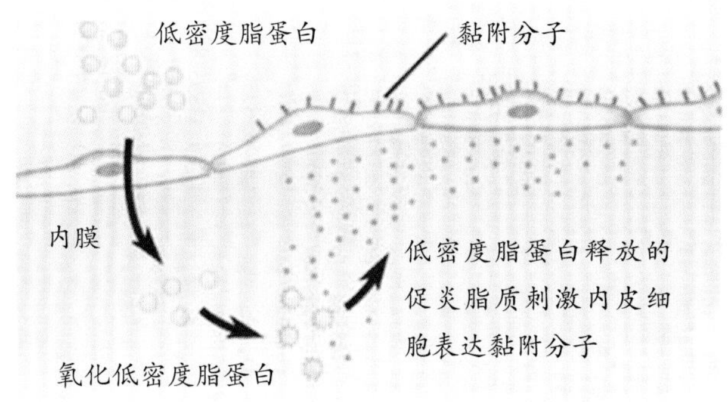

循环单核细胞黏附于表达VCAM-1和其他黏附分子的内皮细胞

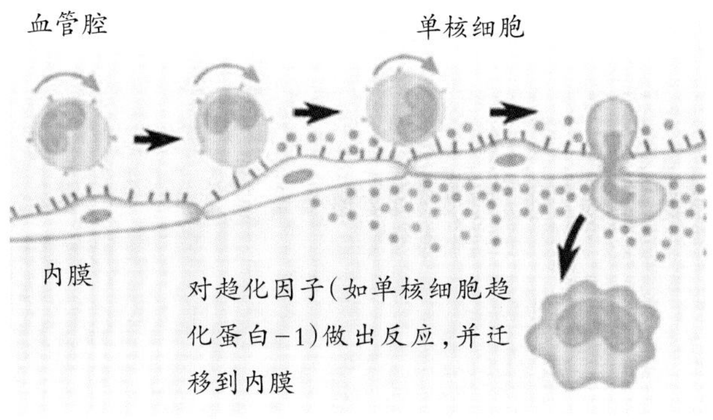

图1.4 内皮下内膜的低密度脂蛋白聚集，引起内皮细胞激活，并导致循环单核细胞募集到动脉中。(Reproduced with permission from Hansson GK et al., Inflammation and atherosclerosis, Annual Review of Pathology: Mechanisms of Disease, Volume 1, pp. 297-329, Copyright © 2006 Annual Reviews. All rights reserved.)

上可见到内皮黏附分子。内皮通透性和内皮下细胞外基质组成的平行变化会促进含胆固醇的低密度脂蛋白(LDL)颗粒进入和被保留在动脉壁中。这些颗粒的生物化学修饰成分可能会诱导循环单核细胞和T细胞黏附，并保持完整，但修饰后的颗粒会被单核细胞衍生的巨噬细胞内吞，导致细胞内胆固醇蓄积。动脉壁中存在的几种酶可以修饰LDL，包括髓过氧化物酶、磷脂酶A2的亚型，以及炎性巨噬细胞产生的活性氧。关于这些不同修饰因子的相对重要性仍然存在争议，并且在大型临床试验中，通过施用抗氧化剂预防动脉粥样硬化的策略尚未成功。但是，有充分的证据表明，LDL修饰在动脉粥样硬化的发生过程中起作用。

趋化因子介导结合的白细胞迁移到内膜。一旦驻留在动脉壁中，单核细胞就会响应形成病变中局部产生的巨噬细胞集落刺激因子(M-CSF)分化为组织巨噬细胞。这些巨噬细胞将修饰的脂蛋白颗粒结合到其清道夫受体后，将吞噬这些脂蛋白颗粒。由于细胞内胆固醇水平不能提供足够的反馈信号来调节清道夫受体的表达，因此，这些巨噬细胞会发展为充满脂质的泡沫细胞，这一术语反映了这些细胞的显微外观(图1.5)。

在高胆固醇血症小鼠体内的动脉粥样硬化病变中至少发现了2种不同亚群的巨噬细胞。一种是由高胆固醇血症引起的，似乎优先提供病变泡沫细胞的前体，而另一种则具有促炎特性，并分泌白细胞介素-1β(IL-1β)和肿瘤坏死因子(TNF)等细胞因子。除了这些类型的单核细胞外，树突状细胞还会游走于动脉及其他组织，吸收抗原并转移到区域淋巴结。在淋巴结中，树突状细胞将抗原呈递给T细胞，从而导致适应性免疫激活。

当病变中的巨噬细胞的特定识别受体被结合时，巨噬细胞被激活。通常发生这种情况是因为这些受体连接了微生物病原体的片段。例如，巨噬细胞表面上的一种丰富的特定识别受体——Toll样受体4，其与脂多糖结合，脂多糖是革兰阴性菌内毒素的一种成分。此外，Toll样受体可识别某些内源性分子，可能包括低密度脂蛋白的成分。尚不清楚病原体或低密度脂蛋白在多大程度上激活了病变中的巨噬细胞。

巨噬细胞中的胆固醇积累可导致细胞质中胆固醇微结晶形成，这种微晶可以直接激活炎性小体，炎性小体是细胞中的酶促机器。活化的炎性体攻击白细胞介素-1β，导致前肽去除和促炎细胞因子IL-1β以生物活性形式分泌。这种机制可能导致动脉粥样硬化病变的炎症。

T细胞通过与巨噬细胞类似的机制在动脉粥样硬化病变中蓄积，并存在于从病变开始到晚期的阶段。尽管T细胞数量少于巨噬细胞，但其发挥了强大的病理生物学功能，包括激活巨噬细胞、影响B细胞产生抗体及调节炎症。T细胞是克隆型的，即每个克隆的T细胞均携带具有抗体样结构的独特抗原受体[T细胞受体(TCR)]。当树突状细胞或巨噬细胞呈现与主要组织相容性复合物(MHC)分子结合的抗原片段[在人类中，指人白细胞抗原(HLA)分子]时，表达适当TCR的T细胞将连接至MHC抗原结构并被激活。

初始T细胞被认为仅在次级淋巴器官中被树突

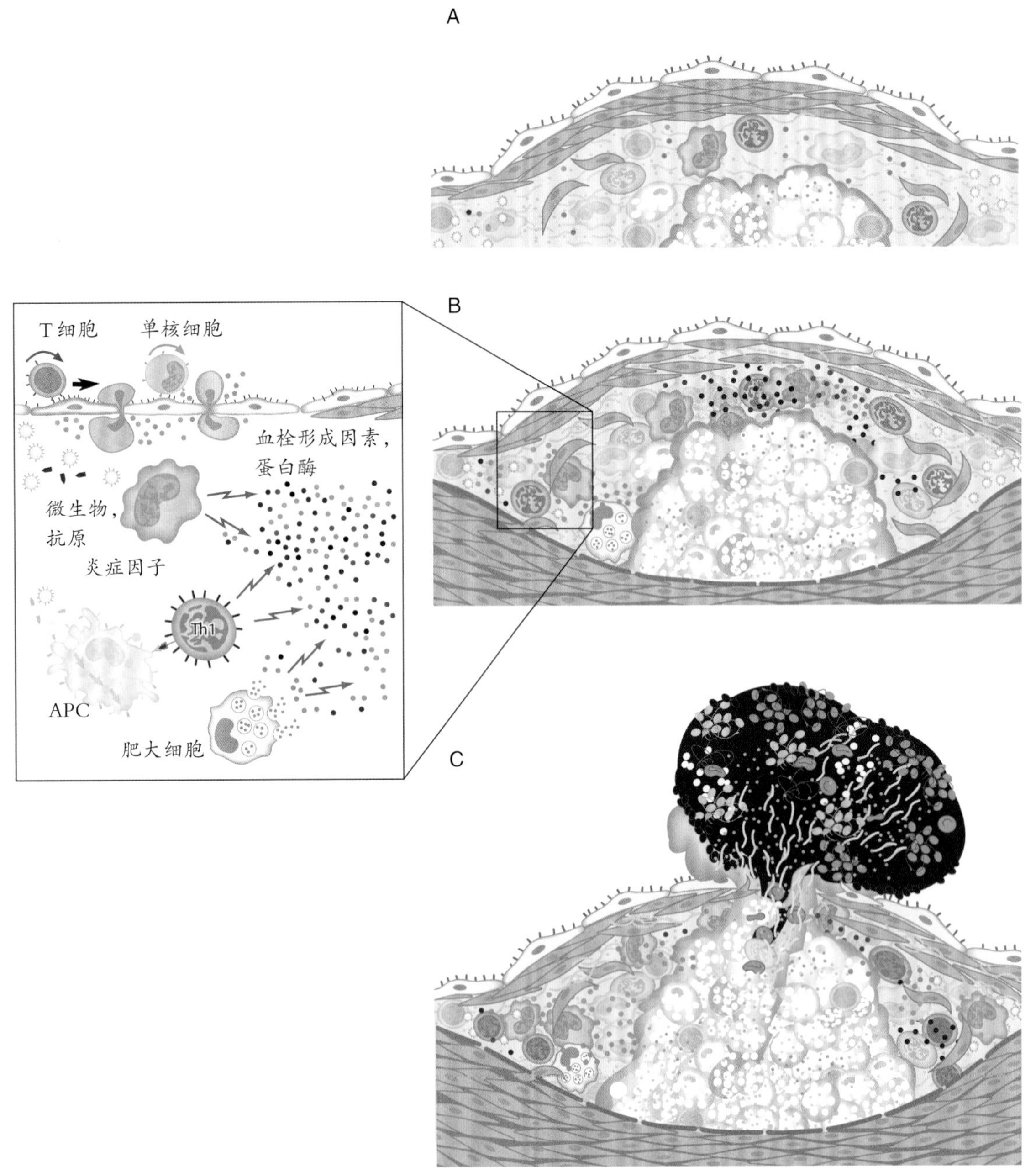

图1.5 动脉粥样硬化斑块，脂质核心包含细胞碎片、泡沫细胞和胆固醇结晶，被炎性巨噬细胞和T细胞包围，并且具有朝向管腔的纤维帽(A)。斑块中炎症细胞的活化导致蛋白酶、炎症介质和促血栓形成因子的释放(B)。斑块帽破裂触发血栓形成(C)。APC，抗原呈递细胞；Th1，1型T辅助细胞。(Reproduced with permission from Hansson GK et al., Inflammation and atherosclerosis, Annual Review of Pathology:Mechanisms of Disease, Volume 1, pp.297-329, Copyright © 2006 Annual Reviews.All rights reserved.)

状细胞激活，如引流淋巴结和脾脏。激活后，这些T细胞作为T效应细胞进入循环系统，并响应黏附分子表达和趋化因子刺激而回到炎症部位，如动脉粥样硬化斑块。T效应细胞所需的刺激要比初始T细胞少，因此，可以被病变中的巨噬细胞激活。

在人类动脉粥样硬化病变中有相当一部分T细胞将低密度脂蛋白识别为抗原。这意味着动脉粥样硬化具有自身免疫特征。目前尚不清楚抗低密度脂蛋白应答主要是自身免疫，还是由低密度脂蛋白衍生结构与微生物病原体之间的分子相似导致的。在循环血液中经常检测到针对天然和氧化修饰的LDL颗粒的抗体，并显示其与疾病有关。

动脉粥样硬化病变的大多数T效应细胞属于Th1亚型，可产生促炎细胞因子，如干扰素-γ和肿瘤坏死因子，并为巨噬细胞活化提供刺激。细胞适应性免疫与先天免疫似乎可协同促进动脉粥样硬化过程。为了抵消这种作用，分泌调节生长因子-β和白介素-10的抗炎细胞因子的T调节细胞(T_{reg})可以抑制动脉粥样硬化，针对修饰LDL颗粒的抗体也可能有这种作用。调节疾病相关的免疫活性，以达到抗炎症和抗动脉粥样硬化反应是治疗发展的一种有吸引力的策略，在动物模型中已显示出令人鼓舞的结果。

除T细胞和巨噬细胞外，病变的细胞还包括数量较少的肥大细胞、中性粒细胞和B淋巴细胞。除了浸润性病变，炎症和免疫细胞经常浸润外膜和外膜组织。动脉三级淋巴器官(ATLO)是一些动脉周围的复杂免疫结构，而这些动脉有晚期动脉粥样硬化病变。这些ATLO包含巨噬细胞、树突状细胞和T细胞，但其最显著的成分是B细胞，在不同的激活和分化阶段，其与B细胞形成生发中心。这种ATLO被认为是动脉粥样硬化中抗体产生的来源，并且可能有助于细胞免疫。

平滑肌细胞(SMC)是动脉粥样硬化病变中最丰富的细胞。在晚期病变中可普遍发现SMC存在，在纤维区域尤其突出。动脉粥样硬化斑形成涉及从中膜募集SMC进入内膜。与大多数实验动物不同，人动脉内膜中含有常驻的SMC。在动脉粥样硬化形成过程中，额外的SMC从中膜迁移到内膜中，并受到介质刺激(如血小板衍生生长因子)而增殖。在内膜中，SMC产生细胞外基质分子，包括间质胶原蛋白和弹性蛋白，并形成覆盖斑块的纤维帽。纤维帽通常覆盖在大量巨噬细胞衍生的泡沫细胞之上，其中一些泡沫细胞死亡(例如，通过细胞凋亡)并释放脂质，这些脂质积聚在细胞外。死细胞的无效清除(该过程被称为胞葬作用)可促进细胞碎片和细胞外脂质的积聚，从而在斑块的坏死核心处形成富含脂质的脂质池。

晚期动脉粥样硬化斑块是一种复杂的病理组织，由具有脂质和细胞碎片的核心区域组成，被SMC形成的纤维帽包围。炎症巨噬细胞、T细胞和肥大细胞在整个斑块中普遍存在，通常呈簇状出现，并且在斑块扩张的肩部区域特别常见。斑块的发展不仅通过向内扩张进入管腔，还向外扩张，同时伴有动脉中膜变薄。这反映了动脉在动脉粥样硬化中强大的重塑机制，详见“动脉粥样硬化的血管重塑”部分[17-20]。

动脉粥样硬化的生理学和血流动力学特征

虽然遗传和环境风险因素，以及细胞和分子机制为整个脉管系统中动脉粥样硬化的发展提供了病理生理学平台，但公认的动脉粥样硬化区域分布提示解剖学和生理因素在其中也发挥了重要作用(图1.6)。尽管在不同的解剖位置，有一些直血管段未受累，但通常在动脉分支点、分叉处及沿着弓形血管的内曲度处发现动脉粥样硬化病变。动脉对血流和血压的适应性调节遵循基本的血流动力学原理，本节将结合动脉粥样硬化、血管重塑，以及闭塞性动脉粥样硬化性疾病的侧支循环的形成进行讨论[21,22]。

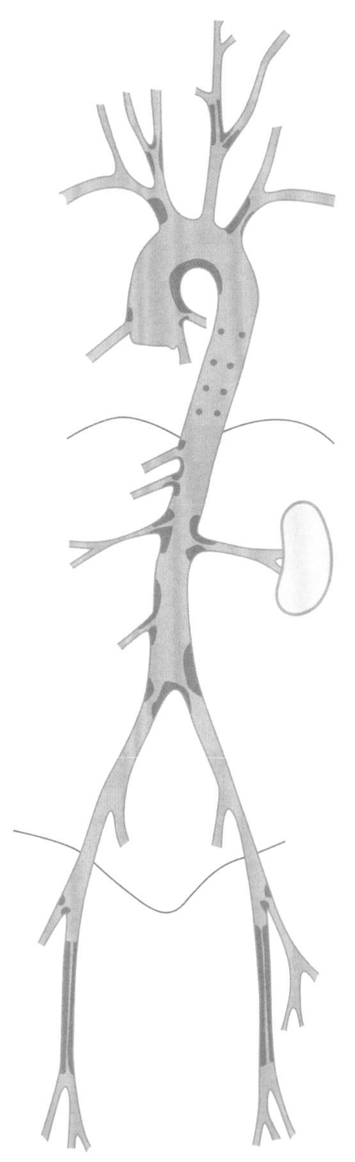

图1.6　动脉粥样硬化的区域分布。蓝色区域表示血管节段容易发展成为动脉粥样硬化。

基本血流动力学原理

血管受到了各种类型的力的作用，包括流体剪切应力（FSS）、周期性拉伸力和静水压力。剪切应力是切向力（血流）作用于表面［内皮细胞（EC）］时产生的单位面积上的作用力。FSS与血流速度成正比，与血管半径的立方成反比。因此，只要血管腔直径保持不变，血流量增加会直接导致FSS增加。直血管中的直线层流和持续的高FSS能够调节EC功能，并防止动脉粥样硬化发生；而在血管分叉处和其他复杂部位，紊乱及振荡的剪切应力容易引起动脉粥样硬化。当不同速率的剪切应力作用于血管时，EC可作为剪应力传感器。FSS增加会引起血管扩张，继而导致血管直径增加，从而使剪切应力减小。同样的，FSS降低会导致血管收缩，从而使剪应力增大至正常水平。这些过程受到了以下因素的调控：EC中的剪切力反应元件；参与血管舒缩物质合成及释放的因子的转录及翻译后的调节；血管舒张物质，如一氧化氮（NO）、前列环素（PGI_2）；血管收缩剂，如内皮素-1（ET-1）（图1.7）[22]。

血管以相似的方式对血流量的持续变化做出反应。动物实验表明，血流的缓慢减少或增加会引起血管重塑，其中涉及细胞学变化过程［例如，EC和SMC更新（增殖或凋亡）］、细胞外基质的产生或降解，以及促炎症因子的诱导或抑制。对于患者，当为ESRD血液透析行动静脉瘘时，这些变化尤其明显。此种条件下，通过将动脉血流转移到低阻力静脉循环中，血流增加到自然动脉的10倍以上，有的甚至达50倍以上，最终会导致供血动脉直径大幅增加（图1.8）。糖尿病和动脉钙化患者的血管重塑能力通常是有限的，其限制了足够的血流，以充分实现瘘管功能。因此，当血管舒缩活动导致FSS的动态变化时，以及血管结构重塑影响静态条件时，EC和SMC之间的相互作用都会调节血管直径[22,23]。

动脉粥样硬化的血管重塑

根据“基本血流动力学原理”中描述的原理，在稳定的层流中发生的任何干扰或变化都会引起血管壁的动态或永久性反应。直层流通常为维持正常的血管结构提供理想的条件，而血管分叉处或拱形处的血流扰动和湍流会导致血管发生几何形状改变（图1.9）[21,22]。

出生时，一些血管段遇到紊乱的血流（如LAD的起始段或颈内动脉的远端骨内段），会触发血管重构机制，旨在使剪应力恢复至基线水平。这种情况会导致血管内膜厚度增加，并且这些位点会成为动脉粥样硬化病变的好发部位[24,25]。基于类似的原因，在动脉粥样硬化的早期阶段，内膜增厚的发展将改变EC表面的剪切力状态，并介导血管结构的补偿性扩张性重塑，从而导致管腔和血管直径增加。因此，

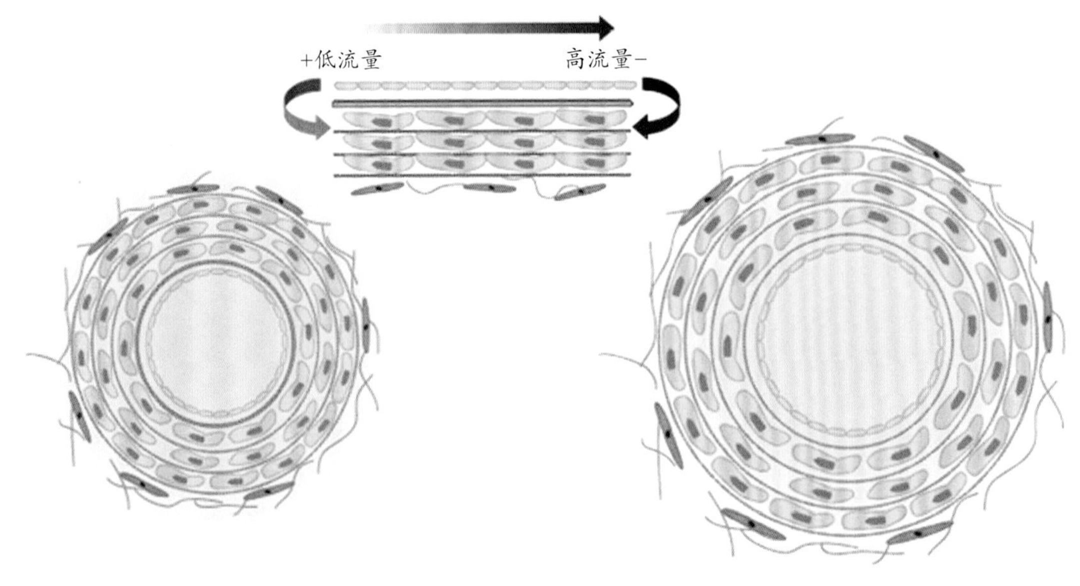

图1.7 血流介导的血管张力调节。低流量和低FSS介导血管收缩（左图），而FSS升高则导致血管舒张、管腔直径增加及剪切应力变化至基线水平。

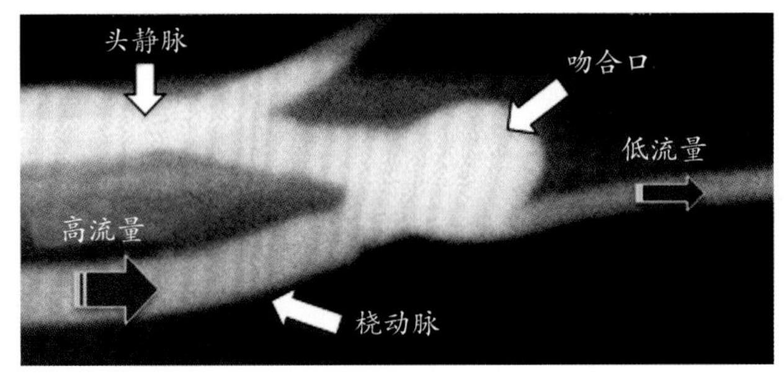

图1.8 血管造影显示，桡动脉-头静脉动静脉瘘患者的血管重塑，高流量条件下，桡动脉直径增大。注意：瘘管吻合口近端与远端动脉直径的差异。红色箭头表示动脉血流。(Reproduced with permission from Dr Klaus Konner, Bergisch Gladbach, Germany.)

在动脉粥样硬化发生的过程中，病变形成的第一个宏观迹象实际上是血管直径增加。仅当内膜病变约占血管壁厚度的40%时，病变才会伸入内腔并形成限流性狭窄。芝加哥病理学家发现了这种现象，随后称为"格拉戈夫效应"。除了动脉粥样硬化之外，这种现象可以在所有血管病变中观察到，特别是血管成形术后再狭窄，以及静脉移植物的病灶形成中(图1.10)[26]。

血流介导的致动脉粥样硬化和动脉粥样硬化保护性信号传导

如前("基本血流动力学原理")所述，直层流有利于保持理想的血管壁稳态，而紊乱的湍流则提供了致动脉粥样硬化的环境。EC能够感知由压力和剪切力产生的机械力。细胞骨架和其他结构成分在机械转导中具有确定性作用，其通过整合素、黏着部位、细胞连接和细胞外基质在细胞内传递和调节张力。因此，机械力可启动复杂的信号转导级联反应，使细胞内功能发生变化，该过程由整合素和其他结构激活触发(如小窝、G蛋白受体、酪氨酸激酶受体和离子通道)。血流紊乱和湍流通过启动促炎症基因，如细胞间黏附分子-1(ICAM-1)、E-选择素、血小板衍生生长因子(PDGF)-BB、白介素(IL)-1α、骨形态发生蛋白-4(BMP-4)、单核细胞趋化蛋白-1(MCP-1)和血管收缩剂ET-1，直接影响EC信号传导。此外，血流紊乱还促进了活性氧(ROS)和血管内皮生长因子(VEGF)的产生，这些可影响局部脂质代谢和内皮渗透性，从而促进致动脉粥样硬化环境形成。相反，直层流促进转录因子(如KLF2和Nrf2)的上调，其抑制炎症并抑制促动脉粥样硬化基因的诱导。EC在血流影响下触发分子信号的能力可导致促炎环境产生，从而促进动脉粥样硬化的发展[23,27,28]。

闭塞性动脉粥样硬化疾病中侧支血管形成的血流动力学特征

慢性进行性动脉粥样硬化会导致外周血管床中主要动脉狭窄和闭塞，并在有利条件下会引起代偿性动脉生成和侧支血管的快速生长。对于外周血管而言，由于侧支发育，甚至可以耐受急性闭塞，并且几天或几周内可能恢复全部功能。在动脉闭塞后出现的压力梯度的影响下，现有小动脉连接中的血流增加，诱导了EC信号传导，导致这些血管重塑为功

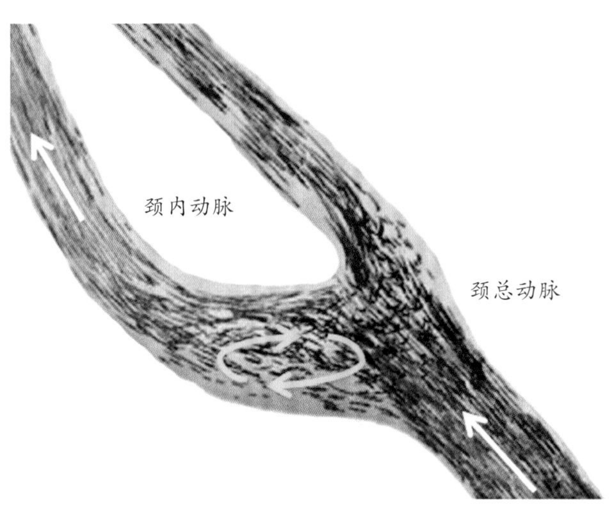

图1.9 血流模型显示了在颈动脉中不同血流模式的分布。颈总动脉和颈内动脉远端为直层流型(白色箭头所示)，颈动脉球部为紊乱的湍流(黄色箭头所示)。

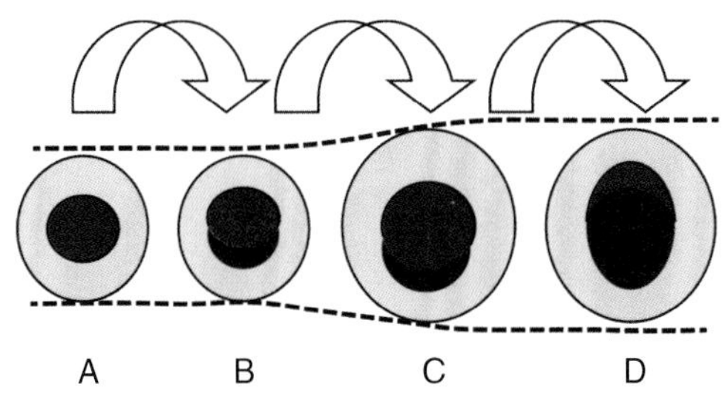

图1.10 动脉粥样硬化血管重塑的原理。在动脉粥样硬化形成的早期阶段，内膜增厚(蓝色)的形成会导致EC表面(A，B)的流体剪切应力增加，从而触发细胞信号传导，进而促进血管壁结构改变及血管和管腔(红色)直径扩张(C)。剪切应力随后减小到基线水平。内膜中动脉粥样硬化斑体积的进一步发展最终导致限流性狭窄(D)。

能性动脉，可以弥补通过闭塞血管的血流损失。在生长的侧支血管周围的组织不会出现缺血，并且动脉生成并不仅仅取决于组织的氧合。感知剪切应力变化的内皮细胞诱导一系列基因表达，这些基因涉及促炎、促增殖和基质相关途径，这是血管结构进行性改变所必需的。侧支血管的血流量增加将会伴有细胞被募集到血管壁中，诱导蛋白酶活性和基质生成，EC和SMC开始增殖。血管结构重塑相关的细胞机制可以解释为何侧支血管表现为螺旋状结构。在促增殖过程中，细胞复制会导致血管壁厚度增加和血管伸长（图1.11）[29]。

斑块不稳定的机制

晚期动脉粥样硬化斑块通常无症状。虽然动脉狭窄可能会限制血流量，并引起终末器官缺血，但管腔本身变窄很少引起急性血管事件。相反，约90%的心肌梗死和大部分缺血性脑卒中由动脉粥样硬化病变破裂基础上的血栓形成所致。这种血栓可能会引起血管阻塞，正如在冠状动脉中常见的情况。此外，血栓也会脱落形成小栓子，并播散到较小的动脉，引起远端闭塞（动脉-动脉栓塞）。在颈动脉分叉处形成的动脉粥样硬化性血栓经常导致脑循环栓塞，最终引起缺血性脑卒中。

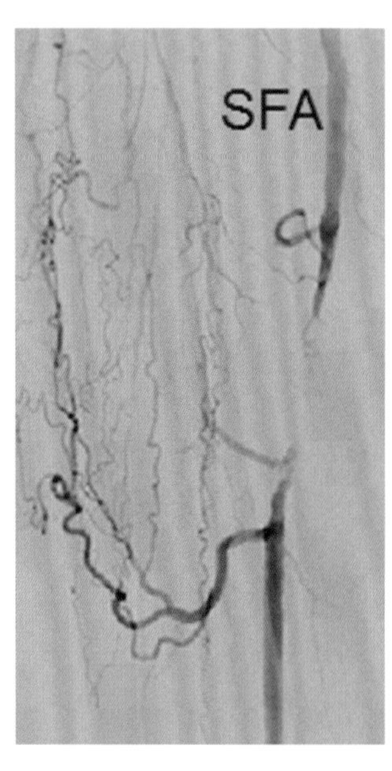

图1.11　血管造影显示源自大腿股深动脉分支的动脉生成和侧支形成，以代偿股浅动脉（SFA）的闭塞性动脉粥样硬化。注意：由血管生成过程中的增殖过程引起的侧支血管呈螺旋状外观，导致血管直径增加和血管伸长。

矛盾的是，血栓并发症并不总是发生在最严重的斑块所致动脉狭窄部位。相反，血栓通常是在斑块破裂后发生的，最常见的是纤维帽破裂，使得斑块核心的促凝物质暴露于血液中的凝血蛋白，从而触发血栓形成（图1.5和图1.12）。破裂的斑块通常具有薄的、缺乏胶原蛋白的纤维帽，几乎没有SMC，但是具有丰富的活化巨噬细胞和T细胞。在胶原蛋白生成减少的环境中，炎症细胞可通过协调可降解胶原蛋白的胶原酶来加快斑块破坏。斑块中的巨噬细胞也可产生促凝血组织因子，使脂质核心形成血栓。浸润性炎性细胞与内源性动脉细胞（SMC和EC）相互作用，促进病变的形成和并发症。

A

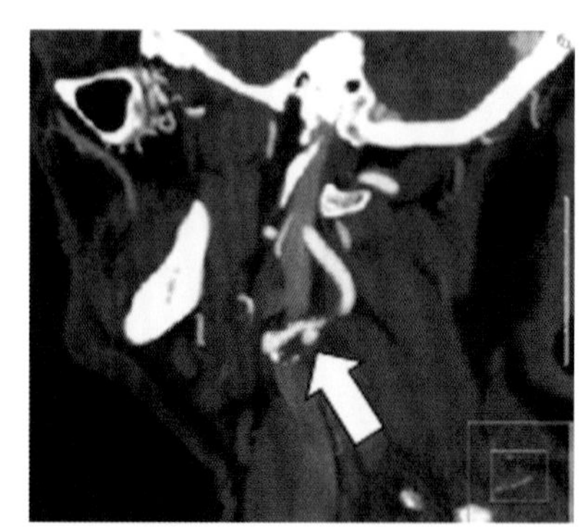

B

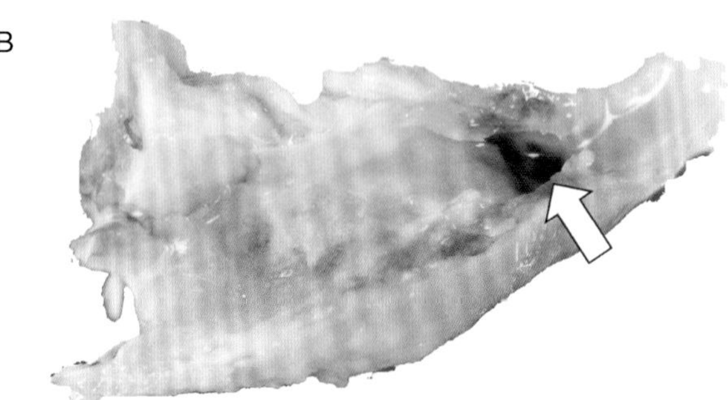

C

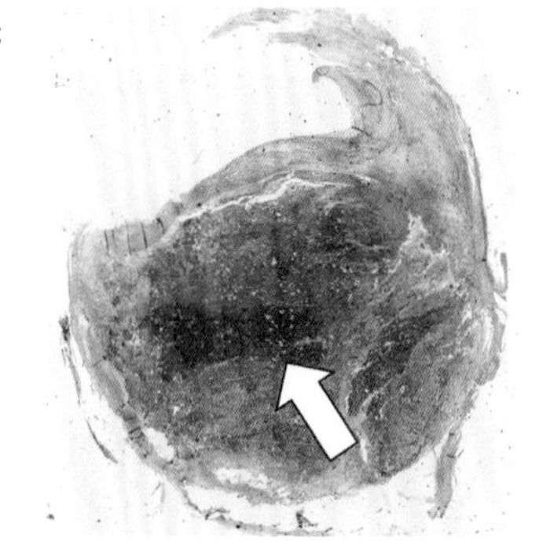

图1.12　增强CT图像显示轻度脑卒中患者的颈动脉分叉处狭窄伴有明显的破裂（箭头所示，A）。同一患者的颈动脉内膜切除术标本，病变远端有血栓（箭头所示，B）。同一标本破裂部位附近切片的组织学图像，可见薄的纤维帽（蓝色），出血渗入坏死核心（白色箭头所示，C）。

斑块不稳定和破裂的触发因素和发病机制与炎症激活有关，表现为体循环中炎症标志物，如CRP水平升高。然而，斑块中炎性细胞再次激活的准确刺激因素尚未确定，其涉及感染（如流感）和应激，但对机制的理解仍不明确。

在高达30%的动脉粥样硬化病例中没有发现斑块破裂。血栓部位的内皮经常受损，因此认为没有斑块破裂的动脉血栓形成是由内皮侵袭引起的。在这种情况下，认为内皮下结构暴露于止血系统的循环成分会触发血栓形成。无论斑块破裂是否存在，动脉粥样硬化性血栓的临床结局都是相同的。

完整的内皮通过产生PGI_2（抑制血小板聚集的前列腺素）和纤溶酶原激活物蛋白来阻止血栓形成。当PGI_2和促进血小板聚集的前列腺素——血栓素A_2（TXA_2）之间的平衡被打乱时，急性缺血性心血管事件的发生风险会显著增加。当PGI_2产生的酶，即环氧合酶-2受到考昔布类药物抑制时，可见该现象。相反，通过应用低剂量阿司匹林抑制TXA_2的产生，会降低动脉粥样硬化性血栓的发生风险。血管内皮表面前列腺素生物合成的调节会影响心血管事件的发生风险，这一事实表明，内皮细胞的明显丢失或斑块表面的解剖学破坏，以及EC功能的更细微变化都可能导致动脉粥样硬化[17-20]。

动脉粥样硬化和斑块不稳定的外科特点

许多临床实例证明，充分理解动脉粥样硬化的基本流行病学和生物学特征有助于做出临床决策。在动脉粥样硬化斑块不稳定或脆弱的患者中，这些事实尤其明显[30,31]。

不稳定的颈动脉粥样硬化

NASCET和ECST试验已经明确了治疗干预对以下患者的作用：提示有颈动脉疾病和脑缺血症状的患者[短暂性脑缺血发作（TIA）、眼部TIA和脑卒中]。这些试验共招募了近6000例患者，在随机分组前6个月，患者存在有症状的颈动脉狭窄（不稳定的和栓塞性病变），目的是对比当前最佳药物治疗与手术的应用效果[5]。

目前，显而易见的是，对斑块不稳定性和斑块破裂的概念缺乏理解可能会影响试验设计，我们对这种疾病的看法正在发展。对于有症状的颈动脉疾病相对应的冠状动脉循环疾病（ACS），数十年来，及时干预一直是治疗心肌梗死和不稳定型心绞痛的基础。相比之下，在临床事件发生后6个月内，筛选有症状的患者似乎很容易，假定斑块不稳定性类似于ACS中不稳定的冠状动脉病变，但并未明确这种情况的紧急性。对ECST和NASCET数据进行的亚组分析确实证实了这种怀疑，目前已被学者们广泛接受的是，严重的症状性颈动脉狭窄需要立即处理。近年来NASCET和ECST发表的研究显示，对于脑卒中的预防，当延迟手术时，其疗效会逐渐下降，在几个月后，手术效果与药物治疗效果相同。随着这些研究报道的出现，许多血管外科医生和脑卒中医生的关注点发生了变化，并产生了“不稳定大脑”的概念，其强调了颈动脉斑块破裂的紧急性[6]。瑞典国家血管注册中心（SWEDVASC）的数据是逐步改进这类患者管理方法的一个很好的例子。2008年，确切的血管事件发生和手术干预之间的平均间隔时间为21天，在2009年下降到12天，2010年为9天，2011年为8天[32]。有症状和不稳定颈动脉狭窄患者的脑卒中风险不仅得到临床试验证实，还经过基于人群的脑卒中风险研究的确认；大多数TIA后复发性脑卒中发生在几天或几周内[6,33]。总之，这些例子证明了有症状的颈动脉狭窄、并发斑块破裂或其他形式的不稳定病变，并伴有颅内动脉-动脉栓塞患者的紧急性（图1.13）[34]。

了解颈动脉斑块不稳定的动态变化特征十分重要，即脑卒中风险先增加，然后再逐步降低[33]。关于冠状动脉和颈动脉斑块的研究表明，斑块破裂之后是一个愈合过程，涉及SMC增殖和纤维组织帽的恢复，其能保护斑块中心免受循环血液接触及随后产生的血栓栓塞。有人提出，在斑块破裂伴有症状的动脉粥样硬化性血栓事件或无症状事件发生之后，由于形成了新的纤维化组织，该过程可导致斑块体积快速增加，使得狭窄更严重[35,36]。

尽管斑块破裂或斑块侵袭为具有脑血栓栓塞临床体征的患者的症状学提供了理论平台（图1.14），但在临床实践中尚无能够区分不稳定斑块和稳定斑块的诊断方法、循环生物标志物或影像学技术。选择患者进行干预的根据仍然是狭窄的严重程度。如今，双功能超声扫描已在很大程度上取代了血管造影术，并且也已被用于评估斑块形态，以便提供有关病变实际稳定性的更多信息[37]。然而，尽管进行了一些全面的临床研究，但评估颈动脉斑块回声密度作为表征斑块易损性的工具在临床实践中尚未广泛应用。成像技术（例如，MRI、对比增强超声或CT），以及使用斑块不稳定性生物标志物的靶向分子成像技术，可能在将来成为有用的临床工具[38-41]。

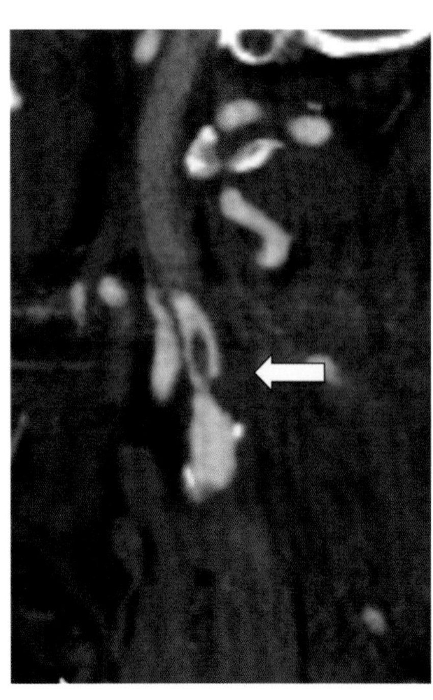

图1.13 增强CT扫描显示颈动脉斑块破裂，血栓附着在颈内动脉的管腔（箭头所示）内的斑块上。

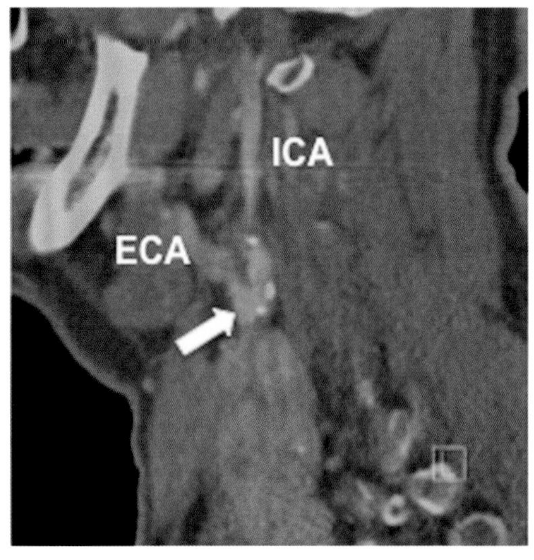

图1.14 增强CT和用放射性氟脱氧葡萄糖（^{18}F-FDG）进行正电子发射断层扫描的混合图像，用于检测轻度脑卒中患者颈动脉分叉中的炎性活动性不稳定狭窄（红色，箭头所示）。ICA，颈内动脉；ECA，颈外动脉。

主动脉和外周动脉斑块不稳定

与颈动脉分叉处斑块破裂和栓塞的严重临床结局相比，周围动脉发生类似情况较少见。慢性下肢缺血急性发作往往是斑块破裂和动脉粥样硬化血栓形成的结果。然而，在没有斑块破裂的情况下，内皮的轻微侵袭和全身促凝状态也可能在低流量条件下造成下肢严重动脉粥样硬化血管中血栓形成。

当斑块栓塞到远端动脉，尤其是足趾时，可以观察到更明显的斑块不稳定的临床体征，引发远端局部组织突然缺血。“蓝趾综合征”患者通常伴有一个或几个足趾发绀、缺血和疼痛，但其远端肢体脉搏是正常或接近正常的。栓塞的潜在来源通常是近端血管床中的孤立的动脉粥样硬化病变或更广泛的动脉粥样硬化，可以使用血管造影、双功能超声扫描或CT血管造影进行检查。该病理生理学机制已通过皮肤组织活检得以证实，可以发现动脉粥样化物质，如胆固醇晶体。该过程非常有可能导致对其他器官（例如，脑和肾脏）无反应的、渐进性的栓塞，这可能为弥散性疾病（例如，血管性痴呆和肾硬化）的发展提供基础[13,14,42]。

斑块不稳定性和干预措施

在心脏病学领域，由于斑块不稳定，经皮介入治疗是ACS和冠状动脉粥样硬化血栓形成治疗的基础。当使用这种治疗时，临床医生通过球囊扩张或置入支架对不稳定的病变施加额外的机械性损伤。在斑块不稳定的情况下，此过程的实际结果是病变从不稳定状态转变为稳定状态，因为对血管壁的创伤会启动涉及内皮剥脱的愈合过程，并使SMC参与迁移、增殖和细胞外基质成分的合成。内膜增生的过程会增加纤维组织并增加病变的稳定性，并且随着时间的推移，可能会引起再狭窄或支架内狭窄。值得注意的是，最近使用释放抗增殖药物（例如，西罗莫司或紫杉醇）的药物洗脱支架（DES）预防支架内狭窄的治疗方法，也显示出一定的临床后果，这些后果显示出斑块不稳定性和血管壁愈合过程的复杂性。随着DES的应用，支架内狭窄明显减少，但同时也有报道指出晚期血栓形成事件的严重风险和严重的临床后果。这些副作用似乎是在有效预防支架内愈合之后发生的，使得受创伤的原始病变处于不稳定和血栓形成前的状态[43]。这些经验和顾虑很可能也适用于即将在下肢使用的DES和药物涂层球囊。预防受创伤的不稳定病变愈合的疗法导致的不良后果证明，在一些部位，如必须避免血栓栓塞的血管床，限制使用上述疗法（例如，在颈动脉置入支架）是合理的。

（吴洲鹏 译 马玉奎 审校）

参考文献

1. World Health Organization. 2011 Report on World Health Statistics. 24 Nov, 2011. Available at: http://www.who.int/ (accessed 6 January 2016).
2. Pasternak RC, Criqui MH, Benjamin EJ, et al. (2004). Atherosclerotic vascular disease conference: writing group I: epidemiology. *Circulation*, **109**, 2605–12.
3. Dinh T, Scovell S, and Veves A. (2009). Peripheral arterial disease and diabetes: a clinical update. *International Journal of Lower Extremity Wounds*, **8**, 75–81.
4. Lüscher T, Creager MA, Beckman JA, and Cosentino F. (2003). Diabetes and vascular disease: pathophysiology, clinical consequences, and medical therapy. *Circulation*, **108**, 1655–61.
5. Cina CS, Clase CM, and Haynes RB. (2000). Carotid endarterectomy for symptomatic carotid stenosis. *Cochrane Database of Systematic Reviews*, 2, CD001081.
6. Naylor AR. (2007). Time is brain! *Surgeon*, **5**, 23–30.
7. Sillesen H, Amarenco P, Hennerici MG, et al. (2008). Atorvastatin reduces the risk of cardiovascular events in patients with carotid atherosclerosis: a secondary analysis of the Stroke Prevention by Aggressive Reduction in Cholesterol Levels (SPARCL) trial. *Stroke*, **39**, 3297–302.
8. Criqui MH, Denenberg JO, Langer RD, and Fronek A. (1997). The epidemiology of peripheral arterial disease: importance of identifying the population at risk. *Vascular Medicine (London)*, **2**(3), 221–6.
9. Garcia LA. (2006). Epidemiology and pathophysiology of lower extremity peripheral arterial disease. *Journal of Endovascular Therapy*, **13**(Suppl. II), II-3–II-9.
10. Sigvant B, Wiberg-Hedman K, Bergqvist D, et al. (2007). A population-based study of peripheral arterial disease prevalence with special focus on critical limb ischemia and sex differences. *Journal of Vascular Surgery*, **45**(6), 1185–91.
11. Shammas NW (2007). Epidemiology, classification, and modifiable risk factors of peripheral arterial disease. *Vascular Health and Risk Management*, **3**(2), 229–34.
12. Golledge J and Norman PE. (2010). Atherosclerosis and abdominal aortic aneurysm cause, response, or common risk factors? *Arteriosclerosis Thrombosis and Vascular Biology*, **30**, 1075–7.
13. Scolari F and Ravan P. (2010). Atheroembolic renal disease. *Lancet*, **375**, 1650–60.
14. Saric M and Kronzon I. (2012). Aortic atherosclerosis and embolic events. *Current Cardiology Reports*, **14**, 342–9.
15. Roobottom CA and Dubbins PA. (1993). Significant disease of the celiac and superior mesenteric arteries in asymptomatic patients: predictive value of Doppler sonography. *American Journal of Roentgenology*, **161**, 985–8.
16. Bradbury AW, Brittenden J, McBride K, and Ruckley CV. (1995). Mesenteric ischaemia: a multidisciplinary approach. *British Journal of Surgery*, **82**, 1446–59.
17. Hansson GK, Robertson AKL, and Söderberg-Nauclér C. (2006). Inflammation and atherosclerosis. *Annual Review of Pathology: Mechanisms of Disease*, **1**, 297–329.
18. Hansson GK. (2006). Inflammation, atherosclerosis and coronary artery disease. *New England Journal of Medicine*, **352**, 1685–95.
19. Libby P, Ridker PM, and Hansson GK. (2011). Progress and challenges in translating the biology of atherosclerosis. *Nature*, **473**, 317–25.
20. Hansson GK and Hermansson A. (2011). The immune system in atherosclerosis. *Nature Immunology*, **12**, 204–12.
21. Cunningham KS and Gotlieb AI. (2005). The role of shear stress in the pathogenesis of atherosclerosis. *Laboratory Investigation*, **85**, 9–23.
22. Chiu JJ and Chien S. (2011) Effects of disturbed flow on vascular endothelium: pathophysiological basis and clinical perspectives. *Physiological Reviews*, **91**, 327–87.
23. Nigro P, Abe J-I, and Berk BC. (2010). Flow, shear stress and atherosclerosis: a matter of site specificity. *Antioxidants & Redox Signaling*, **15**, 1405–14.
24. Ikari Y, McManus BM, Kenyon J, and Schwartz SM. (1999). Neonatal intima formation in the human coronary artery? *Arteriosclerosis Thrombosis and Vascular Biology*, **19**(9), 2036–40.
25. Weninger WJ, Müller GB, Reiter C, Meng S, and Rabl SU. (1999). Intimal hyperplasia of the infant parasellar carotid artery: a potential developmental factor in atherosclerosis and SIDS. *Circulation Research*, **85**, 970–5.
26. Ku DN, Giddens DP, Zarins CK, and Glagov S. (1985). Pulsatile flow and atherosclerosis in the human carotid bifurcation. Positive correlation between plaque location and low oscillating shear stress. *Arteriosclerosis*, **5**, 293–302.
27. Parmar KM, Larman HB, Dai G, et al. (2006). Integration of flow-dependent endothelial phenotypes by Kruppel-like factor 2. *Journal of Clinical Investigation*, **116**(1), 49–58.
28. Lehoux S, Castier Y, and Tedgui A. (2006). Molecular mechanisms of the vascular responses to haemodynamic forces. *Journal of Internal Medicine*, **259**, 381–92.
29. Cai W and Schaper W. (2008). Mechanisms of arteriogenesis. *Acta Biochimica et Biophysica Sinica*, **40**, 681–92.
30. Ylä-Herttuala S, Bentzon JF, Daemen M, et al. (2011). Stabilisation of atherosclerotic plaques. *Thrombosis and Haemostasis*, **106**, 1–19.
31. Finn AV, Nakano M, Narula J, Kolodgie FD, and Virmani R. (2010). Concept of vulnerable/unstable plaque. *Arteriosclerosis Thrombosis and Vascular Biology*, **30**, 1282–92.
32. SWEDVASC Annual Reports 2008, 2009, 2010, and 2011. Available at: http://www.ucr.uu.se/swedvasc/index.php/arsrapporter (accessed 6 January 2016).
33. Rothwell PM. (2006). Medical and surgical management of symptomatic carotid stenosis. *International Journal of Stroke*, **1**, 140–9.
34. Delgado MG, Vega P, Roger R, and Valmont-Genolier JB. (2011). Floating thrombus as a marker of unstable atheromatous carotid plaque. *Annals of Vascular Surgery*; **25**, 1142.e11–2.e17.
35. Virmani R, Finn AV, and Kolodgie FD. (2009). Carotid plaque stabilization and progression after stroke or TIA. *Arteriosclerosis Thrombosis and Vascular Biology*, **29**, 3–6.
36. Peeters W, Hellings WE, de Kleijn DP, et al. (2009). Carotid atherosclerotic plaques stabilize after stroke: insights into the natural process of atherosclerotic plaque stabilization. *Arteriosclerosis Thrombosis and Vascular Biology*, **29**(1), 128–33.
37. Nordestgaard BG, Grønholdt ML, and Sillesen H. (2003). Echolucent rupture-prone plaques. *Current Opinion in Lipidology*, **14**(5), 505–12.
38. Hermus L, Tielliu IF, Wallis de Vries BM, van den Dungen JJ, and Zeebregts CJ. (2010). Imaging the vulnerable carotid artery plaque. *Acta chirurgica Belgica*, **110**(2), 159–64.
39. Oikawa M, Ota H, Takaya N, Miller Z, Hatsukami TS, and Yuan, C. (2009). Carotid magnetic resonance imaging: a window to study atherosclerosis and identify high-risk plaques. *Circulation Journal*, **73**, 1765–73.
40. Corti R and Fuster V. (2011). Imaging of atherosclerosis: magnetic resonance imaging. *European Heart Journal*, **32**, 1709–19.
41. Slevin M, Badimon L, Grau-Olivares M, et al. (2010). Combining nanotechnology with current biomedical knowledge for the vascular imaging and treatment of atherosclerosis. *Molecular BioSystems*, **6**, 444–50.
42. Saric M and Kronzon I. (2011). Cholesterol embolization syndrome. *Current Opinion in Cardiology*, **26**, 472–9.
43. Vorpahl M, Yazdani SK, Nakano M, et al. (2010). Pathobiology of stent thrombosis after drug-eluting stent implantation. *Current Pharmaceutical Design*, **16**(36), 4064–71.

第2章

动脉粥样硬化的一级和二级预防策略

Stephen J. Nicholls

动脉粥样硬化的一级和二级预防策略简介

动脉粥样硬化斑块的进展和随后的破裂代表了大多数心血管事件的潜在病理学机制。50多年来，心血管疾病领域的治疗性干预措施的主要重点一直是试图延缓动脉粥样硬化斑块的发展，以避免临床后遗症发生。对于不同血管区域存在严重管腔梗阻的患者，已采用了一系列血运重建策略来恢复充足的血流。尽管这些干预措施取得了成功，但其仍只致力于控制疾病过程的并发症。因此，迫切需要关注预防这一全身性疾病发生和进展的策略，动脉粥样硬化通常在动脉壁内缓慢发展，并在出现首次临床表现之前数十年就开始了。

在过去的30年中，大型随机对照试验显示了心血管风险处理方面的重大进展。这些干预措施对动脉粥样硬化性心血管疾病的一级和二级预防产生了深远影响。这些发展见证了发达国家经年龄调整的冠状动脉疾病死亡率下降。同时，腹部肥胖症及其相关代谢危险因素的全球扩散正在导致世界范围内动脉粥样硬化疾病的发病率增加。因此，需要更有力的疾病预防方法。本章将对风险分层、医疗干预及新疗法的潜在靶点进行综述。

患者的风险分层

在心血管疾病的临床预防中，最关键的因素是对患者个体发生心血管事件的绝对风险进行分层。这对于决定所采用的预防策略的相对强度具有重要意义。不论绝对风险如何，注意对饮食和定期运动等生活方式进行调整对所有人都很重要。事实证明，对生活方式调整的依从性下降是导致全球范围内肥胖和动脉粥样硬化性疾病患病率上升的主要因素。

最需要心血管预防措施的人群是已确诊为心血管疾病的患者。对有症状的患者进行二级预防需要采取积极的措施，因为这些患者进一步发生心血管事件的风险最高。出现症状性严重阻塞性疾病或急性缺血性事件的患者在未来10年内进一步发生心血管事件的风险>20%。这些后续事件在很大程度上是由冠状血管内斑块破裂所致，而与原始症状表现所涉及的血管树无关，这反映了疾病过程的全身性。若已确诊冠心病的患者的其他血管床中有已知的动脉粥样硬化性病变，临床风险会进一步增加，由此确定了需要最强的降低风险干预措施的患者。

更大的挑战来源于对尚未出现心血管疾病症状的患者进行风险分层。动脉粥样硬化是一种在动脉壁内缓慢进展的疾病，会历经数十年的发展。尽管大多数动脉粥样硬化性疾病的临床表现直到中年才开始出现，但其病理过程通常已经存在了数十年。这为阻止疾病进展提供了很多时间，从而降低了缺血性心血管事件的发生风险。对无症状个体进行危险分层的常规方法涉及对主要心血管危险因素的临床评估，包括高脂血症、高血压、糖尿病、吸烟、高密度脂蛋白胆固醇（HDL-C）水平较低和早发性心血管疾病家族史（框2.1）。这些因素已在人群研究中得到证实，其与心血管事件的风险有关，并构成了风险评分计算的基础。从广义上讲，10年心血管事件绝对风险预估低于10%的患者只需要改变生活方式，而风险>20%的患者则需要最强的风险因素调整。

对于中等风险患者(10%~20%),在明确干预策略的强度方面具有挑战性(表2.1)。

尽管这些风险预测方法在临床实践中得到了广泛应用,但是在将其用于患者个体的管理时仍存在许多限制。该方法只提供了对风险的估计,而一些被归类为低风险的个体最终将经历心血管事件。这反映出构成心血管疾病进展的因素的多样性。此外,危险因素的确定源于人群队列研究,其不能反映风险因素的控制程度对特定患者的影响的相对差异。

同样的,并非每例高风险患者都会发生心血管事件,患者可能接受不必要的、更强烈的治疗。因此,临床上正在寻找开发用于风险预测的其他标志物。这些方法包括已确定的危险因素(如血脂异常)的新标志物、疾病进展中涉及的新因素(如炎症标志物),以及结合了多个危险标志物的更有效的评估方法。女性是需要更有效的风险预测策略的群体。虽然心血管疾病仍然是西方国家女性死亡的主要原因,但目前的预测方法往往低估了风险,很少有无症状的女性被归为高危人群。有效风险预测最合适的时间长度同样不确定。在临床实践中使用的大多数方法都是预测未来5~10年的风险,但人们越来越关注终身风险。尽管其是最重要的,但考虑到疾病过程的长期性,仍须确定如何将其有效地整合到临床实践中[1]。

框2.1 一级预防中主要的心血管危险因素

- LDL胆固醇升高
- 高血压
- 糖尿病
- 吸烟
- 低HDL-C
- 早发性冠状动脉疾病家族史
- 高甘油三酯血症
- 肥胖
- 全身性炎性疾病或炎症标志物升高

表2.1 根据10年期风险程度采取的预防策略

风险程度	处理措施策略
低危(10年期风险<10%)	• 强调改善生活方式
中危(10年期风险10%~20%)	• 强调改善生活方式 • 进一步评估以区分更低和更高危的风险
高危(10年期风险>20%)	• 强调改善生活方式 • 集中针对危险因素处理
已确诊的动脉粥样硬化疾病	• 强调改善生活方式 • 集中针对危险因素处理
与冠心病风险相当的疾病(糖尿病、慢性肾病)	• 强调改善生活方式 • 集中针对危险因素处理
最高危(急性缺血后综合征)	• 强调改善生活方式 • 最积极地针对危险因素处理

改善生活方式

人们越来越认识到,动脉粥样硬化在青春期就开始在动脉壁内积累。许多病理学和影像学研究表明,儿童早期疾病的形成通常与代谢性危险因素、肥胖和不良生活习惯有关。越来越多的不良生活习惯导致腹部肥胖症在全球蔓延,人们预测心血管疾病将成为全世界导致死亡的主要原因。有报道表明,肥胖的多种测量指标(包括体重、体重指数、腰围和腰臀比)与亚临床动脉粥样硬化和不良心血管事件独立相关,这也进一步支持了前述观点。

改善生活方式是预防心血管疾病的基础。研究表明,在改善生活方式的儿童中,动脉壁早期病变是可逆的。饮食调整在很大程度上体现在减少热量摄入、减少简单碳水化合物和脂肪摄入,增加不饱和脂肪而非饱和脂肪和反式脂肪的摄入。尽管已提倡个体化饮食,并证明该方法对体重和代谢风险因素具有不同的影响,但尚无令人信服的证据来推荐任何与预防心血管事件有关的饮食。

日常锻炼已经被证实具有许多对心血管有益的作用,包括减轻体重、改善代谢危险因素及血管功能指标。小型研究表明,锻炼方案的实施对动脉粥样硬化斑块的影响是有益的。因此,运动是改变生活方式的重要组成部分,并已被越来越多地纳入心脏康复计划。预防心血管疾病的最佳锻炼程度仍然未知。目前建议每天锻炼30~60分钟,这样可使心率增加。没有数据表明密集和长时间的运动会带来更大的心血管益处(框2.2)。

吸烟是全世界主要的心血管危险因素。其对血管和血小板功能产生有害影响,并促进动脉粥样硬化进程中的炎症和氧化反应。越来越多的证据表明,被动吸烟也与这些不良反应有关,并且已被越来越多地认为是心血管危险因素。戒烟是所有预防心血管疾病措施中的重要组成部分,且被有力证明在短期和长期均是有益的[2]。

抗血栓治疗

大多数急性缺血事件的病理基础都是动脉粥样硬化斑块破裂后动脉腔内血栓形成。急性和慢性动脉粥样硬化疾病管理的主要进展集中在试图溶解血栓和预防复发。缺血综合征的急性期治疗包括经皮血管成形术和溶栓疗法,以恢复管腔通畅,并给予抗凝药(肝素)和抗血小板药(阿司匹林、氯吡格雷、普拉格雷、替卡格雷)。临床试验表明,持续进行阿司匹林单药治疗或与其他抗血小板药物联合治疗可显著减少已确诊患者的心血管事件。在无症状患者中,抗血小板治疗的相对获益尚不确定。来自临床试验的不一致的结果和荟萃分析的不确定的结果表明,广泛使用抗血小板药物进行一级预防是不合适

框2.2 NICE指南和重要的临床试验

2012年8月,英国国家卫生与临床优化研究所(NICE)制定了下肢PAD治疗指南。完整的指南详见http://guidance.nice.org.uk/CG147/Guidance。

该指南为PAD患者的心血管疾病二级预防提供了详细的管理策略,还参考了NICE关于相关危险因素管理的指南。指南中的主要信息概括如下。

- 应根据已发布的NICE指南,为所有PAD患者提供有关心血管疾病二级预防的建议和治疗方法:
  - 戒烟
  - 饮食、体重管理和锻炼
  - 脂质调节和他汀类药物治疗
  - 糖尿病的预防、诊断和管理
  - 高血压的预防、诊断和管理
  - 抗血小板治疗
- 吸烟:戒烟后1年内,过度心血管风险减半;戒烟后5年,该风险与非吸烟者相同。建议联合尼古丁替代疗法,戒烟率可达30%。
- 糖尿病:糖尿病患者的截肢风险更大,50%的截肢手术在糖尿病患者中开展。没有试验验证血糖控制与PAD的关系。血糖控制可改善心血管疾病进展。
- 胆固醇管理:在心脏保护研究中,患有PAD和胆固醇水平>3.5mmol/L的患者在服用辛伐他汀后,心血管事件减少17.6%。PAD患者应接受他汀类药物治疗[1]。
- 高血压:24%的成年人患有高血压,高血压患者的PAD发生率增加3倍。心脏结局研究显示,应用雷米普利可减少无高血压患者的心血管事件发生[2]。
- 抗血小板药物:抗血栓药物试验合作组的研究表明,抗血小板药物可使PAD患者发生心血管事件的风险降低23%。在CAPRIE研究中,相比阿司匹林,氯吡格雷可预防更多的心血管事件,相对危险度降低了8.7%。在2010年NICE指南中,氯吡格雷被推荐作为一线抗血小板药物。Charisma研究表明,氯吡格雷和阿司匹林联合治疗有高出血风险,建议慎重考虑联合用药[3]。
- 一项应用氯吡格雷与阿司匹林治疗缺血事件风险患者(CAPRIE)的随机双盲试验[4]。
- 在稳定的血管疾病或具有血管疾病危险因素的患者中,双重抗血小板治疗的出血并发症:应用氯吡格雷治疗动脉粥样硬化性血栓高风险患者和缺血性疾病的稳定化、管理和预防(CHARISMA)试验[5]。

参考文献:

1. MRC/BHF Heart Protection Study of cholesterol lowering with simvastatin in 20,536 high-risk individuals:a randomised placebo controlled trial, The Lancet, Volume 360, Issue 9326, pp. 7-22, Copyright © 2002.
2. Yusuf S, et al., Effects of an angiotensin-converting-enzyme inhibitor, ramipril, on cardiovascular events in high-risk patients, New England Journal of Medicine, Volume 342, Issue 3, pp. 145-53, Copyright © 2000.
3. Antithrombotic Trialist' Collaboration, Collaborative meta-analysis of randomised trials of antiplatelet therapy for prevention of death, myocardial infarction, and stroke in high risk patients, British Medical Journal, Volume 324, Issue 7330, p.141, Copyright © 2000.
4. CAPRIE Steering Committee, A randomised, blinded, trial of clopidogrel versus aspirin in patients at risk of ischaemic events (CAPRIE), The Lancet, Volume 348, Issue 9038, pp. 1329 - 39, Copyright © 1996.
5. Berger PB et al., CHARISMA Investigators, Circulation, Volume 121, Issue 23, pp. 2575-83, Copyright © 2010

的。而将这些药物用于有心血管事件高风险的无症状患者似乎更合适。这仍然是一个临床问题，需要在临床试验中进行更彻底的评估[3]。

血脂异常的处理

低密度脂蛋白胆固醇的处理

1个多世纪以来，越来越多的证据揭示了胆固醇参与动脉粥样硬化性心血管疾病的发病机制。人群研究始终显示出总胆固醇及低密度脂蛋白胆固醇（LDL-C）与潜在心血管疾病风险的曲线关系。这种关系在胆固醇较低人群所在地区也可观察到。这种关系的有力证据来自干预性研究，这些研究证实较低的LDL-C可以减少心血管事件发生。大型临床研究证实，3-羟基-3-甲基戊二酰辅酶A还原酶抑制剂（他汀类药物）在心血管事件一级及二级预防中可降低发病率及死亡率。后续研究进一步证实，对早期急性冠脉综合征患者应用他汀类药物，尤其是大剂量应用时对心血管有益。

最近，他汀类药物被证实对以下患者是有益的，即LDL-C水平和心血管疾病风险还未达到通常认为需要进行调脂治疗的无症状患者，这些患者有全身炎症的证据。而到目前为止，尚无使用他汀类药物降脂被证明有效的队列研究。对所有降脂临床试验进行荟萃分析显示，心血管事件与降低LDL-C水平之间有直接关系，有证据表明LDL-C每降低40mg/dL（1mmol/L），心血管事件减少21%[4]。在所有LDL-C的基线水平都可以观察到这种益处。最重要的问题是确定如何以具有成本/效益的方式利用这些药物。有研究发现，在较高风险的个体中，调脂疗法有更大的绝对获益，其支持对这类患者更多地使用该疗法。因此，治疗指南倾向于建议对所有个体都应维持LDL-C<130mg/dL（3.2mmol/L），已确诊的动脉粥样硬化患者或10年内发病风险>20%的患者应<100mg/dL（2.6mmol/L）。对于心血管疾病风险最高的患者，可维持在70mg/dL（1.8mmol/L）。

鉴于在临床试验中有广泛的证据表明其益处，调脂治疗最好从他汀类药物开始。这些药物对临床事件和斑块进展的有益程度与LDL-C降低的水平直接相关。其他数据支持以下理论：这些药物的某些益处与降低炎症标志物（CRP）和提高HDL-C水平有关。这些均支持一个观点：他汀类药物的临床效果归因于其具有多效性。大多数个体通常对他汀类药物耐受良好，尽管高达30%的患者由于肌痛而停止治疗。此外，尽管使用了最大耐受量的他汀治疗，也不是所有的患者都达到了理想的治疗目标。因此，需要为他汀不耐受的患者制订联合或替代治疗方案。当前的方法包括用依泽替米贝、烟酸、胆汁酸螯合剂或纤维酸衍生物（贝特类药物）抑制胆固醇吸收。最新进展包括前蛋白转化酶枯草杆菌蛋白酶/kexin 9型（PCSK9）抑制剂的开发。PCSK9可下调LDL受体的肝脏表达，有证据表明，当单药治疗或与他汀类药物联合治疗时，其单克隆抗体的药理抑制作用可使LDL-C降低60%以上。这种方法对心血管事件的最终益处正在临床试验中进行评估。这可能会让我们有机会将高危患者的LDL-C水平降至40mg/dL（1mmol/L）以下（新生儿水平），或者有效治疗他汀不耐受或最大剂量他汀治疗也不能达到治疗目标的人群。

低密度脂蛋白胆固醇之外的致动脉粥样硬化脂质因子的处理

尽管有效地降低了LDL-C水平，许多患者还是会经历心血管事件。这很可能反映出还有其他危险因素参与疾病的发展。越来越多的人认识到LDL-C不能完全反映全部动脉粥样硬化的致病脂蛋白。该指标仅提供了LDL颗粒所携带的胆固醇。通过测量低密度脂蛋白颗粒大小和浓度，以及低密度脂蛋白主要携带的载脂蛋白B，可以提供一个更全面的关于低密度脂蛋白的致动脉粥样硬化性评估。因此，已经达到LDL-C目标值、但颗粒测量值升高的个体可能会从更积极的降脂治疗中获得更多好处。通过计算非HDL-C可确定整个动脉粥样硬化脂质负荷，其已越来越多地作为次要目标被纳入治疗指南。

尽管存在争议，但共识性意见支持高甘油三酯血症是独立的心血管危险因素。目前治疗指南建议对甘油三酯水平升高的患者采取主要针对LDL-C的强化降脂治疗。这在很大程度上是由于尚无任何研究明确表明主要降低甘油三酯水平可带来心血管益处。对于甘油三酯水平>500mg/dL（4.5mmol/L）的患者，应快速地降低甘油三酯，以防止急性胰腺炎发作。降低甘油三酯的治疗方法包括：低脂饮食、戒酒、糖尿病患者积极控制血糖，贝特类药物、烟酸和

ω-3脂肪酸。富含ω-3脂肪酸的饮食或其益处相关的早期报道尚待大规模临床试验证实[5]。

高密度脂蛋白胆固醇的管理

不同级别证据表明HDL在动脉粥样硬化疾病中起到保护作用。人群研究显示,无论导致动脉粥样硬化的脂蛋白水平如何,HDL-C水平和心血管事件发生率都呈负相关。观察研究显示,通过直接输注或转基因表达HDL的主要蛋白质(apoA-I),对动物模型中动脉粥样硬化斑块大小和构成均产生有利影响。现有的调脂疗法对HDL-C水平影响小,尽管有证据表明,这种影响确实有助于这些药物的获益。

提高HDL水平的药物是目前令人感兴趣的话题。烟酸是目前最有效的HDL-C提升剂,其可以将HDL水平提高25%。然而,许多患者不能耐受实现这种增长的药物剂量,在最近的两项临床试验中,患者的基础用药都包含他汀类药物,但未能证明烟酸的任何临床疗效。胆固醇酯转移蛋白(CETP)抑制剂因其能将HDL-C水平提高50%以上而发展起来。此外,其与他汀类药物联用可降低LDL-C水平。但这些药物的发展一直受到挑战,因为第一代药物托彻普具有脱靶毒性,而达塞曲匹无效。没有脱靶毒性的CETP抑制剂的研究正在进行之中。有几个研究小组报道,通过注射脱脂HDL可快速改善近期有急性冠脉综合征患者的冠脉粥样硬化,但其对临床事件的影响尚未得到评估。此外,选择性地上调肝脏表达apoA-I的口服药物也在研究中。

由于HDL-C上调药物的失败,人们对HDL功能的重要性产生了兴趣。这可能强调了以下现象,贝特类药物和他汀类药物对于小幅提高HDL-C是有效的,而烟酸和早期CETP抑制剂显著增加HDL-C则无效。虽然几个研究小组报道了HDL功能与心血管病风险的关系,但标准化的、可验证的和可重复的被用于预测风险及评估新治疗的方法有待开发[5]。

血压的管理

高血压是全球最常见的心血管病危险因素。人群研究显示了血压与不良心血管事件的直接关系,收缩压达到115mmHg(1mmHg≈0.133kPa)就会导致患病风险升高。大量临床试验主要针对收缩压>160mmHg的高血压患者,其结果显示,使用多种降压药可产生临床益处。降压研究荟萃分析显示,血压所达到的水平与心血管事件之间有直接关系[6]。在这些试验的基础上,治疗指南建议预防心血管疾病的目标血压为140/90mmHg,2型糖尿病或慢性肾衰竭患者的目标血压更低,为130/80mmHg。

抗高血压药物的使用方法已经在过去10年间不断发展。目前主张将钙离子通道阻滞剂、血管紧张素转换酶抑制剂或血管紧张素受体阻滞剂,而非β-受体阻滞剂或噻嗪利尿剂作为初始降压药,现在普遍认为后两者单用的效果更差。越来越多的证据表明,大多数患者需要使用不止一种药物来达到他们的目标血压,因此主张从一开始就联合用药。

尽管抗高血压药物被广泛使用,但在患者的理想血压方面尚有相当大的争论。目前治疗指南使用的目标血压是基于严重高血压患者的研究定义的,具有主观性。虽然荟萃分析显示,将血压降到更低水平不会降低获益,这也存在相当大的不确定性。当血压处于正常范围和120~139mmHg的高血压前期时,心血管疾病的风险都会增加,这表明将血压降至目前指南建议的目标值以下有潜在益处。虽然其对心血管事件的影响尚不清楚,但已证明对这些患者进行药物干预可减缓高血压的进展。在具有潜在益处的同时,也有人担心将血压降至明显低于目前推荐的目标血压所带来的潜在危害。在这一领域需要进行大型临床试验,以确定在降压范围的下限的最佳降压药用法。

尽管使用了多种药物,许多患者的血压仍然超过治疗指南规定的范围。对于这些患者,需要考虑的因素包括依从性、药物剂量不足、严重的内源性高血压,或需要进一步调查的继发性高血压等。因此,对这些患者需要进行大量的随访和调查。除了使用多种降压药,肾脏动脉去神经化为这些患者的管理提供了潜在的希望。肾动脉壁内交感神经破坏已经在早期的研究中被证明是安全有效的,可以持久降低血压超过30mmHg。这种介入方式的长期效果及其对心血管的影响仍有待明确。

血糖异常的处理

腹型肥胖的全球化导致2型糖尿病病例增多。这些代谢变化被认为是导致动脉粥样硬化性心血管疾病在世界范围内传播的主要因素。无论是否存在确定的冠心病，糖尿病都与不良的心血管结果有关。人群研究证实，血糖控制措施与微血管和大血管并发症的预期风险之间存在直接关系。这些观察结果为改善血糖控制将降低心血管事件发生率的观点提供了依据。

就心血管作用而言，降低血糖研究的结果普遍令人失望。早期的研究表明，使用二甲双胍可能降低肥胖糖尿病人群的心肌梗死发生率。但是，直接将强化降血糖与标准降血糖效果进行比较的几项大型临床试验表明，强化降血糖对心血管没有益处，一项研究发现，其还有潜在的危害。因此，没有强有力的证据支持将糖化血红蛋白水平降至7%以下可降低心血管事件发生率。然而，在决定血糖控制的相对强度时应考虑到微血管并发症的风险。

对所有降糖治疗研究的荟萃分析表明，糖化血红蛋白降低与心血管获益之间存在边界显著关系[7]。潜在获益程度可能取决于采用的特定治疗策略。二甲双胍已经被证明对肥胖亚组是有益的，可延缓动脉粥样硬化进展，且可治疗有胰岛素抵抗患者的糖尿病。磺酰脲类药物已被证明没有心血管益处。胰岛素虽然通常被用于血糖控制不佳的糖尿病患者，但也没有被证明具有心脏保护作用。过氧化物酶体增生物激活受体-γ(PPAR-γ)激动剂的开发是基于其提高了胰岛素敏感性，且其已被广泛应用于糖尿病患者的治疗。虽然PPAR-γ激动剂吡格列酮减缓了动脉粥样硬化的进展，降低了死亡、心肌梗死和脑卒中的联合发生率；但另一种药物，即罗格列酮被报道可增加心肌梗死发生率。这表明不同的抗糖尿病药物可能对心血管预后有不同的影响，并导致批准新的降糖疗法的监管方法发生了变化。现在需要此类药物在获得监管部门批准之前被证明无不良心血管作用。

尽管缺乏令人信服的证据表明，降糖治疗对糖尿病患者具有心脏保护作用，但大量数据支持了针对其他代谢风险因素的作用。每一个有关他汀类药物的安慰剂对照试验都显示，其在糖尿病患者中表现出相似的，甚至更大的临床益处。类似的降压药在糖尿病患者中产生的临床心血管益处比没有糖尿病的患者更大。随后针对吡格列酮的心血管益处的分析表明，这与脂质、血压和炎症参数的改善有关。因此，当前的证据突出了集中改善代谢危险因素以降低糖尿病患者心血管风险的重要性。鉴于人群研究表明，无症状糖尿病患者的心血管疾病风险与非糖尿病性心肌梗死幸存者相同，糖尿病被认为与冠心病风险相当，并确定了应对糖尿病患者进行积极的风险调整。

肥胖的管理

肥胖症患者的增加已经成为导致心血管疾病患病率增加的一个主要因素。除了以代谢风险相关因素为目标，人们对以肥胖为目标的特殊疗法具有很大的兴趣。虽然内源性大麻素受体拮抗剂可导致体重减轻并改善新陈代谢，但其并未对动脉壁产生有利影响。由于缺乏明显的益处，加上其具有精神副作用，该药物的开发终止。目前，一些联合中枢作用剂正在被研发。虽然早期研究显示，此类药物可以减轻腹型肥胖，但是仍然需要研究明确其是否能转化为心血管获益。减肥手术技术的不断发展已被证明可以显著持久地减轻腹型肥胖，并改善新陈代谢。评估这些方法对心血管影响的研究正在进行[8]。

动脉粥样硬化成像的作用

50多年来，传统的血管造影术已被用于诊断和量化一系列动脉床内阻塞性病变的程度。血管造影被广泛应用于对患者进行药物治疗和血管重建策略的分类（图2.1）。技术的进步使得动脉壁成像成为可能，其在临床实践及开发新的抗动脉粥样硬化治疗中有潜在的应用价值。非侵入性方法包括通过B超测量颈动脉内膜厚度（IMT），通过CT测量冠状动脉钙含量，以及通过增强CT显示冠状动脉。尽管迄今为止尚无任何临床试验表明其使用会改变管理和结局，但颈动脉内膜厚度和冠状动脉钙化测定已经在一些血管诊所得到应用。CT冠状动脉造影技术的最大作用是对常规方法判断为中等风险的患者具有很高的阴性预测作用。有待确定的是，随着技术进步，成像分辨率能否提高，从而更有效地观察到动脉壁斑块。一系列的有创方法可对冠状动脉粥样硬化病灶和成分进行评估。这些技术已被用于辅助经皮冠状动脉介入治疗和评估新型抗动脉粥样硬化疗法。关于这些方法能否被用于对患者进行分类以采取更积极的治疗，并没有进行临床试验[9]。

开发抗粥样硬化新疗法的潜在靶点

虽然以代谢性风险因素作为靶点的治疗能明

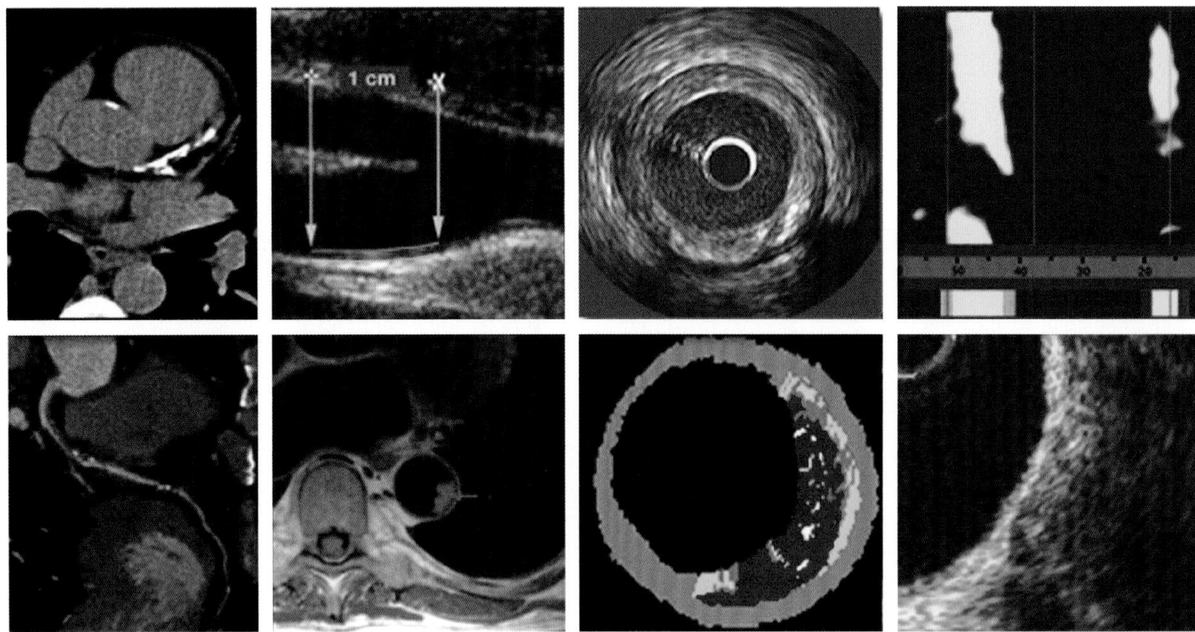

图2.1 斑块成像图例。上排从左到右依次为CT测量冠状动脉钙化、颈动脉内膜-中膜厚度、血管内超声及近红外光谱测量斑块脂质含量。下排从左到右以此为冠状动脉CT造影、MRI、射频光谱分析和光学相干断层扫描。

显降低心血管事件发生率,但仍然有很多其他重要的临床风险因素。这表明识别其他靶点能更加有效地预防心血管疾病。随着对粥样硬化斑的形成、发展和破裂的分子事件的理解不断深入,开发新治疗方法成为可能。目前,人们对特异性靶向炎性因子有相当大的兴趣。粥样硬化是一个慢性炎症过程,证据表明炎症因子可预测不良心血管预后,且已有的改善炎症的治疗方法(他汀类、阿司匹林)与临床获益具有独立相关性。目前多项临床试验正在研究直接以炎症为靶点是否可达到心血管获益的目的[10]。

结论

在过去30多年,人们在防治心血管疾病方面取得了很大进步。除了生活方式的转变,降压治疗及降低导致动脉粥样硬化的脂质指标均在一级预防和二级预防层面降低了心血管疾病风险。虽然调整年龄后的死亡率已经下降,但腹型肥胖患者增多伴随着动脉粥样硬化性疾病的全球化发展。迫切需要开发更有效的策略来预测风险,确定导致风险增加的因素并监测患者对这些疗法的反应。

(吴洲鹏 胡瀚魁 译 马玉奎 审校)

参考文献

1. Greenland P, Alpert JS, Beller GA, et al. (2010). ACCF/AHA guideline for assessment of cardiovascular risk in asymptomatic adults: a report of the American College of Cardiology Foundation/American Heart Association Task Force on Practice Guidelines. *Journal of the American College of Cardiology*, **56**(25), e50–103.
2. Lichtenstein AH, Appel LJ, Brands M, et al. (2006). Diet and lifestyle recommendations revision 2006: a scientific statement from the American Heart Association Nutrition Committee. *Circulation*, **114**(1), 82–96.
3. Baigent C, Blackwell L, Collins R, et al. (2009). Aspirin in the primary and secondary prevention of vascular disease: collaborative meta-analysis of individual participant data from randomised trials. *Lancet*, **373**(9678), 1849–60.
4. Baigent C, Blackwell L, Emberson J, et al. (2010). Efficacy and safety of more intensive lowering of LDL cholesterol: a meta-analysis of data from 170,000 participants in 26 randomised trials. *Lancet*, **376**(9753), 1670–81.
5. Chapman MJ, Ginsberg HN, Amarenco P, et al. (2011). Triglyceride-rich lipoproteins and high-density lipoprotein cholesterol in patients at high risk of cardiovascular disease: evidence and guidance for management. *European Heart Journal*, **32**(11), 1345–61.
6. Turnbull F. (2003). Effects of different blood-pressure-lowering regimens on major cardiovascular events: results of prospectively-designed overviews of randomised trials. *Lancet*, **362**(9395), 1527–35.
7. Ray KK, Seshasai SR, Wijesuriya S, et al. (2009). Effect of intensive control of glucose on cardiovascular outcomes and death in patients with diabetes mellitus: a meta-analysis of randomised controlled trials. *Lancet*, **373**(9677), 1765–72.
8. Poirier P, Cornier MA, Mazzone T, et al. (2011). Bariatric surgery and cardiovascular risk factors: a scientific statement from the American Heart Association. *Circulation*, **123**(15), 1683–701.
9. Puri R, Worthley MI, and Nicholls SJ. (2011). Intravascular imaging of vulnerable coronary plaque: current and future concepts. *Nature Reviews: Cardiology*, **8**(3), 131–9.
10. Verma S, Gupta M, and Ridker PM. (2012). Therapeutic targeting of inflammation in atherosclerosis: we are getting closer. *Canadian Journal of Cardiology*, **28**(6), 619–22.

第3章

血管外科实践中的再狭窄——分子生物学和预防策略

Thomas Koeppel, Andreas Schober

血管外科实践中的再狭窄简介

血管新生内膜形成明显限制了血管外科和血管腔内介入手术的长期效果。尽管血管新生内膜形成的病理及机制在不同的疾病中有很大差异,但这个过程明显不同于动脉粥样硬化病变[1]。血管新生内膜增生的标志是血管壁最内层中SMC样细胞和细胞外基质的积累,而动脉粥样硬化病变主要包含白细胞、巨噬细胞衍生的泡沫细胞和脂质。

几乎每例血管成形术或者支架植入术患者术后都有不同程度的血管新生内膜增生。高达60%的接受外周动脉或者冠状动脉介入治疗的患者在术后6~12个月发生病变部位的临床相关再狭窄。这表明基本的血管创口愈合反应可以演变成疾病促进过程。

尽管两种最常见的新生内膜疾病(支架内再狭窄和静脉旁路移植物狭窄)的血管新生内膜形成的发病机制存在显著差异,但其共同点是内膜中SMC样细胞的积累。动脉和静脉损伤的病理学特征也有相似之处,都可以分成急性损伤期和慢性再生期。

在急性损伤期,球囊血管成形术和支架植入后,内皮剥脱和早期SMC损伤引起的凋亡是特征性的,这种情况也发生在动脉化的静脉移植物中(图3.1)[2-7]。需要注意的是,血管损伤后的SMC急性凋亡似乎可以触发导致血管新内膜增生的愈合反应[8-10]。在发生内膜剥脱性损伤后,血小板立即短暂黏附在损伤的动脉上,释放出生长因子和细胞因子,并充当中性粒细胞最初募集的支架[11-12]。非阻塞性血栓形成是静脉移植后的早期事件,可促进新生内膜增生[2,13]。

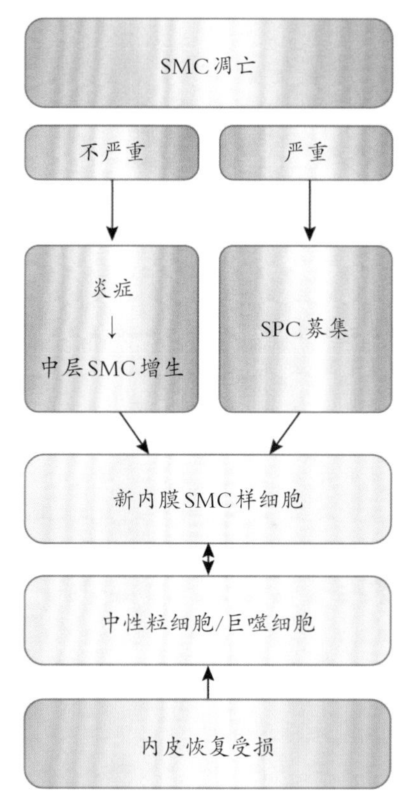

图3.1 新生内膜形成过程中的细胞事件。新生内膜的主要触发因素是中层SMC凋亡,其可以通过常驻SMC增殖或募集平滑肌祖细胞诱导修复反应。这导致新生内膜SMC样细胞的聚集。白细胞浸润促进新生内膜生长的部分原因是增加血管新生内膜SMC样细胞增殖。内皮细胞受损或功能异常的恢复主要通过增加新内膜巨噬细胞聚集,进而促进新生内膜形成。SMC,平滑肌细胞;SPC,平滑肌祖细胞。

在慢性再生期,SMC样细胞出现在新生内膜中,增殖并产生细胞外基质,从而主要促进新生内膜生长[14,15]。SMC增生的程度与血管损伤的强度密切相关[16]。同时,重新内皮化恢复了内皮衬层,并且完全的内皮再生与SMC增殖的终止有关[17]。几项研究表明，增强内皮细胞的恢复能力会限制新生内膜的形成，尽管尚不清楚重新内皮化对新生内膜生长的影响的分子机制。

这两个阶段均伴随有炎性反应，其特征在于中性粒细胞的早期瞬时黏附和随后单核细胞衍生的巨噬细胞的新生内膜浸润[18]。中性粒细胞可能会防止内皮细胞恢复增加导致的新生内膜形成，而新生内膜巨噬细胞显然会促进新生内膜的生长[19,20]。在此愈合过程之后，血管伤口似乎极易加重动脉粥样硬化(图3.1)[13,21]。

总而言之，血管内膜增生主要是SMC对急性损伤的反应，其可以由损伤的内皮细胞再生调控。

血管新生内膜增生的病理生理学

平滑肌细胞：平衡血管修复及血管新生内膜形成

尽管新内膜SMC表达SMC特异性标志物，例如，α-肌动蛋白、平滑肌蛋白22(SM22，又称为Taglin)和平滑肌肌球蛋白重链(SMMHC)，但这些标志物的表达水平较中层SMC(收缩型)减少[22]。血管新生内膜SMC样细胞表现出更强的增殖能力，并合成细胞外基质蛋白(合成型)。这些发现被解释为中层静止的SMC在受损后表型转换的结果，是由其固有的可塑性导致的[23]。虽然很少有直接的实验室证据来支持这种假设，但中层SMC可以产生新生内膜SMC，从而促进血管新生内膜形成[24]。尽管当前的表型转换假说可能无法完全解释血管新生内膜增生的形成，但内膜中SMC增殖的关键作用已被确认[25]。

发生血管损伤后，SMC增殖涉及的重要促有丝分裂信号传导模块包括PI3K/Akt/mTOR和Ras/RAF/MEK/ERK1/2[26-31]。在类似的刺激作用下，如PDGF[32]、碱性成纤维细胞生长因子(bFGF)[33-35]或表皮生长因子(EGF)[36,37]，两种途径在损伤诱导的SMC增殖中均被激活，并在功能上交联，从而构成一个强大的开关，可放大输入信号(图3.2)[38]。Ras/RAF/MEK/ERK1/2信号通路被激活酪氨酸激酶的受体，如生长因子和细胞因子受体激活。ERK1/2的活化可促进G1/S相转换，这是通过转录因子c-fos/c-jun和c-myc上调细

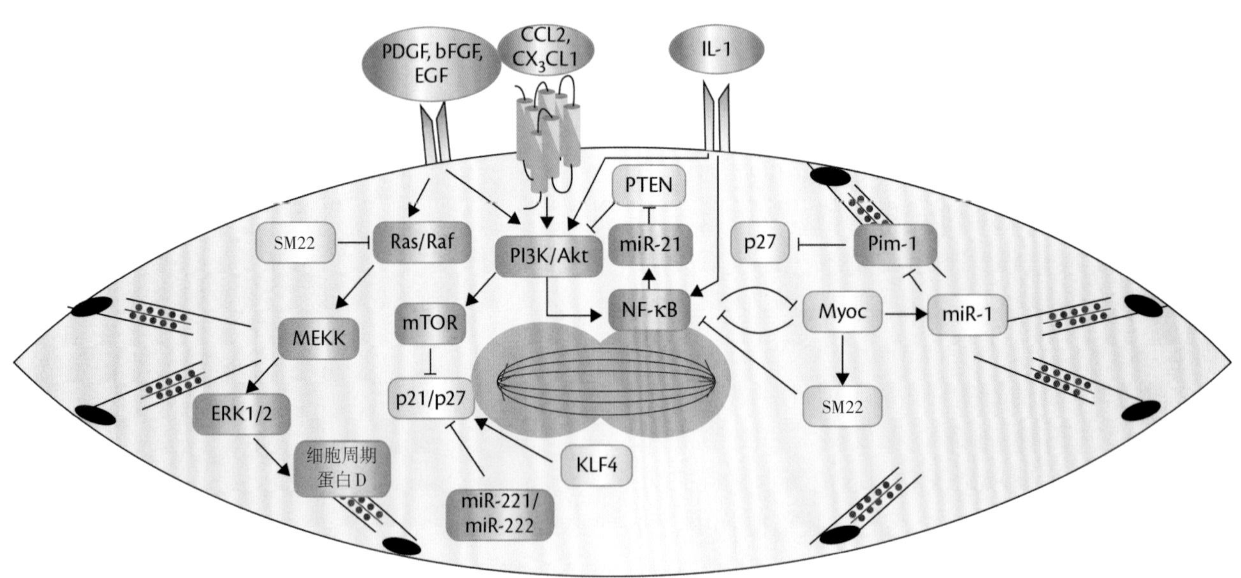

图3.2 新内膜形成过程中平滑肌细胞(SMC)增殖的分子机制。介导新生内膜SMC增殖的主要促有丝分裂信号传导途径是磷脂酰肌醇-3-激酶(PI3K)/蛋白激酶B(Akt)/哺乳动物西罗莫司靶蛋白(mTOR)和肾素-血管紧张素-醛固酮系统(Ras)/MEKK/细胞外信号调节激酶1(ERK1)途径，其均被血小板衍生生长因子(PDGF)、碱性成纤维细胞生长因子(bFGF)和内皮生长因子(EGF)等生长因子激活。此外，PI3K/Akt途径与核转系因子(NF)-κB介导的信号传导的激活密切相关，后者可促进炎症基因表达和细胞复制。这三个信号通路的联合激活似乎是触发SMC增殖的关键。蓝色，抗增殖因子；红色，增殖因子；绿色，触发SMC增殖的细胞外因子。详情请参阅正文。CCL2，趋化因子配体2；CX_3CL1趋化因子C-X_3-C基元配体1；IL-1，白细胞介素-1；Myoc，肌纤蛋白；ERK，细胞外调节激酶；KLF4，Kruppel样因子4；PTEN，张力蛋白同源的磷酸酯酶；SM22，平滑肌蛋白22。

胞周期蛋白D来实现的[39-42]。PI3K/Akt/mTOR信号通路的关键作用体现在mTOR抑制剂(例如,大环内酯抗生素西罗莫司)及其衍生物(包括依维莫司、佐他莫司和优美莫司)在新生内膜形成中的作用[43,44]。这些药物与细胞内受体家族FK506结合蛋白(FKBP)结合,从而抑制mTOR复合物1(mTORC1),mTOR可通过其起作用[44,45]。依赖于PI3K/Akt的mTOR的激活使细胞周期抑制因子p21和p27失活和抑制[29,46,47]。值得注意的是,miRNA-221/miRNA-222对p27的下调也增加了新生内膜SMC的增殖速率[48]。PI3K/Akt激活的一个重要负调节剂是同源性磷酸酶-张力蛋白(PTEN),其在血管新生内膜形成过程中的SMC增殖和去分化中起重要作用。此外,PTEN的缺失也可诱导SMC的促炎反应[49],这是由于PTEN缺失后,PI3K/Akt和NF-κB活性增强,将PI3K/Akt的交联引入新生内膜SMC的另一个关键信号通路[50]。有趣的是,NF-κB调控的miRNA-21最有可能通过抑制PTEN介导血管损伤后的SMC增殖[51]。

SMC的凋亡激活促炎基因的表达,从而释放CCL2、IL-8及IL-1,其趋化白细胞,并在血管损伤后触发促炎SMC表型[10,52,53]。IL-1可以诱导SMC增殖及其内NF-κB依赖性基因的表达[54,55]。相应的,血管内膜SMC以结构完整的NF-κB信号为特征,其与SMC的增殖和炎性反应密切相关[49,56-60]。事实上,对血管新生内膜SMC增生而言,炎症活化可能比生长因子刺激更为关键[55]。SMC中NF-κB介导的趋化因子(例如,CX3CL1和CCL2)的上调可以在自动调节正循环中延续,并增强NF-κB和PI3K/Akt的激活[61,62]。此外,NF-κB可以减少心肌细胞的活化,心肌细胞是SMC标志物表达的关键调节剂,从而增强SMC的增殖[63]。心肌素是一种SMC标志物表达的关键调节因子。心肌素通过上调miR-1促进SMC复制,miR-1的作用对象是细胞周期调节剂和激活剂NF-κB信号传导Pim-1[64]。总之,这些研究说明,在血管新生内膜形成过程中,炎症和SMC增殖通过激活NF-κB密切相关(图3.2)。

SMC特异性标志物(例如,SM22和钙蛋白)的抑制可能直接影响SMC的增殖(图3.2)[65]。SM22表达的缺失可以通过活性氧依赖性NF-κB的激活增强血管损伤后血管炎症[66],而过表达的SM22则通过阻断Ras-ERK1/2信号传导来抑制SMC的增殖[67]。此外,钙调蛋白在SMC中的过表达通过尚待确定的机制可防止新生内膜形成[68]。相反,转录因子KLF4的条件缺失可延缓血管损伤后SMC分化标志物的下调,但增殖导致血管新生内膜增生增加,说明合成SMC的不同特点是由不同机制调节的[65]。

大多数的血管新生内膜SMC是来源于血管中层。然而,剧烈的血管损伤会导致绝大部分损伤动脉的SMC凋亡,这可能会限制中层SMC适当的损伤修复反应能力。这种情况下,平滑肌祖细胞(SPC)能被招募到损伤的动脉,有助于血管新生内膜的形成[69,70]。值得注意的是,在不同血管损伤小鼠模型中,中层SMC的凋亡程度与循环SPC募集有关[71]。SPC从骨髓中被动员并被募集到损伤部位是由趋化因子CXCL12(又称为基质细胞衍生因子1α或者SDF-1α)调节的。血管机械损伤或移植物动脉粥样硬化会导致中层SMC凋亡,释放凋亡小体,并上调CXCL12的表达[72-75]。脂质介质溶血磷脂酸(LPA)可诱导血管损伤后CXCL12的上调,这可由凋亡细胞通过转录因子低氧诱导因子1α(HIF-1α)产生[76,77]。在小鼠血管损伤模型中,药物抑制CXCL12受体CXCR4与西罗莫司抑制血管新生内膜形成同样有效[78]。除了循环的SPC,来源于血管外膜及中层的血管祖细胞可产生新生内膜SMC样细胞[79-81]。

单核细胞在血管新生内膜形成中的促炎反应

除了SMC,血管内膜组织中另一重要的组成成分为白细胞(主要是巨噬细胞),其促进了再狭窄的形成[82,83]。在血管新生内膜形成的试验模型中,高胆固醇血症通过增加单核细胞和巨噬细胞的募集,显著促进了血管新生内膜的生长,这可能先于SMC在内膜的积聚[20,84]。血管新生内膜的单核细胞或巨噬细胞是炎症细胞因子和生长因子丰富的来源,其促进了SMC的增殖和炎症活化[16,85]。因此,巨噬细胞的消耗显著减少了球囊扩张损伤和支架植入后的血管新生内膜增生[86,87]。血管损伤后,单核细胞募集的机制在新生内膜形成的不同阶段有明显不同。血管损伤后早期,血小板黏附到裸露的血管壁,通过血小板表面固有的趋化因子,激活β2整合素Mac-1,为中性粒细胞及单核细胞的募集提供黏附表面。相比之下,在血管去内皮化区域,慢性单核细胞募集可由血管腔内暴露的血管新生内膜SMC(表达黏附分子和细胞因子)介导,或由功能失调的、再生内皮细胞介导[56,88-90]。

内皮修复对血管新生内膜增生的影响

血管损伤后,内皮细胞的增殖不会促进新生内膜的形成,这是因为其会导致单层的再生内皮形成,且似乎对于血管伤口愈合至关重要[91,92]。动脉血管壁的机械性损伤导致损伤部位内膜层脱落,血管通透性增加,使血小板能黏附在裸露的血管壁上,从而支持白细胞的黏附。在新生内膜形成过程中,内皮细胞的恢复稳定进行,完全的再内皮化与新生内膜中SMC增殖的终止有关[17,93,94]。间接证据提示,再内皮化作用的增强可以抑制血管新生内膜增生,这可能与NO产生增加有关[94,95]。此外,延迟的内皮恢复也可能与药物洗脱支架(DES)植入后的晚期支架血栓形成和新动脉粥样硬化有关,因为西罗莫司和紫杉醇均会损害内皮再生[94,96]。

与SMC复制的机制相比,血管损伤后内皮细胞增殖的分子机制尚不清楚。内皮细胞的迁移和分散可迅速修复轻微的内皮损伤,而广泛的内皮剥脱是由伤口边缘的内皮细胞增殖修复的[97-100]。在正常的动脉壁中,内皮细胞是静止的,几乎不增殖。这是由于内皮细胞特异性血管内皮钙黏着蛋白的同型相互作用而抑制内皮生长,该作用将β-连环蛋白隔离在膜上,并通过内皮细胞生长因子(即VEGF)减少有丝分裂信号[101,102]。失去接触抑制作用会导致内皮细胞增殖,这是通过抑制ERK1/2信号传导,激活PI3K/Akt/mTOR通路,以及抑制p27来实现的[103-105]。尽管尚不清楚内源性生长因子在再内皮化中的作用,但VEGF和FGF的治疗性实验应用可以增强内皮细胞的恢复并限制新生内膜的生长[106-109]。然而,发生严重损伤后,再生的内皮细胞可能出现功能失调,并且再内皮化可能不完全,形成由炎症性SMC构成的假内皮,这为新动脉粥样硬化的发展提供了基础[96-110]。

与SPC的作用相反,内皮细胞的恢复似乎很少通过循环内皮祖细胞的参与来介导[111,112]。然而,循环中来自骨髓的血管生成细胞表现出很多内皮祖细胞的特征,并通过旁分泌途径促进内皮的再生[113-115]。通过循环祖细胞及血管生成细胞加强内皮修复,如使用雌激素、促红细胞生成素、粒细胞集落刺激因子或他汀类药物进行治疗,已被成功应用于动物血管损伤研究[116,117]。人们已经开发出用抗造血干细胞标志物CD34抗体覆盖的支架,以增强再内皮化,并降低晚期支架血栓形成的风险。初步研究结果未显示支架内再狭窄率降低或血管造影结果改善[118,119]。

介入治疗和外科手术后血管新生内膜增生的预防:目前的临床策略

血管新生内膜增生、弹性回缩及负性血管重塑通常发生在外周血管疾病介入治疗或者外科手术后。基于血管新生内膜增生的病理生理学,多种治疗策略已被研发用于预防治疗部位的再狭窄,并已被应用于临床实践。由于介入治疗和外科手术后内膜增殖失控是血管内径逐渐减小的关键因素,大多数治疗策略都旨在预防这种情况。已存在的治疗选择包括应用药物洗脱器械(球囊和支架)、腔内冷冻疗法、覆膜支架、血管内放射疗法(短距离放射治疗)和新型人工血管移植物。

药物洗脱支架

抗增殖药物的局部应用被证明是可以减少支架内再狭窄的一种具有前景的选择。20世纪90年代的一些试验为更加深入的试验和临床研究提供了基础[120]。在过去的10年间,人们付出了巨大的努力去开发具有活性涂层的支架,以抑制支架内再狭窄,并且其药物毒性最小,这种支架便是DES[120,121]。

Sollott等研究了紫杉醇在临床治疗方面的价值,这是一种被应用于肿瘤化学治疗的有丝分裂抑制剂[122]。在大鼠模型中,紫杉醇可预防球囊扩张和内皮剥脱损伤后血管壁中层平滑肌细胞(VSMC)增殖和新生内膜VSMC积累。关于药物洗脱支架的首批积极阳性临床数据来自对西罗莫司涂层支架进行验证的试验。西罗莫司是一种被用于器官移植后抗排异的免疫抑制剂。2002年,Morice等发表了一项随机、双盲试验的数据,该研究比较了西罗莫司洗脱支架与标准无涂层支架在患者自身冠状动脉中单一原发性病变的血管重建中的作用。与标准冠状动脉支架相比,西罗莫司洗脱支架在预防新生内膜增生、再狭窄和相关的临床事件方面显示出可观的前景[123]。在这些使用药物洗脱支架临床试验研究之后,已经发表了多个前瞻性随机多中心试验的结果[124]。根据目前的试验结果，为冠状动脉粥样硬化性心脏病患者植入药物洗脱支架是安全的，对于特定的接受首次或者二次血管成形术的患者，其可以提供更好的临床结局[125]。

近年来，使用药物洗脱支架治疗周围动脉闭塞性疾病患者的动脉粥样硬化病灶也变得可行。SIROCCO试验是第一个关于这方面的研究，其对比了西罗莫司洗脱支架和自膨式镍钛合金裸支架治疗TASC C级慢性肢体缺血患者的临床结果[126]。这项随机双盲多中心研究共纳入了93例慢性肢体缺血、SFA闭塞或狭窄（病变平均长度为8.3cm）的患者。西罗莫司涂层支架和SMART裸支架在股浅动脉病变的血管重建中都有效，并能持续预防再狭窄。24个月时，西罗莫司组的再狭窄率是22.9%，裸支架组是21.1%（P>0.05）。

2011年，Dake等发表了一项前瞻性多中心随机对照研究的结果。该研究在外周股-腘动脉疾病患者中[平均病变长度为（65±40）mm]，对比了以下术式12个月的安全性和有效性：使用无聚合物、紫杉醇镍钛合金DES植入术、经皮腔内血管成形术（PTA）及PTA后转为金属裸支架（BMS）植入术[127]。患者被随机分入首次DES植入组（n=236）或PTA组（n=238）。120例患者行首次PTA失败后，随机被分为转DES组（n=61）或转BMS组（n=59）。相比PTA组，首次DES治疗的通畅率明显更高（88.3%对75.8%，P<0.001）。除此之外，在PTA失败后，对比转DES组和转BMS治疗组，转DES组的通畅率更高（89.9%对73.0%，P=0.01）。

ACHILLES试验研究了球囊血管成形术和西罗莫司洗脱支架（SES）治疗膝下动脉疾病[总病变长度为（27±21）mm]的结局[128]。共有200例患者被纳入RCT试验。1年后，相比PTA，SES组的血管再狭窄率更低（22.4%对41.9%，P=0.019），血管通畅度更高（75.0%对57.1%，P=0.025），两组死亡率、再次血供重建率、患肢截肢率及卢瑟福缺血分级改善情况相似。这项研究说明，相比PTA，DES在膝下病变患者中可能呈现更好的临床结果。最近一项荟萃分析通过定性及定量分析膝下动脉DES的随机对照试验（包括YUKON-BTX、DESTINY和ACHILLES试验）证实，DES对腘窝以下局灶性病变的积极作用包括改善一期血管通畅度、减少反复操作、改善伤口愈合，以及延长整体无临床事件生存期[129]。

DES为其他解剖部位（如肾动脉、肠系膜动脉和颈动脉）的PTA和（或）BMS提供了可替代的选择。GREAT试验对比了西罗莫司洗脱支架和小金属裸支架对肾动脉疾病的治疗效果，该研究是一项前瞻性非随机多中心研究，连续纳入了105例有症状的患者[130]。结果发现，BMS组（n=52）和SE组（n=53）的术后6个月血管造影随访结果和术后2年临床结局没有统计学差异。

关于肠系膜动脉和主动脉弓分支血管，目前的文献只能提供有限的关于一期DES植入安全性和有效性的信息。但当发生支架内再狭窄时，在这些靶血管中进行二次DES植入似乎有作用[131-134]。然而，尽管一些患者的预后效果良好，但证据水平很低，需要更大的系列研究来证明DES较BMS具有同等甚至更好的临床结果。

药物洗脱球囊

近年来，药物洗脱球囊（DEB）已成为动脉狭窄、再狭窄及支架内再狭窄的初次或者再次治疗可选方法[135]。Axel等证实，紫杉醇可以从球囊转移到血管壁，进行局部抗增殖治疗[136]。在针对支架内再狭窄的临床前期和随机临床试验中，DEB技术的安全性和有效性已经得到证实[135]。

PACCOCATH试验对比了紫杉醇涂层球囊和无涂层球囊对冠状动脉支架内再狭窄的治疗效果。在药物洗脱球囊组，双向再狭窄发生率显著降低，靶病变血管重建需求更低[137]。对冠心病患者的进一步临床研究报道了DEB在新发和分叉病变中的有效性和安全性[138,139]。

目前，DEB正越来越多地被应用于股腘血管和关键血管动脉闭塞性疾病患者。Tepe等在一项多中心试验中随机地将154例股腘动脉狭窄或闭塞的患者进行分组[140]。第1组使用标准的紫杉醇涂层球囊行扩张术；第2组行常规球囊扩张术，将紫杉醇与造影剂混合；第3组进行常规无涂层球囊扩张术（对照组）。结果显示，紫杉醇涂层球囊组的终点效果明显更好。6个月时，对照组病变部位再次血运重建率为37%（20/54），紫杉醇涂层球囊组为4%（2/48，P<0.001），紫杉醇与造影剂混合组为29%（15/52，P=0.41）。24个月时，病变部位再次血运重建率分别上升至52%（28/54）、15%（7/48）和

40%(21/52)。

Werk等也证实了这些有前景的结果。他们的研究招募了87例卢瑟福缺血分级为1~4级的股腘动脉闭塞、血流动力学相关狭窄、再狭窄或支架内再狭窄患者,并应用普通无涂层球囊或紫杉醇涂层球囊治疗[141]。在接受股腘动脉血管成形术的患者中,应用紫杉醇涂层球囊没有造成明显的不良事件,并减少了术后再狭窄。对于膝下血管,尤其是小的关键血管,药物涂层球囊治疗的疗效仍在评估中[142]。DEBELLUM试验早期结果证实,受跛行和严重肢体缺血(CLI)影响的多级水平(股腘动脉和膝下动脉)动脉疾病患者接受治疗6个月后,紫杉醇涂层球囊的再狭窄率比传统血管成形术更低。不论支架被放置在何处,再次血运重建率降低和更好的临床结局似乎与DEB的使用相关[143]。但是,这种介入方法在改善临床结果的长期效益方面还需要验证,并且与其他血管重建的方法(例如,DES和手术)相比,DEB的表现尚缺乏证据。

DEB也可被成功地应用于处理支架内再狭窄。针对不同目标血管(如冠状动脉[144]、颈动脉[145]和股腘动脉[146])的小规模临床试验和案例报道已发表。

聚四氟乙烯覆膜支架

聚四氟乙烯(PTFE)覆膜支架同样可以用来治疗不同目标血管的狭窄、再狭窄或支架内再狭窄。PTFE覆膜支架的假设好处包括减少远处栓塞(通过捕获PTFE膜后潜在的栓塞性退化动脉粥样硬化碎片)、减少再狭窄(作为屏障,将管腔与血管中层SMC增殖、迁移及介质产生的细胞外基质隔离开来)[147]。但是,在病变的主动脉-冠状动脉隐静脉移植物中,即使高压植入和双联抗血小板疗程延长,PTFE覆膜支架的治疗效果仍比BMS差[148]。在RECOVERS研究中,PTFE覆膜支架植入组患者的非致命性心肌梗死发生率更高[149]。

已有报道显示,在其他目标血管中使用PTFE涂层支架可获得良好的结果。在一项前瞻性多中心研究中,将190例接受血液透析的静脉吻合口狭窄患者随机分为接受经皮吻合口狭窄修复组或接受血液透析覆膜支架移植组,接受覆膜支架移植患者的效果更好[150]。除此之外,PTFE支架也被用于SFA长段慢性闭塞的治疗[151]。

在复杂腹主动脉瘤或胸腹主动脉瘤腔内修复中,覆膜支架时常被当作“桥接支架”。例如,当肾动脉、肠系膜上动脉和腹腔干动脉等目标血管需要行血管重建时,覆膜支架可连接主体支架以隔绝动脉瘤,通过覆膜支架连接的这些目标血管显示出良好的通畅率[152,153]。总之,尽管在主动脉-冠状动脉隐静脉移植中表现得不尽如人意,PTFE支架植入也为目标血管狭窄、再狭窄及支架内狭窄的治疗提供了一个安全和效果持久的选择。然而,对于大多数临床情况,需要随机对照试验(例如,DES、DEB、外科矫治)来证实PTFE覆膜支架的益处。

血管内近距离放射治疗

血管内近距离放射治疗(IVBT)的原理是通过γ和β射线照射血管病变部位,抑制细胞的增殖和迁移[154]。尽管在肿瘤学中已经确立了使用局部辐射抑制肿瘤增殖的概念,但仅在最近的10~15年才探索了其在肌内膜增生中抑制血管SMC增殖的用途[155]。放射治疗可以改变血管壁细胞外基质蛋白,特别是血管性血友病因子和胶原蛋白的反应性。血管壁变得不利于血小板聚集,从而减少血栓形成[156]。此外,IVBT基于这样的概念:增殖的SMC比非增殖细胞对低剂量辐射更敏感[157]。然而,存在这样的担忧,即局部辐射增加了周围组织潜在损伤风险,从而增加了这项干预措施致癌(形成恶性肿瘤)的可能[158]。辐射也会造成血管壁纤维化改变。晚期并发症,如动脉瘤也有被报道[159]。

第1项关于IVBT被用于PAD治疗的前瞻性随机对照研究(Vienna-2)纳入了117例患者,PTA术后采取非中心铱源性射线的IVBT(12Gy)[160]。当联合IVBT时,经皮股-腘动脉血管成形术后6个月再狭窄率显著降低(下降48%),特别是在长段狭窄(失败率由72%降至38%)、非糖尿病患者(由58%降至38%)、PTA治疗后狭窄(由66%降至33%)及闭塞(由76%降至37%)患者中尤其明显。然而,对待这些结果应该谨慎,因为患者样本量小、存在不利于对比分析的患者组合[例如,长段闭塞病变(>10cm)患者]和随访期短的问题[154]。

近期一项荟萃分析纳入6个随机对照试验(687例患者),对比了PTA和PTA+IVBT。12个月再狭窄率显著降低(合并OR值为0.5;95%CI为0.301~0.836;P=0.008)。然而,这种优势在24个月时消失。IVBT显著增加了治疗动脉其他部位新病变的短期风险(合并

OR值为8.65；95%CI为2.176~34.391；P=0.002）[161]。IVBT的作用仍需要证实。近期研究的主要不足是没有将IVBT与其他措施进行对比，如DEB和支架。因此，不能将IVBT作为PAD患者的常规临床治疗。

腔内冷冻疗法

2004年，Fava等发明了一项新的血管成形术——冷冻血管成形术，以改善经皮血管成形术的晚期效果[162]。冷冻血管成形术将经皮血管成形术的扩张能力与向血管壁传递冷热能相结合，其已被证明在腹股沟下动脉粥样硬化病变治疗中是一项主要的有效策略，可减少夹层、血管弹性回缩及补救性支架植入的需求[163]。这项技术的优点包括通过冷冻诱导的弹力纤维改变减少血管壁弹性回缩，而胶原纤维不会断裂并能保持结构完整性。此外，低温和间隙冰的形成可以诱导SMC凋亡，从而减少新生内膜增生。相比支架，冷冻血管成形术的优势是不会在体内留下任何永久性植入物[163]。

前瞻性多中心的膝下动脉（BTK）Chill试验纳入了108例CLI的BTK闭塞性疾病患者，对其行一期冷冻血管成形术[164]。研究证明，冷冻血管成形术对膝下病变是安全且有效的。在术后6个月和1年，93.4%（85/91）和85.2%（69/81）的患者避免了大截肢手术。冷冻血管成形术的有效性更进一步被冷冻血管成形术CLIMB注册研究结果所证实[165]。该研究纳入了100例CLI患者，平均病变长度和狭窄率为（54.9±55.8）mm和91.3%±8.3%。12个月一期通畅率、保肢率及生存率分别为55.9%±7.4%，93.8%±2.5%和81.8%±3.9%。综上所述，这些前瞻性系列试验获得的技术成功率和一期通畅率令人备受鼓舞。但由于没有RCT来恰当评估该技术，冷冻血管成形术相对于常规血管成形术的优势尚未确立[166]。

结论和展望

介入和外科血管重建的主要局限性是新生内膜增生引起的再狭窄形成。目前为减少再狭窄，已经成功地应用了新的支架平台和被支架洗脱的抗增殖药物。然而，诸如西罗莫司和紫杉醇的药物抗增殖作用是非特异性的，并且影响内皮的恢复。这可能会导致晚期支架血栓形成和新发动脉粥样硬化。为了优化再狭窄预防治疗策略，需要按细胞类型特异性地抑制SMC增殖，而不是内皮细胞的增殖。miRNA的表达通常是细胞类型和组织特异性的，其在调节细胞周期中起主要作用。此外，反义疗法被证明能有效抑制miRNA，miRNA拮抗剂涂层支架在未来可能是可行的。

除此之外，金属支架植入可能给后期的治疗带来潜在的风险和困难。因此，开发新的支架，如生物可降解支架，可能是将来克服这一障碍的有希望的方法。

（胡瀚魁 译 马玉奎 审校）

延伸阅读

Khalil AA, Boyd A, and Griffiths G. (2012). Interposition vein cuff for infragenicular prosthetic bypass graft. *Cochrane Database of Systematic Reviews*, **9**, CD007921.

参考文献

1. Garratt KN, Edwards WD, Kaufmann UP, Vlietstra RE, and Holmes DR, Jr (1991). Differential histopathology of primary atherosclerotic and restenotic lesions in coronary arteries and saphenous vein bypass grafts: analysis of tissue obtained from 73 patients by directional atherectomy. *Journal of the American College of Cardiology*, **17**(2), 442–8.
2. Torsney E, Mayr U, Zou Y, Thompson WD, Hu Y, and Xu Q. (2004). Thrombosis and neointima formation in vein grafts are inhibited by locally applied aspirin through endothelial protection. *Circulation Research*, **94**(11), 1466–73.
3. Rodriguez E, Lambert EH, Magno MG, and Mannion JD. (2000). Contractile smooth muscle cell apoptosis early after saphenous vein grafting. *Annals of Thoracic Surgery*, **70**(4), 1145–53.
4. O'Brien JE, Jr, Ormont ML, Shi Y, Wang D, Zalewski A, and Mannion JD. (1998). Early injury to the media after saphenous vein grafting. *Annals of Thoracic Surgery*, **65**(5), 1273–8.
5. Perlman H, Maillard L, Krasinski K, and Walsh K. (1997). Evidence for the rapid onset of apoptosis in medial smooth muscle cells after balloon injury. *Circulation*, **95**(4), 981–7.
6. Malik N, Francis SE, Holt CM, et al. (1998). Apoptosis and cell proliferation after porcine coronary angioplasty. *Circulation*, **98**(16), 1657–65.
7. Sata M, Sugiura S, Yoshizumi M, Ouchi Y, Hirata Y, and Nagai R. (2001). Acute and chronic smooth muscle cell apoptosis after mechanical vascular injury can occur independently of the Fas-death pathway. *Arteriosclerosis, Thrombosis, and Vascular Biology*, **21**(11), 1733–7.
8. Beohar N, Flaherty JD, Davidson CJ, et al. (2004). Antirestenotic effects of a locally delivered caspase inhibitor in a balloon injury model. *Circulation*, **109**(1), 108–13.
9. Balsam LB, Mokhtari GK, Jones S, et al. (2005). Early inhibition of caspase-3 activity lessens the development of graft coronary artery disease. *Journal of Heart and Lung Transplantation*, **24**(7), 827–32.
10. Yu H, Clarke MC, Figg N, Littlewood TD, and Bennett MR. (2011). Smooth muscle cell apoptosis promotes vessel remodeling and repair via activation of cell migration, proliferation, and collagen synthesis. *Arteriosclerosis, Thrombosis, and Vascular Biology*, **31**(11), 2402–9.
11. Smyth SS, Reis ED, Zhang W, Fallon JT, Gordon RE, and Coller BS. (2001). Beta(3)-integrin-deficient mice but not P-selectin-deficient mice develop intimal hyperplasia after vascular injury: correlation with leukocyte recruitment to adherent platelets 1 hour after injury. *Circulation*, **103**(20), 2501–7.

12. Friedman RJ, Stemerman MB, Wenz B, et al. (1977). The effect of thrombocytopenia on experimental arteriosclerotic lesion formation in rabbits. Smooth muscle cell proliferation and re-endothelialization. *Journal of Clinical Investigation*, **60**(5), 1191–201.
13. Kim FY, Marhefka G, Ruggiero NJ, Adams S, and Whellan DJ. (2013). Saphenous vein graft disease: review of pathophysiology, prevention, and treatment. *Cardiology in Review*, **21**(2), 101–9.
14. Ferns GA and Avades TY. (2000). The mechanisms of coronary restenosis: insights from experimental models. *International Journal of Experimental Pathology*, **81**(2), 63–88.
15. Schwartz SM, deBlois D, and O'Brien ER. (1995). The intima. Soil for atherosclerosis and restenosis. *Circulation Research*, **77**(3), 445–65.
16. Cirillo P, Golino P, Ragni M, et al. (1999). Activated platelets and leucocytes cooperatively stimulate smooth muscle cell proliferation and proto-oncogene expression via release of soluble growth factors. *Cardiovascular Research*, **43**(1), 210–18.
17. Lindner V, Fingerle J, and Reidy MA. (1993). Mouse model of arterial injury. *Circulation Research*, **73**(5), 792–6.
18. Welt FG, Edelman ER, Simon DI, and Rogers C. (2000). Neutrophil, not macrophage, infiltration precedes neointimal thickening in balloon-injured arteries. *Arteriosclerosis, Thrombosis, and Vascular Biology*, **20**(12), 2553–8.
19. Soehnlein O, Wantha S, Simsekyilmaz S, et al. (2011). Neutrophil-derived cathelicidin protects from neointimal hyperplasia. *Science Translational Medicine*, **3**(103), 103ra98.
20. Schober A and Weber C. (2005). Mechanisms of monocyte recruitment in vascular repair after injury. *Antioxidants & Redox Signaling*, **7**(9–10), 1249–57.
21. Park SJ, Kang SJ, Virmani R, Nakano M, and Ueda Y. (2012). In-stent neoatherosclerosis: a final common pathway of late stent failure. *Journal of the American College of Cardiology*, **59**(23), 2051–7.
22. Regan CP, Adam PJ, Madsen CS, and Owens GK. (2000). Molecular mechanisms of decreased smooth muscle differentiation marker expression after vascular injury. *Journal of Clinical Investigation*, **106**(9), 1139–47.
23. Gomez D and Owens GK. (2012). Smooth muscle cell phenotypic switching in atherosclerosis. *Cardiovascular Research*, **95**(2), 156–64.
24. Nemenoff RA, Horita H, Ostriker AC, et al. (2011). SDF-1alpha induction in mature smooth muscle cells by inactivation of PTEN is a critical mediator of exacerbated injury-induced neointima formation. *Arteriosclerosis, Thrombosis, and Vascular Biology*, **31**(6), 1300–8.
25. Alexander MR and Owens GK. (2012). Epigenetic control of smooth muscle cell differentiation and phenotypic switching in vascular development and disease. *Annual Review of Physiology*, **74**, 13–40.
26. Liu B, Fisher M, and Groves P. (2002). Down-regulation of the ERK1 and ERK2 mitogen-activated protein kinases using antisense oligonucleotides inhibits intimal hyperplasia in a porcine model of coronary balloon angioplasty. *Cardiovascular Research*, **54**(3), 640–8.
27. Luo H and Reidy MA. (2002). Activation of big mitogen-activated protein kinase-1 regulates smooth muscle cell replication. *Arteriosclerosis, Thrombosis, and Vascular Biology*, **22**(3), 394–9.
28. Gennaro G, Menard C, Michaud SE, Deblois D, and Rivard A. (2004). Inhibition of vascular smooth muscle cell proliferation and neointimal formation in injured arteries by a novel, oral mitogen-activated protein kinase/extracellular signal-regulated kinase inhibitor. *Circulation*, **110**(21), 3367–71.
29. Stabile E, Zhou YF, Saji M, et al. (2003). Akt controls vascular smooth muscle cell proliferation in vitro and in vivo by delaying G1/S exit. *Circulation Research*, **93**(11), 1059–65.
30. Mourani PM, Garl PJ, Wenzlau JM, Carpenter TC, Stenmark KR, and Weiser-Evans MC. (2004). Unique, highly proliferative growth phenotype expressed by embryonic and neointimal smooth muscle cells is driven by constitutive Akt, mTOR, and p70S6K signaling and is actively repressed by PTEN. *Circulation*, **109**(10), 1299–306.
31. Reusch HP, Zimmermann S, Schaefer M, Paul M, and Moelling K. (2001). Regulation of Raf by Akt controls growth and differentiation in vascular smooth muscle cells. *Journal of Biological Chemistry*, **276**(36), 33630–7.
32. Raines EW. (2004). PDGF and cardiovascular disease. *Cytokine Growth Factor Review*, **15**(4), 237–54.
33. Lindner V, Lappi DA, Baird A, Majack RA, and Reidy MA. (1991). Role of basic fibroblast growth factor in vascular lesion formation. *Circulation Research*, **68**(1), 106–13.
34. Lindner V and Reidy MA. (1991). Proliferation of smooth muscle cells after vascular injury is inhibited by an antibody against basic fibroblast growth factor. *Proceedings of the National Academy of Sciences, USA*, **88**(9), 3739–43.
35. Turner N and Grose R. (2010). Fibroblast growth factor signalling: from development to cancer. *Nature Reviews Cancer*, **10**(2), 116–29.
36. Chan AK, Kalmes A, Hawkins S, Daum G, and Clowes AW. (2003). Blockade of the epidermal growth factor receptor decreases intimal hyperplasia in balloon-injured rat carotid artery. *Journal of Vascular Surgery*, **37**(3), 644–9.
37. Igura T, Kawata S, Miyagawa J, et al. (1996).Expression of heparin-binding epidermal growth factor-like growth factor in neointimal cells induced by balloon injury in rat carotid arteries. *Arteriosclerosis, Thrombosis, and Vascular Biology*, **16**(12), 1524–31.
38. Fey D, Croucher DR, Kolch W, and Kholodenko BN. (2012). Crosstalk and signaling switches in mitogen-activated protein kinase cascades. *Frontiers in Physiology*, **3**, 355.
39. Chambard JC, Lefloch R, Pouyssegur J, and Lenormand P. (2007). ERK implication in cell cycle regulation. *Biochimica et Biophysica Acta*, **1773**(8), 1299–310.
40. Hu Y, Cheng L, Hochleitner BW, and Xu Q. (1997). Activation of mitogen-activated protein kinases (ERK/JNK) and AP-1 transcription factor in rat carotid arteries after balloon injury. *Arteriosclerosis, Thrombosis, and Vascular Biology*, **17**(11), 2808–16.
41. Koyama H, Olson NE, Dastvan FF, and Reidy MA. (1998). Cell replication in the arterial wall: activation of signaling pathway following in vivo injury. *Circulation Research*, **82**(6), 713–21.
42. Bennett MR, Anglin S, McEwan JR, Jagoe R, Newby AC, and Evan GI. (1994). Inhibition of vascular smooth muscle cell proliferation in vitro and in vivo by c-myc antisense oligodeoxynucleotides. *Journal of Clinical Investigation*, **93**(2), 820–8.
43. Johnson SC, Rabinovitch PS, and Kaeberlein M. (2013). mTOR is a key modulator of ageing and age-related disease. *Nature*, **493**(7432), 338–45.
44. Giordano A and Romano A. (2011). Inhibition of human in-stent restenosis: a molecular view. *Current Opinion in Pharmacology*, **11**(4), 372–7.
45. Marx SO, Jayaraman T, Go LO, and Marks AR. (1995). Rapamycin-FKBP inhibits cell cycle regulators of proliferation in vascular smooth muscle cells. *Circulation Research*, **76**(3), 412–17.
46. Braun-Dullaeus RC, Mann MJ, Seay U, et al. (2001). Cell cycle protein expression in vascular smooth muscle cells in vitro and in vivo is regulated through phosphatidylinositol 3-kinase and mammalian target of rapamycin. *Arteriosclerosis, Thrombosis, and Vascular Biology*, **21**(7), 1152–8.
47. Tanner FC, Boehm M, Akyurek LM, et al. (2000). Differential effects of the cyclin-dependent kinase inhibitors p27(Kip1), p21(Cip1), and p16(Ink4) on vascular smooth muscle cell proliferation. *Circulation*, **101**(17), 2022–5.
48. Liu X, Cheng Y, Zhang S, Lin Y, Yang J, and Zhang C. (2009). A necessary role of miR-221 and miR-222 in vascular smooth muscle cell proliferation and neointimal hyperplasia. *Circulation Research*, **104**(4), 476–87.
49. Furgeson SB, Simpson PA, Park I, et al. (2010). Inactivation of the tumour suppressor, PTEN, in smooth muscle promotes a pro-inflammatory phenotype and enhances neointima formation. *Cardiovascular Research*, **86**(2), 274–82.
50. Romashkova JA and Makarov SS. (1999). NF-kappaB is a target of AKT in anti-apoptotic PDGF signalling. *Nature*, **401**(6748), 86–90.
51. Ji R, Cheng Y, Yue J, et al. (2007). MicroRNA expression signature and antisense-mediated depletion reveal an essential role of MicroRNA in vascular neointimal lesion formation. *Circulation Research*, **100**(11), 1579–88.
52. Schaub FJ, Han DK, Liles WC, et al. (2000). Fas/FADD-mediated activation of a specific program of inflammatory gene expression in vascular smooth muscle cells. *Nature Medicine*, **6**(7), 790–6.
53. Clarke MC, Talib S, Figg NL, and Bennett MR. (2010). Vascular smooth muscle cell apoptosis induces interleukin-1-directed inflammation: effects of hyperlipidemia-mediated inhibition of phagocytosis. *Circulation Research*, **106**(2), 363–72.
54. Libby P, Warner SJ, and Friedman GB. (1988). Interleukin 1: a mitogen for human vascular smooth muscle cells that induces the release of growth-inhibitory prostanoids. *Journal of Clinical Investigation*, **81**(2), 487–98.
55. Alexander MR, Murgai M, Moehle CW, and Owens GK. (2012). Interleukin-1beta modulates smooth muscle cell phenotype to a distinct inflammatory state relative to PDGF-DD via NF-kappaB-

dependent mechanisms. *Physiological Genomics*, **44**(7), 417–29.

56. Zeiffer U, Schober A, Lietz M, et al. (2004). Neointimal smooth muscle cells display a proinflammatory phenotype resulting in increased leukocyte recruitment mediated by P-selectin and chemokines. *Circulation Research*, **94**(6), 776–84.
57. Landry DB, Couper LL, Bryant SR, and Lindner V. (1997). Activation of the NF-kappa B and I kappa B system in smooth muscle cells after rat arterial injury. Induction of vascular cell adhesion molecule-1 and monocyte chemoattractant protein-1. *American Journal of Pathology*, **151**(4), 1085–95.
58. Hoshi S, Goto M, Koyama N, Nomoto K, and Tanaka H. (2000). Regulation of vascular smooth muscle cell proliferation by nuclear factor-kappaB and its inhibitor, I-kappaB. *Journal of Biological Chemistry*, **275**(2), 883–9.
59. Bellas RE, Lee JS, and Sonenshein GE. (1995). Expression of a constitutive NF-kappa B-like activity is essential for proliferation of cultured bovine vascular smooth muscle cells. *Journal of Clinical Investigation*, **96**(5), 2521–7.
60. Grassia G, Maddaluno M, Musilli C, et al. (2010). The IkB kinase inhibitor nuclear factor-kB essential modulator-binding domain peptide for inhibition of injury-induced neointimal formation. *Arteriosclerosis, Thrombosis, and Vascular Biology*, **30**(12), 2458–66.
61. Chandrasekar B, Mummidi S, Perla RP, et al. (2003). Fractalkine (CX3CL1) stimulated by nuclear factor kappaB (NF-kappaB)-dependent inflammatory signals induces aortic smooth muscle cell proliferation through an autocrine pathway. *Biochemistry Journal*, **373**(Pt 2), 547–58.
62. Selzman CH, Miller SA, Zimmerman MA, Gamboni-Robertson F, Harken AH, and Banerjee A. (2002). Monocyte chemotactic protein-1 directly induces human vascular smooth muscle proliferation. *American Journal of Physiology*, **283**(4), H1455–61.
63. Tang RH, Zheng XL, Callis TE, et al. (2008). Myocardin inhibits cellular proliferation by inhibiting NF-kappaB(p65)-dependent cell cycle progression. *Proceedings of the National Academy of Sciences, USA*, **105**(9), 3362–7.
64. Chen J, Yin H, Jiang Y, et al. (2011). Induction of microRNA-1 by myocardin in smooth muscle cells inhibits cell proliferation. *Arteriosclerosis, Thrombosis, and Vascular Biology*, **31**(2), 368–75.
65. Yoshida T, Kaestner KH, and Owens GK. (2008). Conditional deletion of Kruppel-like factor 4 delays downregulation of smooth muscle cell differentiation markers but accelerates neointimal formation following vascular injury. *Circulation Research*, **102**(12), 1548–57.
66. Shen J, Yang M, Ju D, et al. (2010). Disruption of SM22 promotes inflammation after artery injury via nuclear factor kappaB activation. *Circulation Research*, **106**(8), 1351–62.
67. Dong LH, Wen JK, Liu G, et al. (2010). Blockade of the Ras-extracellular signal-regulated kinase 1/2 pathway is involved in smooth muscle 22 alpha-mediated suppression of vascular smooth muscle cell proliferation and neointima hyperplasia. *Arteriosclerosis, Thrombosis, and Vascular Biology*, **30**(4), 683–91.
68. Long X, Slivano OJ, Cowan SL, Georger MA, Lee TH, and Miano JM. (2011). Smooth muscle calponin: an unconventional CArG-dependent gene that antagonizes neointimal formation. *Arteriosclerosis, Thrombosis, and Vascular Biology*, **31**(10), 2172–80.
69. Sata M, Saiura A, Kunisato A, et al. (2002). Hematopoietic stem cells differentiate into vascular cells that participate in the pathogenesis of atherosclerosis. *Nature Medicine*, **8**(4), 403–9.
70. Schober A, Zhou Z, and Weber C. (2012). Smooth muscle progenitor cells: a novel target for the treatment of vascular disease? In: Hill JA and Olson EN (eds) *Muscle: Fundamental Biology and Mechanisms of Disease*, pp. 1391–400. London: Academic Press.
71. Tanaka K, Sata M, Hirata Y, and Nagai R. (2003). Diverse contribution of bone marrow cells to neointimal hyperplasia after mechanical vascular injuries. *Circulation Research*, **93**(8), 783–90.
72. Schober A. (2008). Chemokines in vascular dysfunction and remodeling. *Arteriosclerosis, Thrombosis, and Vascular Biology*, **28**(11), 1950–9.
73. Schober A, Knarren S, Lietz M, Lin E, and Weber C. (2003). Crucial role of stromal cell-derived factor-1 alpha in neointima formation after vascular injury in apolipoprotein E-deficient mice. *Circulation*, **108**(20), 2491–7.
74. Zernecke A, Schober A, Bot I, et al. (2005). SDF-1 alpha/CXCR4 axis is instrumental in neointimal hyperplasia and recruitment of smooth muscle progenitor cells. *Circulation Research*, **96**(7), 784–91.
75. Li J, Liu S, Li W, et al. (2012). Vascular smooth muscle cell apoptosis promotes transplant arteriosclerosis through inducing the production of SDF-1alpha. *American Journal of Transplantation*, **12**(8), 2029–43.
76. Subramanian P, Karshovska E, Reinhard P, et al. (2010). Lysophosphatidic acid receptors LPA1 and LPA3 promote CXCL12-mediated smooth muscle progenitor cell recruitment in neointima formation. *Circulation Research*, **107**(1), 96–105.
77. Karshovska E, Zernecke A, Sevilmis G, et al. (2007). Expression of HIF-1 alpha in injured arteries controls SDF-1 alpha-Mediated neointima formation in apolipoprotein E-deficient mice. *Arteriosclerosis, Thrombosis, and Vascular Biology*, **27**(12), 2540–7.
78. Hamesch K, Subramanian P, Li X, et al. (2012). The CXCR4 antagonist POL5551 is equally effective as sirolimus in reducing neointima formation without impairing re-endothelialisation. *Thrombosis and Haemostasis*, **107**(2), 356–68.
79. Hu Y, Zhang Z, Torsney E, et al. (2004). Abundant progenitor cells in the adventitia contribute to atherosclerosis of vein grafts in ApoE-deficient mice. *Journal of Clinical Investigation*, **113**(9), 1258–65.
80. Passman JN, Dong XR, Wu SP, et al. (2008). A sonic hedgehog signaling domain in the arterial adventitia supports resident Sca1+ smooth muscle progenitor cells. *Proceedings of the National Academy of Sciences, USA*, **105**(27), 9349–54.
81. Tang Z, Wang A, Yuan F, et al. (2012). Differentiation of multipotent vascular stem cells contributes to vascular diseases. *Nature Communications*, **3**, 875.
82. Moreno PR, Falk E, Palacios IF, Newell JB, Fuster V, and Fallon JT. (1994). Macrophage infiltration in acute coronary syndromes. Implications for plaque rupture. *Circulation*, **90**(2), 775–8.
83. Komatsu R, Ueda M, Naruko T, Kojima A, and Becker AE. (1998). Neointimal tissue response at sites of coronary stenting in humans: macroscopic, histological, and immunohistochemical analyses. *Circulation*, **98**(3), 224–33.
84. Stadius ML, Rowan R, Fleischhauer JF, Kernoff R, Billingham M, and Gown AM. (1992). Time course and cellular characteristics of the iliac artery response to acute balloon injury. An angiographic, morphometric, and immunocytochemical analysis in the cholesterol-fed New Zealand white rabbit. *Arteriosclerosis and Thrombosis*, **12**(11), 1267–73.
85. Hancock WW, Adams DH, Wyner LR, Sayegh MH, and Karnovsky MJ. (1994). CD4+ mononuclear cells induce cytokine expression, vascular smooth muscle cell proliferation, and arterial occlusion after endothelial injury. *American Journal of Pathology*, **145**(5), 1008–14.
86. Danenberg HD, Fishbein I, Gao J, et al. (2002). Macrophage depletion by clodronate-containing liposomes reduces neointimal formation after balloon injury in rats and rabbits. *Circulation*, **106**(5), 599–605.
87. Danenberg HD, Golomb G, Groothuis A, et al. (2003). Liposomal alendronate inhibits systemic innate immunity and reduces in-stent neointimal hyperplasia in rabbits. *Circulation*, **108**(22), 2798–804.
88. Kuijper PH, Gallardo Torres HI, Houben LA, Lammers JW, Zwaginga JJ, and Koenderman L. (1998). P-selectin and MAC-1 mediate monocyte rolling and adhesion to ECM-bound platelets under flow conditions. *Journal of Leukocyte Biology*, **64**(4), 467–73.
89. Schober A, Zernecke A, Liehn E, et al. (2004). Crucial role of the CCL2/CCR2 axis in neointimal hyperplasia after arterial injury in hyperlipidemic mice involves early monocyte recruitment and CCL2 presentation on platelets. *Circulation Research*, **95**(11), 1125–33.
90. Weidinger FF, McLenachan JM, Cybulsky MI, et al. (1990). Persistent dysfunction of regenerated endothelium after balloon angioplasty of rabbit iliac artery. *Circulation*, **81**(5), 1667–79.
91. Schwartz SM, Gajdusek CM, and Selden SC, 3rd. (1981). Vascular wall growth control: the role of the endothelium. *Arteriosclerosis*, **1**(2), 107–26.
92. Kipshidze N, Dangas G, Tsapenko M, et al. (2004). Role of the endothelium in modulating neointimal formation: vasculoprotective approaches to attenuate restenosis after percutaneous coronary interventions. *Journal of the American College of Cardiology*, **44**(4), 733–9.
93. Stemerman MB, Spaet TH, Pitlick F, Cintron J, Lejnieks I, and Tiell ML. (1977). Intimal healing. The pattern of reendothelialization and intimal thickening. *American Journal of Pathology*, **87**(1), 125–42.
94. Noordeloos AM, Soullie T, Duckers HJ, and Serruys PW. (2006). Promoting vascular regeneration as an alternative to conventional angioplasty-based intervention. *Endothelium*, **13**(6), 431–9.
95. Douglas G, Van Kampen E, Hale AB, et al. (2012). Endothelial cell repopulation after stenting determines in-stent neointima formation: effects of bare-metal vs. drug-eluting stents and genetic endothelial cell modification. *European Heart Journal*, **34**(43), 3378–88.
96. Otsuka F, Finn AV, Yazdani SK, Nakano M, Kolodgie FD, and Virmani R. (2012). The importance of the endothelium in atherothrombosis and coronary stenting. *Nature Reviews Cardiology*, **9**(8), 439–53.
97. Itoh Y, Toriumi H, Yamada S, Hoshino H, and Suzuki N. (2010).

Resident endothelial cells surrounding damaged arterial endothelium reendothelialize the lesion. *Arteriosclerosis, Thrombosis, and Vascular Biology*, **30**(9), 1725–32.
98. Coomber BL and Gotlieb AI. (1990). In vitro endothelial wound repair. Interaction of cell migration and proliferation. *Arteriosclerosis*, **10**(2), 215–22.
99. Haudenschild CC and Schwartz SM. (1979). Endothelial regeneration. II. Restitution of endothelial continuity. *Laboratory Investigations*, **41**(5), 407–18.
100. Hirsch EZ, Chisolm GM, 3rd, and White HM. (1983). Reendothelialization and maintenance of endothelial integrity in longitudinal denuded tracks in the thoracic aorta of rats. *Atherosclerosis*, **46**(3), 287–307.
101. Caveda L, Martin-Padura I, Navarro P, et al. (1996). Inhibition of cultured cell growth by vascular endothelial cadherin (cadherin-5/VE-cadherin). *Journal of Clinical Investigation*, **98**(4), 886–93.
102. Wallez Y and Huber P. (2008). Endothelial adherens and tight junctions in vascular homeostasis, inflammation and angiogenesis. *Biochimica et Biophysica Acta*, **1778**(3), 794–809.
103. Vinals F and Pouyssegur J. (1999). Confluence of vascular endothelial cells induces cell cycle exit by inhibiting p42/p44 mitogen-activated protein kinase activity. *Molecular and Cellular Biology*, **19**(4), 2763–72.
104. Yu Y and Sato JD. (1999). MAP kinases, phosphatidylinositol 3-kinase, and p70 S6 kinase mediate the mitogenic response of human endothelial cells to vascular endothelial growth factor. *Journal of Cellular Physiology*, **178**(2), 235–46.
105. Chen D, Walsh K, and Wang J. (2000). Regulation of cdk2 activity in endothelial cells that are inhibited from growth by cell contact. *Arteriosclerosis, Thrombosis, and Vascular Biology*, **20**(3), 629–35.
106. Asahara T, Bauters C, Pastore C, et al. (1995). Local delivery of vascular endothelial growth factor accelerates reendothelialization and attenuates intimal hyperplasia in balloon-injured rat carotid artery. *Circulation*, **91**(11), 2793–801.
107. Hutter R, Carrick FE, Valdiviezo C, et al. (2004). Vascular endothelial growth factor regulates reendothelialization and neointima formation in a mouse model of arterial injury. *Circulation*, **110**(16), 2430–5.
108. Lindner V and Reidy MA. (1996). Expression of VEGF receptors in arteries after endothelial injury and lack of increased endothelial regrowth in response to VEGF. *Arteriosclerosis, Thrombosis, and Vascular Biology*, **16**(11), 1399–405.
109. Lindner V, Majack RA, and Reidy MA. (1990). Basic fibroblast growth factor stimulates endothelial regrowth and proliferation in denuded arteries. *Journal of Clinical Investigation*, **85**(6), 2004–8.
110. Reidy MA, Standaert D, and Schwartz SM. (1982). Inhibition of endothelial cell regrowth. Cessation of aortic endothelial cell replication after balloon catheter denudation. *Arteriosclerosis*, **2**(3), 216–20.
111. Tsuzuki M. (2009). Bone marrow-derived cells are not involved in reendothelialized endothelium as endothelial cells after simple endothelial denudation in mice. *Basic Research in Cardiology*, **104**(5), 601–11.
112. Hagensen MK, Raarup MK, Mortensen MB, et al. (2012). Circulating endothelial progenitor cells do not contribute to regeneration of endothelium after murine arterial injury. *Cardiovascular Research*, **93**(2), 223–31.
113. Medina RJ, O'Neill CL, O'Doherty TM, et al. (2011). Myeloid angiogenic cells act as alternative M2 macrophages and modulate angiogenesis through interleukin-8. *Molecular Medicine*, **17**(9–10), 1045–55.
114. Rehman J, Li J, Orschell CM, and March KL. (2003). Peripheral blood 'endothelial progenitor cells' are derived from monocyte/macrophages and secrete angiogenic growth factors. *Circulation*, **107**(8), 1164–9.
115. Favre J, Terborg N, and Horrevoets AJ. (2013). The diverse identity of angiogenic monocytes. *European Journal of Clinical Investigation*, **43**(1), 100–7.
116. Du F, Zhou J, Gong R, et al. (2012). Endothelial progenitor cells in atherosclerosis. *Frontiers in Bioscience*, **17**, 2327–49.
117. Zampetaki A, Kirton JP, and Xu Q. (2008). Vascular repair by endothelial progenitor cells. *Cardiovascular Research*, **78**(3), 413–21.
118. den Dekker WK, Houtgraaf JH, Onuma Y, et al. (2011). Final results of the HEALING IIB trial to evaluate a bio-engineered CD34 antibody coated stent (GenousStent) designed to promote vascular healing by capture of circulating endothelial progenitor cells in CAD patients. *Atherosclerosis*, **219**(1), 245–52.
119. Liu W, Peng Y, Wu B, et al. (2013). A Meta-Analysis of the Impact of EPC Capture Stent on the Clinical Outcomes in Patients with Coronary Artery Disease. *Journal of Interventional Cardiology*, **26**(3), 228–38.
120. Lambert TL, Dev V, Rechavia E, Forrester JS, Litvack F, and Eigler NL. (1994). Localized arterial wall drug delivery from a polymer-coated removable metallic stent. Kinetics, distribution, and bioactivity of forskolin. *Circulation*, **90**(2), 1003–11.
121. Serruys PW, Kutryk MJ, and Ong AT. (2006). Coronary-artery stents. *New England Journal of Medicine*, **354**(5), 483–95.
122. Sollott SJ, Cheng L, Pauly RR, et al. (1995). Taxol inhibits neointimal smooth muscle cell accumulation after angioplasty in the rat. *Journal of Clinical Investigation*, **95**(4), 1869–76.
123. Morice MC, Serruys PW, Sousa JE, et al. (2002). A randomized comparison of a sirolimus-eluting stent with a standard stent for coronary revascularization. *New England Journal of Medicine*, **346**(23), 1773–80.
124. Di Lorenzo E, De Luca G, Sauro R, et al. (2009). The PASEO (PaclitAxel or sirolimus-eluting stent versus bare metal stent in primary angioplasty) Randomized Trial. *JACC Cardiovascular Interventions*, **2**(6), 515–23.
125. O'Gara PT, Kushner FG, Ascheim DD, et al. (2013). ACCF/AHA Guideline for the Management of ST-Elevation Myocardial Infarction: executive summary: A Report of the American College of Cardiology Foundation/American Heart Association Task Force on Practice Guidelines. *Circulation*, **127**(4), 529–55.
126. Duda SH, Bosiers M, Lammer J, et al. (2006). Drug-eluting and bare nitinol stents for the treatment of atherosclerotic lesions in the superficial femoral artery: long-term results from the SIROCCO trial. *Journal of Endovascular Therapy*, **13**(6), 701–10.
127. Dake MD, Ansel GM, Jaff MR, et al. (2011). Paclitaxel-eluting stents show superiority to balloon angioplasty and bare metal stents in femoropopliteal disease: twelve-month Zilver PTX randomized study results. *Circulation: Cardiovascular Interventions*, **4**, 495–504.
128. Scheinert D, Katsanos K, Zeller T, et al. (2012). A prospective randomized multicenter comparison of balloon angioplasty and infrapopliteal stenting with the sirolimus-eluting stent in patients with ischemic peripheral arterial disease: 1-year results from the ACHILLES trial. *Journal of the American College of Cardiology*, **60**, 2290–5.
129. Katsanos K, Spiliopoulos S, Diamantopoulos A, Karnabatidis D, Sabharwal T, and Siablis D. (2013). Systematic review of infrapopliteal drug-eluting stents: a meta-analysis of randomized controlled trials. *Cardiovascular and Interventional Radiology*, **36**(3), 645–58.
130. Zahringer M, Sapoval M, Pattynama PM, et al. (2007). Sirolimus-eluting versus bare-metal low-profile stent for renal artery treatment (GREAT Trial): angiographic follow-up after 6 months and clinical outcome up to 2 years. *Journal of Endovascular Therapy*, **14**(4), 460–8.
131. Kiernan TJ, Yan BP, Eisenberg JD, et al. (2010). Treatment of renal artery in-stent restenosis with sirolimus-eluting stents. *Vascular Medicine*, **15**(1), 3–7.
132. Zeller T, Macharzina R, and Tepe G. (2010). The potential role of DES in peripheral in-stent restenosis. *Journal of Cardiovascular Surgery*, **51**(4), 561–5.
133. Tekieli L, Pieniazek P, Musialek P, et al. (2012). Zotarolimus-eluting stent for the treatment of recurrent, severe carotid artery in-stent stenosis in the TARGET-CAS population. *Journal of Endovascular Therapy*, **19**(3), 316–24.
134. Cardaioli P, Rigatelli G, Zattoni L, and Giordan M. (2007). Drug-eluting stent for recurrent mesenteric artery in-stent restenosis. *Journal of Endovascular Therapy*, **14**(5), 748–51.
135. Waksman R and Pakala R. (2009). Drug-eluting balloon: the comeback kid? *Circulation: Cardiovascular Interventions*, **2**, 352–8.
136. Axel DI, Kunert W, Goggelmann C, et al. (1997). Paclitaxel inhibits arterial smooth muscle cell proliferation and migration in vitro and in vivo using local drug delivery. *Circulation*, **96**, 636–45.
137. Scheller B, Hehrlein C, Bocksch W, et al. (2006). Treatment of coronary in-stent restenosis with a paclitaxel-coated balloon catheter. *New England Journal of Medicine*, **355**, 2113–24.
138. Fanggiday JC, Stella PR, Guyomi SH, and Doevendans PA. (2008). Safety and efficacy of drug-eluting balloons in percutaneous treatment of bifurcation lesions: the DEBIUT (drug-eluting balloon in bifurcation Utrecht) registry. *Catheterization and Cardiovascular Interventions*, **71**, 629–35.
139. Maier LS, Maack C, Ritter O, and Bohm M. (2008). Hotline update of clinical trials and registries presented at the German Cardiac Society meeting 2008. (PEPCAD, LokalTax, INH, German ablation registry, German device registry, DES.DE registry, DHR, Reality, SWEETHEART registry, ADMA, GERSHWIN). *Clinical Research in*

Cardiology, **97**, 356–63.
140. Tepe G, Zeller T, Albrecht T, et al. (2008). Local delivery of paclitaxel to inhibit restenosis during angioplasty of the leg. *New England Journal of Medicine*, **358**(7), 689–99.
141. Werk M, Langner S, Reinkensmeier B, et al. (2008). Inhibition of restenosis in femoropopliteal arteries: paclitaxel-coated versus uncoated balloon: femoral paclitaxel randomized pilot trial. *Circulation*, **118**(13), 1358–65.
142. Zeller T, Schmitmeier S, Tepe G, and Rastan A. (2011). Drug-coated balloons in the lower limb. *Journal of Cardiovascular Surgery*, **52**(2), 235–43.
143. Fanelli F, Cannavale A, Boatta E, et al. (2012). Lower limb multilevel treatment with drug-eluting balloons: 6-month results from the DEBELLUM randomized trial. *Journal of Endovascular Therapy*, **19**, 571–80.
144. Unverdorben M, Vallbracht C, Cremers B, et al. (2009). Paclitaxel-coated balloon catheter versus paclitaxel-coated stent for the treatment of coronary in-stent restenosis. *Circulation*, **119**(23), 2986–94.
145. Liistro F, Porto I, Grotti S, et al. (2012). Drug-eluting balloon angioplasty for carotid in-stent restenosis. *Journal of Endovascular Therapy*, **19**(6), 729–33.
146. Ju MH and Rodriguez HE. (2012). Standard balloon angioplasty versus angioplasty with paclitaxel-eluting balloons for femoropopliteal artery stenosis. *Journal of Cardiovascular Surgery*, **53**, 459–63.
147. Briguori C, De Gregorio J, Nishida T, et al. (2000). Polytetrafluoroethylene-covered stent for the treatment of narrowings in aorticocoronary saphenous vein grafts. *American Journal of Cardiology*, **86**, 343–6.
148. Stone GW, Goldberg S, O'Shaughnessy C, et al. (2011). 5-year follow-up of polytetrafluoroethylene-covered stents compared with bare-metal stents in aortocoronary saphenous vein grafts the randomized BARRICADE (barrier approach to restenosis: restrict intima to curtail adverse events) trial. *JACC Cardiovascular Interventions*, **4**, 300–9.
149. Stankovic G, Colombo A, Presbitero P, et al. (2003). Randomized evaluation of polytetrafluoroethylene-covered stent in saphenous vein grafts: the Randomized Evaluation of Polytetrafluoroethylene COVERed Stent in Saphenous Vein Grafts (RECOVERS) Trial. *Circulation*, **108**, 37–42.
150. Haskal ZJ, Trerotola S, Dolmatch B, et al. (2010). Stent graft versus balloon angioplasty for failing dialysis-access grafts. *New England Journal of Medicine*, **362**, 494–503.
151. Farraj N, Srivastava A, and Pershad A. (2009). One-year outcomes for recanalization of long superficial femoral artery chronic total occlusions with the Viabahn stent graft. *Journal of Invasive Cardiology*, **21**, 278–81.
152. Greenberg RK, Lu Q, Roselli EE, et al. (2008). Contemporary analysis of descending thoracic and thoracoabdominal aneurysm repair: a comparison of endovascular and open techniques. *Circulation*, **118**(8), 808–17.
153. Haulon S, Amiot S, Magnan PE, et al. (2009). An analysis of the French multicentre experience of fenestrated aortic endografts: medium-term outcomes. *Annals of Surgery*, **251**, 357–62.
154. Hansrani M, Overbeck K, Smout J, and Stansby G. (2002). Intravascular brachytherapy for peripheral vascular disease. *Cochrane Database of Systematic Reviews*, **2002**(4), CD003504.
155. Hehrlein C, Stintz M, Kinscherf R, et al. (1996). Pure beta-particle-emitting stents inhibit neointima formation in rabbits. *Circulation*, **93**, 641–5.
156. Wu YP, Stella PR, Chen SF, et al. (2010). Beta-radiation reduces the reactivity of extracellular matrix proteins in intravascular brachytherapy (IVBT), resulting in decreased platelet adhesion. *International Journal of Cardiology*, **156**, 283–8.
157. Bertrand OF, Mongrain R, Lehnert S, et al. (1997). Intravascular radiation therapy in atherosclerotic disease: promises and premises. *European Heart Journal*, **18**(9), 1385–95.
158. Nath R, Amols H, Coffey C, et al. (1999). Intravascular brachytherapy physics: report of the AAPM Radiation Therapy Committee Task Group no. 60. American Association of Physicists in Medicine. *Medical Physics*, **26**, 119–52.
159. Sabate M, Serruys PW, van der Giessen WJ, et al. (1999). Geometric vascular remodeling after balloon angioplasty and beta-radiation therapy: a three-dimensional intravascular ultrasound study. *Circulation*, **100**, 1182–8.
160. Pokrajac B, Potter R, Maca T, et al. (2000). Intraarterial (192)Ir high-dose-rate brachytherapy for prophylaxis of restenosis after femoropopliteal percutaneous transluminal angioplasty: the prospective randomized Vienna-2-trial radiotherapy parameters and risk factors analysis. *International Journal of Radiation Oncology • Biology • Physics*, **48**, 923–31.
161. Mitchell D, O'Callaghan AP, Boyle EM, Kavanagh EG, and Walsh SR. (2012). Endovascular brachytherapy and restenosis following lower limb angioplasty: systematic review and meta-analysis of randomized clinical trials. *International Journal of Surgery*, **10**, 124–8.
162. Fava M, Loyola S, Polydorou A, Papapavlou P, Mendiz O, and Joye JD. (2004). Cryoplasty for femoropopliteal arterial disease: late angiographic results of initial human experience. *Journal of Vascular and Interventional Radiology*, **15**, 1239–43.
163. Laird JR and Dawson DL. (2009). The role for cryoplasty in the treatment of infrainguinal artery disease: case studies. *Journal of Endovascular Therapy*, **16**, II116–28.
164. Das TS, McNamara T, Gray B, et al. (2009). Primary cryoplasty therapy provides durable support for limb salvage in critical limb ischemia patients with infrapopliteal lesions: 12-month follow-up results from the BTK Chill Trial. *Journal of Endovascular Therapy*, **16**(2 Suppl. 2), II19–30.
165. Bosiers M, Deloose K, Vermassen F, et al. (2010). The use of the cryoplasty technique in the treatment of infrapopliteal lesions for Critical Limb Ischemia patients in a routine hospital setting: one-year outcome of the Cryoplasty CLIMB Registry. *Journal of Cardiovascular Surgery*, **51**(2), 193–202.
166. McCaslin JE, Macdonald S, and Stansby G. (2007). Cryoplasty for peripheral vascular disease. *Cochrane Database of Systematic Reviews*, **4**, CD005507.

第4章

血管炎及肌纤维发育不良

Catherine Hill, Scott Graf, Robert Fitridge

血管炎及肌纤维发育不良简介

血管炎是一组相关疾病，其特征在于血管壁中有炎性白细胞的组织学证据，其对管壁结构具有反应性损伤，并且可能由于血管的完整性受损而出血。管腔闭塞可导致其下游组织缺血和坏死，继而引起相关组织和(或)终末器官损伤。

血管炎的病情通常很严重，甚至危及生命。因此，对患者进行早期诊断和治疗才能确保最佳预后。虽然受影响的器官的分布可以提示血管炎的具体类型，但是不同类型血管炎的累及范围有明显重叠。早期治疗可以改善预后，大多数情况下使用糖皮质激素与免疫抑制药物治疗。然而，许多血管炎会复发，需要进一步治疗或者维持治疗。药物治疗的副作用或因瘢痕或受累血管的狭窄导致的血管损伤会造成一些长期的并发症。这种血管损伤可能导致缺血或者血管破裂，这些症状并不一定反映了活动性血管炎。患者早期死亡多源于活动性血管炎，而晚期死亡则多源于治疗引起的并发症[1]。

血管炎的分类

虽然对于血管炎有几种不同的分类方法，但不存在最理想的方法。这部分反映了对于大多数血管炎的发病机制尚缺乏完整的理解。目前已建立了大量的病理模型来解释涉及不同血管类型的血管炎症之间的区别，包括：

• 血管受累的模式由导致血管炎的抗原决定。

• 内皮细胞决定着炎性细胞的募集和增加，且内皮细胞的作用在不同血管类型之间可能不同。

• 炎症过程的控制可能受非内皮细胞的管壁结构的影响。

大部分分类方法将血管炎分为原发性和继发性，而原发性血管炎可根据受累血管的大小进一步分类(框4.1)。

框4.1 血管炎的分类

原发性血管炎

大血管炎

- 巨细胞性动脉炎(颞动脉炎)
- 大动脉炎

中血管炎

- 结节性多动脉炎
- 川崎病

小血管炎

- 抗中性粒细胞胞质抗体相关血管炎
  - 显微镜下多发性血管炎
  - 肉芽肿性多血管炎(韦氏肉芽肿病)
  - 嗜酸性肉芽肿性多血管炎(EGPA，Churg-Strauss综合征)
- 免疫复合物性小血管炎
  - 抗肾小球基底膜病
  - 冷球蛋白血症性血管炎
  - IgA型血管炎(IgAV，过敏性紫癜)
  - 低补体性荨麻疹性血管炎(抗C1q性血管炎)

变异性血管炎

- 白塞病
- 科根综合征

单器官性血管炎

- 皮肤白细胞破碎性血管炎
- 皮肤动脉炎

(待续)

框4.1 （续）

- 原发性中枢神经系统性血管炎
- 孤立性主动脉炎
- 其他

继发性血管炎

- 与结缔组织病相关的血管炎
  - 系统性红斑狼疮性血管炎
  - 类风湿性血管炎
  - 硬皮病
  - 混合性结缔组织疾病
- 继发于病毒性疾病的血管炎
  - 乙型肝炎及丙型肝炎
  - 艾滋病
  - 巨细胞病毒
  - EB病毒
- 药物相关性血管炎
- 癌症相关性血管炎

其他血管炎

- 血栓闭塞性脉管炎（Buerger病）
- 肌纤维发育不良

Adapted with permission from Jennette JC et al., 2012 revised International Chapel Hill Consensus Conference Nomenclature of Vasculitides, Arthritis and Rheumatism, Volume 65, Issue 1, pp. 1-11, Copyright © 2013 Wiley and Sons Ltd.

最常用的标准是Chapel Hill共识会议（CHCC）命名法和美国风湿病学会（ACR）标准[2]。CHCC的血管炎命名法最近基于多国家、多专业的专家组意见进行了一些修订[3]，而ACR分类标准只是对血管炎进行分类，并不作为诊断标准，且没有将一些新的诊断技术[例如，一些影像学技术及抗体检测，如抗中性粒细胞胞浆抗体（ANCA）]考虑在内。目前正在开发新的分类和诊断标准，同时考虑到更近期的病理学和影像数据，以改进分类和诊断（图4.1）[4]。

临床表现及诊断方法

除典型的临床表现外，如果存在全身症状（包括疲劳、发热、不适、关节痛、虚弱）应考虑血管炎，这些症状包括：

- 多发性单神经炎。
- 可触性紫癜。
- 下肢不愈合的溃疡。
- 肾脏及肺受累。
- 下肢跛行。

一份合格的病史应包括近期或过去的病毒感染记录、药物史及既往病史，包括高血压及自身免疫性疾病，如类风湿关节炎、系统性红斑狼疮（SLE）、感染

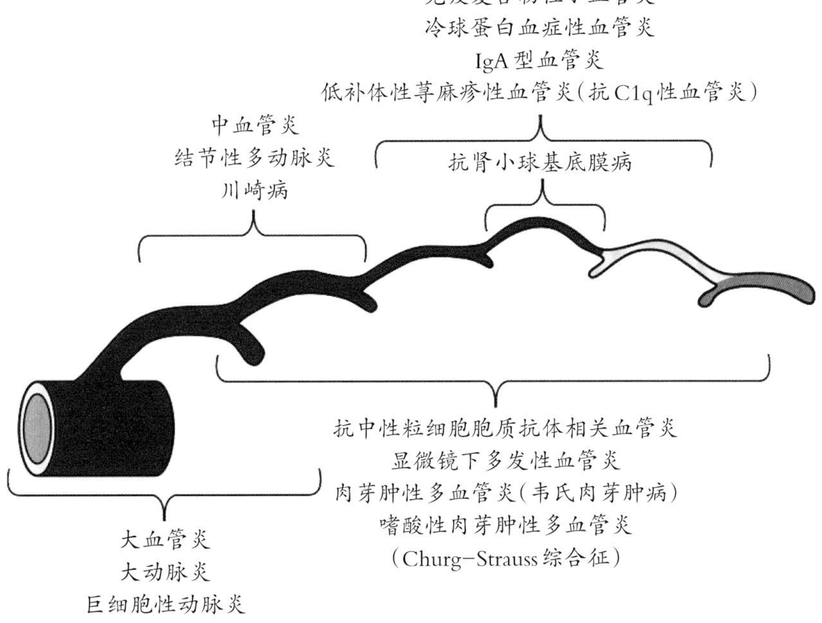

图4.1 血管炎所累及的血管的分布。（Reproduced with permission from International Chapel Hill Consensus Conference Nomenclature of Vasculitides, Arthritis Rheumatology, Volume 65, Issue 1, pp. 1-290, Copyright. 2012 American College of Rheumatology, with permission from John Wiley &Sons, Inc. All Rights Reserved.）

（如肝炎），以及全身症状（如发热、乏力、关节痛、虚弱和神经症状）。

全面的体格检查可明确皮肤和血管受累的程度，这可能会提示血管炎的存在和类型，多发性单神经炎及可触性紫癜的存在高度提示有血管炎。

应开始进行全血检查和生物化学分析，包括血肌酐、肝功能检查和肌酶、炎症标志物［CRP、红细胞沉降率（ESR）］、乙型肝炎和丙型肝炎血清学和尿分析，将这些作为基线实验室调查。进一步的免疫学检验（根据患者的病史及症状）可能包括抗核抗体（ANA）水平、类风湿因子、补体水平、冷球蛋白检验，以及ANCA水平。

对受累器官或组织进行活检能更有助于血管炎的诊断及分类，可能包括以下组织器官病理活检：受累动脉［如针对巨细胞动脉炎的颞动脉活检（TAB）］，皮肤（如小血管炎）或者器官（如针对韦氏肉芽肿病的肾活检）。明确的小血管炎诊断必须具备以下3条病理特征中的两条：血管中心性炎性浸润、破坏和（或）血管侵袭性炎性浸润、破坏和（或）者由炎性浸润及纤维素样坏死导致的管壁破坏。确认中血管炎需要的依据包括肌肉血管壁的炎性浸润和纤维素样坏死，依靠进一步的病理特征可以判断血管炎的亚型。

通过标记抗体，对病理活检标本进行直接免疫荧光（DIF）检测，以确认免疫球蛋白及补体沉淀，这对于诊断过敏性紫癜［根据DIF检测出的血管周围免疫球蛋白A（IgA）沉淀确诊］和其他免疫复合物性血管炎（如冷球蛋白血症性血管炎和继发于自身免疫结缔组织病的血管炎），以及缺乏DIF的寡免疫复合物血管炎（如ANCA相关性血管炎）十分有效。

影像学

对于怀疑发生血管炎的大中动脉，多普勒超声是有效的基线检查。血管周围炎症、血管闭塞或动脉瘤变性可能被发现。

CT血管造影（CTA）对于诊断中、大血管炎尤其有用。数字减影血管造影（DSA）通常只在计划介入治疗时使用。^{18}F-氟脱氧葡萄糖正电子发射断层扫描（^{18}F-FDG PET）是一种功能成像技术，能够揭示炎症部位^{18}F-FDG摄取增加导致的血管壁代谢变化。其与低剂量CTA相结合可以增强解剖定位。这种新的方式具有以最小的辐射剂量显示整个血管树的优点[5]。

皮肤血管炎

皮肤血管炎常源于小血管炎和中血管炎，可表现为瘀斑、可触性紫癜、出血大疱、皮下硬结、网状青斑、荨麻疹、皮肤溃疡或者肢端坏死。这些病变大多发生在下肢的下垂区域，呈对称性分布。这些皮肤病变常无症状。皮肤血管炎的病因常难以确认。然而，继发性原因，如感染、药物、结缔组织病和恶性肿瘤是已发现的皮肤血管炎的主要病因，而原发性系统性血管炎只占皮肤血管炎病因的4%（见框4.1）[6]。皮肤白细胞破碎性血管炎是指组织活检显示病变位于皮肤的中性粒细胞性小血管炎。其通常是继发性血管炎。

巨细胞性动脉炎

巨细胞性动脉炎（GCA），又称为颞动脉炎，是一种主要累及头颈部大中型颅外动脉的系统性动脉炎，该病也可累及上肢动脉，偶尔也累及下肢动脉[7]。

流行病学

GCA是老年性疾病，发生于50岁以上的患者，女性的患病率是男性的2倍。发病最高峰是70~75岁。该疾病发病率在不同人种间有很大差异，其多见于欧洲与北美地区，而在亚洲及中东人群中很少见，尽管针对亚洲与中东人口的研究很少[8]。该病似乎确实存在显著的地理差异，北欧人群（特别是斯堪的纳维亚人群）的发病率明显高于南欧人群[8]。

发病机制

虽然GCA的发病机制尚未明确，但其似乎是一种多因素疾病，可能的危险因素包括环境、感染和遗传。GCA的进程涉及血管壁内的肉芽肿性炎症，典型的是肉芽肿和多核巨细胞引起的弥漫性淋巴-单核细胞浸润[9]。病变呈斑片状，仅有约50%的活检标本具有典型的多核巨细胞[9]，其通常与弹性层遭到破坏密切相关[9]。最严重的炎症位于中膜和碎片状的内弹性膜。此外，通常伴有内膜增厚，并且可在有活动性炎症时发现血栓形成。当治疗后患者的临床症状及实验室检查结果得到改善后，进行性炎症依然会持续几周[10]。

最近的数据表明，由血管树突状细胞（DC）驱动的先天免疫反应诱导动脉炎并形成随后的T细胞介导的炎性反应。人类的大中型动脉中充满了DC，其可以表达出血管、感应病原体的特异性Toll样受体（TLR）[9]。TLR-4的配体（如脂多糖）促进CD4 T细胞的募集，CD4 T细胞会侵入血管壁深处，导致全层动脉炎。相反，TLR-5的配体会调节血管DC，形成血管周围浸润。此外，与年龄相关的血管变化也会影响GCA的炎性反应[11]。细胞因子的产生增加（特别是白细胞介素-6）与疾病的严重性及全身症状密切相关。全身应用糖皮质激素及其后续治疗和症状的改善可以大幅降低IL-6水平[12,13]。

一级亲属的患病率增加表明了遗传易感性。对GCA的易感性增加与HLADR4和HLA-DRB1*04的频率增加有关[14,15]，其他与GCA易感性增加有关的遗传因素包括细胞间黏附分子-1（ICAM-1）的多态性[16]。血小板糖蛋白受体ⅢA的PIA1/A2多态性与GCA中缺血性视神经前病变的风险增加有关[17]。

临床表现

全身症状包括低热、疲劳、厌食、体重减轻。15%的患者体温会超过39℃，尤其是除了炎症标志物升高之外没有其他症状的患者。GCA伴有或不伴风湿性多肌痛（PMR）可能表现为原因不明的发热（PUO）[18]，PMR患者在不明原因发热的老年患者中占36%[19]。高达50%的患者有PMR症状，包括晨僵，以及肩部和（或）髋部疼痛。

缺血性症状包括新发颞部头痛、头皮压痛、颌跛及下肢跛行、脑卒中（特别是后循环）、视觉障碍和（或）永久性视觉受损。颌跛是最常见的一种GCA的特异性症状。一项研究指出，54%的颞动脉活检阳性患者有颌跛症状，而3%的颞动脉活检阴性患者有该症状[20]。

视觉受损是GCA最严重的并发症之一，可见于15%~20%的患者中。始发的视觉症状是一过性黑蒙。这是由前部缺血性视神经病变（AOIN）、中央或分支视网膜动脉闭塞或脉络膜梗死造成的，而AOIN也是造成GCA患者失明最常见的原因。对于单眼失明的GCA患者，如果不进行治疗，另一只眼可能在1~2周内受累。

主动脉弓分支（特别是锁骨下动脉和腋动脉）受累可导致下肢跛行，并且可能在多达20%的病例中发生（图4.2）[21]。最近的系列研究表明，GCA累及大动脉（动脉造影显示腋动脉或锁骨下动脉受累）的患者和GCA累及颅骨的患者的临床特点有显著差异。GCA累及大动脉的患者更加年轻，不太可能出现头痛和颞动脉活检阳性[22,23]。其他研究也表明，视力丧失等颅外并发症的发生率降低[24]。中枢神经受累包括短暂性脑缺血发作、同侧偏盲、听觉受损、眩晕及脑卒中，这些症状主要与椎动脉或硬膜外段颈内动脉病变有关。

体格检查可能发现颞动脉异常，如颞动脉突出或增大、颞动脉搏动消失或颞动脉压痛。动脉搏动消失或不对称可能在大动脉受累时出现。此外，

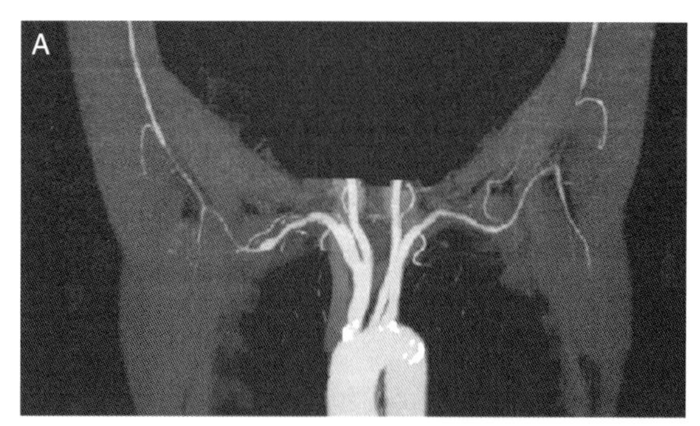

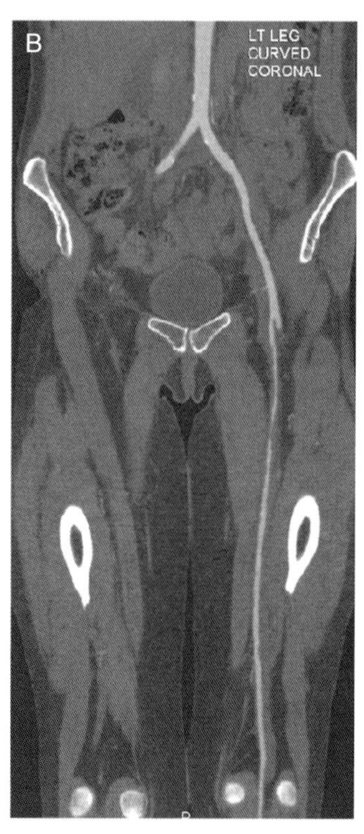

图4.2 巨细胞性动脉炎。(A)腋动脉受累。(B)股动脉受累。(Reproduced courtesy of Andrew Dawe and Professor Robert Fitridge, Departments of Radiology and Surgery, The Queen Elizabeth Hospital, Adelaide, Australia)

颈动脉或锁骨下动脉区域可闻及杂音，双侧上肢血压也可不对称。最近的研究显示，GCA患者体格检查的敏感性低，但对动脉造影证实的疾病有高特异性[23]。

诊断

GCA的特征性表现为炎性标志物(ESR、CRP)水平上升。GCA患者的ESR水平很高，文献常报道其>100mm/h。此外，其他实验室检查异常包括正细胞正色素性贫血和血小板增多症(框4.2)。

颞动脉活检是诊断GCA的金标准，其特征是颞动脉活检阳性，包括动脉壁外膜和(或)中膜炎性浸润、内弹性膜断裂、有或无巨细胞浸润。这些特征可能只出现在部分节段[25]，或者局限于外膜周围小血管或滋养血管[26,27]。

颞动脉活检应该在转诊后尽快施行，在接受糖皮质激素治疗后至少2周内，GCA患者的颞动脉活检结果维持阳性，大量系列报道表明，甚至在14天后，没有开始糖皮质激素治疗的患者与接受了糖皮质激素治疗的患者的颞动脉活检阳性率没有差异[10]。由于GCA炎性浸润消退缓慢，回顾性研究显示，开始糖皮质激素治疗后数周及数月间，颞动脉活检呈阳性[10,28]。

如果患者有单侧症状(如头痛、视觉障碍)或单侧体征(如压痛或颞动脉炎)，常进行单侧活检。然而，25%的GCA患者的单侧活检结果有可能为阴性。如果患者的症状或体征不局限于单侧，如老年PUO患者或者双侧颞区头痛患者，实施双侧活检更适合。

由于GCA节段性血管病变的特点，活检标本的长度对于获得阳性诊断十分重要[25]。然而，最适宜的颞动脉活检长度未被完全阐明。大部分研究指出，标本在固定后至少需要1.0cm的长度，推荐所取标本在活体中的长度至少为2.0cm，可使标本在因固定发生皱缩后有适宜的长度[32,33]。活检的并发症很少，可能包括出血、感染和耳颞神经或面神经分支受损。

框4.2 巨细胞动脉炎诊断标准(美国风湿病学会分类标准)

- 发病年龄≤50岁
- 近期有局部头痛发作
- 颞动脉压痛或搏动减弱
- ESR>50mm/h(魏氏法)
- 病理活检表现为坏死性动脉炎，以单核细胞或者含有多核巨细胞的肉芽肿为主

患者符合以上5条中任意3条可被诊断为GCA，该诊断标准的敏感性和特异性分别为94%和91%。

Adapted with permission from Hunder GG et al., The American College of Rheumatology 1990 criteria for the classifcation of giant cell arteritis, Arthritis and Rheumatism, Volume 33, Issue 8, pp. 1122-8, Copyright © 1990 John Wiley & Sons, Ltd.

影像学

多普勒超声检查显示，GCA患者颞动脉的异常包括动脉壁肿胀(“光晕”征)、动脉狭窄及闭塞。最近的一项荟萃分析表明，相比颞动脉活检，单侧光晕征的敏感性为68%，特异性为91%。而如果有两侧光晕征，特异性能上升到100%[33]。近期的研究认为，超声对GCA颞动脉病变的诊断敏感性和特异性在患者接受糖皮质激素治疗2~4天后会快速下降[34]。同时应用超声检查上肢动脉(腋动脉、肱动脉、锁骨下动脉)可以提高诊断GCA的敏感性与特异性。这些动脉受累所表现出的血管壁肿胀、血管狭窄或者闭塞可以提高超声诊断的能力[35-37]。然而，多普勒超声诊断在这种情况下依然受限于操作者的经验及超声仪器的分辨率。

在GCA病变中，多达70%的大血管受累[38]。近期一项针对40例GCA患者的连续研究显示，CTA显示大动脉炎的患者占GCA患者总数的67.5%。最常受累的血管包括主动脉(65%)、头臂干(47.5%)、锁骨下动脉(42.5%)、颈动脉(35%)，以及股动脉(30%)[38]。CTA所显示的病变是大血管中锥形的狭窄[39]。

关于^{18}F-FDG PET/CT在GCA诊断中的应用未被完全阐明。由于多达65%的GCA患者在确诊时有大血管病变，该检查对这些患者可能有用，而患者的颞动脉活检结果更可能为假阴性。与超声相似，当患者接受糖皮质激素或者免疫抑制剂治疗后，该检查的诊断准确率从93%降至65%[40]。其更适合被作为颞动脉活检阴性和(或)症状不典型患者的二线诊断工具。

远期后遗症

如前所述，在确诊该病时，患者常有主动脉受累。对于严重的动脉壁增厚及晚期的主动脉瘤形成(升主动脉瘤比降主动脉瘤更常见)，需要持续监测。动脉瘤退行性变与两个机制有关——慢性(或复发性)血管壁炎症或者主动脉壁受到机械应力，而主动脉壁在经历了炎症后已经变得脆弱。在距首次诊断平均5~7年后，多达11%的GCA患者形成胸主动脉

瘤[41]。此外，一项来自明尼苏达州的研究表明，先前被诊断为GCA的患者的AAA发病率是一般人群的2.4倍[41]。有文献报道，GCA患者会出现主动脉夹层（主要是胸主动脉），无论患者是否有主动脉瘤。在一项包含168例患者的队列研究中，6%的患者发生主动脉夹层(9/10为胸主动脉)，其发病的中位时间是GCA诊断后的5.1年[21]。

最近的一项研究显示，患者腋动脉、锁骨下动脉或者肱动脉受累，仅依靠药物控制就取得了不错的预后。部分患者的症状得到了缓解(特别是仅左侧受累的患者)，无新发的上肢缺血症状，也没有严重的肢体缺血[36]。由于侧支循环增加，很少需要进行血管重建。虽然有一些关于血管重建成功的报道，但是病变血管再狭窄常见[42,43]。

治疗

GCA主要的治疗方式仍是使用糖皮质激素，最近的指南也推荐立即加用低剂量的阿司匹林进行治疗。几项回顾性系列病例分析显示，使用低剂量阿司匹林的患者发生颅脑缺血并发症的概率更低[44]。在怀疑患者患GCA时就要开始进行糖皮质激素治疗，泼尼松龙或泼尼松的初始剂量为40~60mg/d（或静脉注射甲泼尼龙作为初始治疗），因为治疗延迟可能导致患者发生不可逆的GCA后遗症，如失明或者脑卒中。例如，一旦GCA患者出现失明，即使开始使用糖皮质激素，也只有4%的患者可恢复视觉[45]。而当开始使用糖皮质激素后，只有3%的患者会出现永久性视觉障碍[46]。此外，如前所述，在使用糖皮质激素治疗后两周内，颞动脉活检结果依然会维持阳性，所以使用糖皮质激素不能拖延。在患者不能确诊为GCA时，糖皮质激素治疗需要立即停止。而当患者确诊为GCA时，需要考虑采取一些预防性的医疗措施，以预防类固醇激素常见和可预知的副作用，如需要考虑骨质疏松，还要监测患者的血压及血糖。

对于GCA患者病情的监测，需要结合临床症状和一系列炎性标志物(ESR，CRP)。最好将患者转诊到相关专业的内科继续治疗。由于糖皮质激素的副作用常见，可加用一些对抗类固醇激素副作用的药物。虽然已经研究了许多药物在GCA中的使用效果（包括抗肿瘤坏死因子的生物制剂），但是只有甲氨蝶呤被证明在减少糖皮质激素的累积负担及减少复发风险方面有效[47]。在这种情况下，使用更新的抗白细胞介素-6药物的临床试验正在进行[48]。

预后

GCA反复加重和复发的危险常见，其发生率约为40%，在将糖皮质激素减量后，病情反复加重，而在停用糖皮质激素后，会出现疾病复发。GCA患者的死亡率相较于正常人群并不会增加，大部分研究显示，GCA患者的死亡率与其年龄相似的人群没有差异[49]。然而，在患者被诊断为GCA时，其死亡风险有一定上升。

大动脉炎

流行病学

大动脉炎(TA)是一种病因不明的慢性肉芽肿性血管炎，主要影响主动脉及其主要的分支动脉。该疾病好发于女性，发病年龄为10~40岁[2]。这是一种少见的疾病，虽然其被认为在亚洲人群中更为普遍，但来自世界各地的研究报道发现类似的发病率为(0.8~2.6)/1 000 000[8]。

发病机制

TA的发病机制尚不清楚。受累及的动脉管壁增厚，肉眼观察可见血管不规则，这可能与管腔狭窄或闭塞有关。病理检查提示活动性炎症，其表现可从血管外膜的单核细胞浸润伴有血管周围滋养血管包绕，延伸至外膜、中膜大量的淋巴细胞、组织细胞、巨噬细胞和浆细胞浸润。肉芽肿性炎症伴有巨细胞和中膜坏死也可见于其他疾病，这可能导致其无法与GCA相区分[50]。进行性炎症、内膜增生，以及胶原纤维可导致管腔缩窄。而弹性膜及肌性中膜破坏可能导致受累的血管形成瘤样扩张。随着时间延长或经过治疗，活动性炎症得以缓解，但仍存在致密的瘢痕组织[51]。

TA是一种免疫介导性疾病，细胞免疫是其主要发病机制。导致其自身免疫的潜在触发因素尚不清楚，遗传因素可使个体易患病，正如已报道的同卵双胞胎与人类白细胞抗原(HLA)间的关系[8]。分枝杆菌热休克蛋白(HSP)被认为是其可能的触发因素，因为在TA患者中已经显示出针对这些抗原的体液和细胞介导的免疫应答[52,53]。人类HSP与微生物HSP

的结构与功能相似，使得这些分子模拟介导自身免疫机制的可能性增加。TA活检显示，65-KD的HSP表达在中膜及滋养血管中增加，为针对自身免疫反应提供了潜在的靶点[54]。然而，到目前为止，没有令人信服的证据表明TA患者有血管内感染。

临床表现

TA是一种慢性炎症，疾病活动可随时间而变化。虽然对于部分患者，该病是一种自限性单向疾病，但大多数情况下，其为进行性或反复发作（或缓解）的疾病，且需要行免疫抑制剂治疗[55]。TA的全身及血管专科临床表现是多样的。全身症状，如发热、嗜睡、体重减轻、盗汗、关节痛和肌痛在疾病的早期比较明显，并且作为唯一表现出现，但其在多达50%的患者中可能不存在[56,57]。这些全身症状可能是由发炎的血管向全身释放细胞因子（如白细胞介素-6）所介导的。已证明TA患者血清中的白细胞介素-6水平升高，并与疾病活动性有关[58]。

肢体血管受累可能导致上肢或下肢间歇性跛行、坏疽、溃疡或者锁骨下动脉窃血[59]。非特异性症状，如头晕、头痛和眩晕相对常见，而由颈动脉或椎动脉疾病引起的更严重的神经学表现，如短暂性脑缺血发作、脑卒中和癫痫发作可见于10%以下的患者中[56,60,61]。虽然该病主要的病理变化是缺血，但是与高血压相关的出血性脑卒中也曾被报道[62]。30%~45%的患者会出现视觉症状，继发于颈动脉受累后导致的眼灌注不足。缺血性改变会导致许多临床表现，包括多发性大动脉炎性视网膜病变，表现为广泛视网膜血管扩张、微动脉瘤形成、动静脉瘘、毛细血管脱落，并最终导致失明[63,64]。高血压性视网膜并发症也可能发生。

高达40%的患者会有心脏受累[56]。主动脉瓣关闭不全是最常见的异常，但可能发生冠状动脉直接受累、二尖瓣关闭不全、心包炎和心肌炎，导致心绞痛、心肌梗死、心悸、充血性心力衰竭或猝死[56]。肺动脉受累常见且不易诊断，血管造影研究显示，至少45%的患者出现肺动脉狭窄或闭塞[57,65]。虽然大多数病例无症状，但仍可能出现咯血、胸痛和胸膜腔积液[66]。11%~28%的患者有腹腔和肠系膜上动脉受累。肠系膜下动脉常未受累，可提供侧支循环，所以肠系膜血管受累患者常无临床症状，只有极少的患者会表现为肠缺血及腹痛[67]。80%的患者有高血压，大部分是由肾动脉狭窄所致，少部分是由腹主动脉缩窄所致[57,65]。肾缺血可能导致非特异性肾小球病变[68]。已有研究报道了TA的皮肤表现，如坏死性脓皮病和伴有坏死性或肉芽肿性血管炎的红斑结节[69]。TA的病程不会受妊娠影响，而其产科并发症已有报道，包括妊高征、先兆子痫及心力衰竭。也有关于宫内生长受限和宫内胎儿死亡的报道，可能是由子宫灌注不足导致的[70]。

异常体征包括发热，高血压，两侧上肢血压不对称，上肢脉搏减弱或消失，肱动脉、锁骨下动脉、颈动脉或腹部动脉杂音。血管体征已被证明敏感性低，但是对于验证动脉造影发现的病变有高特异性。因此，体格检查并不能作为评估TA的唯一依据，需要与放射学检查结果相结合[23]（框4.3）。

诊断

实验室检查可反映慢性炎症伴有贫血、血小板增多症、低蛋白血症和高丙种球蛋白血症。虽然急性期反应物（ESR、CRP）水平常升高，但是其并非反映疾病活动的可靠指标。当临床症状及放射学结果显示疾病缓解时，依然可见上述指标上升，而当病理检查确定有活动性炎症时，上述指标水平却可维持正常[56,61]。因此，在TA的诊断和监测中，不应仅依赖ESR和CRP。

框4.3 大动脉炎诊断标准（美国风湿病学会分类标准）

- 发病年龄≤40岁
- 肢体间歇性跛行
- 单侧肱动脉搏动减弱
- 双上肢收缩压至少相差10mmHg
- 单侧或双侧锁骨下动脉或腹主动脉杂音
- 动脉造影发现整个主动脉或者其初级分支动脉或者上下肢近端大动脉狭窄或阻塞，排除了动脉粥样硬化症、肌纤维发育不良及其他原因

以上6条中至少符合3条的患者可被诊断为TA，该分类标准的敏感性和特异性分别是90.5%和97.8%。

Adapted from William P. Arend et al., American College of Rheumatology 1990 Criteria for the Classifcation of Takayasu Arteritis, Arthritis and Rheumatism, Volume 33, Issue 8, pp. 1129-34, Copyright © 1990 American College of Rheumatology, with permission from John Wiley & Sons, available from http://www.rheumatology.org/Portals/0/Files/Takayasu%20Arteritis_Excerpt.pdf

影像学

因为通常难以对受累血管进行病理活检，所以TA的诊断常通过血管造影术进行。可以采用的检查有CT或数字血管造影、MRI或PET扫描（图4.3）。

CTA最常见的发现是血管狭窄，可在>90%的患者中观察到，其他病变则比较少见，如血管狭窄后扩张、血管壁不规则、血管阻塞和动脉瘤[56,57]。CTA可以发现受累血管壁增厚，而且使用延迟增强扫描可以发现增强的炎性病灶，这种病灶存在于疾病早期、动脉狭窄形成之前[71]。

因为没有电离辐射，对于以年轻人和女性居多的TA患者来说，更常使用MRI对疾病进行诊断和监测。除了评估管腔，MRI还可显示血管壁增厚、肿胀及增强，可反映活动性动脉炎的存在。然而，目前尚不清楚这些血管壁变化与疾病活动的相关程度，并且必须谨慎解读[72,73]。

使用^{18}F-FDG-PET对TA进行诊断的敏感性和特异性在各报道中有所不同[74,75]。大量研究显示，^{18}F-FDG的摄取与疾病的活动性有关，然而这种关系尚不明确，需要进一步研究[76]。^{18}F-FDG-PET在TA的诊断与检测中的实际作用尚未明确，对其结果不应孤立地做出判断，需要结合临床进行解释。

多普勒超声显示，TA的颈动脉异常包括动脉壁是平滑、均匀、向心性增厚的。超声造影可以鉴别炎性充血和新生血管，这是疾病活动的潜在标志[77]。已有报道称，在使用免疫抑制剂治疗后，血管壁的增强信号有所减弱，但是超声在TA的诊断和随访中的作用需要进一步的研究来明确[78]。

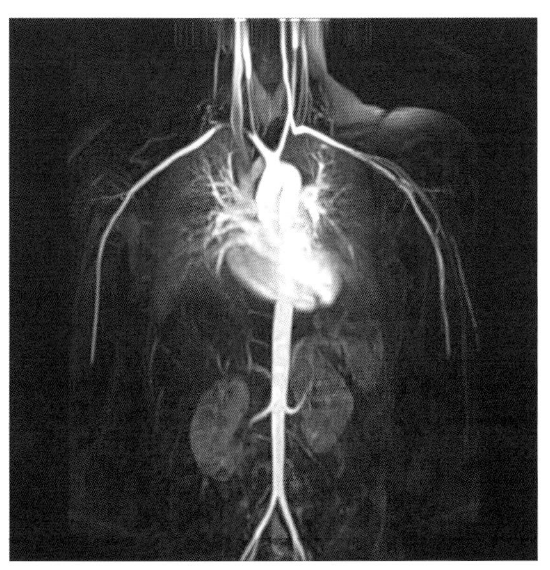

图4.3 大动脉炎伴左锁骨下动脉闭塞、右锁骨下动脉狭窄的MRA图像。注意患者有牛型主状动脉弓。(Reproduced courtesy of Dr Shyamkumar N Keshava and Dr Reetu John, Christian Medical College, Vellore, India.)

治疗

TA的治疗包括抑制活动性炎症的药物治疗和针对不可逆转的阻塞性动脉病变的非药物治疗。同时需要对并发症，如高血压、主动脉瓣疾病和心力衰竭进行处理。

糖皮质激素是TA免疫抑制治疗的主要手段。患者对药物的反应率达到20%~100%，但是现在没有相关的随机对照试验证明其疗效，并明确糖皮质激素的最佳治疗剂量和周期[79]。总的来说，开始会使用大剂量以控制病情，如0.5~1mg/(kg·d)的泼尼松龙或其等效剂量，随后根据疾病的活跃状态逐渐减量，从而达到最终停药的目的。在逐渐减药的过程中，患者病情可能会反复加重，需要加大治疗剂量，许多患者需要长期使用低剂量的糖皮质激素控制病情。当患者病情反复或者出现糖皮质激素副作用时，需要进一步行免疫抑制治疗。一些病案报道和小样本的病例研究报道了多种免疫抑制剂能改善治疗效果[48,80-91]，但尚未开展相关的前瞻性随机对照临床试验。

远期后遗症

一旦瘢痕形成，并造成不可逆的动脉狭窄或阻塞，引起严重的缺血，就需要进行血管旁路术或者经皮血管成形术。大多数经验来自血管移植物旁路术，其取得了良好的长期效果。长期随访结果表明20%~30%的患者会出现再狭窄或者阻塞[55]。对于适合的病变，可选择行经皮腔内血管成形术，同时伴或不伴支架置入术，但再狭窄率很高。无论使用哪种方法，如果在治疗时出现活动性炎症，血管并发症的发生风险就会增大，如再狭窄、血栓形成、动脉瘤形成、出血或者移植物裂开等[92,93]。在疾病活动性得到控制前，任何血管手术治疗都需要被推迟。

预后

对20%~52%的患者单独使用糖皮质激素可以使其病情得到缓解，其他患者则需要加用其他的免疫抑制药物来控制病情。在糖皮质激素减量后，病情再度加重的可能性达到45%~96%[56,61]。高达23%的患者永远不会出现病情缓解[56]。在有视网膜病变、高血压、主动脉反流和动脉瘤等并发症的情况下，报道的患者5年生存率是83%~94%，而进展性临床病程被确定为不良预后因素[65,94,95]。

血栓性闭塞性脉管炎（伯格病）

血栓性闭塞性脉管炎（TAO）又被称为伯格病，是一种慢性血栓性、炎性疾病，累及上下肢的中小动脉。约40%的患者会伴发血栓性浅静脉炎，高达70%的患者会有感觉异常（如触觉异常或者肢端的异常冷觉）。这种疾病好发于40岁以下的男性。尽管TAO的流行率较低，且西欧和北美的流行率在下降，但是其在印度、亚洲、中东及东欧都比较常见。

发病机制

TAO的病因并不明确。TAO与吸烟有密切关系。其他的相关因素包括遗传、自身免疫、高凝状态、口腔感染和内皮细胞功能障碍。许多基因已被显示与TAO相关，包括HLA-A9、HLA-B5和HLA-DR4[96]。而HLA-B12则被证实与之呈负相关[97]。与对照人群相比，TAO患者的血细胞比容和血液黏稠度增加，而血红细胞的变形能力和血小板的活化则下降[98]。大多数TAO患者有根尖牙周炎，并且在很多患者的牙周组织发现的细菌同样被证实在受累动脉的病理活检标本中存在[99]。

TAO患者的外周血管（未发病）已被证实有内皮依赖性血管舒张障碍[100]，这或许会引起血栓形成和雷诺综合征。

Idei等人证实，与年龄匹配的对照人群相比，TAO（以及动脉粥样硬化）患者受血流调控的血管舒张能力明显减弱。然而，硝酸甘油引起的血管舒张在TAO患者、动脉硬化闭塞症患者和对照组中是相似的，说明TAO患者（以及动脉硬化闭塞症患者）的血管内皮而非血管平滑肌受到影响。循环祖细胞（CPS）可以促进受损的内皮再内皮化，也可以促进缺血部位的新血管形成。CPS的数量被认为与内皮功能有关，并且可能是心血管事件的预测因素。在TAO患者和正常对照组中，血管生长因子对CPS的数量和迁移的影响没有差异。然而，动脉粥样硬化患者的CPS数量和迁移较对照组减少。TAO患者的心脑血管意外（心肌梗死和脑卒中）较动脉粥样硬化患者要少一些[101]。

TAO患者的组织学表现为中小型动脉的节段性受累。TAO患者早期会出现血管闭塞、炎性血栓，动脉管壁相对正常，可存在多形核白细胞和多核巨细胞。随后，炎症会累及整个血管壁和血管周围组织（常累及相邻神经的神经周围基质）。TAO患者的血管内弹力层依然完好，并且动脉壁没有钙化。这两个特点可以被用来鉴别TAO和动脉粥样硬化[102]。

临床症状

TAO好发于20~45岁人群。80%~90%的患者为男性。下肢症状包括间歇性跛行（常为足或足弓）、静息痛、足趾或足部可出现溃疡。TAO的神经症状包括指（趾）、足或手感觉异常，或指（趾）冷觉异常。患肢的指（趾）皮肤颜色通常为红色，无论是否处于下垂体位（框4.4）[103]。

在Sasaki包含了850例TAO患者的研究中，91%的患者为男性，平均年龄为51岁，62%的病例为Fontaine Ⅲ或Ⅳ级。75%的患者仅下肢受累，20%的患者上下肢同时受累，5%的患者仅上肢受累。16%的患者有游走性浅静脉炎，45%的患者有溃疡史（86%为足趾溃疡）。戒烟失败与溃疡形成和截肢密切相关[104]。

诊断和影像学

TAO的非侵入性影像学检查应包括踝肱指数

框4.4 血栓性闭塞性脉管炎诊断标准[103]

- 发病年龄<50岁
- 吸烟
- 腘动脉和（或）胫动脉闭塞
- 患者上肢动脉闭塞或者有游走性血栓性静脉炎史
- 除了吸烟以外，没有动脉硬化闭塞症的危险因素

如果满足以上5条标准，可以明确诊断为血栓性闭塞性脉管炎[103]。目前已经提出了更复杂的标准[104]。

Adapted from International Journal of Cardiology, Volume 66, Supplement 1, Shionoya S, Diagnostic criteria of Buerger's disease, pp. S243-5, Copyright © 1998 with permission from Elsevier, http://www.sciencedirect.com/science/journal/01675273.

(ABI)、手腕血压和四肢的数字体积描记术。节段性血压测量可在具有该设施的血管实验室中进行。通常对年轻吸烟者无临床症状的上肢行艾伦试验,结果异常者通常被发现是TAO患者[102]。

对于疑似TAO的患者,需要进行四肢血管彩色多普勒超声。CTA和DSA可以确认受累血管阻塞,以及通向闭塞远端的"螺旋形"侧支血管。通常看不到远端通畅的动脉(图4.4)。

治疗

戒烟(主动和被动)是非常重要的。据Olin报道,在停止吸烟的人群中,截肢率为6%,而继续吸烟者的截肢率为57%[102]。但应该避免使用尼古丁替代疗法,因为其有潜在的血管痉挛可能。运动疗法也是有益的。

应开始使用抗血小板药物,使用西洛他唑也有一定好处。

在土耳其进行的针对158例患者的多中心研究中,患者接受了28天的伊诺前列素注射液(一种稳定的前列环素类似物)治疗,在用药4周和24周后,溃疡愈合明显改善,缺血症状缓解[105]。现已证明,口服伊诺前列素[106]和腰椎交感神经切除术[107]的疗效不如静脉注射伊诺前列素。

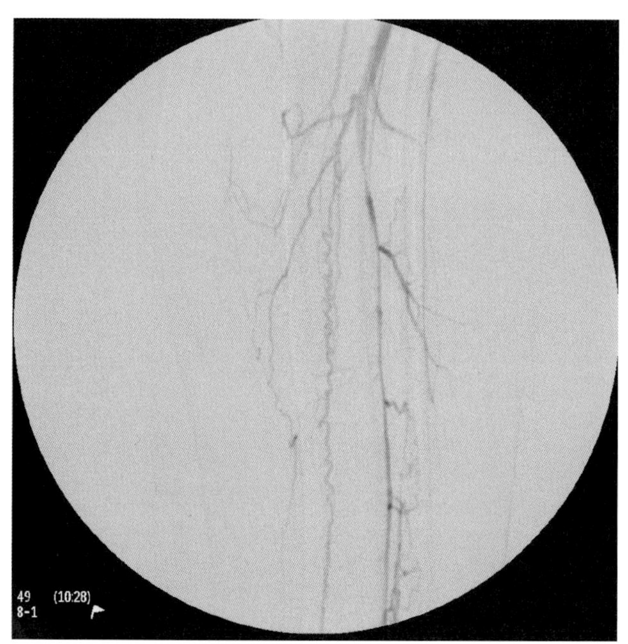

图4.4 伯格病的血管造影,显示了膝关节以下的动脉。胫骨前动脉和腓动脉都有"螺旋形"的侧支血管。(Reproduced courtesy of Professor Robert Fitridge, Department of Surgery, The Queen Elizabeth Hospital, Adelaide, Australia.)

内皮素-1是一种有效的血管收缩剂,可作用于两种跨膜受体(ETA和ETB)。波生坦是一种双内皮素-1受体拮抗剂,经批准被应用于治疗肺动脉高压和预防系统性硬化病患者的手指溃疡复发。在一项试点研究中,口服波生坦治疗4个月后,12例溃疡或静息痛患者中有11例得到临床改善。所有患者的肱动脉血流介导的扩张的基线值下降,治疗结束时发现所有患者均得到有统计学意义的改善。这种改善效果在治疗结束后3个月仍然保持[108]。

由于受累动脉分布在远端,开放性或血管腔内血管重建操作几乎不可能完成。已有许多种细胞疗法被报道用于治疗血栓闭塞性脉管炎,并且在小型试验研究中显示出希望[109-111]。

最近有报道提示,大麻会引起类似于TAO的血管炎。然而,几乎所有吸食大麻的人都吸烟,因此,目前不可能支持大麻相关性血管炎是一种独特的临床疾病的假设[112]。

肌纤维发育不良

肌纤维发育不良(FMD)是一种非炎性、非动脉粥样硬化性疾病,可能影响体内任何中等大小的动脉。FMD最常影响肾动脉、颈动脉和椎动脉,但也有关于其位于大多数动脉床上的报道。FMD经常是无症状的,但可能引起狭窄、夹层、动脉瘤形成或受累血管闭塞。尽管该病被认为是不常见的,但一些研究发现,对备选移植肾供者进行肾血管造影术时发现FMD的发生率为3.8%~6.6%。大多数病灶都属于导致轻中度(<50%)狭窄的类型[113-115]。

发病机制

FMD的病因仍然不清楚,在过去的30年里几乎没有研究解决这个问题。迄今没有明确证实FMD与遗传和激素有关[116]。有学者分析了20个家庭的情况,这些家庭中每家至少有1人被记载患有FMD,结果发现,FMD遗传模式最符合具有可变外显率的常染色体显性特征[117]。HLA-DRw6[118]的发病率升高和血管紧张素转换酶(ACE Ⅰ)等位基因频率升高在FMD[119]患者中被发现。

基于受影响的动脉壁层,FMD可以细分为3类。内膜纤维组织增生在FMD病中约占10%,在组织学上，内膜中有胶原沉积，可能存在内部弹性膜的碎裂。在影像学上，该亚型会导致长而平滑的狭窄或动脉的局部带状收缩。

中层FMD占所有病例的90%以上，可被细分为中层纤维组织增生、中层周围纤维组织增生和中层增生。中层纤维组织增生占所有病例的80%以上。FMD动脉狭窄和扩张的节段交替会呈现典型的"串珠"样外观。这是由于胶原沉积节段（脊）和邻近变薄的中膜节段交替存在。中膜周围纤维组织增生（约占所有FMD病例的10%）与胶原沉积有关，胶原沉积在中膜外层与外膜之间，导致其在影像学上比内膜纤维组织增生更细微。这种变异通常发生在5~15岁的女性中。中膜增生罕见，在影像学上类似于内膜的纤维组织增生[120]。

外膜纤维组织增生是罕见的，与外膜的胶原沉积有关，其影像学表现与内膜纤维组织增生相似[120]。不同FMD亚型的影像学表现似乎有很大的相似性[121]。

临床表现

典型的FMD表现为年轻女性的肾血管性高血压。最近公布的美国肌纤维发育不良登记处的结果显示，首次出现FMD相关症状的中位年龄为47岁。91%的受累个体是女性，95%以上是白种人。只有7.3%的家庭有FMD家族史。37%的患者目前吸烟或曾经吸烟。最常受影响的血管床是肾动脉（80%）、颅外颈动脉（74%）、椎动脉（37%）、下肢动脉（60%）和肠系膜动脉（26%）[121]。

在美国注册的包含447例患者的队列研究中，有72%的患者有高血压，在43岁时首次发作，平均需要服用2种药物[121]。大部分肾动脉病灶位于肾动脉的远端2/3处和（或）其分支。

在登记的患者中，12%的患者表现为颈动脉或动脉夹层。65%的肾动脉FMD患者的影像学表现为颅外颈动脉和椎动脉疾病。同样，65%的颅外颈动脉和椎动脉疾病患者同时患有肾动脉疾病。在美国注册的队列研究发现了19.7%的夹层和17%的动脉瘤。颅外FMD最常发生在C1、C2水平，多普勒扫描常难以发现[121]。

诊断与影像学

在潜在肾血管性高血压的评估中，多普勒扫描可被用于肾动脉和肾脏成像。对双侧肾动脉和分支的全长度进行成像在技术上具有挑战性，并且对FMD中高度狭窄的定义标准仍不清楚。

CTA和MRA被广泛用于对肾动脉的动脉粥样硬化病变进行显影成像，而导管介导的血管造影术现在一般只用于介入手术中。但是，CTA上可能会遗漏网状狭窄的FMD病变。数字减影血管造影可以显示这些网状病变，也可以测量跨病变段血管的压力。当跨病灶处血管压力梯度≥10mmHg时，应被视为有显著意义。约1/3的患者肾动脉狭窄形成继发于FMD；然而肾功能恶化是罕见的[122]。可能出现与肾FMD相关的动脉瘤形成和夹层（图4.5）。

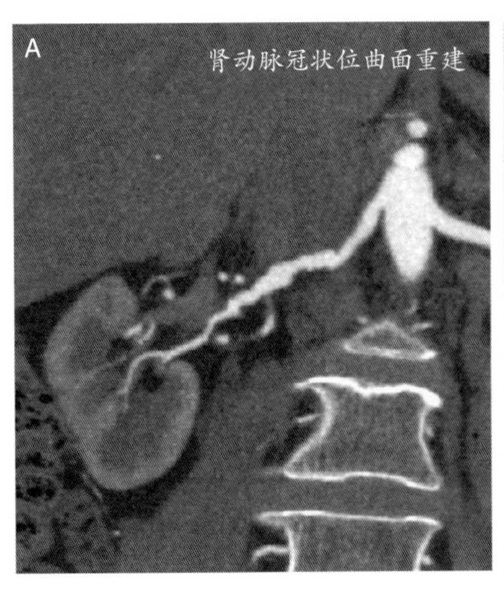

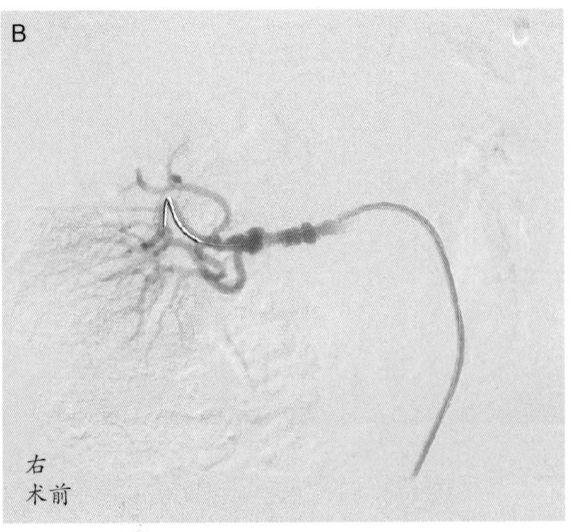

图4.5 （A）肾动脉FMD的CT血管造影。（B）肾动脉FMD的选择性血管造影。（Reproduced courtesy of Andrew Dawe and Professor Robert Fitridge, Departments of Radiology and Surgery, The Queen Elizabeth Hospital, Adelaide, Australia.）

大多数颈动脉和椎动脉的FMD病变是无症状的或伴随着非特异性症状,如头晕、头痛或耳鸣。有些表现为神经系统症状,如脑卒中、暂时性缺血发作、霍纳综合征(几乎总是继发于夹层)或动脉瘤破裂。大部分病变发生在颈内动脉中远端,这是多普勒扫描不容易发现的部位。CTA或MRA是首选的影像学检查方式。由于颅内动脉瘤可能与FMD相关(Clof等报道其发病率为7%),在对疑似颈动脉或椎动脉FMD进行成像检查时,应对主动脉弓到脑进行影像学检查[123]。

年轻的急性冠脉综合征女性患者可能存在非动脉粥样硬化的病因,如FMD伴夹层[124]。冠状动脉FMD也可能出现心律失常,如心室颤动[125]。

治疗

Triquart等对继发于FMD的肾动脉狭窄的介入治疗进行了荟萃分析。在纳入的研究中,接受经皮介入治疗患者的平均年龄为42岁,81%的患者为女性,且双侧肾动脉狭窄占26%。尽管对高血压治愈的定义不是完全一致的,但大多数研究采用的定义是:无药物治疗下的血压<140/90 mmHg。总的来说,经皮介入治疗的治愈率为46%,治愈或改善率为86%。更年轻的患者和那些高血压病程较短的患者更容易被治愈。18%的患者接受了二次介入手术。在对手术重建研究的荟萃分析中,患者接受治疗时的平均年龄为36岁,80%的患者为女性,而双侧都有病变的患者占23%。报道的手术死亡率为1.2%,并发症发生率为16.9%(主要是严重并发症),高血压治愈率为58%(高血压治愈或改善的整体概率约为88%)[126]。

因此,对于新诊断的继发于FMD的肾动脉性高血压患者及有高血压且药物难以控制的FMD患者,应该考虑行介入治疗肾动脉FMD。血管成形术是目前需要干预的FMD的首选治疗方法。FMD再狭窄发病率低于动脉粥样硬化(7%~23%)。

血管腔内技术现在常被用于治疗FMD相关的肾动脉瘤,通常使用针对颅内动脉瘤开发的技术[127]。外科手术不常用,一般被用于处理介入治疗的并发症,如围术期动脉血栓形成或穿孔,以及治疗复杂的肾动脉或其分支的动脉瘤。外科手术方式可能包括旁路术、体外修复后自体移植术或肾切除术。

应对颅外FMD患者进行抗血小板治疗。传统上,开放手术下行血管腔内逐级扩张已被用于治疗有症状的患者,但目前,在理想的脑保护下经皮血管成形术是一种首选治疗。没有数据支持干预无症状的患者。Olin和Sealove已经注意到有一部分颈动脉FMD患者中伴有顽固性头痛,但找不到其他原因。在对FMD病变进行干预后,这些患者的症状已经被完全消除了[120]。

鉴别诊断

影响多条动脉的FMD可能类似于系统性血管炎,如结节性多动脉炎。对于鉴别FMD,缺乏全身炎症很重要,但其在血管炎发展过程中可能有时不存在,如结节性多动脉炎和TA。

动脉粥样硬化是鉴别诊断FMD的重要证据,其可与FMD共存。

其他血管炎

结节性多动脉炎

结节性多动脉炎(PAN)是一种中动脉或小动脉的系统性、坏死性动脉炎,且与ANCA无关。大多数病例都是特发性的。然而,乙型肝炎病毒和丙型肝炎病毒感染,以及毛细胞白血病可能与PAN的发病机制有关。虽然PAN是罕见疾病,但其患病率的变化反映了乙型肝炎患病率的变化。该病最常见于中年男性。

PAN的临床表现为全身性症状(如发热、体重减轻、关节痛及肌痛)和多系统受累。其累及皮肤(红斑结节、网状青斑、可触及的紫癜)、胃肠道(肠系膜血管炎引起的腹痛)、肾(高血压、肾功能损伤)、神经系统(多发性单神经炎)、睾丸(睾丸炎)。通过临床特征、组织活检(皮肤、睾丸、肾脏)和(或)特征性血管造影可明确诊断。组织学检查显示肌肉动脉节段性全层炎症,伴有坏死表现,以及内、外弹力膜的破坏。外弹力膜的破坏可导致动脉瘤样扩张。肠系膜血管或肾血管造影的特征性发现是多发性动脉瘤,以及较大血管不规则收缩和较小血管闭塞。

PAN的治疗方式是使用糖皮质激素,在中度和重度病例中添加环磷酰胺。经治疗,PAN患者的5年生存率为75%~80%[128,129],预后不良因素包括存在乙型肝炎病毒感染、老年、肾功能损害、中枢神经系统和胃肠道受累[130,131]。

川崎病

川崎病(KD)是一种中小动脉的动脉炎,与黏膜皮淋巴结综合征有关。冠状动脉最常受累,偶有主动脉和大型血管受累。发病率高峰在婴幼儿时期。最严重的并发症是冠状动脉瘤,死亡率高达1%(通常在诊断后2~12周)。标准治疗是经静脉应用免疫球蛋白。

ANCA相关性血管炎

这是一组小血管的血管炎,该病在肾活检中与ANCA具有相似的组织学表现(局灶性坏死性寡免疫肾小球肾炎)。ANCA主要针对中性粒细胞和单核细胞的细胞质内抗原的IgG抗体。免疫荧光染色模式将ANCA分为细胞质染色(c-ANCA)、核周染色(p-ANCA)和非典型染色。c-ANCA针对蛋白酶-3(PR3),而p-ANCA针对髓过氧化物酶(MPO)。其余的与其他抗原有关,如溶菌酶、组织蛋白酶G、弹性蛋白酶和乳铁蛋白。这些抗体在小血管炎中似乎有直接的致病作用[3]。

肉芽肿性多血管炎(韦氏肉芽肿病)

肉芽肿性多血管炎(GPA)是一种坏死性肉芽肿性血管炎,主要影响中小血管,并伴有坏死性肉芽肿性炎症的相关表现,通常累及上呼吸道和下呼吸道。GPA通常与PR3-ANCA相关。最常见的表现为全身症状(发热、肌痛、体重减轻)、肾脏、耳鼻咽喉(ENT),皮肤和肺部疾病。通常通过活检明确诊断(肾、肺、皮肤)。治疗方式为立即进行免疫抑制治疗,以保护肾功能和预防终末器官损害。

显微镜下的多血管炎

显微镜下的多血管炎(MPA)是一种主要影响小血管的坏死性血管炎,最常见表现为寡免疫的节段性坏死性肾小球肾炎。MPA通常与MPO-ANCA相关。最常见的表现是全身症状(发热、肌痛、体重减轻)、肾脏、ENT、皮肤及肺部疾病。通常通过活检(肾、肺、皮肤)明确诊断。本病与前述疾病的临床特点有相当多的重叠。两者都主要影响老年人,但没有性别优势。白种人患病率较高。治疗方式为立即进行免疫抑制治疗,以保护肾功能及预防终末器官损伤[132]。

嗜酸性肉芽肿性多血管炎(Churg-Strauss综合征)

嗜酸性肉芽肿性多血管炎(EGPA)是一种中小动脉的血管炎,其组织学特征为嗜酸性肉芽肿累及中小血管和血管外。临床表现为慢性鼻窦炎、哮喘和外周血嗜酸性粒细胞增多。尽管该病被归类为血管炎,但在疾病初期,血管炎症状并不明显。男性在50岁左右达到发病高峰,发病年龄很少>65岁。

诊断是根据临床、实验室和(或)活检结果确定的。实验室检查结果包括外周血嗜酸性粒细胞增多和炎症标志物升高。ANCA(主要是MPO)在40%~60%的CSS患者中存在[109,117,124,133,134]。活检方式通常是经支气管活检。

在最近报道的一组包括383例患者的法国大型队列研究中,患者主要的临床特征是已诊断的哮喘(91%)、周围神经病变(51%)、ENT症状(48%)、皮肤损伤(40%)、肺浸润(39%)和心肌病(16%)[135]。尽管复发的风险较高,但ANCA+患者的总体存活率更高。大多数患者的治疗用药包括糖皮质激素和环磷酰胺[132]。经治疗,患者的10年生存率约为90%[136]。

白塞病

白塞病(BD)是一种影响各种大小动脉和静脉的血管炎。沿着丝绸之路,从东亚到地中海的人群发病率最高[137]。该病好发于20~40岁的年轻人。在高发区域,男性和女性受该病的影响相似。然而,在发病率较低的地区(如北欧和美国),女性更容易受到影响[137,138]。BD的特点是口腔和(或)生殖器溃疡反复发生,可能伴有皮肤、眼睛、关节、中枢神经系统和(或)胃肠道炎性病变。

BD的根本病因尚不清楚。然而,类似其他自体免疫性疾病,最常见的假设是:遗传易感性个体对一种可能的触发因素(可能是感染)产生的异常免疫反应。最近的荟萃分析显示,HLA-B51/B5会增加患BD的风险[相对危险度(OR)为5.8][139]。典型的组织学表现为坏死性闭塞性白细胞破裂性血管周围炎和静脉血栓形成,伴所有大小的静脉、毛细血管和动脉的淋巴细胞浸润。

诊断是根据临床表现确定的[140]。针刺反应是一种对局部皮肤损伤的脓疱或丘疹反应，在高发区域，可见于50%~75%的BD患者，但在北欧和美国患者中较少见。来自大型BD对照研究的数据显示，动脉病变包括动脉瘤、闭塞、狭窄、主动脉炎，受累比率为12.3%，主动脉、股动脉和肺动脉最常受累[141]。动脉受累患者的20年生存率低于无动脉受累者(73%对89%)[141]。与其他血管炎不同，静脉疾病比动脉疾病更常见。静脉受累可包括上下腔静脉和肝静脉阻塞，下肢浅静脉和深静脉血栓形成。

由于血管的类似针刺反应，在血管手术后可能发生诸如静脉炎或动脉瘤的并发症[142]。BD遵循一种复发与缓解反复进行的过程，其在中东和亚洲的年轻男性中会表现得更严重，具有特征性[143]。发病率和死亡率与眼部、神经和大血管受累有关[143]。肺血管受累患者的预后更差[144]。局部或全身使用糖皮质激素是主要的治疗方法，其他药物(如秋水仙碱、硫唑嘌呤、环孢素、抗肿瘤坏死因子药物)经常被额外用于免疫抑制[145]。

特发性孤立主动脉炎

在缺乏其他血管炎表现的情况下，孤立性主动脉炎被报道为主动脉手术或主动脉炎相关的临床症状出现后，经组织病理学检查偶然发现。

最近的研究表明，4%~6%的主动脉外科标本显示出主动脉炎的迹象[146-148]。特发性大动脉炎的患病率在不同报道的患者人群中差异很大，为4%~70%[146-149]。特发性大动脉炎的发生率更高似乎与胸主动脉或升主动脉、高龄及女性有关[147,149,150]。其与吸烟和糖尿病的关系在所有的研究中都没有得到证实[147,150]。组织学表现通常是大动脉中膜的片状坏死，伴炎症细胞浸润，其中可能有多核巨细胞[149]。

一组被归类为慢性主动脉周围炎的疾病包括：伴有特发性腹膜后纤维化的主动脉炎、炎性AAA、动脉瘤周围主动脉炎和(或)特发性腹主动脉周围炎，该组疾病之间是密切相关的[151]。炎性AAA占所有腹主动脉瘤的3%。这些综合征可能与其他临床特征有关，如背部或腹部疼痛，以及炎症标志物升高。最近有学者描述的免疫球蛋白G4相关疾病(IgG4-RD)似乎与该组疾病中的一个亚组(约50%)有关，这个亚组疾病包括腹膜后纤维化、炎症性主动脉瘤和胸主动脉炎[152]。IgG4-RD的典型病理特征包括淋巴细胞浸润(主要为外膜)和具有丰富的IgG4阳性浆细胞、嗜酸性粒细胞和纤维化。可能存在中膜弹性纤维的破坏及相关的动脉瘤形成。

这些患者的最优治疗方法尚不清楚，尤其是如果在没有系统特征的手术标本中发现了炎症，则更是如此。要根据全身特征、炎症标志物和症状的存在，在患者个体特征的基础上决定是否使用糖皮质激素治疗[151]。糖皮质激素治疗腹膜后和有主动脉表现的IgG4-RD似乎是有效的，主动脉破裂的风险低[152]。总体而言，特发性主动脉炎患者的预后似乎良好[149]。然而，一些系列研究表明，长期随访发生，其他脉管系统中动脉瘤形成的风险增加[146,149,153]。

人类免疫缺陷病毒相关性血管炎

影响小、中、大型血管的血管炎在人类免疫缺陷病毒(HIV)感染的任何阶段都已有报道[134]。最常见的形式是结节性多动脉炎。其发病机制似乎是复杂和多因素的，免疫复合物和细胞因子的存在似乎会增加病毒复制，导致血管损伤[154]。然而，已有报道称年轻的非洲患者有大血管受累的情况[155]，同时有多发性动脉瘤和闭塞性疾病的证据，累及的血管包括主动脉、股动脉、腘动脉、颈动脉和锁骨下动脉。滋养血管和周围血管的白细胞破裂性血管炎、裂隙样血管通道增生、慢性炎症和纤维化是最显著的病理特征，无动脉粥样硬化或内膜增厚的证据。

除了糖皮质激素治疗之外，治疗HIV相关性血管炎通常需要联合抗病毒治疗。

结论

血管炎是一组以炎症累及血管壁为特征的疾病，常延伸至外膜结构。不同的血管炎在受累血管的大小、类型和部位上有所不同，这些决定了其临床表现。这些疾病通常是严重且可能致命的，需要及时诊断和治疗。近年来，由于在诊断、成像和治疗方面的进步，其发病率和死亡率取得了很大改善。关于其发病机制、诊断技术和分类的持续研究可能进一步改善患者的疗效。

(胡桓睿 王建 译 马玉奎 审校)

延伸阅读

Arnaud L, Haroche J, Mathian A, Gorochov G, and Amoura Z. (2011). Pathogenesis of Takayasu's arteritis: a 2011 update. *Autoimmunity Reviews*, **11**(1), 61–7.

Bofinger A, Hawley C, Fisher P, Daunt N, Stowasser M, and Gordon R. (2001). Polymorphisms of the renin-angiotensin system in patients with multifocal renal arterial fibromuscular dysplasia. *Journal of Human Hypertension*, **15**, 185–90.

Grayson PC, Tomasson G, Cuthbertson D, et al. (2012). Association of vascular physical examination findings and arteriographic lesions in large vessel vasculitis. *Journal of Rheumatology*, **39**(2), 303–9.

Hamuryudan V, Er T, Seyahi E, et al. (2004). Pulmonary artery aneurysms in Behçet syndrome. *American Journal of Medicine*, **117**(11), 867–70.

Mukhtyar C, Guillevin L, Cid MC, et al. (2009). UELAR recommendations for the management of primary small and medium vessel vasculitis. *Annals of the Rheumatic Diseases*, **68**(3), 310–17.

Olin JW and Sealove BA. (2011). Diagnosis, management, and future developments of fibromuscular dysplasia. *Journal of Vascular Surgery*, **53**, 826–36.

Olin JW. (2000). Thromboangiitis obliterans (Buerger's disease). *New England Journal of Medicine*, **343**, 864–9.

Prieto-Gonzalez, Arguis P, Garcia-Martinez A, et al. (2012). Large vessel involvement in biopsy-proven giant cell arteritis: Prospective study in 40 newly diagnosed patients using CT angiography. *Annals of the Rheumatic Diseases*, **71**, 1170–6.

Richards BL, March L, and Gabriel SE. (2010). Epidemiology of large-vessel vasculidities. *Best Practice Research in Clinical Rheumatology*, **24**(6), 871–83.

Saadoun D, Lambert M, Mirault T, et al. (2012). Retrospective analysis of surgery versus endovascular intervention in Takayasu arteritis: a multicenter experience. *Circulation*, **125**(6), 813–19.

Salvarani C, Pipitone N, Versari A, and Hunder GG. (2012). Clinical features of polymyalgia rheumatica and giant cell arteritis. *Nature Reviews Rheumatology*, **8**, 509–12.

Shionoya S. (1998). Diagnostic criteria of Buerger's disease. *International Journal of Cardiology*, **66**(Suppl. 1), S243–5; discussion, S247.

参考文献

1. Phillip R and Luqmani R. (2008). Mortality in systemic vasculitis: a systematic review. *Clinical and Experimental Rheumatology*, **26**(5 Suppl. 51), s94–104.
2. Arend WP, Michel BA, Bloch DA, et al. (1990). The American College of Rheumatology 1990 criteria for the classification of Takayasu arteritis. *Arthritis & Rheumatology*, **33**(8), 1129–34.
3. Jennette J, Falk R, Bacon P, et al. (2012). Revised International Chapel Hill Consensus Conference nomenclature of vasculitides. *Arthritis & Rheumatology*, **65**(1), 1–11.
4. Luqmani RA, Suppiah R, Grayson PC, Merkel PA, and Watts R. (2011). Nomenclature and classification of vasculitis—update on the ACR/EULAR diagnosis and classification of vasculitis study (DCVAS). *Clinical and Experimental Immunology*, **164**(Suppl. 1), 11–13.
5. Clifford A, Burrell S, and Hanly JG. (2012). Positron emission tomography for the diagnosis and assessment of giant cell arteritis: when to consider it and why. *Journal of Rheumatology*, **39**(10), 1909–11.
6. Carlson JA, Ng BT, and Chen KR. (2005). Cutaneous vasculitis update. *American Journal of Dermatopathology*, **27**, 504.
7. Borchers AT and Gershwin ME. (2012). Giant cell arteritis: a review of classification, pathophysiology, geoepidemiology and treatment. *Autoimmunity Reviews*, **11**(6–7), A5440–54.
8. Richards BL, March L, and Gabriel SE. (2010). Epidemiology of large-vessel vasculitides. *Best Practice & Research Clinical Rheumatology*, **24**(6), 871–83.
9. Weyand CM and Goronzy JJ. (1999). Arterial wall injury in giant cell arteritis. *Arthritis & Rheumatology*, **42**(5), 844–53.
10. Achkar AA, Lie JT, Hunder GG, O'Fallon WM, and Gabriel SE. (1994). How does previous corticosteroid treatment affect the biopsy findings in giant cell (temporal) arteritis? *Annals of Internal Medicine*, **120**(12), 987–92.
11. Weyand CM, Liao YJ, and Goronzy JJ. (2012). The immunopathology of giant cell arteritis: diagnostic and therapeutic implications. *Journal of Neuroophthalmology*, **32**(3), 259–65.
12. Weyand CM, Fulbright JW, Hunder GG, Evans JM, and Goronzy JJ. (2000). Treatment of giant cell arteritis: interleukin-6 as a biologic marker of disease activity. *Arthritis & Rheumatology*, **43**(5), 1041–8.
13. Roche NE, Fulbright JW, Wagner AD, Hunder GG, Goronzy JJ, and Weyand CM. (1992). Correlation of interleukin-6 production and disease activity in polymyalgia rheumatic and giant cell arteritis. *Arthritis & Rheumatology*, **36**(9), 1286–94.
14. Weyand CM, Hicok KC, Hunder GG, and Goronzy JJ. (1992). The HLA-DRB1 locus as a genetic component in giant cell arteritis. Mapping of a disease-linked sequence motif to the antigen binding site of the HLA-DR molecule. *Journal of Clinical Investigation*, **90**(6), 2355–61.
15. Weyand CM and Goronzy JJ. (1994). Functional domains on HLA-DR molecules: implications for the linkage of HLA-DR genes to different autoimmune diseases. *Clinical Immunology and Immunopathology*, **70**(2), 91–8.
16. Salvarani C, Casali B, Boiardi L, et al. (2000). Intercellular adhesion molecule 1 gene polymorphisms in polymyalgia rheumatic/giant cell arteritis: association with disease risk and severity. *Journal of Rheumatology*, **27**(5), 1215–21.
17. Salvarani C, Casali B, Farnetti E, et al. (2007). PIA1/A2 polymorphism of the platelet glycoprotein receptor IIIA and risk of cranial ischemic complications in giant cell arteritis. *Arthritis & Rheumatology*, **56**(10), 3502–8.
18. Calamia KT and Hunder GG. (1981). Giant cell arteritis (temporal arteritis) presenting as fever of underdetermined origin. *Arthritis & Rheumatology*, **24**(11), 1414–18.
19. Zenone T. (2006). Fever of unknown origin in adults: evaluation of 144 cases in a non-university hospital. *Scandinavian Journal of Infectious Diseases*, **38**(8), 632–8.
20. Hall S, Persellin S, Lie JT, O'Brien PC, Kurland LT, and Hunder GG. (1983). The therapeutic impact of temporal artery biopsy. *Lancet*, **2**(8361), 1217–20.
21. Nuenninghoff DM, Hunder GG, Christianson TJ, McClelland RL, and Matteson EL. (2003). Incidence and predictors of large-artery complication (aortic aneurysm, aortic dissection, and/or large-artery stenosis) in patients with giant cell arteritis: a population-based study over 50 years. *Arthritis & Rheumatology*, **48**(12), 3522–31.
22. Nuenninghoff DM, Hunder GG, Christianson TJ, McClelland RL, and Matteson EL. (2003). Mortality of large-artery complication (aortic aneurysm, aortic dissection, and/or large-artery complication (aortic aneurysm, aortic dissection, and/or large-artery stenosis) in patients with giant cell arteritis: a population-based study over 50 years. *Arthritis & Rheumatology*, **48**(12), 3532–7.
23. Grayson PC, Tomasson G, Cuthbertson D, et al. (2012). Association of vascular physical examination findings and arteriographic lesions in large vessel vasculitis. *Journal of Rheumatology*, **39**(2), 303–9.
24. Schmidt WA, Krause A, Scicke B, Kuchenbecker J, and Gromnica-Ihle E. (2009). Do temporal artery duplex ultrasound findings correlate with ophthalmic complications in giant cell arteritis? *Rheumatology (Oxford)*, **48**(4), 383–5.
25. Klein RG, Campbell RJ, Hunder GG, and Carney JA. (1976). Skip lessons in temporal arteritis. *Mayo Clinic Proceedings*, **51**(8), 504–10.
26. Belilos E, Maddox J, Kowalewski RM, et al. (2012). Temporal small-vessel inflammation in patients with giant cell arteritis: clinical course and preliminary immunohistopathologic characterization. *Annals of Rheumatic Diseases*, **71**(8), 1329–34.
27. Restuccia G, Cavazza A, Boiardi L, et al. (2012). Small-vessel vasculitis surrounding an uninflamed temporal artery and isolated vasa vasorum vasculitis of the temporal artery: two subsets of giant cell arteritis. *Arthritis & Rheumatology*, **64**(2), 549–56.
28. Allison MC and Gallagher PJ. (1984). Temporal artery biopsy and corticosteroid treatment. *Annals of Rheumatic Diseases*, **43**(3), 416–17.
29. Breuer GS, Nesher G, and Nesher R. (2009). Rate of discordant findings in bilateral temporal artery biopsy to diagnose giant cell arteritis. *Journal of Rheumatology*, **36**(4), 794–6.
30. Ypsilantis E, Courtney ED, Chopra N, et al. (2011). Importance of specimen length during temporal artery biopsy. *British Journal of Surgery*, **98**(11), 1556–60.
31. Sudlow C. (1997). Diagnosing and managing polymyalgia rheumatic and temporal arteritis. Sensitivity of temporal artery biopsy varies

with biopsy length and sectioning strategy. *British Medical Journal*, **315**(7107), 549.
32. Goslin BJ and Chung MH. (2011). Temporal artery biopsy as a means of diagnosing giant cell arteritis: is there over-utilization? *American Surgery*, 77(9), 1158–60.
33. Arida A, Kyprianou M, Kanakis M, and Sfikakis PP. (2010). The diagnostic value of ultrasonography derived edema of the temporal artery wall in giant cell arteritis: a second metaanalysis. *BMC Musculoskeletal Disorders*, **11**, 44.
34. Hauenstein C, Reinhard M, Geiger J, et al. (2012). Effects of early corticosteroid treatment on magnetic resonance imaging and ultrasonography findings in giant cell arteritis. *Rheumatology (Oxford)*, **51**(11), 1999–2003.
35. Schmidt WA, Seifert A, Gromnica-Ihle E, Krause A, and Natusch A. (2008). Ultrasound of proximal upper extremity arteries to increase the diagnostic yield in large-vessel giant cell arteritis. *Rheumatology (Oxford)*, **47**(1), 96–101.
36. Czihal M, Zanker S, Rademacher A, et al. (2012). Sonographic and clinical pattern of extracranial and cranial giant cell arteritis. *Scandinavian Journal of Rheumatology*, **41**(3), 231–6.
37. Förster S, Tatò F, Weiss M, et al. (2011). Patterns of extracranial involvement in newly diagnosed giant cell arteritis assessed by physical examination, colour coded duplex sonography and FDG-PET. *European Journal of Vascular Medicine*, **40**(3), 219–27.
38. Prieto-González S, Arguis P, García-Martinez A, et al. (2012). Large vessel involvement in biopsy-proven giant cell arteritis: prospective study in 40 newly diagnosed patients using CT angiography. *Annals of Rheumatic Disease*, **71**(7), 1170–6.
39. Tatò F and Hoffmann U. (2008). Giant cell arteritis: a systemic vascular disease. *Vascular Medicine*, **13**(2), 127–40.
40. Fuchs M, Briel M, Daikeler T, et al. (2012). The impact of 18F-FDG PET on the management of patients with suspected large vessel vasculitis. *European Journal of Nuclear Medicine and Molecular Imaging*, **39**(2), 344–53.
41. Evans JM, O'Fallon WM, and Hunder GG. (1995). Increased incidence of aortic aneurysm and dissection in giant cell (temporal) arteritis. A population based study. *Annals of Internal Medicine*, **122**(7), 502–7.
42. Dellaripa PF and Eisenhauer AC. (1998). Bilateral percutaneous balloon angioplasty of the axillary arteries in a patient with giant cell arteritis and upper extremity ischemic symptoms not responsive to corticosteroids. *Journal of Rheumatology*, **25**(7), 1429–33.
43. Amann-Vesti BR, Koppensteiner R, Rainoni L, Pfamatter T, and Schneider E. (2003). Immediate and long-term outcome of upper extremity balloon angioplasty in giant cell arteritis. *Journal of Endovascular Therapy*, **10**(2), 371–5.
44. Nesher G, Berkun Y, Mates M, Baras M, Rubinow A, and Sonnenblick M. (2004). Low dose aspirin and prevention of cranial ischemic complications in giant cell arteritis. *Arthritis & Rheumatology*, **50**(4), 1332–7.
45. Hayreh SS, Zimmerman B, and Kardon RH. (2002). Visual improvement with corticoid therapy in giant cell arteritis. Report of a large study and review of literature. *Acta Ophthalmologica Scandinavica*, **80**(4), 355–67.
46. Hayreh SS and Zimmerman B. (2003). Management of giant cell arteritis. Our 27-year clinical study: new light on old controversies. *Ophthalmologica*, **217**(4), 239–59.
47. Mahr AD, Jover JA, Spiera RF, et al. (2007). Adjunctive methotrexate for treatment of giant cell arteritis: an individual patient data meta-analysis. *Arthritis & Rheumatology*, **56**(8), 2789–97.
48. Salvarani C, Magnani L, Catanoso M, et al. (2012). Tocilizumab: a novel therapy for patients with large-vessel vasculitis. *Rheumatology (Oxford)*, **51**(1), 151–6.
49. Ninan J, Nguyen AM, Cole A, et al. (2011). Mortality in patients with biopsy-proven giant cell arteritis: a South Australian population-based study. *Journal of Rheumatology*, **38**(10), 2215–17.
50. Kumar V, Abbas A, and Fausto N. (2005). *Robbins & Cotran Pathological Basis of Disease*, 7th edn. Philadelphia: Elsevier Saunders.
51. Hunder GG. (2012). Clinical features and diagnosis of Takayasu arteritis. *UpToDate*.
52. Kumar Chauhan S, Kumar Tripathy N, Sinha N, Singh M, and Nityan and S. (2004). Cellular and humoral immune responses to mycobacterial heat shock protein-65 and its human homologue in Takayasu's arteritis. *Clinical and Experimental Immunology*, **138**(3), 547–53.
53. Aggarwal A, Chag M, Sinha N, and Naik S. (1996). Takayasu's arteritis: role of Mycobacterium tuberculosis and its 65 kDa heat shock protein. International *Journal of Cardiology*, **55**(1), 49–55.
54. Seko Y, Minota S, Kawasaki A, et al. (1994). Perforin-secreting killer cell infiltration and expression of a 65-kD heat-shock protein in aortic tissue of patients with Takayasu's arteritis. *Journal of Clinical Investigation*, **93**(2), 750–8.
55. Liang P and Hoffman GS. (2005). Advances in the medical and surgical treatment of Takayasu arteritis. *Current Opinion in Rheumatology*, **17**(1), 16–24.
56. Kerr GS, Hallahan CW, Giordano J, et al. (1994). Takayasu arteritis. *Annals of Internal Medicine*, **120**(11), 919–29.
57. Sharma BK, Sagar S, Singh AP, and Suri S. (1992). Takayasu arteritis in India. *Heart Vessels Supplement*, **7**, 37–43.
58. Noris M, Daina E, Gamba S, Bonazzola S, and Remuzzi G. (1999). Interleukin-6 and RANTES in Takayasu arteritis: a guide for therapeutic decisions? *Circulation*, **100**(1), 55–60.
59. Yoneda S, Nukada T, Tada K, Imaizumi M, and Takano T. (1977). Subclavian steal in Takayasu's arteritis. A hemodynamic study by means of ultrasonic Doppler flowmetry. *Stroke*, **8**(2), 264–8.
60. Vanoli M, Daina E, Salvarani C, et al. (2005).Takayasu's arteritis: a study of 104 Italian patients. *Arthritis & Rheumatology*, **53**(1), 100–7.
61. Maksimowicz-McKinnon K, Clark TM, and Hoffman GS. (2007). Limitations of therapy and a guarded prognosis in an American cohort of Takayasu arteritis patients. *Arthritis & Rheumatology*, **56**(3), 1000–9.
62. Kim HJ, Suh DC, Kim JK, et al. (2005). Correlation of neurological manifestations of Takayasu's arteritis with cerebral angiographic findings. *Clinical Imaging*, **29**(2), 79–85.
63. Chun YS, Park SJ, Park IK, Chung H, and Lee J. (2001). The clinical and ocular manifestations of Takayasu arteritis. *Retina*, **21**(2), 132–40.
64. Peter J, David S, Danda D, Peter JV, Horo S, and Joseph G. (2011). Ocular manifestations of Takayasu arteritis: a cross-sectional study. *Retina*, **31**(6), 1170–8.
65. Ishikawa K. (1978). Natural history and classification of occlusive thromboaortopathy (Takayasu's disease). *Circulation*, **57**(1), 27–35.
66. Nakabayashi K, Kurata N, Nangi N, Miyake H, and Nagasawa T. (1996). Pulmonary artery involvement as first manifestation in three cases of Takayasu arteritis. *International Journal of Cardiology*, **54**(Suppl.), S177–83.
67. Sharma S and Gupta A. (2009). Visceral artery interventions in Takayasu's arteritis. *Seminars in Interventional Radiology*, **26**(3), 233–44.
68. Kettritz R and Luft FC. (2012). Severe hypertension with large-vessel arteritis. *Hypertension*, **59**(2), 179–83.
69. Futaki K, Komine M, Hosoda S, et al. (2009). Pyoderma gangrenosum associated with Takayasu's arteritis without typical symptoms. *European Journal of Dermatology*, **19**(3), 266–7.
70. Hauenstein E, Frank H, Bauer JS, Schneider KTM, and Fischer T. (2010). Takayasu's arteritis in pregnancy: review of literature and discussion. *Journal of Perinatal Medicine*, **38**(1), 55–62.
71. Nastri MV, Baptista LPS, Baroni RH, et al. (2004). Gadolinium-enhanced three-dimensional MR angiography of Takayasu arteritis. *Radiographics*, **24**(3), 773–86.
72. Tso E, Flamm SD, White RD, Schvartzman PR, Mascha E, and Hoffman GS. (2002). Takayasu arteritis: utility and limitations of magnetic resonance imaging in diagnosis and treatment. *Arthritis & Rheumatology*, **46**(6), 1634–42.
73. Choe YH, Han BK, Koh EM, Kim DK, Do YS, and Lee WR. (2000). Takayasu's arteritis: assessment of disease activity with contrast-enhanced MR imaging. *American Journal of Roentgenology*, **175**(2), 505–11.
74. Lehmann P, Buchtala S, Achajew N, et al. (2011). 18F-FDG PET as a diagnostic procedure in large vessel vasculitis-a controlled, blinded re-examination of routine PET scans. *Clinical Rheumatology*, **30**(1), 37–42.
75. Walter MA. (2007). [(18)F]fluorodeoxyglucose PET in large vessel vasculitis. *Radiologic Clinics of North America*, **45**(4), 735–44, viii.
76. Lee K-H, Cho A, Choi Y-J, et al. (2012). The role of (18) F-fluorodeoxyglucose-positron emission tomography in the assessment of disease activity in patients with takayasu arteritis. *Arthritis & Rheumatology*, **64**(3), 866–75.
77. Magnoni M, Dagna L, Coli S, Cianflone D, Sabbadini MG, and Maseri A. (2011). Assessment of Takayasu arteritis activity by carotid contrast-enhanced ultrasound. *Circulation and Cardiovascular Imaging*, **4**(2), e1–2.
78. Giordana P, Baqué-Juston MC, Jeandel PY, et al. (2011). Contrast-enhanced ultrasound of carotid artery wall in Takayasu disease: first evidence of application in diagnosis and monitoring of response to treatment. *Circulation*, **124**(2), 245–7.

79. Shelhamer JH, Volkman DJ, Parrillo JE, Lawley TJ, Johnston MR, and Fauci AS. (1985). Takayasu's arteritis and its therapy. *Annals of Internal Medicine*, **103**(1), 121–6.
80. Besson-Léaud L, Grenier N, Besson-Léaud M, Boniface C, and Guillard JM. (2001). [Takayasu's disease: interest in methotrexate treatment]. *Archives of Pediatrics*, **8**(7), 724–7.
81. Shetty AK, Stopa AR, and Gedalia A. (1998). Low-dose methotrexate as a steroid-sparing agent in a child with Takayasu's arteritis. *Clinical and Experimental Rheumatology*, **16**(3), 335–6.
82. Hoffman GS, Leavitt RY, Kerr GS, Rottem M, Sneller MC, and Fauci AS. (1994). Treatment of glucocorticoid-resistant or relapsing Takayasu arteritis with methotrexate. *Arthritis & Rheumatology*, **37**(4), 578–82.
83. de Souza AWS, da Silva MD, Machado LSG, Oliveira ACD, Pinheiro FAG, and Sato EI. (2012). Short-term effect of leflunomide in patients with Takayasu arteritis: an observational study. *Scandinavian Journal of Rheumatology*, **41**(3), 227–30.
84. Haberhauer G, Kittl EM, Dunky A, Feyertag J, and Bauer K. (2001). Beneficial effects of leflunomide in glucocorticoid- and methotrexate-resistant Takayasu's arteritis. *Clinical and Experimental Rheumatology*, **19**(4), 477–8.
85. Daina E, Schieppati A, and Remuzzi G. (1999). Mycophenolate mofetil for the treatment of Takayasu arteritis: report of three cases. *Annals of Internal Medicine*, **130**(5), 422–6.
86. Goel R, Danda D, Mathew J, and Edwin N. (2010). Mycophenolate mofetil in Takayasu's arteritis. *Clinical Rheumatology*, **29**(3), 329–32.
87. Shinjo SK, Pereira RMR, Tizziani VAP, Radu AS, and Levy-Neto M. (2007). Mycophenolate mofetil reduces disease activity and steroid dosage in Takayasu arteritis. *Clinical Rheumatology*, **26**(11), 1871–5.
88. Valsakumar AK, Valappil UC, Jorapur V, Garg N, Nityan and S, and Sinha N. (2003). Role of immunosuppressive therapy on clinical, immunological, and angiographic outcome in active Takayasu's arteritis. *Journal of Rheumatology*, **30**(8), 1793–8.
89. Comarmond C, Plaisier E, Dahan K, et al. (2012). Anti TNF-α in refractory Takayasu's arteritis: cases series and review of the literature. *Autoimmunity Reviews*, **11**(9), 678–84.
90. Schmidt J, Kermani TA, Kirstin Bacani A, Crowson CS, Matteson EL, and Warrington KJ. (2012). Tumor necrosis factor inhibitors in patients with Takayasu arteritis: experience from a referral center with long-term follow-up. *Arthritis Care & Research*, **64**(7), 1079–83.
91. Unizony S, Arias-Urdaneta L, Miloslavsky E, et al. (2012). Tocilizumab for the treatment of large-vessel vasculitis (giant cell arteritis, Takayasu arteritis) and polymyalgia rheumatica. *Arthritis Care & Research*, **64**(11), 1720–9.
92. Saadoun D, Lambert M, Mirault T, et al. (2012). Retrospective analysis of surgery versus endovascular intervention in Takayasu arteritis: a multicenter experience. *Circulation*, **125**(6), 813–19.
93. Giordano JM, Leavitt RY, Hoffman G, and Fauci AS. (1991). Experience with surgical treatment of Takayasu's disease. *Surgery*, **109**(3 Pt 1), 252–8.
94. Ishikawa K and Maetani S. (1994). Long-term outcome for 120 Japanese patients with Takayasu's disease. Clinical and statistical analyses of related prognostic factors. *Circulation*, **90**(4), 1855–60.
95. Hall S, Barr W, Lie JT, Stanson AW, Kazmier FJ, and Hunder GG. (1985). Takayasu arteritis. A study of 32 North American patients. *Medicine (Baltimore)*, **64**(2), 89–99.
96. McLoughlin GA, Helsby CR, Evans CC, and Chapman DM. (1976). Association of HLA-A9 and HLA-B5 with Buerger's disease. *British Medical Journal*, **2**, 1165–6.
97. de Moerloose P, Jeannet M, Mirimanoff P, and Bouvier CA. (1979). Evidence for an HLA-linked resisitance gene in Buerger's disease. *Tissue Antigens*, **14**(2), 169–73.
98. Bozkurt AK, Koksal C, and Ercan M. (2004). The altered hemorheologic parameters in thromboangiitis obliterans: a new insight. *Clinical and Applied Thrombosis/Hemostasis*, **10**(1), 45–50.
99. Iwai T, Inoue Y, Umeda M, et al. (2005). Oral bacteria in the occluded arteries of patients with Buerger disease. *Journal of Vascular Surgery*, **42**(1), 107–15.
100. Makita S, Nakamura M, Murakami H, Komoda K, Kawazoe K, and Hiramori K. (1996). Impaired endothelium-dependent vasorelaxtion in peripheral vasculature of patients with thromboangiitis obliterans (Buerger's disease). *Circulation*, **94**, II-211–II-215.
101. Idei N, Nishioka K, Soga J, et al. (2011). Vascular function and circulating progenitor cells in thromboangitis obliterans (Buerger's Disease) and atherosclerosis obliterans. *Hypertension*, **57**, 70–8.
102. Olin JW. (2000). Thromboangiitis obliterans (Buerger's disease). *New England Journal of Medicine*, **343**, 864–9.
103. Shionoya S. (1998). Diagnostic criteria of Buerger's disease. *International Journal of Cardiology*, **66**(Suppl. 1), S243–5; discussion S247.
104. Sasaki S, Sakuma M, and Yasuda K. (2000). Current status of thromboangiitis obliterans (Buerger's disease) in Japan. *International Journal of Cardiology*, **75**, S175–81.
105. Bozkurt AK, Cengiz K, Caner A, et al. (2012). A stable prostacyclin analogue (Iloprost) in the treatment of Buerger's disease: a prospective analysis of 150 patients. *Annals of Thoracic and Cardiovascular Surgery* 2012 Aug 31. [Epub ahead of print].
106. No authors listed. (1998). Oral iloprost in the treatment of thromboangitis obliterans (Buerger's disease): a double-blind, randomised, placebo-controlled trial. The European TAO Study Group. *European Journal of Vascular and Endovascular Surgery*, **15**(4), 300–7.
107. Bozkurt AK, Koskal C, Demirbas MY, et al. (2006). A randomized trial of intravenous iloprost (a stable prostacyclin analogue) versus lumbar sympathectomy in the management of Buerger's disease. *International Angiology*, **25**(2), 162–8.
108. De Haro J, Acin F, Bleda S, Varela C, and Esparza L. (2012). Treatment of thromboangiitis obliterans (Buerger's disease) with bosentan. *BMC Cardiovascular Disorders*, **12**, 5.
109. Motukuru V, Suresh KR, Vivekan and V, Raj S, and Girija KR. (2008). Therapeutic angiogenesis in Buerger's disease (thromboangiitis obliterans) patients with critical limb ischemia by autologous transplantation of bone marrow mononuclear cells. *Journal of Vascular Surgery*, **48**, 53S–60S.
110. Kim DI, Kim MJ, Joh JH, et al. (2006). Angiogensis facilitated by autologous whole bone marrow stem cell transplantation for Buerger's Disease. *Stem Cells*, **24**, 1194–1200.
111. Lee HC, An SG, Lee HW, et al. (2012). Safety and effect of adipose tissue-derived stem cell implantation in patients with critical limb ischemia. A pilot study. *Circulation Journal*, **76**(7), 1750–60.
112. Grotenhermen G. (2010). Cannabis-associated arteritis. *European Journal of Vascular Medicine*, **39**, 43–53.
113. Cragg AH, Smith TP, Thompson BH, et al. (1989). Incidental fibromuscular dysplasia in potential renal donors: long-term clinical follow-up. *Radiology*, **172**, 145–7.
114. Blondin D, Lanzman R, Schellhammer F, et al. (2010). Fibromuscular dysplasia in living renal donors: still a challenge to computed tomography angiography. *European Journal of Radiology*, **75**, 67–71.
115. Neymark E, LaBerge JM, Hirose R, et al. (2000). Arteriographic detection of renovascular disease in potential renal donors: incidence and effect on donor surgery. *Radiology*, **214**, 755–60.
116. Olin JW and Pierce M. (2008). Contemporary management of fibromuscular dysplasia. *Current Opinion in Cardiology*, **23**, 527–36.
117. Rushton AR. (1980). The genetics of fibromascular dysplasia. *Archives of Internal Medicine*, **140**, 233–6.
118. Sang CN, Whelton PK, Hamper UM, et al. (1989). Etiologic factors in renovascular fibromuscular dysplasia. A case-control study. *Hypertension*, **14**, 472–9.
119. Bofinger A, Hawley C, Fisher P, Daunt N, Stowasser M, and Gordon R. (2001). Polymorphisms of the renin-angiotensin system in patients with multifocal renal arterial fibromuscular dysplasia. *Journal of Human Hypertension*, **15**, 185–90.
120. Olin JW and Sealove BA. (2011). Diagnosis, management, and future developments of fibromuscular dysplasia. *Journal of Vascular Surgery*, **53**, 826–36.
121. Olin JW, Froehlich J, Gu X, et al. (2012). The United States registry for fibromuscular dysplasia: results in the first 447 patients. *Circulation*, **125**(25), 3182–90.
122. Schreiber MJ, Novick AC, and Pohl MA. (1989). The natural history of atherosclerotic and fibrous renal artery disease. *World Journal of Urology*, **7**, 59–63.
123. Cloft HJ, Kallmes DF, Kallmes MH, Goldstein JH, Jensen ME, and Dion JE. (1998). Prevalence of cerebral aneurysms in patients with fibromuscular dysplasia: a reassessment. *Journal of Neurosurgery*, **88**(3), 436–40.
124. Saw J, Poulter R, Fund A, Wood D, Hamburger J, and Buller CE. (2012). Spontaneous coronary artery dissection in patients with fibromuscular dysplasia. A case series. *Circulation and Cardiovascular Interventions*, **5**, 134–7.
125. Ropponen KM and Alafuzzoff I. (1999). A case of sudden death caused by fibromuscular dysplasia. *Journal of Clinical Pathology*,

52(7), 541–2.

126. Trinquart L, Mounier-Vehier C, Sapoval M, Gagnon N, and Plouin P-F. (2010). Efficacy of revascularization for renal artery stenosis caused by fibromuscular dysplasia: a systematic review and meta-analysis. *Hypertension*, **56**, 525–32.
127. Sedat J, Chau Y, and Baque J. (2012). Endovascular treatment of renal aneurysms: a series of 18 cases. *European Journal of Radiology*, **81**(12), 3973–8.
128. Guillevin L, Pagnoux C, Seror R, et al. (2011). The five-factor score revisited: assessment of prognosis of systemic necrotizing vasculitides based on the French Vasculitis Study Group (FVSG) cohort. *Medicine (Baltimore)*, **90**(1), 19–27.
129. Gayraud M, Guillevin L, le Toumelin P, et al. (2001). Long-term followup of polyarteritis nodosa, microscopic polyangitis, and Churg–Strauss syndrome: analysis of four prospective trials including 278 patients. *Arthritis & Rheumatology*, **44**(3), 666–75.
130. Pagnoux C, Seror R, Henegar C, et al. (2010). Clinical features and outcomes in 348 patients with polyarteritis nodosa: a systematic retrospective study of patients diagnosed between 1963 and 2005 and entered into the French Vasculitis Study Group Database. *Arthritis & Rheumatology*, **62**(2), 616–26.
131. Bourgarit A, Le Toumelin P, Pagnoux C, et al. (2005). Deaths occurring during the first year after treatment for polyarteritis nodosa, microscopic polyangiitis, and Churg-Strauss syndrome: a retrospective analysis of causes and factors predictive of mortality based on 595 patients. *Medicine (Baltimore)*, **84**(5), 323–30.
132. Mukhtyar C, Guillevin L, Cid MC, et al. (2009). UELAR recommendations for the management of primary small and medium vessel vasculitis. *Annals of Rheumatic Diseases*, **68**(3), 310–17.
133. Subramanium S, Tawakol A, Burdo TH, et al. (2012). Arterial inflammation in patients with HIV. *Journal of the American Medical Association*, **308**, 379–86.
134. Patel N, Patel N, Khan T, Patel N, and Espinoza LR. (2012). HIV infection and clinical spectrum of associated vasculitides. *Current Rheumatology Reports*, **13**, 506–12.
135. Comarmond C, Pagnoux C, Khellaf M, et al. (2013). Eosinophilic granulomatosis with polyangiitis (Churg–Strauss): clinical characteristics and long-term followup of the 383 patients enrolled in the French Vasculitis Study Group Cohort. *Arthritis & Rheumatology*, **65**(1), 270–81.
136. Moosig F, Bremer JP, Hellmich B, et al. (2013). A vasculitis centre based management strategy leads to improved outcome in eosinophilic granulomatosis and polyangitis (Churg-Strauss, EGPA): monocentric experiences in 150 patients. *Annals of Rheumatic Diseases*, **72**(6), 1011–17.
137. Sakane T, Takeno M, Suzuki N, and Inaba G. (1999). Behcet's disease. *New England Journal of Medicine*, **341**(17), 1284–91.
138. Calamia KT, Wilson FC, Icen M, Crowsen CS, Gabriel SE, and Kremers HM. (2009). Epidemiology and clinical characteristics of Behcet's disease in the US: a population-based study. *Arthritis & Rheumatology*, **335**(8697), 1078–80.
139. De Menthon M, Lavalley MP, Maldini C, Guillevin L, and Mahr A. (2009). HLA-B51/B5 and the risk of Behcet's disease: a systematic review and meta-analysis of case-controlled genetic association studies. *Arthritis & Rheumatology*, **61**(10):1287–96.
140. No authors listed. (1990). Criteria for diagnosis of Behcet's disease. International Study Group for Behcet's disease. *Lancet*, **335**(8697), 1078–80.
141. Saadoun D, Asli B, Wechsler B, et al. (2012). Long-term outcome of arterial lesions in Behcet's disease: a series of 101 patients. *Medicine (Baltimore)*, **91**(1),18–24.
142. Le Thi Huong D, Wechsler B, Papo T, et al. (1995). Arterial lesions in Behcet's disease. A study in 25 patients. *Journal of Rheumatology*, **22**(11), 2103–13.
143. Kural-Seyahi E, Fresko I, Seyahi N, et al. (2003). The long-term mortality and morbidity of Behçet syndrome: a 2-decade outcome survey of 387 patients followed at a dedicated center. *Medicine (Baltimore)*, **82**(1), 60–76.
144. Hamuryudan V, Er T, Seyahi E, et al. (2004). Pulmonary artery aneurysms in Behçet syndrome. *American Journal of Medicine*, **117**(11), 867–70.
145. Hatemi G, Silman A, Bang D, et al. (2008). EULAR recommendations for the management of Behçet disease. *Annals of Rheumatic Diseases*, **67**(12), 1656–62.
146. Rojo-Leyva F, Ratliff NB, Cosgrove DM3rd, and Hoffman GS. (2000). Study of 52 patients with idiopathic aortitis from a cohort of 1,204 surgical cases. *Arthritis & Rheumatology*, **43**(4), 901–7.
147. Schmidt J, Sunesen K, Kornum JB, Duhaut P, and Thomsen RW. (2011). Predictors for pathologically confirmed aortitis after resection of the ascending aorta: a 12-year Danish nationwide population-based cross-sectional study. *Arthritis Research and Therapy*, **13**(3), R87.
148. Pacini D, Leone O, Turci S, et al. (2008). Incidence, etiology, histologic findings, and course of thoracic inflammatory aortopathies. *Annals of Thoracic Surgery*, **86**, 1518–23.
149. Miller DV, Isotalo PA, Weyand CM, Edwards WD, Aubry MC, and Tazelaar HD. (2006). Surgical pathology of noninfectious ascending aortitis: a study of 45 cases with emphasis on an isolated variant. *American Journal of Surgical Pathology*, **30**(9), 1150–8.
150. Chowdhary VR, Crowson CS, Liang KP, et al. (2009).Cardiovascular risk factors and acute-phase response in idiopathic ascending aortitis: a case control study. *Arthritis Research and Therapy*, **11**, R29.
151. Gornik HL and Creager MA. (2008). Aortitis. *Circulation*, **117**(23), 3039–51.
152. Zen Y, Kasashima S, and Inoue D. (2012). Retroperitoneal and aortic manifestations of immunoglobulin G4-related disease. *Seminars in Diagnostic Pathology*, **29**(4), 212–18.
153. Liang KP, Chowdhary VR, Michet CJ, et al. (2009). Noninfectious ascending aortitis: a case series of 64 patients. *Journal of Rheumatology*, **36**, 2290–7.
154. Gherardi R, Belec L, Mhiri C, et al. (1993). The spectrum of vasculitis in human immunodeficiency virus-infected patients. A clinicopathologic evaluation. *Arthritis & Rheumatology*, **36**(8), 1164–74.
155. Chetty R, Batitang S, and Nair R. (2000). Large artery vasculopathy in HIV-positive patients: another vasculitic enigma. *Human Pathology*, **31**(3), 374–9.

第5章
慢性下肢动脉缺血:治疗性血管生成

Edward Choke, Mark McCarthy

慢性下肢缺血简介

大的外周动脉闭塞可导致肢体缺血,起初是跛行,继而可发展为伴有静息痛和组织损失的CLI。目前,没有药物治疗能有效改善严重的下肢缺血。对于严重威胁肢体存活的缺血病例,治疗的目的是通过外科手术或血管腔内血管重建改善供血。如果血管重建不成功或不可能完成,常需要行大截肢术,其可导致严重的残疾和高围术期死亡率。因此,开发缺血性肢体血运重建新策略是当前临床上的迫切需求。

血管生成,即来自先前存在的血管网络的新血管的发育,是发育和特定生理状态下的正常过程。正常血管增殖发生在胚胎发育、女性生殖周期及伤口修复的过程中。过多或过少的血管生成均与一些病理状态相关。例如,血管生成不足与慢性压疮有关。另一方面,持续和不受调节的血管生成可以促进肿瘤、动脉粥样硬化、类风湿关节炎和糖尿病神经病变发展。因此,通过控制血管发育(诱导或抑制)来治疗血管生成,可为这些疾病提供新的治疗方法。

治疗性血管生成或动脉生成的概念源于早期假说,即血管生成的抑制(微血管的供应对肿瘤组织生长至关重要)可以是针对实体瘤的有效治疗。相反,心血管研究人员开始研究血管生成的诱导能否有效改善灌注和逆转缺血状况。

血管生长的机制

血管发生、血管生成和动脉生成

血管发育的基本机制尚不完全清楚。从19世纪中期开始,人们认为所有的血管都起源于既存的血管。这个观念曾被广泛接受,直到20世纪20年代,一系列历史上重要的试验证明,在各种器官雏形分化过程中发生了血管的原位发育[1]。为了解决这些差异,提出了两种定义(图5.1)[2]。血管发生被定义为血管前体细胞[血循环中的内皮祖细胞(EPC)和血管祖细胞]原位生长发育的过程[3,4]。另一方面,血管生成这个术语用来描述通过扩展现有血管延长形成新血管[5]。血管发生被认为是局限于早期胚胎发育的一个过程。相反,血管生成与随后器官发生期间的新血管形成相关,并且在个体的整个生存期间持续存在。

从这些定义来看,血管疗法的目的在于诱导血管生成(如在心脏中引发侧支血管形成)或抑制血管生成(如预防肿瘤生长和转移)。必须要清楚,血管生成主要导致毛细血管的形成,尽管在某些动物模型中也观察到较大尺寸血管的出现。因此,在存在近端限流性病变的情况下,毛细血管床尺寸的增加是否代表流向组织的总血流量有效增加,是缺血引起的血管生成的重要考虑因素。目前看来,血管发生对血管治疗的影响很小。对于血管发生是否在冠状动脉或外周循环缺血中起着重要的作用,这一点

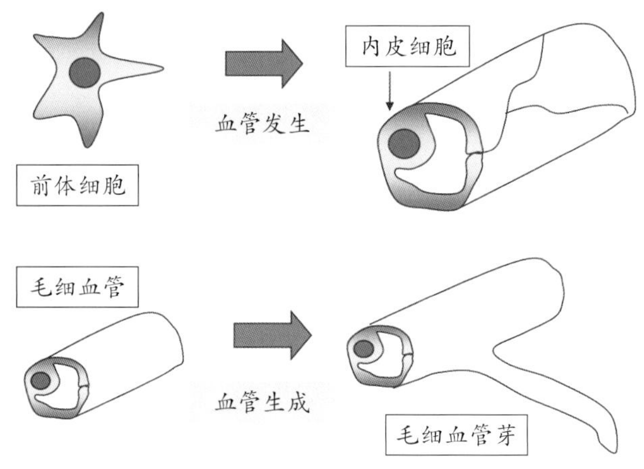

图5.1 血管发生和血管生成。

尚不确定。报道的疗效差异较大,从疗效显著[6]到没有任何疗效[7]均有报道。

另一个最近的概念是侧支血管的发展。侧支动脉和毛细血管生长有时被统称为血管生成,但这是两种完全不同的新生血管形成过程。毛细血管的生长是对局部缺氧的反应,由已有的毛细血管床中的小内皮管发芽而来,这与动脉生成的概念相反[8],后者指的是侧支血管成熟或新侧支血管形成的过程[9,10],这些血管足够大,可通过血管造影观察。动脉生成通常发生在局部缺血区域之外,是对局部剪切应力变化的反应,可引起血液来源的单核细胞在动脉狭窄部位积聚。与血管生成类似,动脉生成是否与新生侧支血管的发育相关,或者其是否代表现有血管的成熟(重塑和增大),这是目前正在广泛研究的领域。

血管生成的调控

缺氧、炎症和机械因素(例如,剪切应力和拉伸)是已知的引发血管生成的刺激因素。这些刺激可以直接或间接激活内皮细胞,从而导致自分泌或旁分泌产生,以及促血管生成生长因子或细胞因子的释放。

简而言之,在血管新生过程中发生的一系列事件是由黏附连接的溶解增加了内皮细胞的通透性而引起的[11],随后发生内皮细胞的增殖和基底膜成分的蛋白水解[主要由基质金属蛋白酶(MMP)调节]。这使内皮细胞在间隙中萌发。通过细胞黏附和细胞骨架重构的协调配合,可以引导萌发的内皮细胞迁移。在适当的时候,通过细胞内液泡融合的过程或中央腔周围细胞的稳固来形成血管腔。通过与已存在的毛细血管吻合,增生的芽形成新的侧支。循环的EPC也可能在萌发过程中发挥作用,其方式是附着在活化的内皮细胞上,通过内皮细胞层渗出,并在间质内聚集。这些EPC可以整合成为新形成的毛细血管的一部分或成为血管周围细胞。最后,基底膜和黏附连接组合,伴随着内皮细胞失活,促使毛细血管稳定。

血管生成过程是复杂的,由多种关键分子调控。这些关键分子,包括生长因子、内皮细胞、生长因子受体、细胞内信号调解者及转录因子的产生和激活调节,血管生成的各个阶段。表5.1描述了这些分子,其中一些代表血管生成操控的共同靶点。

治疗性血管生成

基因治疗和重组蛋白治疗

理想情况下,治疗血管生成的技术应是安全、有效、易于使用且价廉的。该作用应仅限于缺血组织,

表5.1 潜在的血管生成内源性调节因子

阳性	阴性
脂肪细胞脂质	血管抑素
血管生成素	CXC趋化因子
血管生成素家族	内皮抑素
EGF/TGFα	透明质酸
G-CSF	IL-12
生长因子(VEGF、FGF、HGF)	干扰素
透明质酸寡糖片段	MMP和PA抑制物
缺氧	16 kD催乳素片段
IL-8	增殖素相关蛋白
PDGF-BB	类维生素A
PIGF	核糖核酸酶抑制剂
增殖素	类固醇/代谢产物
前列腺素	TGF-β
TGF-β	血小板反应蛋白
胸苷酸磷酸化酶/PD-ECGF	TNF-α(在体外,通过抑制内皮细胞的生长)
组织因子	
TNF-α(在体内,通过次级介体)	

EGF,表皮生长因子;TGF,转化生长因子;VEGF,血管内皮生长因子;FGF,成纤维细胞生长因子;HGF,肝细胞生长因子;PD-ECGF,血小板衍生的内皮细胞生长因子;MMP,基质金属蛋白酶;PA,纤溶酶原激活物。

并应获得长期效益。治疗性血管生成的一种方法是治疗性基因转移，其定义是为了实现治疗性血管生成作用，将核酸转移至个体的体细胞。另一种方法是将重组蛋白直接注入骨骼肌。该方法的优点是能够准确地控制剂量，但也有一些局限性，与之相关的因素包括重组蛋白的成本高、半衰期短和剂量副作用大。另一方面，基因疗法提供了更持久的效果，额外的优点是在全身浓度下，治疗药物只引起微小的变化。因此，瞬时基因表达通常是治疗血管生成的首选方法。

被用于骨骼肌血管生成基因治疗的基因转移系统包括腺病毒、单纯疱疹病毒、腺相关病毒，以及有或没有载体的质粒DNA。病毒载体被设计成不能复制的模式，因此，不能在目标组织中传播感染。腺病毒和裸DNA是最常用的。使用杆状病毒、反转录病毒、慢病毒、α病毒、仙台病毒，以及反转录病毒和腺病毒组合的新型转移系统也正在开发中。另一种常用的基因转移系统使用质粒DNA，其可以有或没有载体分子。裸DNA在骨骼肌里的基因表达效果可以持续数月，而没有融入基因组。就将基因传递到骨骼肌的途径而言，与动脉内途径相比，肌内注射最为普遍，动脉内途径会导致过度播散。一个较新的途径可能被证明是有前途的，涉及将离体基因转移到成肌细胞中，然后将这些细胞植入骨骼肌中。该途径的前提是成肌细胞相对容易在体外培养和转导，并且能够在体内与肌纤维融合。

被用于治疗性血管生成的、使用最广泛的动物模型是兔后肢缺血模型，该模型是将股浅动脉从其近端起始处到分叉为隐动脉和腘动脉处的动脉部分切除。在这些模型中，动脉内、静脉内和肌内注射重组生长因子及基因转移的途径已显示出早期的前景。就成功的体内血管生成疗法而言，较其他生长因子更具有明显功效的主要候选药物是VEGF、成纤维细胞生长因子(FGF)-1和FGF-2[12]。其他已显示在体内能诱导治疗性血管生成的生长因子和细胞因子包括FGF-5、血管生成素1、血小板衍生的生长因子、肝细胞生长因子、单核细胞趋化蛋白-1、粒细胞巨噬细胞集落刺激因子、缺氧诱导因子-1a(HIF-1a)和人组织激肽释放酶。

细胞治疗

通过使用骨髓衍生的干细胞和祖细胞行细胞治疗，从而达到治疗性血管新生的疗法也已被确定为CLI患者的潜在新选择。该疗法的前提是这些刺激会促进侧支血管的形成，而不是促进毛细血管的发育。毛细血管通常是直径为10~20μm的小血管，可能不足以补偿或替代大的闭塞性运输动脉。因此，细胞治疗导致动脉生成(侧支血管形成)的刺激以及随后与阻塞血管平行的侧支小动脉的扩大，这是一个令人兴奋的研究领域。动脉生成的过程可导致小的、最初阻塞的小动脉的原始直径增加20倍[13]。使用动物模型的实验表明，动脉生成几乎可以完全恢复大血管闭塞的血管血运。

动脉变窄或闭塞可导致对血管壁的剪切力[14]，随后将血流重新导向小侧支，从而促进动脉生成。动脉生成的第2个关键事件是征募骨髓单核细胞。如果在CLI的背景下，这种适应性稳态机制失代偿，则可能导致周围动脉过度缺血，最终导致肢体丧失。糖尿病、吸烟、高脂血症和年龄与循环单核细胞EPC数量减少有关。同样的因素也与晚期缺血的风险增加有关，从而提供了一个强有力的提示，即说明骨髓衍生的单核细胞在CLI稳态中的重要性。CLI中细胞疗法的基础是通过利用功能活跃的自体前体细胞诱导动脉生成来增强机体内部生理修复过程。

细胞治疗在改善肢体缺血方面的可行性和有效性已被临床前动物实验证实。这些实验的关键结果如下：

- 增加循环EPC的数量以应对缺血[15]。
- 将此类细胞掺入毛细血管和间质动脉[16]。
- 证实其旁分泌功能(血管生成生长因子和细胞因子)[17]。

通过将离体扩增的人EPC移植到具有后肢缺血的无胸腺裸鼠中，可以改善血流和增加侧支血管，从而提高了肢体的挽救效果[18]。

临床试验

转基因的血管生成疗法的临床试验主要是Ⅰ/Ⅱ期研究(表5.2)[19~45]。这些研究使用动脉内、肌肉内和离体途径研究了VEGF、FGF、肝细胞生长因子(HGF)、HIF和E2F诱饵。总的来说，结果是有希望的，而且大多数试验报道了积极的发现，例如，踝肱压力指数(ABPI)、趾肱压力指数(TBPI)，以及经皮氧分压($TcPO_2$)的增加，新侧支血管发展、远端血流增加、溃疡愈合加速及保肢效果提高。其他的益处包括降低移植物的闭塞率或移植物维修的需求、降低动脉重度狭窄率和减轻静息痛。

在一项早期研究中,研究者对9例严重肢体缺血的患者进行了两次肌内注射编码VEGF165的裸质粒[20],导致循环中VEGF的浓度增加,侧支血流改善,缺血性溃疡愈合,肢体得到挽救和有效的疼痛控制。一项Ⅰ期随机双盲安慰剂对照试验显示,患者接受安慰剂(n=6),或10μg/kg bFGF(n=4),或30μg/kg bFGF一次(n=5)或30μg/kg bFGF连续2天(n=4),9例接受bFGF治疗患者的小腿血流量在1个月时增加了66%,在6个月时增加了153%[36]。

到目前为止,已经进行了1项Ⅲ期试验。这项试验(PREVENT-Ⅲ)证明,在因严重肢体缺血而进行了腹股沟以下血运重建术的患者中,E2F诱饵(依地福列胺,edifoligide)不能成功地预防静脉移植物失功[29]。诱饵一旦被送入细胞,便可以充当转录因子的竞争性抑制剂,从而阻断该转录因子特异性下游基因的激活。在动物模型中,已经显示出E2F诱饵可防止SMC增殖和新生内膜形成。一项多中心试验纳入1404例CLI患者,随机分配为术中用E2F或安慰剂进行单一体外静脉移植物处理,并对这些患者进行多普勒超声随访检查,由盲法临床事件分类委员会对目标移植物和肢体终点事件进行为期1年的评估。E2F诱饵的体外治疗耐受性良好。在接受不同治疗措施后,以下主要终点指标无显著差异:非技术原因的目标移植物再干预或由移植物失败而导致的截肢。次要终点指标,即非技术性的原发性移植物通畅率也无差异,而二次移植物通畅率有统计学上的显著改善。

迄今为止,有关重组蛋白治疗下肢缺血的临床试验局限于Ⅰ期或Ⅱ期试验,这些试验研究了经动脉、静脉、肌内注射VEGF或FGF。同基因治疗一样,其结果大体上令人鼓舞。有益的发现包括以下指标增加:远端血流量、经皮氧分压、新的侧支循环,以及踝肱指数。而且临床症状也有所改善:溃疡愈合增加,行走距离变长,静息痛减轻。然而,一项有关静脉内注射重组人碱性成纤维细胞生长因子(rh-bFGF)的Ⅱ期剂量递增、双盲安慰剂对照试验因安全性问题被迫提前终止,因为严重蛋白尿事件的发生率较高[37]。

细胞治疗的前期研究结果令人鼓舞,这促成了一些小规模的临床试验,在这些试验中也采用骨髓来源的单核细胞治疗下肢缺血。早期研究表明,这种使用骨髓来源的单核细胞(BMMNC)或外周血单核细胞(PBMNC)的自体细胞治疗方法是重度肢体缺血有效、新颖的治疗选择(表5.2)。

表5.2 外周动脉疾病中的治疗性血管生成临床试验

作者(按发表日期先后排列)	试验设计	治疗方案	途径	干预/对照	临床结果
基因治疗					
Inser等[19]	Ⅰ期试验	VEGF165质粒	经动脉球囊	1/0	可行,增加了侧支血管和血流
Baumgartner等[20]	Ⅰ期试验	VEGF165质粒	肌内注射	9(10条肢体)/0	增加: • 踝肱指数和趾肱指数 • 侧支循环 • 末梢循环 • 溃疡愈合 • 保肢率 减少: • 静息痛
Laitinen等[21]	Ⅰ期试验	Adβ-gal	经动脉输入	8/2	成功转录(6/8)
Mann等[22]	PREVENTⅠ期双盲试验	E2F诱饵(依地福列胺)	体外	未处理(16) E2F诱饵(17) 错义寡核苷酸(8)	减少: • 移植物闭塞 • 再治疗干预 • 重度狭窄

(待续)

表5.2(续)

作者(按发表日期先后排列)	试验设计	治疗方案	途径	干预/对照	临床结果
Comerota等[23]	Ⅰ期试验	FGF-1质粒(NV1FGF)	肌内注射	安全性51/0 有效性15/0	减少: • 疼痛 • 溃疡直径 增加: • 经皮氧分压 • 踝肱指数
Mäkinen等[24]	VEGF治疗PAD的Ⅱ期双盲安慰剂对照试验	ADVEGF1652* 1010PFU VEGF 165质粒脂质体	经动脉输入	18(腺病毒)/17(质粒脂质体)/19	增加: • 整体血管分布 • 缺血区域血管分布
Shyu等[25]	Ⅰ期试验	VEGF165质粒	肌内注射	21(24条肢体)/0	增加: • 踝肱指数 • 远端血流 • 血管造影评分 • 溃疡愈合或改善 减少: • 静息痛
Rajagopalan等[26]	RAVE Ⅱ期双盲安慰剂对照试验	VEGF121腺病毒	肌内注射	33/32(低剂量)/40(高剂量)	运动能力或生活质量均未改善
Matyas等[27]	Ⅰ/Ⅱ期剂量增加、双盲安慰剂对照多中心试验	腺病毒载体成纤维细胞生长因子-4(Ad5FGF-4)	肌内注射	10/3	血管有增多/变粗的趋势
Kusumanto等[28]	Groningen Ⅰ/Ⅱ期双盲安慰剂对照试验(2个中心)	VEGF165质粒	肌内注射	27/27	减少: • 截肢率 • 静息痛 增加: • 血流动力学状态 • 溃疡愈合
Conte等[29]	PREVENT Ⅲ期双盲安慰剂对照多中心试验	E2F诱饵(依地福列胺)	体外静脉移植	563/575	无差异: • 一期或二期试验终点 • 一期移植物通畅率 • 肢体保留 有临床意义的移植物狭窄: • 截肢率 • 无再干预的生存率 • 无技术原因的一期通畅率 • 二期移植物通畅率增加
Rajagopalan等[30]	Ⅰ期剂量增加、双盲安慰剂对照试验,Ⅰ期扩展、开放试验	Ad2/HIF-1α/VP16	肌内注射	34/7(研究翻转)	增加: • 静息痛缓解 • 溃疡愈合 • 疼痛缓解或溃疡愈合

(待续)

表5.2(续)

作者(按发表日期先后排列)	试验设计	治疗方案	途径	干预/对照	临床结果
Grossman 等[31]	DELTA-1 Ⅱ期双盲安慰剂对照多中心试验	Del-1 质粒（VLTS-589）	肌内注射	52/53	无差异
Nikol 等[32]	TALISMAN 201 Ⅱ期双盲安慰剂对照多中心试验	FGF-1 质粒（NV1FGF）	肌内注射	56/56	减少： • 所有截肢风险 • 大截肢率和死亡率
Powell 等[33]	双盲安慰剂对照剂量增加、多中心 HGF-STAT 试验	HGF 质粒	肌内注射	27/26（低剂量） 27（中剂量） 26（高剂量）	增加： • 经皮氧分压 • 经皮氧分压的改变 • 高剂量组患者经皮氧分压>30mmHg 的人数
Morishita 等[34]	Ⅰ期/Ⅱa 期开放试验	HGF 质粒	肌内注射	22/0	踝肱指数和溃疡愈合率改善
重组蛋白治疗					
Isner 等[35]	Ⅰ期试验	rh VEGF1652	肌内注射	6(7条肢体)/0	增加： • 远端血流 • 新侧支血管 • 踝肱指数 • 临床整体改善情况 • 溃疡愈合率
Lazarous 等[36]	Ⅰ期剂量增加、双盲安慰剂对照试验	rh bFGF	经动脉输入	安慰剂(6) 10μg/kg bFGF(4) 一次 30μg/kg bFGF(5) 连续2天 30μg/kg bFGF(4)	小腿血流量增加(体积描记法)
Cooper 等[37]	Ⅱ期剂量增加、双盲、安慰剂对照试验	rh bFGF	静脉输入	16/8(因严重蛋白尿发生率高而提前终止)	无试验结果
Lederman 等[38]	TRAFFIC、Ⅱ期双盲安慰剂对照试验	rh FGF-2	经动脉输入	在第1天和第30天经双侧动脉输入安慰剂(63) 第1天输入 rFGF-2(30μg/kg)和第30天输入安慰剂(单次剂量，66)或第1天和第30天输入 rFGF-2(30μg/kg)(双剂量，61)	增加： • 行走时间峰值 • 踝肱指数

(待续)

表5.2(续)

作者(按发表日期先后排列)	试验设计	治疗方案	途径	干预/对照	临床结果
Marui等[39]	Ⅰ期/Ⅱa期开放试验	bFGF/明胶水凝胶球	肌内注射	7/0	增加: • 6分钟步行距离 • 肱踝指数 • 肢体灌注 • 经皮氧分压 减少: • 静息痛 • 截肢率
细胞治疗					
Tateishi-Yuyama等[40]	Ⅰ期/Ⅱa期试验	骨髓来源单核细胞和外周血单核细胞	肌肉内注射	47/0	增加: • 踝肱指数 • 经皮氧分压 减少: • 疼痛 • 截肢率
Durdu等[41]	Ⅰ期/Ⅱa期试验	骨髓来源单核细胞	肌内注射	28/0	增加: • 踝肱指数 • 经皮氧分压 减少: • 疼痛 • 截肢率
Huang等[42]	Ⅰ期/Ⅱa期试验	骨髓来源单核细胞和外周单核细胞	肌内注射	74骨髓来源单核细胞(B组)/76外周单核细胞(A组)	增加: • 肱踝指数 • 皮肤温度 • 静息疼痛 两组在无痛行走距离、经皮氧分压、溃疡愈合率和下肢截肢率方面无差异
Prochazka等[43]	Ⅰ期试验	骨髓来源单核细胞	肌内注射	37/0	增加: • 肱踝指数 • 经皮氧分压 减少: • 疼痛
Huang等[44]	Ⅰ期试验	外周单核细胞	肌内注射	5/0	增加 • 经皮氧分压 减少 • 疼痛
Kawamura等[45]	Ⅰ期/Ⅱ期试验	外周单核细胞	肌内注射	30/0	增加: • 踝肱指数 • 经皮氧分压 减少: • 疼痛 • 截肢率

应用细胞移植进行治疗性血管生成试验(TACT)是在肢体缺血治疗中应用BMMNC最早的实质性研究[40]。TACT包括了一项开放性的初步研究和一项随机对照研究。在初步研究中,25例患者有严重的肢体缺血,临床表现为静息痛、未愈合的溃疡,或两者均有。这类患者被认为不适合行血管重建。该组患者接受了骨髓来源的单核细胞治疗,试验组将BMMNC注射在缺血严重的一侧肢体上(肱踝指数<0.6),选择该侧肢体腓肠肌上的40个位点进行注射。对照组将生理盐水注射在缺血程度较轻的肢体上(肱踝指数>0.6)。BMMNC干预组的肱踝指数和经皮氧分压增加,静息痛得到改善,无痛行走距离增加,研究过程未出现重大安全问题。在随机对照研究中,22例双侧下肢缺血的患者随机选择一侧下肢接受BMMNC的细胞治疗,另一侧下肢接受未受刺激的PBMNC治疗(作为对照组)。接受治疗4周后,两种治疗方案的患肢的肱踝指数及经皮氧分压都较治疗前有所提高,同时BMMNC治疗组与PBMNC组相比,在静息痛及无痛行走时间上有所改善。

TACT的研究结果使人们产生了浓厚兴趣,促成了在其他国家开展的一些使用干细胞或单核细胞治疗下肢缺血疾病的临床试验(表5.2)。这些研究均报道了TACT的临床获益,包括:改善肱踝指数氧分压,减轻疼痛及降低截肢率。目前有一些正在进行的安慰剂对照试验,其中包括:骨髓细胞治疗下肢严重缺血的临床试验[46](BONMOT-CLI,NCT00434616)、自体骨髓抽吸浓缩物(BMAC)治疗外周动脉闭塞性疾病所致严重肢体缺血的安全性和有效性的可行性研究(NCT00498069),以及JUVENTAS临床试验(NCT00371371)。

BONMOT-CLI[46]临床试验的目的是评价自体骨髓细胞治疗在没有其他治疗选择的情况下(不适合血管重建治疗或重建失败)对下肢严重缺血患者的应用价值。这是一项在德国的4个医疗中心进行的双盲1:1随机安慰剂对照试验。该研究将90例患者随机分为治疗组和对照组,对治疗组的缺血下肢注射浓缩的自体骨髓细胞;对照组行假骨髓抽吸术,对其缺血下肢注射生理盐水。试验的主要终点是3个月时的大截肢率或持续性的严重肢体缺血率。次要终点是2年随访期内的死亡率、患肢灌注改变、生活质量、行走距离、小截肢率、伤口愈合率、侧支循环密度和癌症发生率。

自体BMAC治疗周围动脉闭塞性疾病所致严重肢体缺血的安全性和有效性的可行性研究是一项在美国进行的随机对照双盲多中心试验。该试验与BONMOT-CLI类似,不同之处在于:预计试验参与者数量较少(n=48),并且以2:1的方式随机划分为BMMNC组或安慰剂组。JUVENTAS研究(经皮动脉内输入再生内皮祖细胞)是荷兰的一项随机双盲安慰剂对照试验。该试验与BONMOT-CLI的主要区别在于经动脉内途径进入股总动脉,主要测量结果是6个月后的大截肢率。

危险因素

迄今为止,Ⅰ期或Ⅱ期临床试验对约2000例患者使用了治疗性血管(TA)生成技术,其不良反应大体一致,没有发生意外的严重并发症,但是目前缺乏大规模的长期安全性数据。对TA的主要关注点是非治疗所需的血管生成的潜在危险。血管过度生成和病理性生成可涉及恶性和非恶性疾病过程(糖尿病增殖性视网膜病变、黄斑变性、类风湿关节炎、骨髓炎和动脉粥样硬化斑块的新血管形成)。迄今尚无关于TA导致这些情况的报道。

使用特定促血管生成剂会出现特异性不良反应。将重组血管生长因子蛋白输入血液循环系统可产生低血压,但在局部注射VEGF的基因治疗中未出现这种全身不良反应。腺病毒VEGF121基因转移导致兔后肢和阴囊剂量依赖性水肿甚至皮肤坏死,其与剂量呈正相关[47]。在一项用裸DNA进行人VEGF基因治疗的试验中,口服利尿剂对水肿有效[48],也可以通过与维持内皮完整性的血管生成素-1联合治疗来预防[49]。成纤维细胞生长因子-2治疗导致膜性肾病,继而引起肾功能不全,是一个备受关注的问题,这也是造成rh-bFGF的Ⅱ期剂量递增、双盲安慰剂对照试验提前终止的原因[37]。肝细胞生长因子(HGF)的不良反应尚未被阐明,其安全性监测仍在进行中。就细胞治疗而言,迄今为止最大的研究(TACT)表明,该方法是一种安全的治疗方法[40]。

结论

针对缺血性疾病的TA理念是一个很有吸引力的概念,其原理已经在动物实验模型和早期人类临床试验中确立,现在已经优化了基因和载体的选择、给药方法和临床试验设计。目前面临的挑战是在精心设计、有充足效力、随机对照的Ⅱ期或Ⅲ期临床试验中评估这一策略。其次，成功的TA需要得到优化，以达到最大获益，同时需要强化其安全性。要达到这一目的，目前有许多重要问题需要解决。研究需要重点阐明外源性生长因子对侧支循环形成的作用机制，细胞周围环境在维持功能性血管中的作用需要进一步研究。在瞬时基因表达之后，还需要一种有效的方法来维持新血管的持久性，并且需要改进基因转移的途径。

新的基因靶点可能会继续被发现，从而增强或减弱TA的效力。一个有待探索的领域是潜在的组合疗法能否更好地发挥作用，这些疗法包括：将FGF和PDGF相结合，以刺激细胞周围环境，用VEGF及FGF刺激内皮细胞，以及用血管生成素-1(Ang-1)稳定新生血管并防止血管渗透性增加引起的水肿。细胞和基因疗法相结合可以产生协同效应，从而使每种药物在较低剂量下起作用，并使不良反应最小化。目前，正在进行临床前期研究以评估组合疗法的互补或协同潜力，目的是确定这些疗法的混合搭配在TA中的生物学有效性。希望将来TA被证明是能够用于治疗不适合传统血管重建的外周肢体严重缺血患者的一种新治疗方案。

（王建 陈楚文 译 马玉奎 审校）

参考文献

1. Sabin FR. (2002). Preliminary note on the differentiation of angioblasts and the method by which they produce blood-vessels, blood-plasma and red blood-cells as seen in the living chick. 1917. *Journal of Hematotherapy and Stem Cell Research*, **11**(1), 5–7.
2. Poole TJ and Coffin JD. (1989). Vasculogenesis and angiogenesis: two distinct morphogenetic mechanisms establish embryonic vascular pattern. *Journal of Experimental Zoology*, **251**(2), 224–31.
3. Asahara T, Masuda H, Takahashi T, et al. (1999). Bone marrow origin of endothelial progenitor cells responsible for postnatal vasculogenesis in physiological and pathological neovascularization. *Circulation Research*, **85**(3), 221–8.
4. Luttun A and Carmeliet P. (2003). *De novo* vasculogenesis in the heart. *Cardiovascular Research*, **58**(2), 378–89.
5. Carmeliet P. (2003). Angiogenesis in health and disease. *Nature Medicine*, **9**(6), 653–60.
6. Asahara T and Kawamoto A. (2004). Endothelial progenitor cells for postnatal vasculogenesis. *American Journal of Physiology—Cell Physiology*, **287**(3), C572–9.
7. Ziegelhoeffer T, Fernandez B, Kostin S, et al. (2004). Bone marrow-derived cells do not incorporate into the adult growing vasculature. *Circulation Research*, **94**(2), 230–8.
8. Simons M. (2005). Angiogenesis: where do we stand now? *Circulation*, **111**(12), 1556–66.
9. de Muinck ED and Simons M. (2004). Re-evaluating therapeutic neovascularization. *Journal of Molecular and Cellular Cardiology*, **36**(1), 25–32.
10. Helisch A and Schaper W. (2003). Arteriogenesis: the development and growth of collateral arteries. *Microcirculation*, **10**(1), 83–97.
11. Pepper MS. (2001). Role of the matrix metalloproteinase and plasminogen activator-plasmin systems in angiogenesis. *Arteriosclerosis, Thrombosis, and Vascular Biology*, **21**(7), 1104–17.
12. Rissanen TT, Vajanto I, and Yla-Herttuala S. (2001). Gene therapy for therapeutic angiogenesis in critically ischaemic lower limb—on the way to the clinic. *European Journal of Clinical Investigation*, **31**(8), 651–66.
13. Buschmann I and Schaper W. (2000). The pathophysiology of the collateral circulation (arteriogenesis). *Journal of Pathology*, **190**(3), 338–42.
14. Schirmer SH, van Nooijen FC, Piek JJ, and Royen N, van. (2009). Stimulation of collateral artery growth: travelling further down the road to clinical application. *Heart*, **95**(3), 191–7.
15. Shintani S, Murohara T, Ikeda H, et al. (2001). Mobilization of endothelial progenitor cells in patients with acute myocardial infarction. *Circulation*, **103**(23), 2776–9.
16. Takahashi T, Kalka C, Masuda H, et al. (1999). Ischemia- and cytokine-induced mobilization of bone marrow-derived endothelial progenitor cells for neovascularization. *Nature Medicine*, **5**(4), 434–8.
17. Kamihata H, Matsubara H, Nishiue T, et al. (2001). Implantation of bone marrow mononuclear cells into ischemic myocardium enhances collateral perfusion and regional function via side supply of angioblasts, angiogenic ligands, and cytokines. *Circulation*, **104**(9), 1046–52.
18. Kalka C, Masuda H, Takahashi T, et al. (2000). Transplantation of ex vivo expanded endothelial progenitor cells for therapeutic neovascularization. *Proceedings of the National Academy of Sciences, USA*, **97**(7), 3422–7.
19. Isner JM, Pieczek A, Schainfeld R, et al. (1996). Clinical evidence of angiogenesis after arterial gene transfer of phVEGF165 in patient with ischaemic limb. *Lancet*, **348**(9024), 370–4.
20. Baumgartner I, Pieczek A, Manor O, et al. (1998). Constitutive expression of phVEGF165 after intramuscular gene transfer promotes collateral vessel development in patients with critical limb ischemia. *Circulation*, **97**(12), 1114–23.
21. Laitinen M, Makinen K, Manninen H, et al. (1998). Adenovirus-mediated gene transfer to lower limb artery of patients with chronic critical leg ischemia. *Human Gene Therapy*, **9**(10), 1481–6.
22. Mann MJ, Whittemore AD, Donaldson MC, et al. (1999). Ex-vivo gene therapy of human vascular bypass grafts with E2F decoy: the PREVENT single-centre, randomised, controlled trial. *Lancet*, **354**(9189), 1493–8.
23. Comerota AJ, Throm RC, Miller KA, et al. (2002). Naked plasmid DNA encoding fibroblast growth factor type 1 for the treatment of end-stage unreconstructible lower extremity ischemia: preliminary results of a phase I trial. *Journal of Vascular Surgery*, **35**(5), 930–6.
24. Makinen K, Manninen H, Hedman M, et al. (2002). Increased vascularity detected by digital subtraction angiography after VEGF gene transfer to human lower limb artery: a randomized, placebo-controlled, double-blinded phase II study. *Molecular Therapy*, **6**(1), 127–33.
25. Shyu KG, Chang H, Wang BW, and Kuan P. (2003). Intramuscular vascular endothelial growth factor gene therapy in patients with chronic critical leg ischemia. *American Journal of Medicine*, **114**(2), 85–92.
26. Rajagopalan S, Mohler ER, III, Lederman RJ, et al. (2003). Regional angiogenesis with vascular endothelial growth factor in peripheral arterial disease: a phase II randomized, double-blind, controlled study of adenoviral delivery of vascular endothelial growth factor 121 in patients with disabling intermittent claudication. *Circulation*, **108**(16), 1933–8.
27. Matyas L, Schulte KL, Dormandy JA, et al. (2005). Arteriogenic gene therapy in patients with unreconstructable critical limb ischemia: a randomized, placebo-controlled clinical trial of adenovirus 5-delivered fibroblast growth factor-4. *Human Gene Therapy*, **16**(10), 1202–11.
28. Kusumanto YH, Weel V, van, Mulder NH, et al. (2006). Treatment with intramuscular vascular endothelial growth factor gene compared with placebo for patients with diabetes mellitus and critical limb ischemia: a double-blind randomized trial. *Human Gene Therapy*, **17**(6), 683–91.
29. Conte MS, Bandyk DF, Clowes AW, et al. (2006). Results of PREVENT III: a multicenter, randomized trial of edifoligide for the prevention of vein graft failure in lower extremity bypass surgery. *Journal of Vascular Surgery*, **43**(4), 742–51.
30. Rajagopalan S, Olin J, Deitcher S, et al. (2007). Use of a constitutively active hypoxia-inducible factor-1alpha transgene as a therapeutic

strategy in no-option critical limb ischemia patients: phase I dose-escalation experience. *Circulation*, **115**(10), 1234–43.

31. Grossman PM, Mendelsohn F, Henry TD, et al. (2007). Results from a phase II multicenter, double-blind placebo-controlled study of Del-1 (VLTS-589) for intermittent claudication in subjects with peripheral arterial disease. *American Heart Journal*, **153**(5), 874–80.
32. Nikol S, Baumgartner I, Van Belle E, et al. (2008). Therapeutic angiogenesis with intramuscular NV1FGF improves amputation-free survival in patients with critical limb ischemia. *Molecular Therapy*, **16**(5), 972–8.
33. Powell RJ, Simons M, Mendelsohn FO, et al. (2008). Results of a double-blind, placebo-controlled study to assess the safety of intramuscular injection of hepatocyte growth factor plasmid to improve limb perfusion in patients with critical limb ischemia. *Circulation*, **118**(1), 58–65.
34. Morishita R, Makino H, Aoki M, et al. (2011). Phase I/IIa clinical trial of therapeutic angiogenesis using hepatocyte growth factor gene transfer to treat critical limb ischemia. *Arteriosclerosis, Thrombosis, and Vascular Biology*, **31**(3), 713–20.
35. Isner JM, Baumgartner I, Rauh G, et al. (1998). Treatment of thromboangiitis obliterans (Buerger's disease) by intramuscular gene transfer of vascular endothelial growth factor: preliminary clinical results. *Journal of Vascular Surgery*, **28**(6), 964–73.
36. Lazarous DF, Unger EF, Epstein SE, et al. (2000). Basic fibroblast growth factor in patients with intermittent claudication: results of a phase I trial. *Journal of the American College of Cardiology*, **36**(4), 1239–44.
37. Cooper LT, Jr, Hiatt WR, Creager MA, et al. (2001). Proteinuria in a placebo-controlled study of basic fibroblast growth factor for intermittent claudication. *Vascular Medicine*, **6**(4), 235–9.
38. Lederman RJ, Mendelsohn FO, Anderson RD, et al. (2002). Therapeutic angiogenesis with recombinant fibroblast growth factor-2 for intermittent claudication (the TRAFFIC study): a randomised trial. *Lancet*, **359**(9323), 2053–8.
39. Marui A, Tabata Y, Kojima S, et al. (2007). A novel approach to therapeutic angiogenesis for patients with critical limb ischemia by sustained release of basic fibroblast growth factor using biodegradable gelatin hydrogel: an initial report of the phase I-IIa study. *Circulation Journal*, **71**(8), 1181–6.
40. Tateishi-Yuyama E, Matsubara H, Murohara T, et al. (2002). Therapeutic angiogenesis for patients with limb ischaemia by autologous transplantation of bone-marrow cells: a pilot study and a randomised controlled trial. *Lancet*, **360**(9331), 427–35.
41. Durdu S, Akar AR, Arat M, Sancak T, Eren NT, and Ozyurda U. (2006). Autologous bone-marrow mononuclear cell implantation for patients with Rutherford grade II-III thromboangiitis obliterans. *Journal of Vascular Surgery*, **44**(4), 732–9.
42. Huang PP, Yang XF, Li SZ, Wen JC, Zhang Y, and Han ZC. (2007). Randomised comparison of G-CSF-mobilized peripheral blood mononuclear cells versus bone marrow-mononuclear cells for the treatment of patients with lower limb arteriosclerosis obliterans. *Thrombosis and Haemostasis*, **98**(6), 1335–42.
43. Prochazka V, Gumulec J, Chmelova J, et al. (2009). Autologous bone marrow stem cell transplantation in patients with end-stage chronical critical limb ischemia and diabetic foot. *Vnitr Lek*, **55**(3), 173–8.
44. Huang PP, Li SZ, Han MZ, et al. (2004). Autologous transplantation of peripheral blood stem cells as an effective therapeutic approach for severe arteriosclerosis obliterans of lower extremities. *Thrombosis and Haemostasis*, **91**(3), 606–9.
45. Kawamura A, Horie T, Tsuda I, et al. (2005). Prevention of limb amputation in patients with limbs ulcers by autologous peripheral blood mononuclear cell implantation. *Therapeutic Apheresis and Dialysis*, **9**(1), 59–63.
46. Amann B, Ludemann C, Ruckert R, et al. (2008). Design and rationale of a randomized, double-blind, placebo-controlled phase III study for autologous bone marrow cell transplantation in critical limb ischemia: the BONe Marrow Outcomes Trial in Critical Limb Ischemia (BONMOT-CLI). *European Journal of Vascular Medicine*, **37**(4), 319–25.
47. Poliakova L, Kovesdi I, Wang X, Capogrossi MC, and Talan M. (1999). Vascular permeability effect of adenovirus-mediated vascular endothelial growth factor gene transfer to the rabbit and rat skeletal muscle. *Journal of Thoracic and Cardiovascular Surgery*, **118**(2), 339–47.
48. Baumgartner I, Rauh G, Pieczek A, et al. (2000). Lower-extremity edema associated with gene transfer of naked DNA encoding vascular endothelial growth factor. *Annals of Internal Medicine*, **132**(11), 880–4.
49. Thurston G, Rudge JS, Ioffe E, et al. (2000). Angiopoietin-1 protects the adult vasculature against plasma leakage. *Nature Medicine*, **6**(4), 460–3.

第6章

凝血机制和血友病

Ulrike Flierl, Nay Min Htun, Karlheinz Peter

凝血机制简介

图6.1总结了止血过程中的不同物质成分，当凝血激活因子和抑制因子不平衡时就可能发生出血或血栓，Rudolf Virchow描述了导致血栓形成的3个要素（血流瘀滞、血管壁损伤、高凝状态），其被称为Virchow三角（图6.2）。

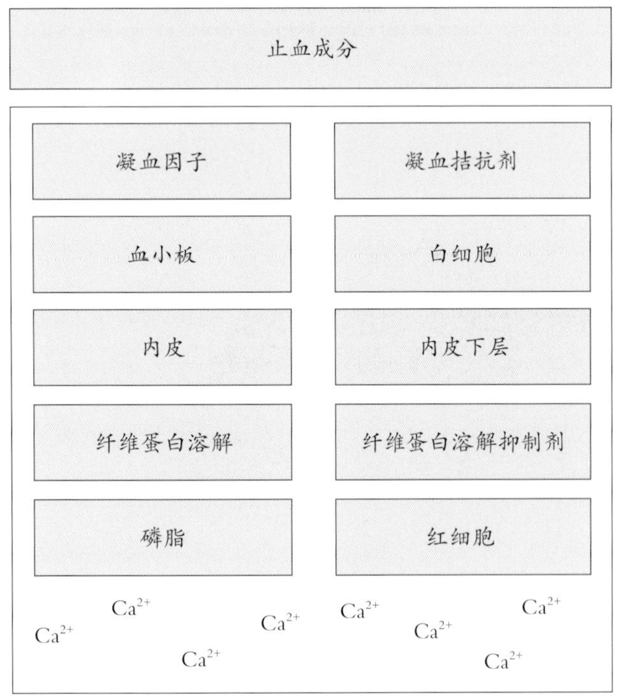

图6.1 止血成分。(Source: data from Alba Jover Cerveró et al., Dental treatment of patients with coagulation factor alterations: An update, Medicina Oral Patologia Oral y Cirugia Bucal, Volume 12, pp. E380-7, Copyright © 2007 Medicina Oral S.L., http://www.medicinaoral.com/pubmed/medoralv12_i5_p380.pdf)

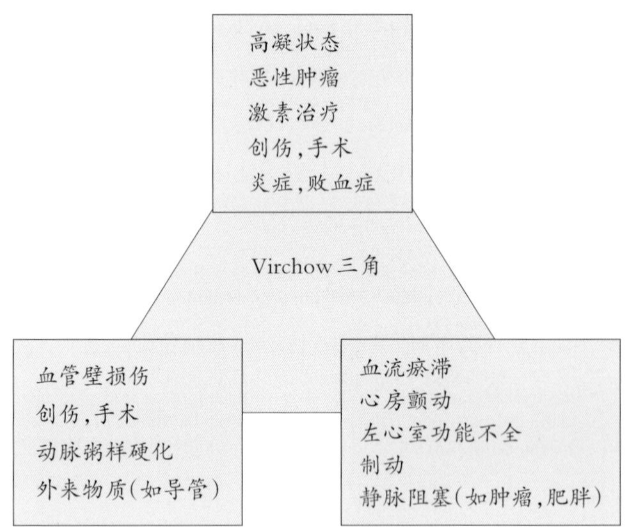

图6.2 Virchow三角的3个组成部分：高凝状态、血管壁损伤和血流瘀滞。这3者相互作用导致血栓形成。

内膜和内皮细胞的功能

血管内皮层的完整性是功能性止血最重要的因素。内皮细胞形成覆盖血管内壁的致密单层结构，将血流和内皮下促血栓形成因子分离开[例如，血管性血友病因子（vWF）、胶原蛋白、纤连蛋白、血栓应答蛋白、玻连蛋白、层粘连蛋白]。人体需要分泌一些血管活性物质以维持内皮完整性，包括保持抗凝的表面、通过SMC受体调节血管张力，并维持持续的血流。血管扩张因子[例如，NO、前列环素（PGI_2）、内皮衍生的超极化因子（EDHF）]，以及血管收缩因子[例如，血栓素A_2（TXA_2）、血管紧张素Ⅱ（ATⅡ）、内皮素1（ET-1）]参与了上述过程。

术语“内皮功能失调”包括以下内容：内皮系统

性病理状态(其中包括内皮细胞抗炎和抗凝特性的障碍),以及主要由NO生物利用度受损引起的血管张力失调[1]。NO的缺乏可能是由NO合成减少或者NO失活增加所致,后者由高血压、动脉硬化、糖尿病和吸烟的情况下氧化应激过程(活性氧)增加所致。

血小板的作用

血小板是无核细胞,由骨髓中的巨核细胞产生,其寿命为7~10天,之后被隔离在网状内皮系统中,主要在肝脏和脾脏中。静息的血小板呈圆盘状,但当血小板被激活剂[例如,凝血酶、腺苷二磷酸(ADP)、TXA_2]激活时,可通过形成伪足来改变形状,这些伪足是质膜的过度表达。

血小板可以通过以下方式激活:被可溶性受体激动剂(如ADP、凝血酶)活化;被黏附于细胞外基质(如血管损伤时暴露出的细胞外基质)激活;通过剪切应力的变化(如动脉粥样硬化性管腔狭窄)被激活。血小板活化是由蛋白激酶激活、钙离子释放、细胞骨架聚合、花生四烯酸代谢激活和血小板形状改变等过程完成的,是血小板发生聚集的前提。这一过程还与血小板整合素、GPⅡb/Ⅲa的构象变化有关,后者导致纤维蛋白原结合并使血小板间形成交叉桥接,而形成血小板聚集体。此外,部分血小板黏附分子(例如,P选择素和CD40受体)脱落并释放促炎症物质[2][如PDGF、血小板因子4(PF-4)、白细胞介素-1(IL-1)、β-血小板球蛋白(β-TG)、CD40受体],这促进了动脉血栓形成[3]和内皮炎症产生(图6.3)[4]。血小板在内皮炎症中的关键作用直到最近才得到证实,“循环的炎性炸弹”这一血小板的别称很好地描述了该特点。

P选择素(CD62-P)被储存在血小板α颗粒中,其在血小板与白细胞相互作用、血小板聚集形成[5,6]、白细胞趋化到内皮细胞的过程中起重要作用。内皮表达的黏附分子,即血管细胞黏附分子-1(VCAM-1)或细胞间黏附分子-1(ICAM-1)的直接结合介导了白细胞牢固的粘连[7]。

血小板活化后释放微粒(MP),其是由血小板膜包绕着血小板黏附分子、细胞质蛋白和微小RNA形

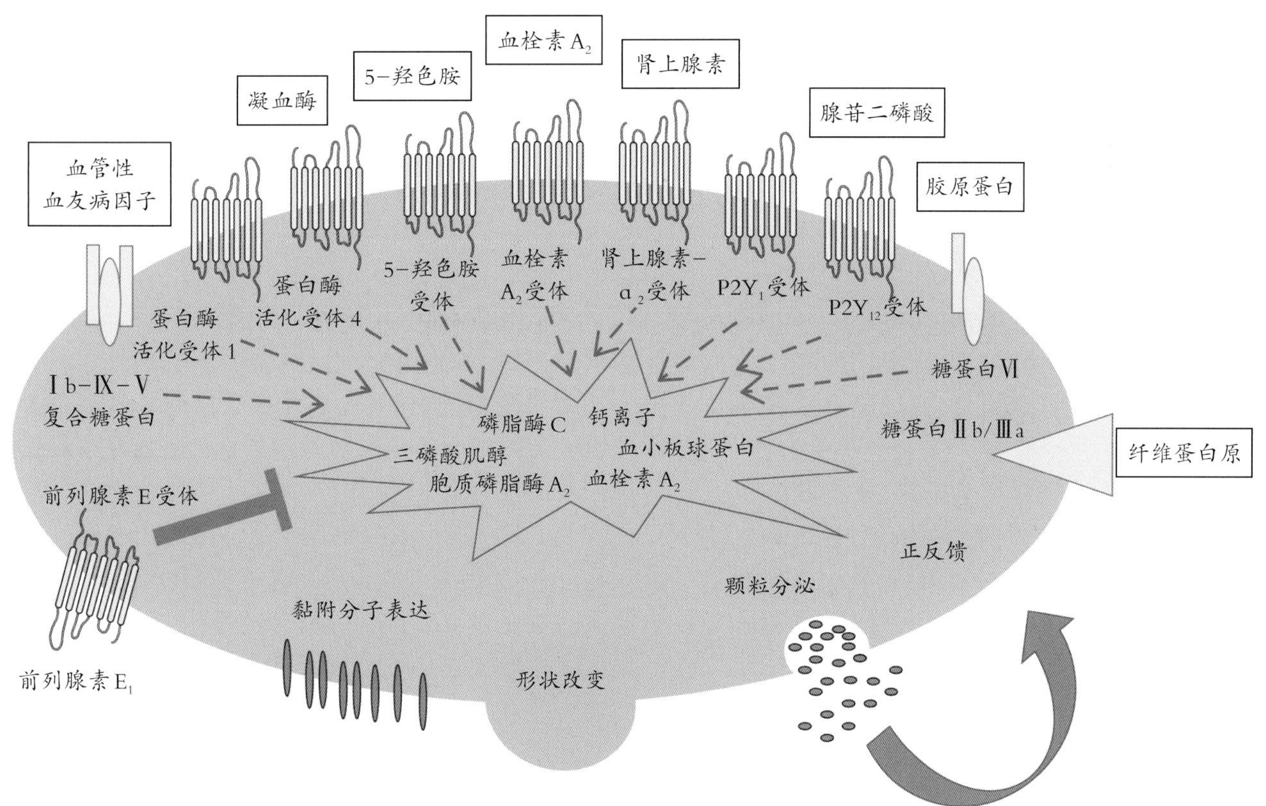

图6.3 导致血小板活化的最重要的血小板受体及其配体;血小板活化可导致形状改变,释放血小板颗粒内物质,黏附分子表达;前列腺素(例如,前列腺素E_1、PGE_1)及其相应受体是内源性血小板抑制剂之一。

成的微小颗粒。许多疾病都涉及血小板活化，如PAD、CAD、心力衰竭、脑血管疾病(CbVD)、高胆固醇血症、高血压和糖尿病。

血小板与内皮的相互作用

血小板与内皮细胞的相互作用是通过血小板和内皮细胞层释放的介质发生的，并且在正常情况下确保血流不受干扰[8]。

要理解止血过程的关键一步是血小板对内皮功能紊乱或受损做出的反应。血小板是流动的细胞，因为其直径小(2~4μm)，在血流的流变学特性作用下，血小板紧贴血管壁。因此当内皮释放的NO不足或内皮下基质蛋白(如胶原蛋白)暴露在循环血流中时，血小板是受影响最大且最早的细胞。

在血管损伤部位，血小板被激活并形成血栓以阻止失血。与此同时，还有一些机制确保血栓局限于血管损伤部位，以避免广泛的凝血系统激活。vWF受体糖化蛋白(GP)Ⅰbα和GPⅡb/Ⅲa是血小板与暴露的基质蛋白和炎症内皮细胞黏附的主要表面蛋白[9]。

vWF是一个多聚急性期蛋白，由巨核细胞合成(储存在血小板α颗粒内)，也由内皮细胞合成(储存在Weibel-Palade小体内)。当循环的vWF被固定或存在于血管壁和结缔组织中的vWF在血管损伤期间暴露时，其作为血小板黏附的受体起作用，从循环血液中募集血小板。vWF除了是有募集血小板功能的黏附蛋白之外，也是凝血Ⅷ因子的载体，其作用将会在血管性血友病章节详细阐述。

血小板黏附于内皮损伤部位的机制分为3步(起始、牢固黏附、稳固)。通过血小板受体与胶原蛋白和vWF因子等内皮下蛋白质接触，血小板被激活，并通过改变其形状而扩散，紧接着释放血小板颗粒并激活其他血小板和白细胞，活化的血小板通过纤维蛋白原桥形成微团聚体，导致血栓形成。血小板与内皮细胞的第一次接触被称为“束缚”，主要通过胶原及其在血小板上的受体和vWF与胶原蛋白的相互作用介导。然后牢固的粘连通过整合蛋白结合而稳固下来，导致血小板形状改变并在随后封闭血管病变处。值得注意的是，同时存在一些抗凝物质，如NO和前列环素，这些物质防止过度的血栓形成。

凝血因子的作用

为确保血流不受干扰，以及在必要时迅速止血，需要血小板、血管内皮和血浆凝血因子之间密切地相互作用。目前关于凝血机制，有两种模型可阐述其原理。第1种是传统的模型：其中凝血级联被分为内源性凝血途径和外源性凝血途径，两种途径汇入共同途径导致纤维蛋白血凝块形成。第2种模型考虑了细胞成分的作用，并为凝血过程提供了更全面的维度[10]。

凝血级联反应理论是基于逐步激活无活性的凝血因子提出来的，其中内源性凝血途径包括负电荷表面的接触激活和随后逐步激活凝血因子Ⅻ、Ⅺ、Ⅸ、Ⅷ和Ⅴ的过程。外源性凝血途径由暴露于循环血流中的组织因子(TF)与凝血因子Ⅶ之间相互作用。两种途径最终汇入共同途径，即凝血因子Ⅹ被激活，导致凝血酶原(FⅡ)转化为凝血酶(Ⅱa)，凝血酶再使纤维蛋白原(FⅠ)转化成纤维蛋白(FⅠa)(图6.4)。尽管这种级联反应模型并不能真实反映发生在体内的凝血过程，但其仍然对于人们理解一些常见临床凝血试验的原理具有重要意义[例如，活化部分凝血活酶时间(APTT)和凝血酶原时间(PT)，这些指标常分别用于评估内源性和外源性凝血功能]。

目前，更加全面的凝血观点分为3个阶段(启动、扩增和蔓延)(图6.5)。

启动阶段开始于组织因子暴露于特定细胞的表面(例如，单核细胞、炎症因子触发的内皮细胞)。组织因子既是受体，又是凝血因子Ⅶ的辅助因子。组织因子-凝血因子Ⅶ复合物(被称为外源性凝血因子Ⅹ激活酶复合物)激活凝血因子Ⅸ和凝血因子Ⅹ。被激活的凝血因子Ⅹ再激活少量的凝血酶(凝血因子Ⅱa)。

扩增阶段通过凝血因子Ⅸa-凝血因子Ⅷa复合物(被称为内源性凝血因子Ⅹ激活酶复合物)进一步激活凝血因子Ⅹ，这一过程比外源性凝血因子Ⅹ激活酶复合物更加高效(50~100倍)。扩增阶段导致凝血酶进一步形成，凝血因子Ⅸa-凝血因子Ⅷa复合物和凝血因子Ⅹa-凝血因子Ⅴa复合物(凝血酶原复合物)的反应效能由于流动性磷脂膜(如血小板膜)和钙离子的参与成倍加快。所有活化凝血因子和因子复合物形成了正反馈机制，使凝血酶产生和纤维蛋

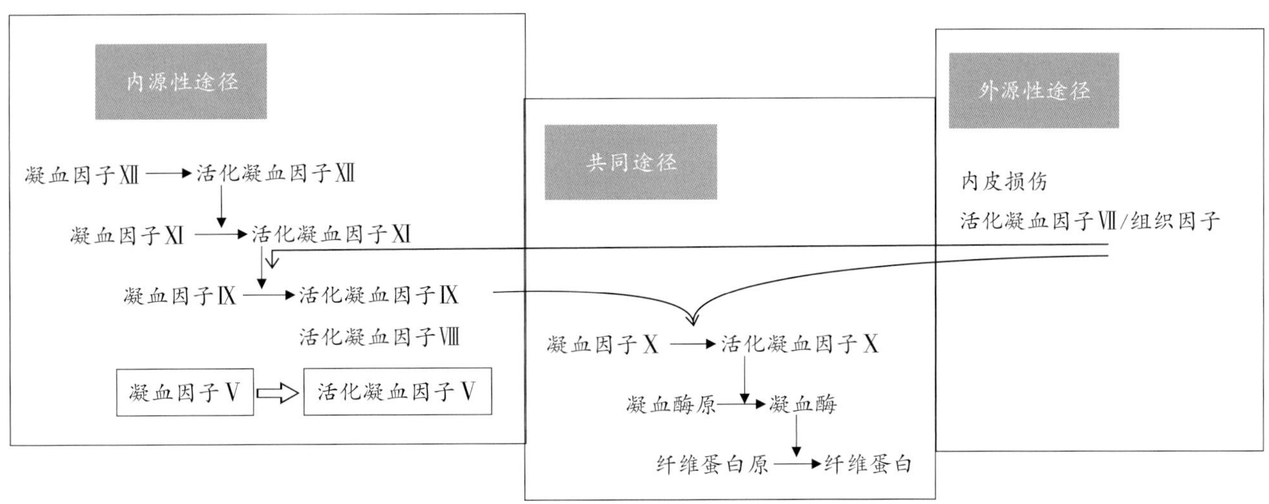

图6.4 传统凝血级联模型分为内源性途径、外源性途径和共同途径。该模型基于凝血因子的逐步激活，最后汇入共同途径导致纤维蛋白形成。

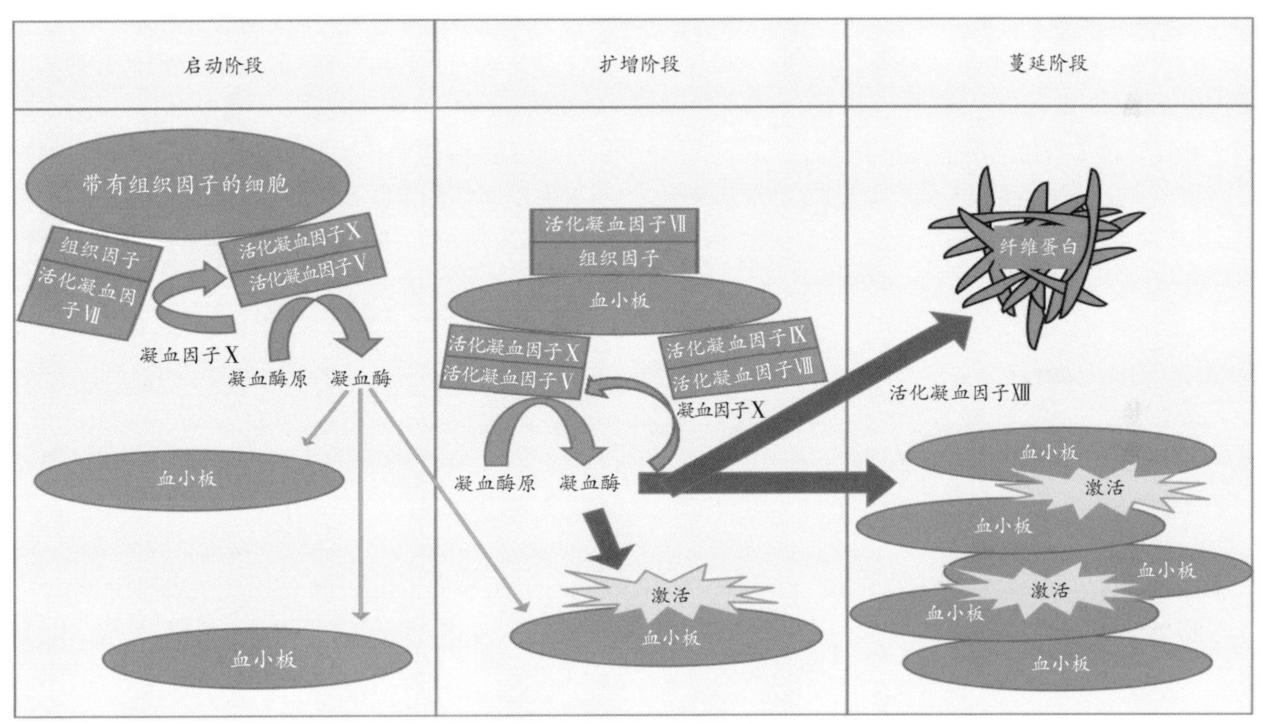

图6.5 目前凝血模型分为3个阶段：启动、扩增和蔓延。该模型考虑到了血浆和细胞成分在凝血过程中的作用，最显著的是考虑了血小板的重要作用。启动阶段包括细胞表面的外源性途径凝血因子Ⅹ酶复合物（TF-FⅦa），该复合物在凝血因子Ⅹa活化介导下激活少量凝血酶（FⅡa）。扩增阶段由凝血因子Ⅹ进一步激活凝血酶，凝血因子Ⅹ是通过由内源性凝血因子Ⅹ激活酶催化复合物（FⅨa-FⅧa）激活的。由于存在几个正反馈通路，凝血酶产生被加强，最终导致纤维蛋白血凝块形成（蔓延阶段）。

白血凝块形成增加。同时凝血酶也是一种强大的血小板激动剂，其使血小板活化（包括α-颗粒的脱粒和整联蛋白GPⅡb/Ⅲa的活化）。

除血小板活化外，凝血酶还有许多功能。其可以使凝血因子Ⅷa形成增加，同时也激活凝血因子Ⅺ。凝血因子Ⅺ位于血小板表面，使血小板进一步活化。这些反馈机制的组合会促进凝血酶的产生和凝血过程的延续。

一旦血小板和凝血因子被激活，并且血小板被募集到损伤部位，就会产生稳定的纤维蛋白血凝块

(蔓延阶段)。最后,由凝血酶激活的凝血因子ⅩⅢa与纤维蛋白链形成共价键交联,并形成稳定的纤维蛋白网格。在此过程中产生一种被称作凝血酶激活的纤维蛋白溶解抑制剂(TAFI)的物质,其保护纤维蛋白血凝块不发生纤溶酶介导的纤维蛋白溶解。

天然的凝血抑制剂

为了让凝血过程局限于血管损伤部位、避免广泛的凝血,人体内存在一些天然的凝血抑制剂。最重要的是抗凝血酶(AT)、活化蛋白C(APC)及其辅助因子蛋白S,以及组织因子途径抑制剂(TFPI)(图6.6)。

抗凝血酶是一种丝氨酸蛋白酶抑制剂,主要通过使一些游离的酶失活发挥作用,这些酶参与凝血酶原和凝血因子Ⅹ激活酶(外源性和内源性)的作用过程。肝素和肝素衍生物可增强抗凝血酶的作用。

TFPI是一种丝氨酸蛋白酶,首先主要中和凝血因子Ⅹa及TF-凝血因子Ⅶa复合物,特别是当这些因子和复合物未与任何细胞表面结合时。

蛋白C是一种维生素K依赖性蛋白,在肝脏中合成,其被内皮血栓调节素激活,然后与其辅助因子蛋白S一起作用,使凝血因子Ⅴ-凝血因子Ⅴa和凝血因子Ⅷ-凝血因子Ⅷa失活。还有一些其他的天然凝血抑制剂,例如,α1蛋白酶抑制剂(作用于凝血因子Ⅹa)和α2-巨球蛋白(作用于凝血酶),这些抑制剂的特异性较低。

生理性纤维蛋白溶解

凝血系统和纤溶系统必须维持一个稳定状态,既不会出现过度凝血,又不会增加出血。主要的内源性纤维蛋白溶解物质是纤溶蛋白酶,该酶由循环的纤溶酶原(PLG)通过组织型纤溶酶原激活物(tPA)以及尿激酶型纤溶酶原激活物(uPA)产生。纤溶酶本身通过将酶由单链构象转化成更活跃的双链构象来增强tPA和uPA的活性。纤溶酶的主要底物是纤维蛋白,纤维蛋白被纤溶酶切割,形成纤维蛋白降解产物。纤维蛋白本身通过tPA的强力结合(与纤维蛋白原相反)来增强其自身降解,使得局部的纤溶酶形成增强。TAFI是一种由凝血酶激活的蛋白质,可减少纤维蛋白溶酶的产生,因此表现出纤维蛋白溶解与凝血之间的调节联系。其他调节纤维蛋白溶解系统(纤维蛋白溶解)的分子包括抑制纤溶酶本身活性

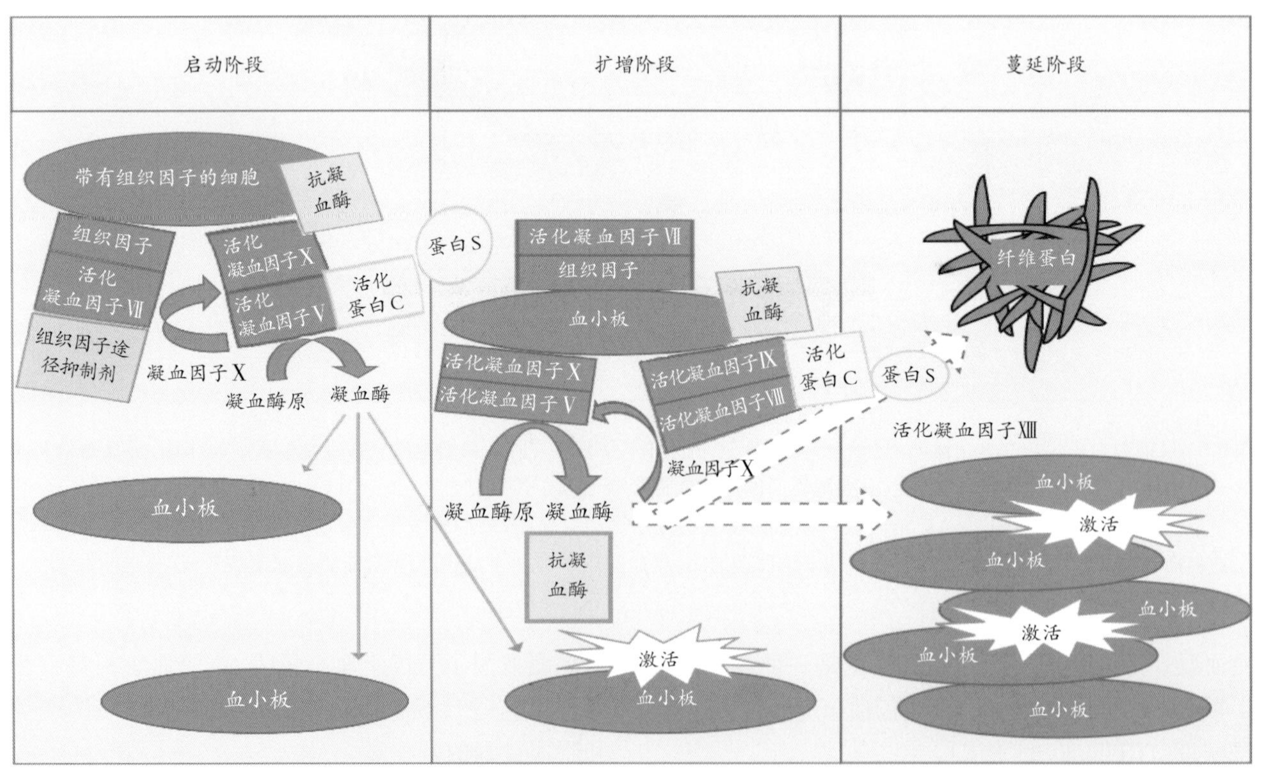

图6.6 最重要的内源性凝血抑制因子是抗凝血酶、活化蛋白C及其辅助因子蛋白S,以及组织因子途径抑制剂。一旦凝血发生,以上因子就会活化,以使凝血过程局限于血管损伤部位。

的纤溶酶原激活物抑制剂-1(PAI-1)和α2-纤溶酶抑制剂(α2-PI)(图6.7)[11]。

血小板功能检查

目前,有几种不同的测试方法可以评估出血性疾病患者,包括测量特定凝血因子、全面检查(如APTT和PT),以及血小板功能测定。这些测试,尤其是血小板功能测定,引起了人们的兴趣,因为其可以被用来评估抗血小板药物的治疗效果,如P2Y12(ADP受体)抑制剂或阿司匹林[12,13]。

最简单、最全面的测试是确定出血时间。出血时间是指皮肤伤口停止出血所需的时间,通常在前臂前表面的皮肤上进行试验。正常出血时间为2~10分钟。这一宽泛的范围表明该测试的低敏感性和可变性。此外,测量结果可重复性差,且为侵入性检查。

目前有许多更精确的测试方法,通过出血时间进行评估已经过时。在20世纪60年代开发出的血小板聚集测定法仍被认为是血小板功能测定的金标准。目前有2种不同的方法来进行血小板聚集测定:

• 全血测定,基于用不同激动剂(例如,ADP、TXA_2)对活化血小板阻抗变化的测量。

• 光透射聚集测定法,富含血小板的血浆(PRP)可以通过全血离心获得,对PRP样本进行刺激,再通过样本的光密度确定血小板的聚集能力。

常规实验室血小板聚集能力测定结果的价值有限,原因在于其重复性有限和对轻度异常聚集结果解释的模糊性。

另一种监测受体异常(如格兰茨曼血小板功能不全)等血小板疾病的技术是流式细胞术,可检测血小板的大小和颗粒度。可以使用特定的荧光染料连接的抗体来检测血小板功能、血小板活化和血小板与白细胞相互作用。这种技术的缺点是需要昂贵的仪器(流式细胞仪)和有经验的工作人员。目前有几种可市售的血小板功能测定仪(例如,血小板功能分析仪®,血管舒张剂刺激的磷蛋白测定仪,Verify now®,Plateletworks®)。这些检测主要依靠流式细胞术或凝聚测定术。

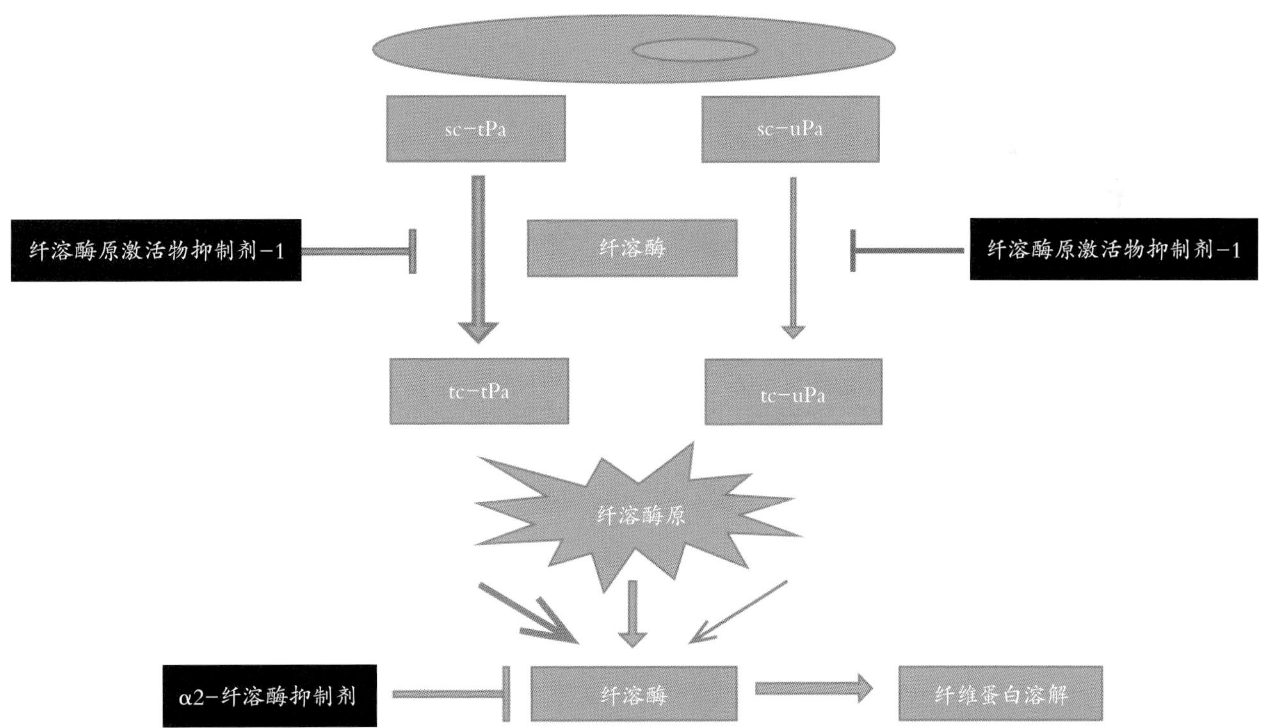

图6.7 天然纤维蛋白溶解系统以纤溶酶为主要成分。纤溶酶由血液循环中的纤溶酶原在组织型纤溶酶原激活物(tPA)和尿激酶型纤溶酶原激活物(uPA)作用下产生;通过纤溶酶自身介导,其由低活性单链体(sc-tPA/sc-uPA)向双链构象(tc-tPA/tc-uPA)转化。纤溶酶原激活物抑制剂-1和α2-纤溶酶抑制剂是调节和对抗纤维蛋白溶解过程的内源性分子。(Adapted from Cesarman-Maus G and Hajjar KA, Molecular mechanisms of fibrinolysis, British Journal of Haematology, Volume 129, Issue 3, pp. 307-21, Copyright © 2005, with permission from John Wiley & Sons, Inc. All Rights Reserved.)

其中的一些分析仪器可用于评估服用抗血小板药物患者的血小板抑制程度。因为P2Y$_{12}$受体抑制剂常被用于预防冠状动脉介入治疗后的支架血栓形成，也因为药物治疗时ADP受体抑制不完全可能导致致命的后果，所以针对个体药物反应的检测和抗血小板治疗的监测很重要。

血小板活化对许多环境因素敏感（如炎症和服用药物等），会导致测试结果不同。因此，大多数测试须通过重复检测来确认。

监测凝血的测试

一些全面凝血检查系统反映了凝血的几个步骤。外源性凝血途径、内源性凝血途径模型有助于阐述这些凝血测试（图6.8）。最重要的全面检查之一是检测APTT。该测试反映了凝血级联的内源性途径和共同途径。将磷脂、钙和另一种活化剂（如高岭土）加入血浆样本中，测定血纤维蛋白聚合发生所需的时间。APTT随着凝血因子Ⅱ、Ⅴ、Ⅷ、Ⅸ、Ⅹ、Ⅺ、Ⅻ和纤维蛋白原的减少而延长。A型和B型血友病、血管性血友病（vWD）和凝血因子合成受损的肝脏疾病会延长APTT。该方法敏感性中等，因为只有当凝血因子降至正常值的50%以下时才出现病理结果。

凝血激酶时间（TPT）又被称为凝血酶原时间或"Quick"测试（这一名称与最先描述它的科学家有关）。PT反映凝血级联模型，即凝血因子Ⅱ、Ⅴ、Ⅶ、Ⅹ和纤维蛋白原的外源性凝血途径和共同途径。该模型表示从将组织凝血酶和钙加入血浆直至纤维蛋白血凝块形成的时间。然后将此时间转换为百分比，正常血浆凝血时间定义为100%。PT的延长发生在相应的凝血因子缺乏时，例如，有肝病或服用华法林的患者。引入国际标准化比值（INR）是为了协调评估抗凝治疗的标准，这样就建立了一个与检测中心无关的可比较的数值标准。INR是以"国际敏感指数"（ISI）增强的患者PT与正常血浆PT的比值，ISI是将PT试剂的敏感性与国际标准相关联的一个因素。

如果怀疑有出血性疾病，且APTT和PT均在正常范围内，则应考虑凝血因子ⅩⅢ缺乏。如果APTT或PT异常，这可能是由于凝血因子Ⅱ、Ⅴ、Ⅶ、Ⅷ、Ⅸ、Ⅹ、Ⅺ、Ⅻ或纤维蛋白原缺乏［例如，由于肝脏疾病、弥散性血管内凝血（DIC）］、抗凝治疗（如华法林）或存在凝血因子抑制剂（如抗磷脂抗体综合征）（表6.1）。

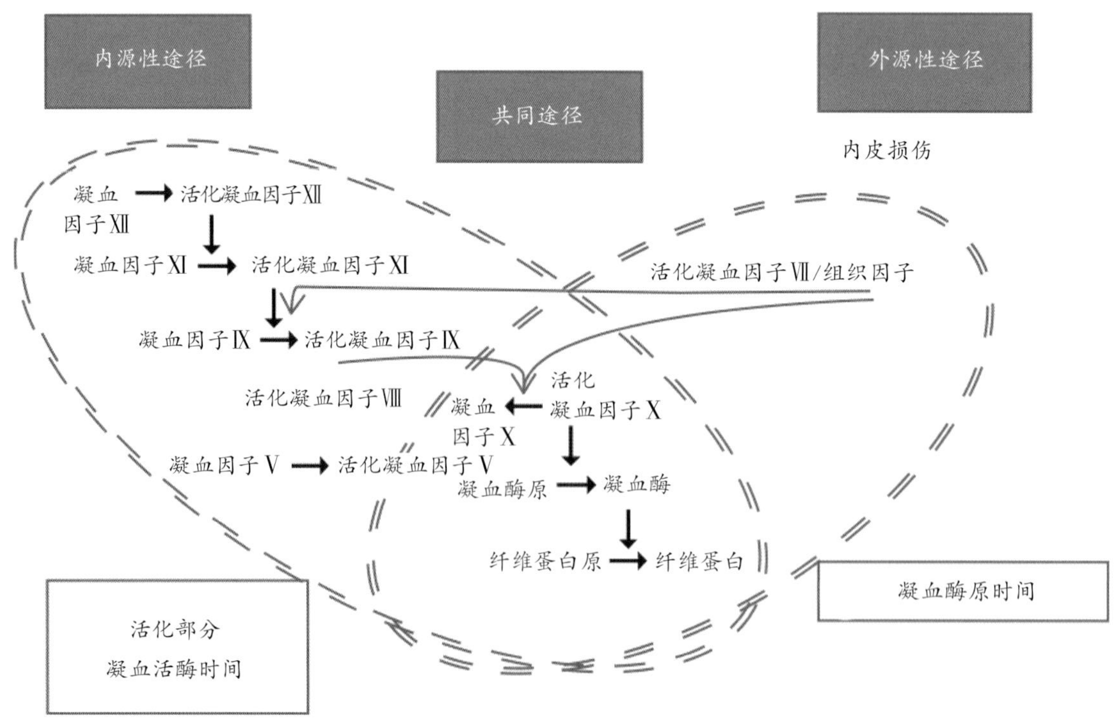

图6.8 全面凝血检查反映的凝血因子：活化部分凝血活酶时间（APTT/PTT）包括了参与内源性途径和共同途径的凝血因子，凝血酶原时间反映了参与外源性途径和共同途径的凝血因子。应注意这些检查均未考虑凝血因子ⅩⅢ。

表6.1 某些疾病的凝血分析

检验项目	正常范围	增加	正常	减少
出血时间	2~10分钟	血管性血友病	A型和B型血友病	
APTT	25~35秒	A型和B型血友病、DIC、肝脏疾病、维生素K缺乏症、服用香豆素药物、肝素治疗		
PT	10~15秒	DIC、肝脏疾病、维生素K缺乏症、服用香豆素药物	A型和B型血友病	
凝血因子Ⅷ	60%~100%	肝脏疾病	肝脏疾病、维生素K缺乏症、血管性血友病	A型血友病、DIC、血管性血友病
凝血因子Ⅸ	60%~100%			B型血友病
凝血因子Ⅶ	60%~100%			肝脏疾病、维生素K缺乏症、DIC
凝血因子Ⅴ	60%~100%	维生素K缺乏症		肝脏疾病、DIC

APTT和PT的正常范围可能因不同的测试系统和实验室而有差异，因此给定的值只能反映大致的范围。

Adapted with permission from Alba Jover Cerveró et al., Dental treatment of patients with coagulation factor alterations: An update, Medicina Oral Patologia Oral y Cirugia Bucal, Volume 12, pp. E380-7, Copyright © 2007 Medicina Oral S.L., http://www.medicinaoral.com/pubmed/medoralv12_i5_p380.pdf

单因子检测对于诊断一些出血性疾病（例如，A型和B型血友病）是必不可少的，该检测是在专业实验室进行的。单因子检测对于凝血因子ⅩⅢ缺乏的诊断至关重要，因为这是检测系统中唯一未考虑的因子。凝血因子ⅩⅢ缺乏的典型临床特征包括伤口愈合延迟和瘢痕形成。

血友病简介

术语“血友病”是指所有凝血功能障碍性疾病，多由凝血因子缺乏导致出血倾向增加。原则上，每一种凝血因子（先天遗传或后天获得）均可能发生凝血功能不足。

A型和B型血友病是基因遗传性疾病，尽管其在血友病中最常见，但实际发病率仍然很低[14,15]。因为凝血因子Ⅷ（缺乏导致A型血友病）和凝血因子Ⅸ（缺乏导致B型血友病）的基因位于X染色体，所以这些血友病仅可见于男性，女性作为携带者也可以出现轻度症状。vWD是由vWF因子功能缺陷所致，可引发止血功能障碍。在遗传性凝血障碍疾病中，vWD是最常见的。

对于出血性疾病的诊断，详细的病史是不可或缺的。目前已建立了出血评分表，其可被用于评估出血性疾病存在的可能性（表6.2）[16]。出现至少3种出血性症状而不论其严重程度如何，或男性出血评分>3分、女性>5分，表示存在出血性疾病。详细的家族史也至关重要，因为大多数出血性疾病是遗传性的。

A型和B型血友病

A型和B型血友病为X连锁隐性遗传病，A型血友病的发病率约为1∶10 000，B型血友病的发病率为1∶60 000。凝血因子Ⅷ或凝血因子Ⅸ的活性分别决定A型和B型血友病的严重程度。根据上述因子活性，可将疾病严重程度分为轻、中、重三度：轻度为5%~40%，中度为1%~5%，重度为<1%。但是其血浆浓度并不总是与症状的严重程度表现一致[17]。

关于重度的A型血友病的分子缺陷，有2种流行突变，约占病例的40%。突变是由凝血因子Ⅷ基因在Xq28上的内含子22反转引起的。关于其他的基因反转已有报道，许多严重的分子缺陷是由错义突变导致的。A型和B型血友病的突变模式是不同的，这些突变模式中还有更多独特的突变变体。尽管该病是遗传性疾病，但大约1/3的病例通常是没有家族史的，其潜在原因可能是自发性突变。

包含家族史的详细病史对于血友病的诊断至关重要。典型的体征是没有明显原因的出血，特征在于关节、肌肉和软组织的自发性出血。此外，创伤或手术后出血过多是关键的诊断指标。然而，为了明

表6.2 评估个体出血风险的问卷评分表

症状	得分	
鼻出血	0=无或偶尔 1=症状存在	2=需填塞止血,烧灼止血治疗 3=需输血或替代治疗
皮肤症状	0=无或偶尔 1=瘀点或瘀斑	2=血肿 3=需医疗咨询
小伤口	0=无或偶尔 1=症状存在(1~5次/年)	2=需医疗关注 3=需手术或输血
口腔出血	0=无或偶尔 1=症状存在	2=需医疗关注 3=需手术或输血
消化道出血	0=无或偶尔 1=症状存在	2=需医疗关注 3=需手术或输血
产后出血	0=无或偶尔 1=症状存在,需铁剂治疗	2=需输血治疗、刮宫术、缝合止血术 3=子宫切除术
肌肉血肿或关节积血	0=无或偶尔 1=症状存在	2=需医疗关注 3=需手术或输血
拔牙后出血(最严重的事件)	0=无或偶尔 1=症状存在	2=需缝合止血或填塞止血 3=需输血治疗
术后出血(最严重的事件)	0=无或偶尔 1=症状存在	2=需缝合止血或再次手术止血 3=需输血治疗
月经过多	0=无或偶尔 1=症状存在	2=需医疗咨询、口服药物治疗、铁剂治疗 3=需输血、子宫切除术、刮宫术

问卷的设计目的是用于诊断1型血管性血友病,但同时也适用于评估其他出血性疾病。值得注意的是,家族史至关重要,但在该评分系统中没有考虑到这一点。

确诊断,测定相关的凝血因子活性是必要的。该病的治疗策略是预防性针对缺乏的凝血因子进行替代疗法,预防可能导致生命危险的出血并发症(如颅内、胃肠道)。

一旦出现急性出血,应尽快治疗,即使对此有疑问也应及时治疗,无须等待进一步的诊断[17]。在紧急情况下,当没有特定的凝血因子浓缩剂可用时,应为患者输入新鲜冰冻血浆(FFP),因为其含有全部的凝血因子,但浓度要小于因子浓缩液。

所有患者应携带身份证明卡,证明卡内应说明疾病相关的最关键信息:诊断结果,严重程度,抑制剂状态,治疗使用的产品类型,治疗重度、中度和轻度出血分别使用的初始剂量,以及主治医生或诊所的联系方式[18]。

传染病传播曾是与治疗相关的最严重的问题,特别是对于在1970—1990年接受治疗的患者而言,上述传染病包括乙型肝炎病毒(HBV)、丙型肝炎病毒(HCV)和人类免疫缺陷病毒(HIV)[19]。由于更加安全的血浆浓缩物出现和重组因子被开发,感染不再是问题。然而,抑制剂的开发已成为最具挑战性的临床问题。这些抑制剂针对凝血因子Ⅷ和Ⅸ的IgG型中和抗体,使得凝血因子替代疗法效果变差。当进行了足够的凝血因子替代治疗而患者仍持续出血时,或当在体外将患者的血浆与正常的综合血浆混合未完全纠正延长的APTT(PNP;未纠正的混合研究)时,就要怀疑这些抑制剂的存在。对抑制剂阳性患者的治疗取决于抑制剂的滴度和反应性。向经验丰富的治疗中心针对此问题的处理进行咨询至关重要。20%~30%的A型血友病和5%~10%的B型血友病患者会发生抑制剂的问题。

不同的治疗中心使用不同的方案进行因子替代治疗。这类方案规定只有在临床上发生明显的出血时才采取治疗。对于中度至重度血友病患者，通常需要采取持续预防措施以防出血。

为了评估患者对因子替代疗法的反应，必须确定在一段时间后（例如，24小时和48小时后）确定所谓"恢复值"。恢复值是观察到的因子活性增加值或因子活性的预期增加值（目标恢复值=0.8~1.2）；观察到的增加值=治疗后因子水平－处理前因子水平（U/mL）；预期增加值=给药量（μ/mL）/血浆体积（mL）；血浆体积（mL）=41×体重（kg）（成人）；50×体重（kg）（儿童）。

预估剂量可以通过以下公式进行调整：

凝血因子Ⅷ剂量近似值=1U/kg体重=凝血因子Ⅷ活性增加2%。

凝血因子Ⅸ剂量近似值=1U/kg体重=凝血因子Ⅸ活性增加1%

总之，血友病患者的护理和治疗应该由该领域的专家进行，尽管如此，血管专家还是应该对疾病及其治疗有基本的了解，特别是在诊治急性出血的情况下。

血管性血友病

与A型和B型血友病相比，血管性血友病更为常见，发生率为1%~2%，是由vWF的遗传缺陷引起的。虽然这种疾病非常普遍，但出血并发症或疾病临床特征的发生率约为1∶10 000。vWF的生理作用如下：

- 保护凝血因子Ⅷ免于失活。
- 促进血小板黏附于内皮。
- 支持血小板聚集。

vWF是一种大型血浆糖蛋白，以一系列分子量为800~20 000 kDa的多聚体形式存在，并在巨核细胞和血管内皮细胞中合成[20~22]。

了解vWF的合成过程对于理解疾病不同亚型的发展（1型，2a+b型，2M型，2N型，3型）很重要。在内质网中处理去除信号肽并形成前vWF二聚体，随后这些二聚体进入高尔基体，在这里通过N-末端二硫键形成分子量高达20 000kDa的多聚体结构。此后，发生广泛的翻译后修饰（包括糖基化、硫酸化），成熟的vWF蛋白直接分泌到血浆中，但也可以被储存在内皮细胞Weibel-Palade小体和血小板α-颗粒中，在不同激动剂刺激或对血管损伤的反应下释放。释放到血浆中的高分子量多聚体通过血小板反应蛋白和被称为ADAMTS13的特定蛋白酶的作用被分解[21]。

有一些会影响vWF水平的因素必须加以考虑。例如，O型血受试者的vWF水平比非O型血受试者更低，而在妊娠期，vWF升高至原来的5倍。作为急性期蛋白质，vWF在炎症和具有炎性成分的疾病（例如，恶性肿瘤、血管炎、肝肾疾病）中也会升高。

vWD的分类主要基于vWF蛋白质的数量和质量：1型指蛋白质数量减少但蛋白质功能正常，2型指有蛋白质功能异常的定性功能缺陷，3型指蛋白质无法被检测到。

高分子量（HMW）vWF多聚体与vWF的亚分类相关。HMW多聚体在2A型中不存在，在2B型中减少或缺失，在2M型中正常存在（偶尔会出现超大型）。在上述亚型中，凝血因子Ⅷ的结合能力是正常的。而在2N型中，凝血因子Ⅷ的结合能力显著降低，HMW多聚体正常。

正如对所有出血性疾病的诊断一样，包括家族史在内的详细病史对于vWD的诊断至关重要。尤其应记录创伤、手术和拔牙后的出血并发症。妊娠和分娩通常不存在问题，因为vWD在妊娠时自然升高，但月经过多在患者中很常见。

如果怀疑患有vWD，则可以用实验室检查来确认初步诊断。表6.3显示了应评估的凝血参数的主要变化。这些指标包括出血时间（不再常规进行检查）、血小板计数、APTT、vWF-抗原（Ag）、vWF-瑞斯托霉素辅助因子（RCo）活性、凝血因子Ⅷ和vWF-多聚体检测。vWF-RCo是功能性检测在作为糖肽的瑞斯托菌素存在的情况下，vWF与GPIb结合的能力。测试是通过在含有过量瑞斯托菌素的测试血浆的稀释液中测量血小板的凝集情况来进行的。当瑞斯托菌素二聚体结合vWF和血小板GPIb时，导致血小板的交联。最后，参考血浆标准确定个体体内的vWF-RCo。另一种基于瑞斯托菌素的测定是瑞斯托霉素诱导的血小板聚集（RIPA）测试。将瑞斯托菌素以几种浓度加入富含血小板的血浆中，然后采取与vWF-Rco测定法类似的方法促进vWF与血小板GPIb的结合。最后，确定诱导聚集的最低瑞斯托菌素浓度，从而反映vWF对血小板的亲和力。在vWF-血小板超反应性的情况下，必须怀疑vWD 2B型的存在。在严重形式的vWD中不存在瑞斯托菌素诱导的血小板聚集。

一旦做出诊断，就有多种治疗方法可以选择。

表6.3 各类vWD的遗传特征、发病率和一些重要的实验室检查概况

	1型	2A型	2B型	2M型	2N型	3型
描述	vWF的数量缺陷	vWF的血小板依赖性功能异常；大型多聚体的丧失	vWF的血小板依赖性功能增加；大型多聚体的丧失	vWF的血小板依赖性功能异常	vWF对凝血因子Ⅷ的亲和力降低	几乎完全缺乏vWF
遗传特征	常染色体显性	常染色体显性	常染色体显性	常染色体显性	常染色体显性	常染色体隐性
发病率	70%~80%	10%~15%	<5%	罕见	罕见	罕见
出血时间	↑或正常	↑	↑	↑	↑	↑↑
APTT	↑	正常或↑	正常或 ↑	↑	↑	↑
vWF-Ag	↓	正常或↓	正常或↓	↓	↓	↓↓或无
vWF-RCo	↓	↓	↓，正常或 ↑	↓	↓	↓↓
RIPA		障碍	增加	障碍	正常	无
凝血因子Ⅷ	↓	正常或↓	正常或 ↓	↓	↓	↓↓
多聚体	正常	异常	异常	正常	正常	无

↑，上升；↓下降。

Source: data from Nichols WL et al., von Willebrand disease(VWD): evidence-based diagnosis and management guidelines, the National Heart, Lung, and Blood Institute(NHLBI) Expert Panel report(USA), Haemophilia, Volume 14, pp. 171-232, Copyright©2008 John Wiley & Sons, Ltd and R. R. Montgomery, the Blood Center of Wisconsin and Medical College of Wisconsin, Milwaukee, Wisconsin

去氨加压素(DDAVP)是1型vWD患者最常见的治疗选择。该药可将内源性vWF和凝血因子Ⅷ的释放量升高至原来的5倍。按患者体重静脉注射0.3μg/kg去氨加压素可导致vWF水平充分升高。输液可以每隔12小时重复一次，最多5天。然而，对于2型和3型vWD患者，凝血因子Ⅷ/vWF血浆浓缩物是用于治疗或预防的主要药物。

（陈楚文 金涛 译 马玉奎 审校）

参考文献

1. Cai H and Harrison DG. (2000). Endothelial dysfunction in cardiovascular diseases: the role of oxidant stress. *Circulation Research*, **87**, 840–4.
2. Li Z, Delaney MK, O'Brien KA, and Du X. (2010). Signaling during platelet adhesion and activation. *Arteriosclerosis, Thrombosis, and Vascular Biology*, **30**, 2341–9.
3. Andre P, Prasad KS, Denis CV, et al. (2002). Cd40l stabilizes arterial thrombi by a beta3 integrin—dependent mechanism. *Nature Medicine*, **8**, 247–52.
4. Henn V, Slupsky JR, Grafe M, et al. (1998). Cd40 ligand on activated platelets triggers an inflammatory reaction of endothelial cells. *Nature*, **391**, 591–4.
5. Furie B and Furie BC. (1995). The molecular basis of platelet and endothelial cell interaction with neutrophils and monocytes: role of p-selectin and the p-selectin ligand, psgl-1. *Thrombosis and Haemostasis*, **74**, 224–7.
6. Li N, Hu H, Lindqvist M, Wikstrom-Jonsson E, Goodall AH, and Hjemdahl P. (2000). Platelet-leukocyte cross talk in whole blood. *Arteriosclerosis, Thrombosis, and Vascular Biology*, **20**, 2702–8.
7. Gawaz M, Langer H, and May AE. (2005). Platelets in inflammation and atherogenesis. *Journal of Clinical Investigation*, **115**, 3378–84.
8. Langer HF and Gawaz M. (2008). Platelet-vessel wall interactions in atherosclerotic disease. *Thrombosis and Haemostasis*, **99**, 480–6.
9. Theilmeier G, Michiels C, Spaepen E, et al. (2002). Endothelial von Willebrand factor recruits platelets to atherosclerosis-prone sites in response to hypercholesterolemia. *Blood*, **99**, 4486–93.
10. Adams RL and Bird RJ. (2009). Review article: Coagulation cascade and therapeutics update: relevance to nephrology. Part 1: overview of coagulation, thrombophilias and history of anticoagulants. *Nephrology (Carlton)*, **14**, 462–70.
11. Cesarman-Maus G and Hajjar KA. (2005). Molecular mechanisms of fibrinolysis. *British Journal of Haematology*, **129**, 307–21.
12. Michelson AD. (2009). Methods for the measurement of platelet function. *American Journal of Cardiology*, **103**, 20A–6A.
13. Harrison P. (2005). Platelet function analysis. *Blood Review*, **19**, 111–23.
14. Stonebraker JS, Bolton-Maggs PH, Michael Soucie J, Walker I, and Brooker M. (2012). A study of variations in the reported haemophilia b prevalence around the world. *Haemophilia*, **18**, e91–4.
15. Stonebraker JS, Bolton-Maggs PH, Soucie JM, Walker I, and Brooker M. (2010). A study of variations in the reported haemophilia a prevalence around the world. *Haemophilia*, **16**, 20–32.
16. Rodeghiero F, Castaman G, Tosetto A, et al. (2005). The discriminant power of bleeding history for the diagnosis of type 1 von Willebrand disease: an international, multicenter study. *Journal of Thrombosis and Haemostasis*, **3**, 2619–26.
17. Srivastava A, Brewer AK, Mauser-Bunschoten EP, et al. (2012). Guidelines for the management of hemophilia. *Haemophilia*, **19**(1), e1–47.
18. Singleton T, Kruse-Jarres R, and Leissinger C. (2010). Emergency department care for patients with hemophilia and von Willebrand disease. *Journal of Emergency Medicine*, **39**, 158–65.
19. Mannucci PM. (2002). Hemophilia and related bleeding disorders: a story of dismay and success. *Hematology: American Society Hematology of Education Program*, 1–9.
20. Berntorp E, Astermark J, Baghaei F, et al. (2012). Treatment of haemophilia a and b and von Willebrand's disease: summary and conclusions of a systematic review as part of a Swedish health-technology assessment. *Haemophilia*, **18**, 158–65.
21. Laffan M, Brown SA, Collins PW, et al. (2004). The diagnosis of von Willebrand disease: a guideline from the UK haemophilia centre doctors' organization. *Haemophilia*, **10**, 199–217.
22. Mannucci PM. (2004). Treatment of von Willebrand's disease. *New England Journal of Medicine*, **351**, 683–94.

第7章
影响血小板和凝血的药物

Nay Min Htun, Ulrike Flierl, Karlheinz Peter

影响血小板和凝血的药物简介

抗凝药物的发现对医学产生了重大影响。1910年,肝素作为第1种抗血栓药物,是由一位二年级医学生Jay McLean和他的导师William Henry Howell在约翰·霍普金斯大学医学院发现的。随后在1940年,人们发现了一种名为华法林的口服抗凝剂。阿司匹林自1890年开始作为植物产品和化学合成药物已经使用了几个世纪,但到了20世纪80年代才被确认是抗血小板药物。肝素、华法林、阿司匹林这3种抗血栓药物挽救了更多的生命,并且在目前的临床实践中仍然被广泛使用。然而,近年来抗血栓药物领域进展迅猛,且新药开发推动着该领域持续扩张。

抗血小板药物

血小板在生理和病理性血栓形成中起着核心作用。有几种不同的激动剂可以刺激血小板,从而导致血小板活化和聚集,包括腺苷、凝血酶、胶原蛋白和TXA_2。这些抗血小板药物作用于血小板不同的受体,以及血小板活化和聚集的不同阶段。它们的药物代谢动力学和药效学性质差异很大,下文描述了目前可用的抗血小板药物的基本特征。

环氧合酶抑制剂

阿司匹林是临床最常用的抗血小板药,被用于多种临床疾病的治疗,包括冠状动脉疾病、脑血管疾病、外周血管疾病、心房颤动和抗磷脂抗体综合征[1]。阿司匹林不可逆地抑制血小板中的环氧合酶,从而导致TXA_2减少,TXA_2是一种有效的血小板激活剂(图7.1)。阿司匹林的抗血小板效果会持续血小板的整个寿命周期(7~8天),这是由于血小板不能合成新的环氧合酶。

阿司匹林在口服后会被迅速吸收,并可在1小时内达到血浆峰值浓度。吸收后的阿司匹林有80%~90%与血浆蛋白结合。与其抗炎和解热作用不同的是,阿司匹林的抗血小板作用在低剂量(每天50~320mg)下已经饱和。使用较高剂量的阿司匹林在抗血栓效果方面没有额外的益处,反而会增加副作用的风险,尤其是出血风险。其他潜在的副作用包括过敏反应和肠胃不适,可导致糜烂、溃疡和出血。

对于一些患者,阿司匹林对TXA_2的抑制作用较弱,这种情况被称为"阿司匹林抵抗",该情况与多种因素有关,目前对此知之甚少,但在5%~45%的患者中发生[2]。相比那些没有阿司匹林抵抗的患者,此类患者具有更高的心血管不良事件风险。

P2Y12 ADP受体抑制剂

这组抗血小板药通过抑制腺苷二磷酸(ADP,一种强效的血小板激活剂)与血小板上的P2Y12受体结合而起作用(图7.1)。其作用机制与环氧合酶抑制剂是互补的,因此如果联合使用,则会加强血小板抑制作用。目前有一些P2Y12抑制剂已经进入临床使用。噻氯匹定、氯吡格雷和普拉格雷是P2Y12受体的不可逆抑制剂,而替卡格雷和坎格雷洛则是可逆的[3,4]。

噻氯匹定

噻氯匹定是第一种在临床应用的P2Y12抑制剂。由于其具有副作用,目前很少使用,尤其是会导

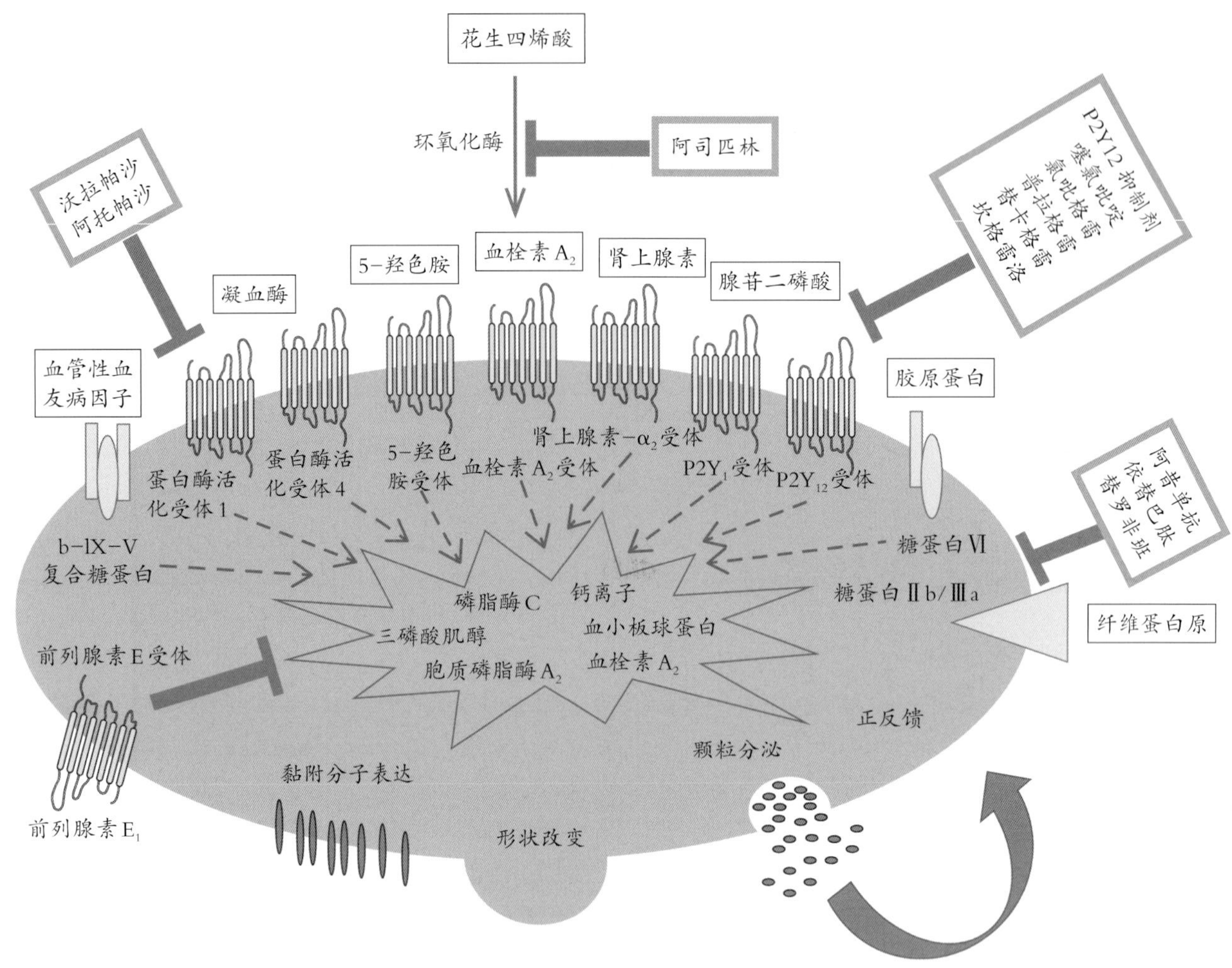

图7.1 抗血小板药物的作用靶点。

致严重的中性粒细胞减少，这可能会危及生命。如果使用则必须定期监测血常规。

氯吡格雷

氯吡格雷是一种噻吩吡啶类的前体药物，被用于包括急性冠脉综合征、脑卒中的二级预防和外周血管疾病的治疗。作为抗血小板药物，尽管普拉格雷和替卡格雷越来越受欢迎，氯吡格雷作为双联抗血小板治疗（与阿司匹林联合应用）的一部分，仍被广泛用于经皮冠状动脉介入后的治疗（裸金属支架4周和药物洗脱支架1年）。氯吡格雷具有良好口服吸收效果。从肠道吸收氯吡格雷是由P-糖蛋白（由ABCB1基因编码）介导的，这是一种ATP依赖性外排泵。氯吡格雷通过细胞色素P-450酶（主要在肝脏中）在两个氧化步骤中被代谢，以产生活性化合物。通常给予负荷剂量，以使其更快起效。600mg的负荷剂量比300mg起效更快（2小时左右）[5,6]。其维持剂量通常是每天75mg。由于其对P2Y12受体的抑制作用是不可逆的，所以对抗血小板活性的持续时间延长（3~10天）。氯吡格雷的主要副作用是出血，偶尔会引起肠胃不适和皮疹，很少会导致血栓性血小板减少性紫癜和血液恶病质。

遗传多态性的影响

细胞色素（CYP）酶，特别是CYP2C19，负责将前体药物氯吡格雷激活。CYP2C9*1等位基因是全功能的野生型，而CYP2C19*2是功能缺失的等位基因。还有其他功能降低的等位基因，如CYP2C9*3、CYP2C9*4和CYP2C9*5。具有功能缺失的等位基因CYP2C9*2的患者的心血管事件发生率更高，因为其将氯吡格雷转化为活性化合物的能力降低，尽管一些研究数据结果相互矛盾。相反，携带有功能型等位基因CYP2C9*17的患者比非携带者具有更强的血小板抑制作用。ABCB1基因的遗传变异也会导致氯吡格雷反应性的变化。然而,基因检测或血小板功能检测在指导氯吡格雷治疗中的作用仍然不清楚,因此这两种检测方法在目前的临床实践中尚无确切的作用[7~10]。

质子泵抑制剂的作用

质子泵抑制剂,特别是奥美拉唑,也抑制CYP2C9,导致至少在离体测定中氯吡格雷的抗血小板活性降低。该抑制作用的临床意义尚不确定,目前尚无确凿证据表明两种药物同时给药会导致心血管不良事件增加[10]。

"氯吡格雷抵抗"

对具有高血小板反应性且对氯吡格雷反应差的患者采用氯吡格雷治疗,其发生心血管事件的风险会增加。虽然遗传多态性作为一个导致氯吡格雷反应不良的原因而受到许多关注,但是氯吡格雷抵抗也可能出现在某些临床病症中,如肾衰竭和糖尿病。由于对氯吡格雷抵抗的定义不一致,所以报道的发病率各不相同,范围为5%~44%[6]。对氯吡格雷抵抗的临床意义争议很大,迄今为止,该药似乎对临床实践没有影响。

普拉格雷

与氯吡格雷一样,普拉格雷是另一种不可逆地抑制P2Y12受体的口服噻吩吡啶类前体药物。然而,与氯吡格雷不同的是,普拉格雷在被肠道吸收后会被血清脂酶迅速水解,随后通过肝细胞色素酶一步氧化,以产生活性化合物。因此,普拉格雷比氯吡格雷起效更快且抗血小板作用更强。其作用更加一致,并且不会受到遗传多态性的显著影响。与氯吡格雷相比,普拉格雷可减少接受经皮冠状动脉介入治疗的急性冠脉综合征患者的缺血事件(包括支架内血栓形成),但会增加出血(包括致命性出血)[11]。普拉格雷的负荷剂量通常是60mg,每天10mg。对于体重<60kg或年龄≥75岁的患者,建议每天服用5mg的维持剂量。作为不可逆转的抑制剂,其作用可持续5~10天。普拉格雷禁用于有脑卒中或短暂性脑缺血发作(TIA)病史的患者,因为该药会显著增加这些患者的颅内出血风险[12]。

替卡格雷

与噻吩吡啶类不同,替卡格雷(一种环戊基三唑并嘧啶)以可逆方式抑制血小板P2Y12受体。该药物在口服给药后被快速吸收且不需要生物转化来发挥其作用,因此与氯吡格雷相比,其具有以下优点:起效更快,血小板抑制作用更强且更一致,不受遗传多态性的任何影响,并且作用消失更快(3~4天)。与氯吡格雷相比,替卡格雷在急性冠脉综合征患者中已被证明具有更好的心血管疗效(包括死亡率降低),而在整体大出血发生率方面没有任何差异[13]。该药物正在成为治疗急性冠脉综合征时与阿司匹林联合使用的一种常用的抗血小板药物。替卡格雷的负荷剂量是180mg,维持剂量为每天2次,每次90mg。除了引起出血外,替卡格雷还可引起呼吸困难(通常在治疗的第1周内)、慢性心律失常(大多是无症状的夜间窦房结停顿)和血清尿酸无症状升高。胃肠道紊乱和皮疹的发生率与氯吡格雷相似[14]。

坎格雷洛

坎格雷洛是一种可逆的P2Y12抑制剂,通过静脉注射给药,在推注一个剂量后立即起效。其血浆半衰期为3~6分钟,停止输注后30~60分钟内血小板功能恢复至基线水平。坎格雷洛有望在一些患者中发挥潜在的作用,这些患者需要快速起效、效果可预测、深度但可逆的血小板抑制;但在进行经皮冠状动脉介入治疗的患者中,坎格雷洛尚未显示出优于氯吡格雷的药效,需要进一步的研究来确定其在临床中的潜在作用[15,16]。

糖蛋白Ⅱb/Ⅲa抑制剂

此类强效的抗血小板药抑制糖蛋白(GP)Ⅱb/Ⅲa,即血小板表面最丰富的蛋白质(图7.1)。当血小板被各种激动剂激活时,这种整联蛋白发生构象变化,并作为纤维蛋白原和vWF因子的受体,血小板与异体表面交联,并彼此交联。这代表了血小板活化的最终共同途径。目前可用的GPⅡb/Ⅲa抑制剂是阿昔单抗、替罗非班和依替巴肽。GPⅡb/Ⅲa抑制剂的用法是在使用负荷剂量后经静脉输注。GPⅡb/Ⅲa抑制剂主要的使用局限性是出血并发症,原因在于其阻断所有循环的血小板,以及潜在的、矛盾的血小板活化作用。这些局限性导致GPⅡb/Ⅲa抑制剂仅限于短期应用,并且仅限于接受经皮冠状动脉介入治疗的高危患者[3,4,17~19]。

阿昔单抗

阿昔单抗是嵌合(小鼠-人)单克隆抗体的Fab片段,可抑制活化和非活化血小板上的GPⅡb/Ⅲa,并且与血小板和内皮细胞上的玻连蛋白受体结合。阿昔单抗仅应在特定患者中使用1次[18]。其主要副作用是出血,禁忌证与溶栓药相似,包括近2年内发生的脑卒中。在治疗过程中应监测血常规和凝血功能。一些患者可能出现急性或延迟(5~11天)发生的严重的血小板减少症,这可能是药物诱导新表位形成所致。尽管阿昔单抗的半衰期很短(10~30分钟),但其从血小板及其他结合位点解离缓慢,因此停药后血小板功能恢复至基线可能需要24~48小时。如果需要迅速对抗阿昔单抗的作用,如紧急手术,则可以为患者输注血小板。

依替巴肽和替罗非班

依替巴肽是一种环状七肽,替罗非班是一种小型非肽分子。两者导致血小板减少症的风险低于阿昔单抗,但仍建议检测凝血功能和血常规。其半衰期约为2小时,通常在停止输注后的6~12小时内恢复血小板功能[19]。由于抑制剂分子比GPⅡb/Ⅲa分子数高出很多,所以当药物仍在体内时,血小板输注就可能无法有效地逆转抗血小板活性。

磷酸二酯酶抑制剂

双嘧达莫抑制降解磷酸二酯酶,后者降解cAMP。其作用包括干扰血小板功能及抑制血管舒张。双嘧达莫缓释剂与阿司匹林联合用于脑卒中二级预防。双嘧达莫最常见的副作用是头痛,通常可以自行缓解。

西洛他唑是另一种具有血管舒张活性的磷酸二酯酶抑制剂,可被用于治疗外周血管疾病,以减轻症状并增加跛行距离[20]。因为高脂肪饮食会明显增强其吸收,所以不应与食物一起服用。其副作用包括头痛、稀便、腹泻、头晕和心悸。此药禁用于心力衰竭患者。

PAR-1拮抗剂

凝血酶通过蛋白酶活化的受体(PAR-1)激活血小板。沃拉帕沙是PAR-1的竞争性和选择性拮抗剂(图7.1)。最近的一项研究证明,沃拉帕沙可减少标准治疗中稳定型动脉粥样硬化患者的心血管事件,但会增加出血[21]。阿托帕沙是另一种可逆性PAR-1拮抗剂,其对冠状动脉疾病潜在的控制作用正在研究中。

抗凝药

抗凝药通过抑制凝血因子(直接或间接)或通过抑制凝血因子的合成起作用。有些可以口服,有些则需要肠胃外给药。

普通肝素

普通肝素(UFH)是通常从猪肠黏膜提取的糖胺聚糖,可使抗凝血酶作用增强1000倍。抗凝血酶不仅抑制凝血酶,还抑制活化凝血因子X和活化凝血因子Ⅸ(图7.2)[3,4,18,19,22,23]。

由于消化道吸收差,肝素可以经静脉注射(即刻起效)或皮下注射(1~2小时起效)给药。皮下注射的生物利用度约为30%。肝素与内皮细胞和巨噬细胞结合,部分被其清除,同时部分被肾脏清除。肝素的清除过程是复杂的,涉及零级和一级药代动力学。肝素的半衰期取决于剂量,可以从60分钟(75U/kg)到150分钟(400U/kg)不等。通常给予负荷剂量,然后连续静脉输注。可以使用皮下注射的方法用于深静脉血栓形成(DVT)的预防。

肝素被用于治疗DVT、肺栓塞(PE)、急性冠脉综合征和急性外周动脉闭塞,也被用作围术期口服抗凝剂的过渡用药。较低剂量的皮下给药被用于预防静脉血栓栓塞症。

利用APTT来检测肝素的抗凝作用,其目标是对照的1.5~2.5倍,通常通过调整静脉输注速率将APTT保持在目标治疗范围内。

肝素的主要副作用是出血。虽然肝素的作用在停止输注后的几小时内会消失,但有时候可能需要立即逆转其作用,如在危及生命的出血或心脏手术后。鱼精蛋白可被用于立即对抗肝素的抗凝作用,静脉给予1mg鱼精蛋白可中和80~100U的肝素。鱼精蛋白本身具有一定的抗凝作用,剂量不应超过50mg。

肝素还可引起肝素诱导的血小板减少症(HIT)。HIT有2种类型:1型是短暂性轻度血小板减少症,发生在肝素治疗开始后的几天内,停用肝素后,血小板

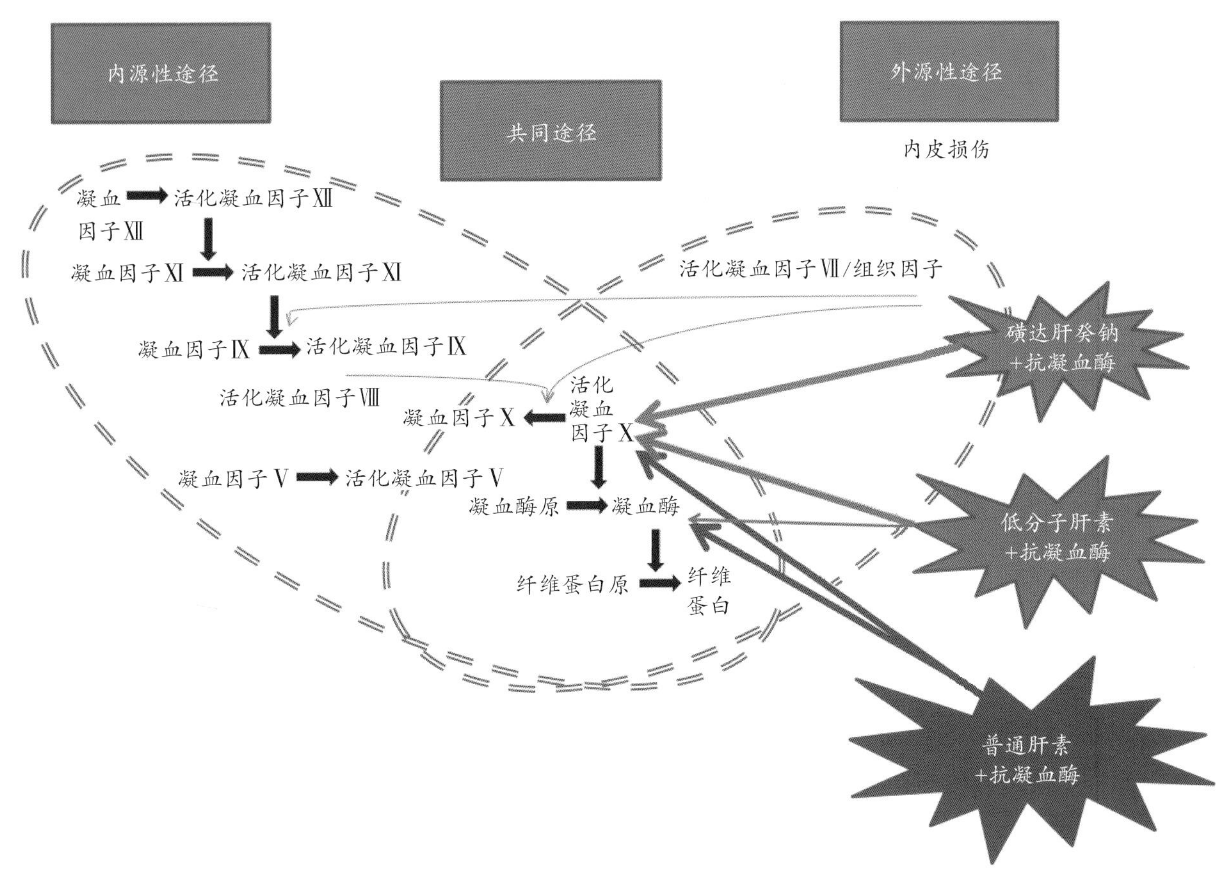

图7.2 普通肝素、低分子肝素和磺达肝癸钠的作用机制。

计数会恢复正常;2型不太常见,但更严重。肝素结合血小板因子4(PF4)导致新表位形成。针对肝素-PF4复合物形成的抗体,可以激活血小板,引起血栓形成和血小板减少症(通常在肝素治疗开始后5~10天出现)。如果血小板计数低于基线的50%,则应怀疑为2型HIT。血栓形成可以位于静脉内或动脉内,但后者不太常见。出现前述情况后需要停用肝素。在这种情况下,可以使用达那曲类药或直接凝血酶抑制剂(如重组水蛭素和水蛭素)。

骨质疏松症是长期使用普通肝素的潜在并发症,与使用剂量有关,目前还不清楚其是否可逆。

低分子量肝素

低分子量肝素(LMWH)包括依诺肝素、达肝素、瑞维肝素、贝米肝素和亭扎肝素。顾名思义,其分子量(平均4000~5000Da)(1Da=1.657×10^{-27}kg)是低于普通肝素(3000~30 000Da,平均15 000Da)的。LMWH通过普通肝素(UFH)制备而成,也通过增强抗凝血酶的作用发挥作用。LMWH主要抑制凝血因子Xa,其抗凝血酶活性远低于UFH(图7.2)[3,4,18,19,22,23]。

LMWH通常以皮下注射的方式给药,这种方式的生物利用度为90%。与UFH相比,LMWH对结合肝素的血浆蛋白和内皮细胞的亲和力降低,因此其具有可预测的抗凝血作用和更长的持续作用时间,每天需要皮下注射1次或2次。不同类型的LMWH具有不同的药代动力学特性,这些不同的制剂不可互换。LMWH通过肾脏清除,对肾功能不全患者需要调整剂量,对严重肾衰竭患者应该使用UFH代替LMWH。

根据患者体重调整LMWH的使用剂量,无须监测。然而,在某些情况下则需要监测,如活动性出血、严重的肾损害或疗效可疑的患者。尽管LMWH对APTT有一定影响,但后者不能用于监测。如果有需要,可以测定抗Xa活性,以评估LMWH的抗凝血作用。

LMWH的用途与UFH类似。如果需要快速抵消抗凝血作用,如针对出血风险高的患者,UFH可能优于LMWH。值得注意的是,现已证实对于治疗恶性肿瘤相关的静脉血栓栓塞症患者，LMWH比口服维生素K拮抗剂更有效。

出血是LMWH的副作用之一。由于鱼精蛋白仅与高分子量肝素结合，其只能有效地逆转部分LMWH的作用。HIT在使用LMWH的患者中较少见，但LMWH不应该用作HIT患者的UFH替代药物。长期使用LMWH引发的骨质疏松症风险也低于UFH。

活化凝血因子X抑制剂

磺达肝癸钠

磺达肝癸钠是合成的五糖，也可以增强抗凝血酶的作用。尽管该抑制剂与UFH和LMWH中存在的五糖组分具有相同的序列，但其结构短（约1500Da），所以不具有抗凝血酶活性。该抑制剂确实具有抗Xa活性且比LMWH更强（图7.2）[3,4,18,19,22,23]。

磺达肝癸钠通过皮下注射给药，生物利用度接近100%，在2小时内达到血浆峰值水平，其半衰期为17小时，因此只需要每天注射1次且不需要监测。因为磺达肝癸钠在尿液中以原形排泄（表7.1），所以不应被用于有明显肾功能不全的患者［肌酐清除率（CrCl）<30mL/min］。

磺达肝癸钠可被用于治疗急性冠脉综合征和静脉血栓栓塞症，以及高危患者的DVT预防。磺达肝癸钠也被用于HIT的控制，其出血风险高于LMWH。

依达肝素

依达肝素是磺达肝癸钠的超硫酸化衍生物。该药物与抗凝血酶的亲和力比磺达肝癸钠高10倍，且半衰期更长（约80小时），可以每周注射1次。在出血的情况下，依达肝素没有拮抗剂，因此已经开发出其生物素化形式——生物素化戊糖（idrabiotaparinux），目前正在临床试验中进行研究。抗生物素蛋白以高亲和力方式与生物素化戊糖的生物素部分结合，通过肾脏清除。因此，注射抗生物素蛋白可以通过肾脏清除生物素化的依达肝素。

肝素类似物

达那肝素是一种肝素类似物，为不同类型的非肝素糖胺聚糖的混合物。该药物是一种间接凝血酶抑制剂，可以被用于高风险患者的DVT预防。达那肝素与肝素无交叉反应，可作为治疗HIT的有效药物。

直接凝血酶抑制剂

直接凝血酶抑制剂（DTI）可直接抑制血栓结合的凝血酶而不依赖于抗凝血酶。

水蛭素是最初从药用水蛭唾液腺中提取的多肽。该药物以非常高的亲和力结合凝血酶，从而产生强效抑制作用。其半衰期为静脉注射后约1小时，并且由肾脏清除，可被用于急性冠脉综合征和择期髋关节置换术中的血栓栓塞症的预防。包括水蛭素在内的DTI不与PF-4结合，故不会导致HIT。事实上，DTI被用来治疗HIT，其抗凝作用可通过APTT监测，没有拮抗剂。

重组水蛭素、地西卢定和比伐卢定是水蛭素的合成类似物。重组水蛭素和地西卢定由肾脏排泄，肾功能不全者应慎用；而比伐卢定通过蛋白水解代谢，对凝血酶的亲和力相对较低，导致出血风险较低，半衰期很短（25分钟）。比伐卢定常被用于PCI术后急性冠脉综合征，特别是出血风险高的患者。

阿加曲班是一种小分子药物，在肝细胞色素代谢。对肝功能不全患者应慎用。该药物不仅会延长

表7.1 普通肝素、低分子量肝素和磺达肝癸钠的比较

	普通肝素	低分子量肝素	磺达肝癸钠
分子量（kDa）	15	5	1.5
抑制对象	Xa和Ⅱa 1:1	Xa多于Ⅱa［（2~4）:1］	仅Xa
皮下注射后的生物利用度	30%~40%	90%	100%
半衰期	1~2小时	2~4小时	17小时
排泄	肝和肾	肾	肾
拮抗剂	对鱼精蛋白反应良好	部分对鱼精蛋白反应	无
HIT	++	+	可以用来治疗HIT

APTT,还会影响PT,使阿加曲班向华法林的转变变得复杂。

口服维生素K拮抗剂

华法林(香豆素)

华法林是S型和R型对映体的外消旋混合物,S型华法林的效力是R型华法林的3~5倍。其是多年来最常用的口服维生素K拮抗剂[18,19,22,23]。

还原形式的维生素K是凝血因子Ⅱ、Ⅶ、Ⅸ和Ⅹ(维生素K依赖性凝血因子)在肝脏中γ-羧化为生物活性形式所必需的。在此过程中,还原的维生素K会被氧化成无活性的维生素K环氧化物。维生素K环氧化物还原酶催化环氧化物转化为还原性维生素K,可以再次使用。华法林通过抑制维生素K环氧化物还原酶发挥抗凝血作用(图7.3)。其抗凝血作用通常延迟3~5天,因为华法林干扰新凝血因子的产生而不影响已存在于循环中的凝血因子。在华法林施用前合成的循环凝血因子必须在华法林的抗凝血作用生效之前首先被代谢并清除。值得注意的是,蛋白质C和蛋白质S是天然的抗凝剂,其合成也需要维生素K,华法林也可以降低其产量,从而降低蛋白质C和蛋白质S的水平。由于蛋白质C和蛋白质S的半衰期短于某些凝血因子,特别是凝血因子Ⅱ,使用华法林后可能存在一段时间的初始高凝状态,然后才产生完全抗凝作用。在华法林治疗期间,PT和国际标准化比值(INR)可能在最初几天处于治疗范围内,但不论INR/PT值如何,华法林的完全抗凝作用可能需要3~5天。基于此原因,建议从华法林治疗开始后至少5天内给予需要立即抗凝的患者LMWH等其他抗凝剂。撤药后,华法林的抗凝作用可持续48~96小时。

口服后华法林的生物利用度接近100%。90%的华法林与血浆蛋白结合,主要与白蛋白结合,其游离药物部分具有生物活性。R型和S型外消旋异构体在不同途径中被代谢。S型异构体主要由肝CYP2C9酶代谢并显示显著的遗传多态性。代谢产物主要通过尿液排出。

华法林是AF和机械心脏瓣膜血栓预防中最常用的口服抗凝剂,还被用于DVT/PE、附壁血栓和有症状的遗传性易栓症的治疗。

通常在第一天给予患者5~10mg负荷剂量华法林,后续剂量根据INR调整,INR用于监测华法林的

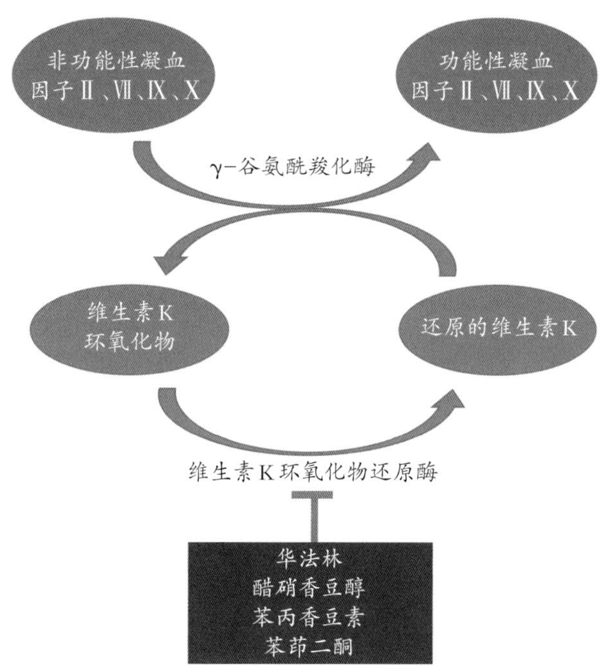

图7.3 维生素K拮抗剂的作用机制。

抗凝血作用。通常目标是维持INR在2~3;但对于植入机械性心脏瓣膜的患者,尤其是二尖瓣和复发性DVT/PE患者,可能3~3.5的范围更适用,即使这些患者在事件发生时服用了华法林,且其INR为2~3。

对华法林的反应存在显著的个体间差异,为达到相同的INR目标值,不同患者所需剂量可能差异较大。华法林的剂量需求也会随着食物和同时服用其他药物的变化而显著改变。这些变化至少部分归因于华法林的药代动力学(CYP2C9)和药效学[维生素K环氧化物还原酶复合物1(VKORC1)]遗传多态性特点。

编码肝细胞色素CYP2C9基因的变异影响华法林的代谢。与CYP2C9*2或CYP2C9*3相比,野生型CYP2C9*1患者需要更高剂量的华法林。大约1/4的欧裔美国人携带至少1个CYP2C9*2或CYP2C9*3变异等位基因,而在非洲和亚洲人中,该情况相对较少。编码VKORC1的基因显示至少2个等位基因——低剂量单倍型A和高剂量单倍型B。亚洲人中单倍型A的比例较高,非洲人中单倍型B的比例较高[24]。

与传统算法相比,使用药物遗传学测试和药物遗传学给药算法在估计适当的华法林初始剂量方面明显更精确[25]。然而,基于成本/效益,目前尚不推荐日常使用,对于对华法林可能特别敏感的患者,可考

虑行基因型检测[26]。

与华法林有潜在相互作用的药物清单很长。因此，对于服用华法林的患者，如给予有相互作用的药物，建议仔细监测INR。此处只提及一些重要的药物。

广谱抗菌药物可改变肠道菌群而产生维生素K，以增强华法林的效果。一些药物，如氟喹诺酮、复方新诺明、氟康唑、甲硝唑、咪康唑和伏立康唑抑制肝细胞色素酶，这些药物可增强华法林的作用。一些抗菌药物（如利福平和灰黄霉素），以及一些抗惊厥药物（如苯巴比妥和卡马西平）可诱导肝酶，增加华法林代谢并降低其作用。

选择性5-羟色胺再摄取抑制剂（如氟西汀）、抗心律失常药（如胺碘酮和普罗帕酮），以及降脂药（包括贝特类和他汀类）可增强华法林的作用。西咪替丁和奥美拉唑通过抑制R型华法林的清除来增强其抗凝血作用。考来烯胺可减少华法林的吸收。甲状腺激素、他莫昔芬、达那唑和氟他胺可以增强华法林的疗效，而口服避孕药和抗甲状腺药可以降低华法林的作用。如果可能，应避免应用非甾体抗炎药，因为其可能对胃肠道和血小板有影响[27]。

华法林的副作用包括过度抗凝和出血。服用华法林的患者每年有5%的轻微出血风险和1%的大出血风险。表7.2概述了过度抗凝的处理方法[28]。华法林作为小分子，可以穿过胎盘，若在妊娠早期应用华法林，可能会引起先天性畸形（例如，点状软骨发育不良和鼻发育不全）。中枢神经系统出血在整个妊娠期间都是一种风险。因此，如果有可能，至少应在妊娠早期和晚期避免使用华法林。华法林诱导的皮肤坏死是另一种罕见的并发症，尤其是在蛋白C和蛋白S缺陷症患者中。

表7.2 华法林过度抗凝的处理*

大出血	用凝血酶原复合物浓缩物和维生素K 5mg静脉输注，进行紧急抗凝逆转 只有在没有凝血酶原复合物浓缩物时，才使用新鲜冷冻血浆，因为其产生的抗凝逆转较前者略差
非大出血	维生素K 1~3mg静脉输注，进行抗凝逆转
INR>8，无出血	维生素K 1~5mg口服，进行抗凝逆转 应调查INR升高的原因
5<INR<8，无出血	停用1~2剂华法林并减少维持剂量 应调查INR升高的原因

*In Accordance with the British Committee for Standards in Haematology Guidelines, 2011 Source: data from Keeling D et al., Guidelines on oral anticoagulation with warfarin—fourth edition, British Journal of Haematology, Volume 154, pp. 311-24, Copyright © 2011 John Wiley & Sons, Ltd.

其他维生素K拮抗剂

醋硝香豆素类似于华法林，但作用持续时间较短（2天），主要以原形从尿液中排出。与华法林相比，苯丙香豆素起效更慢，作用时间更长（7~14天）。苯茚二酮因具有超敏反应而很少被使用。

新型口服抗凝剂

近年来，各种新型口服药物已被证明与华法林具有相似的疗效，并且这些药物中的一些已被纳入临床实践指南。这些较新的药物包括DTI（达比加群）和活化凝血因子X抑制剂（利伐沙班、阿哌沙班）。表7.3显示了新的口服抗凝剂与华法林的比较[29~33]。

达比加群

达比加群酯是一种口服直接凝血酶抑制剂。该药物是一种前体药物，需要通过羧酸酯酶转化为达比加群。达比加群酯是肠细胞中外排转运蛋白P-糖蛋白的底物，口服后的生物利用度约为6%。其从肠道中吸收，可受到其他药物的影响，这些药物可抑制或诱导P-糖蛋白。抑制剂包括胺碘酮、酮康唑、奎尼丁和维拉帕米，这些都会增加达比加群的血药浓度。P-糖蛋白诱导剂，如利福平，可导致达比加群浓度降低。该药物的半衰期约为12小时，主要经肾脏排出，严重肾功能障碍患者禁用（CrCl<30mL/min）[34,35]。

达比加群可被用于全膝关节或全髋关节置换术后DVT的预防（手术后1~4小时服用110mg，每天220mg）和治疗急性静脉血栓栓塞症（150mg，每天2次）。非瓣膜性心房颤动患者，与华法林相比，服用达比加群150mg（每天2次）后，脑卒中和全身性栓塞风险较低，而大出血发生率无显著差异。服用达比加群110mg（每天2次），脑卒中和全身性栓塞的风险相似，而大出血发生率较低。因此，以下情况建议使用较低剂量：老年患者（≥80岁）、同时使用相互作用的药物（如维拉帕米）、高出血风险和中度肾损害

表7.3 华法林与新型口服抗凝剂的比较

	华法林	达比加群酯	利伐沙班	阿哌沙班
作用机制	抑制维生素K依赖性凝血因子的合成	直接抑制凝血因子X	直接抑制凝血因子Ⅱ	直接抑制凝血因子Ⅱ
生物利用度(口服途径)	几乎100%	6%	80%	50%
起效时间	延迟起效(36~72小时)	峰值2小时	峰值3小时	峰值3~4小时
半衰期	20~60小时	12~14小时	9~13小时	9~14小时
监测	INR	无须	无须	无须
与食物和药物的相互作用	广泛	少;P-糖蛋白抑制剂	少;CYP3A4和P-糖蛋白抑制剂	少;CYP3A4和P-糖蛋白抑制剂
器官衰竭	肝衰竭患者避免使用	如CrCl<30mL/min则避免使用	如CrCl<30mL/min则避免使用	严重肝功能障碍或CrCl<15mL/min避免使用
剂量	变化大	固定	固定	固定
拮抗剂	维生素K 凝血因子浓缩物	无	无	无

INR,国际标准化比值;CrCl,肌酐清除率。

(CrCl为30~49mL/min)。

相比华法林,达比加群有以下几个优点:具有更好的可预测的和稳定的抗凝作用;在药物与药物,以及食物与药物相互作用方面的潜在影响很低;不需要通过凝血机制检查进行定期监测;起效和作用消失较快,分别为0.5~2小时和24~36小时。达比加群的主要缺点是在出血时缺乏拮抗剂,这是临床医生主要关心的问题。在严重出血的情况下,除停止用药外,没有明确的指导策略来逆转达比加群酯的作用(译者注:目前达比加群已有可获得的拮抗剂)。有学者建议使用凝血酶原复合物浓缩物,目前一些中和抗体正在开发中。除出血外,其副作用还包括消化不良。已有研究表明,在非瓣膜性房颤患者中,服用达比加群患者的心肌梗死风险高于服用华法林的患者,并且对有冠状动脉疾病症状患者使用时需谨慎。

利伐沙班

利伐沙班是口服凝血因子X抑制剂。口服后,其生物利用度为80%。该药物被肝脏的CYP3A4酶代谢,通过肾脏(2/3)和胆汁排泄(1/3)。青壮年人群的血浆清除半衰期为5~9小时,老年人为11~13小时。其作用持续时间约为24小时。利伐沙班与抑制CYP3A4和P-糖蛋白外排转运蛋白的药物相互作用。例如,唑类抗真菌药物,如酮康唑、伏立康唑和抗病毒药物利托那韦。应该避免同时使用这些药物,因为以上药物可以增强利伐沙班的抗凝作用。该药物也不应被用于严重肾功能不全(CrCl<30mL/min)和肝衰竭患者。适应证包括进行骨科手术患者的DVT预防、静脉血栓栓塞症和非瓣膜性心房颤动的治疗。利伐沙班具有与达比加群相似的优点。目前正在研究利伐沙班在急性冠脉综合征患者中的有效性和安全性。利伐沙班没有特定的拮抗剂[36]。

阿哌沙班

阿哌沙班是另一种口服凝血因子Xa抑制剂。已证实该药物在骨科手术后的DVT预防、静脉血栓栓塞症和非瓣膜性心房颤动的治疗中是有效的。对于非瓣膜性心房颤动患者,阿哌沙班已被证明在预防脑卒中及全身栓塞方面的效果优于华法林,且患者的死亡率更低,出血风险更低[37]。目前阿哌沙班没有拮抗剂。

纤维蛋白溶解药物

这些药物通常将纤溶酶原激活成纤溶酶,纤溶酶又将纤维蛋白降解成纤维蛋白降解产物。其主要作用和临床用途是溶解血栓[4,18,19,22,23,38-40]。

链激酶

链激酶来源于β-溶血性链球菌。虽然其不具有内在的纤维蛋白溶解活性，但其与纤溶酶原结合，导致其构象变化，从而暴露活性位点，然后自动将纤溶酶原转化为纤溶酶。其半衰期是20分钟，所以需要静脉输注。一旦使用，链激酶就可以刺激抗体形成，并且在至少1年内不应重复使用。

组织型纤溶酶原激活物

阿替普酶是重组组织型纤溶酶原激活物（rt-PA）。其半衰期为2~6分钟，通过静脉推注后输注给药。阿替普酶最常被用于治疗急性缺血性脑卒中。

瑞替普酶是另一种具有更长半衰期（1.6小时）的tPA，首次静脉推注后可以间隔30分钟再次静脉推注，而不应连续输注。替奈普酶是一种更具纤维蛋白特异性的tPA。其半衰期约为2小时，可通过单次静脉注射给药。

纤维蛋白溶解药的用途包括：经选择适合的急性ST段抬高心肌梗死病例（当没有经皮冠状动脉介入治疗设备时且症状发作6~12小时内就诊），伴有血流动力学损害的大面积肺栓塞，急性脑卒中症状发作3~4.5小时内的急性缺血性脑卒中（阿替普酶），急性肢体缺血（基于导管的溶栓），以及恢复被纤维蛋白血凝块阻塞的静脉导管和插管的通畅性。

使用溶栓药时应特别小心（见框7.1所列禁忌证），因为存在显著的大出血风险，包括颅内出血。溶栓治疗时应避免肌内注射或动脉穿刺。在严重出血的情况下，可考虑用抑肽酶来对抗半衰期较长的溶栓药。任何溶栓治疗都可能导致低血压。发热和过敏反应史常发生在使用链激酶后。

尿激酶

尿激酶是从人尿和胎儿肾细胞培养物中分离出的丝氨酸蛋白酶。其切割纤溶酶原，以形成活性酶——纤溶酶，可被用于伴有血流动力学恶化的大面积肺栓塞、外周血管闭塞，以及恢复被堵塞静脉导管的通畅性。通常静脉给予负荷剂量后输注。与链激酶不同，尿激酶不具有免疫原性。

不同的纤维蛋白溶解药对纤维蛋白具有不同的特异性，因此对纤维蛋白结合的纤溶酶原具有不同的特异性。组织型纤溶酶原激活物，特别是替奈普酶的纤维蛋白特异性比链激酶和尿激酶更高，因此其激活纤维蛋白结合型纤溶酶原的速度比激活血循环中的纤维蛋白溶酶原的速度快得多。较新的纤维蛋白溶解药物的使用更方便。

已经使用抗血栓药物的患者的围术期管理

处理已经使用抗血栓药物且进行外科手术的患者是一个非常普遍的问题。围术期的高凝状态是身体对伤害的生理反应的一部分。因此，围术期血栓形成的风险较高，特别是对于已有一些疾病的患者（如冠状动脉疾病或外周血管疾病），如果在手术前必须停止使用抗血栓药物，风险会变得更高。对手术患者的最佳管理要求仔细评估患者与手术相关的出血风险与围术期血栓形成的风险。本节将简要概述如何在这个关键时期进行抗血栓治疗管理。对临床医生的建议是在适当的时候及时咨询相关专家，如在停止对近期安置了冠状动脉支架患者的抗血小板治疗之前咨询心脏病专家的意见[41]。

框7.1 溶栓治疗禁忌证

绝对禁忌证

- 颅内出血史或任何时候不明原因的脑卒中
- 6个月内发生的缺血性脑卒中
- 中枢神经系统损害或肿瘤或房室畸形
- 近期重大创伤、手术、头部受伤（3周内）史
- 1个月内消化道出血史
- 已知的出血性疾病（不包括月经）
- 主动脉夹层
- 过去24小时内不能压迫止血的穿刺（例如，肝活检、腰椎穿刺）

相对禁忌证

- 6个月内发生短暂性脑缺血
- 口服抗凝治疗
- 妊娠或产后1周内
- 难治性高血压［收缩压>180mmHg和（或）舒张压>110mmHg］
- 晚期肝病
- 感染性心内膜炎
- 活动期消化性溃疡
- 长时间或创伤性复苏

Reproduced from Steg PG et al., Guidelines for the management of acute myocardial infarction in patients presenting with ST-segment elevation, European Heart Journal, Volume 33, Issue 20, pp.2569-619, Copyright © The European Society of Cardiology 2012, by permission of Oxford University Press, DOI: 10.1093/eurheartj/ehs215.

抗血小板药物

对于非心脏手术，应该继续对心血管事件风险高的患者使用阿司匹林治疗。对于心血管事件风险较低的患者，可停用阿司匹林，应在手术前7~10天停用，因为其作用在血小板的存活期内持续存在（即7~10天）。对于心脏手术，应继续使用阿司匹林，但术前5天可停用氯吡格雷或普拉格雷。对于放置了冠状动脉金属裸支架的患者，不建议在置入支架后4~6周内停止双联抗血小板治疗。对于放置药物洗脱支架的患者，支架植入术后6个月内不应停止双重抗血小板治疗。如有可能，应推迟择期手术。如果在以上阶段有紧急适应证需要手术治疗，建议在双重抗血小板治疗后进行手术，因为急性冠状动脉事件，包括支架内血栓形成的风险在最初4周内非常高，尤其是在停止抗血小板治疗的情况下。

抗凝药物

择期手术前5天需要停用华法林，以使INR水平恢复到1.5以下。当行急诊手术时，可使用维生素K和凝血因子补充剂（如凝血酶原复合物浓缩物），以逆转华法林的作用（见表7.2）。如果止血效果满意，华法林可在术后12~24小时重新使用。

用短效肠胃外抗凝剂桥接抗凝治疗的必要性取决于血栓形成的风险。对于高风险患者，可考虑桥接抗凝治疗，如既往有脑卒中病史的心房颤动患者、机械心脏瓣膜（尤其是二尖瓣）患者、近期发生DVT/PE和严重血栓形成患者。

桥接抗凝治疗可通过UFH或LMWH实现。皮下注射LMWH比UFH更方便，后者必须连续静脉输注且需要频繁地监测APTT。但对于一些特定病例，UFH也许更可取，如出血风险高的患者（UFH有效抗凝时间较短，特效拮抗剂鱼精蛋白可逆转其作用）和重度肾衰竭患者（此类患者的LMWH半衰期过度延长且出血风险显著增加）。建议分别在术前4~6小时和24小时停用UFH和LMWH。高出血风险手术后48小时如已无出血，可重新开始使用以上桥接抗凝血剂。

（金涛 译 马玉奎 审校）

参考文献

1. Antithrombotic Trialists' Collaboration. (2002). Collaborative meta-analysis of randomised trials of antiplatelet therapy for prevention of death, myocardial infarction, and stroke in high risk patients. *British Medical Journal*, **324**(7329), 71–86.
2. Freedman JE. (2006). The aspirin resistance controversy clinical entity or platelet heterogeneity? *Circulation*, **113**, 2865–7.
3. Hamm C, Bassand JP, Agewall S, et al. (2011). ESC guidelines for the management of acute coronary syndromes in patients presenting without persistent ST-segment elevation. *European Heart Journal*, **32**(23), 2999–3054.
4. Steg PG, James SK, Atar D, et al. (2012). ESC Guidelines for the management of acute myocardial infarction in patients presenting with ST-segment elevation. *European Heart Journal*, **33**(20), 2569–619.
5. Müller I, Seyfarth M, Rüdiger S, et al. (2001). Effect of a high loading dose of clopidogrel on platelet function in patients undergoing coronary stent placement. *Heart*, **85**, 92–3.
6. Kastrati A, Schömig A, and Schömig E. (2004). Are we making efficient use of clopidogrel? *European Heart Journal*, **25**(6), 454–6.
7. Mega JL, Close SL, Wiviott SD, et al. (2009). Cytochrome p-450 polymorphisms and response to clopidogrel. *New England Journal of Medicine*, **360**(4), 354–62.
8. Paré G, Mehta SR, Yusuf S, et al. (2010). Effects of CYP2C19 genotype on outcomes of clopidogrel treatment. *New England Journal of Medicine*, **363**(18), 1704–14.
9. Simon T, Verstuyft C, Mary-Krause M, et al. (2009). Genetic determinants of response to clopidogrel and cardiovascular events. *New England Journal of Medicine*, **360**(4), 363–75.
10. Fernando H, Dart AM, Peter K, Shaw JA. (2011). Proton pump inhibitors, genetic polymorphisms and response to clopidogrel therapy. *Thrombosis and Haemostasis*, **105**(6), 933–44.
11. Wiviott SD, Braunwald E, McCabe CH, et al. (2007). Prasugrel versus clopidogrel in patients with acute coronary syndromes. *New England Journal of Medicine*, **357**(20), 2001–15.
12. Bhatt DL. (2009). Prasugrel in clinical practice. *New England Journal of Medicine*, **361**(10), 940–2.
13. Wallentin L, Becker RC, Budaj A, et al. (2009). Ticagrelor versus clopidogrel in patients with acute coronary syndromes. *New England Journal of Medicine*, **361**(11), 1045–57.
14. Schömig A. (2009). Ticagrelor—is there need for a new player in the antiplatelet-therapy field? *New England Journal of Medicine*, **361**(11), 1108–11.
15. Harrington RA, Stone GW, McNulty S, et al. (2009). Platelet inhibition with cangrelor in patients undergoing PCI. *New England Journal of Medicine*, 361(24), 2318–29.
16. Bhatt DL, Lincoff AM, Gibson CM, et al. (2009). Intravenous platelet blockade with cangrelor during PCI. *New England Journal of Medicine*, **361**(24), 2330–41.
17. Armstrong PC and Peter K. (2012). GPIIb/IIIa inhibitors: from bench to bedside and back to bench again. *Thrombosis and Haemostasis*, **107**(5), 808–14.
18. British National Formulary. No 63. 2012. BMJ Publishing Group Ltd, and Royal Pharmaceutical Society, UK.
19. Weitz JI. (2011). Blood coagulation and anticoagulant, fibrinolytic and antiplatelet agents. In: Brunton LL, Chabner BA and Knollmann BC. (eds) *Goodman & Gilman's The Pharmacological Basis of Therapeutics*, 12th edn. New York, NY:McGraw-Hill Co, 849–876.
20. Pande RL, Hiatt WR, Zhang P, Hittel N, and Creager MA. (2010). A pooled analysis of the durability and predictors of treatment response of cilostazol in patients with intermittent claudication. *Vascular Medicine*, **15**(3), 181–8.
21. Morrow DA, Braunwald E, Bonaca MP, et al. (2012). Vorapaxar in the secondary prevention of atherothrombotic events. *New England Journal of Medicine*, **366**(15), 1404–13.
22. Baglin T. (2012). Drugs and haemostasis. In: Bennett PN, Brown MJ and Sharma P (eds) *Clinical Pharmacology*, 11th edn. Philadelphia, PA: Saunders (Elsevier).
23. Hoffbrand AV and Moss PAH. (2011). Thrombosis and antithrombotic therapy. In: Hoffbrand AV and Moss PAH (eds) *Essential Haematology*, 6th edn. Oxford: Blackwell Publishing Ltd.

24. Rieder MJ, Reiner AP, Gage BF, et al. (2005). Effect of VKORC1 haplotypes on transcriptional regulation and warfarin dose. *New England Journal of Medicine*, **352**, 2285–93.
25. The International Warfarin Pharmacogenetics Consortium. (2009). Estimation of the warfarin dose with clinical and pharmacogenetic data. *New England Journal of Medicine*, **360**, 753–64.
26. Carlquist JF and Anderson JL. (2011). Using pharmacogenetics in real time to guide warfarin initiation. *Circulation*, **124**(23), 2554–9.
27. Nutescu E, Chuatrisorn I, and Hellenbart E. (2011). Drug and dietary interactions of warfarin and novel oral anticoagulants: an update. *Journal of Thrombosis and Thrombolysis*, **31**(3), 326–43.
28. Keeling D, Baglin T, Tait C, et al. (2011). Guidelines on oral anticoagulation with warfarin—fourth edition. *British Journal of Haematology*, **154**(3), 311–24.
29. Ahrens I, Lip GY, and Peter K. (2010). New oral anticoagulant drugs in cardiovascular disease. *Thrombosis and Haemostasis*, **104**(1), 49–60.
30. Ahrens I, Lip GY, and Peter K. (2011). What do the RE-LY, AVERROES and ROCKET-AF trials tell us for stroke prevention in atrial fibrillation? *Thrombosis and Haemostasis*, **105**, 574–8.
31. Arsenault KA, Hirsh J, Whitlock RP, and Eikelboom JW. (2012). Direct thrombin inhibitors in cardiovascular disease. *Nature Review Cardiology*, **9**(7), 402–14.
32. Cabral KP and Ansell J. (2012). Oral direct factor Xa inhibitors for stroke prevention in atrial fibrillation. *Nature Review Cardiology*, **9**(7), 385–91.
33. Wisler JW and Becker RC. (2012). Oral factor Xa inhibitors for the long-term management of ACS. *Nature Review Cardiology*, **9**(7), 392–401.
34. Connolly SJ, Ezekowitz MD, Yusuf S, et al. (2009). Dabigatran versus warfarin in patients with atrial fibrillation. *New England Journal of Medicine*, **361**(12), 1139–51.
35. Schulman S, Kearon C, Kakkar AK, et al. (2009). Dabigatran versus warfarin in the treatment of acute venous thromboembolism. *New England Journal of Medicine*, **361**(24), 2342–52.
36. Patel MR, Mahaffey KW, Garg J, et al. (2011). Rivaroxaban versus warfarin in nonvalvular atrial fibrillation. *New England Journal of Medicine*, **365**(10), 883–91.
37. Granger CB, Alexander JH, McMurray JJ, et al. (2011). Apixaban versus warfarin in patients with atrial fibrillation. *New England Journal of Medicine*, **365**(11), 981–92.
38. Jaff MR, McMurtry MS, Archer SL, et al. (2011). Management of massive and submassive pulmonary embolism, iliofemoral deep vein thrombosis, and chronic thromboembolic pulmonary hypertension: a scientific statement from the American Heart Association. *Circulation*, **123**, 1788–830.
39. Agnelli G and Becattini C. (2010). Acute pulmonary embolism. *New England Journal of Medicine*, **363**(3), 266–74.
40. Wechsler LR. (2011). Intravenous thrombolytic therapy for acute ischemic stroke. *New England Journal of Medicine*, **364**(22), 2138–46.
41. Douketis JD, Spyropoulos AC, Spencer FA, et al. (2012). Perioperative management of antithrombotic therapy: Antithrombotic Therapy and Prevention of Thrombosis, 9th ed: American College of Chest Physicians Evidence-Based Clinical Practice Guidelines. *Chest*, **141**(2 Suppl.), e326S–50S.

第8章

缺血再灌注损伤

David A. Russell, Nadeem A. Mughal, Shervanthi Homer-Vanniasinkam

缺血再灌注相关的细胞生物学

组织的缺血性损伤导致内皮功能障碍(产生活性氧和氮物质)、炎症细胞动员(导致无菌炎症)和微循环改变。这些过程由下列因素驱动:细胞因子、补体系统,以及整合素、选择素和核因子κB(NF-κB)的转录变化。

正常血管内皮功能

血管内皮是单层细胞,其定义了血管内和血管外腔隙。内皮细胞对物理和化学信号做出反应,以调节血管张力、局部抗凝、细胞黏附、SMC增殖和血管壁炎症,为血管稳态提供重要机制[1]。

血管张力的变化在平衡组织的代谢需求和向组织输送氧气方面起着关键作用。血管张力的维持主要受内皮细胞局部产生NO的影响,而前列环素和内皮衍生的超极化因子也可促进血管舒张[2]。NO是具有短生物半衰期的自由基,有舒张血管的作用,也限制白细胞黏附、血小板活化和血小板聚集。NO由L-精氨酸通过内皮型一氧化氮合酶(eNOS)产生,其辅因子包括还原型辅酶Ⅱ(NADPH)和四氢生物蝶呤(BH_4)。NO扩散到血管SMC引起环磷酸鸟苷介导的血管舒张。NO抑制炎症、细胞增殖和血栓形成是通过NF-κB中半胱氨酸残基的s-亚硝基化、细胞周期控制蛋白和参与组织因子生成的蛋白质介导的[3]。

细胞因子

细胞因子是一类小的细胞信号蛋白分子,其通过与细胞膜受体结合,以自分泌和旁分泌两种方式起作用。该因子以其免疫调节作用而闻名,但也在胚胎形成等其他过程中发挥作用。细胞因子家族由200多种蛋白质组成,通过改变细胞增殖、分化和功能来促进炎症和免疫应答的各个环节。细胞因子可以分为在炎症中具有促进、对抗和矛盾作用的细胞因子。其在局部缺血-再灌注损伤(IRI)中的作用反映了由局部缺血和随后的再灌注引发的炎症复合物。细胞因子还导致IRI的系统性损害,伴有血清和远处组织(肺、肝)的TNF-α、白细胞介素-1和-6(IL-1和IL-6)水平升高[4]。

• TNF-α是促炎细胞因子,可激活NF-κB、促分裂原活化蛋白激酶(MAPK)和凋亡途径。在内皮细胞中,TNF-α导致肌动蛋白丝重新排列,继而导致细胞损伤、紧密连接缺失和毛细血管渗漏[5]。在实验模型中,该因子激活黄嘌呤氧化酶和产生活性氧(ROS),在冠状动脉栓塞后产生延长的进行性冠状动脉收缩,从而加剧原有的缺血性损伤[6]。该因子也是一种负性肌力药,可导致低血压、肺水肿和全身炎性反应综合征(SIRS)的代谢性酸中毒。TNF-α可增加其他促炎细胞因子(IL-1、IL-6和IL-8)的表达。

• IL-1是一种蛋白质家族,其在调节对无菌和感染性损伤的免疫和炎性反应中起作用。其通过上调内皮细胞上的整合素[细胞间黏附分子-1(ICAM-1)和血管细胞黏附分子-1(VCAM-1)]的表达而起作用。在动物模型中,已经发现IL-1受体拮抗剂可改善脑、肝和肾的IRI[7]。

• IL-6可调节急性期反应,促进细胞黏附并刺激急性期反应物的产生。IL-6与IRI有关,在心肌缺血大鼠模型中使用IL-6或可溶性IL-6受体复合物可减少梗死面积[8]。

• IL-8是由内皮细胞和白细胞产生的强效趋化因子。其是由IL-1、TNF-α和组织缺氧(通过NF-κB)刺激而产生的。IL-8引起中性粒细胞趋化运动、黏附和脱颗粒,并与心肌、骨骼和肾的IRI相关[9]。近期的一项研究表明,在兔后肢缺血模型中,其可作为有用的标志物来评估为改善IRI的全身作用而备选的再灌注溶液[10]。

补体

补体系统是一种免疫监视系统,其能够区分健康细胞、凋亡细胞、细胞碎片和细菌,从而相应地改变身体的反应。该系统可以通过经典途径、凝集素和替代途径被激活,裂解产物充当中介,并放大反应。所有激活方式导致共同的最终途径,即将C3分割成C3a和C3b[11]。虽然过量的补体似乎是有害的,会加剧炎性反应并促进过敏性毒素释放,但目前对该系统尚未完全了解,因此并不认为影响改变补体级联反应对IRI有临床益处。此外,某些组织的正常功能需要一些补体活性,而补体系统的阻断会导致肝移植术后的急性肝衰竭[12]。

转录改变

整合素

整合素是异二聚体跨膜糖蛋白的大家族,其介导细胞与其周围结构(细胞外基质或其他细胞)之间的附着。内皮细胞的活化可刺激中性粒细胞的募集,这是通过一系列滚动、牢固黏附和跨内皮迁移(通过细胞旁和跨细胞途径)达到的。中性粒细胞募集随着内皮细胞损伤、黏附分子和细胞因子表达的上调,以及局部抗炎介质(如NO)的下调而增加。中性粒细胞黏附的关键整合素是常见的β_2或CD18链[13,14]。

细胞黏附分子

细胞黏附分子(CAM)是整合素的一个亚群,其表达受内皮细胞和炎性细胞内的蛋白质调节。NF-κB是一种潜在的基因调控转录因子,以非活性形式存在于细胞质中,涉及大多数炎性反应;该分子激活后可上调CAM表达及促炎介质[TNF-α和IL-1等细胞因子,诱导型一氧化氮合酶(iNOS)]。细胞间黏附分子(ICAM)是内皮细胞表面上的糖蛋白,可与整合素结合。该分子在内皮细胞活化后,分别与白细胞-内皮CAM、淋巴细胞功能相关抗原-1和巨噬细胞抗原-1相互作用,从而活化白细胞、T细胞和巨噬细胞。

选择素

选择素是促进跨内皮迁移的细胞表面碳水化合物结合蛋白。选择素家族有3个成员:白细胞上的L-选择素、血小板上的P-选择素和内皮细胞上的E-选择素。其与整合素相互作用,以激活内皮细胞黏附。P-选择素在肝缺血再灌注中起着关键作用,是毛细血管后血管内白细胞滚动过程中的主要细胞结合蛋白[15]。L-选择素能放大炎症部位微血管中的白细胞捕获。选择素介导的黏附依赖于与IRI有关的细胞外Ca^{2+},这可能是由于线粒体通透性转换孔(MPTP)的开放,MPTP是程序性细胞死亡(细胞凋亡)的一个重要调节因子。与对照组相比,在即将行经皮冠状动脉介入治疗前,给予ST段抬高型心肌梗死(STEMI)患者环孢素(一种MPTP抑制剂),则会减小心肌梗死面积[16]。

Rho蛋白

Rho蛋白家族是Ras家族的一个亚群(RAS将细胞表面受体与肌动蛋白细胞骨架相连)。Rho蛋白协调从黏附分子到细胞骨架的信号传导,导致细胞骨架响应各种刺激的行为改变,并调节内皮和SMC的收缩力和功能。这涉及内皮屏障功能、跨内皮迁移、血小板黏附、炎症和伤口愈合[17]。白细胞-内皮细胞黏附可激活Rho,进而刺激内皮间隙连接的开放。

由这些转录变化引起的炎性反应是自我扩增的,但CD40/CD40配体信号复合物是造成局部损伤的主要原因。CD40/CD40L可促进血栓形成环境,通过刺激血小板-血小板和血小板-白细胞聚集的形成,增加局部缺血负荷,并促进低氧及促炎症环境[18]。

缺血再灌注损伤的病理生理学

在健康的内皮细胞中,NO、天然抗凝血剂和抗氧化剂的产生限制了白细胞和血小板的黏附,中和了ROS并保持了健康的血管张力。内皮细胞的活化最初由缺氧引起,但再灌注时因内皮功能障碍和氧化应激而加剧,导致再灌注时炎性细胞和血小板的流入,增加了由初始缺氧损伤引起的组织损伤。图

8.1显示了缺血再灌注(IRI)的病理生理学概况。

内皮功能障碍和氧化应激

最初的缺血性损伤和随后的再灌注导致内皮细胞活化、炎性细胞募集和ROS产生之间复杂的相互作用。内皮功能障碍的特点反映了内皮激活状态下细胞功能的变化。在静息状态下,ROS的产生与天然抗氧化剂的产生之间存在健康的平衡,但在氧化应激过程中,内皮细胞活化引发了偏向ROS产生的失衡。这导致转录调节蛋白,如NF-κB和缺氧诱导因子-1(HIF-1)的增加,并因一些因素导致促炎和促血栓环境的产生,这些因素包括:CAM和VEGF增加、白细胞及血小板黏附于内皮和ROS进一步增加。

缺氧导致参与能量代谢的酶系统和线粒体机制发生改变,这导致再灌注时ROS的产生(超氧化物,过氧化氢和氢氧根离子)不受抑制[9]。以下几种酶系统参与IRI:

• 电子传输链:通过有氧呼吸,由线粒体合成ATP和转化为ADP而产生能量。ATP合成是通过线粒体内膜(电子传递链)中一系列复杂的酶促反应发生的,每一步都会释放出电子。还原型烟酰胺腺嘌呤二核苷酸脱氢酶(NADH)和细胞色素氧化酶是该系统中重要的酶复合物。正常代谢中产生的少量超氧化物被锰超氧化物歧化酶(MnSOD)迅速消除。在IRI中,超氧化物的过量产生迅速使可用的MnSOD储存达到饱和[19]。

• 黄嘌呤氧化酶(XO):在静止状态下,次黄嘌

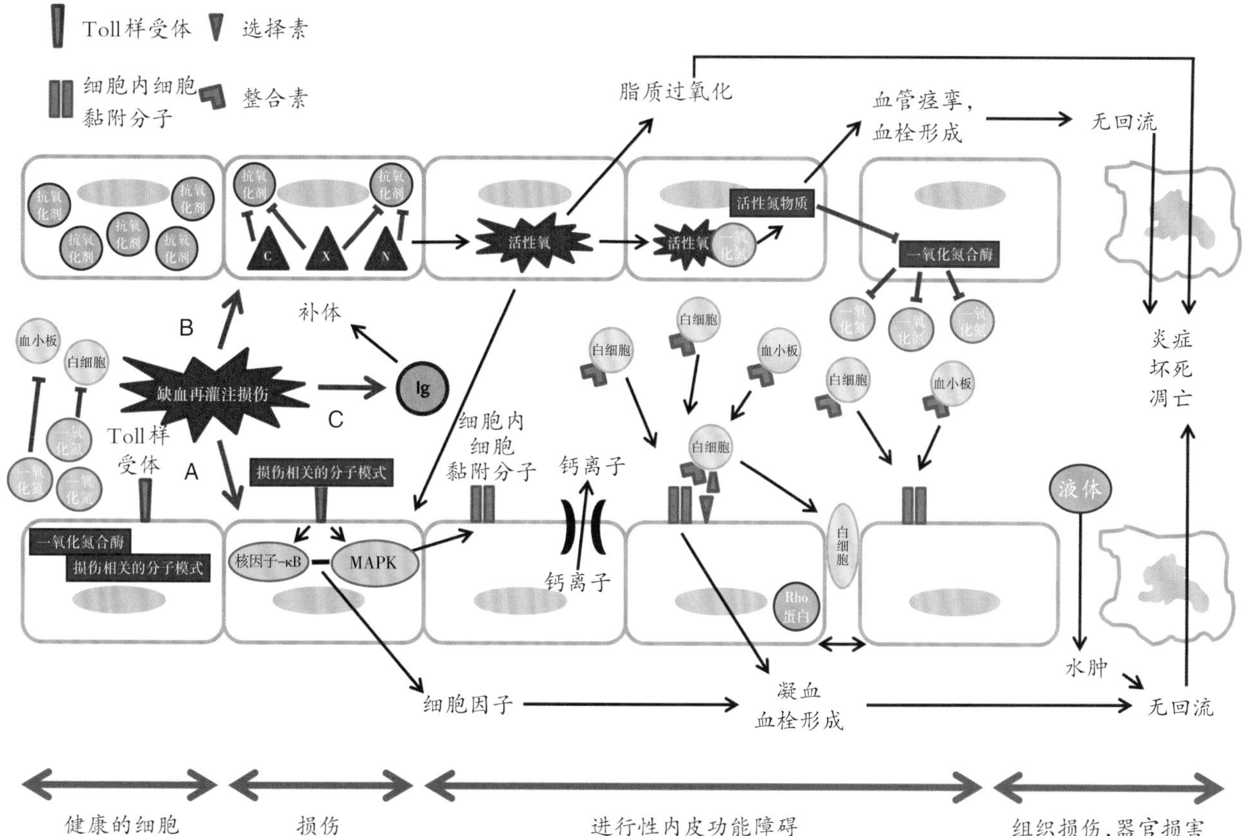

图8.1 缺血再灌注损伤(IRI)的病理生理学。在健康细胞中,由一氧化氮合酶产生的一氧化氮限制了白细胞和血小板的黏附,而抗氧化剂中和活性氧。(A)IRI释放损伤相关的分子模式,后者与细胞表面上的Toll样受体结合。这激活了下游信号传导机制,包括NF-κB和促分裂原活化蛋白激酶(MAPK)途径,后者又启动细胞内细胞黏附分子和细胞因子的表达。ICAM激活凝血级联反应,并吸引白细胞和血小板,与其细胞表面上表达的整合素结合。选择素以钙离子依赖性方式促进了该黏附过程。白细胞的内皮迁移通过由Rho蛋白家族打开的间隙连接发生,导致液体潴留和水肿。(B)黄嘌呤氧化酶(X)、细胞色素氧化酶(C)和烟酰胺腺嘌呤二核苷酸磷酸氧化酶(N)酶系统的活化导致ROS和抗氧化剂之间的平衡被破坏而有利于ROS。ROS通过脂质过氧化增加NF-κB和ICAM的转录,并引发细胞凋亡和细胞坏死。ROS与一氧化氮的相互作用形成活性氮物质,后者促进血管痉挛和血栓形成,并抑制NOS产生一氧化氮。(C)IRI引起启动补体级联反应的"天然"抗体的激活。

呤被黄嘌呤脱氢酶转化为黄嘌呤。缺氧降低了线粒体再循环ADP(次黄嘌呤底物)的能力,而黄嘌呤脱氢酶则转化为XO(XO可抑制次黄嘌呤代谢)。随着再灌注,次黄嘌呤和氧气被XO转化为尿酸盐,同时产生超氧化物[20]。已经在IRI患者中进行XO抑制剂(如别嘌呤醇)临床试验,但没有获得明显的临床效果[21]。

• NAD(P)H氧化酶:这是中性粒细胞、内皮细胞和血小板中ROS的重要来源。其与NO反应,形成活性氮物质(RNS)。

IRI中也产生活性的铁类物质,特别是来自创伤环境中的血红蛋白和肌红蛋白,这些物质在再灌注时促成组织的氧化应激。体内IRI模型显示,血红蛋白被氧化为中度反应性的铁基,从而导致内皮细胞脂质过氧化[22]。

ROS具有多种导致IRI中组织损伤的功能,一些作用是直接的,一些间接作用于多个细胞功能水平,干扰各种细胞过程:

• 诱导细胞凋亡和细胞坏死。

• 削弱血管扩张因子的反应。

• 当浓度较高时,会氧化蛋白质和脂质,并破坏DNA。

• 脂质过氧化损伤细胞器和细胞器膜,伴随结构损伤和自溶酶释放。对磷脂的损害会对这些结构造成不可逆的结构和功能损害。多不饱和脂肪是最脆弱的,这些反应的副产物本身就是氧化组织损伤的活性介质。这在几乎所有的IRI模型(肺、肝、心肌、肾、脑、视网膜、胎盘、下肢)中都有证据。脂质过氧化副产物可作为再灌注损伤和氧化剂负荷的有用生物标志物[例如,丙二醛(MDA)已被用于治疗子痫和肾IRI][23]。

在IRI中,氧化亚氮代谢也成为自由基——活性氮物种(RNS),包括过氧亚硝酸盐和NO自由基的来源。在精氨酸产生NO的过程中,辅助因子NAD(P)H也产生少量的超氧化物。在有氧化应激的IRI环境中,这种超氧化物能够与NO反应,形成RNS。RNS为NOS提供了负反馈,限制了NO的产生,并且使BH_4(NO产生的第二个辅助因子)失活,进一步限制了保护性NO的可获得性。过氧亚硝酸盐促进血管痉挛和血栓形成,部分原因是前列腺素合成紊乱。对猪心肌IRI模型应用墨蝶蛉(BH_4的代谢前体)和6-甲基BH_4(BH_4的合成形式)可保持内皮依赖性血管舒张[24]。

天然免疫系统

天然免疫系统是抵御入侵生物的第一道防线,以一般方式保护宿主,但没有学习能力(适应能力)。该系统依赖于:

• 动员炎症细胞进入该区域的细胞因子。

• 激活补体,以识别细菌、激活细胞,并促进死细胞和抗体复合物的清除。

• 识别和去除外来物质的白细胞。

• 继发于抗原呈递的适应性免疫系统的激活。

天然免疫系统在由局部缺血引起的“无菌炎症”中起着关键作用,并导致IRI[25]。

细胞坏死以前被认为是由缺氧损伤诱导的,但如今越来越多地被认为是由再灌注时的氧化应激导致的,而细胞坏死可导致细胞内液和细胞内容物的暴露,这可被天然免疫系统检测到。这些与损伤相关的分子模式(DAMP)包括高迁移率族蛋白B1(HMGB1)、双链DNA和热休克蛋白[12]。暴露的DAMP与相邻细胞上的模式识别受体[主要是Toll样受体(TLR)]结合,TLR通过NF-κB和MAPK途径起作用,刺激促炎细胞因子(IL-1、IL-12、TNF-α)和趋化因子(IL-8、单核细胞趋化蛋白-1)的释放,从而将白细胞吸引到该区域并进一步加剧炎性反应[26]。IL-1和TNF-α也诱导ICAM表达,进一步吸引白细胞和血小板进入该区域,促进跨内皮迁移。

已知TLR或TLR4的激活可介导对革兰阴性菌感染的炎症应答,这是通过脂多糖达到的。这可能被氧化应激激活,并引发炎症细胞对后续刺激的反应性增加。过氧化氢处理培养的巨噬细胞可诱导TLR4表达。在失血性休克的啮齿动物模型中,通过向复苏液中添加N-乙酰半胱氨酸可以抑制肺泡巨噬细胞TLR4表达的增加[27]。TLR4与肾IRI有关,TLR4信号与内源性配体诱导的肾移植早期移植物失败有关,这些配体包括HMGB1和双糖链蛋白聚糖等。对于具有TLR丧失功能型等位基因的个体,其TLR4对HMGB1的亲和力降低,促炎细胞因子相应减少,这些个体肾移植后即刻移植物的功能比率也提高了[28]。已经发现,在败血症的临床试验中使用TLR4拮抗剂TAK-242,有可能提高生存率[29]。

微血管功能障碍和“无回流”现象

微血管功能障碍包括由内皮功能障碍引起的一系列变化，这些变化是器官特异性表现。

正常的小动脉张力是一种促进收缩和扩张信号之间的平衡。对缺氧的正常反应是收缩，然后是NO驱动的张力性松弛。如前所述，再灌注时NO功能降低，这是因为eNOS的负反馈作用和辅助因子的损耗导致RNS产生。此外，精氨酸酶的活性增加可充当作用于精氨酸的NOS的竞争性抑制剂。NO功能的降低也会促进：

• 内皮素活性增加。内皮素是继发于缺氧和剪切应力的内皮产生的血管收缩肽。其与SMC受体结合并提高细胞内Ca^{2+}水平，导致平滑肌张力增加。在正常状态下，NO恢复Ca^{2+}水平，以抵消内皮素的影响。

• 血小板黏附增加。血小板黏附通常被NO抑制，而血小板黏附增加可减少血流量，以维持缺血环境，并容易形成微血栓。

“无回流”是指炎症、细胞黏附和凝血导致的再灌注后发生的毛细血管闭塞。其首先在大脑局部缺血后被注意到，但在其他器官中也可见，可导致以下临床表现：

• 急性肺损伤时肺水肿和氧需求升高。

• 急性心肌梗死后心肌顿抑。

• 急性肢体缺血血运重建后的室间隔综合征和持续性肢体缺血[9]。

“无回流”的严重程度与初始缺氧损伤的严重程度和持续时间相关，并且其在整个受影响的器官中不均匀分布。毛细血管闭塞与以下多个因素有关：内皮细胞肿胀、血小板和白细胞黏附（血管腔内充血和血栓形成的状态下）、具有黏附分子表达的剧烈活化白细胞（导致通过毛细血管的速度缓慢）及白细胞对氧化还原平衡的调节（ROS/RNS诱导周边细胞持续收缩和血管收缩）。缝隙连接的开放和组织水肿可导致局部肿胀，继而使组织间质压力增加，进一步减缓了通过毛细血管的血流，并减少了营养物质穿过毛细血管壁的转运。对“无回流”的临床处理主要集中在纠正氧化还原平衡，可吸入NO，给予前列腺素E1和前列环素（PGI2），这些均可减少人类急性肺损伤发生[30]。在兔后肢缺血模型中，L-精氨酸和抗氧化维生素可增加毛细血管直径并减少间质水肿[31]。

毛细血管后微静脉是血小板和白细胞黏附的主要部位。NF-κB活化上调选择素和炎症介质。该作用通过以下因素得到增强：低血流量、白细胞黏附和迁移的增强，白细胞-血小板相互作用和微血管血栓形成。内皮功能障碍不仅引起白蛋白和蛋白质的外渗，而且使白细胞在缺血后的小静脉中跨内皮迁移。这是IRI内皮屏障功能恢复的关键限速步骤，并且白蛋白渗漏与黏附于内皮细胞的白细胞数量之间存在密切关联。

临床表现

IRI后遗症既可见于局部（肢体），又可见于远端（远端器官系统），可能导致多器官功能障碍综合征（MODS），严重时会导致死亡[32]。

局部表现

携带氧气的血流重新流入局部缺血的下肢组织，可导致局部肌肉水肿和肢体肿胀的“再灌注后综合征”。在缺血期间，如前所述，激活的炎性介质引起微循环改变并增加毛细血管通透性。当发生再灌注时，液体从血管内空间进入周围的间质中。下肢和手臂的隔室被坚硬的筋膜层紧紧束缚，使得隔室内的肌肉扩张有限。这就导致隔室内压力升高，血管受压（图8.2 A，C）。如果不治疗，肌肉群会出现缺氧，导致细胞坏死和肌细胞死亡。下肢前间隔室最易受累，局部缺血表现为足背屈减弱和足背内侧感觉改变[33]。再灌注损伤的严重程度与局部缺血的程度和时间有关，且通常需要立即进行治疗。在一项针对接受急性肢体缺血手术治疗的194例患者的研究中，20例（10%）患者因发生或即将发生室间隔综合征而需要行筋膜切开减张术[34]（图8.2 B，D）。

全身表现

尽管多种器官系统未在最初的缺血性损伤中直接受累，但其仍可能受到IRI的影响。血管疾病患者通常患有糖尿病、高血压和高胆固醇血症，使其微血管受到IRI影响的易感性增加[35]。典型的患者会发展为全身炎症反应综合征（SIRS），临床表现为发热、呼吸急促、心动过速和白细胞增多。

IRI引发的细胞因子激活可能对多个器官（包括

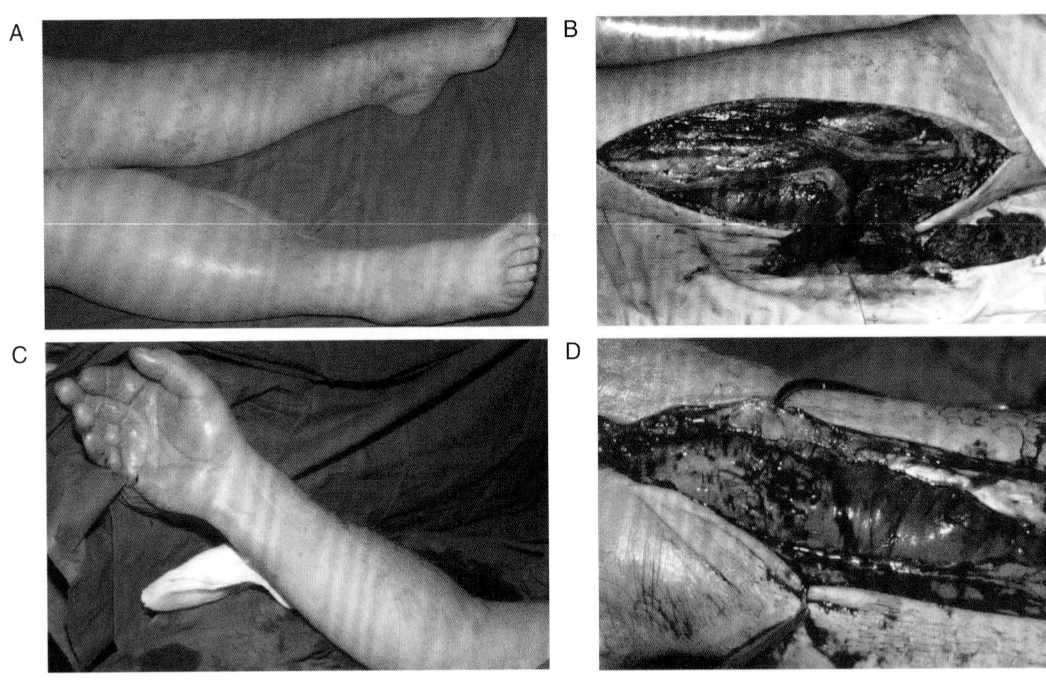

图8.2 室间隔综合征的临床表现。(A)下肢再灌注水肿。(B)下肢筋膜切开术,同时进行坏死肌肉清创术。(C)上肢室间隔综合征伴有早期爪形手体征。(D)对水肿但肌肉尚有活力的上肢及时行筋膜切开术。

心脏、肺、肾和胃肠系统)产生有害作用。持续和显著的器官功能障碍可导致IRI最严重的并发症——MODS。MODS是重症治疗病房(ITU)患者死亡的主要原因,并与主动脉阻断和肢体再灌注有关。肺系统最容易受到IRI,并出现从急性肺损伤到急性呼吸窘迫综合征(ARDS)的一系列表现。其内在的病理学机制是相同的,即细胞因子活化促使血管系统的通透性增加、非心源性肺水肿和呼吸衰竭。症状主要在损伤后24~72小时出现,且常预示MODS的发作。随着各个器官系统受累,MODS死亡率上升。最严重的病例会发生凝血障碍和免疫功能障碍,进而导致弥散性血管内凝血(DIC)和免疫功能低下状态。

血管疾病的IRI通常发生在动脉瘤修复术(主动脉钳夹阻断后)或急性缺血肢体再灌注之后。缺血组织的重量通常决定了再灌注损伤的严重程度。择期肾下腹主动脉瘤(AAA)修复术后的ARDS相对罕见,在一项包含242例患者的研究中,1%的患者出现此并发症[36]。但在胸主动脉瘤(TAA)修复术中,当主动脉钳夹阻断影响肾动脉和肠系膜动脉时,其发病率更高。据一项针对1220例患者的研究报道,肺部并发症发生率为34%,肾衰竭发生率为11%[37]。针对该组患者的其他研究显示,约1/3的患者发生MODS[38]。其主要原因是内脏缺血引起肠道屏障功能下降和细菌移位。破裂AAA修复术后IRI的并发症增加,其原因是出血性休克可导致内脏血管收缩和肠缺血。再灌注后,毒素会被冲出并进入体循环,加重全身性损伤。

缺血时间也是IRI严重程度的重要预测指标。一项关于择期胸腹主动脉瘤(TAAA)修复术的研究发现,相比主动脉钳夹阻断时间<40分钟的患者,主动脉钳夹阻断时间>40分钟的患者发生MODS的可能性是前者的6倍[38]。在肺、肾和心脏并发症中可见类似的增加。除了由过度的细胞因子活化引起的损伤之外,再灌注血流会从缺血组织中“冲洗”出许多在局部缺血期累积的细胞内物质,如肌红蛋白和钾离子。这些可能促发心律失常、肾衰竭和ARDS,导致临床表现恶化,并增加发生MODS的可能性。

处理

改善IRI效果的关键是尽量减少缺血时间。一直以来,急性肢体缺血的治疗注重在6小时的窗口期内恢复灌注,以最大限度地提高保肢的可能性。及时的筋膜切开术和全身抗凝可以避免室间隔综合征和血栓增殖发生,从而补充再灌注。然而,这两种治疗都不能解决导致再灌注中过度组织损伤的炎症失衡。这种潜在的治疗途径一直是很多转化研究的主题。

缺血调节

缺血调节是利用短暂的非致死性缺血和再灌注来降低典型缺血性发作的影响过程。调节旨在优化器官或组织对缺血的反应,限制再灌注之后释放的ROS的积聚,并减弱其引起的损伤[39]。如果调节发生在损伤之前,就称之为预调节;如果发生在损伤之后,则称之为后调节。远程调节是第3种形式的调节,是指缺血发生在间接受影响的器官或组织中,而不是发生在直接受典型发作影响的部位。针对这种调节的研究主要在急性心肌梗死(MI)患者中进行,在行经皮冠状动脉介入治疗(PCI)之前,对患者上臂实施间断控制性缺血处理,结果显示其可减轻心脏损伤[40]。以下研究已经在血管疾病患者中进行:在针对82例接受择期AAA修复术患者进行的随机对照试验中,手术前调节髂动脉降低了发生心肌梗死和肾功能损伤的可能性[41]。类似的,在CEA之前采取下肢缺血性调节,大脑半球缺血发生率也趋向于降低[42]。目前正在进行一些临床试验,以进一步验证AAA修复术前的远程缺血调节对心脏有保护作用。

1986年,在犬类心脏中首次证明了预调节的作用[43]。研究表明,如果在PCI之前采用预调节,可以减少梗死面积、致死性心律失常和收缩功能障碍[44]。同样,已证明在运动平板试验之前进行热身练习可减弱跛行患者的血栓炎性反应[45]。预调节通过刺激自体有效物质(短效局部激素)产生,进而激活生存激酶PI3、Akt和细胞外信号调节激酶。这些物质抑制线粒体孔的开放,后者在再灌注时通常启动ATP消耗、ROS产生和细胞坏死。

预调节技术可被用于抑制择期TAAA或AAA修复术中阻断钳引起的全身炎症反应的可能性。然而,由于客观原因,该技术不适用于治疗急性血管闭塞性疾病。在这些情况下,后调节可能更具价值。后调节的保护作用是通过与预调节相同的线粒体会聚途径实现的。这项技术在2005年被首次报道,旨在改善接受PCI术患者急性心肌梗死期心脏功能并减少梗死面积[46]。对于肢体再灌注后的后调节,仅在动物模型中进行了研究,从该研究中观察到了理想的结果[47]。但迄今为止,调节的位置和持续时间未被优化,并且由于血管损伤和血栓栓塞性疾病的可能性,外科医生通常不愿意反复阻断血流。已有作者报道了一种控制肢体灌注的方式,对灌注速度、再灌注液的成分和温度进行了调整,但尚未进行临床试验以检查其疗效[48]。

目前和新兴的药物疗法

目前,已对许多广泛可用的药物治疗方法进行了研究,以减轻IRI。高渗盐水、他汀类药物、抗血小板药物和丙酮酸乙酯均有利于调节实验模型中的炎症信号通路。

高渗盐水可抑制白细胞内皮黏附分子的产生,并舒张微循环血管。临床试验显示,当高渗盐水复苏疗法被用于创伤性出血性休克时,可抑制炎性反应[49]。众所周知,在心血管疾病的预防和治疗中应用他汀类药物是有效的。这类药物的抗炎作用是通过激活PI3、eNOS和COX-2达到的,并已在多种IR的动物模型中证实。虽然这些作用被高剂量抗血小板药物消除,但低剂量抗血小板药物治疗似乎可增强他汀类药物的作用[50]。丙酮酸乙酯是内源性丙酮酸的衍生物,是一种抗氧化剂和自由基清除剂。该药物影响iNOS、COX-2和TNF的活性,且已被证明可缓解IRI对动物模型的肠、心肌和骨骼肌的影响[51]。

随着对IRI的病理生理学的理解更加深入,现已提出一些新治疗方法。来自细胞和动物模型的实验数据表明,炎症途径中有许多"抑制机会"。但至今很少有人类临床试验涉及这些领域。

微RNA(miRNA)是参与基因表达的转录后下调的非编码小分子。大量研究已表明,在缺血和再灌注过程中,其调节作用促进血管生成并减少细胞损伤[52]。目前正在进行安全性和有效性临床试验,以评估miRNA治疗被用于人类的可行性。

HIF转录因子是治疗策略中的其他靶点。在缺氧发生期间,HIF积累并触发促进细胞保护和代谢改变的途径。已有研究报道,通过抑制其调节性脯氨酰羟化酶结构域(PHD)酶来上调HIF,以防止小鼠发生肾IRI[53]。红细胞生成素是HIF的下游靶点,在动物IRI模型中,应用红细胞生成素治疗也显示出理想的结果。然而,一项对急性心肌梗死患者行PCI后采取红细胞生成素治疗的随机对照试验显示,这种治疗方法对心肌有不良影响[54]。

近来,ATP调控为临床前试验提供了希望,抑制其释放或加速其分解为保护性腺苷,有利于对抗IRI

在小鼠模型中的有害作用[55]。然而，临床资料稀少且尚无定论，关于急性心肌梗死患者的最高等级的腺苷临床试验结果模棱两可[56]。目前正在进行一项安全性和有效性研究，以测试腺苷受体激动剂在镰状红细胞IRI中的价值[57]。其他可能的治疗途径包括针对白细胞和补体的治疗，使用抗氧化剂和治疗性气体。迄今为止，那些理论上充满希望的临床前资料尚未能够转化为对患者有益的效果。

（胡瀚魁 译 马玉奎 审校）

延伸阅读

Higashi Y, Noma K, Yoshizumi M, and Kihara Y. (2009). Endothelial function and oxidative stress in cardiovascular disease. *Circulation Journal*, **73**, 411–18.

Mockford KA, Girn HR, and Homer-Vanniasinkam S. (2009). Postconditioning: current controversies and clinical implications. *European Journal of Vascular and Endovascular Surgery*, **37**, 437–442.

Zheng Y, Gardner S, and Clarke M. (2011). Cell death, damage-associated molecular patterns, and sterile inflammation in cardiovascular disease. *Arteriosclerosis Thrombosis and Vascular Biology*, **31**, 2781–86.

参考文献

1. Deanfield JE, Halcox JP, and Rabelink TJ. (2007). Endothelial function and dysfunction. Testing and clinical relevance. *Circulation*, **115**, 1285–95.
2. Vane JR, Anggard EE, and Botting RM. (1990). Regulatory functions of the vascular endothelium. *New England Journal of Medicine*, **323**, 27–36.
3. Ghosh S and Karin M. (2002). Missing pieces in the NF-κB puzzle. *Cell*, **109**, S81–96.
4. Seekamp A, Warren JS, Remick DG, Till GO, and Ward PA. (1993). Requirements for tumour necrosis factor-α and interleukin-1 in limb ischemia-reperfusion injury and associated lung injury. *American Journal of Pathology*, **143**, 453–63.
5. Sato N, Goto T, Haranaka K, et al. (1986). Actions of tumour necrosis factor on cultured vascular endothelial cells: morphologic modulation, growth inhibition, and cytotoxicity. *Journal of the National Cancer Institute*, **76**, 1113–21.
6. Zhang C, Xu X, Potter BJ, et al. (2006). TNF-αcontributes to endothelial dysfunction in ischemia/reperfusion injury. *Arteriosclerosis, Thrombosis and Vascular Biology*, **26**, 475–548.
7. Rusai K, Huang H, Sayed N, et al. (2008). Administration of interleukin-1 receptor antagonist ameliorates renal ischemia-reperfusion injury. *Transplant International*, **21**, 572–80.
8. Matsushita K, Iwanaga S, Oda T, et al. (2005). Interleukin-6/soluble interleukin-6 receptor complex reduces infarct size via inhibiting myocardial apoptosis. *Laboratory Investigations*, **85**, 1210–23.
9. Girn HRS, Ahilathirunayagam S, Mavor AID, and Homer-Vanniasinkam S. (2007). Reperfusion syndrome: cellular mechanisms of microvascular dysfunction and potential therapeutic strategies. *Vascular and Endovascular Surgery*, **41**, 277–93.
10. Foerster K, Krepuska M, Guensch D, et al. (2009). IL-8 serum-level is a suitable tool for evaluation of different reperfusion solutions in a rabbit model of ischemia-reperfusion injury. *Thoracic and Cardiovascular Surgery*, **56**(S01), P75.
11. Gorsuch WB, Chrysanthou E, Schwaeble WJ, and Stahl GL. (2012). The complement system in ischemia–reperfusion injuries. *Immunobiology*, **217**, 1026–33.
12. Eltzscig HG and Eckle T. (2011). Ischemia and reperfusion—from mechanism to translation. *Nature Medicine*, **17**, 1391–401.
13. Gao JX and Issekutz AC. (1996). Mac-1 (CD11b/CD18) is the predominant beta 2 (CD18) integrin mediating human neutrophil migration through synovial and dermal fibroblast barriers. *Immunology*, **88**, 463–70.
14. Gough MJ, Crinnion JN, and Homer-Vanniasinkam S. (1993). Local consequences of reperfusion in skeletal muscle. In: Grace PA and Mathie RT, (eds) *Ischaemia-reperfusion Injury*, pp. 31–43. Oxford: Blackwell Science.
15. Banga NR, Homer-Vanniasinkam S, Graham A, Al-Mukhtar A, White SA, and Prasad KR. (2005). Ischaemic preconditioning in transplantation and major resection of the liver. *British Journal of Surgery*, **92**, 528–38.
16. Piot C, Croisille P, Staat P, Thibault H et al (2008). Effect of Cyclosporine on Reperfusion Injury in Acute Myocardial Infarction. *New England Journal of Medicine*, ; 359: 473–481.
17. Aepfelbacher M, Essler M, Huber E, Sagai M, and Weber PC. (1997). Bacterial toxins block endothelial wound repair: evidence that Rho GTPases control cytoskeletal rearrangements in migrating endothelial cells. *Arteriosclerosis, Thrombosis and Vascular Biology*, **17**, 1623–9.
18. Ruggeri ZM. (2002). Platelets in atherothrombosis. *Nature Medicine*, **8**, 1227–34.
19. Salvemini D and Cuzzocrea S. (2003). Therapeutic potential of superoxide dismutase mimetics as therapeutic agents in critical care medicine. *Critical Care Medicine*, **31**, 29–38.
20. Homer-Vanniasinkam S and Granger DN. (2005). Physiology of reperfusion injury. In: White RA and Hollier LH (eds) *Vascular Surgery: Basic Science and Clinical Correlations*, pp. 245–50. Oxford: Blackwell Publishing.
21. Flynn WJ, Jr and Hoover EL. (1994). Allopurinol plus standard resuscitation preserves hepatic blood flow and function following haemorrhagic shock. *Journal of Trauma*, **37**, 956–61.
22. McLeod LL and Alayash AI. (1999). Detection of ferrylhemoglobin intermediate in an endothelial cell model after hypoxia-reoxygenation. *American Journal of Physiology*, **277**, 92–9.
23. Del Rio D, Stewart AJ, and Pelligrini N. (2005). Review of recent studies on malondialdehyde as toxic molecule and biological marker of oxidative stress. *Nutrition, Metabolism and Cardiovascular Diseases*, **15**, 316–28.
24. Tiefenbacher CP. (2001). Tetrahydrobiopterin: a critical cofactor for eNOS and a strategy in the treatment of endothelial dysfunction? *American Journal of Physiology - Heart and Circulatory Physiology*, **280**, 2484–8.
25. Cavanagh SP, Gough MJ, and Homer-Vanniasinkam S. (1998). The role of the neutrophil in ischaemia-reperfusion injury: potential therapeutic interventions. *Cardiovascular Surgery*, **6**, 112–18.
26. Chen GY and Nunez G. (2010). Sterile inflammation: sensing and reacting to damage. *Nature Review Immunology*, **10**, 826–37.
27. Powers KA, Szászi K, Khadaroo RG, et al. (2006). Oxidative stress generated by haemorrhagic shock recruits Toll-like receptor 4 to the plasma membrane in macrophages. *Journal of Experimental Medicine*, **203**, 1951–61.
28. Krüger B, Krick S, Dhillon N, et al. (2009). Donor Toll-like receptor 4 contributes to ischemia and reperfusion injury following human kidney transplantation. *Proceedings of the National Academy of Sciences, USA*, **106**, 3390–5.
29. Rice TW, Wheeler AP, Bernard GR, et al. (2010). A randomized, double-blind, placebo-controlled trial of TAK-242 for the treatment of severe sepsis. *Critical Care Medicine*, **38**, 1685–94.
30. Schütte H, Lockinger A, Seeger W, and Grimminger F. (2001). Aerosolized PGE1, PGE2 and nitroprusside protect against vascular leakage in lung ischaemia-reperfusion. *European Respiratory Journal*, **18**, 15–22.
31. Nanobashvili J, Neumayer C, Fuegl A, et al. (2003). Development of ‘no-reflow’ phenomenon in ischemia/reperfusion injury: failure of active vasomotility and not simply passive vasoconstriction. *European Surgery Research*, **35**, 417–24.
32. Blaisdell FW.(2002). The pathophysiology of skeletal muscleischemia and the reperfusionsyndrome: a review. *Cardiovascular Surgery*, **10**, 620–30.
33. Creager MA, Kaufman JA, and Conte MS. (2012).Clinical practice. Acutelimbischemia. *New England Journal of Medicine*, **366**(23), 2198–206.
34. Campbell WB, Ridler BM, and Szymanska TH.(1998). Current management of acute leg ischaemia: results of an audit by the Vascular Surgical Society of Great Britain and Ireland. *British Journal of Surgery*, **85**, 1498–503.
35. Carden DL and Granger DN. (2000). Pathophysiology of ischaemia–reperfusion injury. *Journal of Pathology*, **190**, 255–66.

36. Hertzer NR, Mascha EJ, Karafa MT, O'Hara PJ, Krajewski LP, and Beven EG.(2002). Open infrarenal abdominal aortic aneurysm repair: the Cleveland Clinic experience from 1989 to 1998. *Journal of Vascular Surgery*, **35**, 1145–54.
37. Coselli JS, LeMaire SA, Miller CC3rd, et al. (2000).Mortality and paraplegia after thoracoabdominal aortic aneurysm repair: a risk factor analysis. *Annals of Thoracic Surgery*, **69**, 409–14.
38. Harward TR, Welborn MB3rd, Martin TD, et al. (1996). Visceral ischemia and organ dysfunction after thoracoabdominal aortic aneurysm repair. A clinical and cost analysis.*Annals of Surgery*, **223**, 729–36.
39. Pasupathy S and Homer-Vanniasinkam S. (2005).Surgical implications of ischaemic preconditioning. *Archives of Surgery*, **140**, 405–9.
40. Bøtker HE, Kharbanda R, Schmidt MR, et al. (2010). Remoteischaemicconditioning before hospitaladmission, as a complement to angioplasty, and effect on myocardialsalvage in patients with acutemyocardialinfarction: a randomisedtrial. *Lancet*, **375**, 727–34.
41. Ali ZA, Callaghan CJ, Lim E, et al.(2007).Remote ischemic preconditioning reduces myocardial and renal injury after elective abdominal aortic aneurysm repair: a randomized controlled trial. *Circulation*, **116**, I98–105.
42. Walsh SR, Nouraei SA, Tang TY, Sadat U, Carpenter RH, and Gaunt ME.(2010). Remote ischemic preconditioning for cerebral and cardiac protection during carotid endarterectomy: results from a pilot randomized clinical trial. *Vascular and Endovascular Surgery*, **44**, 434–9.
43. Murray CJ, Jennings RB, and Reimer KA. (1986). Preconditioning with ischemia: a delay of lethal cell injury in ischemic myocardium. *Circulation*, **74**, 1015–22.
44. Minamino T. (2012).Cardioprotection from ischemia/reperfusion injury: basic and translational research. *Circulation Journal*, **76**, 1074–82.
45. Pasupathy S and Homer-Vanniasinkam S. (2005).Ischaemic preconditioning protects against ischaemia/reperfusion injury: emerging concepts. *European Journal of Vascular and Endovascular Surgery*, **29**, 106–15.
46. Staat P, Rioufol G, Piot C, et al. (2005). Postconditioning the human heart. *Circulation*, **112**, 2143–48.
47. Gyurkovics E, Aranyi P, Stangl R, et al. (2011). Postconditioning of the lower limb—protection against the reperfusion syndrome. *Journal of Surgical Research*, **169**, 139–47.
48. Beyersdorf F and Schlensak C.(2009).Controlled reperfusion after acute and persistent limb ischemia. *Seminars in Vascular Surgery*, **22**, 52–7.
49. Percival TJ and Rasmussen TE.(2012).Reperfusion strategies in the management of extremity vascular injury with ischaemia. *British Journal of Surgery*, **99**(Suppl. 1), 66–74.
50. Ye Y, Perez-Polo JR, and Birnbaum Y. (2010).Protecting against ischemia-reperfusion injury: antiplatelet drugs, statins, and their potential interactions. *Annals of the New York Academy of Sciences*, **1207**, 76–82.
51. Reade MC and Fink MP. (2005). Bench-to-bedside review: amelioration of acute renal impairment using ethyl pyruvate. *Critical Care*, **9**, 556–60.
52. Weiss JB, Eisenhardt SU, Stark GB, Bode C, Moser M, and Grundmann S. (2012).MicroRNAs in ischemia-reperfusioninjury. *American Journal of Cardiovascular Diseases*, **2**, 237–47.
53. Hill P, Shukla D, Tran MG, et al. (2008).Inhibition of hypoxiainduciblefactorhydroxylasesprotectsagainstrenalischemia-reperfusion injury. *Journal of the American Society for Nephrology*, **19**, 39–46.
54. Najjar SS, Rao SV, Melloni C, et al. (2011). REVEAL Investigators. Intravenous erythropoietin in patients with ST-segment elevation myocardial infarction: REVEAL: a randomized controlled trial. *Journal of the American Medical Association*, **305**, 1863–72.
55. Headrick JP and Lasley RD.(2009).Adenosine receptors and reperfusion injury of the heart. *Handbook of Experimental Pharmacology*, **193**, 189–214.
56. Ross AM, Gibbons RJ, Stone GW, Kloner RA, and Alexander RW. (2005). AMISTAD-II Investigators.A randomized, double-blinded, placebo-controlled multicenter trial of adenosine as an adjunct to reperfusion in the treatment of acutemyocardialinfarction (AMISTAD-II). *Journal of American College of Cardiology*, **45**, 1775–80.
57. Field JJ, Nathan DG, and Linden J. (2011). Targeting iNKT cells for the treatment of sickle cell disease. *Clinical Immunology*, **140**, 177–83.

第9章

血管外科中筋膜室综合征的病理生理学机制及其诊治

Mark Hamilton, Prue Cowled, Robert Fitridge

筋膜室综合征的病理生理学机制及其诊治的简介

筋膜室综合征定义为骨筋膜室或筋膜室内压力(ICP)超过组织缺血或者坏死的临界值的一种病理状态。该病在全身不同的解剖位置均可发病,最主要发生在四肢。腹腔间隔室综合征(ACS)是血管外科相关且广为熟知的一种筋膜室综合征,特别常见于急诊治疗破裂腹主动脉瘤(rAAA)中。

组织渗出或者出血导致筋膜室内体液增加,最终引起ICP增加。缺血再灌注损伤是引起组织液渗透至腹腔和四肢筋膜室内的重要原因。

缺血再灌注损伤的机制

缺血是指血供少于正常组织功能所需,导致新陈代谢所需的氧气、葡萄糖和其他物质的缺乏。代谢功能的紊乱始于该缺血阶段,其中组织内糖原最终通过线粒体进行无氧糖酵解。在细胞水平上,ATP缺乏引起依赖ATP的离子泵失效,导致细胞肿胀。缺血过程中磷脂酶被激活,引起膜脂降低和循环内脂肪酸水平增加。缺氧会激活促进炎性反应的基因,从而加重细胞损伤。

在缺血时,ATP降解产生次黄嘌呤。一旦缺血组织再灌注,就会出现分子氧的通量催化黄嘌呤氧化酶降解次黄嘌呤成为尿酸,从而释放出高反应性的超氧化物阴离子。超氧化物随后转化为过氧化氢和羟基自由基,其诱导细胞膜中脂质的过氧化,最终导致细胞死亡。在缺血再灌注期间,活性氧物质同时激活内皮细胞,产生高水平的黏附分子和引起促炎中性粒细胞的黏附和外渗,从而加剧组织破坏和水肿形成,最终引起筋膜室内组织液增加[1]。

下肢再灌注损伤的局部及远处并发症

下肢骨骼肌再灌注损伤最初诱导增加白细胞的黏附和渗出,导致包括基质金属蛋白酶在内的蛋白水解分子的释放[2]。蛋白水解活性增强然后引起基底膜中胶原蛋白的降解,导致组织液渗出和筋膜室内组织液增加。下肢血运重建引起的再灌注损伤可能引发远处组织损害,例如,损害肺、心脏和肾脏等其他器官[3],同时可以损伤肠道的屏障功能。肠道渗透性的增加引起液体运动导致组织水肿,产生内毒素及肠源性细菌移位,从而导致患者产生全身性炎性反应。黏膜通透性增加和组织水肿在危重患者的多器官功能衰竭的病程进展中可能发挥着重要的作用[4]。

肢体筋膜室解剖

上肢

上肢由15个筋膜室组成。前臂、上臂和手分别拥有3个、2个和10个筋膜室。上肢筋膜室由内外侧肌间隔分隔成的屈肌群和伸肌群组成,同时被由致密纤维层组成的臂筋膜包绕肌肉群。内侧肌间隔沿着内侧髁上线上行至喙肱背后,并在上方消失。尺神经和肱动脉穿过该间隔。外侧肌间隔沿外侧髁上线上行穿过三角肌到达其后方,肱深动脉和桡神经从中间穿过肱四边孔后,又穿过外侧肌间隔,最后走行于伸肌筋膜室。神经血管束走行于上臂内侧,位于屈肌筋膜室内肱二头肌的沟槽下及肱肌间隔之上。

前臂分为屈肌(掌侧)、伸肌(背侧)和侧面3个筋膜室。前臂中的骨间隔通过致密的骨间膜桥接,从而分隔为屈肌和伸肌筋膜室。前臂筋膜是臂筋膜的延续,其包裹前臂肌肉组织并广泛伸入各个肌肉群中。屈肌群分为深屈肌群和浅屈肌群,其中深屈肌群(指深屈肌、拇长屈肌、旋前方肌)更易在骨筋膜综合征中受损。浅屈肌群包括尺侧腕屈肌、桡侧腕屈肌、指浅屈肌、上臂中的旋前圆肌(存在掌长屈肌时也包含在内)。从血供的角度看,前臂屈肌的大部分血供来自该节段中的桡动脉、尺动脉和骨间前动脉。同时,正中神经、桡神经和尺神经也走行在该筋膜室。由肱桡肌、桡侧腕伸肌和桡侧腕伸肌构成的侧面筋膜室("移动填充物")不易形成骨筋膜综合征。前臂伸肌体积小于屈肌,走行于前臂后方,位于桡骨和尺骨之间。

手掌拥有10个间隔,被腕骨和掌骨、独立的腱性膜和手指中的Grayson韧带和Cleland韧带分隔开。腕管参与了前臂掌侧筋膜室综合征,甚至即使在其他组织未被累及的情况下,通常需要通过腕管释放间隔内增高的压力来减少神经损伤。

下肢

大腿有前筋膜室、后筋膜室和内侧筋膜室这3个筋膜室(图9.1A)。股骨骨折是急性肢体骨筋膜室综合征最常见的原因。但大腿是骨筋膜综合征罕见的发病部位[5]。大腿外侧肌间隔与髂胫束紧密结合。因此,大腿外侧筋膜切开减压术后髂胫束可自行恢复。

小腿由前筋膜室、侧筋膜室、后浅筋膜室和后深筋膜室这4个筋膜室组成(图9.1B)。小腿是血管外科中急性肢体骨-筋膜室综合征最常见的发病部位。前筋膜室包含由致密骨间膜组成的底,同时被致密的深筋膜分隔。该筋膜室的内侧包含胫骨前肌、趾长伸肌和蹬长伸肌、胫前动脉和腓深神经。侧筋膜室包含腓肌和腓浅神经。后深筋膜室包含胫骨后肌。后浅筋膜室包含小腿浅肌群(腓肠肌和比目鱼肌)和小腿深肌群(趾长屈肌、蹬长屈肌)、腓骨、胫后动脉和胫神经。

小腿的每个筋膜室均被牢固的骨-筋膜组织固定,包括前侧的胫骨和侧向的腓骨。骨间膜致密并且牢固,是相邻筋膜室的分界线。需要切开其全部的致密浅筋膜才能充分减压所有筋膜室,其中后深筋膜室是最难充分减压的部位。

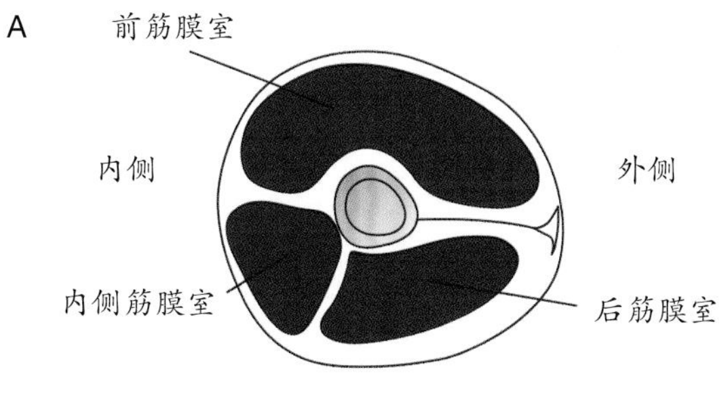

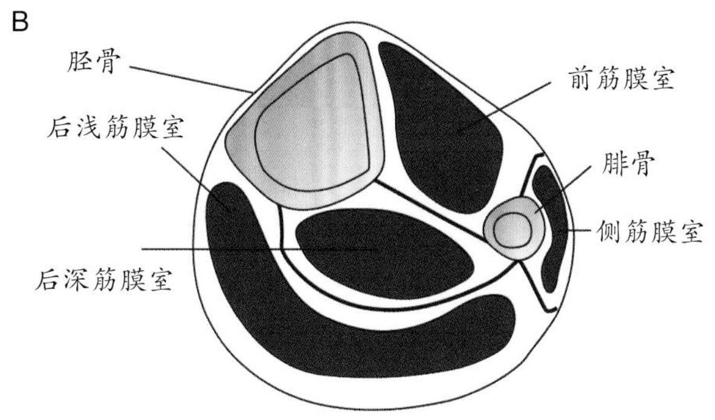

图9.1 大腿(A)和小腿(B)的横截面解剖图。

肢体筋膜室综合征的评估

在清醒和未受伤的患者中,临床评估患肢筋膜室仍然是评估是否存在筋膜室综合征的最直接方法。特别是胫骨干骨折(高达30%的胫骨骨折引起ICP升高)的青年男性(<35岁)患者具有更高的筋膜室综合征的发病率[6]。

充分询问病史非常关键,特别是出现疼痛的程度与肢体临床表现,以及受伤严重程度不一致时需高度警惕。有触诊时和筋膜室的主动或者被动活动时出现疼痛的病史需高度怀疑筋膜室综合征。筋膜室综合征的体格检查包括定期评估肢体神经功能,特别是穿过该筋膜室的神经。动脉搏动存在不能排除筋膜室综合征,同时也不应该依靠病理来排除。筋膜室远端动脉搏动消失是筋膜室综合征的一个明显体征,同时提示较高水平的ICP将继续升高。同时需要关注触诊筋膜室的紧张度。

有许多辅助检查方法可用于评估筋膜室综合征。它包括使用ICP测定装置,例如,动脉线性测压仪、简单测压系统和更标准的测定系统(如Stryker™ ICP系统)。实验检测方法包括近红外光谱(NIRS)技术,它利用光谱学原理来确定组织的氧化还原状态,从而提供对组织氧合作用更准确的评估。NIRS技术在实际运用中有局限之处,包括较低的探测深度(30~40mm),这限制其被运用于深部筋膜室监测。MRI、多普勒超声、脉冲测角或CT在诊断骨筋膜综合征中尚未发现有临床价值[6]。医师使用客观且充分验证有效的工具(如Stryker™ ICP)能够准确测定ICP。

当根据临床病情进行的急性肢体骨-筋膜室综合征诊断不明确时(患者对检查无法做出有效应答),ICP测定是主要的诊断依据。正常肌肉ICP为10~12mmHg。筋膜室灌注压力[平均动脉压(MAP)减去ICP]通常应>80mmHg。引起急性肢体骨-筋膜室综合征的ICP的具体数值在不同文献报道中差异巨大,其范围为30~50mmHg。ICP低于舒张压30mmHg,也可以定义为“Δp”(舒张压－ICP=Δp),这是比ICP更加精确预测急性肢体骨-筋膜室综合征的指标。这种条件下需及时行筋膜切开减压。

手臂筋膜室综合征的手术方法

虽然所有筋膜室均可引起筋膜室综合征,但其中前臂掌侧是手臂中最常见的发病部位,特别是在手臂近端严重缺血或者严重创伤时更易发病[7]。治疗方法和下肢筋膜室综合征类似,根据临床查体或测定ICP来确定是否行切开减压。一些研究者推荐测定腕管压力,但是这种方法存在和前臂筋膜室切开减压中直接切开释放腕管压力类似的风险。

上臂筋膜室综合征比较罕见,通常合并肱骨骨折。处理肱骨骨折通常需要开放减压和内固定,因此,切开减压通常作为骨折固定和修复手术的一部分。两个筋膜室同时发生筋膜室综合征比较少见。在这种罕见的情况下,需要通过内侧或者外侧切口及时切开减压,或者通过一个跨越所有受累筋膜室的单独的中线切口来减压。

适用于前臂切开减压,特别是前臂掌侧的手术方法有很多种。尺骨入路(图9.2A)和Henry入路(图9.2B)是最常用的两种手术方法。Ronel等学者通过尸体解剖研究发现尺骨入路是引起前臂医源性主要血管神经损伤风险最小的方法[8]。这种方法适用于继发于骨科损伤或者其他原因(如筋膜室内注射)的筋膜室综合征。但是,Henry入路适用于缓解肘上肱动脉,可以通过延伸皮肤切口跨过肱动脉到达上臂。这是血管疾病和血管创伤中更实用的方法。这两种方法都可以到达腕管、掌中隙,以及鱼际和小鱼际间隙。

通常情况下,手掌筋膜室充分减压也可以减压内侧和外侧筋膜室。前臂深部组织的切开减压是保证充分减压的关键。可以跨越尺侧腕屈肌和指浅屈肌的平面和完整纵行切开该致密筋膜来达到深部切开减压的目的。如果临床怀疑或经验证据提示手掌切开减压后,手背筋膜室压力持续升高,此时需从远端2cm处沿手背侧中线纵行切开至手腕外上髁。这样就可以同时减压内侧和外侧筋膜室压力。

手部切开减压需要在手背侧做2个跨越第2和第4掌骨的纵向切口,同时需充分切开筋膜;接着需钝性分离第1掌骨骨间肌和拇内收肌。前臂筋膜切开减压没有通过手掌入路打开手筋膜室时,可以通过纵行切开第1和第5掌骨的纵向和尺骨边缘上无毛和有毛交界区域的皮肤切口来到达鱼际和小鱼际间隙(图9.3)。

下肢筋膜室综合征的手术方法

大腿筋膜室切开减压

在血管外科手术领域,大腿筋膜室综合征是比较罕见的。该病主要是由机动车事故或挤压伤导致的钝性创伤引起的。约45%的大腿筋膜室综合征与

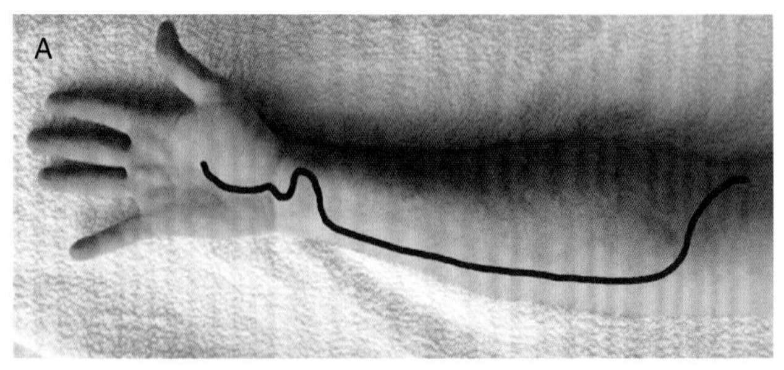

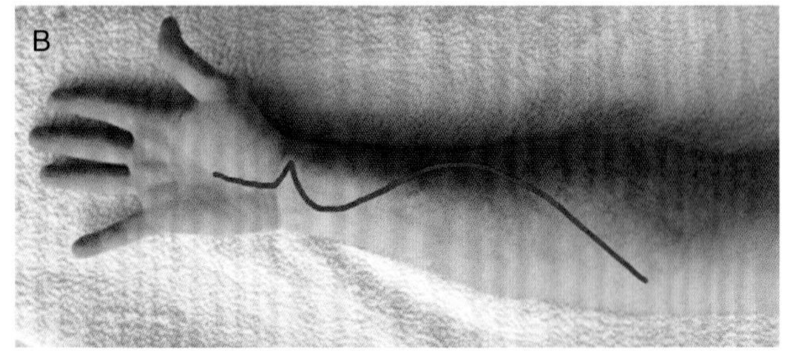

图9.2 尺骨入路(A)和Henry入路(B)减压前臂筋膜室综合征。

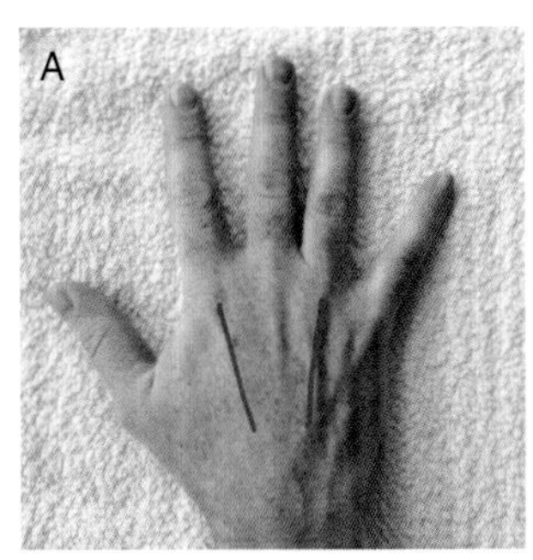

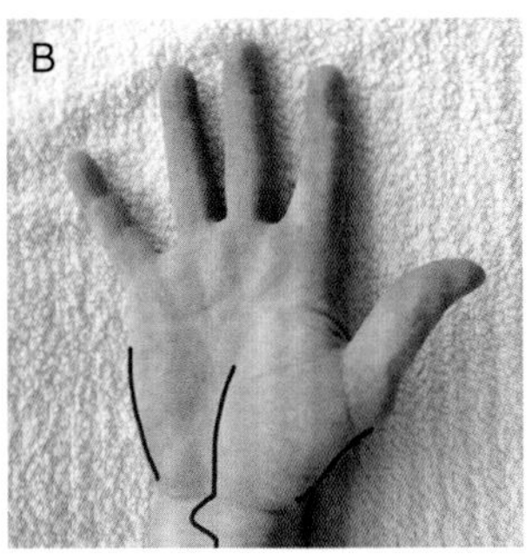

图9.3 手筋膜室减压手术切口。(A)背侧切口。(B)掌侧切口。

股骨骨折相关。该病主要由整形科医师负责诊治,切开减压术通常和股骨骨折修复合并同时处理。大腿筋膜室综合征具有较高的死亡率,主要与多发创伤和感染密切相关。神经功能障碍的并发症比较常见,某研究发现约16%的患者存在该并发症。通过2010年的系统评价结果发现严重缺乏大腿筋膜室综合征预后结果的临床研究[5]。

通过外侧切口法(图9.4A)可到达大腿外侧和内侧筋膜室。内侧筋膜室(收肌管)需要切开减压的情况是比较罕见的。如果需要,可以通过第二内侧切口切开减压。该外侧切口需经股骨转子间线至远端的外上髁水平。该切口需深达可以显露髂胫束,纵行切开同时需显露前内侧的股外侧肌。这样就能通过切开外侧筋膜室到达后侧筋膜室。测量内侧筋膜室的压力是可行的。如果发现压力升高,可以通过中间切口跨越收肌管肌群来切开减压。采用内侧切口时需注意避免损伤大隐静脉,因为通常该部位的大血管创伤是该病的原发病因。

小腿骨筋膜切开减压

小腿切开减压的手术方法有很多种,可大致分为单切口技术或双切口技术。

单切口技术涉及单个外侧切口同时跨过腓骨外侧(图9.4B,可以直接进入外侧筋膜室,需要松解筋膜层的前后方来减压其他筋膜室。前筋膜室通过松解胫骨前筋膜和皮下组织之间的平面来减压。类似的,后浅筋膜室通过从后方切开进入达腓骨肌后方的筋膜室。后深筋膜室减压通过沿着腓骨的后边界纵行松解,同时在骨膜下平面翻动腓骨的外侧边界。这种方法也被称为“经腓骨法”,存在损伤腓静脉的风险,因为腓静脉直接走行在腓骨深面(特别是当存在腓静脉变异时)。这些静脉出血可能比较棘手,因为到达该区域非常困难。一些研究者提出将切除部分腓骨作为该筋膜室切开减压手术的一部分,同时这种方法具有减压下肢所有筋膜室中最牢固的筋膜室之一的优势。但是,该方法确实存在类似损伤周围神经和血管(腓动脉和腓神经)的风险,庆幸的是现在基本上可以避免上述风险。

对于双切口技术,需从胫骨近端水平中间切开一个切口,延伸至胫骨一手指宽度的内侧缘,同时需切开整个小腿(图9.4C)。手术中需要避免损伤大隐静脉。这种方法可以简便地打开后部和深后部的筋

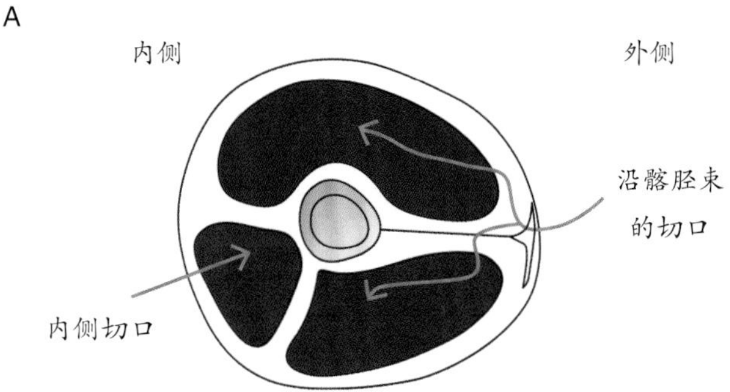

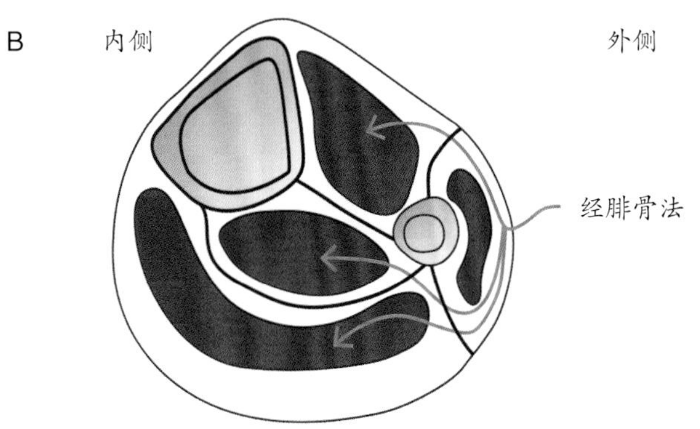

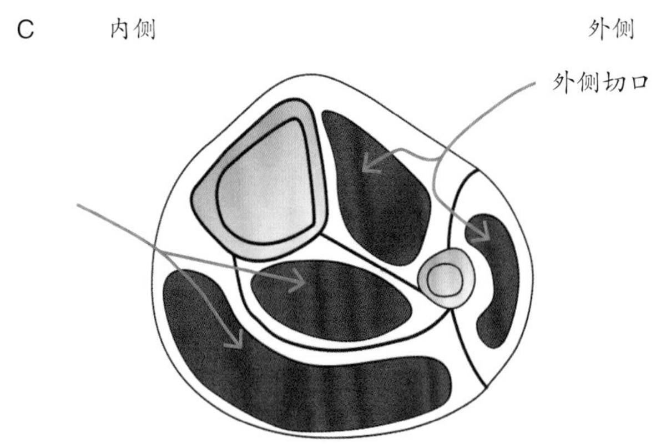

图9.4 下肢切开减压手术切口(A)大腿切开减压。(B)小腿切开减压:单切口技术(经腓骨)。(C)小腿切开减压:双切口技术。

膜室进行减压。打开深后部筋膜室最简单的方法是从远端到近端翻转腓肠肌和比目鱼肌，同时沿胫骨走行切开胫骨后筋膜。外侧切口需要切开前筋膜室和侧筋膜室之间的肌间隔。手术中需切开足够长的切口才能充分减压。近端切开筋膜时需避免损伤腓神经，因为腓神经跨过腓骨后进入前筋膜室。

浅筋膜切开术不适用于急性骨筋膜综合征。超过10%的浅筋膜切开术患者未能进行充分减压。

筋膜切开术的复杂性

有下肢大血管血运重建手术病史的情况增加了筋膜切开术的切口选择难度，同时术中需要考虑使用自身软组织尽量覆盖旁路移植物。尽管面临上述困难筋膜，切开术仍然可以完成。这时需要一个替代的手术方法来实现，即需要通过外侧入路的单切口筋膜切开技术，这样就能使皮肤和软组织覆盖在移植物上，从而降低移植物感染的风险。在某些情况下，单切口筋膜切开术可能减压不够充分，此时不得不进行大腿内侧皮肤切开减压。这种条件下跨越移植物通路和腘窝的肌群需要翻转，从而实现筋膜室内的筋膜组织能够充分切开。关闭部分皮肤切口和使用湿性敷料可能在这种情况下有良好效果。

肢体筋膜切开术后的创面管理

在术后24~48小时，于创面覆盖不粘敷料和湿润的辅助敷料来维持组织床水合。覆盖24小时后取下敷料，如果创面没有出血和坏死组织可以考虑使用VAC®敷料（真空辅助闭合装置，KCI Medical）。这将有助于最大限度地减轻组织水肿，同时可以促进伤口的闭合或愈合。一些研究中建议术后就开始使用VAC®敷料，但这可能会增加术后24小时的出血风险，特别是使用了抗凝治疗的患者。有学者提议使用鞋带技术早期缝合切口[9]。但是有一些临床证据表明早期关闭筋膜会短暂升高ICP，同时存在筋膜室综合征症状复发并恶化的风险[10]。

许多技术可以使皮肤边缘回缩的风险最小化，从而改善初次切口延迟缝合的预后。这些技术包括使用尼龙缝线松散连续缝合，或者用硅橡胶血管环沿着皮肤边缘逐步闭合。这些技术具有提前关闭切口的优势，但是在肿胀较轻的间隙更加适用，同样可以用于延期关闭切口。

早期及定期评估创面和清除坏死组织是降低感染风险的关键。这在濒临坏死肢体或明显延迟的筋膜切开术中尤为重要，在这种情况下，血运重建和延迟的筋膜切开与感染和死亡的风险增加相关。

腹腔间隔室综合征

腹腔是一个相对坚固的密闭空间，其中包含不可压缩的内脏器官。腹腔内压力（IAP）随着可移动的腹腔边界（隔膜和腹壁）而波动，在一些条件下（例如，当烧伤限制了这些运动时）可导致这些边界组织顺应性降低。此外，腹腔的额外内容物，例如，rAAA出血、腹水、胃肠道内容物及妊娠的子宫或肿瘤，会导致内脏容量增加，从而引起IAP升高[11,12]。

腹腔间隔室综合征的诊断

ACS是一个病理学的终点事件，正常IAP升高到腹腔高压，最终继续升高直至出现ACS。2006年，IAH和ACS国际专家会议定义IAP为腹腔内的稳态压力[13,14]。以标准化方式测量危重成年患者静息状态下和IAP为5~7mmHg。正常静息状态下IAP在不同亚群个体之间差异较大，例如，病态肥胖（比正常值高10~15mmHg）、儿童（低于正常值），同时IAP升高需要考虑特殊患者的静息生理状态（表9.1）。

ACS被定义为IAP的持续升高且IAP>20mmHg，它通常和新发器官功能障碍或者衰竭相关。不能及时诊断和治疗腹腔高压综合征，将导致多器官功能衰竭的致死性后果。ACS可以分为原发性（与腹腔和盆腔病因相关）和继发性（由腹腔外原因引发，如

表9.1 腹腔高压分级[14]

分级	腹腔内压力(mmHg)
Ⅰ	12~15
Ⅱ	16~20
Ⅲ	21~25
Ⅳ	>25

Reproduced from Malbrain M et al., Results from the international conference of experts on intra-abdominal hypertension and abdominal compartment syndrome. I. Definitions, Intensive Care Medicine, Volume 32, Issue 11, pp. 1722-32. Copyright ©2006, with permission from Springer Science and Business Media.

败血症导致毛细血管通透性增加)。初次或者再次进行ACS治疗后(开放性腹部闭合术后)存在复发的风险,复发后预后不佳。血管外科领域中,rAAA术后出现腹腔高压综合征的情况最常见。

关于IAP测量频率尚无明确证据。但在共识中对IAP的测定过程进行了标准化[14];对IAP应采用mmHg的标准表达;患者在仰卧位静息状态呼气末时测量,同时传感器安置于腋中线。应用25mL 0.9%的NaCl滴注膀胱后测量IAP。由于腹腔是密闭空间,测定膀胱内压力反映了腹腔其他位置的压力。其他确定腹腔室压力升高的辅助评估方法包括测量通气压力和腹围(图9.5)。

使用临床检查评估ACS估已经证明在临床应用中很不可靠,特别是考虑到其在ICU人群中的发病率。因此定期测定IAP是首选方法,特别是当患者拥有2个及以上ACS危险因素时(框9.1)。

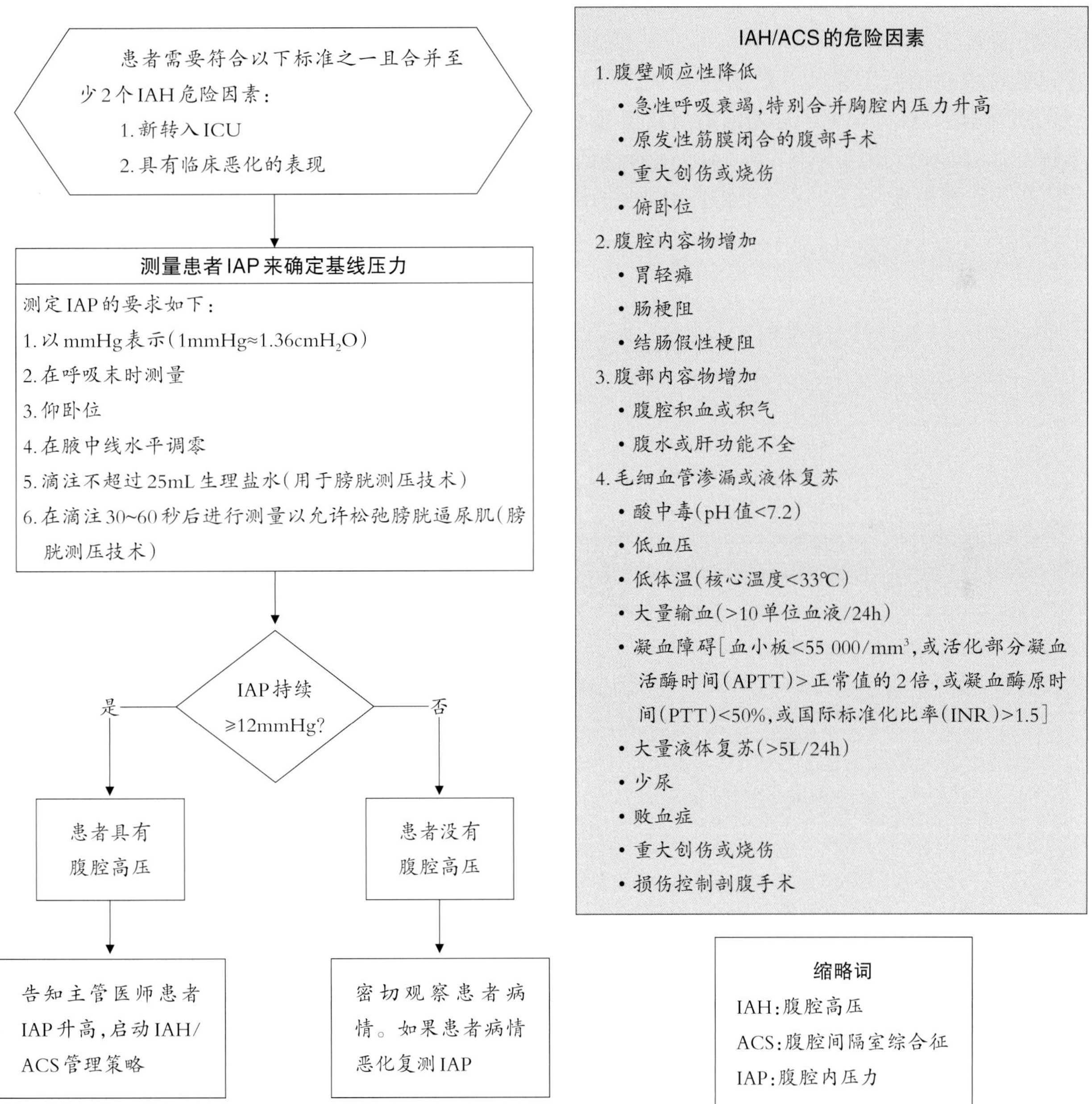

图9.5 腹腔内高压的评估流程图。(Reproduced from Cheatham M et al., Results from the International Conference of Experts on Intra-abdominal Hypertension and Abdominal Compartment Syndrome. Ⅱ. Recommendations, Intensive Care Medicine, Volume 33, Number 6, pp. 951-62, Copyright © 2007, with permission from Springer Science and Business Media.)

框9.1　腹腔间隔室综合征的危险因素

- 腹壁顺应性降低
- 腹部内容物增加
- 腹腔内容物增加
- 导致毛细血管渗漏的疾病
- 流体复苏过度

腹腔间隔室综合征的预后

使用腹腔灌注压(APP),而不是间隔内压力绝对值来预测预后。在上肢和下肢诊治中发现,间隔内压力绝对值和预后不相关。运用公式MAP-IAP=APP,可以计算APP,APP>60mmHg提示预后较好。APP<50mmHg提示预后不佳[13,14]。APP同时也是比其他基于复苏指标(例如,尿量和乳酸)更佳的预测预后指标。

根据多次重复测定IAP,IAP到ACS之间可以依据严重程度分级,且多个研究证实严重程度与多器官功能障碍密切相关(见表9.1,图9.6)。腹腔内高压被定义为IAP重复或持续的病理性压力值升高≥12mmHg。当IAP压力值在10~15mmHg时引起微循环障碍,最终可能导致多器官功能障碍。这种多器官功能障碍进程几乎不可逆,除非IAP升高缓解,否则会最终导致器官衰竭。IAP升高亚型包括超急性(咳嗽和打喷嚏的时间)、急性(数小时)、亚急性(数天)和慢性(数月或数年)。IAP慢性升高型提示IAP缓慢升高,易发生在急性或亚急性IAH患者中,如病态肥胖患者。

腹腔内压力升高和腹腔间隔室综合征的管理策略

IAH的管理策略包括4项基本原则(图9.7)。初期,使用可重复和可靠的标准化技术评估和监测IAP

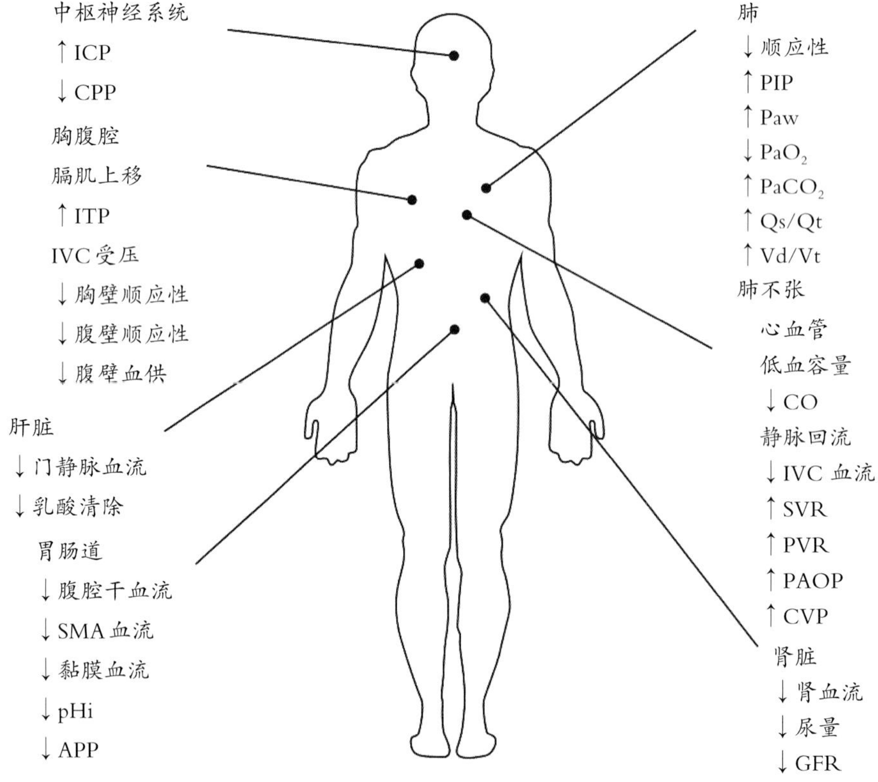

图9.6　腹腔内高压的病理生理改变。ICP,颅内压;CPP,脑灌注压;ITP,胸腔内压力;IVC,下腔静脉;SMA,肠系膜上动脉;pHi,胃黏膜内pH值;APP,腹腔灌注压;PIP,吸气峰压;Paw,平均气道压力;PaO_2,氧分压;$PaCO_2$二氧化碳分压;Qs/Qt,肺内分流;Vd/Vt,肺部无效腔;CO,心输出量;SVR,全身血管阻力;PVR,肺血管阻力;PAOP,肺动脉闭塞压;CVP,中心静脉压;GFR,肾小球滤过率。(Reproduced from Cheatham ML, Abdominal Compartment Syndrome: Pathophysiology and definitions, Scandinavian Journal of Trauma, Resuscitation and Emergency Medicine, Volume 17, Issue 10, Copyright © 2009 Cheatham, licenced under the Creative Commons Attribution 3.0.)

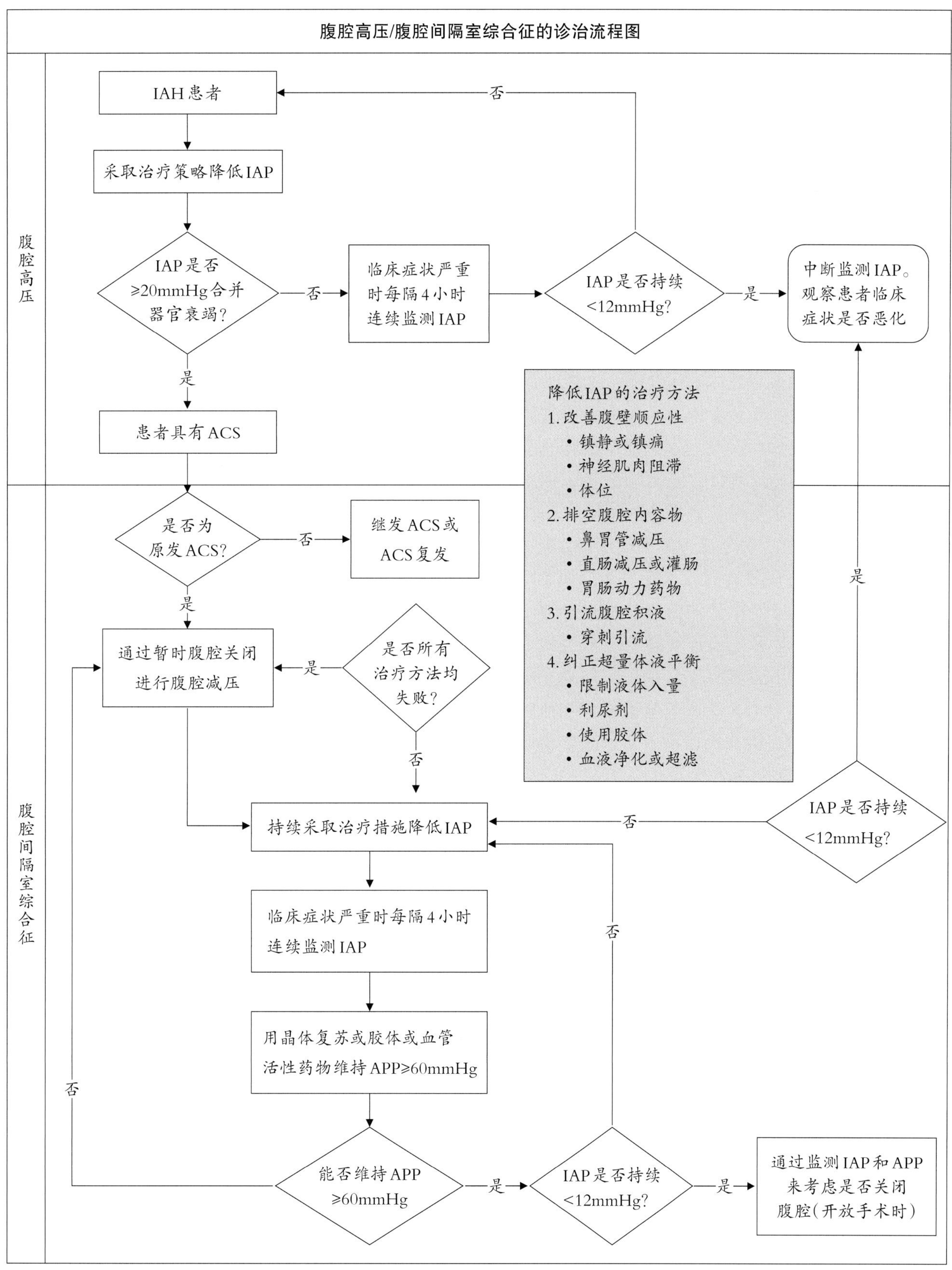

图9.7　腹腔高压/腹腔间隔室综合征的诊治流程图。(Reproduced from Cheatham M et al., Results from the International Conference of Experts on Intra-abdominal Hypertension and Abdominal Compartment Syndrome. II. Recommendations, Intensive Care Medicine, Volume 33, Number 6, pp.951-62, Copyright©2007, with permission from Springer Science and Business Media.)

从而在高危人群中早期识别IAH。

该策略的第2部分涉及管理全身和终末期器官的灌注压，从而降低休克和内脏器官灌注不足的风险。这涉及APP的原理和IAH对内脏微循环系统的影响。IAH/ACS患者非常适合使用目标导向液体复苏。有研究证实，当维持APP为50~60mmHg时，患者的死亡率降低了，即使IAH/ACS尚未非常明确地体现在IAP这个指标上。低血容量和机械通气会进一步恶化IAP升高的后果（与呼气末正压的影响有关）。但是过度复苏导致预后更差，可能与增加再发ACS的发生率相关。有一些证据表明，对早期IAP升高的患者应用高渗或者胶体液体管理可改善预后。

IAH管理的第3部分为特定的医疗方案来降低IAP并减轻IAH/ACS的后果。这包括严格管理呼吸机压力和腹壁顺应性，通过使用镇静剂和止痛剂来降低患者疼痛、躁动及呼吸机抵抗的风险。当腹壁顺应性是IAH发展的重要促进因素时，使用神经肌肉阻滞剂或麻痹剂同样有效。尽管这些管理策略的证据级别较低，但这些作为辅助治疗和临时治疗方案有时是有效的，且其他治疗策略更加不可靠。通过大口径鼻饲管进行减压是必须的。当前缺乏关于IAH使用促进胃肠动力的药物等其他技术的前瞻性研究。IAH/ACS中无尿或少尿患者是否接受肾脏替代治疗尚无定论，但是其在整体液体管理和降低容量过多导致再发ACS风险方面起到了一定作用。

该策略的第4部分是持续性或难治性IAH患者需即时手术减压。近期研究发现，特定人群可以采用经皮腹膜后血肿减压和引流从而避免剖腹减压，特别是有rAAA接受腔内治疗（EVAR）的患者[15]。针对高危患者可以预防性开放腹腔从而达到手术减压，对于IAH/ACS或者确诊终末器官功能障碍的患者，及时手术干预可以提高其生存率。有许多策略可用来管理开放腹腔，这将在后面章节中讨论。还应考虑其他因素，如头高位或俯卧位通气等被证明会增加IAP。

破裂腹主动脉瘤术后的腹腔间隔室综合征

发病率

IAH是rAAA术后的一个重要并发症。术后24小时内，rAAA患者IAP<12mmHg是罕见的，因此几乎所有患者可以被定义为具有一定程度的IAP升高（IAH）。

Björck在最近的系统评价中指出，EVAR主动脉破裂术后ACS的研究中患者存在明显的选择性偏倚[16]。许多中心仅纳入血流动力学稳定的患者行EVAR，选择性地让患者的ACS发生率处于较低水平。Björck等人报道了接受EVAR治疗的rAAA患者的ACS发生率为9%[17]，低于其他研究中的发生率。在迄今纳入最多接受EVAR治疗的rAAA患者案例的苏格兰大学临床研究中，研究者对于血流动力学不稳定的患者也积极采用EVAR治疗，ACS发生率约为20%[18]。该研究同时发现合并ACS的患者死亡率为30%，而不合并该并发症的患者死亡率为8%。

腔内治疗术后发生腹腔间隔室综合征的危险因素

rAAA并发IAH/ACS通常存在许多危险因素，包括凝血障碍、低体温、酸中毒和大量输血[19]。Mehta等[20]发现rAAA在EVAR术后发生ACS与术中使用球囊反搏、大量输血、凝血障碍，以及术中由分叉型支架转为使用主髂支架等因素相关。据推测，合并这些因素的患者需要更强的复苏，因此和ACS全球危险因素标准相符合。他们建议对合并有框9.1中的5个核心危险因素任意一个的患者进行早期监测IAP，同时早期术中需进行开腹减压。

破裂腹主动脉瘤在腔内治疗术后腹腔间隔室综合征及其死亡率

充分证据表明rAAA在EVAR术后死亡率呈双峰分布[21]，第1个高危位于术后24小时，第2个高峰位于术后第7天左右。早期死亡率主要与低血容量性休克及其并发症相关，稍晚时候的死亡率主要由于呼吸系统并发症和多器官功能衰竭。高IAP可能会进一步恶化休克和低血容量的后果。术后24~48小时的IAP升高与超常复苏中的晶体液体复苏有关。肾脏灌注减少、内脏血供不足和静脉回心血流减少参与了rAAA早期和晚期死亡的病理发生机制。

破裂腹主动脉瘤开放修复术后腹腔间隔室综合征

Djavani等学者[22]对rAAA行开放手术的小样本

研究发现，IAP与死亡率密切相关，特别是结肠缺血和多器官功能衰竭。IAP<21mmHg的患者均未出现结肠缺血，但是评分为Ⅲ和Ⅳ级的IAH与结肠黏膜或者全层缺血密切相关。评分为Ⅲ和Ⅳ级的IAH患者比评分为Ⅰ或Ⅱ级的IAH患者手术时间更长，且手术更加复杂（因为增加了手术时间和主动脉阻断时间）。类似的患者复苏程度似乎与IAH和结肠缺血相关。梅奥中心的Rasmussen等学者的研究同样发现，与术中预先使用网格减压缝合相比，ACS患者结肠缺血的发病率更高[22]。

总之，休克和高级别复苏的rAAA患者的IAH/ACS发生率更高，特别是IAH评分为Ⅲ和Ⅳ级的患者，这与小肠缺血强烈相关。多器官功能衰竭同样与高级别的IAH密切相关。早期定期监测IAP，积极管理灌注压、氧合、呼吸压力和肌肉放松可以降低ACS的发生率，这一点已经达成了共识。此外，有一些证据表明预防性或者初始采用人工补片材料关闭腹腔可以降低ACS的发生率，并且建议在怀疑IAH升高或ACS，且腹腔关闭困难时应用。Rasmussen等学者[23]的rAAA开放修复术应用人工补片材料关闭腹腔和初始直接关闭腹腔的对照研究显示，初始采用人工补片材料关闭腹腔的患者与初始直接关闭腹腔术后发生ACS且行晚期减压的患者相比，死亡率和多器官功能衰竭的发生率均较低。

开放腹腔的管理策略

ACS腹部减压后，开放腹腔的管理策略有很多。开放的腹腔在接受血管手术治疗的人群中可出现较多并发症，包括增加移植物感染风险、腹部器官瘘形成、直肠肌肉侧位，以及晚期需多次手术关闭腹腔。

管理的基本原则包括允许内脏有进一步膨胀和水肿的空间，避免腹腔器官和腹壁之间的粘连，避免人工合成材料对内脏器官的损害从而预防瘘管形成，降低移植物感染和菌群移位的风险及最终预防腹壁自然回缩。

暂时关闭腹腔的方法包括使用具有高性价比和可行的装置，如Bogota包（缝合至直肠鞘的一个3L无菌盐水灌洗袋）和应用Opsite™或Ioban™的网格补片来避免接触性磨蚀。同样的，可以使用具有黏性薄片的盐水浸泡袋。瘘管形成和肠道损伤是使用上述暂时关闭腹腔技术公认的并发症（发生率为3%~4%）。这可能对rAAA修复使用的人工移植物具有重要影响。

VAC®设备的出现意味着可以用一个装置解决暂时腹腔关闭的多个要求。这包含了腹腔内水肿和游离液体的管理。不幸的是，当使用VAC®设备时，腹腔脏器无法附着在直肠鞘上，因此，可能导致直肠功能衰退。患者可能出现巨大的肉芽组织床，此时通常需要植皮来修复创面（某项研究中发生率为40%）。虽然一些患者的长期随访中发现仅有较轻的后果，但是；另外一部分患者需要进一步手术治疗，例如，腹壁分离组织的重构，且具有手术相应的风险和并发症[24,25]。

采用VAC®敷料和装置的杂交技术具有两种技术的优点。该技术采用丙烯补片覆盖在VAC®敷料上面（真空和网状补片共同矫正筋膜）。每2~3天可以打开丙烯补片来更换VAC®敷料，甚至可以在开放手术治疗几周后通过缝线缝合丙烯补片来初次关闭腹部切口。几乎尚未证据支持优先采用暂时关闭腹腔技术，但是使用VAC®装置比其他装置和技术具有更低的瘘发生率（3%~4%）和更高的初次切口关闭成功率（70%）[16]。

筋膜室综合征的预防策略

缺血前和缺血后的处理

缺血前处理为在出现持续器官缺血前维持足够和持续的灌注压（IRI），该方法是降低组织损伤严重程度的有效方法。缺血前处理的作用不仅可以到达靶器官，而且还可以到达远端组织。这种治疗方法可用于多种手术条件，包括血管外科择期大手术，可以有效预防缺血事件[26]。

来源于急性肢体骨筋膜室综合征的一个更相关的IRI处理方法是缺血后处理，其定义为在早期再灌注中使用快速连续的间歇性血供。这种技术特别适用于无法预测最初的缺血事件的情况，因为不能通过缺血前处理来限制组织损伤。缺血后处理似乎成为主动脉手术和血运重建手术后减少再灌注损伤的一个有效方法，从而达到预防筋膜室综合征的目的[27]。

总结

肢体筋膜室综合征是血管外科手术中再灌注损伤(IRI)相对常见的并发症。管理肢体筋膜室综合征的方法归纳为以下的要点:当高度怀疑时,需早期和定期评估,当出现骨筋膜综合征时,需早期减压所有受累筋膜室。ACS是一个不断发展的实践领域,尽管其现在被认为是rAAA术后死亡的重要原因,特别是rAAA行腔内修复的患者。缺血前和缺血后对于IRI管理的新策略有望改善部分缺血事件的损伤,并减轻IRI后果。

(朱臣谋 罗新 译 黄斌 审校)

参考文献

1. Eltzschig HK and Eckle T. (2011). Ischemia and reperfusion—from mechanism to translation. *Nature Medicine*, **17**, 1391–401.
2. Roach DM, Fitridge RA, Laws PE, Millard SH, Varelias A, and Cowled PA. (2002). Up-regulation of MMP-2 and MMP-9 leads to degradation of type IV collagen during skeletal muscle reperfusion injury; protection by the MMP inhibitor, doxycycline. *European Journal of Vascular and Endovascular Surgery*, **23**, 260–9.
3. Cowled PA, Khanna A, Laws PE, Field JB, and Fitridge RA. (2008). Simvastatin plus nitric oxide synthase inhibition modulates remote organ damage following skeletal muscle ischemia-reperfusion injury. *Journal of Investigative Surgery*, **21**, 119–26.
4. Doig CJ, Sutherland LR, Sandham JD, Fick GH, Verhoef M, and Meddings JB. (1998). Increased intestinal permeability is associated with the development of multiple organ dysfunction syndrome in critically ill ICU patients. *American Journal of Respiratory and Critical Care Medicine*, **158**, 444–51.
5. Ojike NI, Roberts CS, and Giannoudis PV. (2010). Compartment syndrome of the thigh: a systematic review. *Injury*, **41**, 133–6.
6. Shadgan B, Menon M, O'Brien PJ, and Reid WD. (2008). Diagnostic techniques in acute compartment syndrome of the leg. *Journal of Orthopaedic Trauma*, **22**, 581–7.
7. Prasarn ML and Ouellette EA. (2011). Acute compartment syndrome of the upper extremity. *Journal of the American Academy of Orthopaedic Surgeons*, **19**, 49–58.
8. Ronel DN, Mtui E, and Nolan WB. (2004). Forearm compartment syndrome: anatomical analysis of surgical approaches to the deep space. *Plastic and Reconstructive Surgery*, **114**, 697–705.
9. Berman SS, Schilling JD, McIntyre KE, Hunter GC, and Bernhard VM. (1994). Shoelace technique for delayed primary closure of fasciotomies. *American Journal of Surgery*, **167**, 435–6.
10. Wiger P, Tkaczuk P, and Styf J. (1998). Secondary wound closure following fasciotomy for acute compartment syndrome increases intramuscular pressure. *Journal of Orthopaedic Trauma*, **12**, 117–21.
11. Moore AFK, Hargest R, Martin M, and Delicata RJ. (2004). Intra-abdominal hypertension and the abdominal compartment syndrome. *British Journal of Surgery*, **91**, 1102–10.
12. Cheatham ML. (2009). Abdominal compartment syndrome: pathophysiology and definitions. *Scandinavian Journal of Trauma, Resuscitation and Emergency Medicine*, **17**, 10.
13. Cheatham M, Malbrain M, Kirkpatrick A, et al. (2007). Results from the international conference of experts on intra-abdominal hypertension and abdominal compartment syndrome. II. Recommendations. *Intensive Care Medicine*, **33**, 951–62.
14. Malbrain M, Cheatham M, Kirkpatrick A, et al. (2006). Results from the international conference of experts on intra-abdominal hypertension and abdominal compartment syndrome. I. Definitions. *Intensive Care Medicine*, **32**, 1722–32.
15. Cheatham ML and Safcsak K. (2011). Percutaneous catheter decompression in the treatment of elevated intraabdominal pressure. *Chest*, **140**, 1428–35.
16. Björck M. (2012). Management of the tense abdomen or difficult abdominal closure after operation for ruptured abdominal aortic aneurysms. *Seminars in Vascular Surgery*, **25**, 35–8.
17. Björck M, Petersson U, Bjarnason T, and Cheatham ML. (2011). Intra-abdominal hypertension and abdominal compartment syndrome in nontrauma surgical patients. *American Surgeon*, 77(Suppl. 1), S62–6.
18. Mayer D, Rancic Z, Meier C, Pfammatter T, Veith FJ, and Lachat M. (2009). Open abdomen treatment following endovascular repair of ruptured abdominal aortic aneurysms. *Journal of Vascular Surgery*, **50**, 1–7.
19. Balogh Z, Yoshino O, and Sugrue M. (2012). Abdominal compartment syndrome. In: Velmahos G, Degiannis E, and Doll D (eds). *Penetrating Trauma*, pp. 401–6. Berlin: Springer-Verlag.
20. Mehta M, Darling I, Clement R, et al. (2005). Factors associated with abdominal compartment syndrome complicating endovascular repair of ruptured abdominal aortic aneurysms. *Journal of Vascular Surgery*, **42**, 1047–51.
21. Greco G, Egorova N, Anderson PL, et al. (2006). Outcomes of endovascular treatment of ruptured abdominal aortic aneurysms. *Journal of Vascular Surgery*, **43**, 453–9.
22. Djavani K, Wanhainen A, and Björck M. (2011) Intra-abdominal hypertension and abdominal compartment syndrome following surgery for ruptured abdominal aortic aneurysm. *European Journal of Vascular and Endovascular Surgery*, **31**, 581–4.
23. Rasmussen TE, Hallett J, John W, et al. (2002). Early abdominal closure with mesh reduces multiple organ failure after ruptured abdominal aortic aneurysm repair: Guidelines from a 10-year case-control study. *Journal of Vascular Surgery*, **35**, 246–53.
24. Perez D, Wildi S, Demartines N, Bramkamp M, Koehler C, and Clavien P. (2007). MD Consult—prospective evaluation of vacuum-assisted closure in abdominal compartment syndrome and severe abdominal sepsis. *Journal of the American College of Surgeons*, **205**, 586–92.
25. Regner JL, Kobayashi L, and Coimbra R. (2012). Surgical strategies for management of the open abdomen. *World Journal of Surgery*, **36**, 497–510.
26. Kharbanda RK, Nielsen TT, and Redington AN. (2009). Translation of remote ischaemic preconditioning into clinical practice. *Lancet*, **374**, 1557–65.
27. Mockford KA, Girn HR, and Homer-Vanniasinkam S. (2009). Postconditioning: current controversies and clinical implications. *European Journal of Vascular and Endovascular Surgery*, **37**, 437–42.

第10章

周围神经病变和截肢后疼痛综合征

Stefan Lauer, Stephan A. Schug

周围神经病变疼痛综合征

定义和流行病学

国际疼痛研究协会(IASP)最近修订了神经性疼痛的定义,神经性疼痛为由躯体感觉系统的病变或疾病引起的疼痛[1]。这个定义标准较前明显严格,排除了躯体感觉系统的功能障碍(没有特定病变和疾病)。这一定义使神经性疼痛的诊断更加明确,从而更有意义。从临床角度出发,其定义需要医师们的逐步认可,即许多神经性疼痛合并有伤害性疼痛,通常称为“混合疼痛”(例如,背部神经痛伴坐骨神经痛和缺血性疼痛)。

既往慢性神经性疼痛在人群中的发病率为7%~8%,其中5%的患者为严重神经性疼痛[2]。这些数据揭示了一个严重的临床困境,即目前可行的临床治疗方法仅能缓解一小部分患病人群的症状[3]。造成目前困境的部分原因归于大部分神经性疼痛的发病机制尚不清楚。在相同条件下,部分患者具有明显疼痛症状而另一部分患者没有疼痛症状,具体原因尚不明确。类似的,一种发病机制可引起多种症状,不同患者的相同症状可能源自多种发病机制[4]。

神经性疼痛可能由神经传导通路上任意一个节点上的基础病变或者功能障碍引起。当神经性疼痛的原发部位为大脑或者脊髓时,定义为中枢性神经性疼痛(如脑卒中或者脊髓损伤后)。疼痛源自外周神经、神经根或背神经节水平的损伤定义为外周神经性疼痛。外周神经性疼痛根据病因可进一步分为局部(多处局部)和广泛神经性疼痛[5]。

局部神经性疼痛病因包括:截肢、神经节瘤形成、外周神经肿瘤、疱疹病毒感染后神经痛、盆腔神经炎、放射性神经痛、糖尿病单神经病变、三叉神经痛及其他。

广泛神经性疼痛病因包括:代谢性或营养障碍(如糖尿病、酗酒)、感染或免疫疾病(如Guillain-Barré综合征、HIV)、遗传性疾病(如红斑性肢痛病)、恶性肿瘤、药物(某些抗反转录病毒药物,化疗药物和抗生素)和毒素(如铊、砷、丙烯酰胺)[5]。

神经性疼痛的症状和诊断

临床工作中经常漏诊神经性疼痛,导致此病的治疗效果欠佳。系统评估感觉系统的阳性和阴性感觉症状、原发疼痛和继发疼痛、主动和被动活动症状是正确诊断神经性疼痛的关键(框10.1)。原则上,没有任何一个症状和体征是特定的,但其可能提示神经性疼痛。这可能和患者接受了标准止痛治疗但是疗效不佳相关。

神经性疼痛不都是很容易确诊的,此时,3L诊断法可能有帮助:详细聆听患者对症状的描述(Listen);查找神经性病因(Look);定位神经性病变具体节段或疾病(Locate)。

聆听病史(Listen)

最初需要从患者那里获得详细的病史,以确定疼痛的确切位置、特征、强度、持续时间、放射痛、诱发事件及加重和缓解因素。

自发性疼痛的发生可以是持续性的,也可以是在没有明显刺激下的阵发性的。持续性疼痛通常为灼热痛,深部组织持续性痛则为酸痛、啃咬痛、痛

框 10.1 神经性疼痛的诊断

阳性体征

- 痛觉过敏
- 异常疼痛
- 自发性持续性疼痛:灼热痛、痛性痉挛、酸痛
- 自发性阵发性疼痛:电击样,射痛
- 自发感觉异常:瘙痒、刺痛、红肿疼痛、针刺样、蚂蚁爬行样

阴性体征

- 感觉神经功能受损:感觉迟钝、麻木
- 运动功能受损:虚弱、麻痹

Source: data from Baron R et al., Neuropathic pain: diagnosis, pathophysiological mechanisms, and treatment, Lancet Neurology, Volume 9, Issue 8, pp.807–19, Copyright © 2010; Hansson P and Haanpaa M, Diagnostic work-up of neuropathic pain: computing, using questionnaires or examining the patient? European Journal of Pain, Volume 11, Issue 4, pp.367–9, Copyright © 2007; and Haanpaa M et al., NeuPSIG guidelines on neuropathic pain assessment, PAIN, Volume 152, Issue 1, pp.14–27, Copyright © 2011.

性痉挛或咀嚼痛)。阵发性疼痛按特征可分为刺痛、射痛或电击样疼痛。此外,患者可能合并疼痛区域的感觉异常,如麻木、瘙痒、"针刺样"及"蚂蚁爬行样"。不同类型的疼痛在神经性疼痛中可同时出现,统称为阳性体征。

寻找病因(Look)

由于神经性疼痛是神经系统损伤的结果,上述的阳性症状常伴随着阴性症状(感觉或运动)[5]。后者包括了大直径传入神经纤维的感觉刺激缺陷和由小直径传入神经纤维的损伤产生的伤害性和温度刺激感觉功能损伤。感觉功能异常的区域和疼痛区域并不都是一致的。明确阴性症状通常可以通过简单的神经系统检查或床旁试验来完成。典型的结果包括诱发性疼痛,其定义为机体对正常刺激出现了异常或夸大的疼痛感觉(痛觉过敏和异常疼痛)。痛觉过敏即在常规疼痛刺激下产生的夸张疼痛感。异常疼痛为通常不会引起疼痛的非伤害性疼痛刺激下出现的疼痛,可以由轻微的机械刺激(机械性异常疼痛)或温度刺激(冷和热异常疼痛)诱发。

定位(Locate)

在上述评估的基础上,通常可以定位神经病变的潜在部位。这类似截瘫患者脐部平面以下感觉和运动功能丧失(阴性体征),但是下肢严重阵发性疼痛(阳性体征)提示脊髓损伤。相反,其可能像糖尿病患者的症状一样微妙,表现为夜晚接触毛毯后出现足部烧灼感和疼痛(阳性体征),但是足部因为糖尿病多神经病变而出现麻木感(阴性体征)。

在评估潜在神经性疼痛患者的过程中,筛查工具可用于促进诊断[7]。经典的神经性疼痛筛查工具包括Leeds神经病症状和体征评估问卷(LANSS)、神经性疼痛问卷、疼痛DETECT,ID-疼痛和神经病理性疼痛评估量表(DN4)。所有此类筛查工具都具有非常高的敏感性和特异性,均采用了上述的疼痛特征和随后的一些简单的床旁测试结果。

治疗

治疗的基本原则

神经性疼痛的治疗并不简单,因为常规治疗方案通常效果不佳。特别是标准非阿片类镇痛药,如对乙酰氨基酚或非甾体抗炎药对于神经性疼痛没有效果。迄今为止,尚无明确的药物能够成功治疗神经性疼痛。在神经性疼痛患者的个体管理中,确定合适的单一药物或联合用药至关重要,需要最大程度缓解患者疼痛,同时需要考虑患者多种并发症条件下的药物耐受性。但是潜在疾病、自身病理机制,以及心理社会因素等患者的个体异质性会影响大部分药物对神经性疼痛的疗效。因此,采用多学科协同的方法早期发现和治疗这些因素(包括睡眠障碍、焦虑和抑郁症)是非常关键的。

对患者描述治疗效果和耐受性时,要切合实际,增加患者依从性这点也非常重要。一般疼痛评分减少30%认为具有临床意义[8]。评估健康相关生活质量,包括社交和情绪功能状态,可以达到帮助预估止痛治疗的效果。患者对于减轻神经系统症状通常具有不切实际的期望,例如,麻木是无法缓解的。

神经性疼痛治疗的临床依据主要来源于减少糖尿病性神经病变和疱疹后神经痛的总体疼痛严重程度的随机对照试验研究。关于其他病理状态下的神经性疼痛止痛治疗的研究非常少。但是,随着RCT和荟萃分析的研究不断增加,许多新的关于神经性疼痛的循证指南已经发布(框 10.2)。其中,欧洲神经学协会联合会(EFNS)[9]、IASP的神经性疼痛特别研究组(NeuPSIG)[10]和英国国立临床规范研究所

框10.2 神经性疼痛基于临床证据的药物治疗方案

一线治疗

- 三环类抗抑郁药：阿米替林、去甲替林、丙咪嗪
- 钙离子通道α2-δ配体：加巴喷丁、普瑞巴林

一线或二线治疗

- 利多卡因贴剂(仅用于局部神经性疼痛)
- SNRI：文拉法辛、度洛西汀

二线或三线治疗

- 曲马朵
- 阿片类药物：吗啡、羟考酮、美沙酮、丁丙诺啡、芬太尼等

Source: data from Dworkin RH et al., Recommendations for the pharmacological management of neuropathic pain: an overview and literature update, Mayo Clinic Proceedings, Volume 85, Supplement 3, pp.S3-14, Copyright © 2010; Tan T et al, Pharmacological management of neuropathic pain in non-specialist settings: Summary of NICE guidance, British Medical Journal, Volume 340, Number 7748, pp.707-9, Copyright © 2010; O'Connor AB and Dworkin RH, Treatment of neuropathic pain: an overview of recent guidelines, America Journal of Medicine, Volume 122, Supplement 10, pp.S22-32, Copyright © 2009; and Attal N et al., EFNS guidelines on the pharmacological treatment of neuropathic pain: 2010 revision, European Journal of Neurology, Volume 17, Issue 9, pp.1113-e88, Copyright © 2010.

(NICE)[11]编写的指南是最常用的。总的来说，所有指南的建议非常相似，均基于常用药物的风险-收益权衡[12]。

药物治疗

三环类抗抑郁药

三环类抗抑郁药(TCA)被推荐作为治疗神经性疼痛的一线药物。自从20世纪60年代发现丙咪嗪和阿米替林的止痛效果以来，第一代和第二代TCA(地昔帕明和去甲替林)均常用于治疗神经性疼痛。其特异性镇痛作用被认为是独立于其抗抑郁作用的。TCA是单胺能递质(特别是5-羟色胺和去甲肾上腺素)再摄取的中枢抑制剂，其止痛效果来源于增强脊髓背角中的抑制下行单胺能通路和阻断钠离子通道。另外，还降低一部分参与疼痛的中枢神经元的抗胆碱能活性，特别是传入神经阻滞后。

TCA在神经性疼痛中有很好的疗效，在最近的Cochrane系统回顾性研究中，其总体治疗数(NNT)为3.6[13]。

然而在接受TCA治疗期间，有一些主要的副作用需要高度警惕和及时监测。最常见的副作用来自其抗组胺作用(精神错乱和镇静)、抗胆碱能作用(便秘、口干、视力模糊、认知改变、心动过速和尿潴留)和抗α-肾上腺素能效应(直立性低血压和性功能障碍)。心脏传导异常、闭角性青光眼、良性前列腺肥大和急性心肌梗死是TCA治疗的禁忌证。TCA在缺血性心脏病、青光眼和癫痫发作患者中应当慎用。

初始采用低剂量(5~10mg)夜间服用并缓慢滴注，有助于减少不良反应。TCA的止痛作用预计会在初始治疗后1~2周起效。药物治疗后预计4~6周达到最强镇痛效果。

地昔帕明、丙咪嗪和去甲替林去甲肾上腺素能阻滞更具特异性，并且抗胆碱能和抗组胺药副作用较少。以上药物被发现和使用阿米替林治疗疱疹后的神经痛及糖尿病性神经性疼痛一样具有确切的止痛效果。

5-羟色胺和去甲肾上腺素再摄取抑制剂

新型抗抑郁药度洛西汀、文拉法辛和米那普仑属于5-羟色胺和去甲肾上腺素再摄取抑制剂(SNRI)这一类。此类药物的止痛机制与TCA类似，但SNRI具有缺乏抗胆碱能作用的优势。

度洛西汀已被证明在治疗糖尿病性多神经性疼痛中有效，但迄今为止缺乏该药物在其他类型的神经性疼痛治疗中的随机对照试验研究。在该情况下的NNT是6[14]。文拉法辛的NNT为3.1[13]，结果与TCA相似。米那普仑尚未用于治疗神经性疼痛，仅被报道用于治疗纤维肌痛。

据报道，恶心是主要的副作用。采用度洛西汀治疗的情况下，人们发现减少第1周的剂量可以减少恶心的发生。如果考虑停用文拉法辛，强烈建议逐渐减少药物剂量以预防停药综合征。

选择性5-羟色胺再摄取抑制剂

这些药物(5-羟色胺再摄取抑制剂)在神经性疼痛的治疗中的效果有限[13]。因此，尽管其具有更少的副作用，但不能被推荐为神经性疼痛治疗的一线和二线用药。

钙离子通道α2-δ配体(加巴喷丁和普瑞巴林)

加巴喷丁及其新型类似物普瑞巴林都是抗惊厥药。一些随机对照试验证实了此类药物治疗神经性疼痛的有效性,包括疱疹后神经痛、糖尿病多发性神经痛和脊髓损伤疼痛,以及痛觉过敏和异常疼痛(如纤维肌痛)。加巴喷丁和普瑞巴林的镇痛作用源于调节初始传入伤害感受器的中央电压门控通道的α2-δ亚基,从而减少兴奋性神经递质的释放[15]。

加巴喷丁在中度神经性疼痛治疗中的NNT是5.8[16]。同样,普瑞巴林在神经性疼痛治疗中的NNT低于6,而在大量缓解带状疱疹后神经痛中的NNT为3.6[17]。

加巴喷丁在胃肠道吸收依赖于单一的可饱和主动吸收机制,这限制了其生物利用度并导致了非线性药代动力学。在临床实践中,普瑞巴林已成为治疗的首选药物。因为该药物具有更好的生物利用度、线性吸收动力学和更长的药物半衰期,从而允许每日2次给药,而不是每日3次。从加巴喷丁改为普瑞巴林可以提高止痛疗效[18]。

头晕、镇静、平衡失调及罕见的不明原因的外周性水肿和体重增加是加巴喷丁和普瑞巴林最常见的不良反应。虽然药物性质温和,但谨慎采用起始低剂量可以帮助减少不良反应的发生率。对肾功能不全的患者需要考虑肌酐清除率来调整用药剂量[19]。尚未发现任意一药物与它们之间存在明显的相互作用。

另外重要的一点是,围术期使用加巴喷丁和普瑞巴林(例如,作为术前用药)可通过减少阿片类药物的需求和副作用来改善术后镇痛[20],并可能减少慢性手术后疼痛的效果[21]。

阿片类止痛药物

阿片类药物作为突触前和突触后阿片受体激动剂,通过产生神经元细胞膜超极化起效。尽管该药物在神经性疼痛中的疗效一直存在争议,但最新的随机对照试验和荟萃分析的证据表明,阿片类药物具有至少与TCA和加巴喷丁相同的镇痛效果。现在普遍认为神经性疼痛的患者使用阿片类药物的治疗效果好[22]。但是,因为潜在的副作用和风险,目前的治疗指南并不推荐将阿片类止痛药物作为一线用药。阿片类药物适用于那些对一线药物没有反应的患者[10,23]。正服用或既往药物成瘾及酗酒患者出现阿片类止痛药不合理使用和滥用的风险极高。因此,必须在开始使用阿片类药物治疗之前评估个体风险,并遵循类阿片类药物用于慢性非癌性疼痛治疗的相关指南[24,25]。

关于某些阿片类药物是否比其他药物疗效更佳的问题仍然持续具有争议,以及有证据表明美沙酮在特殊情况下有特定的治疗作用,但其结果尚不确定。他喷他多是一个例外,这是一种具有去甲肾上腺素再摄取抑制作用的阿片类药物,最近已被美国食品药品监督管理局(FDA)批准适用于神经性疼痛[26]。

曲马多

曲马多是一种非典型的中枢性镇痛药。其止痛作用来源于一种代谢产物的弱μ-阿片受体激动剂,同时抑制5-羟色胺和去甲肾上腺素的再摄取。Cochrane系统回顾性研究已经证实曲马多是神经性疼痛的有效治疗药物,其NNT为3.8[27];其在特定条件下可以作为治疗神经性疼痛的一线用药[10]。该评估的理由是,曲马多比其他阿片类药物具有更低的药物滥用风险[28]。

局部治疗

局部用利多卡因可以有效地降低局部周围神经性疼痛。已有5%的局部用利多卡因贴剂被FDA和许多其他监管机构批准使用。其止痛作用机制为阻滞非特异性钠离子通道导致抑制感觉传入神经的异位放电,以及产生一种保护装置作用。其主要优点是方便使用并且缺乏系统性副作用,因此特别使用于老年患者和接受复合药物治疗的患者[29]。一些指南推荐局部利多卡因治疗作为疱疹后神经痛的局部神经性疼痛的一线治疗[10,23]。

局部使用辣椒素治疗各种神经性疼痛的疗效差且不一致;低剂量(<1%)的疗效可能并不比安慰剂效果好[30],同时,市售的8%辣椒素贴剂的NNT为12[30]。因此,辣椒素仅推荐作为二线或三线治疗用药。

截肢后疼痛综合征

截肢后疼痛综合征的简介

法国军医Ambroise Paré(1510—1590)是最早描述受伤士兵中的"截肢后疼痛综合征"的医生之一[31]。

其理论认为，观察到的疼痛是在大脑中产生的而不是在残余肢体中产生的，幻肢疼痛的概念一直延续到今天。

17世纪哲学家René Descartes研究了截肢后疼痛综合征的潜在病理生理学。苏格兰医生William Porterfield（1696 —1771）可能是第一个记录了自己下肢截肢后经历的医务人员[32]。然而，最著名的截肢后疼痛的首次报道要归功于伟大的神经学家Charles Bell[31]。直到19世纪后期，美国军医Silas Weir Mitchell才首次引入了“幻肢”这个概念；“在无数的幻肢折磨中有些是可悲的，有些是可怕的，困扰着无数优秀的士兵，时不时地折磨他们……”。

现在发现，和四肢一样，身体任何部位截肢均可能发生截肢后疼痛综合征，例如，乳房、舌头、牙齿、生殖器，甚至内脏器官（如直肠）[33-35]。

分型和发病率

截肢后可以出现以下3种不同的症状：

- 幻肢感觉。
- 幻肢痛。
- 残肢痛。

幻肢感觉

该症状被定义为缺失身体部位出现任何非疼痛的感觉。几乎所有截肢者都会体验到在截肢后的第一周内仍然有缺失肢体存在的感觉[36]。缺失肢体的幻肢感觉范围非常广泛，包括对缺失肢体的模糊意识、感觉异常及完整的（包含大小、形状、位置、温度和运动）感觉[37]。如果不进行治疗，大多数幻肢感觉会在截肢后2年减退甚至消失，很少出现严重的临床问题[38]。一些截肢者出现了幻肢的“伸缩”感。在这种情况下，患者会体验到幻肢逐渐收缩至近端并接近残余根部肢体并最终融合成它的一部分[39]。

幻肢痛

该症状被定义为肢体或器官缺失患者中出现的伤害性感觉。截肢后幻肢痛的发生率为60%~80%[41,42]，但在先天性肢体缺陷的儿童和青少年中发病率明显较低[42,43]。幻肢痛与性别、年龄、截肢水平或截肢侧无关。此外，幻肢痛的发展与疼痛的原因（外伤或疾病）无关[43-46]。研究报道中，幻肢痛的出现时间差异很大，可以早到截肢后1周以内，也可以晚到截肢后40年。然而，幻肢痛的发生率随着截肢后时间的推移略有下降，强度和频率也是如此[40]，其中，截肢术后即刻的幻肢痛发生率最高，程度最强。

截肢前疼痛与幻肢痛之间似乎呈正相关关系，且幻肢痛有时和截肢前疼痛的性质和位置相似[40]。截肢前和截肢后疼痛的具体机制和联系是非常复杂的，至今尚未阐明。

幻肢痛的一个特征性表现是偶发性（每天2~5次），只有少数患者出现持续性疼痛。幻肢痛的特征为射痛、刺痛、钻痛或烧灼感，通常出现在缺失肢体的远端部分（上肢截肢者的手和手指，下肢截肢者的足和足趾）。这个现象可能和远端肢体比近端肢体在感觉皮质中投射区域更大有关[46]。

残肢痛

这种疼痛仅局限于截肢位置，在截肢术后立即出现[40]。据报道，持续性残肢痛的发生率为49%~70%，其中5%~15%发展为严重的慢性疼痛[46]。迟发性残肢痛的发生率伴随着截肢前疼痛[47]和急性残肢痛[48]的存在而增加。具体原因尚不明确，可能和多种因素有关。急性残肢痛通常起源于伤害刺激，但是慢性残肢痛和神经性疼痛类似，主要由于手术切割神经组织。残肢痛的查体发现潜在病因是非常关键的，如感染、溃疡、神经瘤、瘢痕形成、骨刺，以及感觉异常、残肢缺血及与假体有关的疼痛。与假肢使用相关的残肢疼痛可引起严重的临床问题。

截肢后疼痛的病理生理学机制

截肢后疼痛的病理生理学机制复杂且尚未阐明。最有可能的是，外周、脊髓和脊髓上的混合机制导致了截肢后疼痛的发病。

外周因素

周围神经损伤（如切割神经）与一些变化相关。截肢后，切断的C-纤维和A-纤维轴突无效再生，常产生被称为“神经瘤”的结节，从而引起C-纤维和脱髓鞘的A-纤维末端扩大和混乱，导致机械或化学刺激后自发异常的放电活动增加[40,49]。上调或新形成的钠离子通道被认为是造成神经瘤“边缘”增强的原因。

按压、轻触、敲击残肢或检查残肢神经瘤可诱发残肢疼痛和幻肢疼痛。

具有截肢疼痛的截肢患者相对于没有截肢疼痛的患者更容易发展为幻肢痛[40]。有证据表明，随着截肢疼痛缓解，幻肢痛的发生率降低[50]。

脊髓机制

在脊髓层面，中枢超极化的经典机制可能参与幻肢止痛，尽管目前还不清楚这些机制在多大程度上促进了其发病。

为了应对敏感神经末梢和脊髓背根神经节的传入刺激增加，神经损伤后的脊髓背角出现了一些变化，自发电活动增加、背角神经元持续放电、传入神经阈值降低，以及周围神经范围扩大作为脊髓敏感化的进展因数[46]。在这方面，有报道称脊髓敏感化的药理学机制参与背角神经元N-甲基-D-天冬氨酸受体(NMDA)活性增加[46]。

脊髓上相关机制

截肢前肢体疼痛被认为增加了幻肢痛的发生率[51]。1971年，Melzack认为疼痛的肢体在大脑中形成了“疼痛印记”。在这种情况下，“疼痛印记”可以理解为皮质在持续感觉刺激传入中的肢体部分的原理图表。

20年后，Melzack提出了“神经基质理论”[52]。基本上，这个理论假设人体的自我是由矩阵表示的，这是一个复杂的连接躯体感觉皮层、丘脑和边缘系统神经元网络。神经基质是由基因决定的，并随后被感觉刺激传入调节，从而为每个身体部分创建唯一的神经痛标志。这种神经痛标志决定了人体如何有意识地感知身体的每一部分。幻肢感觉是缺失肢体后神经痛标志存在的结果。出生时肢体缺失的儿童可能仍然有幻肢感觉，提示遗传决定神经痛标志。但是这一理论存在一些局限之处。其不能解释为什么部分截肢患者根本不会出现幻肢痛，也不能解释很多幻肢感觉消失后幻肢痛仍然不能缓解。

猴子和神经MRI应用于人类的实验研究表明，大脑在幻觉感知中发挥着核心作用[53-56]。成年猴子截肢和去传入后，发现初级体感皮层中的结构和功能发生了改变。皮质中口部的投射区域转换成了截肢后上肢和手指的投射区域。类似的作用也在人类的研究中发现。有趣的是，外周神经性疼痛的程度和神经基质再识别的程度呈高度相关，如之前截肢后的上肢和手指的投射区域转换成了口部在大脑中投射区域[55]。值得一提的是，具有相对较大的大脑皮质感觉投射区域的组织在截肢后容易引起幻肢感觉和幻肢痛。

Flor和同事结合目前的研究提出了一个综合模型[57]。基本上，躯体感觉疼痛记忆和个体的皮质感觉投射区域改变是幻肢痛的潜在病因，其可以被外周因素促进。该模型假设了截肢前疼痛的记忆是形成幻肢痛的主要因素，且导致初级躯体感觉皮层中投射区域扩大。截肢后皮质投射区域修正主要依靠C-纤维选择性传入神经阻滞、残端神经瘤的随机刺激传入、背根神经节的异常改变，以及激活脊髓背角和交感神经。

预防

幻肢痛的机制表现为复杂的、多因素参与，并且尚未完全明确。截肢前存在肢体疼痛是发生截肢后疼痛的明确危险因素。一旦发病，治疗幻肢痛是困难的，且通常疗效不佳(框10.3)。因此，人们尝试了多个预防策略来通过治疗截肢前肢体疼痛减少幻肢痛。目前，尚未有研究发现有效的截肢前预防策略。最有价值的预防方法是截肢前和截肢后采用硬膜外麻醉和使用NMDA受体拮抗剂氯胺酮。

围术期硬膜外麻醉和镇痛

截肢前存在肢体疼痛是形成幻肢痛的危险因素，因此有一种假设称，通过有效控制围术期疼痛可以降低幻肢痛的发生率。

最初一些研究发现，围术期硬膜外麻醉和镇痛具有预防幻肢痛的作用[58,59]。

尽管早期研究发现了令人鼓舞的结果，但是随后的研究报道了一些不一致的结果。相对于传统镇痛方案或使用神经导管止痛，一些研究者发现预防性硬膜外麻醉具有一些效果，另外一些研究者发现以上方案之间没有明显差异。这些研究的荟萃分析发现了围术期硬膜外麻醉和局麻药镇痛具有预防作用，预防严重幻肢痛的NNT为5.8[60]。

周围神经阻滞

各种神经阻滞技术经常用于控制围术期的疼痛。术前麻醉医师植入外周神经导管，或者由外科医师在截肢术中植入外周神经鞘管是控制术后急性伤口疼痛的有效和安全的方法。但是，神经阻滞技术尚未被证明具有预防幻肢痛和残肢痛的作用[61]。

NMDA拮抗剂

总体来说，预防性使用氯胺酮或其他NMDA拮抗剂药物的证据有限，需要进一步研究去阐明。

药物治疗

许多不同类型和靶点的药物适用于治疗幻肢痛。不幸的是，大部分治疗幻肢痛的可用药物均尚未在随机对照研究中证实，而是从治疗其他神经性疼痛的临床经验中推断而来。这些药物的有效性主要基于经验和轶事数据。最新Cochrane系统回顾性研究评价了所有药物治疗研究中的主要缺点[62]。该评估发现，只有吗啡、加巴喷丁和氯胺酮具有有效短期镇痛的作用（框10.3）。

降钙素

鲑鱼降钙素胃肠外给药是早期幻肢痛的一种治疗方法[63,64]，但是对于治疗慢性幻肢痛没有效果[65]。

框10.3 幻肢痛基于临床证据的药物治疗方案

- 可能性较大的预防效果：围术期硬膜外麻醉和使用局麻药止痛
- 可能性较小的预防效果：围术期使用NMDA受体（氯胺酮、美金刚）
- 在急性条件下证明有治疗效果：降钙素
- 在急性和慢性幻肢痛中证实有治疗效果：
  - 吗啡
  - 钙离子通道α2-δ配体（加巴喷丁、普瑞巴林）
  - NMDA受体拮抗剂（氯胺酮）

Source: data from Flor H, Maladaptive plasticity, memory for pain and phantom limb pain: Review, Expert Review of Neurotherapeutics, Volume 8, Number 5, pp. 809-18, Copyright © 2008; Gehling M and Tryba M, Prophylaxis of phantom pain: is regional analgesia ineffective? Der Schmerz, Volume 17, Issue 1, pp.11-19, Copyright © 2003; Alviar MJ et al., Pharmacologic interventions for treating phantom limb pain, Cochrane Database System Review, Issue 12, Copyright © 2011; and Jaeger H and Maier C, Calcitonin in phantom limb pain: a double-blind study, PAIN, Volume 48, Issue 1, pp.21-7, Copyright © 1992.

对于治疗幻肢痛的早期症状，降钙素应肠胃外给药，或者条件允许的话可采用滴鼻的方式。活化降钙素抑制或调节疼痛的机制尚不知晓，但是已有关于有效治疗中枢敏感化的研究发表。已发现的副作用包括感觉异常、恶心和呕吐，但是大部分都很短暂且可以通过预防性使用抗催吐剂来避免[64]。

NMDA拮抗剂

NMDA受体的激活可能是维持残肢痛和幻痛的因素。氯胺酮是一种NMDA的拮抗剂受体，已在几项随机临床试验中被证明可以改善残肢痛和幻痛[65,66]。其他NMDA拮抗剂，如美金刚的疗效不太令人满意[67,68]。这些结论在上述的Cochrane系统回顾性研究中得到证实[62]。

阿片类药物

一项随机对照试验研究了阿片类药物敏感的患者口服硫酸吗啡缓释片。结果发现，吗啡治疗改善了幻肢痛，同时通过脑磁源成像技术发现皮质重构潜在减少[69]。通过连续3天以上快速静脉输入吗啡，可证明静脉使用吗啡能够同时改善幻肢痛和残肢痛[70]。总的来说，吗啡具有短期改善幻肢痛的作用[62]。

抗惊厥药

一些抗惊厥药，如加巴喷丁和普瑞巴林，在一些治疗幻肢痛有效性的研究中取得了一些不同的结果。关于治疗幻肢痛获益的临床证据尚不明确[62]。

非药物治疗

幻肢痛患者接受非药物的支持治疗[例如，皮神经电刺激（TENS）、物理疗法、反射疗法、催眠和针灸]可能从中获益。虽然其中一些治疗取得了初步的成果，但是其大部分都是经验性使用。据报道，TENS治疗幻肢痛是有效的，尽管这一点直到今天尚未在随机对照试验得到证实[71]。

基于皮质重组是幻肢痛进展的一个基本机制理念，靶向修复皮质重组的新疗法应运而生。此时，感觉分离训练计划应该被认为是潜在的全新治疗选择。原理上，通过残肢上电极释放高强度非疼痛性刺激来让患者区分频率和位置，从而达到分离皮层体感图中的混合区域的目的。这种治疗方法明显减少幻肢痛和皮质重组，通过神经源成像和结构MRI来评估病情[72]。肢体的心理意象运动和联合侧面识别、镜面运动和想象运动是这种治疗方法成功的其他依据[75]。

此外有证据表明，使用肌电假体可预防皮层重组和幻肢痛[76]。

心理咨询应该是幻肢痛治疗的一个组成部分。截肢前采取专家心理支持有助于截肢者度过常规的悲伤过程。早期识别焦虑和抑郁可能获益，因为上述因素可能放大疼痛感。术后行为和认知疗法，以及群体治疗不仅有效地为患者提供心理支持，还可以提高患者应对幻肢痛的能力。此外，催眠、生物反馈和肌肉放松训练来打破疼痛-焦虑-紧张循环是慢性疼痛治疗的重要组成部分[77]。

介入治疗

电休克疗法

这种精神病疗法被认为可以中断维持中枢和幻肢痛之间的丘脑皮质通路中的动反射[78]，其已经被用于治疗难治性幻肢痛[79]。这方面的治疗尚无相关临床研究。

神经阻滞

外周神经阻滞用于治疗幻肢痛尚未在随机对照试验中开展，尽管有一些关于其有效性的经验性证据[80]。

脊髓刺激疗法

这种方法涉及在被认为是疼痛源头的脊髓区域空间附近硬膜外安置电极。该方法被认为有助于抑制性下行传导通路，且已经被发现用于治疗幻肢痛。这种昂贵和有创性的治疗方法的整体成功率低于50%[81,82]。和其他有创疗法类似，脊髓刺激在无创疗法失败的情况下可以作为幻肢痛的治疗选择。

植入鞘内给药系统

虽然尚无明确的研究证实，但通常联合输入可乐定、局部麻醉剂、巴氯芬或阿片类药物在治疗幻肢痛的特定人群时可能有效。

通过背根进入病变区域

通过背根进入病变区域是积极治疗幻肢痛的手术方法。临床上这种神经修复的效果是有限和短期的[83]。与其他类型的手术和神经消融类似，这种手术方法通常导致疼痛加剧。因为其反复刺激或神经阻滞传入神经组织，同时可引起明显并发症和一些死亡案例。

（朱臣谋 文鑫 译 黄斌 审校）

参考文献

1. Jensen TS, Baron R, Haanpaa M, et al. (2011). A new definition of neuropathic pain. *Pain*, **152**(10), 2204–5.
2. Bouhassira D, Lanteri-Minet M, Attal N, Laurent B, and Touboul C. (2008). Prevalence of chronic pain with neuropathic characteristics in the general population. *Pain*, **136**(3), 380–7.
3. Finnerup NB, Sindrup SH, and Jensen TS. (2010). The evidence for pharmacological treatment of neuropathic pain. *Pain*, **150**(3), 573–81.
4. Woolf CJ and Mannion RJ. (1999). Neuropathic pain: aetiology, symptoms, mechanisms, and management. *Lancet*, **353**(9168), 1959–64.
5. Baron R, Binder A, and Wasner G. (2010). Neuropathic pain: diagnosis, pathophysiological mechanisms, and treatment. *Lancet Neurology*, **9**(8), 807–19.
6. Hansson P and Haanpaa M. (2007). Diagnostic work-up of neuropathic pain: computing, using questionnaires or examining the patient? *European Journal of Pain*, **11**(4), 367–9.
7. Bennett MI, Attal N, Backonja MM, et al. (2007). Using screening tools to identify neuropathic pain. *Pain*, **127**(3), 199–203.
8. Rowbotham MC and Petersen KL. (2001). Zoster-associated pain and neural dysfunction. *Pain*, **93**(1), 1–5.
9. Attal N. (2008). [Drug treatment for neuropathic pain]. *La Presse Médicale*, **37**(2 Pt 2), 346–53.
10. Dworkin RH, O'Connor AB, Audette J, et al. (2010). Recommendations for the pharmacological management of neuropathic pain: an overview and literature update. *Mayo Clinic Proceedings*, **85**(3 Suppl.), S3–14.
11. Tan T, Barry P, Reken S, and Baker M. (2010). Pharmacological management of neuropathic pain in non-specialist settings: summary of NICE guidance. *British Medical Journal*, **340**, c1079.
12. O'Connor AB and Dworkin RH. (2009). Treatment of neuropathic pain: an overview of recent guidelines. *American Journal of Medicine*, **122**(10 Suppl.), S22–32.
13. Saarto T and Wiffen PJ. (2010). Antidepressants for neuropathic pain: a Cochrane review. *Journal of Neurology, Neurosurgery, and Psychiatry*, **81**(12), 1372–3.
14. Lunn MP, Hughes RA, and Wiffen PJ. (2009). Duloxetine for treating painful neuropathy or chronic pain. *Cochrane Database of Systematic Reviews*, **4**, CD007115.
15. Thorpe AJ and Offord J. (2010). The alpha2-delta protein: an auxiliary subunit of voltage-dependent calcium channels as a recognized drug target. *Current Opinions in Investigative Drugs*, **11**(7), 761–70.
16. Moore RA, Wiffen PJ, Derry S, and McQuay HJ. (2011). Gabapentin for chronic neuropathic pain and fibromyalgia in adults. *Cochrane Database of Systematic Reviews*, **3**, CD007938.
17. Moore RA, Straube S, Wiffen PJ, Derry S, and McQuay HJ. (2009). Pregabalin for acute and chronic pain in adults. *Cochrane Database of Systematic Reviews*, **3**, CD007076.
18. Toth C. (2010). Substitution of gabapentin therapy with pregabalin therapy in neuropathic pain due to peripheral neuropathy. *Pain Medicine*, **11**(3), 456–65.
19. Randinitis EJ, Posvar EL, Alvey CW, Sedman AJ, Cook JA, and Bockbrader HN. (2003). Pharmacokinetics of pregabalin in subjects with various degrees of renal function. *Journal of Clinical Pharmacology*, **43**(3), 277–83.
20. Zhang J, Ho KY, and Wang Y. (2011). Efficacy of pregabalin in acute postoperative pain: a meta-analysis. *British Journal of Anaesthesia*, **106**(4), 454–62.

21. Clarke H, Bonin RP, Orser BA, Englesakis M, Wijeysundera DN, and Katz J. (2012). The prevention of chronic postsurgical pain using gabapentin and pregabalin: a combined systematic review and meta-analysis. *Anesthesia and Analgesia*, **115**(2), 428–42.
22. Eisenberg E, McNicol E, and Carr DB. (2006). Opioids for neuropathic pain. *Cochrane Database of Systematic Reviews*, **3**, CD006146.
23. Attal N, Cruccu G, Baron R, et al. (2010). EFNS guidelines on the pharmacological treatment of neuropathic pain: 2010 revision. *European Journal of Neurology*, **17**(9), 1113–e88.
24. Chou R, Fanciullo GJ, Fine PG, et al. (2009). Clinical guidelines for the use of chronic opioid therapy in chronic noncancer pain. *Journal of Pain*, **10**(2), 113–30.
25. Trescot AM, Helm S, Hansen H, et al. (2008). Opioids in the management of chronic non-cancer pain: an update of American Society of the Interventional Pain Physicians' (ASIPP) Guidelines. *Pain Physician*, **11**(2 Suppl.), S5–S62.
26. Schroder W, Vry JD, Tzschentke TM, Jahnel U, and Christoph T. (2010). Differential contribution of opioid and noradrenergic mechanisms of tapentadol in rat models of nociceptive and neuropathic pain. *European Journal of Pain*, **14**(8), 814–21.
27. Hollingshead J, Duhmke RM, and Cornblath DR. (2006). Tramadol for neuropathic pain. *Cochrane Database of Systematic Reviews*, **3**, CD003726.
28. Adams EH, Breiner S, Cicero TJ, et al. (2006). A comparison of the abuse liability of tramadol, NSAIDs, and hydrocodone in patients with chronic pain. *Journal of Pain and Symptom Management*, **31**(5), 465–76.
29. Hans G, Robert D, Verhulst J, and Vercauteren M. (2010). Lidocaine 5% patch for localized neuropathic pain: progress for the patient, a new approach for the physician. *Clinical Pharmacology: Advances and Applications*, **2**, 65–70.
30. Derry S and Moore RA. (2012). Topical capsaicin (low concentration) for chronic neuropathic pain in adults. *Cochrane Database of Systematic Reviews*, **9**, CD010111.
31. Finger S and Hustwit MP. (2003). Five early accounts of phantom limb in context: Pare, Descartes, Lemos, Bell, and Mitchell. *Neurosurgery*, **52**(3), 675–86; discussion 85–6.
32. Wade NJ and Finger S. (2003). William Porterfield (ca. 1696–1771) and his phantom limb: an overlooked first self-report by a man of medicine. *Neurosurgery*, **52**(5), 1196–8.
33. Dijkstra PU, Rietman JS, and Geertzen JH. (2007). Phantom breast sensations and phantom breast pain: a 2-year prospective study and a methodological analysis of literature. *European Journal of Pain*, **11**(1), 99–108.
34. Marbach JJ and Raphael KG. (2000). Phantom tooth pain: a new look at an old dilemma. *Pain Medicine*, **1**(1), 68–77.
35. Boas RA, Schug SA, and Acland RH. (1993). Perineal pain after rectal amputation: a 5-year follow-up. *Pain*, **52**(1), 67–70.
36. Jensen TS, Krebs B, Nielsen J, and Rasmussen P. (1983). Phantom limb, phantom pain and stump pain in amputees during the first 6 months following limb amputation. *Pain*, **17**(3), 243–56.
37. Giummarra MJ, Gibson SJ, Georgiou-Karistianis N, and Bradshaw JL. (2007). Central mechanisms in phantom limb perception: the past, present and future. *Brain Research Reviews*, **54**(1), 219–32.
38. Manchikanti L and Singh V. (2004). Managing phantom pain. *Pain Physician*, **7**(3), 365–75.
39. Montoya P, Larbig W, Grulke N, Flor H, Taub E, and Birbaumer N. (1997). The relationship of phantom limb pain to other phantom limb phenomena in upper extremity amputees. *Pain*, **72**(1–2), 87–93.
40. Nikolajsen L and Jensen TS. (2001). Phantom limb pain. *British Journal of Anaesthesia*, **87**(1), 107–16.
41. Kern U, Busch V, Rockland M, Kohl M, and Birklein F. (2009). [Prevalence and risk factors of phantom limb pain and phantom limb sensations in Germany. A nationwide field survey]. *Schmerz*, **23**(5), 479–88.
42. Melzack R, Israel R, Lacroix R, and Schultz G. (1997). Phantom limbs in people with congenital limb deficiency or amputation in early childhood. *Brain*, **120**(Pt 9), 1603–20.
43. Wilkins KL, McGrath PJ, Finley GA, and Katz J. (2004). Prospective diary study of nonpainful and painful phantom sensations in a preselected sample of child and adolescent amputees reporting phantom limbs. *Clinical Journal of Pain*, **20**(5), 293–301.
44. Sherman RA and Sherman CJ. (1985). A comparison of phantom sensations among amputees whose amputations were of civilian and military origins. *Pain*, **21**(1), 91–7.
45. Houghton AD, Nicholls G, Houghton AL, Saadah E, and McColl L. (1994). Phantom pain: natural history and association with rehabilitation. *Annals of the Royal College of Surgeons, England*, **76**(1), 22–5.
46. Nikolajsen L and Brandsborg B. (2006). Postamputation pain. *Handbook of Clinical Neurology*, **81**, 679–86.
47. Nikolajsen L, Ilkjaer S, Kroner K, Christensen JH, and Jensen TS. (1997). The influence of preamputation pain on postamputation stump and phantom pain. *Pain*, **72**(3), 393–405.
48. Hanley MA, Jensen MP, Smith DG, Ehde DM, Edwards WT, and Robinson LR. (2007). Preamputation pain and acute pain predict chronic pain after lower extremity amputation. *Journal of Pain*, **8**(2), 102–9.
49. Flor H. (2002). Phantom-limb pain: characteristics, causes, and treatment. *Lancet Neurology*, **1**(3), 182–9.
50. Carlen PL, Wall PD, Nadvorna H, and Steinbach T. (1978). Phantom limbs and related phenomena in recent traumatic amputations. *Neurology*, **28**(3), 211–17.
51. Katz J and Melzack R. (1990). Pain 'memories' in phantom limbs: review and clinical observations. *Pain*, **43**(3), 319–36.
52. Melzack R. (1999). From the gate to the neuromatrix. *Pain* (Suppl. 6), S121–6.
53. Pons TP, Garraghty PE, Ommaya AK, Kaas JH, Taub E, and Mishkin M. (1991). Massive cortical reorganization after sensory deafferentation in adult macaques. *Science*, **252**(5014), 1857–60.
54. Florence SL and Kaas JH. (1995). Large-scale reorganization at multiple levels of the somatosensory pathway follows therapeutic amputation of the hand in monkeys. *Journal of Neuroscience*, **15**(12), 8083–95.
55. Flor H, Elbert T, Knecht S, et al. (1995). Phantom-limb pain as a perceptual correlate of cortical reorganization following arm amputation. *Nature*, **375**(6531), 482–4.
56. Flor H, Elbert T, Muhlnickel W, Pantev C, Wienbruch C, and Taub E. (1998). Cortical reorganization and phantom phenomena in congenital and traumatic upper-extremity amputees. *Experimental Brain Research*, **119**(2), 205–12.
57. Flor H. (2008). Maladaptive plasticity, memory for pain and phantom limb pain: review and suggestions for new therapies. *Expert Reviews in Neurotherapy*, **8**(5), 809–18.
58. Bach S, Noreng MF, and Tjellden NU. (1988). Phantom limb pain in amputees during the first 12 months following limb amputation, after preoperative lumbar epidural blockade. *Pain*, **33**(3), 297–301.
59. Schug SA, Burrell R, Payne J, and Tester P. (1995). Pre-emptive epidural analgesia may prevent phantom limb pain. *Regional Anesthesia*, **20**(3), 256.
60. Gehling M and Tryba M. (2003). [Prophylaxis of phantom pain: is regional analgesia ineffective?]. *Schmerz*, **17**(1), 11–19.
61. Halbert J, Crotty M, and Cameron ID. (2002). Evidence for the optimal management of acute and chronic phantom pain: a systematic review. *Clinical Journal of Pain*, **18**(2), 84–92.
62. Alviar MJ, Hale T, and Dungca M. (2011). Pharmacologic interventions for treating phantom limb pain. *Cochrane Database of Systematic Reviews*, **12**, CD006380.
63. Wall GC and Heyneman CA. (1999). Calcitonin in phantom limb pain. *Annals of Pharmacotherapy*, **33**(4), 499–501.
64. Jaeger H and Maier C. (1992). Calcitonin in phantom limb pain: a double-blind study. *Pain*, **48**(1), 21–7.
65. Eichenberger U, Neff F, Sveticic G, et al. (2008). Chronic phantom limb pain: the effects of calcitonin, ketamine, and their combination on pain and sensory thresholds. *Anesthesia and Analgesia*, **106**(4), 1265–73, table of contents.
66. Nikolajsen L, Hansen CL, Nielsen J, Keller J, Arendt-Nielsen L, and Jensen TS. (1996). The effect of ketamine on phantom pain: a central neuropathic disorder maintained by peripheral input. *Pain*, **67**(1), 69–77.
67. Maier C, Dertwinkel R, Mansourian N, et al. (2003). Efficacy of the NMDA-receptor antagonist memantine in patients with chronic phantom limb pain—results of a randomized double-blinded, placebo-controlled trial. *Pain*, **103**(3), 277–83.
68. Wiech K, Kiefer RT, Topfner S, et al. (2004). A placebo-controlled randomized crossover trial of the N-methyl-D-aspartic acid receptor antagonist, memantine, in patients with chronic phantom limb pain. *Anesthesia and Analgesia*, **98**(2), 408–13, table of contents.
69. Huse E, Larbig W, Flor H, and Birbaumer N. (2001). The effect of opioids on phantom limb pain and cortical reorganization. *Pain*, **90**(1–2), 47–55.

70. Wu CL, Agarwal S, Tella PK, et al. (2008). Morphine versus mexiletine for treatment of postamputation pain: a randomized, placebo-controlled, crossover trial. *Anesthesiology*, **109**(2), 289–96.
71. Mulvey MR, Bagnall AM, Johnson MI, and Marchant PR. (2010). Transcutaneous electrical nerve stimulation (TENS) for phantom pain and stump pain following amputation in adults. *Cochrane Database of Systematic Reviews*, **5**, CD007264.
72. Flor H, Denke C, Schaefer M, and Grusser S. (2001). Effect of sensory discrimination training on cortical reorganisation and phantom limb pain. *Lancet*, **357**(9270), 1763–4.
73. MacIver K, Lloyd DM, Kelly S, Roberts N, and Nurmikko T. (2008). Phantom limb pain, cortical reorganization and the therapeutic effect of mental imagery. *Brain*, **131**(Pt 8), 2181–91.
74. Ulger O, Topuz S, Bayramlar K, Sener G, and Erbahceci F. (2009). Effectiveness of phantom exercises for phantom limb pain: a pilot study. *Journal of Rehabilitation Medicine*, **41**(7), 582–4.
75. Moseley GL. (2006). Graded motor imagery for pathologic pain: a randomized controlled trial. *Neurology*, **67**(12), 2129–34.
76. Lotze M, Grodd W, Birbaumer N, Erb M, Huse E, and Flor H. (1999). Does use of a myoelectric prosthesis prevent cortical reorganization and phantom limb pain? *Nature Neuroscience*, **2**(6), 501–2.
77. Sherman RA, Gall N, and Gormly J. (1979). Treatment of phantom limb pain with muscular relaxation training to disrupt the pain—anxiety—tension cycle. *Pain*, **6**(1), 47–55.
78. Canavero S. (1994). Dynamic reverberation. A unified mechanism for central and phantom pain. *Medical Hypotheses*, **42**(3), 203–7.
79. Rasmussen KG and Rummans TA. (2000). Electroconvulsive therapy for phantom limb pain. *Pain*, **85**(1–2), 297–9.
80. Lierz P, Schroegendorfer K, Choi S, Felleiter P, and Kress HG. (1998). Continuous blockade of both brachial plexus with ropivacaine in phantom pain: a case report. *Pain*, **78**(2), 135–7.
81. Katayama Y, Yamamoto T, Kobayashi K, Kasai M, Oshima H, and Fukaya C. (2001). Motor cortex stimulation for phantom limb pain: comprehensive therapy with spinal cord and thalamic stimulation. *Stereotactic and Functional Neurosurgery*, **77**(1–4), 159–62.
82. Kumar K, Toth C, Nath RK, and Laing P. (1998). Epidural spinal cord stimulation for treatment of chronic pain—some predictors of success. A 15-year experience. *Surgical Neurology*, **50**(2), 110–20; discussion 20–1.
83. Garcia-March G, Sanchez-Ledesma MJ, Diaz P, et al. (1987). Dorsal root entry zone lesion versus spinal cord stimulation in the management of pain from brachial plexus avulsion. *Acta Neurochirugia Supplement (Wien)*, **39**, 155–8.

第11章

血管移植物的现状和未来

Mital Desai, George Hamilton

血管移植物的现状和未来简介

聚酯纤维(涤纶)和膨体聚四氟乙烯(ePTFE)移植物已非常成功地替代了各种大中管径的血管。然而,随着移植物管径减小到6mm以下,其性能也一直较差。自体静脉仍然是膝下旁路的首选导管。然而,近1/3的患者由于静脉曲张、手术切除史、旁路分流或静脉炎、纤维化、创伤、静脉纤细等原因没有合适的自体静脉[1]。对于这些患者而言,假体移植物便显得尤为必要。理想血管的性能如框11.1所概括。由血栓形成和内皮细胞覆盖不完全引起愈合不良,假体材料可能会失效。顺应性不匹配和血流动力学失衡等进一步因素导致内膜增生,是移植物闭塞的主要原因之一。

框11.1 理想血管的性能[78]
机械特征
• 牢固
• 贴合
• 抗扭结
• 缝合保留良好
生物相容性
• 无毒
• 无免疫原性
• 低促凝性
适用性
• 不同长度和管径易获得
• 经济适用
• 生产成本低
Source: data from Baguneid M et al., In vivo study of a model tissueengineered small-diameter vascular bypass graft, Biotechnology and Applied Biochemistry, Volume 58, Issue 1, pp.14-24. Copyright © 2011.

因此,很多研究都致力于研发更好的小口径血管移植物,包括外科技术的改进、新型生物材料研发,以及细胞组织培养技术的应用。已生产出的部分或完全组织工程化的血管移植物在基础和临床评估中均取得一些较为乐观的结果。本章将回顾血管移植物在当前的应用及发展,并着重关注血管移植物的改进以及组织工程。

移植物愈合的病理生理学

组织对于假体移植物的反应是一个复杂的过程,涉及多种因素,例如,使用的材料、移植物的结构、多孔性和长度等。移植物与宿主血管吻合口的相互作用涉及更复杂重要因素的参与。人体不能将距离吻合口>2cm的假体移植物内皮化,这一能够促进该领域研究的主要问题尚未得到解决。

吻合口周围区域

假体移植对动脉的损伤包括来自植入过程的直接创伤,以及随后吻合口暴露于血流动力学压力(顺应性不匹配、湍流和改变剪应力改变等)。移植后在动脉或静脉中,特别是在吻合区域周围区域,成纤维细胞和平滑肌细胞在内膜中累积,并伴随细胞外基质沉积。过量细胞沉积导致内膜层增厚,称为"新生内膜",导致吻合口管腔缩小(图11.1)。

降低或改变剪应力方向(湍流)可促进内皮增殖、凋亡、形态改变及减少一氧化氮(NO)分泌。相反,血

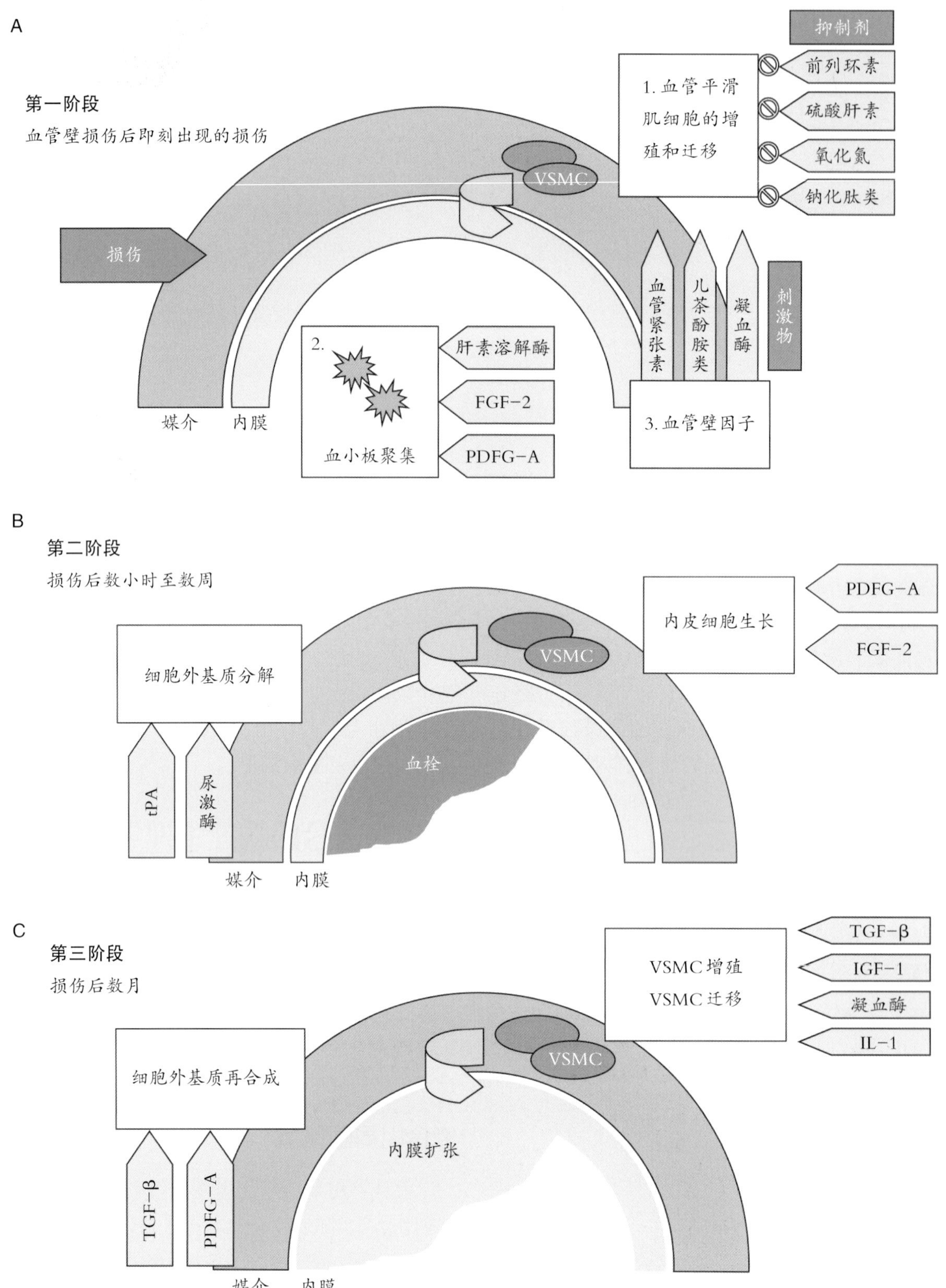

图11.1 内膜增生形成的阶段:(A)第一阶段:血管壁损伤后即刻出现的损伤。(B)第二阶段:损伤后数小时至数周。(C)第三阶段:损伤后数月。(Reprinted from European Journal of Vascular and Endovascular Surgery, Volume 43, Issue 1, Scharn DM et al., Biological mechanisms influencing prosthetic bypass graft patency: possible targets for modern graft design, pp.66–72. Copyright © 2012 European Society for Vascular Surgery, with permission from Elsevier, http://www.sciencedirect.com/science/journal/10785884.) FGF-2,成纤维细胞生长因子-2;PDFG-A,血小板源性生长因子A;VSMC,血管平滑肌细胞;TGF-β,转化生长因子-β;IGF-1,类胰岛素生长因子-1;IL-1,白细胞介素-1。

流向高剪应力改变和损伤区域内皮再生打破了刺激因子和抑制因子的平衡，导致内膜增生受抑制。若缺少内皮覆盖、重要的血流动力干扰（如伴有瘀滞区域的严重顺应性不匹配或湍流）和低剪应力等促进因素无法实现该平衡，驱动内膜增生将持续且不衰减，则导致严重的吻合口狭窄和移植物失功。

假体移植物的愈合

假体移植物的愈合主要包括两种机制，毛细血管穿透移植物管壁内生长，以及内皮细胞沿吻合口处移植物管腔表面生长[2]。几乎所有研究假体移植物愈合的动物模型都使用较短的移植物，通常<10cm，这样的内皮细胞容易在管壁内层充分生长。实际上，这些研究中所用的动物均较幼小。然而在人体中，内皮化常常限制在距吻合口1~2cm，尚无证据显示出现超过该范围的愈合。

除了零星观察到内皮小岛外，临床应用的假体均未自发形成新的内膜。“脱落愈合”的特征表现为与吻合口和外膜区域无关的孤立的内皮小岛，在涤纶中比在ePTFE中更容易发生。然而，这些稀疏的迟发的内皮小岛并不能造成同期血管假体的有效愈合和内皮化[3]。

移植物的多孔性和渗透性

多孔性和渗透性是描述不同血管假体不同特性的两种独特术语。多孔性是测量假体血管壁空隙率，并粗略预测移植术后移植物对最新形成的周围组织的锚定能力。渗透性是指在生理压力的情况下穿透假体管壁的液体比例。Zilla指出，为了促进透壁愈合和内皮化，移植物所需空间应该足够大，以便于伴随成纤维细胞或周细胞的毛细血管丛生长具备所需60~80μm的最小孔径[4]。目前，所能获得的移植物甚至有些宣称具有高多孔性的移植物，在这方面仍做得不够（框11.2）。

与早期创伤相似，移植术后间隙很快被纤维蛋白和基质填充。巨噬细胞释放细胞因子来刺激成纤维细胞和内皮细胞移动和增殖，构成部分正常的炎症反应。然而在后期，持续大量的巨噬细胞可能对内生长和愈合产生负面影响。移植物的外侧部分一直存在高密度的巨噬细胞和异物巨细胞，但是在深层却缺乏这些细胞，可能是由于致密纤维蛋白翳不可渗透和不可穿透的特性。与存在较少的异物巨细

框11.2 移植物多孔性的效果[79]

低多孔性ePTFE移植物：节间距<45μm

- 低多孔性ePTFE移植物（<30μm）：在动物和人体试验中愈合无差异
- 2周内表面覆盖纤维蛋白和血小板血栓厚度可达15μm，随后几个月可增长到80~300μm
- 血管翳持续数年，血栓形成活跃
- 结缔组织内生长局限于移植物外壁

高多孔性ePTFE移植物：节间距>45μm

- 第一层与低多孔性ePTFE移植物相似
- 在成年动物中很少有不含任何细胞成分的腔内生长血栓
- 在幼小动物中发现早期自发内皮化
- 以下变化在术后1~2周出现：
  - 内皮细胞斑块和毛细血管孔在相距100~500μm的部位开始融合
  - 可能来源于周细胞的内皮细胞位于动脉平滑肌细胞的某一层上
  - 与低多孔性移植物中局限覆盖于吻合口周围相比，稳定的新生内膜均匀分布在表面
  - 广泛的内皮细胞化来源于通过透壁内生长到达管腔表面的细胞
  - 在年长的灵长类和犬的动物模型中这些进展需要较长的时间，但新生的毛细血管仅仅可达到移植物管壁的外1/3~1/2

低多孔性涤纶移植物（机织）

- 移植术后纤维蛋白和血小板组成的薄血管翳立即沉积在表面
- 1年后，人体中的血栓逐渐变得紧密直到稳定
- 在动物模型和人体中均不发生内皮化：多年后在人体中移植物里可发现内皮细胞小岛
- 狭窄的移植物缝隙中充满纤维蛋白
- 出现异物巨细胞反应
- 部分毛细血管和成纤维细胞向间质层不断蔓延但不能穿透内层稳固的纤维蛋白

高多孔性涤纶移植物（针织）

- 最初的血管翳与机织涤纶相同，但在半年内厚度可从100~120μm增加至500μm
- 在犬和其他动物试验中，内衬被直接置于移植物表面的连续的平滑肌细胞层替代，并由内皮细胞覆盖
- 以上来自于吻合口内生长，但是尽管出现部分由血管外膜来源的毛细血管成纤维细胞内生长，在较长的移植物上并没有出现移植物中间区域的内皮化

胞的PTFE相比，涤纶似乎更容易出现炎症。

假体移植物失功

静脉移植物的失功过程如图11.2所示。造成假体移植物失功的主要原因与失功发生时间有关。

早期失功

血栓形成仍然是移植物早期失功的主要原因，主要取决于移植物的表面属性，由于在血液和移植物界面激活一系列反应，最终凝血酶形成，促进纤维蛋白原分解成纤维蛋白。

晚期失功

假体移植物移植术后内膜增生是晚期失功的主要原因，其发生主要通过以下两种机制：

- 免疫系统相关。
- 顺应性不匹配相关。

免疫系统相关

在免疫系统相关的机制中，异物应答激活巨噬细胞、血小板和释放生长因子（如TGF-β和PDGF），促进血管平滑肌细胞向内膜的趋化性迁移和增生[5]。

移植物失功的顺应性假说

动脉壁的搏动性依赖于动脉结构中固有的弹性和黏性成分的组合，因此被称为黏弹性。通常这种特性的衡量方式称为顺应性，即单位血压变化里管径变化的百分比（%/mmHg×10^{-2}）。动脉顺应性较为复杂，由纵向和环向两部分组成，不过在比较不同材料的弹性时，只会经常引用到后者。从1976年起，顺应性不匹配就被认为是评估血管移植物性能的重要因素[6]。

顺应性相关机制可能由于血管壁的伸展和与血流相关的一连串反应。平滑肌细胞过度增殖是内膜

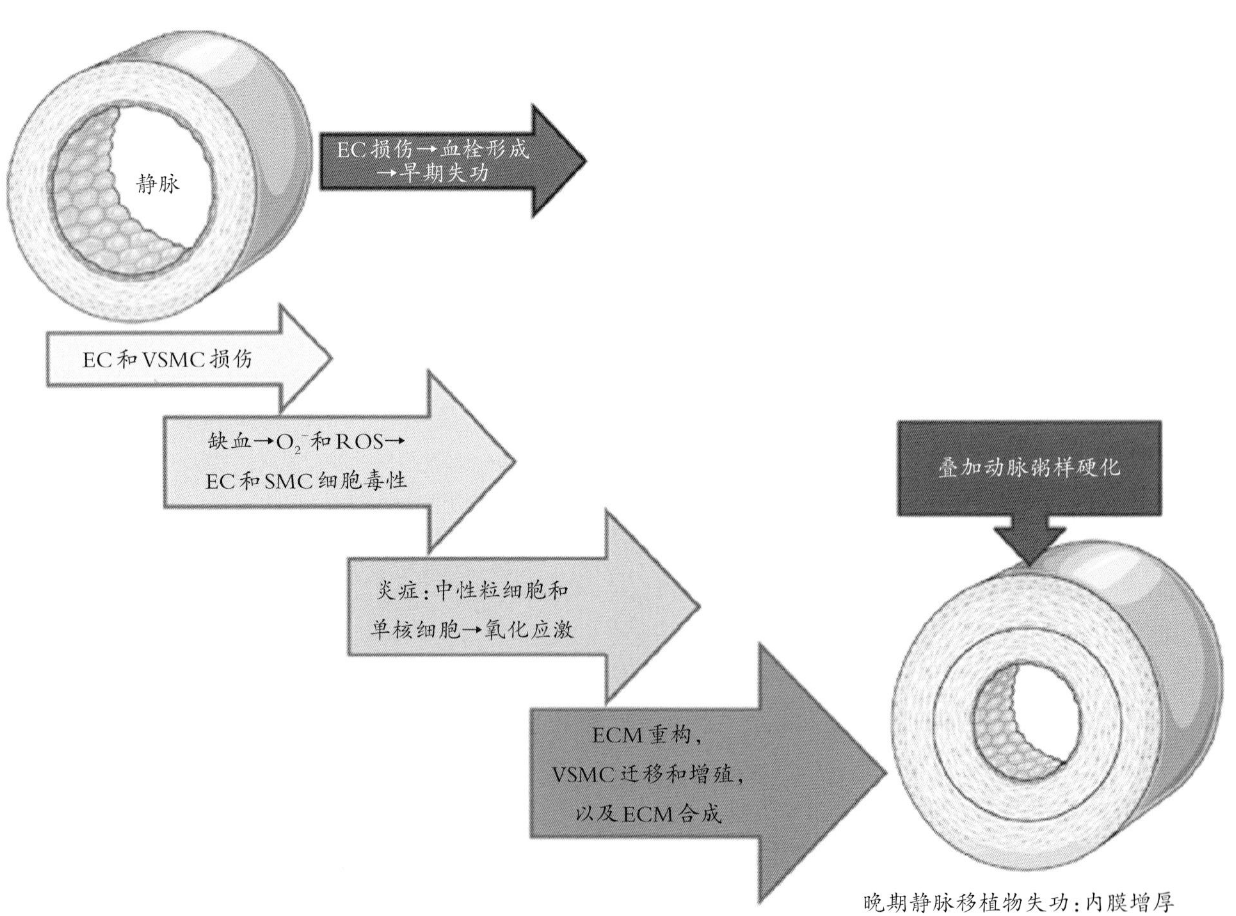

图11.2 静脉移植物失功的过程。(Reprinted by permission from Macmillan Publishers Ltd: Gene Terapy, Wan S et al., Vein graft failure: current clinical practice and potential for gene therapeutics, Volume 19, Issue 6, pp.630–6, Copyright © 2012.)
VSMC，血管平滑肌细胞；EC，子宫内膜癌；ROS，活性氧；SMC，平滑肌细胞；ECM，细胞外基质。

增生发展的主要机制[7]，这表明移植物因低顺应性引起环向伸展的降低与内膜增生的发展之间存在密切的联系。另一方面，几项研究也表明了顺应性不匹配对血流动力学因素的影响。Stewart等人[8]多次指出，移植物的低顺应性影响生长因子的运输和分布，降低了壁面剪应力。吻合口区域低剪应力和血流分布引起血小板黏附和激活，并释放生长因子[5]。

尽管免疫系统相关内膜增生的进展可能通过药物干预和表面修饰来治疗[9]，但与顺应性不匹配相关的内膜增生取决于移植物的物理性质，这似乎成为目前大多数可用的假体移植物的致命弱点。

顺应性不匹配主要分为2部分：管状顺应性不匹配和吻合顺应性不匹配。

管状顺应性不匹配

当假体移植物和自身动脉之间的弹性存在明显的差异时，便会出现管状顺应性不匹配。在顺应性较好的动脉与顺应性较差的移植物的连接处，阻抗(即脉动血流的阻力)的变化可以降低60%的搏动能量[10]。此外，理想的器官灌注依赖于脉动血流，从搏动到静态灌注显示增加了10%的外周阻力[11]。最后在移植物与动脉界面上存在脉动能量的波反射，这种反射可以导致速度梯度和湍流的增加。振动运动和机械应力的增加，最终导致内皮损伤和内膜增生。

吻合顺应性不匹配

由于缝合材料缺乏弹性，缝线吻合通常会导致管径减小和顺应性下降。间断缝合可提供一个更顺应的吻合口，而连续缝合则会产生一圈欠顺应的缝合线——Prolene和PTFE缝线都是无弹性的。在缝线两侧几毫米之内，顺应性的增加是矛盾的，这就是所谓的“吻合口旁高顺应区”(PHZ)(图11.3)[12]。内膜增生通常发生在这些高顺应性区域。

顺应性不匹配将导致出现一个过度的机械应力区域，可导致轻微的动脉壁损伤，并引发内膜增生的第一阶段。众所周知，环向拉伸对血管平滑肌细胞的增殖和细胞外基质的产生有积极的影响。在PHZ区域环向拉伸的增加会导致平滑肌细胞的增殖。

最后，我们知道顺应性的变化会影响血流和剪应力。在有湍流的部位，就会有低剪应力的区域，这会促进内皮细胞增殖、凋亡和减少NO的产生。顺应性假说的证据并不是结论性的，但对不同顺应性的

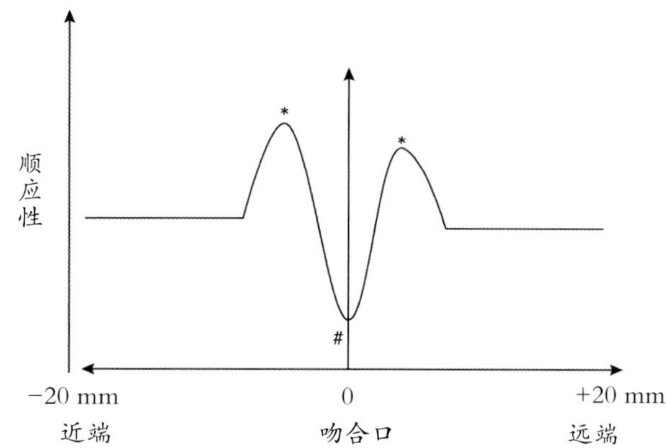

图11.3 吻合口旁高顺应区(PHZ)；由于缝合的原因吻合口顺应性较低(#)，与距吻合口几毫米远的血管壁相比，顺应性却增加(*)。这一结果进一步加重了旁路移植术中的顺应性不匹配。[Reproduced from Hamilton G and Desai M, Mechanisms of vascular disease: graft materials past and future, pp. 511-36, in Fitridge R and Tompson M(Eds), Mechanisms of Vascular Disease: A Reference Book for Vascular Specialists, University of Adelaide Press, Australia, Copyright © 2011, with permission of the authors.]

移植物的临床表现分析显示，顺应性与通畅率呈正相关。最常用的假体移植物，即PTFE和涤纶在生理压力范围内是非常僵硬的。人体动脉黏弹性的一个重要的生理特征便是顺应性，其随着压力的增加而减少，但随着平均压力降至80mmHg以下时便呈指数级增加，从而最大限度地节省休克时的脉动能量。理想的假体移植物应该具备该属性。

假体移植物

假体移植物的历史始于1952年，科学家成功地将Vinyon-N管植入犬的腹主动脉，并于1954年成功植入18例患者中[13]。随后，各种纺织品制成的假体移植物引起了人们的广泛兴趣，但是抗拉强度的丧失一直都是该类假体移植物的主要问题。有两种材料被证明是耐用的，即涤纶(图11.4)和聚四氟乙烯(图11.5)。由于其生物耐久性，该类物质至今仍是移植物的主要发展方向。

涤纶移植物的最新进展

肝素涂层已被用于提高涤纶的生物相容性。除了增强肝素结合蛋白的功能外，固定化肝素还可能

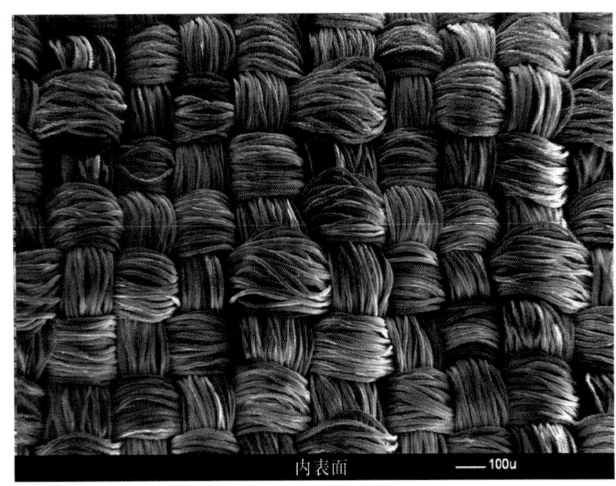

图11.4 机织涤纶移植物的扫描电子显微图,注意:纱线的紧密连接和最小的孔隙率。[Reproduced from Hamilton G and Desai M, Mechanisms of vascular disease: graft materials past and future, pp.511-36, in Fitridge R and Tompson M(Eds), Mechanisms of Vascular Disease: A Reference Book for Vascular Specialists, University of Adelaide Press, Australia, Copyright © 2011, with permission of the authors.]

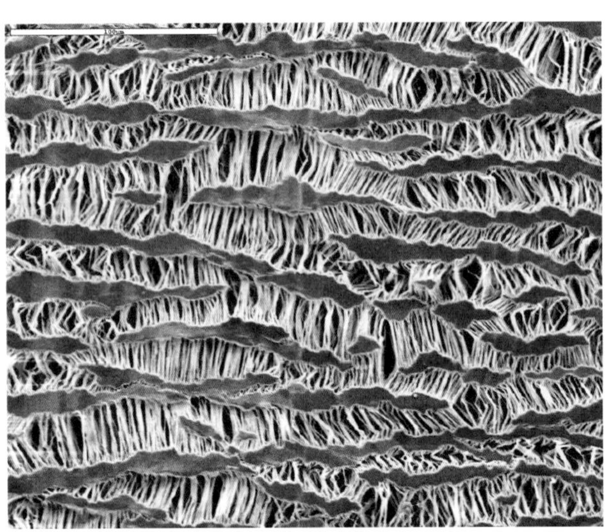

图11.5 ePTFE移植物内表面扫描电子显微图,注意:典型的节点-纤维结构。[Reproduced from Hamilton G and Desai M, Mechanisms of vascular disease: graft materials past and future, pp. 511-36, in Fitridge R and Tompson M(Eds), Mechanisms of Vascular Disease: A Reference Book for Vascular Specialists, University of Adelaide Press, Australia, Copyright © 2011, with permission of the authors.]

降低涤纶的疏水性。这种表面的化学变化可能会改变界面上的蛋白质,从而影响生物相容性,而不依赖肝素的生物作用。研究表明,这与纤维蛋白原P2抗原决定簇的暴露及单核细胞的黏附有关[14]。与炎症反应无关,肝素涂层的亲水性可能影响组织的相互作用(减少细胞黏附、生长和迁移)。总的来说,与人的脐带静脉或PTFE相比,肝素结合的涤纶在2年内表现出更好的通畅率,但在5年的随访中尚未发现有区别[15,16]。

ePTFE移植物

研究显示在膝下ePTFE移植物的通畅率结果较差,1年累计通畅率为65%,2年通畅率为29%[17]。与自体静脉相比,膝上假体材料的通畅率也较低,ePTFE的2年通畅率为69%,而自体静脉可达81%[18]。同样的,膝上ePTFE的5年通畅率为39%,与74%的自体静脉通畅率相比也要低得多[19]。

ePTFE移植物的新进展

ePTFE移植物有多种不同的修饰方式。薄壁ePTFE移植物提高了操作性,但仍需要外包裹来提供强度。可伸展的ePTFE移植物通过增加纵向弹性而不是环向弹性来提高操作性,但在临床研究中尚未表现出临床获益。无论是环形还是螺旋形的血管外支撑,都被认为可以改善解剖结构外(腋股或股股)或膝下移植物的通畅性。

肝素结合的ePTFE移植物

通过共价连接与肝素长期结合新型ePTFE移植物减少了血小板聚集,抑制了假体表面的内膜增生[20]。肝素化移植物具有一些理想的功能特征,包括均匀肝素化、肝素在移植物表面的保留和肝素生物活性的维持。Gore Propaten™血管移植物(W. L. Gore & Associates, Inc., Flagsta, AZ)是一种肝素结合的ePTFE移植物,在欧洲已经面市,并于2006年被批准在美国使用。在Propaten™移植物与标准的ePTFE的首次随机对照研究中显示,原发通畅率与继发通畅率损失的相对风险分别降低了36%和40%[21]。最显著的益处是在危重的缺血和股骨旁路中,原发通畅率损失的风险降低了一半。虽然制造商声称由于肝素的末端结合,Propaten™具备更好的生物活性,但Propaten™移植物的结论是否可以推广到其他肝素结合的PTFE移植物中,还有待进一步论证。其他技术引起的边带结合可能损害肝素的生物活性成分,但是公布的数据显示并没有出现这种可能的副作用[21]。

另一种肝素结合的PTFE移植物——Jotec™移植物，已在德国的一项大型多中心的随机试验中进行了测试，但是除了在膝上股腘旁路的通畅性有明显改善以外，该研究并未能显示出整体的临床意义[22]。

总的来说，这些试验表明肝素结合的确可以提高PTFE移植物的通畅性。与未经处理的PTFE相比，在不引起明显的全身抗凝效果情况下[24]，其优势与血小板聚集减少、移植物血栓形成和内膜增生受抑制有关[20,23]。然而这些结果仍需要通过长期随访验证。

聚氨酯移植物

聚氨酯是一种链段聚合物，最初出现在20世纪60年代早期，用来提高服装材料的弹性（莱卡）。这是一个非常大的聚合物家族，其中最重要的成分是在聚合物的主链上重复序列的聚氨酯基团。这形成了提供强度的硬链段，同时软链段也是另一个主要的组成部分（大分子单体的分子量达几百到上千个道尔顿）。这些硬链段和软链段在一定程度上不相容，允许微相分离和组件间的运动，从而提供了良好的黏弹性和顺应性。聚氨酯还具有良好的血液和组织相容性，广泛应用于各种假体设备的接入导管和衬里。传统聚氨酯移植物的临床经验证实其具有良好的抗血栓性、活体组织的快速生长和减少吻合口增生的能力。然而大多数聚氨酯血管移植物都发生了动脉瘤性变性，这也限制了其临床应用。

聚氨酯移植物的最新进展

传统聚氨酯在聚合物的软链段上是可生物降解的，特别是在聚氨酯和聚醚型聚氨酯的酯类和醚类中。最近的热点集中于将这些易受影响的部分替换为其他特殊的聚碳酸酯，后者具有更强的水解和氧化稳定性。聚碳酸酯聚氨酯目前可用于临床使用，如Corvita移植物（Corvita Inc.）和一种由聚醚型聚氨酯组成的肾入路移植物——Vectra移植物（Bard Inc.）。

Soldani等人研发了一种新型的柔性小直径移植物，其具有聚醚型聚乙烯醇-聚二甲基硅氧烷互相渗透的聚合物网络和两种重要的不同的多孔壁层。与标准的ePTFE相比，其表现出了良好的顺应性和通畅率，并在体内进行了重塑，使自然组织逐渐取代且无钙化的迹象[26]。与ePTFE相比，小直径聚酯（己内酯单体）聚氨酯是一种具有较好愈合特性的替代聚氨酯，具有更快的内皮化和细胞外基质形成速度，同时还能抵抗重构过程中的结构退化[27,28]。

用聚酯纤维编织成管状织物，制成复合加强聚氨酯血管移植物，该移植物比纯聚氨酯移植物牢固5~10倍[29]。现已研制出一种用于冠状动脉旁路移植的生物工程微孔聚碳酸酯硅氧烷聚氨酯移植物。包括肝素和西罗莫司在内的生物制剂可以浸润到其可吸收的胶原蛋白和透明质酸的微结构成分中，在没有过度内膜增生的情况下，形成一种独特的内皮化的药物洗脱支架[30]。生物可降解聚合物系统释放各种生长因子以促进血管壁再生。例如，成纤维细胞生长因子-2（FGF-2）从聚氨酯尿素支架中释放出来，将聚氨酯良好的机械性能和具有血管生成蛋白的生物活性结合[31]。

生物材料纳米工程深层领域具有良好的发展前景。释放一氧化氮的聚氨酯可减少血小板黏附和血管平滑肌细胞生长，同时刺激内皮细胞生长[32]。此外，弹性体共聚物，聚（1,8-辛二醇柠檬酸），具有适合于血管组织工程的机械性能和降解性能，减少了血小板黏附[33]。在体外研究中，通过评价这些材料的生物相容性来确定血管移植物涂层的潜能[34]。

现已研制出一种基于多面体-寡聚硅氧烷（POSS）-聚（碳-尿素）聚氨酯（PCU）纳米复合聚合物（POSS-PCU）的小直径旁路移植物。在最新的一项为期9个月的研究中，在具有挑战性的羊颈动脉插管模型中对移植物进行了评估。POSS-PCU移植物可避免内膜增生、动脉瘤样变和钙化，从而明显改善了通畅性。

移植物的修饰

降低凝血活性的修饰

有功能且完整的内皮细胞已被证明可改善小直径假体移植物的通畅性[35,36]。然而，内皮化的假体移植物并没有得到广泛的应用，主要困难在于侵入性自体采集和对内皮细胞培养设施的需求[37]。近年来，人们对具有高增殖潜能的类内皮细胞样的细胞产生了极大的兴趣，这些细胞可以从外周血中分离出来。

内皮祖细胞（EPC）因可以产生抗血栓形成的表

面并预防血栓形成，已被用于血管移植[38]。体外研究表明，即使是从心血管疾病患者身上获得的EPC，在暴露于层流剪应力时也维持类似的抗血栓表型[39]。其通过尽可能减少其他细胞类型的污染，扩展到更高的密度，可以保持对底层基质的牢固黏附，通过释放抗血栓形成因子来减少血栓形成[39,40]。

除了肝素结合外，水蛭素也是最有效的凝血酶抑制剂之一，也被用于移植物涂层。覆盖重组水蛭素的移植物在动物模型中显示出最小的血栓沉积、薄层血小板沉积和蛋白质的吸收[41]。除凝血酶抑制剂外，附着在移植物表面的血小板抑制剂、一氧化氮、组织因子抑制剂、Ⅹa因子抑制剂、凝血调节蛋白、活化蛋白C、纤维蛋白溶解物等均在动物模型试验中得到阳性结果。但是必须谨慎地解释这些特定动物物种多变的血液学。

减少内膜增生的修饰

内膜增生可影响所有类型的血管移植物，包括用于冠状动脉和外周动脉旁路的静脉和假体血管，以及为血液透析通路而建立的动静脉瘘。据估算，有30%~60%的血管移植物因为临床可检测到的内膜增生而变得复杂，其发生率和临床影响取决于移植物的类型。诱发因素包括手术创伤、吻合部位的机械力及假体血管的生物相容性。

机械预防

有很多不同的措施用于预防在旁路移植术中内膜增生的形成，包括旨在减少吻合口血流变化的新技术和针对内膜增生所涉及的分子路径的药物干预[42]。各种各样的鞘、补片和套袖已经被用于降低假体移植物和原生动脉血管的不匹配。在最近发表的Cochrane综述中，尽管报道移植物的通畅率得到改善，但作者同时认为，使用带血管袖带或剪接血管的PTFE，不太可能对最重要的临床结果，即保肢有任何影响[43]。其他的措施包括使用镍钛网以限制静脉直径，目的是限制静脉和血管大小的不匹配，并建立远端动静脉吻合，以增加流出，减少剪应力，但这些都尚未在临床实践中得到应用。

药物预防

正如前面所述，肝素包覆的PTFE移植物具有良好的短期通畅率。最近的研究热点在作为静脉移植物适应调节剂的NO上，试图增加NO产生来限制内膜增生。对动物模型的研究表明，增加NO产生可以明显地抑制静脉移植物增厚[44]。目前，正在进行用NO限制内膜增生的试验，包括PATENT试验，该试验使用在nona-L-精氨酸溶液中浸泡的静脉移植物，以提供L-精氨酸持久的储备，即生产NO的底物，从而增加NO产生[45]。

基因治疗

PREVENT试验是血管外科检测E2F转录因子诱物Edifoligide的第一个分子生物学试验。E2F协调调控细胞周期进展的几种基因的表达，通过抑制E2F来阻止平滑肌细胞的增殖。PREVENT Ⅲ是一种前瞻性的随机双盲对照试验，将1404例有严重肢体缺血的患者随机分为接受Edifoligide的外科旁路手术和静脉移植的对照治疗组。然而，Edifoligide治疗对于移植物失功1年后的再干预治疗的防护上没有任何优势[46]。

新的潜在治疗方法

目前，采用自体内皮细胞作为PTFE移植物涂层的体外实验已进行，然而已证明这种技术仍然十分困难且耗时，复杂的细胞培养过程和数月的预先计划限制了这一技术的常规临床应用。另一种较新的策略是将内皮细胞应用于移植物的外表面，利用内皮细胞分泌多种生长调节蛋白，如FGF-2和硫酸乙酰肝素，防止平滑肌细胞异常增殖。血管内皮细胞凝胶泡沫包裹已完成试验，其早期临床试验也正在进行中[47]。

改善血液相容性的修饰

传统的聚合物生物材料涤纶和PTFE通常具有疏水性（低表面能）、化学惰性和非极性表面，这些性质不得不面临诸多挑战，如吸收不良和细胞黏附。因此，表面修饰在设计和改进生物材料表面功能中已成为一种有效工具。等离子表面修饰已被广泛研究了多年。该技术不仅可以通过蚀刻、化学反应、杀菌、离子辐射等过程，在化学和物理上改变表面成分和微观结构，而且还可以生产仿生表面结构，如薄膜涂层、生物大分子嫁接，以及生理相关蛋白的固定化[48]。

各种生物工程研究策略都希望在植入前或通过

加速原位移植物内皮化来诱导移植物表面的内皮化。这种策略的长期焦点是一种融合的内皮细胞，其可以解决假体移植物表面固有的血栓性，并改善血管移植物的长期通畅性。不利的是，在全功能内皮层发育之前，在心血管植入物（仿生修饰）表面固定的自然物质可能通过加速血小板聚集促进血栓形成。因此，在血管内皮化前使用抗凝血剂进行表面修饰是至关重要的第一步[48]。心血管旁路移植物的理想表面在移植时是抗血栓的，同时吸引循环中的内皮细胞附着或黏附于暴露表面，最终形成功能完全的内皮。

生物血管移植物

生物血管移植物，即来源于生物材料的血管移植物，已应用了多年。在当前使用的同种异体移植物（来源于同一物种）主要是脐带和隐静脉。其他类型的移植物，如脱细胞的牛颈内静脉异种移植物和尸体来源的人同种异体血管则容易形成动脉瘤、钙化和血栓，因此尚未被临床广泛接受[49]。

生物移植物的新进展

细菌纤维素是一种具有降低表面血栓性的潜力的新型血管材料。细菌纤维素是由醋酸杆菌产生的一种多糖，它具有高机械强度、高含水量、高结晶度，以及一种与胶原蛋白相似的极细超纯纳米纤维网络[50]。有可能仿造细菌纤维素管用来替代不同直径大小的动脉[51]。此外，细菌纤维素已经被移植到老鼠身上而没有引起任何排斥或炎症反应[52]，并且研究已表明，与涤纶和ePTFE相比，细菌纤维素表面诱导形成的促凝性最低[53]。有趣的是，与隐静脉、ePTFE和涤纶相比，细菌纤维素显示出更高的顺应性，并随腔内压力变化表现出不同的反应[54,55]。

细菌纤维素的纤维素纤维结构与动脉中的胶原网络的相似性表明，在细菌纤维素移植物的重构过程中，弹性蛋白形成可能产生和动脉类似的结构。然而在生理环境中，细菌纤维素的生物降解性仍有待于体内试验证实，以便更好地理解植入后其机械性能的长期演变。

在移植后3个月，用聚苯乙烯磺酸盐或聚烯丙胺盐酸盐处理的低温保存人脐动脉的体内评价显示出很高的移植物通畅性[56]。异体血管移植也已从犬颈动脉脱细胞骨架和通过肝素固定化，以及血管内皮生长因子（VEGF）涂层修饰中发展出来[57]。L'Heureux等人已经证明了只从灵长类动物模型自体细胞中组合动脉旁路移植物是完全可行的[58]。这些血管没有使用假体或外源性材料，而是使用自体成纤维细胞，以及从皮肤和浅表静脉的活检小标本采集的内皮细胞产生的。体内研究结果显示，组织学和显微镜显示移植物具有彻底的组织融合，血管中层再生，以及弹性生成和胶原纤维网络形成，从而其抗血栓形成功能和机械稳定性可维持长达8个月。

血管组织工程

在过去的10年中，心血管组织工程中出现了引人注目的转变，该转变使该领域远离了以生物材料为中心的方法，并转向了更多的生物驱动策略。组织工程的3个基本组成部分包括：

- 种植到移植物上的细胞。
- 细胞外基质（ECM）形成在支架上。
- 调控新组织形成和维持的体液和机械信号[59]。

从历史上看，第1个组织工程血管替代物是由Weinberg和Bell在1986年研发的，当时他们在一个胶原基质中植入了牛的内皮细胞、平滑肌细胞和成纤维细胞，并形成了一个管状结构[60]。内皮细胞内衬对于维持无血栓形成的腔面至关重要，没有平滑肌细胞层就没有完整的功能。同样，容器架构和稳定性依赖于生物活性的ECM[61]。这便出现了一个不可避免的问题：在哪里获得这些细胞，以及如何将它们恰当地排列在管状容器结构里[62]。组织工程血管移植物（TEVG）的研发有5种主要方法。

成纤维细胞和内皮细胞种植的血管移植物

在没有支架的情况下，通过培养自体成纤维细胞和内皮细胞形成的TEVG在早期临床试验中表现出了理想的结果[63]。这种针对患者特异性的移植物需要6~9个月的培养期，其间，自体成纤维细胞产生组织薄片。由于等待时间长，生产成本高，这种方法不太可能常规应用于临床，对应用于需要迅速干预的患者也不太现实。在理想的情况下，下一代的TEVG将不再需要种子细胞，从而消除了生成TEVG所需的部分费用和时间，并促进了“现成”移植的制造。

基于胶原蛋白的血管类似物和其他纯化蛋白支架

Matsuda及其同事研发了一种由纯化的胶原蛋白和细胞组成的移植物。尽管在6个月的时间内出现了合理的结果，并且出现积极的组织重构，但永久性假体支架的存在表明，这种方法的潜在益处似乎并没有超过它的复杂性[64]。作为胶原蛋白支架的替代物，许多机构研究了用细胞浸染的纤维蛋白凝胶进行血管移植。纤维蛋白原和凝血酶是纤维蛋白复合物形成的前体，使用纤维蛋白的一个可能的好处是可以从患者自身的血液中获得。然而，和胶原蛋白移植一样，由纤维凝胶制成的结构具有典型的低机械强度。

生物可降解人工聚合物结构

作为永久性假体支架的替代品，许多研究机构已经探索了可降解假体的使用。在过去10年里，以聚乙醇酸（PGA）和聚乳酸为基础的结构从Robert Langer实验室中推广出来，并在组织工程领域占据了主导地位。然而，伴随组织沉积以保持适当的机械强度的平衡支架降解，受聚合物设计、适应证和患者间的差异的影响，可能是一个相当大的挑战[65]。

几种生物可降解的聚合物-ECM蛋白结合方法已被研发出来，从天然ECM蛋白的生物活性和人造聚合物的机械性能中均可获益。然而，出现的各种问题也与这些材料的使用有关[66-68]。

• 机械性能不佳（爆裂强度和可靠性）。

• 因聚合物降解导致的结构衰退与血管组织生长之间匹配困难。

• 与失控组织生长相关的潜在基质过度形成和狭窄。

• 导致平滑肌细胞分化，刺激慢性炎症，诱导纤维胶原组织形成的降解产物的产生，减少了移植物的顺应性，最终导致移植物失功。

Dahl及其同事最近报道了他们在人TEVG方面的研究进展，他们在生物可降解聚合物PGA制成的管状支架上培养尸体来源的平滑肌细胞（即同种异体细胞）[70]。平滑肌细胞产生胶原蛋白和其他分子组成了ECM。当支架降解时，留下完全成型的TEVG。这些人TEVG直径可达6mm或更大，甚至在磷酸盐缓冲盐水中保存1年后仍能保持其强度、弹性和通畅性。有趣的是，作者建议用这种方法来使同种异体细胞来生产TEVG，这样一名捐献者可以为几十例患者提供移植物[70]。这些数据为这些脱细胞的人类TEVG提供了一个可能的未来，特别是将会被用于那些迫切需要治疗的患者中。

生物可降解的POSS纳米颗粒（POSS-PCL）的生物相容性和细胞生长也被证明可应用于组织工程[71]。考虑到POSS-PCL纳米颗粒对生物机械性能的影响[72]，这一聚合物可能会成为用于构造生物可降解血管更合适的支架。

细胞自组装的血管

自组装的组织工程（TESA）可以利用由间充质细胞自然聚集的组织产生完整的生物结构。

基于薄片的组织工程（SBTE）是第一个从TESA原理发展出来的平台。在SBTE中，自组装的薄片卷成许多不同的层，构成一种天然血管。这一方法被用来构建第一个组织工程化的人类血管，其不需要外源支架就可以显示生理力学特性[73]。血管由3个不同的生物层组成：植入“内部膜”的功能性内皮细胞，由平滑肌细胞组成的“血管中层”，由活体人皮肤成纤维细胞组成的“外膜”。本研究已经证明了使用细胞生成基质的可行性，并对外源支架是构建一个成功的组织工程移植物的必备条件这一教条性观点提出了挑战[65]。

脱细胞的组织移植物

一个完全组织工程化的血管脱细胞化可以提供一种享有盛名的血管，它可以像假体（如涤纶）一样保存起来，并在需要时可以作为旁路移植物[74]。组织工程血管的脱细胞化比为单个患者设计血管更有效率，并消除了可能限制完整自体移植物广泛使用的自体血管培养所延长的前置期[63]。

有观点提出将脱细胞的ECM用于血管组织工程学。从不同组织和器官中分离出的ECM在胶原蛋白类型、含量和密度、糖胺聚糖组成，以及不同的脱细胞过程的易损性方面具有不同的性能[75]。本研究结果表明，原生组织的脱细胞化在动脉中是成功的，但其对基质组成、结构、细胞基质相互作用及重构的影响有待进一步研究[76]。此外，获取用于脱细胞化的原生同种异体血管在实际操作中明显存在障碍，这也限制了这种方法的广泛应用。

耶鲁大学和杜克大学的研究团队报道了一种引人关注的涉及组织工程血管、脱细胞和EPC群的整合。由于设计的结缔组织(血管)是由同种异体细胞产生的,需要长达数月的时间来培养胶原丰富和机械结实的组织的过程便可以移到线下进行,而不需要实际接受者的细胞。这种脱细胞的组织作为动脉移植物,在体内逐渐被宿主细胞重塑[77]。

未来

伴随着生物耐用性和顺应性良好的材料的引进,改良的假体移植物将会得到应用。通过抗凝血分子、细胞配体和生长因子的腔内调控将进一步提高性能,并增加抗血栓的顺应性。附加技术将使涤纶和PTFE同样得到改性,尽管这些技术永远不能完全符合消除顺应性不匹配的要求。随着技术的不断发展,假体移植物将与人正常动脉的机械特性和生物功能尽可能匹配,在未来,新型移植的发展将潜力非凡。

(朱文江 译 李艺媛 审校)

延伸阅读

Dorigo W, Pulli R, Castelli P, et al. (2011). A multicenter comparison between autologous saphenous vein and heparin-bonded expanded polytetrafluoroethylene (ePTFE) graft in the treatment of critical limb ischemia in diabetics. *Journal of Vascular Surgery*, **54**(5), 1332–8.

Heyligers JM, Arts CH, Verhagen HJ, de Groot PG, and Moll FL. (2005). Improving small-diameter vascular grafts: from the application of an endothelial cell lining to the construction of a tissue-engineered blood vessel. *Annals of Vascular Surgery*, **19**(3), 448–56.

Melchiorri AJ, Hibino N, and Fisher JP. (2013). Strategies and techniques to enhance the in situ endothelialization of small-diameter biodegradable polymeric vascular grafts. *Tissue Engineering Part B Reviews*, 2013 Aug; 19(4):292-307.

van Det RJ, Vriens BH, van der Palen J, and Geelkerken RH. (2009). Dacron or ePTFE for femoro-popliteal above-knee bypass grafting: short- and long-term results of a multicentre randomised trial. *European Journal of Vascular and Endovascular Surgery*, **37**(4), 457–63.

参考文献

1. Sayers RD, Raptis S, Berce M, and Miller JH. (2003). Long-term results of femorotibial bypass with vein or polytetrafluoroethylene. *British Journal of Surgery*, **85**(7), 934–8.
2. Shi Q, Wu MH, Hayashida N, Wechezak AR, Clowes AW, and Sauvage LR. (1994). Proof of fallout endothelialization of impervious dacron grafts in the aorta and inferior vena cava of the dog. *Journal of Vascular Surgery*, **20**(4), 546–56; discussion 556–7.
3. Zilla P, Bezuidenhout D, and Human P. (2007). Prosthetic vascular grafts: Wrong models, wrong questions and no healing. *Biomaterials*, **28**(34), 5009–27.
4. Herring M, Baughman S, Glover J, et al. (1984). Endothelial seeding of dacron and polytetrafluoroethylene grafts: the cellular events of healing. *Surgery*, **96**(4), 745–55.
5. Lemson MS, Tordoir JH, Daemen MJ, and Kitslaar PJ. (2000). Intimal hyperplasia in vascular grafts. *European Journal of Vascular and Endovascular Surgery*, **19**(4), 336–50.
6. Baird RN and Abbott WM. (1976). Pulsatile blood-flow in arterial grafts. *Lancet*, **308**(7992), 948–50.
7. Subbotin VM. (2007). Analysis of arterial intimal hyperplasia: Review and hypothesis. *Theoretical Biology and Medical Modelling*, **4**, 41.
8. Stewart SFC and Lyman DJ. (2004). Effects of an artery/vascular graft compliance mismatch on protein transport: a numerical study. *Annals of Biomedical Engineering*, **32**(7), 991–1006.
9. Schepers A, de Vries MR, Daha M, van Bockel JH, and Quax PHA. (2006). Blocking complement activation in general, and complement factor 5a in particular, inhibits intimal hyperplasia and accelerated atherosclerosis in murine vein grafts. *Vascular Pharmacology*, **45**(3), e1.
10. Strandness DE, Jr, and Sumner DS (eds). (1975). *Hemodynamics for Surgeons*. New York: Grune and Stratton.
11. Giron F, Birtwell WC, Soroff HS, and Deterling RA. (1966). Hemodynamic effects of pulsatile and nonpulsatile flow. *Archives of Surgery*, **93**(5), 802–10.
12. Hasson JE, Megerman J, and Abbott WM. (1985). Increased compliance near vascular anastomoses. *Journal of Vascular Surgery*, **2**(3), 419–23.
13. Blakemore AH and Voorhees AB. (1954). The use of tubes constructed from vinyon N cloth in bridging arterial defects; experimental and clinical. *Annals of Surgery*, **140**(3), 324–34.
14. van Bilsen PH, Krenning G, Billy D, Duval JL, Huurdeman-Vincent J, and Luyn MJ, van. (2008). Heparin coating of poly(ethylene terephthalate) decreases hydrophobicity, monocyte/leukocyte interaction and tissue interaction. *Colloids and Surfaces B: Biointerfaces*, **67**(1), 46–53.
15. Twine CP and McLain AD. (2010). Graft type for femoro-popliteal bypass surgery. *Cochrane Database of Systematic Reviews*, **5**, CD001487.
16. Scharn DM, Dirven M, Barendregt WB, Boll AP, Roelofs D, and Vliet JA, van der. (2008). Human umbilical vein versus heparin-bonded polyester for femoro-popliteal bypass: 5-year results of a prospective randomized multicentre trial. *European Journal of Vascular and Endovascular Surgery*, **35**(1), 61–7.
17. Stonebridge PA, Prescott RJ, and Ruckley CV. (1997). Randomized trial comparing infrainguinal polytetrafluoroethylene bypass grafting with and without vein interposition cuff at the distal anastomosis. The joint vascular research group. *Journal of Vascular Surgery*, **26**(4), 543–50.
18. Johnson WC and Lee KK. (2000). A comparative evaluation of polytetrafluoroethylene, umbilical vein, and saphenous vein bypass grafts for femoral-popliteal above-knee revascularization: a prospective randomized department of veterans affairs cooperative study. *Journal of Vascular Surgery*, **32**(2), 268.
19. Klinkert P, Post PN, Breslau PJ, and van Bockel JH. (2004). Saphenous vein versus PTFE for above-knee femoropopliteal bypass. A review of the literature. *European Journal of Vascular and Endovascular Surgery*, **27**(4), 357–62.
20. Begovac PC, Thomson RC, Fisher JL, Hughson A, and Gällhagen A. (2003). Improvements in GORE-TEX vascular graft performance by carmeda bioactive surface heparin immobilization. *European Journal of Vascular and Endovascular Surgery*, **25**(5), 432–7.
21. Lindholt JS, Gottschalksen B, Johannesen N, et al. (2011). The Scandinavian Propaten(®) trial—1-year patency of PTFE vascular prostheses with heparin-bonded luminal surfaces compared to ordinary pure PTFE vascular prostheses—a randomised clinical controlled multi-centre trial. *European Journal of Vascular and Endovascular Surgery*, **41**(5), 668–73.
22. Vermassen F and Jacobs B. (2009). All Belgian collaborators in the study. Late breaking RCT results: heparin-bonding PTFE in femoropopliteal bypass. In: Greenhalgh R (ed.) *31st Symposium Book—Vascular and Endovascular Controversies Update*. London: BIBA Publishing.
23. Lin PH, Chen C, Bush RL, Yao Q, Lumsden AB, and Hanson SR. (2004). Small-caliber heparin-coated eptfe grafts reduce platelet deposition and neointimal hyperplasia in a baboon model. *Journal of Vascular Surgery*, **39**(6), 1322–8.
24. Heyligers JM, Lisman T, Verhagen HJ, Weeterings C, de Groot PG, and Moll FL. (2008). A heparin-bonded vascular graft generates no systemic effect on markers of hemostasis activation or detectable heparin-induced thrombocytopenia-associated antibodies in humans. *Journal of Vascular Surgery*, **47**(2), 324–9; discussion 329.
25. Jeschke MG, Hermanutz V, Wolf SE, and Köveker GB. (1999).

Polyurethane vascular prostheses decreases neointimal formation compared with expanded polytetrafluoroethylene. *Journal of Vascular Surgery*, **29**(1), 168–76.
26. Soldani G, Losi P, Bernabei M, et al. (2010). Long term performance of small-diameter vascular grafts made of a poly (ether) urethane—polydimethylsiloxane semi-interpenetrating polymeric network. *Biomaterials*, **31**(9), 2592–605.
27. Nottelet B, Pektok E, Mandracchia D, et al. (2009). Factorial design optimization and in vivo feasibility of poly(epsilon-caprolactone)-micro- and nanofiber-based small diameter vascular grafts. *Journal of Biomedical Materials Research Part A*, **89**(4), 865–75.
28. Pektok E, Nottelet B, Tille JC, et al. (2008). Degradation and healing characteristics of small-diameter poly(epsilon-caprolactone) vascular grafts in the rat systemic arterial circulation. *Circulation*, **118**(24), 2563–70.
29. Xu W, Zhou F, Ouyang C, Ye W, Yao M, and Xu B. (2010). Mechanical properties of small-diameter polyurethane vascular grafts reinforced by weft-knitted tubular fabric. *Journal of Biomedical Materials Research Part A*, **92**(1), 1–8.
30. Ishii Y, Sakamoto S, Kronengold RT, et al. (2008). A novel bioengineered small-caliber vascular graft incorporating heparin and sirolimus: Excellent 6-month patency. *Journal of Thoracic and Cardiovascular Surgery*, **135**(6), 1237–45; discussion 1245–6.
31. Guan J, Stankus JJ, and Wagner WR. (2007). Biodegradable elastomeric scaffolds with basic fibroblast growth factor release. *Journal of Control Release*, **120**(1–2), 70–8.
32. Taite LJ, Yang P, Jun HW, and West JL. (2008). Nitric oxide-releasing polyurethane—peg copolymer containing the YIGSR peptide promotes endothelialization with decreased platelet adhesion. *Journal of Biomedical Materials Research Part B: Applied Biomaterials*, **84**(1), 108–16.
33. Motlagh D, Allen J, Hoshi R, Yang J, Lui K, and Ameer G. (2007). Hemocompatibility evaluation of poly(diol citrate) in vitro for vascular tissue engineering. *Journal of Biomedical Materials Research Part A*, **82**(4), 907–16.
34. Ravi S and Chaikof EL. (2010). Biomaterials for vascular tissue engineering. *Regenerative Medicine*, **5**(1), 107–20.
35. Meinhart JG, Deutsch M, Fischlein T, Howanietz N, Fröschl A, and Zilla P. (2001). Clinical autologous in vitro endothelialization of 153 infrainguinal eptfe grafts. *Annals of Thoracic Surgery*, **71**(5), S327–31.
36. Laube HR, Duwe J, Rutsch W, and Konertz W. (2000). Clinical experience with autologous endothelial cell-seeded polytetrafluoroethylene coronary artery bypass grafts. *Journal of Thoracic and Cardiovascular Surgery*, **120**(1), 134–41.
37. Seifalian AM, Tiwari A, Hamilton G, and Salacinski HJ. (2002). Improving the clinical patency of prosthetic vascular and coronary bypass grafts: The role of seeding and tissue engineering. *Artificial Organs*, **26**(4), 307–20.
38. Kaushal S, Amiel GE, Guleserian KJ, et al. (2001). Functional small-diameter neovessels created using endothelial progenitor cells expanded ex vivo. *Nature Medicine*, **7**(9), 1035–40.
39. Stroncek JD, Grant BS, Brown MA, Povsic TJ, Truskey GA, and Reichert WM. (2009). Comparison of endothelial cell phenotypic markers of late-outgrowth endothelial progenitor cells isolated from patients with coronary artery disease and healthy volunteers. *Tissue Engineering Part A*, **15**(11), 3473–86.
40. Abou-Saleh H, Yacoub D, Théorêt JF, et al. (2009).Endothelial progenitor cells bind and inhibit platelet function and thrombus formation. *Circulation*, **120**(22), 2230–9.
41. Wyers MC, Phaneuf MD, Rzucidlo EM, Contreras MA, LoGerfo FW, and Quist WC. (1999). In vivo assessment of a novel dacron surface with covalently bound recombinant hirudin. *Cardiovascular Pathology*, **8**(3), 153–9.
42. Collins MJ, Li X, Lv W, et al. (2012). Therapeutic strategies to combat neointimal hyperplasia in vascular grafts. *Expert Review of Cardiovascular Therapy*, **10**(5), 635–47.
43. Khalil AA, Boyd A, and Griffiths G. (2012). Interposition vein cuff for infragenicular prosthetic bypass graft. *Cochrane Database of Systematic Reviews*, **9**, CD007921.
44. Kibbe MR, Tzeng E, Gleixner SL, et al. (2001). Adenovirus-mediated gene transfer of human inducible nitric oxide synthase in porcine vein grafts inhibits intimal hyperplasia. *Journal of Vascular Surgery*, **34**(1), 156–65.
45. Jewell CM, Fuchs SM, Flessner RM, Raines RT, and Lynn DM. (2007). Multilayered films fabricated from an oligoarginine-conjugated protein promote efficient surface-mediated protein transduction. *Biomacromolecules*, **8**(3), 857–63.
46. Conte MS, Bandyk DF, Clowes AW, et al. (2006). Results of PREVENT III: a multicenter, randomized trial of edifoligide for the prevention of vein graft failure in lower extremity bypass surgery. *Journal of Vascular Surgery*, **43**(4), 742.
47. Conte MS, Nugent HM, Gaccione P, Guleria I, Roy-Chaudhury P, and Lawson JH. (2009). Multicenter phase I/II trial of the safety of allogeneic endothelial cell implants after the creation of arteriovenous access for hemodialysis use: the V-HEALTH study. *Journal of Vascular Surgery*, **50**(6), 1359–68.e1.
48. Solouk A, Cousins BG, Mirzadeh H, and Seifalian AM. (2011). Application of plasma surface modification techniques to improve hemocompatibility of vascular grafts: a review. *Biotechnology and Applied Biochemistry*, **58**(5), 311–27.
49. Madden RL, Lipkowitz GS, Browne BJ, and Kurbanov A. (2005). A comparison of cryopreserved vein allografts and prosthetic grafts for hemodialysis access. *Annals of Vascular Surgery*, **19**(5), 686–91.
50. Bäckdahl H, Helenius G, Bodin A, et al. (2006). Mechanical properties of bacterial cellulose and interactions with smooth muscle cells. *Biomaterials*, **27**(9), 2141–9.
51. Bodin A, Bäckdahl H, Fink H, Gustafsson L, Risberg B, and Gatenholm P. (2007). Influence of cultivation conditions on mechanical and morphological properties of bacterial cellulose tubes. *Biotechnology and Bioengineering*, **97**(2), 425–34.
52. Helenius G, Bäckdahl H, Bodin A, Nannmark U, Gatenholm P, and Risberg B. (2006). In vivo biocompatibility of bacterial cellulose. *Journal of Biomedical Materials Research Part A*, **76**(2), 431–8.
53. Fink H, Faxälv L, Molnár GF, et al. (2010). Real-time measurements of coagulation on bacterial cellulose and conventional vascular graft materials. *Acta Biomaterialia*, **6**(3), 1125–30.
54. Zahedmanesh H, Mackle JN, Sellborn A, et al. (2011). Bacterial cellulose as a potential vascular graft: Mechanical characterization and constitutive model development. *Journal of Biomedical Materials Research Part B: Applied Biomaterials*, **97**(1), 105–13.
55. Salacinski HJ, Goldner S, Giudiceandrea A, et al. (2001). The mechanical behavior of vascular grafts: a review. *Journal of Biomaterials Applications*, **15**(3), 241–78.
56. Kerdjoudj H, Berthelemy N, Rinckenbach S, et al. (2008). Small vessel replacement by human umbilical arteries with polyelectrolyte film-treated arteries: in vivo behavior. *Journal of the American College of Cardiology*, **52**(19), 1589–97.
57. Zhou M, Liu Z, Wei Z, et al. (2009). Development and validation of small-diameter vascular tissue from a decellularized scaffold coated with heparin and vascular endothelial growth factor. *Artificial Organs*, **33**(3), 230–9.
58. L'Heureux N, Dusserre N, Konig G, et al. (2006). Human tissue-engineered blood vessels for adult arterial revascularization. *Nature Medicine*, **12**(3), 361–5.
59. Lanza RP, Langer R, and Chick WL. (1997). *Principles of Tissue Engineering*, Austin, TX: Academic Press.
60. Weinberg CB and Bell E. (1986). A blood vessel model constructed from collagen and cultured vascular cells. *Science*, **231**(4736), 397.
61. Edelman ER. (1999). Vascular tissue engineering designer arteries. *Circulation Research*, **85**(12), 1115–17.
62. Cleary MA, Geiger E, Grady C, Best C, Naito Y, and Breuer C. (2012). Vascular tissue engineering: the next generation. *Trends in Molecular Medicine*, **18**(7), 394–404.
63. McAllister TN, Maruszewski M, Garrido SA, et al. (2009). Effectiveness of haemodialysis access with an autologous tissue-engineered vascular graft: A multicentre cohort study. *Lancet*, **373**(9673), 1440–6.
64. Hirai J and Matsuda T. (1996). Venous reconstruction using hybrid vascular tissue composed of vascular cells and collagen: tissue regeneration process. *Cell Transplantation*, **5**(1), 93–105.
65. Peck M, Gebhart D, Dusserre N, McAllister TN, and L'Heureux N. (2012). The evolution of vascular tissue engineering and current state of the art. *Cells Tissues Organs*, **195**(1–2), 144–58.
66. Higgins SP, Solan AK, and Niklason LE. (2003). Effects of polyglycolic acid on porcine smooth muscle cell growth and differentiation. *Journal of Biomedical Materials Research Part A*, **67**(1), 295–302.
67. Shum-Tim D, Stock U, Hrkach J, et al. (1999). Tissue engineering of autologous aorta using a new biodegradable polymer. *Annals of Thoracic Surgery*, **68**(6), 2298–304; discussion 2305.
68. Shinoka T, Shum-Tim D, Ma PX, et al. (1998). Creation of

viable pulmonary artery autografts through tissue engineering. *Journal of Thoracic and Cardiovascular Surgery*, **115**(3), 536–45; discussion 545–6.

69. Moreno MJ, Ajji A, Mohebbi-Kalhori D, Rukhlova M, Hadjizadeh A, and Bureau MN. (2011). Development of a compliant and cytocompatible micro-fibrous polyethylene terephthalate vascular scaffold. *Journal of Biomedical Materials Research Part B: Applied Biomaterials*, **97**(2), 201–14.
70. Dahl SL, Kypson AP, Lawson JH, et al. (2011). Readily available tissue-engineered vascular grafts. *Science Translational Medicine*, **3**(68), 68ra9.
71. Raghunath J, Zhang H, Edirisinghe MJ, Darbyshire A, Butler PE, and Seifalian AM. (2009). A new biodegradable nanocomposite based on polyhedral oligomeric silsesquioxane nanocages: cytocompatibility and investigation into electrohydrodynamic jet fabrication techniques for tissue-engineered scaffolds. *Biotechnology and Applied Biochemistry*, **52**(Pt 1), 1–8.
72. Kannan RY, Salacinski HJ, Ghanavi JE, et al. (2007). Silsesquioxane nanocomposites as tissue implants. *Plastic and Reconstructive Surgery*, **119**(6), 1653–62.
73. L'heureux N, Pâquet S, Labbé R, Germain L, and Auger FA. (1998). A completely biological tissue-engineered human blood vessel. *FASEB Journal* **12**(1), 47–56.
74. Dahl SL, Koh J, Prabhakar V, and Niklason LE. (2003). Decellularized native and engineered arterial scaffolds for transplantation. *Cell Transplantation*, **12**(6), 659–66.
75. Badylak SF, Freytes DO, and Gilbert TW. (2009). Extracellular matrix as a biological scaffold material: Structure and function. *Acta Biomaterialia*, **5**(1), 1–13.
76. Teebken OE, Pichlmaier AM, and Haverich A. (2001). Cell seeded decellularised allogeneic matrix grafts and biodegradable polydioxanone-prostheses compared with arterial autografts in a porcine model. *European Journal of Vascular and Endovascular Surgery*, **22**(2), 139–45.
77. Quint C, Kondo Y, Manson RJ, Lawson JH, Dardik A, and Niklason LE. (2011). Decellularized tissue-engineered blood vessel as an arterial conduit. *Proceedings of the National Academy of Sciences, USA*, **108**(22), 9214–9.
78. Baguneid M, de Mel A, Yildirimer L, Fuller BJ, Hamilton G, and Seifalian AM. (2011). In vivo study of a model tissue-engineered small-diameter vascular bypass graft. *Biotechnology and Applied Biochemistry*, **58**(1), 14–24.
79. Hamilton G and Desai M. (2011). Mechanisms of vascular disease: graft materials past and future. In: *Mechanisms of Vascular Disease*. University of Adelaide Press. Available at: https://www.adelaide.edu.au/press/titles/vascular/9781922064288.pdf

第12章
血管移植物感染

Morgyn Warner, Renjy Nelson, Chuan Lim

简介

人工血管移植物的发展极大地提高了血管疾病患者的生存质量。虽然移植物感染并不常见，但一旦发生则很难控制，患者可能因病情恶化导致缺血、截肢甚至死亡。一旦移植物被感染，其表面形成的细菌膜会导致感染，并且极其难以根除。虽然移植物感染早期急性发作时很容易被识别，但更多的感染都难以通过传统的影像学或微生物培养的方式所诊断。通常用于诊断移植物感染的影像学检查包括CT、磁共振成像（MRI）、标记白细胞闪烁显像和正电子发射断层显像（PET）。

移植物感染的管理需要高度的警惕，充分的外科清创，感染人工血管的移除，以及长时间的抗菌治疗。

流行病学

人工血管移植物感染的发生率根据其解剖位置不同而有所差异[1]。一般来说，人工血管在腹腔内的腹主动脉感染率是最低的，约为1%，当主动脉移植物延伸至股动脉时感染率会上升至1.5%甚至2%[2-4]。下肢动脉的移植物，尤其是与股动脉吻合时，具有最高的感染风险（6%）[5-7]。相比人工血管，自体血管具有更低的感染风险。主动脉移植物感染具有很高的死亡率，为24%～75%，5年生存率仅为50%；与外周血管移植感染相关的死亡率为17%，但发病率很高（截肢率约为40%）[1,8]。随着外科手术技术的进步和围术期抗菌治疗的实施，感染率和死亡率均有所降低。

病理生理学

人工血管移植物感染最常发生于外科手术中，由移植物周围组织直接污染所导致。在术后早期，由表面伤口感染导致人工血管感染，或在之后由血行播散导致感染。移植物血行播散感染可能发生于住院时或出院后，尤其是在前6个月即血管腔内形成假性内膜层之前[4,9-11]。对于大多数感染来说，感染源是患者自身的皮肤定植菌群。其他可能的细菌感染源包括远端感染的组织溃疡中离断淋巴管引流的淋巴液，与主动脉壁血栓或动脉粥样硬化斑相关的微生物，或者发生了像诸如主动脉-肠瘘此类的并发症时的肠内容物[12,13]。

假体的存在增加了细菌进入无菌外科手术部位的可能性并继而导致感染[14]。在这方面，血管移植物感染与其他介入物相关的感染有许多共同特征，如心脏起搏器和人工关节感染，在其发病机理中，生物膜起着重要的作用。

生物膜是指微生物自身分泌的多糖基质内的复杂细菌群[15]。生物膜内的有机体会经历从浮游的活跃分裂细胞到固着型的表型变化，后者的生物化学及表型性状与前者有显著差异。生物膜的形成是一个多步骤的过程。在移植物最初植入时，其表面是清洁无菌的。非特异性的生物物理因素，如疏水性、静电力和表面张力都促进了细菌对移植物的依附。某些特定的细菌，特别是葡萄球菌，可以凭借特殊的附着分子附着于未修饰的表面。在接触到血液和组织液之后，移植物表面就会被包裹上宿主蛋白，包括纤维蛋白、纤维蛋白原和胶原蛋白,这些蛋白质可以促进微生物的附着,包括那些本来并不黏附于移植物表面的微生物。微生物的附着是由细菌表面成分所介导的。附着在黏着基质分子上的一些常见蛋白质包括结合了纤连蛋白的纤维蛋白A和B,结合了纤维蛋白原的凝集因子,以及结合了胶原蛋白的胶原蛋白黏附素[16]。

一旦形成,生物膜便构成一个保护性的物理屏障,限制了抗生素和自身免疫细胞的接触。此外,与生物膜相关的细菌对抗生素更加耐受,因为大多数抗生素对非快速分裂细菌的活性较低。一些抗生素分子量较大(如万古霉素)也限制了它们渗入生物膜的能力。随着生物膜的成熟,其表面的细菌会脱落,从而在移植物周围造成慢性感染。这些细菌产生的蛋白酶和其他降解酶,以及宿主对细菌的免疫反应可以通过抑制毛细血管的形成和血管腔内的内皮化来损害人工血管的融合。炎症过程最终会导致血管壁坏死,假性动脉瘤形成,以及吻合口裂开等并发症。生物膜一旦形成,除非取出人工血管,否则很难被根除[17,18]。

病因学及微生物学

导致人工血管感染的病原微生物不尽相同,这些取决于感染的时期以及移植物的位置(表12.1)。金黄色葡萄球菌是导致假体移植感染的主要病原,随着患者围术期管理的改善,包括更好的术前备皮,预防性使用抗生素及手术技术的改进,金葡菌引发感染的比例正逐渐下降[19]。尽管如此,金葡菌仍然导致了大约30%的移植物感染,这通常发生于移植的早期(移植后的前3个月),并经常伴有局部及全身感染的症状,这些都反映了金葡菌的高致病性。金葡菌通常与颈段及胸段人工血管感染相关。随着世界范围内抗生素耐药问题的日益严峻,耐甲氧西林金葡菌感染占金葡菌感染的比例越来越高[17,20,21]。革兰阴性菌,如大肠杆菌、克雷伯菌和绿脓杆菌,也是早期假体移植感染的重要原因,并且它们所产生的蛋白酶与人工血管破裂和假性动脉瘤形成密切相关[27]。革兰阴性菌在发生人工血管-肠瘘时更容易被分离出来。

导致晚期移植物感染的最常见的病原菌是凝血酶阴性葡萄球菌(特别是表皮葡萄球菌),其他的细菌包括正常的皮肤菌群,如丙酸杆菌、棒状杆菌、肠球菌也会引起潜伏性的迟发感染。多重感染通常也与移植感染有关,真菌感染(如念珠菌感染、曲霉菌感染)和分枝杆菌感染比较罕见,但一旦发生则很难诊治。

在很大一部分移植物感染中,都无法明确致病

表12.1 人工血管移植物感染的细菌学:收集的1400例病例相关发病率[24]

微生物	发生率(%)					
	胸主动脉(n=65)	人工血管肠腐蚀/人工血管-肠瘘(n=450)	主髂动脉/主动脉(n=54)	股动脉(n=460)	FD(n=285)	ICS(n=90)
金黄色葡萄球菌	32	4	3	27	28	50
表皮葡萄球菌	20	2	3	34	11	15
链球菌属#	8	17	13	10	18	3
假单胞菌属	10	3	7	6	16	6
大肠杆菌属/革兰阴性菌*	8	53	56	27	20	9
其他种类/念珠菌属	10	15	2	5	7	5
培养阴性	12	18	13	2	2	12

FD,股腘动脉,股胫动脉,腋股动脉,股-股动脉搭桥;ICS,无名动脉、颈动脉、锁骨下动脉搭桥,或颈动脉内膜切除术后人工血管补片。

*大肠杆菌;拟杆菌属、克雷伯菌、肠杆菌属、沙雷菌属、变形杆菌属。

#肺炎链球菌及肠球菌。

Adopted from Bandyk DF and Back MR, Infection in prosthetic vascular grafts, in Rutherford RB(Ed.), Vascular Surgery, Sixth Edition, Volume 1, WB Saunders, Philadelphia, USA, Copyright © 2005, with permission from Elsevier.

原。造成这种情况的原因包括在手术切除时没有获取适当的病理标本，取标本术前已使用抗生素，以及在传统微生物实验室检查中培养生物膜相关病原相对较困难[23]。在明确移植物感染诊断方面，诸如超声波降解、机械破坏生物膜、移植物酶处理，以及细菌增殖技术、分子实验室检查等诊断方法正不断被加以利用。

风险因素

人工血管感染的风险因素可能与手术过程及患者自身状态有关（框12.1）。因为腹股沟区皮肤表面细菌更易滋生，此处切口更可能发生感染[4,10,25]。术中污染及术后即刻的感染是最常见的感染模式[4,10,26-30]。急诊手术，手术时间延长，广泛的淋巴管处理或淋巴损伤，术后早期出血导致再手术，血栓形成及诸如血清肿、血肿、淋巴囊肿、皮肤坏死等并发症都与更高的人工血管感染率相关。人工血管与股动脉吻合或穿过皮下隧道（如腋-股动脉搭桥或经股动脉搭桥）均增加了人工血管感染的风险。术后伤口愈合不良会导致皮肤切口感染及继发感染扩散至人工血管，尤其在腹股沟切口更易发生。当发生肠损伤或缺血时，邻近的人工血管可能被感染。人工血管远端肢体的感染或坏疽性溃疡也可能导致其继发性感染。

框12.1 人工血管感染的危险因素

- 急诊手术
- 围术期未预防性使用抗生素
- 腹股沟切口，皮下置入人工血管，以及人工血管与股动脉吻合
- 住院期间发生血行感染（血源性传播）
- 人工血管置换术前后行入性操作史
- 伤口愈合不良/切口感染
- 人工血管周围区域感染
- 基础疾病（糖尿病、慢性肾功能不全、肥胖、自身免疫缺陷）

导致人工血管感染的患者自身因素包括高龄、营养不良、肥胖、糖尿病、慢性肾功能衰竭、自身免疫疾病、由恶性肿瘤或免疫抑制疗法导致的免疫缺陷状态等。尽管有体外研究表明，与聚四氟乙烯人工血管相比，涤纶人工血管的感染率更高，但在人体内涤纶和聚四氟乙烯之间的感染率差异仍然存在争议。

临床症状及并发症

人工血管感染的临床症状随疾病严重程度及发病时间不同而相应变化。人工血管感染可以根据植入术后出现感染的时间，与术后伤口感染的关系（表12.2），以及人工血管受累计的程度（表12.3）来进行相应分级。在大多数情况下，感染症状在术后1～2个月最明显[3]。临床症状在一定程度上取决于致病菌的毒性。毒性较小的致病菌很可能导致更多的无痛性感染和症状延迟出现[3,38]。晚期感染可能发生在术后10年之久，平均发生时间为术后3年[39]。

根据移植术后感染发生的时间可以分为早期感染（术后4个月内）及晚期感染（术后4个月以上）。有证据表明早期感染与Szilagyi 3级感染相关，晚期

表12.2 人工血管感染分级

Szilagyi分级	定义	Samson分级	定义	出现感染后的时间	定义
1级	感染局限于表皮	1级	感染局限于表皮	晚期	>4个月
2级	感染延伸到皮下组织，但未侵犯动脉血管	2级	感染涉及皮下组织，但未侵及人工血管	早期	<4个月
3级	人工血管受侵犯	3级	感染侵及人工血管，但不涉及吻合口		
		4级	吻合口周围 感染，但未发生菌血症或吻合口出血		
		5级	感染涉及吻合口且伴有败血症和（或）吻合口出血		

表12.3 修正Bunt分级

分级	定义
P0	人工血管腔内感染(如主动脉弓、腹、胸主动脉介入、主-髂、主-股、髂-股动脉搭桥感染)
P1人工血管感染	人工血管非空腔感染(如颈动脉-锁骨下动脉,腋-腋、腋-股、股-股、股-远端、透析通路移植物感染)
P2人工血管感染	起源于腔内的腔外感染(如主-股动脉或胸主-股动脉人工血管的腹股沟段,颈动脉人工血管的颈段感染)
P3人工血管感染	人工血管补片成形术感染(如颈动脉及股动脉内膜切除+人工血管补片修补术)
人工血管-肠腐蚀	
人工血管-肠瘘	
感染人工血管切除术后动脉残端导致败血症	

Reprinted from Surgery, Volume 93, Issue 6, Bunt TJ, Synthetic vascular graft infections. I Graft infections, pp.733–46, Copyright © 1983 Mosby, Inc, with permission from Elsevier, http://www.sciencedirect.com/science/journal/00396060.

感染与Szilagyi 1级及2级感染相关。

早期感染

早期感染的特征通常是在手术部位出现局部炎症的症状及体征,并有全身败血症的症状,如发热、寒战、低血压和白细胞增多,尤其在出现更多侵袭性致病菌如金黄色葡萄球菌时。这些症状可能伴有菌血症或真菌血症。即使感染被认为局限于皮肤表面软组织结构,也要考虑更深层感染的可能性。

晚期感染

晚期感染的临床表现通常比早期感染更隐匿。其系统性症状更容易表现为低热,且可能成为不明原因发热的源头。

人工血管感染的局部症状包括脓肿、窦道形成、移植物暴露及与周围组织低相容性[42]。除非进行外科手术探查,否则可能无法明确人工血管与周围组织不相容的情况。迟发性移植物感染也可表现为管腔堵塞、管周积液、吻合性动脉瘤、假性动脉瘤、大出血及移植物肠腐蚀或肠瘘[43]。移植物管腔血栓形成或感染性栓子栓塞可能继发远端肢体缺血。管腔外感染通常表现为蜂窝织炎、皮肤窦道形成、吻合口动脉瘤(如肢体、腹股沟或颈部)。

人工血管相关的肠腐蚀及肠瘘往往在血管置换术后数年出现症状,其发生率不到5%。主要症状为广泛或局限性的腹部疼痛。该病主要侵及十二指肠水平部及升部,可能导致少量至大量的胃肠道出血[38]。其他晚期并发症包括肾积水和脊髓炎等。

诊断方法

临床诊断及实验室检查

目前,尚缺乏统一的临床标准来诊断人工血管感染。因此,对主动脉人工血管感染的诊断通常是基于临床症状与体征,并辅以影像学和微生物学检查[23]。阴性的实验室检查结果(正常白细胞数和炎性指标,如C-反应蛋白)或影像学检查并不能完全排除人工血管感染。在腹股沟区域感染征象明显的情况下,多普勒超声通常被认为是最好的初筛检查,其具有评估患侧肢体外周血管的优势。在急性感染中,血培养的效果更好,尤其是那些与败血症有关的疾病。超声检查中发现的征象,如人工血管周围积液或吻合性假性动脉瘤等,均提示移植物感染。可以考虑进行CT引导下抽吸管周积液,但往往积液量较少,尤其是在无痛性感染晚期,生物膜中缺乏处于活性复制期的细菌使得管周积液标本难以取得。对于晚期的无痛性感染可能需要手术探查进行确诊。在取得合适的标本前,除非患者具有系统性症状,应尽量避免使用抗生素。

微生物学

对于人工血管感染的实验室处理方法尚无统一标准,现有多种方法可用于分解生物膜。这些方法包括手术刀或刀片物理刮除、涡流(使用机械振荡器搅拌样品)或超声降解(于20KHz的水浴中进行)[45]。动物体内外实验表明,超声降解移植物生物膜会增加革兰阳性菌的复植,在移植物处于涡流情况下,细菌产量会有部分的提高[45,46]。病原培养中通常将处理过的标本置于营养丰富的液体培养基及固体培养基(巧克力和血琼脂)并分别在需氧及厌氧条件下培养。营养培养基中含大量氯化血红素及碳水化合物,它们能够比固体培养基更好地支持细菌及真菌的生长。标本需经历长时间的培养(多达10~14天)以增加需要复杂营养的微生物产量(由于复杂的营养需求,需要丰富的培养基以生长)。对于强烈怀疑移植物感染但微生物培养阴性的患者,可以考虑以16s核糖体RNA作为引物的聚合酶链反应(PCR)检查。PCR检查非常敏感,但无法提供抗菌药敏结果。抗生素的选择可以基于经验性使用。

一些新技术,如基质辅助激光解吸电离飞行时间质谱法(MALDITOF),可以根据细菌独特的蛋白质特征将其识别。这使得该方法在识别以前未发现的重要致病细菌方面能够起到重大作用。

影像学

多种成像模式可以用来帮助诊断移植物感染,所有这些都有优点和缺点(表12.4)。

CT

CT在诊断术后早期移植物感染方面非常有用,但是对于更多的无痛性感染,它的敏感性较低。重要的支持证据包括:管周积液(移植术后>3个月)、软组织密度影、异位积气(移植术后>7周)、假性动脉瘤、病灶性肠壁增厚和肾积水[54](图12.1)。无痛性

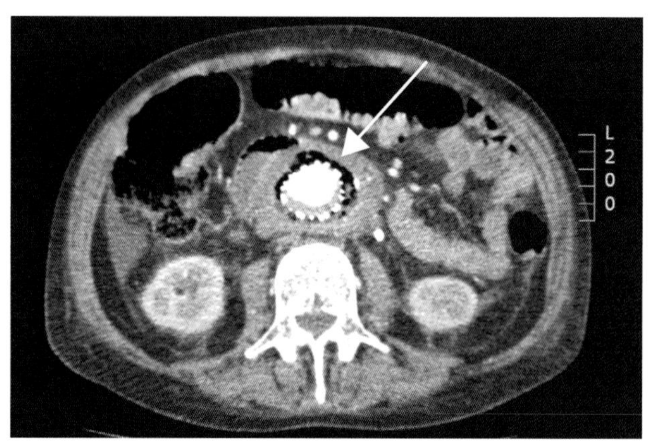

图12.1 腹部CT显示EVAR人工血管周围的积气积液(箭头所示)。

表12.4 移植物感染影像学评估模式

	敏感性	特异性	阳性预测值	阴性预测值	优点	缺点	参考文献
CT	55%~94%	57%~100%	60%	58%	可指导穿刺抽液	对于低级别感染敏感性较差	Bruggink等[47,48]
MRI	68%~85%	97%~100%	95%	85%	术后早期扫描可鉴别血肿及感染	相关研究较少,无法指导活检	Shahidi等[49]
标记白细胞闪烁扫描法	70%~100%	94.4%	90%	100%	诊断低级别感染高敏感性,相比PET更方便	假阳性	Fiorani等[50] Lawrence等[51]
PET	91%~93%	70%~95%	82%~91%	88%~95%	诊断低级别感染高敏感性	无菌性炎症导致假阳性,无CT协助下难以定位	Bruggink等[48] Fukuchi等[52]
PET/CT	93%~98%	70%~91%	82%~88%	88%~96%	高敏感性及良好的阴性预测值	假阳性,尤其是术后早期阶段	Bruggink等[48] Spacek等[53]

Adapted with permission from Eleonore Zetrenne et al, Prosthetic Vascular Graft Infection: A Multi-Center Review of Surgical Management, Yale Journal of Biology and Medicine, Volume 80, pp.113-21, Copyright © 2007 Yale School of Medicine; and Lippincott Williams and Wilkins/Wolters Kluwer Health: Szilagyi DE et al. Infection in arterial reconstruction with synthetic grafts, Annals of Surgery, Volume 176, Issue 3, pp.321-33, Copyright © 1972; and Journal of Vascular Surgery, Volume 8, Issue 2, Samson RH et al. A modified classification and approach to the management of infections involving peripheral arterial prosthetic grafts, pp. 147-53, Copyright © 1988, with permission from Elsevier, http://www.sciencedirect.com/science/journal/07415214.

感染通常表现为持续存在或增大的管周积液，可以通过重复CT检查诊断而不需要活检(图12.2)。

MRI

MRI在血管移植物感染中的作用尚未得到严格的研究确认。术后移植物与血管内皮之间形成积液是很常见的，并在MRI中表现为T1及T2加权下增强显影，这些改变可以持续到初次手术后6个月。与CT相比，MRI的优点在于，由于金属伪影的减少，可以更好地观察腰大肌的解剖结构，以及区分血肿及积液。

标记白细胞闪烁扫描法

早期研究显示锝-99m和铟-111标记白细胞扫描对于诊断无痛性血管移植物感染具有优异的敏感性。与PET相比，它们更方便，且经常配合CT使用，以帮助感染定位和提高特异性(图12.3和图12.4)。

PET

虽然尚未被广泛应用，PET配合2-脱氧-2-^{18}氟脱氧葡萄糖(^{18}FDG)由于其高敏感性及迅速性，正越来越多地被用于诊断血管移植物感染。据报道，以临床指标作为诊断金标准时，该方法的敏感性及特异性分别为91%和95%[52,55]。其原理为测量感染期间被巨噬细胞和粒细胞吞噬的^{18}F-FDG含量来诊断及定位。炎症的检测与白细胞的迁移无关，因此，可以在1～2小时产生结果。在高糖血症中，PET的敏感度有可能降低。与其他高敏感度的功能成像技术相似，PET的主要缺点是结果假阳性。这些可以通过调整FDG的吸收形式而不是强度来改善。病灶的吸收比弥散性管周吸收更加特异。在非感染性血管炎(血管炎、静脉血栓、腹膜后纤维化和动脉粥样硬化斑块)中也出现了假阳性结果，原因是有大量的吞噬细胞存在于血管壁固有层。使用诸如PET/CT这样的混合技术可以克服这些缺陷，从而更好地进行结构表征。PET/CT在对于早期移植感染的诊断作用尚不清楚，由于PET/CT在术后短期内显示非特异性异常并不罕见。PET或PET/CT已被越来越多地用于排除血管移植物术后晚期感染，诊断和监测低等级感染，以及解决争议的CT结果和临床征象。

临床管理

影响血管移植物感染预后的关键要素在于对感染的早期识别[56]。血管移植物感染的治疗目标包括：早期及长期根除局部和全身的化脓性反应，维持正常的远端器官及肢体组织的动脉灌注。除了少数例外情况，治疗方法基本是外科手术，因为研究显示保守治疗是一个独立的死亡危险因素[47]。外科治疗可以通过建立一个由血管外科医生，麻醉师，重症医学专家，传染病医师，放射学家和微生物学家组成的

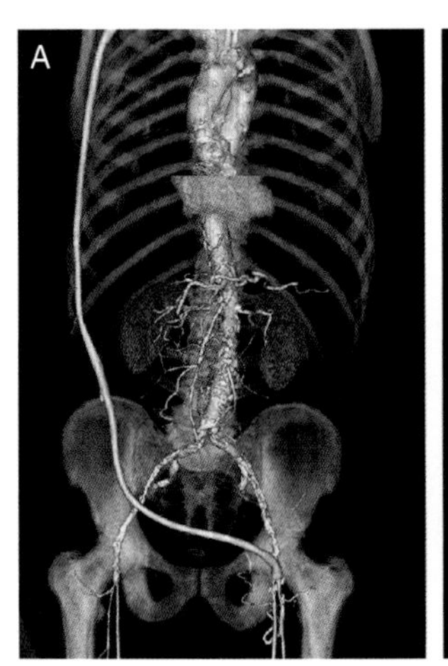

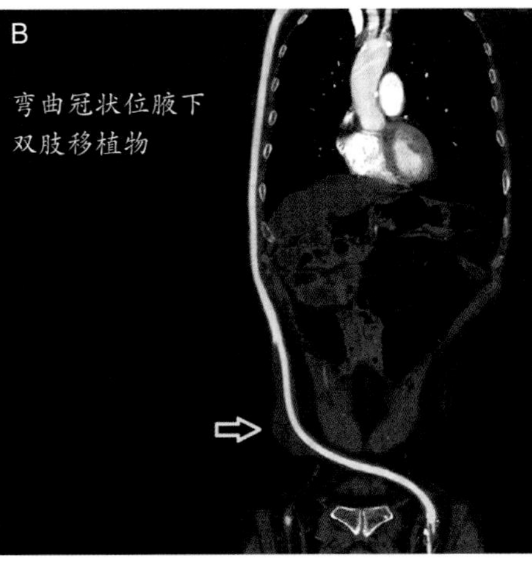

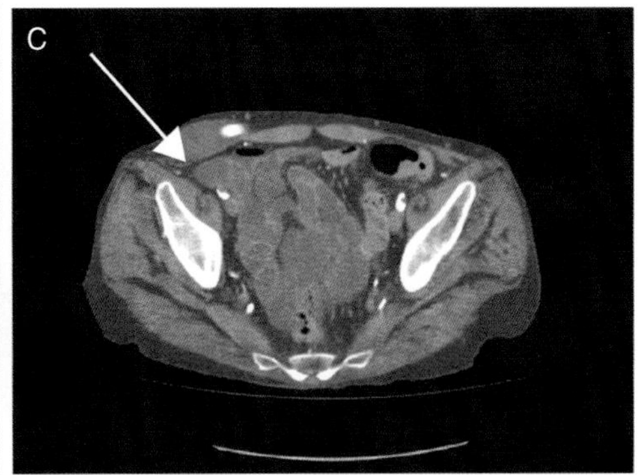

图12.2 一例腋动脉-双侧股动脉搭桥术后患者CT影像。(A)冠状位。(B)箭头所示为血管旁路周围积液。(C)轴位显示人工血管远端下腹壁处积液存在。(Reproduced courtesy of Professor Fitridge and Andrew Dawe, Departments of Surgery and Radiology, The Queen Elizabeth Hospital, Adelaide, Australia.)

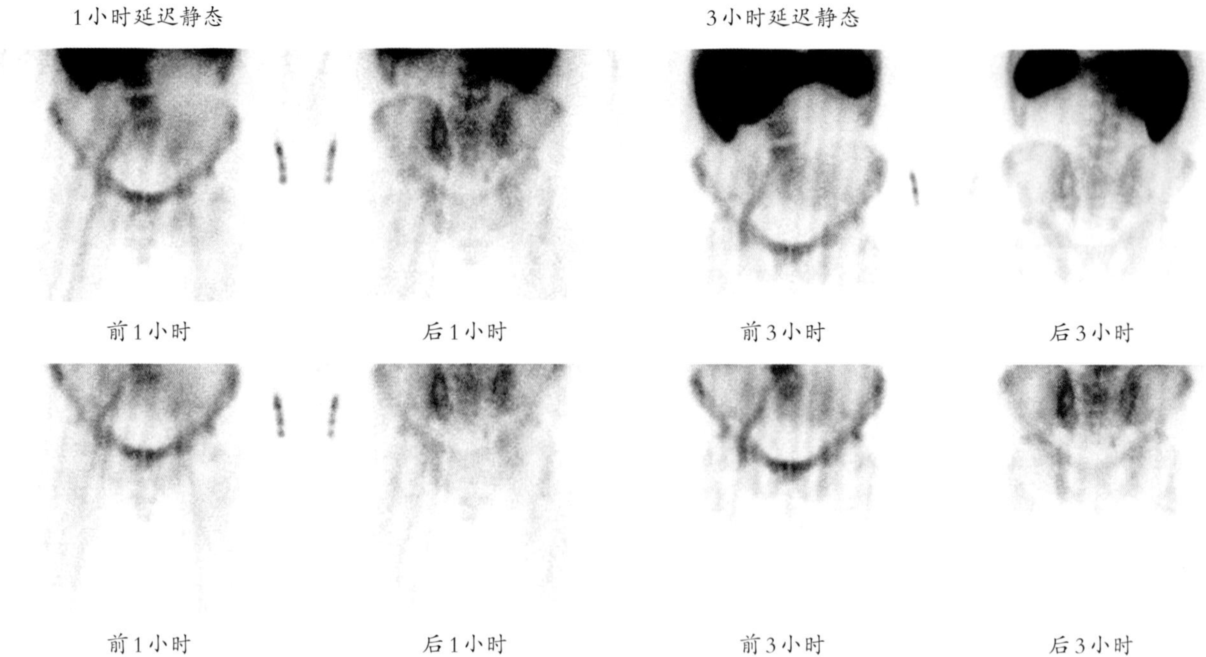

图12.3 标记白细胞扫描显示主动脉-股动脉搭桥术后移植物慢性感染患者右下肢可见白细胞摄入。(Reproduced courtesy of Dr Suranga Weerasooriya, Specialist in Nuclear Medicine, The Queen Elizabeth Hospital and The Royal Adelaide Hospitial, Adelaide, Australia.)

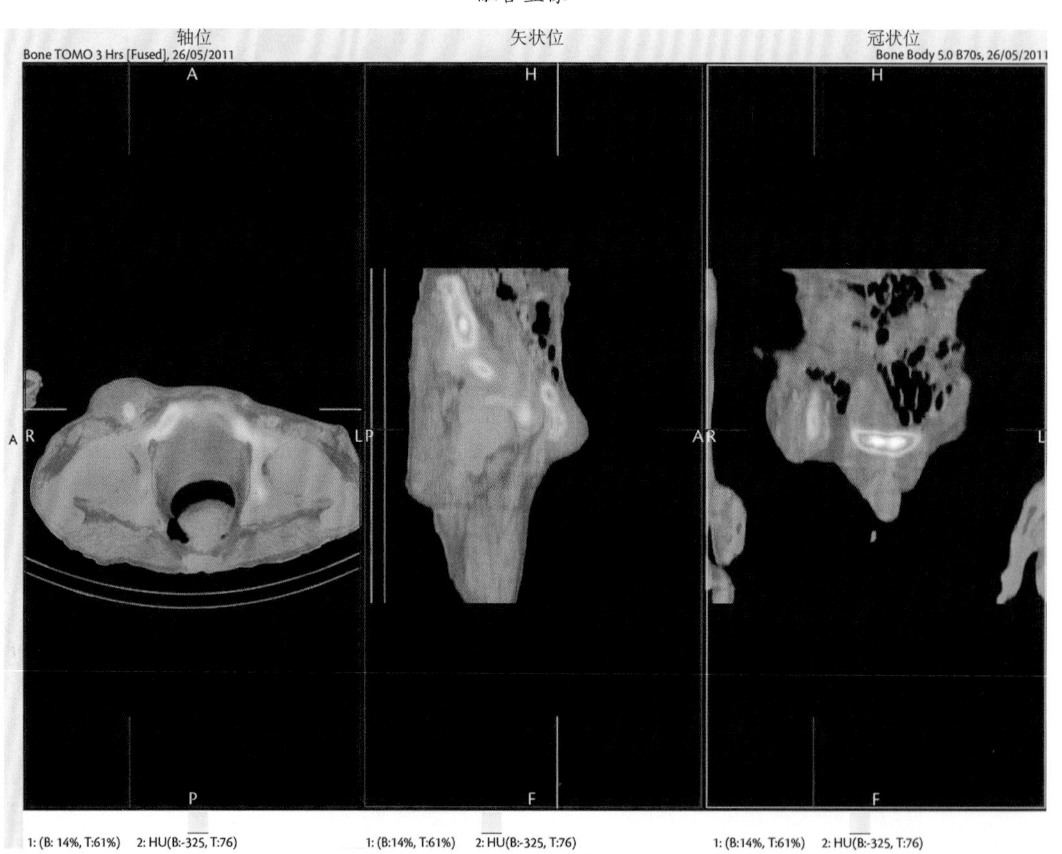

图12.4 在同一患者身上进行标记白细胞扫描和CT的融合成像精确定位感染。摄入区域显示感染的范围超出了右侧股动脉移植物且与腹股沟浅表区域相通。临床上该患者经此存在一个慢性的窦道。(Reproduced Courtesy of Dr Suranga Weerasooriya, Specialist in Nuclear Medicine, The Queen Elizabeth Hospital and The Royal Adelaide Hospitial, Adelaide, Australia.)

多学科团队来进行优化[23]。

决定手术与否的主要参考因素包括临床症状，身体状况，最初的手术指征，解剖位置及血管解剖条件。其他决定手术的辅助因素包括特定微生物类型，其毒性及药敏性，移植材料种类，以及移植物感染的程度（表12.5）。人工血管感染管理的四个指导原则是：

- 当移植物作为外来物成为潜在感染源时需要切除。
- 对血管及周围缺损及感染的组织彻底地清创。
- 维持或建立远端血管的血供。
- 为减少败血症及继发性移植物感染而进行强化和长时间的强化抗生素覆盖[30]。

人工血管的保留

在局限性感染情况下，人工血管是可以被保留的，如当人工血管通畅且感染局限或与人工血管相吻合时（仅限移植物腔内）。如果移植物是取自自体血管或聚四氟乙烯材料，感染较早（<4个月），感染位于血管腔外的、与全身性脓毒症无关或未由毒性细菌引起的，如绿脓杆菌、耐甲氧西林金黄色葡萄球菌（MRSA）或多重感染，则临床结局更佳。伤口消毒的辅助策略包括反复清创/冲洗以减少细菌量，持续细胞毒性药物冲洗伤口，临时放置抗生素药物，采用非感染且血供良好的肌肉或皮瓣、网膜等软组织覆盖血管[57]，采用培养敏感的抗生素治疗。在人工血管形成血栓且有足够侧支循环的情况下，可以切除移植物而不需要血管重建。

血管重建技术被大致分为解剖外旁路移植后人工血管切除，以及人工血管切除后原位血管重建。

解剖外旁路搭桥

解剖外旁路搭桥和移植物切除对患有严重的人工血管周围炎症、败血症或移植物-肠腐蚀或肠瘘的患者是首选治疗手段。该手术可以一期进行（切除移植物后立即进行血管重建，反之亦然）或者二期完成（在2～4天进行移植物切除后的血管重建）。该方法对于处于不稳定状态，如严重败血症或吻合口出血的患者应优先考虑。一般来说，在早期涉及身体及四肢的移植物感染都应进行解剖外旁路搭桥和移植物切除。分期手术使得单次手术时间减少，降低了患者的生理压力、输血需求以及缩短了住院日[58]。更重要的是，该手术可以降低死亡率且增加患者保肢率[58,59]。解剖外旁路移植血管重建策略的主要缺点是主动脉残端破裂，肢体血栓形成及移植物再感染[58]。理论上，对于患者体内旧移植物增加、新移植物感染风险的担忧并未在临床上得到证实[26,59,60]。该手术禁忌证包括不能耐受手术，尤其是连续的手术；涉及内脏或肾血管，以及严重的股深动脉和近端股浅动脉闭塞性疾病。这些都增加了人工血管血栓

表12.5 人工血管感染后手术选择标准

治疗选择	临床表现	感染程度	微生物学
移植物保留/局部治疗	早期感染，无败血症	不是涤纶材料，只是移植体，没有吻合口感染，节段性	革兰阳性，葡萄球菌属
仅切除移植物	人工血管血栓，肢体存活，足够代偿	任何感染	任何病原
切除后原位搭桥			
切除同时血管重建	情况不稳定，GEE/GEF，出血，严重败血症	侵袭性感染	任何病原
阶段性切除血管化	病情稳定，轻度败血症，GEE/GEF，无活动性出血	侵袭性感染	任何病原
原位重建			
人工血管	无败血症，无GEE/GEF	生物膜感染，节段性	表皮葡萄球菌，革兰阴性
自体静脉	无败血症，无GEE/GEF，严重阻塞性病变	侵袭性感染或生物膜感染，弥散或节段性	非假单胞菌属

GEE，人工血管-肠腐蚀；GEF，人工血管-肠瘘。

Adapted from Back MR, Local complications: Graft Infection, in Rutherford RB (Ed.) Vascular Surgery, Sixth Edition, Volume 1, WB Saunders, Philadelphia, USA, Copyright © 2005, with permission from Elsevier.

形成的风险。

原位血管重建

原位血管重建是一项操作上更简单的手术，对于无法耐受长时间手术的患者可以优先选用。该手术可以通过自体静脉移植，使用冷冻保存或新鲜异体动脉移植及人工血管移植来完成。在一篇荟萃分析中显示，原位血管移植在早期和晚期截肢率、保肢率、早期死亡率，以及自体静脉移植术后再感染率（3%）等指标方面要优于解剖外旁路移植加人工血管切除术[61]。它还能减少主动脉残端破裂的风险，减少二次手术需要。然而，这也有可能导致更高的再感染率，尤其是在使用人工血管时。但当感染为局部的且由低毒性致病菌引起时，如由凝固酶-阴性葡萄球菌引起时，该方法是一个合理的选择。当感染广泛或由革兰阴性细菌，如假单胞菌引起的恶性感染，以及出现动脉-肠腐蚀或肠瘘时应避免该手术。

人工血管材料

与自体动脉移植相比，使用自体静脉可以降低死亡率和截肢率、改善移植物存活率和降低再感染率，二者又均优于人工血管移植（图12.5）。低温保存的同种异体动脉移植物比人工血管更能抵抗感染[62-64]，尽管前者会随着时间的推移退化，因为对移植物的免疫反应导致瘤样扩张和动脉瘤的形成[65]。与涤纶相比，聚四氟乙烯的移植物材料似乎有较低的细菌附着率[10,25,26,37]。现阶段对抗生素浸渍的聚合物材料人工血管效果仍缺乏相关证据支持。缺乏长期收益，抗利发霉素葡萄球菌的产生及抗生素在36～48小时会从移植物中滤除，这些都是避免使用抗生素浸渍的移植物的原因。

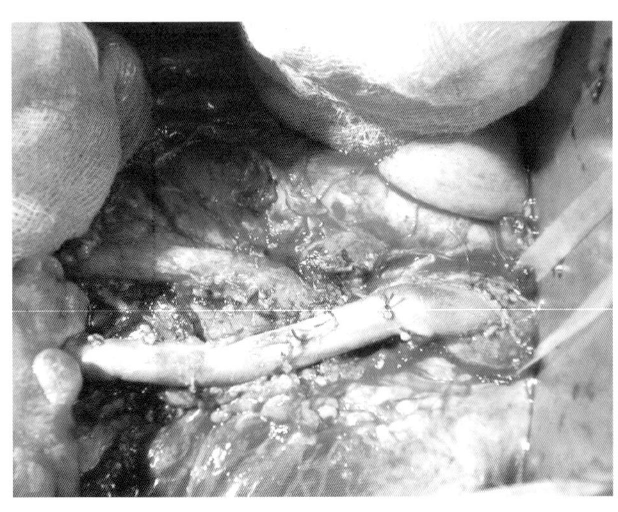

图12.5 自体浅静脉重建用于受感染的主动脉移植物。右侧为主动脉吻合口。已进行广泛的外科清创。

手术是治疗主动脉-肠瘘的必要手段。包括修复瘘管，完全切除被感染的移植物，加强缝合主动脉残端。根据患者情况，通过在切除感染移植物之前或之后进行腋动脉-双侧股动脉人工血管搭桥来重建下肢血供。对于那些低毒性微生物感染，无脓肿形成，开放手术高风险，血流动力学不稳定，经过评估无法耐受彻底修复的患者，可以选择放置覆膜支架或血管内支架。这种方法被认为是“桥接”疗法，一旦患者身体耐受，就应该进行彻底的修复（图12.6）[66,67]。

管理外周移植物感染的原则与主动脉移植物感染相似。理想情况下，应该完全切除被感染的移植物并替换（如果腹股沟区出现败血症，则使用经闭孔入路），配合适当的抗生素治疗。使用自体静脉移植而不是假体材料可以降低再感染的风险。当腹股沟败血症得到治疗时，应进行缝匠肌皮瓣覆盖腹股沟区血管。移植物的再感染会导致更大的肢体丧失风险（图12.7）。

对涉及胸腹主动脉及头臂干血管移植物的感染，应切除移植物，原位替换大直径聚酯移植物，并对受感染的组织进行清创和长期抗生素治疗。可以选择解剖外旁路搭桥。在胸腔中发生主动脉-肠瘘时经常使用支架置入，但手术成功的必要条件是早期切除食管或行颈部食管造瘘及胃造瘘。

不管采取何种治疗手段，都应该在手术中和手

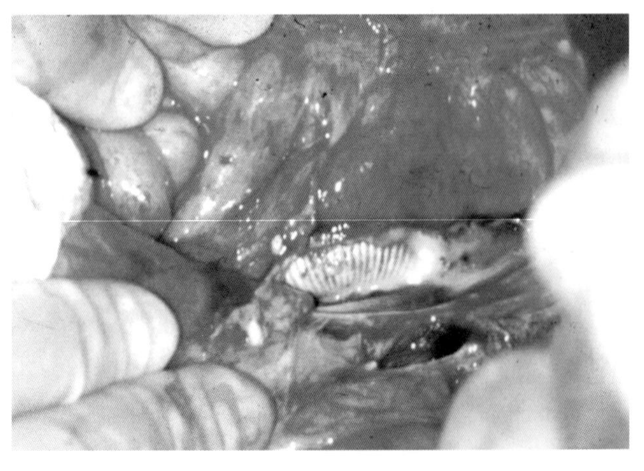

图12.6 十二指肠瘘，瘘管紧贴涤纶移植物。

A
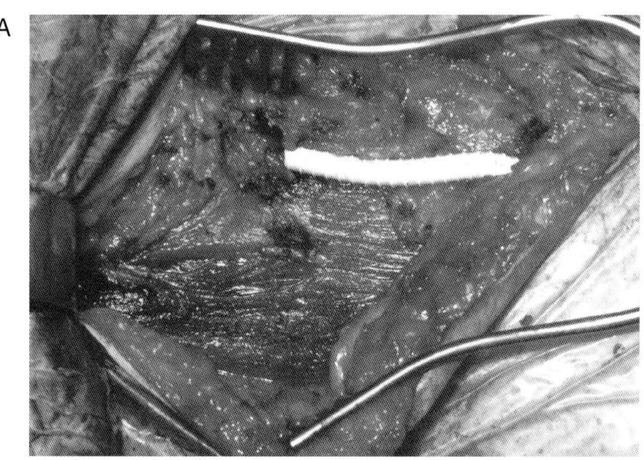
B
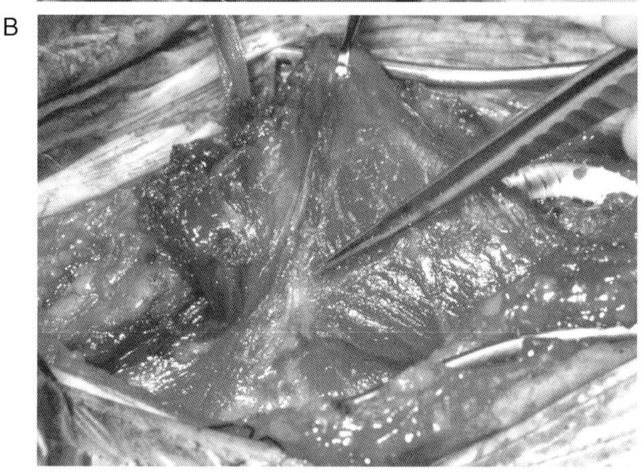
C
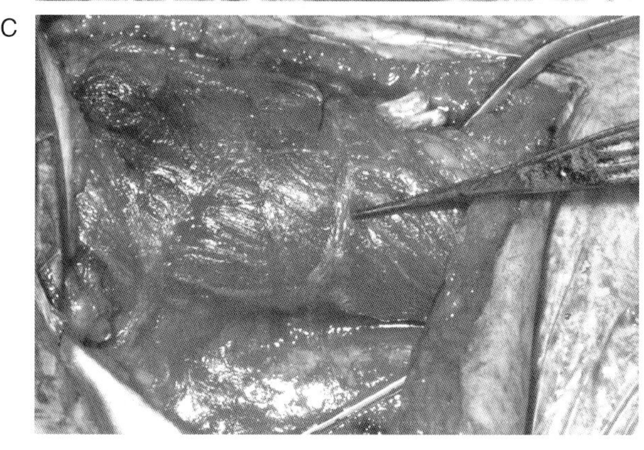

图12.7 (A)股动脉移植物感染后干预安置人工血管。(B)缝匠肌向侧方翻转以保证血液供应并。(C)作为皮瓣使用。(Reproduced courtesy of Dr Suranga Weerasooriya, Specialist in Nuclear Medicine; and Dr Kohei Funahashi and Dr Ruben Sebben, Department of Radiology, all of The Queen Elizabeth Hospital and the Royal Adelaide Hospital, Australia.)

术后进行特异性抗生治疗。经验性使用抗生素应覆盖凝血酶阴性葡萄球菌、金黄色葡萄球菌和革兰阴性细菌。在经验性使用抗生素时,应考虑当地人群的抗菌谱。经验性抗生素应在术后或血培养后立即进行,但对于严重败血症患者应在手术之前使用。一个典型的经验性使用抗生素例子为万古霉素和哌拉西林他唑巴坦钠。对于严重的β-内酰胺过敏患者,可使用的经验性抗生素可能包括万古霉素,环丙沙星和甲硝唑。随后的治疗应以手术标本培养或血培养结果为指导,并根据各阶段过程中所获得的重复培养的结果进行调整,同时与微生物学家和传染科医师协商。

在选择抗生素时,还应考虑生物膜活性。某些抗生素,如利福平和氟喹诺酮(如环丙沙星)已经在临床研究中被证明在与生物膜相关的感染中是有效的,并且可能比其他抗生素更有效[68-72]。在选择这些抗生素时,一个重要的考虑因素是为了避免产生耐药性,不应单独使用某一类抗生素。此外,在开始使用利福平或喹诺酮治疗之前,先肠外使用高剂量不同种类的抗生素(如β-内酰胺类、万古霉素、达托霉素、利奈唑胺)是一种很好的做法。利福平与其他抗生素联合使用,如梭状酸,三甲氧苄唑,磺胺甲恶唑或强力霉素/二甲胺三环素,以防止耐药性的产生。

对抗生素治疗的持续时间尚未达成共识。一般推荐静脉抗生素治疗至少6周后口服抗生素继续治疗6~12个月[73-75],并根据不同器官、移植物的位置、手术过程及抗生素种类的不同而有所变化。如果无法完全切除被感染的移植物,在最初4~6周静脉抗生素疗程后,推荐长期使用静脉抗生素治疗[76,77]。在完全切除感染的移植物后,为了治疗残留感染,应继续进行一段时间(2~6周)的抗菌治疗。

移植物感染预防

在置入移植物的过程中,对无菌过程的密切关注是防止后续移植物感染的关键。术前筛查MRSA后如果有指征,使用莫匹罗星软膏涂抹鼻腔及用氯己定清洗可以降低MRSA感染率。围术期使用抗生素已被证明可以预防手术部位感染[79]。在一项纳入1300例患者对10个安慰剂对照试验的荟萃分析中显示,术前预防性使用抗生素组手术切口感染的相对危险度要显著小于对照组(RR 0.25;95%CI 0.17~0.38;P<0.00001)。术前抗生素使用应在皮肤切开前30~60分钟完成。如果手术超过4小时或者在手术过程中血容量、输液量或肾血流量有很大的变化,则可以追加第二剂抗生素。此项荟萃分析还包括抗生素预防持续时间的评

估，延长抗生素预防措施24小时以上并未发现明确的临床获益（RR 1.28；95%CI 0.82～1.98）。利福平浸润的主动脉移植物未显示出长期的疗效。应尽量减少手术前住院时间。术前应控制远端感染。如果可以的话，还需尽量避免与之相伴的胃肠道操作。防止血肿形成的止血技术，以及多层关闭腹股沟切口以消除无效腔，是降低伤口感染风险的重要技术措施。

结论

预防和早期发现血管移植物感染是减少血管外科感染并发症的关键。目前的挑战包括微生物耐药性的增加，这使得抗生素治疗效果不明显。目前，尚无标准的移植物感染管理策略，每个病例都需要根据患者自身特点、病因学、部位和感染的严重程度来进行个性化治疗，且最好由多学科的团队来完成。移植物相关的生物膜是感染发病机制的关键。更好地理解生物膜，以及开发新的治疗和预防方法，都可以改善血管移植物感染的结局。

（舒驰 文鑫 译 黄斌 审校）

延伸阅读

NICE (2008). Surgical site infection: prevention and treatment of surgical site infection, Guideline CG74. London: NICE. Available at: www.nice.org.uk/nicemedia/pdf/CG74NICEGuideline.pdf

Young MH, Upchurch GR, Jr and Malani PN. (2012). Vascular graft infections. *Infectious Disease Clinics of North America*, **26**(1), 41–56.

参考文献

1. Seeger JM. (2000). Management of patients with prosthetic vascular graft infection. *American Surgeon*, **66**(2), 166–77.
2. Oderich GS and Panneton JM. (2002). Aortic graft infection. What have we learned during the last decades? *Acta chirurgica Belgica*, **102**(1), 7–13.
3. Bandyk DF, Berni GA, Thiele BL, and Towne JB. (1984). Aortofemoral graft infection due to Staphylococcus epidermidis. *Archives of Surgery*, **119**(1), 102–8.
4. Valentine RJ. (2001). Diagnosis and management of aortic graft infection. *Seminars in Vascular Surgery*, **14**(4), 292–301.
5. Herscu G and Wilson SE. (2009). Prosthetic infection: lessons from treatment of the infected vascular graft. *Surgical Clinics of North America*, **89**(2), 391–401, viii.
6. Baddour LM, Bettmann MA, Bolger AF, et al. (2003). Nonvalvular cardiovascular device-related infections. *Circulation*, **108**(16), 2015–31.
7. Chang JK, Calligaro KD, Ryan S, Runyan D, Dougherty MJ, and Stern JJ. (2003). Risk factors associated with infection of lower extremity revascularization: analysis of 365 procedures performed at a teaching hospital. *Annals of Vascular Surgery*, **17**(1), 91–6.
8. Valentine RJ. (2001). Diagnosis and management of aortic graft infection. *Seminars in Vascular Surgery*, **14**(4), 292–301.
9. Moore WS, Rosson CT, Hall AD, and Thomas AN. (1969). Transient bacteremia. A cause of infection in prosthetic vascular grafts. *American Journal of Surgery*, **117**(3), 342–3.
10. Bunt TJ. (1983). Synthetic vascular graft infections. II. Graft-enteric erosions and graft-enteric fistulas. *Surgery*, **94**(1), 1–9.
11. Hayes J, Vogel B, and Reker DM. (2008). Factors associated with VHA costs of care for first 12 months after first stroke. *Journal of Rehabilitation Research and Development*, **45**(9), 1375–84.
12. Ernst CB, Campbell HC, Jr., Daugherty ME, Sachatello CR, and Griffen WO, Jr. (1977). Incidence and significance of intra-operative bacterial cultures during abdominal aortic aneurysmectomy. *Annals of Surgery*, **185**(6), 626–33.
13. Macbeth GA, Rubin JR, McIntyre KE, Jr, Goldstone J, and Malone JM. (1984). The relevance of arterial wall microbiology to the treatment of prosthetic graft infections: graft infection vs. arterial infection. *Journal of Vascular Surgery*, **1**(6), 750–6.
14. Elek SD, and Conen PE. (1957) The virulence of Staphylococcus pyogenes for man; a study of the problems of wound infection. *British Journal of Experimental Pathology*, **38**(6), 573–86.
15. Costerton JW, Stewart PS, and Greenberg EP. (1999). Bacterial biofilms: a common cause of persistent infections. *Science*, **284**(5418), 1318–22.
16. Darouiche RO. (2001). Device-associated infections: a macroproblem that starts with microadherence. *Clinical Infectious Diseases*, **33**(9), 1567–72.
17. Kitamura T, Morota T, Motomura N, et al. (2005). Management of infected grafts and aneurysms of the aorta. *Annals of Vascular Surgery*, **19**(3), 335–42.
18. O'Brien T and Collin J. (1992). Prosthetic vascular graft infection. *British Journal of Surgery*, **79**(12), 1262–7.
19. Antonios VS, Noel AA, Steckelberg JM, et al. (2006). Prosthetic vascular graft infection: a risk factor analysis using a case-control study. *Journal of Infection*, **53**(1), 49–55.
20. Nasim A, Thompson MM, Naylor AR, Bell PR, and London NJ. (2001). The impact of MRSA on vascular surgery. *European Journal of Vascular and Endovascular Surgery*, **22**(3), 211–14.
21. Naylor AR. (2001).MRSA: the real phantom menace? *Acta chirurgica Belgica*, **101**(4), 170–2.
22. Pounds LL, Montes-Walters M, Mayhall CG, et al. (2005). A changing pattern of infection after major vascular reconstructions. *Vascular and Endovascular Surgery*, **39**(6), 511–17.
23. FitzGerald SF, Kelly C, and Humphreys H. (2005). Diagnosis and treatment of prosthetic aortic graft infections: confusion and inconsistency in the absence of evidence or consensus. *Journal of Antimicrobial Chemotherapy*, **56**(6), 996–9.
24. Bandyk DF and Back MR. (2005). In: Rutherford RB (ed.) *Infection in Prosthetic Vascular Grafts*. Philadelphia, PA: Elsevier Saunders.
25. Lorentzen JE, Nielsen OM, Arendrup H, et al. (1985). Vascular graft infection: an analysis of sixty-two graft infections in 2411 consecutively implanted synthetic vascular grafts. *Surgery*, **98**(1), 81–6.
26. Wilson SE. (2001). New alternatives in management of the infected vascular prosthesis. *Surgical Infection (Larchmont)*, **2**(2), 171–5, discussion 5–7.
27. Ackermann DM, and Edwards WD. (1987). Sudden death as the initial manifestation of primary pulmonary hypertension. Report of four cases. *American Journal of Forensic and Medical Pathology*, **8**(2), 97–102.
28. Kaiser AB, Clayson KR, Mulherin JL, Jr., et al. (1978). Antibiotic prophylaxis in vascular surgery. *Annals of Surgery*, **188**(3), 283–9.
29. O'Hara PJ, Hertzer NR, Beven EG, and Krajewski LP. (1986). Surgical management of infected abdominal aortic grafts: review of a 25-year experience. *Journal of Vascular Surgery*, **3**(5), 725–31.
30. Bunt TJ. (2001). Vascular graft infections: an update. *Cardiovascular Surgery*, **9**(3), 225–33.
31. Gutowski P. (1998). Zakazenie aortalno-biodrowej protezy naczyniowej jako problem diagnostyczny i leczniczy. pol. [Aortoiliac graft infection as a diagnostic and treatment problem]. *Annales Academiae Medicae Stetinensis*, Suppl. **41**, 1–72.
32. Reilly DT, Grigg MJ, Cunningham DA, Thomas EJ, and Mansfield AO. (1989). Vascular graft infection: the role of indium scanning. *European Journal of Vascular Surgery*, **3**(5), 393–7.
33. Earnshaw JJ, Slack RC, Hopkinson BR, and Makin GS. (1988). Risk factors in vascular surgical sepsis. *Annals of the Royal College of Surgery, England*, **70**(3), 139–43.
34. Wengrovitz M, Atnip RG, Gifford RR, Neumyer MM, Heitjan DF, and Thiele BL. (1990). Wound complications of autogenous subcutaneous infrainguinal arterial bypass surgery: predisposing

factors and management. *Journal of Vascular Surgery*, **11**(1), 156–61, discussion 61–3.
35. Rubin JR, Malone JM, and Goldstone J. (1985). The role of the lymphatic system in acute arterial prosthetic graft infections. *Journal of Vascular Surgery*, **2**(1), 92–8.
36. Yeager RA and Porter JM. (1992). Arterial and prosthetic graft infection. *Annals of Vascular Surgery*, **6**(5), 485–91.
37. Bandyk DF. (1991). Prosthetic infections due to bacterial biofilms: clinical and experimental observations. *Journal of Vascular Surgery*, **13**(5), 757–8.
38. Reilly LM, Altman H, Lusby RJ, Kersh RA, Ehrenfeld WK, and Stoney RJ. (1984). Late results following surgical management of vascular graft infection. *Journal of Vascular Surgery*, **1**(1), 36–44.
39. Orton DF, LeVeen RF, Saigh JA, et al. (2000). Aortic prosthetic graft infections: radiologic manifestations and implications for management. *Radiographics*, **20**(4), 977–93.
40. Szilagyi DE, Smith RF, Elliott JP, Hageman JH, and Rodriguez FJ. (1970). Aorto-iliac atherosclerotic and nonvascular intra-abdominal surgical lesions. Problems of management. *Archives of Surgery*, **100**(4), 470–6.
41. Szilagyi DE, Smith RF, Elliott JP, and Vrandecic MP. (1972). Infection in arterial reconstruction with synthetic grafts. *Annals of Surgery*, **176**(3), 321–33.
42. Goldstone J and Moore WS. (1974). Infection in vascular prostheses. Clinical manifestations and surgical management. *American Journal of Surgery*, **128**(2), 225–33.
43. Erlicher A, Zammarchi A, Pitscheider W, and Giacomin A. (1994). Diagnosi ecocardiografica transesofagea di fistola coronarica in un paziente adulto. [Transesophageal echocardiographic diagnosis of coronary fistula in an adult patient]. *Giornale di Italia Cardiologia*, **24**(2), 137–41.
44. Bunt TJ. (1983). Synthetic vascular graft infections. I. Graft infections. *Surgery*, **93**(6), 733–46.
45. Bergamini TM, Bandyk DF, Govostis D, Vetsch R, and Towne JB. (1989). Identification of *Staphylococcus epidermidis* vascular graft infections: a comparison of culture techniques. *Journal of Vascular Surgery*, **9**(5), 665–70.
46. Tollefson DF, Bandyk DF, Kaebnick HW, Seabrook GR, and Towne JB. (1987). Surface biofilm disruption. Enhanced recovery of microorganisms from vascular prostheses. *Archives of Surgery*, **122**(1), 38–43.
47. Bruggink JL, Glaudemans AW, Saleem BR, et al. (2010). Accuracy of FDG-PET-CT in the diagnostic work-up of vascular prosthetic graft infection. *European Journal of Vascular Endovascular Surgery*, **40**(3), 348–54.
48. Bruggink JLM, Glaudemans AWJM, Saleem BR, et al. (2010). Accuracy of FDG-PETeCT in the diagnostic work-up of vascular prosthetic graft infection. *European Journal of Vascular Endovascular Surgery*, **40**, 348–54.
49. Shahidi S, Eskil A, Lundof E, Klaerke A, and Jensen BS. (2007). Detection of abdominal aortic graft infection: comparison of magnetic resonance imaging and indium-labeled white blood cell scanning. *Annals of Vascular Surgery*, **21**(5), 586–92.
50. Fiorani P, Speziale F, Rizzo L, et al. (1993). Detection of aortic graft infection with leukocytes labeled with technetium 99m—hexametazime. *Journal of Vascular Surgery*, **17**(1), 87–96.
51. Lawrence PF, Dries DJ, Alazraki N, and Albo D. (1985). Indium 111—labeled leukocyte scanning for detection of prosthetic vascular graft infection. *Journal of Vascular Surgery*, **2**(1), 165–73.
52. Fukuchi K, Ishida Y, Higashi M, et al. (2005). Detection of aortic graft infection by fluorodeoxyglucose positron emission tomography: comparison with computed tomographic findings. *Journal of Vascular Surgery*, **42**(5), 919–25.
53. Spacek M, Belohlavek O, Votrubova J, Sebesta P, and Stadler P. (2009). Diagnostics of 'non-acute' vascular prosthesis infection using F-FDG PET/CT: our experience with 96 prostheses. *European Journal of Nuclear Medicine and Molecular Imaging*, **36**(5), 850–8.
54. Orton DF, LeVeen RF, Saigh JA, et al. (2000). Aortic prosthetic graft infections: radiologic manifestations and implications for management. *Radiographics*, **20**(4), 977–93.
55. Burroni L, D'Alessandria C, and Signore A. (2007). Diagnosis of vascular prosthesis infection: PET or SPECT? *Journal of Nuclear Medicine*, **48**(8), 1227–9.
56. Perdue GD, Jr, Smith RB, 3rd, Ansley JD, and Costantino MJ. (1980). Impending aortoenteric hemorrhage: the effect of early recognition on improved outcome. *Annals of Surgery*, **192**(2), 237–43.
57. Chiesa G and Sirtori CR. (2002). Use of recombinant apolipoproteins in vascular diseases: the case of apoA-I. *Current Opinions in Investigational Drugs*, **3**(3), 420–6.
58. Abraham CZ, Chuter TA, Reilly LM, et al. (2002). Abdominal aortic aneurysm repair with the Zenith stent graft: short to midterm results. *Journal of Vascular Surgery*, **36**(2), 217–24, discussion 24–5.
59. Lippert C, Seeger H, Mueck AO, and Lippert TH. (2000). The effects of A-ring and D-ring metabolites of estradiol on the proliferation of vascular endothelial cells. *Life Sciences*, **67**(13), 1653–8.
60. Pfisterer M, Burkart F, Jockers G, et al. (1990). Prevention of aortocoronary vein bypass graft occlusion: which antithrombotic treatment and for how long? *Thrombosis Research*, **12**(Suppl.), 11–21.
61. O'Connor S, Andrew P, Batt M, and Becquemin JP. (2006). A systematic review and meta-analysis of treatments for aortic graft infection. *Journal of Vascular Surgery*, **44**(1), 38–45.
62. Kieffer E, Gomes D, Chiche L, Fleron MH, Koskas F, and Bahnini A. (2004). Allograft replacement for infrarenal aortic graft infection: early and late results in 179 patients. *Journal of Vascular Surgery*, **39**(5), 1009–17.
63. Eugene M, M'Bengue A, Bauza G, et al. (1996). Method for cryopreserving human arteries: 1H NMR spectroscopy for measuring the kinetics of permeation and ice-forming tendency of cryoprotective agents. *Transplantation Proceedings*, **28**(1), 345.
64. Oei SG, Kho SN, ten Broeke ED, and Brolmann HA. (2001). Arterial balloon occlusion of the hypogastric arteries: a life-saving procedure for severe obstetric hemorrhage. *American Journal of Obstetrics and Gynecology*, **185**(5), 1255–6.
65. Szilagyi DE, Rodriguez FJ, Smith RF, and Elliott JP. (1970). Late fate of arterial allografts. Observations 6 to 15 years after implantation. *Archives of Surgery*, **101**(6), 721–33.
66. Gonzalez-Fajardo JA, Gutierrez V, Martin-Pedrosa M, Del Rio L, Carrera S, and Vaquero C. (2005). Endovascular repair in the presence of aortic infection. *Annals of Vascular Surgery*, **19**(1), 94–8.
67. Lonn L, Dias N, Veith Schroeder T, and Resch T. (2010). Is EVAR the treatment of choice for aortoenteric fistula? *Journal of Cardiovascular Surgery (Torino)*, **51**(3), 319–27.
68. Drancourt M, Stein A, Argenson JN, Zannier A, Curvale G, and Raoult D. (1993). Oral rifampin plus ofloxacin for treatment of Staphylococcus-infected orthopedic implants. Antimicrobial Agents and Chemotherapy, 37(6), 1214–18.
69. Widmer AF, Frei R, Rajacic Z, and Zimmerli W. (1990). Correlation between in vivo and in vitro efficacy of antimicrobial agents against foreign body infections. Journal of Infectious Diseases, 162(1), 96–102.
70. Widmer AF, Gaechter A, Ochsner PE, and Zimmerli W. (1992). Antimicrobial treatment of orthopedic implant-related infections with rifampin combinations. Clinical Infectious Diseases, 14(6), 1251–3.
71. Zimmerli W, Widmer AF, Blatter M, Frei R, and Ochsner PE. (1998). Role of rifampin for treatment of orthopedic implant-related staphylococcal infections: a randomized controlled trial. Foreign-Body Infection (FBI) Study Group. *Journal of the American Medical Association*, **279**(19), 1537–41.
72. Schwank S, Rajacic Z, Zimmerli W, and Blaser J. (1998). Impact of bacterial biofilm formation on in vitro and in vivo activities of antibiotics. *Antimicrobial Agents and Chemotherapy*, **42**(4), 895–8.
73. Ohta T, Hosaka M, Ishibashi H, et al. (2001). Treatment for aortic graft infection. *Surgery Today*, **31**(1), 18–26.
74. Lawrence PF. (1995). Management of infected aortic grafts. *Surgical Clinics of North America*, **75**(4), 783–97.
75. Lacroix H, Boel K, Nevelsteen A, and Suy R. (1995). Early inflammatory response to gelatin- and collagen-sealed Dacron prostheses. *Annals of Vascular Surgery*, **9**(2), 152–4.
76. Legout L, D'Elia P, Devos P, et al. (2012). Risk factors for methicillin-resistant staphylococcal vascular graft infection in an 11-year cohort study. Journal of Infection, 64(4), 441–4.
77. Baddour LM. (2001). Long-term suppressive antimicrobial therapy for intravascular device-related infections. *American Journal of Medical Sciences*, **322**(4), 209–12.
78. Back MR. (2010). Local complications: graft infection. In: Rutherford RB (ed.) *Vascular Surgery* Vol 1, 7th edn, pp. 643–61. Philadelphia, PA: Elsevier Saunders.
79. Stewart AH, Eyers PS, and Earnshaw JJ. (2007). Prevention of infection in peripheral arterial reconstruction: a systematic review and meta-analysis. *Journal of Vascular Surgery*, **46**(1), 148–55.

第13章

动脉血管血流动力学

Ilija D. Šutalo, Michael M. D. Lawrence- Brown, Kurt Liffman, James B. Semmens

血流动力学的简介

能够较好地理解动脉系统血流动力学，是进行血管外科手术的基础。这包括粒子流动、压力、阻力的基本物理法则，以及对于血液这种成分复杂的流体特点的理解。涉及的知识领域有电容、血管壁顺应性、剪应力、湍流，以及在一个压力系统中所存在的各种力。这些都十分重要。

如果能认识到电路理论与血流动力学两者之间的相似点，将有助于更好地理解血流物理学和血液生理学。让我们用下列公式来理解流体动力学：

$$V=IR \quad [1]$$

V表示电压，I表示电流，R表示电阻。

该公式可以替换为：

$$P=QR \quad [2]$$

P表示压力，Q表示体积流率，R表示流动阻力。

串联和并行着的流体阻碍物决定了局部缺血的程度和血液流动的情况，并且影响着侧支循环。

人体大血管的血管壁，如主动脉，主要由胶原纤维和弹性纤维构成。这使得这些大血管可以像电容器一样，将心脏收缩过程中产生的能量作为势能储存起来，然后在心脏舒张的过程中释放出来。

动脉疾病的物理基础

主要的动脉疾病类型及表现有：

- 动脉瘤：可能发生破裂。
- 血管闭塞性疾病：可导致局部缺血和坏死。
- 主动脉夹层。
- 侧支循环的形成与发展。
- 血管创伤：导致出血和血流紊乱。
- 医源性的变化和后果：假性动脉瘤、过度灌注、窃血、内漏、局部缺血、血管内膜增生所致的血管狭窄，以及血管突然闭塞等。

动脉瘤

动脉瘤表现为动脉整体的扩张膨胀，主要包括腹主动脉瘤和胸主动脉瘤，也包括脑部、内脏及外周血管等的动脉瘤。当动脉瘤增长至某一程度时，就有发生破裂的重大风险。关于动脉瘤增长的关键风险点，虽然我们有根据统计得出的临床指南，但并不存在一个完全准确的增长点——当动脉瘤增长到这一点时，一定会发生破裂。运用物理学可以帮助我们预测那些高危动脉瘤，并提供一些介入治疗的基本依据。

壁张力中的拉普拉斯定律

壁张力的拉普拉斯定律的本质，是将血管壁的张力和弹性管道作用于管腔的压力联系在一起。在图13.1中，r指的是动脉的内半径，w代表动脉壁的厚度，一般情况下，w会比r小许多。P指的是由于血管的弹性特征而产生的指向内部的压力，T代表着血管壁的张应力，其方向为血管壁上任一点的切线方向。根据质量守恒定律（在非生物系统中），随着血管的扩张，血管壁会越来越薄。

拉普拉斯定律表述为如下等式：

$$P=(w/r)T \quad [3]$$

因血流而产生的血管壁的内向压力，与血管壁的张力成正比例，与血管壁的半径成反比例。

许多大的薄壁血管同时也是低压力血管。血管内压力的增加会扩张血管，增大其内部容积。这是静脉血管的特性。对于动脉来说，为了保持血压，血管壁就必须变得更厚。因此，大静脉血管壁都很薄，而大动脉血管壁都很厚。

动脉其实就像一个长长的圆柱形气球。当这个气球完全瘪的时候，想吹起这个气球是非常费力的。然而，当这个气球继续膨胀到某一特定的半径时，继续吹气就会变得容易起来。随着直径的增加，张力的径向分量会逐渐减小，因此在某一时刻，想继续扩大气球的体积就需要较小的压力。这种现象即为不稳定性。当这种情况发生于动脉瘤时，由于血压的稳定，动脉瘤就会继续扩张。此外，由心脏收缩导致的间歇性血压上升（例如，由于运动或者体力劳动所致的血压上升），气球会像鼓气筒一样继续膨胀。

不稳定性现象开始发生的临界半径r_c，大约是动脉初始内半径r_0的2倍。

$$r_c \sim 2r_0 \qquad [4]$$

就男性而言，主动脉的直径中位数为23mm，而主动脉直径在<55mm时很少发生破裂。这与最近的临床数据是一致的[1,2]。女性的血管半径要小一些，在评估女性动脉瘤的严重程度时，需要更加注意的

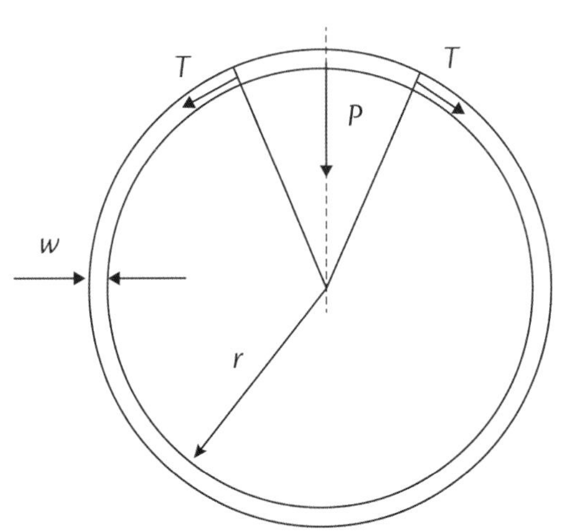

图13.1 横截面可以显示出动脉的压力分布情况，以及其与血管半径的关系。[Reproduced from Robert Fitridge and Matthew Thompson (Eds), Mechanisms of Vascular Disease: A Reference Book for Vascular Specialists, Barr Smith Press an imprint of The University of Adelaide Press, Australia, Copyright © 2011, with permission of the authors.]

是此时血管直径与正常血管直径的比值，而不是血管直径增加的绝对值。前者更加重要，需慎重考虑。通过以上血流动力学的内容，便可以根据动脉瘤的大小、血管增长比率来预测其发生破裂的风险大小，以及是否需要手术介入治疗。例如，男性的正常主动脉直径为23mm，女性的正常主动脉直径为18mm，那么预期其各自的腹主动脉瘤不稳定性临界直径是多少呢？根据直径比率，男性的为46mm，女性的为36mm。

以上是发生不稳定性时的预期直径，并不是发生破裂时的血管直径。在临床上，是否采取介入治疗，还要对发生医源性风险的概率、其自然病程等因素进行综合考虑。就像气球一样，其物理性的质量和气球壁的材料性质，决定了气球扩张的上限。实际上，控制平均收缩压和峰值收缩压有望降低动脉瘤扩张的速度。质量守恒定律表明，管壁越厚，扩张越慢；材质相同时，壁越薄，越容易形变。因此，对小血管破裂风险的最佳提示是患者年龄：年轻患者，由于管壁特性，破裂风险和不稳定发作风险增大。

血管闭塞性疾病

动脉收缩或狭窄所导致的阻力作用，与血液流速、压力梯度、闭塞面积与血管内腔总面积的比例、动脉的大小及血液需量等有关系。当血管发生急性闭塞时，若在解剖上未发现、也未产生新的侧支血流，其导致的后果大多数都是非常危险的。因此，较好地理解侧支血流是临床实践的基础。在发生进行性疾病且存在较好的侧支循环时，疾病症状可能很轻或者无法观察到。在股浅动脉某一段发生了两处狭窄，其导致的负面累加效应可能比2段动脉每处各有一处狭窄导致的负面累加效应要小很多。例如，一处狭窄在股浅动脉，另一处在髂动脉、腘动脉、胫动脉或者在其深部并行的股深动脉——虽然其导致的阻力作用与一段动脉的两处狭窄是相同的，但其带来的负面效应却不一样。位于侧支血流中的阻碍物将影响2段血管，而不是1段。在临床实践中，如果患者的某一肢体发生局部缺血，应及时寻找其导致的继发损伤。如果不能开通所有的血管狭窄或阻塞段，最坏的情况是病变血管完全闭塞。因此，除非患者并发了继发血栓形成，或者夹层进展等情况，否则比起血管完全闭塞的患者，对血管狭窄的患者进行血管成形术将更加危

险。如果病变同时阻断了主干血管及其侧支的血流，会造成严重后果，如股总动脉或者近心端的左锁骨下动脉的完全闭塞。

关于并联的阻碍物的公式如下：

$$(1/R总)=(1/R1)+(1/R2)+\cdots+(1/Rn) \quad [5]$$

关于串联的阻碍物的公式如下：

$$R总=R1+R2+\cdots+Rn \quad [6]$$

泊肃叶流动

假设在一个长度为L，半径为r的圆柱形、非弹性材料所制的管道里，一股牛顿流体正在以非搏动性的方式流动。如果管道足够长，该流体的速度将演变为抛物线型速度分布。通常将其称为泊肃叶流动分布（图13.2）。

泊肃叶流动的体积流率（Q）可由如下公式表示：

$$Q=[(P_1-P_2)\pi r^4]/8\mu L \quad [7]$$

（P_1-P_2）表示管道两端的压力差值，μ表示流体的黏度。这个公式显示出，管道内的流体受到管道内压力梯度的驱动。

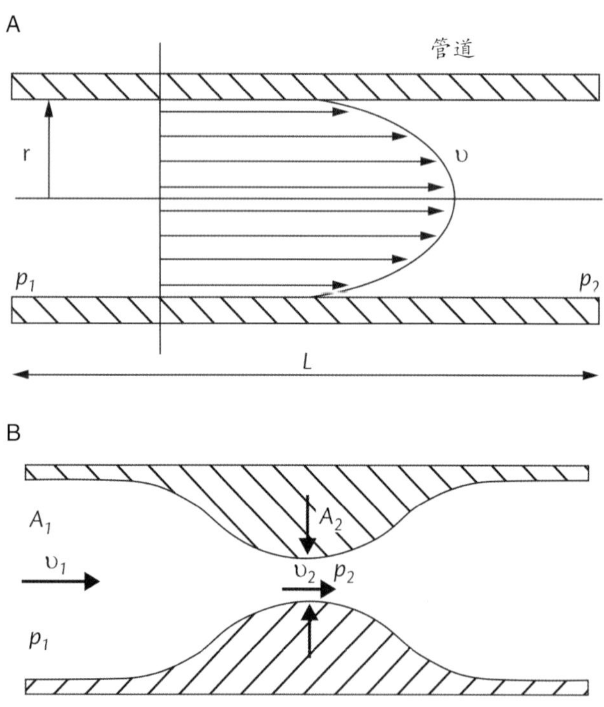

图13.2 （A）为泊肃叶流动，流体充分演变后形成的抛物线型速度分布。（B）为发生狭窄的血管。[（B）Reproduced from Robert Fitridge and Matthew Thompson（Eds），Mechanisms of Vascular Disease: A Reference Book for Vascular Specialists，Barr Smith Press an imprint of The University of Adelaide Press，Australia，Copyright © 2011，with permission of the authors.]

需要注意的是，该流体与管道长度也有关系。股-腘动脉人工血管搭桥管道的通畅性与管道长度的相关性，很可能和其与由于血液学因素、血栓沉积等形成的异常弯曲点的相关性一样强。这在一定程度上可以解释，为什么比较短的旁路移植血管，往往拥有更好的开放性。

伯努利方程

对于没有黏性的流体，

$$p+\rho(v^2/2)+\rho gy=流动常数 \quad [8]$$

P表示压力，ρ表示流体的质量密度，v表示流体的速度，g表示重力加速度，y表示高度。伯努利方程表明，压力加上每单位体积的动能[$\rho(v^2/2)$]，加上每单位体积的势能（ρgy），得到的为一个常量，在血管壁任一点上都一样。所以当高度不变时，流体速度的增加将导致局部压力的减小。

方程[8]为血液循环的物理特点提供了一种非常直观的理解。例如，挤压血管会增加流速，这是用外袖带来测量血压的方法。通常，我们将袖筒或外加袖带置于上肢上部，因为其大约与心脏处于同一水平位置，所以压力不会受到高度差异的影响。为了测量收缩压，我们会增加袖带压力，一直到上肢血液停止流动：通过方程[8]可知这种临界压力就是动脉血压的最大值。然后将外袖带的压力逐渐减小，直到血流呈层流状且没有了声音，此时就是血压的最低值，然出对舒张压做出估算。

实际上，当血液需求量比较低时，即使血管狭窄，血流量有所降低也并无大碍。但是，随着血液需求量的增加，血管狭窄所带来的危害也越来越严重。踝肱指数（ABI）是指足踝处的血压与上肢血压的比值，用于判断血管狭窄（外周血管疾病）。在安静状态下，若测得的ABI值低于正常值，则说明下肢某处发生狭窄。根据公式[2]，如果血液流动受到限制，且血液需求量有所增加（例如，跛行的人在锻炼期间），血压将会降低。因为外周循环的阻力会随着肌肉动脉的扩张而降低，而血流因为血管狭窄而无法增加。运动后ABI值的预期结果会比正常值低。如果ABI值没有降低，说明侧支循环（并行的血流）由于运动而开启。然而，如果下肢血管是比较难压缩的，或者无法压缩的（动脉硬化），那么检测结果就是不可靠的。

在动脉系统中有两种势能可以推动血流前行。第一种是血压，在心脏收缩和舒张的过程中转化为血流的动能，第二种是动脉壁中出储存的势能——像电容那样。高度对于势能的影响是非常显著的，例如，抬高或放低缺血的肢体，或者在晕厥时放低头部。由于静脉系统的压力普遍较低，高度对于静脉系统的影响更加显著。静脉系统通过静脉瓣来将静脉分成一个个静脉段，从而降低高度对于每一个静脉段的影响。当肌肉收缩时，血液从一个静脉段通过瓣膜被挤压到下一个静脉段。动脉系统更多地依赖于储血管壁中储存的势能，尤其是在心肌舒张，血液灌注进入心脏时。通过动脉的肌性结构对于阻力的调控，势能被储藏在大动脉中。在健康人体内，静脉系统几乎没有或很少有阻力作用，静脉把身体的每一块肌肉都当成心脏一样，对其需求发生响应。想象一下，当短跑运动员站在起跑线上时，静脉血流瞬间流回心脏。如果每一块肌肉都是一颗“心脏”，那么一定存在着多种瓣膜（中央静脉因为没有包裹在肌肉中，所以它没有瓣膜）。血流在静脉系统中几乎是不受限制的，是完全开放性的，因此，在静脉系统只需要比较薄的血管壁。当发生深部静脉血栓时，阻力开始产生，血流受到限制。然后深部静脉内的瓣膜失去作用，小腿的溃疡会很明显。动脉与静脉之间的动态变化同样可由公式[2]得出。

质量守恒

在最简单的情形下，质量守恒等式定义了流体速度（v）、动脉近心端的截面积（A_1）与动脉远心端的截面积（A_2）的关系：

$$v_1A_1 = v_2A_2 \qquad [9]$$

通过公式[9]我们可以看出，如果动脉变得狭窄，即A_2变小，那么血流速度v_2将增加。因为整个血流质量是守恒的，如果血管变窄，那么流速就必须增加。

假定在狭窄的血管内（见图13.2B）流动着的为牛顿血流，那么通过结合伯努利方程（方程[8]）和质量守恒定律（公式[9]），我们就能算该血管内的压力：

$$p_1 + \rho(\upsilon_1^2/2) = p_2 + (\rho/2)(\upsilon_1 A_1/A_2)^2 \qquad [10]$$

$$p_2 = p_1 + \rho(\upsilon_1^2/2)[1 - p A_1/A_2)^2] \qquad [11]$$

如果$A_2 < A_1$，即公式[11]的最后一项会变为负数。因此在血管的狭窄部位（血管收缩），血压会降低。较低的压力将会使发生狭窄的血管更容易被破坏，当外界有其他压力作用于该血管的时候。能量守恒公式表明，由于狭窄部位的横截面较小，此处的血流速度也将更高。这种更快的血流速度可能引起湍流，并进一步引起血压下降。

杨氏模量和搏动血流

杨氏模量是衡量材料拉伸和压缩的简单程度，其被定义为应力与应变之比。血液以搏动的方式流过动脉。动脉是半弹性管，会随着动脉血流的搏动而收缩和扩张。血液在动脉内流动的速度取决于血流的搏动沿着弹性管道传播的速度。这个波动速度c，可由摩恩-科特维克公式得到一个近似值：

$$c \sim [(Ew)/(\rho D)]^{(1/2)} \qquad [12]$$

E代表杨氏模量中的动脉血管壁，w血管壁的厚度，D是动脉的内半径，ρ表示血管的密度。具有弹性的血管会随着年龄的增长而变硬，这可以解释为什么随着年龄增长或者在进行性动脉疾病中，血流会发生变化。因此，杨氏模量会随着年龄的增长而增加，动脉系统内搏动血流的速度也随之增加。顺应性的丧失限制了搏动速率，因为除非等到心脏搏出的血量全部流过，否则瓣膜将无法关闭。年轻人会对心脉搏动速率的增加产生反应，而老年人更容易对脉压的增加产生反应。

压力部位和动脉损伤导致的动脉粥样硬化

当可移动的动脉段与固定的动脉相桥接时，高速血流的冲击会对动脉造成剪应力损伤，例如，降主动脉上的弓形部位。对于这种情况，血管科医师都很熟悉。这种敏感持久的长期剪应力，与动脉性疾病的最大风险因素——年龄，有什么关系呢？动脉狭窄与动脉粥样斑块导致的动脉闭合，最常发生这两种疾病的典型部位包括：血管的分支处、曲线部位的顶端、可移动部位的连接处，以及像收肌管这样容易受到剪应力的部位。这些易发生病变的部位是可以被预测和了解的，并且与压力点相一致。

动脉粥样变是一种动脉损伤。随着年龄增加，闭塞性的动脉疾病开始出现，而且很明显，年龄是最重要的风险因素。这种疾病不会发生于儿童，而静脉只有在长期受到动脉压力，即发生了“脉化”时才有可能发生这种疾病，例如，当静脉用于动脉搭桥或透析瘘管时。压力与血液的搏动是参与其中的两种力量。持久性的高于正常值的高血压会导致进行性的血管壁损伤，同时也会增加心脏的基本负担。随着年龄增长，动脉血管壁会开始退化，并逐渐损失顺应性。搏动的压力和心脏收缩压的峰值会因为顺应性的损失而升高。当血压达到峰值时可能会对血管产生影响，并造成急性损伤。虽然年龄最终会影响所有人，但有些人更容易患动脉疾病，而其他危险因素，如饮食不良和吸烟等都会增加遗传易感性。

动脉壁受到的剪应力，τ_w，根据泊肃叶流动可通过下面公式得出：

$$\tau_w = 4\mu Q / \pi r^3 \qquad [13]$$

r 表示动脉的半径，Q 表示通过动脉的血液的体积流率。通过这个公式我们可以看出，剪应力会随着经过动脉流的增加而增加，并且当动脉变细时进一步增加——在假定体积流率和黏度都近似为常量的前提下。

动脉粥样硬化病变的形成，一部分是在某些特定的区域，血管壁受到较低而震荡性的剪应力，反复受损和愈合而形成的。高风险的斑块通常都具有脂肪核心、薄而红肿的纤维帽，以及过度膨胀后导致的重塑[3-7]。较高的血管壁应力可能会破坏已经形成的斑块，特别是对于纤维帽较薄的斑块。斑块破裂及斑块内出血已经是公认的可导致心脏或颈动脉相关性脑事件的原因。

侧支循环、窃血和动脉夹层

正常的血流大部分都是并行的，例如，身体各个部分的侧支循环。另一个很好的例子是颈动脉和椎动脉系统合并形成脑循环。在并行的循环流动中，两个系统各自的压力在理论上是相同的，并且也与两个系统整合起来的压力相同。两个系统中血流量的比例取决于每个系统各自的阻力。这在引导血液向目标组织流动时或将血液重新定向于某组织时非常有效。人的身体可以选择血液流动的优先级，例如，休克时的大脑和心脏。因为大血管和大动脉中支配组织的分支是具有阻力的血管。

如果由损伤或疾病导致动力学改变，并行的血流通路还会提供可代替的血液通道。并非所有并行的血流通路都是有益的。当髂血管系统一侧正常而另一侧被堵塞时，若人工创造血流通路，如主动脉-双侧股动脉搭桥，此时可能会出现不利的竞争流。竞争流可能出现在正常一侧移植的血管支处，也可能在堵塞一侧的某一部位。在进行搭桥手术时，应考虑侧支血管中的平行血流。

在主动脉夹层中，假腔中的流出阻力会比真腔中流出阻力更大，因为假腔中流量更少。除了心脏收缩压峰值以外，假腔中的压力比心脏循环中任何时刻的压力都要高。此外，血液会在重新进入的位置和分支血管起始处内膜被撕裂的位置发生竞争，并在该部位的血管膜上留下一个洞。图13.3显示主动脉夹层的真假腔血压踪迹。在真假腔中，收缩压都是相同的，为138mmHg，且真假腔同时灌注分支血管。相互竞争的血流和较高的假腔压力中值，也妨碍了血流造影显像。如果内膜的连接完好，像完整的内膜管一样，那么根据前述理论，它可以被压缩，且被血流影响。假腔中的舒张压为93mmHg，相比较真腔中的舒张压82mmHg要高一些。假腔中的平均压力为109mmHg，比真腔中的平均压力91mmHg也要高一些。这意味着在两者之间，假腔总是更大一些，并且更容易发生扩张。除非注入压力和管腔压力的总和可以超过假腔内的压力，否则注入真腔内的造影剂不会通过撕裂口流入假腔。

主动脉人工血管的管内压力

人们发现腔内支架移植物不同于开放式手术缝合的人工血管移植物，这可能是由关于持久性物理力量的不可预测的影响导致[8,9]。同样是用于治

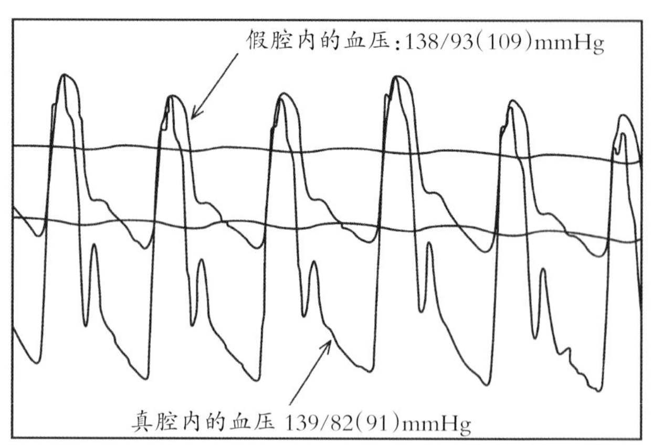

图13.3 根据解剖异常主动脉内的真腔和假腔得到的血压。[Reproduced from Robert Fitridge and Matthew Thompson (Eds), Mechanisms of Vascular Disease: A Reference Book for Vascular Specialists, Barr Smith Press an imprint of The University of Adelaide Press, Australia, Copyright © 2011, with permission of the authors.]

疗腹主动脉瘤的人工血管,开放手术所使用的直径和腔内移植所使用的直径明显不同。通常,使用人工血管置换术治疗肾下腹主动脉瘤所使用的替代物的直径为18mm或20mm。而腔内移植时最常用的直径为26mm或28mm。也有>30mm可能。这种差异是由血管连接和止血方法的不同导致。在开放式手术中,缝合线需要穿过移植物和整个主动脉血管壁。主动脉的也因此在压力状态下永久地和直径匹配的移植物固定在一起。血管内移植物不会将动脉外膜和假体结合在一起——其仅仅是贴在一起,需要剩余的径向力完成密封。支架的尺寸必须适应动脉的弹性和顺应性,同时要保持搏动时贴合区域保持密封。内漏,即血液从人工血管与血管壁之间流出,也会引起腹主动脉瘤内的问题,如高压力和高应力,其同样也可能导致瘤体破裂[10,11]。存在内漏情况的血管内移植物所涉及的血流动力学知识与主动脉夹层所涉及的知识是很相似的——心脏舒张阶段是非常重要的。

血管介入治疗中存在的一个关键问题是移植物的耐受性。不幸的是,血流动力学的力量可以使其移位,并破坏移植物与动脉瘤颈之间的密封。因此,对于可能作用于移植物上的力量的理解,就显得非常重要。如果我们设想一种恒定状态,也即非搏动性的流体,通过综合考虑动量方程,质量和能量守恒定律,我们可以得出一个关于横向移植物的合力的公式[12-14]。

$$R_x = p_2 A_2 - p_1 A_1 + \rho v_2^2 A_2 - \rho v_1^2 A_1 \qquad [14]$$

一个横向移植物所受到的合力,受到通过该移植物的血流和压力的影响。一种错误的临床观念是:胸主动脉的直径和血流量都大于腹主动脉,因此,胸主动脉内的移植物所受到的力也要大于腹主动脉内的移植物。然而,由于移植物为圆柱形,其直径差异很小($A_1 = A_2$),因此,向下的位移力量和移植物内受到的阻力一样都非常小——除曲线部分以外。由于直径的改变非常显著($A_1 >> A_2$),任何延伸至髂血管内的移植物所受到的阻力都要大很多,此时的移植物就像海里的浮锚[14],或者受到较大拉力的风向袋。由于同样的原因,主动脉-髂动脉单向装置会比分叉型人工血管提供更大的阻力。由于受到较大的位移力量,这种单向装置经常面临的问题是:在瘤颈发生分离和移位。一个呈对称性分叉的移植物会受到水平向的约束力,这种力在非常大的程度上取决于进口处的面积、受到的压力及分叉的角度(尤其当>15°时)。进口处的血流速度对于水平约束力的影响几乎可以忽略不计[14,15]。对于迁移和位移来说,压力比流速更加重要。对于曲面形移植物,其所受到的压力和速度分量叠加所造成的对于移植物的较大的合力,如图13.4。

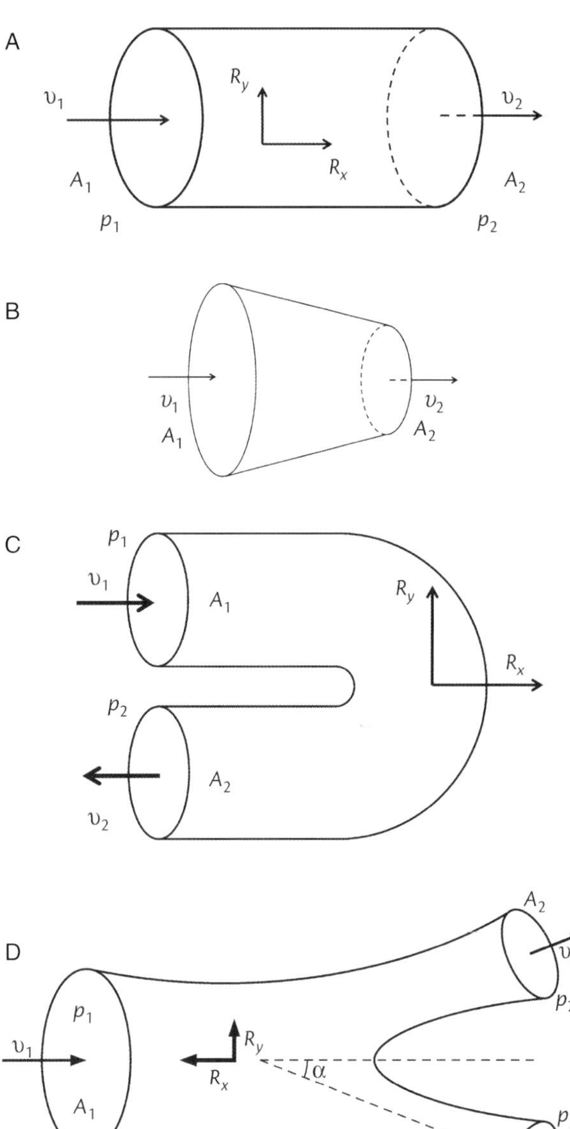

图13.4 不同形状移植物所受到的力:(A)圆柱形移植物。(B)风向标形移植物。(C)曲形移植物。(D)对称分叉形移植物。[Reproduced from Robert Fitridge and Matthew Thompson (Eds), Mechanisms of Vascular Disease: A Reference Book for Vascular Specialists, Barr Smith Press an imprint of The University of Adelaide Press, Australia, Copyright © 2011, with permission of the authors.]

影响血流的血液性质

影响非牛顿流体的血流黏度、湍流和行为的性质,使得血液具有独特的流动特征。

牛顿流体和非牛顿流体

在牛顿流体中,摩擦应力与速度变化的比率成比例,可表示为如下的距离方程。μ 表示黏度,dv/dr 表示切变速率(公式[15])。在动脉中,r 表示径向长度。作为一种合理的近似假设,我们可以认为大动脉内的血液是一种牛顿流体。

$$\tau = \mu\ (dv/dr) \qquad [15]$$

非牛顿流体的黏度取决于应变速率。剪切稀变流体是一种受到切应力时黏度会降低的流体。血液的剪切变稀行为可以在血细胞比容为45%时被观察到。人体内的大血管内可能会出现较高的切变速率,血液的黏度大约为水的4倍[水的黏度约为1厘泊(cP)]。在较低的切变速率下,血液黏度可以达到水的100倍以上[16]。尽管如此,流经全身的血液黏度整体大致为一个常量。血液的黏度取决于血细胞比容,而血细胞比容的水平又取决于血管的直径[17]。如果血细胞比容减少,则血液黏度也随之降低。随着血管直径的减小,血细胞比容的水平也会减少,因为此时血细胞更容易移出细胞壁,并转移到血流速度最快的地方(又称法利伍效应)[18,19]。了解这些特性能帮助我们更好地思考小血管中的血液流动,以及粥样硬化的血管壁于血液之间的剪应力。

雷诺数

雷诺数能指示出血液在动脉中是怎样流动的。雷诺数通过如下公式得出:

$$Re = \rho v D/\mu \qquad [16]$$

ρ 表示血液密度,v 表示血流速度,D 为血管的直径,μ 为血液的黏度。当雷诺数>2500时,动脉中的血流会从层流变为湍流。血液可能还有某些特性使得雷诺数较高时,层流依然存在,但这需要进一步的研究。动脉血管的典型流动形态为层流,但在发生动脉狭窄时可能出现湍流。相比较于层流,湍流的运输效率较低,且推动湍流所需的压力要大于层流所需的压力。

当较高流速的血液中发生湍流时,随着能量转化为声响,我们能够听到一种杂音。低效率的血流可能是具有破坏性的,如在颈动脉狭窄时发生的湍流;也可能是没有危害的,如儿童身体中伴随着杂音的高速血流;也可能于与贫血有关。在心输出量高达30L/min的运动员身上,血液需要流动得更快以转运其承载的物质。相比较于层流,湍流的运输效率较低,且推动湍流所需的压力要大于层流所需的压力。

结论

关于健康的血管系统和疾病状态下的血管系统的物理知识,将影响着我们对于血管的管理。了解血管及其内部血液的流动特性,将有助于血管介入治疗、规划和临床决策的制订。

(舒驰 文鑫 译 黄斌 审校)

参考文献

1. The UK Small Aneurysm Trial Participants. (1998). Mortality results for randomized controlled trial of early elective surgery or ultrasonographic surveillance for small abdominal aortic aneurysms. *Lancet*, **352**, 1649–55.
2. Lawrence-Brown MMD, Norman PE, Jamrozik K, et al. (2001). Initial results of the Western Australian Ultrasound Screening Project for Aneurysm of the Abdominal Aorta: relevance for endoluminal treatment of aneurysm disease. *Cardiovascular Surgery*, **9**, 234–40.
3. Chatzizisis YS, Coskun AU, Jonas M, Edelman ER, Feldman CL, and Stone PH. (2007). Role of endothelial shear stress in the natural history of coronary atherosclerosis and vascular remodeling—molecular, cellular, and vascular behaviour. *Journal of the American College of Cardiology*, **49**, 2379–93.
4. Gao H, Long Q, Graves M, Gillard JH, and Li ZY. (2009). Carotid arterial plaque stress analysis using fluid-structure interactive simulation based on in-vivo magnetic resonance images of four patients. *Journal of Biomechanics*, **42**, 1416–23.
5. Gao H and Long Q. (2008). Effects of varied lipid core volume and fibrous cap thickness on stress distribution in carotid arterial plaques. *Journal of Biomechanics*, **41**, 3053–9.
6. Tang D, Yang C, Mondal S, et al. (2008). A negative correlation between human carotid atherosclerotic plaque progression and plaque wall stress: in vivo MRI-based 2D/3D FSI models. *Journal of Biomechanics*, **41**, 727–36.
7. Kock SA, Nygaard JV, Eldrup N, et al. (2008). Mechanical stresses in carotid plaques using MRI-based fluid–structure interaction models. *Journal of Biomechanics*, **41**, 1651–8.
8. Lawrence-Brown MMD, Semmens JB, Hartley DE, et al. (1999). How is durability related to patient selection and graft design with endoluminal grafting for abdominal aortic aneurysm? In: Greenhalgh RM (ed.) *Durability of Vascular and Endovascular Surgery*, pp. 375–85. London: WB Saunders.
9. Harris PL, Buth J, Mialhe C, Myhre HO, and Norgren L. (1997). The need for clinical trials of Endovascular abdominal aortic aneurysm stent-graft repair: the EUROSTAR project. *Journal of Endovascular Surgery*, **4**, 72–7.
10. Li Z and Kleinstreuer C. (2006). Computational analysis of type II endoleaks in a stented abdominal aortic aneurysm model. *Journal of Biomechanics*, **39**, 2573–82.
11. Lawrence-Brown MMD, Sun Z, Semmens JB, Liffman K, Šutalo ID, and Hartley DE. (2009). Type II endoleaks: when is intervention indi-

cated and what is the index of suspicion for Types I or III? *Journal of Endovascular Therapy*, **16**(Suppl. I), I-106–18.
12. Liffman K, Lawrence-Brown MMD, Semmens JB, Bui A, Rudman M, and Hartley D. (2001). Analytical modelling and numerical simulation of forces in an endoluminal graft. *Journal of Endovascular Therapy*, **8**, 358–71.
13. Liffman K, Šutalo ID, Bui A, Lawrence-Brown MMD, and Semmens JB. (2009). Experimental measurement and mathematical modelling of pulsatile forces on a symmetric, bifurcated endoluminal stent-graft model. *Vascular*, **17**, 201–9.
14. Šutalo ID, Liffman K, Lawrence-Brown MMD, and Semmens JB. (2005). Experimental force measurements on a bifurcated endoluminal stent-graft model—comparison with theory. *Vascular*, **13**, 98–106.
15. Li Z and Kleinstreuer C. (2006). Analysis of biomechanical factors affecting stent-graft migration in an abdominal aortic aneurysm model. *Journal of Biomechanics*, **39**, 2264–73.
16. Chien S, Usami S, Dellenbeck RJ, and Gregersen M. (1970). Shear dependent deformation of erythrocytes in rheology of human blood. *American Journal of Physiology*, **219**, 136–42.
17. Barbee JH and Cokelet GR. (1971). The Fahreus effect. *Microvascular Research*, **34**, 6–21.
18. Pries A, Secomb T, and Gaehtgens P. (1996). Biophysical aspects of blood flow in the microvasculature. *Cardiovascular Research*, **32**, 654–67.
19. Popel AS and Johnson PC. (2005). Microcirculation and hemorheology. *Annual Review of Fluid Mechanics*, **37**, 43–69.

第14章

血管成像技术：原理与实践

Andrew Holden, Brigid Connor, Stephen Merrilees, Zubayr Zaman

血管成像技术的简介

在20世纪上叶，血管成像技术主要是通过穿刺针经器官的供血动脉或回流静脉注射不透放射线的造影剂，同时使用X线进行连续拍片完成的。随后的侵入性血管造影技术逐步升级为使用X线透视、快速帧频血管造影、数字减影血管造影（DSA）和最近出现的锥束CTA等技术。经皮穿刺技术（Seldinger技术）的发展使我们可以通过导管安全进入并到达远端的血管腔内获得血管影像。

在过去的20年间，无创血管造影技术获得了重大进步。在大多数情况下，血管疾病现在可以使用多普勒超声、磁共振血管造影（MRA）、CTA这些无创方式进行造影。每种无创方式都有各自的优缺点，但这些方法都常用于血管成像。

了解每种血管成像方式的原理对现代血管外科医生非常必要，本章主要介绍这些方法和原理。

超声多普勒

声学基础

声音是能量的一种形式，它以波的形式传播。超声波的行进方式是以组织压缩、膨胀的交替带的形式垂直传播的（图14.1）[1,2]。根据公式$c=f\times\lambda$（其中c是速度，f是频率，λ是波长），声音的速度与频率和波长成正比。虽然不同的组织成分会产生不同的传播速度，但软组织中的平均传播速度可以假设为1540m/s[3]。用于诊断的超声频率通常为2~15MHz。作为对比，人类可以听见的声音范围在20~20 000Hz[4]。

声音一旦进入机体，它就可以沿传播线继续传播，直到新的组织交界面。它可以被反射或者继续穿过组织。声音可以被直接或沿角度反射。声音反射的总量取决于组织间的声学差异（例如，肝脏和血管）[1,3]，组织的声学差异越大，声音的反射就越多。

这种反射的声音成为超声影像学的基础，只有沿声波线反射回的声波才能构成图像。其他反射的声波要么分散消失，要么成为伪影。

超声穿过组织时会失去能量，称为衰减。这是吸收（转化为热能）、散射、反射的共同结果[1]。超声波的频率越高，能量衰减就越快，这就意味着高频超声波转换器的穿透距离更短。

设备

超声脉冲的产生依赖于压电效应，这是一些自然或人造晶体的特性。这种晶体可以产生振子，在电压的作用下产生物理形变，移除电压的时候可变回基线状态。这种物理状态的变化导致机械压力波的产生。反之亦然，冲击晶体的压力波引起物理形

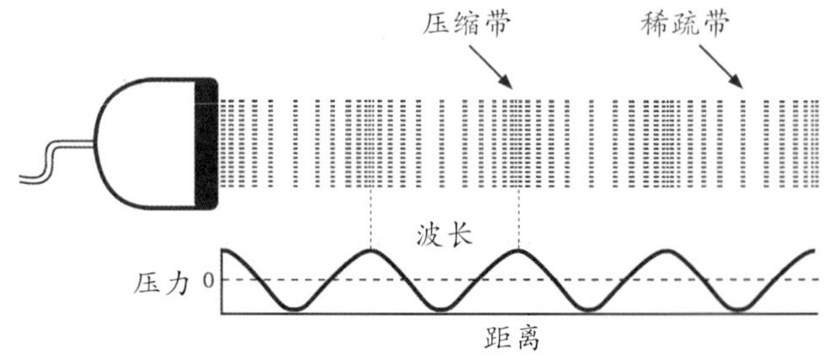

图14.1 超声换能器的振动产生声波进入被成像的组织。压缩带和稀疏带可能表示为正弦波。

变,可以产生电压。因此,晶体起着换能器的作用,是电能与机械能之间的相互转换。超声诊断(包括本章)中的转换器即表示这种晶体,也表示耦合发生器和接收器。

用最简单的术语说,转换器产生声波,然后暂停接收反射的声波;波幅和时序可以产生灰度图像。

转换器的选择取决于身体的部位和组织的成像。如前所述,转换器频率越高,穿透深度越浅(衰减越高),但是空间分辨率更高(图14.2)。因此,大多数外周血管成像(除主动脉、髂动脉),应该选择高频探头(7~15MHz)。因为主动脉和髂动脉较深,所以必须牺牲一定的空间分辨率以获得额外的深度而选择低频转换器(1~5MHz)。

转换器内的晶体可以以线性或曲线的方式排列,典型的线性转换器具有更高的频率,而曲线转换器的频率则较低。用弧形阵列转换器能提供楔形而非矩形的图像(图14.2),可用于腹部等某些需要较大图像的区域。

成像质量

空间分辨率

空间分辨率是区分相邻对象的能力,由以下3部分决定。轴向分辨率(沿声波线)与频率直接成正比,是转换器的固定的特性。横向分辨率(垂直于图像平面)主要受到焦距的影响,因此,操作者可以在适当的时候调整其焦点深度。仰角分辨率(垂直于两者)与转换器结构有关,所以不能被操作者调节[1]。

焦点

超声波的相互作用导致声波在远处的发散(Frauenhofer区域)。为了最大限度地提升横向分辨率,按时序激活晶体元件可以矫正这种发散,并且聚

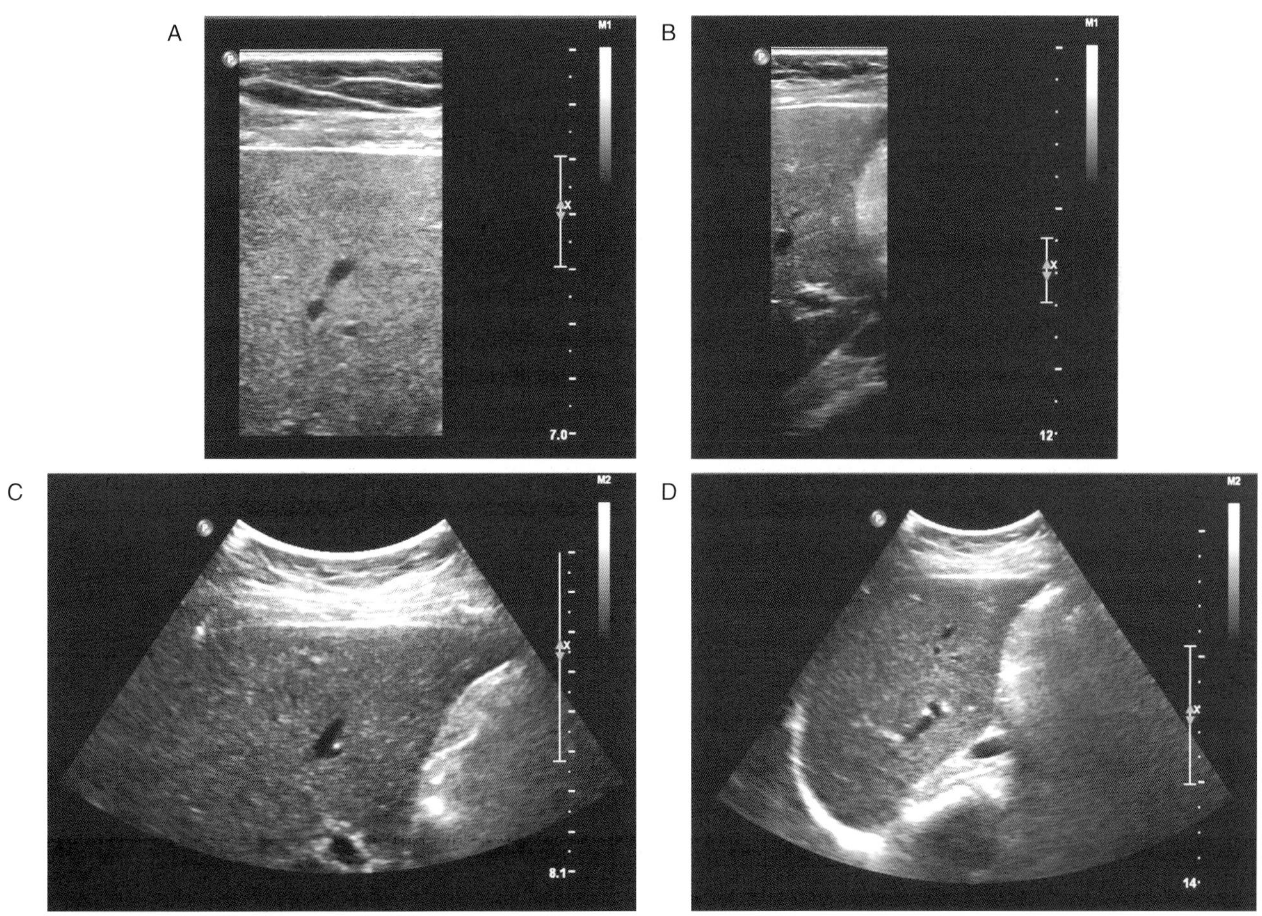

图14.2 患者肝脏图像。(A)和(B)采用线性9~13MHz换能器(C)和(D)采用弯曲5~11MHz换能器。注意:更好的精细线性换能器的细节,牺牲深度穿透,而弯曲换能器以牺牲空间分辨率为代价,充分成像了肝脏的深层成分。

焦在操作者选择的深度。

深度

操作者可以改变视野的深度，并且应该减少到可以显示目标组织的最小区域。

时间增益控制

衰减会导致深部结构的反射能力降低，导致深部组织的图像逐渐丧失。时间增益控制(TGC)允许操作者修正这种增加的衰减，通过选择性地增加获取到的反射声波，可以产生一个更加均匀的图像(图14.3)。

伪影

灰度图像中可以产生很多伪影。与血管相关的影像一般是混杂或阴影。当超声在高度反射的平行界面(例如，血管壁之间)反复反射时，就会产生混杂伪影。当超声被高阻抗的组织(例如，钙化点或骨骼)反射或吸收时，就会产生阴影，此时声音没有被返回，因而无法获得深部组织的图像(图14.4)，形成声影。

多普勒

多普勒效应是由发射器与感受器之间的相对运动的声音频率变化引起的。公式是：

$$\triangle F=(F_R-F_T)=2F_{Tv/c} \quad [1]$$

其中$\triangle F$是频率变化，F_R是感受频率，F_T是发射频率，v是运动目标相对传感器的速度，c是声音的速度。在血管超声中，红细胞作为一个移动的声源，测量这种频率变化(多普勒现象)可以计算出血液的流速[5]。

很明显，为了让多普勒频移达到最佳效果，血流最好正流向或反向于探头。然而在现实中，大多数血管却是垂直于声波束的。如果血流正好90°垂直

A

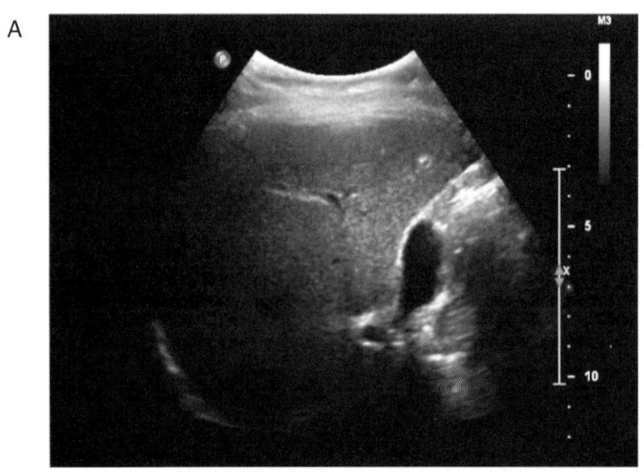

B

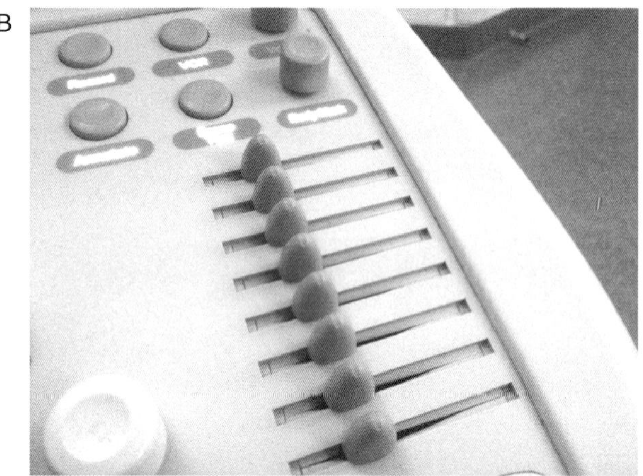

C

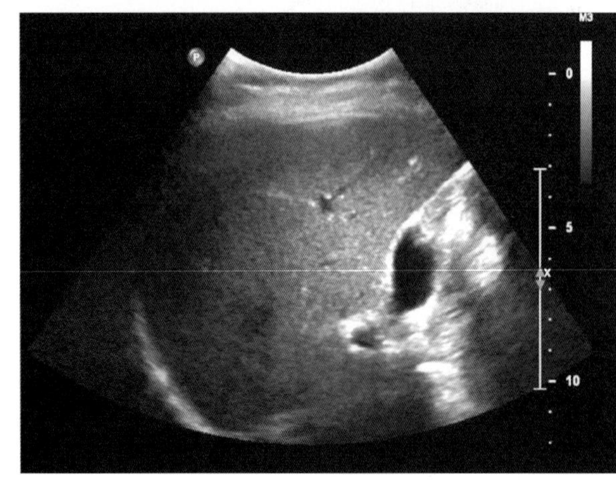

D

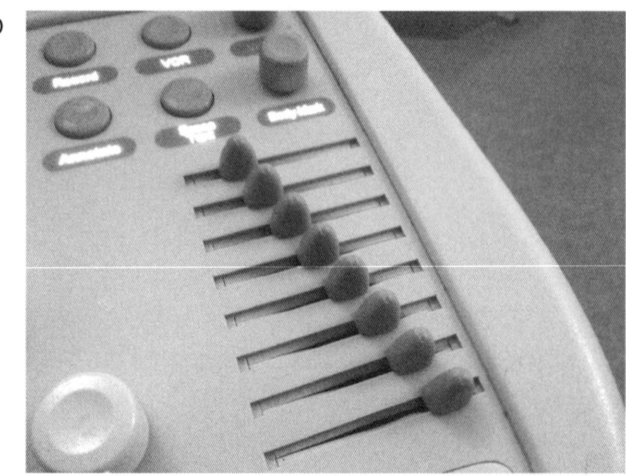

图14.3 与图14.2同一患者肝脏的图像，在适当使用和不使用TGC的情况下拍摄。在(A)中，肝组织由于衰减而逐渐变黑，没有应用TGC(B)。在(C)中，由于TGC(D)的校正，肝脏看起来是同质的。

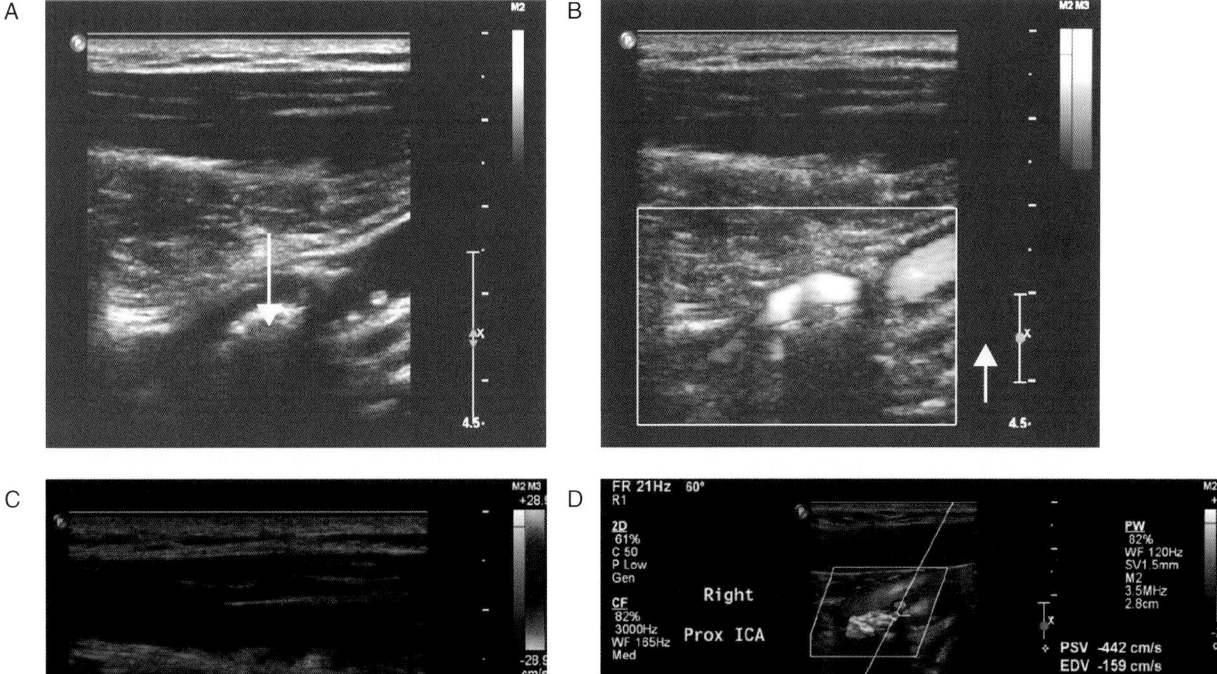

图14.4 颈内动脉图像。(A)是显示高密度钙化斑块(箭头所示)产生后声影的灰度图像。注意:通过血管的钙化部分缺乏管腔可视化。功率多普勒(B)可以更好地表示残留管腔,但钙化斑块后方仍有后部声影(短箭头所示)。彩色多普勒(C)显示狭窄内的湍流,由高速射流和光谱分析中的广泛流速证实[箭头所示(D)]。

于声波束,就没有与转换器的相对运动,也就没有多普勒频变。幸运的是,现代的转换器可以做到声波引导,使声波和血管之间产生一个角度,最佳角度为0~60°。大于60°则多普勒频变会变得很小,对速度的估计就会变得不准确:

$$\triangle F=(F_R - F_T)=(2F_T v / c)\cos\theta \qquad [2]$$

其中,θ是多普勒角度。

血流动力学

一般认为,动脉内的血流是层流,血流在管腔中心有最高的流速和稳定性,而越靠近血管壁,流速就越低。管腔狭窄使管腔直径减小,会导致流速增高[流量(Q)=流速×横截面积][6,7]和湍流(图14.5)。

连续波多普勒

连续波多普勒利用多普勒频变检测运动。连续

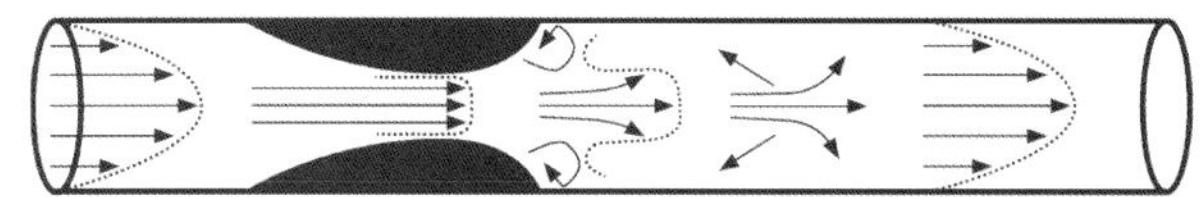

图14.5 血管流动动力学示意图。注意:狭窄与容器直径的减小成比例地产生更高的流速,并且也有狭窄后湍流。

多普勒设备有单独的发射机和接收机,因此可以连续采样。这些设备不是用于生成图像,而是用于检测血流。因为在传输的过程中没有停顿,接收到的声波可以来自各个深度的层面,所以这种技术不能用于推断深度信息,导致平行血管信号的混杂。这种技术通常可以用于产科检测胎儿心脏或床旁检测外周血管的血流。

脉冲多普勒

脉冲多普勒转换器既是发射器也是接收器,通

过在发射脉冲波的间隙接收反射波，能够得到速度和深度信息。改变间隙的长短可以手动调节多普勒的形态和深度。

现代转换器结合B型成像和脉冲多普勒，使得多普勒信息在灰度图上得以准确地选择和定位（见图14.4）。这种组合被称为双功超声。

彩色多普勒

彩色多普勒不是一个小区域的信息采集，而是可以评估整个视野或很大一部分区域的多普勒频变，并用不同的颜色来表示方向，不同的强度来表示流速，并在原灰度图上显示彩色图层[8]。

彩色多普勒最简单的临床应用是在不需要详细速度信息的情况下证实血流的存在。

一般选择红色和蓝色用以表示相反的血流方向，用混杂的颜色表示湍流（见图14.4）。

混叠是一种假象，在高频多普勒频变中容易发生。当脉冲重复频率（例如，发生脉冲之间的间隙）小于检测到的频率的2倍时，会产生一个比实际显示频率小的结果。在临床中，其会在频谱分析中表现为基线下的高频环绕，或者在彩图上显示一部分血管的突然倒转而没有真正湍流的颜色过渡。混叠会随着多普勒角度的增大而增加[1]。

能量多普勒

能量多普勒是依靠红细胞的密度而不是流速成像的，并通过牺牲速度和方向的信息，更为敏感地获得是否存在血流的信息（见图14.4）。这对于扭曲的、重度狭窄和闭塞的血管极为有用[9,10]。

波谱分析

能量多普勒显示的是频谱波形，这是大多数血管成像技术的基础形式。

波谱分析可以提供血管阻力、绝对速度，以及给定位置的速度范围和变化信息。正常的动脉波形取决于血管的类型。例如，在阻力较大的下肢动脉一般是三相波谱，然而在阻力较低的颈内动脉和肾动脉中，在整个心动周期的各个阶段都有流量（图14.6）。对于任何给定的光谱轨迹，收缩期峰值速度、舒张末期速度和各种比率都可以被测量出来。

为了获得较好的轨迹，得到一个合适的样本是非常重要的（图14.7）。在狭窄的区域，血流速度的增加和周围的湍流可以反映在波谱形态上。轻微的狭窄产生的是湍流，引起波形的变宽而不会有绝对速度的增加，而严重的狭窄则会导致速度增加。

正常动脉的流速变化范围很大，这取决于血管的大小、心输出量和患者的其他因素。因此，绝对速度不如速度比有用。一般认为，当狭窄50%时，血流速度加倍；而当狭窄75%时，血流速度增至4倍。

超声的安全性

超声检查可以提供不使用电离辐射的诊断信息。然而，虽然没有证据表明会产生危害，但是超声仍然是有副作用的，特别是热源。现代设备比早期的设备具有更高的声输出，多普勒检测使用了较长的脉冲和较高的脉冲频率，这也增加了热损伤的风险。

温度升高<1.5℃被认为是可以接受的，但温度升高>4℃达5分钟以上则可能对胎儿或胚胎有害。实

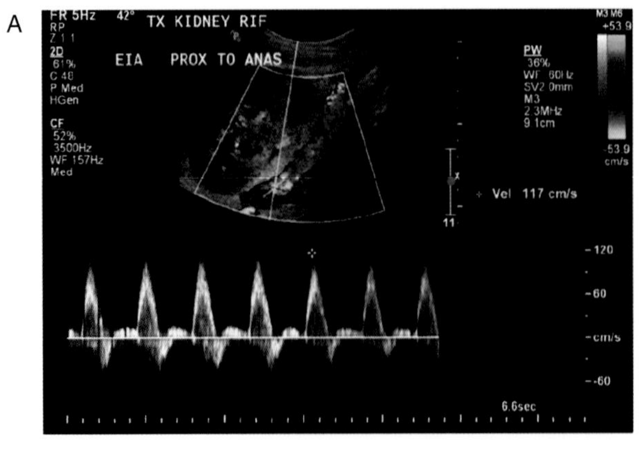

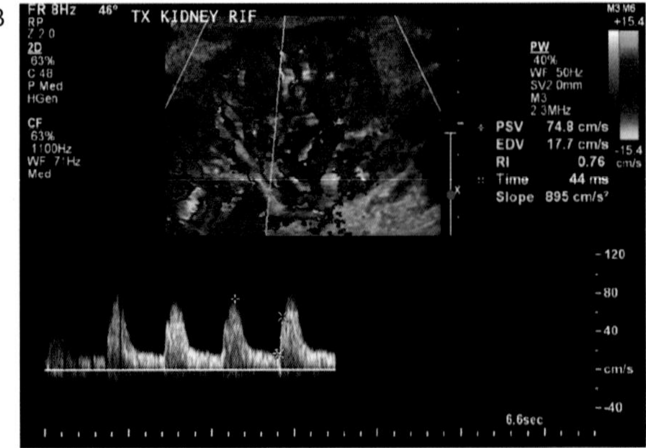

图14.6 注意：高阻力髂外动脉（EIA）（A）和低阻力节段性肾移植动脉（TX）（B）之间的波形差异。

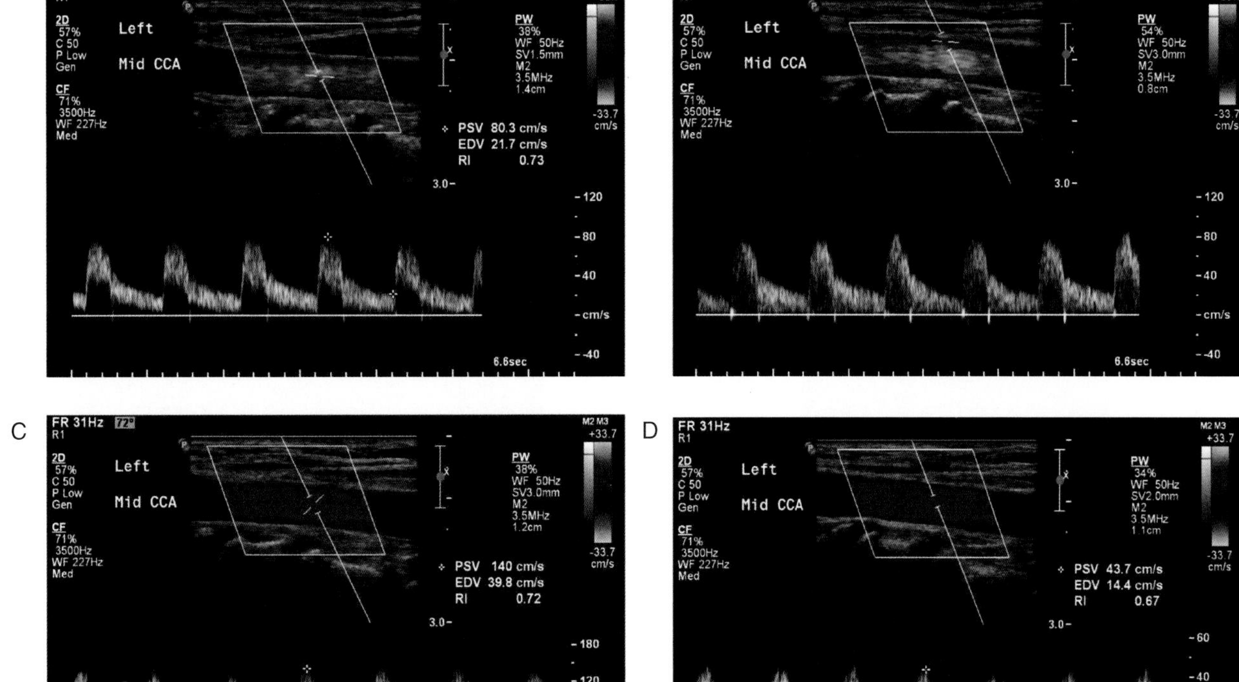

图14.7 改变多普勒参数对流速的影响。注意:正确和错误定位及角度校正样本之间的差异。(A)展示了真实的波形和速度。(B)中,样品是从血管的外围获得的,导致湍流,表现为填充在波形下的区域。(C)显示不正确的角度,这会导致虚假的峰值收缩速度测量值(实际值的2倍)。在(D)中没有应用角度校正,再次导致不正确,在这种情况下流速为实际速度的1/2。

验表明,多普勒可以显著导致组织尤其是骨骼或软组织的温度升高。

应该缩短超声操作的时间以减少这种加热效应,尽量使用最低的超声输出量获得所有诊断信息,并限制妊娠期的脉冲多普勒检查。

MRA

MRA的类型

MRA可以分为2大类——对比剂增强MRA(CE-MRA)和非对比剂增强MRA。非对比剂增强技术包括黑血技术和亮血技术,时间飞跃MRA和相位对比MRA。CE-MRA是最常使用的非心脏血管成像技术。

对比剂增强MRA

MRA对比剂,例如,钆螯合物可以缩短T1相的弛豫时间,所以这些对比剂可以使血液的T1加权相比背景组织明亮[11]。CE-MRA是通过大量采用T1加权、三维梯度回声序列在含钆造影剂的“首次通过”期使相关血管显影的。三维序列可以在纵向(z轴)获得很好的空间分辨率。

目前,已经有一些技术被用于CE-MRA的图像优化。使用脂肪抑制减少背景组织的信号。除此之外,减影技术也经常用于非对比剂数据的动脉期减影。与CT不同的是,使用预对比减影不涉及辐射,所以很安全。三维梯度回声序列被称为k空间数据,由中央k空间数据(确定对比度分辨率)和周围k空间数据(确定空间分辨率)组成[12]。CE-MRA序列必须定时,这样造影剂可以汇聚在中央k空间第一次达到峰值。为了达到这种效果,可以使用不同的时相技术,包括测试剂量、剂量跟踪和磁共振荧光透视法[13]。图像质量可以通过使用增强血管专用的表面线圈和双腔对比剂注射器进一步提高。

CE-MRA几乎可以用于所有区域的血管。通过

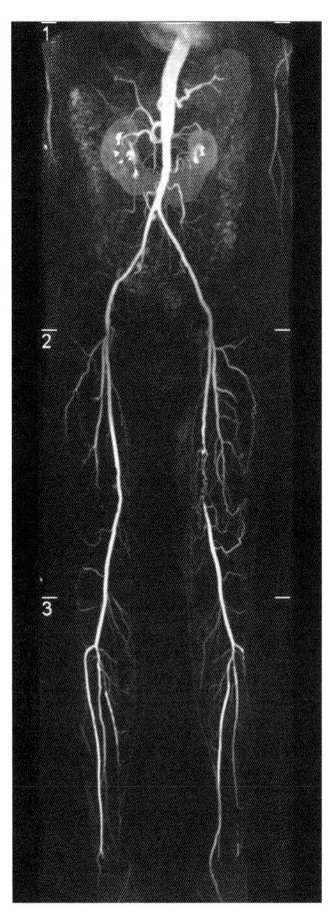

图 14.8 下肢动脉增强 MRA。三站已通过电子方式“缝合”以提供广泛的z轴覆盖范围。

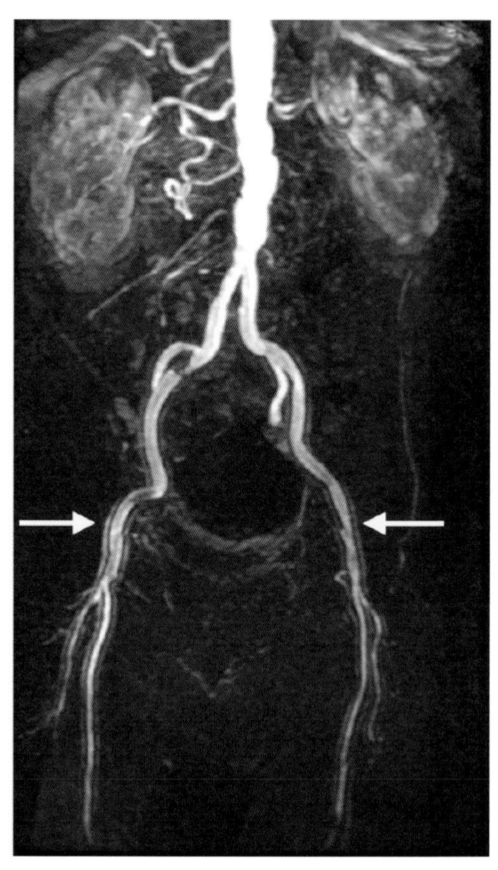

图 14.9 CE-MRA 中的“振铃”伪影。注意：对比剂在主动脉中浓度是理想的，但在髂动脉中过早出现导致环形伪影（箭头所示）。

在采集量和融合重叠数据集中采用步进式成像法，可以达到血管的广泛纵向覆盖[13]。这种技术可以用于下肢的 CE-MRA 中（图 14.8），甚至可以用于全身的 MRA 中。由于没有组织产生与增强血液相似的信号，CE-MRA 图像重建快速简单，不需要后处理或图像重建[14]。在 CTA 中，因为骨质和钙化与造影剂信号类似，与 MRA 在这方面有所不同。

CE-MRA 的主要伪影是由时相造成的[14]。如果数据集收集过早，重要的血管信息可能被错过或者因为钆浓度的快速改变而产生圈状的伪影（图 14.9）。如果采集信息过晚，则可能出现静脉相干扰动脉影的情况。这个问题最常见于胫骨段下肢动脉的 CE-MRA，而时间分辨 MRA 技术在很大程度上解决了这一问题。在该技术中，序列之间的周围k空间数据被共享，可以获得更高时间分辨率的 MRA。时间分辨的 CE-MRA 目前是一种被广泛应用、可靠、可重复的技术。

一个值得关注的点是，CE-MRA 的使用可能与肾源性系统性纤维化（NSF）有关[15]。这种系统性纤维化疾病与某些钆螯合物的使用有关，几乎都发生于严重慢性或急性肾功能不全的患者。遵循安全指南包括在高危患者组不使用一些特定的螯合物（例如，非离子型、线性化合物），同时避免对高危患者组（例如，腹膜透析的患者）使用 CE-MRA，这样，与 CE-MRA 相关的 NSF 几乎都可以避免。

非对比剂增强技术

黑血技术和亮血技术

这些技术通常被用来评估血管壁的病理学和血流动力学[11]。黑血技术是血管腔显示为黑色的 T1 加权序列，可以由此获得高空间分辨率的血管壁影像，这种技术常用于心电图（ECG）门控（图 14.10）。亮血序列包括平衡式场回波序列，血管腔显示为白色。这些序列具有较高的时间分辨率，是心脏大血管成像的理想选择（图 14.10）。

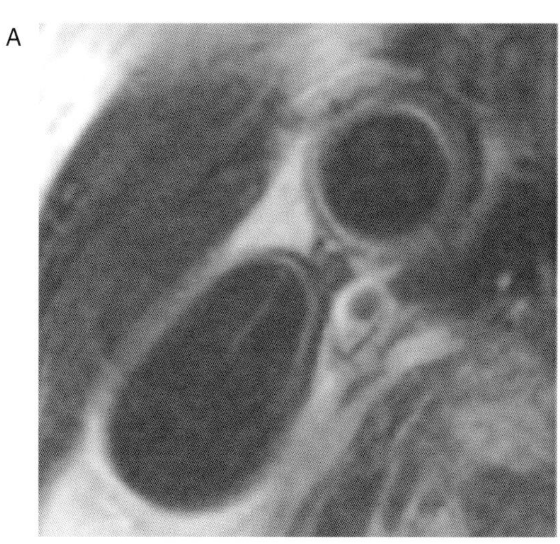

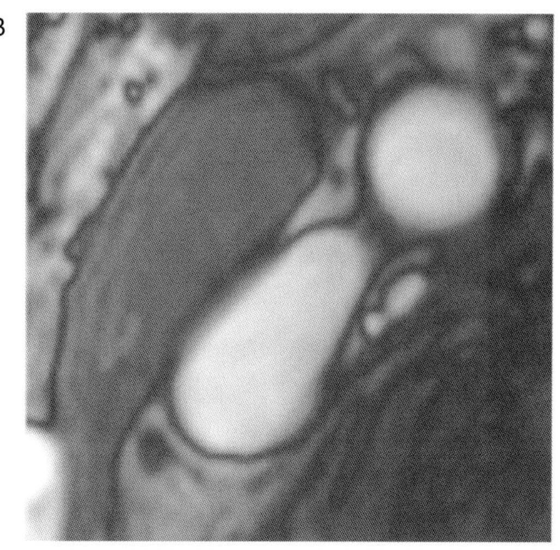

图14.10 黑白血液技术。(A)T1加权心电图门控序列显示黑血并提供颈动脉的高空间分辨率墙。(B)同级白血序列(平衡场回波)序列。

时间飞跃MRA

时间飞跃(TOF)MRA设计梯度回波序列,包括在成像平面减少来自静止组织的信号(也称为信号饱和度)[12]。然而,流入成像平面的血流产生的信号是不饱和的。这种现象是TOF MRA的基础,也被称为流动相关增强。流入量的增加取决于一些MRA的参数和血流的流速。

二维TOF MRA使用的技术是获得多片叠加到一起并显示出的血管造影,通常采用最大密度投影(MIP)技术。该技术具有良好的平面内空间分辨率,但因为最终来自流动血液的信号变饱和,纵向(z轴)覆盖范围有限。二维TOF MRA常用于颈动脉分叉部(图14.11)。

三维TOF MRA是整个组织暴露于梯度回波序列,而不是单个切片。在这种技术中,重建的平面厚度是由编码梯度定义的,这意味着可以实现更薄的切片。这使得所有平面的空间分辨率更高,但纵向

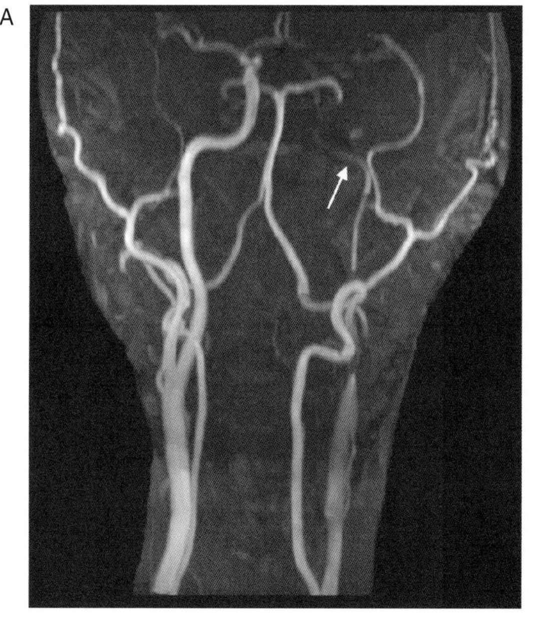

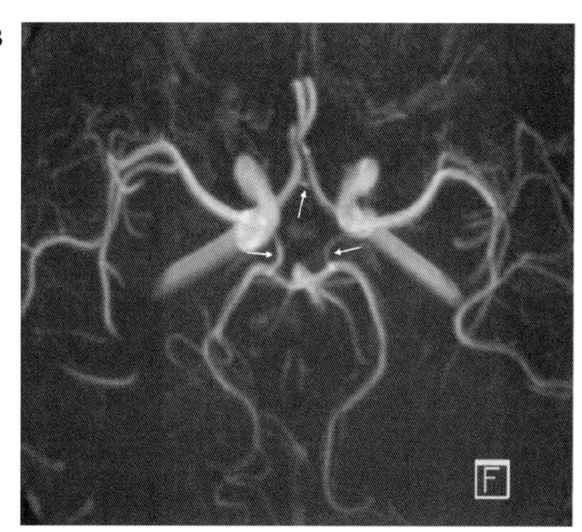

图14.11 TOF MRA。(A)颅外动脉和颅内动脉的二维TOF MRA。注意:左颈内动脉闭塞(箭头所示)。(B)Willis环的三维TOF MRA。注意:前后交通动脉(箭头所示)。

覆盖受到信号和延长成像时间的限制。三维TOF MRA在临床中最常用于Willis环(图14.11)。

相位对比MRA

相位编码梯度用于确定自旋质子在MRI中的位置[12]。然而,流动血液中的移动质子可以显示相移在相移量和流速之间的线性关系。相移造影的基础是流动血液中的相移。这种技术的优点是能够计算流速,但因其只有较低的空间和时间分辨率,往往只能作为辅助技术。

近来,非增强MRA技术,利用相位对比成像的原理和收缩期快速血流和舒张期慢速血流之间信号的固有差异,提供了肾脏及下肢等部位的高质量的非增强MRA(图14.12)[16]。这些技术虽有前景但尚未具有足够的临床实用性。

CT血管造影

CT的基本原理

传统的屏-片X线摄影:X线束照射物体,通过物体内的结构时发生衰减(一部分射线在穿过物体时被衰减掉)。当X线束射出时,它的影像被记录在影像探测器上。诸多不足限制了X线在组织和器官成像中的应用。其中最主要的问题是将三维结构转换成二维图像时组织会有较多的重叠。

早期的CT成像采用旋转的X线束,与一系列影像探测器相对,产生人体的轴向断层图像[17]。为了从这些数据中生成图像,每个层面都被划分成一个网格框(体素或体积元素),其中x和y方向沿着层面的方向,z方向沿着主体的轴线。测量每个体素中的衰减并在图像中表示为像素。正是这个像素矩阵形成了数字图像。数字成像细化超出了本书讨论的范围,最终的过程是将体素的衰减值改为整数,即称为Hounsfield units(HU)的CT数。这个数字计算是相对于水的,因此水的HU值为0,空气为-1000,密质骨为+1000。任何比水衰减快的组织,例如,血液和肌肉,其HU值都会高于0,而衰减较慢的,如肺和脂肪组织的HU值就会呈负数。

螺旋CT是一项显著改善CT空间和时间分辨率的技术突破[18]。成像板通过连续旋转的CT机架与X线束移动,从而获得一个有z轴的三维数据集(图14.13)。多排螺旋CT(MDCT)的开发是为了解决在螺旋扫描技术的不足,现在已经是标准配置[19]。在z轴上使用多行检测器(当前最多256行),而不是仅一行检测器。在成像平面的空间分辨率(x,y方向)受制于体素的数量,而

A

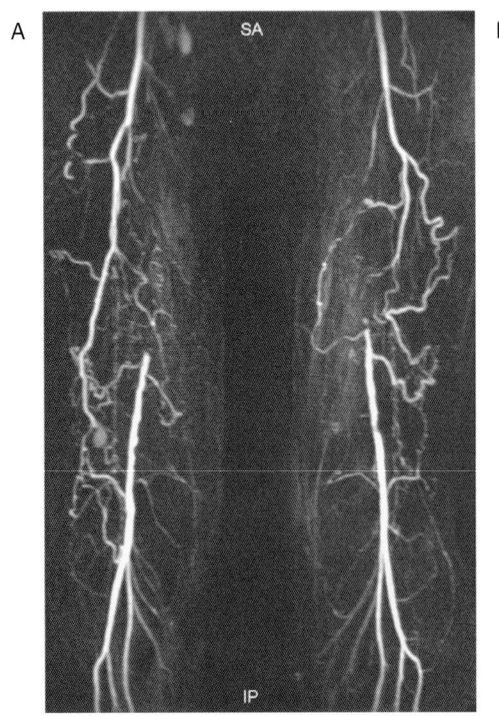

B

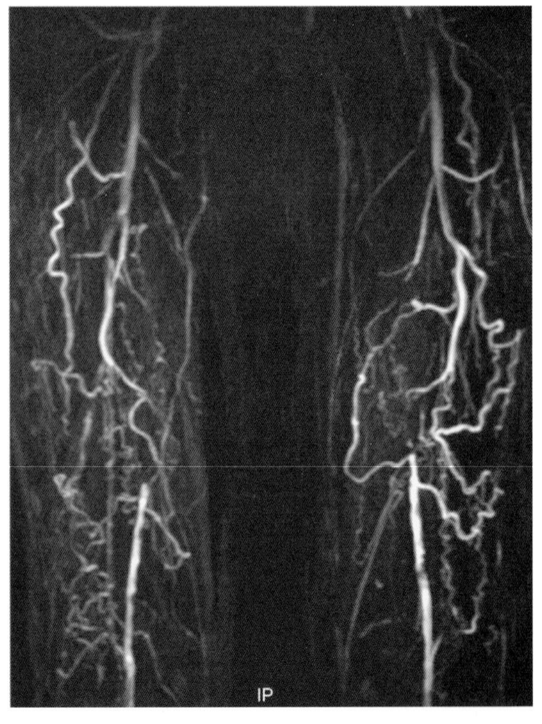

图14.12 非对比MRA技术。(A)股动脉的CE-MRA显示双侧长段的股浅动脉闭塞。(B)非对比MRA显示出极好的相关性。

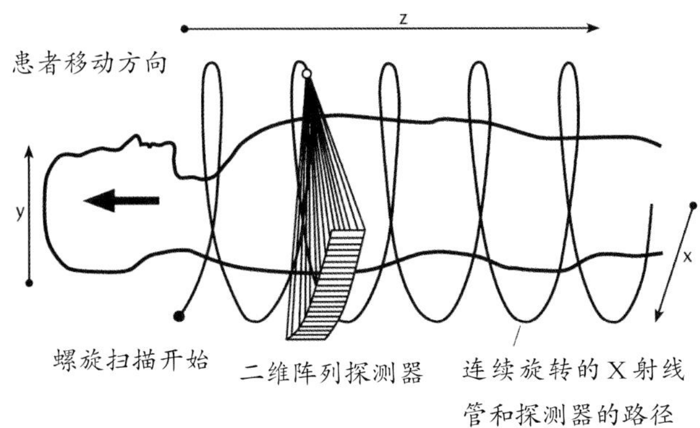

图14.13 螺旋CT。扫描床随着CT机架移动,X线束连续旋转,从而获得具有z轴覆盖的三维数据集。

在z轴则受制于图像探测器的尺寸,目前最小约0.5mm。改进X线发生器的输出和热容量,提升检测器的性能和其他附加技术,例如,改变焦点,可以继续提高空间分辨率。MDCT的时间分辨率有了很大的提高,这是CTA基础。同时收集三维数据的能力随着技术(例如,双源MDCT的出现)的发展不断提升。

CTA

CTA背后的原理类似于CE-MRA中所讨论的原理。静脉注射造影剂后,造影剂"首次通过"相关的血管床时,可以获得一个三维数据集。最佳成像质量取决于CTA技术、造影剂处理方法和图像后期处理。

CT技术人员需要选择合适的扫描范围、辐射剂量、重建算法和扫描时间。为了得出高质量和放射剂量适度的结果,可能需要进行一些妥协。例如,覆盖更长的z轴可能会导致较长的扫描时间或者会降低质量构造算法。现代CT扫描仪可以根据患者成像的面积自动调节剂量(胸部的X线衰减比腹部少得多,因此需要更低的辐射剂量),但重要的是确保图像质量不受影响。

在CTA中,扫描在动脉造影达到峰值浓度时开始。通常情况下,这是通过自动跟踪技术完成的[20]。"感兴趣的"点是反复测量靶动脉和血液衰减直到达到预定阈值的区域(图14.14)。然后,在CT床移动和暂停呼吸指令发出后立即开始工作。CTA使用碘造影剂。高密度造影剂(碘350~370mmol/L)快速静脉输注(4~5mL/s)可以提供一个密集的动脉剂量。

数据集一旦收集,最常用的处理CTA后期图像的方法是二维多平面重建(MPR)、三维MIP和三维体绘制[21]。由轴向获取的数据集产生三维重建的过

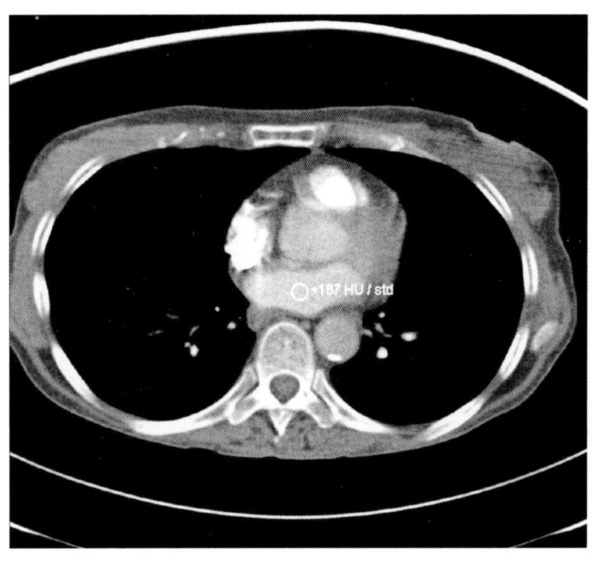

图14.14 使用团注法的肺血管造影中的团注跟踪以及放置在右心房的感兴趣区域。静脉和动脉峰增强之间的延迟可以个体化。

程被称为渲染技术,这些都需要数据积成为量,对体素显示的组织类型进行分类,最后形成图像。现代MDCT机上获得的CT数据集可以产生成千上万的原始图像,使得三维成像技术在体成像方面有非常重要的作用。

MPR利用数据在矢状面、冠状面、斜面或曲面上创建二维图像而不丢失数据和空间分辨率。这些图像是有限厚度的体素和一个可设置角度的轴向集的横断面。在血管成像中,垂直于血管腔的平面可以提供精确的血管腔和血管壁的信息。图像的长轴可以通过使用曲面MPR与整个血管腔并列(图14.15)。这种类型的MPR允许通过输入曲线平面来显示血管的横断面轮廓和任何管腔内的病变。这个过程如果手工完成很耗费时间,但是可以通过使用自动化软件改进。

MIP图像是通过获取射线通过物体时产生的最高衰减体素得到的。因此,它在有造影剂填充的结构,例如,对关注点在血管的CTA显影方面很有价值。MIP已经被使用了20多年,由于创建一个三维图像所需的实际数据百分比很小(总数的10%),可以使用相对较小的处理功率来执行。这项技术有2个主要的局限性。第一,其他高衰减体素可能会妨碍血管的评估,尤其是在评估含有大量粥样钙化斑块或含有支架的血管时。第二,对血管深度的感知不明显,需要通过几个MIP投影创建图像才能产生旋转感。即使有这些问题,MIP也是CTA处理的主要工具。

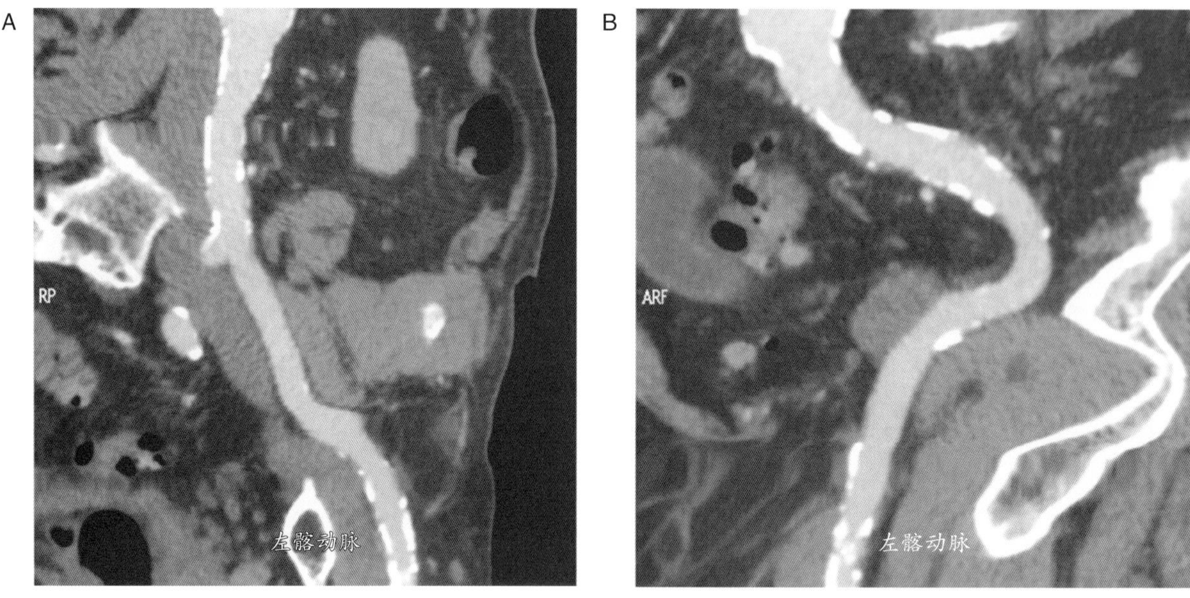

图 14.15 左髂动脉的弯曲多平面重建(MPR)图像。通过在横向和冠状平面上绘制点来对解剖曲折进行成像,以产生弯曲的冠状(A)和矢状(B)重建。

立体绘制使用所有获得的数据并显示多个组织类型像素,使用计算机计算技术把它们按透明度 0~100% 进行分配(图 14.16)。计算出百分比后,每个体素就被赋予一个颜色和一个不透明度,对应于一个组织类型。三维图像是模拟光通过物体产生的,可以产生表面阴影和器官与血管之间的空间关系。立体绘制赋予组织颜色并保持灰度上的光效,使其在人眼中更直观。这种技术在测量血管狭窄和识别血管解剖方面是非常精确的,尽管其可被严重钙化和受血管内支架影响。

所有的过程都适用于动脉瘤或闭塞性疾病的管腔直径的测量。高级血管分析软件可以准确计算血管腔的尺寸(直径和横截面积)、血管长度和狭窄程度(图 14.17)[22]。

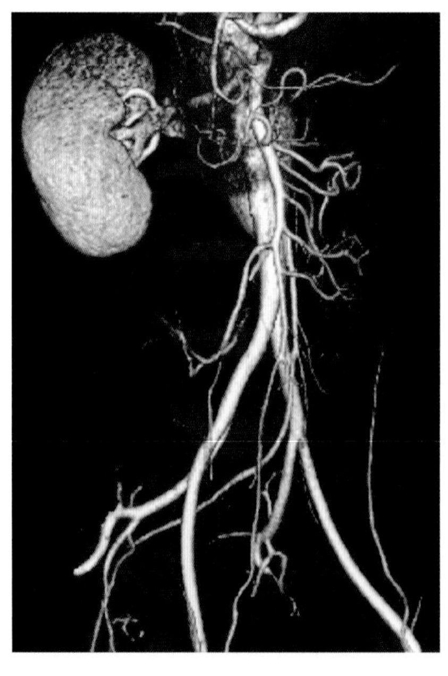

图 14.16 CT 血管造影和容积渲染后的主动脉成像加工。彩色显示增强了结构的三维关系。

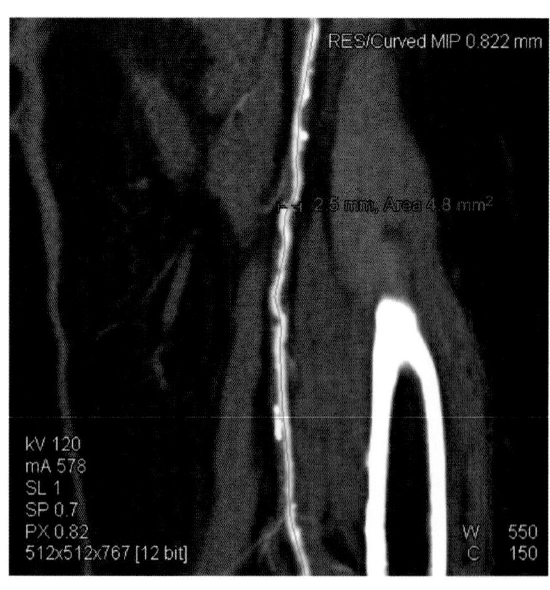

图 14.17 股浅动脉狭窄的评估。使用弯曲的 MPR 重新格式化,已在轴向图像和用于计算管腔宽度和面积的血管分析软件上识别出局灶性狭窄。

数字减影血管造影

DSA基本原理

现代血管造影装置是利用X线透视和DSA。这些图像的产生与传统的屏-片X线摄影和CT一样，即X线束进入一个物体后衰减，并在影像探测器上记录射线衰减和衰减模式。在X线透视和DSA中，影像检测器被称为影像增强器，为影像机提供数据。然后，由数字图像处理系统管理成像数据，由该数字图像处理系统生成图像（在监视器上显示）并向X线发生器提供反馈。

通常情况下，X线源位于一个可穿透射线的血管造影板下方，而影像增强器（Ⅱ）位于患者上方，然而，射线源和影像增强器是被C臂连接的，因此可以在垂直到水平位置之间任意旋转（图14.18）。X线透视提供了"实时的"X线图像。图像的质量随X线发生器所发射的照射剂量、射线的准直程度、放大程度和患者因素（例如，被拍摄的部位和患者的体积）变化而变化。准直是通过操作者定位铅瞄准仪挡住一部分X线源实现的，这样只有感兴趣区域可以被显示出来。这优化了X线源的剂量，最大限度地减少了干扰。传统上，模拟数字转换器是用于将数字信号传输给图形成像装置和显示器的，但目前使用的直接数字探测器（平板探测器）性能明显提高。X线荧光透视法是血管造影和介入的成像方式的"主力军"，使血管介入设备实现实时可视化（图14.19）。这种方法几乎是专用于冠脉成像和介入治疗的，而减影血管造影则严重受制于心脏运动。

DSA涉及脉冲辐射暴露。首先，一个标准的X线曝光被捕获并数字化，产生一个"蒙片"图像。在这之后的图像会被减影（实时图像），只有新的射线衰减后的影像会被显示。通常情况下，在DSA中，这

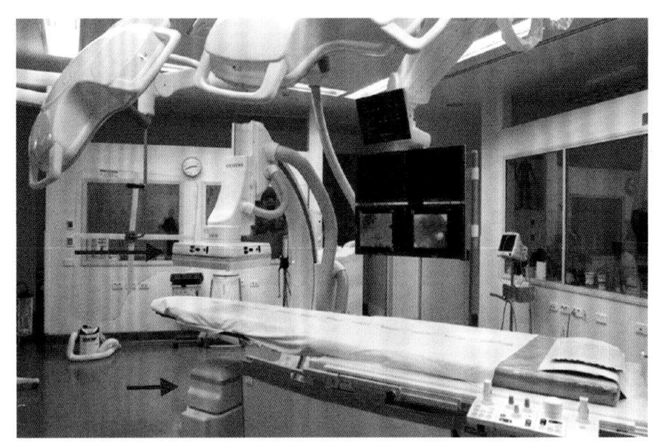

图14.18 现代血管内套件中的数字减影血管造影装置。注意：桌子上方的影像增强器（长箭头所示）通过C臂连接到桌子下方的X射线源（短箭头所示）。

A
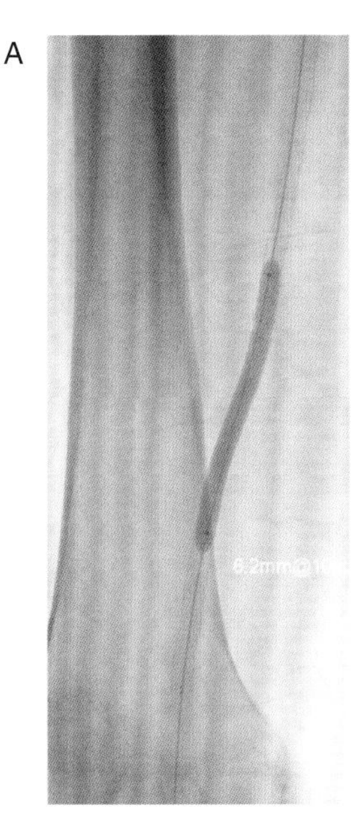

B
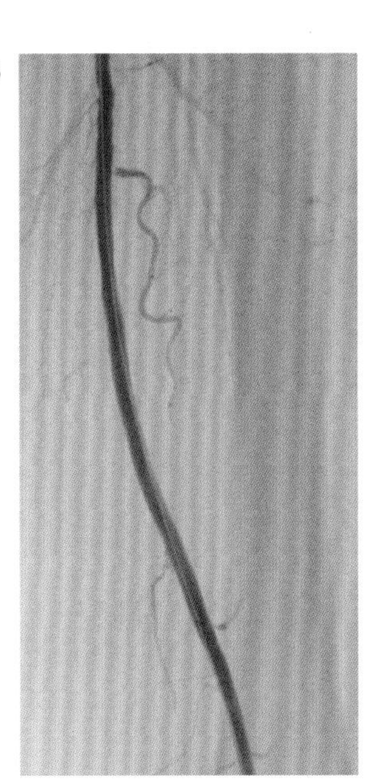

C
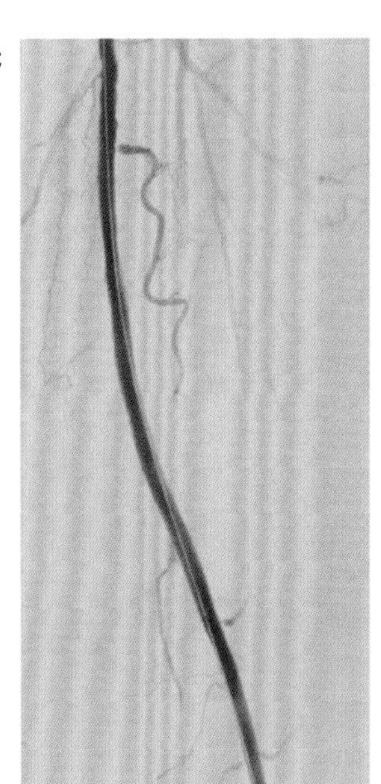

D
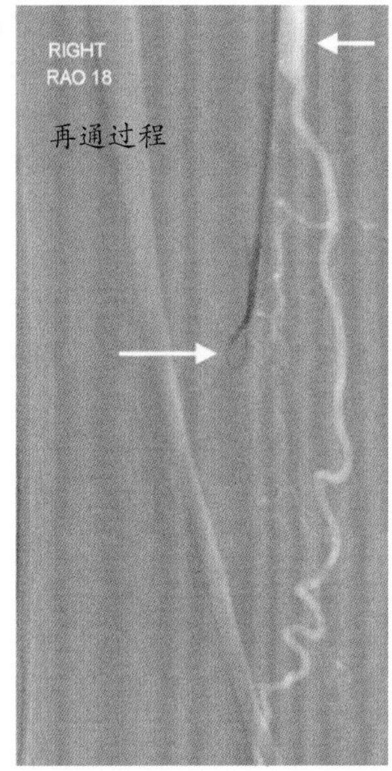

图14.19 数字减影血管造影应用。（A）X射线透视在用球囊扩张股浅动脉时提供实时指导。（B）支架植入后，股浅动脉的未减影血管造影。（C）减去与（B）相同级别的图像。（D）路线图勾勒出闭塞的股浅动脉（短箭头所示），而导管和导丝穿过慢性完全闭塞（长箭头所示）。

是在血管中注入碘造影剂产生的血管造影图像(图14.19)。患者的运动也会产生伪影,被称为重合失调的伪影。DSA中的图像质量又受透视、剂量、准直、放大和患者自身等因素的影响。造影剂的浓度会影响图像质量,它取决于造影剂浓度和剂量、注射速率、心脏输出量和心率等诸多参数。当使用DSA时,操作者通常会依据解剖部位选择对比参数和成像帧率。

数字减影血管造影的高级应用

DSA生成一个数字数据集,除了允许图像相减,还可以执行一些高级应用程序。在"路图"功能下,靶血管造影剂可以获得未透视图像。然后其被叠加于一个活动的透视图像上,这使得导管导丝可以在一个几乎不透视的管腔内被操作(见图14.19)。在"图像叠加"功能下,先前的减影图像叠加在透视图像上提供虚拟不透光层。再蒙片涉及选择一个可以提高减影质量新的新层面。再对准和像素转换使蒙片在空间上移动解决患者移动所产生的小偏移。空间增强(例如,边缘增强)可以改善减影图像的外观,使血管的边缘显示出显著的增强。

近年来,锥束CT技术革新了DSA装置的性能。这个应用也被称为容积断层血管造影,C臂单元(包括X线源和探测器)在图像采集过程中围绕患者旋转,以创建出与CT相同的三维图像数据集。这使得在介入手术过程中可以使用床旁CT,对介入手术十分有用,例如,活检或经皮穿刺造瘘修复(图14.20),都需要血管造影三维血管减影的数据集。多种先进的软件应用程序都可以使用这种技术在透视图上直播,例如,三维路图、虚拟引导下的超选择性插管、CT和MR影像数据的影像融合(图14.21)。体层血管造影在操作台或C臂系统上都可以使用,但在C臂与机器臂连接的系统中的使用范围更广。

A

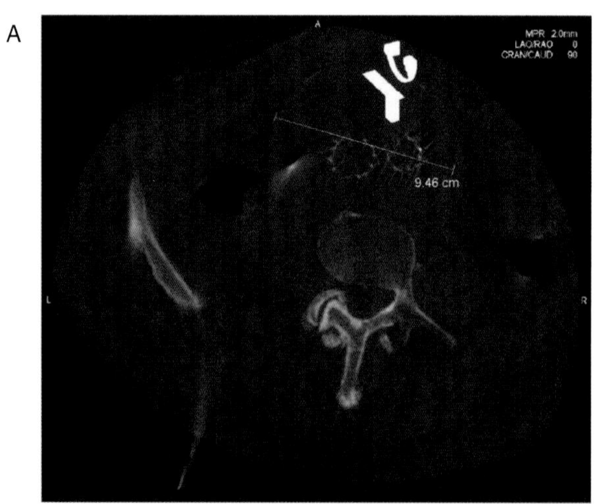

B

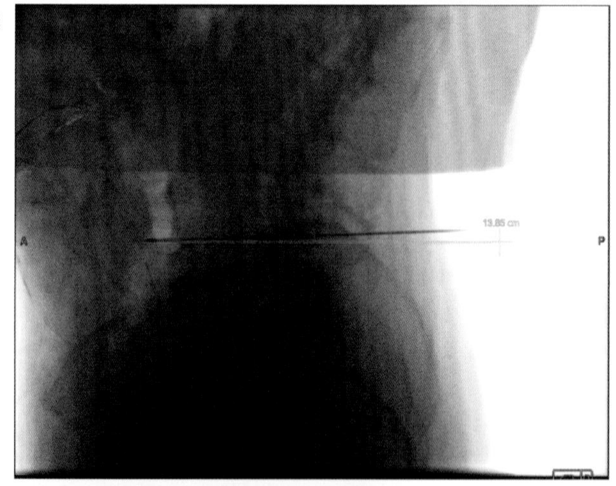

C

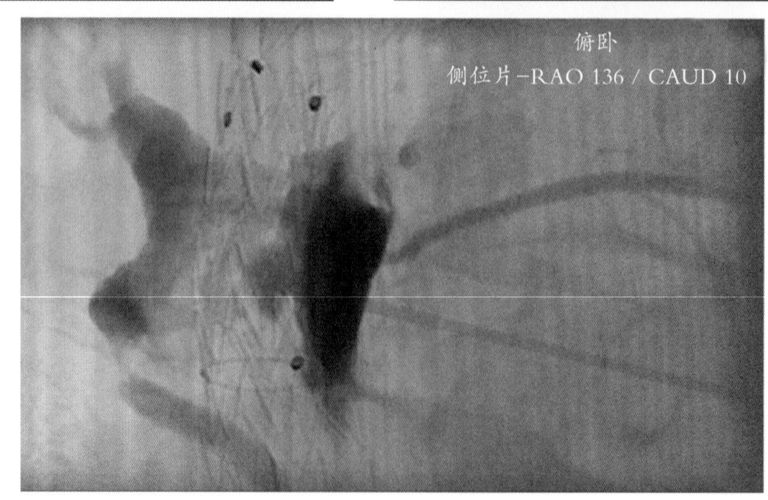

图14.20 锥形束CT技术用于治疗腹主动脉瘤腔内修复术后2型内漏。(A)桌面CT有助于安全规划经皮穿刺置入动脉瘤囊。(B)针在透视引导下沿着叠加的虚拟针轨迹传递。(C)内漏是通过对比勾勒出来的,随后被栓塞。

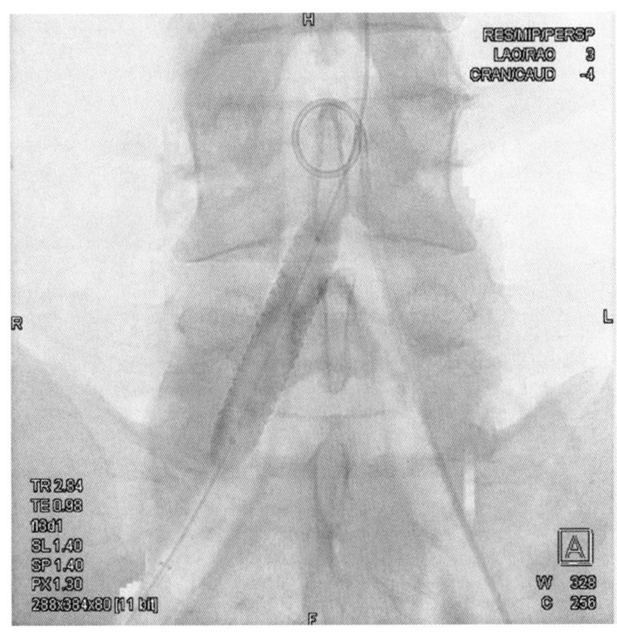

图14.21 DSA和MRA图像融合。右髂动脉支架置入术在未注入碘造影剂的情况下进行,并显示相关动脉通过将CE-MRA数据集融合到体积断层扫描血管造影数据集。

放射安全

与放射相关的临床医生应了解其所涉及的风险,以及减少放射剂量和风险的方法这是很重要的。使用放射成像方法(尤其是CT和DSA)的原则是患者的受益大于手术风险。这通常是一种主观的评估,会受到各种因素的影响,如疾病的严重程度、患者的年龄(辐射风险受患者年龄的影响,患者年龄越小风险越大)、手术技术成功,以及替代方式的价值。

X线的影响发生在组织分子水平的电离。如果超过阈值剂量,就可以看到确定性效应(如皮肤红斑)。随机效应(如辐射诱发的恶性肿瘤)没有阈值,但风险随着剂量呈线性增加[23]。组织的吸收剂量是通过单位质量的能量传递(1 J/kg为一个灰度)来测量的。当对X线和γ射线进行加权时,剂量当量用以西弗特(SV)表示。毫无疑问,高剂量会引起疾病,但低剂量的成像会不清晰,特别是当自然癌症率为25%~33%时。日本原子弹幸存者暴露在<500mSV的剂量下,显示出癌症死亡的超额相对风险(ERR)。个体暴露在5~50mSV时(一次全身CT扫描剂量)ERR为0.02,而5~125mSV时,ERR为0.025。

目前,来自其他研究的证据表明,人群暴露在放射学剂量下的癌症死亡率较高[24]。举例说明,普通CT检查的辐射剂量为:全身15mSV,腹部血管20mSV,下肢血管5mSV。对于一例40岁的患者而言,100mSV的照射剂量可能导致寿命中的癌症相关死亡率额外提高1%。虽然与自然风险相比,放射剂量的风险较低,但必须对此进行论证和优化。

在成像过程中有一些减少辐射暴露的策略。减少剂量的策略被广泛应用于CT。这些围绕动态剂量的变化取决于身体的成像区域。DSA术中对患者和医护人员照射剂量影响最大。例如,将图像增强器靠近患者和调整射线准直等策略可以控制放射剂量。铅罩的正确使用和放置也非常重要。移动铅罩、铅围裙等应常规使用。房间内的工作人员不仅需要使用铅围裙,还应考虑使用具有防护性的甲状腺防护罩、护腿、护目镜等。在CT和DSA中,应考虑给患者使用防护罩(如使用于乳房、性腺),尤其是年轻患者。在DSA过程中减少辐射剂量的最有效策略是限制筛查时间和血管造影的运行过程。

结论

全面了解各种成像方式的原理对于优化成像策略,促进成像研究的解释,以及尽可能安全有效地进行干预是非常重要的。

(武佐威 罗新 译 黄斌 审校)

延伸阅读

Allisy-Roberts PJ and Williams J. (2007). *Farr's Physics for Medical Imaging*, 2nd edn. London: Saunders Ltd.

Mahadevappa M. (2009). *MDCT Physics: The Basics-Technology, Image Quality and Radiation*. Baltimore, MD: Lippincott Williams & Williams.

参考文献

1. Rumack C, Wilson S, and Charboneau J. (2005). *Diagnostic Ultrasound*, 3rd edn. Maryland Heights, MI: Mosby Inc.
2. Heggie J, Liddell N, and Maher K. (1997). *Applied Imaging Technology*, 3rd edn. Melbourne: St Vincents Hospital.
3. Zwiebel W. (2000). *Introduction to Vascular Ultrasonography*, 4th edn. London: WB Saunders Co.
4. Carlsen E. (1975). Ultrasound physics for the physician: a brief review. *Journal of Clinical Ultrasound*, **3**(1), 69–75.
5. Merritt C. (1991). Doppler ultrasound: the basics. *Radiographics*, **11**, 109–19.
6. Taylor K and Holland S. (1990). Doppler ultrasound. *Radiology*, **174**, 297–307.
7. Nelson T and Pretorius D. (1988). The Doppler signal: where does it come from and what does it mean? *American Journal of Research*, **151**, 439–47.
8. Mitchell D. (1990). Color Doppler imaging: principles, limitations and

artifacts. *Radiology*, **177**, 1–10.

9. Rubin J, Bude O, Carson P, Bree R, and Adler R. (1994). Power Doppler ultrasound: a potentially useful alternative to mean frequency-based Colour Doppler Ultrasound. *Radiology*, **190**, 853–6.
10. Bude O and Rubin J. (1996). Power Doppler sonography. *Radiology*, **200**, 21–3.
11. Biglands J, Radjenovic A, and Ridgway J. (2012). Cardiovascular magnetic resonance for physicians: part 2. *Journal of Cardiovascular Magnetic Resonance*, **14**, 66.
12. Ridgway J. (2010). Cardiovascular magnetic resonance physics for physicians: part 1. *Journal of Cardiovascular Magnetic Resonance*, **12**, 71.
13. Shah D, Brown B, Kim R, and Grizzard M. (2007). Magnetic resonance evaluation of peripheral arterial disease. *Cardiology Clinics*, **25**, 185–212.
14. Nielsen Y and Thomsen H. (2012). Contrast-enhanced peripheral MRA: technique and contrast agents. *Acta Radiologica*, **53**(7), 769–77.
15. Chrysochou C, Buckley D, Dark P, Cowie A, and Kalra P. (2009). Gadolinium enhanced magnetic resonance imaging for renovascular disease and nephrogenic systemic fibrosis: critical review of the literature and UK experience. *Journal of Cardiovascular Magnetic Resonance*, **29**(4), 887–94.
16. Miyazaki M and Akahane M. (2012). Non-contrast enhanced MR angiography: established techniques. *Journal of Cardiovascular Magnetic Resonance*, **25**(1), 1–19.
17. Hounsfield G. (1976). Historical notes on computerized axial tomography. *Journal of the Canadian Association of Radiologists*, **27**, 135–42.
18. Kalender W, Seissler W, Klotz E, and Vock P. (1990). Spiral volumetric CT with single breath hold technique, continuous transport and scanner rotation. *Radiology*, **176**, 181–3.
19. Flohr T, Schaller S, Stierstorfer K, Bruder H, Ohnesorge B, and Schoepf U. (2005). Multi-detector row CT systems and image reconstruction techniques. *Radiology*, **235**, 756–73.
20. Napoli A, Fleischmann D, and Chan F. (2004). Computed tomography angiography: state-of-the-art imaging using multidetector row technology. *Journal of Computer-Assisted Tomography*, **28**, S32–45.
21. Lucchichenti G, Cademartiri F, Pezzella F, Runza G, Belgrano M, and Midiri M. (2005). 3D reconstruction techniques made easy: know how and pictures. *European Radiology*, **15**, 2146–56.
22. Morasch M, Gurjala A, Washington E, Chiou A, Simonetti O, and Finn J. (2002). Cross-sectional magnetic resonance imaging is accurate in predicting degree of stenosis. *American Vascular Surgery*, **16**, 266–72.
23. Preston D, Pierce D, and Shimizu Y. (2000). Age-time patterns for cancer and non-cancer excess risks in the atomic bomb survivors. *Radiation Research*, **154**, 733–4.
24. Cardis E, Gilbert E, Carpenter L, Howe G, Kato I, and Armstrong B. (1995). Effects of low doses and low dose rates of external ionizing radiation: cancer mortality among nuclear industry workers in three countries. *Radiation Research*, **142**(2), 117–32.

第2部分
先天性血管系统疾病

Jon Boyle

第15章

小儿血管外科手术

Meryl Davis, George Hamilton

小儿血管外科手术的简介

本章旨在概述小儿患者的血管情况,并概述该类患者的一些挑战(框15.1)。

框15.1 治疗患儿的挑战

- 缺乏血管外科专业知识和培训
- 专业单位少,普遍缺乏受过适当培训的工作人员
- 小儿血管直径小技术挑战
- 患儿缺乏合作能力,因此需要进行全身麻醉以进行某些检查和程序
- 技术需求增加
- 围术期和干预后护理需要由经过儿科培训的工作人员进行

小儿血管外科手术

血管

明显的技术挑战是从早产儿到青少年的血管外科患者的动脉直径较小。表15.1详细列出了整个小儿年龄范围内需要进行干预的动脉平均直径[1]。直径<2mm的动脉对基于导管和开放性手术干预提出了挑战。

对于直径<1mm的动脉进行取栓是不可能成功的,并有可能造成进一步的损伤。年龄、动脉大小及干预之间的平衡对于治疗计划实施的成功与否至关重要,例如,在新生儿急性动脉闭塞中选择溶栓还是取栓(图15.1)。

表15.1 与年龄相关的动脉血管大小

动脉	出生时	18岁时
颈动脉	2mm	5mm
肱动脉	1mm	3mm
桡动脉	0.7mm	1.8mm
股动脉	1.5mm	7.5mm
胫后动脉	0.7mm	1.8mm

吻合术

优先选择使用楔形端-端吻合术提高血流量,并可使小口径血管内膜增生的后狭窄效应发生率减小。自体动脉吻合术中的血管会随小儿同时生长,建议使用不可吸收的缝合线间断缝合。另一种选择是使用聚二甲基硅氧烷可吸收缝线,其可被成功用于术中自体导管的连续或间断吻合。使用放大镜或手术显微镜是必不可少的。

导管

由于需要生长,小儿移植物的选择仍然是一个问题。人工血管可以选择≥3mm的尺寸,也很耐用。大龄儿童和诸如主髂动脉等大直径血管的旁路手术中人工血管的使用较少,然而,随着很多年龄较小的儿童(<8岁),人工血管出现不合适时,需要对其在青春期行主动脉旁路矫形手术。大隐静脉是肾血管或肠系膜血管旁路手术的理想材料,但在腹腔内重建有高达10%的扩张和变成动脉瘤的风险。因此,血运重建是由多学科团队共同决定的,从而可以通过衡量所有因素来优化每例小儿的预后。这使得研究者们尽可能将血管腔内治疗的方法作为没有自体血

导管外径(F)

F	mm
1	0.33
2	0.67
3	1
4	1.35
5	1.67
6	2
7	2.3
8	2.7

新生儿和婴儿取栓导管尺寸1F和2F

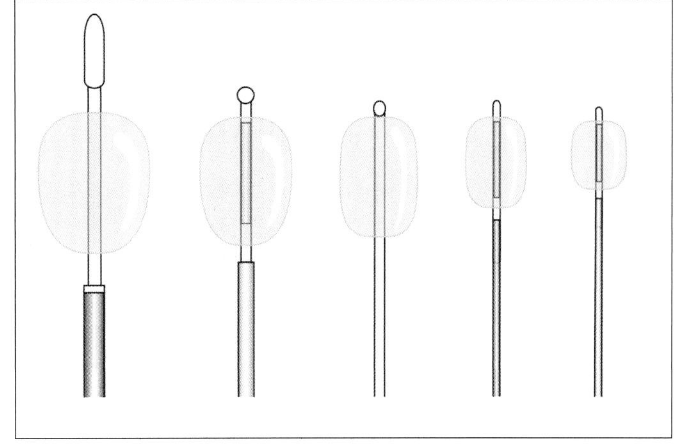

图15.1 取栓球囊尺寸。

管小儿的首选,以等待小儿生长到可以行人工血管一期重建的年龄和体型。

血管损伤

血管损伤的介绍

修复损伤引起的病变是最常见的小儿血管外科干预指征。儿童常见的穿透性动脉损伤是由玻璃引起的,而在青少年人群最常见的则是钝性和穿透性损伤。在新生儿和婴儿中,医源性血管损伤是主要病因。神经损伤经常使得穿透性创伤复杂化。

小儿血管损伤很少见,因此血管专业知识相对有限。Bergqvist等人报道了1987年至1997年瑞典血管登记处登记了在950万人口中,小儿血管损伤为34例[2]。同样,汉诺威一家1级创伤中心报告了其在1971年至2006年间关于44例2~14岁小儿的动脉病变的经验。表15.2总结了血管损伤的类型和形式。

最常见损伤的血管是股动脉和肱动脉(分别为25%和23%)。68%的手术治疗是直接动脉修复、移植和血管补片修补。结扎术(6.8%)和旁路手术(2.3%)并不常见。3例患者进行了一期截肢,但在广泛软组织损伤的小儿患者中,二期截肢率为15%。这种经验表明,在存在非常广泛的软组织创伤(撕脱伤、主要神经损伤、筋膜室综合征)的情况下,可以考虑在动脉修复之前行一期截肢。在欧洲的研究中未观察到枪伤。相比之下,美国一家重大创伤中心的研究报道,在91.7%的血管穿通伤病例中,枪伤(70.8%)的发生率较高。表15.3列出了美国国家儿科创伤登记处记录的在1368例中至少存在1处血管损伤的小儿损伤和死亡机制。

这些小儿的血管损伤发生率为1.3%,粗死亡率为13%(而整个儿科登记处的粗死亡率为2.9%)。穿透性损伤病例占报告病例的一半以上,并且更可能需要干预。躯干血管的钝性创伤常可能需要干预并

表15.2 血管损伤类型

间接血管损伤	1(2.3%)
直接血管损伤	43(97.7%)
穿透性血管外伤	14(32.6%)
上肢	8(57.1%)
下肢	6(42.9%)
钝性血管外伤	29(67.4%)
开放性骨折	22(75.9%)
肱骨	1(4.5%)
骨盆	2(9.2%)
下肢	19(86.3%)
闭合性骨折	7(24.1%)
髁上	6(85.7%)

Reproduced from Mommsen P et al. Traumatic extremity arterial injury in children: epidemiology, diagnostics, treatment and prognostic value of Mangled Extremity Severity Score, Journal of Orthopaedic Surgery and Research, Volume 5, pp.25-32, Copyright 2010 © Biomed Central Ltd, licensed under Creative Commons Attribution 2.0.

且有较高的死亡率(表15.4)。

评估血管损伤

血管损伤的诊断需要及时的临床评估,以确定血管损伤并精确评估灌注。小儿的血管更具弹性,因此容易拉伸并发生内膜撕裂,而不容易破裂。Frykberg等人报告了硬性和软性损伤体征的预测准确性,并提出对于硬性损伤体征建议立即干预,对软性损伤体征谨慎观察。硬性损伤体征为活动性出血、脉搏短促,以及出现水肿或震颤。软性损伤体征包括非扩张性血肿、低血压、末梢神经缺损及创伤出血史[3]。生命体征会随着小儿年龄的变化而显著变化,不熟悉小儿管理和治疗的创伤团队可能存在疏忽,从而无法识别即将发生的休克(表15.5)。

现在,儿科创伤成像主要通过CT血管造影以及在某些的情况下进行的MRA。在进行CTA时,用高剂量的造影剂及射线量以获取损伤水平和侧支循环有关的准确信息是可接受的。双功多普勒超声具有无创性、便携性的优点,对于专业的医生来说非常实用,特别是在肢体损伤中,可为进一步成像提供决策指导。

表15.3 国家儿科创伤登记处Ⅰ和Ⅱ记录的1367例血管损伤

	比例(%)	死亡率(%)
穿通伤	52	10
顿挫伤	47	17
碾压伤	1	8

Reprinted with permission from Arnold G. Coran et al. (Eds.), Pediatric Surgery, Seventh Edition, p.362, Saunders, Philadelphia, USA, Copyright © 2012, 2006 by Saunders, an imprint of Elesevier Inc. Source: data from National Pediatric Trauma Registry(NPTR).

表15.4 国家儿科创伤登记处Ⅱ和Ⅲ记录的1628例血管损伤

	总数	死亡(%)	手术(%)
颈部	249	53(21%)	41
胸部	161	63(39%)	70
腹部/盆腔	374	126(34%)	50
上肢	497	3(1%)	21
下肢	326	8(3%)	36

Reprinted with permission from Arnold G. Coran et al. (Eds.), Pediatric Surgery, Seventh Edition, p.362, Saunders, Philadelphia, USA, Copyright © 2012, 2006 by Saunders, an imprint of Elesevier Inc. Source: data from National Pediatric Trauma Registry(NPTR).

表15.5 不同年龄儿童的正常生命体征

年龄(岁)	体重(kg)	心率(次/分)	收缩压(mmHg)	呼吸频率(次/分)	尿量[mL/(kg·h)]
0~1	0~10	<160	>60	<60	2.0
1~2	10~14	<150	>70	<40	1.5
3~5	14~18	<140	>75	<35	1.0
6~12	18~36	<120	>80	<30	1.0
13+	36~70	<100	>90	<30	0.5

躯干损伤

小儿颈部穿通伤和刺伤虽然罕见,但与成年人相比死亡率较高。受此类伤害的小儿常发生死亡,仅有少数患儿在到达医院时仍然存活。相比于成年人,儿童较成人更不易发生主动脉横断伤,但纵隔结构的更大活动性使患儿在多发伤中更容易出现张力性气胸。新的腔内技术如腔内球囊阻断技术,可在根治性手术前稳定患儿,但目前支架移植物因为直径不合适,不适用于破裂主动脉修复。

颈部血管损伤

基于损伤区域的定义和处理原则与成人相同。在血流动力学稳定性的情况下,小儿穿透性伤口优先选择保守治疗。使用覆膜支架治疗动脉破裂越来越受到人们的重视,尤其是在手术难度较大的损伤中,如在锁骨下动脉和腋动脉的损伤。暂时放置支架可以减少根治性手术前的血肿和水肿。

腔静脉损伤

小儿腔静脉损伤很难处理,处理具有挑战性,其预后也较差。由于小儿的胸壁更加灵活,创伤会导致固定的肝周静脉结构发生牵拉和撕脱伤,引起肝周胆管损伤。大量出血和全身性凝血功能障碍,导致管理治疗难度增大,进而导致小儿存活率下降。肝后腔静脉损伤后可能需要静脉旁路术来进行修复。

肢体损伤

大多数儿科肢体血管损伤，与继发于骨折的单纯性或伴有血管痉挛的动脉破裂有关。骨折复位后双功超声出现的不对称性脉搏提示损伤，在血管造影或CTA上可以进一步获得血管损伤的程度。血管痉挛是导致肢体缺血的唯一原因，通常由导管或导丝损伤引起，只有在影像学证实血管的完整性后，才应将其推测为肢体血管损伤。

髁上骨折是小儿血管损伤的最常见原因，可通过直接撕裂损伤或压迫破坏肱动脉血流。髁上骨折后血管损伤的发生率为3%~14%。最初的管理措施应该针对骨折进行复位，大多数情况下这可以重建径向脉搏。如果复位使手灌注恢复但脉搏不能触及，"观察和等待"并定时评估似乎是安全的。事实上，在3型肱骨髁上骨折中，无脉搏但灌注良好早期的血运重建与再闭塞或动脉狭窄的高发生率相关。如果有明显的持续性缺血，应进行手术探查和重建[4]。

穿透性创伤

随着美国非致命性枪伤发生率的增加，作者获得了更多的经验。在大多数系列报道中，枪伤性骨折接近50%。枪伤可能损伤骺板，导致与血管损伤无关的肢体差异。碎玻璃导致的外周血管损伤在儿童娱乐区域(限制使用平板玻璃)十分常见。是否伴有神经损伤是预测功能恢复的关键因素。然而，目前神经损伤的表现与在手术中发现神经损伤之间并无较好的相关性。因此，在术前神经功能损伤后有无对其进行常规神经探查必要性方面存在分歧。但是，人们普遍认为，受损肢体动脉的重建可以促进神经再生。在前臂中，如果存在副动脉，可以在不影响神经再生的情况下进行简单结扎。

血管外科：结论

创伤性儿科动脉损伤对血管外科医生提出了挑战，因其发病率低且具有儿科解剖和生理学的特征。理想情况下，小儿应该直接于儿科创伤中心接受治疗，以取得最佳疗效。所有血管损伤都需要经过仔细评估和管理。综合治疗和对细节的关注对于小儿来说至关重要，可尽量减少并发症的发生，在短期和长期内取得良好的预后。

医源性损伤

股动脉和髂动脉是最常见的医源性损伤部位。与上肢一样，有效的侧支循环可以避免手术干预，但经皮血管穿刺术后血管损伤的处理仍然是一个常见而重要的挑战。与诊断措施相比，介入的并发症风险更高。在1431例患儿的1674例导管介入手术中报道了36例手术并发症。急性下肢缺血是最常见的损伤，常常需要手术干预。在7例需要髂-股、股-股动脉旁路术或修补血管成形术的患者中出现了慢性下肢缺血。其余的并发症有假性动脉瘤(n=4)，动静脉瘘(n=5)和腹股沟血肿(n=5)，所有这些都需要手术干预。缺血或血管并发症的风险与患者年龄较小、导管置入次数和导管尺寸较大有关。在另一组接受了745例股动脉经皮穿刺手术的234例患儿的队列中，8例股动脉搏动消失；其中只有3例需要进行手术取栓术，其余患者在拔出导管和全身抗凝后搏动恢复[5]。

急性动脉血管闭塞

最初的治疗方法是立即静脉抗凝，使用普通肝素，拔除导管和(或)治疗任何潜在的脱水或引起血栓的疾病，如红细胞增多症。在接下来的4小时内必须反复评估血供情况，如无明显改善，尤其是在新生儿和婴儿早期，则应考虑溶栓治疗。组织型纤溶酶原激活剂和尿激酶具有相同的功效。早产儿的全身纤维蛋白溶解有脑出血的风险，因此须仔细抉择并保持警惕。低剂量导管溶栓治疗通常是安全有效的，并可降低全身纤维蛋白溶解风险。尿激酶的建议剂量为1000~3000U/(kg·h)，组织纤溶酶原激活物的剂量为0.01~0.05mg/(kg·h)。

新生儿科医生或儿科医生及血液科医生的联合治疗在监测和处理凝血因子方面尤为重要[6]。一般而言，所有血栓形成的新生儿患者都应该接受血液高凝状态的筛查。

对导管术后急性股动脉搏动消失的处理仍存在分歧。多数人建议早期手术干预，而一些人认为如果缺乏严重缺血的证据则应主张保守治疗。由于侧支血流的巨大潜力，高达80%的新生儿和小儿的肢体活力可以保持不变。如果早期手术在技术上具有挑战性并且预后不佳，那么应该选择保守治疗。如果出现明显症状或肢体出现发育不一致，经观察后未来仍然需要血管重建。一般肢体发育和生长出现差异并不常见。

对于股动脉远端的动脉损伤建议进行常规抗凝治疗。

如果导管拔除和肝素使用2~4小时后出现持续性严重缺血，则通常需要进行取栓术，切开动脉并修复内膜损伤。如果血管损伤更广泛，缝合动脉切口可能需要补片血管成形，或者行局部切除、单纯吻合或隐静脉重建。取栓术的成功与否取决于患者年龄，2岁以下小儿的预后较差。行筋膜切开术应当考虑每个病例的情况，需要术后进行持续的监测。建议采用低开口的筋膜切开术，松弛地缝合皮下，预防伤口闭合，减少皮肤移植的需要。

慢性闭塞

多达1/3的5岁以下小儿可能会在股动脉导管置入后出现一定程度的狭窄或闭塞，但只有少数会发展为跛行或肢体长度差异，若发生这种情况则需要手术干预。针对正在生长小儿的外周动脉病变的保守治疗可能会影响肢体发育。>2cm的下肢差异会导致姿势、髋部和脊柱稳定性及随后的长期步态问题。生长障碍的风险与低位踝肱压力指数随着近端血管闭塞的增加而增加。患儿任何形式的动脉损伤都必须仔细随访，检测肢体发育是否存在迟缓，在发现肢体发育迟缓时应进行动脉重建。

动脉瘤疾病

主动脉瘤

主动脉瘤很少见于小儿，一般按病因归类为霉菌性、结缔组织性(先天性结缔组织发育不全综合征、马方综合征)、脉管炎性(高安动脉炎、川崎病、肉芽肿性炎症)，继发于恶性肿瘤及其治疗的、创伤性、结节性硬化症和特发性等类型。

与脐动脉导管相关的主动脉瘤约占小儿报告的主动脉瘤的1/3。大多数出现在新生儿期或出生后的前两年。原因是细菌侵袭导管损伤主动脉或感染继发的血栓导致血管壁破坏，最终形成动脉瘤。最常见的微生物体是金黄色葡萄球菌和白色葡萄球菌。由此产生的动脉瘤通常是囊状的并且容易发生破裂。霉菌性动脉瘤较难处理，其外科手术的选择范围限于主动脉结扎，如果条件允许，使用自体或人工血管的修复手术效果更佳，并需要长期使用抗生素，治疗持续时间由炎症标志物决定。

Ⅳ型先天性结缔组织发育不全综合征可能存在于大龄儿童的自发性或运动性相关的动脉破裂之中。如果尝试手术干预，可能导致血管破裂和灾难性的出血风险。如果可能的话，应采取保守治疗作为一线治疗方式，并在需要干预时进行血管内治疗。马方综合征是一种伴有原纤维蛋白-1基因突变的常染色体显性遗传病，在婴儿期可能伴有主动脉根部扩张，二尖瓣脱垂和主动脉瓣关闭不全。随着小儿年龄的增长，20%的小儿会发展成主动脉瘤样改变。

高安血管炎也是小儿和青少年主动脉瘤及假性动脉瘤和主动脉夹层的公认原因。临床表现为或与主动脉受累有关的全身炎症症状。治疗方法是用类固醇和免疫抑制。当主动脉炎得到控制后，最好进行血管重建。

其他动脉瘤也与生长发育性事件有关。在这种情况下，脑血管、内脏血管、主动脉可能伴有动脉瘤，但下肢则较少见。已有继发于家族性肌纤维发育不良的髂总动脉动脉瘤的报道，主要通过采用人工血管移植的方式进行手术修复。

肾动脉动脉瘤

最常见的动脉瘤是与潜在先天性血管病变(尤其是纤维肌性发育不良)或结缔组织病(结节性多动脉炎)相关的动脉瘤。这种动脉瘤通常出现在动脉分支点上，呈囊状，常被偶然发现。它们很少形成血栓、肾缺血或肾血管性高血压。建议对高血压患儿的肾实质外动脉瘤进行修复。一般认为亦可在直径>1cm时进行修复。治疗可以是腔内弹簧圈栓塞、酒精(乙醇)消融，或进行切除和折叠重建手术。

内脏动脉瘤

内脏动脉瘤在小儿中非常少见，这类疾病与腹腔干和肠系膜上动脉的开口处狭窄性疾病有关，一般很少伴随症状。仅直径>1cm的动脉瘤或伴有严重狭窄的需要行血管成形术的情况才需要在小儿时期进行干预。由于其少见性，每个病例都应与儿科中心进行讨论。

肢体动脉瘤

肢体动脉瘤在小儿中罕见，见于穿透伤、钝器伤、动脉穿刺后假性动脉瘤或继发于血管病（如先天性结缔组织发育不全综合征或川崎病）。除了破裂之外，动脉瘤也存在引起血栓栓塞的危险，应考虑手术治疗。手术方式可以选择结扎（若肢体不会受该手术的影响）或血管重建。川崎病可发生外周动脉瘤，但冠状动脉瘤更为常见，需要强化药物治疗和监测才能预防其致死结果。在Ⅳ型先天性结缔组织发育不全综合征中，可能需要通过结扎或支架治疗外周动脉瘤以挽救生命，因为手术重建可能导致无法控制的出血。

闭塞性动脉疾病

主动脉性

最常见的医源性损伤事件继发于脐动脉导管置入后。此外，主动脉及其分支的急性血栓性闭塞常发生于高凝状态、败血症和心脏赘生物中。20%~30%的病例为继发于脐动脉导管置入的主动脉血栓形成，在新生儿主动脉血栓形成患者中，89%有动脉导管置留。

临床症状呈现多样性，可表现为从无症状血栓形成到严重肢体局部缺血，甚至多器官衰竭。新生儿主动脉闭塞的总死亡率接近20%。采用双功超声检查无肢体血流、无脉搏可诊断。急性主动脉血栓形成的治疗应立即取出有问题的导管并使用肝素抗凝。尽管低水平的纤溶酶原在新生儿中存在挑战，但在仅行抗凝并未改善动脉灌注后，溶栓治疗仍然具有重要作用。通过脐动脉导管或经股动脉途径的血管造影术在疾病早期或新生儿期具有挑战性，除了外科取栓术或吸栓术外，还可以选择行溶栓术。

在年龄较大的患儿中，主动脉血栓的形成可能使由钝性引起的夹层和内膜瓣损伤变得复杂，应该进行胸部、腹部和下肢的三维CT检查。在肠穿孔的情况下，由于存在人工血管污染的风险，动脉修复可能具有挑战性。近年来，血管内修复使这些青少年患者受益。但是，目前支架移植物的直径可能会阻碍其在小儿中的应用。

肾血管疾病

肾动脉的阻塞性疾病是小儿高血压的第三大常见原因，仅次于胸主动脉缩窄、肾实质性病变。肾脏和内脏主动脉的渐进性狭窄和闭塞性疾病导致肾灌流减少，以及肾素或血管紧张素系统的激活。小儿肾血管性高血压会导致出血性卒中、痉挛和高血压脑病，最终导致智力发育受损、左心室肥大和舒张功能障碍。

转诊到儿科高血压中心的大约10%的患儿有肾血管异常。治疗措施是对肾脏病变血管和主动脉行血管成形术，以控制高血压。尽管联合给药，但控制血压依旧困难，不过大多数患儿可以获得令人满意的效果。如果高血压控制不满意或耐受性差，多学科综合小组应考虑其他治疗方式，如外科血管重建术或成形术。在罕见的情况下，受影响的肾脏可能无法挽救，可以通过手术进行肾脏切除手术或使用药物血管紧张素转换酶抑制剂来治疗。

中段主动脉综合征

中段主动脉综合征（MAS）是一种罕见的以高血压为表现，以腹主动脉严重狭窄为特征的疾病，通常累及肾脏和内脏血管。在大多数情况下，MAS与肾血管性疾病有关（图15.2）。MAS的病因和病理生理学尚不清楚。主要表现为相对于年龄、性别和身高，>99%百分位数的严重高血压。Tummolo[7]在2009年报道了36例MAS小儿患者，其中概述了临床情况和治疗的结果（表15.6）。高血压是所有病例的特征。其他临床特征包括25%的病例存在心力衰竭，17%存在高血压性脑病、跛行和无法正常生长。80%（26/32）的病例有左心室肥厚，以及21%（5/24）的病例存在高血压性视网膜病变。17%的患者出现肾功能损害。患有这种疾病的小儿会出现大面积内脏动脉代偿，所以很少发生肠系膜缺血。

另外，在14%的患儿中检测到了脊柱侧凸，22%的患儿出现了色素变性。28%的患儿有神经发育迟缓、惊厥、视力或听力受损的记录。

36%的病例进行了主动脉或肾动脉的血管成形术，其中仅1例患儿进行了支架置入。7例患儿因血压治疗失败而需要手术干预。血管重建术包括自体肾血管重建术、人工血管置入的肾血管重建术、主动脉重建术，2例患儿接受的肾切除术。在存活的患儿

表15.6 与中主动脉综合相关的发现

相关症状	人数(%)	患者有肿瘤性病变人数(%)
神经纤维瘤病Ⅰ	7(19)	3(43)*
William综合征	3(8)	0
伊藤色素减退症	1(3)	0
Feuerstein-Mims综合征	1(3)	1(100)皮肤脂瘤
10号染色体异常	1(3)	0(0)
非综合征儿童	23(64)	3(13)**

*视神经胶质瘤,毛细胞性星形细胞瘤,神经纤维瘤。

**神经母细胞瘤,先天性婴儿纤维肉瘤,腹膜后畸胎瘤。

Source: data from Mommsen P et al., Traumatic extremity atrerial injury in children: epidemiology, diagnostics, treatment and prognostic value of Mangled Extremity Severity Score, Journal of Orthopaedic Surgery and Research, Volume 5, pp.25-32, Copyright © 2010 Mommsen et al; licensee BioMed Central Ltd.

中,90%的患儿血压下降,76%的患儿eGFR正常。预后取决于患儿的体型大小和原生血管的直径。在年龄<3岁或体重<12kg的患儿中,肾动脉<3mm的患儿手术疗效差。

急性肾动脉夹层和血栓形成

急性肾动脉夹层和血栓形成最常见于脐、股动脉插管并发症。青少年减速伤导致的肾动脉夹层更为常见。在肾动脉急性闭塞的情况下,90分钟内会出现肾实质的不可逆损伤。如果技术可行的话,腔内血管重建是一种可供选择的治疗方案,为抢救肾脏提供最快、最现实的选择。亚急性临床表现或部分阻塞时,即使核医学成像提示肾脏仅存在最小功能,也可以考虑使用主动脉旁路手术。肾脏侧支循环可以在几天内保持足够的肾脏灌注,并且在某些情况下维持数周,这样的话旁路手术可以挽救肾脏,否则肾脏一定会发生萎缩。若出现肾功能不全或肾动脉直径小(<3mm)时应考虑肾切除术。

介入和手术治疗选择

无支架置入的单纯球囊扩张术是纤维肌性发育不良的首选方法。这种技术是可重复的,不会影响未来的手术选择。回缩性再狭窄在诸如MAS和高安血管炎等疾病中很常见,需要置入支架以确保通畅,这通常不会影响未来的手术干预。目前,作者推荐的治疗方案是在外科血管重建之前进行血管内介入治疗。如果是大龄儿童而且血管直径较大,可以进行外科血管重建[7]。

主动脉旁路手术是在主动脉正常时进行的最直接的选择。当存在主动脉疾病时,需要其他更复杂的重建。尤其是在较小的患儿中,旁路手术的复杂性在于需综合考虑到患儿未来的生长发育和移植物持久性。另一项挑战是导管的使用。已发现高达10%的患儿自体静脉会发生扩张并发展成为动脉瘤,而自体动脉血管,如脾脏、胃十二指肠和髂内动脉的长度可能有限。节段性肾动脉病变可以选择采

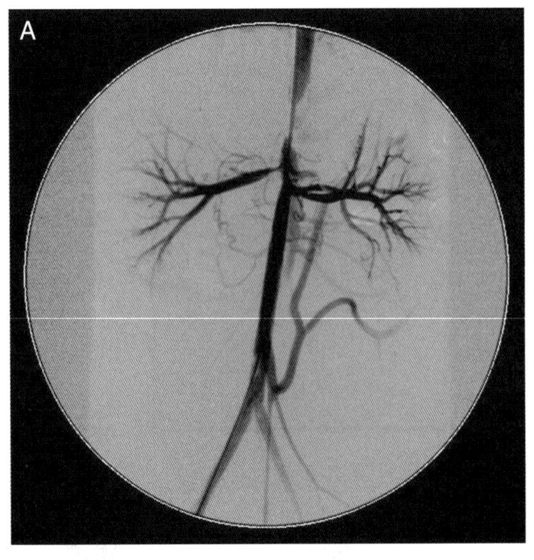

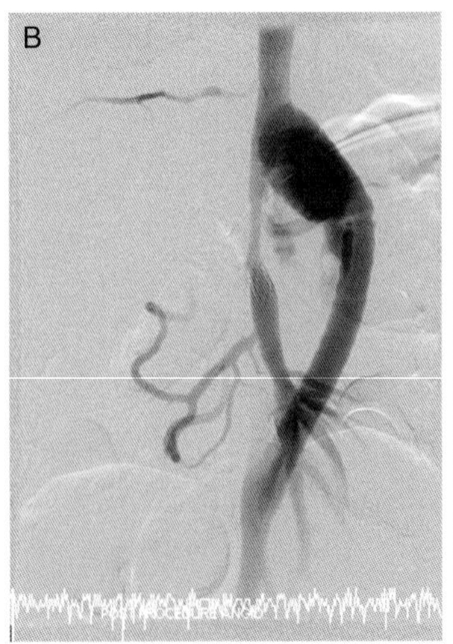

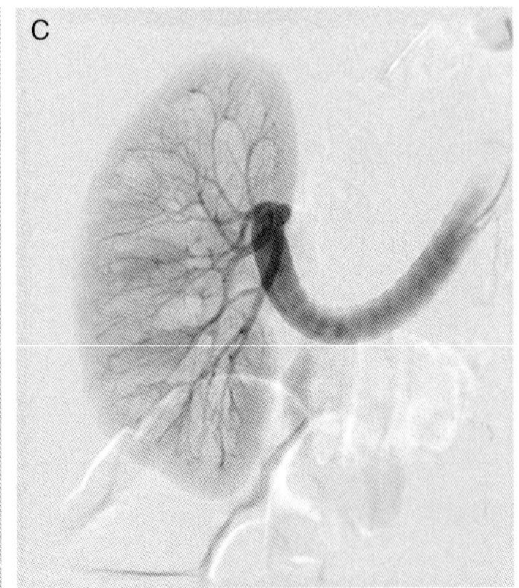

图15.2 中主动脉综合征。(A)患儿,男,4岁,主动脉综合征伴无法控制的高血压、右肾动脉狭窄和跛行。(B)主动脉-主动脉旁路搭桥。(C)右主动脉肾旁路。

取自体肾移植手术，并具有良好的预后。

最大规模的肾血管性高血压行一期手术治疗是由Stanley小组报告的97例小儿（3个月~17岁）40年的随访研究经验（表15.7）[6]。

这项研究证明了，外科血管重建技术在儿科专科领域成功的复杂性和适用范围。

表15.7 97例肾性高血压病患儿的132例手术操作

手术操作	数量
直接肾再植入主动脉	49
腹主动脉重建	30
带补片主动脉成形术的主动脉重建	19
胸腹主动脉转流术	11
使用静脉或移植物的主动脉-肾和髂动脉-肾旁路	40
肾动脉-肾动脉吻合术	7
肠系膜上动脉吻合	3
脾肾旁路	2
不可重建疾病的原发性肾切除术	13
二次手术（包括9次肾切除术）	19

结论

小儿血管外科疾病相对较少，这意味着大多数医疗中心和外科医生在治疗小儿血管病变方面经验不足。患儿显然需要在儿童友好的环境中接受治疗，并由多学科小组共同干预，以确保获得最佳的结果。儿科和血管团队也有责任确保为患儿在青少年时期继续提供血管护理，并逐渐从儿科服务转换到成人服务。小儿血管手术对于大多数血管外科医生来说仍然具有挑战性。只要有机会就应建议进行适当咨询并转诊给合适的儿科医疗中心，以期改善患儿治疗结果。

（武佐威 罗新 译 黄斌 审校）

延伸阅读

Mackway-Jones K, et al. (2005). *Advanced Paediatric Life Support: the Practical Approach*, 4th edn. Oxford: BMJ Books, Blackwell Publishing.

参考文献

1. Sarkola T, Manlhiot C, Slorach C, et al. (2012). Evolution of the arterial structure and function form infancy to adolescence is related to anthropometric and blood pressure changes. *Arteriosclerosis Thrombosis Vascular Biology*, **32**, 2516–24.
2. Bergqvist D, Karacagil S, Westman B. (1998). Paediatric arterial trauma. *European Journal of Surgery*, **164**(10), 723–31.
3. Frykberg ER, Dennis JW, Bishop K, et al. (1991). The reliability of physical examination in the evaluation of penetrating extremity trauma for vascular injury: results at one year. *Journal of Trauma*, **31**, 502–11.
4. Shaw BA, Kasser JR, Emans JB, and Rand FF. (1990). Management of vascular injuries in displaced supracondylar humerus fractures without arteriography. *Journal of Orthopaedic Trauma*, **4**(1), 25–29.
5. Lin PT, Dodson TF, Bush RL, et al. (2001). Surgical intervention for complications caused by femoral artery catheterization in pediatric patients. *Journal of Vascular Surgery*, **34**(6), 1071–78.
6. Stanley JC, Criado E, Upchurch GR, et al. (2006). Patients renovascular hypertension: 132 primary and 30 secondary operations in 97 children. *Journal of Vascular Surgery*, **44**(6), 1219–28.
7. Tummolo A, Marks SD, Stadermann D, et al. (2009). Mid-aortic syndrome: long term outcome. *Paediatric Nephrology*, **24**, 2224–32.

第16章
先天性血管异常

Nigel Standfield

先天性血管异常的简介

在有关先天性血管异常的文献中，术语极易混淆。在临床、病原学和病理分类方面，这一点更为明显。

先天性血管异常主要发生于皮肤这一人体最大的器官，并可能向深部发展。已知它们代表在胎儿发育过程中出现的异常血管增殖或是循环系统形态的缺陷，其可从本质上分为两类，即血管瘤和先天性脉管畸形。

分类体系

除了血管瘤和先天性脉管畸形之间以及这两种病变对应的术语之间的混淆，由于使用一些基于名称的别名，在临床实践中出现了更多的误解，例如，Klippel-Trenaunay综合征、Maffucci综合征、Kasabach-Merritt综合征和Sturge-Weber综合征，常在同一情况下使用不同名称。更复杂的是，大多数情况下，这些同名综合征代表复杂的合并脉管畸形。

尽管有许多分类体系，但其中大多数过于广泛和复杂，无法被普遍接受并应用于临床实践中，且不能完全提供专科医生所需要的信息来制订各种情况下诊断和最合适的处理方案。目前，被普遍接受的两个分类体系是Hamburg分类和国际脉管性疾病研究学会（ISSVA）分类。

Hamburg分类是基于解剖学（主干型和干外型）及病理生理类型（动脉优势型、静脉优势型、淋巴优势型、动静脉瘘或合并畸形）进行划分的。

这一分类体系强调，病变有时可累及多个血管系统，且临床上不仅表现为明确的动脉、静脉、淋巴和毛细血管畸形，还有可能表现为动静脉或血管-淋巴管合并畸形。

Hamburg分类

见表16.1。1992年ISSVA提出了一种基于细胞特征、流动特性和临床行为的分类，后于1996年修订。

表16.1 Hamburg分类[*]

类型	形式	
	主干型	干外型
动脉优势型畸形	发育不全 闭塞 扩张	浸润性 局限性
静脉优势型畸形	发育不全 闭塞 扩张	浸润性 局限性
淋巴优势型畸形	发育不全 闭塞 扩张	浸润性 局限性
动静脉瘘优势型畸形	浅表动静脉瘘 深部动静脉瘘	浸润性 局限性
混合型畸形	动脉或静脉畸形不伴分流 血管-淋巴管畸形伴或不伴分流	浸润性血管-淋巴管畸形 局限性血管-淋巴管畸形

[*]From a meeting in Hamburg in 1989 of a group who then formed the International Society for the Study of Vascular Anomalies (ISSVA).

Reproduced from Belov S, Classification of congenital vascular defects, International Angiology, Volume 9, issue 3, pp. 141-6,

ISSVA分类(1992版)

见表16.2。

ISSVA分类(1996及2014修订版)

见框16.1。后续的研究表明,在血管瘤自然史的所有阶段中,血管内皮细胞都强烈且广泛地表达红细胞葡萄糖转运蛋白-1(GLUT-1),但在其他先天性脉管畸形中不表达。

这影响了1996版ISSVA分类(表16.3)。现行的2014版ISSVA分类可在相关网站在线查阅。

GLUT-1在血管瘤中呈阳性,但在先天性脉管畸形中不呈阳性,这证实了Mulliken和Glowacki于1982年提出的分类法,即根据这些病变细胞(内皮)的增殖特性,将先天性血管异常分为血管瘤和血管畸形(静脉性、淋巴性、动静脉性)。将血管异常简单分为肿瘤(血管瘤)和血管畸形具有重要的临床意义,因为两种疾病具有完全不同病理解剖类型,且两者拥有不同疾病史和不同治疗方案。

表16.2 ISSVA分型(1992版)

血管肿瘤	血管畸形	
	单一	混合
血管瘤		
增殖期	毛细血管畸形	动静脉瘘
		动静脉畸形
		毛细血管-静脉畸形
		毛细血管-淋巴-静脉畸形(Klippel - Trenaunay综合征)
对合期	淋巴畸形(巨囊性、微囊性、混合性)	淋巴-静脉畸形
		毛细血管-动静脉畸形(Parkes-Weber综合征)
		毛细血管-淋巴-动静脉畸形
其他肿瘤	静脉畸形	

框16.1 ISSVA分型(1996修订版)

肿瘤

- 婴儿期血管瘤
- 小叶性毛细血管瘤(化脓性肉芽肿)
- 迅速消退型先天性血管瘤
- 不消退型先天性血管瘤
- 腮腺血管瘤(Nakagawa血管网状细胞瘤)
- 卡波西血管内皮瘤
- 先天性小汗腺血管瘤性血管瘤
- 纺锤细胞血管内皮瘤

畸形

- 毛细血管畸形(葡萄酒色斑)
- 静脉畸形,包括蓝色橡皮疱痣(豆)综合征
- 淋巴管畸形(淋巴管瘤,囊状水瘤)
- 动静脉畸形(包括Bonnet-Dechaume-Blanc,Wyburn-Mason和Cobb综合征)
- 毛细血管-淋巴-静脉畸形(最常见类型见于Klippel-Trenaunay综合征的四肢)
- Parkes-Weber综合征(动静脉畸形合并动静脉瘘)
- 先天性毛细血管扩张性皮肤癣
- 球静脉畸形(包括血管球瘤在内的血管球瘤-静脉畸形)

先天性血管肿瘤(血管瘤)

流行病学和临床表现

血管瘤是血管内皮细胞的良性肿瘤,根据增生的正常或者异常的血管数量来进行分类。血管瘤可以在任何内脏器官中发病(例如,肝、肠)。

血管瘤与循环系统有关,且它们的表现取决于发病部位。如果发病部位位于皮肤表浅则为粉红色,如果位于皮肤深部则为蓝色。传统上将这些皮肤病变描述为“草莓血管瘤”“树莓血管瘤”“樱桃血管瘤”“青少年血管瘤”,这仅仅描述了病变的外观,并没有描述病变的组织学结构;过去将这些疾病定义为“胎生瘤”。

“毛细血管”“细胞”和“海绵状”等术语被用于描述血管瘤,根据复杂的偏好(毛细血管和细胞)或者血管畸形的虚假术语(不正确的命名为海绵状血管瘤)定义。以上术语容易混淆,现在不推荐使用,而

是把不同的血管异常分为血管瘤和血管畸形两类。

血管瘤形成于妊娠期，其最常见的类型并不是先天性的。出生后前几个星期为微红的点，随着婴儿长大，其尺寸不断增大而被发现。该类肿瘤是儿童肿瘤最常见的类型，新生儿的发病率为1%~3%且白种人婴幼儿中发病率可高达10%~12%。30%~50%的患儿出生时就已经具有，但在出生后的前几个星期表现最明显。

该病男女比例为1∶3.5，但原因尚不清楚。一些学者认为和性别有关，其中该病的并发症，特别是溃疡，主要发生于女性患儿。据报道，早产儿血管瘤的发病率为20%，是母体拥有绒膜绒毛取样或者为双胞胎婴儿发病率的10倍。

血管瘤在所有人种中均会发病，但是非洲人和亚洲人的发生率相对较低(0.8%~1.4%)。其通常是单一类型，但是20%可能合并多种类型。

大部分血管瘤发生在头部和颈部区域(60%)，其次是躯干(25%)和四肢(15%)。50%~60%为表浅型，25%~35%为表浅合并单个深部组织，15%为深部型。尽管内脏血管瘤不常见，内脏血管瘤的发病率是未知的。

表16.3 ISSVA分型(1996)

血管肿瘤	血管畸形
患儿期血管瘤(GLUT-1阳性)： • 表浅型 • 深部型 • 混合 先天性血管瘤 ○ 迅速消退型先天性血管瘤 ○ 不消退型先天性血管瘤 • 卡波西血管内皮瘤 • 簇状血管瘤 • 化脓性肉芽肿(小叶毛细血管瘤) • 血管外皮细胞瘤	单一畸形： • 毛细血管性(葡萄酒色斑) • 静脉性 • 淋巴性 • 微囊性(如淋巴管瘤) • 巨囊性(如囊状水瘤) • 动静脉畸形(AVM) 混合畸形： • 毛细血管-淋巴-静脉性(包括大多数Klippel-Trenaunay综合征) • 毛细血管-静脉性(包括Klippel-Trenaunay综合征的轻症患者) • 毛细血管-静脉性合并动静脉分流或动静脉瘘(Parkes-Weber综合征) • 先天性毛细血管扩张性皮肤病

血管瘤并不遗传，但约10%的患者具有家族史，可能是因为这些都是常见病变。血管瘤的大小为0.5~20cm，但其最大直径通常<5cm。血管瘤通常为局限性的，多发比较罕见。其通常不会有外周静脉分支，尽管深部血管瘤的皮肤表面可能具有扩张的静脉或者毛细血管。其坚固、有弹性、有张力，伴随血管内压力升高(如哭闹)而变大，可能对心悸比较敏感，通常不会疼痛。

婴儿血管瘤在婴儿出生时就已经具有，并在出生后的前几个星期不断发展。先天性血管瘤是一种在出生时已经完全发育的肿瘤，该种血管瘤和婴儿血管瘤的自然病程并不相同。其分为迅速消退型先天性血管瘤(RICH)和不消退型先天性血管瘤(NICH)两类。

组织学上，血管瘤是增多密集包裹的薄壁毛细血管，通常合并有内皮内衬，没有囊进行分隔，同时填充血液的血管被少量的结缔组织分开。血管瘤对GLUT-1组织化学标志物呈阳性，从而使血管瘤和血管畸形区分开来。

大部分血管瘤是无症状的，且没有并发症。偶尔可能形成溃疡，尽管罕见但是存在大出血的风险。一旦溃疡形成，患者可能出现明显疼痛。特殊位置的血管瘤在增殖过程中可出现特殊的并发症，例如，喉部血管瘤可引起气道梗阻。在罕见的病例中，巨大的血管瘤与高输出型心力衰竭相关。

但是血管瘤最常见的并发症是其对患儿或者其母亲的社会心理影响。面部血管瘤可能会引起相关的问题，特别是位于口唇或者鼻部的血管瘤可引起容貌畸形。问题通常发生在学龄期，因此，自发消退性血管瘤在患儿上学前没有消退时，考虑积极治疗是非常有必要的。

自然病程

血管瘤经历3个不同的阶段。

- 增殖期：血管瘤生长速度很快。通常1年完成。
- 静息期：血管瘤无变化。通常持续1~2年。
- 消退期：
  - 在此阶段，血管瘤变小。
  - 50%将在5年内消退。
  - 70%将在7年内消退。
  - 90%(大约)将在10年内消退。

大多数婴儿血管瘤将逐渐消退，最终留下微小或肉眼不可见的瘢痕。大的血管瘤会留下肉眼可见的皮肤变化，继发于皮肤的拉伸或损伤。

治疗

直到最近，血管瘤的一线治疗仍是口服皮质类固醇药物。有研究报道全身使用普萘洛尔（β-受体阻滞剂）、局部使用噻吗洛尔（β-受体阻滞剂）凝胶剂、干扰素和长春新碱对于血管瘤患者有效。外科切除治疗偶尔用于治疗出现并发症的血管瘤，包括纠正面部畸形，出现呼吸道问题行气管切开术。

小的凸起病变可以使用皮质类固醇注射治疗；脉冲染料激光治疗适用于扁平、表浅病变，不适用于凸起或者深部病变。由于大部分血管瘤会自发性消退，因此出现并发症或者面部畸形才考虑积极治疗。大部分患者仅仅需要安慰治疗。

先天性血管瘤症状差异巨大，可能需要积极治疗。RICH在患儿出生时已经完全发育。通常在出生后前几个星期开始消退，最终在14个月内完全消退。

NICH在患儿出生时已完全发育，但是不会消退，且很少出现溃疡。在外观上，NICH表现出更高的凸起和粗糙的毛细血管扩张，从而和RICH区分开来。

很少采用外科手术切除来治疗先天性血管瘤。尽管大多数NICH是无症状的且很少出现并发症，但是该病需要手术治疗，因为其不会自发性消退且对药物治疗不敏感。RICH肿瘤需严密随访至其完全消退。皮质类固醇（病灶内或全身性）、干扰素和血管生成抑制剂，以及脉冲染料激光已成功用于治疗RICH和NICH中的任何残留的毛细血管扩张症。

卡波西血管内皮瘤

卡波西血管内皮瘤是一种罕见的血管肿瘤，具有局部侵袭性且不转移的特性。该病变通常是单发，但可能会严重影响头部和颈部区域（40%）、躯干（30%）和肢体（30%）。该病通常在出生时就表现出来，但58%的卡波西血管内皮瘤在婴儿期进一步发展，10%的卡波西血管内皮瘤在11岁后仍然发展。该病男女发病率相同。该病变>5cm可能会引起疼痛并导致畸形。50%的患者合并有血小板减少症（<25000/mm^3），表现为出血、瘀伤和瘀斑。这就是所谓的Kasabach-Meritt现象，与肿瘤内（>8cm）捕获血小板和活化捕获凝血因子有关。该现象在成年人中比较罕见，因为70%发病的成年人，其卡波西血管内皮瘤比较小（<2cm）。

外科手术切除卡波西血管内皮瘤非常困难，因为该肿瘤经常累及重要的结构且病变会扩散到多个组织平面。α干扰素治疗通常是该病的一线治疗方案，并且在儿童中成功率为50%。长春新碱具有更好的临床效果，有效率高达90%，但是具有很多令人不快的副作用。很多卡波西血管内皮瘤对症治疗效果较好，肿瘤缩小到很小的尺寸，无临床症状且凝血障碍得以纠正。但是其并没有完全消退，仍残留小肿瘤。即使积极治疗，卡波西血管内皮瘤的死亡率仍高达30%。宽切缘的手术切除具有最好的临床效果，但是由于手术的出血风险和病变的程度及解剖位置，通常手术不能成功（即使死亡率高）。

化脓性肉芽肿（小叶毛细血管瘤）

化脓性肉芽肿也被称为小叶毛细血管瘤。化脓性肉芽肿主要累及皮肤（88%）和黏膜，表现为红色斑疹，生长迅速，变为丘疹，最终形成狭窄杆上的蒂状物。

尽管化脓性肉芽肿很小（4~7mm），但经常引起溃疡伴出血。组织学上，慢性炎症和肉芽组织中可发现血管增生。其通常在出生后5年内进一步发育，男女发病比例为2:1。25%的该肿瘤继发于创伤，且先天性的比较罕见。绝大多数化脓性肉芽肿发病于头部和颈部（62%），主要在面颊和口腔中，但是可能合并毛细血管畸形（葡萄酒色斑）。根治性治疗为完全切除，也包括刮除术、刮匙切除术及激光治疗。

先天性血管畸形

先天性血管畸形被认为是异常血管增殖或胎儿发育期间循环系统形态学缺陷的一类疾病。先天性血管畸形在婴儿出生时就存在，但可能肉眼不易察觉。患病人群大多数是散发的，且会发生于其他的健康人群，但是分布非常广泛，影响多个解剖部位。解剖结构依据其类型、大小、累及血管的位置及动静脉分流程度而不同。

血管畸形经常被专家称为血管瘤，这是完全不正确的，因为这是两种完全不同的疾病。缺乏先天性血管畸形的专业知识导致数百万患者未得到最佳的治疗。文献中大部分研究涉及血管瘤,但是在大多数情况下这些血管瘤并不是先天性血管异常中最难治疗的病种。

血管异常患者通常就诊于许多不同的医生,在就诊于合适的专科医生获得正确诊断和最适合的治疗前,大部分都就诊于全科医生。在最终就诊于合适的专科医生前,患者通常被告知了不正确的建议或接受了不恰当的检查和治疗。

血管畸形比血管瘤少见,由于其分类的差异性导致很难明确具体的发病率。一般人群中,血管畸形的总体发病率为1.2%~1.5%,高于其他先天性畸形,但是低于血管瘤。

血管畸形和儿童的发育成比例增长。血管畸形不会自发消退,会伴随患者一生。

分型

血管畸形可分为以下3类:

- 低流量畸形(慢流速)。
- 高流量畸形(快流速)。
- 复杂混合畸形。

低流量畸形

静脉畸形

静脉畸形是最常见的低流量畸形,也是最常见的血管异常疾病(50%的患者),且据估计约70%的血管畸形是静脉畸形。然而,15%~20%的静脉畸形可能合并多种病变及多个微小动静脉分流。这可以通过直接穿刺行动脉血气分析来验证,且这些静脉畸形在术中可见红色动脉血(已氧合)。这些动静脉分流很多且很小,因此这些病变不可扪及搏动。这有助于血管畸形的分型,因为低流量和高流量的血管畸形治疗和预后具有差异。

据估计,人群中静脉畸形的发病率高达30%~50%,尽管其由于位置深,可能没有症状且非常难以发现。多普勒超声及增强MRI和CT的普及应用筛查出了更多四肢中的这些隐匿性病变,患者出现血管畸形相关症状(特别是疼痛)时需高度重视。其位置可能较浅或较深。可表现出静脉解剖系统的先天性异常的症状(如静脉瘤),或者可表现为蓝色病变,即非搏动、可压缩及缓慢回复到初始大小。其在机体活动或者悬挂时可变大。蓝色由扩张的静脉血管组成。其中一些病变可以发生在肌肉内,其临床症状不明显,但可以通过增强的MRI或CT检查发现。

静脉畸形可能无症状,或因为血液瘀滞而于晨起时出现疼痛。这种疼痛可能通过运动缓解。静脉畸形也可能发生微血栓,最初可能有疼痛,但疼痛通常会随着血管炎症的消退而消失。多数情况可以保守治疗,消除患者的疑虑。只有当病变引起明显症状时才考虑给予干预措施,包括穿弹力袜、硬化剂注射或外科切除。如果这些病变的疼痛持续存在,那么根据作者的经验,只有通过手术才能缓解。如果计划进行硬化剂注射或手术,那么应让患者明白治愈或者完全祛除病变血管是不可能的,并告知以后可能还需要进一步治疗,这一点非常重要。在这些病例中,检查是基于增强CT、MRI和多普勒超声,并没有涉及经皮血管造影和血管栓塞。熟知静脉系统解剖是非常重要的,因为如果深静脉发育障碍或发育不全,剥脱曲张的浅静脉可能会引发相关并发症。

静脉畸形可分为:

- 静脉曲张:一个或多个静脉段的弥漫性扩张。
- 发育障碍或发育不全:静脉主干的缺失或发育不全。
- 瘤样扩张:静脉的局限性扩张。
- 瓣膜缺失:静脉干瓣膜的先天性缺失。
- 复杂静脉畸形:扩张的静脉迂曲成团,没有解剖顺序,可存在于皮下组织或四肢肌肉中或两者兼有之。

毛细血管畸形

毛细血管畸形(也被称为葡萄酒样痣)属于低流量畸形,病变通常影响皮肤,主要发生在头颈部。发生于0.3%的新生儿中,皮肤颜色在婴儿出生时是粉红色的,但随着年龄的增长会逐渐变暗。毛细血管畸形可以单独发生,也可伴随其他血管畸形(如Klippel-Trenaunay综合征)。该病没有症状,唯一的治疗指征是美容,可给予激光或手术治疗。

淋巴畸形

淋巴畸形属于低流量畸形,是淋巴系统的良性生长,占所有脉管畸形的28%。出生时即存在,并分布于头颈部和腋窝区域。淋巴畸形多发生于颈部(75%)或腋下,其他部位很少见。其中65%于出生时即有,80%于1岁时诊断发现,90%于2岁时诊断发现。发生在青春期或成年期的淋巴畸形极为少见。可给予硬化剂注射或手术治疗。

葡萄酒斑相关综合征

Klippel-Trenaunay综合征

该病有时被称为Klippel-Trenaunay-Weber综合征,有时也被称为血管-骨肥大综合征,是一种罕见的先天性血管畸形,有3个基本特征:

1.葡萄酒斑。

2.静脉和淋巴畸形(包括静脉曲张)。

3.软组织和骨肥大。

如果合并动静脉瘘,那么Klippel-Trenaunay综合征(KTS)就常被称为Klippel-Trenaunay-Weber综合征。

KTS是一种复杂的综合征,其治疗方法是基于逐个病例设计出的。非手术治疗包括穿弹力袜和硬化剂注射。病变血管剥脱术是目前治疗该病应用最广的方法。

Parkes-Weber综合征

该病是一种以动静脉畸形为特征的皮肤病,伴有皮肤毛细血管畸形(葡萄酒样痣)和骨骼或软组织肥大。

Sturge-Weber综合征

该病是一种罕见的先天性血管神经性皮肤病。特征是脑表面血管异常(通常只影响一侧),伴额面部葡萄酒样痣。

与葡萄酒样痣无关的综合征

Maffucci综合征

该罕见病以与多发性血管瘤及偶发淋巴管瘤相关的多个内生软骨瘤的出现为特征。常见于儿童期,瘤体分布不均且影响肢体生长。最常发生于手的掌骨和指骨,可能累及双足。

高流量血管畸形

以下畸形占血管畸形的14%。

包括3种类型:

1.动脉畸形:动脉发育过程中的先天性缺陷。

2.动-静脉瘘:动脉与静脉直接交汇。罕见的先天性AVF,通常由创伤导致。

3.动-静脉畸形:发育不良的血管取代了正常的毛细血管床,导致动脉和静脉直接相连。

动静脉畸形

动静脉畸形可危及肢体或生命。其各种疾病的自然病程差异很大。在出现症状之前病情可能会隐匿数年。有些病变表现出轻微的临床症状或体征,其余的病变可能表现为静脉曲张、浅静脉炎、静脉高压所致的瘀血性溃疡、疼痛、肿块压迫、出血及缺血性并发症等。

盆腔动静脉畸形可导致剧烈疼痛、盆腔充血、性功能障碍、高输出量型心力衰竭和出血等。如果不治疗,儿童下肢病变的结果可能是双下肢不等长、骨骼变形或软组织过度生长。脑动静脉畸形可表现为出血,伴急性头痛、癫痫、慢性头痛、进行性神经功能障碍、心力衰竭、大头畸形(儿童)、头皮静脉怒张(儿童)。当疼痛发生时,表现为间歇性的剧烈疼痛,且可能出现临床症状与病变程度不一致的情况。这能导致患者转诊心理科和精神科。一旦这些病变出现疼痛,病情常常恶化,且永远不可逆转。

有证据表明,缺血是导致这些病变发生的一个刺激因素。这一现象可在结扎主要的供血血管后证实。所以除非出血危及生命,否则最好避免结扎或栓塞主要的血管,这不但能防止这些血管发生缺血性损伤,而且如果后期计划血管内栓塞治疗,这些血管也是必需的。

这些病变很难处理,通常不给予治疗,除非发生疼痛、出血、溃疡、肢体缺血或挛缩等症状。头颈部的大范围病变则会引起呼吸和吞咽困难。

研究这些病变时,应首先做彩超、CTA或磁共振血管成像(MRA)检查。之后可行经皮血管造影,以显示栓塞情况,尽管许多病变血管交通支管径粗大,但如果不先暂时或永久阻断这些交通支,就可能导致肺栓塞。但不应为了诊断而行经皮血管造影。病变血管剥脱术可能是必要的，而且在专科中心看专科医生可能是最好的初步治疗。

目前，尚无已知的与血管畸形发生相关的危险因素。虽然一直有报道创伤、手术、感染、性激素水平变化（青春期、妊娠）或激素治疗等“诱发”了血管畸形，特别是使动静脉畸形从“休眠”状态，即无症状状态，到“活跃”状态，即出现疼痛（即血管扩张、溃疡、出血及可能的动脉窃血）。但是这些潜在的危险因素与血管畸形的关系目前尚不清楚，仍然是假设，因为血管畸形可能会在没有任何明显刺激因素的情况下自发形成。

结论

先天性血管畸形是一种复杂的病变，患者最好在专科中心治疗，由对这些疾病有特别关注和专科知识的临床医生来诊治。由于常常需要续贯治疗，医生需要仔细规划最佳治疗方案。而且除非患者正在专科中心接受治疗，否则不需要尝试给予患者经皮硬化剂注射或选择性血管栓塞治疗，也不需要进行病变切除或病变血管剥脱手术。

（曾国军 文鑫 译 黄斌 审校）

延伸阅读

Belov S. (1990). Classification of congenital vascular defects. *International Angiology*, **9**(3), 141–6.

Greene AK. (2011). Management of haemangiomas and other vascular tumors. *Clinics in Plastic Surgery*, **38**(1), 45–63.

Greene AK. (2011). Vascular anomalies: current overview of the field. *Clinics in Plastic Surgery*, **38**(1), 1–5.

Gupta A and Kozakewich H. (2011). Histopathology of vascular anomalies. *Clinics in Plastic Surgery*, **38**(1), 31–44.

Hentz ED and Vincent R. (2006). *Vascular Anomalies of the Upper Extremity. The Hand and Upper Limb,* Part 2, 2nd edn. Philadelphia, PA: Saunders Elsevier.

Lee BB. (2002). Advanced management of congenital vascular malformations (CVM). *International Angiology*, **21**, 209–13.

Maftei N, Paleolog E, Sandison A, Farrar M, Forsyth A and Standfield N. (2006). Markers of inflammation, hypoxia and angiogenesis in arteriovenous malformations: their role in disease pathogenesis *Vascular Pharmacology*, **45**(3), e1–167, 141–98.

Maftei N, Howard A, Brown LC, Gunning MP, and Standfield N. (2009). The surgical management of 73 vascular malformations and preoperative predictive factors of major haemorrhage—a single centre experience. *European Journal of Vascular Endovascular Surgery*, **38**(4), 488–97.

Maftei N, Standfield N, et al. (2007). Morphological and immunohistochemical analysis of a series of 33 congenital Vascular malformations—a single centre experience *Virchows Archives*, **451**(2), 113–87.

Mulliken JB and Glowacki J. (1982). Haemangiomas and vascular malformations in Infants and children: a classification based on endothelial characteristics. *Plastic and Reconstructive Surgery*, **69**(3), 412–22.

Mulliken JB and Young A. (1988).Vascular birthmarks, haemangiomas and vascular malformations. Philadelphia, PA: WB Saunders, 114–27.

Waner M. (2013). The role of surgery in the management of congenital Vascular anomalies. *Techniques in Vascular & Interventional Radiology*, **16**(1), 45–50.

第17章 血管源性肿瘤

Patrick Coughlin

血管源性肿瘤的简介

起源于较大的动脉或静脉壁的原发性肿瘤的发生率是非常低的。这一类肿瘤通常出现临床症状的时间较晚,导致了诊断的滞后,通常在手术的时候才得到确诊。对此类肿瘤的治疗往往比较困难,而且预后较差。

本章将介绍动脉和静脉系统中-大血管的血管源性肿瘤,包括肾静脉起源侵犯入下腔静脉内肿瘤的处理。

动脉性肿瘤

分类

原发于大动脉的肿瘤非常少见,为Brodowski于1873年首次报道。大部分的这类肿瘤为原发性血管肉瘤,内膜型或壁型。男性的发病率更高(男女比例为2:1),发现该病的平均年龄约60岁[1,2]。这类肿瘤可以发生于任何中-大动脉,约50%累及胸主动脉,25%累及胸腹主动脉,另外25%累及腹主动脉[3]。诊断和治疗的困难之处在于该病的发展很隐匿,通常其症状会被误认为其他的疾病,如急性或慢性动脉闭塞性疾病及动脉瘤样扩张性疾病。

组织学

血管肉瘤和那些累及主动脉的肿瘤可以被分为腔内和壁型两种类型。腔内肿瘤主要沿着血管内膜的表面形成血管内壁的息肉,继而沿着血流的方向发展。壁型肿瘤倾向于累及动脉的中膜和外膜。腔内型肿瘤更常见,表现为多发性的斑块,从而主要引起动脉闭塞或者栓塞的症状。而壁型肿瘤更倾向于导致局部穿通性溃疡的症状[4]。

腔内型肿瘤根据与血管内膜相关联的肉瘤的分型,可以被定义为未分化型内膜肉瘤(UIS)或分化型内膜肉瘤(DIS)。包括黏液纤维肉瘤、未分化多形性肉瘤及其他种类肉瘤。UIS和DIS在解剖分布上有很多类似之处,但是UIS出现在发现DIS 10年以后,通常来说生存期更短。

肿瘤细胞通常较大,同时因为上皮样细胞或组织样细胞的特征,黏附性较差。细胞核呈现多形性且为大细胞核。

内膜不典型增生与肉瘤相关,提示正常内皮细胞通过持续的不典型增生转化为肉瘤。内皮细胞标记物CD31和Fli-1是最有用的识别标签[5]。然而,这些标记物有着显著的组织学异质性。例如,在肿瘤细胞中,平滑肌肌动蛋白和波形蛋白对于染色呈阳性,而平滑肌肌球蛋白、因子Ⅷ、CD31、CD34、D2-40、角蛋白和突触素对于染色呈阴性反应。然而,又有研究显示CD31、因子Ⅷ、CD34、全角蛋白和波形蛋白对于染色都呈阳性反应[7]。

临床表现

动脉性肿瘤的临床表现通常和常见的动脉性病变是相似的。例如,动脉瘤样扩张、慢性动脉闭塞性病变、动脉栓塞(包括微栓塞)。虽然这类肿瘤通常在主动脉内生长,但是也有不少报道称这类肿瘤出现在外周动脉系统,从头颈部的血管到内脏或肾血管再到下肢血管。这些肿瘤的临床表现和其所在的血管位置密切相关。

急性的临床表现包括胸主动脉或腹主动脉瘤破裂、肠系膜动脉缺血、脑卒中(包括Balint综合征)及急性下肢缺血[1,7]。在以上这些情况下,临床诊断通常是在手术时或病理组织分析后做出的。

累及外周动脉的肿瘤患者通常更多地表现为动脉瘤样扩张性病变,累及的外周动脉包括股总动脉、颈动脉、头臂干及肝动脉[8-11]。

疾病的慢性过程会让患者出现间歇性跛行的症状,可能会误诊为慢性动脉粥样硬化或动脉瘤样扩张性病变。也有报道称恶性肿瘤发生在之前人工血管旁路的吻合口处。继发于微栓塞的表皮恶性病变,是动脉性肿瘤的先兆。但是这种情况往往会和紫癜、网状青斑、结节性动脉炎相混淆导致误诊[12]。

另外,由于这类肿瘤具有较高的恶性程度,患者通常表现为更多不典型的前期症状,包括体重减轻、精神萎靡、发热、厌食等。患者还可能由腹膜后肿瘤的扩张导致背部疼痛,以及其他的肿瘤转移所导致的症状。

诊断

对于动脉腔内肿瘤的临床诊断,由于其相对广泛的临床表现,以及和常见的动脉性病变临床表现的相似性,导致了其诊断在一定程度上比较困难。如前文所述,动脉性肿瘤的诊断往往是在手术或者在通过栓子、动脉壁等组织样本的组织学分析后才得出的。如皮肤病变明显,活检有助于诊断。

影像学通常作为回顾性的诊断分析。肿瘤的影像学形态往往不具有特异性,包括动脉瘤样扩张,破裂或者夹层形成。但是,这些肿瘤也存在潜在可以区别的特征,包括伴有管腔充盈缺损的异质性血栓,在正常血管腔内突出生长的息肉状异物,而在其他的血管分支内缺乏动脉粥样硬化性病变的表现。动脉栓塞也是潜在动脉性肿瘤的表现之一。

CT通常作为一线的影像学检查手段。但是增强CT对于这类肿瘤并没有影像学诊断的特异性。PET扫描能够显示原发性肿瘤摄取的增加[13,14]。

MRA被认为是最敏感的影像学检查手段。在MRA表现为分叶状,异质性增强的肿块通常是外周动脉性肿瘤,但是偶尔也可能是主动脉性肿瘤。而动脉粥样硬化性病变在MRA上并不会出现增强的表现[15]。

对于转移性病变的影像学证据包括在骨显像中,呈现溶骨性病变也可以提示恶性肿瘤的存在。

治疗选择

与所有恶性肿瘤的治疗一样,治疗的目标都是能够根治。但是,动脉性肿瘤较晚的临床表现意味着任何的治疗手段都是姑息性的。在手术前缺乏准确的诊断,意味着手术方案都是根据假设的临床诊断而制订的,例如,腔内隔绝术治疗胸主动脉瘤。根治性治疗包括受累动脉切除和自体血管或人工血管重建。姑息性治疗包括旁路手术、腔内支架置入改善缺血症状、动脉取栓、动脉内膜切除术等。

对于动脉性肉瘤辅助性化疗或放疗并没有统一的治疗标准。辅助性化疗和放疗都被发现对于某些动脉性肉瘤患者的治疗有一定的疗效,但是都是以手术治疗作为基础的。一项研究指出蒽环类药物和烷化剂联合使用对于20%的动脉性肉瘤有效果。另外一项研究报道对于早期病变,在没有手术治疗的情况下,单纯异环磷酰胺和表柔比星两种药物联合化疗能够提高患者的生存率[16]。

预后

这类肿瘤的症状隐匿,临床表现晚,在诊断的时候会发现病灶转移的证据,往往意味着总体的预后是很差的。最多有80%的患者有远处转移的临床表现[1]。最常出现的是骨转移、肺转移、肝转移和皮肤转移。内膜型肿瘤、累及升主动脉、动脉弓,以及主动脉内脏分支、肿瘤不完全切除,这些因素都和不良预后密切相关。

患者的平均生存率在7~16个月,但是有报道发现患者的生存率超过了10年[17]。目前,研究认为的患者3年和5年的生存率非常严峻,分别为11%~17%和8%~12%[1]。

静脉肿瘤

恶性的软组织肿瘤在所有恶性肿瘤中的占比<1%。而平滑肌肉瘤在恶性软组织肉瘤中的占比<5%,该肉瘤可起源于腹腔内或者腹膜后,但同时也可以出现在皮下和皮肤组织中[18]。

下腔静脉平滑肌肉瘤

血管平滑肌肉瘤来源于间叶细胞，直接从受累血管中层的平滑肌发生，是最常见的原发性静脉肿瘤。这类肿瘤主要影响下腔静脉，但是也有报道其发生于其他主要静脉分支，包括髂静脉、股静脉、颈内静脉、肾静脉和肾上腺静脉，也包括大隐静脉、头静脉等浅静脉[18-26]。由于平滑肌肉瘤主要累及下腔静脉，其受到了更多医生的关注。

大部分关于下腔静脉平滑肌肉瘤的报道都是个案或者小型的临床系列研究。也有少数样本量较多(病例数>20)的临床报道，其中一个重要的研究是在20世纪90年代中期由Mingoli等人在国际注册的[27-32]。下腔静脉平滑肌肉瘤更易发生在女性身上，平均发病年龄在50~60岁。

和其他的腹膜后软组织肿瘤一样，平滑肌肉瘤由于其位置较深而导致症状隐匿，而且通常临床症状并不具有特异性。患者常常表现为腹痛、背痛、腹背痛并伴有恶心、呕吐和体重减轻[27,28,33]。其他的临床症状和表现会因为受累下腔静脉的节段及周围组织器官受累的程度而有所不同。出现腹部肿物伴随下肢深静脉血栓形成或下肢肿胀往往是疾病晚期的一个表现。多达75%的患者肿瘤表现为沿着下腔静脉腔内生长继而延伸到腔外累及邻近组织[34]。有研究报道，肿瘤在腔内生长侵犯进入右心房引起呼吸困难以及阻塞肝静脉后，导致巴德-基亚里综合征的症状。患者还会出现病灶转移的症状，常见症状包括肝转移、肺转移、淋巴结转移、皮肤转移和骨转移[35,36]。断层影像应用的增加无意间提高了这类肿瘤的诊断率。

诊断

这种肿瘤的诊断通常比较困难。鉴别诊断包括：肾脏、肝脏、肾上腺肿瘤及腹膜后的肉瘤。断层影像能够更好地显示腹部的组织结构。CT影像表现为周围增强的一个分叶状、无钙化的异质性肿块。MRI T1像表现为低信号强度而T2像表现为高信号强度。CT和MR静脉成像可以更好地显示和诊断静脉肿瘤，同时还可以评估静脉的侧支循环情况来帮助决定是否重建下腔静脉[37,38]。影像学的准确性取决于肿瘤大小、生长方式、肿瘤与下腔静脉之间的关系[27,39]。常规静脉造影用于准确评估下腔静脉的主要分支受累情况。超声心动图可以确定肿瘤是否侵入心脏[27]。

肿瘤组织可以通过经皮穿刺活检，有临床研究报道了经静脉入路进入下腔静脉取得肿瘤组织进行诊断的情况[40]。

组织学

平滑肌肉瘤是起源于间叶细胞的恶性肿瘤，具有分化为平滑肌细胞形态的倾向。组织学形态由具有肌条纹的酸性细胞质的和“雪茄形”的圆形细胞核的梭形细胞组成。免疫组化提示了平滑肌细胞分化的特定表型。收缩纤维蛋白，例如，肌动蛋白、钙调蛋白、结蛋白，以及h-钙调蛋白结合蛋白的阳性染色有助于明确诊断[18,41]

肿瘤分级可以由法国国家抗癌中心联合会(FN-CLCC)组织学分级进行分类，但是这个分类标准被发现和患者的预后并没有相关性[32]。

1/2/3级肿瘤

平滑肌肉瘤的解剖学分类主要根据受累的下腔静脉节段来决定。Ⅰ段为肾静脉以下的下腔静脉，Ⅱ段为肾脏间和肾上段下腔静脉，Ⅲ段包括可能有心内扩张的肝脏静脉。累及Ⅱ段和Ⅲ段的下腔静脉明显地提高了手术的复杂性和挑战性。Mignolil的注册研究数据显示215例下腔静脉平滑肌肉瘤的患者，累及下段下腔静脉80例，累及中段下腔静脉94例，累及上段下腔静脉41例[28]。

处理

对下腔静脉平滑肌肉瘤的处理策略存在巨大的差异。肿瘤切除术是唯一可以有效提高生存率的治疗选择。许多的个案和系列临床报道可以应用辅助化疗和新辅助化疗策略，但是由于缺乏有效的临床数据归纳，其应用受到了限制[42-46]。这些治疗策略是否应用需要在多学科协作的前提下根据每个个体的具体情况来决定。新辅助化疗可以用于在缩小肿瘤的大小后进行后续的肿瘤切除手术[46]。

手术切除肿瘤主要根据肿瘤的位置、与肝静脉和肾静脉的关系、下腔静脉受累的范围、下腔静脉侧支循环建立的情况，以及患者的一般情况来决定。

有许多临床病案报道直接切除肿瘤和下腔静脉

后并不重建下腔静脉，术后患者也没有出现远端静脉回流障碍相关的并发症[42,47-49]。还有报道称，对于累及Ⅱ段和Ⅲ段下腔静脉的平滑肌肉瘤的患者，往往其下腔静脉和肾静脉已经闭塞。

如果肾静脉通畅，那么下腔静脉结扎仍然是一种选择。但是肾静脉仍然需要重建，可以用合适大小的人工血管或者大隐静脉间置重建，或者甚至在下腔静脉近端结扎后，可以将肾静脉重新转位到门静脉[45,50,51]。上述这些患者出现了下肢肿胀的情况，可以通过简单保守的方式进行处理，包括静脉弹力袜。在腹膜后的静脉侧支循环充分建立的情况下，进行下腔静脉结扎不会导致过多的并发症(图17.1)。

有一些病例报道下腔静脉部分切除的手术策略，但是肯定是少数，并且已经有人提出这可能会导致肿瘤复发和切除范围不足的风险增加[52]。通常的手术策略是完全切除受累的下腔静脉。对于肿瘤广泛的下腔静脉腔外侵犯，下腔静脉联合多器官切除偶尔也是需要的。联合器官切除包括肾切除、脾切除、部分肝切除和远端胰腺切除均有报道[44,53,54]。还有一些文献报道了其他的移植技术的应用，如临时全肝阻断非原位肝切除后重建肝静脉和下腔静脉[27,49]。如果肿瘤累及的范围更广，可以进行胸骨切开术或开胸术，是否需要体外循环应根据具体情况而定[55]。

对于下腔静脉重建移植物的选择尚无共识。大部分的临床病例报道都是应用人工血管移植物(PTFE/Dacron)进行重建，术后的结果也较好。对于这一类移植材料的选择，其关注点在于移植物感染和远期通畅率的问题。因此，也有许多其他类型的移植物被临床报道，如冻存的静脉和动脉移植物、下腔移植物以及股浅静脉[43,56-60]。根据文献报道，尽管移植物早期血栓形成的发生率最高可以达到10%，但是通常可以通过保守治疗处理而无须再次手术[56]。

就长期通畅率而言，包括人工血管移植物和自体血管移植物，最多只有50%的患者报道了长期通畅率，而随访的时间最长只有3年[43,56]。对于是否通过长期抗凝或者形成动静脉瘘来维持移植物的长期通畅性，学界尚未达成共识[55,61]。

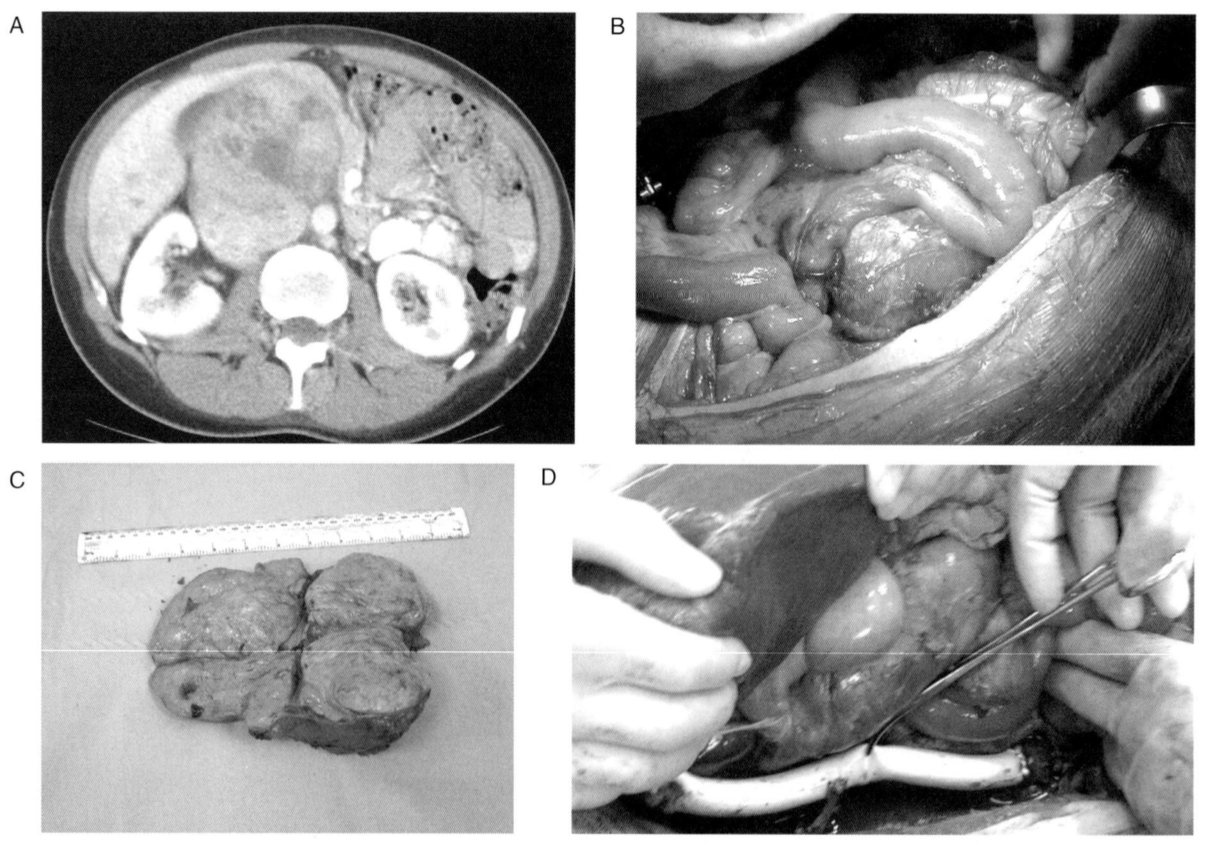

图17.1 (A)CT扫描显示下腔静脉平滑肌肉瘤。(B)下腔静脉肿瘤的手术暴露。(C)切除下腔静脉平滑肌肉瘤。(D)下腔静脉置换术和使用隐静脉移植的肾静脉再植入术。

预后

下腔静脉平滑肌肉瘤患者的症状隐匿，出现临床症状的时间往往较晚，这导致了患者的长期生存率较差。完全的手术切除可以提高患者的长期生存率[28]。5年的无病生存率为30%~50%。术后10年的无病生存率约为25%。5年的总体生存率为35%~55%，而10年的总体生存率为25%~40%。

由于缺乏足够的临床病例报道，能够指导患者预后的临床数据是有限的。大部分数据局限于临床病例报道和由Mingoli发起的国际注册研究。相比于下段下腔静脉受累的患者，中段下腔静脉受累的患者有更好的预后（中段下腔静脉受累：5年生存率56.7%；10年生存率4.3%。下段下腔静脉受累：5年生存率37.8%；10年生存率14.2%）[28]。另外，肿瘤累及下腔静脉超过肝静脉汇入口、腔内生长、阳性切缘等因素和较高的短期死亡率（2年）相关。更确切地说，2年肿瘤相关死亡率还与腔内肿瘤、肝代偿功能及肿瘤分化程度相关。国际注册研究的进一步分析显示，上段下腔静脉受累、下肢肿胀、巴德-基亚里综合征、腔内肿瘤生长，以及下腔静脉阻塞和死亡率呈相关性。但是，这些已有的数据并不能够准确反映出目前更新的治疗手段，无论是外科手术还是新辅助化疗所带来的临床结果都不能准确反应[32]。

根据报道，中-长期的局部复发率在20%~100%，因此，患者需要常规复查CT或者MRI进行监测。肿瘤更大或切缘阳性时，复发风险更大[44]。尤其是对于高风险的肿瘤或者切缘非阴性的患者，术后的辅助化疗起到了非常重要的作用。如果出现了局部的复发，更广泛地手术切除联合辅助治疗措施可以让患者获益。一项临床报道显示其，术后无病生存率为18个月[62,63]。

转移通常发生在肝脏和肺部，但也可以发生于其他部位。几乎没有临床证据显示处理转移病变的最佳治疗手段，但在解剖条件允许且患者一般情况能够耐受的情况下，可以考虑手术切除转移病灶[43]。

与下腔静脉癌栓相关的肾细胞癌

肾细胞癌是相对常见的癌症，最多有10%的肾细胞癌患者存在癌栓从肾静脉侵入下腔静脉的情况，其死亡率根据癌栓侵犯下腔静脉的范围为5%~12.5%。是否行肾切除联合下腔静脉内癌栓切除和死亡率密切相关[64]。这一类下腔静脉受累的患者具有较短的癌症特异性生存期，因此，手术需要能够同时处理肾细胞癌和下腔静脉癌栓才可以进行。

和所有肿瘤一样，肾细胞癌侵入下腔静脉也需要正确的分期，而且，还需要准确地描述肿瘤侵入下腔静脉的情况以便确定合适的治疗方案。尽管多排CT的出现已经能够很好地替代MRI了[66,67]，但MRI是现在评估下腔静脉内癌栓的最准确的影像学手段。在手术前可能还需要进一步的检查，其中包括经食管超声心动图评估癌栓是否侵犯心房，考虑进行体外循环的话需行冠状动脉造影。

肾细胞癌合并下腔静脉内癌栓的手术入路需要根据每个患者的具体情况来定，包括下腔静脉受累的范围和肾细胞癌的特点。

当肿瘤侵入下腔静脉到达肝静脉平面时，行肋缘下切口，必要时可延长切口，甚至有些时候需要行胸腹联合切口。合适的手术入路能够更好地暴露腹膜后的组织结构。对于1级肿瘤，可通过Satinsky钳控制下腔静脉后将下腔静脉内的癌栓从肾静脉开口处“挤”出。另一方面，如果没有办法进行这种操作，则需要先完全地控制下腔静脉、对侧的肾静脉及腰静脉后，再行腔静脉切开术取出腔静脉内癌栓而后原位缝合。在行下腔静脉切开以前，测试性地钳夹阻断下腔静脉能够发现未控制的静脉回流分支，进而重新进行控制。在极少情况下，癌栓和下腔静脉之间粘连紧密，此时可能需要行腔静脉切除，根据静脉侧支循环建立的程度决定是否行下腔静脉重建[64]。

更广泛的腔静脉受累（肝上腔静脉-Ⅲ/Ⅳ级）需要更复杂的手术操作，可能需要行肋缘下切口或者胸腹联合切口。但是许多医生会采用人字形切口，这样如果需要通过劈开胸骨延长切口会更方便。另外，正确的腹膜后结构包括肾脏及周围组织的解剖和游离是必须的。下腔静脉及所有涉及的腰静脉都需要进行充分的游离。同时，必要时充分游离肝脏以便控制肝短静脉、右肝静脉、中肝静脉和左肝静脉的主干及控制肝上腔静脉。Pringle法是有效减少术中出血的辅助方式。在腔静脉切开和癌栓切除的过程中，上述的手术操作可能都会需要涉及，甚至可能涉及更广泛的下腔静脉切除。肝移植技术和心脏外科技术的应用可以让腔静脉内癌栓切除包括复杂的下腔静脉重建更加顺利[67]。在一些更加复杂的临床病例中,血管旁路是有效的辅助手段,能够减少严重出血所带来的不良后果。这些复杂的临床病例通常需要多学科的联合协作以便让患者获得更理想的治疗效果。

对这一类肿瘤,尽管有如此广泛的外科干预手段,但其5年生存率仍然保持在30%~70%。不良预后的指标,包括患者术前一般情况差及Charlson指数>3的术前并发症,会导致患者的死亡率增加2倍。肿瘤相关因素也会影响到患者结局,包括病理TNM评分、细胞核分级、肿瘤亚型、肾周脂肪受累,以及淋巴结受累都会影响患者的结局。但是下腔静脉受累的范围似乎并不影响患者的长期结局[64]。

(陈熹阳 文鑫 译 黄斌 审校)

参考文献

1. Chiche L, Mongrédien B, Brocheriou I, and Kieffer E. (2003). Primary tumors of the thoracoabdominal aorta: surgical treatment of 5 patients and review of the literature. *Annals of Vascular Surgery*, **17**(4), 354–64.
2. Seelig MH, Klingler PJ, Oldenburg WA, and Blackshear JL. (1998). Angiosarcoma of the aorta: report of a case and review of the literature. *Journal of Vascular Surgery*, **28**(4), 732–7.
3. Akiyama K, Nakata K, Negishi N, and Henmi A. (2005). Intimal sarcoma of the thoracic aorta; clinical-course and autopsy finding. *Annals of Thoracic Cardiovascular Surgery*, **11**(2), 135–8.
4. Sebenik M, Ricci AJr, DiPasquale B, et al. (2005). Undifferentiated intimal sarcoma of large systemic blood vessels: report of 14 cases with immunohistochemical profile and review of the literature. *American Journal of Surgery Pathology*, **29**(9), 1184–93.
5. Shirani S, Soleymanzadeh-Ardabili M, and Arami M. (2007). Intimal sarcoma of the descending aorta. *Archives of Iranian Medicine*, **10**(2), 253–4.
6. Winter L, Langrehr J, and Hänninen EL. (2010). Primary angiosarcoma of the abdominal aorta: multi-row computed tomography. *Abdominal Imaging*, **35**(4):485–7.
7. Mizrachi IB, Trobe JD, Deeb MG, Ramsburgh SR, Williams DM, and Gebarski SS. (2006). Multiple brain infarcts and Balint syndrome in aortic arch angiosarcoma. *Journal of Neuroophthalmology*, **26**(2), 107–12.
8. Choi SY, Min SK, Kim KI, and Kim HY. (2012). Intimal angiosarcoma presenting with common femoral artery aneurysm. *Journal of Vascular Surgery*, **56**(3), 819–21.
9. Al-robaie B, Stephenson M, Evans GH, and Sandison AJ. (2011). Angiosarcoma mimicking a recurrent carotid artery aneurysm. *Annals of Vascular Surgery*, **25**(8), 1142.e19–23.
10. Lu CY, Lu MS, Huang YK, Tsai FC, and Lin PJ. (2011). Innominate artery aneurysm as presentation of angiosarcoma. *Surgery*, **149**(4), 593–4.
11. Davis VW, Somani K, Chaba TP, Andruchow J, and Shapiro AM. (2008). Hepatic artery aneurysm secondary to epithelioid angiosarcoma. *Canadian Journal of Surgery*, **51**(4), E81–2.
12. Braun N, Kimmel M, Grabner A, Ott G, and Alscher MD. (2010). [A 65-year-old man with history of claudication, palpable purpura and livedo reticularis]. *Deutsche Medizinische Wochenschrift*, **135**(16), 801–4.
13. Hagspiel KD, Hunter YR, Ahmed HK, et al. (2004). Primary sarcoma of the distal abdominal aorta: CT angiography findings. *Abdominal Imaging*, **29**(4), 507–10.
14. Winter L, Langrehr J, and Hänninen EL. (2010). Primary angiosarcoma of the abdominal aorta: multi-row computed tomography. *Abdominal Imaging*, **35**(4), 485–7.
15. Sparsa A, Liozon E, Wechsler J, et al. (2006). Aortic angiosarcoma clinically mimicking polyarteritis nodosa. *Scandinavian Journal of Rheumatology*, **35**(3), 237–40.
16. Barbetakis N, Asteriou C, Papadopoulou FI, and Stergiou E. (2010). Sarcomas of the great vessels. Is there a role for chemotherapy? *Interactive Cardiovascular Thoracic Surgery*, **10**(3), 463–4.
17. Thalheimer A, Fein M, Geissinger E, and Franke S. (2004). Intimal angiosarcoma of the aorta: report of a case and review of the literature. *Journal of Vascular Surgery*, **40**(3), 548–53.
18. Tilkorn DJ, Hauser J, Ring A, et al. (2010). Leiomyosarcoma of intravascular origin--a rare tumor entity: clinical pathological study of twelve cases. *World Journal of Surgical Oncology*, **8**, 103.
19. Fu TY, Hsieh PP, Chen LW, Tseng HH, and Wang JS. (2007). Leiomyosarcoma of the cephalic vein: case report and review of the literature. *Annuals on Vascular Surgery*, **21**(4), 508–11.
20. Mammano E, Zanon A, Picchi G, et al. (2008). Primary great saphenous vein leiomyosarcoma: report of a case. *Surgery Today*, **38**(2), 161–2.
21. Propper B, Zonies D, Smith D, and Rasmussen TE. (2009). Autogenous arterial and venous reconstruction for femoral vein leiomyosarcoma—a case report. *Vascular and Endovascular Surgery*, **43**(2), 215–20.
22. Cocieru A, Dietzek A, and Saldinger PF. (2010). Internal iliac vein transposition for vascular reconstruction after resection of an external iliac vein leiomyosarcoma. *Annals of Vascular Surgery*, **24**(5), 693. e9–10.
23. Palmieri F, Ferrara I, and Ragozzino A. (2011). Right ventricular metastasis from internal iliac vein leiomyosarcoma: first report. *European Heart Journal*, **32**(2), 246.
24. Bibbo C and Schroeder M. (2011). Review of vascular leiomyosarcoma and report of a case localized to the greater saphenous vein of the ankle. *Journal of Foot and Ankle Surgery*, **50**(3), 329–35.
25. Yfadopoulos D, Nikolopoulos D, Novi E, and Psaroudakis A. (2011). Primary superficial femoral vein leiomyosarcoma: report of a case. *Surgery Today*, **41**(12), 1649–54.
26. Gage MJ, Patel AV, Koenig KL, and Newman E. (2012). Non-vena cava venous leiomyosarcomas: a review of the literature. *Annals of Surgical Oncology*, **19**(11), 3368–74.
27. Kieffer E, Alaoui M, Piette JC, Cacoub P, and Chiche L. (2006). Leiomyosarcoma of the inferior vena cava: experience in 22 cases. *Annals of Surgery*, **244**(2), 289–95.
28. Mingoli A, Cavallaro A, Sapienza P, Di Marzo L, Feldhaus RJ, and Cavallari N. (1996). International registry of inferior vena cava leiomyosarcoma: analysis of a world series on 218 patients. *Anticancer Research*, **16**(5B), 3201–5.
29. Hines OJ, Nelson S, Quinones-Baldrich WJ, and Eilber FR. (1999). Leiomyosarcoma of the inferior vena cava: prognosis and comparison with leiomyosarcoma of other anatomic sites. *Cancer*, **85**(5), 1077–83.
30. Hollenbeck ST, Grobmyer SR, Kent KC, and Brennan MF. (2003). Surgical treatment and outcomes of patients with primary inferior vena cava leiomyosarcoma. *Journal of the American College Surgery*, **197**(4), 575–9.
31. Dzsinich C, Gloviczki P, van Heerden JA, et al. (1992). Primary venous leiomyosarcoma: a rare but lethal disease. *Journal of Vascular Surgery*, **15**(4), 595–603.
32. Laskin WB, Fanburg-Smith JC, Burke AP, Kraszewska E, Fetsch JF, and Miettinen M. (2010). Leiomyosarcoma of the inferior vena cava: clinicopathologic study of 40 cases. *American Journal of Surgical Pathology*, **34**(6), 873–81.
33. Sessa B, Iannicelli E, Caterino S, et al. (2010). Imaging of leiomyosarcoma of the inferior vena cava: comparison of 2 cases and review of the literature. *Cancer Imaging*, **10**, 80–4.
34. Illuminati G, Calio' FG, D'Urso A, Giacobbi D, Papaspyropoulos V, and Ceccanei G. (2006). Prosthetic replacement of the infrahepatic inferior vena cava for leiomyosarcoma. *Archives of Surgery*, **141**(9), 919–24; discussion, 924.
35. Oliveira N, Dias E, Lima R, Oliveira F, and Cássio I. (2011). Primary iliac venous leiomyosarcoma: a rare cause of deep vein thrombosis in a young patient. *Case Report Medicine*, **2011**, 123041.
36. Cacoub P, Piette JC, Wechsler B, et al. (1991). Leiomyosarcoma of the inferior vena cava. Experience with 7 patients and literature review. *Medicine (Baltimore)*, **70**(5), 293–306.
37. Huang J, Liu Q, Lu JP, Wang F, Wang L, and Jin AG. (2011). Primary intraluminal leiomyosarcoma of the inferior vena cava: value of MRI with contrast-enhanced MR venography in diagnosis and treatment. *Abdominal Imaging*, **36**(3), 337–41.
38. Ulla M, Kohan A, Pekolj J, Isola M, and Garcia-Mónaco R. (2011). Direct 64-row MDCT venography in the diagnosis of an inferior vena cava leiomyosarcoma. *Abdominal Imaging*, **36**(3), 333–6.

39. Izzillo R, Qanadli SD, Staroz F, et al. (2000). Leiomyosarcoma of the superior vena cava: diagnosis by endovascular biopsy. *Journal of Radiology*, **81**(6), 632–5.
40. Abdel-Aal AK, Gaddikeri S, Saddekni S, Oser RF, Underwood E, and Wei S. (2011). Primary leiomyosarcoma of the inferior vena cava invading the right atrium: a technique for intraluminal biopsy through a transvenous approach. *Vascular and Endovascular Surgery*, **45**(8), 743–6.
41. Matsuyama A, Hisaoka M, and Hashimoto H. (2010). Vascular leiomyosarcoma: Clinicopathology and immunohistochemistry with special reference to a unique smooth muscle phenotype. *Pathology International*, **60**(3), 212–16.
42. Daylami R, Amiri A, Goldsmith B, Troppmann C, Schneider PD, and Khatri VP. (2010). Inferior vena cava leiomyosarcoma: is reconstruction necessary after resection? *Journal on American College Surgery*, **210**(2), 185–90.
43. Munene G, Mack LA, Moore RD, and Temple WJ. (2011). Neoadjuvant radiotherapy and reconstruction using autologous vein graft for the treatment of inferior vena cava leiomyosarcoma. *Journal of Surgical Oncology*, **103**(2), 175–8.
44. Ito H, Hornick JL, Bertagnolli MM, et al. (2007). Leiomyosarcoma of the inferior vena cava: survival after aggressive management. *Annuals on Surgical Oncology*, **14**(12), 3534–41.
45. Wang Q, Jiang J, Wang C, Lian G, Jin MS, and Cao X. (2012). Leiomyosarcoma of the inferior vena cava level II involvement: curative resection and reconstruction of renal veins. *World Journal of Surgical Oncology*, **10**, 120.
46. Yadav R, Kataria K, Mathur SR, and Seenu V. (2012). Leiomyosarcoma of inferior vena cava: a case series of four cases. *Indian Journal of Pathology Microbiology*, **55**(1), 83–5.
47. Drukker L, Alberton J, and Reissman P. (2012). Leiomyosarcoma of the inferior vena cava: radical surgery without vascular reconstruction. *Vascular and Endovascular Surgery*, **46**(8), 688–90.
48. Al-Saif OH, Sengupta B, Amr S, and Meshikhes AW. (2011). Leiomyosarcoma of the infra-renal inferior vena cava. *American Journal of Surgery*, **201**(2), e18–20.
49. Kim JT, Kwon T, Cho Y, Shin S, Lee S, and Moon D. (2012). Multidisciplinary treatment and long-term outcomes in six patients with leiomyosarcoma of the inferior vena cava. *Journal of Korean Surgery Society*, **82**(2), 101–9.
50. Nayyar R, Panda S, Saini A, Seth A, and Chaudhary SK. (2010). Leiomyosarcoma of inferior vena cava involving bilateral renal veins: surgical challenges and reconstruction with upfront saphenous vein interposition graft for left renal vein outflow. *Indian Journal of Urology*, **26**(3), 438–40.
51. Tranchart H, Carloni A, Balzarotti R, de Laveaucoupet J, Chapelier A, and Smadja C. (2008). Leiomyosarcoma of the inferior vena cava involving the renal veins: a simple method of right renal vein reimplantation. *Journal of Vascular Surgery*, **47**(1), 209–12.
52. Mingoli A, Sapienza P, Cavallaro A, et al. (1997). The effect of extend of caval resection in the treatment of inferior vena cava leiomyosarcoma. *Anticancer Research*, **17**(5B), 3877–81.
53. Chan AC, Chan SC, Yiu MK, Ho KL, Wong EM, and Lo CM. (2012). Technical considerations for radical resection of a primary leiomyosarcoma of the vena cava. *HPB (Oxford)*, **14**(8), 565–8.
54. Stauffer JA, Fakhre GP, Dougherty MK, Nakhleh RE, Maples WJ, and Nguyen JH. (2009). Pancreatic and multiorgan resection with inferior vena cava reconstruction for retroperitoneal leiomyosarcoma. *World Journal of Surgical Oncology*, **7**, 3.
55. Spinelli F, Stilo F, La Spada M, De Caridi G, and Benedetto F. (2008). Surgical treatment of tumors involving the inferior vena cava. Personal experience. *Journal of Cardiovascular Surgery (Torino)*, **49**(3), 323–8.
56. Fiore M, Locati P, Mussi C, et al. (2008). Banked venous homograft replacement of the inferior vena cava for primary leiomyosarcoma. *European Journal of Surgical Oncology*, **34**(6), 720–4.
57. Praseedom RK, Dhar P, Jamieson NV, Wallwork J, Bergman I, and Lomas DJ. (2007). Leiomyosarcoma of the retrohepatic vena cava treated by excision and reconstruction with an aortic homograft: a case report and review of literature. *Surgical Innovations*, **14**(4), 287–91.
58. Guerrero MA, Cross CA, Lin PH, Keane TE, and Lumsden AB. (2007). Inferior vena cava reconstruction using fresh inferior vena cava allograft following caval resection for leiomyosarcoma: midterm results. *Journal of Vascular Surgery*, **46**(1), 140–3.
59. Di Benedetto F, D'Amico G, Montalti R, et al. (2012). Banked depopulated vena caval homograft: a new strategy to restore caval continuity. *Surgical Innovations*, **19**(1), NP5–9.
60. Angiletta D, Fullone M, Greco L, Marinazzo D, Frontino P, and Regina G. (2011). Leiomyosarcoma of the inferior vena cava: resection and vascular reconstruction using a dacron graft and an Adam DeWeese clip-three-year follow-up. *Annals of Vascular Surgery*, **25**(4), 557.e5–9.
61. Merlo M, Varetto GF, Bitossi O, Conforti M, and Rispoli P. (2008). Leiomyosarcoma of the inferior vena cava: a clinicopathologic review and report of four cases. *Minerva Chirurgica*, **63**(3), 209–21.
62. Zhang H, Kong Y, Zhang H, et al. (2010). Leiomyosarcoma of the inferior vena cava: case report and treatment of recurrence with repeat surgery. *Annals on Vascular Surgery*, **24**(3), 417.e5–9.
63. Rascanu C, Duran M, Grabitz K, Weis-Müller B, and Sandmann W. (2011).Successful surgical management of a recurrent leiomyosarcoma of the inferior vena cava. *Vasa*, **40**(1), 69–72.
64. Lawindy SM, Kurian T, Kim T, et al. (2012). Important surgical considerations in the management of renal cell carcinoma (RCC) with inferior vena cava (IVC) tumour thrombus. *BJU International*, **110**(7), 926–39.
65. Guo HF, Song Y, and Na YQ. (2009). Value of abdominal ultrasound scan, CT and MRI for diagnosing inferior vena cava tumour thrombus in renal cell carcinoma. *Chinese Medicine Journal, England*, **122**(19), 2299–302.
66. Hallscheidt PJ, Fink C, Haferkamp A, et al. (2005). Preoperative staging of renal cell carcinoma with inferior vena cava thrombus using multidetector CT and MRI: prospective study with histopathological correlation. *Journal of Computer Assisted Tomography*, **29**(1), 64–8.
67. Ciancio G, Hawke C, Soloway M. (2000). The use of liver transplant techniques to aid in the surgical management of urological tumors. *Journal of Urology*, **164**(3 Pt 1), 665–72.

第3部分

血管创伤

Matt Thompson, Karim Brohi

第18章

血管创伤后的损伤控制手术

Denis W. Harkin

血管创伤后损伤控制手术简介

血管创伤并不是一个现代才出现的现象，最早关于血管损伤的描述出现在古希腊名著《伊利亚特》中[1]。据评估，每年全世界有400万人死于意外或者暴力行为，更有不计其数的人因此致残[2]。重伤后的大量出血依然是致死的主要原因。军医及创伤外科医生认为首先需要控制出血。只有当出血被控制，才能开始有效的复苏。需要对生命体征不稳定的患者进行早期识别、及时分类，并尽快对其行损伤控制手术（DCS）。在目的明确的止血性复苏后，通过手术可以恢复血管的通畅性及受累区域的功能。虽然现代医学在创伤后处理上有一定的进步，但由出血导致的死亡率依然很高，并且有大量患者因为长时间缺血而导致严重的残疾。

流行病学

在社会经济繁荣时期，外伤是15~44岁人群的主要死亡原因，而在社会经济萧条时期，也只有感染性疾病的死亡率能超过外伤。全球超过16%的死亡是由外伤导致的[2]，其中，车祸伤占绝大部分。创伤的严重程度与相关血管受损程度有较强关联性[3]。严重的骨骼创伤常会导致相应的血管损伤，例如，胸部血管损伤与第一肋骨骨折有关，而骨盆骨折与脱位会导致髂动静脉损伤，膝关节脱位则会导致腘动脉损伤。骨骼损伤程度一方面反映所受外力的大小，另一方面也验证了骨骼可能在某些特定创伤中导致二次损伤。

一些大型中心城市同时还需要面对逐渐增多的犯罪事件或恐怖袭击导致的“战伤”[4]。由于呈指数增加的介入性诊断与治疗，血管创伤也成为常见的医源性损伤。目前认为，医源性血管创伤占总血管损伤的5%~75%，发病率的偏差与血管操作类型及参照偏倚相关[5]。在战伤中，54%的穿通性损伤是肢体创伤，多是由爆炸装置导致的。肢体受伤率高的原因可能是防弹衣使得面部、颈部及四肢暴露在外。虽然大部分外伤导致的死亡发生在现场，但也有超过40%的患者在入院后死亡[6]。更加值得注意的是，来源于北美、欧洲及澳洲的研究认为48%的创伤性死亡是可以避免的[2]。1/3的院内创伤性死亡被归因于大出血，而在因为其他原因死亡的患者中，尤其是头部受伤或者多器官功能衰竭，大出血也是主要的致死因素。超过50%的创伤性死亡发生在受伤24小时内[7]。在战争中，尽早通过手术控制血管损伤出血及出血性休克可以改善伤员预后[8]。尽管普通人群所受的损伤一般不会过于严重，但多数医疗机构还是认为需要尽早手术控制出血。初始创伤的严重程度和其预后受两个主要因素的影响——创伤的机制和患者相关的身体因素（如年龄和并存疾病）[7]。创伤患者的平均年龄逐渐增加，所以，年龄因素尤其重要。创伤审查与研究协作组（TARN）最近发现，在英格兰和威尔士的创伤性死亡患者中，年龄>70岁者占25%[9]。

未尽早控制出血是导致一些本可避免的创伤性死亡的原因，运用适当的分诊标准快速判断高危患者，使他们尽快接受DCS，这一点非常重要。

血管损伤的病理生理学机制

大血管损伤危及生命的原因主要有以下3点。

- 出血、失血。
- 局部终末器官缺血。
- 损伤导致的系统性炎性反应。

对损伤模式的理解有助于医生明确创伤的病理，以及患者对其产生的潜在生理反应。

损伤机制

车祸、坠落或殴打造成的钝性损伤，源自身体受到的冲击力及减速导致的压缩与变形。冲击力视其量级（如动能和作用范围）、作用时间、作用方向的不同而不同。造成身体变形的冲击力称为应力，包括张力（拉伸）、剪切力（横穿物体的反作用力）与压缩力（碾压）。当组织或器官的弹力（使物体回到原状态）或黏滞力（抵抗运动造成的变形）被施加的外力超过，就会产生损伤。身体存在一些对血管的保护机制——心脏与胸部血管处于胸腔的骨性结构中，腹部及髂血管则受脊柱与盆腔的保护，肢体的大血管也受到伴行长骨的保护。然而，在一些复合损伤中，这些保护结构反而会导致血管受损。肺动脉韧带与降主动脉相连，减速导致的纵隔变形容易造成降主动脉的横断伤。同样的，在长骨断裂和关节脱位时，也会导致主要的肢体血管受损。

判断贯通伤的严重程度则主要依据穿通物的特点（重量、形状、速度、施加的动能）、穿通轨道（弯曲、歪斜、螺旋形或回转）和受力点（被拖动或者抵抗）。因为类似子弹的一些穿通物，其动能在速度变为2倍时会扩大成4倍（动能=1/2质量×速度^2）。因此，根据子弹的出膛速度，可以把损伤程度分为低级（<1100英尺/秒）、中级（110~2000英尺/秒）和高级（>2000英尺/秒）（1英尺≈0.3米）。子弹会造成轨道上的直接损伤，同时，高速的子弹还会通过形成低量冲击波消耗动能，甚至会因为横向的高量横波造成更多损伤性的临时空化效应。这种空化效应对于没有弹性的组织会造成毁灭性的损伤，如大脑或实质器官。另外，当子弹碎片损伤骨骼时，其会造成二次损伤，继而导致受损范围扩大（图18.1）。

损伤的病理生理学反应

幸存于创伤初期的患者，其最终共同的死亡原因是氧气供应不足。由于大量和快速失血会导致失血性休克，失血量很少<30%，这会造成系统性的血压降低和组织灌注不足。最近的一篇综述报道，在钝性伤患者中，>59%会因低血容量而休克[10]。创伤的大量出血可能被定义为24小时内出血量达到身体内血容量总和，或者3小时内出血量达到体内总血容量的50%[11]。由于“死亡三联征”——凝血功能障

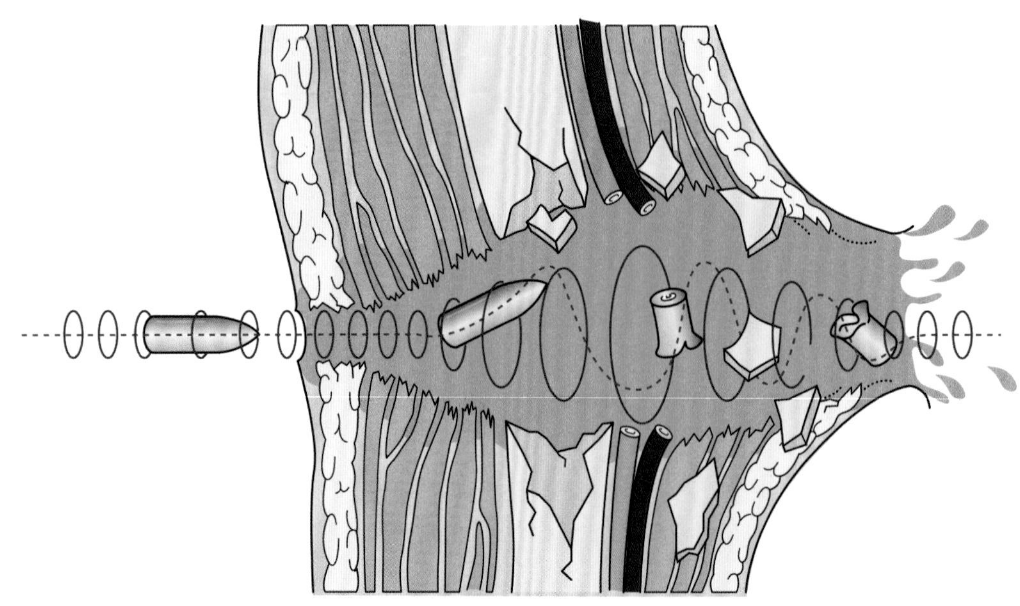

图18.1 高速子弹造成的血管空化损伤。在高速子弹造成的损伤中，伴行子弹轨迹的直接损伤会因为空化效应造成的能量扩散而加深，这会造成远离子弹路径的组织损伤。骨骼也可能造成二次损伤。

碍、低体温症、酸中毒的出现，大出血带来的危险会变得复杂化。在创伤患者中，1/3的出血患者及全部大出血患者会出现凝血功能障碍[12]。这些患者的死亡风险会显著增加，快速确认和纠正凝血功能障碍可以避免不必要的死亡[13]。

低体温症是一个由创伤导致的严重但可以避免的结果。最初环境下的暴露会由大出血和低血压导致的热量损失加重，并且会由于大量补液及全身麻醉下长时间的手术而复杂化。低体温症会加重凝血功能障碍导致的血小板功能不全，降低凝血因子的活性（尤其是体温<33℃时），诱导纤维蛋白溶解。这些结果可以通过维持和重建正常体温而逆转。当氧气供应达不到组织代谢需求时会引发酸中毒，并且由于创伤、失血和低血压的影响，酸中毒可能成为血管创伤中的一种全身性现象。酸中毒通过改变血小板的形状和功能（pH值<7.4），降低凝血酶的形成，促进纤维蛋白分解，同样会影响凝血功能。

大出血还会诱发针对局部损伤组织的系统性炎性反应，若不得到控制，会造成多器官功能衰竭。局部组织的损伤和细胞完整性破坏会导致促炎因子进入循环。血液中细胞促炎因子和血管内皮作用会引起促炎因子扩增的级联反应和免疫细胞的激活，若得不到控制，会演变为系统性炎性反应综合征（SIRS）。在创伤后，强烈的炎性反应包括血清中炎症因子和细胞因子的浓度上升[14]。另外，年龄因素也可能影响急性损伤的预后，损伤造成的炎性反应可能会引起急性心脑血管意外，特别是在有更广泛的动脉粥样硬化的老年人中。

在受重大创伤的患者中，由于长时间的复苏及手术，生理功能不全的患者可能会出现不可逆转的二次损伤。损伤控制可能可以避免"死亡三联征"的出现。然而，只有在经过仔细的临床诊断分辨出高危患者后，这些处理手段才能取得最好的效果。

血管损伤的临床诊断

临床病史加上受损区域的解剖学知识可提醒经验丰富的创伤医生在复合型损伤中可能合并大血管损伤。对于接受治疗的创伤患者而言，值得安慰的一点是，带有高度怀疑的经验丰富的医生可以分辨出主要的严重血管损伤。在损伤急性期，临床症状多与失血、末梢器官缺血或占位效应相关。血管损伤的临床症状可能是一些"软"症状（出血史、无脉的血肿）或是"硬"症状（搏动性血肿、杂音、震颤、脉搏短绌，表18.1）。在肢体损伤中，症状可能表现得比较明显，而在胸部或腹部腔隙深处的症状可能不是很明显，需要积极寻找和仔细排除。该分诊流程随后让患者接受目标部位的诊断性影像学检查，或是将患者转诊至适当科室，通过腔内或者开放手术控制出血。

表18.1 血管损伤的临床表现

硬性症状	软性症状
搏动性出血	血肿（小）
扩大的血肿	受伤部位的血肿史
远端搏动消失	原因不明的低血压
厥冷、肢体苍白	原因不明的心动过速
可扪及的震颤	周围神经功能缺陷
可听到的杂音	

硬性和软性症状会显示主要的血管损伤。

辨别高危患者

为了减少大血管损伤后由出血引起的可避免的死亡，加强创伤生命支持（ATLS）的现代理念和决定性的创伤外科技能（DSTS）训练这样的系统性手段十分重要[15,16]。ATLS训练代表一种程序性的顺序，即被称为ABCDE的即刻处理手段。决定性的气道控制（A）和呼吸支持（B）依然非常重要，但应早期确认受进行性大出血威胁的循环（C），进行简化评估并尽早行手术控制出血。

DCS是一个最近被重新重视的古老的概念，其将关于创伤病理生理学的当代医学知识与最新的军事外科经验相结合[17]。在不稳定的患者中，在未发生难治性休克前应该考虑这一点。在有多系统损伤的患者中，损伤模式需要被考虑到，包括高能性损伤（车祸伤、高处坠落伤、爆炸伤）和高速子弹损伤（尤其是那些穿通了身体腔隙结构的损伤）。同样应当考虑严重的并存疾病，以及根据年龄谱考虑生理储备是否受限。这些患者有着严重生理紊乱的典型表现，如大出血（>40%血容量）、重度酸中毒[（pH值<7.2或碱缺失≥8mEq/L（1mEq/L=1mmol/L×原子价）]及弥漫性凝血功能障碍。

辨别和治疗幸存者

分诊的目的是使大多数人在治疗中的受益最大化，从而将患者进行分类的过程。许多评分体系是为了预测创伤后的生存率而设计的，是不完善的，而且缺乏专门针对血管损伤设计的评分体系。生理评分，如修订后的创伤评分、急性生理和慢性健康评估、继发性器官功能衰竭评分、SIRS评分和急诊创伤评分都是基于发病前的健康状况和创伤的解剖学中有限的信息来评估患者的生理紊乱，进而预测患者的死亡率。

解剖评分，如简略创伤评分、创伤严重度评分、新的创伤严重度评分、解剖断层、穿通性腹部创伤指数、以国际疾病分类（ICD）为基础的创伤严重程度评分和创伤死亡率预测模型都是利用创伤的特性预测死亡率。联合评分，如创伤严重度评分，利用生理紊乱和创伤的解剖学特点描述创伤特性，预测病情。

严重创伤的预后主要受伤情严重程度、得到合理治疗的速度和治疗质量的影响。然而，普通人群的创伤预后还受到患者一些特殊因素的影响，如年龄、性别和发病前健康状况。而慢性疾病也会间接影响预后，如生理储备降低、器官功能受损（心脏、肺、肾脏）、恢复能力受损。即使将其他因素考虑在内，也都会造成创伤即刻幸存患者发生院内死亡和并发症。

如果血管损伤患者因服用药物（抗高血压或抗心律失常药物）或者慢性心功能不全（缺血或心脏瓣膜疾病）而损伤心脏反应能力，会导致大出血后血流动力学无法充分代偿。即使服用了抗血小板和抗凝药物，仍然难以控制出血。有效的分诊系统需基于快速可靠地获得创伤后资料。通过一些能反映血容量减少的生理反应的临床症状可以预测患者死亡的危险性，包括血压、毛细血管再灌注时间、意识等级（格拉斯哥昏迷评分）、心率和呼吸频率[18]。在大血管损伤中，评估失血量和活动性出血常较具有挑战性。最初可通过血红蛋白或血细胞压积（Hct）的降低程度评估，但复苏时使用的静脉内输液或输血制品可能会出现错误的单次血细胞压积，进而混淆判定结果。研究表明，连续的Hct测量在诊断严重损失和判断是否需要手术控制出血中都有很强的预测作用[19]。乳酸（无氧糖酵解产生）作为另一个常用指标，已被作为低氧负荷、组织低灌注和失血性休克严重度的间接指标。连续乳酸测量为反映复苏效果提供了可靠的指标，并能预测创伤休克患者的预后，高初始值或恢复延迟（≤2mmol/L）是病情严重的征象[20]。动脉血气可显示代谢性酸中毒，已证实，酸血症伴随乳酸升高和碱缺乏<-6mEq/L会造成患者死亡率升至5倍[21]。研究证实，严重创伤伴出血与创伤后凝血功能有关，可通过国际化标准比值（INR）、活化部分凝血活酶时间（APTT）、纤维蛋白原及血小板来评估。然而，这些检测并不能完全反映凝血功能的缺陷程度，通过血栓弹性测定进行专业评估能更好地指导靶向治疗[22]。

血管创伤的影像学检查

大血管损伤的患者根据其血流动力学稳定情况可分为不稳定性（需要立即手术控制出血）或稳定性（可获益于诊断性影像检查、介入或保守治疗的选择）。在最初的评估中，经常需要进行便携式胸部和骨盆X线片检查。在四肢血管损伤中，使用便携式多普勒（HHD）超声设备评估手和下肢的外周动脉血流是公认的方法。当损伤情况允许，下肢踝肱压指数（ABPI）是一个敏感的诊断性检测，若其值正常，则可以排除主要肢体动脉损伤。在急诊科，现代急救医生也会经常运用针对创伤的腹部重点超声检查（FAST）以补充临床评估[23]，其可用于识别腹腔游离积液并检测急诊状态下主要实质器官的损伤情况[24]。Rozycki等纳入1540例患者（1227例为钝性伤，313例为穿透伤）的研究证实，对于低血压患者，针对创伤的腹部重点超声检查的诊断敏感性和特异性接近100%[25]。

对于稳定的患者，基于损伤机制疑似存在躯干或腹部出血，或较高的大血管损伤风险时，建议进行进一步的多层螺旋CT扫描检查。快速螺旋CT血管造影（CTA）可在几分钟内快速获得从头到足的动脉树的详细图像，彻底改变了对稳定而伴随血管损伤患者的管理模式。轴位解剖也可评估血肿范围，显示持续外渗，并提供一些终末器官缺血的信息。全身CT可同时提供头部、躯干和骨骼的损伤情况，正逐渐成为许多中心管理多发伤患者的标准步骤。运用时相增强造影可在动脉期显示主要动脉的外渗，并在静脉或延迟期发现实体器官的活动性出血（图18.2）[26]。

在过去20年中，经皮血管腔内诊断和治疗干预在创伤性损伤管理中的作用发生了巨大的变化[27]。对比数字减影血管造影(DSA)仍然是血管系统评估的金标准，而现代血管腔内手术室提供了保证血管内成像质量和完成手术能力的最佳平衡。越来越多的腔内血管治疗可用于止血(如放置覆膜支架或栓塞)或辅助再通(如血栓抽吸、导管溶栓、血管成形和支架置入)。现在，在钝性胸主动脉损伤等领域，血管内治疗可能是首选方法(图18.3)[28]。

损伤控制性复苏

目标导向性止血复苏的目的是恢复生理稳态，并限制由复苏措施引起二次损伤的风险。创伤管理的标准化方案包括初步评估、复苏阶段和二次评估。在初步评估期间，呼吸道保护、通气支持和血流动力

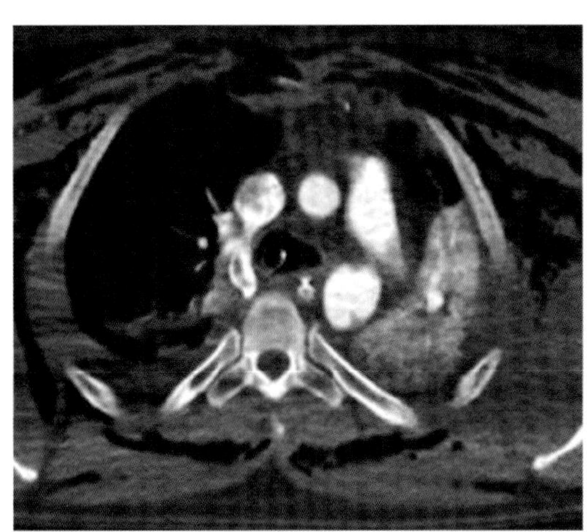

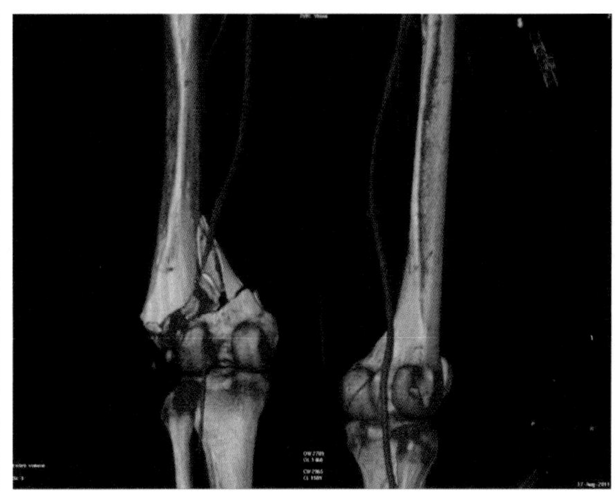

图18.2 血管损伤的CT成像。对比增强多层螺旋CT扫描可为血管损伤提供快速诊断信息。此处显示其在同时诊断多发伤合并胸部主要血管(外伤性主动脉损伤合并血胸)和左下肢主要血管损伤(股骨远端骨折伴腘动脉破裂)时的价值。

A

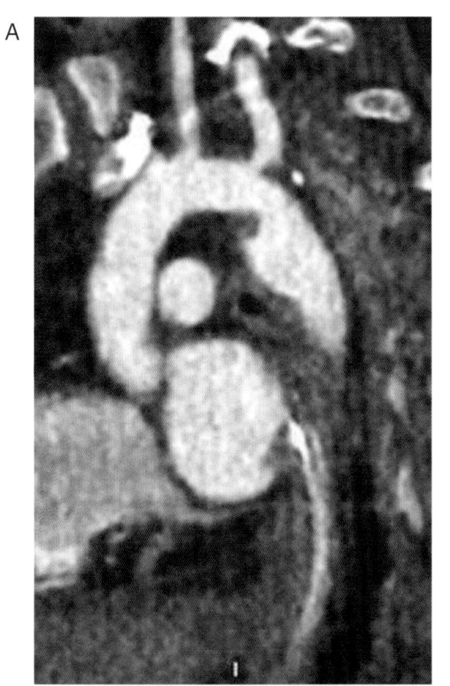

B

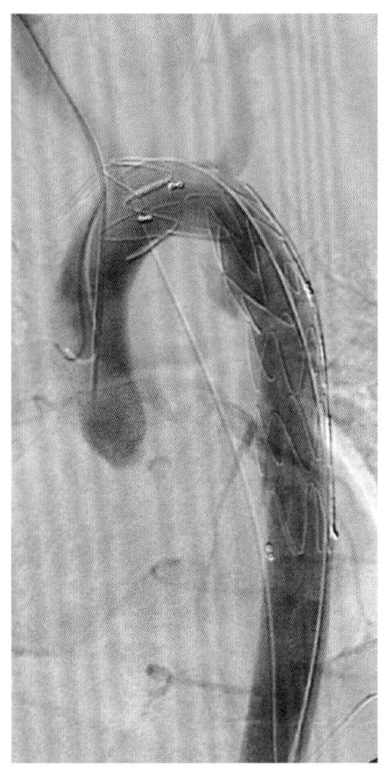

C

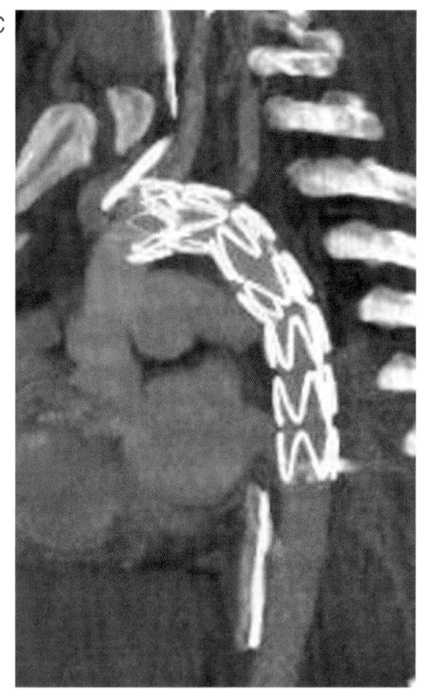

图18.3 胸主动脉损伤的血管腔内治疗。主动脉腔内支架已使钝性胸部外伤性主动脉损伤(TAI)的治疗发生了革命性的变化。(A)CTA确诊主动脉峡部创伤性损伤。(B)血管腔内植入的胸主动脉覆膜支架严密覆盖损伤。(C)CTA复查证实修复的充分性。

学稳定得到解决。容量复苏是出血性休克患者治疗的一个主要部分，以便改善氧输送和维持正常的细胞代谢。然而，在急诊室没有控制出血的情况下，为使血压正常而进行过量的液体复苏只会促进血凝块清除和再出血[29]。

如果发生大出血，由于患者可能受益于损害控制措施，临床医生应根据已知的损伤模式和生理学表现，早期估计失血程度并开始初始复苏[30]。失血可能是显而易见的，但在生理紊乱或对初始复苏没有反应的情况下，必须寻找腹部和胸腔，或骨盆和长骨隐匿性出血的证据。随着对休克生理学认识的深入，我们使用代谢标志物，如碱基和乳酸，以检测隐匿性低灌注并监测对治疗的反应。特别是在高能量或穿透性损伤的情况下，应高度怀疑。基于患者的稳定性，我们需权衡诊断性影像检查的价值并做出决定，以防延迟出血控制的风险。

在包括106例腹部血管损伤患者的回顾性研究中，所有41例发生休克的枪伤患者都得益于快速转移到手术室以控制出血[31,32]。高能量伤害，如从高处跌落和道路交通事故都有大出血的高风险，需要更多的关注，并且75%以上合并有危及生命的头部、胸部、盆腔和腹部损伤[33]。

止血性复苏

出血及血管内容量减少会导致低血压和周围血管收缩。这一点促使许多人在活动性出血患者中采用一种实用的复苏方法，其足以维持重要器官的灌注，不会导致进一步失血。这种允许性低血压是止血复苏的关键[34]。虽然多种类型的静脉补液可以暂时增加血管容积并灌注到某些血管床，但若在缺乏对持续出血的解剖控制情况下，这样的努力是无用甚至是有害的。目前的实践主张用类似液体替换丢失的血液，其具有凝血能力并可以输送氧气（如血液）。对重伤患者给予UIDS将暂时恢复血管内容量，但依赖于补液也会对血液系统产生意外的后果，包括凝血级联反应、携氧能力与免疫功能。快速恢复血管内容量以提高血压是不必要的，这在出血未控制时是有害的，因为其增加了再出血和总失血量的风险。通过低血压复苏或允许性低血压，在早期复苏时维持血压低于正常水平，现已成惯例[34,35]。

通常，维持平均动脉压（MAP）在50～60mmHg，为正常范围的70%～80%，便可获得足够的氧输送，而不需要追求平均动脉压正常。然而，虽然这一水平可维持重要器官灌注，却难免会减少外周组织等区域的灌注。一种可能的解决方案是在全身麻醉早期诱导形成有益的血管舒张作用，从而允许最佳的低压组织灌注。

出血和凝血功能障碍

目前大量的输血相关指南均遵循止血控制性复苏的原则[34,36]。大出血丢失全血时需输入等量的血液制品以替代，且该制品应和全血的成分比例相似，从而恢复循环和功能性血容量。丢失的血液应该用与之相匹配的血液制品代替，因此，其必须包括红细胞（RBC）、新鲜冷冻血浆（FFP）和血小板。Borgman等发现，需要大量输血的受伤士兵输入不同比例的血浆，其死亡率差异巨大。当输入血浆与红细胞的比例<1∶4时，受伤士兵死亡率为65%，但比例≥1∶2时，其死亡率仅为20%[37]。

一项关于创伤大出血患者输入不同比例血液制品的回顾性研究的荟萃分析也证实了这种获益。该研究发现，患者输入高比例的FFP/RBC和血小板/RBC的血液制品时具有明显的生存获益[38]。Cotton等学者已将这些经验应用到临床实践中，发现在创伤和大出血患者中快速输入平衡血液制品时应用创伤出血协议（TEP），相对既往匹配病例作为回顾性对照，其死亡率的OR值减少了74%[39]。观察发现，组织损伤和缺血时纤维蛋白原降解活性增强，同时复合出血的风险增加，这支持使用辅助治疗方法来稳定血凝块的稳定性，如抗纤溶治疗[40]。最近的临床证据表明，在创伤出血患者中早期应用氨甲环酸降低了死亡率，进一步强调了及时发现危及生命的出血的临床意义。

CRASH-2试验（大出血中抗纤溶治疗的临床随机试验）是在20 000例创伤出血性休克的患者中使用氨甲环酸和安慰剂的前瞻性对照研究。该研究发现，在受伤后第1个3小时内使用氨甲环酸具有降低死亡率的作用[41]。系统凝血因子产物，不管是单分子（如重组因子Ⅶa）或复合物（如凝血酶原复合物浓缩物），相对液体血浆具有超浓度的优势。甚至“小剂量”Ⅶa因子（1mg）也能提供5~10倍于正常循环浓度的凝血因子。因此，与单独使用血浆相比，结合使用系统凝血因子产物可以更快地纠正已经形成的凝血功能障碍[42]。

止血性复苏的目的是在较低的全身血压下实现满意的组织灌注，以降低出血压力和再出血的风险。基于目标导向性治疗，医疗团队可使用客观指标，通过提供满意的重要器官功能的直接或间接证据来指导复苏。一旦确诊急性血管损伤，紧急治疗的目的包括控制出血、恢复氧合血流和预防血管再狭窄或闭塞。

损伤控制手术的原则

最近，军事医学关于简易爆炸装置（IED）或杀伤地雷导致士兵的毁灭性伤害的治疗经验修正了我们关于生存伤害的观念。以前认为致死性伤害通过迅速将患者转移到前方战地手术室立即接受损伤控制手术来控制危及生命的出血，随后采用目标导向的复苏来恢复紊乱的内环境，同时将其早期转移到基地医院进行明确的手术治疗已得到成功救治。虽然经验丰富且资源充足的军医团队运用这些技术成功救治了那些基础条件较好的年轻男性患者，但该方法能否适用于普通创伤人群尚未证实。普通人的血管创伤通常是单个解剖部位的创伤，因此，需优先控制出血并恢复灌注。这些伤害通常是非直接致命的，往往优先确保最大程度的功能恢复。

出血的即时控制

在军事医学实践中，血管损伤通常累及四肢和至少1个筋膜室。在这种条件下，牺牲远期的肢体功能来保护生命是优先的。在任何情况下，早期控制近端出血非常关键，应在最靠近损伤区域的近端位置控制出血。在钝性损伤中可以考虑采用腔内技术，特别是解剖难以到达部位的损伤，如身体内的腔隙。对外部出血的暂时控制可以采用加压止血（直接和间接）、弹力绷带、止血敷料或止血带。但是，采用任何必要方式的正式手术才是最根本的止血方法。2011年，军事外科和创伤学会肢体和躯干创伤研究组在“关于关节创伤决策的共识”中表明应用辅助止血方法（加压、弹力绷带、止血敷料、止血带）可以为患者争取更多的时间，但早期根治性的外科止血仍然非常关键[43]。

根据外部出血的位置和程度采取逐步升级的控制出血策略，同时需参考医师的经验和医疗设备条件。对于开放伤口的轻微出血，使用吸收性敷料于出血点压迫来达到初始控制出血。在这种情况下可以使用弹力绷带，前提为定期检查来确保满意的止血效果。没有明确证据表明需优先使用特定的止血装置还是止血敷料。

肢体伤口严重出血无法通过局部加压控制出血时，可以通过在出血点附近应用商品化止血带来暂时控制出血。现在有很多来自军事经验的证据表明，在严重肢体创伤中应用止血带可减少失血并改善预后[44]。长时间使用止血带（>2小时）可能存在对组织和神经的再次压力和缺血损伤的风险，这可以通过快速分类和彻底的手术控制出血来避免。近端压迫对于控制肢体出血（腹股沟或腋窝）的近端动脉血流依然有效，但其仅作为寻求其他止血方式过程中采取的一种简易方法，同时需认识到这种方法无法控制来源于侧支循环的远端反流血。如果条件允许，使用临时腔内转流具有明显的优势，其不仅能控制出血，同时能恢复正常的氧合血供，为多学科协同处理复杂创伤赢得手术时间（图18.4）[45]。目前有许多商用腔内转流装置，甚至无菌肝素化的聚乙烯管或胸管也适用于大多数尺寸的血管。恢复动脉血流可防止组织缺氧及进一步的缺血性损伤，同时恢复静脉回流可降低毛细血管床压力，并控制细胞代谢产物的释放。这为多学科协同处理复杂创伤赢得了手术时间，从而可以充分清洁伤口、清创、进行骨科操作和固定。转流手术可以为损伤控制手术的一部分，一旦转流装置被安全固定，血供得以恢复，彻底手术治疗可以延迟24小时，以允许先治疗低体温、酸中毒和凝血障碍。

血管修复的原则

手术策略对于成功治疗血管创伤非常重要，并且需要考虑手术步骤的顺序和优先级，包括潜在的“补救”方法。患者行手术治疗前需详细评估受伤程度，包括重要的血管。远端肢体需透明覆盖，以便评估其远端灌注。其他未受伤的肢体常需为获取静脉移植物做好准备。在血管创伤中，手术室具有血管造影条件至关重要，以便同时进行诊断和治疗干预。血管损伤治疗方法包括简单修复（侧面修复和结扎）或复杂修复（血管补片成形、端端吻合、解剖外旁路手术）（图18.5）。一般情况下，简单快速

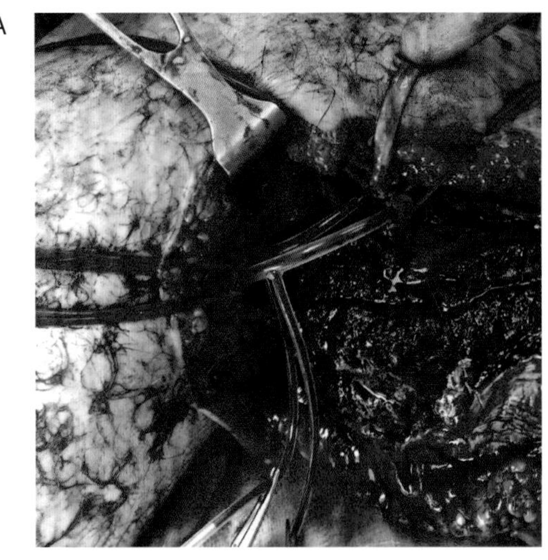

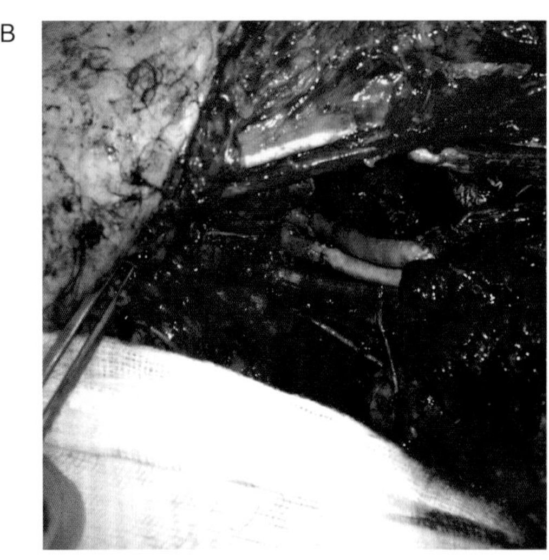

图18.4 腔内血管转流。腘窝穿透性损伤引起外部大出血和远端肢体急性缺血。(A)切开腘动脉和腘静脉,使用临时腔内血管转流装置,以恢复动脉血流和静脉回流。(B)使用自体静脉最终修复腘动脉和腘静脉。

修复优于复杂冗长的修复,特别是对于不稳定的多发创伤患者(图18.6至图18.8)。轻度撕裂伤(<50%血管周径)可以采用快速侧面缝合,但对于青少年弹力较小的血管损伤或严重撕裂伤(>50%血管周径),采用侧面缝合可引起血管严重狭窄,此时通常需采用血管补片成形术或血管移植物搭桥术。完全撕裂或断裂的血管损伤,即使没有节段缺损,最好也应采用移植物搭桥术。这是因为血管损伤的范围常远超过撕裂的区域,以至于健康组织的游离和清创无法通过无张力的直接修复来实现。对于血管的流出道和流入道,需通过取栓球囊导管谨慎地清理其近远端,继之以含有肝素的生理盐水冲洗。血管移植物的来源包括自体静脉(主要是大隐静脉,偶有股浅静脉)、人工血管[涤纶或聚四氟乙烯(PTFE)]或少见的自体动脉(颈外动脉或髂内动脉)。对于多数大血管,可以优先考虑人工血管,但

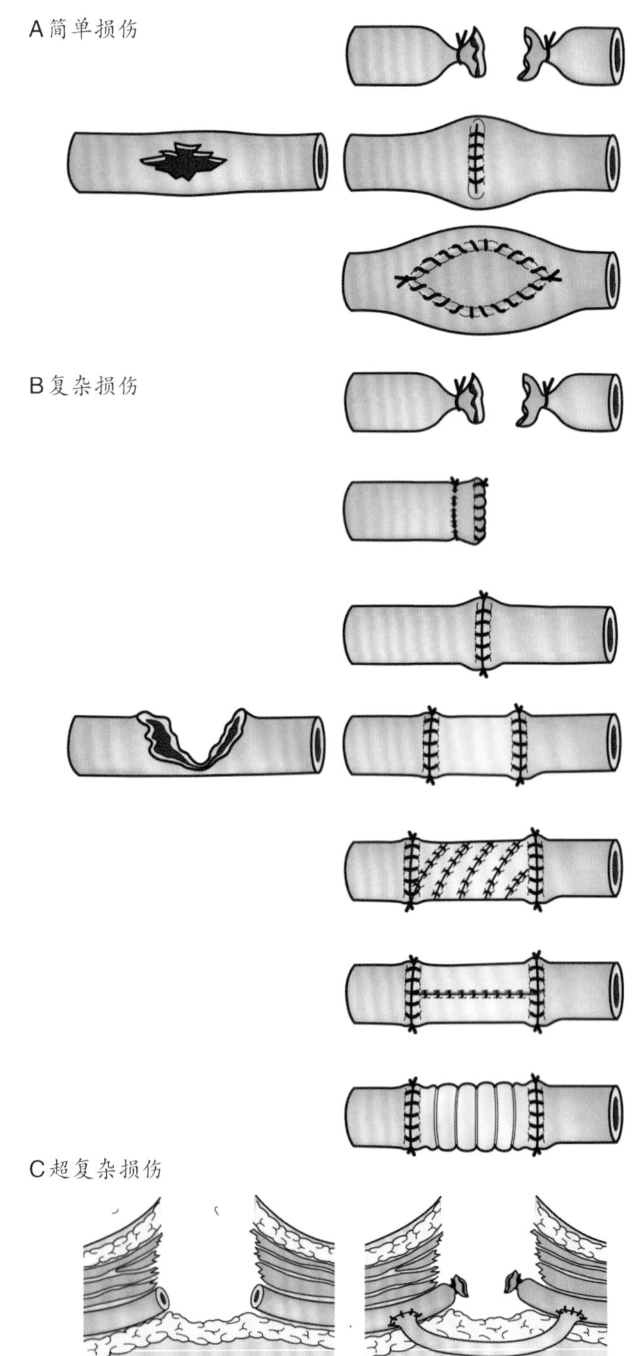

图18.5 血管修复的原则。在损伤控制手术中,最简单有效的止血方法是在控制出血的同时能维持重要的循环灌注。需采取分级止血策略。(A)简单损伤可通过结扎、直接缝合或补片血管成形进行修复。(B)复杂损伤可能需要用自体静脉进行血管移植(通过螺旋或平面重建来扩大移植物直径),或当污染有限时可以使用合成材料。(C)对于大量组织缺损的超复杂损伤可能需要采用解剖外旁路技术。

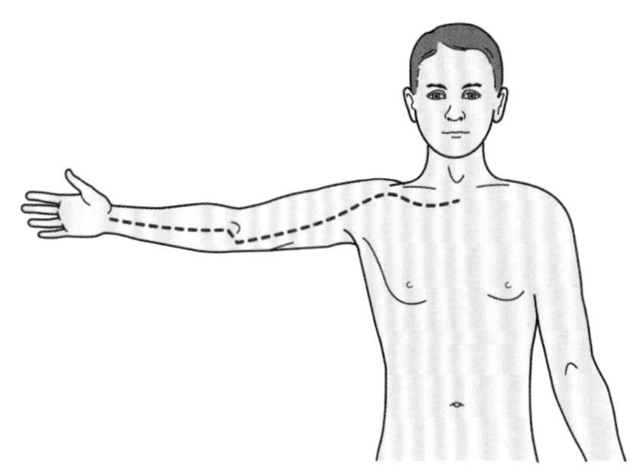

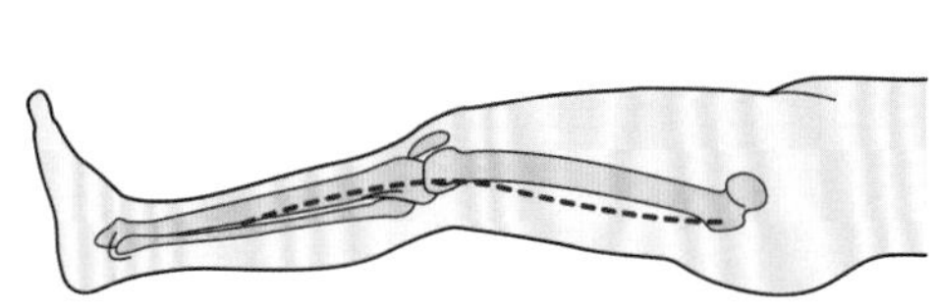

图18.6 肢体血管创伤。上肢的近端和远端血管控制可以图中的前内侧切口来实现，必要时可以延伸至胸部行“蛤壳”开胸手术。在下肢中，内侧入路是多用途的，同时可以结合下腹部腹膜后入路或中线开腹手术处理髂血管。

其运用于远端肢体时效果较差，此时，静脉移植物更优。处理被肠道溢出物严重污染的伤口时，任何吻合都伴有脓毒血症及随后出现灾难性后果的风险。在这种情况下，如果侧支循环不能提供充足的血供，则需认真考虑采用血管结扎和解剖外旁路手术。使用螺旋或平面重建技术加工的静脉移植物来完成复杂的血管重建会大幅增加手术时间，因此，仅适用于单一血管损伤的稳定患者。

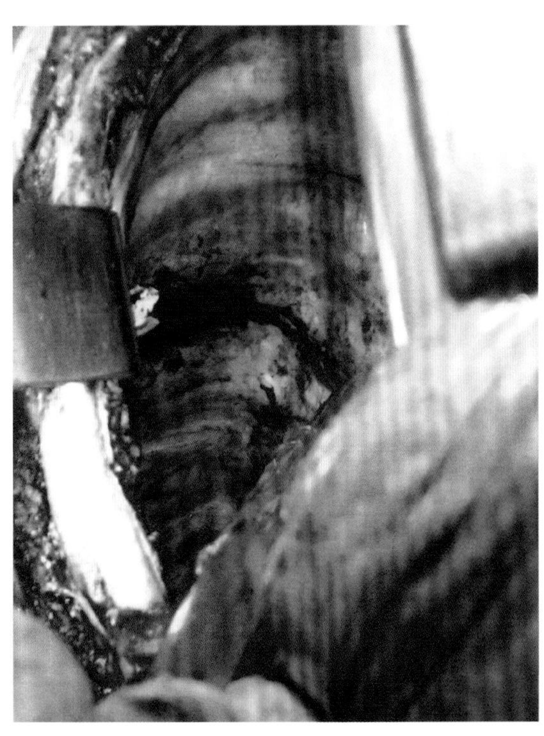

图18.7 胸部血管损伤。胸部穿透性创伤中直接损伤心脏和大血管时常引起大出血和患者当场死亡。在本病例中，单个肋间动脉引起大出血(血液>2L)是胸部创伤中出血最常见的原因，此时，在开胸手术中采用简单胸壁缝合即可修复。

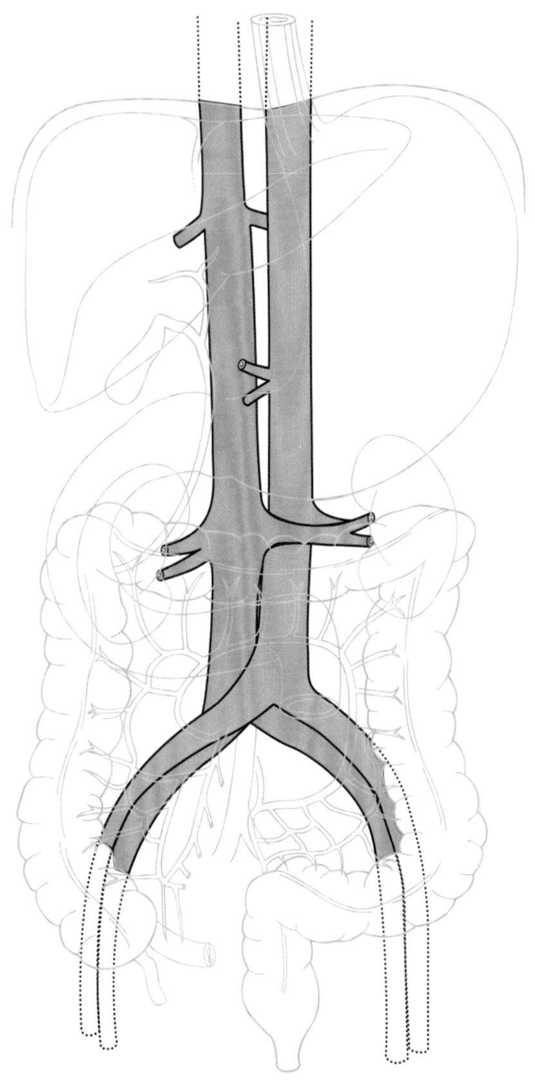

图18.8 腹部的严重血管损伤。腹腔内大量出血时，快速有效地控制出血直接决定患者的预后。外科医师需要考虑腹腔内重要血管的位置，即图中“红色”的腹主动脉和“蓝色”的下腔静脉。这些知识结合已知的受伤机制，以及腹腔内的直接表现，有助于引导外科医师对相关出血的直接控制。

结论

血管创伤比较常见，具有较高的并发症发生率和致死率。大出血合并休克和凝血障碍的临床表现，促使临床医师需采用伤害控制（限制）的外科管理策略。目标导向的止血复苏有助于维持重要器官的功能，并快速过渡到手术（或血管腔内技术）控制出血。对于那些比较有挑战性的患者，在病情稳定后，可再尝试通过彻底的治疗来恢复良好的功能预后。

（杜晓炯 杨轶 译 赵纪春 审校）

延伸阅读

CRASH-2 collaborators, Roberts I, Shakur H, et al. (2010). The importance of early treatment with tranexamic acid in bleeding trauma patients: an exploratory analysis of the CRASH-2 randomised controlled trial. *Lancet*, **376**, 23–32.

参考文献

1. Homer. (1969). *The Iliad* (transl. Samuel Butler). New York, NY: Simon and Schuster.
2. Krug EG, Sharma GK, and Lozano R. (2000). The global burden of injuries. *American Journal of Public Health*, **90**, 523–6.
3. Oller DW, Rutledge R, Clancy T, et al. (1992). Vascular injuries in a rural state: a review of 978 patients from a state trauma registry. *Journal of Trauma*, **32**, 740–5.
4. Fingerhut A, Leppäniemi AK, Androulakis GA, et al. (2002). The European experience with vascular injuries. *Surgical Clinics of North America*, **82**, 175–88.
5. Nehler MR, Taylor LM, Jr, and Porter JM. (1998). Iatrogenic vascular trauma. *Seminars in Vascular Surgery*, **11**, 283–93.
6. World Health Organisation (2009). World Health Statistics 2009. Table 2. Cause-specific mortality and morbidity. Available at: http://who.int/whosis/whostat/EN_WHS09_Table2.pdf (accessed 21 September 2015).
7. Cothren CC, Moore EE, Hedegaard HB, and Meng K. (2007). Epidemiology of urban trauma deaths. A comprehensive reassessment 10 years later. *World Journal of Surgery*, **31**, 1507–11.
8. Martin M, Oh J, Currier H, et al. (2009). An analysis of in-hospital deaths at a modern combat support hospital. *Journal of Trauma*, **66**, 551–60.
9. Perel P, Prieto-Merino D, Shakur H, et al. (2012). Predicting early death in patients with traumatic bleeding: development and validation of prognostic model. *British Medical Journal*, **345**, e5166.
10. Mahoney EJ, Biffl WL, Harrington DT, AND Cioffi WG. (2003). Isolated brain injury as a cause of hypotension in the blunt trauma patient. *Journal of Trauma*, **55**, 1065–9.
11. Rossaint R, Bouillon B, Cerny V, et al. (2010). Management of bleeding following major trauma: an updated European guideline. *Critical Care*, **14**, R52.
12. Maegele M, Lefering R, Yucel N, et al. (2007). Early coagulopathy in multiple injury: an analysis from German Trauma Registry on 8724 patients. *Injury*, **38**, 298–304.
13. MacLeod JB, Lynn M, McKenney MG, Cohn SM, and Murtha M. (2003). Early coagulopathy predicts mortality in trauma. *Journal of Trauma*, **55**, 39–44.
14. Hirsiger S, Simmen HP, Werner CM, Wanner GA, and Rittirsch D. (2012). Danger signals activating the immune response after trauma. *Mediators of Inflammation*, **2012**, 315941.
15. American College of Surgeons Committee on Trauma. (1997). *Advanced Trauma Life Support Course for Doctors Instructor Manual.* Chicago: American College of Surgeons.
16. Boffard KD (ed.) (2003). *Manual of Definitive Surgical Trauma Care.* London: Hodder/Arnold.
17. Mattox KL. (1997). Introduction, background, and future projections of damage control surgery. *Surgical Clinics of North America*, **77**, 753–9.
18. Dutton RP. (2007). Current concepts in hemorrhagic shock. *Anesthesiology Clinic*, **25**, 23–34.
19. Zehtabchi S, Sinert R, Goldman M, Kapitanyan R, and Ballas J. (2006). Diagnostic performance of serial haematocrit measurements in identifying major injury in adult trauma patients. *Injury*, **37**, 46–52.
20. Manikis P, Jankowski S, Zhang H, Kahn RJ, and Vincent JL. (1995). Correlation of serial blood lactate levels to organ failure and mortality after trauma. *American Journal of Emergency Medicine*, **13**, 619–22.
21. Callaway DW, Shapiro NI, Donnino MW, Baker C, and Rosen CL. (2009). Serum lactate and base deficit as predictors of mortality in normotensive elderly blunt trauma patients. *Journal of Trauma*, **66**, 1040–4.
22. Johansson PI, and Stensballe J. (2009). Effect of hemostatic control resuscitation on mortality in massively bleeding patients: a before and after study. *Vox Sanguinis*, **96**, 111–18.
23. Gillman LM, Ball CG, Panebianco N, Al-Kadi A, and Kirkpatrick AW. (2009). Clinician performed resuscitative ultrasonography for the initial evaluation and resuscitation of trauma. *Scandinavian Journal of Trauma and Resuscitation Emergency Medicine*, **17**, 34.
24. Scalea TM, Rodriguez A, Chiu WC, et al. (1999). Focused assessment with sonography for trauma (FAST): results from an international consensus conference. *Journal of Trauma*, **46**, 466–72.
25. Rosycki GS, Ballard RB, Feliciano DV, Schmidt JA, and Pennington SD. (1998). Surgeon-performed ultrasound for the assessment of truncal injuries: lessons learned from 1540 patients. *Annals of Surgery*, **228**, 557–67.
26. Linsenmaier U, Krötz M, Häuser H, et al. (2002). Whole-body computed tomography in polytrauma: techniques and management. *European Radiology*, **12**, 1728–40.
27. Nicholson AA. (2004). Vascular radiology in trauma. *Cardiovascular Interventions in Radiology*, **27**, 105–20.
28. Xenos ES, Abedi NN, Davenport DL, et al. (2008). Meta-analysis of endovascular vs open repair for traumatic descending thoracic aortic rupture. *Journal of Vascular Surgery*, **48**(5), 1343–51.
29. Bickell WH, Wall MJJr, Pepe PE, et al. (1994). Immediate versus delayed fluid resuscitation for hypotensive patients with penetrating torso injuries. *New England Journal of Medicine*, **331**, 1105–9.
30. Guly HR, Bouamra O, Hatton M, et al. (2011). Vital signs and estimated blood loss in patients with major trauma: testing the validity of the ATLS classification of hypovolaemic shock. *Resuscitation*, **82**, 556–9.
31. Jackson MR, Olson DW, Beckett WCJr, Olsen SB, and Robertson FM. (1992). Abdominal vascular trauma: a review of 106 injuries. *American Surgery*, **58**, 622–6.
32. Johnson JW, Gracias VH, Schwab CW, et al. (2001). Evolution in damage control for exsanguinating penetrating abdominal injury. *Journal of Trauma*, **51**, 261–9.
33. Eastridge BJ, Starr A, Minei JP, O'Keefe GE, and Scalea TM. (2002). The importance of fracture pattern in guiding therapeutic decision-making in patients with haemorrhagic shock and pelvic ring disruptions. *Journal of Trauma*, **53**, 446–50, discussion 450–1.
34. Cohen MJ. (2012). Towards hemostatic resuscitation: the changing understanding of acute traumatic biology, massive bleeding, and damage-control resuscitation. *Surgical Clinics of North America*, **92**(4), 877–91, viii.
35. Harris T, Thomas GO, and Brohi K. (2012). Early fluid resuscitation in severe trauma. *British Medical Journal*, **345**, e5752.
36. Hayter MA, Pavenski K, and Baker J. (2012). Massive transfusion in the trauma patient: continuing professional development. *Canadian Journal of Anaesthesia*, **59**(12), 1130–45.
37. Borgman MA, Spinella PC, Perkins JG, et al. (2007). The ratio of blood products transfused affects mortality in patients receiving massive transfusions at a combat support hospital. *Journal of Trauma*, **63**, 805–13.
38. Johansson PI, Oliveri R, and Ostrowski SR. (2012). Hemostatic resuscitation with plasma and platelets in trauma. A meta-analysis. *Journal of Emergencies Trauma and Shock*, **5**, 120–5.
39. Cotton BA, Gunter OL, Isbell J, et al. (2008). Damage control hematology: the impact of a trauma exsanguanation protocol on survival and blood product utilization. *Journal of Trauma*, **64**, 1177–82.
40. Brohi K, Singh J, Heron M, and Coats T. (2003). Acute traumatic

coagulopathy. *Journal of Trauma*, **54**, 1127–30.

41. CRASH-2 collaborators, Roberts I, Shakur H, et al. (2011). The importance of early treatment with tranexamic acid in bleeding trauma patients: an exploratory analysis of the CRASH-2 randomised controlled trial. *Lancet*, **377**, 1096–101; and **376**, 23–32.
42. Hauser CJ, Boffard K, Dutton R, et al. (2011). CONTROL Study Group. Results of the CONTROL trial: efficacy and safety of recombinant activated factor VII in the management of refractory traumatic hemorrhage. *Journal of Trauma*, **69**, 489–500.
43. Parker P and the Limb Trauma Working Group. (2011). Consensus statement on decision making in junctional trauma care. *Journal of the Royal Army Medical Corps*, **157**(3 Suppl. 1), S293–5.
44. Kragh JF, Walters TJ, Baer DG, et al. (2009). Survival with emergency tourniquet use to stop major bleeding in major limb trauma. *Annals of Surgery*, **249**, 1–7.
45. Barros D'Sa AA and Moorehead RJ. (1989). Combined arterial and venous intraluminal shunting in major trauma of the lower limb. *European Journal of Vascular Surgery*, **3**, 577–81.

第19章 颈部及上肢血管创伤：病因、发病机制、分类、处理、指南及结果

Wayne Sapsford

颈部及上肢血管损伤简介

颈部是一个狭小的空间，但其中有许多重要的结构，当受伤时，会危及生命和功能。大血管损伤可能很明显，在复苏阶段最好使用指压控制，但由于很接近气道，所以需要及时识别，因为迅速扩大的血肿可能使病情急剧恶化。因此，颈部损伤和任何损伤的处理一样，气道受影响是首先要考虑的问题，这在有穿通性和钝性颈部损伤的患者中可能更具有挑战性。事实上，喉部和气管的直接损伤可能是首先需要考虑的问题，特别是在穿通性损伤中。同时还必须考虑到呼吸消化道和神经系统损伤，以及毗邻其他部位的损伤，如胸部（导致呼吸困难）、面部和头部损伤。

颈部的两种主要受伤机制是钝性和穿通性创伤。颈部钝性暴力损伤是一种常见的损伤，严重的损伤一般比较少见，除非颈段脊髓受损。钝性损伤征象可能不明显，需要高度警觉。穿通伤相对不常见，但更有可能导致需要手术探查。枪伤比刀伤更具有破坏性，更容易穿通颈部或穿通多个区域，损伤更多的结构。爆炸造成的创伤在军人伤亡中尤其常见，创伤通常是由爆炸产生的钝性损伤和碎片或弹射物导致的穿通损伤共同组成，因此，这种损伤有其特殊的挑战性。伤口也可能受到严重污染。

颈部的血管损伤与周围血管损伤相同，最好通过体格检查中发现动脉损伤的确切体征和在血流动力学稳定的患者中使用CTA来确定。然而，不必要的颈部CTA检查是延误治疗的主要原因。颈部血管损伤的确切体征见框19.1。

框19.1　颈部血管损伤的确切体征
• 活动性动脉性出血或者动脉性出血的病史 • 扩张性或搏动性血肿 • 可扪及震颤或听到杂音 • 远端缺血体征：格拉斯哥昏迷评分（GCS）降低或者神经系统检查提示存在脑卒中

血肿不断扩大或有活动性出血的患者应立即送往手术室。颈部活动性出血时，应对出血部位直接加压，而不是寻根究底或盲目钳夹，直到术中显露清楚。

颈部的分区

为了了解潜在损伤，以及在颈部创伤中做最佳手术规划，需要对颈部解剖有深刻的理解。颈部有高密度的结构穿过，而该结构位于胸部之上和头面部之下，这使其几乎完全是一个连接区域。颈部被划分为3个区域，以仰视位编号。

1区

1区位于锁骨和胸骨之间，直到环状软骨。在这一区域内有胸廓出口的脉管系统，包括锁骨下动脉和静脉、气管、颈总动脉、颈静脉、椎动脉、食管、胸导管、颈椎、脊髓，以及主要的颈神经干和肺尖可能会受伤，尤其是在穿通性创伤中。甲状腺、喉返神经、迷走神经和膈神经也有危险。

2区

2区从环状软骨延伸到下颌角，可危及的结构是

气管、喉、颈总动脉、颈内外动脉及其分支、椎动脉、颈静脉、食管和咽。颈椎和脊髓、甲状腺叶上极、迷走神经和舌下神经在2区易受损。

3区

3区从下颌角向上延伸至颅底。3区中危险的结构包括颅外段颈内动脉、颈外动脉及其分支、椎动脉、颈静脉及下咽部。面神经、迷走神经、舌咽神经、副神经和舌下神经也都有危险，交感干同样如此。颈部正位时，环状软骨位于第6颈椎平面，也是食管的起始部，甲状腺软骨切迹位于第4颈椎平面，舌骨位于第3颈椎平面。将颈部分为前、后三角的传统分法对于描述和处理此区域创伤性损伤几乎没有作用（图19.1）。

钝性损伤

颈部钝性血管损伤大多见于机动车事故。其他损伤机制包括直接对颈部的猛击、暴力扭转、颈部的过屈或过伸，以及脊椎指压按摩等。可能有或没有任何外伤征象，因此，必须保持高度警惕，以免遗漏损伤。目前还不清楚颈部钝性血管损伤的确切发生率。但颈动脉损伤的发生率占所有钝性创伤入院患者的0.5%，椎动脉损伤的发生率较其高3倍。这些损伤的发生率随着诊断意识的提高和成像技术的改善而增加。据报道，颈部血管损伤占所有钝性损伤的比例高达1.55%。

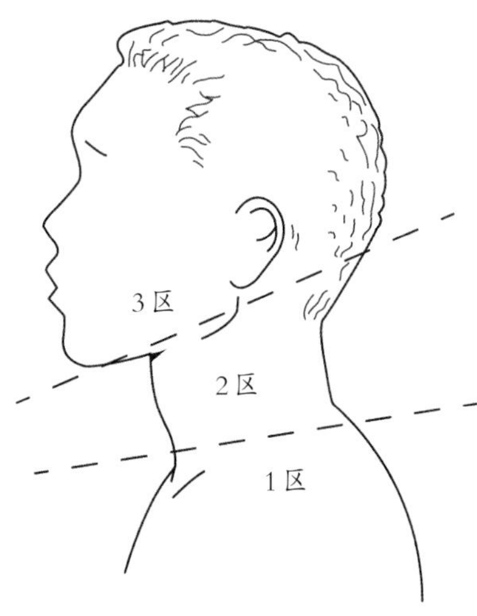

图19.1 颈部分区。[Reproduced with permission from E Moore et al.(Eds.), Trauma, Fifth Edition, McGraw Hill Education, Copyright © 2003.]

有几种损伤方式被认为使患者易于发生钝性脑血管损伤，这些患者即使在没有明显血管损伤迹象的情况下也需要进一步检查（框19.2）。

钝性损伤中动脉拉扯导致内皮细胞撕裂，并伴有内膜瓣、夹层或栓塞。颈椎钝性损伤分级的依据是血管造影的表现，分级可指导治疗并评估预后（框19.3）。

1~3级病变可能会进展为更高等级病变，应在诊断后7~10天内进行影像学复查。

颈部血管损伤的治疗取决于损伤的部位和等级。1级损伤无论部位，最好用抗凝治疗来预防血栓栓塞和脑卒中。对难以达到部位的2级病变也应抗凝。颅底部颈内动脉的假动脉瘤（3级病变）应抗凝，并对其进行规律的影像学随访，如果发现扩大，应对此处病变进行支架治疗。4级病变也应抗凝。对所有5级病灶和可手术显露的2~4级病变应进行手术治疗。一般来说，钝性椎动脉损伤应选择抗凝等非手术治疗方式。可考虑使用腔内技术栓塞或闭塞椎动脉，以处理其远端更大的病灶。

框19.2 可能导致脑血管损伤的颈部钝性损伤方式

- 严重的头部过伸、过屈或扭转，特别是合并面部或下颌骨折
- 早期缢伤患者合并脑缺血
- 颈前部有安全带印记征
- 颈椎体骨折或牵拉
- 颅底骨折累及颈动脉管
- 头部闭合损伤合并弥漫性轴突损伤

框19.3 基于血管造影表现的颈部钝性血管损伤分级

- 1级：管腔狭窄<25%伴有内膜片或者壁内血肿
- 2级：管腔狭窄>25%伴有内膜片或者壁内血肿
- 3级：假性动脉瘤
- 4级：闭塞
- 5级：横断或血流动力学明显损伤

Adapted from Biffl et al., Blunt carotid arterial injuries: implications of a new grading scale, The Journal of Trauma and Acute Care Surgery, Volume 47, Issue 5, p.845, Copyright © 1999. With permission from Wolters Kluwer Health.

颈总动脉损伤

颈部直接撞击常伤及颈总动脉。可有或没有明显体征，但会有软组织创伤和挫伤。可能已出现神经系统后遗症，如对侧偏瘫。相关颈椎骨折及面部骨折常提示创伤严重，更易导致血管损伤。

由于大多数现代64排（或以上）CT可以得到分辨率更高的CTA图像用于诊断，血管造影已被淘汰。影像学检查应包括颅内颈动脉和Willis环，以评估是否有对侧血供。

颈内动脉损伤

血管钝伤通常是由于快速减速时颈内动脉扭转及过伸时颈内动脉在第二、第三颈椎横突中过度伸展，导致内膜损伤。通常情况下，这会导致夹层，少数情况下导致假性动脉瘤。可有或没有明显体征，软组织创伤和挫伤也可能不存在。神经后遗症包括对侧偏瘫和Horner综合征，这是由靠近颈内动脉远端的交感神经近端纤维损伤导致，通常表现为瞳孔缩小。该损伤依靠4条血管和Willis环的CTA诊断。

颈外动脉损伤

颈部钝性血管损伤常导致夹层，合并或不合并假性动脉瘤。颈外动脉损伤通常不会引起明显的症状或体征。该损伤通常偶然通过CTA诊断。

钝性颈动脉损伤的处理

与所有创伤类似，最初的处理与ATLS流程一致。应该进行一个简单的神经系统查体，判断是否有GCS降低、偏瘫、脊髓损伤、明显的脑神经损伤，或任何相关头部或脊髓损伤无法解释的神经功能缺损。对于血流动力学稳定的患者，应进行头部、颈部和颈椎的CT和CTA检查。血流动力学不稳定的患者或有活动性出血或扩发的血肿（血管损伤的确切体征）患者，应送去手术室及时行手术治疗而不是先做CT。

对于颈总动脉和近端颈内动脉损伤应行手术治疗。人工血管或大隐静脉搭桥通常是必要的，因为钝伤通常会导致夹层[或者活动性出血和（或）扩张性血肿]，这可能会使病变向远端扩展导致直接修复不现实。

非手术治疗是治疗无须手术的颈总动脉和颈内动脉钝性损伤所致夹层的主要治疗手段。抗凝可以防止血栓形成和栓塞。在理想情况下，此类患者应该在其他部位损伤允许的情况下使用肝素抗凝。然后，再转化为华法林抗凝或抗血小板治疗6个月。在10~14天和6个月时，需进行CTA随访，以排除任何可能需要手术干预或支架植入的病变进展。

椎动脉损伤

令人吃惊的是，尽管受解剖位置保护，但椎动脉损伤很常见。损伤是由颈部屈曲和旋转引起的，由颈椎骨折导致，特别是当累及椎孔或半脱位时。该损伤通过CTA诊断，通常不需要手术处理，非手术治疗和上文中颈动脉损伤相同。当出现动静脉瘘或活动性出血时，可能需要手术，尤其在血流动力学不稳定的患者中，特别是出血点位于椎动脉近端时。然而，介入栓塞椎动脉近远端也可行。

穿通伤

在颈部穿通伤中，由于喉部或气管的直接损伤，或由于血管损伤导致血肿不断扩大，可能会发生呼吸道不畅。这种情况下的呼吸道管理可能特别具有挑战性。此外，颈部的穿通伤可能伤及胸腔，影响患者供氧和通气的能力。

枪伤和刺伤是颈穿透伤最常见的原因。所有血流动力学不稳定患者或有明显血管损伤迹象，如活动搏动性出血、不断扩张或搏动性颈部血肿，或有神经功能缺损的颈部穿通伤患者（定义为突破了颈阔肌），应该立即送入手术室探查。

血流动力学稳定的患者应注意进行体格检查，然后继续观察。任何存在穿透颈部伤口的患者都应该被评估是否穿透了颈阔肌。如果穿透了，通常会进行手术干预。如果没有，患者不太可能有严重的伤害，可进行非手术治疗。直到最近，有人提倡探查伤口，以确定是否突破颈阔肌。然而，现在可以依赖现代CT扫描仪来确定这一点，因此，没有必要在急诊科局部麻醉下行诊断性探查。现代CTA目前已经取代了所有其他成像方法来确定是否有颈部血管损伤。彩色多普勒成像也是一种安全可靠的替代血管造影检测血管损伤的方法。但其可用性，特别是在急诊条件下经常被限制。

对于已经突破或有可能突破颈阔肌的颈部穿通

性损伤患者,对其损伤进行分区有助于必要的手术设计。颈部皮肤伤口的位置可以确定分区。损伤在1区(颈根部)和3区(近颅底部)的患者,通过一个标准颈部切口可能很难控制近端和远端血管。这些患者如果血流动力学稳定,应对其进行影像学检查,确定血管或其他损伤。在没有血管及呼吸消化道明显损伤时,可以观察这些患者。2区损伤的患者可通过胸锁乳突肌内侧标准切口进行手术修复,绝大多数突破了颈阔肌的损伤都应探查。然而,现代CT可能会增加2区损伤患者严密观察的比例。

分区对于颈部穿通性损伤是有应用价值的,特别是对于血流动力学不稳定的患者。对于需要立即进行手术干预2区损伤患者,应采用标准颈部切口入路。对于1区损伤的患者,可能需要先切开胸骨对胸腔近端血管进行控制后,再使用颈部标准切口控制远端。3区损伤可以通过颈部标准切口控制近端,但需要向颅骨方向延展,以控制远端。

颈部分区指导颈部穿通性损伤的处理也有一些缺陷(图19.2)。通过皮损判断刀刃、枪伤及碎片伤导致的隧道并不可靠。此外,1区和3区非常小,所以伤口位于1、2区之间或2、3区间边界很常见。因此,在处理颈部伤口时需要一定的灵活性。如果可能的话,应进一步进行影像学检查,以确定穿通伤是否造成需要手术干预的损伤,特别是当伤口位于2区上部或3区时。皮肤伤口位于2区,手术干预是必要的,最开始应该通过标准颈部切口进行探查(图19.3),但可能需要向上延长切口直至胸锁乳突肌的起点,可能需要分离二腹肌或下颌支,颞下颌关节脱位或半脱位以控制颅底段颈内动脉远端。向下延切口劈开胸骨来控制近端胸部的大血管。有时,颈部的切口可能向外侧延伸至锁骨上方,以处理颈根部的锁骨下动脉。

在处理颈部外伤,尤其是穿通伤时,必须考虑到颈部其他结构损伤的可能性。对于血流动力学稳定的患者,需要进一步评估的症状及体征包括声嘶、声音变化、咯血、吞咽困难、吞咽痛、呕血及上肢动脉搏动减弱。这些患者进一步的检查包括食管镜、食管造影、喉镜、纤支镜、CTA及彩色血流多普勒。

动脉修复

动脉修复需要修剪动脉到健康内膜段并重建缺损。刀刃导致的简单缺陷可由侧壁缝合而修补,但必须避免明显的狭窄。因此,大多数颈部血管损伤需要使用大隐静脉或人工血管补片成形。有足够的冗余血管时,可切除受损段直接吻合,但移植物间置搭桥更常见。还有一种选择:当颈内动脉近段缺损时,可游离连接于颈总动脉的颈外动脉主干,并与缺损段远端颈内动脉吻合。

颈总动脉损伤

颈总动脉入路最好是选择胸锁乳突肌前缘的标准颈部切口。但由于其近端在胸部,当损伤位于1区(或表面在2区下),可能需要经胸骨正中切口控制近端。

无论是否存在颈总动脉血流中断的证据,都应该尽力修复颈总动脉损伤。刺伤导致血管侧壁缺损及假性动脉瘤很常见。此时,短时间阻断并行侧壁修复可能成功。近端阻断后一定要检查远端回血,迅速修复损伤并尽可能地缩短阻断时间是安全的。如果可能,远端阻断钳应放置于颈总动脉分叉处近端,以确保通过颈外动脉有持续血流进入颈内动脉。如果在颈总动脉中血流有中断,决断就比较困难,这将在后文详细叙述。然而,常见的颈动脉损伤通常更容易显露、修复,与颈内动脉损伤相比有更好的转归。颈总动脉损伤时,颈内动脉内常有来自颈外动脉侧支循环的持续前向血流。因此,只要有可能,对于神经功能完整的患者常建议修复血管。

颈内动脉损伤

颈总动脉分叉处和颈内动脉入路主要是标准颈部切口。然而,在3区的颈内动脉远端显露受到颅底结构的阻碍,因此,远端控制可能需要一些手段调整下颌骨的角度。颅底颈内动脉出血往往需要使用球囊暂时阻断,直到血管造影找到解决方案。

上文中提及的颈总动脉修复基本原则同样适用于颈总动脉分叉和颈内动脉。当损伤没有导致颈动脉明显血流中断,阻断近端动脉后从远端颈内动脉有明显的回血时,颈总动脉分叉及颈内动脉都应同时被修复。然而,当损伤导致进入颈内动脉血流中断,随后可能存在局部脑缺血可能性,恢复缺血灶血流理论上存在加重病情的风险,可诱发出血性梗死。目前尚不清楚这种病理生理变化在创伤性损伤的背景下是否重要。

当有证据表明受损颈动脉存在血流中断时,尽

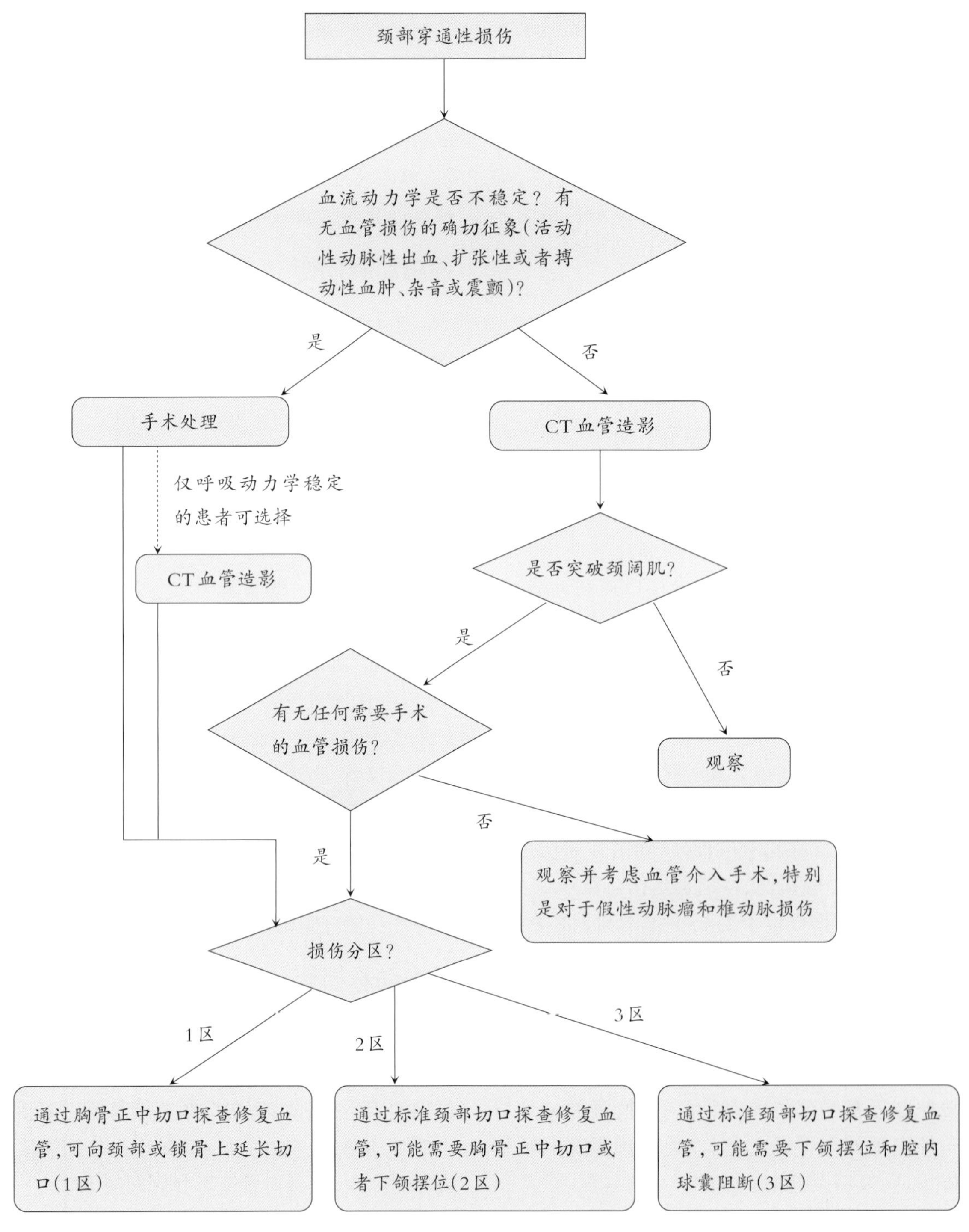

图19.2 颈部穿通性血管损伤的处理流程。

可能通过患者的术前神经功能状态指导血管修复。如果没有明显神经功能缺损，就可以认为没有明显的局部缺血和血管修复手术可以安全完成。相反，术前有神经功能缺损意味着有灶性缺血，恢复血流则可能使患者神经系统症状加重。在这种情况下，结扎其颈内动脉可能更安全。这非常依赖于在术前可靠的神经系统评估，且有严重神经功能缺损的表现，或者对于因颈部受伤而昏迷的患者。轻度神经功能缺损可能会随着血流的恢复而改善。

应检查颈内动脉的回血。如果没有回血，则表明几乎或完全没有侧支循环。当颈部创伤阻断了颈内动脉向上的血流时，很可能已经发生了缺血性脑梗死，恢复血流可能更加危险。此外，可能在颈内动脉远端有血栓形成，恢复血流后可能导致血栓脱落

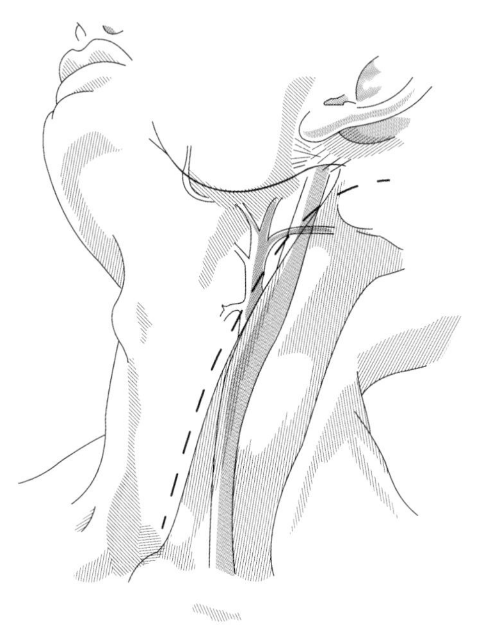

图19.3 标准颈部切口。(Reproduced with permission from Wind GG and Valentine RJ, Anatomic Exposures in Vascular Surgery, Third edition, Wolters Kluwer Health, Lippincott, Williams, and Wilkins, USA, Copyright © 2013.)

向远端移位。在这种情况下,结扎动脉可能更安全。最后,损伤的机制和程度可能决定修复还是结扎血管。广泛而复杂的颈动脉损伤需要长时间手术并重建血管时,最好的处理方法也许是结扎血管。

颈外动脉

对颈外动脉和其大量分支的穿通性损伤可能导致危及生命的出血,尤其是在发生枪伤或爆炸后的碎片伤时。通过标准颈部切口暴露颈外动脉。近端和远端控制通常是可能的,但后者可能需要向颅骨方向延长切口。如果损伤很简单,就应对其进行修复,但在损伤很复杂且出血导致休克时,结扎也是很安全的。

椎动脉损伤

与钝性颈动脉损伤不同的是,椎动脉在颈椎孔骨性保护中,意味着其在颈部穿通性损伤中不常受损。大部分椎动脉损伤患者的血流动力学都是稳定的,只有在影像学检查中才发现受损。这类病变,尤其是远端病变,应选用腔内治疗,因为手术暴露很困难。仅当椎动脉出现致命性出血时才考虑手术治疗,常见于起始于锁骨下动脉的起始段和第6颈椎孔段病变。这种损伤通常合并锁骨下和颈内静脉的损伤。暴露椎动脉根部及第1段需要经锁骨上切口,可见其起源于锁骨下动脉。暴露位于颈部的椎动脉第2段需经标准的颈部切口。当对侧椎动脉通畅,同侧小脑后下动脉完整时,从根部结扎椎动脉是安全的。可选择球囊腔内阻断远端回血,直至栓塞成功。幸运的是,在大多数病例中,腔内栓塞效果确切,只有活动性危及生命的出血、巨大假性动脉瘤及不能栓塞的动静脉瘘才考虑手术治疗。

锁骨下动脉损伤

锁骨下动脉可能在下列任何部位受损:胸腔、胸部出口、颈根部(1区)和上肢。其在颈部及胸部的钝性及穿通性创伤中都易受损。锁骨下动脉损伤可表现为上纵隔血肿、颈部血肿或血胸。对于上纵隔或颈部1区有血肿,血流动力学不稳定的患者,需经胸骨正中切口控制近端右锁骨下动脉或头臂动脉。由于左锁骨下动脉的起始位置在前后走行的主动脉弓开口靠后,所以,经胸骨正中切口控制左锁骨下动脉近端更加困难。显露仍是可行的,在上纵隔中分离左头臂静脉可能有助于显露。偶尔需在左侧第3肋间隙加做切口或形成“瓣状”才足以显露左锁骨下动脉。“瓣状”切口是胸骨正中切口、锁骨上切口和第3肋间隙切口的结合。此切口术后发生神经型疼痛概率较高,如果可能的话,应尽量避免使用此类型切口。有些专著建议在第3肋间隙中高位前外侧开胸,以处理左锁骨下动脉损伤。这个切口本身显露非常有限,最好在胸骨正中切开后采用肋间隙切口。

锁骨上延伸切口可用于锁骨下动脉或更远段的控制,这需要分离胸锁乳突肌、颈阔肌、带状肌和前斜角肌,并小心保护膈神经。进一步控制远端需要通过锁骨下切口,可能需要分离或切除锁骨实现。在大多数情况下,可通过动脉血管壁直接缝合修补,或使用聚四氟乙烯或涤纶片行血管补片成形术修复血管。近端损伤可通过结扎后,颈-锁骨下动脉搭桥端侧吻合修复。

处理锁骨下动脉损伤最危险的情况是不能早期阻断近端,导致无法控制出血。这就要求处理此类血流动力学不稳定的患者时需要行胸骨正中切开。锁骨下动脉损伤的患者大多合并臂丛损伤。只要可能,记录术前和术后神经功能状态很重要。

在血流动力学稳定的患者中,有时间通过CT血管造影来充分评估损伤，选用血管内支架置入术是处理锁骨下动脉损伤的合理选择。

静脉损伤

颈部静脉损伤通常与穿通性损伤和动脉损伤有关。颈内静脉损伤可导致严重出血和巨大血肿，严重时可威胁气道。在休克患者中，所有的静脉损伤都可以通过结扎来处理。然而，如果可能的话，颈内静脉损伤应通过侧壁修补、补片成形术或节段切除并原位吻合进行修复。常继发血栓形成，患者应在可能的情况下进行系统抗凝。损伤的颈外静脉应结扎。

在静脉损伤中经常被忽视的危险是空气栓塞。大量空气栓塞，特别是对那些自主呼吸的患者来说，可能是致命的。患者应取仰卧位，最好选择头低位。在插管时，由于正压通气被传递至大静脉，可能会增加出血量。

颈部血管损伤的腔内治疗

不影响血流的轻微颈部脉管系统损伤，如假性动脉瘤和轻度内膜损伤导致的轻中度管腔狭窄（<50%）无须通过手术治疗，因为以上损伤会随着时间的推移恢复，且不留后遗症。这在钝性损伤中尤为明显。这些患者需要进行抗凝治疗，以减轻血栓形成的风险和灾难性的远端栓塞。此外，还存在假性动脉瘤破裂的风险。穿通性损伤更容易造成颈部脉管系统全层严重损伤，这使得抗凝风险更大。

血管腔内支架修复已成为治疗血管损伤的一种方式。在颈部，支架可用于处理锁骨下动脉近端及颈内动脉远端损伤，因为这些阶段的血管不易显露。越来越多的证据表明，支架在颈部动脉损伤修复技术上是成功的，并且有良好的远期通畅率，同时血栓栓塞发生率也较低。颈内动脉远端较大的假性动脉瘤会随着时间的推移而增大，选用覆盖支架置入修复可达到理想的治疗效果。这些患者在支架置入后需要双抗血小板治疗3~6个月，并终身服用阿司匹林。

腔内治疗也可和开放手术结合，用于处理颈内动脉远端和椎动脉出血。术中很难控制远端时，可能需要球囊阻断。这将在手术中经近端血管置入。在手术开始时或者之后需将阻断的Fogarty球囊阻塞导管移除，如果没有血栓形成时，需进行栓塞。对于血流动力学稳定的椎动脉出血患者可栓塞近远端动脉，以达到止血目的，存在动静脉瘘也可以采用栓塞治疗。

颈部血管损伤的总结

外伤并不会受解剖边际限制，颈部是很多重要结构挤在一个狭小空间中的部位。颈部钝性及穿通性外伤的处理可能令人生畏，处理应遵循ATLS协议展示的外伤处理原则，仅凭查体的发现就可以立即开展挽救生命的手术干预，同时干预早期也要考虑到有需要控制胸腔内大血管近端的可能性，这些都是处理成功的要点。可临床识别血流动力学不稳定的患者及血管损伤的确切证据，并立即手术干预。颈部解剖分区对于处理这些颈部血管损伤有一定的作用。应用腔内技术可以在处理早期控制3区颈部损伤时的脑血管远端。CT血管重建是目前血管创伤检查的金标准，可用于发现血流动力学稳定患者的血管和其他损伤。彩超若可使用，也很有用处。

上肢血管创伤

概述

上肢血管损伤的原则与下肢血管损伤相同。然而，需要及时的诊断和手术干预，以避免预后不佳。对于上肢损伤，及时识别和治疗是避免丧失肢体的主要手段。其他预后不佳的情况包括失血过多、主要源于与胸部交界处近端的血管损伤、骨筋膜室综合征、再灌注损伤和各种组织缺血导致的多器官功能不全。上肢受伤率和截肢率较高的相关因素有很多（框19.4）。

框19.4 上肢血管外伤导致截肢的高危因素

- 治疗延迟>6小时
- 钝性损伤
- 相关骨骼、神经及软组织损伤
- 高能枪击伤和近距离枪击伤
- 未行骨筋膜室切开减压或延迟
- 就诊即休克患者
- 合并外周血管疾病或其他并发症

在上肢,肱动脉最易受损,常见于枪伤或刀伤导致的穿通性损伤。穿通性损伤的预后通常比钝性损伤好,因为传输至其他结构的能量更少。在军人中,爆炸伤碎片导致的损伤占上肢穿通伤的绝大多数,通常伴有严重的骨和软组织损伤,以及严重的污染。

及时诊断血管损伤是关键。仔细的病史及体格检查,以及恰当、及时的检查可确定所有上肢血管损伤。病史中需注明受伤的机制、出血量及是否有搏动。持续的活动性出血应在院前直接压迫处理,如有必要,当损伤位于远端时,对于失去知觉或意识的患者可使用止血带。体格检查应首先观察生命体征,并采取避免灾难性出血的止血措施。院前使用的止血带都需要去除,对于有持续大出血的患者需使用充气止血带。应避免盲目探查和钳夹,直至术中能充分暴露。只要可能,应进行详细的血管、神经、软组织和骨骼检查。血管检查可直接发现血管损伤的明确征象。肢体血管损伤的明确征象与颈部有差别,具体见框19.5。

当患者有明确血管损伤征象且血流动力学不稳定时,不应为了行血管损伤检查而延迟手术治疗。但对于有明确血管损伤征象、未休克且有混杂因素的患者,应进行CTA检查。如果对于患者是否有血管损伤的诊断存在疑问,或者患者没有明显的体征,可测量其肱动脉血管指数(患侧肱动脉收缩压/对侧肱动脉收缩压)。压力指数>0.9则意味着没有明显的动脉损伤。彩超在监测血管损伤中也是有应用价值的。CTA几乎能完全替代动脉造影用于诊断肢体血管损伤。但血流动力学不稳定的患者不能行CT检查。必要时,外科医生可在手术室中行血管造影检查。图19.4显示了上肢血管损伤的处理流程。

上肢血管损伤可能危及生命或者肢体。上肢血管损伤导致的灾难性出血是最危及生命的并发症,常是腋动脉,偶尔是由肱动脉损伤导致的。上肢血流的突然中断也可能产生危及生命或者肢体的结果。神经对缺血最敏感,伤后几小时内出现的运动感觉功能障碍常是动脉损伤的最早体征。骨骼肌在可逆性损伤出现前可维持4~6小时。超过6小时,骨骼肌会逐渐开始出现不可逆损伤,其程度与缺血的严重程度及持续时间相关。

框19.5 肢体血管损伤确切体征

- 活动性出血
- 扩张性或搏动性血肿
- 可扪及震颤或可闻及杂音
- 远端动脉搏动消失
- 远端缺血征象:5P征——疼痛、苍白、麻木、麻痹和皮温冰凉

再灌注损伤是无氧代谢产物及自由基释放导致局部及全身反应的一种现象。自由基尤其被认为会对内皮完整性和血管收缩产生不利影响,并可激活炎症瀑布,导致微血管闭塞和渗透压升高。最终,微血管瘀滞导致缺血和局部神经肌肉坏死。渗透压升高导致肿胀,并发展成局部骨筋膜室综合征。无氧代谢的毒性产物释放、横纹肌溶解、肌红蛋白及钾释放入血可能导致肾衰竭及心律失常。

由于上肢的侧支循环比下肢好,因此,血管损伤导致的上肢截肢率更低。肱动脉结扎后截肢率为24%,而股动脉结扎后的截肢率为50%。腋动脉及锁骨下动脉在必要的情况下可以结扎,以控制灾难性的大出血,大多数情况下不会有缺血性后遗症。

钝性损伤

在肢体周围血管损伤中,钝性损伤占10%~15%。上肢血管钝性损伤一般很少单独发生。上肢血管损伤一般只是包括骨、软组织及神经在内的复杂损伤的一部分,失肢率较高。肢体血管损伤常与特定的骨科损伤有关。上肢肱骨髁上骨折可导致肱动脉损伤,锁骨骨折可导致锁骨下动脉和腋动脉损伤,肩关节脱臼可导致腋动脉损伤。

严重损伤肢体的治疗需要仔细斟酌。一些复杂的上肢钝性损伤合并血管受损最好的治疗措施可能是立即截肢。这应该由至少2名不同专业的外科医生共同决定——通常是血管外科、骨科和整形外科。重要的判断往往是必要的。立即截肢的适应证见框19.6。

评分系统已经被用于协助外科医生做这些决定。最常被使用的是肢体损伤严重程度评分系统(MESS),但其适用性受到质疑,在这种情况下,该系统最好用于指导治疗,而不是作为一个铁律。目前认为MESS评分≥7分适合立即截肢,<7分的受损肢

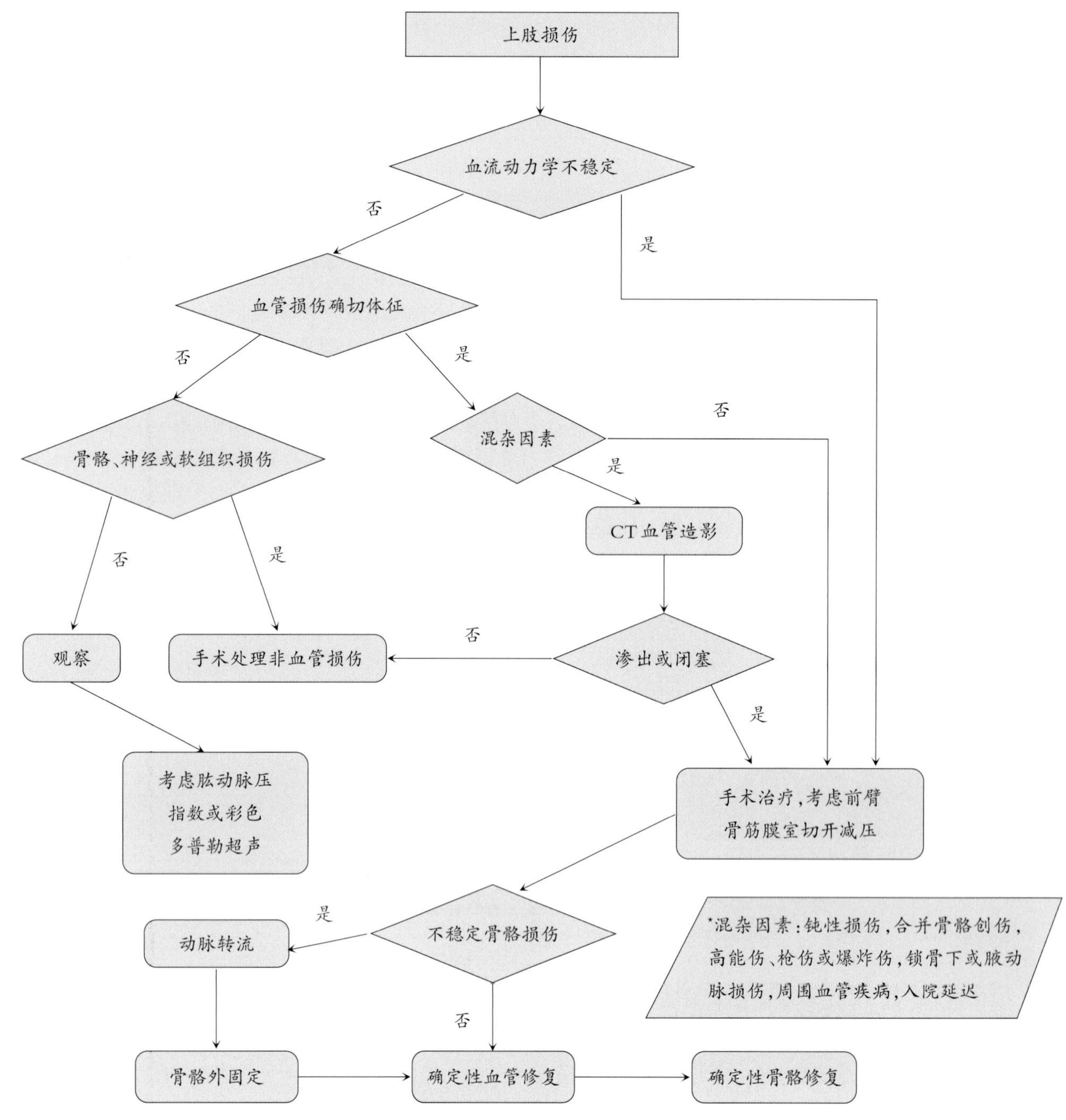

图19.4　上肢血管损伤处理流程。

体可以挽救(表19.1)。

对合并上肢血管损伤的复合伤患者必须采取措施减轻术中损伤。在四肢中，这将包括使用临时转流、选用人工血管搭桥及骨科损伤外固定。自体大隐静脉是血管修复的最佳选择，因为其远期通畅率最好，感染率最低。患者的合并伤及取大隐静脉需要多花费的时间可能会限制大隐静脉的使用。相对于大隐静脉及其他静脉，人工血管感染率要高得多，但其远期通畅率在快速血运重建的患者中更高。在未来，人工血管补片或者人工血管桥将会被自体静脉取代。

同时存在复杂的血管和骨损伤时，血管外科和骨科医生之间常争论什么是最好的修复程序。远端肢体的再灌注是第一要务。复合损伤患者在骨折复位前需建立动脉转流，以恢复远端灌注。如若可能，骨科外固定前伴行静脉同样应转流，因为有证据证明转流静脉后可以增高转流动脉的通畅率。转流时应预留足够的冗余，以利于骨折复位时的伸展。转

框19.6 毁损上肢立刻截肢的适应证

- 合并危及生命的损伤及血管损伤
- 神经毁损导致明显的麻木和麻痹，探查时证实神经横断
- 大量骨骼及软组织损伤
- 骨筋膜室切开减压后所有筋膜室肌肉没有活力
- 严重的并发症

表19.1 毁损肢体严重程度评分系统

因素	评分
骨骼/软组织损伤	
低能量（刺伤、骨折、平民枪伤）	1
中能量（开放性或多发性骨折）	2
高能量（枪伤、高能量枪伤、撞击伤）	3
极高能量（高能量损伤合并污染）	4
肢体缺血	
搏动减弱或消失，毛细血管充盈正常	1
无搏动，毛细血管充盈消失	2
肢体冰冷，麻痹，感觉消失	3
休克	
收缩压持续>90mmHg	0
收缩压短暂<90mmHg	1
收缩压持续<90mmHg	2
年龄	
<30岁	0
30~50岁	1
>50岁	2

Reproduced with permission from D Helfet, T Howey, R Sanders, et al., Limb Salvage Versus Amputation: Preliminary Results of the Mangled Extremity Severity Score, Current Orthopaedic Practice, Volume 256, Copyright © 1990 Wolters Kluwer Health.

流管应在24~48小时更改为移植物的间置搭桥。如果骨骼骨折稳定且向外延展的长度恒定，应于骨折复位固定前行血管修复。无论何种情况，血管外科医生都应在骨科医生复位固定时行血管转流或者在修复遇到问题时提供帮助。

穿通伤

上肢穿通伤较钝性损伤更常见，占上肢血管损伤的85%。刺伤及枪伤占肢体血管穿通性损伤的大部分，在军人中，由爆炸伤碎片导致损伤的频率更高，因此，上肢血管穿通伤发生率更高。尽管如此，血管损伤只占肢体所有穿通性损伤的6%。

腋动脉损伤

腋动脉被胸小肌横跨而分为3部分，腋静脉和臂丛与其伴行。腋动脉有6个分支，为手臂提供丰富的侧支循环。腋动脉在穿通性创伤中可能受损，且50%的病例合并臂丛损伤。40%的腋动脉损伤患者合并腋静脉损伤。创伤术中暴露腋动脉时，患者取仰卧位，选择起自锁骨中点经胸三角沟至上臂肱二头肌、肱三头肌间沟的S形切口。

肱动脉损伤

肱动脉起自大圆肌下缘，而止于在肘窝皮肤皱褶下方约1英寸（1英寸≈2.54cm）的分叉处。其发出肱深动脉。正中神经与肱动脉伴行，桡神经及尺神经也在其附近。这个相对较浅表的肱动脉易于受到穿通性损伤和医源性损伤，这占所有动脉损伤的20%。肱深动脉发出以近的肱动脉损伤较以远发生缺血并发症概率更高。术中显露肱动脉的切口是沿肱二头肌、肱三头肌间的沟。关节处皮肤皱褶需用S形切口跨过。

前臂血管损伤

肱动脉在前臂近端分为桡动脉和尺动脉。在85%的患者中，尺动脉是优势动脉，并发出骨间动脉分支。90%的患者有完整的掌弓。在穿通性动脉损伤中，60%的动脉损伤合并神经损伤。很多腕关节部位的桡动脉及尺动脉穿通性损伤是自己造成的。理论上，可暴露前臂1根或其他动脉的是沿其走行的纵行切口，但实际上是通过创口向近远端延伸实现的。2根主要动脉之一的损伤可通过结扎处理，但早期成功修复是首选。然而，修复后单支血管的长期通畅率只有50%。

非手术治疗

有的上肢动脉损伤患者无明显症状，也没有明确的体征，或伴CTA下的动脉外渗。可以采用非手术治疗。此类隐匿的内膜不规则、内膜损伤、小假性动脉瘤和动静脉瘘预后良好，但需要在急性期进行一系列检查，并行影像学长期随访。在特殊情况下，轻微的动脉损伤进展出现明显体征，则意味需

行动脉修复。一些假动脉瘤会在几周、几个月的时间内增大，并且应该进行半择期手术治疗，以降低破裂风险。对上肢小动脉损伤的患者进行抗血小板治疗。

手术技术

动脉损伤应立即修复，除非有其他危及生命的损伤需优先处理，主要是危及气道和呼吸的情况。应尽力缩短损伤至再灌注的时间，最大限度地挽救肢体及减少出血或缺血的并发症。

需预计术中取大隐静脉或对侧上肢静脉的可能性，术前应选择合适的体位，并做好相关准备。进入血肿或取出可能阻塞损伤血管的异物（如刀）前需控制血管近远端。腋动脉及高位肱动脉损伤时，可能需要在锁骨上或者锁骨下暴露锁骨下动脉才能控制近端。显露受损血管时，需充分游离至近远端正常血管。对于血流动力学稳定的单纯上肢损伤患者应考虑全身肝素化，特别是远端有缺血时。对于大量失血和大面积软组织损伤患者，局部使用稀释肝素盐水并非禁忌。清理受损血管，切除挫伤的动脉壁及内膜片。受损内膜需要清除，远端需要缝合固定修复内膜。使用取栓导管进入近远端，以确认清除所有血管，保证近端流入及远端回血良好。可向近远端大量灌注肝素生理盐水，以保证没有继发血栓形成。患者很危重时可能需要结扎动脉，当患者需要进行其他手术控制创伤和（或）合并骨性损伤时，可考虑使用动脉临时转流。直接修复、补片成形和间置搭桥修复动脉避免张力是更好的选择。总的说来，自体静脉比人工血管更好，特别是对于严重污染的伤口，应从对侧上肢或下肢获取自体静脉。

预防性的骨筋膜切开减压有时能挽救肢体，特别是有以下并发症时：远端缺血超过6小时、合并动静脉损伤、难治性休克及相关骨折。预防性骨筋膜切开总是比肢体活力存疑时的治疗性切开好。

早期并发症包括转流失败、移植物血栓形成及出血，这都是技术问题，需要再入手术室进行紧急处理。骨筋膜室综合征、横纹肌溶解、肾衰竭、静脉血栓栓塞症及死亡也可能出现。晚期并发症包括感染、假性动脉瘤、动静脉瘘及导致远端缺血的闭塞。

上肢骨筋膜室综合征

在创伤患者中，前臂骨筋膜室综合征的发生概率仅次于下肢骨筋膜室综合征，该病常是相关血管或骨科损伤的结果。骨折导致50%的骨筋膜室综合征。血管损伤导致一段时间的缺血后可引起肿胀及再灌注损伤，这可能导致骨筋膜室综合征。出血至封闭的筋膜室也可能引起骨筋膜室综合征。没有骨折和血管损伤时同样可能发生骨筋膜室综合征，例如，意识丧失患者过长的胸外按压导致缺血再灌注损伤、挤压伤，烧伤导致的软组织损伤、水肿及肿胀。多器官损伤的创伤患者及血流动力学不稳定患者发生骨筋膜室综合征的风险较高，特别是在合并肢体长时间缺血、复杂钝性损伤及动静脉损伤时。

早期诊断至关重要，即使这可能比较困难，需要我们非常警惕。通过症状及体征可以建立诊断，偶尔需要测量骨筋膜室压力。清醒患者的症状包括所有体征以外的疼痛、麻木及麻痹，后者一般在晚期才出现。体征包括一个或多个筋膜室膨胀、触之张力高（剧烈疼痛）、被动拉升筋膜室内的肌肉出现疼痛。意识清醒的患者可能出现感觉丧失和运动减退，导致功能丧失。远端动脉搏动消失是另一个晚期体征，因此，远端动脉搏动良好并不能排除骨筋膜室综合征。当临床怀疑存在骨筋膜室综合征时，测量筋膜室压力可有助于发现，特别是对于不清醒的患者。测压可有助于诊断，因为明显症状出现之前就可能出现压力升高。将18G穿刺针置入骨筋膜内，并与已校零的注入生理盐水的压力管及压力传感器连接进行测量。可信的、可重复的筋膜室压力>30mmHg是急诊骨筋膜室切开减压指征。很多医生在筋膜室压力为20~30mmHg时也选择骨筋膜室切开术，特别是对有症状的患者及多发损伤持续低血压患者。

前臂有3个筋膜室，掌侧筋膜室内有腕及指屈肌、尺神经及正中神经。该筋膜室是最容易受累的筋膜室。背侧筋膜室内有腕及掌伸肌、骨间后神经。外侧筋膜室内有肱桡肌肌腹、桡侧腕长伸肌及桡侧腕短伸肌。前臂骨筋膜室切开减压需在前臂掌侧筋膜室切开皮肤、浅筋膜及深筋膜，弯曲绕过腕部关节腔，如有必要，还需绕过肘部，避免挛缩。骨筋膜室切开减压远端延续应该行腕管松解。切口在腕关节处绕向中部避免暴露桡动脉，保证前臂切口近端向外斜,松解外侧筋膜室。存在骨筋膜室综合征时,切开后肌肉会鼓出以释放压力。建议进一步分离肌腹,保证所有筋膜鞘和潜在的亚筋膜室都被释放。掌侧骨筋膜室切开减压后应检查背侧筋膜室。如果张力高,需在前臂背侧外上髁至腕部间行直型切口释放压力。骨筋膜室切开减压后3~5天应关闭,可行直接缝合和(或)当有残余缺损时行皮瓣移植。

结论

动脉性出血最好选择直接压迫止血,直到术中暴露清楚。上肢血管损伤时,对于迟钝或者意识不清的患者,可于损伤近端使用止血带。详尽的病史和彻底的体格检查是血管损伤迅速诊断的基石。这足以判断患者是否应直接送入手术室或者做进一步影像学检查是否安全。对血流动力学不稳定和明确颈部血管损伤的患者必须立即行手术处理。有确切上肢血管受损征象的患者需要手术处理,但如果没有休克,同侧肢体有合并伤时可考虑行CT血管造影检查。动脉损伤导致死亡常是由于没能完全控制损伤近端血管,有时需行胸骨正中切开术或胸廓切开术显露胸腔血管。上肢大多数肢体丧失和并发症是由于诊断和治疗过晚和(或)骨筋膜室切开减压过晚。大隐静脉是搭桥、补片最好的移植物,应从未损伤的肢体上获取。如果污染不严重,人工血管是可考虑的替代移植物。CTA目前是影像学诊断公认的“金标准”。一些难以显露的血管选择腔内治疗是合适的。

(熊飞 杨轶 译 赵纪春 审校)

延伸阅读

Beard JD, Gains P, and Loftus I. (2013). *Vascular and Endovascular Surgery*, 5th edn. Sydney: Saunders.

Helfet D, Howey T, Sanders R, et al. (1990) Limb salvage versus amputation: preliminary results of the mangled extremity severity score, *Current Orthopaedic Practice*, Volume **256**, 80–6.

Moore EE, Feliciano DV, and Mattox KL. (eds). (2004). *Trauma*, 5th edn. Oxford: McGraw Hill.

Rhodes M, Schwab CW, Yealy D, Fabian TC, and Peitzman AB. (eds). (2008). *The Trauma Manual: Trauma and Acute Care Surgery*, 3rd edn. Philadelphia, PA: Lippincott Williams & Wilkins.

Rutherford RB. (2005). *Vascular Surgery*, 6th edn. Oxford: Elsevier Saunders.

第20章
钝性创伤性主动脉损伤

Vijay M. Gadhvi, Petrut Gogalniceanu, Richard Boulton

钝性创伤性主动脉损伤简介

钝性创伤导致的钝性胸主动脉损伤是仅次于脑部外伤的第2常见死因。1958年，Parmley率先报道了钝性胸主动脉损伤的入院前死亡率为85%。主动脉峡部因主动脉弓和固定在动脉韧带相对稳定的降主动脉之间活动性存在差异而特别容易受损。因此，加速或减速可导致该位置的异常载荷及压力分布，从而产生巨大的剪切力。产生的剪切力可导致1层或数层的胸主动脉壁的非穿通性损伤，其严重程度及位置各不相同。虽然大部分主动脉损伤发生在降主动脉近端，但主动脉的任何部分都可能受累。正面或侧面的冲击，以及高坠伤都有很高的风险并发钝性胸主动脉损伤。其他可能导致主动脉损伤的机制还有胸骨和脊柱之间的挤压，以及冲击时主动脉管腔内压的突然增高。据估计，在机动车碰撞事故中，高达15%的死亡是由胸主动脉损伤造成的，其中一些死于主动脉完全离断。存活至急诊的患者通常都存在小的或者局部增厚的主动脉壁撕裂伴随假性动脉瘤形成。

由于过去20年间断层成像及血管腔内修复技术的明显进步，钝性胸主动脉损伤的处理已从开放手术转变为腔内治疗[1]。与开放手术相比，钝性胸主动脉损伤的腔内修复有更低的短期死亡率与并发症率。然而仍需长期的数据来评估腔内治疗的耐久性及有效性。

钝性胸主动脉损伤的处理往往因多处并发的创伤而复杂化，并需要多学科的外科手术治疗及重症监护治疗。钝性胸主动脉损伤的严重程度必须根据患者的生理状态和额外的伤情进行评估。对此类患者的最初处理应根据高级创伤生命支持指南来进行，同时给予由目标导向的复苏及控制损伤的手术，并随后进行明确的手术治疗。钝性胸主动脉损伤的患者较少能够存活至入院，且需要多个学科的专家共同处理[2]，这使得对于这类患者的诊断和治疗具有很大的挑战。

流行病学

钝性胸主动脉损伤在一般年轻患者中死亡率较高且总体结果不良。钝性胸主动脉损伤最常见于40岁左右的年轻人[6,11]，其中2/3为男性[7]。这些患者中的80%～90%在到达医院以前就会死亡[2-7]，在初次受伤后存活到达医院的患者中，如果不进行治疗的话，估计有50%的患者会在入院后的第1天内死亡[8]。

钝性胸部创伤与道路交通事故密切相关，估计有16%的道路交通事故死亡是由于钝性胸主动脉损伤[4-7]，同时，由钝性胸主动脉损伤造成的死亡中有72%的死者与机动车碰撞有关[9]。因此，钝性胸主动脉损伤常并发有头部、躯干或肢体等其他部位的危及生命的损伤，患者的损伤严重程度评分[10]往往很高，在处理并发的临床急症时导致胸主动脉病变得不到及时的处理[7]。

病因和发病机制

对胸主动脉的内膜损伤是钝性胸主动脉损伤发病机制的第1步[12]。中膜和外膜可能立即受累，也可能在稍后由收缩期血流引起的剪切力下受累。这可能导致主动脉夹层、主动脉破裂并最终导致死亡。美国创伤外科协会(AAST)描述了住院的钝性胸主动脉损伤患者的损伤类型及发生率,包括内膜撕裂(21%)、夹层(25%)及动脉瘤(59%)[13,14]。目前提出了3种钝性胸主动脉损伤的发病机制[15]:

- 速度锐减时通过主动脉扭转和伸展导致的间接损伤[6]。
- 挤压伤
  - "骨性挤压"——胸骨和胸椎挤压直接导致主动脉损伤。
  - "水锤效应"——当腹腔或胸腔压力突然升高时可出现主动脉阻塞,进而导致主动脉血管内压突然升高引起内膜损伤。
  - 胸骨骨折导致的直接创伤。
- 爆炸伤。

表20.1列出了钝性胸主动脉损伤的原因。涉及侧面撞击的道路交通事故特别容易引起钝性胸主动脉损伤[12]。

表20.1 AAST公布的钝性胸主动脉损伤原因[13]

损伤原因	百分比
机动车事故	68%
摩托车事故	13%
高空坠伤	7%
被道路交通事故波及的行人	6%
其他钝性伤	6%

Reproduced with permission from Demetriades D et al., Operative repair or endovascular stent graft in blunt traumatic thoracic aortic injuries: results of an American Association for the Surgery of Trauma Multicenter Study, The Journal of Trauma and Acute Care Surgery, Volume 64, Issue 3, pp. 561-70, Copyright © 2008 Wolters Kluwer.)

主动脉损伤开始的部位

主动脉峡部是指左锁骨下动脉起始部和动脉韧带之间的近端降主动脉。动脉韧带对主动脉的束缚而形成了一个转变点,导致主动脉峡部相对于升主动脉和降主动脉来说的活动性更差。峡部平面的快速减速损伤导致在剪切力作用下的巨大能量释放及内膜损伤[4,7,12]。因此,大部分损伤发生在主动脉峡部和左锁骨下动脉附近(70%~90%),其次是升主动脉(10%~15%),最后是降主动脉(5%~10%)[16]。损伤的主动脉区域决定了采取腔内血管支架植入修复还是开放手术修复。腔内修复需要足够的锚定区(受伤区域的近远端)来保证支架的固定及受损主动脉的隔绝。因此,仔细的计划是必需的,需要考虑主动脉弓上大血管与邻近受损主动脉的相对位置、主动脉弓的曲度,以及是否存在适宜的近端锚定区[4]。

相关损伤

钝性胸主动脉损伤患者的并发创伤可能推迟确切的处理或诊断。90%的主动脉横切伤患者有其他脏器的损伤,其中有高达30%的患者有严重的涉及长骨、腹部或盆腔的胸部以外的损伤。25%的钝性胸主动脉损伤患者在到达医院时格拉斯哥昏迷评分≤8分[13]。并发头部损伤尤其棘手,因为头部损伤的处理需要升高平均动脉压,同时也是钝性胸主动脉损伤开放修复所需要的系统性肝素化的禁忌证。此外,钝性胸主动脉损伤与其他明显的胸部损伤(如血胸、肺挫伤、肋骨和胸椎骨折)的同时发生可导致围术期同期功能受损,肺部感染风险增加,从而增加了整体的疾病负担。

分类

胸主动脉的钝性创伤可引起从内膜撕裂到致命的主动脉横断等各种各样的损伤。高分辨CT的发展增加了对更细微的主动脉病变的检测能力,如小的内膜片摆动或者主动脉周围血肿(图20.1和图20.2)。小型主动脉损伤在中远期的自然发展过程并不明确,

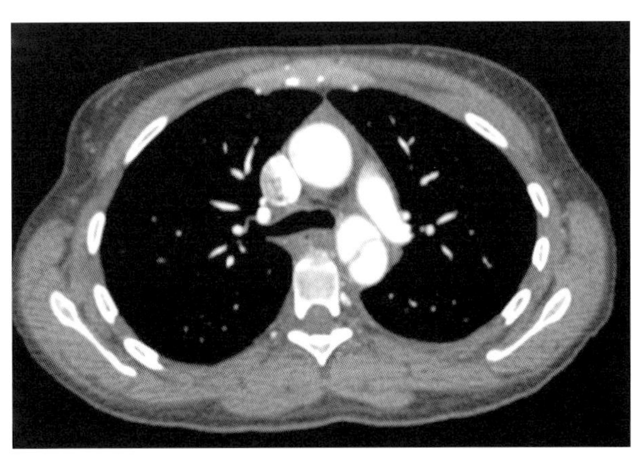

图20.1 胸主动脉的冠状位CTA显示了钝性创伤后的夹层内膜片。

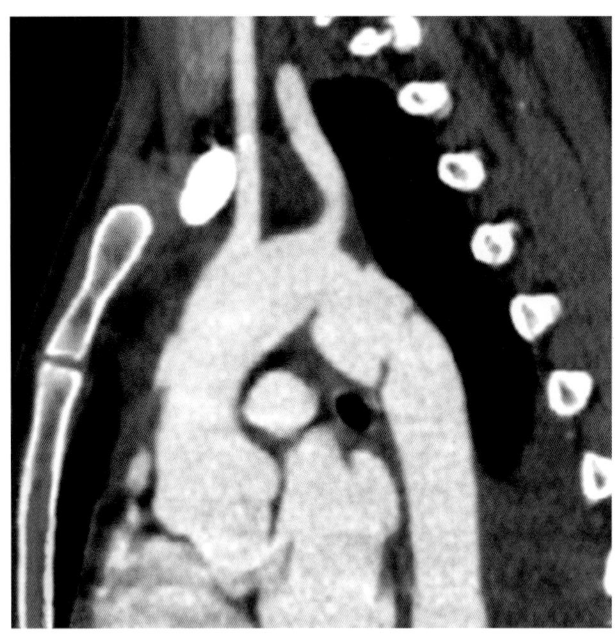

图20.2 胸主动脉的矢状位CTA显示了钝性创伤后的夹层内膜片。

这增加了评估其临床意义及后期处理的难度。

Parmley在1958年基于尸体解剖发现及主动脉壁的分层,第一次提出了关于胸主动脉的钝性创伤的标志性描述[15]。继而Azizzadeh等提出了一个简单的胸主动脉的钝性创伤的评分系统[17]。

- 1级:内膜撕裂。
- 2级:壁内血肿。
- 3级:主动脉假性动脉瘤。
- 4级:完全破裂。

Starnes等根据是否存在主动脉外观异常提出了与生存率相关的影像学分类系统[10]。

- 内膜撕裂(无主动脉外观异常、内膜缺损或血栓<10mm)。
- 大的内膜片(无主动脉外观异常、内膜缺损或血栓≥10mm)。
- 假性动脉瘤(主动脉外观异常,包裹性的破裂)。
- 破裂(主动脉外观异常,造影剂外溢)。

他们得出结论[10]:

- 无主动脉外观异常意味着钝性胸主动脉损伤死亡率低。
- 继发于钝性胸主动脉损伤的主动脉破裂的预后极差。
- 由于主动脉破裂和死亡风险极高,包裹性血肿的存在是急诊修复的标志。

临床表现

绝大多数钝性胸主动脉损伤患者并无症状,而且很容易因为其他多发伤而漏诊。未能及时诊断和治疗可能导致患者死于主动脉破裂[15],这使得在所有钝性损伤或有明确损伤机制的患者中有必要使用CT进行快速诊断。

存活到达医院的患者可能存在的钝性伤临床表现有胸壁、腹部和背部疼痛、咯血、瘀斑,以及肋骨或椎体骨折。具有大的夹层或者包裹性血肿的患者可能出现纵隔肿块效应现象,如气管偏移、呼吸困难、上腔静脉压迫、喘鸣甚至窒息。偶尔因为喉返神经受压可出现声音嘶哑。主动脉破裂的患者可表现为休克、意识丧失,或出现血胸的临床和影像学特征。然而,值得注意的是,在Parmley的一系列患者中,有36%的主动脉破裂患者并没有明显的胸壁损伤[15]。低血压也是钝性胸主动脉损伤的常见临床表现,且可能是死亡相关的预测因子。

检查

胸部X线片

一般来说,胸部X线片可用于排除钝性胸部损伤患者有无胸主动脉病变。然而,由于胸部X线片特异性较低,7%~44%的胸主动脉钝性损伤患者没有表现出纵隔异常[12,18,19]。因此,仅使用常规胸部X线片无法排除胸主动脉损伤,对于这类患者,应使用CT进行检查。

提示主动脉受损的胸部X线片的阳性表现包括右侧气管偏离、左主支气管凹陷、血胸、纵隔增宽及左侧椎旁间隙增宽[6]。其他表现包括正常主动脉轮廓和主动脉肺动脉窗的缺失、肋骨和椎骨骨折,以及血胸,以上表现均是钝性胸主动脉损伤的预测因子。

主动脉造影与CTA

美国创伤外科学会登记的AAST 1(1997)[14]和AAST 2(2007)[13]展现出了在诊断胸主动脉损伤时,使用CT和介入主动脉造影有着明显的变化(见

图20.1)。通过对前瞻性多中心的研究进行回顾性分析,使用主动脉造影来诊断钝性胸主动脉损伤的比例从87%降至8.3%[20]。相反,CTA已经取代主动脉造影,成为诊断的金标准,其使用率从34.8%上升至93.3%。此外,经食管超声心动图的使用率从11.9%骤降至1.0%[20]。

CT技术的发展已使其成为筛查主动脉损伤的最佳方法。据报道,现代CT的敏感性为97%~100%,阴性预测值为100%,特异性为83%~99%。因此,外科医生越来越仅依赖CT来计划胸主动脉钝性损伤的开放后腔内修复[12,16]。此外,CT的早期使用可以快速地检测出并发的创伤,有利于对创伤的处理进行优先排序。相对而言,主动脉造影是侵入性检查,且需要组成一个多学科的团队,这可能会导致急性患者的诊断延迟。目前,主动脉造影仅在腔内修复过程中使用(见图20.2)。

血管内超声

血管内超声的发展允许我们详细地评估主动脉损伤,而不会引起进行主动脉造影或CTA检查过程中引起的造影剂相关风险。当CTA的结果模棱两可时,血管内超声可以作为取代血管造影的辅助诊断工具,且在这种情况下,其比血管造影具有更高的敏感性[21]。

治疗

钝性胸主动脉损伤可表现为3种不同的临床生理状态,从而决定了相应的处理(表20.2)。

表20.2 钝性主动脉损伤的处理

状态	损伤类型	处理
死亡	主动脉横断或破裂	
血流动力学不稳定	活动性出血:确定主要部位——腹部、骨盆、胸部、肢体、主动脉	复苏、控制出血
血流动力学稳定	包裹性主动脉损伤	控制血压;评估:CT或血管内超声;治疗计划:开放或腔内;监护

如果主动脉受损,但不是活动性出血的源头,其优先处理顺序应该排在控制出血和神经系统的稳定之后。

大部分能存活到医院的主动脉钝性损伤患者为局部横断,应当给予控制血压的处理,直到明确可行修复治疗。对血流动力学不稳定的主动脉损伤患者的优先处理是快速识别并控制来自其他部位的出血,避免过度复苏。在识别主动脉撕裂或先兆破裂的患者时需要小心谨慎,因为这些患者有着典型的“短暂性应答者”表现,即最初对液体复苏有反应,但随后即出现血压下降。早期识别可以防止进行可能导致主动脉完全破裂的剧烈循环复苏。在对创伤进行进一步的评估之前,维持一个允许的低血压是更好的。

在血流动力学稳定的钝性胸主动脉损伤患者中,处理目的是防止主动脉病变的进展,从而降低因破裂或夹层导致的死亡风险。在最终进行主动脉损伤修复之前,使用β-受体阻滞剂及静脉输注血管扩张剂来控制血压在减少主动脉壁剪切力方面有重要作用,可为患者的稳定和复苏争取时间。由于主动脉损伤与主动脉外损伤可能同时存在,药物控制血压需要谨慎使用,并且只能在生理状态稳定且排除了活动性出血的患者中使用。为了防止主动脉损伤区域被进一步破坏,维持一个允许的低血压是可以接受的。患者需要通过侵入性监测(包括动脉血压、中心静脉压和重新评估)进行2级(高度依赖)或3级(重症监护)病房监护,以检测出其任何有害于血流动力学状态的波动[12]。主动脉损伤并发头部损伤的患者有一个独特的问题,即需要相对较高的平均动脉压来提供足够的脑灌注,同时也需避免主动脉损伤的进一步恶化。在有更严重头部损伤的情况下,可能需要侵入性的脑部压力监测,以确保维持足够的脑灌注。

一旦进行了进一步的主动脉病变评估,考虑到病变的严重程度、解剖位置及患者的生理状态,就可以指定更明确的处理计划。明确的处理可以是:

- 非侵入性:药物治疗和监护。
- 侵入性
    - 开放手术修复。
    - 腔内修复。

Azizzadeh及其在得克萨斯州纪念赫尔曼心血管研究所的合作者[17,22]建议根据主动脉损伤的形态进行治疗(框20.1)。

框20.1 由Azizzadeh等提出的纪念赫尔曼心脏血管研究所分类系统[22]

- 1级病变(内膜撕裂):需要血管内超声进一步评估病变形态。患者应使用β-受体阻滞剂,以达到目标收缩压<120mmHg。6周后应进行随访CT检查
- 2级病变(壁内血肿):患者状态稳定后择期修复
- 3级病变(假性动脉瘤):患者状态稳定后择期修复
- 4级病变(主动脉破裂):抵达医院或诊断后立即修复

非手术治疗

小型异质性队列研究描述了保守治疗[23],这些患者要么不适合接受手术治疗,要么拒绝介入治疗,或者之前表达了不愿接受复苏的希望。因此,来自这些研究的信息不能用于建立一个通用的保守治疗方法。值得注意的是,小的内膜片已被证实在良好的血压控制及细致的CT监测情况下可自行治愈[10,16]。非手术治疗的临床适应证包括:

- 小内膜片或无周围血肿:使用血管内超声进一步评估,且使用CT或磁共振进行细致监测。
- 严重脊髓损伤患者无法安全地进行开胸手术。
- 严重肺挫伤患者不能耐受单肺通气。
- 伴发其他创伤或相关并发症的患者,经评估后认为进行腔内修复的麻醉风险过高[11]。

非手术治疗的决定应根据具体情况进行,并根据临床标准进行调整。CT监测对于任何保守治疗的病变至关重要。值得注意的是,钝性胸主动脉损伤保守治疗的死亡率比开放手术或腔内修复的死亡率高(分别为46%对19%和9%)。一般来说,所有适合开放手术或腔内修复的患者都应在保守治疗的基础上考虑手术治疗,特别是那些有主动脉横断伤或大的主动脉周围血肿的患者[11]。对于小的内膜撕裂的治疗仍存在争议,这是因为其自然病史相对未知,且有几年后出现延迟破裂或瘘形成的报道。

目前血管外科学会的建议是,钝性胸主动脉损伤的处理应优先考虑腔内修复,其次是开放手术修复[22]。

开放手术修复

对于血流动力学不稳定的患者,胸腔引流管引流出大量出血的患者,CT提示造影剂外溢、纵隔血肿快速扩张或传统型主动脉溃疡的患者,均需手术修复主动脉损伤。

对于血流动力学稳定的2级或3级主动脉损伤患者来说,开放手术的风险应结合患者的生理储备能否承受在或不在全身肝素化的情况下进行左侧开胸手术、单肺通气、主动脉阻断及其相关的低氧血症进行考虑。如果患者的主动脉不是马上就要破裂,可以将手术修复推迟24~48小时,以便对患者进行复苏。

"钳夹和缝合"常被用于钝性胸主动脉损伤的开放修复。这包括胸主动脉的近远端钳夹,以隔绝控制受伤的节段,紧接着是单纯主动脉修复或血管置换。技术难度由主动脉病变是否与左锁骨下动脉或左颈总动脉邻近决定,以及钳夹在这两根血管近端还是远端。

传统上说,这种技术有着相对较高的死亡(10%~20%)、脑卒中(4%~6%)及截瘫(2%~10%)风险。"旁路修复"是对传统开放技术的一种改良,其运用旁路,以保证对主动脉远端的灌注,从而降低了截瘫和内脏缺血的风险。目前有多种主动或被动旁路技术,包括体外循环、左心转流及股-股旁路[16]。低温停循环也被尝试用于改善患者结局。

腔内修复

AAST1和AAST2研究表明,血管腔内技术已经在1997—2007年取代开放手术,成为修复钝性胸主动脉损伤的方法。在这10年期间,腔内修复的使用比例从0增至64.8%,而开放手术从100%(65%为旁路手术,35%为钳夹和缝合修复)降至35%。仍然接受开放手术的患者主要采取旁路修复的方式,因为钳夹和缝合技术在历史上发生截瘫和远端缺血的概率较高[14,20]。

目前,腔内修复已不再仅适用于麻醉和手术风险较高的患者,而是需要干预的钝性胸主动脉损伤患者的首选治疗[13]。腔内修复是微创手术,与开放手术相比,通过避免开胸、主动脉阻断、单肺通气和可能的心脏搭桥术,减少了对患者生理储备的需

求[5]。因此,危急患者可以更早地接受治疗,同时,腔内修复可用于麻醉风险相对较高的患者。AAST2数据表明,钝性胸主动脉损伤的治疗时间已增至发病后2天以上,强调了在即便接受腔内修复的患者也应进行充分术前复苏的重要性。然而,关于推迟主动脉修复的益处和适应证仍然缺乏共识[20]。

如下所述,基于患者的解剖结构、血管通路及设备限制,在年轻的钝性胸主动脉损伤患者中运用腔内修复具有局限性[18,24]。

入路血管

低龄胸主动脉钝性损伤患者的血管相对窄,髂动脉和股动脉无明显的动脉粥样硬化,这对通过16~24F的鞘管有一定困难。髂动脉转流管的运用可能受到时间及伴随的腹部盆腔损伤的限制。这可能就需要通过更小的设备和更好的亲水柔性外鞘来解决入路血管小的问题。

主动脉解剖/形态学

• 主动脉弓:年轻患者在主动脉峡部附近的主动脉角度较大。这增加了支架和主动脉小弯血管壁之间不匹配的风险。在弯曲的主动脉中的非线性对齐直行支架可能导致收缩期血流对支架的侧向影响,从而存在支架塌陷或血栓形成的潜在风险。在收缩周期中,主动脉弓的活动可能会加剧这种情况。

• 锚定区:主动脉支架的牢固锚定需要一个至少20mm的锚定区,这可能危及主动脉分支血管。在考虑是否行上肢血管重建的情况下,可根据需要覆盖左锁骨下动脉(图20.3)。

• 儿科的运用:在罕见地使用腔内修复治疗危及生命的主动脉损伤的患儿时,必须考虑到伴随的主动脉生长和后期发育所出现的远期内漏或支架移位风险[4]。

主动脉支架

• 尺寸过大:年轻患者的胸主动脉更窄。用于胸主动脉钝性损伤腔内治疗的很多设备是被设计用于治疗动脉瘤样扩张疾病的,这导致设备尺寸明显过大,增加了进一步血管损伤、支架塌陷及血栓形成的风险[4]。

• 支架顺应性:为了使支架在主动脉弓和降主动脉内长期耐用,支架要符合解剖学要求,并能承受周期性脉冲性的压力变化。

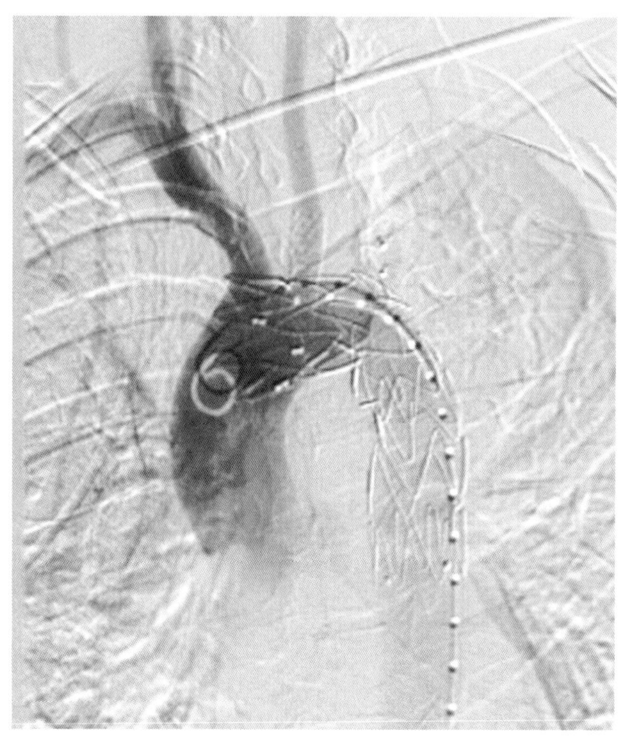

图20.3 胸主动脉造影显示为了找到合适的近端锚定区,胸主动脉支架覆盖了主动脉受损区域及左锁骨下动脉。由于胸主动脉支架的近端位置,左颈总动脉内放置了一个烟囱支架。

支架植入

支架需要使用高质量的荧光成像来实现精确释放。放置在主动脉弓部和降部的支架可能由于"风吸"效应将支架推向远端导致移位[4]。目前已有多种方法来抵消这种效应,如控制性降压[4]。

监测

使用CT扫描对植入支架的年轻患者进行随访监测可导致终身的高水平辐射暴露,同时也会因重复检查导致医疗费用增加。因此,应考虑使用其他影像学检查来进行监测,如MR主动脉造影。

并发症

钝性创伤性主动脉损伤通常位于邻近左锁骨下动脉的主动脉峡部水平。内膜撕裂的有效隔绝要求在病变区近远端有足够的近远端锚定。在危急情况下,可能需要覆盖左锁骨下动脉开口,以保证牢固的近端锚定。手臂缺血的风险相对较低，如患者出现缺血症状，可紧接着进行左上肢血运重建[4,25]。其他封堵左锁骨下动脉后的缺血并发症，如后循环脑卒中、小脑或脑干梗死，后果严重，但比较罕见。据报道，脑卒中和截瘫的概率分别为2.6%和1.6%。在腔内支架植入前，应使用术前CT或术中造影来评估脑血管情况，确定颈动脉和椎动脉的通畅性，以及Willis环的侧支循环。左锁骨下动脉封堵后的开放血运重建手术包括左锁骨下动脉转流或颈动脉-锁骨下动脉搭桥术[3,5]。较新的但未经证实的保证弓部血管顺行血流灌注的腔内技术包括在目标血管内放置主体支架移植物及相邻的烟囱支架技术。

报道的因左锁骨下动脉反流造成的Ⅱ型内漏的发生率为1.2%[25]。对钝性胸主动脉损伤的腔内修复的耐久性需要持续监测。最近报道了一组急诊开窗支架在治疗急性胸主动脉损伤患者的病例[24]，包括自制设备，但缺乏长期的随访数据。目前，用于升主动脉和主动脉弓损伤的腔内治疗技术仍然有限。

结果

目前对结果的荟萃分析比较了回顾性非随机研究中对钝性胸主动脉损伤的开放和腔内治疗，其中，许多是单中心、低患者量的病例报道。在过去15年中，腔内设备的不断发展及腔内修复的经验累积创造了不断更新的证据基础。以小直径胸主动脉为目标的改良支架技术有望进一步减少并发症，如内漏、支架塌陷或移位[2]。

与开放手术相比，钝性胸主动脉损伤的腔内修复治疗缩短了手术时间，减少了估计出血量和输血量。这在急诊情况下，快速、无额外出血地处理钝性胸主动脉损伤方面有着显著优势。与开放手术相比，腔内修复的脑卒中率(0.85%对5.3%)和截瘫率[(0～1%对5.6%～7%)]更低[6,26]。此外，两组患者的术后系统性并发症，如肾衰竭、肺炎、败血症或深静脉血栓的发生率相似[20]，这说明与开放手术相比，腔内修复不会增加任何其他风险。在进行开放手术的患者中，阻断血流时进行远端灌注可显著降低截瘫发生率[6]。

据报道，在钝性胸主动脉损伤腔内治疗的患者中，有20%出现了支架相关并发症[20]。高达14%的患者发生内漏，尽管这些并发症中有50%可以通过腔内技术成功治疗，且只有4.8%的患者需要转为开放手术。

由于缺乏中长期的随访数据和异质性结果报道，我们难以确定内漏的真实发生率。其他与腔内修复相关的并发症有入路血管损伤(血栓形成、破裂或者夹层)[4]、心脏或主动脉穿孔，以及支架折断、移位、塌陷或者扭结[4,5]。

与低患者量的中心相比，高患者量的中心进行的钝性胸主动脉损伤的腔内修复表现出了较少的局部和全身并发症，且住院时间较短[20]。这说明了由创伤引起的复杂血管腔内手术需要在专门的三级创伤中心进行，这样可以受益于多学科组成的血管创伤团队、手术室及足够种类的支架。

AAST的研究表明，1997—2007年，钝性胸主动脉损伤住院患者的死亡率从22%降至13%[13,14]。这个结果一部分是由于更好地使用诊断成像、更好的血压控制，以及比开放手术死亡率更低(7.2%对23.5%)的腔内修复的使用增加[13]。开放手术及腔内治疗之间的生存结果一直以来很难解释，因为高风险患者优先考虑行腔内修复手术[27]。然而，最近的数据表明，与开放手术相比，不管并发的损伤是什么，腔内治疗的早期死亡率更低[13]。荟萃分析的数据证实了与开放手术治疗钝性胸主动脉损伤相比，腔内治疗的手术相关死亡率(2%对14%)和总体30天死亡率(8%对20%)更低[6]。入院时或入院前低血压及主动脉周围血肿大小被证实为与死亡相关的预测因子[10]。与主动脉破裂或夹层相比，内膜片或内膜撕裂的短期死亡风险明显更低[5]。

卫生经济学分析表明，腔内治疗在1年内降低了整体成本[7]。这是由于改善的临床结果和缩短的平均住院时间所节约的成本超过了设备相关成本和监测所产生的其他费用。

小样本量的患者病例的一些证据表明，钝性胸主动脉损伤的腔内治疗具有令人鼓舞的中期生存率预估值[28]、无并发症率[29]和5年的再干预率[28,29]。然而，与开放手术相比，腔内治疗似乎具有更高的再干预率，这突出了对患者的解剖适应性进行精确评估的重要性[27]。目前，腔内治疗的器械相关的并发症和生存率的长期随访结果尚未完成[29]。目前的短期到中期的数据表明，钝性胸主动脉的腔内治疗是一种有效可行的方法，对有合适解剖结构的患者具有较低的并发症率和死亡率。

指南

治疗钝性胸主动脉损伤的指南已由多个组织发布。目前可接受的指南见框20.1。

纪念赫尔曼心脏和血管研究所对钝性胸主动脉损伤的治疗包括CT血管造影检查[22]。对2～4级病变应在第1、6、12个月后进行随访CT扫描，然后每年复查1次（框20.2）。

框20.2 Starnes等发表的华盛顿大学针对钝性胸主动脉损伤的指南[10]

- 在干预前使用β-受体阻滞剂和阿司匹林来优化患者
- 内膜撕裂<10mm，经保守治疗后30天应通过CT监测复查
- 对于>10mm的内膜片，应在7天后复查成像，以排除病情进展，同时评估腔内治疗的必要性
- 如果合并其他损伤，若允许，主动脉外形轮廓异常的患者应在7天内接受血管腔内治疗
- 短期CT随访应在第1、6、12个月进行
- 低血压和主动脉弓部血肿>15mm是急诊行血管腔内修复的指征
- 左锁骨下动脉封堵后不行血运重建的耐受性较好
- 钝性胸主动脉损伤合并头部损伤且需要提高全身血压时，患者需要紧急处理

血管外科学会的大型系统评价为外伤性主动脉损伤的处理提供了临床实践指南[30]（框20.3）。

框20.3 血管外科学会对创伤性主动脉损伤的治疗推荐

- 患者应接受腔内治疗，而不是开放修复。因为与开放手术相比，腔内修复有着更低的死亡率（9%对19%）、脊髓缺血率和终末期肾衰竭率
- 对于所有没有危及生命的并发症的患者，或者已经进行充分复苏的患者，应行紧急修复手术（<24小时）。因为接受保守治疗的患者的死亡率较高（46%）
- 主动脉破裂、假性动脉瘤及壁内血肿患者适合行腔内修复术。内膜撕裂的患者应在CT监测下接受保守治疗
- 开放手术修复只应在那些解剖条件不适合腔内修复的年轻健康患者中考虑
- 左锁骨下动脉血运重建应根据个体而非常规进行，具体取决于右椎动脉供应后循环的能力。并发损伤有可能不允许或推迟血运重建
- 脊髓引流不应常规预防性地施行，只应在有神经症状表现时才进行
- 推荐全身麻醉而不是局部麻醉

（向宇威 杨轶 译 赵纪春 审校）

参考文献

1. Reuben BC, Whitten MG, Sarfati M, and Kraiss LW. (2007). Increasing use of endovascular therapy in acute arterial injuries: analysis of the National Trauma Data Bank. *Journal of Vascular Surgery*, **46**(6), 1222–6.
2. Rheaume P, Chen J, and Casey P. (2010). Open vs endovascular repair of blunt traumatic thoracic aortic injuries. *Journal of Vascular Surgery*, **51**(3), 763–9.
3. Nicolaou G. (2009). Endovascular treatment of blunt traumatic thoracic aortic injury. *Seminars in Cardiothoracic and Vascular Anesthesia*, **13**(2), 106–12.
4. Lin PH, Bush RL, Zhou W, Peden EK, and Lumsden AB. (2006). Endovascular treatment of traumatic thoracic aortic injury—should this be the new standard of treatment? *Journal of Vascular Surgery*, **43**(Suppl. A), 22A–9A.
5. Amabile P, Collart F, Gariboldi V, Rollet G, Bartoli J-M, and Piquet P. (2004). Surgical versus endovascular treatment of traumatic thoracic aortic rupture. *Journal of Vascular Surgery*, **40**(5), 873–9.
6. Xenos ES, Abedi NN, Davenport DL, et al. (2008). Meta-analysis of endovascular vs open repair for traumatic descending thoracic aortic rupture. *Journal of Vascular Surgery*, **48**(5), 1343–51.
7. Tong MZ-Y, Koka P, and Forbes TL. (2010). Economic evaluation of open vs endovascular repair of blunt traumatic thoracic aortic injuries. *Journal of Vascular Surgery*, **52**(1), 31–8.e3.
8. Lin PH, Huynh TT, Kougias P, Wall MJ, Coselli JS, and Mattox KL. (2008). Endovascular repair of traumatic thoracic aortic injuries: a critical appraisal. *Asian Cardiovascular and Thoracic Annals*, **16**(4), 337–45.
9. Teixeira PGR, Inaba K, Barmparas G, et al. (2011). Blunt thoracic aortic injuries: an autopsy study. *Journal of Trauma*, **70**(1), 197–202.
10. Starnes BW, Lundgren RS, Gunn M, et al. (2012). A new classification scheme for treating blunt aortic injury. *Journal of Vascular Surgery*, **55**(1), 47–54.
11. Hirose H, Gill IS, and Malangoni MA. (2006). Nonoperative management of traumatic aortic injury. *Journal of Trauma*, **60**(3), 597–601.
12. Neschis DG, Scalea TM, Flinn WR, and Griffith BP. (2008). Blunt aortic injury. *New England Journal of Medicine*, **359**(16), 1708–16.
13. Demetriades D, Velmahos GC, Scalea TM, et al. (2008). Operative repair or endovascular stent graft in blunt traumatic thoracic aortic injuries: results of an American Association for the Surgery of Trauma Multicenter Study. *Journal of Trauma*, **64**(3), 561–70; discussion 570–1.
14. Fabian TC, Richardson JD, Croce MA, et al. (1997). Prospective study of blunt aortic injury: multicenter trial of the American Association for the Surgery of Trauma. *Journal of Trauma*, **42**(3), 374–80; discussion 380–3.

15. Parmley LF, Mattingly TW, Manion WC, and Jahnke EJ. (1958). Nonpenetrating traumatic injury of the aorta. *Circulation*, **17**(6), 1086–101.
16. Propper BW and Clouse WD. (2010). Thoracic aortic endografting for trauma: a current appraisal. *Archives of Surgery*, **145**(10), 1006–11.
17. Azizzadeh A, Keyhani K, Miller CC, Coogan SM, Safi HJ, and Estrera AL. (2009). Blunt traumatic aortic injury: initial experience with endovascular repair. *Journal of Vascular Surgery*, **49**(6), 1403–8.
18. Riesenman PJ, Farber MA, Rich PB, et al. (2007). Outcomes of surgical and endovascular treatment of acute traumatic thoracic aortic injury. *Journal of Vascular Surgery*, **46**(5), 934–40.
19. Ekeh AP, Peterson W, Woods RJ, et al. (2008). Is chest X-ray an adequate screening tool for the diagnosis of blunt thoracic aortic injury? *Journal of Trauma*, **65**(5), 1088–92.
20. Demetriades D, Velmahos GC, Scalea TM, et al. (2008). Diagnosis and treatment of blunt thoracic aortic injuries: changing perspectives. *Journal of Trauma*, **64**(6), 1415–18; discussion 1418–19.
21. Azizzadeh A, Valdes J, Miller CC, et al. (2011). The utility of intravascular ultrasound compared to angiography in the diagnosis of blunt traumatic aortic injury. *Journal of Vascular Surgery*, **53**(3), 608–14.
22. Azizzadeh A, Charlton-Ouw KM, Chen Z, et al. (2013). An outcome analysis of endovascular versus open repair of blunt traumatic aortic injuries. *Journal of Vascular Surgery*, **57**(1), 108–15.
23. Orend KH, Zarbis N, Schelzig H, Halter G, Lang G, and Sunder-Plassmann L. (2007). Endovascular treatment (EVT) of acute ence. *European Journal of Vascular and Endovascular Surgery*, **34**(6), 666–72.
24. Kurimoto Y, Asai Y, Nara S, et al. (2009). Fenestrated stent-graft facilitates emergency endovascular therapy for blunt aortic injury. *Journal of Trauma*, **66**(4), 974–8; discussion 978–9.
25. Dunning J, Martin JE, Shennib H, and Cheng DC. (2008). Is it safe to cover the left subclavian artery when placing an endovascular stent in the descending thoracic aorta? *Interactive Cardiovascular and Thoracic Surgery*, **7**(4), 690–7.
26. Tang GL, Tehrani HY, Usman A, et al. (2008). Reduced mortality, paraplegia, and stroke with stent graft repair of blunt aortic transections: a modern meta-analysis. *Journal of Vascular Surgery*, **47**(3), 671–5.
27. Patel HJ, Hemmila MR, Williams DM, Diener AC, and Deeb GM. (2011). Late outcomes following open and endovascular repair of blunt thoracic aortic injury. *Journal of Vascular Surgery*, **53**(3), 615–20; discussion 621.
28. Lioupis C, MacKenzie KS, Corriveau M-M, Obrand DI, Abraham CZ, and Steinmetz OK. (2012). Midterm results following endovascular repair of blunt thoracic aortic injuries. *Vascular and Endovascular Surgery*, **46**(2), 109–16.
29. Marcheix B, Dambrin C, Bolduc J-P, et al. (2006). Endovascular repair of traumatic rupture of the aortic isthmus: midterm results. *Journal of Thoracic and Cardiovascular Surgery*, **132**(5), 1037–41.
30. Lee WA, Matsumura JS, Mitchell RS, et al. (2011). Endovascular repair of traumatic thoracic aortic injury: clinical practice guidelines of the Society for Vascular Surgery. *Journal of Vascular Surgery*, **53**(1), 187–92.

第21章

腹部血管创伤

Carl Magnus Wahlgren, Louis Riddez, Ulf Hedin

血管创伤的流行病学

在普通人群中，有5%～25%的腹部损伤伴发腹部血管损伤[1,4,5]。穿通伤约占所有创伤性腹部血管损伤的90%[1]。枪击伤占所有大血管损伤的15%～25%，刀刺伤所造成的血管损伤占开腹手术患者的10%[6]。钝性大血管损伤占所有患者的3%～5%[7]。静脉和动脉损伤发生的频率相当，在大血管损伤中，下腔静脉(IVC)占25%，腹主动脉占21%，髂动脉占20%，髂静脉占17%，肠系膜上静脉和动脉分别为11%和10%[1]。在大多数欧洲国家，道路交通事故造成的钝性创伤占主要，尽管枪支造成的伤害正在不断增加，但穿通伤仍较少见，且主要是刀刺伤[8,9]。相比而言，与枪支相关的死亡是北美和南非等国家创伤性死亡的主要原因[8,10]。鉴于腹部血管损伤的发生率较低，即使是大型创伤中心，每年遇到的病例也相对较少，这就需要我们对必要的概念及明确的治疗策略有基本的了解。

血管创伤的发病机制

任何穿通性损伤均可导致严重的血管损伤，包括血管横断、裂伤、内膜受损，以及继发事件，如血栓形成、假性动脉瘤和动静脉瘘[11]。由刀或其他尖锐物体等导致的低能量水平穿通伤，除非神经和血管被切断，否则组织损伤局限在伤道内。穿透腹膜的刀刺伤约占所有刀刺伤患者的50%。不能根据伤口位置排除内脏器官的损伤，而是应该不局限于伤口位置来探讨。

火器造成的能量转移和损伤程度部分取决于子弹的速度，一般来说，低速武器造成的伤害比高速武器小，高速武器可以造成弹道周围10～15cm的动静脉血栓形成[12]。

钝性腹部损伤的机制包括挤压、剪切力、中空器官破裂及骨片穿通。挤压伤，如机动车事故中安全带造成的损伤可能涉及腰椎损伤，以及包括主动脉在内的相关腹部器官损伤[2,11]。挤压伤通常会对腹部固定的结构造成更多的损伤，尤其是包裹在后腹膜内的大血管。钝性腹部创伤造成的主动脉损伤可能包括内膜撕裂后血栓形成或者破裂，以及腹膜后血肿。交通事故造成的减速创伤可导致出现实体器官的剪切力及主要供血动静脉的撕脱。主要的腹部创伤导致的血管撕脱依次为左肾静脉、肾动脉、肠系膜上动脉(SMA)和肾动脉远端的腹主动脉[6,11]。除左肾静脉以外的静脉损伤不常见。

钝性腹部创伤造成的出血很难通过肠系膜控制。相对而言，腹膜后血管损伤的出血可受到闭合腔的限制，可以防止血肿扩大，除非腹膜已经受损或在术中打开。由于血管痉挛可导致持续性出血的自发中断，因此，完整的动脉横断比局部撕裂好。

血管损伤的临床表现

创伤机制、转运时间、受损血管及相关损伤是影响患者到达医院时临床状况的因素[6]。如果患者在腹部创伤后表现出低血容量休克，应怀疑伴有持续出血的大血管损伤[13]。在液体复苏的情况下，仍有腹胀和持续低血压是血管损伤、肝脏或脾脏出血的表现。这些损伤大部分将在术中诊断。

有包裹性血肿的患者在抵达医院时可能血流动力学稳定，但通常有一过性低血压。腹部穿通性创伤或骨盆骨折的患者没有触及股动脉搏动表明存在髂动脉损伤，如果钝挫伤后双侧股动脉均不能触及，则提示主动脉血栓形成。钝性创伤后，远端缺血可能是腹部血管损伤的唯一表现。腹膜炎可能由腹部血管损伤引起，也可能由其他与腹腔内血管损伤相关的腹部损伤引起[14]。清醒患者的腹痛持续增加，血尿或直肠、阴道、鼻胃管出血均可表示腹腔内损伤。

一般来说，乳头平面至腹股沟之间的穿通伤均可能导致腹腔内损伤[15]。穿过中线的穿通伤或弹道有较高的大血管损伤风险。确定枪伤的入口和出口可以提供子弹穿过人体路径的有用信息。然而，子弹一旦进入组织，就会沿着阻力最小的路径前进，因此，评估弹道非常困难。对每次腹部大血管损伤而言，有3~4个器官也会受到损伤[15]。

外科解剖

腹部血管损伤可能导致腹腔内游离出血，或者肠系膜和腹膜后的包裹性出血。腹膜后血肿或出血部位可以分为4个解剖区域(图21.1)[4,16]。

- 1区：中线附近的出血或血肿，并发腹主动脉、腔静脉及其近端分支损伤。根据血管起始部位与横结肠肠系膜的关系，1区被分为1区结肠系膜上区和1区结肠系膜下区。
    - 1区结肠系膜上区——肾上主动脉和下腔静脉、腹腔干、近端肠系膜上动静脉，以及近端肾动静脉。
    - 1区结肠系膜下区——肾下主动脉和下腔静脉，包括其分支。
- 2区：远端肾动静脉。
- 3区：髂动静脉。
- 4区：肝门及肝后区。

诊断

血流动力学不稳定的患者在未经诊断的情况下，应直接进行急诊开腹手术[17]。对于血流动力学稳定的多发伤患者，在无直接开腹手术指征时，应接受额外的诊断程序来判断有无大血管损伤及器官损伤程度，这有助于制订治疗策略。

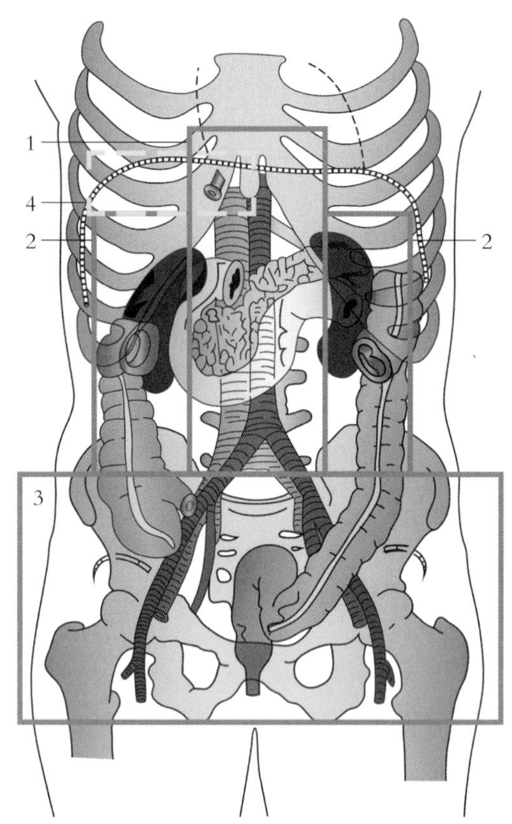

图21.1 腹部血管损伤的解剖区域。1区：中线腹膜后。2区：侧腹膜后。3区：盆腔腹膜后。4区：门-肝后区。[Reprinted with permission from Nunn CR, Cullinane DC, and Morris JA Jr, 'Retroperitoneal injury', in Cameron JL(Ed.), Current Surgical Therapy, Sixth Edition, Mosby, St Louis, Missouri, USA, Copyright © Elsevier 1998.]

在大部分腹部损伤患者中应进行胸片和FAST。FAST可以在不移动患者的情况下在急诊科或创伤复苏室进行。其主要目的是检测是否有引起低血压的腹腔积血。大的腹腔内血肿和假性动脉瘤通常能被诊断出，但腹膜后有无出血经常不能确定。不稳定患者的阳性FAST结果是开腹手术的指征，但相反，阴性FAST检查结果并不能排除腹腔内出血，可考虑重复行FAST或其他检查。

CT是评估血流动力学稳定的腹部创伤患者有价值的工具。CT提供了关于腹膜后间隙的详细信息，并可识别腹腔积血、活动性出血、假性动脉瘤和器官损伤(图21.2)。主要限制是无法检测出早期肠穿孔或轻微膈肌损伤。在钝性创伤中，CT提供了肝脏和脾脏受伤的信息，并可识别不需要手术的和可能行血管造影栓塞的患者。CT是绝大多数腹部血管损伤的优秀筛查工具[18]。在几个病例系列中，如果穿通

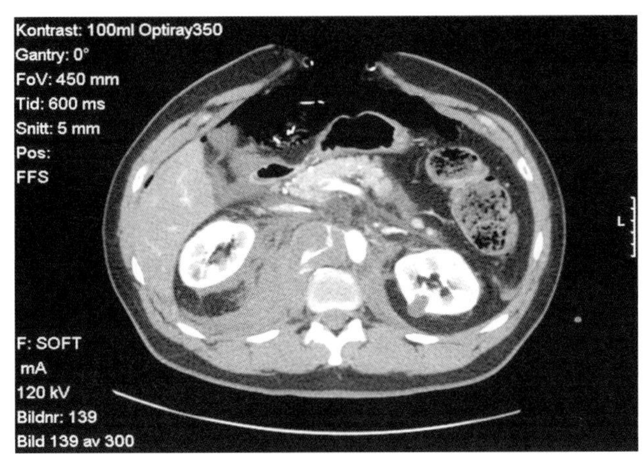

图21.2 钝性外伤后中央血肿伴肾上主动脉外渗。

伤患者最初的检查是阴性的，则不会漏检隐性损伤[19]。也有人建议CT可以在血流动力学不稳定的患者中进行，以减少开腹手术的副损伤，并为血管腔内手术提供路线图。该概念部分取决于CT在医院的可用性和本地化，以及严格的管理规程。

目前，血管造影术很少用于诊断腹部创伤中的动脉损伤。例外的情况是没有腹膜炎证据的血流动力学稳定患者，CT检查不能确定有无动脉损伤，需要行进一步检查。血管造影是可能进行的腔内血管手术的第一步。肝动静脉瘘和假性动脉瘤，以及脾脏损伤或者骨盆骨折后动脉分支出血应考虑腔内技术[20]。

对于血流动力学稳定的枪伤患者来说，X线片有助于定位子弹并描绘弹道。诊断性腹腔灌洗（DPL）曾用于诊断腹腔内出血，但现在大部分已被CT取代[21]。出血位置未知，FAST诊断不确定，CT不可用的患者有行腹腔灌洗的指征。重要的是要记住，腹膜后出血通常不能通过DPL诊断。腹腔镜检查不适用于评估疑似有腹部血管损伤的患者，但其在诊断稳定患者膈肌损伤方面具有极大的优势[22]。

治疗原则

腹部血管创伤的最初治疗应遵循现代的ABCDE原则来改善通气和氧合，恢复末端脏器的灌注，迅速控制出血并纠正凝血状态[17,21]。血流动力学休克的患者可以插管后用纯氧通气。患者至少需要两个大的上肢静脉通道来保证可能存在的盆腔或腹部静脉损伤，静脉治疗能够保证达到中心循环的要求。进行血气分析、常规实验室检查及输血匹配。最近有关于创伤复苏（DCR）的转变，即纠正凝血、酸中毒和低体温[23,24]。严格的晶体液容量替代和早期成分输血治疗是目前应该强调的策略[25,26]。在腹部穿通伤及钝性损伤中，在彻底控制出血前，维持一个可接受的低血压，并将收缩压维持在70～90mmHg是一个合理的目标[27]。患者应有导尿管、鼻胃管，并开始活动复温。患者的生命体征、生理及临床检查，以及对复苏的最初反应将决定后续治疗。血流动力学休克的腹部损伤患者应行急诊开腹手术。一些患者需要进一步诊断评估来确定是否需要立即手术。尽管有不同的工具可以使用，但还是要由主管外科医生评估，决定患者是适合通过进一步的CT诊断评估，还是需要快速手术介入。

对于穿通性腹部创伤、严重低血压（<70mmHg）和腹胀的患者，急诊开胸控制主动脉是第一个合适的步骤[28]。降主动脉可通过左前外侧胸部切口，以及第4或第5肋间隙迅速暴露。通过手动压迫降主动脉或钳夹可以在腹腔打开时控制出血，并改善脑和心肌灌注。如果在适当的技术和资源可用的情况下，腔内技术是一个不错的选择，可以通过腹股沟区送入阻断球囊，以阻断降主动脉，从而获得近端控制[29]。

手术治疗

创伤的开腹手术应尽快并充分到达出血点。手术应在一个加热（27℃）的手术室中进行，并配有开胸手术台，包括不同类型的转流器、大而深的拉钩及不同尺寸阻断钳的血管器械套件。此外，还应提供用于胃肠手术的钉子和脐带结等特殊器械。理想情况下，还要有可用的腔内介入设备。

患者应取仰卧位，并应准备足够宽的区域，以备需要暴露胸部或大腿的血管。在手术开始前，某些情况下可以考虑小型或损伤较小的开腹手术[30]。损伤控制的概念是尽快控制出血和污染，缩短手术时间，以恢复患者混乱的生理参数，避免凝血障碍。这种损伤控制概念应在腹部损伤广泛且合并以下情况时考虑[31,32]。

- 开胸手术。
- 多器官功能障碍。
- 开放的盆腔损伤。
- 创伤性截肢。

• 需早期诊断其他损伤。

• 需要腔内介入治疗。

• 转运过程中，pH值≤7.2，体温≤34℃和（或）最初的静脉液体复苏≥2000mL林格液或2个单位血液。

创伤开腹手术的技术和策略主要集中在控制出血（首先是中心位置出血，然后是实体器官出血、肠系膜或中空器官出血），然后是控制污染。应沿中线从剑突到耻骨打开腹腔，并用手或肾脏盘取出腹腔内的血液。应使用两个有功能的吸引装置。小肠应被推到右边，以便探查大出血的来源。通过小网膜上的孔手动压迫膈肌下方的主动脉，或使用腔内阻断球囊有助于减少及定位出血。首先将出血点包裹住，然后使用所谓的复苏填塞根据不同象限和结肠旁沟的设备来进行系统性（顺时针）探查。拭子应恢复解剖结构，如减少并压迫破裂的肝实质。复苏填塞将允许外科医生暂时停止并确定下一个手术步骤、需要的帮助、其他实现止血的方法，以及麻醉团队是否能加紧复苏。

如果发生以下情况，应早期考虑伤害控制策略。

• 由于凝血障碍，控制出血困难。

• 存在难以接近的静脉损伤，如肝后区或盆腔区。

• 耗时的外科手术，如对复苏不佳的患者进行胰腺切除或困难的血管修复术。

• 需要对伴发的严重创伤进行手术。

• 需要第2次手术，如第2次探查肠道缺血情况。

• 因为肠道水肿不能关腹等[33]。

复苏填塞应首先从无出血或轻微出血的部位取出，然后解决严重出血的部位。本章不讨论实质出血的控制，但一般来说，对大的脾脏损伤应进行脾脏切除，肝脏损伤可能需要进行联合手术操作，包括肝十二指肠间歇性阻断（Pringle操作）、缝合、电凝、使用局部止血药物或者血管造影栓塞。

通过将内脏从左侧或右侧向内侧旋转，手术暴露并控制腹膜后的大血管损伤[11,17,34]。通过左内侧旋转暴露主动脉，包括开始于乙状结肠水平的左侧结肠的内侧旋转。脾脏和胰尾应与结肠一起移动，但如果需要到达主动脉后方，左肾也需向内旋转（图21.3）。通过右侧内旋可以暴露下腔静脉、右肾门和髂血管。其由右侧结肠和十二指肠（Kocher移动）的内旋构成。另外，盲肠的腹膜投射点切口可以经过小肠系膜和后腹膜的融合线延伸至Treitz韧带，也被称为Cattell-Braasch操作（图21.4）。

腹膜后血肿的处理

损伤机制在很大程度上决定了腹膜后血肿的处理[4,6,11,12]。总体来说，穿通伤导致的血肿不论大小和位置都应该探查。即便是小的血肿可能也标志着血管相关损伤。由钝性伤引起的腹膜后血肿很少需要探查，因为需要手术干预的血管器官损伤概率较低。如果血肿没有活动性出血、搏动或迅速扩大，则不需要立即探查，可以优先处理其他损伤。如果患者血流动力学稳定，在最佳的情况下可在手术台上进行额外的诊断性血管造影及可能的介入治疗。然而，在钝性创伤后的血肿有活动性出血征象并且迅速扩大的情况下，应在控制血管近远端血流后进行探查。

在选择暴露和血管控制时，应考虑血肿和相关的可疑血管损伤的定位。根据其解剖区域及肝周区域，表21.1总结了1~4区到达腹膜后血肿的具体路径。

1区

1区结肠系膜上区的血肿意味着肾上主动脉及其分支损伤。如果伴有肠缺血，则应怀疑肠系膜上动脉损伤。1区结肠系膜下区的血肿则应考虑下腔静脉和（或）肾下主动脉损伤。中线附近的血肿推荐进行探查，因为大血管就在该区域内。如果出血看似为动脉性，则应考虑左内侧内脏动脉旋转，如果出血看似为静脉性，右侧内脏向内侧旋转则更合适（见图21.3和图21.4）。

2区

侧面的腹膜后血肿发生于远端肾血管损伤和实质损伤。除非血肿是搏动性的或持续扩张，否则，钝性创伤后的肾脏侧面血肿通常采取非手术治疗。一些外科医生建议探查穿通伤引起的侧面血肿，因为此类血肿通常与血管损伤和结肠损伤相关。然后，如果能够排除肠道或肾血管损伤，不论是何种类型的伤害，均应采取更有选择性的检查途径。

3区

盆腔中的血肿意味着髂血管受损。这些血肿的常见原因是钝性创伤后的骨盆骨折引起的静脉出血。这些血肿通常通过固定骨折、造影及栓塞动脉外渗点，以及在某些情况下进行腹膜前填塞来联合处理。由穿通伤导致的盆腔血肿应在控制近远端血

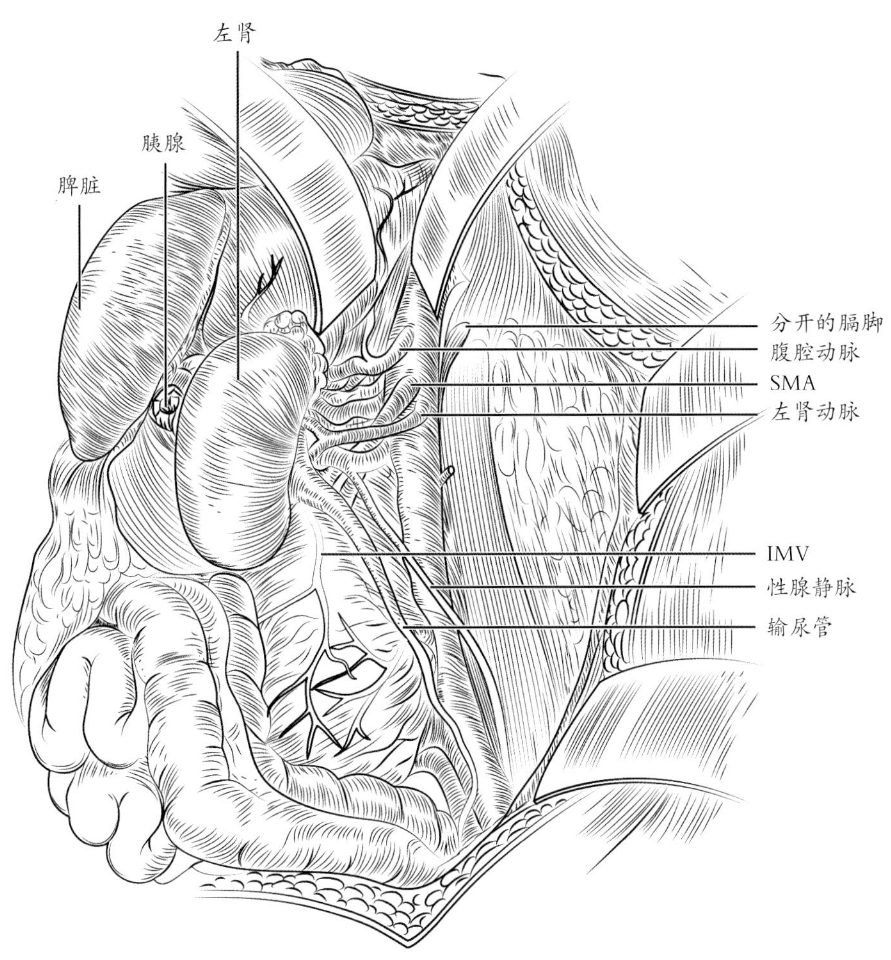

图21.3 左侧内脏向内侧旋转。SMA,肠系膜上动脉；IMV,肠系膜下静脉。(Reprinted from The Journal of Vascular Surgery, Volume 9, Kazmers A. et al., Transperitoneal medial visceral rotation, pp.209-16, Copyright © 1995 with permission from Elsevier, http://www.sciencedirect.com/science/journal/08905096)

管后进行探查。

4区

门脉区域的血肿意味着肝动脉和(或)门静脉的损伤,穿通伤和钝性伤后均应进行探查。肝后血肿意味着肝后腔静脉或者肝静脉的损伤。如果肝后血肿没有活动性出血,不论受伤机制如何,都不应进行探查。

临时控制出血

腔内球囊阻断

迅速控制活动性出血的重要性怎么强调都不为过(图21.5)[3,23]。主动脉复苏性的腔内球囊阻断(REBOA)可作为血流动力学不稳定患者的重要辅助手段[29]。球囊阻断可以减缓出血,并改善心脏和大脑的灌注。该技术可在创伤复苏室内运用C臂进行,或在包含血管造影及复苏能力的手术室,即复合手术室中进行。通过股总动脉穿刺进入,并将硬导丝送入降主动脉。我们使用45cm的12F鞘。将一个12F的顺应性球囊放置在支撑鞘的上方,然后小心地打开。在腹部出血时,球囊通常放在1区的远端主动脉,该区位于降主动脉的远端部分(与REBOA相关的主动脉1区从左锁骨下动脉的开口一直延伸到腹腔干)[29]。鞘被固定在腹股沟区,并同时监测主动脉阻断的时间。如果能够快速的时间这种技术,则其相对于紧急开胸手术来说具有潜在优势。然而,关于该技术仍有几个未解决的问题需要彻底评估。新兴技术很可能会缩小REBOA的导管尺寸。打开的球囊在手术探查中发挥了良好的指引作用,并且其在髂血管和腔静脉中的应用也已有描述[35]。

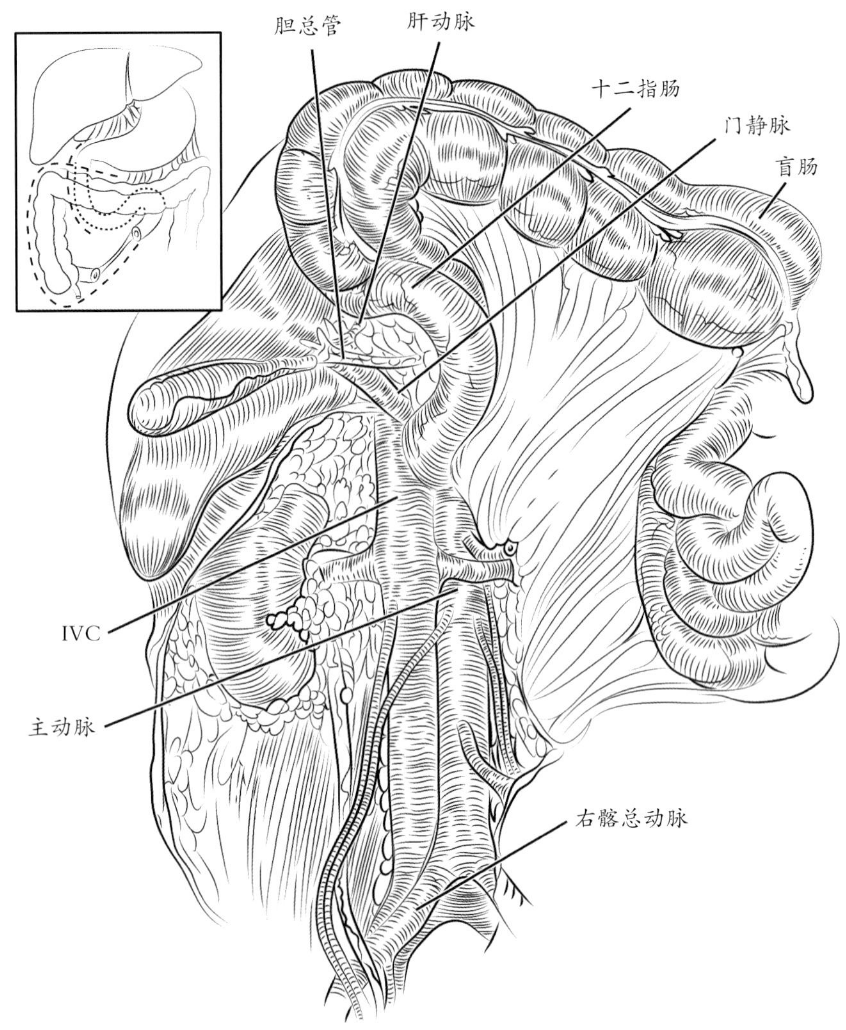

图21.4 右侧内脏向内侧旋转，以及十二指肠的Kocher移动。IVC，下腔静脉。(Reprinted from Surgical Clinics of North America, Volume 81, Buckman RF et al., Injuries of the inferior vena cava, pp.1431–47, Copyright © 2001, with permission from Elsevier, http://www.sciencedirect.com/science/journal/00396109.)

表21.1 外伤性腹膜后血肿的处理，包括肝周解剖区域

腹膜后血肿	探查穿通伤	探查钝性伤	暴露	近端控制
中线(1区)				
结肠系膜上区	是	是	左侧内脏向内侧旋转	主动脉以下
结肠系膜下区	是	是	右侧内脏向内侧旋转 肾下主动脉	下腔静脉 肾下主动脉
侧面(2区)	选择性	否	内脏旋转 肾下主动脉	肾门
盆腔(3区)	是	否	内脏旋转 髂血管	远端主动脉 下腔静脉
门静脉区域(4区)	是	是	肝十二指肠韧带 Kocher移动	Pringle止血法
肝周(4区)	否	否	游离肝韧带 胸骨切开术或右侧开胸术，右侧内脏向内侧旋转	肝上和肝下腔静脉 Pringle止血法

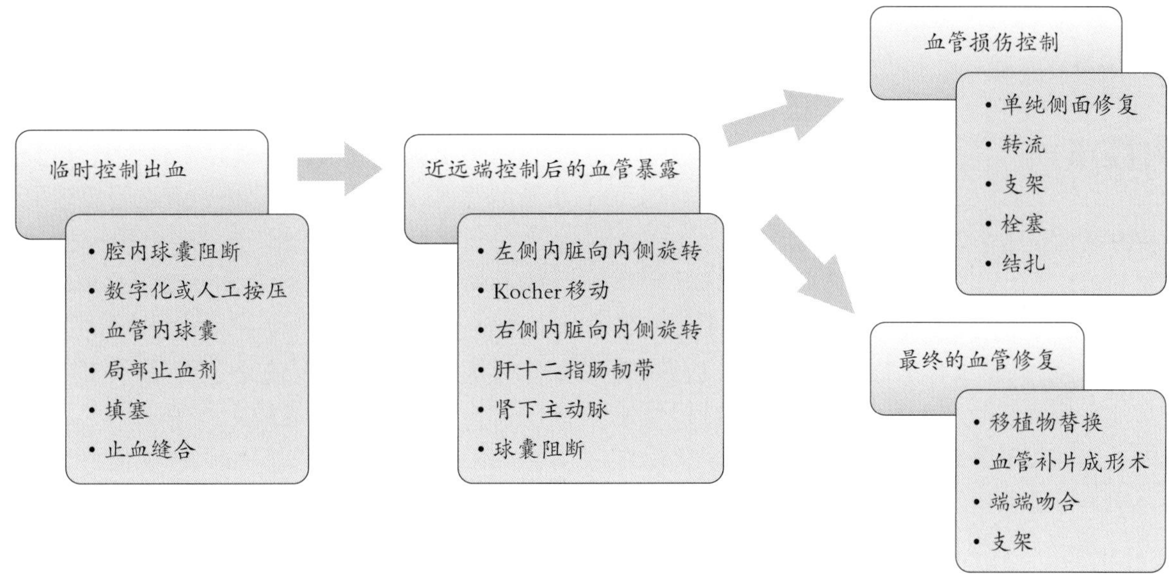

图21.5 腹部血管损伤出血的处理。

腹腔内出血控制

在腹腔内应该使用简单快捷的临时控制出血技术。大量出血应直接使用数字化技术或人工压迫来控制。如果出血点明显，则可使用钳夹，但我们不鼓励盲目使用钳夹，因为其可能会损伤脆弱的髂静脉和下腔静脉。局部使用止血剂可用作压迫的辅助手段[36]。腔内球囊，如Foley导管或Fogarty球囊可局部使用[37]。

血管损伤控制

在创伤手术中，损伤控制是一个非常成熟的概念，目的在于快速进行挽救生命的手术，并在纠正患者生理状况的过程中，延迟明确的手术治疗[32]。损伤控制原则也可用于血管创伤，其主要目的是控制出血并暂时恢复循环[32,38]。在患者的生理储备消耗完之前，早期考虑血管损伤控制至关重要。在危急情况下，几乎没有行复杂血管重建的余地[6,38]。现有几种血管手术损伤控制技术。

转流

在腹部血管损伤中，暂时性转流可以迅速恢复远端灌注，以获得时间进行比单纯侧面修复更广泛的重建。如果可能的话，可以使用专门的血管转流器械，如Javid™转流器，但无菌的尺寸合适的塑料管，如与血管内径一致的鼻胃管、胸腔管，也能用作转流器。一些报道已经描述了血管转流对恢复循环的功效[39,40]。在明确血管修复前，转流管被留在血管内，但其在无全身肝素化的情况下可维持高达24小时的通畅[17]。

结扎

在损伤控制的情况下，血管结扎是一个快速有效的挽救生命的方法。在动脉结扎前，始终应该先考虑行暂时性转流[41]。在危急情况下，所有复杂的静脉损伤都应结扎[13,38]。强制需要分流或者修复的腹部动脉为近端肠系膜上动脉和肾上主动脉。髂总动脉和髂外动脉结扎后的截肢风险为50%，因此不应进行。腹腔干、肠系膜下动脉或髂内动脉的结扎通常没有明确的缺血风险[42]。如果肾动脉损伤严重或难以修复，在另外一个肾脏未受损的情况下，肾脏切除术可能是最好的选择。急性坏疽性胆囊炎是肝动脉结扎常见的并发症，如果结扎肝总动脉或右肝动脉，则应考虑行胆囊切除术。

大部分腹部静脉结扎后的结果可以接受。下腔静脉或髂总静脉(或髂外静脉)结扎后可出现一过性肢体水肿，但很少出现肢体缺血或截肢[43]。在侧面修复失败的情况下，可考虑门静脉和肠系膜上静脉结扎,但这可能导致大面积的肠道水肿,需要积极液体复苏,并且存在随之而来的肠道缺血风险[44]。

腔内技术

腔内技术正越来越多地被用于血管创伤中出血的控制和治疗[3,45,46]。在多发伤患者中,腔内治疗作为一种微创的方法尤为受到青睐。与创伤单元紧邻的复合手术室,以及结合了创伤复苏、血管造影、经皮技术及手术修复的组合手术室(RAPTOR室)增加了腔内技术的可及性,并最大限度地减少了移动血流动力学不稳定患者的需求[47]。旨在阻止出血的急诊腔内技术应当是损伤控制程序的一部分,如主动脉球囊阻断及动脉栓塞[29,37,48]。对与骨盆骨折、脾脏、肝脏或肾脏相关的髂内动脉分支出血进行血管栓塞的技术已经比较成熟了[20]。与开放手术相比,使用支架修复主动脉、主动脉的大分支和髂动脉的急诊介入手术可减少失血量并缩短手术时间[49,50]。在严重受伤的患者中,支架可作为临时的血管搭桥。腔内技术能成功解决假性动脉瘤和动静脉瘘等后期血管并发症。病例报道已经描述了使用支架修复创伤性的下腔静脉损伤,但支架修复静脉的结局和耐久性仍需进一步评估[51]。

彻底的血管修复

彻底的血管修复遵循与其他血管病变相同的原则。然而,血管专科医生必须认识到腹部创伤的患者通常处于一个危急的状态,这意味着应进行前文所说的血管损伤控制程序,包括直接缝合、暂时性转流或者结扎,而不是高级且耗时的血管重建。如果可能的话,可使用聚丙烯缝线快速缝合破口。在解剖上不利区域(如盆腔)内的大破口的出血,缝合时应使用大针(3-0或4-0)缝合,以减少技术难度。

大的动脉破口可能需要进行补片修补,以防血管狭窄,但插入的移植物应用于严重创伤或完全横断的血管,特别是枪伤所导致的大面积内膜损伤。对于横断的动脉来说,一期的端-端吻合因为血管回缩很少能够完成,并且尽管血管可以活动,但吻合后的张力通常较大。严重损伤的血管在吻合前必须要修整至完好的血管壁,并且应尽可能去除血栓,以保证近远端血流通畅。

静脉,无论是长的隐静脉、股浅静脉,还是髂静脉都是优选的移植材料,但扩张的PTFE或聚酯移植物也能用于腹部血管移植,特别是在没有污染性肠道损伤的情况下。最近的战时经验表明,尽管存在污染的情况,但使用合成移植物行血管重建的结果仍然可以接受[52,53]。另外,由于尺寸不合适,以及避免由小口径静脉拼成的平面或螺旋形移植物所耗时间,大血管的损伤(如主动脉和髂总动脉)修复最好使用合成移植物。重要的是,所有缝线都应使用软组织适当包裹,以防肠道粘连。有时,髂总或髂外动脉损伤及有明显的盆腔感染时,可能需要行解剖外旁路搭桥[4]。

具体的血管损伤

腹主动脉损伤

主动脉的穿通伤通常表现出严重的血流动力学休克[54]。钝性的腹主动脉损伤较罕见,只占了创伤性主动脉损伤的5%[55]。钝性创伤后最常见的损伤部位是肠系膜下动脉水平及以下的肾下腹主动脉[56]。

腹主动脉损伤:暴露

倾向于左侧内脏向内侧旋转,同时在膈肌水平放置主动脉阻断球囊。先行左侧胸廓切开与降主动脉钳夹阻断是另一种暂时减少出血的方法。通过常规的经腹膜暴露肾下腹主动脉途径,可以控制结肠系膜下的出血。

腹主动脉损伤:处理

对于简单的裂伤来说,侧面的主动脉修补成形是首选方案。推荐使用坚实的缝线,以免主动脉撕裂。如果需要进行更复杂的修复,可能需要使用涤纶或PTFE移植物。如果患者存在很广泛的主动脉损伤及严重的污染,结扎肾下主动脉并行解剖外旁路髂-股搭桥也是一种方法[11,54]。钝性腹主动脉损伤可能出现从内膜撕裂至完全破裂等各种情况,其处理取决于主动脉损伤的最初表现和类型。完全破裂仍然是一个高死亡率的毁灭性损伤。钝性腹主动脉损伤的治疗选择包括开放修复(直接修复,或者人工血管移植)、腔内支架植入术、非手术治疗及结合解剖外旁路搭桥的主动脉结扎。许多到达医院的患者可以通过非手术治疗处理。Shalhub等表明,血压控制、抗血小板治疗及密切随访的非手术治疗在有内膜撕裂和小血栓形成的患者中是成功的[56]。如果损伤部位位于肠系膜上动脉上方或者肾动脉下方,特别是对于那些由肠道损伤引起的周围性色素溢出患者,腔内支架修复是一种有吸引力的解决方案。目前,腹主动脉腔内支架的耐用性尚未得到很好的描述,但在很多情况下,其仍被认为是一种最终确定的修复方法。未来,对于择期的血流动力学稳定的创伤患者,开窗支架可能是一种选择。

下腔静脉损伤

下腔静脉损伤是最常见的腹部血管损伤,与其相关的院内死亡率为20%~57%[43,57]。大部分患者表现为低血容量症,但许多有包裹性血肿的患者在入院时血流动力学是稳定的。下腔静脉由4部分组成——肾下、肾上、肝后及心包内。穿通性创伤会导致大部分的腔静脉损伤,并可能涉及下腔静脉的任何部分[43]。钝性创伤最容易影响肝后和心包内部分下腔静脉[11,57]。3个最重要的预后因素是到达医院时的血流动力学状态、是否存在包裹性血肿,以及下腔静脉损伤的位置。

下腔静脉损伤:暴露

通过内脏右内旋和十二指肠的Kocher移动可以暴露肝下腔静脉。虽然进一步暴露肝后和肝上腔静脉很少进行,但应通过右肋下切口及右侧开胸移动肝脏。

下腔静脉损伤:处理

使用数字化压力剂、海绵棒或Langenbeck牵开器的扁平边压迫在患处的近远端来控制腔静脉损伤。其他控制下腔静脉裂伤的方法有:使用紧密卷起来的压迫包、使用Babcock夹控制患处或者使用腔内球囊导管阻断。也可小心地局部使用血管阻断钳来控制出血。

如果可能的话,使用3-0或4-0单丝缝线进行侧面修复。如果单纯的肾下腔静脉侧面修复失败,则建议结扎腔静脉。在紧急情况下没有进行复杂重建的空间。如果下腔静脉的前面有穿通伤,则应考虑下腔静脉的后面是否存在损伤。在一些患者中,可通过打开下腔静脉前面的伤口,从腔静脉里面缝合后面的损伤。

如果肾上腔静脉的侧面修复失败,则建议使用静脉补片或环形的PTFE人工血管进行修补。在笔者较少的经验中,我们认为即使肾衰竭的风险很高,在严重受伤的患者中,结扎腔静脉仍然是挽救生命的最佳选择。

肝后腔静脉的损伤应进行压迫,而不是直接就进行探查[58]。如果压迫无效,下一步应该是改善凝血状态后再次压迫。已有学者描述了多种控制肝后腔静脉出血的方法,但预后不佳[4,6,11]。这些方法包括肝血管的游离(在这种情况下,可行膈下主动脉、肝上腔静脉和肝下腔静脉的钳夹阻断及Pringle止血法),以及在阻断右心房向肝下腔静脉的静脉回血后行主动脉-腔静脉分流。也有关于广泛肝损伤后直接通过肝脏暴露肝后腔静脉的描述。

肾下腔静脉的结扎通常耐受较好,但可能会出现持续数周的下肢水肿。患者应当抬高下肢,并使用弹力袜或间歇式气动压缩靴。少数患者可能出现需要行筋膜切开术的下肢间隔室综合征。因创伤行腔静脉结扎的患者的远期后遗症较罕见[59]。

髂血管损伤

大多数髂血管损伤由脐下穿通伤造成,其中,髂总血管最常受累[60]。钝性损伤较少见,通常累及髂内动脉分支。其损伤的主要机制是剪切力导致内膜破坏,进而导致血栓形成或血管破裂,如骨盆骨折。

髂血管损伤:暴露

通过右侧结肠和小肠的内旋可以暴露右侧髂血管。通过左侧远端降结肠和乙状结肠的内旋可以暴露左侧髂血管。当移动髂动脉时,必须注意避免损伤其后紧邻的髂静脉。如果控制远端髂动脉或髂静脉困难,则可以通过腹股沟游离腹股沟韧带来控制远端血管。

髂血管损伤:处理

简单裂伤可以使用4-0单丝缝线进行侧面动脉缝合。在控制损伤的情况下,暂时的腔内分流是首选,可或多或少地减少髂总动脉和髂外动脉结扎的需要[41]。结扎单侧髂内动脉的耐受性较好,但应尽量避免双侧结扎,这也是一种损伤控制方法[61]。在这些情况下,快速运用腔内技术非常有效,在近端放置阻断球囊或在髂总髂外动脉植入支架均被证实是安全有效的[46]。如果没有尺寸差异,则可以用假体材料或自体近端大隐静脉来行血管置换。无张力吻合对于行一期吻合来说非常重要,但结扎髂内动脉后,髂动脉有时是可移动的。

髂静脉损伤通常伴随着髂动脉损伤,但也有单独的报道。游离右侧髂总动脉后有利于其下髂静脉的暴露,但应尽可能避免这么做。使用4-0单丝缝线行侧面静脉缝合是首选的修复方法。如果一期修复无法实现,那么危急情况下唯一的选择是结扎髂静脉。结扎髂总静脉和髂外静脉的耐受性较好,但应同时抬高患肢、穿弹力袜或者使用间歇性气动压缩靴。如果发生室间隔综合征,则应行筋膜切开术。

内脏动脉损伤

穿通伤是最常见的损伤机制[62]。在所有肠系膜上动脉损伤中,有10%~20%是由钝性伤引起的。患者的临床表现根据其是否存在腹腔内出血或腹膜后包裹性血肿而不同。钝性创伤后的患者由于肠系膜上动脉血栓形成,也可表现为晚期肠道缺血症状。

内脏动脉损伤:暴露

通过将左侧的内脏向内侧旋转,可以暴露腹腔干和近端肠系膜上动脉。表现为横结肠下方血肿的损伤可直接通过结肠系膜根部或右侧内脏内侧旋转结合Kocher移动来暴露。通过经典的暴露高位肾下主动脉的方法,可暴露胰腺下方的肠系膜上动脉。该血管也能通过小网膜囊来暴露,在紧急情况下,可利用胰头的固定部分快速暴露肠系膜上动脉和门静脉。肠系膜上动脉远端的损伤可直接暴露。

内脏动脉损伤:处理

肠系膜上动脉损伤可能难以控制及修复。血流恢复的延迟可导致肠缺血,继而出现肠坏死,并最终导致患者死亡。在伴有相关损伤的紧急情况下,应考虑行肠系膜上动脉分流,以控制损伤[40]。Fullen等人将肠系膜上动脉分为4区,其中,前两个区域(肠系膜上动脉主干至中结肠动脉)需要修复,以防小肠或右侧结肠缺血[63]。肠系膜上动脉远端可以结扎,这可能导致需要部分切除的小肠缺血。

穿通伤引起的肠系膜上动脉周围血肿一般需要探查。一些创伤外科医生建议,如果钝挫伤后没有肠缺血征象,就不要探查稳定的血肿[64]。如果有肠缺血的征象,在困难情况下的另一个选择是行远离血肿区的主动脉-中分肠系膜上动脉搭桥。

如果可能的话,应一期行侧面的动脉吻合术,但为了防止小动脉或收缩动脉的管腔狭窄,可能需要使用静脉补片。如果不能行一期修复,使用自体大隐静脉或人工血管置换或搭桥也是一种选择。如怀疑有胰腺损伤,则最好远离胰腺行肾下主动脉至肠系膜上动脉的搭桥术[4]。胰瘘存在侵蚀吻合缝线的潜在风险。损伤的腹腔干和肠系膜下动脉通常可以结扎。

门静脉损伤

门静脉损伤大多是穿通伤,其相关的血管损伤和死亡率高[65]。

门静脉损伤:暴露

右侧内脏内侧旋转并进行十二指肠Kocher移动。如果需要进一步暴露,目前有通过胰颈固定部分暴露胰腺后门静脉和肠系膜上血管的描述。

门静脉损伤:处理

如果可能的话,门静脉应行侧壁的静脉吻合。鉴于患者通常处于非常危险的状况,不宜采用复杂的重建方式。门静脉分流是可行的,但在困难情况下,结扎门静脉也是一种选择。尽管有严重的肠道水肿和缺血风险,但患者能够承受结扎门静脉。然而,虽然结扎门静脉和肝动脉与生存无关,但在这种情况下,门静脉必须用移植物重建[66]。

肾血管损伤

大部分肾血管损伤患者伴有其他相关的血管和非血管损伤[67]。钝性创伤后最常见的肾动脉损伤是血栓形成,通常可以用CTA来诊断。由加速或减速力量或脊椎椎体压缩造成的钝性伤会导致内膜破裂并伴随血栓形成。

肾血管损伤:暴露

肾动脉起始部与左肾静脉可通过标准的肾下主动脉入路得到很好的控制。左右侧肾门可以通过左侧或右侧内脏内旋来暴露。

肾血管损伤:处理

如果肾动脉创伤在6小时内被诊断出来,则建议行血运重建术。超过12小时的肾脏活力有限,但24小时以上肾缺血也有成功血运重建的案例[68]。在双侧肾动脉损伤或孤立肾损伤中,应提倡更开放的暴露方式。手术选择包括单纯的动脉缝合术、一期血管吻合术、静脉补片或移植物置换[69]。然而,通过开放手术修复的治疗病例仅有25%的患者保留了肾功能。我们可以观察到小动脉内膜损伤和节段性实质缺血的患者。Demetriades等建议在大多数情况下行非手术治疗及长期行血压监测,仅在血流动力学稳定的患者或罕见的双侧损伤或孤立肾损伤的情况下,对术中确诊的肾血管损伤进行血运重建[6]。

腔内途径可以成功地处理实质病变并保护肾功能。我们更常使用支架来处理肾动脉主干损伤,包括血栓、内膜瓣、假性动脉瘤和动静脉瘘,选择性的栓塞可有效地阻止实质出血[70,71]。

肾静脉损伤通过侧面的静脉缝合来处理,但如果失败或损伤较广,应行结扎止血。结扎靠近下腔静脉一端的左肾静脉有着较好的耐受性,因为从肾上腺、性腺及腰静脉的侧支循环较好。结扎右肾静脉通常由于缺乏静脉侧支循环而导致肾切除。

术后护理

腹部血管损伤有着较高的并发症率和术后死亡率。Asensio等报道了302例腹部血管损伤患者发生了128例严重的并发症[1]。最常见的并发症是多系统器官衰竭及败血症。出血、腹腔内高压和腹腔间隔室综合征是早期再手术的主要原因[15]。血管修复后血栓形成,继而引起肠系膜、肾脏或下肢缺血等并发症也有报道。

我们也应预料到再灌注综合征和下肢间隔室综合征。晚期并发症包括移植物感染、主动脉肠瘘、假性动脉瘤、动静脉瘘、慢性肾衰竭及肾血管性高血压。

在损伤控制的情况下,第2次开腹手术通常在48小时之后进行[17]。然而,尽管纠正了凝血功能和代谢紊乱,但如果有继续出血的征象,就应该立即急诊再行剖腹探查。CTA可能与重建前进一步检查血管损伤有关。移除腹腔填塞压迫后应对血管损伤进行彻底的检查。临时转流的血管应使用移植物或旁路重建。所有缝线应用组织覆盖,通常是后腹膜或网膜。如有腹腔内污染,则需要大量冲洗。轻度渗血通常可以通过运用局部止血剂来处理。第2次手术中决定是否延迟一期筋膜缝合。

腹腔间隔室综合征

腹部血管损伤通常伴随有其他内脏损伤,有着较高的术后腹内高压和间隔室综合征的风险。如果腹腔在损伤控制手术后关闭,腹腔内高压则比较常见,因此在大多数情况下,应避免一期筋膜缝合。目前最常见的临时关闭腹腔的方法是三明治技术或市售的负压敷料。然而,当腹腔填塞或保持开放时,不论使用合成网状物还是负压装置,腹腔间隔室综合征都可能会发生[72]。所有患者都有术后监测腹腔内压力的指征,最常使用的是连接到Foley膀胱导管的压力传感器[73]。出现器官衰竭和(或)腹内压升高≥20mmHg和(或)腹内灌注压降低的临床征象是需要急诊腹部减压的指征[74]。

结果

几种不同的因素会影响腹腔血管创伤后的结果,包括创伤的类型和位置、受损的血管、相关的损伤、失血,以及患者的年龄和并发症。钝性创伤后腹主动脉损伤破裂的患者很少能够活着到达医院,而有孤立穿通伤患者的死亡率据报道为25%~60%[2,8,43,56,60]。Feliciano等在连续300例枪伤的开腹手术中发现,如果存在血管损伤,生存率则从97%下降至61%[5]。此外,孤立内脏血管损伤出血患者的死亡率为60%~70%,但如果入院时稳定,患者的结果则更好[64]。最近一个关于腹部血管损伤的综述报道,初始收缩压<60mmHg的患者死亡率为61%,而初始收缩压>60mmHg的患者死亡率为19%[75]。多血管损伤显然增加了死亡率,当下腔静脉和腹主动脉均受损时,预后极差[1]。

结论

临床外科医生必须根据现实预期对患者进行处理,并根据患者的损伤和生理模式判断可能的结果。

尽管腔内技术的不断进步为创伤外科手术增添了非常有用的辅助手段，但对于结果的报道很少，仍需进一步的研究，包括主动脉支架的长期耐受性。可能的是，更广泛地应用于一期创伤的外科治疗技术，如用于控制腹腔出血的腔内主动脉球囊阻断和弹簧圈栓塞技术，有望在未来改善这类患者的结果。

（向宇威 杨轶 译 赵纪春 审校）

参考文献

1. Asensio JA, Chahwan S, Hanpeter D, et al. (2000). Operative management and outcome of 302 abdominal vascular injuries. *American Journal of Surgery*, **180**(6), 528–33.
2. de Mestral C, Dueck AD, Gomez D, Haas B, and Nathens AB. (2012). Associated injuries, management, and outcomes of blunt abdominal aortic injury. *Journal of Vascular Surgery*, **56**(3), 656–60.
3. Gruen RL, Brohi K, Schreiber M, et al. (2012). Haemorrhage control in severely injured patients. *Lancet*, **380**(9847):1099–108.
4. Feliciano DV. (2007). Injuries of the great vessels of the abdomen. In: Souba WW, Mitchell P, Fink MD et al. (eds) *ACS Surgery Principles & Practice* 6th edition, pp. 1341–52. New York, NY: WebMD.
5. Feliciano DV, Burch JM, Spjut-Patrinely V, Mattox KL, and Jordan GLJr. Abdominal gunshot wounds. An urban trauma center's experience with 300 consecutive patients. *Annals of Surgery*, **208**(3), 362–70.
6. Demetriades D and Inaba K. (2010). Vascular trauma: abdominal. In: Cronenwett JL and Wayne Johnston K (eds) *Rutherford's Vascular Surgery*, 7th edn, pp. 2343–60. Philadelphia: Saunders Elsevier.
7. Cox EF. (1984). Blunt abdominal trauma. A 5-year analysis of 870 patients requiring celiotomy. *Annals of Surgery*, **199**(4), 467–74.
8. Kauvar DS and Wade CE. (2005). The epidemiology and modern management of traumatic hemorrhage: US and international perspectives. *Critical Care*, **9**(Suppl. 5), S1–9.
9. Stannard A, Brohi K, and Tai N. (2011). Vascular injury in the United Kingdom. *Perspectives in Vascular Surgery and Endovascular Therapy*, **23**(1), 27–33.
10. Bowley DM, Degiannis E, Goosen J, and Boffard KD. (2002). Penetrating vascular trauma in Johannesburg, South Africa. *Surgical Clinics of North America*, **82**(1), 221–35.
11. Rich NM, Mattox KL, and Hirshberg A. (2004). *Vascular Trauma*, 2nd edn. Philadelphia, PA: Elsevier Saunders.
12. Wahlberg E, Olofsson P, and Goldstone J. (2007). *Emergency Vascular Surgery—A Practical Guide*. Heidelberg: Springer.
13. Asensio JA, Soto SN, Forno W, et al. (2001). Abdominal vascular injuries: the trauma surgeon's challenge. *Surgery Today*, **31**(11), 949–57.
14. Brown CV, Velmahos GC, Neville AL, et al. (2005). Hemodynamically 'stable' patients with peritonitis after penetrating abdominal trauma: identifying those who are bleeding. *Archives of Surgery*, **140**(8), 767–72.
15. Chapellier X, Sockeel P, and Baranger B. (2010). Management of penetrating abdominal vessel injuries. *Journal of Visceral Surgery*, **147**(2), e1–12.
16. Feliciano DV. (1990). Management of traumatic retroperitoneal hematoma. *Annals of Surgery*, **211**(2), 109–23.
17. Boffard KD. (2011). *Manual of Definitive Surgical Trauma Care*, 3rd edn. London: Hodder Arnold.
18. Maturen KE, Adusumilli S, Blane CE, et al. (2007). Contrast enhanced CT accurately detects hemorrhage in torso trauma: direct comparison with angiography. *Journal of Trauma*, **62**, 740–5.
19. Patterson BO, Holt PJ, Cleanthis M, et al. (2012). Imaging vascular trauma. *British Journal of Surgery*, **99**(4), 494–505.
20. Velmahos GC, Toutouzas KG, Vassiliu P, et al. (2002). A prospective study on the safety and efficacy of angiographic embolization for pelvic and visceral injuries. *Journal of Trauma*, **53**(2), 303–8.
21. American College of Surgeons (2012). *Advanced Trauma Life Support (ATLS)*, 9 edn. Chicago, IL: ACS.
22. Powell BS, Magnotti LJ, Schroeppel TJ, et al. (2008). Diagnostic laparoscopy for the evaluation of occult diaphragmatic injury following penetrating thoracoabdominal trauma. *Injury*, **39**, 530–4.
23. Holcomb JB, Jenkins D, Rhee P, et al. (2007). Damage control resuscitation: directly addressing the early coagulopathy of trauma. *Journal of Trauma*, **62**(2), 307–10.
24. Duchesne JC, McSwain NEJr, Cotton BA, et al. (2010). Damage control resuscitation: the new face of damage control. *Journal of Trauma*, **69**(4), 976–90.
25. Curry N and Davis PW. (2012). What's new in resuscitation strategies for the patient with multiple trauma? *Injury*, **43**(7), 1021–8.
26. Dutton RP. (2012). Resuscitative strategies to maintain homeostasis during damage control surgery. *British Journal of Surgery*, **99**(Suppl. 1), 21–8.
27. Davenport R and Khan S. (2011). Management of major trauma haemorrhage: treatment priorities and controversies. *British Journal of Haematology*, **155**(5), 537–48.
28. Asensio JA, McDuffie L, Petrone P, et al. (2001). Reliable variables in the exsanguinated patient which indicate damage control and predict outcome. *American Journal of Surgery*, **182**, 743–51.
29. Stannard A, Eliason JL, and Rasmussen TE. (2011). Resuscitative endovascular balloon occlusion of the aorta (REBOA) as an adjunct for hemorrhagic shock. *Journal of Trauma*, **71**(6), 1869–72.
30. Rotondo MF, Schwab CW, McGonigal MD, et al. (1993). 'Damage control': an approach for improved survival in exsanguinating penetrating abdominal injury. *Journal of Trauma*, **35**(3), 375–82.
31. Loveland JA and Boffard KD. (2004). Damage control in the abdomen and beyond. *British Journal of Surgery*, **91**(9), 1095–101.
32. Chovanes J, Cannon JW, and Nunez TC. (2012). The evolution of damage control surgery. *Surgical Clinics of North America*, **92**(4), 859–75.
33. Moore EE, Burch JM, Franciose RJ, Offner PJ, and Biffl WL. (1998). Staged physiologic restoration and damage control surgery. *World Journal of Surgery*, **22**(12), 1184–90.
34. Hoyt DB, Coimbra R, Potenza BM, and Rappold JF. (2001). Anatomic exposures for vascular injuries. *Surgical Clinics of North America*, **81**(6), 1299–330.
35. Bui TD and Mills JL. (2009). Control of inferior vena cava injury using percutaneous balloon catheter occlusion. *Vascular and Endovascular Surgery*, **43**(5), 490–3.
36. Achneck HE, Sileshi B, Jamiolkowski RM, Albala DM, Shapiro ML, and Lawson JH. (2010). A comprehensive review of topical hemostatic agents: efficacy and recommendations for use. *Annals of Surgery*, **251**(2), 217–28.
37. Ball CG, Wyrzykowski AD, Nicholas JM, Rozycki GS, and Feliciano DV. (2011). A decade's experience with balloon catheter tamponade for the emergency control of hemorrhage. *Journal of Trauma*, **70**(2), 330–3.
38. Hirshberg A and Mattox KL. (2006). *Top Knife. The Art and Craft of Trauma Surgery*. Shrewsbury: Tfm Publishing Ltd.
39. Percival TJ and Rasmussen TE. (2012). Reperfusion strategies in the management of extremity vascular injury with ischaemia. *British Journal of Surgery*, **99**(Suppl. 1), 66–74.
40. Reilly PM, Rotondo MF, Carpenter JP, Sherr SA, and Schwab CW. (1995). Temporary vascular continuity during damage control: intraluminal shunting for proximal superior mesenteric artery injury. *Journal of Trauma*, **39**(4), 757–60.
41. Ball CG and Feliciano DV. (2010). Damage control techniques for common and external iliac artery injuries: have temporary intravascular shunts replaced the need for ligation? *Journal of Trauma*, **68**(5), 1117–20.
42. Burdick TR, Hoffer EK, Kooy T, et al. (2008). Which arteries are expendable? The practice and pitfalls of embolization throughout the body. *Seminars in Intervention Radiology*, **25**(3), 191–203.
43. Navsaria PH, de Bruyn P, and Nicol AJ. (2005). Penetrating abdominal vena cava injuries. *European Journal of Vascular and Endovascular Surgery*, **30**(5), 499–503.
44. Asensio JA, Petrone P, Garcia-Nuñez L, Healy M, Martin M, and Kuncir E. (2007). Superior mesenteric venous injuries: to ligate or to repair remains the question. *Journal of Trauma*, **62**(3), 668–75.
45. Starnes BW and Arthurs ZM. (2006). Endovascular management of vascular trauma. *Perspectives in Vascular Surgery and Endovascular Therapy*, **18**(2), 114–29.
46. Trellopoulos G, Georgiadis GS, Aslanidou EA, et al. (2012). Endovascular management of peripheral arterial trauma in patients presenting in hemorrhagic shock. *Journal of Cardiovascular Surgery (Torino)*, **53**(4), 495–506.
47. Ball CG, Kirkpatrick AW, and D'Amours SK. (2011). The RAPTOR: resuscitation with angiography, percutaneous techniques and operative repair. Transforming the discipline of trauma surgery.

Canadian Journal of Surgery, **54**(5), E3–4.
48. Velmahos GC, Demetriades D, Chahwan S, et al. (1999). Angiographic embolization for arrest of bleeding after penetrating trauma to the abdomen. *American Journal of Surgery*, **178**(5), 367–73.
49. Riesenman PJ, Brooks JD, and Farber MA. (2012). Acute blunt traumatic injury to the descending thoracic aorta. *Journal of Vascular Surgery*, **56**(5), 1274–80.
50. Shalhub S, Starnes BW, Hatsukami TS, Karmy-Jones R, and Tran NT. (2011). Repair of blunt thoracic outlet arterial injuries: an evolution from open to endovascular approach. *Journal of Trauma*, **71**(5), E114–21.
51. Castelli P, Caronno R, Piffaretti G, and Tozzi M. (2005). Emergency endovascular repair for traumatic injury of the inferior vena cava. *European Journal of Cardiothoracic Surgery*, **28**(6), 906–8.
52. Vertrees A, Fox CJ, Quan RW, Cox MW, Adams ED, and Gillespie DL. (2009). The use of prosthetic grafts in complex military vascular trauma: a limb salvage strategy for patients with severely limited autologous conduit. *Journal of Trauma*, **66**(4), 980–3.
53. Feliciano DV, Mattox KL, Graham JM, and Bitondo CG. (1985). Five-year experience with PTFE grafts in vascular wounds. *Journal of Trauma*, **25**(1), 71–82.
54. Asensio JA, Forno W, Roldan G, et al. (2001). Abdominal vascular injuries: injuries to the aorta. *Surgical Clinics of North America*, **81**(6), 1395–416.
55. Roth SM, Wheeler JR, Gregory RT, et al. (1997). Blunt injury of the abdominal aorta: a review *Journal of Trauma*, **42**(4), 748–55.
56. Shalhub S, Starnes BW, Tran NT, et al. (2012). Blunt abdominal aortic injury. *Journal of Vascular Surgery*, **55**(5), 1277–85.
57. Buckman RF, Pathak AS, Badellino MM, and Bradley KM. (2001). Injuries of the inferior vena cava. *Surgical Clinics of North America*, **81**(6), 1431–47.
58. Khan IR, Hamidian Jahromi A, Khan FM, and Youssef AM. (2012). Nonoperative management of contained retrohepatic caval injury. *Annals of Vascular Surgery*, **26**(3), 420.e9–12.
59. Sullivan PS, Dente CJ, Patel S, et al. (2010). Outcome of ligation of the inferior vena cava in the modern era. *American Journal of Surgery*, **199**(4), 500–6.
60. Oliver JC, Bekker W, Edu S, Nicol AJ, and Navsaria PH. (2012). A ten year review of civilian iliac vessel injuries from a single trauma centre. *European Journal of Vascular and Endovascular Surgery*, **44**(2), 199–202.
61. DuBose J, Inaba K, Barmparas G, et al. (2010). Bilateral internal iliac artery ligation as a damage control approach in massive retroperitoneal bleeding after pelvic fracture. *Journal of Trauma*, **69**(6), 1507–14.
62. Asensio JA, Britt LD, Borzotta A, et al. (2001). Multiinstitutional experience with the management of superior mesenteric artery injuries. *Journal of the American College of Surgeons*, **193**(4), 354–65.
63. Fullen WD, Hunt J, and Altemeier WA. (1972). The clinical spectrum of penetrating injury to the superior mesenteric arterial circulation. *Journal of Trauma*, **12**, 656–64.
64. Asensio JA, Forno W, Roldán G, et al. (2002). Visceral vascular injuries. *Surgical Clinics of North America*, **82**(1), 1–20.
65. Pearl J, Chao A, Kennedy S, Paul B, and Rhee P. (2004). Traumatic injuries to the portal vein: case study. *Journal of Trauma*, **56**(4), 779–82.
66. Buckman RF, Pathak AS, Badellino MM, and Bradley KM. (2001). Portal vein injuries. *Surgical Clinics of North America*, **81**(6), 1449–62.
67. Kansas BT, Eddy MJ, Mydlo JH, and Uzzo RG. (2004). Incidence and management of penetrating renal trauma in patients with multiorgan injury: extended experience at an inner city trauma center. *Journal of Urology*, **172**(4 Pt 1), 1355–60.
68. Dente CJ and Feliciano DV. (2008). *Abdominal Vascular Injury. Trauma*, 6th edn. New York, NY: McGraw-Hill Companies.
69. Tillou A, Romero J, Asensio JA, et al. (2001). Renal vascular injuries. *Surgical Clinics of North America*, **81**(6), 1417–30.
70. Lopera JE, Suri R, Kroma G, Gadani S, and Dolmatch B. (2011). Traumatic occlusion and dissection of the main renal artery: endovascular treatment. *Journal of Vascular Intervention Radiology*, **22**(11), 1570–4.
71. Simeone A, Demlow T, and Karmy-Jones R. (2011). Endovascular repair of a traumatic renal artery injury. *Journal of Trauma*, **70**(5), 1300.
72. Ivatury R, Porter J, Simon R, Islam S, John R, and Stahl W. (1998). Intra-abdominal hypertension after life-threatening penetrating abdominal trauma: prophylaxis, incidence, and clinical relevance to gastric mucosal pH and abdominal compartment syndrome. *Journal of Trauma: Injury, Infection and Critical Care*, **44**, 1016–23.
73. Cheatham ML and Safcsak K. (1998). Intraabdominal pressure: a revised measurement. *Journal of the American College of Surgeons*, **186**, 594–5.
74. Cheatham M.L Malbrain MLNG, Kirkpatrick A, et al. (2007). Results from the International Conference of Experts on Intra-abdominal Hypertension and Abdominal Compartment Syndrome. II. Recommendations. *Intensive Care Medicine*, **33**, 951–62.
75. Paul JS, Webb TP, Aprahamian C, and Weigelt JA. (2010). Intraabdominal vascular injury: are we getting any better? *Journal of Trauma*, **69**(6), 1393–7.

第22章

下肢血管创伤：病因、发病机制、分型、管理、指南和结果

J. Devin B. Watson, Todd E. Rasmussen

病因

提及下肢血管损伤的病因学时，必须考虑血管钝性和穿透性损伤的机制，以及损伤发生的背景。本章重点讲解非医源性下肢血管损伤，包括日常的和战争的血管损伤，并根据指南指导血管损伤的评估和治疗。最近的研究表明，血管损伤占全英国创伤中心总创伤的3%～4%[1,2]。在日常原因导致的创伤住院患者中，38%患者上肢血管比下肢血管更容易受到损伤。与上肢血管损伤相比，下肢血管损伤有着更高的死亡率和围术期并发症发生率[3]。研究表明，在日常原因导致的血管损伤中，穿透性和钝性损伤的发生概率几乎相当，钝性损伤约占56%[3]。在日常环境中，钝性损伤有着更差的功能恢复和更高的截肢率。

与之形成鲜明对比的是，有相关的数据表明，在战争创伤中，血管性创伤的发生率为10%～12%，其中70%以上发生在四肢。与日常环境中发生的血管损伤不同的是，战争中大部分的血管损伤都是穿透性的，其中2/3涉及下肢。

发病机制(分型和诊断)

病理生理学

在病理生理学上，了解与下肢血管损伤相关的机制和力量或能量非常重要。间接和低能量的创伤更容易影响血管壁的一层或多层结构，但不会破坏血管的连续性。然而，直接和高能量的创伤更有可能影响或破坏血管，留下一个明显的腔隙。

例如，高速穿通性损伤可由以2000英尺/秒的速度(1英尺≈0.3米)发射弹药的武器造成，这种类型的武器的穿通性损伤可导致动脉和静脉的严重全层破坏，以及周围软组织损伤。高速损伤也可由间接力量或空腔损伤造成，这种间接的或空腔性损伤主要是由于能量的释放进入四肢骨骼和软组织，而其对轴向血管的影响却常被低估。即使血管远离直接冲击部位，间接的或空腔性力量也可能会导致血管内膜破坏和血栓形成。而钝性创伤由于能量释放也可能会造成血管壁和周围软组织的严重破坏，这些情况通常包括闭合骨折或脱位，无论原本完整的血管有没有血栓形成。

霰弹枪和一些爆炸造成的低速穿通性损伤也会引起血管、软组织和肌肉骨骼损伤。在这些情况下，血管损伤通常不依懒于能量的释放，而是更依赖于直接接触或者穿通血管。单发性刀伤是低速损伤的另一个典型例子，与能量的大量释放或组织损失无关。在战争中，爆炸所产生的大量穿通性碎片尽管造成了大范围毁灭性伤害，但基本都是低速损伤。在这些病例中，下肢受伤的程度取决于与爆炸之间的距离，因此，在战争中发生的许多复杂地面爆炸伤大多是由于士兵直接踩到爆炸装置造成持续的爆炸伤，而不是典型的高速穿通伤。

图22.1说明了血管损伤的不同程度或类型，其中，离断和撕裂是最常见的损伤类型。离断可导致血管断裂和连续性丧失。在血管离断时，血管断端会保护性地痉挛和收缩，以减少出血并促进血栓形成。撕裂通常损伤血管壁全层，但不损伤其连续性。血管撕裂分为不同的程度，包括轻度撕裂(血管壁损

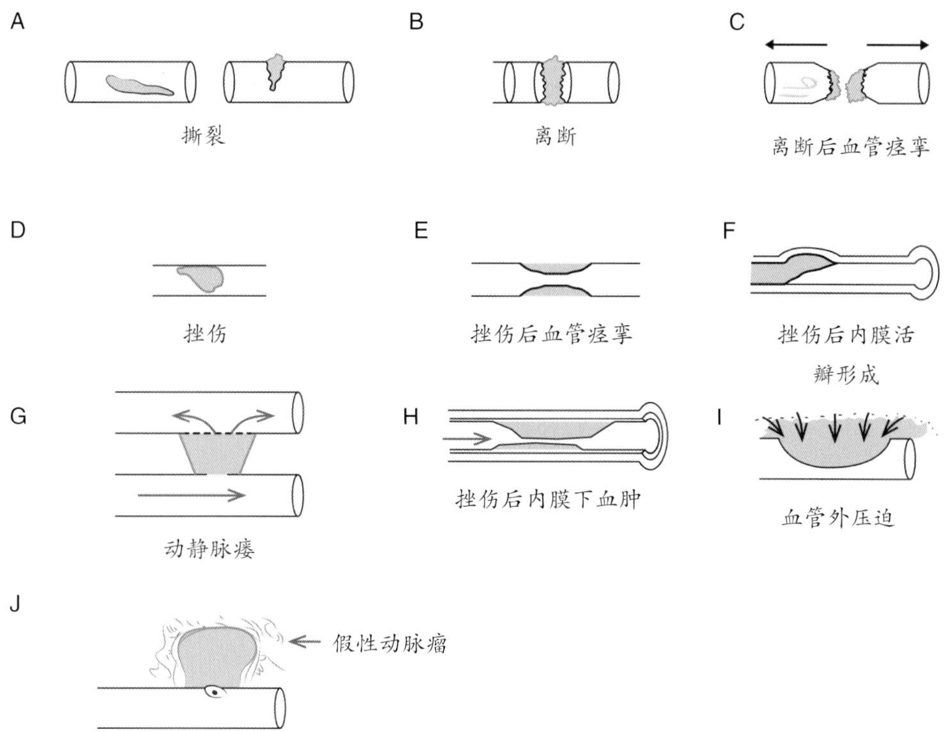

图22.1 常见的血管损伤类型:(A)单纯血管撕裂;(B)血管离断;(C)血管离断后近端及远端血管痉挛回缩;(D)血管挫伤;(E)挫伤后血管痉挛;(F)挫伤后内膜活瓣形成;(G)动静脉瘘;(H)挫伤后内膜下血肿;(I)血管周围组织损伤时产生外压迫;(J)周围软组织包绕形成假性动脉瘤。

伤<25%)、中度撕裂(26%~50%)和重度撕裂(>50%)。动脉离断可形成血管损伤的确切症状,而不完全的血管撕裂却可以维持一个血流继续灌注的状态,形成不明确的症状。

动脉损伤导致的出血可局限于动脉外膜内,也可蔓延至周围肌肉、筋膜室或软组织内。假性动脉瘤由于血管壁的全层破裂,出血多局限于周围组织。动静脉瘘(AVF)内血流量大,是高压力动脉系统和低压力静脉系统之间相互连通的结果,可能会成为下肢血管损伤的早期或晚期并发症。

血管挫伤通常更加表浅,也更局限于血管外膜。挫伤可能会使内膜撕裂,从而形成影响血流的内膜活瓣或夹层,或者是不影响血流的亚内膜下血肿。此外,虽然主动脉血管损伤不易发生,但其附属分支血管损伤造成的血肿和外部压迫,也可是下肢血管损伤的另一种机制。

诊断性评估

诊断血管损伤需要一套系统的方法,包括进行完整的体格检查、使用彩超及保持高度警惕。血管损伤可有多种临床表现,其中最明显的表现包括搏动性出血、进行性扩大或搏动性血肿,以及脉搏消失。血管性损伤的明显表现还包括急性肢体缺血,损伤部位附近可闻及血管杂音和可触及的震颤。当有上述任何一种症状出现时,无论患者是否进行过血管造影,医生都应及时采取外科手术治疗。

在没有明显体征的情况下,可怀疑血管损伤的创伤后症状被称为“软体征”,包括出现非扩张的血肿、接近大血管的穿通性伤口,或者是骨科创伤的特殊类型或位置(如膝关节后脱位、胫骨平台骨折或股骨不稳定骨折)。这些类型的损伤通常需要血管检查,如使用彩超来评估损伤部位远端或下方动脉血流信号的有无和强弱。在受伤肢体不同部位的彩超多普勒信号可被描述为正常信号(强血流信号,双相或三相血流信号)或异常(弱血流信号和单相血流信号)。

损伤肢体指数(IEI)通常被作为描述下肢损伤时血流灌注定量化的指标。在下肢慢性阻塞性疾病中,以该指数测量肢体多普勒血流阻力和以踝-肱指数(ABI)所量化的结果是相同的。IEI现被广泛使用,其不仅可被用于评价下肢血流灌注,也可用于评价上肢的创伤后血流灌注(桡动脉、尺动脉或肱动脉的血流阻力)。IEI指在受伤肢体中测量的最高血流阻力与在未受伤肢体(上肢或另一只下肢)测量的血流阻力的比值[4]。

现阶段,IEI值≥0.9已被明确是一个诊断动脉损伤的良好阴性预测值。在大多数情况下,若肢体创伤患者的IEI≥0.9,则可安全地对其进行管理,而不需要行额外的血管影像学检查。若其IEI<0.9,则为下肢血管血流受限性损伤的敏感指标。值得注意的是,在受伤患者护理的早期阶段,应该重复测量IEI,这对于在初始评估时体温过低或血压过低的患者尤为重要。在这些患者中,如果最初的IEI<0.9,则在血压正常和体温回暖10~15分钟后需重复检查IEI。持续的IEI<0.9能较好地预测动脉损伤,此时需进一步行血管成像检查和手术治疗。

在肢体遭受钝性伤或穿通性损伤的情况下,若患者IEI持续<0.9,则必须进行增强CT或传统的动脉造影检查[5,6]。最近的一个关于穿通性下肢损伤的前瞻性研究显示,在无骨折且血流动力学正常的患者中,IEI或者ABI可以达到100%的阳性预测值和98%的阴性预测值。这样的患者在急诊科经过短暂的观察,无须做额外的血管成像,即可安全出院[7]。

严重受伤患者的初步治疗和评估应该基于《高级创伤生命支持指南》。而战时经验也促进了院前创伤生命支持(PHTLS)指南的发展,该指南将控制肢体出血作为治疗的最初步骤,包括使用止血带和局部止血药。止血带的使用时间很重要。受伤时,需及时暴露受伤的下肢,评估肢体神经血管状态,包括对运动功能和感觉功能的评估,以及对IEI的测量。体格检查时得到的上述评估资料决定后续任何影像学检查或手术探查的需求程度。

双相超声用于评估下肢损伤时的血流状态,现已被证实是一种有效、无创的评估手段。双相超声可使用B模式、灰度图像模式及实时血流动力学数据,直接评估下肢血管的损伤程度。

在血管损伤时,增强CTA在很大程度上取代了传统的DSA,成为诊断血管损伤的新选择。在许多医疗机构中,CTA目前已经是严重下肢创伤或IEI<0.9的患者的首选检查方式。CTA血管三维重建诊断血管损伤的敏感性为90%~100%,特异性>90%。CTA对有严重创伤的患者的损伤诊断具有很大的好处,因为CTA可以重建血管图像,同时可用于评估头部、胸部、腹部和骨盆的血管损伤。

传统DSA在评估下肢血管损伤方面仍发挥着重要作用。随着便携式荧光成像技术及先进的复合手术室的出现,DSA已被证明在对需要立即行躯体或头部手术的多创伤患者的肢体灌注评估中非常有用。在这些病例中,DSA可以直接评估肢体血管的损伤程度,而无须将患者运送到具备CT或DSA检查条件的其他地方。尽管血管腔内技术并不常用于下肢血管损伤,但若要使用血管腔内技术,DSA是重要的第一步。CTA或DSA的检查结果与图22.1中所示的损伤程度一致,包括内膜下血肿、内膜活瓣形成、血管闭塞、造影剂包裹性外渗(即假性动脉瘤)、造影剂广泛性外渗、动静脉瘘或远端栓塞。但无论采取何种诊断方式发现血管损伤后,都将影响其治疗计划,包括是否使用抗血小板药物,是否采取观察治疗或者行开放手术进行干预和修复。

损伤治疗

一般原则

一旦决定对下肢血管损伤患者进行手术探查,就必须迅速地将患者转移到手术室。在血管损伤时,可采用结扎和手术修复(即血管重建)这两种类型的手术方式。手术方式的选择取决于受伤血管的位置和损伤类型,以及患者的全身状态或生理状况。腘窝以下的小动脉和静脉通常选择结扎,而股动脉和腘动脉通常需要重建。

在股动脉或腘动脉损伤,伴有肢体远端缺血时,减少血流再灌注时间对神经肌肉的恢复有着重要影响。Burkhardt和Hancock在各自的大型动物研究中表明,在正常情况下,肢体的神经肌肉缺血阈值<5小时,在出血性休克时则<3小时。这些研究和其他当前研究的发现对传统观点提出了质疑,传统观点认为肢体可以耐受>6小时的肢体缺血。

基于导管的血管内技术很少应用于下肢血管损伤的治疗,因此本章不予以阐述。下面将重点讨论开放手术修复3种类型的血管损伤(股动脉、腘动脉和胫动脉),并讨论外科辅助治疗选择。首先,将患者安置于手术台上,这有助于血管造影或骨科手术治疗时透视的使用。协调麻醉科处理和骨科处理的顺序,而麻醉诱导时应避免过长的麻醉或缺血时间。其次,在患者血流动力学、全身状况和血液制品的使用方面,外科医师与麻醉团队必须进行充分的交流沟通。患者肢体的温暖程度往往决定是选择血管重建还是手术结扎,也影响着肢体抢救手术的成功与否。快速进行肢体血管损伤探查可能导致血液和温度损失,加上未能配合麻醉和其他治疗的血流再灌注,可能会进一步损害已经受到创伤的患者。最后,在进行皮肤切口之前,应预防性使用抗生素,如果出现或怀疑存在开放性骨损伤,还应预防性使用抗革兰阴性菌抗生素。

开放性血管重建的原则包括:

- 充分暴露手术区域。
- 控制近端和远端出血。
- 进行血栓取出术。
- 进行损伤血管清创术。
- 局部使用肝素。
- 血管重建或结扎。

下肢切口应在血管解剖上最可能受伤的位置做纵向切口。除胫前动脉,股浅动脉远端、腘动脉和胫动脉通常在下肢内侧做切口。对损伤血管的探查应从未损伤血管的近端向远端进行。

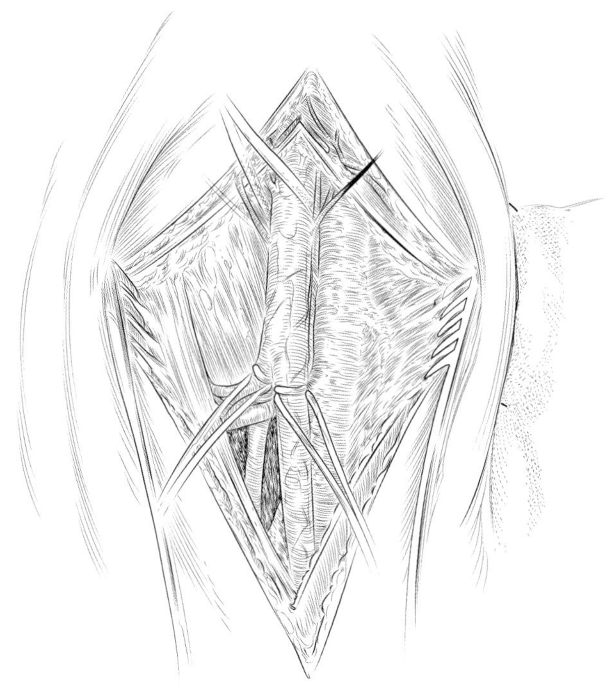

图22.2 股动脉、股浅动脉及股深动脉手术暴露示意图。[Reprinted from Michael J. Sise and Steven R. Shackford, 'Extremity Vascular Trauma', pp.353-89, in John T. Anderson and F. William Blaisdell (Eds.) Vascular Trauma, Copyright © 2004, with permission from Elsevier.]

特定解剖位置的操作注意事项

股动脉近端

股动脉的穿通伤通常导致失血或肢体远端严重缺血,必须及时进行手术探查和血管修复。在这些病例中,无须行血管造影,在手术探查时即能做出诊断。从腹股沟韧带延伸到大腿近端做一纵向切口,暴露股动脉、股浅动脉和股深动脉(图22.2)。切口应该以股动脉为中心。在暴露过程中,应该注意避免损伤到暴露区域外侧的淋巴结和股神经。根据受伤部位的不同,可能会在腹股沟韧带以上通过腹膜后路暴露髂外动脉,从而控制近端血流。也可以将纵向切口从近端延伸至下腹壁,从而到达腹膜后间隙。

股动脉在腹股沟韧带以下几厘米处分成股深动脉和浅股动脉。股深动脉起源于股动脉的后外侧,在所有手术患者中,股深动脉的近端都应被暴露出来。术者通常需要检查是否仅有一条股深动脉从股动脉后侧发出。在操作时,术者必须辨认并分离出外侧横跨过股深动脉近端的股静脉分支。在暴露动脉的同时,需使用无创血管夹或硅胶血管牵引带来阻断近端和远端出血。应避免盲目放置血管夹控制出血。

应使用Fogarty取栓导管从损伤血管的近端和远端分别行血栓取出术,移除血栓,并对损伤血管周围组织行清创术。为了避免在血栓取出术中对正常血管内皮造成损伤,手术时需要放置取栓导管,并且必须避免取栓导管气囊的过度膨胀。4F或5F Fogarty取栓导管最常用,其可以清除髂总动脉远端和股动脉内的血栓。在血栓取出术前后,必须使用肝素化的生理盐水冲洗手术的动脉节段。在理想情况下,充足剂量的普通肝素全身肝素化是最好的选择。然而在遭受创伤时,由于可能会合并头部、腹部、骨盆或胸部损伤,全身肝素化可能无法进行。因此,在手术时,应局部使用肝素化生理盐水,而是否进行全身性抗凝则依赖于患者的具体情况。

无论下肢血管损伤的解剖位置或程度如何,术者都必须及时做出决定,要么进行血管重建恢复肢体血流灌注,要么进行损伤血管结扎。如果决定恢复肢体血流灌注,术者必须判断安置临时血管转流器是否有用。这部分将在后面的小节中详细阐述。简单地说,临时血管转流器是一个中空的塑料管,具有无创的两个末端，末端可以分别插入损伤血管的近端和远端，以恢复血流。临时血管转流器可在有限的时间内连接损伤血管两端，以恢复血流，直到损伤血管完全修复。

转流的优点在于其需要的技术知识和时间比正规的血管修复要少。军事和日常创伤注册的研究表明，在治疗肢体血管创伤时，使用临时血管转流术能更迅速地恢复肢体血流灌注。这些研究和临床经验表明，与较小的远端动脉（如胫动脉）相比，在较大的近端血管（如股动脉和腘动脉）中使用临时血管转流器更有效。

如果选择血管重建而不是血管结扎，则可以用精细的滑线缝合来修复股动脉的局限性损伤。静脉修补血管成形术应该用于纵向撕裂的重建，因为横向撕裂的修复会使血管腔狭窄。有时也需要对离断的股动脉行端端吻合，但由于离断的动脉会痉挛，造成一个过长的节段性缺失，所以，行端端吻合相对少见。

大多数股动脉或股浅动脉近端严重损伤的患者都需要放置一个移植血管来恢复动脉的连续性和肢体的血流灌注。尽管PTFE和涤纶材料的人工血管可以更方便地使用，并且通常具有更好的直径，但对侧的大隐静脉（通常来自对侧肢体）是股动脉损伤时首选的移植血管。值得注意的是，无论进行何种血管重建，在重建之前，都必须对受损的血管壁进行修剪，以确保是在未损伤和足够厚度的血管壁上进行缝合。另外，股动脉和其他血管的重建必须是无张力的，以减少血管闭塞或断裂的风险。

股浅动脉和腘动脉

大腿中部的穿通伤或钝性伤很容易导致股浅动脉或静脉损伤。股浅动脉中段的暴露应该通过大腿内侧入路来完成，这样延伸切口至远端可以较好地暴露膝上腘动脉。在大腿近端，缝匠肌在股浅动脉的表面和外侧，而在大腿的中部和远端，缝匠肌则在股前动脉的深面或内侧。行内侧入路时，应在膝关节弯曲且外旋（图22.2和图22.3）时进行。在暴露过程中，应注意避免损伤横跨过缝匠肌的大隐静脉，以及在整个大腿上几乎与股浅动脉伴行的股浅静脉。

在大腿部分，股浅动脉的近端和中部通常与肌肉是相互分离的。然而，股浅动脉远端被内收肌和筋膜包裹，形成内收肌管或亨特管。手术时必须分离该筋膜和肌腱，以暴露股浅动脉远端和近端腘动静脉。必须注意内收肌管中的3个解剖结构。

- 股浅动脉延伸为腘动脉。
- 隐神经随着隐静脉从深面穿出浅面。
- 最高的膝状分支起源于股浅动脉最远端。

在前一节中已经详细描述了一系列的手术步骤，包括控制血管损伤出血、损伤血管端的清创修剪、使用3F或4F Fogarty取栓导管清除损伤血管近端和远端的血栓。

在治疗上，股浅动脉和腘动脉重建是治疗的首选方法，包括基本血管修复、血管修补成形术或使用血管移植物。股浅动脉和腘动脉损伤的治疗原则与股动脉近端的治疗原则相同。

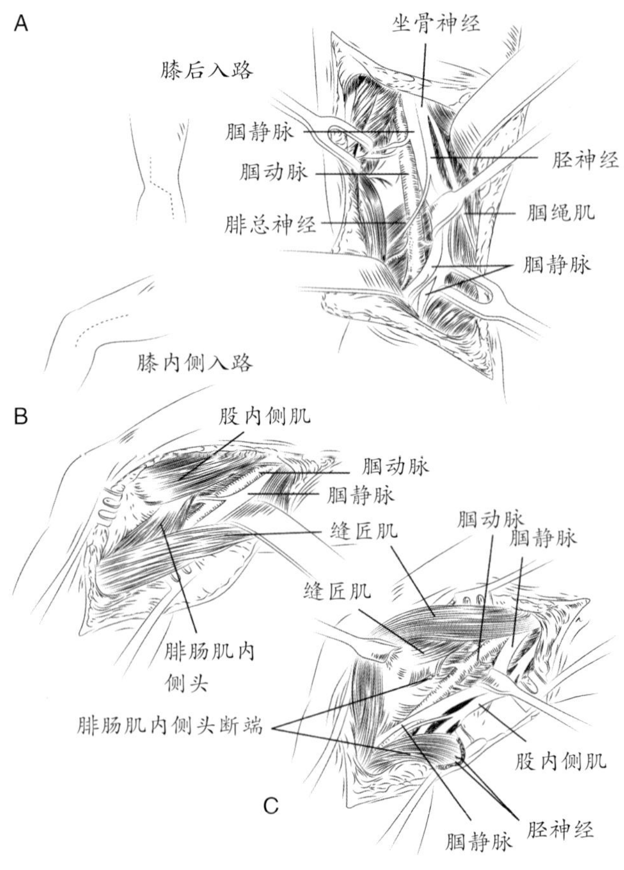

图22.3 经内收肌管入路近端腘动脉手术暴露示意图。（A）膝后入路。（B）膝内侧入路暴露膝上腘动脉。（C）膝内侧入路暴露膝下腘动脉。[Reprinted from Michael J. Sise and Steven R. Shackford, 'Extremity Vascular Trauma', pp. 353–89, in John T. Anderson and F. William Blaisdell (Eds.) Vascular Trauma, Copyright © 2004, with permission from Elsevier.]

腘动脉远端损伤

腘动脉远端损伤被定义为在膝后或膝下的腘动脉损伤，是在暴露和治疗时最具挑战性的血管损伤。部分原因是血管损伤大部分是由钝性伤造成（如膝关节后脱位和胫骨平台骨折），且血管解剖位置位于膝关节后方。通常做一纵行切口暴露膝下腘动脉，纵向切口位于小腿起始部内侧胫骨后2～3cm和股骨内髁下2cm之间。切口可向近端延伸至大腿内侧切口，以便在需要时暴露于膝上腘动脉。做该切口时要注意避免撕裂位于该处皮肤下方的隐静脉。

腘动脉远端的暴露需要腓肠肌内侧头和部分比目鱼肌的松解和向后收缩。术中，可能会分离比目鱼肌的近端与在胫骨近端的连接组织，使用电切术扩大暴露区域，并打开小腿的后深部。值得注意的是，在膝下位置，腘动脉通常被腘静脉和胫神经包裹。为了方便手术操作，必须分离这些结构，以修复腘动脉或静脉。在膝下腘窝内，使用硅胶血管牵引带有利于分离被包裹的各结构，并将动脉牵引到一个更好的手术位置。

为了在修复腘动脉时建立足够的胫动脉远端流出道，通常需要使用2F或3F Fogarty取栓导管进行选择性的胫动脉取栓。为了暴露胫前动脉，并观察胫腓干及其分支，手术时必须进一步分离比目鱼肌与胫骨（图22.4）。术时必须注意鉴别、结扎和分离一条或两条穿通静脉，这些静脉通常覆盖于胫腓干，而胫腓干远端延伸为胫前动脉。虽然分离该部分很困难，但为了在随后的腘动脉修复中建立远端流出道，术中从胫前动脉中取出血栓非常有必要。此外，术中还建议使用19～21G标准造影导管进行肝素化生理盐水灌注，以预防血小板聚集和血栓形成。在特殊病例中，还可以选择性地将1~2mg组织血浆原激活剂/链激酶（tPA）注入胫前动脉和胫后动脉，以清除残余血栓，但这种操作在创伤患者中必须小心进行，因为溶栓效应会导致不可预计的出血。

腘动脉远端修复的类型由损伤性质决定。小直径动脉一般不使用基本修复或血管修补成形术。如果血管损伤直接位于膝下，则可以行损伤腘动脉结扎，从膝上到膝下的腘动脉搭桥术。在这些情况下，隐静脉是首选的移植血管，可以通过膝关节后方的腘窝区小心地进行搭桥。腘动脉搭桥术是一种恢复小腿血流灌注的可行技术，同时可避免直接解剖膝后的腘窝。从下膝腘动脉到胫腓干搭桥，除了使用隐静脉的短搭桥，也可采用上述介绍的近端股动脉血管重建手术步骤进行。

胫动脉损伤

由3条胫动脉组成的足部动脉循环是独一无二的。这种解剖学现象使得胫动脉损伤时可进行选择性修复（即修复一些，但不全部修复）。Burkhardt等论证了选择性胫动脉修复的有效性，表明只有在所有胫血管（胫后动脉、胫前动脉和腓动脉）损伤的情况下，才需要行血管重建术[8]。大多数胫动脉损伤时可直接结扎，足部的血流灌注可由一条或多条未损伤的通畅的动脉提供。

胫动脉最具挑战性的损伤是与胫骨平台骨折相关的胫腓干近端损伤。在这些病例中，3条胫动脉被破坏，足部严重缺血的情况并不少见。这种损伤伴随着的神经和静脉损伤会增加上述和胫骨水平其他血管损伤的发病率。如果要在这些病例中进行血管重建，必须从未受伤的腘动脉建立流入道，并将其引流到受伤区域以外的胫动脉。其中，最常用的是胫后动脉的中到远端，因为该部分最容易在内侧入路时被分离出来。

应强调的是，肢体血管创伤时胫动脉的搭桥手术相对少见，相反的，术者应着重于选择性胫动脉结扎的练习。由于足部胫动脉血液循环的特点，对损伤血管进行选择性结扎可以很好地被耐受，如果在胫动脉上进行搭桥手术，对患者来说则可能会非常危险。这些手术程序非常耗时，需要一定程度的技术积累，在紧急情况下很少被使用。在几乎所有胫动脉损伤中，如果患者足部有多普勒血流信号，即使是非常弱或者单相的信号，在任何骨折的情况下，足部血流灌注也都是足够的，甚至可以得到改善，并使患者肢体远端恢复和回暖。

术后灌注评估

无论进行损伤动脉结扎还是进行损伤血管重建，术后都必须对远端肢体的血流灌注进行评估。在结扎的情况下，主要应该依靠小腿远端和足部的连续波多普勒信号。在下肢损伤动脉选择性结扎后，如果动脉血流信号仍可探及，则小腿和足部很可能得以保住。但这并不是说肢体有着正常的血流灌

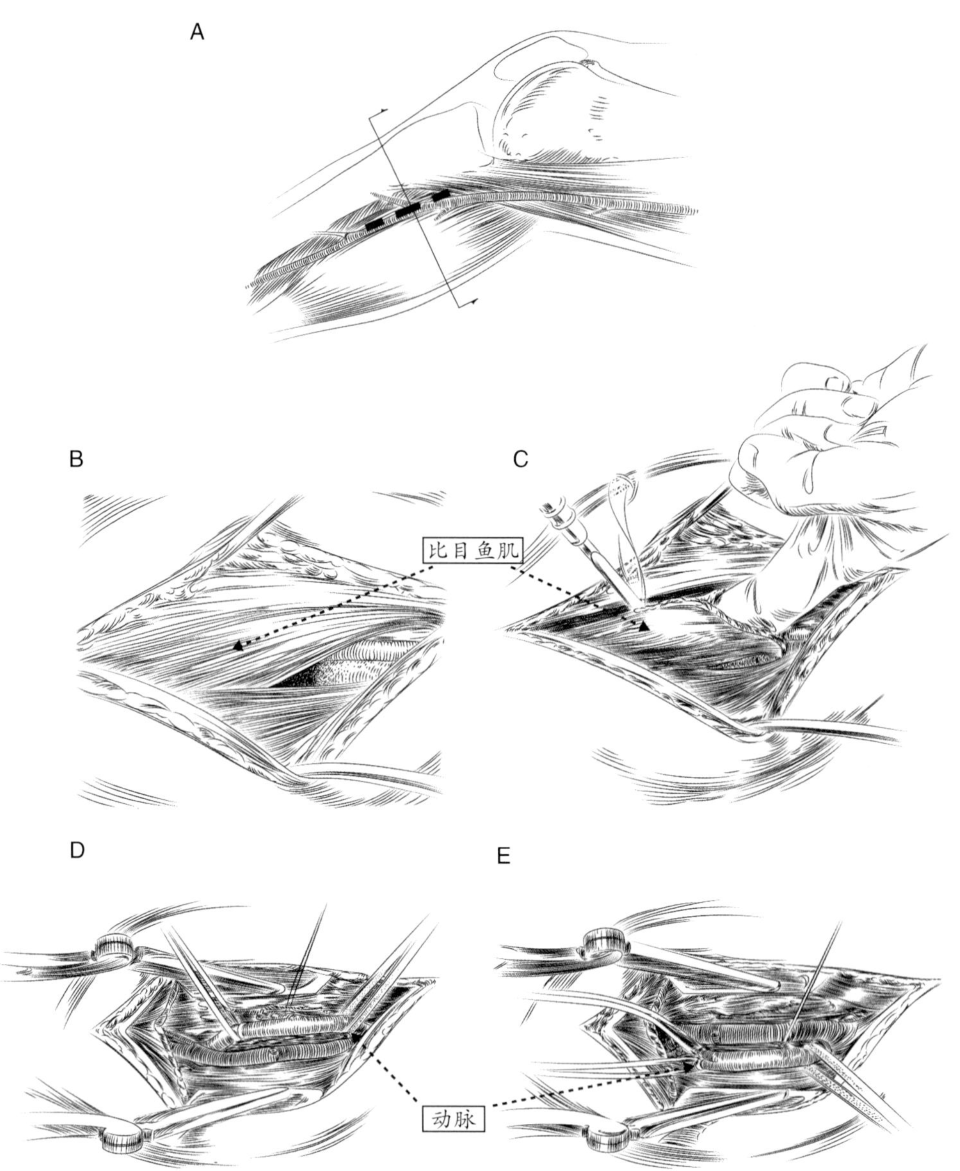

图22.4 (A)胫骨后入路暴露远端腘动脉。(B,C)纵行分离比目鱼肌暴露神经血管束。(D)向后牵拉胫前静脉及腘动脉,暴露远端腘动脉及胫前动脉。(E)向前牵拉腘静脉,暴露胫腓干、腓动脉起始部及胫后动脉起始部。[(From Rutherford RB: Atlas of Vascular Surgery: Basic techniques and exposures. Philadelphia: WB Saunders, 1993.) Reprinted from Michael J. Sise and Steven R. Shackford, 'Extremity Vascular Trauma', pp.353-89, in John T. Anderson and F. William Blaisdell (Eds.) *Vascular Trauma*, Copyright © 2004, with permission from Elsevier.]

注,事实上,其可能处于一个相对缺血的状态。然而,在结扎之后,足部动脉血流信号的存在说明小腿和足部很可能有一定程度的存活能力,这将允许患者离开手术室进行肢体的恢复和回暖。在这些情况下,如果在受伤后的几天甚至几周内足部出现缺血症状,那么血管重建就可以在一个更有选择性的基础上进行计划和实施。此时,下肢损伤动脉的结扎可以被认为是一种伤害控制策略,经常在有多发损伤和生理条件较差的患者中进行。

在大多数情况下,实施血管重建后,在重建的动脉或旁路中可触及脉搏。在重建血管或移植血管位置的表面,也可以使用连续波多普勒超声评估血流速度和管腔通畅度。在肢体末端足部动脉的重建后,虽然可能并不总会出现明显的搏动,但应该有一个可探及的多普勒血流信号。随着时间的推移,由于周围血管收缩和肢体低体温的恢复,血管搏动会有改善或变得更强。此时,也可以进行动脉血管造影,但如果脉搏强度、质量及多普勒信号足够好,也可以不进行。

静脉损伤

静脉损伤占下肢血管损伤的51%～63%，发生在动脉损伤的部位。在20世纪60年代之前，穿通性静脉损伤几乎都是采用结扎手术。这种方式常引起下肢静脉、股总静脉和股浅静脉扩张，从而出现严重的下肢急性静脉高压，导致下肢水肿和淋巴肿的形成。虽然静脉结扎术引起的一些后果可以通过抬高下肢和时间来恢复，但这一术式与患者较高的早期和晚期并发症发病率相关。

当讨论静脉损伤时，应该考虑动脉和静脉的结构形态差异。静脉缺乏强有力的肌性中膜，但更有弹性。静脉损伤时，内皮损伤区域通常局限于撕裂周围的区域，而不同于动脉损伤，动脉损伤通常在损伤部位的近端和远端可出现明显的内皮损伤。因此，静脉损伤的修剪清除并不像动脉损伤那么重要。由于周围组织压迫和血肿的形成，静脉损伤导致的出血通常比较局限。用手指挤压血栓的血栓取出术优于Fogarty导管取栓术，因为前者能够避免损伤静脉瓣膜。

在修复静脉损伤之前，应考虑损伤的特点及是否存在动静脉瘘。在血流动力学不稳定和全身状况较差的情况下，应优先考虑动脉损伤。然而，动脉修复可能伴随着选择性静脉结扎或转流，直到患者的全身状况好转到能够返回手术室进行最后的修复。

在手术时机和患者全身情况不受影响，或患者出现肢体缺损的情况下，术者应认真考虑进行静脉修复。由于静脉修复时血栓发生率较高，在进行横向静脉修补术时应采用精细的手术技术。减少内皮细胞的损伤应该是首要目标。使用4-0和5-0丝线进行完整的静脉修补。在静脉纵向撕裂中，可采用自体静脉血管行静脉血管成形术。在静脉离断无法以低张力修复时，可采用移植血管修复重建。自体静脉是首选的移植血管，但应注意避免移植血管与损伤血管大小的匹配程度。在大小不匹配时，可以使用人工血管。为了避免血管的外部压迫，术中应该使用环形的聚四氟乙烯管。Parry等的一项研究表明，下肢静脉损伤修复的整体通畅率为73.8%(基本修复，76.5%；自体静脉移植，66.7%；聚四氟乙烯，73.7%)[9]。当需要结扎较大静脉时，特别是在动脉损伤的情况下，应考虑将下肢的筋膜做四分切开，以最大限度地减少骨筋膜室综合征和其后遗症的发生风险。

下肢血管创伤的外科辅助治疗

系统性抗凝

如前所述，在肢体血管损伤的情况下，使用全身性抗凝治疗必须以患者自身情况为基础。伴随头部创伤是系统性使用肝素的禁忌证，某些实体器官损伤、骨盆骨折或广泛的软组织损伤也可能影响肝素的使用。短期(如围术期)甚至中期(1～7天)的全身性抗凝最适用于以下情况，如特别脆弱的血管重建、小血管(如膝下腘动脉或胫动脉)重建，或初次修复必须在手术室进行(如需要行血栓取出术和修复的初次重建)的情况。轴向静脉修复也需使用系统性抗凝治疗，但事实上，如果患者不能耐受全身肝素化，则不应该轻易尝试。其他得益于系统性抗凝治疗的高风险血管重建患者还包括血管质量不佳(如小或次优的隐静脉)或存在明显血管痉挛的患者。

使用系统性抗凝治疗的动脉重建患者如果在重建后不存在并发症，可在1～3天内从静脉注射肝素抗凝治疗转变为抗血小板治疗。经历了轴向静脉修复的患者，可在3～6个月的时间内转变为口服抗凝药(华法林)。再次强调，大多数下肢血管损伤、重建或结扎的患者都不需要短期或长期抗凝治疗。

临时血管转流术

如前所述，使用临时血管转流术是血管损伤控制的辅助手段。在过去10年中，这种技术已被广泛接受，因为该技术是一种极其实用的方法，可以更快地恢复肢体血流灌注或静脉引流，而无须进行正式的血管重建。在需要额外治疗的患者(如低血压、酸中毒、凝血障碍)中，临时血管转流术尤为有用。这种辅助治疗也为外科医生治疗多重创伤患者的多重血管损伤提供了重要的回旋余地。

战争证明了临时血管转流术在严重损伤肢体时快速恢复血流灌注或静脉引流的效果。转流技术是为了早期恢复血流限制性的组织缺血，减轻伴随的神经肌肉损伤。经验表明，近90%被放置在近端大血管(股腘动脉或腋肱动脉)中的转流器，在放置和患者转移的几个小时后，其内血流都是通畅的。然后移除分流器，并进行正式的血管重建。尽管在小的和更远端血管（如胫动脉和前臂动脉）中，转流术的通畅率较低，但其对血管重建和保肢仍有一定效果。值得注意的是，在先前的报道和目前的实践经验中，临时血管转流术通常不需要使用系统性抗凝[10]。

在同时具有动脉损伤和肢体骨折的患者中，临时血管转流术是治疗血管损伤的重要手段。大量专家和组织都赞成早期恢复血流灌注，在骨折固定后立即放置临时血管转流器。最近的战争经验也证实了这一点，安置临时血管转流器后再转移到更大的三级医疗中心是安全可行的。军事经验的某些方面也适用于农村或严峻的环境，在那里，医院可能没有设备、人员或专业知识来管理伴随着肢体动脉损伤的多系统创伤患者。

为了放置一个临时血管转流器，必须如前所述，对肢体损伤血管进行暴露和出血控制。接着需要进一步分离血管边缘，并从损伤部位向近端和远端延伸2~3cm。这才允许将足够长的转流管器插入血管，以防转流器脱出。然后使用肝素化生理盐水对患者进行常规局部肝素化处理，直到出现足够的转流器前后出血。在局部肝素化后，如果存在远端血流灌注较差，可使用Fogarty取栓导管进行取栓。转流器有着不同的尺寸，但需注意的是，必须选择恰当尺寸的转流器，并且转流器插入深度不能超过2cm，以减少额外的血管内皮损伤和血栓形成。有些人主张使用较短的线性转流器，以减少阻力、增加流量，而不采用更长的预制的"循环分流"。然后用2-0丝线将转流器和血管壁缝合，并将丝线尾部包裹、缠绕在转流器上，以使转流器固定得更加稳定。虽然转流器可以在没有系统性抗凝的情况下保留24小时，但在理想状态下，转流器应该尽可能短时间地保留。

在放置转流器后，必须测量脉搏和多普勒血流信号。患者从手术室转移到重症监护室或进行航空转运时，重复测量脉搏或者多普勒血流信号将会给患者预后带来极大的益处。若出现血流动力学状态、脉搏或多普勒血流信号的任何改变，都必须立即将患者送回手术室，重新评估分流状态。

筋膜切开术

筋膜间隔压力>30mmHg是筋膜切开术的绝对指征。对于高风险损伤，如腘动脉远端、胫前动脉、胫腓干动脉及相应静脉的损伤，强力提倡预防性行筋膜切开术。

Ritenour等进行了一项针对战争创伤患者行早期和延迟筋膜切开术的回顾性研究[11]。在其系列研究中，与早期充分的筋膜切开术相比，延迟筋膜切开术有更高的肌肉切除率（24%对11%）、截肢率（31%对15%）和死亡率（19%对5%）。在下肢，前筋膜间隔是最常受影响的间隔，同时也有最高的不充分减压率，深部后间隙有第2高的不充分减压率。早期筋膜切开、4个间隔充分的减压，以及对肢体的抢救和功能的最大恢复非常重要。Ritenour，以及美国陆军备忘录和紧急战争手术课程同时强调了利用触觉确认间隔压力释放的重要性。触摸胫骨外侧面来保证前筋膜间隔的充分减压，触摸腓骨内侧面来保证深面后筋膜间隔的充分减压。

肢体残缺和合并骨创伤的血管损伤

"肢体残缺"一词描述了一种创伤模式，即伴随毁灭性的骨骼、血管、神经和软组织损伤，可导致很高的截肢率和并发症发生率。这些损伤通常需要多学科的协作治疗，包括普通外科医师、血管外科医师、骨科医师、重建外科医师、麻醉专家及康复专家。遗憾的是，用于指导决策的各种评分系统并没有得到有效证实。因此，仔细分析患者的症状、术前的初始生理状态和疾病负担、损伤特点、患者对功能恢复的渴望程度及临床医师准确的判断，决定着是否采取积极的肢体抢救，或是早期或二次截肢。

西部创伤协会最近发表了一套指导临床医生处理上述类型损伤的指南[12]。早期截肢的适应证包括：有着其他更紧急创伤的肢体残缺、Gustillo Ⅲ型骨折［粉碎性骨折或严重缺损的骨折，同时合并严重感染和（或）软组织损伤］、周围软组织缺损、大量肌肉坏死，相关神经损伤，尤其是胫神经离断、长时间缺血或者远端不充分供血的血管损伤。图22.5阐述了进行肢体损伤治疗的决策制订流程。

在同时合并有骨科和血管损伤的血流动力学稳定的患者中，早期快速、完整的神经血管检查至关重要。CTA在ABI降低或没有脉搏的情况下对血管损伤的诊断非常有用。合并骨折的血管穿通性损伤，应在骨折固定前早期通过转流器进行血流再灌注，以减少肢体缺血时间。

结果

并发症

下肢血管损伤最直接、最值得关注的结果是血管修复后的再通率。出现脉搏、多普勒血流信号或肢体缺血体征的任何改变，都要求重新评估血管修复结果。在修复的前30天内，与再通率相关的任何并发症都应被认为是技术性并发症。在短时间内，依赖检查脉搏或多普勒血流信号可能会出现误导，因为在相对较短的时间内，血流可以形成旁路交通。

减少并发症的最佳方法是进行良好的初始修复。即使在紧急情况下，术者也必须进行精细的血管修复。

在合并软组织创伤时，感染性并发症并不少见。感染性并发症常会导致软组织缺失、骨髓炎、血管移植物破坏及二次截肢，并且发生率很高，极大地影响着患者术后肢体功能的恢复。虽然在战争中爆炸伤比较常见，但在日常生活中往往是交通、农业或制造业事故导致肢体损伤。在预防性使用抗生素时，应

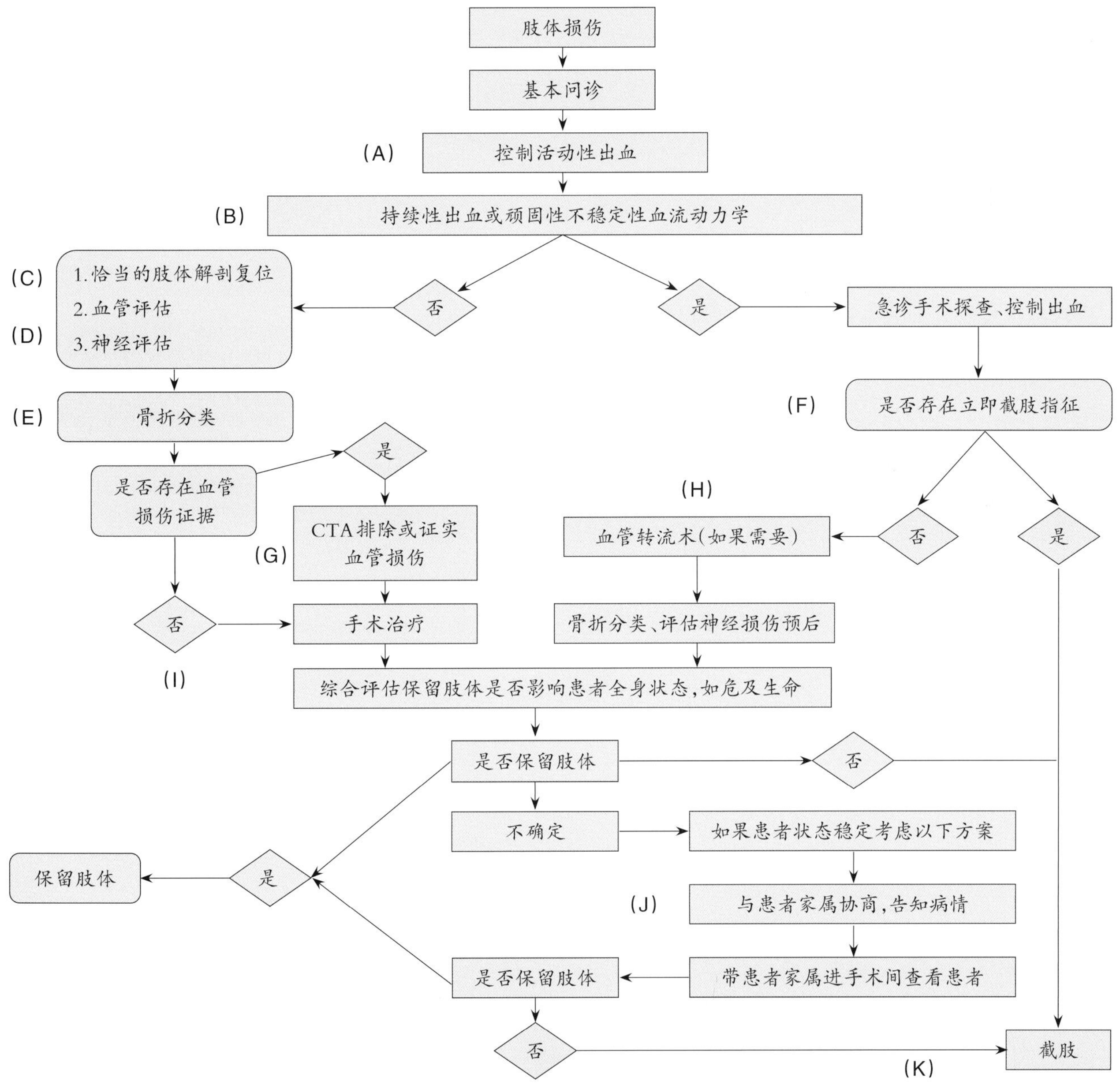

图22.5 肢体损伤治疗的决策流程图。(Reproduced with permission from Scalea T et al, Western Trauma Association critical decisions in trauma: management of the mangled extremity, Journal of Trauma: Injury, Infection, and Critical Care, Volume 72, Issue 1, Copyright © 2012 Wolters Kluwer Health.)

综合考虑损伤机制和可能的伤口感染物。开放性骨折需行早期抗生素治疗。在组织严重污染时，联合使用广谱抗革兰阳性菌青霉素类或头孢类抗生素，以及抗革兰阴性菌庆大霉素类抗生素，对感染的控制至关重要。

术中应密切注意用血管丰富组织覆盖血管移植物，以防移植物感染。在大多数搭桥修复中，首选自体静脉作为搭桥移植物，虽然在发生感染时，自体静脉极易破裂，并常伴有致命性出血，这再次证明了充足组织覆盖血管移植物的重要性。使用翻转皮瓣、游离皮瓣及带皮皮瓣移植时也可能需要软组织覆盖。当发生移植物感染时，必须通过解剖旁路搭桥来恢复血流灌注，以减少移植物感染后并发症的发生。

功能恢复

肢体血管损伤后关于保肢或者早期截肢或二次截肢的决定是非常艰难的，这会给患者带来重大的心理、生理和社会经济方面的影响。有充分的证据表明，截肢和保肢都对患者的心理、生理和社会经济状况有显著的影响。虽然在过去12年里，义肢技术有了巨大的进步，但大多数患者还是愿意选择保肢而不是截肢。目前缺乏肢体血管损伤患者长期疗效的相关研究文献。除了LEAP研究，大多数关于术后功能恢复的报道都是单中心的小样本队列研究，但LEAP研究更倾向于评估骨损伤后的功能恢复，而不是评估血管损伤后的功能恢复。

（刘洋 译 赵纪春 审校）

参考文献

1. Stannard A, Brohi K, and Tai N. (2011). Vascular injury in the United Kingdom. *Perspectives in Vascular Surgery and Endovascular Therapy*, **23**(1), 27–33.
2. Perkins ZB, De'ath HD, Aylwin C, Brohi K, Walsh M, and Tai NRM. (2012). Epidemiology and outcome of vascular trauma at a British major trauma centre. *European Journal of Vascular and Endovascular Surgery*, **44**(2), 203–9.
3. Tan T-W, Joglar FL, Hamburg NM, et al. (2011). Limb outcome and mortality in lower and upper extremity arterial injury: a comparison using the National Trauma Data Bank. *Vascular and Endovascular Surgery*, **45**(7), 592–7.
4. Lynch K and Johansen K. (1991). Can Doppler pressure measurement replace 'exclusion' arteriography in the diagnosis of occult extremity arterial trauma? *Annals of Surgery*, **214**(6), 737–41.
5. James W, Eric R, Henry C, Ba S, and Sunil S. (1998). Validation of nonoperative management of occult vascular injuries and accuracy of physical examination alone in penetrating extremity trauma: 5- to 10-year follow-up. *Journal of Trauma*, **44**(February), 243–53.
6. Miranda FE, Dennis JW, Veldenz HC, Dovgan PS, and Frykberg ER. (2002). Confirmation of the safety and accuracy of physical examination in the evaluation of knee dislocation for injury of the popliteal artery: a prospective study. *Journal of Trauma*, **52**(2), 247–51, discussion 251–2.
7. Sadjadi J, Cureton EL, Dozier KC, Kwan RO, and Victorino GP. (2009). Expedited treatment of lower extremity gunshot wounds. *Journal of the American College of Surgeons*, **209**(6), 740–5.
8. Burkhardt GE, Cox M, Clouse WD, et al. (2010). Outcomes of selective tibial artery repair following combat-related extremity injury. *Journal of Vascular Surgery*, **52**(1), 91–6.
9. Parry NG, Feliciano DV, Burke RM, et al. (2003). Management and short-term patency of lower extremity venous injuries with various repairs. *American Journal of Surgery*, **186**(6), 631–5.
10. Rasmussen TE, Clouse WD, Jenkins DH, Peck MA, Eliason JL, and Smith DL. (2006). The use of temporary vascular shunts as a damage control adjunct in the management of wartime vascular injury. *Journal of Trauma*, **61**(1), 8–12; discussion 12–15.
11. Ritenour AE, Dorlac WC, Fang R, et al. (2008). Complications after fasciotomy revision and delayed compartment release in combat patients. *Journal of Trauma*, **64**(2 Suppl.), S153–61; discussion S161–2.
12. Scalea TM, DuBose J, Moore EE, et al. (2012). Western Trauma Association critical decisions in trauma: management of the mangled extremity. *Journal of Trauma and Acute Care Surgery*, **72**(1), 86–93.

第4部分
下肢缺血及相关情况

Robert J. Hinchliffe

第23章

急性下肢缺血

D. Julian A. Scott, Jai V. Patel

急性下肢缺血简介

急性下肢缺血(ALLI)在血管疾病急诊中占了很大的比例。在治疗中,最困难的是评估患者下肢缺血的病史和持续时间,而最关键的是评估患者肢体的存活能力,并迅速进行血管再通。对于没有全天候动脉手术条件的医院,这点尤其重要。在发生下肢急性缺血时,急诊血管团队、救护车团队和血管外科病房之间良好的沟通能够有效缩短患者下肢缺血时间。传统经验认为,下肢急性缺血>6小时后肢体就无法挽救,但这没有科学或临床数据基础。然而,从出现症状、明确诊断到及时转运,血管外科医师进行临床干预,以保留患肢的时间仍然较短。

流行病学

急性下肢缺血的病因非常广泛,因此,很难统计全国范围内具体的发病情况。最近,COPART研究总结了法国南部3家教学医院关于动脉血管疾病的数据。该研究认为,急性下肢缺血占所有动脉疾病的9.3%,1年死亡率为23%[1],这与1989年开展的一项英国单中心系列研究结论非常相似,后者报道22个月死亡率为26%[2]。

病因学

急性下肢缺血的病因可分为动脉栓塞和血栓形成(框23.1和框23.2)[3,4]。一般来说,如果患者发病时间<72小时,存在栓塞的危险因素,没有间歇性跛行史,并且对侧肢体脉搏和ABI正常,那么很可能是发生了动脉栓塞。

本章着重阐述一般治疗原则,而不是具体治疗方案。具体治疗方案将在本书的其他章节进行阐述。

临床表现

"6P"征(疼痛、无脉搏、苍白、感觉异常、麻痹和肢体冰凉)是急性下肢缺血的典型表现,但其在诊治过程中相对少见,并且依赖于动脉粥样硬化后侧支循环建立的程度。下肢缺血的严重程度可以使用卢瑟福分类来分级(表23.1)。绝大多数患者常同时表现出症状和体征,而关于血栓形成和栓塞的鉴别诊断则是治疗过程中最大的难点。

动脉栓塞

绝大多数因栓塞事件而导致急性下肢动脉缺血的患者都存在相关的危险因素,如心房颤动(AF)(新发AF或未接受华法林治疗的慢性AF)或心肌梗死(MI)

框23.1 动脉栓塞病因

- 新发的和未治疗的慢性房颤
- 心律失常
- 急性心肌梗死
- 卵圆孔未闭形成的反常性栓塞(房间隔缺损)
- 严重的胸-腹主动脉粥样硬化
- 腹主动脉瘤
- 外源性栓子:线圈、胶水、支架、子弹/弹丸
- 脂肪栓子
- 心房黏液瘤——非常罕见(0.5人/百万人/年)

框23.2 血栓形成病因

原发血管疾病
- 动脉粥样硬化斑块破裂导致急性血管闭塞±栓塞
- 严重的动脉粥样硬化狭窄±远端栓塞（“蓝趾综合征”）

腘动脉疾病
- 腘动脉瘤急性血栓形成±远端栓塞
- 腘动脉卡压综合征
- 腘动脉外膜囊性病变
- 腘动脉支架断裂

创伤
- 膝关节置换——在存在动脉粥样硬化时的医源性损伤、锯条相关损伤或长期使用止血带造成损伤

移植旁路闭塞
- B型主动脉夹撕裂至股动脉平面[3]

血液学相关
- 红细胞增多症
- 肿瘤放化疗或放疗相关的急性脱水

肿瘤
- 原发灶和播散灶

医源性
- 股动脉缝合装置[4]

Source: data from Charlton-Ouw KM et al., Management of limb ischemia in acute proximal aortic dissection, Journal of Vascular Surgery, Volume 54, Issue 4, pp.1023-9, Copyright © 2013 Society for Vascular Surgery. Published by Elsevier Inc.; and Georg Y et al., Arterial thrombosis after using Angio-Seal, Annals of Vascular Surgery, Volume 25, Issue 8, pp.1078-93, Copyright © 2011. Published by Elsevier Inc.

（包括非ST抬高心肌梗死）。在AF患者中，急性下肢缺血的年发病率为0.4%（死亡率为16%）[6]。因栓子不断地从近心端向远心端传播，栓塞通常发生在动脉分叉部，如主动脉、髂动脉和股动脉分叉部。

一般来说，治疗急性近端动脉栓塞相对容易，其对侧下肢通常有完全正常的脉搏。如果无法证明患者存在心源性栓子，则必须通过常规临床查体或检查排除腹主动脉瘤（AAA）、胸主动脉疾病（图23.1）或深静脉血栓（DVT）导致的反常性栓塞。

相比之下，腘动脉和胫动脉远端的动脉栓塞更具挑战性，而且血管再通失败和下肢截肢往往会使治疗更加复杂。

胆固醇栓塞患者有典型的网状青斑表现（皮肤颜色呈蓝-红色晕染）、嗜酸性粒细胞计数升高和炎症标志物水平升高，包括ESR、CRP和纤维蛋白原。

表23.1 急性下肢缺血卢瑟福分类[5]

等级	肢体影响	神经血管症状	彩超结果
Ⅰ	可保肢	无	可探及动脉及静脉信号
Ⅱa	轻度威胁	感觉消失	可探及动脉及静脉信号
Ⅱb	中度威胁	感觉消失，伴部分运动功能障碍	通常不能探及动脉及静脉信号
Ⅲ	不可保肢	肢体瘫痪，感觉丧失	无信号

Reprinted from the Journal of Vascular Surgery, Volume 26, Issue 3, Rutherford RB et al., Recommended standards for reports dealing with lower limb ischemia: revised version, pp. 517-38, Copyright © 1997, with permission from Elsevier, http://www.sciencedirect.com/science/journal/07415214.

胆固醇栓塞患者的治疗非常困难，其1年生存率仅为30%～40%。

蓝趾综合征也是一种动脉栓塞形式，虽然其并不会导致急性下肢缺血，但却会极大地影响足趾的血供。动脉粥样硬化斑块是蓝趾综合征可能的栓子来源，通常位于股浅动脉，但也存在于整个动脉系统。

血栓形成

继发于血栓形成的急性下肢缺血患者通常已存在动脉疾病，有间歇性跛行病史，体格检查表现为脉搏减弱或消失，对侧肢体ABI降低。在这些患者中，由于动脉粥样硬化斑块破裂，其血管腔明显减小，随后形成局部血栓。

下肢血管重建后的患者在术后前30天内出现的急性下肢缺血通常是由于移植血管的技术问题（如旁路移植术或吻合口狭窄）或患者不适当的选择；30天至1年的急性下肢缺血通常是由吻合口处或移植静脉中残留的静脉瓣处血管内膜增生，导致血流速度加快、血液湍流和血栓形成。1年后的急性下肢缺血通常是由于血管内动脉粥样硬化进展和动脉瘤形成。

其他常见症状包括急性脱水（通常是化疗或严重腹泻后）、红细胞增多症和存在远端动脉流出道栓塞或血栓形成的腘动脉瘤。

除了技术原因，一些机械原因也可导致血栓形成，包括在骨科手术中使用止血带（通常是膝关节置

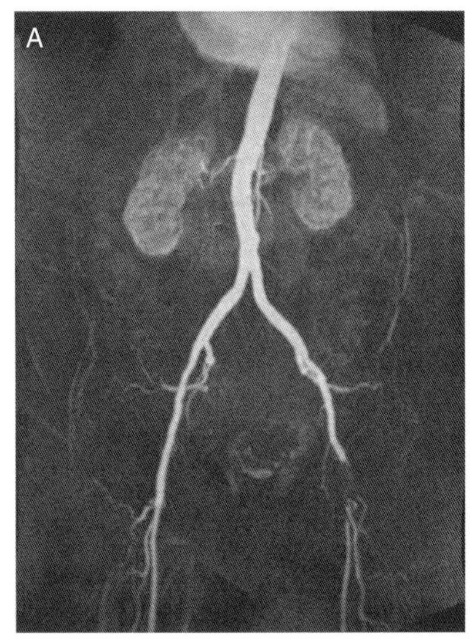

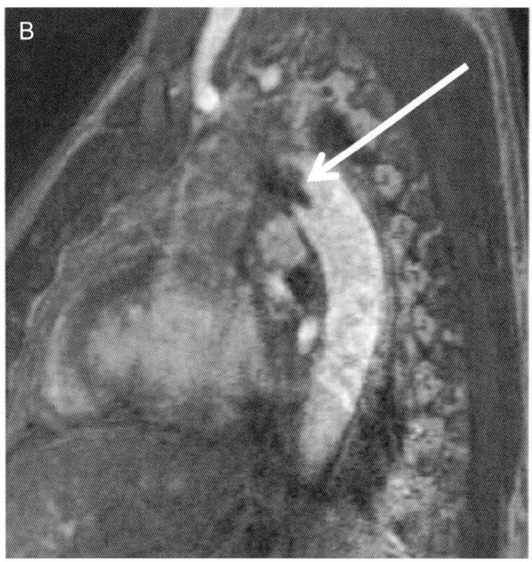

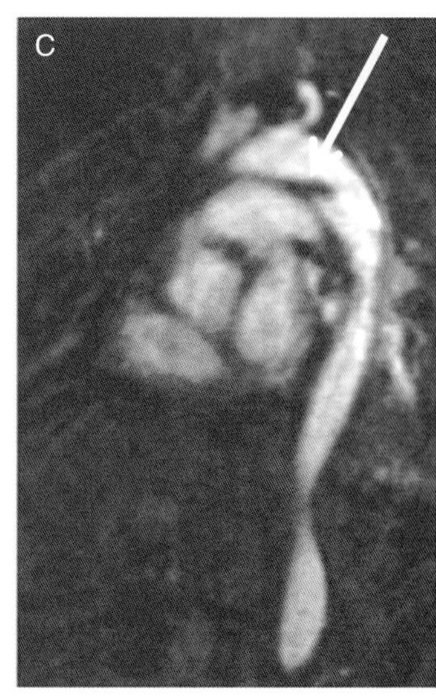

图23.1 (A)MRA显示急性左下肢股动脉栓塞,流入道和流出道通畅,适合外科手术取栓。(B)冠状斜位MRA和(C)主动脉弓远端MIP显示栓子来源于附着于主动脉壁的血栓(箭头所示)。

换)、长度不合适的抗血栓栓塞性弹力袜[在已经存在的周围动脉疾病(PAD)患者中]和直接创伤(钝性或穿通性)。

最后,血栓形成相关的罕见病因还包括抗磷脂综合征、蛋白质C缺乏症和恶性肿瘤。血管异常也可导致急性缺血,如撕裂至髂动脉的B型主动脉夹层、腘动脉受压综合征和腘动脉外膜囊性病变。

基础治疗

成功治疗的关键在于及时做出诊断,判断缺血的严重程度和缺血时间。但这通常是非常困难的,尤其是在合并其他严重疾病的患者中。在英国,血管外科医生应该参与患者病情评估和治疗决策,并且应该和介入放射科医生共同讨论。

所有急性下肢缺血患者都应该入院治疗,且医院必须能够进行24小时血管外科手术和血管腔内治疗术,同时还能进行适当的血管成像,以及能够在适当的处理后进行溶栓治疗,因此,医院通常应具备完善的医疗设施。根据转运距离,患者可能需要救护车或直升机紧急转运。

严重缺血

不可逆性缺血

不可逆性缺血的典型特征为皮肤颜色改变(有时被称为“大理石花纹”),常合并骨筋膜室压力增高、肢体麻痹、触诊或彩超检查时无脉搏。某些患者常需要紧急截肢。另一部分患者可根据其并发症、生活质量要求及与家属的讨论结果,选择对患者更好的姑息治疗。此时,姑息治疗团队的参与对患者的治疗很有帮助。

可逆性缺血

在这些患者中,与缺血紧急程度和治疗选择相关的重要临床特征包括肌张力升高和运动障碍,这两者都反映严重的肌肉缺血和(或)坏死。在这两种情况下,患者肢体存在晚期缺血,可能需要对其进行紧急手术干预(图23.2)。

有动脉粥样硬化的患者,流出道的存在通常可保住肢体。相比之下,正常血管的急性栓塞将会导致急性下肢缺血的典型特征(“6P”征)。

所有患者都应该按照标准治疗原则进行管理,包括面罩吸氧(28%浓度氧气)、静脉通道、液体复苏及镇痛治疗。在相关干预开始之前,保证患者经口的呼吸道通畅非常重要。

应早期建立静脉通道和检查血液、生化样本[包括全血细胞计数、凝血功能、INR、尿素、电解质、葡萄糖、脂质谱、肌钙蛋白,计划行血管重建术时复查上述指标]。来自许多单一中心的大量报道显示,急性下肢缺血患者心肌肌钙蛋白(cTnT)水平升高提示预后不良[7,8]。肌酸激酶(CK)水平则与截肢

A
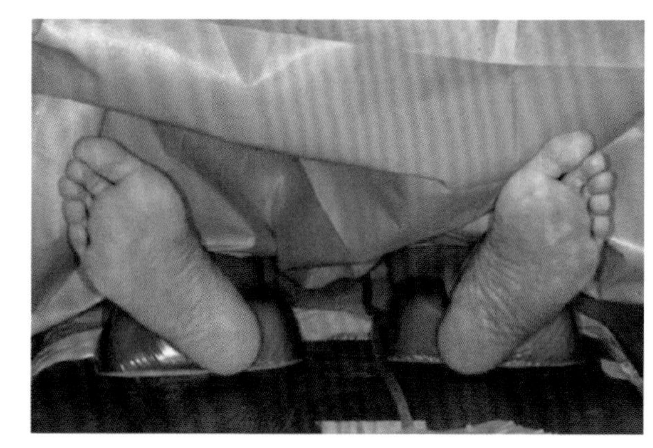
B
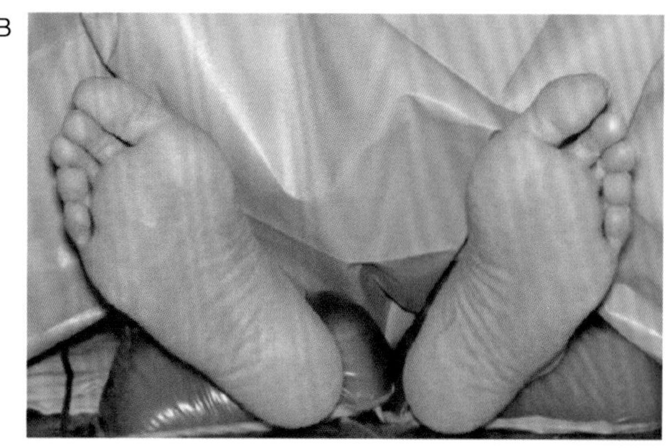

图23.2 (A)左侧髂动脉急性栓塞导致左下肢严重缺血。(B)左侧股动脉切开取栓和髂动脉支架植入术后,患者肢体血供恢复。

风险的评估息息相关,在一项包含97例患者的单中心研究中,Currie报道CK水平升高可导致截肢风险增加56%[9]。

进一步的血液检查可能包括血栓性筛检(凝血因子Ⅴ Leiden突变、凝血酶G20210G突变、蛋白C或蛋白S或抗凝血酶Ⅲ因子缺乏)和同型半胱氨酸(包括MTHFR TT突变)。然而,这些检查可能会受到急性血栓形成和抗凝药物的影响,因此,最好在后续治疗时进行。

基因突变与动脉缺血事件之间的联系相对较低,其比值比为1.2~1.32,因此,发现显著基因异常的可能性将很低[10]。基因异常的高危人群包括女性和年轻人。

如无禁忌证(框23.3),治疗医生应给予负荷剂量的普通肝素(80IU/kg),可以抑制凝血酶(Ⅱa因子)、Ⅹa因子和Ⅸa因子,之后连续输注[18IU/(kg·h)]普通肝素,通常为1000IU/h。6小时后测量APTT,并根据结果调整肝素用量和速度,控制目标比率为1.5:2.5。而现在,在许多医院中,低分子肝素已得到越来越多的应用,其主要优点在于抗凝和皮下注射的可靠性。由于半衰期短,普通肝素常用于围术期的抗凝治疗。

框23.3 肝素应用禁忌证

在临床实践中,肝素可被大部分患者很好地耐受,仅存在很少的绝对禁忌证

- 活动性消化道溃疡疾病(近期出血)
- 近期颅内出血
- 严重高血压
- 严重肝脏疾病
- 食管静脉曲张
- 近期神经外科手术或眼科手术
- 血小板减少症
- 肝素诱导的血小板减少症病史
- 未经治疗的血友病或凝血障碍

使用肝素后3~5天,应规律监测患者的血小板计数,以防患者出现肝素诱导的血小板减少综合征(HITS)。如果血小板计数下降,则必须停用肝素,并进行血液学治疗。

值得注意的是,英国血液学标准委员会(BCSH)指南指出:在严重急性缺血的情况下,没有证据表明肝素在急性血栓栓塞性动脉栓塞患者中有良好效果。然而,医生却常给予患者治疗剂量的肝素[11]。大多数血管外科医生使用肝素治疗,尝试防止血栓的传播和保护远端血管。

已行抗凝治疗的患者

对于使用华法林抗凝后仍然出现急性下肢缺血的少数患者,必须根据患者的临床状态和开放手术或血管腔内治疗的需求,判断是否需要逆转华法林效果。一般来说,尽管已经充分的华法林化,但新发动脉血栓的临床预后结果并不会太好。

如果急性下肢缺血患者一直长期使用华法林,但又出现了新的或进一步的动脉栓塞或血栓形成,那么医生必须仔细检查患者的INR历史值,患者可能存在一个低于治疗值的INR值。如果INR值在治疗范围内时仍然发生急性下肢缺血,则应该考虑增加INR目标值(如房颤患者),对于此现象,最常见的解释是存在潜在性血栓形成的物理因素(如严重动脉狭窄)。此时,协同血液内科专家共同治疗将会对患者的病情改善有很大帮助。在极少数患者下,可

以考虑使用另一种抗凝药物。

如果需要对患者行紧急的血管重建术，如缺血6小时内，则必须逆转华法林效果。逆转时应遵循各地相关的指南，但一般来说，可使用以下药物。

• 静脉注射维生素K，超过30分钟（缓慢注射5～10mg，注意存在小风险过敏反应的比例为3/10 000）。

• 可使用15mL/kg剂量的FFP，尽管其本身效果比较短暂，并且应该与维生素K合用。然而，FFP存在明显的风险，包括液体容量增加（尤其是合并左心室功能障碍的患者）和过敏反应。

• 浓缩凝血酶原复合物（PCC），如Octaplex®和Beriplex®，这类药物包含4种维生素K依赖性凝血因子（Ⅱ因子、Ⅶ因子、Ⅸ因子和Ⅹ因子）。常用剂量为10～12IU/kg，每1000IU注射时间需>15分钟。注射10～15分钟内可完成华法林的完全逆转，作用可持续6～8小时，但是在开始注射之前应优先使用维生素K。Octaplex的使用存在一定的禁忌证，如HITS、广泛性血管内凝血（DIC）和新发血栓栓塞事件。

超声心动图和24小时心电图

作为动脉栓塞的后续检查，经胸超声心动图（TTE）常在患者中广泛开展，但其不太可能发现影响常规抗凝治疗和可能的血管重建治疗的所有病变。24小时心电图也常作为后续检查，但尚无相关文献报道来量化异常检查结果，以及异常结果对动脉栓塞治疗的影响。

反常性栓塞的患者可能存在下肢肿胀病史（DVT）和（或）完全没有急性下肢缺血典型栓塞的原因（如房颤和心肌梗死）。在这些患者中，可行增强TTE（“气泡回声”）或经食管超声心动图（TOE）来判定是否存在房间隔缺损，如卵圆孔缺损（PFO）。现阶段有充分的证据表明，房间隔缺损时采取积极的干预措施将减少栓塞事件的发生，包括脑卒中的发生。PFO可通过开放手术闭合，也可通过血管腔内技术封堵。而采用血管腔内封堵时，似乎可以有效降低24个月内栓塞事件的复发风险。

影像学检查

在治疗时，需根据医院各种检查的可利用性和患者临床表现的阶段来合理选择ALLI时的影像学检查。但无论采用何种检查方式，都应尽可能更快地进行，以最大限度地减少治疗延误。检查主要是为了明确动脉栓塞的范围，并明确动脉栓塞的原因（栓塞还是原位血栓形成），从而指导最佳治疗。

多普勒超声

超声是一种相对易得且广泛应用的检查工具，其可以快速检查下肢动脉血管情况，尤其是彩色多普勒。超声可以直接或间接地评估近端血管的闭塞范围，但在对主髂动脉的直接评估方面仍可能存在一定困难，尤其是对超重患者和肠道过度胀气患者。在腹股沟区检查股动脉，可以间接地评估血管状态。行股动脉多相彩色多普勒检查时，良好的血流速度可提示不存在近端闭塞性疾病。而超声对于膝下远端流出道血管的准确评估相对比较困难且费时（尤其是动脉钙化或下肢水肿）。然而在大多数医院，超声通常是医生依赖且唯一可用的检查方式。

磁共振血管造影

磁共振血管造影（MRA）目前是评估下肢血管血流灌注的首选成像方式。该方式可以直接评估从主动脉到足底弓的整个动脉系统，甚至是血流低灌注状态（如其他方式难以评估的膝下血管）。而最新的增强MRA（CEMRA）可通过采集大量数据来重建闭塞动脉的三维血管成像（3D CEMRA），也可以重建出横断面成像，以对不同动脉节段进行更准确的评估。在成像时，应同时利用横断面成像数据和三维最大密度投影（MIP）成像数据。随着时间分辨技术的发展，MRA可得到更好的血管内流体动力学成像，其效果与传统血管内造影成像相似。然而，在急性下肢缺血时，MRA时间分辨技术对指导治疗的作用十分有限。

MRA并非没有其问题。存在缺血性疼痛的患者在行MRA检查时可发生明显的肢体活动伪影，导致在膝下血管评估和源图像获取方面非常困难。在血流低灌注时，MRA会发生明显的静脉显影，使得膝下血管显影更加不清，但检查时改变扫描方式，可在一定程度上减少此种情况的发生，如成像前先固定小腿，或在膝下应用束缚带。当改变扫描方式时，应注意可能会造成无意识的伪影。在小腿固定时，由于动脉相扫描延迟，可能会导致大腿或盆腔部位的静脉显影和较差的动脉增强显影。在使用束缚带时，可能会引起已经缺血的肢体疼痛加剧，从而导致更多的伪影。

CT血管造影

多层计算机断层扫描（MDCT）的出现，使得大量数据的快速采集成为可能，这让CTA成为评估周围动脉疾病的一种较好的成像方式，包括评估急性下肢缺血。由于数据采集速度快，相比MRA，CTA更不容易产生伪影。在大多数医疗中心，更容易进行MDCT检查，特别是在缺血几小时内，而且相比MRA，MRCT仅需要更少的后期数据处理。并且CTA的薄层轴向重建可获得任何平面上的高对比度和空间分辨率的多平面重建图像（MPR）。

CTA采用电离辐射，考虑到需采集整个下肢的大量图像数据，CTA会产生巨大的辐射。对碘造影剂过敏的患者不能进行CTA检查，肾功能受损的患者也应谨慎进行CTA检查，因为碘造影剂的肾毒性可能存在潜在风险。和MRA一样，CTA也会受伪影的影响。由于检查时钙化斑块中出现的伪影可导致血管腔内信号丢失，因此，CTA很难对严重钙化的血管进行准确的评估。但这可以通过使用减影技术，从图像中减去钙化斑块成像来解决问题，但这通常是以增加辐射剂量为代价。对于大动脉和中动脉，CTA是一种十分有用的成像技术，但对于小腿上较小的血管，成像仍然很困难。尽管快速获取时间促进了CTA在外周动脉疾病诊断过程中的发展，但其也可能因检查结果显示血管通畅，从而导致对闭塞性疾病的误诊。心脏泵功能较差或血流低灌注患者，如急性下肢缺血患者，CT纵向扫描速度快于造影剂向下充盈的速度，这可能会导致在造影剂充盈之前，下肢血管被提前成像，从而被错误地诊断为下肢血管闭塞。这种情况在膝下血管中更容易发生。在检查时可延迟一段时间，在造影剂到达膝下动脉后的动脉期晚期重复获取成像数据，可获得较好的成像效果。

数字减影血管造影

由于其他无创性检查的快速出现，数字减影血管造影（DSA）作为以前急性下肢动脉缺血的首选检查，目前很少被使用。但当无创性检查出现伪影，影响到诊断甚至治疗方案时，DSA仍然是诊断的金标准。和其他检查一样，由于造影剂充盈缓慢、数据采集时间较长和患者缺血性疼痛，检查时也可出现明显的血管内伪影，因此，急性下肢缺血时膝下血管DSA成像依然非常困难。与此同时，在缺血肢体动脉内注射造影剂，尤其是在小血管中，本来就可引起疼痛。如果使用DSA作为主要诊断工具，则需穿刺无症状肢体侧的股动脉，这样可得到整个患肢血液循环的完整评估，包括髂动脉。此时一旦确诊，则可从相同途径越过主动脉分叉部进行治疗。而在DSA之前进行无创性检查评估可获得一个更加优化的血管腔内治疗。

治疗

急性下肢缺血的治疗原则依赖于患者缺血症状的程度（可逆转、部分逆转或不可逆转）和潜在的病因（栓塞或血栓形成）。

在一篇关于急性下肢缺血的综述中，研究者回顾了5项对比手术和溶栓治疗的随机对照试验，总结出：两种方式下患者1年截肢率和死亡率没有明显差别，但在30天内，进行溶栓治疗的患者具有更高的出血风险。作者建议，Ⅰ型、Ⅱa型和最近移植物血栓形成（<14天）的急性下肢动脉缺血患者，可采用置管溶栓治疗。相反的，Ⅱb型和Ⅲ型患者应采取外科手术治疗[12]。

在手术治疗时，外科医师应和麻醉医师进行沟通，共同管理患者。有急性下肢缺血的患者常合并有其他严重并发症，并且在围术期存在很高的并发症风险（如在肌肉缺血时行血管重建常导致心律失常）。因此，在进行急诊手术时必须要求麻醉师共同参与治疗。

手术治疗

如果进行了术前成像检查，术前成像就应被用于指导术中取栓及进一步的血管腔内干预[导丝取栓、吸栓和（或）术中台上溶栓]。

股动脉切开取栓

在手术开始之前，进行手术安全核查、预测所有可能的情况非常重要，尤其是在复合手术室（开放+

腔内)。如果复合手术室不可用,那么患者就应被安置在一个可透视的手术台上,这样就可以很容易地利用便携式X线血管造影系统对主髂动脉进行成像。术中使用Bair Hugger保温系统对患者实施保暖也非常重要,应确保患者的正常肢体被置于合适的床垫上,同时缺血肢体应被置于干净的无菌袋中,以便确认患肢成功恢复血流灌注(图23.3)。麻醉方式的选择取决于患者的临床状态、身体情况、栓塞部位和潜在手术需要。对于大多数患者来说,全身麻醉最为合适。

可在股总动脉(CFA)、股浅动脉(SFA)和股深动脉(PFA)上做腹股沟纵切口,通过硅胶管来阻断血流。手术时应检查CFA,大多数正常血管外观呈轻微蓝色,而病变血管外观则呈黄色或白色。由近端闭塞而导致血管血栓或塌陷时,动脉血管可被扪及,并且会有一定张力。

动脉切开方式(横向或纵向)应基于取栓的难易程度和动脉重建的需求程度,包括流入道重建(股-股搭桥或极少数的腋-股搭桥)或流出道重建[股-远端动脉搭桥和(或)需要内膜切除成形+补片修补的股动脉疾病]。

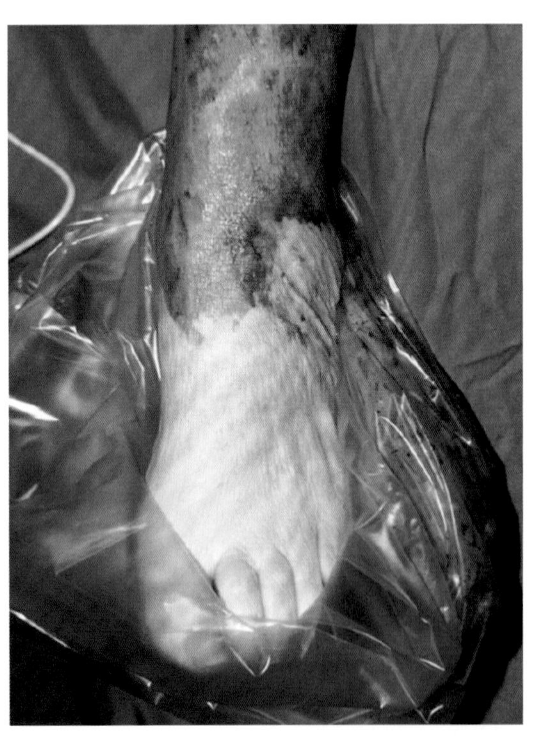

图23.3 动脉栓塞导致急性下肢动脉缺血,外科手术取栓后。注意缺血侧足部应被安置在无菌袋内,以方便识别是否成功恢复血流灌注。

对于动脉横切患者,建议将切口靠近PFA的起始处,因为这有助于将取栓导管置入血管。如果选择动脉横切,并且需进一步行搭桥手术,则可以在股动脉上做一纵向切口,这将很容易建立更适合于搭桥手术的十字形动脉切口。

对于术后是否进行血管造影检查,目前尚未达成一致意见,尤其是在取栓术后CFA近端和远端喷血良好的情况下。此时,应尽快恢复下肢血管血流灌注。最近的一项单中心研究表明,在进行了选择性血管造影和常规血管造影的动脉栓塞和动脉血栓形成的两组患者中,其12年内的截肢率和死亡率并无差别[13]。

近端主髂动脉骑跨栓塞

骑跨栓塞相对罕见,脐部以下皮肤花斑和股动脉搏动消失为其典型表现,治疗时常选择局部浸润麻醉下探查双股动脉。根据医院医疗设施水平,取栓导管可尝试通过主动脉分叉部(通常到达脐部),然后进行血管造影,最后向球囊内注入造影剂扩张,将取栓导管拉到CFA取出血栓。

腘动脉瘤血栓形成

迄今为止,尚无关于腘动脉瘤血栓形成造成急性下肢缺血治疗方面的随机临床对照试验。最近的一项系统评估表明,在术前和术中进行溶栓治疗可有效改善患者下肢血管1年通畅率。然而,与仅进行手术相比,溶栓治疗并不能降低患者的截肢率[14]。

腔内治疗

腔内治疗的基本原则是清除血栓,治疗任何潜在损伤,密切监测肢体血供和防治并发症。腔内治疗可用于:

- 溶栓治疗。
- 吸栓治疗。
- 机械取栓治疗。

进行上述治疗也许还会需要其他血管腔内技术或外科手术。

目前尚无1级水平证据表明腔内技术优于外科手术或外科手术优于腔内技术,也无相关证据表明血管腔内技术优于外科手术干预[12,15-18]。因此,治疗应基于患者自身病情和医院可提供的医疗服务,并且应尽可能在能够同时进行外科手术和血管腔内治疗的医院进行。理想情况下，两种治疗方案都适用于患者，但鉴于急性下肢缺血治疗的紧急性，在紧急情况下，每个医院都应能提供24小时的血管腔内治疗。

血管腔内治疗不能快速恢复肢体的血流再灌注，因此不适合肢体严重受威胁的患者，在这种情况下，外科手术更为合适。当考虑急性下肢缺血是由栓塞造成时，外科手术是首选治疗方式，但这可能也会使用腔内治疗方式，如导管取栓和近端髂动脉支架植入术。

溶栓治疗

在肢体可存活或轻度受威胁的患者中，可采取溶栓治疗，因为溶栓过后缺血症状可以得到明显改善。溶栓治疗通常适用于血栓形成闭塞患者。但如果是由栓子造成的栓塞，则不能采用溶栓治疗，因为这会使栓塞源溶解造成更多的栓塞。溶栓治疗的禁忌证详见框23.4，禁忌证基本与溶栓药可增加患者的出血风险有关。临床上常用的溶栓药及其特点总结于表23.2。尽管重组组织纤维蛋白原激活物(rtPA)是最常用的溶栓药，但最有效的溶栓药仍不明确[19]。目前正在研究的直接作用于血栓(如蛇毒纤溶酶、血纤维蛋白溶酶)的纤维蛋白溶解物可能只有很小的全身反应，但其在临床实践中的有效性还有待确定[20]。

动脉内溶栓治疗的基本技术在于在血栓中放置造影导管，无论是顺穿途径还是从对侧股动脉跨过主动脉分叉部的逆行途径。导丝和导管配合穿过血栓，然后给予一定溶栓药量的rtPA。导丝轻松通过(软的)血栓，则代表预后较好，溶栓治疗应该能成功进行(导丝通过试验)，随后，通过插在血栓近端中的导管向血栓内泵入rtPA。在作者的医院中，典型的治疗方案为先使用5mg起始剂量，然后以0.5～1mg/h的速度泵入rtPA。在溶栓进行4～12小时后可进行血管造影，以监测血栓溶解进度，并调整溶栓过程中导管头端的位置。通过穿刺鞘侧部注入低剂量肝素(250IU/h)可预防导管周围血栓形成。在溶栓治疗时，患者应在ICU进行监护。只

框23.4 溶栓禁忌证

绝对禁忌证

- 6个月内脑卒中史或2个月内短暂性脑缺血发作(TIA)史
- 未控制的出血性疾病
- 近期消化道出血(10天内)
- 3个月内神经外科手术史(颅内及脊髓)
- 3个月内颅内创伤史

相对禁忌证

- 10天内心肺复苏史
- 10天内大型非血管手术史或创伤史
- 未控制的高血压史(收缩压>180mmHg或舒张压>110mmHg)
- 无法压迫的血管穿刺史
- 颅内肿瘤史
- 近期眼科手术史
- 年龄>80岁

次要禁忌证

- 肝衰竭，尤其合并有凝血障碍
- 细菌性心内膜炎
- 妊娠
- 糖尿病出血性视网膜病变

在临床实践中，很少存在绝对禁忌证，甚至常用相对禁忌证来描述绝对禁忌证

表23.2 常用溶栓药的特点

药名	来源	特点	半衰期	其他特点
SK	链球菌培养	激活纤溶酶(纤溶酶原)复合物	16分钟/90分钟	非选择性激活游离和纤维蛋白结合的纤溶酶原抗原性；2%的患者出现过敏反应
UK	人类新生儿肾细胞组织培养	直接纤溶酶原激活物	14分钟	非选择性激活游离和纤维蛋白结合的纤溶酶原
rtPA	异源哺乳动物组织培养	直接纤溶酶原激活物	3分钟	高纤维蛋白亲和力和特异性，选择性激活纤维蛋白结合的纤溶酶原
r-PA	大肠杆菌培养	直接纤溶酶原激活物	14分钟	rtPA衍生物，具有更长的半衰期

SK，链激酶；UK，尿激酶；rtPA，重组组织型纤溶酶原激活物；r-PA，瑞替普酶。

要连续的血管造影提示血栓持续被溶解，就应该继续进行溶栓治疗，直到完全清除血栓，或者持续12小时的溶栓失败。

大剂量药物溶栓和脉冲喷雾溶栓也是可供选择的治疗技术。此类药物缩短了溶栓时间，增加了出血并发症，但并没有证据表明其能提高肢体生存率[21]。目前有研究者正研究能够提高血栓溶解速度的新技术，如超声增强溶栓术[22]。

一旦血栓被完全清除，其余可能潜在的任何损伤都应被发现和治疗。对许多患者来说，这包括动脉粥样硬化斑块破裂后的血管成形术或支架植入术。如果未能发现并纠正血栓闭塞的诱发原因，则会增加血栓复发的风险。

溶栓并发症

由于使用溶栓药可使全身处于低凝状态，出血是溶解血栓时最常见的并发症。小出血很常见，发生率可高达40%，主要由穿刺部位血肿形成，在多次穿刺或血管贯通穿刺时发生率更高，因此在需要溶栓和血管前壁穿刺时，应尽量减少动脉穿刺部位的数量。大出血，即需要输血或积极干预的出血，发生率高达10%，穿刺部位也是其最常见的原因。脑卒中是溶解血栓时最严重的并发症，报道的发生率为1.2%~2.3%，而溶栓时间、溶栓药总剂量和患者年龄可增加脑卒中风险。

溶栓过程中发生远端栓塞可能会导致患者症状的进一步恶化。这通常发生在溶栓开始后的最初几小时内，可采取持续的溶栓治疗和适当的镇痛治疗，以留出足够时间使栓子溶解。如果肢体状况显著恶化，则需要考虑更加积极的干预方式，如经皮穿刺吸栓或切开取栓。

溶栓替代治疗

对于溶栓后易出现明显出血的患者，可以采用其他替代治疗，包括经皮穿刺吸栓术和机械取栓术。这两种技术都不太可能完全清除血栓，仍常需要辅以溶栓治疗，这样可有效减少溶栓药用量和溶栓时间，从而降低出血并发症的发生风险。

经皮穿刺吸栓术

经皮穿刺吸栓术是通过在可拆卸的穿刺鞘中置入一大直径导管，进而吸出血栓。治疗时使用50mL注射器将血栓吸入导管内，并向前推进导管，穿过血栓。理想情况下是在患肢同侧置入导管，但如果从患肢对侧置入，就应该放置一跨过主动脉分叉部的长鞘，以防脱落栓子进入无症状的肢体造成新的栓塞。

经皮机械取栓术

市面上有许多器械设备，可以通过多种方式来软化和取出血栓。本章并不会对每种设备的详细信息和操作方式进行阐述。机械取栓的效果取决于血栓形成的时间。远端栓塞是机械取栓的主要并发症之一，其他并发症取决于使用的设备类型，包括溶血、液体超负荷和严重失血等。

辅助治疗

血管腔内治疗可有效地辅助外科手术，无论是协助取栓还是治疗潜在的损伤。

腔内导丝取栓

由于血栓栓塞后可形成血管狭窄，使用Fogarty取栓导管进行外科取栓时可能无法完全清除血栓。此外，标准的Fogarty取栓导管直径可能不能很好地与栓塞血管相匹配。腔内导丝取栓则可以解决上述部分问题。导丝导管配合进入血管栓塞段，然后根据血管大小选择合适的造影球囊或取栓导管进行取栓治疗。这样可有效降低取栓时血管损伤（如夹层）的风险。

支架植入

一旦通过外科手术清除血栓，任何潜在的血管损伤都可以通过血管腔内方式来治疗。支架植入尤其适用于改善髂动脉流出道，而不需要使用分叉型移植血管。支架也可用于固定外科手术难以取出的血管壁残余血栓，以减少其对血流的影响（图23.4）。

术后治疗

继发于非瓣膜性房颤的血栓栓塞患者可根据CHA_2DS_2-VASc和HAS-BLED量表评分结果，选择最合适的抗栓治疗方案。评分≥2分预示血栓栓塞高风险，即使患者已经华法林化，也应考虑使用治疗剂量的低分子肝素。使用华法林时应根据患者体重慎重

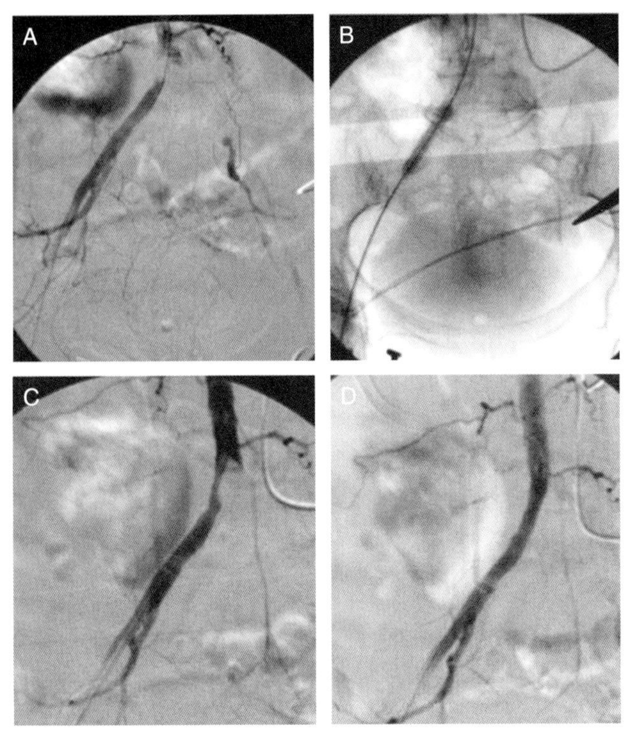

图23.4 88岁老年女性患者，合并心房颤动，近期停用华法林，现出现右下肢急性缺血。(A)尽管主动脉分叉处存在骑跨栓塞，但左侧肢体尚无症状。(B)导丝引导下使用10mm血管成形球囊取栓。(C)未能改善血液流入道。(D)在主动脉分叉处放置支架使血栓“移位”，贴附于血管壁。

地选择起始剂量。如果患者对华法林治疗存在明确禁忌，那么可以考虑双抗血小板治疗(阿司匹林和氯吡格雷)，但双抗血小板治疗效果不如抗凝药有效，并且存在很高的出血风险。新型Ⅹa因子抑制剂，如利伐沙班现已被NICE批准用于预防房颤患者脑卒中和栓塞事件的发生[23]。

并发症的治疗

出血

溶栓患者出血风险明显增加，因此，许多血管中心主张患者应在ICU监护下治疗而不是在普通病房。在传统股动脉穿刺患者中，出血通常发生在腹膜后间隙，可以造成大量的出血，其中，顺穿和肥胖患者的出血风险最高。出血早期缺乏明显的外部体征，仅表现为股神经压迫刺激症状(腹股沟疼痛和大腿疼痛)。随着出血的加重，患者可能会出现明显的腹股沟或髂窝血肿。进行性出血晚期的常见症状，如心动过速和低血压常为休克晚期症状(许多患者存在相关并发症，可能正在服用β-受体阻滞剂)。如果考虑患者存在出血，就必须进行CT扫描检查。根据CT扫描的结果，患者可能需要进行外科手术和(或)血管腔内覆膜支架植入术。外科手术时，常需要通过经典的腹膜外途径控制近端血管，并且需要暴露股动脉。在术中可以发现，股动脉或髂外动脉后壁是最常见的穿刺损伤部位。

骨筋膜室综合征

所有急性下肢缺血的患者都存在发生骨筋膜室综合征的风险，如果无法正确识别和恰当治疗，将会导致患者下肢神经损伤[长期感觉异常(或感觉迟钝)和运动丧失，如足下垂]、持续缺血、肌肉坏死、横纹肌溶解、截肢并危及生命。骨筋膜切开术的发生率相对较低，但其会延长术后住院时间，因为需要持续的护理治疗，通常是负压伤口治疗和皮肤移植[24]。术后无须长期对这些伤口进行干预和恢复，除非是在伤口可以通过切除瘢痕和闭合缺损来重塑的年轻患者。

骨筋膜室综合征常通过临床症状来诊断。典型表现为疼痛症状与体征不成比例，存在第一蹼感觉丧失和拇长伸肌肌力减弱。骨筋膜室可能会肿胀、紧张、触痛，如果被动拉伸，则会导致疼痛。

小腿骨筋膜室压力

如果临床考虑发生骨筋膜室综合征，则可以通过一个传统的动脉压力监测装置来测量骨筋膜室压力。动脉压力监测装置应该连接一个绿色的穿刺针，并用肝素化盐水冲洗。治疗时应同时记录全身血压和骨筋膜室压力。将穿刺针插入小腿骨筋膜室前壁(胫骨前嵴外侧1cm)、侧壁(腓骨后缘前侧)、浅面(腓肠肌内侧)和深后面(胫骨内侧缘后侧和腓骨)，可测量各骨筋膜室压力。

测量过程中应记录上述压力值，在测量时，深后骨筋膜室压力最难测量，而一般来说，前骨筋膜室压力最常受影响。在正常血压为120/80mmHg的情况下，30mmHg的骨筋膜室压力即可诊断为骨筋膜室综合征。然而，监测上述压力的可靠性较低，如果外科医生怀疑患者存在骨筋膜室综合征，则应该及时对其行骨筋膜切开术。

存在骨筋膜室综合征时应及时解除压迫(图23.5

至图23.8)[25-27]。

横纹肌溶解

长时间急性下肢缺血患者,尤其是创伤性损伤,存在明显的横纹肌溶解风险,横纹肌溶解可显著增加急性肾衰竭和死亡的风险。其损伤机制可能是血红蛋白毒性、肾血管收缩和血管腔内血栓形成。横纹肌溶解的诊断一般是依据临床症状(肌肉疼痛、全身虚弱和茶色尿)(图23.9)和实验室检查,包括CK(严重肌肉损伤时>5000U/L)、尿常规、尿和血浆中肌红蛋白。

早期识别和补充水分是避免肾衰竭的关键。有证据表明,甘露醇通过多重作用(利尿、清除自由基、扩张肾血管和降低血浆黏度)对治疗可能会有一定疗效。治疗时也可碱化尿液,但尚无任何RCT证明碱化尿液在横纹肌溶解时的疗效。

治疗时也可使用其他一些药物,如具有抗氧化活性的己酮可可碱、维生素E、维生素C和矿物质(锌、镁),但尚无相关RCT证实其疗效。

对于已经发生急性肾衰竭的患者,必须进行血液透析治疗酸中毒和高钾血症。

神经相关的问题

根据下肢缺血时间和神经损伤程度,患者可能会呈现出各种神经性症状,包括感觉异常、感觉丧失及神经病变。许多药物(全身的和局部的)已经被证明可有效缓解成人的神经性疼痛[28],常用药物包括普雷加林或加巴喷丁。

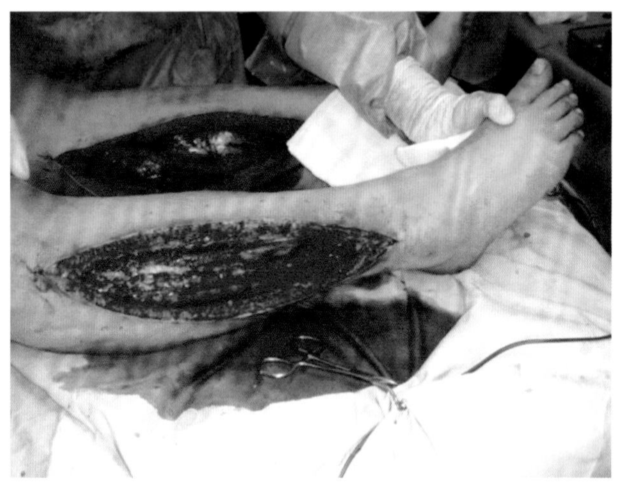

图23.5 小腿骨筋膜室切口,所有骨筋膜室充满张力,但可保留肢体。

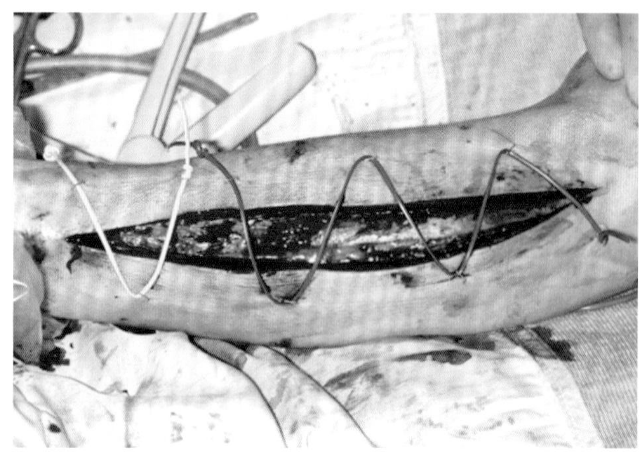

图23.7 伤口缝合治疗的“鞋带技术”。

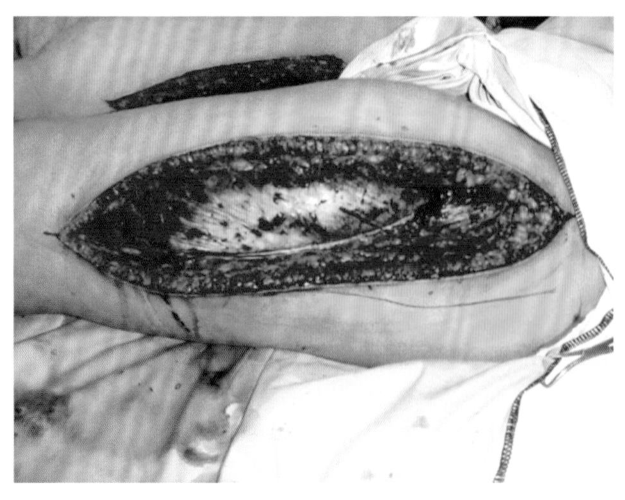

图23.6 大腿骨筋膜室切口(外侧和内侧)。

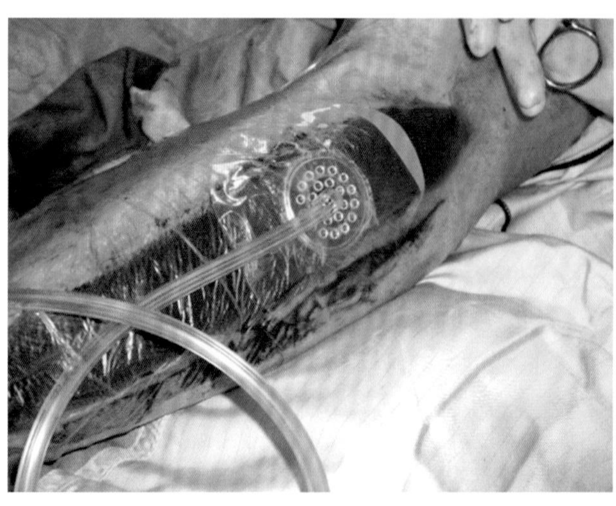

图23.8 治疗骨筋膜室切口的NPWT系统。

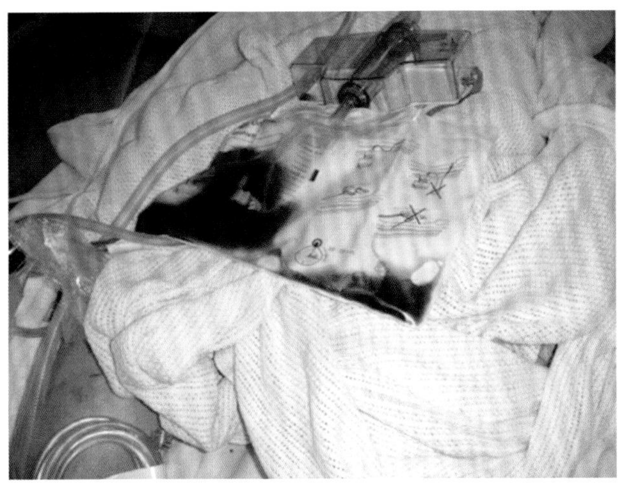

图23.9 小腿和大腿骨筋膜室切开术后，可清楚地看到肌红蛋白尿。

结果

目前尚缺乏急性下肢缺血结果的长期研究，绝大多数都是单中心回顾性研究，并会受到病因学的影响。大型调查和全国性抽样调查表明，急性下肢缺血可导致显著的截肢率和死亡率[29,30]。

结论

正确诊断急性缺血、慢性缺血急性加重和慢性缺血非常重要，因为急性下肢缺血占急诊紧急转诊的很大一部分，并决定着转运到血管中心治疗的紧迫性。治疗急性下肢缺血的血管中心必须能够24小时使用现代成像技术、血管腔内技术和血管外科技术。

所有患者都应被视为高风险，需要立即对其进行检查和治疗。根据患者自身的条件，联合姑息治疗、血液、麻醉和心脏病等不同学科团队共同参与治疗来提高肢体救治率，降低死亡率。

（刘洋 译 赵纪春 审校）

延伸阅读

Creager MA, Kaufman JA, and Conte MSN. (2012). Clinical practice. Acute limb ischemia. *New England Journal of Medicine*, **366**(23), 2198–206.

Norgeren L, Hiatt WR, Dormandy JA, et al. (2007). Inter-Society consensus for the management of peripheral arterial disease. *European Journal of Vascular and Endovascular Surgery*, **33**, S1–75.

Patel NH, Krishnamurthy VN, Kim S, et al. (2013). Quality improvement guidelines for percutaneous management of acute lower-extremity ischemia. *Journal of Vascular Interventional Radiology*, **24**(1), 3–15.

Rutherford RB, Baker JD, Ernst C, et al. (1997). Recommended standards for reports dealing with lower extremity ischemia: revised version. *Journal of Vascular Surgery*, **26**(3), 517–38.

参考文献

1. Cambou JP, Aboyans V, Constans J, Lacroix P, Dentans C, and Bura A. (2010). Characteristics and outcome of patients hospitalised for lower extremity peripheral artery disease in France: the COPART Registry. *European Journal of Vascular and Endovascular Surgery*, **39**(5), 577–85.
2. Scott DJ, Davies AH, and Horrocks M. (1989). Risk factors in selected patients undergoing femoral embolectomy. *Annals of the Royal College of Surgeons of England*, **71**(4), 229–32.
3. Charlton-Ouw KM, Sritharan K, Leake SS, et al. (2013). Management of limb ischemia in acute proximal aortic dissection. *Journal of Vascular Surgery*, **57**(4), 1023–9.
4. Georg Y, Thaveau F, Lejay A, et al. (2011). Arterial thrombosis after using Angio-Seal. *Annuals of Vascular Surgery*, **25**(8), 1078–93.
5. Rutherford RB, Baker JD, Ernst C, et al. (1997). Recommended standards for reports dealing with lower limb ischemia: revised version. *Journal of Vascular Surgery*, **26**(3), 517–38.
6. Menke J, Lüthje L, Kastrup A, and Larsen J. (2010). Thromboembolism in atrial fibrillation. *American Journal of Cardiology*, **105**(4), 502–10.
7. Linnemann B, Sutter T, Sixt S, et al. (2012). Elevated cardiac troponin T contributes to prediction of worse in-hospital outcome after endovascular therapy for acute limb ischaemia. *Journal of Vascular Surgery*, **55**(3), 721–9.
8. Rittoo D, Stahnke M, Lindesay C, Grocott E, Hickey N, and Downing R. (2006). Prognostic significance of raised troponin T in patients presenting with acute limb ischaemia. *European Journal of Vascular and Endovascular Surgery*, **32**(5), 500–3.
9. Currie IS, Wakelin SJ, Lee AJ, and Chalmers RT. (2007). Plasma creatine kinase indicates major amputation or limb preservation in acute limb ischemia. *Journal of Vascular Surgery*, **45**(4), 733–9.
10. Kim RJ and Becker RC. (2003). Association between factor V Leiden, prothrombin G20210A, and methylenetetrahydrofolate reductase C677T mutations and events of the arterial circulatory system: a meta-analysis of published studies. *American Heart Journal*, **146**(6), 948–57.
11. Baglin T, Barrowcliffe TW, Cohen A, and Greaves M. (2006). Guidelines on the use and monitoring of heparin. *British Journal of Haematology*, **133**, 19–34.
12. Berridge DC, Kessel D, and Robertson I. (2002). Surgery versus thrombolysis for initial management of acute limb ischaemia. *Cochrane Database System Reviews*, (1), CD002784.
13. Zaraca F, Stringari C, Ebner JA, and Ebner H. (2010). Routine versus selective use of intraoperative angiography during thromboembolectomy for acute lower limb ischemia: analysis of outcomes. *Annals on Vascular Surgery*, **24**(5), 621–7.
14. Kropman RH, Schrijver AM, Kelder JC, Moll FL, and de Vries JP. (2010). Clinical outcome of acute leg ischaemia due to thrombosed popliteal artery aneurysm: systematic review of 895 cases. *European Journal of Vascular and Endovascular Surgery*, **39**(4), 452–7.
15. Braithwaite BD, Buckenham TM, Galland RB, Heather BP, and Earnshaw JJ. (1997). Prospective randomized trial of high-dose bolus versus low-dose tissue plasminogen activator infusion in the management of acute limb ischaemia. Thrombolysis Study Group. *British Journal of Surgery*, **84**(5), 646–50.
16. Ouriel K, Shortell CK, DeWeese JA, et al. (1994). A comparison of thrombolytic therapy with operative revascularization in the initial treatment of acute peripheral arterial ischemia. *Journal of Vascular Surgery*, **19**(6), 1021–30.
17. [No authors listed] (1994). Results of a prospective randomized trial evaluating surgery versus thrombolysis for ischemia of the lower extremity. The STILE trial. *Annals of Surgery*, **220**(3), 251–66.
18. Ouriel K, Veith FJ, and Sasahara AA. (1998). A comparison of recombinant urokinase with vascular surgery as initial treatment for acute arterial occlusion of the legs. Thrombolysis or Peripheral Arterial Surgery (TOPAS) Investigators. *New England Journal of Medicine*, **338**(16), 1105–11.
19. Robertson I, Kessel DO, and Berridge DC. (2010). Fibrinolytic agents for peripheral arterial occlusion. *Cochrane Database System Reviews*, **3**, CD001099.

20. Comerota AJ and Gravett MH. (2009). Do randomized trials of thrombolysis versus open revascularization still apply to current management: what has changed? *Seminars in Vascular Surgery*, **22**(1), 41–6.
21. Kessel DO, Berridge DC, and Robertson I. (2004). Infusion techniques for peripheral arterial thrombolysis. *Cochrane Database System Reviews*, **1**, CD000985.
22. Schrijver AM, Reijnen MM, van Oostayen JA, et al. (2011). Dutch randomized trial comparing standard catheter-directed thrombolysis versus ultrasound-accelerated thrombolysis for thromboembolic infrainguinal disease (DUET): design and rationale. *Trials*, **12**, 20.
23. National Institute for Health and Care Excellence (2012). *Rivaroxaban for the prevention of stroke and systemic embolism in people with atrial fibrillation*. NICE technology appraisal guidance, TA256. London: National Institute for Health and Care Excellence. Available at: https://www.nice.org.uk/guidance/ta256 (accessed 20 December 2015).
24. Rush DS, Frame SB, Bell RM, Berg EE, Kerstein MD, and Haynes JL. (1989). Does open fasciotomy contribute to morbidity and mortality after acute lower extremity ischemia and revascularization? *Journal of Vascular Surgery*, **10**(3), 343–50.
25. Ojike NI, Roberts CS, and Giannoudis PV. (2010). Compartment syndrome of the thigh: a systematic review. *Injury*, **41**(2), 133–6.
26. Zannis J, Angobaldo J, Marks M, et al. (2009). Comparison of fasciotomy wound closures using traditional dressing changes and the vacuum-assisted closure device. *Annuals of Plastic Surgery*, **62**(4), 407–9.
27. Kakagia D, Karadimas EJ, Drosos G, Ververidis A, Trypsiannis G, and Verettas D. (2012). Wound closure of leg fasciotomy: Comparison of vacuum-assisted closure versus shoelace technique. A randomised study. *Injury*, **45**(5), 890–3.
28. Chaparro LE, Wiffen PJ, Moore RA, and Gilron I. (2012).Combination pharmacotherapy for the treatment of neuropathic pain in adults. *Cochrane Database System Reviews*, **7**, CD008943.
29. Campbell WB, Ridler BMF, and Symanska TH. (1998). Current management of acute leg ischaemia: results of an audit by the Vascular Surgical Society of Great Britain and Ireland. *British Journal of Surgery*, **85**, 1498–503.
30. Eliason JL, Wainess RM, Proctor MC, et al. (2003). A national and single institutional experience in the contemporary treatment of acute lower extremity ischemia. *Annuals of Surgery*, **238**(3), 382–9.

第24章

下肢缺血手术技术要点:急性下肢缺血开放及腔内基本手术技术

Mark Koelemay

下肢缺血手术技术简介

ALLI被定义为任何原因造成的下肢血流灌注突然降低导致潜在危及肢体活力(TASC Ⅱ)。由于决策复杂,对ALLI的处理极具挑战性。本章重在阐述治疗决策与技术方面的考量。

治疗决策

如前所述,除非有禁忌证,否则所有ALLI患者都应接受抗凝治疗。而进一步的治疗应根据SVS/ISCS的指南对患者按照临床表现进行分类(表24.1)。急性下肢缺血按照临床表现可分为有活力的、威胁到肢体的可逆性缺血损伤和不可逆缺血损伤。有活力的肢体没有感觉或运动功能障碍的体征,足部动脉中有彩超可探及的多普勒血流信号。

表24.1 溶栓治疗或取栓治疗

溶栓治疗	取栓治疗
Ⅰ~Ⅱa度缺血	Ⅱb~Ⅲ度缺血
旁路移植术	溶栓禁忌证
血栓形成	栓塞
严重并发症	

Source: data from Rutherford R. B. et al., Recommended standards for reports dealing with lower extremity ischemia: revised version, Journal of Vascular Surgery, Volume 26, pp.517-38. © 1997 Elsevier. http://www.sciencedirect.com/science/journal/07415214.

有些患者的缺血并不严重,其临床症状也很轻。对于此类患者,保守治疗并观察一段时间可作为一种治疗方案,以期待侧支循环的建立。这种方案尤其适用于全身情况较差或有严重并发症的患者。如有必要,对于发病≥6周、血栓已经稳定的患者(血管成形术后不易发生栓塞),考虑选择行血运重建手术(腔内治疗或旁路移植)。

对于表现为Ⅰ级或Ⅱa级缺血的急性动脉血栓患者,动脉内溶栓术较开放性手术创伤更小。溶栓治疗对于那些因血管狭窄部位上方血栓形成而出现急慢性肢体缺血的患者尤为有效。这种通过经皮穿刺进行治疗的优势在于溶栓治疗后有机会去处理血管潜在狭窄病变。

如果患者出现威胁到肢体的缺血,但感觉运动功能没有或几乎没有丧失,足部动脉内多普勒血流信号消失,则需要立即对其行急诊处理。在这种情况下,需要选择行置管溶栓治疗还是行手术取栓治疗。闭塞>14天时,溶栓治疗成功率下降。溶栓治疗可能需要24~48小时去消除血栓并恢复血流血供,因此,对于严重缺血患者不宜选用。对于这些患者,选用旁路移植行血运重建恢复血流灌注更为迅速。

发生不可逆缺血损伤的患者,其特征多为肢体感觉和运动功能完全丧失、患肢动脉和静脉中多普勒血流信号完全消失,以及肢体僵直。只能在取得患者同意的情况下进行复苏和截肢。

在决定行侵入性治疗之前必须评估风险并谨慎权衡利弊。在某些情况下,微创治疗可能更为合适,如对于基础条件较差患者突发严重跛行,但是缺血并不威胁到肢体。对于此类患者,可使用肝素予以保守治疗,以等待其建立侧支循环,或在血栓机化、条件改善后再行血运重建。另外，直接截肢对于有严重并发症的Ⅱb级缺血患者可能是较现实的缓解方式。

术前准备

在治疗开始前，了解动脉闭塞的原因非常有必要。导致缺血的原因到底是栓子、动脉血栓形成、动脉夹层还是外周动脉瘤必须予以区分。尽管在急性期非必需，但请心脏内科会诊评估患者心脏情况很有必要，因为近80%的ALLI均是因为心脏问题（心律失常、心脏动脉瘤、心脏瓣膜病变或心肌病）造成栓塞。术前的实验室检查应该至少包括肾功能和凝血功能，同时还应对最常见的凝血功能病变和血栓形成倾向进行全面筛查。

寻找急性缺血的病因时应参见第4部分第23章"急性下肢缺血"。

开放手术

手术应选择可以进行X线透视及术中血管造影的手术室。除非因为患者的全身情况只能使用局部麻醉+镇静的方式，否则一般情况下应采用全身麻醉来进行手术。全身麻醉可以减轻患者不适，并且其预后与局部麻醉相同。不管采用何种麻醉方式，手术过程中都需要一名麻醉师全程监控，这是由于大多数患者有并发症，而急性动脉闭塞肢体的血运重建后血流动力学改变。在手术开始前应通过静脉给予抗生素预防感染。

手术消毒范围为下肢及腹部，足部应用无菌塑料袋包裹，使术者可以在术中随时进行足部的血供评估。不应采用有色消毒剂，因为这将会影响对患肢颜色和足部灌注的评估。如果对患肢大隐静脉的质量有所疑虑，则应考虑进行双下肢消毒和准备，以获取健侧肢体的大隐静脉。栓子最常见的部位是动脉分支处，如股动脉分支处或膝下三分叉处。手术探查部位应根据栓塞部位决定。

腹股沟探查术（股动脉切开取栓术）

最为直接的腹股沟探查术采用纵向切口暴露股总动脉分叉部，或采用沿腹股沟皱褶的切口，也能充分暴露股动脉分叉部。解剖显露并使用血管牵引带固定并控制股动脉、股深动脉及股浅动脉。通常应在阻断动脉之前3分钟予以100IU/kg的肝素。在股总动脉分叉稍近端做一个足够宽的横切口。横切口的优势是很容易缝合。如果需要在股总动脉水平上行旁路移植术，可以采用纵向切口。纵向切口的优点则是易于延长，但缺点是需要使用静脉补片来关闭切口（图24.1）。动脉被切开后，一旦发现喷血较差或近心端闭塞，则立即用5F或6F的球囊导管进入髂动脉。在置入导管之前应取下管芯针，还应确保球囊可以完全被生理盐水填充而不留空气。一些外科医生更偏向使用空气去充盈球囊，因为他们相信这样可以减少对血管内皮的损伤。导管通过髂动脉后进入主动脉，在球囊完全通过血栓后予以充盈。当球囊导管无法通过髂动脉时，可使用术中X线透视技术评估血管狭窄位置并予以引导导管。另外，还可以在血管造影的基础上使用导丝引导导管通过（图24.2）。

当收回球囊时，必须要注意不要使球囊太过充盈，因为这可能会损伤动脉壁。将血栓通过切口取

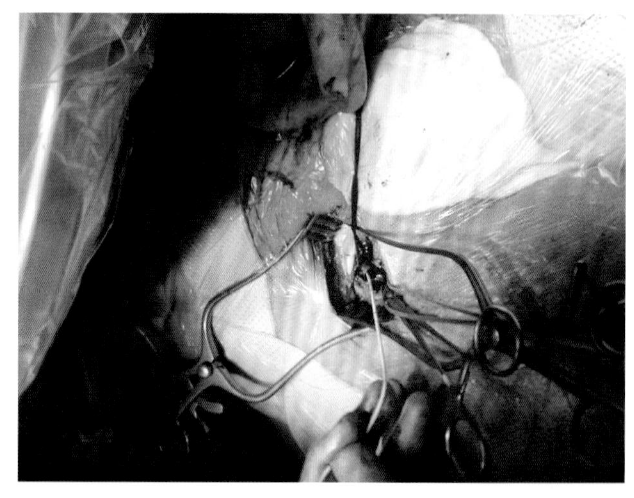

图24.1 经横向切口显露出的股总动脉插入取栓导管。

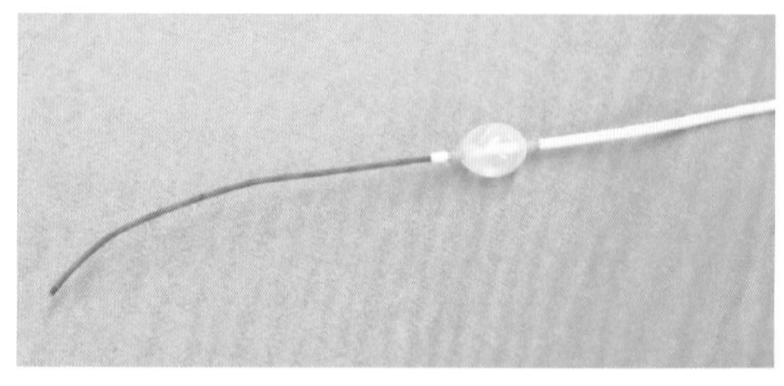

图24.2 经导丝引导的取栓导管。

出,重复这一过程直到完全清除血栓并恢复足够的血流灌注。但是很难评估灌注量是否足够。这主要依靠经验,通过切口处强有力的射血或大量的搏动性血流来判断。在大多数情况下,最为明智的做法是行血管造影来确保所有血栓都被清除,并且没有引起血流灌注减少的髂动脉狭窄。将髂动脉注满肝素盐水,并使用血管阻断钳将近端股总动脉予以阻断。然后,将一根3F或4F的球囊导管置入股浅动脉,并尽可能向远端推进。由于非常容易形成血管夹层,建议在直视下对管腔进行控制,并非常轻柔地推进。球囊应该在通过血栓后立即予以充盈,并在回撤过程中注意感受阻力变化来控制球囊的充盈程度,以免过度充盈引起内膜损伤甚至穿孔。重复上述过程直到完全清除血栓后,使用肝素盐水注入股浅动脉后夹闭。

同时在股深动脉上重复上述步骤。有时因为慢性闭塞,不能将导管推进入股浅动脉。在这种情况下,需要对足部的血流灌注进行评估:在仅进行股深动脉血运重建的情况下灌注是否足够,如果不足以满足灌注需要,则需要行股腘或股胫动脉搭桥术。这一多因素的决定取决于肢体灌注的情况和患者的并发症。血管回血的恢复只能表明取栓术已经成功,但是并不能证明血管已经通畅,因为动脉回血可能主要来自侧支循环。

取栓导管通常是进入腓动脉,如果取栓术是以腹股沟为入路实施的话,则不能确保所有膝下动脉的血栓都已被清除。可以使用术中X线行下肢动脉选择性造影,尤其是使用双腔取栓导管时,可以使用导丝引导其进入胫动脉。另一种方式是暴露膝下腘动脉和三分支,选择性插入导管,并依次行下肢血管栓子切除术或血栓切除术。

应在术中行完整的血管造影来确认大多数血栓已被清除完毕,血管已恢复通畅。可以通过股动脉切口向股浅动脉注入造影剂,完成造影后再用肝素盐水冲洗。如果造影结果令人满意,那么普通的股动脉横向切口可以用5/0的血管滑线吻合。间断缝合和连续缝合均可以使用,但是需注意应将进针路线穿过血管全层,以防出现内膜片。

有些情况下很难确定手术是否成功。但是血管造影是灌注恢复的金标准。如果能在足踝处探及多普勒血流信号,也是十分可靠的。但是如果足部依然表现出苍白、毛细血管充盈速度缓慢的情况,则血流灌注的恢复依然存疑。在这种情况下,通常可以结束手术,让患者在常温下休息数小时后再对其进行评估。

膝下探查

当明确栓子处于三叉部位或者腹股沟入路的取栓手术不成功时,可以考虑采用膝下探查术。这种入路同时也可用于血栓位于股总动脉或股浅动脉时。不建议在膝上做腘动脉切口,因为在这种情况下将无法进行胫动脉选择性切开取栓。

沿胫骨内侧缘后侧1~2cm切开皮肤并沿小腿内侧延伸,注意保护大隐静脉。接着切开小腿筋膜,将腓肠肌内侧头拉开以暴露膝下腘动脉。分离胫前静脉有利于识别从腘动脉分出的胫前动脉,并将血管牵引带放置于胫前动脉起始部。对所有胫动脉行选择性切开取栓可能需要一直解剖至胫腓干分叉水平,直到显露腓动脉及胫后动脉的起始部。这可以通过分离比目鱼肌来降低难度。显露胫腓干动脉区域可能比较困难,因为很容易损伤跨越其上的静脉。

胫前动脉取栓可以通过在其起始部对侧的腘动脉横行切开来实现。如果需要对所有胫动脉进行取栓,那么采用纵向切口也是可行的。因为这可以使切口很容易地扩张到胫腓干区域。采用3F的球囊取栓导管轻柔地进入胫动脉然后取出血栓。最后使用静脉补片和6/0血管滑线缝合关闭切口。

如果结束时造影显示尚有残留血栓,动脉灌注10万~250万单位尿激酶或5~10mg tPA可能会有助于恢复足部的动脉通畅和血流灌注。每条胫动脉都选择性地灌注纤维蛋白溶解剂,15~30分钟后再行取栓,然后使用血管造影来对比。如果患者未见改善,可以选择踝部动脉探查。

几种术中溶栓手段均已介绍,包括血流恢复后动脉持续注入、单侧肢体使用止血带阻断动脉并于静脉内置管>60分钟,以及长时间地使用氧合器灌注。然而,这些手段目前都没有在临床中常规使用。

足部动脉探查

虽然可以采用选择性动脉造影,但还是不可能完全消除患者的所有远端血栓。因此,踝关节和足部动脉取栓术成为最终手段。胫后动脉和足背动脉可以通过小的纵向切口显露,然后横行切开血管,采用2F球囊取栓导管取栓。

人工移植物

由于血栓经常和移植物粘连在一起，人工血管的取栓通常十分困难。含延长线的5F或6F移植物取栓导管可以从导管近端进入，有利于清除附着在PTFE或涤纶移植物上的血栓。另外，拥有螺旋形尖端的附壁血栓取栓导管也可以达到同样的目的。虽然这些新设备非常吸引人，但其功效均缺乏临床数据的支持。

术后护理

手术后，患者被送往重症监护病房给予密切的监测，持续予以肝素静脉注射来防止动脉再栓塞。普通肝素的一个缺点是必须监测。当APTT值不在基础值的2~3倍时，肝素治疗的结果可能并不理想。剂量太低可能有再栓塞的风险，而剂量太高则会增加出血风险。低分子肝素可以作为其替代品，但是低分子肝素的缺点是在发生出血事件时，其作用不易被拮抗。医护人员需要定期检查患者足踝部的多普勒血流信号，尽早发现出血及全身并发症，并小心骨筋膜室综合征的出现。

动脉内溶栓

手术应在介入手术室或复合手术室中进行，通常采用局部麻醉。患者取仰卧位，放置导尿管后，腹股沟予以消毒铺巾。根据患者血栓的部位，术者可以选择予以同侧的顺行穿刺，但是在大多数情况下，手术都将通过对侧CFA到达分叉处。这可以降低血管鞘移位的可能，并减少出血并发症。采用超声引导下穿刺可以避免多次穿刺对CFA的损伤，并降低出血并发症风险。

通过导丝置入5F或6F的血管鞘，以及一个带标记的猪尾导管以进行诊断性血管造影，来确认无创影像学检查结果。导丝如果能够穿过血栓，则表明这是新鲜血栓，而不是慢性血管闭塞(导丝穿通性实验)。使用3F或4F的导管置入，并将侧孔安放于血栓内。将导管靠近血栓放置是无效的，因为溶栓剂会经侧支流出。溶栓剂可以选用尿激酶、rtPA，实际上可供选择的范围并不大。溶栓治疗的关键是明确指征和使用过程中的调整，让工作人员熟悉管理溶栓治疗的方法及对并发症的防控，患者便可以在一个高度管控的环境下获得最好的治疗。

根据笔者的治疗方案，通过导管在几分钟内注入25万单位的尿激酶，然后每小时持续泵入10万单位尿激酶，同时静脉注射2500IU肝素，通过导管侧管每小时持续泵入100IU肝素来防止导管口因血栓堵塞。对于溶栓患者是否进行全身肝素化是有争议的，每个地区可能会有不同的治疗指南。其导致的最为严重的并发症为颅内出血。在关于溶栓治疗和手术治疗的TOPAS试验中，接受静脉注射肝素加尿激酶的受试者将APTT指数控制在基线的1.5~2倍，中期分析表明这一剂量有4.6%的颅内出血风险时就将剂量调整至较低水平。STILE研究中尽管使用了同样剂量的肝素，但其颅内出血率只有1.2%。在所有5项研究中，置管溶栓治疗的出血性脑卒中风险为8/640(1.3%)，而行外科手术治疗的患者为0%。

术后将患者送入重症监护室予以密切监控。由于患者需要长期卧床治疗，因此，需给予患者镇痛药物。应定期检查患者是否有出血并发症，尤其是腹股沟处。腹股沟的轻微出血可以通过在穿刺部位加压来控制。每3个小时测定一次血浆纤维蛋白，当纤维蛋白原水平<1g/L时应终止溶栓治疗。

溶栓治疗后6~12小时，可通过临床症状、多普勒超声及连续动脉造影来评估溶栓是否成功。在溶栓开始不久后会表现出更为严重的缺血症状，但是通常会逐渐改善。如术后48小时复查造影发现血管无明显再通表现或出现严重并发症，应终止溶栓治疗。完全溶栓后会显示出血管原发病变，可采用PTA治疗。直接行PTA以预防停止溶栓后再次形成继发性血栓。成功溶栓后，应给予患者肝素治疗，使其APTT>3倍基线值，并给予3~6个月抗血小板治疗及维生素K拮抗剂(华法林)治疗，具体时间取决于血栓形成的病因。溶栓完成3小时后取出血管鞘，通过徒手加压或缝合器关闭穿刺孔。可以在完成PTA几天内行超声检查，以确保无残余狭窄。

下述几种方法可以减少溶栓时间：使用更高剂量的尿激酶或tPA、采用脉冲式加压泵入、使用附加的糖蛋白Ⅱb/Ⅲa受体阻滞剂和超声波加速。一些纳入了急性肢体缺血时间<28天患者的小型RCT研究发现，在采用了上述加速疗法后，与传统方法相比，血运重建的时间缩短，但出血并发症更多，然而

上述方法和传统方法相比,在肢体挽救率上没有差别。

经皮穿刺抽吸

还有一种可以加速清除血栓的治疗方法是血栓抽吸结合溶栓治疗。将一根6~8F的大直径导管连接在一个注射器上,从动脉中将血栓用吸力吸出。当大部分血栓被取出后,再继续采用溶栓治疗。

经皮血栓旋切装置

从理论上讲,经皮血栓旋切装置在血栓清除上兼具了置管溶栓和开放手术的优点。目前市面上有几种设备,其分别采用不同的作业方式。

机械溶栓导管安装在旋转头端上,可以用来分解血块,然后将其从血管抽吸或移除。水压装置(流变)导管使用强有力的盐水喷射来溶解血栓,并且通过文丘里效应从另一通道移除血栓块。有些装置通过超声导管加速血栓溶解。其设计理念是超声可以通过影响纤维蛋白链来增加血栓通透性,以使溶栓剂更容易透过血栓。这些设备中的大多数都已经开始用于治疗透析人工血管血栓,但并未应用于下肢。该装置不推荐用于髂总动脉及股总动脉。这些设备的临床价值尚待临床研究证实。

骨筋膜室综合征

在对急性缺血性肢体行血运重建的过程中,无论是采用溶栓治疗还是取栓治疗,提前预见骨筋膜室综合征的出现都是必要的。关于骨筋膜室综合征治疗的阐述见第4部分第23章“急性下肢缺血”。

移植物血栓

不管移植物是人工血管还是自体静脉,旁路移植术后血栓形成都是一个挑战。移植物闭塞的原因是多样的。早期闭塞(<1个月)通常是由术中技术性问题(移植物扭转、吻合技术)或患者远端流出道情况较差导致的结果。术后18个月内的移植物闭塞通常是由于吻合口的内膜增生或移植静脉狭窄。这一时间之后的闭塞通常是由远端动脉粥样硬化的进行性发展所致。只要想成功实现血运重建,处理急性移植物血栓时就必须同时处理其导致血栓形成的原因。

搭桥移植物溶栓治疗是一种极具吸引力的代替移植物取栓和人工血管置换的治疗手段。基于目前有限的数据来看,其预后与其他技术相似。治疗方案的选择主要取决于缺血表现的严重程度和再次手术或溶栓治疗的风险。如果溶栓成功,则可以避免再手术,因为再次手术在技术上很困难,并且常增加局部并发症风险(出血、感染等)。然而遗憾的是,静脉移植物对溶栓治疗的反应不如人工移植物。目前认为静脉移植物本身缺血可能是导致溶栓治疗预后较差的原因。

在考虑行人工移植物溶栓时,靠近移植物的自身动脉是动脉穿刺和置入导管的最佳部位。这一入路的优点是可同时球囊扩张导致血栓的吻合口狭窄(图24.3)。如果人工涤纶移植物封闭良好,可穿刺人工血管,并移除血管鞘后压迫止血。然而需要明

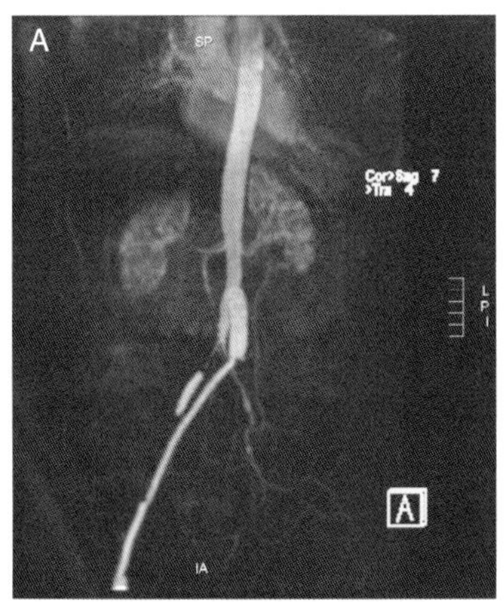

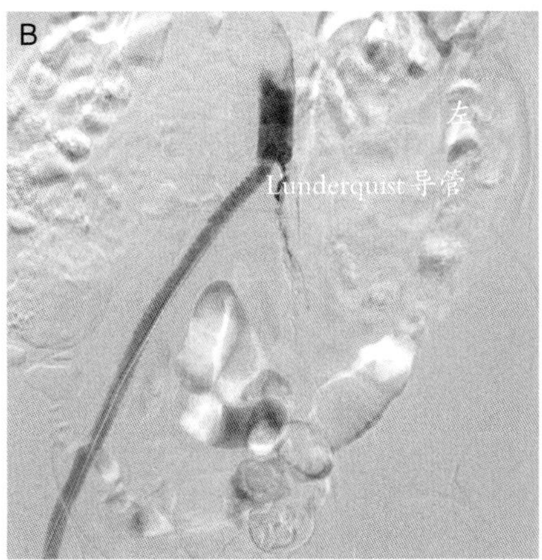

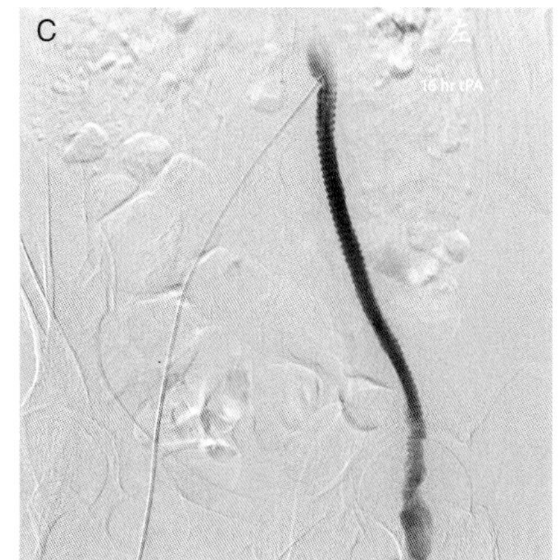

图24.3 (A)对左下肢动脉闭塞行主动脉-双股动脉旁路移植术。(B)溶栓治疗。(C)对动脉狭窄病变行血管成形术。

确的是，有些人工涤纶血管需要3个月才能封闭，如果尚未被完全封闭，使用溶栓治疗可能会出现渗漏。进行不可触及部位人工血管的溶栓治疗时一定要小心，因为该部位出现出血时不能通过压迫止血。

考虑到主动脉-双股动脉旁路移植术后早期闭塞常是由肢体的运动弯曲和远端流出道不良引起的。根据患者自身基础情况，再手术或股-股动脉人工血管搭桥都是治疗前者并发症的合理方案。对于后者，预防很重要，大多数医生会通过直接将吻合口选择在股深动脉，以确保有良好的血流进入其中，而不是直接吻合在股总动脉上（特别是在股浅动脉闭塞或严重病变的情况下）。晚期血栓形成往往是由内膜增生造成的，这需要通过移植物切开取栓合并远端吻合口整形来治疗。这些手术的关键是要了解远端循环的状态，以确保吻合口选择在恰当的位置，从而保证良好的流出道。

主动脉覆膜支架的髂支非常容易发生闭塞，尤其是当支架延伸到髂外动脉的情况下（图24.4）。髂支闭塞通常可以通过带导丝的取栓导管来进行取栓，此类手术最好在复合手术室中进行，以便暴露股总动脉（避免远端栓塞）且有良好影像学设备进行辅助。应注意不要使覆膜支架的髂支从主体支架上脱落，如果出现了这种情况，需要重新置入髂支支架。造成髂支闭塞的主要原因通常被认为是扭曲。如果怀疑扭转未被纠正，应行多平面血管造影，并且在腹主动脉主体支架及髂外动脉内测压（通过压力变化来甄别）。然而，在覆膜支架髂支内置入自膨式支架通常是合适的。这些支架通常可以纠正扭曲，以防止再闭塞。确认髂外动脉没有夹层是有价值的，因为这也可以导致EVAR术后早期闭塞。溶栓治疗及解剖外旁路手术也是这种情况下可选择的方案（图24.5）。

对于腹股沟下旁路移植术后闭塞的患者，对流入和流出血管进行良好的影像学评估很重要。对人工血管移植物行溶栓治疗很有吸引力，然而对其潜在病变，通常是吻合口狭窄，血管成形术效果可能不佳，因此，吻合口修正或旷置重建（跳接）很有必要。移植物跳接是一个很有吸引力的解决方案，因为该方案通常可以远离之前的手术部位，操作更为容易。切割球囊治疗内膜增生导致弹性病变的效果更好，这种球囊可切割病变，并改善其球囊扩张的效果。

在静脉移植物置入血栓形成后立即进行干预是可以挽救的。了解静脉移植物的放置方向是颠倒还是原位非常重要，因为这可以帮助医生确定引导取栓的方向（便于通过静脉瓣）。如果有血管造影结果，则需要仔细检查，以明确有无可疑病变。一般而言，远端吻合口吻合时更容易出现技术问题。然而，一般情况下同时使用血管造影和吻合口暴露来评估流入道（是否有病变）、移植物（是否扭转）和远端流出道（是否病变）的病变将会更为安全。

自体静脉旁路移植术失败或闭塞的患者会出现

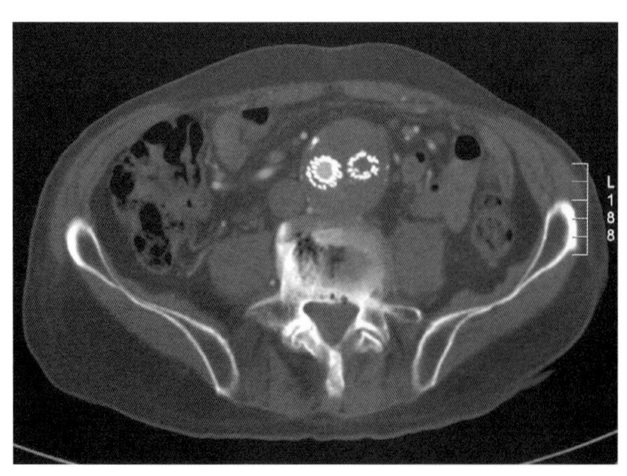

图24.4 支架分叉远端的左侧闭塞。

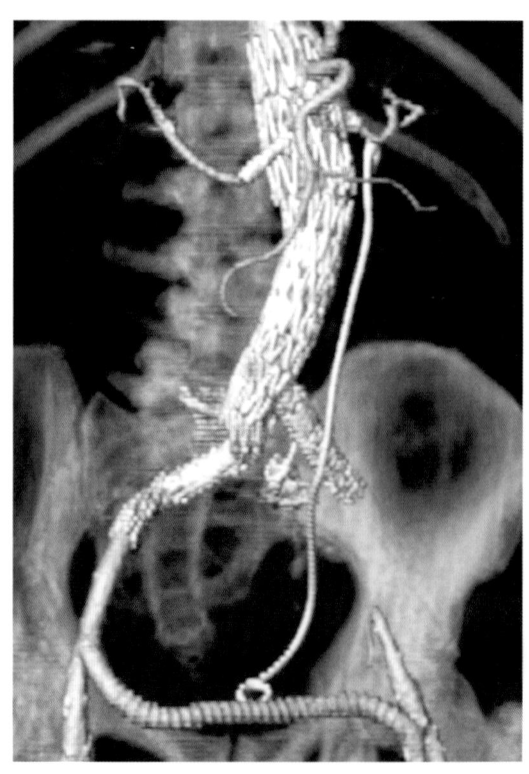

图24.5 使用股骨旁路移植术治疗开窗支架后的左下肢闭塞。

急性症状，或在偶然检查中，或在静脉移植物监测中被发现。对静脉移植物监测异常患者的干预指征已进行介绍。对于大多数患者而言，对静脉移植物闭塞或失败进行干预是不恰当的，尤其是当其无临床症状（无疼痛或足部损伤已经愈合）或身体虚弱时。静脉移植物狭窄球囊扩张效果良好，可多次重复。吻合口狭窄的球囊扩张效果较差，经常需要再次手术治疗。也可以显露任意狭窄吻合口近端静脉移植物或自体动脉，行球囊扩张。然而，对于静脉和动脉通畅瘢痕和纤维化严重，通常选择近端自体动脉-狭窄吻合口远端静脉移植物的跳接搭桥更合适（图24.6）。

一些特殊的患者群体会发生医源性髂外动脉和股动脉闭塞，其原因主要是血管闭合器置入错误或故障，或因冠状动脉腔内治疗的置入血管鞘和导丝。这些闭合器在腔内治疗术后通过经皮缝合或堵塞封闭动脉穿刺口。偶然会因动脉闭塞、狭窄或夹层影响远端血流（图24.7）。症状通常在术后早期出现，但也有可能延迟。完善术前影像学检查有助于定位动脉闭塞的位置，并排除近端血栓形成或动脉夹层。闭合器通常很容易通过腹股沟纵行切口并阻断股动脉后移除。重要的是在整个闭合器被移除后，动脉（可能存在夹层）应当被适当地修复，通常选用静脉补片成形术。如果近端髂外动脉有夹层，则适宜置入自膨式支架治疗，或在导丝不能通过闭塞段的情况下选择行股股动脉搭桥术。

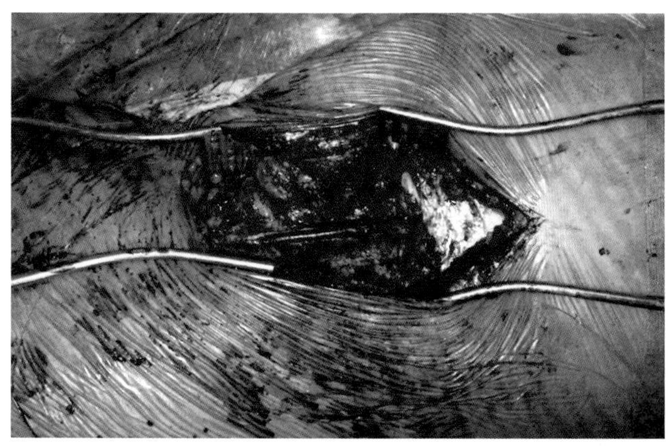

图24.6 使用静脉补片移植术治疗失败的腹股沟下静脉旁路移植。

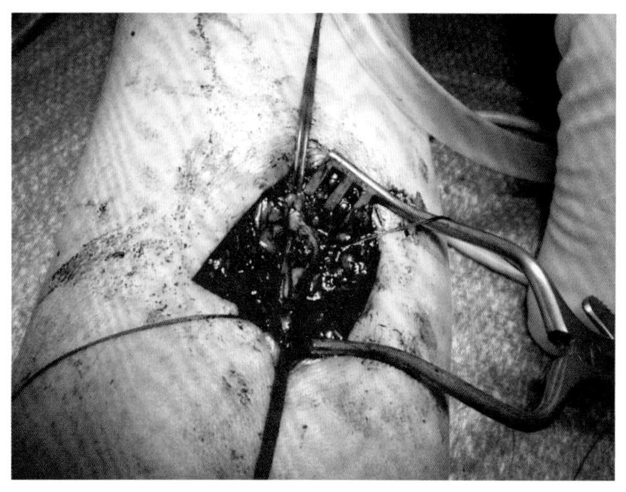

图24.7 使用Angio-Seal闭合器导致的肱动脉闭塞。

复杂主动脉夹层患者也有可能发生ALLI。近年来，此类患者的治疗方式发生了巨大的变化，目前选用置入胸主动脉覆膜支架治疗。本书的其他部分对此进行了详细阐述。

（苗天雨 熊飞 杨轶 译 赵纪春 审校）

延伸阅读

Comerota AJ and Sidhu R. (2009). Can intraoperative thrombolytic therapy assist with the management of acute limb ischemia? *Seminars in Vascular Surgery*, **22**, 47–51.

Comerota AJ, Weaver FA, Hosking JD, et al. (1996). Results of a prospective, randomized controlled trial of surgery versus thrombolysis for occluded lower extremity bypass grafts. *American Journal of Surgery*, **172**, 105–12.

Frink M, Hildebrand F, Krettek C, Brand J, and Hankemeier S. (2010). Compartment syndrome of the lower leg and foot. *Clinical Orthopedic Related Results*, **468**, 940–50.

Karnabatidis D, Spiliopoulos S, Tsetis D, and Siabilis D. (2011). Quality improvement guidelines for percutaneous catheter-directed intra-arterial thrombolysis and mechanical thrombectomy for acute lower limb ischemia. *Cardiovascular Intervention Radiology*, **34**, 1123–36.

Kessel DO, Berridge DC, and Robertson I. (2004). Infusion techniques for peripheral arterial thrombolysis. *Cochrane Database of Systematic Reviews*, **1**, CD000985.

Ouriel K, Veith FJ, and Sasahara AA, for the thrombolysis or peripheral arterial surgery (TOPAS) investigators. (1998). A comparison of recombinant urokinase with vascular surgery as initial treatment for acute occlusion of the legs. *New England Journal of Medicine*, **338**, 1105–11.

Robertson I, Kessel DO, and Berridge DC. (2010). Fibrinolytic agents for peripheral arterial occlusion. *Cochrane Database of Systematic Reviews*, **3**, CD001099.

Rutherford RB, Baker JD, Ernst C, et al. (1997). Recommended standards for reports dealing with lower extremity ischemia: revised version. *Journal of Vascular Surgery*, **26**, 517–38.

STILE investigators. (1994). Results of a prospective randomized trial evaluating surgery versus thrombolysis for ischemia of the lower extremity. The STILE trial. *Ann Surg*, **220**, 251–68.

第25章
腘动脉瘤和股动脉瘤

Richard Neville, Rodeen Rahbar, Sean Satey, Bao-Ngoc Nguyen

腘动脉瘤

腘动脉瘤简介

腘动脉瘤（PAA）可能没有明显的临床症状，直到发生重大动脉血栓栓塞事件。已知的腘动脉瘤患者中有50%可能发展为威胁到肢体的情况，因此，择期手术处理腘动脉瘤已经成为这些患者预防截肢的金标准。

流行病学

虽然和AAA相比相对少见，但是腘动脉真性动脉瘤是最常见的外周动脉瘤，约占70%[1]。在过去10年中，多种造影成像方式使偶发性诊断的比例和报道中的阳性率大幅提升。据报道，患者比例为1∶8至1∶23[2]。

根据Bouhoutas在1974年初报道的腘动脉瘤流行病学资料，他们对116例腘动脉瘤患者进行了回顾性分析，发现腘动脉瘤发病有明显的男性和高龄倾向[3]。后续报道证实PAA主要的确诊年龄为60~70岁，在多份报道里男性多见，比例高达（10~30）∶1[4]。

PAA和其他部位的动脉瘤样病变有重要的联系，PAA患者有30%~50%的概率同时存在AAA。相反的则不完全相同，只有10%~14%的AAA患者伴有PAA。一侧肢体有PAA的患者有50%~70%的概率出现另一侧肢体PAA的情况。因此，针对这些患者，在腹部和对侧肢体上筛查可能合并的动脉瘤非常重要[4]。

病因及发病机制

与其他大动脉一样，腘动脉的中膜与外膜为其主要的承力结构。中膜的细胞外基质（ECM）主要由平滑肌细胞（SMC）组成，该细胞产生胶原蛋白、弹力蛋白和黏多糖。血管平滑肌以螺旋方式排列，收缩时承受血压为动脉壁带来的径向应力。与之相似的是，外膜主要由成纤维细胞分泌的胶原纤维组成，内边界由弹性纤维浓集，称为弹性外膜[5]。

这些动脉壁成分的产生和分解之间的动态平衡一旦被改变，就会导致动脉瘤的形成，继发于动脉壁结构完整性的破坏。动态平衡失衡通常是一个多因素的退行性变过程，在这一过程中，免疫、炎症、物理和遗传因素通过动态的相互作用推动疾病进程。

免疫学因素

自身免疫系统反应失调包括先天性免疫系统和适应性免疫系统对动脉壁组成部分的作用，被认为会促进动脉瘤形成。目前的证据显示自体反应性、致病性免疫细胞在AAA的病程进展中起核心作用。在主动脉壁中筛查到相关的自身抗原，包括主动脉瘤相关性蛋白-40（AAAP-40）和胶原相关蛋白（CAP）。此外，分子拟态（即自身抗原与致病性抗原的交叉反应）与AAA的感染免疫病因有关[6]。然而，自身免疫在腘动脉瘤发病进程中的作用尚未明确。

炎性浸润

炎性浸润通常被作为定义AAA的特征，在动脉瘤组织内可发现存在单核淋巴细胞的炎性浸润。腘动脉瘤中也有相同发现，炎性浸润被认为是活化免疫细胞、蛋白水解酶[包括但不限于丝氨酸弹性蛋白酶和基质金属蛋白酶(MMP)]、免疫球蛋白和活性氧释放的根源,导致SMC的细胞凋亡和结构蛋白(即弹力蛋白和胶原蛋白)的退行性变[5]。MMP和内源性抑制剂失调被认为是动脉瘤发病的核心因素[7]。相似的是,中膜SMC的破坏减少了ECM的产生,进一步促进了炎性浸润。相应的,蛋白水解过程被正调控,最后推动了动脉瘤病程的进展。

物理因素

物理因素被认为是导致腘动脉瘤形成的主要原因。根据拉普拉斯定律,对动脉壁施加径向力(垂直于血管壁)往往会促进扩张,从而诱导血管半径与血管壁应力成正比。同样的,壁切向应力(平行于血管壁)除了促进动脉粥样硬化以外,还可导致动脉瘤改变[8,9]。

高血压(导致动脉壁所受压力异常)、振动和湍流(有助于动脉壁变性)也被认为是动脉瘤形成的关键因素。离开狭窄部分的血流出现的血流动力学变化会导致远端扩张(称为狭窄后扩张)。此外,最新的研究表明,膝关节反复屈伸也可能是腘动脉瘤形成的原因。腘窝韧带和内收肌裂孔可能是动脉压迫的相关区域。虽然较为罕见,但是双侧腘动脉瘤可能继发于大腿肌肉肌腱异物导致的腘动脉压迫[10]。

遗传学因素

遗传学因素也可能与动脉瘤形成有关。约10%的外周动脉瘤患者有相关家族史。男性受遗传影响的倾向大于女性[男女平均比例为(10~30):1],然而,导致性别差异的生物学基础尚不清楚[4,7,11]。

PAA的临床表现

临床上,PAA的临床症状可为无自主症状的搏动性腘窝包块(通常在常规体检中发现)或有症状的急慢性缺血。

无症状

PAA通常是在因其他疾病(下肢疼痛、水肿)而行放射性检查(血管造影、MRI、超声)或评估其他血管疾病时被偶然发现。文献表明,30%~40%的患者在发现腘动脉瘤时并无明显症状[12]。

有症状

随着时间的推移,腘动脉瘤出现并发症的概率逐渐增加。60%~70%的PAA患者由于局部占位效应、血栓栓塞或动脉瘤破裂而出现相应症状[13]。腘窝狭小的空间导致局部占位效应,这是动脉瘤逐渐扩张并压迫相邻结构的结果。随着动脉瘤的直径扩大至>2cm,腘动脉瘤将成为威胁到肢体的潜在风险;血栓栓塞的风险也随之增高[14]。腘动脉血栓形成可引起急性或慢性动脉灌注不足的症状。缺血性症状可能由腘部狭窄、闭塞或远端栓塞引起。

如果不进行早期干预,最终可能导致截肢。这可能由急慢性血栓栓塞性病变导致。急性危及肢体的缺血(继发于PAA的急性血栓形成或胫动脉闭塞)是令人担心的PAA表现之一。近30年的文献表明,在接受保守治疗的患者中,这一情况的发生率约为50%。而在这些患者中,有20%~60%进行了截肢,12%死亡[15]。血栓碎片导致的栓塞也会迅速减少肢端灌注[16]。

高达1/3的慢性缺血患者(继发于PAA)可能会早期出现跛行症状[13]。管腔狭窄的程度将决定患者跛行症状的自然病程。如前所述,PAA血栓也有可能隐匿发作,随着侧支循环的建立,患者症状可能改善。然而,与非动脉瘤性动脉粥样硬化造成的跛行不同,腘动脉瘤一旦有指征,就应尽快进行手术。如果不治疗动脉瘤,血栓栓塞往往会使患者病情进展到出现静息痛和截肢。慢性远端栓塞也可能阻塞流出道(即胫腓干),导致血流速度降低,最终导致动脉瘤内血栓形成[16]。

除非PAA较大(>3cm),否则占位效应导致局部压迫症状极为罕见。常见症状包括腘窝的胀痛和异物感。患侧肢体出现肿胀有可能是由于腘静脉受压。坐骨神经、胫神经或腓神经等受到压迫,也可能出现肢体感觉或运动功能障碍[17]。

腘动脉瘤破裂出血虽然仅发生在<5%的PAA患者中,较为罕见,但该病依然是一个可怕的并发症。位于膝关节后方的严重疼痛是其主要症状。文献还报道了腘动脉瘤破入腘静脉导致动静脉瘘的病例[18]。

辅助检查确诊

B超是诊断周围动脉瘤的金标准。由于10%的

AAA患者也伴有腘动脉瘤，所以，腘动脉影像学检查应当成为AAA患者检查的一部分。如果在超声证实动脉瘤存在后准备予以手术修复，那么动脉影像学检查，如导管动脉造影、MRA或CTA都有助于明确动脉瘤周围解剖结构和制订最终的修复手术计划。

处理

有症状的腘动脉瘤应考虑手术修复。这也应该包括无临床症状但是有临床或影像学证据证实的血栓栓塞患者。对于无症状性腘动脉瘤，多个无干预观察性实验报道显示结果差异很大：5年并发症发生率为0~57%，且2年截肢率高达18%[19,20]。虽然在>2cm的动脉瘤患者中并发症发生率更高[7]，但动脉瘤大小并不是唯一的手术指征，因为动脉瘤附壁血栓也会增加栓塞风险[21]。许多文献作者建议只要腘动脉瘤>2cm，就应该予以手术修复，以防血栓栓塞和截肢[14]。一些文献作者认为将2.5cm甚至3cm作为手术指征，同时，如果存在附壁血栓应使用不同的标准（2~2.5cm）。遗憾的是，不管使用何种动脉瘤大小标准作为指征，我们都难以量化截肢的精确发生率，因此，观察还是手术治疗需要在精确评估风险及获益后决定。然而，鉴于择期手术的结果明显优于急诊手术（1%的死亡率和1.4%的截肢率对4%的死亡率和8%的截肢率）[22]，许多外科医生建议对预期寿命较长且直径>2cm的腘动脉瘤门诊患者进行早期手术干预。

治疗方案的选择取决于临床目标和患者的解剖条件。动脉瘤修复术的首要临床目的是避免血栓栓塞和截肢。根据不同的临床情况，其他目的由临床情况决定。例如，第2个目的是避免腘动脉瘤扩张导致压迫症状，第3个目的是避免少见的动脉瘤破裂。治疗目标有助于医生确定合适的技术，例如，被广泛采用的开放性手术技术，其由Edwards在1969年首先报道，在动脉瘤近端和远端分别结扎，然后采用大隐静脉行旁路移植术。虽然这一技术充分满足了主要目的，但第2和第3目的却不一定能够解决，因为侧支循环会导致动脉瘤囊腔扩大压迫周围组织，且理论上有破裂风险。因此，有压迫症状的患者可以更好地通过后路开口的直接修复手术结扎侧支循环受益。

开放手术

在进行开放手术干预之前，术前影像学检查通常是动脉造影，以确定合适的远端靶流出道。内侧入路比后入路更为常见，因为其可以应用于择期手术或急诊手术而不影响覆盖在动脉瘤瘤体上及周围的静脉及神经。沿大隐静脉从膝上到膝下切开（图25.1），用大隐静脉或人工血管从股浅动脉远端到膝下动脉或胫动脉行旁路移植术搭桥，然后将动脉瘤通过近端和远端结扎排除于循环之外。由于大隐静脉是优选材料，所以，此种切口的另一个优点是易于经切口获取大隐静脉。此外，切口的近端和远端易于延伸，可以更好地完成手术视野的暴露。该方法的缺点是无法进行动脉瘤瘤体切除术和侧支结扎。膝部的动脉侧支可以继续向动脉瘤中回流，导致Ⅱ型内漏和动脉瘤持续扩张。

后入路采用腘窝中部S形切口。必须注意保护腓肠肌神经和小隐静脉（有时也可以作为旁路移植物使用）。当腘筋膜打开时，应识别胫神经及其分支，并予以保护。深静脉可能覆盖在动脉瘤瘤体上，也应当小心保护。动脉瘤瘤体被切开后，于动脉瘤瘤体内置入一段短移植物，该方式类似于主动脉瘤修复。切除动脉瘤可以减轻腘窝内静脉及神经的压迫。然而，偶尔会发现神经紧附于动脉瘤的外膜上，此时，移动附着神经并切除动脉瘤有损伤神经的危险，因此，仍然可以选择进行旁路移植术并结扎动脉瘤近远端的方式。结扎外侧和内侧膝动脉，以防动脉瘤进一步扩张。该方法的优点是动脉瘤扩张率（8.3%）较之内侧入路（33%）低[23]。

血栓性腘动脉瘤合并急性肢体缺血患者的治疗更具挑战性，因为远端栓塞可以阻塞远端动脉。由于手术行动脉取栓来重建胫动脉血流的成功率不高，所以，术前行动脉导管内溶栓治疗是一种有效的选择[24]。23%~41%的病例术前使用溶栓治疗来清理流出道的血栓，其手术成功率为50%~70%（图25.2）[25,26]。根据梅奥诊所及其他支持者的经验报道，术前结合置管溶栓的手术治疗患者保肢率为96%~100%，而仅进行手术治疗的患者则仅为57%~69%[22,27]。然而，溶栓治疗需要6~8小时才能达到理想效果，且仅适用于轻中度缺血患者（Ⅰ级或Ⅱa级），此类患者能耐受治疗期间的缺血。对于迅速危及肢体的缺血（Ⅱb级）患者，急诊手术取栓可能将是更好的选择。在腘窝三分叉处迅速切开胫动脉取栓可结合踝关节处切开逆行取栓。这种方法的支持者曾报道其早期和5年保肢率为94%和80%[25]。尽管

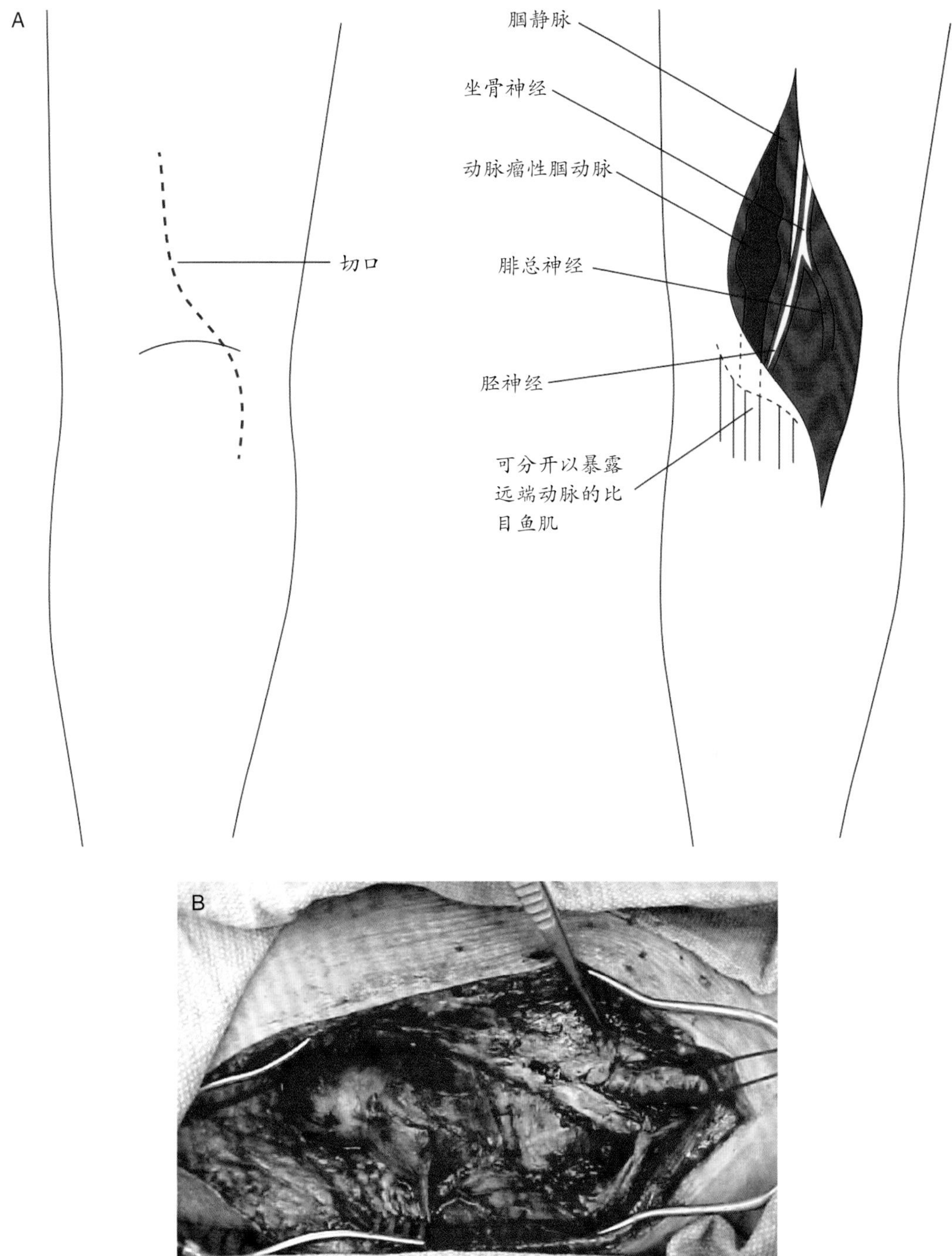

图25.1 腘动脉瘤修复术的内侧入路切口。[(A)Reproduced from Linda Hands and Matt Thompson(Eds.), Oxford Specialist Handbook in Vascular Surgery, Second Edition, Oxford University Press, Oxford, UK, Copyright © 2015, by permission of Oxford University Press.]

有这些令人鼓舞的报道,但手术切开取栓可能不能有效地取出胫动脉血栓(清除率仅为58%~66%)[28]。在这些切开取栓术后有残余血栓时,可在近端吻合时缓慢灌注tPA30分钟以上进行术中溶栓。Thompson及其同事报道此技术保肢成功率和移植物通畅率为100%[29]。腘窝动脉瘤也可能并发慢性胫动脉闭塞,可能需要行胫动脉旁路移植术并结扎动脉瘤,以解决动脉瘤及慢性缺血症状(图25.3,动脉造影)。

开放手术修复的结果

影响预后的一个主要术前因素为临床症状。1952—1984年,Anton及其同事研究了110例患者中

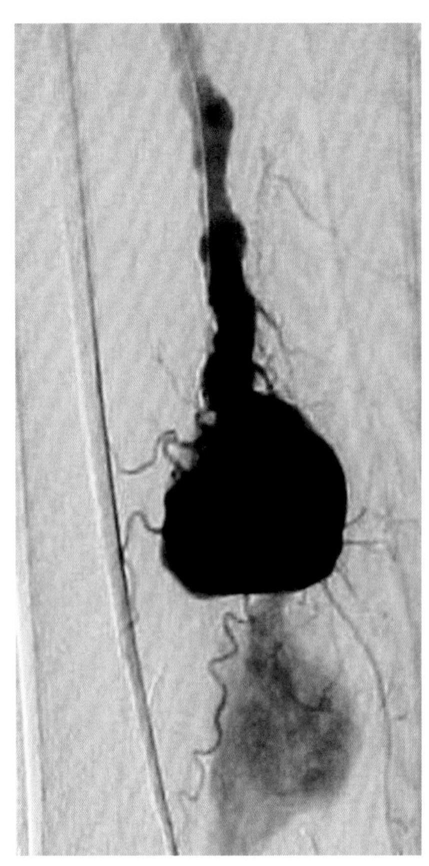

图25.2 血管造影显示腘动脉瘤伴急性流出道闭塞。予以tPA，以期恢复流出道通畅。

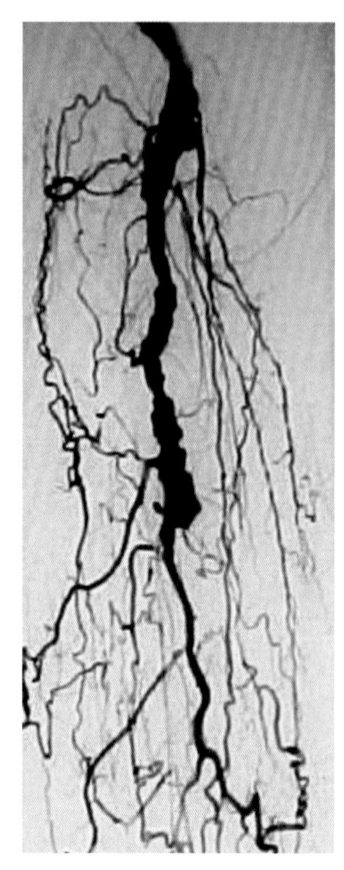

图25.3 血管造影显示在腘动脉瘤远端胫动脉栓塞。必须对小腿远端进行造影，以寻找旁路移植的合适流出道。

的160个腘动脉瘤，报道了7%的死亡率和6%的早期截肢率[30]。同期合并缺血性并发症的腘动脉瘤导致了38%的大截肢，其中大多数是膝上截肢[31]。目前报道结果有所改善，为1%~2%的死亡率及4.4%的截肢率。与无症状动脉瘤（1%的死亡率和1.4%的截肢率）相比，急性肢体缺血（4%的死亡率和6%~8%的截肢率）的预后更差[22,32]。无症状腘动脉瘤5年移植物通畅率和保肢率分别为86%和97%，而症状性腘动脉瘤为52%和85%[22,32]。虽然大多数外科医生都同意急诊病例截肢率会显著提高[急性（急症）缺血截肢率为34%~50%，相比之下无症状或慢性缺血截肢率则为2%~7%][28]，但Aulivola团队发现，择期和急诊病例的移植物通畅率、保肢率及生存率相当（1年保肢率和生存率均为98%）[33]。他们认为其成功率高的原因是早期手术搭桥至通畅的胫动脉，这在其病例中占57%，而不是搭桥至溶栓的血管（在其病例中只占28%）[33]。

旁路移植物选择是影响手术结果的另一项重要指标。当采用后路手术时，静脉和人造移植物相比，1年通畅率相近（85%对81%）[23]。然而，大隐静脉明显是内侧入路的优选移植物（1年通畅率为90%，人造移植物为72%）[23]。大隐静脉移植的早期失功率为6%，截肢率为2.8%，相比之下人工血管则有17%的早期失功率及14%的截肢率[27]。总体来说，5年一期通畅率、二期通畅率和保肢率分别为70%、87%和87%[25,32]。10年后移植物通畅率和保肢率为56%和83%，如使用大隐静脉移植物则提高到94%和98%。当使用其他材料的移植物时，10年通畅率和保肢率则下降到27%和66%[16]。而幸运的是，早期旁路失功常导致截肢，晚期旁路失功则常与截肢（91%保肢）无关[28]。尽管移植物通畅率和保肢效果良好，但与年龄匹配的对照组相比，腘窝动脉瘤患者的10年生存率有所下降（50%对67%）。人工移植物更适合在后入路手术中使用，这一术式需要较短的移植物。

另一个和短期、长期移植物通畅性密切相关的因素是术后足背动脉搏动。当可触及足背动脉搏动时，只有2%的移植物失功，导致2%的截肢率。当仅可触及腘动脉搏动时，这些数值显著增加（28%的早期失败率和17%的早期截肢率)。可触及足背动脉搏动病例的10年移植物通畅率为64%,而其他病例仅为32%。当可触及足背动脉搏动时[30],88%功能受限的肢体恢复了正常功能,而不可触及的患者这一指标只有68%[30]。

综上所述,人工移植物仅在采用后路手术的短期通畅率和静脉移植物持平。否则大隐静脉移植物是更优的。急诊手术、选用人工移植物和术后不能扪及足背动脉搏动是肢体功能受限和截肢的独立预测因素。

经皮腔内修复术

随着腹主动脉瘤腔内修复术的出现和腔内技术的进一步发展,使用覆膜支架腔内治疗周围动脉瘤也同样应运而生。然而,与腹主动脉瘤不同,腘动脉直径较小,更容易合并闭塞性疾病。此外,用于治疗的腔内器材不是专门为外周动脉瘤隔绝而设计的。由于没有一个标准化的器材或治疗方案进行腔内治疗,因此,记录腔内治疗结果的文献包括了个案报道、回顾性研究及小规模队列研究。有一项小型随机对照实验比较了腔内手术和开放手术。总体来说,在这些论文中,腔内手术中期结果似乎和开放手术修复相当。因此,对于那些具有合适的解剖结构的腘动脉瘤患者,腔内手术修复被认为是可行的,具有可接受的中期结果。然而,对于预期寿命较长的年轻患者可能最好选择开放手术,直到远期结果数据出现。

PEVAR技术

可以使用全身麻醉或局部麻醉。作者首选的技术是进行超声引导下的顺行股动脉穿刺,并放置一个大小合适的鞘。接下来,在透视下将一根超滑或混合(Terumo Advantage,Terumo Medical Corporation,Somerset,NJ)导丝在引导下穿过动脉瘤病变节段进入远端流出道中。如果股动脉发生病变,可以考虑行股浅动脉切开,然后顺行穿刺手术后,缝合修复。另一方面,可以考虑从对侧股动脉向上翻山操作的方法,但是由于导丝和导管太长,通过较大的动脉瘤较困难,因此,这种方法的技术难度更高。使用导管进行血管造影,以确定病变节段外的流出道良好。一般来说,首选方法是至少有两个流出道,最好有3根血管作为流出道。如果远端流出道不理想或更少,最好行大隐静脉旁路移植术。确认流出道以后,进行全身肝素化(70IU/kg)。以动脉瘤病变节段为目标通过股动脉行数字减影血管造影,并储存显示血行路径。使用该路径作为指引,释放覆膜支架,如VIABAHN®(WL Gore & Associates,Flagstaff,AZ),覆盖并跨过动脉瘤病变节段。必须努力确保支架处于良好位置,充分覆盖整个动脉瘤病变节段,并与动脉瘤远端和近端的正常动脉段组织重叠1~2cm,确认好位置后释放支架。随后通过血管鞘行血管造影(图25.4),在确认已使用扩张良好的支架移植物彻底排除之前,可以考虑球囊血管成形术或额外的移植物植入。完成血管造影(包括远端流出道、确认动脉瘤血流已经被完全隔离,以及保存良好的流入及流出道)之前,始终保持治疗段导线通路通畅非常重要。最后,取出导丝,可以直接徒手按压股动脉穿刺点30分钟,或在股骨鞘插入点使用血管缝合器来达到止血目的。

PEVAR结果

一项纳入了320例经皮腔内修复术(PEVAR)病例的荟萃分析显示,其1年一期和二期通畅率随访结果分别为83%(95%CI 79%~88%)和86%(95%CI 82%~91%)。在同一荟萃分析中,有159例患者采用了开放性手术修复,比较数据显示,在PEVAR术后1年一期通畅率为84%,手术组为85%(P=0.46),PEVAR的二期通畅率为86%,手术组为95%(P=0.07)[34]。一项纳入60名患者的研究显示,3年和5年一期性通畅率分别为77%和70%,二期通畅率分别为86%和76%[35]。还有一项随机对照研究(该结果同样被纳入上述荟萃分析)显示43例患者选择PEVAR或开放手术,结果显示PEVAR术后24个月的一期通畅率为83%,手术组为88%,二期通畅率分别为100%和92%,差异无统计学意义[36]。

总体而言,上述研究没有区分症状性和无症状性患者,不过随机对照研究仅包括无症状性患者[36]。相对于选择开放性手术修复的患者而言,选择PEVAR治疗的患者通常年龄更大。研究中使用了不同的支架移植物:VIABAHN®、Wallgraft Endoprosthesis(Boston Scientific)和HEMOBAHN®(WL Gore & Associates,Flagstaff,AZ)。支架置入方案也不尽相同,包含了不同的抗栓治疗方案,即单独使用阿司匹林,单

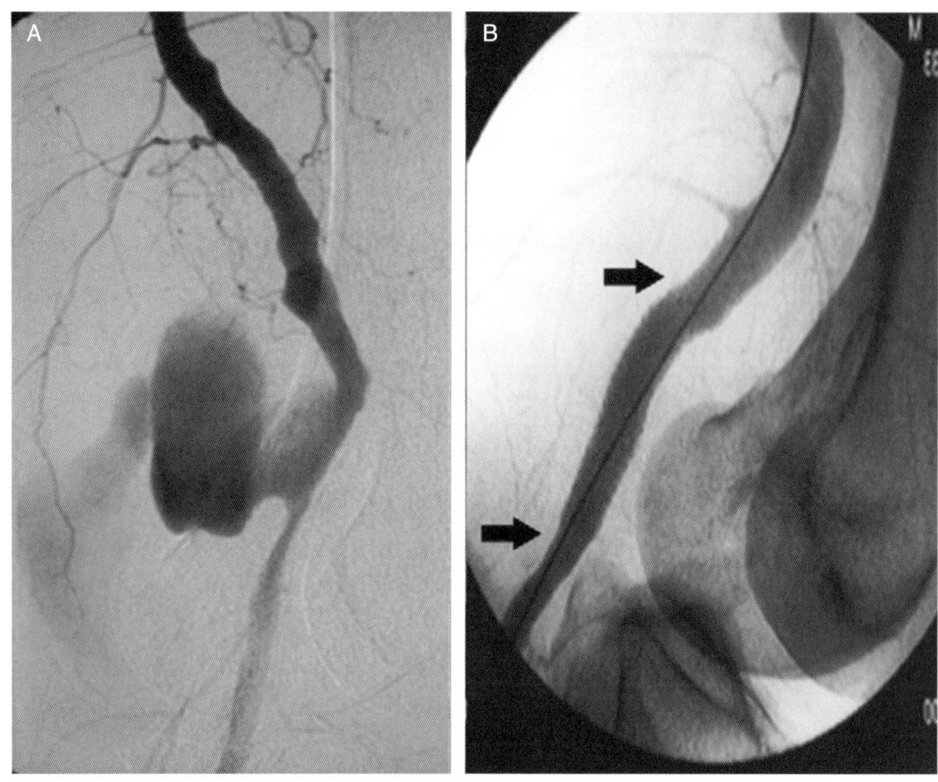

图25.4 腔内手术修复累及腘动脉和股浅动脉的动脉瘤。(A)巨大的腘动脉瘤。(B)使用VIABAHN®覆膜支架修复后。(Reprinted from The Journal of Vascular Surgery, Volume 51, Midy D. et al., A retrospective multicenter study of endovascular treatment of popliteal artery aneurysm, pp. 850–6, Copyright © 2010 with permission from Elsevier, http://www.sciencedirect.com/science/journal/07415214.)

独使用氯吡格雷,或两者联合使用。研究强调以保持移植物通畅性为主要考察点。其他考察点,如保肢率在文献中未有提及。

从现有数据可以清楚地发现,PEVAR的中期通畅率是可以接受的,但长期预后仍然未知。然而,即使是对中期通畅率的相关数据也需要保持谨慎。跨膝释放支架可能会受到很多因素的影响,如生活方式,这些又会受到年龄和并发症的影响。来自荷兰的一项研究发现,在行PEVAR 50个月后,78例患者中有17%发生了覆膜支架断裂。年龄较小是移植物断裂的唯一重要预测因素(P=0.007)[37]。这一统计学上的显著差异让我们发现需要弯曲膝关节的某些运动可能会造成覆膜支架断裂。我们还注意到,在更年轻、更活跃的患者的术后随访中出现了移植物移位(图25.5)。由于支架断裂的远期结果尚不清楚,因此,建议在解释通畅性数据时应更加谨慎。因此,作者的观点是,鉴于开放性手术修复在历史上优越的远期效果,在覆膜支架的远期预后及其性能的可靠数据出现以前,PEVAR仅适用于具有恰当解剖

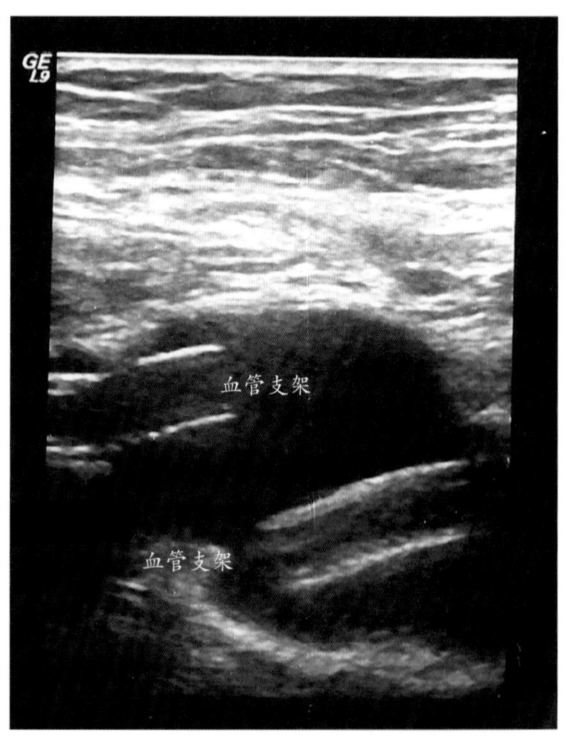

图25.5 年轻患者腘动脉瘤腔内修复术后超声随访结果。注意支架已经移位,不能再隔绝动脉瘤血流。

结构的老年和(或)并发症多的患者群体。

股动脉瘤

股动脉瘤较少见,约占所有动脉瘤修复术的4.2%[38,39]。通常来说,股动脉瘤(FAA)从病因上可以分为“真”性动脉瘤或“假”性动脉瘤。假性FAA远比真性FAA更常见。假性FAA最常见的原因是股动脉插管导致的医源性损伤。不常见的假性FAA是由创口感染或静脉药物注射导致的感染引起的。毫无疑问,医源性操作是导致假性FAA的最大原因。文献表明,高达8%的血管腔内手术会并发假性FAA[40,41]。

与假性FAA相比,真性FAA较少见。然而,该类动脉瘤是排在PAA后的第二常见的外周动脉瘤。与其他周围动脉瘤相似,FAA通常是双侧的,并常与其他部位的动脉瘤共存。FAA形成的病理生理学也与PAA相似,即免疫因素、炎性浸润、机械损伤或遗传因素。在血管分叉处形成的湍流和动脉粥样病变仍然是两种最常见的病因,而炎症、创伤、感染和结缔组织病(如马方综合征)仍然不常见。

FAA的定义

真性股动脉瘤瘤体包含正常动脉壁的所有三层,并出现至少1.5倍于相邻正常动脉直径的局部性扩张[38,39]。Cutler和Darling分型被用于真正的股动脉瘤扩展分类已近35年,目前仍然在临床使用。Ⅰ型FAA被定义为仅累及股总动脉,并位于股浅动脉与股深动脉分叉近端的动脉瘤。Ⅱ型FAA被定义为累及股动脉分叉的动脉瘤,可累及股深动脉或SFA起始部。假性FAA是指血管壁连续性受损导致血液喷出(由于动脉高压)形成囊状物,并与动脉管腔相通[42]。

FAA的临床表现

临床上,FAA与PAA相似,亦可分为有症状与无症状。无临床症状的FAA常被偶然发现。症状性FAA则有可能表现为搏动性的腹股沟包块(可伴或不伴疼痛和瘀青)、下肢肿胀(通常肿胀较严重,这是由股静脉受压或深静脉血栓形成导致的)或慢性缺血性症状(即跛行,通常继发于动脉血栓形成或栓塞)[40]。

FAA的诊断

FAA的诊断应当在临床怀疑其存在时,采用超声证实。直接测量股动脉直径大小就可以诊断真性FAA。假性FAA常表现出一种特征性的“阴阳”征,在彩色多普勒中显示FAA中充满了正向及反向的旋涡状血流信号,合并往复的多普勒波形(位于假性股动脉瘤瘤颈)[39]。血管造影可以提供包括近端和远端血管受累情况的详细信息,常用于术前评估。

FAA的治疗原则

对有症状的真性FAA或最大直径>2.5cm的真性FAA应考虑予以修复,这是为了防止发生危及肢体的并发症(动脉瘤破裂、血栓形成、栓塞)。最新数据显示,直径<3.5cm的股动脉瘤的并发症发生率几乎可以忽略不计[43]。这可能会提高予以修复无症状性真性FAA的阈值。直径<3cm的假性FAA大多会有一个良性的自然转归,并常自行形成血栓,对于无症状患者建议超声随访。对症状性假性FAA、直径>3cm的假性FAA或需要持续予以抗凝治疗的患者,为了避免动脉瘤继续扩大、皮肤破溃出血或栓塞,应予以修复[38,40,41]。

对于感染性FAA患者,如有其他感染源(心内膜炎)或合并其他创伤情况,应给予特殊治疗,如静脉吸毒。这些患者可能合并全身或局部感染征象,包括发热、白细胞增多、红肿或局部渗出。这些都是手术指征,以避免动脉瘤的持续扩张及其最终导致的皮肤破溃和致命性出血。与其他假性FAA不同,感染性假性FAA不能采用注射凝血酶来治疗,并且需要清创,偶尔甚至需要行动脉结扎。

FAA的处理

开放手术修复是目前对真性股动脉瘤的标准治疗方式。不过,在开始手术修复之前,临床医生必须评估主动脉、髂动脉或腘动脉是否共存动脉瘤,评估SFA是否通畅,并确定股深动脉与动脉瘤瘤体的关系。修复方式包括在病变节段用移植物置换或者行旁路移植术。目前不建议使用腔内手术来治疗累及股总动脉或股深动脉的动脉瘤。

不累及股总动脉或股深动脉的SFA中远段动脉瘤常与腘动脉瘤相连续,此时,可以采用开放手术修复或腔内手术修复治疗,如PAA部分所述。

非感染性假性FAA的治疗方式包括在超声引导下行凝血酶注射或物理压迫。文献回顾研究表明，超声引导下凝血酶注射可能是首选方法，因为其风险低、成功率高、疗效显著，甚至可以在抗凝治疗期间使用。超声引导下压迫止血是一种替代方法，可用于有凝血酶注射疗法禁忌证的情况。如果上述方法均失败，开放手术修复是最终的保障[38,41]。

感染性假性FAA值得予以特别考虑。在出现紧急情况，需要立即控制出血时，文献支持予以股动脉结扎。是否需要血运重建可以通过远端流出道的多普勒超声检查来确定：如果临床上发现足背动脉和胫后动脉的动脉血流信号存在，则可以予以密切观察，此时推迟或者不行血运重建治疗可能是安全的[44]。需行血运重建时，应采用自体静脉搭桥或在清洁、无感染的平面行人工血管解剖外旁路搭桥。对于静脉药物滥用患者，需要谨慎考虑解剖外旁路血运重建。若需使用人工血管，则应考虑使用深部隧道技术，如闭孔隧道，这可能可以避免患者将来使用此移植物进行药物滥用。

（苗天雨 熊飞 杨轶 译 赵纪春 审校）

参考文献

1. Lawrence PF, Lorenzo-Rivero S, and Lyon JL. (1995). The incidence of iliac, femoral and popliteal artery aneurysms in hospitalised patients. *Journal of Vascular Surgery*, **22**(4), 409–15; discussion 415–16.
2. Hajo van bockel J, and Hamming JF. (2000). Femoral and popliteal aneurysms. In: Rutherford RB (ed.) *Rutherford's Vascular Surgery*, 5th edn, pp. 1345–68. Philadelphia: Saunders.
3. Bouhoutsas J and Martin P. (1974). Popliteal aneurysms: a review of 116 cases. *British Journal of Surgery*, **61**, 469–75.
4. Diwan A. (2000). Incidence of femoral and popliteal artery aneurysms in patients with abdominal aortic aneurysms. *Journal of Vascular Surgery*, **31**, 863–9.
5. Clarke M, Figg N, Maguire JJ, et al. (2006). Apoptosis of vascular smooth muscle cells induces features of plaque vulnerability in atherosclerosis. *Nature Medicine*, **12**, 1075–80.
6. Jagadesham VP, Scott DJ, and Carding SR. (2008). Abdominal aortic aneurysms: an autoimmune disease? *Trends in Molecular Medicine*, **14**(12), 522.
7. Wilson WR, Anderton M, Schwalbe EC, et al. (2006). Matrix metalloproteinase-8 and -9 are increased at the site of abdominal aortic aneurysm rupture. *Circulation*, **113**, 438–45.
8. Spring S, van der Loo B, Krieger E, Amann-Vesti BR, Rousson V, Koppensteiner R. (2006). Decreased wall shear stress in the common carotid artery of patients with peripheral arterial disease or abdominal aortic aneurysm: relation to blood rheology, vascular risk factors, and intima-media thickness. *Journal of Vascular Surgery*, **43**, 56–63.
9. Wright L, Matchett WJ, Cruz CP, et al. (2004). Popliteal artery disease: diagnosis and treatment. *RadioGraphics*, **24**, 467–79.
10. Lopez D, Arranz MA, Tagarro S, Camarero SR, Gonzalez ME, and Gimeno MG. (2007). Bilateral popliteal artery aneurysm as a result of vascular type IV entrapment in a young patient: a report of exceptional case. *Journal of Vascular Surgery*, **46**(5), 1047.
11. Vaughan CJ, Casey M, He J, et al. (2001). Identification of a Chromosome 11q23.2-q24 Locus for Familial Aortic Aneurysm Disease, a genetically heterogeneous disorder. *Clinical Investigation and Reports*, **103**, 2469–75.
12. Mahmood A, Salaman R, Sintler M, Smith SR, Simms MH, and Vohra RK. (2003). Surgery of popliteal artery aneurysm: a 12-year experience. *Journal of Vascular Surgery*, **37**(3), 586–93.
13. Martelli E, Ippoliti A, Ventoruzzo G, De Vivo G, Ascoli Marchetti A, and Pistolese GR. (2004). Popliteal artery aneurysms: factors associated with thromboembolism and graft failure. *International Angiology*, **23**, 54.
14. Ascher E, Markevich N, Schutzer RW, Kallakuri S, Jacob T, and Hingorani AP. (2003). Small popliteal artery aneurysms: are they clinically significant? *Journal of Vascular Surgery*, **37**, 755.
15. Robinson WP, and Belkin M. (2009). Acute limb ischemia due to popliteal artery aneurysm: a continuing surgical challenge. *Seminars in Vascular Surgery*, **22**(1), 17–24.
16. Kropman RH, Schrijver AM, Kelder JC, Moll FL, and de Vries JP. (2010). Clinical outcome of acute leg ischaemia due to thrombosed popliteal artery aneurysm: systematic review of 895 cases. *European Journal of Vascular and Endovascular Surgery*, **39**, 452.
17. Selvam A, Shetty K, James NV, Shah RR, Shankar K, and Locker AP. (2006). Giant popliteal aneurysm presenting with foot drop *Journal of Vascular Surgery*, **44**, 882.
18. Reed MK and Smith BM. (1991). Popliteal aneurysm with spontaneous arteriovenous fistula. *Journal of Cardiovascular Surgery*, **31**, 482.
19. Dawson I, van Bockel JH, Brand R, and Terpstra JL. (1991). Popliteal artery aneurysms. Long-term follow-up of aneurysmal disease and results of surgical treatment. *Journal of Vascular Surgery*, **13**(3), 398–407.
20. Hands LJ and Collin J. (1991). Infra-inguinal aneurysms: outcome for patient and limb. *British Journal of Surgery*, **78**(8), 996–8.
21. Stiegler H, Mendler G, and Baumann G. (2002). Prospective study of 36 patients with 46 popliteal artery aneurysms with non-surgical treatment. *Vasa*, **31**(1), 43–6.
22. Huang Y, Gloviczki P, Noel AA, et al. (2007). Early complications and long-term outcome after open surgical treatment of popliteal artery aneurysms: is exclusion with saphenous vein bypass still the gold standard? *Journal of Vascular Surgery*, **45**(4), 706–13; discussion 713–15.
23. Ravn H, Wanhainen A, and Bjorck M. (2007). Surgical technique and long-term results after popliteal artery aneurysm repair: results from 717 legs. *Journal of Vascular Surgery*, **46**(2), 236–43.
24. Steinmetz, E., Bouchot O, Faroy F, et al. (2000). Preoperative intraarterial thrombolysis before surgical revascularization for popliteal artery aneurysm with acute ischemia. *Annals of Vascular Surgery*, **14**(4), 360–4.
25. Mahmood A, Salaman R, Sintler M, Smith SR, Simms MH, and Vohra RK. (2003). Surgery of popliteal artery aneurysms: a 12-year experience. *Journal of Vascular Surgery*, **37**(3), 586–93.
26. Varga ZA, Locke-Edmunds JC, and Baird RN. (1994). A multicenter study of popliteal aneurysms. Joint Vascular Research Group. *Journal of Vascular Surgery*, **20**(2), 171–7.
27. Carpenter JP, Barker CF, Roberts B, Berkowitz HD, Lusk EJ, and Perloff LJ. (1994). Popliteal artery aneurysms: current management and outcome. *Journal of Vascular Surgery*, **19**(1), 65–72; discussion 72–3.
28. Reilly MK, Abbott WM, and Darling RC. (1983). Aggressive surgical management of popliteal artery aneurysms. *American Journal of Surgery*, **145**(4), 498–502.
29. Thompson JF, Beard J, Scott DJ, and Earnshaw JJ. (1993). Intraoperative thrombolysis in the management of thrombosed popliteal aneurysm. *British Journal of Surgery*, **80**(7), 858–9.
30. Anton GE, Hertzer NR, Beven EG, O'Hara PJ, and Krajewski LP. (1986). Surgical management of popliteal aneurysms. Trends in presentation, treatment, and results from 1952 to 1984. *Journal of Vascular Surgery*, **3**(1), 125–34.
31. Hines EA, Jr, Gifford RW, Jr, and Janes JM. (1953). Arteriosclerotic aneurysm of the popliteal artery. *Journal of the American Geriatric Society*, **1**(5), 340–7.
32. Pulli, R., Dorigo W, Troisi N, et al. (2006). Surgical management of popliteal artery aneurysms: which factors affect outcomes? *Journal of Vascular Surgery*, **43**(3), 481–7.
33. Aulivola B, Hamdan AD, Hile CN, et al. (2004). Popliteal artery aneurysms: a comparison of outcomes in elective versus emergent repair. *Journal of Vascular Surgery*, **39**(6), 1171–7.
34. Cina CS. (2010). Endovascular repair of popliteal aneurysms. *Journal of Vascular Surgery*, **51**, 1056–60.
35. Tielliu IF, Verhoeven EL, Zeebregts CJ, et al. (2007). Endovascular

treatment of popliteal artery aneurysms: is the technique a valid alternative to open surgery? *Journal of Cardiovascular Surgery*, **48**, 275–9.

36. Antonello M. Frigatti P, Battocchio P, et al. (2005). Open repair versus endovascular treatment for asymptomatic popliteal artery aneurysm: results of a prospective randomized study. *Journal of Vascular Surgery*, **42**, 185–93.
37. Tielliiu IFJ, Zeebregts CJH, Vourliotakis G, et al. (2010). Stent fractures in the Hemobahn/Viobahn stent graft after endovascular popliteal aneurysm repair. *Journal of Vascular Surgery*, **51**, 1413–18.
38. Corriere MA, and Guzman RJ. (2011). True and false aneurysms of the femoral artery. *Seminars in Vascular Surgery*, **18**, 216–23.
39. Khera PS and Keshava SN (2011). Ultrasound guided nonsurgical closure of postangiographic femoral pseudoaneurysm. *Journal of Vascular Ultrasound*, **35**(1), 16–19.
40. Piffaretti G, Mariscalco G, Tozzi M, Rivolta N, Annoni M, and Castelli P. (2010). Twenty year experience of femoral artery aneurysms. *Journal of Vascular Surgery*, **53**(5), 1230–6.
41. Gabrielli R, Rosati MS, Vitale S, Siani A, and Caselli G. (2012). Thrombin injection and compression with removable guidewire in the treatment of postcatheterization femoral pseudoaneurysm. *Journal of Cardiovascular Surgery* [Epub ahead of print].
42. Saad NAE, Saad WE, Davies MG, Waldman DL, Fultz PJ, and Rubens DJ. (2005). Pseudoaneurysms and the role of minimally invasive techniques in their management. *RadioGraphics*, **25**, 173–89.
43. Lawrence PF, Harlander-Locke MP, Oderich GS, et al. (2013). Is current recommended management of isolated degenerative femoral artery aneurysms (IFAA) too aggressive for its natural history *Journal of Vascular Surgery*, **57**(5S), 33S–4S.
44. Arora S, Weber MA, Fox CJ, Neville R, Lidor A, and Sidawy AN. (2001). Common femoral artery ligation and local debridement: a safe treatment for infected femoral artery pseudoaneurysms. *Journal of Vascular Surgery*, **33**(5), 990–3.

第26章
慢性下肢缺血

Alan G.Dawson, Julie Brittenden

流行病学、临床表现及自然进程

流行病学与临床表现

无症状与有症状的PAD的总发病率为16%[1,2]。间歇性跛行是最常见的症状，主要表现为小腿、大腿及臀部运动后肌肉疼痛，且在休息后可很快缓解。间歇性跛行在55~74岁人群中的发生率可达5%，也与肢体残疾或生活质量受损有关[3-5]。严重肢体缺血（CLI）在临床上是指静息痛超过2周，或因为已有的动脉疾病而出现溃疡或坏死[6]。在60岁以上患者中，CLI的发生率为1.2%。对于严重肢体缺血的患者，推荐尽量通过血管成形术或外科手术的方式进行血管重建。

自然进程

来自爱丁堡的一项研究显示：75%的间歇性跛行患者病情稳定，其余25%患者病情恶化，在病情恶化的患者当中通常有7%~9%的概率发生在确诊后的第1年，之后每年的发病率为2%~3%[7]。相对于其他患者，ABPI<0.5患者的疾病进展风险会加倍[6]。总的来说，有1%~3%的患者会出现静息痛、坏死甚至组织缺损[6]。5年内发生截肢率为1%~3.3%[6]。尽管间歇性跛行的预后相对良好，不一定会导致截肢或肢体缺损，但请注意间歇性跛行患者的生活质量会受到相当大的影响[3]。

相比于同龄人，诊断间歇性跛行的患者在2~3年内的死亡率是正常人的2~3倍，发生心肌梗死的概率是正常人的5倍。爱丁堡动脉研究显示，有间歇性跛行的患者通常会在5年内死亡，主要死因是心血管疾病[7]。在大量不依靠Framingham评分或其他风险因素的研究中，ABPI分类与心血管系统结果有明显的线性趋势[8]。有间歇性跛行且ABPI<0.5的患者较ABPI>0.5的患者有高1倍的死亡率[5]。因此，对于间歇性跛行患者的管理必须同时包含缓解症状及对继发心血管危险因素的预防两个方面。

大部分存在慢性下肢缺血的患者都会接受某种形式的干预，在这种情况很难确定疾病的自然进程。但患有严重下肢缺血的患者预后不佳，死亡率约为25%，同时有1/3的患者在1年内会接受下肢大截肢术[6]。

ABPI<0.5与下列两种情况有关。

- 2倍的疾病进展风险。
- 是ABPI>0.5的患者死亡率的2倍。

分型

Rutherford-Baker分型、Fontaine分型与TASC分型

慢性下肢缺血可通过症状及疾病的解剖学位置分型。两种主要的通过症状进行的分型是Fontaine分型（1954）和Rutherford-Baker分型（1997）（表26.1）。解剖学分型是根据TASC Ⅱ标准，但未包括膝下腘动脉疾病，且目前正在进行修正（图26.1和图26.2）[6]。这些分型标准没有将残疾及患者受损的生活质量联系起来，但TASC Ⅱ指南将解剖学分型用于指导可能的治疗选择。然而，有人提出TASC Ⅱ对观察者解释

表26.1 外周动脉疾病分型:Rutherford-Baker分型与Fontaine分型

Rutherford-Baker分型				Fontaine分型	
分型	级别	临床表现	客观标准	分型	临床表现
0	0	无症状	正常的平板实验或反应性充血实验	Ⅰ	无症状
Ⅰ	1	轻度跛行	可完成平板实验,但运动后踝压>50mmHg,比静息值低至少20mmHg	ⅡA	轻度跛行(距离>150m)
Ⅰ	2	中度跛行	1~3级		
Ⅰ	3	重度跛行	无法完成平板实验,且运动后ABPI>50mmHg	ⅡB	中-重度跛行(距离<150m)
Ⅱ	4	缺血性静息痛	ABPI<40mmHg,踝或跖PVR平稳或几乎没有搏动,趾动脉压<30mmHg	Ⅲ	缺血性静息痛
Ⅲ	5	较小的组织缺损:溃疡、病灶坏死伴有足部扩散性缺血	静息时ABPI<60mmHg,踝或跖PVR平稳或几乎无搏动,趾动脉压<40mmHg	Ⅳ	出现溃疡或坏死
Ⅳ	6	较大的组织缺损:在趾平面以上,足部已经不可救治	同5级	Ⅳ	出现溃疡或坏死

Adapted from Journal of Vascular Surgery, Volume 45, Nogren L. et al.Inter-society consensus for the management of peripheral artetial diseases(TASC Ⅱ), pp.55-67, Copyright 2007, with permission from Elsevier, http://www.sciencedirect.com/science/journal/07415214

的多变性[9]。已经有人提议通过血管位置及病变长度来对慢性下肢缺血进行分型[10]。

慢性下肢缺血的危险因素

慢性下肢缺血的危险因素与冠状动脉及脑血管疾病的危险因素相同。进展的严重肢体缺血的危险因素及相关比值见表26.2[11]。通过处理可变的危险因素,整体心血管系统健康程度改善,且有助于减缓慢性下肢缺血疾病的进展。

不可变危险因素:年龄、性别与种族

年龄增长与慢性下肢缺血疾病进展有明显关系。人们普遍认为,男性在更小年龄发生重度下肢缺血的风险更高,但同时也有认为雌激素是一种保护因素的观点。然而,不是所有研究都显示男性是一个显著的危险因素。通过对性别与年龄调整后的种族优势率的研究,美国国家健康与营养调查研究显示,相对于非西裔白人,非西裔非裔美国人的慢性下肢缺血疾病的进展率是白人的3倍。造成这种明显关联的原因现仍不明确[11]。

可变危险因素

吸烟是间歇性跛行进展的最主要独立危险因素。Framingham研究指出,吸烟者发生进展性间歇性跛行的风险是不吸烟者的2倍,爱丁堡动脉研究也得出类似结论[4,7]。对年龄和性别进行调整后,可以得出与吸烟有关的相对风险值,其中适度吸烟者(吸烟史为1~25年)为1.87(95%CI 0.91~3.85),重度吸烟者(吸烟史>25年)为3.94(95%CI 2.04~7.62)。吸烟越多,间歇性跛行症状表现得越严重。此外,相对于不吸烟者或已戒烟者,在术后继续吸烟的患者会有更高的比率发生术后并发症,从血管手术干预中获得的收益也更少[12]。

对于所有表现出下肢血管缺血性疾病症状的患者,都应该检测其空腹血糖。糖尿病可以没有症状,但与大血管病和微血管病变都有关系。通过节食、运动疗法、口服降糖药、胰岛素等方法将血糖控制到理想水平之后,动脉疾病进展就可以被控制[13]。糖尿病被认为是评估周围动脉疾病进展的最强有力指标。Framingham研究发现,在间歇性跛行的患者中有20%存在糖尿病[14]。Elhadd等发现,有证据表明在苏格兰,25%的糖尿病患者存在未被检测到的重度肢体缺血[15]。糖尿病是导致血管疾病早期发病的因素,糖尿病的持续存在也导致慢性下肢缺血发生率的增加。糖尿病患者慢性下肢缺血10年发病率为15%,患病20年间发病率增加到45%[16]。相比于未患糖尿病的患者,糖尿病患者的间歇性跛行患病风险会提高2~3倍[14]。糖尿病患者有更高的风险出现症状恶化或疾病进展,同时被截肢的风险是无糖尿

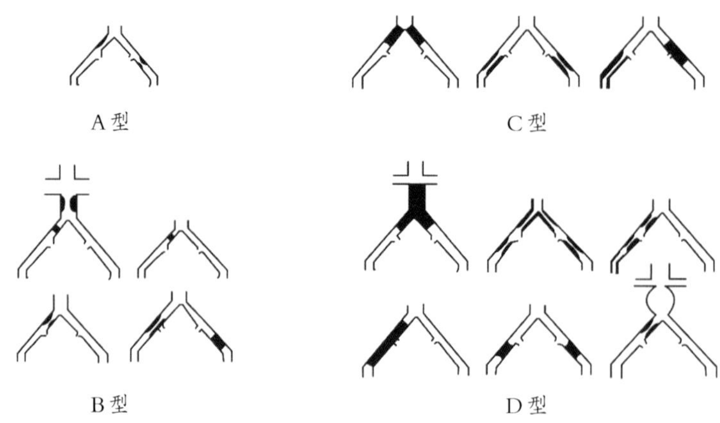

分型	临床表现
A型	CIA单侧或双侧狭窄 EIA单侧或双侧单个狭窄(≤3cm)
B型	肾下主动脉狭窄(≤3cm) 单侧CIA狭窄 包括EIA但未累及CFA的单个或多个狭窄,3~10cm 单侧EIA闭塞,但未累及CFA与髂内动脉起始部
C型	双侧CIA闭塞 双侧EIA狭窄但不累及CFA,3~10cm 单侧EIA狭窄累及CFA 单侧EIA闭塞累及髂内动脉起始部和(或)CFA 单侧严重钙化的EIA闭塞累及或未累及髂内动脉起始部和(或)CFA
D型	肾下主动脉闭塞 需要治疗的主动脉与双侧髂动脉弥漫性病变 单侧累及CIA、EIA、CFA的弥漫性多节段性狭窄 累及CIA与EIA的单侧闭塞 双侧EIA闭塞 髂动脉狭窄伴AAA且无法行腔内治疗,或因为其他疾病需要行髂、主动脉治疗
	CFA,股总动脉;CIA,髂总动脉;EIA,髂外动脉;AAA,腹主动脉瘤

图26.1 主髂动脉的TASC Ⅱ分型。[Reprinted from The Journal of Vascular Surgery, Volume 45, Nogren L. et al. Inter-society consensus for the management of peripheral arterial diseases(TASC Ⅱ), pp.55-67, Copyright © 2007, with permission from Elsevier, http://www.sciencedirect.com/science/journal/07415214.]

病患者的11倍[15]。

糖尿病患者。

- 进展性间歇性跛行发生率提高2~3倍。
- 下肢大截肢率增加11倍。

周围动脉疾病的诊断

病史

应有针对性地获取间歇性跛行或重度肢体缺血相关症状的病史。有时尽管间歇性跛行的症状相当典型,但在鉴别诊断时,某些情况仍然需要排除,如静脉性或神经源性跛行、筋膜室综合征及其他肌肉/骨骼疾病。需要对患者的足部与下肢进行体格检查,以检查足动脉搏动,同时获得重度肢体缺血的诊断证据[6]。

踝肱压指数

ABPI是一项简单的非侵袭性检查,需要使用血压计与手提式多普勒协助检查[17]。在静息状态下,使患者取仰卧位,分别测量患者踝部动脉(足背动脉/胫后动脉/腓动脉)的最高收缩压与肱动脉的最高收

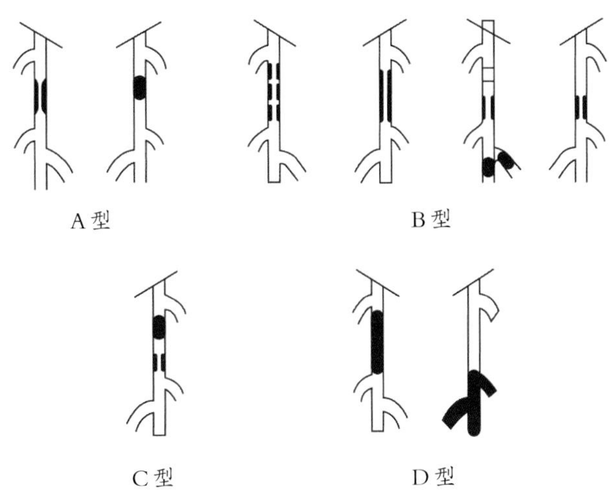

分型	临床表现
A型	单侧狭窄≤10cm 单侧闭塞≤5cm
B型	多处病变(狭窄或闭塞),单个病变≤5cm 单处狭窄或闭塞(≤15cm),不累及膝下腘动脉 单处或多处病变,无连续的胫动脉提供远端旁路血流 严重的钙化闭塞(≤15cm) 单处腘动脉狭窄
C型	多处狭窄与闭塞,总长>15cm,伴或不伴严重钙化 两次腔内治疗后狭窄或闭塞复发,需要再次治疗
D型	慢性股总动脉或股浅动脉闭塞(>20cm,包括腘动脉) 慢性腘动脉与三分叉近端闭塞

图26.2 股腘动脉的TASC Ⅱ型病变。[Reprinted from Journal Of Vascular Surgery, Volume 45 , Nogren L.et al.Inter-society consensus for the management of peripheral arterial diseases (TASC II), pp.55-67, Copyright © 2007, with permission from Elsevier. http://www.sciencedirect.com/science/journal/07415214.]

缩压,前者除后者即可得到ABPI[18]。在两种情况下ABPI没有诊断意义。首先,在14%的糖尿病患者中,由于患者血管钙化十分严重,压迫血管会造成数值较高。如果测得同时存在糖尿病患者的ABPI>1.3,则应该同时测量足动脉压。其次,如果患者同时有髂动脉疾病,当其静息时,血液可能处于不流动的状态,会造成ABPI没有诊断作用。因此,如果高度怀疑患者有间歇性跛行的病史但ABPI正常时,应该考虑使用运动方式进行ABPI检测。

影像学检查

当重度肢体缺血患者需要进行血管重建手术时,应行影像学检查来确定病变的位置与范围。主要的影像学检查方法包括多普勒超声(DxUS)、CTA、MRA及DSA[18]。

多普勒超声是一项非侵袭性且无电离辐射的检查方法。其可以对狭窄部位进行功能性评估,但降低了盆腔血管可视性,且依赖于操作人员的技术[19]。MRA同时也是一项非侵袭性且避免了电离辐射的检查。但MRA有很多禁忌证,如安装了心脏起搏器或其他金属移植物的患者、肾功能不全的患者及幽闭恐惧症患者[20]。CTA需要使用造影剂,患者也需要暴露在电离辐射下,因此,可能对肾功能有影响,同时,CTA也有造成过敏的可能性[21]。DSA需要使用造影剂,对患者的侵袭性也最高,且有辐射,因此,DSA未被常规性作为首选影像学检查方法[22]。

仅通过文字描述就对上述影像学方法的准确性做出直接比较非常困难。几乎没有研究将所有4种

表26.2 下肢慢性缺血的危险因素

危险因素	
不可变危险因素[OR(95% CI)]	可变危险因素[OR(95% CI)]
年龄	吸烟[4.46(2.25~8.84)]
性别	糖尿病[2.71(1.03~7.12)]
种族[2.83(1.48~5.42)]	高血压[1.75(0.97~3.15)]
	血脂异常[1.68(1.09~2.57)]
	高同型半胱氨酸血症

Source: data from Selvin E and Erlinger TP, Prevalence of and risk factors for peripheral arterial disease in the United States: Results from the National Health and Nutrition Examination Survey 1999-2000, Circulation, Volume 110, pp.738-43, Copyright © 2004 American Heart Association, Inc.

影像学方法同时进行比较，且大部分研究囊括的疾病位置都不同。一项健康技术回顾性研究发现，相比于超声多普勒或CTA，对比增强MRA（CE-MRA）可以提高诊断准确性[23]。NICE最近研究了上述方法相对于DSA的特异性和敏感性（表26.3）。

间歇性跛行患者的管理

间歇性跛行患者管理介绍

对于所有重度肢体缺血的患者，首先应该考虑对心血管系统的危险因素进行管理[6,18,24-26]。尽管这可能会减少患者死于心肌梗死或脑卒中的概率，但其不会改善患者下肢缺血的症状。对于间歇性跛行患者，首选在监督下进行运动疗法的观点已经被广泛接受[6,18,25]。对于不愿进行运动疗法或因病情严重而无法配合运动疗法的患者，可提供药物治疗或重建血管的手术治疗。

针对间歇性跛行的运动疗法

长期以来的观点都支持间歇性跛行治疗的重中之重就是行走。Watson等对于间歇性跛行的运动疗法进行了一项系统评价研究，以确定对间歇性跛行患者进行运动治疗是否对缓解症状及提高患者总体行走时间和距离有所帮助[27]。尽管各项研究中招募的接受运动疗法的各个组别之间有所差别，但所有研究都包含了一项至少1周2次，持续3~12个月的运动疗法。这项研究因此可以证明相较于普通护理，（接受运动疗法的患者）在最大行走时间[5.12min（95%CI 4.51~5.72min）]、无疼痛行走时间[2.91min（95%CI 2.51~3.31min）]、无疼痛行走距离[82.19m（95%CI 71.73~92.65m）]、最大行走距离[113.2m（95%CI 94.96~131.43m）]等数据上都有明显改善。接受运动疗法所获得的收益与客观测量的ABPI值、运动腓肠血流量、截肢率及总体死亡率之间没有发现明显联系。

通过上述系统评价可以明显看出，运动疗法可为间歇性跛行患者提供更长的行走时间和距离。作为上述研究的后续，Bendermacher等也进行了一项系统评价，以研究在指导下进行运动治疗及无指导下进行运动治疗的差异[28]。系统评价囊括了6项研究中的239例患者的数据，评价指标为经过3个月运动疗法后的最大平板行走距离，数据显示总体效应量为0.58（95%CI 0.31~0.85，P<0.0001），且认为

表26.3 其他影像学手段的敏感性与特异性（相比于DSA）

	对整体下肢进行评估，狭窄≥50%	对膝上节点进行评估，狭窄≥50%	对膝下节段进行评估，狭窄≥50%
多普勒超声	敏感性：89.7% 特异性：95.64%	敏感性：91.54% 特异性：92.58%	敏感性：40.7%~96.1% 特异性：79.8%~98.8%
CTA	敏感性：93.5% 特异性：91.13%	敏感性：94.2%~96.9% 特异性：91.2%~98.1%	敏感性：89.5%(95% CI:84.1~93.3) 特异性：73.9%(95% CI:67.6~79.2)
对比增强MRA	敏感性：94.96% 特异性：96.37%	敏感性：81.4%~100% 特异性：91.9%~95.9%	敏感性：71.1%~96.5% 特异性：87%~95.8%

Reproduced with permission from National Clinical Guideline Centre, Lower Limb Peripheral Arterial Disease, NICE Clinical Guideline Methods, Evidence and Recommendations, August 2012. Copyright © National Clinical Guideline Centre 2012, avaliable from http://www.nice.org.uk/guidance/cg147/evidence/cg147-lower-limb-peripheral-arterial-disease-full-guideline3. Information accurate at time of press. For up-to-date guidance please visit http://www.nice.org.

在指导下进行运动疗法效果更好，认为最大行走距离增加了约150m。随后，包含172例患者的5项研究显示上述效果保持了6个月，总体效应量为0.89（95%CI 0.57~1.21，$P<0.0001$）（图26.3）。在接受3个月的指导运动疗法后，作为次要评价指标的无痛平板行走距离同样增加了约125m，显示指导下的运动疗法效果更好，总体效应量为0.61（95%CI 0.31~0.91，$P<0.0001$）。同样的，在6个月时，这一结果得以维持，总体效应量为0.83(95%CI 0.44~1.21，$P<0.0001$）。尽管有上述结果，但目前仍不清楚在指导下进行运动疗法是否可以提供长期收益或提高生活质量。目前也无有效证据证明在多个运动区域中哪个是最有效的，但最好1周能进行3次运动疗法，每次至少30分钟。

最近由NICE进行的一项研究显示，相对于无指导下的运动疗法，在指导下进行运动疗法的成本收益更好[18]。该研究使用一个原创的经济模型来衡量两者的成本收益。结论指出在指导下进行运动疗法在每个质量调整生存年会花费711~1608英镑（1英镑≈9.21元）。

TASC Ⅱ与NICE指南都推荐将指导下的运动疗法作为间歇性跛行患者的首选管理方式[6,18]。指南建议，运动疗法应该持续3个月，每周至少2小时。但运动疗法对于行走距离严重缩短的患者并不适用，因此他们可能很难配合运动疗法。有关研究也将运动疗法与血管重建进行了比较，这部分内容稍后讨论。

TASC Ⅱ与NICE指南都推荐将指导下的运动疗法作为间歇性跛行患者的首选管理方式[6,18]。

运动疗法与血管成形术

目前有5个已发表的随机对照临床实验将指导下的运动疗法与血管成形术进行对比分析。在一项小型研究中，Creasy等（1990年）将36例股浅动脉疾病患者随机分组，分别接受血管成形术与指导下的运动疗法[29]。6个月后，随机接受指导下运动疗法的患者相对于接受腹股沟下血管成形术的患者在平均行走距离和平均无痛行走距离上有所增加。但并不清楚接受血管成形术的患者是否接受了正确的抗血小板治疗，同时生活质量也没有纳入评估。

在一项多中心研究中，Greenhalgh等（2008年）在两个多中心试验中将123例轻-中度间歇性跛行患者随机分组，分别接受血管成形术与指导下的运动疗法，两个试验中患者分别存在股腘动脉疾病与主-髂动脉疾病[30]。原本目标是为每个试验都招募170例患者，但由于招募患者较为困难，该实验提前结束，股腘动脉疾病组招募到了93例患者，而主-髂动脉疾病组仅招募到34例患者。在股腘动脉疾病试验中，接受血管成形术的患者首要评价指标绝对行走距离有显著增加。在24个月时，在股腘动脉疾病研究中，接受血管成形术组患者的经校正后的绝对行走距离较接受行走疗法组高了38%（95%CI 1~90，$P=0.04$）。主-髂动脉疾病的试验效力因参加人数的原因而显著降低，但发现了更大的差别，接受血管成形术组患者的经校正后的绝对行走距离较接受行走疗法组高出78%，但无显著统计学差异（95%CI 0~216，$P=0.05$）。在两项试验中，生活质量均没有提升。

Sponk等将151例有主-髂动脉或股动脉疾病的间歇性跛行患者随机分组，分别接受血管成形术与指导下的运动疗法（$n=75$）[31]。评价指标为临床治疗是否成功、患者主观功能以及在6个月和12个月之后的生活质量评分增长数。接受血管成形术的患者出现好转的时间更早。6个月和12个月后，两组患者的主观功能和生活质量评分都有所提高，且结果显示两组之间并未显示明显差异。Mazari等将178例股腘动脉疾病患者随机分为三组，分别接受血管成形术、指导下的运动疗法，以及血管成形术与运动疗法结合的治疗[32,33]。在前两组中均可见相类似的改善，但治疗收益都是短期的。将两种治疗方法相结合可以使患者得到更长期的临床收益，但该优势是基于生活质量而言的。

这些研究显示，在延长股腘部位病变患者的绝对行走距离上，血管成形术与指导下的运动疗法相比并没有显得更有效。在主-髂动脉疾病的治疗上，相比于运动疗法，血管成形术的疗效还有待进一步研究。一项正在进行中的欧洲研究希望在400例因髂动脉闭塞同时有继发性间歇性跛行的患者中比较血管成形术与指导下的运动疗法的成本收益[34]。

运动疗法与手术

两项小型随机对照临床试验将间歇性跛行患者接受手术和运动治疗的效果进行分析。Lundgren等将75例间歇性跛行患者随机分组，分别为接受重建手术组、重建手术后接受运动疗法组、仅接受运动疗

综述：对于间歇性跛行患者有监督下运动与非监督下运动
比较：监督下运动与非监督下运动比较
预后：6个月后最大跑步机步行距离

研究组或亚组	治疗组 N	均数（标准差）	对照组 N	均数（标准差）	标准差均数差逆方差加权法 固定效应模型95% CI	权重	标准差均数差逆方差加权法 固定效应模型95%CI
Cheetham，2004	28	1.27 (0.43)	28	0.73 (0.43)		30.6 %	1.24 [0.66, 1.81]
Degischer，2002	19	1.22 (0.57)	21	0.8 (0.35)		23.8 %	0.86 [0.23, 1.53]
Kakkos，2005	8	1.24 (1.59)	9	0.79 (0.34)		10.9 %	0.38 [−0.58, 1.35]
Patterson，1997	19	1.26 (0.53)	19	0.74 (0.27)		20.8 %	1.21 [0.51, 1.91]
Savage，2001	11	1.02 (0.5)	10	0.98 (0.54)		13.8 %	0.07 [−0.78, 0.93]
总计(95% CI)	**85**		**87**			**100.0 %**	**0.89 [0.57, 1.21]**

异质性：$Chi^2=6.77$，$df=4(P=0.15)$；$I^2=41\%$
总体效应检验：$Z=5.50(P<0.00001)$
亚组差异检验：不适用

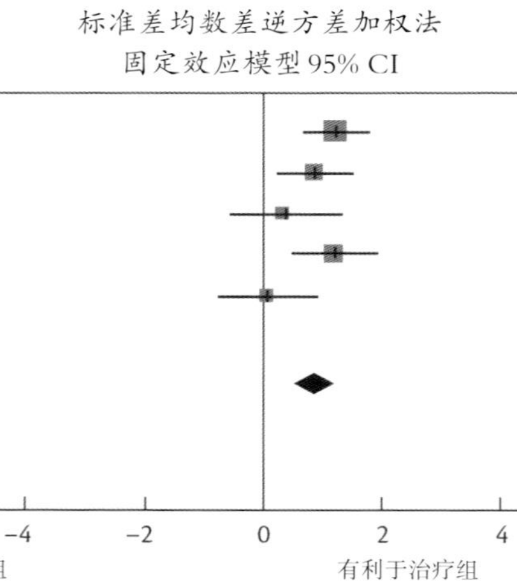

图26.3 指导与未受指导的运动疗法比较。(Reproduced with permission from Bendermacher B.L.W. et al., Supervised exercise therapy versus non-supervised exercise therapy for intermittent claudication, Cochrane Database of Systematic Reviews, Copyright © 2009 The Cochrane Collaboration. Published by John Wiley & Sons, Ltd.)

法组[35]。结果显示接受手术比单纯接受运动疗法有效，而考虑到间歇性跛行患者的无症状行走距离，将重建手术与后续运动疗法相结合对于增加间歇性跛行患者的无症状行走距离更有效。Gelin等将264例间歇性跛行患者随机分组，分为接受指导下的运动疗法组、血管重建（开放手术或腔内治疗）组及对照组[36]。1年后，接受血管重建治疗的患者在最大行走距离、停止距离、缺血后血流量及指压试验等方面有明显改善。而接受物理运动训练及对照组的患者在各项评价指标上没有改善。

间歇性跛行患者的血管重建

血管重建适用于生活质量严重受损的间歇性跛行患者，这些患者在指导运动治疗（TASC、NICE、ESVS）中未获益。需要注意的是，相对于重度肢体缺血患者，间歇性跛行患者接受开放手术或腔内治疗的预后更好[6]。两类患者接受血管重建的目标也不相同，重度肢体缺血患者的目标仅是促进伤口愈合、保肢或保留行走能力[10]，而间歇性跛行患者的目标可能更加重要，因为血管重建可以延长行走距离并提高血管通畅率。选择开放手术或腔内治疗取决于患者自身因素，以及病变的解剖位置及范围，这一点在之前已讨论过。关于间歇性跛行患者腔内治疗（血管成形术与支架对比）与开放手术相比较局限的证据在下文列出。由于高质量相关研究的缺乏，腔内治疗正更加广泛地被应用，因为该治疗方式有更好的初始技术成功率及更低的死亡率，但腔内治疗中期通畅率较低。腔内治疗及其与开放手术效果的对比会在之后讨论。

主-髂动脉疾病：血管成形术与支架植入术

一项荷兰的研究将279例间歇性跛行患者随机分组，分别接受髂动脉的选择性支架植入术和直接支架植入术。相比于接受直接支架植入术的患者，接受选择性支架植入术的患者（剩余平均压力坡度>10mmHg）在改善症状上效果更好（HR 0.8，95% CI 0.6~1.0）。而在ABPI、通畅率和生活质量评分上两者没有明显差异[37-39]。现行指南（NICE）推荐将血管成形术与选择性支架植入术作为更好的选择，而非直接支架植入术[18]。

NICE指南推荐将选择性支架植入的血管成形术作为髂动脉病变的选择。

主-髂动脉疾病：开放手术与腔内治疗

目前没有专门比较间歇性跛行的主-髂动脉疾病患者接受开放手术或腔内治疗效果的随机对照试验。在一项Wilson等的研究中（1989年）[40]，263例男性患者被随机分组，分别接受经皮腔内血管成形术（PTA）与开放手术，以治疗髂动脉、股浅动脉或腘动脉闭塞性疾病。大部分患者都有间歇性跛行。PTA的直接失败率为15.5%（129例患者中的20例），开放手术则存在13.5%的并发症发生率及1例住院期间死亡（0.8%）。4.5年后，共有50例患者死亡（开放手术28例，PTA 22例），24例患者接受下肢大截肢术（开放手术13例，PTA 11例）。

两项发表于2008年的回顾性研究比较了间歇性跛行的广泛主-髂动脉病变患者接受开放手术与腔内治疗后的预后情况[41,42]。相比于腔内治疗，接受开放手术患者的初次通畅率明显较高（开放手术为93%，腔内治疗为69%~74%）。二次通畅率较接近，分别为96%~100%和89%~96%。

股浅动脉疾病：血管成形术与支架植入术

一项仅囊括了两项随机对照试验（104例患者）的系统回顾对间歇性跛行的股浅动脉疾病患者接受血管成形术与支架植入术的效果进行了评价[43]。研究并未发现支架植入术的效果优于血管成形术，但明显在该领域缺乏相关证据。在39个月之后，仅接受PTA的患者的初次通畅率为68.4%，二次通畅率为89.5%；接受PTA与支架植入术的患者的初次通畅率为62%，二次通畅率为90%[44]。在近期NICE的一篇综述中，建议应该选择血管成形术与选择性支架植入术，而非直接支架植入术。

NICE指南推荐将选择性支架植入的血管成形术作为股浅动脉病变治疗的选择[44]。

股浅动脉疾病：血管成形术与开放手术

在一项BAESIC研究中，一项随机对照研究将13个中心的56例股浅动脉狭窄/闭塞（病变长度为5~15cm）患者（仅间歇性跛行的患者被纳入）随机分组，分别接受血管成形术与开放手术（使用自体静脉进行股腘动脉搭桥）[45]。30天内未发生并发症，也无死亡病例。1年后，PTA的初次通畅率为43%，而经开放手术后的初次通畅率为82%。在接受PTA后，超过50%的患者发生了再次闭塞。

一项囊括了19项研究的荟萃分析发现，对于间歇性跛行的股浅动脉狭窄患者，血管成形术后3年的通畅率为61%（标准误差为2.2%），而如果是股浅动脉闭塞患者，3年后通畅率仅为48%（标准误差为3.3%）[46]。

间歇性跛行患者的药物治疗

萘呋胺

萘呋胺是一种过去20年在欧洲被广泛研究的具有扩血管活性的5-羟色胺拮抗剂，但目前在美国未被批准用于治疗间歇性跛行[47]。一项2007年发表的系统回顾研究发现，开始治疗6个月后，在延长间歇性跛行患者的行走距离上，相比于安慰剂，萘呋胺在临床与统计方面都具有明显的效果[48]。6项相关随机试验研究了1083例患者（安慰剂组531人，萘呋胺组552人），选择无痛行走距离作为主要评价指标。结果显示安慰剂组的相对好转率为1.21，萘呋胺组相对好转率为1.60。次级评价指标为最大行走距离（包括6项试验，患者总数为968例），相比于安慰剂组，萘呋胺组的相对好转率为1.40（95%CI 1.19~1.63）。

一项发表的系统回顾研究将萘呋胺、西洛他唑及己酮可可碱进行比较，发现相对于安慰剂组，萘呋胺在改善最大行走距离上效果最好，最大行走距离增加60%，无痛行走距离也可以增加49%[49]。

上述研究均未将健康相关的生活质量作为评价指标，因此，目前关于萘呋胺是否对生活质量有所影响还没有正式结论。总的来说，一项系统回顾研究已经证实对间歇性跛行患者使用6个月的萘呋胺可以在临床与统计上有效改善患者的最大行走距离及无痛行走距离，且一项最近的系统回顾也证明了这一点。

西洛他唑

西洛他唑是被广泛用于血管活性研究的药物，且在美国被广泛应用。该药物是一种2-喹诺酮类药物，通过抑制磷酸二酯酶Ⅲ来减少环磷酸腺苷（cAMP）的分解。这会导致血小板与血管中的cAMP水平增高，进而抑制血小板聚集，促进血管扩张[47]。

一项发表于2008年的系统回顾研究关注了西洛他唑在间歇性跛行患者中的不同给药剂量[50]，其中包括多项随机对照实验。最常见的给药剂量为一次100mg，一天2次。在被研究的1500例患者中，研究结果显示，作为主要评价指标的初始跛行距离延长了31.1m（95%CI 21.3~40.9m），说明与安慰剂相比，西洛他唑效果更好。作为次要评价指标的绝对跛行距离延长了49.7m（95%CI 24.2~75.2m），仍然证实了西洛他唑比安慰剂疗效更好。3项随机对照实验显示西洛他唑组与安慰剂组之间的ABPI的加权均数差为0.06（95%CI 0.03~0.09），证明西洛他唑比安慰剂疗效更好。

最新的关于西洛他唑疗效的系统回顾研究发现，相比于安慰剂，西洛他唑可以将最大行走距离提高25%（95%CI 11~40），同时将无痛行走距离提高11%（95%CI −1~24）[49]。

目前有3项关于西洛他唑在提高患者生活质量方面的研究[50]。通过36个问题组成的短量表对机体健康进行评价，发现服用西洛他唑可以提高机体功能（P=0.002），抑制身体疼痛（P<0.05），在心理健康方面则并未发现差异。其中一项实验使用行走疼痛或不适、疼痛或不适的改变、在运动时的疼痛或不适这3种评价间歇性跛行的指标，证实服用西洛他唑与服用安慰剂两组之间存在差异（P<0.01）。其他两项实验使用了行走障碍评价问卷，发现在患者自我感觉的行走速度方面两组存在差异（P<0.05）。

总的来说，西洛他唑在使用剂量为一次100mg，一天2次时，一项Cochrane系统回顾研究及最近的回顾性研究已经证实可以改善患者的最大行走距离。但在改善无痛行走距离方面，西洛他唑的疗效还有待商榷。

己酮可可碱

己酮可可碱是一种甲基黄嘌呤衍生物，可以降低血液黏度，抑制血小板聚集，减少血清的纤维蛋白原[47]。一项发表于2012年囊括了17项相关研究的Cochrane系统回顾研究将己酮可可碱的疗效与安慰剂进行比较分析[51]，其中有11项研究将无痛行走距离作为评价指标，治疗时间为4~40周，但大多数研究都把日剂量定为1200mg，治疗时间为24周。结果显示，己酮可可碱将无痛行走距离平均延长了12.8%~21.9%。40周时，己酮可可碱组的无痛行走距离较安慰剂组平均高出17%。

在总行走距离方面，有14项相关研究将己酮可可碱与安慰剂进行对比，疗程为8~52周。服用己酮可可碱组的总行走距离平均延长了10.6%~112.9%。在治疗进行52周时，上述疗效仍然能够保持，其他两项研究也显示，服用己酮可可碱可以使总行走距离平均延长39.1%~123.9%。另外有5项相关研究显示与安慰剂相比，服用己酮可可碱对于改善ABPI没有帮助。

与以往的Cochrane回顾研究形成对比的是，一项最近的系统回顾研究发现己酮可可碱对于改善最大行走距离（11%，95%CI -1%~24%）与无痛行走距离（9%，95%CI 2%~22%）并不明显[49]。两项相关研究使用经过验证的问卷来比较己酮可可碱与安慰剂对于改善生活质量的效果[52,53]。其中一项研究报道，在行走障碍问卷的各项目中，仅有爬楼梯一项有提高（9%，P=0.04）[52]。相反，另外一项研究在问卷的各个方面均未发现差异[53]。在采用简短（36）健康调查量表时，没有试验报告发现差异。由于现有实验的置信区间及异质性较高等问题，己酮可可碱目前在现有指南（SIGN、NICE）中均不作为间歇性跛行患者的推荐用药。

萘呋胺、西洛他唑、己酮可可碱的比较

一项健康技术评价对萘呋胺、西洛他唑及己酮可可碱的成本效益进行了评估[54]。评估组使用了一种全新的Markov经济学模型将这几种血管活性药物进行了对比，同时也将这几种药物与非血管活性药物进行了比较。需要说明的是，在已发表的关于萘呋胺的相关研究中均没有将生活质量纳入评估。尽管如此，研究发现萘呋胺每提高0.049质量调整寿命年（QALY），就需要额外花费298英镑（1英镑=9.19人民币）。因此，萘呋胺每增加1 QALY的成本效益比率（ICER）为6070英镑。

通过计算，西洛他唑每提高0.019 QALY就需要额外花费964英镑，西洛他唑每增加1 QALY的ICER为50 737英镑。而己酮可可碱的经济价值最低，每提高0.009 QALY就需要花费493英镑，因此，己酮可可碱的1 QALY的ICER为54 777英镑。

ICER为6070英镑的萘呋胺被证明为成本效益最高的血管活性药物。

NICE指南推荐运动疗法失败、因其他原因无法进行运动疗法及不适合进行手术治疗但仍有疾病相关症状的患者进行药物治疗。患者应该进行3~6个月的口服萘呋胺药物治疗，如果完成治疗后没有获益就应该停用[18]。

NICE指南将萘呋胺作为下列间歇性跛行患者的推荐用药：

- 运动疗法失败的患者。
- 无法参加运动疗法的患者。
- 因各种原因不能进行或不适合进行血管重建手术的患者[18]。

非常规疗法

银杏叶提取物

银杏叶提取物因具有扩血管活性及可以抑制自由基对血管内膜的损伤而在一些间歇性跛行患者中进行了应用与评估，但相关反应的具体机制目前仍不明确[47]。

最近一项Cochrane回顾性研究发现银杏叶提取物对于患者没有帮助[55]。作者在文章中分析了14项随机对照试验的739例患者的数据，发现其中11项试验（477例患者）测量了绝对跛行距离，银杏叶提取物组相比于安慰剂组并没有明显改善，总效应量为3.57（95%CI -0.10~7.23，P=0.06）。13项试验（723例患者）测量了初始跛行距离，发现银杏叶提取物组相比于安慰剂组有一定提升，总效应量为1.84（95%CI -0.92~4.61，P=0.19）。3项试验测量了ABPI，发现安慰剂组更有效果，总效应量为-0.22（95%CI -0.58~0.15，P=0.25）。总的来说，银杏叶提取物不被推荐用于治疗间歇性跛行患者。

丙酰左卡尼汀

左卡尼汀是一种在骨骼肌分子水平调节底物利用的非常重要的天然载体。外周动脉疾病患者体内已经被证实存在一种影响卡尼汀内稳态的代替物，可以导致中间氧化代谢分子酰基肉碱的累积。酰基肉碱的高水平反过来又与机体运动表现之间存在联系。通过使用左卡尼汀这种潜在的卡尼汀类似物，可以提高运动时缺血肌肉的卡尼汀水平，同时抑制酰基肉碱的代谢与产生，进而提高行走能力[47]。

目前已有两项多中心双盲安慰剂对照随机试验研究左卡尼汀对于间歇性跛行患者的疗效[55,56]。其中第一项将214例患者随机分组（左卡尼汀组99人，

安慰剂组115人)[55],试验组每天服用1~3g药物,持续24周。结果显示左卡尼汀组的最大行走距离有明显改善[数据对比为(216.4±11)m与(354.1±22)m,(207.8±10)m与(298.1±18)m,P=0.03)]。然而两组之间的初始跛行距离并没有显示出明显差别[安慰剂组为(125.1±6)m和(191.6±14)m,左卡尼汀组为(125.6±6)m和(222.6±18)m)]。

第二项试验将501例患者随机分组,试验组每天2次,每次口服1g左卡尼汀,持续12个月[56],再根据最大行走距离将患者分层(<250m与>250m)。在12个月时,最大行走距离<250m组的患者在初始跛行距离与绝对跛行距离上均有明显改善,证明了左卡尼汀的效果。相反,在最大行走距离>250m的患者中,左卡尼汀组与安慰剂组之间并没有明显差异。总的来说,左卡尼汀似乎对于最大行走距离<250m的患者有效,但其临床效果现在仍不明确。

左旋精氨酸

左旋精氨酸是一氧化氮的前体,是一种潜在的具有保护血管作用的血管舒张类药物。该药物通过作用于内皮来使血管舒张,同时可以提高间歇性跛行患者缺血肌肉的血液灌注[47]。

在一项随机双盲对照的临床试验中,133例患者被随机分组,分别服用左旋精氨酸(每天3g)或安慰剂[57]。相比于安慰剂,左旋精氨酸组的绝对跛行距离的改善更小(平均提高11.5%,安慰剂组为28.3%,P=0.02),在初始跛行距离上,左旋精氨酸组也没有优势(平均提高39.6%,安慰剂组为47.1%,P=0.06)。除此之外,以ABPI为测量指标时,左旋精氨酸也没有显示出效果。因此我们可以说,目前左旋精氨酸在间歇性跛行患者的治疗与管理中无作用。

严重肢体缺血的管理

严重肢体缺血管理的介绍

对于CLI患者来说,如果可能,推荐通过血管成形术或开放手术进行血管重建。治疗方式的选择取决于患者的并发症及其严重程度、疾病的解剖学位置,而在股腘动脉疾病中,还要考虑合适的自体静脉情况。

TASC Ⅱ指南推荐对A、B型主-髂动脉疾病及股浅动脉病变进行腔内治疗[6]。对于TASC D型病变及低风险的TASC C型病变患者,应该考虑开放手术。上述意见是从专家意见及当前临床实践中获得的,而非根据循证医学手段。尽管在该领域仍然缺乏相关随机对照试验研究,但我们仍然在之后进行讨论。

当前,腔内治疗正在越来越广泛地被使用,但开放手术仍然是广泛主-髂动脉病变、股总动脉病变及长节段股浅动脉病变(>15cm)更好的治疗选择,尽管开放手术的并发症风险会更高(ESVS临床实践指南)[10]。一项根据病变位置及长度来对疾病进行分类的新的解剖学分型已经被提出。关于主-髂动脉及股腘动脉病变并伴有CLI患者的血管重建内容将会在之后讨论。

ESVS的临床实践指南指出,开放手术对于有下列疾病的患者仍然是更好的治疗手段。

- 广泛性主-髂动脉病变。
- 股总动脉病变。
- 长节段股浅动脉病变(>15cm)[10]。

主-髂动脉疾病:开放手术

对于适合外科手术的患者而言,主-(双)股动脉或髂-股动脉旁路术是CLI患者与广泛性腹股沟下血管病变患者更好的治疗方式。在CLI患者中,主-(双)股动脉旁路术的5年通畅率为80%(72%~82%),10年通畅率为72%(61%~76%)[6]。该手术有相当高的并发症率与死亡率,我们会在之后关于并发症的章节中详细讨论。一项纳入了CLI与跛行患者的系统回顾研究报道,患者术后并发症率为16%,死亡率为4.1%[58]。

对于不适合接受该手术方式、腔内治疗失败或不可行腔内治疗的患者,可选择适合解剖外旁路术,即使其通畅率较低。腋-单股动脉旁路术的5年通畅率为51%(44%~79%),腋-双侧股动脉旁路术的5年通畅率为71%(50%~76%),股-股动脉旁路术的5年通畅率为75%(55%~92%)[6]。

主-髂动脉疾病:血管成形术与支架植入术

一项包括19项试验的Cohort系统评价分析了1711例主-髂动脉疾病(TASC C/D型)伴间歇性跛行或CLI患者的数据,发现腔内治疗技术的成功率为86%~100%[59]。5年初期通畅率为60%~86%,死亡率为1.2%~6.7%,并发症发生率为3%~45%。这些数据会在之后的并发症一节中进行讨论。目前没有证据显示直接支架植入术与选择性支架植入术哪一种更有价值。但一项更进一步来自16篇相关文献的958例患者数据的荟萃分析发现,接受直接支架植入术患者的初期通畅率明显好于接受选择性支架植入术的患者。

主-髂动脉疾病:开放手术与腔内治疗

目前没有将主-髂动脉闭塞性病变使用开放手术与腔内治疗两种治疗方式进行直接对比的随机对照试验。一项Cochrane回顾性研究分析了两项相关研究,患者包括间歇性跛行、CLI或髂/股动脉疾病患者[60,61]。在12个月时,开放手术组的初期通常率明显较高(OR=0.62,95%CI 0.39~0.99),在截肢率方面,两组无明显差异[62]。

主-髂动脉疾病:杂交疗法

CLI患者一般存在多种疾病。针对主-髂动脉的腔内治疗及针对股总动脉/股浅动脉的开放手术治疗同时进行的情况越来越多。尽管技术成功率很高,同时死亡率也很低,但据报道,主-髂动脉闭塞性疾病的通畅率较低,5年通畅率仅为60%。

在最近的一项观察性研究中,将髂动脉支架植入与开放的股总动脉内膜剥脱杂交手术与开放性主-髂动脉与股动脉手术进行对比,试验包括92例广泛性髂动脉与股总动脉闭塞性疾病(手术肢体总数164条)[63]。接受杂交手术的患者年龄更高,且有更高的心血管相关死亡率,住院天数较接受开放手术的患者更长(P=0.005),但30天内复发率(3%~5%)与死亡率(1.1%~1.4%)相似。开放手术患者的ABPI提升更明显,但两组患者的3年初期通畅率相似。

股总动脉

股总动脉内膜剥脱术与补片修补是目前更受青睐的手术方式,其5年通畅率超过90%[64]。对于CLI患者,可以仅进行此手术,也可同时与杂交手术一起进行。

股浅动脉疾病:开放手术

开放手术:股-腘动脉旁路移植的选择

一项来自两项随机对照试验的Cochrane回顾研究将采用自体静脉或聚四氟乙烯(PTFE)的膝上股腘动脉旁路术进行比较[65]。Ballota等将51例间歇性跛行患者(手术肢体总数102条)随机分组,Klinkert等将136例CLI或间歇性跛行患者(手术肢体总数151条)随机分组[66,67]。在前一项研究中,使用自体静脉进行旁路术后1年、3年、5年的初期通畅率分别为100%、98%、94%;而使用PTFE材料的术后初期通畅率分别为96%、84%、84%。在后一项研究中,使用自体静脉移植的5年初期通畅率及再通率分别为75.6%和70.7%,而PTFE组仅为51.9%和57.2%(P<0.05)。结合该两项研究显示,2年后自体静脉组的通畅率更高,而在5年的随访中更加明显(OR=0.39,95%CI 0.22~0.69)。

关于肢体生存率的研究与数据相当有限。一项主要研究CLI患者的荟萃分析显示,5年后使用PTFE材料进行膝上旁路移植术的患者的初期通畅率仅为48.3%,而使用自体静脉的通畅率为69.4%。如果是膝下旁路术,自体静脉组的通畅率为68.9%[68]。而在使用PTFE材料进行腹股沟平面以下动脉旁路术的患者中,5年初期通畅率为30.5%,再通率为39.7%[69,70]。

TASC与NICE均推荐使用自体静脉进行膝上或膝下动脉旁路术,而不是使用人工血管。

静脉袖套

静脉袖套复合旁路术是指人工血管远端吻合上静脉移植物,形成人工血管和静脉复合的移植物,进而行旁路搭桥。最近一项两个相关研究的Cochrane系统回顾研究比较了在使用PTFE材料进行旁路移植时使用与不使用静脉袖套的差异[71]。在其中一项关于膝下旁路术的研究中,结果显示使用静脉袖套组的12个月及24个月累积初期通畅率比未使用静脉袖套组高(80.3%对65.3%,51.8%对29.1%,P=0.03),但在再通率(82.9%对72.5%,58.6%对34.9%,P=0.14)和保肢率(86.3%对71.8%,82.6%对62.2%,P=0.08)上,两组未发现差异。在另一项追踪时间为3年的试验中,膝下股-腘动脉旁路术中使用或不使用静脉袖套的两组数据没有明显差异,两组的初期通畅率分别为26%(95%CI 18%~38%)及43%(95%CI 33%~58%),再通率分别为32%(95%CI 23%~44%)及42%(95%CI 31%~56%),保肢率分别为64%(95%CI 54%~75%)及61%(95%CI 50%~74%)。将膝下股-腘动脉旁路术中使用/不使用静脉袖套进行比较的试验结果显示两组之间没有差异。3年后,在股动脉远端旁路组中,使用与不使用静脉袖套的两组之间没有显示明显差异：初期通畅率分别为20%（95%CI 11%~38%）与17%（95%CI 9%~33%），再通率则分别为22%（95%CI 12%~39%）与20%（95% CI 11%~35%），保肢率则分别为59%（95%CI 46%~76%）与44%（95%CI 32%~61%）。

内膜增生

有20%的自体静脉旁路术后患者在1~18个月内血管会发生再次闭塞，主要原因是血管内膜增生[72]。一项纳入了594例患者的随机对照试验发现，对移植的静脉进行超声监测会提高医疗花费，但对通畅率的提高没有帮助。

股浅动脉疾病：血管成形术与支架植入术

腔内治疗初始技术易掌握，初始临床成功率高，但通畅率相对较低。一项荟萃分析纳入了19项相关研究，并统计了923例周围动脉疾病患者的数据，结果发现有严重缺血的血管狭窄病变患者的3年通畅率为43%（SD=4.1%），而有严重缺血的血管闭塞病变患者的3年通畅率仅为30%（SD=3.7%）[73]。

一项Cochrane系统回顾研究比较了在CLI与间歇性跛行患者分别进行血管成形术及股浅动脉支架植入术的疗效[74]。其中纳入了8项随机对照试验，涉及968例患者。接受支架植入术的患者在6个月和12个月时的平板行走距离明显延长，但未能持续到24个月。在6个月时接受支架植入术的患者通畅率也有明显提高，但未能保持到12个月时。在血管成形术组中，第1年与第2年的血管造影再通率分别为86%与74%，而在支架植入术组中这两项指标分别为79%与73%[75]。生活质量仅在一项试验中被评估，结果显示血管成形术组与支架植入术组之间并没有差异。因此，在股浅动脉病变治疗中，支架植入术相比于血管成形术优势较小。

尽管仅是一项单中心试验的初期结果，但已经有报道指出，在股浅动脉疾病治疗中使用支架植入术的1年通畅率为48%~81%。目前没有将支架植入术与静脉旁路移植术相比较的随机对照试验[10]。

药涂支架及球囊已经显示出有希望的结果，尤其是应用在腹股沟平面以下动脉病变的治疗中时，但仍然需要更大规模的随机对照试验研究。

股浅动脉疾病：开放手术与腔内治疗

在Basil试验中，452例没有腹股沟平面以上动脉疾病的CLI患者被随机分组，分别接受开放血管旁路术或腔内治疗作为首选治疗方案[76,77]。在开放手术组中，75%使用的移植物为大隐静脉。而在腔内血管成形术的一组中，38%的患者接受股浅动脉血管成形术，42%的患者接受股浅动脉联合腘动脉血管成形术，另外20%的患者接受经下肢PTA。结果显示，接受外科手术的患者早期失败率更低，但并发症发生率更高。相比于接受PTA的患者，接受开放手术的患者平均住院时间更长。各组的30天死亡率较为接近，在为期1年的追踪后，截肢率也较为接近。但在更长期的随访后，接受外科手术的患者总体拥有更高的生存率及更低的截肢率。接受PTA的患者有较高的早期失败率（术后8周内失败率为25%），同时在接受“成功的手术”后的预后也较差。Basil试验的总体结论是对于预期存活时间在2年及以上，同时拥有条件良好的静脉作为移植物的患者，应该推荐旁路术作为首选治疗方案，因为该方案可以提供最好的长期截肢效果且预后较好。但如果患者预后较差，或没有静脉可以用作移植物选择，那么应该首先考虑血管成形术，上述结论也是NICE、美国血管外科学会和欧洲血管外科学会的推荐治疗选择。

Basil实验：核心推荐

严重肢体缺血及腹股沟平面以下动脉疾病的患者如果预期存活时间在2年以上，同时又有适合的静脉以用作移植物时，应该推荐行开放旁路术而非腔内血管成形术[76,77]。

无论是开放手术还是腔内治疗，要想取得成功，都取决于患者自身的因素，如糖尿病、慢性肾功能疾病、病变长度及流出道的数量。

腹股沟平面以下动脉疾病的杂交治疗

与常见的股总动脉内膜剥脱术及腹股沟下动脉血管成形术相结合的杂交治疗已经有相关报道。相关研究异质性相当高，以致很难依靠通畅率进行评估，但已有报道表明保肢率在80%以上[78,79]。

腘平面以下相关动脉疾病

尽管目前血管成形术越来越频繁地被使用，但目前仍然缺少关于患有孤立的腘平面以下动脉疾病及CLI患者的疾病管理的Ⅰ级证据。一项关于慢性CLI患者进行下肢血管成形术的荟萃分析发现，即时技术成功率最差估计为89%（Sx=2.2%）。在36个月时，初期通畅率最差估计为48.6%（SD=8.0%），再通率为62.9（Sx=11.0%），保肢率为82.4%（Sx=3.4%）[80]。一项关于腘-远端静脉旁路移植术的荟萃分析发现，5年初次通畅率最差估计为63.1%（Sx=4.3%），再通率为70.7%（Sx=4.6%），保肢率为77.7%（Sx=4.3%）[81]。

血管重建：并发症与疾病管理

主-髂动脉手术

一项纳入了1711例接受腔内治疗的主-髂动脉疾病（TASC C/D型）患者的系统回顾显示，死亡率为1.2%~6.7%，并发症发生率为3%~45%[62]。最常见的被报道的腔内治疗术后并发症包括远端血栓形成、穿刺点血肿、假性动脉瘤、主动脉夹层或破裂等。大多数并发症均可以通过腔内治疗解决，总体并发症发生率并未报道。

一项关于跛行及CLI患者接受主动脉手术治疗的系统回顾发现，术后复发率为16%，死亡率为4.1%[58]。主-双侧股动脉旁路移植术的手术死亡率为4.1%，髂-股动脉旁路移植术的手术死亡率为2.7%，主-髂动脉旁路移植术的手术死亡率为2.7%。主-双侧股动脉旁路移植的患者系统性并发症发生率为16%，髂-股动脉旁路移植术的系统性并发症发生率为18.9%，主-髂动脉内膜切除术患者的系统性并发症发生率为12.5%。与移植相关的并发症发生率在上述3种手术中则分别为6.3%、5.7%、3.4%。

腹股沟平面以下动脉手术

在Basil实验中，开放手术组的30天死亡率为5%，血管成形术组则为3%[65]。对于那些被随机分到以开放手术为首选治疗手段的患者来说，在治疗的30天内，有56%的患者存在一种或多种并发症。而对于将血管成形术作为首选治疗手段的患者来说，有41%的患者存在一种并发症。上述差异被证明具有统计学意义（15.5%，95%CI 5.8%~24.8%）。开放手术组的主要并发症为感染、伤口及心血管相关并发症。

在血管成形术组中，20%（43例患者）的手术被认为在当时就已失败。进一步，有5%（10例）的患者出现了穿刺点血栓形成，其中，6例患者出现肢体远端血栓形成，且无法通过腔内治疗手段成功处理。在最初的住院治疗周期内，开放手术组的大型截肢率为3%，血管成形术组为3.7%，小型截肢的发生率则分别为5.6%与4.6%。

而在最初住院的入院期间，开放手术组与血管成形术组的各种并发症及其发生率如下：心肌梗死（6.6%对2.5%），脑卒中（1.5%对0.04%），血肿（9.6%对6.8%），伤口感染（22.8%对7.6%）。

其他潜在治疗方案：基因与细胞疗法

治疗性血管再生的目标是促进从已有的血管中生长出新的血管，以形成新的代替血管闭塞节段的旁路。下面是一些已经在周围动脉疾病患者中进行了Ⅱ期临床实验的主要与血管生成有关的基因：血管内皮生长因子（VEGF）、成纤维细胞生长因子（FGF）、缺氧诱导因子-1α（HIF-1α）、肝细胞生长因子（HGF）及内皮发育基因-1（DEL-1）等。由于患者群体（跛行患者与CLI患者）、基因转运方式及患者的衡量指标都不同，因此，很难对这些实验的结果进行比较。一项纳入了5项相关研究的荟萃分析显示，下列衡量指标均没有差异：行走时间峰值、治疗后90与180天的跛行距离，以及ABPI的变化[82]。De Haro等（2009年）在一项纳入了6项研究，包含543例患者数据的与细胞疗法相关的荟萃分析中发现，与安慰剂组相比，治疗组在多个衡量指标（行走时间峰值、静息痛的缓解、溃疡的好转及保肢率）上有提高（OR=1.437，95%CI 1.03~2.00，P=0.033）[83]。但仅有间歇性跛行患者在治疗过程中获益，CLI患者则没有从治疗中获益。未来的研究将有可能把基因与细胞疗法结合在一起，但最佳剂量、基因转移方式、两种疗法是独立还是联合使用等问题需要被重点研究。

人类血液中已经被证实含有内皮祖细胞，其可以在缺血的组织中分化为有功能的内皮细胞。内皮祖细胞主要来源于骨髓，同时可以被重组人细胞集落刺激因子（G-CSF）刺激，从而提高效果。一些小型的临床Ⅱ期实验已经在同时应用自体骨髓与外周血中的单核细胞，无论是否使用G-CSF进行诱导。上述就是细胞疗法，目前更有赖于未来的进一步研究。

静息痛的疾病管理

疼痛的疾病管理对于提高机体功能及生活质量有重要意义。对于有静息痛的患者，推荐联合使用对乙酰氨基酚及阿片类镇痛药，同时可能需要寻求疼痛专科医生的帮助。

相关指南指出，目前没有证据支持脊髓刺激疗法，腰交感神经切除术对于缓解症状可能有一定帮助。

严重肢体缺血患者的大型截肢术

大型截肢术的适应证包括CLI患者，以及伴有无法控制的疼痛、感染或大量组织缺损的无法进行血管重建的外周动脉疾病患者。NICE指出，在多学科协作团队（MDT）将所有重建血管的手段尝试完之前，均不应该直接进行截肢手术。截肢术的目的在于使伤口在肢体尽可能远端位置愈合。相比于穿戴膝上义肢，膝下义肢在行走时消耗的能量更少。对膝下截肢的患者来说，术后6~12个月会有39%~96%的患者可以行走（TASC Ⅱ）。大部分接受膝上截肢术的患者在长期只能坐在轮椅上。

大型截肢术通常具有较高的复发率与死亡率，某些患者可能宁愿选择临终关怀也不愿截肢。尤其需要指出的是，膝上截肢术的术后死亡率比其他所有血管外科手术都要高。最近的一项纳入6188例接受大型截肢术的患者数据（未纳入高危患者，包括美国麻醉学会身体健康状况分级第5级的患者、不能进行复苏的患者、已发生癌症转移的患者及其他紧急情况）研究显示，总体的30天死亡率为7.6%[84]。除特殊的抑郁情绪外，其他并发症也很常见，包括幻肢痛、伤口愈合情况差等，可能会导致再次手术或压疮等情况的发生。

（袁丁 葛劲庭 段鹏超 译 赵纪春 审校）

延伸阅读

Holm J, Arfvidsson B, Jivegård L, et al. (1991). Chronic lower limb ischaemia. A prospective randomised controlled study comparing the 1-year results of vascular surgery and percutaneous transluminal angioplasty (PTA). *European Journal of Vascular Surgery*, **5**(5), 517–22.

参考文献

1. Fowkes FGR. (1988). Epidemiology of atherosclerotic disease in the lower limbs. *European Journal of Vascular Surgery*, **2**, 283–91.
2. Fowkes FG, Housley E, Cawood EH, Macintyre CC, Ruckley CV, and Prescott RJ. (1991). Edinburgh Artery Study: prevalence of asymptomatic and symptomatic peripheral arterial disease in the general population. *International Journal of Epidemiology*, **20**(2), 384–92.
3. Hirsch AT, Criqui MH, Treat-Jacobson D, et al. (2001). Peripheral arterial disease detection, awareness, and treatment in primary care. *Journal of the American Medical Association*, **286**, 1317–24.
4. Jelnes R, Gaardsting O, Hougaard Jensen K, Baekgaard N, Tonnesen KH, and Schroeder T. (1986). Fate in intermittent claudication: outcome and risk factors. *British Medical Journal*, **293**, 1137–40.
5. Kannel WB, Skinner JJ, Jr., Schwartz MJ, and Shurtleff D. (1970). Intermittent claudication. Incidence in the Framingham Study. *Circulation*, **41**(5), 875–83.
6. Norgen L, Hiatt WR, Dormandy JA, et al. (2007). Inter-society guidelines for the management of peripheral vascular disease (TASC II). *European Journal of Vascular & Endovascular Surgery*, **33**(Suppl. 1), S1–75.
7. Leng GC, Lee A, Fowkes FG, et al. (1996). Incidence, natural history and cardiovascular events in symptomatic and asymptomatic peripheral arterial disease in the general population. *International Journal of Epidemiology*, **25**(6), 1172–81.
8. Criqui MH, Langer RD, Fronek A, et al. (1992). Mortality over a period of 10 years in patients with peripheral arterial disease. *New England Journal of Medicine*, **326**(6), 381–6.
9. Kukkonen T, Korhonen M, Halmesmäki K, et al. (2010). Poor interobserver agreement on the TASC II classification of femoropopliteal lesions. *European Journal of Vascular and Endovascular Surgery*, **39**, 220–4.
10. Setacci C, de Donato G, Teraa M, et al. (2011). Chapter IV: Treatment of Critical Limb Ischaemia. *European Journal of Vascular & Endovascular Surgery*, **42**, S43–59.
11. Selvin E and Erlinger TP. (2004). Prevalence of and risk factors for peripheral arterial disease in the United States: results from the National Health and Nutrition Examination Survey 1999–2000. *Circulation*, **110**, 738–43.
12. Price JF, Mowbray PI, Lee AJ, Rumley A, Lowe GDO, and Fowkes FGR. (1999). Relationship between smoking and cardiovascular risk factors in the development of peripheral arterial disease and coronary artery disease. Edinburgh Artery Study. *European Heart Journal*, **20**, 344–53.
13. Muntner P, Wildman RP, Reynolds K, Desalvo KB, Chen J, and Fonseca V. (2005). Relationship between HbA1c level and peripheral arterial disease. *Diabetes Care*, **28**(8), 1981–7.
14. Murabito JM, D'Agostino RB, Silbershatz H, and Wilson WF. (1997). Intermittent claudication: a risk profile from the Framingham Heart Study. *Circulation*, **96**, 44–9.
15. Elhadd T, Robb R, Jury R, Stonebridge P, and Belch J. (1999). Pilot study of prevalence of asymptomatic peripheral arterial occlusive disease in patients with diabetes attending a hospital clinic. *Practical Diabetes International*, **16**, 163–6.
16. Kreines K, Johnson E, Albrink M, et al. (1985). The course of peripheral vascular disease in non-insulin dependent diabetes. *Diabetes Care*, **8**, 235–43.
17. Guo X, Li J, Pang W, et al. (2008). Sensitivity and specificity of ankle-brachial index for detecting angiographic stenosis of peripheral arteries. *Circulation Journal*, **72**(4), 605–10.
18. National Clinical Guideline Centre. (2012). Lower limb peripheral arterial disease, NICE Clinical Guideline Methods, evidence and recommendations. NICE guideline, CG147. Available at: http://www.nice.org.uk/guidance/cg147/evidence/cg147-lower-limb-peripheral-arterial-disease-full-guideline3 (accessed 10 October 2010).
19. Eiberg JP, Gronvall Rasmussen JB, Hansen MA, and Schroeder TV. (2010). Duplex ultrasound scanning of peripheral arterial disease of the lower limb. *European Journal of Vascular and Endovascular Surgery*, **40**(4), 507–12.
20. de Vries M, Ouwendijk R, Flobbe K, et al. (2006). Peripheral arterial disease: clinical and cost comparisons between duplex US and contrast-enhanced MR angiography—a multicenter randomized trial. *Radiology*, **240**, 401–10.
21. Napoli A, Anzidei M, Zaccagna F, et al. (2011). Peripheral arterial occlusive disease: diagnostic performance and effect on therapeutic management of 64-Section CT angiography. *Radiology*, **261**(3), 976–86.
22. Gjonnaess E, Morken B, Sandbaek G, et al. (2006). Gadolinium-enhanced magnetic resonance angiography, colour duplex and digital subtraction angiography of the lower limb arteries from the aorta to the tibio-peroneal trunk in patients with intermittent claudication. *European Journal of Vascular and Endovascular Surgery*, **31**(1), 53–8.
23. Collins R, Cranny G, Burch J, et al. (2007). A systematic review of duplex ultrasound, magnetic resonance angiography and computed tomography angiography for the diagnosis and assessment of symptomatic, lower limb peripheral arterial disease. *Health Technology*

Assessment, **11**(20), iii–iiv.

24. SIGN 89. The management of peripheral arterial disease. Available at: www.sign.ac.uk (accessed 10 October 2010).
25. Hirsch AT, Haskal ZJ, Hertzer NR, et al. (2006). ACC/AHA 2005 Practice Guidelines for the management of patients with peripheral arterial disease (lower extremity, renal, mesenteric, and abdominal aortic): a collaborative report from the American Association for Vascular Surgery/Society for Vascular Surgery, Society for Cardiovascular Angiography and Interventions, Society for Vascular Medicine and Biology, Society of Interventional Radiology, and the ACC/AHA Task Force on Practice Guidelines (Writing Committee to Develop Guidelines for the Management of Patients With Peripheral Arterial Disease): endorsed by the American Association of Cardiovascular and Pulmonary Rehabilitation; National Heart, Lung, and Blood Institute; Society for Vascular Nursing; TransAtlantic Inter-Society Consensus; and Vascular Disease Foundation. *Circulation*, **113**(11), e463–54.
26. Rooke TW, Hirsch AT, Misra S, et al. (2011) ACCF/AHA Focused update of the guidelines for the management of patients with peripheral artery disease (updating the 2005) Guideline. *Vascular Medicine*, **16**, 452–76.
27. Watson L, Ellis B, and Leng GC. (2008). Exercise for intermittent claudication. *Cochrane Database of Systematic Reviews*, **4**, CD000990.
28. Bendermacher BL, Willigendael EM, Teijink JA, and Prins MH. (2006). Supervised exercise therapy versus non-supervised exercise therapy for intermittent claudication. *Cochrane Database of Systematic Reviews*, **2**, CD005263.
29. Creasy TS, McMillan PJ, Fletcher EW, Collin J, and Morris PJ. (1990). Is percutaneous transluminal angioplasty better than exercise for claudication? Preliminary results from a prospective randomised trial. *European Journal of Vascular Surgery*, **4**(2), 135–40.
30. Greenhalgh RM, Belch JJ, Brown LC, et al. (2008). The adjuvant benefit of angioplasty in patients with mild to moderate intermittent claudication (MIMIC) managed by supervised exercise, smoking cessation advice and best medical therapy: results from two randomised trials for stenotic femoropopliteal and aortoiliac arterial disease. *European Journal of Vascular and Endovascular Surgery*, **36**(6), 680–8.
31. Spronk S, Bosch JL, den Hoed PT, Veen HF, Pattynama PM, and Hunink MG. (2009). Intermittent claudication: clinical effectiveness of endovascular revascularization versus supervised hospital-based exercise training—randomized controlled trial. *Radiology*, **250**(2), 586–95.
32. Mazari FA, Gulati S, Rahman MN, et al. (2010). Early outcomes from a randomized, controlled trial of supervised exercise, angioplasty, and combined therapy in intermittent claudication. *Annals of Vascular Surgery*. **24**(1), 69–79.
33. Mazari FAK, Khan JA, Carradice D, et al. (2012). Randomized clinical trial of percutaneous transluminal angioplasty, supervised exercise and combined treatment for intermittent claudication due to femoropopliteal arterial disease. *British Journal of Surgery*. **99**(1), 39–48.
34. Frans FA, Bipat S, Reekers JA, et al. (2012). SUPERvised exercise therapy or immediate PTA for intermittent claudication in patients with an iliac artery obstruction—a multicentre randomised controlled trial; SUPER study design and rationale. *European Journal of Vascular and Endovascular Surgery*, **43**(4), 466–71.
35. Lundgren F, Dahllöf AG, Lundholm K, Scherstén T, Volkmann R. (1989). Intermittent claudication--surgical reconstruction or physical training? A prospective randomized trial of treatment efficiency. *Ann Surg*. 1989 Mar; **209**(3):346–55.
36 Gelin J, Jivega L, Taft C, et al. (2001). Treatment efficacy of intermittent claudication by surgical intervention, supervised physical exercise training compared to no treatment in unselected randomised patients i: one year results of functional and physiological improvements. *European Journal of Vascular and Endovascular Surgery*, **22**, 107–13.
37. Klein WM, van der Graaf Y, Seegers J, et al. (2006). Dutch iliac stent trial: long-term results in patients randomized for primary or selective stent placement. *Radiology*, **238**, 734–44.
38. Bosch JL, van der Graaf Y, and Hunink MG. (1999). Health-related quality of life after angioplasty and stent placement in patients with iliac artery occlusive disease: results of a randomized controlled clinical trial. The Dutch Iliac Stent Trial Study Group. *Circulation*, **99**(24), 3155–60.
39. Tetteroo E, van der Graaf Y, Bosch JL, et al. (1998). Primary stent placement versus primary angioplasty followed by selective stent placement in patients with iliac-artery occlusive disease. Dutch Iliac Stent Trial Study Group. *Lancet*, **351**(9110), 1153–9.
40. Wilson SE, Wolf GL, and Cross AP. (1989). Percutaneous transluminal angioplasty versus operation for peripheral arteriosclerosis. Report of a prospective randomized trial in a selected group of patients. *Journal of Vascular Surgery*, **9**(1), 1–9.
41. Hans SS, DeSantis D, Siddiqui R, and Khoury M. (2008). Results of endovascular therapy and aortobifemoral grafting for Transatlantic Inter-Society type C and D aortoiliac occlusive disease. *Surgery*, **144**, 583–9.
42. Kashyap VS, Pavkov ML, Bena JF, et al. (2008). The management of severe aortoiliac occlusive disease: endovascular therapy rivals open reconstruction. *Journal of Vascular Surgery*, **48**, 1451–1457.
43. Bachoo P, Thorpe PA, Maxwell H, and Welch K. (2010).Endovascular stents for intermittent claudication. *Cochrane Database of Systematic Reviews*, **1**, CD003228.
44. Grimm J, Muller-Hulsbeck S, Jahnke T, Hilbert C, Brossmann J, and Heller M. (2001). Randomized study to compare PTA alone versus PTA with Palmaz stent placement for femoropopliteal lesions. *Journal of Vascular Intervention in Radiology*, **12**, 935–42.
45. van der Zaag ES, Legemate DA, Prins MH, Reekers JA, and Jacobs MJ. (2004). Angioplasty or bypass for superficial femoral artery disease? A randomised controlled trial. *European Journal of Vascular and Endovascular Surgery*, **28**(2), 132–7.
46. Mwipatayi BP, Hockings A, Hofmann M, Garbowski M, and Sieunarine K. (2008). Balloon angioplasty compared with stenting for treatment of femoropopliteal occlusive disease: a meta-analysis. *Journal of Vascular Surgery*, **47**, 461–9.
47 Dean SM. (2002). Pharmacologic treatment for intermittent claudication. *Vascular Medicine*, **7**, 301–9.
48. de Backer TLM, Vander Stichele R, Lehert P, and Van Bortel L. (2008). Naftidrofuryl for intermittent claudication. *Cochrane Database of Systematic Reviews*, **2**, CD001368.
49. Stevens JW, Simpson E, Harnan S, et al. (2012). Systematic review of the efficacy of cilostazol, naftidrofuryl oxalate and pentoxifylline for the treatment of intermittent claudication. *British Journal of Surgery*, **99**, 1630–8.
50. Robless P, Mikhailidis DP, and Stansby GP. (2008). Cilostazol for peripheral arterial disease. *Cochrane Database of Systematic Reviews*, **1**, CD003748.
51. Salhiyyah K, Senanayake E, Abdel-Hadi M, Booth A, and Michaels JA. (2012).Pentoxifylline for intermittent claudication. *Cochrane Database of Systematic Reviews*, **1**, CD005262.
52. Creager MA, Pande RL, and Hiatt WR. (2008). A randomized trial of iloprost in patients with intermittent claudication. *Vascular Medicine*, **13**(1), 5–13.
53. Dawson DL, Cutler BS, Hiatt WR, et al. (2000). A comparison of cilostazol and pentoxifylline for treating intermittent claudication. *American Journal of Medicine*, **109**, 523–30.
54. Squires H, Simpson E, Meng Y, Harnan S, Stevens J, and Wong R. (2010). Cilostazol, nadtidrofuryl oxalate, pentoxifylline and inositol nicotinate for the treatment of intermittent claudication in people with peripheral arterial disease. *Health Technology Assessment*, **15**(40), 1–210.
55. Nicolaï SP, Gerardu VC, Kruidenier LM, Prins MH, and Teijink JA. (2010). From the Cochrane Library: Ginkgo biloba for intermittent claudication. *VASA*, **39**, 135–8.
56. Brevetti G, Diehm C, and Lambert D. (1999). European multicenter study on Propionyl-L-carnitine in intermittent claudication. *Journal of the American College of Cardiology*, **34**, 1618–24.
57. Wilson AM, Harada R, Nair N, Balasubramanian N, and Cooke JP. (2007). l-Arginine supplementation in peripheral arterial disease: no benefit and possible harm. *Circulation*, **116**, 188–95.
58. Chiu KWH, Davies RSM, Nightingale PG, Bradbury AW, and Adam DJ. (2010). Review of direct anatomical open surgical management of atherosclerotic aorto-iliac occlusive disease. *European Journal of Vascular and Endovascular Surgery*, **39**, 460–71.
59. Jongkind V, Akkersdijk GJ, Yeung KK, and Wisselink W. (2010). A systematic review of endovascular treatment of extensive aortoiliac occlusive disease. *Journal of Vascular Surgery*, **52**, 1376–83.
60. Holm J, Arfvidsson B, Jivegard L, et al. (1991). Chronic lower limb ischaemia. A prospective randomised controlled study comparing the 1-year results of vascular surgery and percutaneous transluminal angioplasty (PTA). *European Journal of Vascular Surgery*, **5**(5), 517–22.
61. Wolf GL, Wilson SE, Cross AP, Deupree RH, and Stason WB. (1993). Surgery or balloon angioplasty for peripheral vascular disease: a

randomized clinical trial. Principal investigators and their Associates of Veterans Administration Cooperative Study Number 199. *Journal of Vascular and Interventional Radiology*, **4**(5), 639–48.

62. Fowkes F and Leng GC. (2008). Bypass surgery for chronic lower limb ischaemia. *Cochrane Database of Systematic Reviews*, **2**, CD002000.
63. Chang RW, Goodney PP, Baek JH, Nolan BW, Rzucidlo EM, and Powell RJ. (2008). Long-term results of combined common femoral endarterectomy and iliac stenting/stent grafting for occlusive disease. *Journal of Vascular Surgery*, **48**, 362–7.
64. Kang JL, Patel VI, Conrad MF, Lamuraglia GM, Chung TK, and Cambria RP. (2008). Common femoral artery occlusive disease: contemporary results following surgical endarterectomy. *Journal of Vascular Surgery*, **48**, 872–7.
65. Twine CP and McLain A. (2010). Graft type for femoro-popliteal bypass surgery. *Cochrane Database of Systematic Reviews*, **5**, CD001487.
66. Ballotta E. (2003). Prospective randomized study on bilateral above-knee femoropopliteal revascularization: polytetrafluoroethylene graft versus reversed saphenous vein. *Journal of Vascular Surgery*, **38**(5), 1051–5.
67. Klinkert P, Schepers A, Burger DH, Van Bockel JH, and Breslau PJ. (2003). Vein versus polytetrafluoroethylene in above-knee femoropopliteal bypass grafting: five-year results of a randomized controlled trial. *Journal of Vascular Surgery*, **37**(1), 149–55.
68. Pereira CE, Albers M, Romiti M, Brochado-Neto FC, and Pereira CA. (2006). Meta-analysis of femoropopliteal bypass grafts for lower extremity arterial insufficiency. *Journal of Vascular Surgery*, **44**, 510–17.
69. Battistella VM, Romiti M, Rodrigues AA, and Pereira CA. (2003). Meta-analysis of polytetrafluoroethylene bypass grafts to infrapopliteal arteries. *Journal of Vascular Surgery*, **37**, 1263–9.
70. Albers M, Romiti M, Pereira CA, Antonini M, and Wulkan M. (2004). Metaanalysis of allograft bypass grafting to infrapopliteal arteries. *European Journal of Vascular and Endovascular Surgery*, **28**, 462–72.
71. Khali A, Boyd A, and Grffiths G. (2012). Interposition vein cuff for infragenicular prosthetic bypass graft 2012. *Cochrane Database of Systematic Reviews*, **9**, CD007921.
72. Davies AH, Hawdon AJ, Sydes MR, and Thompson SG. (2005). VGST participants. Is duplex surveillance of value after leg vein bypass grafting? Principal results of the Vein Graft Surveillance Randomised Trial (VGST). *Circulation*, **112**(13), 1985–91.
73. Muradin GS, Bosch JL, Stijnen T, and Hunink MG. (2001). Balloon dilation and stent implantation for treatment of femoropopliteal arterial disease: meta-analysis. *Radiology*, **221**(1), 137–45.
74. Twine CP, Coulston J, Shandall A, and McLain AD. (2009). Angioplasty versus stenting for superficial femoral artery lesions. *Cochrane Database of Systematic Reviews*, **2**, CD006767.
75. Cejna, M. Thurnher, S. Illiasch J, et al. (2001). PTA versus Palmaz stent placement in femoropopliteal artery obstructions: a multicenter prospective randomized study. *Journal of Vascular Intervention in Radiology*, **12**(1), 23–31.
76. Adam DJ, Beard JD, Cleveland T, et al. (2005). Bypass versus angioplasty in severe ischaemia of the leg (BASIL): multicenter, randomised controlled trial. *Lancet*, **366**, 1924–34.
77. Bradbury AW, Adam DJ, Bell J, et al. (2010). Bypass versus angioplasty in severe limb ischaemia of the leg (BASIL) trial: an intention-to-treat analysis of amputation –free and overall survival in patients randomised to a by-pass surgery first or balloon angioplasty—first revascularisation strategy. *Journal of Vascular Surgery*, **51**, 5S–17S.
78. Chang RW, Goodney PP, Baek JH, Nolan BW, Rzucidlo EM, and Powell RJ. (2008). Long-term results of combined common femoral endarterectomy and iliac stenting/stent grafting for occlusive disease. *Journal of Vascular Surgery*, **48**, 362–7.
78. Schneider PA. (2003). Iliac angioplasty and stenting in association with infrainguinal bypasses: timing and techniques. *Seminars in Vascular Surgery*, **16**, 291–9.
79. Schrijver AM, Moll FL, and De Vries JP. (2010). Hybrid procedures for peripheral obstructive disease. *Journal of Cardiovascular Surgery*, **51**, 833–43.
80. Romiti M, Albers M, Brochado-Neto FC, Durazzo AE, Pereira CE, and De Luccia N. (2008). Meta-analysis of infrapopliteal angioplasty for chronic critical limb ischemia. *Journal of Vascular Surgery*, **47**, 975–81.
81. Albers M, Albers M, Romiti M, Brochado-Neto FC, De Luccia N, and Pereira CA. (2006). Meta-analysis of popliteal-to-distal vein bypass grafts for critical ischemia. *Journal of Vascular Surgery*, **43**, 498–503.
82. Ghosh R, Walsh SR, Tang TY, et al. (2008).Gene therapy as a novel therapeutic option in the treatment of peripheral vascular disease: systematic review and meta-analysis. *International Journal of Clinical Practice*, **62**, 1383–90.
83. De Haro J, Acin F, Lopez-Quintana A, et al. (2009). Meta-analysis of randomised, controlled clinical trials in angiogenesis: gene and cell therapy in peripheral arterial disease. *Heart Vessels*, **24**, 321–28.
84. Nowygrod R, Egorova N, Greco G, et al. (2006). Trends, complications, and mortality in peripheral vascular surgery. *Journal of Vascular Surgery*, **43**(2), 205–16.

第27章

慢性下肢缺血的主髂动脉重建技术

Gerard Goh, Robert Morgan, Cliff Shearman

慢性下肢缺血中主髂动脉重建技术简介

外周动脉疾病(PAD)较常见,其发病率在成年人中可达30%。大多数PAD患者无症状,也无须干预。在治疗过程中,最重要的是发现并处理心血管危险因素,以减少未来的心脑血管相关的死亡风险。步行时下肢疼痛,即间歇性跛行,为PAD的首发症状之一。大多数患者的间歇性跛行症状会保持稳定,甚至可能逐渐好转。由于锻炼具有较高的成本/效益,最新的英国国家健康与临床优化研究(NICE)指南推荐所有患者均应在指导下进行锻炼[1]。然而少数患者的间歇性跛行症状仍无法缓解,需进一步行血运重建治疗。

目前对于腔内治疗和旁路手术,没有强有力的证据表明谁更有优势。然而大多数患者的病变较简单(TASC A级或B级),可接受腔内治疗[2]。腔内治疗的微创性使其更受患者和医生的青睐。跛行患者术后在监督下锻炼,可改善其预后。旁路手术的应用较少,其适用于需要干预却无法行腔内治疗,且手术风险较低的患者。

对于有静息痛或坏疽的患者,血运重建是其最好的选择。在肢体严重缺血的患者中,尽管并非所有患有严重肢体缺血的患者在没有干预的情况下都需要截肢,但保守治疗常会引起持续疼痛或溃疡。这些患者的病变往往更复杂(TASC C级和D级),使得治疗选择(腔内治疗或旁路手术)更加困难。由于腔内治疗的微创性,大多临床医生首选腔内治疗。

需行血运重建的患者中合并糖尿病的人数不断增加,目前其比例至少达40%。与非糖尿病性血管病变不同,糖尿病性血管病变的钙化更常见,且常累及终末动脉。由于糖尿病患者合并微循环障碍,其肢体缺血症状常较非糖尿病患者明显[3]。

对有坏疽或者溃疡的患者,需明确病变区域的供血血管,即血管体区,并应确保血运重建有助于组织愈合[4]。虽然该理念在技术上可能具有挑战性,但若不能直接重建伤口血运,即使手术成功也可能导致伤口不愈合。血管体区理念适用于膝下动脉疾病,而对于其他部位病变需要进一步探讨。

本章探讨了应用腔内技术和旁路手术重建下肢血运时的一些实际情况。

腔内血运重建

导管造影技术

主髂动脉造影是指将造影导管放至腹主动脉,然后经导管注入造影剂,最终获得主髂动脉的DSA图像。

选择动脉入路前,需要通过触诊、超声及影像学来确认,其中股总动脉(CFA)常被作为首选。在股骨头至腹股沟韧带之间穿刺CFA,这有利于穿刺后将动脉压迫在骨性结构上,从而达到止血目的。在腹股沟韧带之上穿刺,其穿刺点有较大概率在术后无法止血,并导致腹膜后血肿。

使用聚维酮碘或氯己定等消毒液清洗穿刺部位。局部麻醉药,如1.0%利多卡因,需注射至皮下组织及动脉周围组织。

穿刺CFA选择19G×15cm的穿刺针，进针角度为30°~40°。一旦针尖进入动脉内，即将0.035″导丝通过其插入动脉腔内(Seldinger技术)。经透视确定导丝沿正确路径上行至髂动脉。

退出穿刺针，并通过导丝交换为血管鞘(如5F或6F)。将诊断性造影导管置于肾下主动脉，经高压注射器将对比剂注入其内进行血管造影。

狭窄性疾病：基本PTA技术

一旦发现动脉狭窄并做出治疗决定，需立即动脉内给予3000~5000U普通肝素来降低血栓或栓塞发生的可能性。在血管成形术前，常予以静脉镇静和镇痛。

根据固有血管直径(如髂总动脉8~10mm，髂外动脉7~9mm)选择合适尺寸的球囊。将球囊置于狭窄段，并在球囊压力范围内行球囊扩张成形术。撤出球囊的同时需保持导丝在原位，交换导管造影评估扩张后的效果。若残余狭窄超过30%，即达到放置支架的指征。如果造影时显示不清，则可在使用血管扩张剂前后分别测定管腔压力，从而确定是否残留明显狭窄。

对于靠近主动脉分叉部的髂总动脉病变，部分术者采用“双球囊”(即Kissing技术)，以避免影响对侧正常髂总动脉或致其远端栓塞。该技术中双球囊并排扩张，可确保良好的血管成形效果。

闭塞性病变：再开通及支架技术

由于开通闭塞性病变更具挑战性，因此其治疗更加困难。闭塞性病变可通过真腔或内膜下的方式来进行开通。

再开通技术

尽管目前很多公司推出了用于开通慢性完全闭塞(CTO)病变的器材，但通过导丝导管配合仍是最常用的开通方法。在合并硬化斑块的CTO病变中，由于导丝更易进入阻力较小的内膜下路径，故较难从真腔通过病变段。

一种常用的技术是使用0.035″亲水性导丝，如泰尔茂导丝®(Terumo，New jersey，USA)和4~5F单弯导管(如Cobra)配合。导丝进入内膜下，其头端成攀并借此通过闭塞段。在导丝前进时，使用Cobra导管为其提供支撑力。一旦导丝通过闭塞段，注意需尝试让其重回真腔，从而建立血流通道。有时如果无法重回真腔，则需回退导丝重新选择其他内膜下通路[5]。当导丝回到真腔后，旋转其前端或前进导丝会很轻松。此时，也可使用一些重返真腔器材。

一旦重返真腔，需将亲水性导丝换为硬导丝，为后续的球囊扩张或置入支架提供支撑。

支架技术

支架有球囊扩张式或自膨式支架两类，而自膨式支架通常较前者更常用。

球囊扩张式支架径向支撑力较高，但其抗折性差，易在外力作用下发生弯折扭曲。自膨式支架保持自身形状的能力较强，可更好地避免扭曲和折断。腹股沟韧带以上的髂动脉节段不易受到外力的压迫。

支架可以直接置入，或在球囊扩张后置入。球囊扩张后置入支架指征常为：预扩后的狭窄超过30%，或存在限流性夹层。

若髂总动脉病变靠近主动脉分叉部，则应使用“Kissing技术”：双侧支架近端均延伸一部分至主动脉远端，且双侧需同时释放，保证对位良好，以防其互相挤压而致支架受压狭窄。即使对侧髂动脉没有明显狭窄，也应使用该技术[6]。

Haulon报道了“Kissing支架”术后3年的一期和二期通畅率分别为79.4%和97.7%[7]。而据Sharafuddin报道，该技术成功率为94%，其4年的一期和二期通畅率分别为81%和94%[8]。Houston报道了10年随访结果，其一期和二期通畅率分别为72%和88%[9]。

PTA和支架

在主髂病变中，有关直接对比球囊扩张和支架置入的资料很少。

早期主髂动脉成形术的结果表明，闭塞病变仅行PTA后远端栓塞率较高。早期研究中，远端栓塞发生率高达47%。鉴于此，许多术者对闭塞病变采用支架置入[10]。PTA治疗狭窄病变后的远端栓塞率显著低于闭塞病变。但对于狭窄性病变，其主要争议则是单纯PTA是否优于一期支架置入。

迄今为止，仅有一项已发表的随机对照研究比较了一期支架置入与PTA伴必要时支架置入——Dutch髂动脉支架试验(DIST)[11]。由于髂动脉狭窄或闭塞，279例明显间歇性跛行患者（男性201例，女性78例，平均年龄58岁）被随机分为一期Palmaz支架组（Cordis，Miami，USA）及球囊扩张伴必要时支架置入组（残余压力梯度>10mmHg时）。

143例患者接受一期支架置入，而136例患者先行球囊扩张，其中58例患者（43%）由于残余的压力梯度而随后接受支架置入。2年的累积通畅率相似，分别为70%和71%。研究者认为和一期置入支架相比，PTA伴必要时支架置入能更好地改善患者症状。然而两组的踝肱指数、髂动脉通畅性和生活质量无显著差别。

值得注意的是，该研究中许多患者仅有轻微症状，其中22%的患者的缺血程度为SVS/ISCS分级标准的3~5级。其中糖尿病患病率为10%，术前平均踝肱指数为0.77。本研究共收治29例髂动脉闭塞患者，并排除闭塞长度>5cm的病例。本研究的人口统计学特征与治疗实践存在差异。

随后发布的6~8年结果显示，PTA伴选择性支架置入的远期症状优于一期支架置入，但两组间的踝肱指数、髂动脉通畅率和生活质量无显著差别[12]。因此，作者认为PTA伴选择性支架置入优于一期支架置入。然而，由于闭塞病变远端栓塞风险较大，大多数术者在该组患者中常选择一期支架置入。

最近发表的一项多中心随机对照试验将髂动脉闭塞病变行PTA与支架置入进行了比较[13]。纳入118例闭塞段<8cm的患者，其被随机分为单纯PTA组（61例）和PTA伴选择性支架置入组（57例）。如果在球囊扩张后髂动脉存在顺行血流，则不论残存压力梯度的大小，都不置入支架。

与PTA伴选择性支架置入相比，一期支架置入组的并发症更少（4%对15%）、失败率更低（5%对24%）。PTA伴选择性支架置入组的残余压力梯度更高。尽管没有进一步干预，但两年后两组间的残余压力梯度、临床预后均无显著差异。

一项荟萃分析表明，置入支架术的一期成功率较高（97%对94%，$P<0.05$）[14]。在肢体缺血严重的患者中，髂动脉支架的4年一期通畅率优于PTA（67%对35%），但其优势在跛行患者中并不显著（77%对65%）。

近期的一篇荟萃分析研究了复杂主髂病变（TASC C级和D级），其涵盖了19项非随机对照研究中的1711例患者[15]。由于可能发生远端栓塞或血管破裂，研究者发现一期支架置入应作为首选治疗方法。荟萃分析中的两个研究显示，虽然两组患者一期通畅率无显著差异，但一期支架置入的1年通畅率在更好（90%对70%）[16,17]。

介入技术发展——TASC C/D级病变

因为病变累及范围更长，或病变更严重，所以TASC C/D级病变更加复杂。对于主髂节段的TASC C/D病变，其最佳治疗方案仍有争议。在临床工作中，腔内治疗逐渐替代开放手术成为一线治疗方案。

Kashyap对86例旁路搭桥（161条肢体）和83例PTA伴选择性支架置入患者（127条肢体）的治疗结果进行了比较[18]。旁路组的一期通畅率更高（93%对74%）。然而，两组间3年的二期通畅率（97%对95%）、保肢率（98%对98%）、长期生存率（80%对80%）相似。

已经有专门为通过CTO段及通过后返回真腔而设计的装置，包括多种CTO通过器材、导管、导丝和返回器材。

已开发出了一系列CTO导丝、导管来通过复杂病变段。CTO导丝的头端有多种不同的重量，使其具有不同的硬度，并借此通过闭塞段。导丝的重量（通常为1~30g）指使其变形之前所能承载的最大力量。

大量CTO开通器材被开发出来，以帮助血管外科医生开通病变。这些器材将不会被详细讨论，其中包括TruePath™ CTO器材（Boston Scientific，Natick，USA）、Frontrunner™ XP CTO导管（Cordis，Bridgewater，NY）、Crosser™（Bard，New Jersey，USA）和Viance™开通导管（Covidien，Dublin，Ireland）。

除了CTO开通设备外，还有一些重返真腔的器材可供使用。这些装置被用来协助导丝从内膜下返回远端动脉真腔，包括带有破膜针的球囊，如Outback™（Cordis，New Jersey，USA）、Enteer™系统（Covidien DublinIreland）和Offroad™（Boston Scientifc，Natick，USA）等，以及带有破膜针的血管腔内超声系统，如Pioneer™（Medtronic，Minneapolis，USA）。

药涂支架、药物洗脱球囊和覆膜支架

据报道，药涂支架和球囊技术在心脏领域被广泛研究，但较少用于股腘动脉。到目前为止，还没有关于主髂动脉药涂技术的公开试验。

虽然iCARUS iCast心房超声登记研究尚未发表，但其最近已被Laird提出[19]。这是一项单中心观察性研究，其纳入了25个地区的165例患者。该研究将覆膜支架和已获FDA批准的裸支架在髂动脉类似病变中的治疗结果进行比较。其主要终点事件定义为30天内死亡、9个月内需血运重建，或超声发现覆膜支架再狭窄达8.1%、裸支架再狭窄达16.6%。

COBEST实验是第一个比较髂骨闭塞性疾病（TASC A/B/C/D级病变）患者的覆膜支架与球囊扩张式裸支架使用情况的多中心随机对照实验[20]。两组间的通畅率相似。但亚组分析显示，TASC C/D级病变中覆膜支架和裸支架的再狭窄率有显著差异。

并发症及其治疗

血管外科医生应当准备足够的器材和技术来应对并发症，其可能发生在术中或术后的任意时刻。

穿刺点并发症包括血肿、出血和假性动脉瘤形成。需要注意的是，虽然穿刺部位未见异常，但穿刺点出血可能延伸至腹膜后导致大出血。

股总动脉穿刺点的活动性出血应予以手动压迫，如果失败则需手术治疗。其他技术，如经对侧股动脉置入覆膜支架，也有相关报道，但其可能带来潜在并发症，故应尽量少采用此类方法。

血肿通常是自限性的，其在数周或数月内被机体吸收。患者会出现淤青，或偶有不适感。

股动脉假性动脉瘤常表现为穿刺点的搏动性包块，或大范围瘀青或血肿。其通常会形成血栓并自行消退。但由于其有时会增大或破裂，建议密切监测。治疗方式包括超声引导下压迫、经皮凝血酶注射和外科手术。因为靠近腹股沟韧带处的支架容易打折或扭曲，置入支架常不是合理的选择。超声引导下经皮凝血酶注射是一种安全有效的治疗方式，在保守治疗无效时可作为治疗假性动脉瘤的首选方法[21]。

因为快速血流可使夹层内膜片开放，对非限流性夹层可不予处理。限流性夹层应予以长时间的球囊扩张（如1~2min）或置入支架来进行处理。

动脉破裂是腔内治疗的紧急并发症，其危险因素包括类固醇激素治疗、肌纤维发育不良、动脉壁周围炎症或感染。过大的球囊或支架可导致动脉破裂，而尺寸适宜的器材也可能致其破裂。破裂的表现为造影剂从血管内溢出。患者通常迅速出现失代偿状态，可表现出疼痛、不同程度的意识障碍或出汗等症状。此时，保留导丝通路至关重要，而控制出血是第一要务，即通过适当大小的球囊阻断以快速控制出血。一旦暂时控制了出血，则需对患者进行复苏和病因治疗。置入支架仍是首选治疗方法，且其效果常立竿见影。但需注意输送鞘的兼容性，以及撤出球囊、换鞘等操作所需的间隔时间。外科手术是另一种可选治疗方案。

球囊扩张和置入支架时常出现远端动脉栓塞，包括微血栓或肉眼可见的栓子。然而临床上的重大栓塞事件相对少见，其发生率为3%~7%[5]。栓子的成分可包括动脉斑块碎片、血栓和（或）胆固醇。此外，暴露的破裂斑块也会促进血栓形成。在介入治疗前后，都必须行造影评估膝下三分支的情况。

如果动脉栓塞有明显的临床症状，且是肉眼可以见的充盈缺损或闭塞，确定栓塞成分对选择正确的治疗方案至关重要。血栓对抗凝或溶栓反应较好，而对斑块碎片所致的栓塞则应予以吸栓或球囊取栓。

外科手术行血运重建

一般事项

重建下肢血供的常见外科手段包括旁路手术或去除粥样斑块（即动脉内膜剥脱术）。越来越多的腔内治疗手段，如PTA等，被作为外科手术的补充。虽然动脉内膜剥脱术最初被广泛应用，但其再狭窄较常见。由于股总动脉活动性大、近股深浅动脉开口，此时腔内治疗受限，然而外科手术依然使用该技术。

在计划行外科手术重建下肢血供时，最好围绕股动脉设计手术方案。增加股动脉血流的手术被称作流入道手术。如果患肢的股总动脉近端未受累、股动脉搏动强，则应考虑行手术改善流出道（表27.1）。多数肢体严重缺血患者的病变广泛，如主髂动脉、股浅动脉或膝下动脉病变同时存在。而在有组织缺失的患者中，常需处理多节段病变才能使组织愈合，故该类手术的范围广。如果可能的话，可采取杂交手术同时处理多节段病变，如髂动脉成形联

表27.1 重建下肢血流的外科手术

流入手术	
解剖旁路[1]	主-双股动脉搭桥
	髂-股动脉搭桥
解剖外旁路[2]	腋-股动脉旁路
	股-股动脉旁路
流出手术	
解剖旁路	股-腘动脉搭桥
	股-膝下动脉搭桥
	股总动脉内膜剥脱
	股深动脉成形
解剖外旁路	股总动脉内膜剥脱
	复合移植
	因感染行经闭孔搭桥

手术分为流入股动脉和流出股动脉。[1]解剖旁路指移植物随原有血管路径。[2]解剖外旁路即移植物走行与原有路径不同。

合股-腘动脉旁路手术。

良好的流入道和流出道，对确保手术成功非常重要。术前常采用CT、MRI或DSA来进行评估。但对于腹股沟平面以下的旁路手术，在术前需做相应的功能评估。微弱的股动脉搏动提示可能存在潜在近端病变，这可能导致旁路手术失败。此时，应使用彩超来评估狭窄对血流的影响。虽然明确靶血管情况非常重要，但为明确病变节段和流出道情况，仔细评估小腿血管通畅性也十分重要。因此条件允许时，需要明确足底动脉弓的情况。影像学并不总能显现病变情况，因此，术前超声对制订手术方案非常有用[22]。

如果需要同时改善患者的流入及流出道，则最好手术改善股动脉血供。即使只有股深动脉通畅，其也会显著增加血流量。仅有的例外是无法显露股动脉，通常由于广泛感染、放射损伤或外伤。

因为自体静脉在腹股沟平面以下的通畅性更好，因此，应尽可能优先使用自体静脉搭桥。人工血管在有组织缺损的患者中的感染风险高，这是避免人工移植物的另一原因。如果无法取得大隐静脉(GSV)、GSV过小或存在病变，选择上肢静脉常可获得良好效果[23]。由于流量大(如主动脉搭桥)或距离长(腋-股动脉搭桥)，在腹股沟平面以上常选择人工血管搭桥。然而如果感染风险高，仍可选择自体静脉。可取深静脉来重建主髂动脉，小隐静脉也可被用于股-股动脉搭桥或闭孔旁路术。

流入道手术

主-双股动脉搭桥

随着腔内治疗的广泛开展，主-双股动脉搭桥(ABF)的数量迅速减少。对于TASC D级的主髂疾病患者，ABF可能是合适的手术方式。然而在有组织缺损或坏疽的患者中，由于其感染风险较高，最好避免植入人工血管。

为减少开腹的时间，最好先暴露股动脉。在控制股动脉后，抬高腹股沟韧带，并在腹膜后建立隧道。通常可见横跨髂动脉的旋髂深静脉，需将其避开或结扎。建立隧道后需行局部压迫，以确保给予肝素前、显露主动脉时止血。

术前计划主动脉吻合的位置非常重要。CTA或MRA提供了钙化或近端病变的证据，在术中阻断时需考虑到这些因素。肠系膜下动脉和盆腔分支的通畅性也应被考虑到，并尽可能地保留这些分支。通常肾下主动脉的钙化或病变相对较轻。

如果因先前手术或广泛钙化而无法游离腹主动脉，则可在降主动脉远端进行吻合。经左胸切口显露降主动脉，并通过侧壁血管钳来阻断。移植物经横膈后份穿越至覆膜后间隙。如果外科医生已经分离到股动脉，其距腹膜仅15~20cm，通常可用食指从上向下建立隧道。

由于近端吻合口位置已确定，且无须控制髂动脉，因此横切口是理想的选择。将患者置于手术台中心，适当调整使下胸部和腰椎弯曲，使主动脉更易显露。非扩张的主动脉可能更难显露，特别是有大量腹膜后脂肪的肥胖患者。然而，将肠道翻到右侧后仔细解剖，则可很好地显露主动脉(图27.1)。

吻合方式也十分重要。如果正常主动脉较短，如肾下主动脉齐头闭塞或有瘤样扩张，则推荐使用端端吻合。其另一优势是可使移植物与主动脉保持在同一轴线上，并且更容易被腹膜后组织覆盖(图27.2)。如果肾下主动脉广泛闭塞，而肠系膜血管通畅，则最好行端侧吻合保留远端。

虽然一些外科医生使用侧壁阻断钳，如Satinsky阻断钳，但对于钙化严重或直径较小的肾下主动脉，横向阻断通常更好。其对血流动力学的影响小，且动脉管腔能更好地显露，从而确保管腔没有松散的

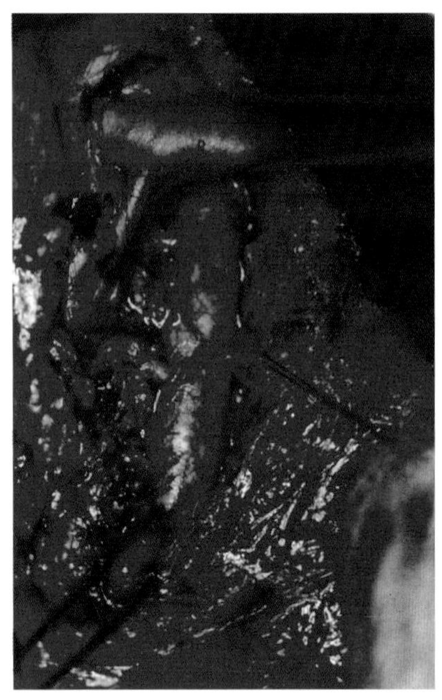

图27.1 显露主动脉并剥离出左肾静脉。蓝色牵引带缠绕的为通畅的肠系膜下动脉。

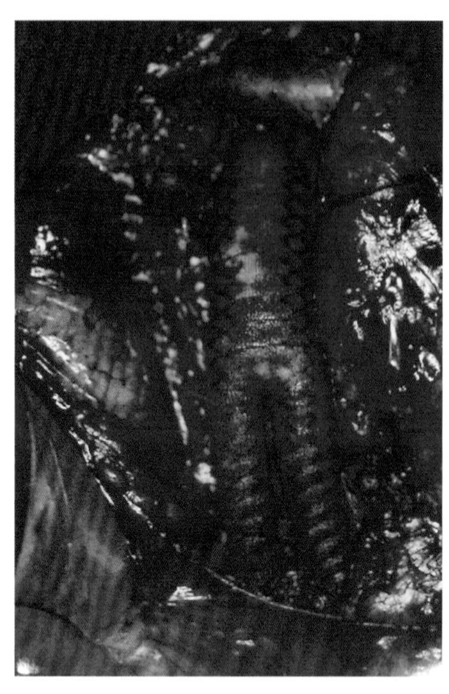

图27.2 主-双股动脉移植物近端于肾静脉平面行端端吻合。

斑块或内膜片。如果计划行端端吻合,则远端主动脉也需横行阻断,并使用1号Prolene线缝扎。横行阻断的缺点为腰动脉可能反流出血。这些出血通常会被发现,并通过钳夹止血。如果远端主动脉通畅,但钙化严重,则可通过球囊阻断防止血管损伤。如果主动脉壁脆弱易碎,最好用带状聚四氟乙烯毡®支撑缝线来防止其撕裂。

如果主动脉闭塞平面与肾动脉平齐,该病变段的上份通常为血栓(图27.3)。去除这些血栓后,吻合口可直接选择在肾下主动脉。虽该栓子就像香槟酒瓶的软木塞一样容易取出,但需要小心预防其栓塞肾动脉。因此,取栓时最好行肾上阻断,并控制双肾动脉。待清除血栓后再改为肾下阻断,并完成吻合。

完成近端吻合后,将移植物经腹膜后途径引至腹股沟。该操作由外科医生的食指在髂血管前保持与动脉的接触来引导完成,另一手指同时从腹股韧带下的隧道向上探及。当手指相互接近时,需要反复探查前方组织,以确定输尿管在移植物的前方。完成上述准备后,可将移植物拉至腹股沟。当进行腹股沟处的血管吻合时,需要合理摆放移植物的位置,以避免其扭曲或闭塞。

如果股浅动脉已闭塞,需保证股深动脉具有适当的口径且血流通畅,否则ABF的通畅率将会较差。

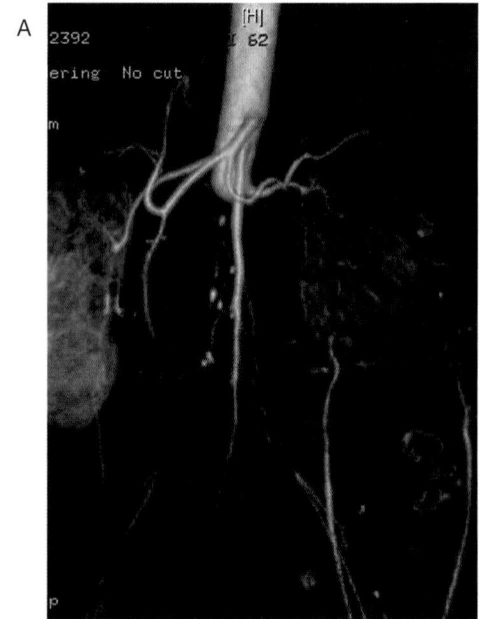

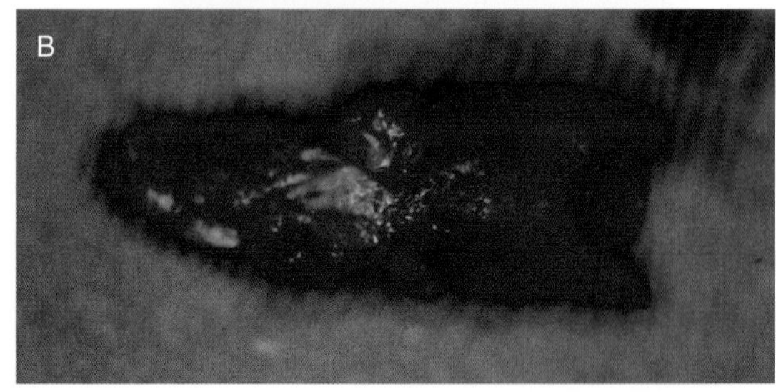

图27.3 (A)CT显示肾下主动脉闭塞。(B)从主动脉内取出的栓子,其位于肾动脉与病变段间。随后移植物与肾下主动脉吻合。

在股浅动脉(SFA)闭塞和股深动脉欠佳时,此时治疗方案有两种:若病变局限于股深动脉起始部,则可行股深动脉成形,再将移植物与远端作吻合;若股深动脉病变广泛,则需要行股浅动脉成形或股-腘动脉搭桥。如果选择股-腘动脉搭桥,其吻合口应位于动脉侧壁,避免移植物在腹股沟过于突出。

彻底止血后,需关闭后腹膜。如果无法关闭后腹膜,可铺设网膜蒂并覆盖移植物。

股-股动脉旁路和髂-股动脉旁路

一些患者的血管病变位于髂动脉。通常情况下,髂总动脉近端仍然通畅,因此可以选择从髂总动脉到股总动脉的搭桥。其优势是该手术可通过腹膜外途径来完成,较开腹手术创伤小。然而,术前血管造影结果可能不准确,且阻断合并动脉硬化的髂动脉或远端主动脉存在困难。如果阻断遇到困难,则可通过球囊阻断近端主动脉或髂动脉,从而完成吻合。

此时也可选择股-股(或髂-股-股)动脉搭桥。该技术更容易施行,且在局部麻醉下即可完成。术前需仔细评估供血肢体的循环情况。如有髂动脉病变,可通过腔内治疗解决。如果供血肢体的踝关节血压降低,则注意避免术后窃血。若以保肢为目的,术后窃血通常不是股-股动脉搭桥的禁忌。但对于间歇性跛行患者,其可能引起健侧肢体缺血症状,因此,最好避免股-股动脉搭桥手术。手术时需注意将移植物摆成“C”型,从而避免其在患者坐位时扭曲或打结(图27.4)。移植物尺寸取决于股总动脉的直径,常选择6mm或8mm的人工血管。移植物最好经皮下隧道穿行,尽管下腹切口可能出现并发症。建立隧道时,通常需联合钝性和锐性分离。近端吻合口可设计在髂动脉上,这使得股总动脉可作为介入造影或治疗的入路。

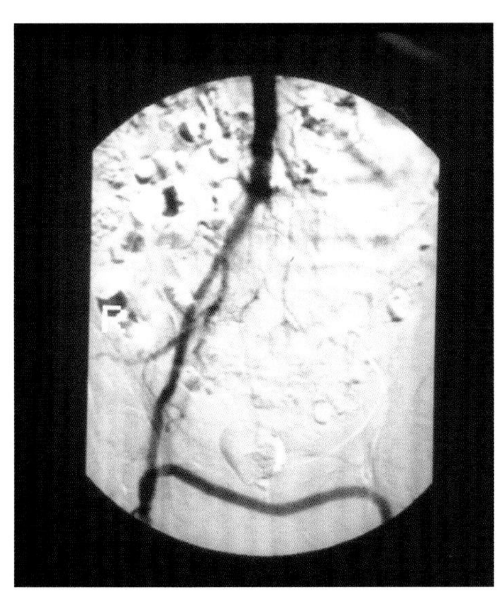

图27.4 血管造影显示股-股动脉旁路。

在无法行主-双股动脉搭桥或腔内治疗时,股-股动脉搭桥可与作为挽救肢体的一种简便选择。

腋-股动脉旁路

主髂动脉病变广泛的患者不适合行主动脉腔内手术,此时可尝试行腋-股动脉旁路来挽救肢体(图27.5)。腋-股动脉旁路术后的通畅率差异较大,但大多数外科医生认为其中远期通畅率最稳定。腋-股动脉旁路的移植物长,其内血液流速低,且患者全身情况差,常合并广泛动脉疾病,这些因素都会影响移植物的通畅性。选择行腋-股动脉旁路前,应仔细考虑腔内治疗或直接外科搭桥是否可行。

该手术可由两组医生同时进行,分别显露双侧腋动脉和股动脉。这样可显著缩短虚弱患者的手术时间。术前应测量双上肢血压,若不对等则需完善彩超,以明确是否存在锁骨下动脉病变。虽然没有证据显示哪侧上肢更有优势,但由于右上肢疾病更少,因此其被使用得更多。将患者的上肢外展、肩部垫高,这使得从锁骨下方显露腋动脉更加容易,对于肥胖患者尤为如此。

切口约在锁骨下2cm,起自锁骨内中1/3交界处并横行向外。分开胸大肌肌束、打开胸锁筋膜,显露位于锁骨深面的血管神经束。我们通常可以触及其内的血管,然后小心地将其显露出来。腋静脉常位于动脉的下方,其较多属支横跨于腋动脉前面,因此需离断这些属支来显露腋动脉。胸小肌位于术野外侧,在显露的过程中可将其向外侧牵拉,而无须被离断。臂丛的外侧束位于血管的上方,可将其轻柔地牵拉开。腋动脉的管壁较薄,特别是用器械游离其后壁时,需注意避免撕破管壁。然而,通过硅胶牵引带轻柔地牵拉,可将腋动脉上提出切口,从而完成吻合。吻合口尽量靠近腋动脉内侧,并采取端侧吻合,从而使移植物走行由内向外。由于腋动脉管壁薄,为避免松开阻断钳时出现的切割效应,需钳夹相对较多管壁组织。

腋-单股动脉旁路和腋-双股动脉旁路相比,没

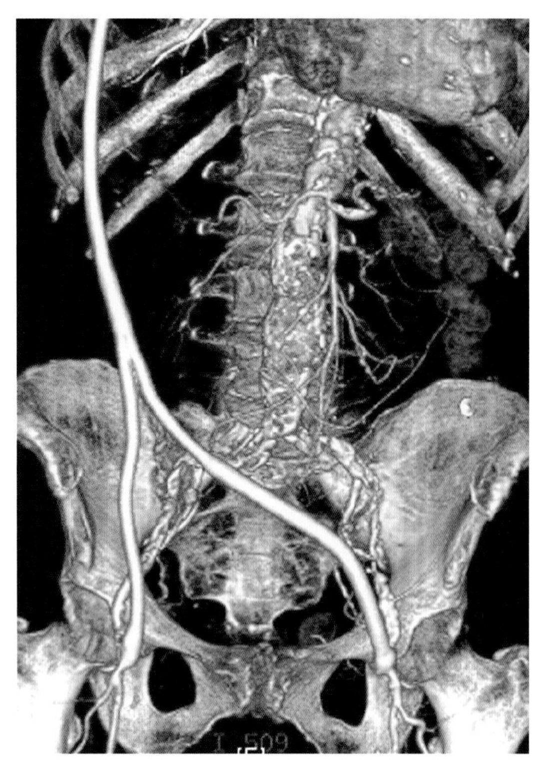

图27.5 CT示腋-股动脉旁路，其主动脉闭塞。

有证据显示哪种方式的通畅性更好。然而通过双股搭桥，将增加移植物的血流量。因此除非患肢流出道极好（即股深浅动脉均通畅），否则最好都应行双股动脉旁路。该手术可使用涤纶或PTFE材质的人工血管从腋动脉搭桥至一侧股动脉，再行股-股动脉旁路至对侧腹股沟。有时可将移植物预制为分叉型，使其更加完备。移植物穿行于隧道器建立的皮下隧道内。在体格偏瘦的患者中，需注意隧道跨过肋缘时不要过深。因为可先向外隧道器最好由下向上穿行，所以其可先转向外侧，最后再回到腋窝。如果移植物为分叉型，最好在隧道中途中做切口，并将移植物腿支分别向下放至腹股沟。

再次手术

相对于腋-股动脉搭桥，髂-股动脉外科搭桥常较为耐用，但也伴随较多的并发症。血管外科医生应该熟悉这些并发症，包括假性动脉瘤形成、伤口并发症、移植物感染和闭塞等。

移植物感染并不常见，但其常导致截肢或死亡。早期移植物感染常是灾难性的，且常伴随大出血。多数移植物感染发生于初次手术时（因此有必要预防性应用抗生素），但有时也可能由其他部位的细菌直接感染，如伤口、肠瘘等，或血行播散而导致迟发感染。因为耐甲氧西林的金黄色葡萄球菌（MRSA）感染可能导致移植物早期感染和出血，所以应对该类患者进行MRSA的筛查。

当移植物感染时，患者可出现多种临床表现。最常见的症状包括伤口渗液或移植物周围积液、肿胀，以及假性动脉瘤形成。此时的炎性指标常升高，断层影像也显示移植物周围积液或积气。外科手术治疗移植物感染较为复杂和危险。长期使用抗生素和（或）局部外科手术，如清创并使用肌瓣覆盖移植物，对小部分感染程度较轻的患者可能有效。然而，大多数合并败血症的患者需更加确切的手术治疗。

对于移植物感染，有多种手术方案可供选择。没有证据表明某种手术有绝对优势，其疗效取决于移植物感染情况、患者的并发症和医生的专业水平。有时单纯切除移植物就可达到治疗效果，并留下少部分袖口状移植物在吻合口处。若吻合口受累，则可使用自体静脉补片修补原动脉。多数患者肢体侧支循环丰富，因此，拆除移植物不会导致截肢。因为抗生素浸润或含银离子的移植物抗感染能力较强，所以对于轻度感染，如局部软组织感染或脓肿，可用其替换原有的移植物。患者需要长期使用抗生素（至少6周）。在清除移植物和清创前，若时间允许，患者最好接受长时间的抗生素治疗。也有外科医生主张对移植物感染采取更积极的治疗，即拆除移植物并使用自体静脉搭桥。自体静脉通常取自双下肢的股浅静脉。清除感染移植物后，切取适当长度的股浅静脉，将该深静脉成形后作主髂动脉搭桥。

主髂移植物闭塞可以发生在术后的任意时间。其早期闭塞可能与技术问题或手术指征不当有关。此时需再次手术，并纠正潜在的技术问题。术后中期移植物闭塞最可能的原因是内膜增生，其部位常为股动脉吻合口。通过溶栓或取栓可再次开通移植物。穿刺涤纶移植物可进行溶栓治疗，由于其穿刺点最多可能需3个月才会闭合，故需注意穿刺并发症。使用溶栓或取栓的方式重建移植物的血流后，重要的是纠正导致闭塞的潜在病因。血管成形对内膜增生性病变的效果差（即使使用专门设计的“切割球囊”），所以通常需要手术重塑远端吻合口。其手术方式取决于解剖和前次吻合的结构，且必须行充分的术前影像学评估来制订手术计划。在处理股动脉吻合口狭窄时,与修理(拆除并重新吻合)或使用静脉补片成形相比,在闭塞段近远端搭桥(如股深动脉)更为简单。因此,每个病例应根据具体情况选择适当的治疗方法。

初次手术时注意手术操作可预防迟发性移植物血栓的形成。其近端吻合口需尽量靠近肾动脉平面。将股总动脉分叉部作为远端吻合口是一个明智的选择,其可增加吻合口的横截面积并增加移植物的血流量。

感染可能导致假性动脉瘤形成。对于非感染性假性动脉瘤,虽然较难处理,但预后较好。近端主动脉假性动脉瘤可行开放手术治疗,但其技术难度大,而腔内支架通常为一种更好的治疗手段。其方法为在吻合口近远端放置覆膜支架,从而隔绝假性动脉瘤。当远端股动脉吻合口出现假性动脉瘤时,常需外科手术治疗。

闭孔旁路

闭孔旁路是指移植物不经过股三角,而从髂动脉经闭孔至股深动脉或股浅动脉。在腹股沟处存在感染时,如严重的感染性假性动脉,可使用该方法治疗。术中通过腹膜外途径控制髂动脉。然后确定并控制流出道,其常为膝上股浅动脉。通过闭孔建立隧道较为困难。其中一种方法为使隧道器在大腿大收肌前由下向上穿行,同时左手在骨盆内,触及髂静脉内侧和耻骨后方的骨盆壁作为引导。闭孔位置较深且隐蔽,但当隧道器插入大收肌后,左手可以感到闭孔膜的凸起。在隧道器头端锐性分离该膜,随后移植物通过该隧道。移植物近远端分别与髂动脉和股浅动脉行端侧吻合。术毕缝合伤口并覆盖敷料。必要时需行腹股沟伤口清创,并缝扎血管残端以防术后出血。

另一种替代闭孔旁路的方法为阴囊下旁路术。移植物多为静脉,其起自对侧股总动脉。在耻骨后使用隧道器建立隧道。需安置尿管来避免尿道损伤。建立隧道应由受累肢体的流出道向上进行。

手术并发症

由于下肢动脉疾病患者的基础情况较差,且有较多并发症,其术后并发症并不少见。周围动脉疾病患者的其他血管常有显著的粥样硬化,因此需要仔细评估其出现的最大风险。尽管如此,心肌梗死或心力衰竭等心脏并发症仍较常见。肺部感染和肾功能不全也经常出现,需密切监测并及时发现。

局部并发症包括伤口或移植物的感染。虽然伤口并发症较常见,但通过预防性使用抗生素及谨慎操作可显著减少其发生。为减少移植物感染,需尽量避免使用人工材料,尤其是存在伤口感染时。无论是技术问题或感染导致的吻合口假性动脉瘤,均需手术治疗。早期移植失败的最常见的原因是技术欠佳或手术方式选择不当。在术后2周到2年间,移植失败与移植物闭塞或血栓形成有关。之后的移植失败则与血管病变(移植物近远端的自身血管)的进展相关。

(王铁皓 译 袁丁 审校)

延伸阅读

Jamieson CW, Rob C, Yao JST, and Smith RS (eds). (2007). *Rob and Smiths Operative Surgery, Vascular Surgery*. London: Hodder Arnold.

Mauro MA, Morgan RA, Murphy KPJ, Thomson KR, and Venbrux AC (eds). (2014). *Image Guided Interventions*, 2nd edn. Maryland Heights, MO: Elsevier.

Morgan RA and Walser EM (eds). (2010). *Handbook of Angioplasty and Stenting Procedures*. Berlin: Springer.

Norgren L, Hiatt WR, Dormandy JA, et al. (2007). Inter-Society consensus for the management of peripheral arterial disease (TASC II). *Journal of Vascular Surgery*, **45**, S5–67.

参考文献

1. NICE (2012). Lower limb peripheral arterial disease; diagnosis and management, Clinical guidance 147. Available at: Guidance.nice.org.uk/cg147 (accessed 19 October 2015).
2. Norgeren L, Hiatt WR, Dormandy JA, et al. (2007). Inter-Society consensus for the management of peripheral arterial disease (TASC II). *Journal of Vascular Surgery*, **45**, S5–67.
3. Mylankal K and Shearman CP. (2012). Is diabetic vascular disease different from non-diabetic disease? In Greenhalgh RM (ed.) *Vascular and Endovascular Controversies Update*, pp. 482–8. London: BIBA Publishing.
4. Neville RF, Attinger CE, Bulan EJ, et al. (2009). Revascularisation of a specific angiosome for limb salvage: does the target artery matter? *Annals of Vascular Surgery*, **23**, 367–73.
5. Bolia A, Brenna J, and Bell PR. (1989). Recanalisation of femoro-popliteal occlusions: improving success rate by subintimal recanalisation. *Clinical Radiology*, **40**(3), 325.
6. Dyet J, Cook AM, and Nicholson AA. (1997). Treatment of chronic iliac occlusion by means of percutaneous endovascular stent placement. *Journal of Vascular International Radiology*, **8**, 349–53.
7. Haulon S, Mournier-Cehier C, Gaxoyye V, et al. (2002). Percutaneous reconstruction of the aortoiliac bifurcation with the 'kissing stents' technique: long-term follow-up in 106 patients. *Journal of Endovascular Therapy*, **9**(3), 363–8.
8. Sharafuddin MJ, Hoballah JJ, Kresowik TF, et al. (2008). Long-term outcome following stent reconstruction of the aortic bifurcation and the role of geometric determinants. *Annals of Vascular Surgery*, **22**(3), 346–57.
9. Houston JG, Bhat R, Ross R, and Stonebridge PA. (2007). Long-term results after placement of aortic bifurcation self-expanding stents: 10 year mortality, stent restenosis, and distal disease progression. *Cardiovascular Intervention Radiology*, **30**(1), 42–7.

10. Ring EJ. (1982). Percutaneous recanalisation of common iliac occlusions: an unacceptable complication rate. *American Journal of Roentgenology*, **139**, 587–9.
11. Tetteroo E, van de Graaf Y, Boasch KL, et al. (1998). Randomised comparison of primary stent placement versus primary angioplasty followed by selective stent placement in patients with iliac-artery occlusive disease. Dutch Iliac Stent Trial Study Group. *Lancet*, **351**(9110), 1153–9.
12. Klein WM, van der Graaf Y, Seegers J, et al. (2006). Dutch iliac stent trial: long-term results in patients randomized for primary or selective stent placement. *Radiology*, **238**(2), 734–44.
13. Goode SD, Cleveland TJ, and Gaines PA. (2013). STAG trial collaborators. Randomized clinical trial of stents versus angioplasty for the treatment of iliac artery occlusions (STAG trial). *British Journal of Surgery*, **100**, 1148–53.
14. Bosch JL and Hunink MG. (1998). Stent or PTA in iliac 'occlusive' disease meta-analysis of the results of PTA and stent placement in aortoiliac occlusive disease. *Radiology*, **204**, 87–96.
15. Jongkind V, Akkersdijk GJM, Yeung KK, and Wiselink W. (2010). A systematic review of endovascular treatment of extensive aortoiliac occlusive disease. *Journal of Vascular Surgery*, **52**(5), L1376–83.
16. Piffaretti G, Tozzi M, Lomazzi C, et al. (2007). Mid-term results of endovascular reconstruction for aorto-iliac obstructive disease. *International Angiology*, **26**(1), 18–25.
17. Sixt S, Alawied AK, Rastan A, et al. (2008). Acute and long-term outcome of endovascular therapy for aortoiliac occlusive lesions stratified according to the TASC classification: a single-center experience. *Journal of Endovascular Therapy*, **15**(4), 408–16.
18. Kashyap VS, Pavkov ML, Bena JF, et al. (2008). The management of severe aortoiliac occlusive disease: endovascular therapy rivals open reconstruction. *Journal of Vascular Surgery*, **38**(6), 1451–7.
19. Laird JR. Atrium iCAST Iliac Stent Pivotal Study (iCARUS). 2012 VIVA.
20. Mwipatayi BP, Thomas S, Wong J, et al. (2011). A comparison of covered vs bare expandable stents for the treatment of aortoiliac occlusive disease. *Journal of Vascular Surgery*, **54**(6), 1561–70.
21. Tisi PV and Callum MJ. (2009). Treatment for femoral pseudoanuerysms. *Cochrane Database System Reviews*, **2**, CD004981.
22. Shearman CP, Gwynn BR, Curran FT, et al. (1986). Non-invasive femoro-popliteal assessment: is that angiogram really necessary? *British Medical Journal*, **293**, 1086–9.
23. Tisi P, Crow A, and Shearman CP. (1996). Arm vein, the optimum conduit for revision lower limb arterial Surgery. *Annals of Royal College of Surgery England*, **78**, 497–500.

第28章

腹股沟以下血运重建术治疗慢性下肢缺血的技术问题

Joseph L. Mills, Sr, Robert J. Hinchliffe, Magdiel Trinidad-Hernandez

腹股沟以下血运重建术治疗慢性下肢缺血的技术要点简介

静脉移植物的使用始于20世纪初，当时Alexis Carrel和Charles Guthrie首次介绍了血管三点缝合技术，即预先在缝合平面固定等距三针，并沿着每针之间相对平整的表面进行连续缝合。1906年，他们发表了使用静脉自体移植物进行搭桥手术的初步经验。Carrel在血管吻合和器官移植方面的工作得到了国际认可，1912年，其被授予诺贝尔医学奖。1948年6月3日，Jean Kunlin为一例54岁的患者Rene Leriche首次成功地实施了股-腘动脉搭桥术，他使用的移植物是转位的大隐静脉。Kunlin的搭桥技术至今仍在使用。

虽然血管腔内介入手术越来越多地应用于治疗外周动脉疾病(PAD)，但部分病变范围较大或血管腔内治疗失败的患者，仍需要开放搭桥。血管外科医生仍有责任为此类患者考虑并精准实施搭桥手术。

对于腹股沟下外周动脉疾病(PAD)的治疗，血管腔内治疗正变得越来越受欢迎。包括非外科医生在内的多类专家都在致力于“保肢”。尽管血管腔内治疗看起来创伤更小，但没有确凿的证据来证实。BASIL试验随机选择了452例患有严重下肢缺血的患者，将他们分为球囊扩张血管成形术和搭桥手术两组。随访时间超过3年，超过一半的人随访时间达5年以上。资料分析显示，两种治疗方式在无截肢生存期或总生存期方面无明显差异。然而，那些存活超过2年的患者中，接受搭桥手术的患者总体生存率增加，无截肢生存率有改善的趋势[1]。

在下肢外周动脉疾病的治疗中，开放治疗和血管内治疗应该是互补的。治疗的选择需要综合患者的临床表现、疾病的分型、专业水平、循证证据及长期的需求。

临床表现

间歇性跛行患者在步行时会出现小腿、大腿或臀部肌肉疼痛，休息后疼痛会消失，并会在相同的步行距离和活动水平下再现。缺血性静息痛是晚期PAD的症状，也是CLI的早期表现。静息性疼痛通常在下肢平放或抬起时出现在足部，当肢体处于下垂位置时，疼痛就会缓解。疼痛通常出现在患者平卧睡眠时，患者可以通过直立睡眠或将患肢悬挂在床边来缓解疼痛。患有CLI和静息痛的患者可能会发展成无法愈合的溃疡，这些溃疡可能是自发出现的，也可能是明显或轻微创伤的继发性溃疡。坏疽的存在则提示晚期CLI。检查者会发现患者足部萎缩，不能扪及足背动脉搏动，肢体抬高时皮肤苍白。坏疽和无法愈合的溃疡通常出现在足趾和前足掌。

足部溃疡和坏疽在糖尿病患者中尤其常见。由于周围神经病变，糖尿病患者较少出现静息痛，但更容易出现足部溃疡；事实上，25%的糖尿病患者在其一生中会出现足部溃疡[2]。CLI的概念不太适用于糖尿病患者，因为这类患者最常因一系列因素(包括缺血、运动、感觉和自主神经病变)而出现伤口，且往往合并感染。缺血的严重程度不一，是否需要血运重建才能愈合，不仅取决于灌注的情况，还取决于伤口的深度和复杂性及是否感染。伴有丧失保护性感觉(LOPS)的神经病变是大多数糖尿病足部溃疡

(DFU)的潜在原因。由于LOPS、关节畸形和反复创伤,这些溃疡倾向于在骨性隆起上发展。在DFU患者中伴发PAD很常见,并可导致30%~50%的患者愈合不良[3]。

诊断

CLI或肢体威胁性缺血的诊断通常可以基于全面的病史和体格检查。同时应进行非侵入性血管实验室检查以明确诊断,确定缺血程度、解剖结构,并区分动脉狭窄和闭塞。最简单的基线测量是非侵入性生理血流动力学测试。ABI<0.9与闭塞性疾病相关,且在经血管造影证实的PAD患者中有95%的诊断敏感性。在只有单节段狭窄病变的跛行患者中,ABI可能只有在运动后才会降低。运动后ABI下降超过20%是不正常的。在一些患者中,特别是糖尿病或血液透析患者,由于动脉钙化,ABI无法测量或测量不准确。当ABI>1.3[4]时,提示动脉血管壁钙化严重。当ABI无法测量时,可以监测动脉波形、足趾波形和超声测量的压力,以及经皮血氧饱和度。

多普勒超声(DUS)通常是进一步的检查。DUS有很多优点,价格便宜,避免了使用对比剂和产生辐射,而且在门诊便可以进行。DUS可以清楚地识别动脉闭塞或狭窄的部位,其特征是彩色血流紊乱及收缩期峰值速度和速度比升高。CT或MR血管成像对双侧股动脉脉搏明显减弱或缺失的患者是最有效的检测方法。这些成像技术可以明确主动脉病变的长度和范围及股总动脉疾病的情况,这些因素在选择血管内治疗还是大型开放手术(如主动脉双股动脉搭桥术)时至关重要。

一般来说,对于计划进行腔内治疗的患者,或者对于计划搭桥的长节段股腘动脉和(或)膝下病变的患者,应该进行经皮血管造影,以确定最佳的流入和流出部位。

术前评估

与失去肢体相比,PAD患者遭受心血管死亡、心脏病发作和脑卒中的风险更高。据估计,PAD患者每年的死亡率约为2%,CLI患者的死亡率甚至更高[5]。据估计,这些患者每年非致死性心肌梗死、脑卒中和血管相关性死亡的发生率为5%~7%。因此,对于所有已确诊的PAD患者,必须接受药物治疗和危险因素的纠正。如果不对PAD患者进行最大限度的药物治疗,无论是腔内治疗还是开放手术搭桥,都不能达到最优的治疗效果。

美国血管外科学会(SVS)、美国心脏协会(AHA)和泛大西洋介入协会(TASC Ⅱ)等主要协会都为PAD危险因素的医疗管理提供了类似的指南和基于证据的推荐意见[6,7]。重要的危险因素调整应该侧重于那些可改变的因素,包括戒烟、使用他汀类药物控制高脂血症和斑块稳定、控制高血压、调节糖尿病患者的血糖水平。此外,如果没有禁忌证,应常规进行抗血小板治疗。

吸烟是PAD的独立危险因素,导致PAD的患病率上升。吸烟者需要截肢的危险性是未吸烟者的3~5倍。医生建议、团体辅助、尼古丁替代和抗抑郁药物治疗可以增加戒烟的成功率。

高血压是PAD的另一个主要危险因素。控制血压可以减少22%~26%的PAD相关并发症[8]。此外,控制血压可以显著降低心脑血管事件的发生率。目前的建议是PAD患者的目标血压为≤140/90mmHg。糖尿病或肾功能不全患者的目标血压应≤130/80mmHg。

全面的糖尿病血糖管理是另一个最重要的组成部分。大规模研究表明,控制糖化血红蛋白A1c<7.0%可以减少糖尿病相关心肌梗死及其他糖尿病相关的终点事件。

高脂血症是PAD的另一个独立危险因素。这种代谢状态最好的控制方法是服用他汀类药物和调整饮食。对于有PAD和冠心病的患者,低密度脂蛋白的目标水平是≤1.8mmol/L不伴冠心病的患者,低密度脂蛋白的目标水平是≤2.6mmol/L。贝特类和烟酸有助于降低血清甘油三酯水平和升高具有保护作用的高密度脂蛋白(HDL)。他汀类药物还具有多效性,可以减少高危人群脑卒中、心肌梗死、肢体丧失和死亡的发生,这在一定程度上独立于对高脂血症本身的作用。

抗血小板治疗可降低心脑血管事件的风险。每天服用阿司匹林可以减少25%的心血管事件。低剂量的阿司匹林与高剂量的阿司匹林一样有效,且不良反应更少。其他抗血小板药物,如氯吡格雷,也是非常有效的,且氯吡格雷是最近NICE指南中的一线药物[9]。

血管腔内血运重建

血管腔内介入治疗的适应证

血管腔内治疗并发症及死亡率较低,但并发症通常较严重且远期通畅率较低。因此,腔内干预通常用于严重肢体缺血(CLI)患者(静息痛及坏疽)或那些严重的间歇性跛行患者。随着技术的进步和专业知识的增加,越来越多有症状的PAD患者接受了血管腔内介入治疗。

在一些医疗机构,腔内途径是大多数需要血运重建患者的一线治疗方法。而其他的医疗机构更倾向于对年轻和有多节段病变或长病变的患者(TASC C,D级)进行开放手术治疗。这是一个不断发展的领域,最合适的血运重建方法应该考虑到患者和医院条件等各种因素,包括PAD病变的形态、并发症和当地的专业治疗经验。

术前评估

医疗评估

腔内治疗因其微创的性质,通常被认为是低风险的介入治疗。虽然手术是微创的,但其风险不应被低估。患有CLI的患者通常是伴有严重内科并发症的老年人。因此腔内介入术前评估与外科血管重建术的患者差别不大。

术前无创性影像学检查对指导血管内血运重建非常有帮助。在任何手术前都应考虑的具体问题是:是否存在任何流入道(主-髂动脉)疾病、动脉通路的位置和PAD的分布或性质。各种非侵入性成像检查(包括多普勒超声、MRA和CTA)可以可靠地排除严重影响血流动力学的主-髂动脉疾病。这些病变需要在进行腹股沟下手术前处理。动脉入路的选择应该进行详细评估(最常见的是股总动脉,其他部位如腘动脉和足背动脉也越来越多地被选择)。

在评估之后,在进行更远端的血管腔内治疗之前,应准备备用穿刺点或进行内膜剥脱和腔内杂交的方式。股总动脉(CFA)常出现轻度狭窄(动脉直径<50%)和钙化。虽然这并不妨碍入路选择,但增加了技术难度,并与动脉夹层和术后出血等并发症有关。了解PAD的分布和性质是至关重要的,这可以使外科医生预见到手术过程的复杂性,从而制订手术方案。操作需要考虑的具体问题是狭窄和(或)闭塞的长度、性质和数量,以及潜在的远端靶血管。靶血管内存在钙化或病变可以预测手术成功的概率,以及当腔内手术失败或复杂时的其他潜在治疗方式。

腹股沟以下病变的血管造影技术

在手术过程中,应监测患者的脉搏、血氧饱和度和血压,并建立静脉通道(用于静脉输液、止痛、肾上腺素治疗过敏反应等)。皮肤的无菌准备应该使用洞巾,以允许观察足部的情况,同时评估手术过程中的灌注情况。穿刺部位应用局部麻醉药进行局部浸润麻醉。

手术前应该确定好是进行逆行还是顺行动脉穿刺术,因为这在一定程度上会影响患者的体位(例如,需要进行腘动脉穿刺术的患者通常呈仰卧位)。顺行穿刺需要更多的技巧,但在腹股沟下血管重建术中通常是首选的,因为该方式为临床医生提供了更大程度的可控性和导管的“推送性”(导管向前推进的能力,这是成功进行狭窄或闭塞动脉血管内介入的关键因素)。如果股总动脉非常短,有严重的股总动脉疾病,患者非常肥胖,或者最近在同侧股总动脉存在伤口或其他动脉通路,则可以采用逆行入路。股总动脉是首选,因为穿刺点离股骨头很近,在手术结束时可以手动加压进行压迫止血。超声引导在顺行穿刺中很有帮助,因为体表标志物可能会产生误导,特别是在肥胖患者中。股总动脉的穿刺点应位于腹股沟韧带下方和其分叉部上方。超声定位穿刺可以使临床医生避开病变或股总动脉的钙化区域。另一种方法是使用小的微穿刺针,通过对入路部位进行血管造影,以确定正确的位置。

动脉通路是采取Seldinger技术利用19G针和0.035″直导丝穿刺建立的。尽管改进的技术允许使用4F鞘和在冠脉手术中开发的具有更细导丝的一些较新的球囊/支架系统(通常为0.014″导丝),但介入治疗通常通过6F(某些系统可达到7F)血管鞘进行。一旦导丝成功进入,患者就需要全身抗凝以避免术中血栓形成。一般使用单剂静脉注射普通肝素进行全身肝素化,剂量为5000IU(通常为50~75IU/kg体重)。

当穿刺鞘进入股总动脉后便可以对下肢血管进行完整的造影。使用高压注射器,通常可以通过标准的X线数字减影获得良好的（通常会有成像延迟）大腿段、腘窝段和小腿段的图像。最重要的是要对足部的循环进行成像，并观察对比剂流动/冲洗的时间和速度。

股腘血管成形术

在接受血管内血运重建术的CLI患者中，股浅动脉和腘动脉的病变最为常见。一旦进入股浅动脉，就使用带有小角度尖端的4F导管将导管和导丝引导至股浅动脉进行造影和治疗。对于更复杂的病变，在尝试用导管和软导丝或亲水性导丝穿过之前，应该先对要进行血管成形术的病变部位进行造影成像。在血管狭窄的情况下，可使用可操纵的尖端，应将导丝以旋转的方式推进。导管可以使导丝变硬，但导丝应始终引导导管，以防止损伤动脉。在导丝推进的过程中，要进行透视检查导丝尖端的情况，如果导丝尖端卷曲，就表明其没有穿过狭窄的管腔，应将导丝和导管前后移动，以找到通过狭窄的正确路径。一旦穿过病变就需要进行血管造影，在介入前需检查导丝和导管是否真的在病变远端的管腔内。亲水性导丝容易进入内膜下夹层，特别是当动脉严重病变或钙化时，这种情况可以通过旋转导丝/导管或注入少量对比剂来评估位置。如果发生这种情况，除非已经采用内膜下开通技术，否则应退回导丝和导管，并重新进行操作。

一旦导丝和导管被安全地放置在病变的远端，并且病变的血管造影已经完成，就可以进行血管成形术。动脉球囊成形术适应的股浅动脉及腘动脉的直径分别为4~7mm和3~6mm。有多种长度可以选择覆盖病变。球囊大小的选择取决于血管造影时测量的血管直径。最好从一个较小的球囊开始，然后逐渐增加球囊大小。血管成形术球囊应使用压力膨胀装置充气，在充气过程中应使用透视监测球囊的情况，以评估球囊的直径，并确保其达到最大直径。球囊充气通常维持30~60秒，大多数自然病变在压力8~10atm（1atm=101.3kPa）的情况下就会完全扩张。如果球囊达到最大直径，则通过鞘进行血管造影，以评估血管成形术后的病变情况，并检查流出道血管，以确保其通畅，且无栓子存在。血管成形术后病变的可接受的程度是残余狭窄<30%。如果病变在初次血管成形术后回缩>30%，则通常会进行1~2分钟的长时间球囊充气，以尝试维持管腔。钙化程度较高或有内膜增生（如移植物狭窄）的病变可能需要更高的压力（20atm）。如果血管成形术后仍有明显的血流动力学残余狭窄，则应考虑放置支架，或考虑到支架的耐久性有限，特别是在膝关节周围，应考虑进行搭桥手术。

当病变对简单的球囊血管成形术无效时，切割球囊便应运而生[10]。例如，在血管搭桥术中发现的内膜增生等病变往往对血管球囊成形术反应不佳。在这种情况下，可以考虑使用切割球囊技术。切割球囊在病变处形成线性切口，从而可能使病变成功扩张（图28.1）。

股腘动脉病变的支架植入仍需进一步研究。在手术结束时，血管造影中支架的血流动力学表现通常是令人满意的。但是，支架的长期通畅性却令人失望。这可能是由于疾病过程本身，也可能是支架本身产生增生或再狭窄的影响。也有相当大比例的支架会因反复屈膝/伸展而扭结和断裂。股腘支架是由镍钛合金制成的自膨式支架，长度为20~200mm，直径为3~12mm，以容纳膝盖和髂动脉以下的病变，这种支架可以同时提供灵活度和足够的径向力，以防止回弹和后期管腔再狭窄。

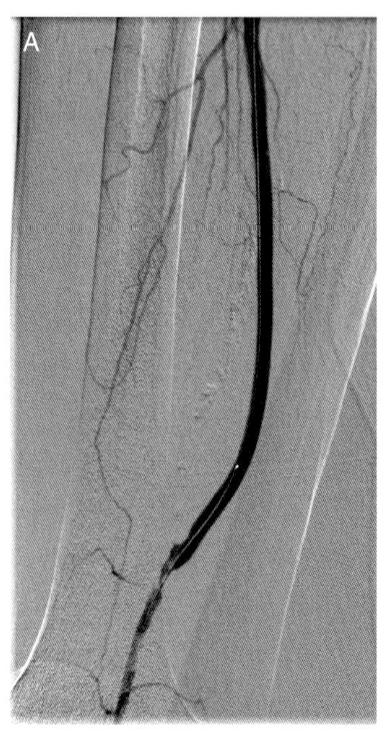

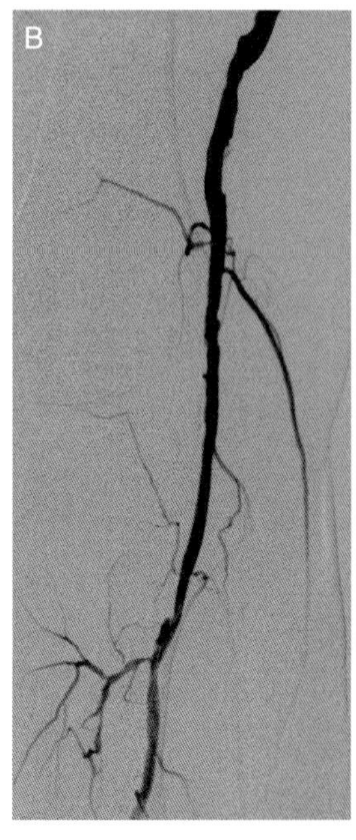

图28.1 球囊血管成形术。(A)由于内膜增生，股骨-膝上动脉旁路移植术的远端吻合口狭窄。病变对标准血管成形术反应不佳。(B)手术后观察切割球囊血管成形术和较大血管成形术球囊充气后的远端吻合(图像顶部)和流出道。血管造影效果良好。

内膜下血管成形术

股浅动脉闭塞在临床上很常见，有时闭塞可能从CFA的分叉处开始，但更典型的情况是，会有一个近端股浅动脉的“残端”来提示进行腔内操作的外科医生。残端的存在可以帮助外科医生识别闭塞的股浅动脉和使用导丝和导管穿过闭塞的动脉（图28.2）。这项技术的问题是能否尝试在内膜下或半透明的情况下穿过病变。一些导管系统已经被专门研发出来以保留在管腔内（例如，Crosser CTO再通系统，Bard Peripheral Vascular Inc，Tempe，AZ）。内膜下路径由Bolia于1987年首次描述[11]。据报道，通过这两种途径进行血管成形术的结果似乎都是同样有效的。在实践中，有时很难确定病变是在管腔内还是在内膜下平面。在进行内膜下血管成形术时，首先使用0.035″亲水导丝通过血管内膜，然后将其尖端呈襻状推进，前进的导丝由4~6F导管支撑，在导丝的长度不超过3~5cm的情况下前进的阻力会较小。更大的阻力或更大的襻可能会导致血管穿孔。再次进入远端阻塞管腔通常是偶然通过阻力最小的路径而自然发生的。然而，有时需要用带有针头的特殊再通导管刺穿夹层才能重新进入管腔（图28.3）[12]。最重要的操作是要确保夹层不再延伸，以免损害远端循环和侧支循环血管。一旦导丝和导管通过闭塞部位，球囊血管成形术可以按照标准的流程进行。通常情况下，内膜下血管成形术的最终外观与普通血管成形不一样，由于血液沿着内膜下通道流出，因此呈现出一种“突起的外观”。

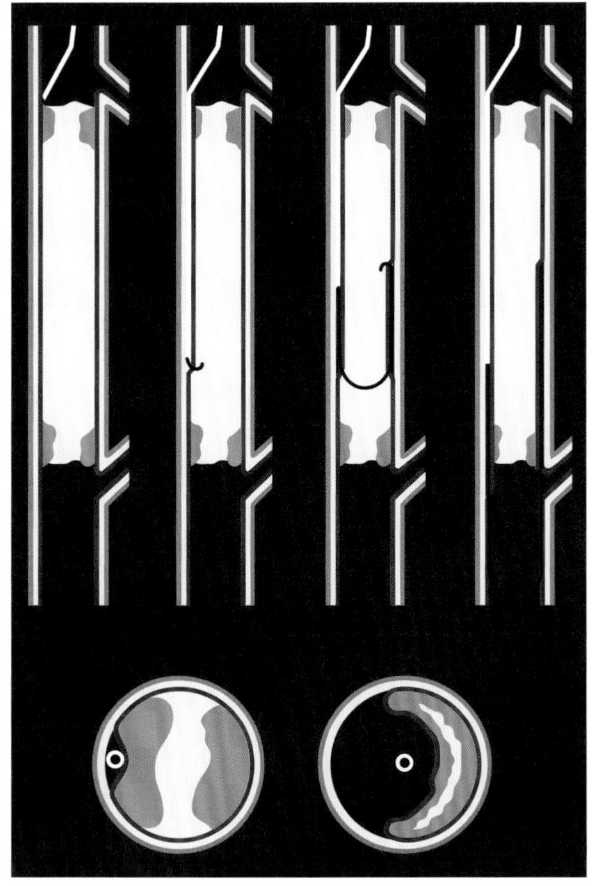

图28.2　内膜下血管成形术示意图。导管和亲水导丝与病变接合。导丝和导管在内膜下间隙形成一个环。然后，导丝回到闭环以外的管腔，进行血管成形术。

有些病变很难从CFA顺行穿过。在这些患者中，经腘窝入路可能更容易。在患者仰卧的情况下进行腘动脉穿刺术，并以逆行的方式进行内膜下血管成形术。

膝下血管成形术

目前已经开发了各种技术和设备来专门解决膝下外周血管病变的问题。一般使用小球囊结合0.014″或0.018″微导管的导丝和4F导管来进行手术。一旦穿过病变，扩张的流程就类似于股腘病变。一些球囊较长，可以用来处理糖尿病患者中经常遇到的广泛的胫前血管闭塞。此手术的要点是避免对无病变的动脉段进行血管成形术。球囊的直径为2.0~3.0mm，可分别用于足背动脉和胫前动脉。逆行入路还包括直接穿入带小4F鞘的胫前动脉远端足背动脉进行逆行血管成形术。

少数有经验的中心已经能够进行足底血管成形术，甚至足底足弓血管成形术。但是这些技术的作用和结果仍在评估中，目前尚未广泛使用。

膝关节以下动脉支架置入术（裸金属支架）效果不佳，再狭窄程度高。钙化、动脉闭塞和长病变的存在与高度再狭窄有关。膝关节以下裸镍钛合金支架通常仅用于血管成形术后的局限性夹层或伴有严重的回弹。

术中并发症

由于动脉外膜的伸展，患者在血管成形术中通常会感到一些疼痛。静脉使用短效阿片类药物对止痛是有效的。若术中出现血管破裂，应通过重新插入球囊并再次充气来进行压迫。这在腹股沟韧带以下的大多数情况下都是可行的，通常很少通过放置支架来防止持续出血。局限性夹层的处理也是使用同样的方法，偶尔也需要使用支架来治疗夹层。最常见的需要支架治疗夹层的原因是夹层导致手术部位血栓形成。

在手术完成之前，对远端的血管进行成像是很重要的。因为血管内操作可能并发痉挛、远端血管血栓和栓子。由于术中使用肝素，远端血管血栓和痉挛是罕见的，但在血流量较低的情况下，仍然会存在这些情况。处理这种情况的第一种方法是确定和治疗造成血流量减低的原因（例如，远端夹层的血管成形术），这种情况下增加肝素和血管内硝酸甘油剂量是有用的辅助手段。痉挛在钙化的动脉中很少见，往往发生在较年轻的患者，特别是那些接受血管成形术的非动脉粥样硬化性疾病（如纤维肌肉发育不良）患者中。相比于其他情况，栓子更为常见，可以用吸栓装置进行取栓。用鞘靠近栓子，并用注射器在鞘的末端施加负压，可以吸出血栓，再将其取出。

术后及围术期护理/并发症

市场上有多种动脉闭合装置可供选择[13]，有的使用缝合线来缝合动脉，有的使用特殊塞子来封闭穿刺点。选择这些装置的主要决定因素是操作员对设备的熟悉程度和经验，当然，有些设备可能或多或少适用于钙化的动脉。在大多数情况下，通过一定时间的手动加压足以封闭动脉穿刺点。

手术结束后到回到病房前，患者应该在恢复区进行监护治疗。监测生命体征、穿刺点情况和远端灌注是非常重要的，因为术后早期是并发症最常发生的时间。介入治疗后，患者应平躺2~4小时（取决于穿刺部位和鞘的大小），禁止走动。

腹股沟区出血应通过进一步手动加压或使用适当的加压装置进行处理。若出血无法止住或伴有血肿扩大，则需要手术治疗。

造影剂诱导的肾病或肾衰竭是腔内治疗的潜在并发症[14]。通过术前液体管理和识别高危患者（特别是介入前肾功能受损或预计要进行漫长而复杂的手术的患者）可以降低风险。在这些患者中，可以考虑使用二氧化碳血管造影来降低对比剂负荷。其他使用药物降低风险的方法，如N-乙酰半胱氨酸（自由基清除剂），在大型试验中显示效果甚微[15]。

腹膜后血肿通常是由高位穿刺（腹股沟韧带上方）造成的。这在顺行的CFA穿刺术中更为常见。临床表现从简单的血红蛋白水平下降（自限性，会自动停止）到严重出血并伴有循环衰竭都可能存在。血肿在临床检查中很难辨认。横断面成像（通常是CT增强扫描）可以诊断所有的活动性出血，根据其部位，可以通过血管内支架植入或开放手术修复进行治疗。如果患者病情稳定，没有造影剂渗出，也没有持续性出血，则只需要观察一段时间。

血管腔内技术

近年来，用于外周循环的腔内技术随着冠脉手术技术的发展而发展，优化了导丝、鞘和更小的球囊。值得一提的是药涂技术[10]，这些设计专门用来降低传统球囊成形术后晚期再狭窄率。多种药物（如紫杉醇）被用于在血管成形术球囊和支架上，试图减少内膜增生和再狭窄。这些药物要么在血管成形术时洗脱，要么在支架植入的情况下进行更长时间的洗脱。到目前为止，结果是令人满意的，血管通畅率明显提高，再次进行血管重建术的发生率降低。然而，更可靠的长期数据，包括那些与患者相关的结果，如肢体保留率和截肢率，仍有待确定。

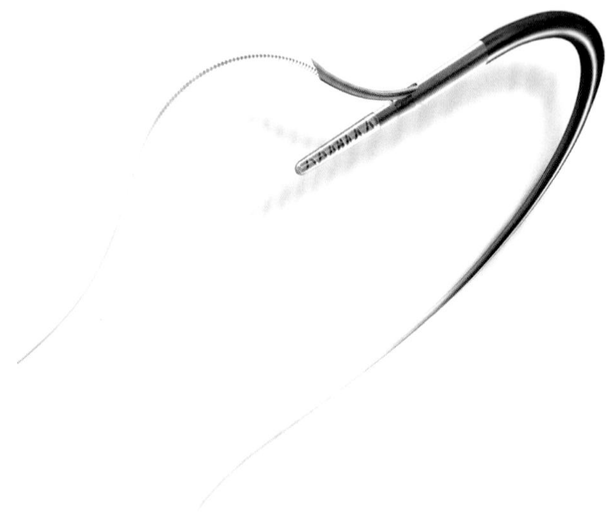

图28.3 再入导管。应用于内膜下通道，穿过闭塞的下肢动脉后，便于重新进入真正的管腔。针头可以帮助重新进入腔内，并允许导丝在动脉管腔内向远端推进。（Outback LTD Re-Entry Catheter reproduced courtesy of Cordis Corp. a Johnson & Johnson Company.）

外科开放手术进行血运重建

腹股沟下搭桥术的适应证

CLI或生活受限的间歇性跛行患者通常需要血管外科进行干预。一旦确诊并确定疾病程度，就有必要评估患者对大血管重建术的耐受性。完整的病史，包括系统和体格检查、胸部X线片和心电图，可以对心肺情况进行粗略的评估。对于无心肺症状、功能能力超过4个代谢当量(MET)的患者，无须进一步的检查。然而，对于不稳定型心绞痛、严重心律失常或充血性心力衰竭症状的患者，有必要进行额外的心脏评估及处理[16]。

术前准备

流入动脉选择

流入血管的选择是基于体格检查和非侵入性检查，并通过经皮、CT或MR血管造影证实。经过超声检查发现，如果股动脉存在正常的搏动和波形，一般不太可能存在明显的血流动力学流入道疾病。当超声检查发现异常时，应进行血管造影检查。如果发现任何血流动力学明显异常的主动脉-髂动脉狭窄，应在术中或腹股沟下搭桥手术前做好处理病变的准备。股总动脉是最常选择的流入道，因其较容易暴露，而且管径较大。如果选择得当，其他流入道也可以达到较好效果。当可用的静脉长度有限或股三角区存在手术瘢痕时，选择人工血管移植物也是可行的。移植物也经常用于糖尿病患者，这些患者主要患有膝下闭塞性疾病。如果股总动脉病变严重，应考虑动脉内膜切除术，如果股深动脉(PFA)也受到影响，则应连同起始部位一起处理。在二次手术或病态肥胖的患者中，股总动脉的暴露是非常困难的，股深动脉或股浅动脉是可接受的替代流入道来源。无论流入道来源于何处，充足的血流流入是搭桥手术成功的关键。

流出道动脉选择

理想情况下，远端靶血管口径应正常、无狭窄，并与一条或多条到足部的动脉保持连续性。膝关节以上动脉常受动脉粥样硬化性疾病的影响。因此，膝下动脉更常用于股-腘搭桥术。如果腘动脉病变或闭塞，则应选择与足部交通最顺畅的胫前动脉作为靶血管。在一些特殊情况下，应重点考虑足部溃疡的位置，对广泛足弓闭塞性疾病患者需要考虑区域性治疗理念[17]。这可以根据术前的血管造影来确定；对于足部溃疡或坏疽的患者，必须行足部侧位的动脉造影。在某些情况下，足部循环是分区的；这种情况在终末期肾衰竭和足跟深部溃疡的患者中表现得最为明显。在这些患者中，往往存在严重的足动脉受累伴有明显的钙化和不完整的足弓。流出靶动脉选择不当可能会延迟或阻碍伤口愈合，导致移植物失败，从而影响肢体存活。术前多普勒成像和放大的足部侧位的详细血管造影对于选择最合适的靶点是必不可少的。

术前静脉质量的评估

通过完整的病史和体格检查可以明确大隐静脉(GSV)是否曾用于冠状动脉或下肢搭桥术，是否受血栓性静脉炎的影响，或是否因静脉曲张而被剥离。术前进行多普勒血管彩超测量可以确定直径、弹性、壁厚和流量。如果GSV不足，应检查其他静脉，包括头静脉、贵要静脉和小隐静脉。保证通畅性的最小直径为3mm。在没有同侧GSV的情况下，只要对侧肢体没有静息痛或溃疡，并且ABI>0.6，则更倾向于对侧GSV而非其他替代静脉。静脉的位置应使用不可擦除的记号笔在体表进行标记上，以便手术取出。这一操作还有助于设计有限的皮肤切口来暴露必要的静脉长度，以及辅助内镜下采集大隐静脉。

桥接血管选择

经反复验证，自体静脉移植为是所有腹股沟下动脉旁路重建中通畅性最好的。因此，同侧GSV是股动脉搭桥术的首选血管。在作者的实践中，对侧GSV是次佳选择。当下肢静脉不可用时，拼接短的隐静脉和(或)头静脉，以及贵要静脉通常可以提供足够的长度进行搭桥。

对于缺乏合适自体静脉的患者，可以选择非自体静脉移植物。最常用的人工导管是聚四氟乙烯(PTFE)。不同种类的聚四氟乙烯移植物表面可能覆有不同物质，如肝素或活性炭浸渍。然而，最终这些物质并没有显示出在通畅性方面的优势。此外，肝素引起的血小板减少症与肝素结合聚四氟乙烯移植物有关。在膝上搭桥术中，PTFE移植物在术后2年显示出与GSV相当的通畅率。但是，GSV在远期的通畅率优于人工血管，因此是被推荐首选的移植物。人工血管的动脉旁路移植术通畅程度一直很低，可以通过使用辅助静脉袖带（Miller或St. Mary）或泰勒补片（图28.4）来适当改善[18]。深低温保存的静脉移植物价格昂贵，效果也较差，因此只保留给一些没有其他移植物可选择但又有保肢指征的患者。在需要搭桥手术治疗感染假体血管的情况下，深低温保存的静脉移植物也可能被使用。

原位或逆向静脉搭桥

几乎所有的随机对照试验都证明了原位静脉和逆向静脉的通畅率和肢体保存率相当。小直径（<3mm）静脉在这两种构型中的表现都较差[19]。由于逆向静脉更适合各种不同的解剖情况，我们更倾向于使用此种方式。

解剖

股动脉、腘动脉和胫动脉的外科解剖

在腹股沟韧带下方，髂外动脉延伸为股动脉。股动脉位于股三角区内，上侧与腹股沟韧带相邻，外侧与缝匠肌相邻，内侧与长收肌相邻。股三角区的底部由髂肌、腰大肌、耻骨肌和内收长肌组成。股管包含三角区的股动脉和股静脉。从外到内依次为股神经、股动脉和股静脉。卵圆窝处的GSV流入CFV。股三角的其他重要结构是位于CFV内侧的淋巴管。

在股骨三角区，股总动脉分为股深动脉和股浅动脉两个主要分支。股深动脉通常供应大腿的后外侧分支，在股浅动脉闭塞性疾病的情况下，股深动脉是下肢的主要侧支供应。当股总动脉离开股三角，沿内收肌管向远端作为股浅动脉继续供应小腿时，其就成为腘动脉。

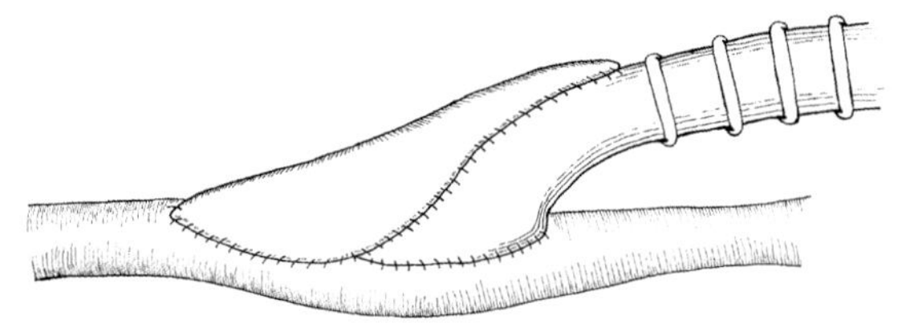

图28.4 将一段静脉缝合在假体的末端，形成泰勒补片。［Adapted from Robert B. Rutherford（Ed.），Rutherford's Vascular Surgery, Sixth Edition, Chapter 81 'Infrainguinal Bypass', Saunders, Philadelphia, USA, Copyright © 2005 Saunders, an imprint of Elsevier Inc., with permission from Elsevier.］

股浅动脉在腘窝顶端离开内收肌管并移行为腘动脉（PA）。成对的腘静脉与胫神经紧密相连。腘窝前方受限于股骨远端、胫骨近端和腘肌群；后受限于皮肤、皮下组织和筋膜；外侧受限于股二头肌和腓肠肌；内侧受限于半腱肌和半膜肌。

膝下腘动脉的长度各不相同。其最常见的分支是胫前动脉和胫腓干。胫前动脉从外侧穿过骨间膜进入小腿前室。胫腓干向远端走行，分为胫后动脉和腓动脉，这两支动脉均进入小腿深后室。经胫骨内侧缘后的小腿内侧切口可显露膝下腘动脉、胫后动脉近端及中段、胫后动脉和腓动脉。在分离筋膜进入浅后室后，腓肠肌内侧头会向后回缩，比目鱼肌必须从胫骨上取下才能进入深层的后室。在这个间隔中，胫后动脉位于较浅的位置，而腓动脉位于腓骨内侧较深的位置。

胫前动脉在胫前肌和趾长伸肌之间的肌间沟上纵向切口显露，进入前室。在体表定位于胫骨外侧的1~2指。最后，通过小腿外侧切口，直接在腓骨上方可以很容易地显露腓动脉的远端1/3。切除一小段腓骨会暴露出该段动脉。腓动脉的最远端可以暴露在后方，对于缺乏GSV的患者来说，这是一种非常实用的方法，可以使用小隐静脉进行腘动脉到腓动脉的搭桥术。

外科技术

大隐静脉、小隐静脉和上肢静脉切取的手术方法

隐股交界处的暴露方法与股总动脉暴露方法相同。大隐静脉必须与前支、侧支相区别。在静脉上方直接进行皮肤切开，避免产生皮瓣坏死。间断的切口可以尽量保持皮肤完整。轻微的回缩是从静脉周围进行锐性分离以识别分支时，由外膜周围的组织引起的。分支使用3-0或4-0丝线或聚乳酸缝线进行结扎。当在静脉附近结扎时，在分叉的分支上留下一小段断端可以避免使血管变窄。另一端可使用夹子夹闭以节省时间。结扎的分支可用于牵引大隐静脉。一旦解剖了足够长度的GSV，就将一个小

的Satinsky血管阻断夹整齐地夹在隐股交界处上，以最大限度地增加血管的长度，避免使股总静脉变窄。血管取出后，近端的大隐静脉残端应使用细长的单丝缝线缝合。内镜下大隐静脉采集是获得移植血管的另一种微创方法，但这项技术的学习曲线较长，而且关于移植血管通畅性的结果并不太理想。

将取出的大隐静脉放入肝素化的生理盐水和罂粟碱的浴液中，以备桥接。静脉的近端用一个小的狗头夹钳夹住，从远端冲洗肝素化盐水溶液。细小的撕裂和遗漏的分支用7-0聚丙烯缝线缝合，应注意避免狭窄。正常的静脉应为柔软且可完全扩张的。GSV应避免过度膨胀。当狗头钳被移除时，肝素溶液应易于流过血管。如果移植静脉存在局灶性硬化症，需要进行病变部位切除。一旦准备好，就需在静脉表面进行标记以进行定位，然后储存在后方的桌子上。我们通常将获取的血管保存在冷冻的、肝素化的自体血液中。

采集小隐静脉(SSV)最方便的方法是使患者位于俯卧位，在跟腱外侧(小腿后面)做一个纵行切口。皮下组织被锐性分离。如前所述，小的分支应被结扎。腓肠神经沿小隐静脉走行，在解剖过程中必须加以保护。

当下肢静脉不可用时，如果头静脉和贵要静脉的直径满足条件且没有穿刺留下的瘢痕，那么头静脉和贵要静脉也是可以使用的。头静脉和贵要静脉起源于腕，延伸至肩部。其可以通过肘正中静脉连接在肘前窝处。可以使用上臂和前臂静脉的多种组合来创建足够长度的管道。当两个节段通过肘正中静脉相连时，顺向的节段需破坏瓣膜。否则，不是直接连续的节段应通过端端吻合拼接在一起。每条静脉的末端需要成形，以适应大小不匹配的情况，并形成宽阔的椭圆形吻合口。使用间断的聚丙烯细缝线缝合可避免吻合口狭窄。上肢静脉通常有硬化节段或瓣膜，应该通过血管内镜或完整的多普勒超声成像进行评估。

股总动脉内膜剥脱术手术技巧

在糖尿病患者中，股总动脉常可见局限性钙化斑块，并延伸到股深动脉。此时腔内成形术并不适合，因为导致股深动脉起始部闭塞风险较高，并有可能发生栓塞。在这种情况下，股总动脉内膜剥脱术效果较好。对于有多节段病变、CLI和严重组织丢失的患者，股总动脉内膜剥脱术作为一个单一的术式往往是不够的。然而，对于那些有短距离跛行、静息痛的患者，或者那些身体非常虚弱(不适合通过搭桥进行重建)、有轻微组织丢失的患者，股总动脉内膜剥脱术往往是有用的。股总动脉内膜剥脱也使改善径流(主-双股移植物)或流入道(股-腘或远端搭桥术)更为容易。

暴露股血管，通常需要解剖到腹股沟韧带上方才能接触到髂外动脉较软的节段。同时还应该仔细评估股深动脉。如果起始处狭窄或闭塞，应沿动脉向下追踪，直到找到较软的节段。

在打开股血管时，通常可以使用Watson-Cheyne剥离子剥离斑块。与颈动脉内膜剥脱术不同的是，要在股动脉壁中找到正确的平面并不容易，而且很容易使血管穿孔。动脉内膜剥脱术近端应该剥离到正常血管壁。远端应延伸到股浅动脉的起点。如果股深动脉也有病变，应打开血管并进行内膜剥脱。任何切缘都用6/0聚丙烯缝线缝合。内膜剥脱后最好用静脉补片或人工/牛心包补片，以降低再狭窄风险。

膝关节以上股-腘动脉旁路手术技巧

股总动脉常常是膝上股-腘动脉旁路的流入血管。在搏动正上方做一个纵向切口。用电灼法将软组织切开，直到股血管鞘。切口应垂直，且直达血管，避免在关闭切口时形成任何皮瓣和无效腔。锐性游离股总动脉，近端暴露到腹股沟韧带，远端暴露到股浅动脉近端。识别暴露股深动脉。使用直角钳绕过动脉周围，使用硅橡血管牵引带牵引，以便使用阻断钳阻断，或者在动脉柔软和没有病变的情况下收紧血管牵引带来控制血流(图28.5)。

通过大腿内侧纵形切口暴露位于缝匠肌前的膝上腘动脉。软组织用电灼分割，缝匠肌向后收缩。然后显示内收肌管上方的深筋膜，并将其锐利分割以显露腘窝。对动脉进行探查和游离，以确保有足够的长度进行操作和建立吻合口。直角钳的触诊用于识别远端吻合的正常动脉段。近端和远端使用牵引带控制。

一旦近端和远端的位置都准备好，就可以建立隧道。在解剖平面(再次手术的在缝匠肌下)，一个带有可移除钝尖的中空、弧形长隧道器从腘窝通到腹股沟切口处。再次检查准备好的移植静脉是否有

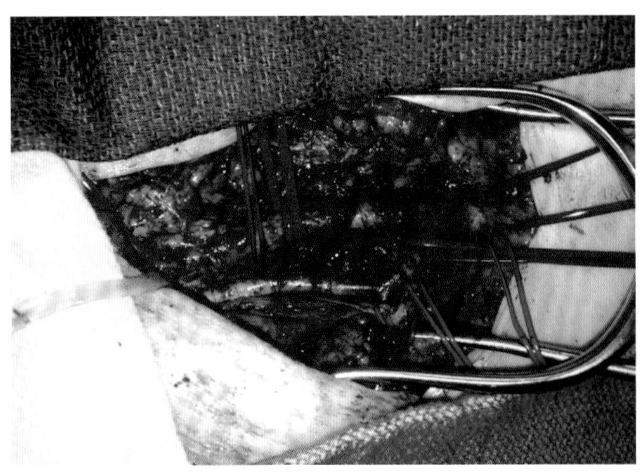

图28.5 解剖游离股动脉分叉部。注意:保留股浅动脉分支,牵引带控制股浅动脉及股深动脉。

泄漏。用肝素化的生理盐水使静脉膨胀,并沿长度标记,避免扭曲并确保方向正确。移植静脉的近端放入隧道器内并拉到远端,然后移除隧道器,并重新确认静脉的正确方向。在阻断前先给予全身肝素并使其循环5分钟。

首先进行近端吻合术。如果远端静脉有分支,则通过分支切开末端,这一技术最初由Kunlin描述(图28.6)。如无分支,则在静脉上做一个至少是直径1.5倍的纵向切口,并使其成形为眼镜蛇头部的形状。阻断流入道后在股总动脉的前壁上切开,并用角剪向近端和远端延伸切口。通常,5-0聚丙烯缝合线用于近端吻合口,6-0聚丙烯缝合线用于远端吻合口。首先固定移植物的远端,然后将移植物连续缝合至移植物尖端的中点。吻合口缝合技术有较多方式,但原则上应将针从动脉内侧向外推进,反之亦然。血管的边缘必须外翻。第二针可从尖端开始,向第一针推进,或者也可以用一条连续的"双头"(两端的针)缝合整个吻合口。缝合完成后应冲洗动脉,然后松开夹子。如有必要,可在吻合口周围应用外科止血剂。如果缝合线之间有出血,则使用6-0聚丙烯缝合线单次修补吻合口。在近端静脉移植物上放置一个柔软的狗头夹,直到远端吻合完成。

远端吻合术也以类似的方式进行。一旦用夹子或血管牵引带控制了动脉,就再进行长达移植物直径1.5倍的动脉切开术。如果存在过度钙化,动脉切开术后可使用Fogarty导管进行腔内控制。重新检查静脉移植物的方向;松开狗头夹应该会产生较大的血流。对静脉进行如上所述的适当裁剪。用6-0号聚丙烯缝合线固定两端,并连续缝合,直到其与第一针相遇。一旦狗头夹或血管牵引带开放,应积极采取措施止血。

膝关节以下股-腘动脉旁路手术技巧

膝关节以下股-腘动脉旁路手术通过胫骨内侧缘后1~2cm的纵向切口[注意避开大隐静脉(GSV),GSV可能位于浅筋膜浅处,也可能位于浅筋膜深处。]一旦用电灼法分割皮下组织,鹅足肌腱也被分割,然后将后筋膜纵向切开。腓肠肌的内侧头向后缩,露出腘窝。轻柔钝性解剖以识别神经血管束。最好用自固定撑开器撑开皮下组织,血管周围的筋膜鞘用梅森鲍姆或组织剪锐性分离。仔细地从动脉中分离出粘连的腘静脉,并将伴行的小静脉分开,用4-0丝线结扎。使用血管牵引带小心地控制住近端和远端血流。旁路隧道自下而上从腓肠肌头部之间的腘窝一直到到腹股沟切口。移植物穿过隧道器,确保方向正确。吻合口的处理方式与膝上搭桥术相同。

胫动脉搭桥术的手术技巧

按如前所述方法将流入和流出道暴露。准备好移植物后,使用隧道器在解剖平面上建立隧道。如果使用手臂或拼接静脉,则将其置于较深的皮下平面。这适用于翻修的搭桥手术或伴有肢体威胁性缺血和糖尿病的患者。做小切口显露膝下腘动脉和胫部靶动脉。然后,逆向移植静脉,并在完整皮肤下的皮下深平面内建立隧道。移植物的位置更容易用超声监测并有利于未来进行有必要的修复。

胫部动脉经常严重钙化,尤其是糖尿病和慢性肾衰竭患者。当血管无法被夹紧或不能用血管牵引带控制时,可以使用止血带进行控制。全身肝素化后,在止血带充气之前,必须先用驱血带驱血[20]。或可以通过2mm或3mm的Fogarty导管或Flo-rester(Synovis Surgical Innovations;St Paul,Minnesota)等进行腔内控制。一种名为LeGoo(一种反向温敏聚合物)的新材料可用于暂时的无牵引带血流控制,用于远端血管控制[21]。吻合口应建立在钙化最少的节段。如果钙化过度,可使用专用的钙化冠状动脉缝合针。不必行标准的动脉内膜剥脱,但在吻合口形成过程中形成的疏松钙化碎片应该直接去除或冲洗掉。通常术中使用6-0或7-0聚丙烯缝合线进行缝合。

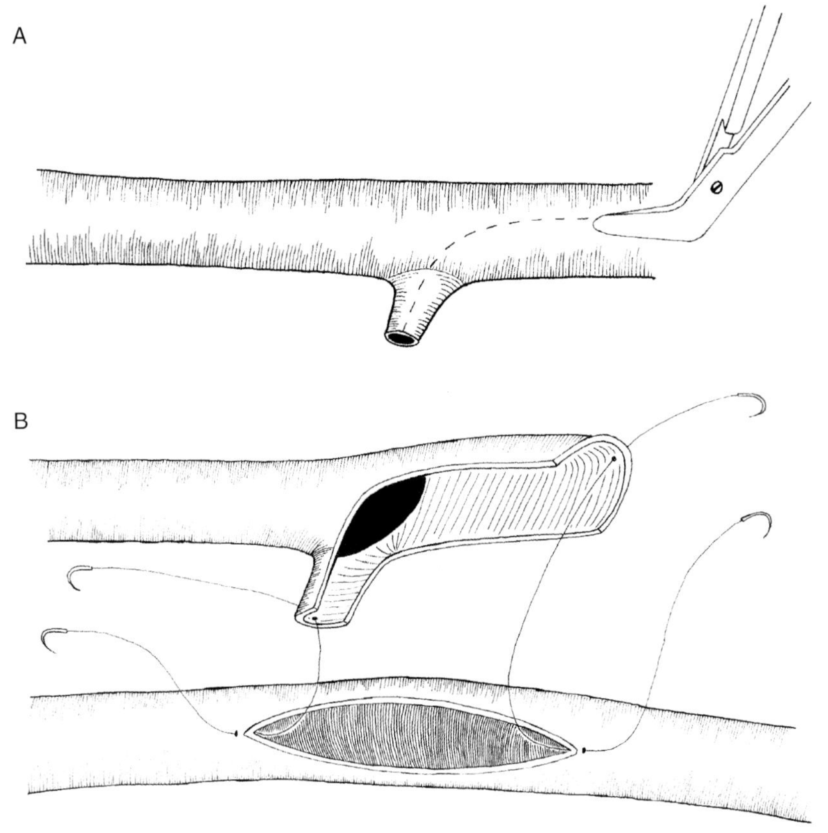

图28.6 (A)Kunlin技术在一个分支点切开静脉移植物,为吻合创造一个沿静脉走行方向的吻合口。(B)将切开的静脉移植物与动脉吻合。[Adapted from Robert B. Rutherford(Ed.), Rutherford's Vascular Surgery, Sixth edition, Chapter 81 'Infrainguinal Bypass', Saunders, Philadelphia, USA, Copyright © 2005 Saunders, an imprint of Elsevier Inc., with permission from Elsevier.]

术中旁路移植物的评估

评估术中移植物时,应确认通畅性,建立管道的完整性,确认流出道的充分性,以及找出任何可能导致早期血栓形成的隧道、吻合口问题或技术缺陷。无菌多普勒探头是评估通过移植物和进入足部的血流的最简单方法。术中彩超也可用于检测吻合口或移植物问题。完全性血管造影可以通过连接到三通管上的21G蝶针和通过近端吻合口的引流罩和插入的延长管进行。DSA检查是为了从移植物近端到足部进行可视化检查。吻合口、移植物和流出道都应该成像,并在术中及时纠正缺陷。

缝合伤口

一旦确认通畅,止血效果满意,就应该分层缝合伤口。筋膜和深部皮下组织用可吸收缝线缝合。在某些特定手术中,皮肤可通过皮下方式缝合。对于CLI和(或)严重水肿的患者,应用间断的3-0或4-0尼龙线缝合皮肤。如果担心淋巴渗漏,特别是在再次手术时,有时则会在腹股沟放置封闭的引流管,然后用无菌纱布覆盖伤口。

备用流入道

有时候可用静脉的长度不足以从股总动脉进行旁路。或在某些情况下,因为之前的血运重建手术留下了过多的瘢痕,股总动脉可能是无法暴露的。股深动脉可能是一种有用的替代流入道的来源。通过缝匠肌外侧的大腿上纵行切口暴露股深动脉的中段或远段。切开皮肤及皮下软组织,缝匠肌向内侧牵拉。股前动脉暴露后也将其向内侧牵拉。在内收肌和股内侧肌之间进行解剖,显露股深动脉。此时经常会遇到交叉静脉,必须通过结扎和游离来提供足够的暴露。小的股深动脉分支由牵引带或阻断夹控制。

股浅动脉也可用作备用流入道。如果腹股沟做了垂直切口,可以向远端延伸。缝匠肌向外侧牵拉,进一步暴露股浅动脉。股浅动脉中部和远端可通过缝匠肌后缘附近的大腿内侧纵向切口进入。分离筋膜,牵引缝匠肌,显露内收肌管内的股浅动脉。

如有可能,应尽可能使用单根移植血管完成流入动脉和靶旁路动脉之间的最短距离的搭桥。最好是"缩短"搭桥距离,而尽量避免使用边缘静脉。如前所述,术前血管实验室检查和影像学检查应确保有足够的血流流入和流出,术中脉搏触诊和完整的血管造影应证实这一点。如果预先的旁路长度不能缩短,则应采集更多合适的静脉并将其拼接,以创建足够长度的管道。

术中难点处置与陷阱

一个成功的远端搭桥手术需要恰当的计划、细致的技术和谨慎的判断。在下肢搭桥期间或之后不久可能会出现几个问题。这些问题必须仔细解决,以避免移植物失败和潜在的截肢风险。

不合适的静脉移植物

如果进行了适当的静脉彩超,在手术前就可以判断大多数静脉移植物问题。当意外遇到静脉问题时,可参考以下几点。如果有局灶性硬化区,可以如上所述将其切除并进行静脉-静脉吻合。如果长段静脉受损、硬化或长度不足,则需要取其他静脉。如静脉获取较困难,可尝试建立与股浅动脉、股深动脉或膝上腘动脉的旁路,因为需要的移植静脉较短。

小口径静脉

有时在近端吻合口,小口径的逆向静脉与较粗的厚壁动脉之间存在大小不匹配。如有可能,在取大隐静脉时应保留大隐静脉远端的大分支,切开汇合处合并这个分支,形成后跟样。

未预料到的流入道病变

如前所述,充分的体格检查和适当的术前影像应该能发现绝大多数的流入道的问题。动脉内膜剥脱术可以改善CFA和PFA的动脉粥样硬化性疾病。这可能需要游离部分腹股沟韧带,以便在无明显斑块的髂外动脉上阻断。如果移植静脉管径合适,可以剖开静脉直接进行吻合。否则,则需要做一个楔形的补丁样的血管成形。在暴露股浅动脉远端或膝上动脉的过程中,可能有形成夹层或者形成活瓣的可能。通过固定内膜可以避免这种情况。

未预料到的流出性病变

一般来说,远端靶血管应该是正常的,至少有一条连续的动脉流出到足部。未预料到的严重腘动脉病可能需要将搭桥延长到胫动脉远端或靶病变的更远端。术中血管造影用于定位与足部连续的胫动脉或腓动脉的最近端。然后对该病变点行旁路术。

一些患者可能在严重病变的股浅动脉和远端的腓-胫动脉之间有一个孤立的未闭的腘窝段,此时可使用两个较短的静脉节段进行搭桥[22]。上段连接到未闭腘动脉段的近端。下段则连接到胫动脉。这项技术的优点是避免拼接静脉。在仅有静息痛或小的缺血性溃疡的患者中,其可缓解症状,并使末端伤口愈合。

隧道问题

两位术者配合为移植物建立隧道,将移植物穿过大口径隧道掘进器可以保护移植物,使其在通过时不会被撕裂。静脉移植物在通过时应始终保持扩张,以避免扭曲或扭结。隧道建立后,通过移植物近端的灌水应该是充盈的。在完成近端吻合后,移植物应该有搏动血流。如果没有观察到这些,移植物隧道应该重新建立。

吻合口狭窄

预防比补救更重要。在吻合前认真剪裁移植物,通常可以避免这一问题。如前所述,动脉和静脉管道之间显著的大小不匹配可以通过创建改进的Linton补片或将合适的静脉移植物分支合并来调整。吻合技术再细致,仍有可能发生吻合口狭窄。常规使用血管造影、术中超声有助于识别狭窄。如果发现狭窄,则重新检查吻口,并松解受压的外膜。如果这不能纠正问题,则应重新吻合或行补片血管成形术。

再手术搭桥术

再次手术搭桥可能很有挑战性,尤其是暴露血管。术前静脉标记和详细规划手术可能比第一次择期手术更为关键。为了简化术中解剖,可能需要使用替代的流入和流出部位暴露远端的股浅动脉、股深动脉和胫动脉。尽量使用自体静脉且通过选择替代的流入道和流出道位置,尽量避免在以前操作的地点进行过多的解剖。

并发症

移植物血栓形成

早期移植物血栓形成最常见的原因是技术问题。为了保住移植物和保证远端灌注,需要迅速进行手术。由于瓣膜的原因,逆向静脉管道很难进行血栓切除。全身肝素化后再次暴露远端切口,控制远端吻合口。在移植物的上方纵向切开静脉。移植物中可见的血凝块用镊子夹出。然后远端通过取栓导管来恢复流出道。动脉远端注射组织纤溶酶原激活剂。然后将取栓导管从近端通过,如果瓣膜阻止通过,需重新显露近端吻合口。一旦阻断了近端,切开移植物,血凝块用钳子取出。然后用盐水大力冲洗移植物,尝试冲洗远端血栓。通过切开移植物远端将取栓导管从近端传递到远端。球囊充气并收回取栓导管,以通过远端移植物切口拉出血栓。任何明显的吻合口缺损都必须解决。如果发现膜瓣,应用7-0聚丙烯缝线修剪和(或)锚定。术中需要做血管造影术,以确保隧道或流出通道中没有残留的管道内血栓、扭结或扭曲。如果担心缺血再灌注(急性严重缺血或手术时间延长),应考虑骨筋膜室切开。

与早期移植物血栓形成相关的患者因素包括年龄<60岁、非裔美国人、非糖尿病患者,以及到胫血管的血管搭桥术。

根据定义,移植物晚期血栓形成发生在30天后。通常不是由技术问题造成的。静脉移植物发生内膜增生。20%~30%的静脉搭桥术患者有移植物的狭窄的风险[23]。这种狭窄发生在最初的2年内,表现为孤立的局灶性病变。常规超声监测可识别此类病变并检测其进展情况。应及时干预,以维持移植物的通畅性。

出血

谨慎的技术可以最大限度地减少出血并发症。在取静脉时,必须仔细结扎所有的侧支。较大的分支,尤其是上臂静脉的分支,应使用6-0或7-0聚丙烯线缝合。应避免在静脉移植物上的分支使用止血夹,因为其在建立隧道过程中可能会脱落。吻合口出血通常需要单独缝合来收紧出血点。吻合口的严重出血可能是由缝合时没有包括动脉壁的所有层、血管壁完整性差或张力过大所致。如果发生这种情况,可能需要加强吻合口或重新缝合。术后早期出血通常是技术性的和(或)因抗凝/抗血小板治疗而加重。及时介入可将进一步的并发症的发生风险降至最低。

感染及淋巴漏

有化脓性足部感染的患者在搭桥前必须使用全身抗生素并进行充分的引流。在无术前感染的情况下,围术期可单次使用抗生素。手术部位感染最常见的是浅表感染,可以通过引流、换药和抗生素治疗。手术部位深部感染可能致移植物受累并导致破裂。这些需要积极的早期清创和肌瓣闭合。人工血管移植物感染通常需要完全切除移植物,可进行解剖外血运重建,最好是使用自体或冷冻保存的静脉。

淋巴囊肿或淋巴渗漏会显著导致并发症发生率和移植物晚期感染风险的增加,尤其是对于人工血管移植物。这些并发症是由腹股沟淋巴管破裂引起的。在初次手术中,通过结扎淋巴管或者直接在股动脉上进行仔细的纵向解剖有助于减少这一问题。然而,腹股沟的再次手术容易形成淋巴囊肿和淋巴渗漏。持续引流可能在部分患者有用。应重新探查伤口并结扎有问题的淋巴管,防止明显或持续的淋巴渗漏。

手术后管理

患者术后应再接受心电监测和血管及神经相关的评估。肢体感觉运动功能有任何改变时都应对移植物通畅性进行全面评估。在移植物早期有血栓形成的情况下,通常需要立即手术。虽然间隔室综合征很罕见,但必须高度怀疑。

应像常规外科患者一样密切监测液体和电解质平衡。外周动脉疾病患者常伴有心脏病。任何抗血小板治疗、抗高血压药物和β阻滞剂都应继续使用。与心脏相关的任何症状都应该进行适当的检查。通常可以在术后早期恢复饮食。镇痛对早期活动,防止与静息相关的并发症有重要的作用。理疗应该在适当的时候及早开始。

预期结局

动脉旁路手术的结局传统上是根据移植物通畅率、肢体保留率和生存率来报道的。技术因素、与患者相关的因素会影响这些方面的结果。静脉主要受其直径和质量的影响。<3mm的静脉，无论是反转还是原位，效果都不佳。虽然“不良流出道”很难定义，但这一特征与移植物通畅性差有关，尤其是人工血管移植物。一些学者认为糖尿病与较差的预后有关，但另一些学者则持相反意见。女性也与通畅性降低有关。虽然这两点都有争议，但大多数人都会同意糖尿病女性的结果较差。大多数研究人员都认为终末期肾病与较高的死亡率、保肢率和通畅率降低有关。

PREVENT Ⅲ试验研究了来自83个不同中心的1404例患者[24]。此实验可能真实地反映了肢体威胁性缺血患者静脉移植的真实结果。研究报道了围术期30天死亡率为2.7%。心肌梗死发生率为4.7%，大腿截肢发生率为1.8%。早期发生移植物闭塞为5.2%，而报告的主要伤口并发症和出血的发生率分别为4.8%和0.4%。

Finnvasc等在1997年最初报道的数据为：行CLI的1761例血运重建术后30天的总死亡率为4.7%，30天截肢率为7.5%，与这些数据相比，该结果有所改善。

血运重建后的结果不仅受血运重建技术的影响，而且还受患者就诊时肢体疾病严重程度的影响。血管外科学会基于创伤、缺血和足部感染的受影响肢体分类系统（WIFI系统），评估肢体截肢风险和血运重建受益的可能性。

（郭强 曹忠泽 译 袁丁 审校）

参考文献

1. Adam DJ, Beard JD, Cleveland T, et al. (2005). Bypass versus angioplasty in severe ischaemia of the leg (BASIL): multicentre, randomised controlled trial. *Lancet*, **366**(9501), 1925–34.
2. Margolis DJ and Jeffcoate W. (2013). Epidemiology of foot ulceration and amputation: can global variation be explained? *Medical Clinic North America*, **97**(5), 791–805.
3. Brownrigg JR, Apelqvist J, Bakker K, Schaper NC, and Hinchliffe RJ. (2013). Evidence-based management of PAD & the diabetic foot. *European Journal of Vascular and Endovascular Surgery*, **45**(6), 673–81.
4. Williams DT, Harding KG, and Price P. (2005). An evaluation of the efficacy of methods used in screening for lower-limb arterial disease in diabetes. *Diabetes Care*, **28**(9), 2206–10.
5. Rollins KE, Jackson D, and Coughlin PA. (2013). Meta-analysis of contemporary short- and long-term mortality rates in patients diagnosed with critical leg ischaemia. *British Journal of Surgery*, **100**(8), 1002–8.
6. Olin JW, Allie DE, Belkin M, et al. (2010). ACCF/AHA/ACR/SCAI/SIR/SVM/SVN/SVS 2010 performance measures for adults with peripheral artery disease: a report of the American College of Cardiology Foundation/American Heart Association Task Force on performance measures, the American College of Radiology, the Society for Cardiac Angiography and Interventions, the Society for Interventional Radiology, the Society for Vascular Medicine, the Society for Vascular Nursing, and the Society for Vascular Surgery (Writing Committee to Develop Clinical Performance Measures for Peripheral Artery Disease). *Circulation*, **122**(24), 2583–618.
7. Norgren L, Hiatt WR, Dormandy JA, et al. (2007). Inter-Society Consensus for the Management of Peripheral Arterial Disease (TASC II). *European Journal of Vascular and Endovascular Surgery*, **33**(1), S1–75.
8. Ostergren J, Sleight P, Dagenais G, et al. (2004). Impact of ramipril in patients with evidence of clinical or subclinical peripheral arterial disease. *European Heart Journal*, **25**(1), 17–24.
9. Layden J, Michaels J, Bermingham S, and Higgins B. (2012). Guideline Development Group. Diagnosis and management of lower limb peripheral arterial disease: summary of NICE guidance. *British Medical Journal*. **345**, e4947.
10. Simpson EL, Michaels JA, Thomas SM, and Cantrell AJ. (2013). Systematic review and meta-analysis of additional technologies to enhance angioplasty for infrainguinal peripheral arterial occlusive disease. *British Journal of Surgery*, **100**(9), 1128–37.
11. Bolia A, Brennan J, and Bell PR. (1989). Recanalisation of femoropopliteal occlusions: improving success rate by subintimal recanalisation. *Clinical Radiology*, **40**(3), 325.
12. Shin SH, Baril D, Chaer R, Rhee R, Makaroun M, and Marone L. (2011). Limitations of the Outback LTD re-entry device in femoropopliteal chronic total occlusions. *Journal of Vascular Surgery*, **53**(5), 1260–4.
13. Das R, Ahmed K, Athanasiou T, Morgan RA, and Belli AM. (2011). Arterial closure devices versus manual compression for femoral haemostasis in interventional radiological procedures: a systematic review and meta-analysis. *Cardiovascular Intervention Radiology*, **34**(4), 723–38.
14. Raposeiras-Roubín S, Aguiar-Souto P, Barreiro-Pardal C, et al. (2013). GRACE risk score predicts contrast-induced nephropathy in patients with acute coronary syndrome and normal renal function. *Angiology*, **64**(1), 31–9.
15. Pannu N, Wiebe N, and Tonelli M. (2006). Alberta Kidney Disease Network. Prophylaxis strategies for contrast-induced nephropathy. *Journal of the American Medical Association*, **295**(23), 2765–79.
16. Eagle KA, Berger PB, Calkins H, et al. (2002). American College of Cardiology; American Heart Association. ACC/AHA guideline update for perioperative cardiovascular evaluation for noncardiac surgery—executive summary: a report of the American College of Cardiology/American Heart Association Task Force on Practice Guidelines (Committee to Update the 1996 Guidelines on Perioperative Cardiovascular Evaluation for Noncardiac Surgery). *Journal of American College of Cardiology*, **39**(3), 542–53.
17. Sumpio BE, Forsythe RO, Ziegler KR, van Baal JG, Lepantalo MJ, and Hinchliffe RJ. (2013). Clinical implications of the angiosome model in peripheral vascular disease. *Journal of Vascular Surgery*, **58**(3), 814–26.
18. Twine CP, Williams IM, and Fligelstone LJ. (2012). Systematic review and meta-analysis of vein cuffs for below-knee synthetic bypass. *British Journal of Surgery*, **99**(9), 1195–202.
19. Slim H, Tiwari A, Ritter JC, and Rashid H. (2011). Outcome of infrainguinal bypass grafts using vein conduit with less than 3 millimeters diameter in critical leg ischemia. *Journal of Vascular Surgery*, **53**(2), 421–5.
20. Eyers P, Ashley S, and Scott DJ. (2000). Tourniquets in arterial bypass surgery. *European Journal of Vascular and Endovascular Surgery*, **20**(2), 113–7.
21. Shalhoub J, Hinchliffe RJ, and Powell JT. (2013). The world of LeGoo assessed: a short systematic and critical review. *European Journal of Vascular and Endovascular Surgery*, **45**(1), 44–5.
22. Ballotta E, Da Giau G, Gruppo M, et al. (2009). Revascularization to an isolated ('blind') popliteal artery segment: a viable procedure for critical limb ischemia. *Surgery*, **145**(4), 426–34.
23. Mills JL Sr, Wixon CL, James DC, Devine J, Westerband A, and Hughes JD. (2001). The natural history of intermediate and critical vein graft stenosis: recommendations for continued surveillance or repair. *Journal of Vascular Surgery*, **33**(2), 273–8.
24. Conte MS, Bandyk DF, Clowes AW, et al. (2006). Results of PREVENT III: a multicenter, randomized trial of edifoligide for the prevention of vein graft failure in lower extremity bypass surgery. *Journal of Vascular Surgery*, **43**(4), 742–51.
25. Mills JL, Conte MS, Armstrong DG, et al. (2014). The society for vascular surgery lower extremity threatened limb classification system: risk stratification based on wound, ischemia and foot Infection (WIfI). *Journal of Vascular Surgery*, **59**, 220–34.
26. Cull DL, Manos G, Hartley M, et al. (2014). An early validation of the Society for vascular surgery lower extremity threatened limb classification system. *Journal of Vascular Surgery*, **60**, 1535–42.

第29章 非动脉粥样硬化所致下肢缺血

Robert J. Hinchliffe, Mart Bender, Goof Schep

非动脉粥样硬化所致下肢缺血简介

大多数外周动脉疾病的患者伴有动脉粥样硬化,非动脉粥样硬化导致的外周动脉疾病并不常见。对于那些不幸患非动脉粥样硬化所致外周动脉疾病的患者来说,其中大部分人相对年轻,有明显的残疾,而且仍然存在可能会发展成严重威胁肢体的并发症。由于这一群体在运动、训练或比赛中不可避免地面临身体损伤的风险,这种症状通常被归因于肌肉骨骼原因。通常情况下,只有当采用了标准治疗方案且症状没有得到缓解时,才会寻找其他潜在的原因。鉴别外周动脉疾病的问卷(如ROSE问卷)对年轻患者的诊断没有帮助,因此,诊断常常被延误,而患者也经常接受广泛调查来寻找其他病因。因此,这些患者最好在一个多学科的团队结构内进行调查和管理,以排除下肢症状的其他非血管原因,这些非血管原因可能是导致症状的独立或者共存原因。广义来说,这些病因包括肌肉骨骼方面(如压力性骨折、内侧胫骨应力综合征、慢性骨筋膜间隔综合征),神经方面(脊髓跛行、背部牵涉痛),静脉疾病(浅静脉或深静脉反流/阻塞)和更多功能性(通畅不太明确)运动损伤。

有一些造成下肢症状的非动脉粥样硬化血管方面的原因,将在本章中一一介绍。然而,在鉴别诊断中应当考虑到一些年轻患者造成下肢症状的其他情况,其中包括很多不同的情况,例如,血管炎、血栓闭塞性血管炎(Buerger病)、中段主动脉综合征等。

肌纤维发育不良

肌纤维发育不良的流行病学

肌纤维发育不良(FMD)是一种罕见的非炎症性和非动脉粥样硬化性动脉疾病,主要影响女性。典型的发病年龄是20~40岁。疾病过程可能会影响到患者的多个血管床,而不仅仅是下肢。

肌纤维发育不良的病因学和病理学

FMD的具体病因仍需要进一步研究。这种疾病的特点是动脉内纤维网,可能影响动脉壁的所有部分(中层、内膜和外膜)[1]。

这类疾病会影响大量的血管床结构,而且在肾动脉最为常见,可引起高血压。该病若发生在下肢动脉,则会引起血管腔狭窄,造成一系列并发症。据报道,偶尔会发生远端栓塞和夹层,以及髂外动脉的闭塞(类似于血管内纤维化)。

FMD的临床特征

患者通常表现为间歇性跛行,也可能有肾脏FMD(抗药性或顽固性高血压)的后果。有时在发生血管微栓塞或夹层形成时,肢体缺血则为首要临床表现。

FMD的诊断

FMD主要是通过临床特征和影像学进行诊断。对有下肢跛行症状的年轻女性,尤其是有肾脏FMD(高血压)的患者,应对其保持高度怀疑。必须同其他血管疾病，例如，动脉粥样硬化（可能并存）和血管炎鉴别。虽然可以在超声扫描中检测到，但FMD在血管造影上有特征性的珠状外观。

FMD的手术适应证

下肢FMD的自然病史仍不完全清楚。大多数情况下，FMD是在出现症状时被发现的，需要考虑治疗措施。目前仍缺乏关于下肢FMD大样本研究。肾动脉FMD血管成形术的结果是令人满意的，下肢动脉非闭塞病变的首选治疗应考虑血管成形术。如果动脉已经发生闭塞，则更倾向于旁路手术。

血管外膜囊肿

血管外膜囊肿的流行病学

血管外膜囊肿是一种罕见的疾病，主要发生在中年男性中（男女比例>5∶1）。在1947年首次被Atkins和Key报道[2]。血管外膜囊肿通常是单侧患病且大多累及腘动脉。有零星病例报道静脉受累和其他动脉，如髂外动脉和上肢。

血管外膜囊肿的病因学和病理学

病理上，囊性动脉病变充满含有氨基酸的黏液。囊肿导致进行性管腔丢失，导致血流减少，可能是多发性的。

动脉外膜囊肿的病因学仍然存在争议，目前提出了一些假设[3]，如下所示：

• 发育：提示周围关节分泌间充质细胞黏蛋白，有助于外膜黏蛋白的产生。

• 反复损伤：运动造成动脉外膜的损伤，引起囊肿形成。

• 系统性病变理论：作为一种结缔组织系统疾病，动脉外膜发生退化。

• 神经节：沿着小血管发展，最终累及大动脉。

血管外膜囊肿的临床特征

患者临床典型表现为新近发生的进行性加重的下肢间歇性跛行，且没有常见的动脉粥样硬化危险因素。腘动脉和足背动脉可扪及，但更严重的患者不能扪及。一个有用的临床体征为当膝盖弯曲时足背动脉消失（Ishikawa征）。

血管外膜囊肿的检查方式

多普勒超声对诊断血管外膜囊肿非常有用。在超声中充满液体的囊肿会显示为一个亮区。同时多普勒超声可以检查出血管腔的狭窄，以及动脉病变段血流速度提高[4]。这些病变在超声多普勒上的可视化，通常足以对该病做出诊断。

MRI或CT三维血管成像的断层扫描在诊断血管外膜囊肿时也非常有效。尤其是这些检查形式对排除年轻跛行患者其他疾病，包括腘动脉受压综合征较为有效[5]。造影剂增强的MRI是一种较好的检查方式，因为其具有优秀的软组织辨别力来评估和排除潜在的软组织病变（Baker征或腘动脉受压）。

如果采用数字减影血管造影，可见腘动脉呈"沙漏样"或"新月样"，特征性的表现是腘动脉存在较多龛影或充盈缺损，疾病可能为局限性和弥散性分布。

血管外膜囊肿的手术适应证

血管外膜囊肿的自然病程还没有很好地被阐明。一般而言，病变是进行性的，仅有孤立的关于自发消失或囊肿破裂的报道[6]。因为大多数患者比较年轻，所以跛行对其生活质量来说有很大的影响。大多数患者因此更愿意考虑手术干预。

血管外膜囊肿的治疗、手术技术和预后

治疗包括多种干预措施。已有报道称，影像引导下（多普勒超声或CT）的囊肿穿刺吸引术实现了技术上的成功。不幸的是，随着囊肿的再次聚集，症状复发不可避免[7]。因此，囊肿单纯穿刺吸引不作为常规推荐。动脉成形术对血管外膜囊肿的疗效并不好，因为病变是通过血管外部（外膜）管腔而不是像血管斑块存在于血管腔内。因此，血管成形术不作为常规治疗方式[8]。

开放手术是血管外膜囊肿的主要治疗手段。术前的影像学检查对于术中腘动脉手术入路，以及手术流程的制订都很重要。如果可能的话，最好采用内侧入路，因为患者一般对此耐受性较好。后入路（"Lazy S"切口）能使腘动脉暴露的足够长，但是会增加造成术后伤口并发症（如感染和皮肤挛缩）的风险。

开放手术中单纯的囊肿清除术与经皮穿刺囊肿抽吸术有相同的问题，也就是说，囊肿内容物经常反复出现，导致症状复发（图29.1）。

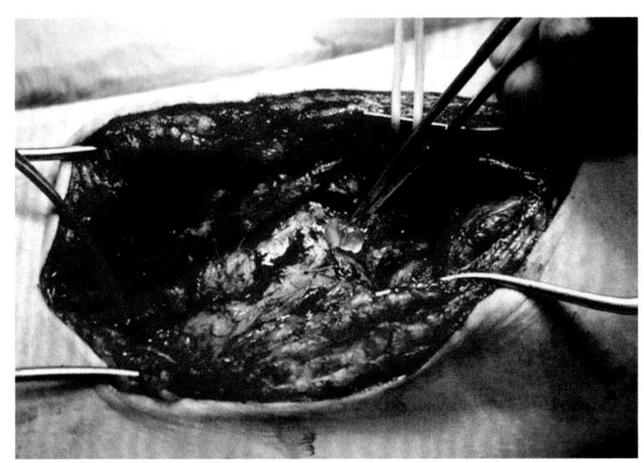

图29.1 腘动脉外膜囊肿。从腘动脉上分离的囊肿的术中图片。

摘除囊肿和切除囊壁的结果比单纯的排空术要好得多[9,10]。在短段病变合并动脉狭窄时，其为首选治疗方法。

如果动脉壁存在大量退化，那么切除病变段并予以搭桥手术则是首选方案。试图在囊肿摘除或囊肿壁清除后使用静脉或合成物补片（血管补片成形术）是错误方式。这种方式带来早期失败率[10]。相反的是，搭桥手术的早期成功率和持久性非常好。

腘窝陷迫综合征

腘窝陷迫综合征的介绍

腘窝陷迫综合征（PES）描述了一组在腘窝内腘动脉、腘静脉、胫神经（单个或多个）被周围肌肉骨骼组织压迫引起血管和神经相应症状的现象[11]。腘动脉陷迫综合征（PAES）被认为是年轻患者间歇性跛行的重要原因，而且不能被认为是良性病变，因为已有对腘动脉的进行性损伤伴后续截肢的报道[12,13]。

腘动脉陷迫的解剖学基础于1879年首次被描述，但直到1958年才描述与这种解剖异常相关的临床情况。1998年举办的腘血管陷迫论坛对不同类型PES解剖分型提出了共识（图29.2）。

PES患者的人口学特征和疾病表现

在最近的系统评价中，Sinha发现该病的中位年龄为32岁（范围为21~41岁），大多数为男性患者（83%，范围为22%~100%）[14]。少数患者为双侧患病（38%），大多数患者在明确诊断前已经患病1年以上。间歇性跛行是最常见的表现，尽管小腿后方的症状通常是模糊的或非特异性的。症状包括下肢乏力或疲劳，尤其是运动员。士兵通常主诉由于小腿后份的疼痛而无法完成完整的行军路线，腘静脉受压的患者通常表现为小腿肿胀。

Ⅰ型	腘动脉走行于腓肠肌内侧头的内侧
Ⅱ型	腓肠肌内侧头附着
Ⅲ型	起源于腓肠肌内侧头的腓肠肌的副束/纤维带
Ⅳ型	腘动脉从腘肌/腘肌纤维束下方经过
Ⅴ型	静脉受压
Ⅵ型	其他类型
Ⅶ型	功能性腘窝陷迫

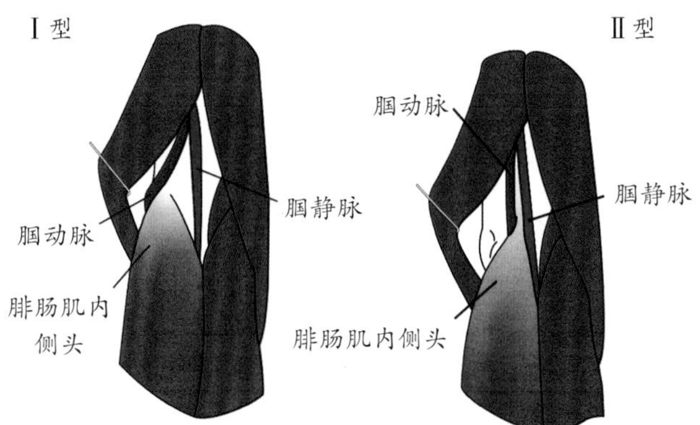

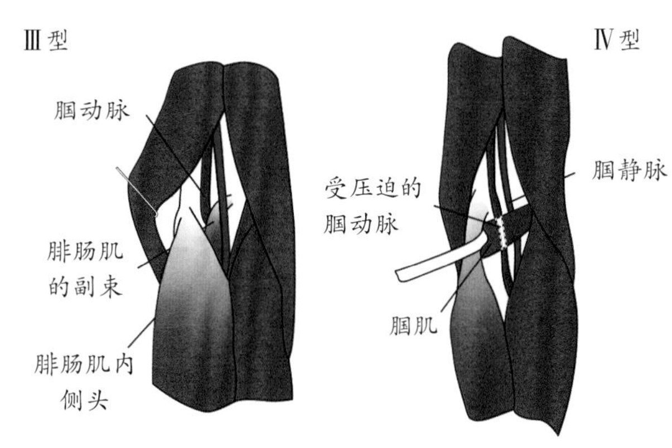

图29.2 腘血管陷迫论坛提出的腘窝陷迫综合征分型。（Reprinted from the Journal of Vascular Surgery, Volume 55, Sinha S. et al., Popliteal entrapment syndrome, pp. 252-61, Copyright © 2012, with permission from Elsevier, http://www.sciencedirect.com/science/journal/07415214; originally reproduced from The Journal of Vascular Surgery, Volume 48, Pillai J, A current interpretation of popliteal vascular entrapment, pp.61S-5S, Copyright © 2008 with permission from Elsevier; and Di Marzo L and Cavallaro A, Popliteal vascular entrapment, World Journal of Surgery, Volume 29, pp. S43-5, Copyright © 2005, with kind permission from Springer Science and Business Media.）

PES表现为与慢性骨筋膜室综合征存在重叠的症状[15]。其他难以确定情况，如胫神经压迫，可能共存或症状重叠。此类患者可能有不典型的症状，包括前骨筋膜室的疼痛、足部的麻痹或感觉异常。大多数的患者表现为缓慢起病和慢性的血管特异性症状。小部分患者(约10%)可能由腘动脉血栓形成引起急性缺血[14]。

PES的解剖学变异和功能性腘动脉陷迫

Di Marzo和Cavallaro提出的分级系统是目前临床上最实用的分级系统[16](见图29.2)。1985年Rgnault首次报道了功能性腘动脉陷迫[17]，发生在约1/4的患者中。在功能性腘部陷迫，最常见的原因为腓肠肌内侧头过度肥大压迫腘动脉。功能性腘窝陷迫的症状同其他解剖类型的症状相似。典型的患者一般都是肌肉发达、健壮矮小的男性。

Turnipseed定义了另一类型的功能性腘窝陷迫，主要发生在比目鱼肌线和股骨后方跖肌水平。这种类型的患者常常为女性且无典型症状(比目鱼肌深部痉挛伴足部感觉障碍)、惰性的临床病程(无血管并发症)，以及和慢性骨筋膜室综合征重叠的症状[15]。

PES的诊断模式

强迫足底屈曲作为一种可靠的诊断试验已被广泛报道，用来诊断腘窝陷迫综合征。大多数中心在诊断和评估PES时采用该方法(患者以足尖站立或足背跖屈对抗阻力)。在该检查方式过程中，多普勒超声可评估踝关节的动脉波形和流经腘动脉的血流变化。大多数中心将多普勒超声与其他形式的成像结合，例如，磁共振血管造影或数字减影血管造影，这些检查也能在该诊断试验中应用(图29.3)。跑步机锻炼试验阳性则可以鉴定动脉压力的降低或踝肱指数的改变，但由于正常结构的腘动脉压力的迅速恢复而导致结果常为阴性。

MRA是有用的，因为其可以确定是否存在任何可能导致压迫的解剖异常(例如，腓肠肌内侧头或足底肌腱的异常止点)[15]。血管造影可以识别动脉损伤。当患者被要求足底屈曲以抵抗阻力(强迫足底屈曲)时，血管造影显示动脉狭窄或闭塞。这是一个有意义的临床现象。一些解剖学压迫的患者可见腘动脉走行于异常内侧(由腓肠肌内侧头异常插入向内侧牵拉)。相比之下，那些由庞大腓肠肌内侧头造成功能性压迫的患者在静息状态血管造影时腘动脉常常位于外侧。

以手术病理证实为参考标准，以刺激性血管造影为指标性试验，对刺激性动脉造影的敏感性高(平均97%，中位数100%，范围85%~100%)。

对健康无症状人群的影像学检查表明，功能性腘动脉闭塞在某些人看来是一种正常现象。激发性腘动脉狭窄或闭塞(压迫)的发病率为7.1%~80%(中位数56%)[18-20]。陷迫症的发生似乎与“运动”或“不运动”的个体无相关性。因此，在临床中，对于疑似功能性腘窝陷迫综合征的患者，不能仅仅依靠影像上的压迫表现。应排除导致患者出现症状的其他潜在原因(尤其是筋膜室综合征或过度使用造成损伤)[15]或在手术干预之前进行治疗。

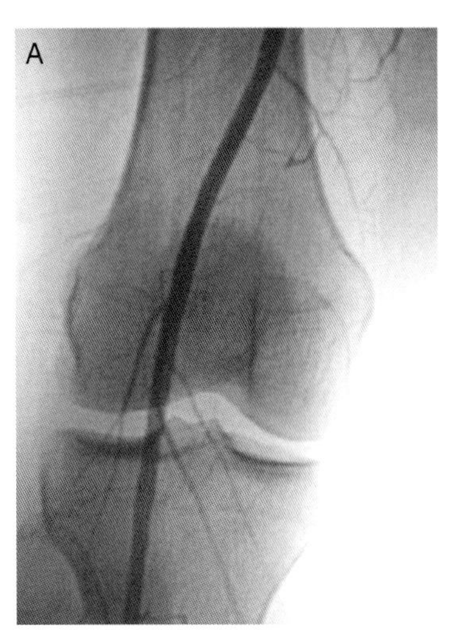

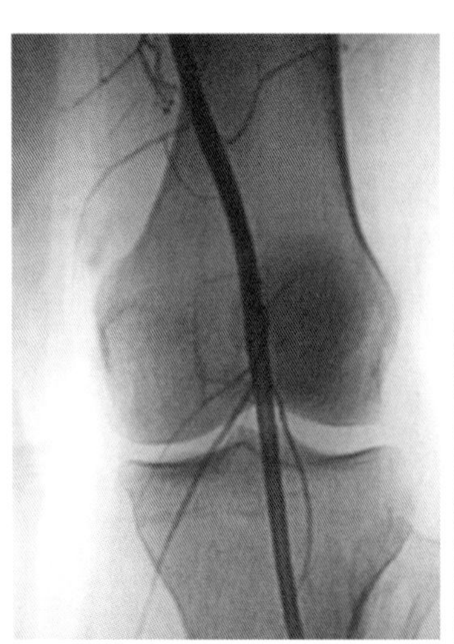
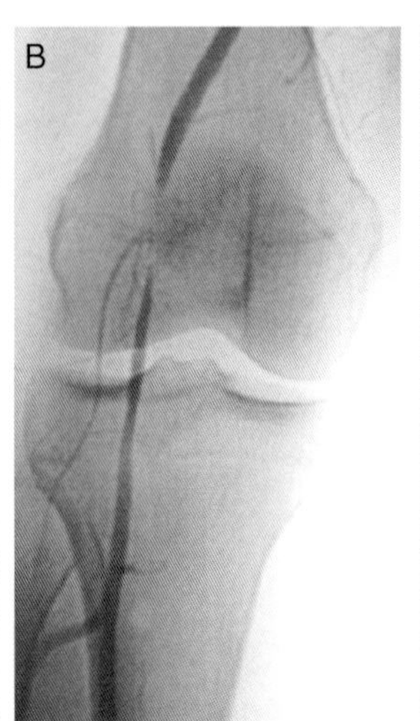

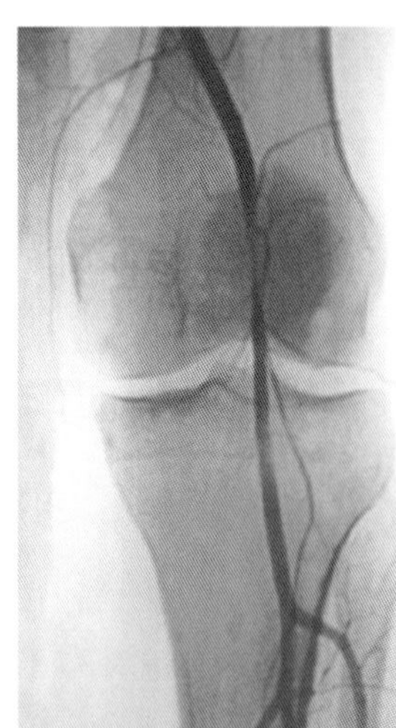

图29.3 (A)功能性腘动脉陷迫患者静息状态下的腘动脉造影。(B)同一患者在强迫足底屈曲时的腘动脉造影。

PES的自然病程(疾病进程)

关于PES自然病程的相关资料相当少。表现形式各不相同,少数患者(在已发表的系列报道中,中位数为14%)表现为动脉严重受损,包括闭塞或狭窄、狭窄后扩张或动脉瘤形成。目前还没有明确的数据表明哪些患者会出现动脉损伤。有趣的是,这些数据似乎表明,那些有功能性陷迫的人似乎不太容易发生动脉损伤(因为关于这一亚型并发症的报道似乎很少)。

PES的治疗和预后

在考虑潜在风险和收益后,有症状性腘窝陷迫的患者可能会考虑以常规的方式进行手术。

肢体严重缺血的患者可能通过溶栓治疗获得成功。然而后来发现该类患者均需要再次行开放式手术[21-23]。

不论急性症状还是稳定性症状,球囊扩张或支架植入术的效果似乎都不佳[24]。

尚无关于动脉或静脉受压的患者行非手术性治疗而获得痊愈的报道,但关于胫神经陷迫的单中心系列病例报道,描述了9例患者中有3例的下肢活动时间受到限制,通过非手术治疗,症状都有所改善[25]。

对于那些功能性腘窝陷迫的患者似乎可以考虑为“生理性现象”[26],没有证据支持这些患者需要手术治疗。由于无症状腘窝陷迫患者的疾病自然病程还未完全被理解,因此手术治疗仍存在争议。有研究报道称,其对一些无症状的肢体成功进行了手术治疗[27]。影像学证据显示,对于动脉受损的患者(除外无症状的患者),应行手术治疗以缓解陷迫并防止进一步的动脉受损。

外科治疗

通常有两种针对腘动脉陷迫的手术入路,即为内侧入路或后侧的“S”型切口入路(图29.4)。大多数中心报道,根据患者的病变范围及旁路手术要求来进行个体化定制的入路。尚无证据表明哪种方式更有优越性。后侧入路的优势是更好地暴露腘动脉。然而,如果需要搭桥手术时这种方式可能存在技术性困难,尤其是整段腘动脉病变时。这种情况下,短段的大隐静脉可作为理想的移植物。内侧入路可能减少伤口并发症,并且适合采用旁路搭桥手术的情况。

传统的治疗方法是去除腘窝内压迫动脉的结构,并将腓肠肌内侧头从股骨内侧髁分离,以增加腘窝内间隙。术中评估腘动脉是否已经完全解除压迫的技术是不精确的。胫神经刺激器可用于引起腓肠肌的强直性收缩和踝关节的强迫足底屈曲。这一动作会抑制远端腘动脉和足底血管的动脉波形。当远端动脉或足底血管的动脉波形不受这一动作抑制

A

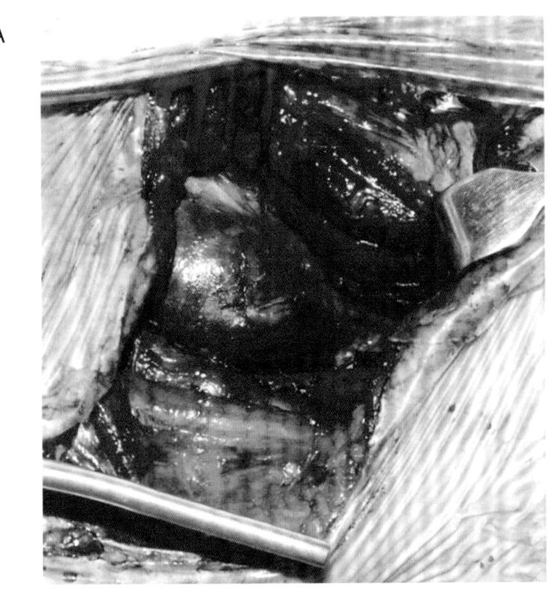

B

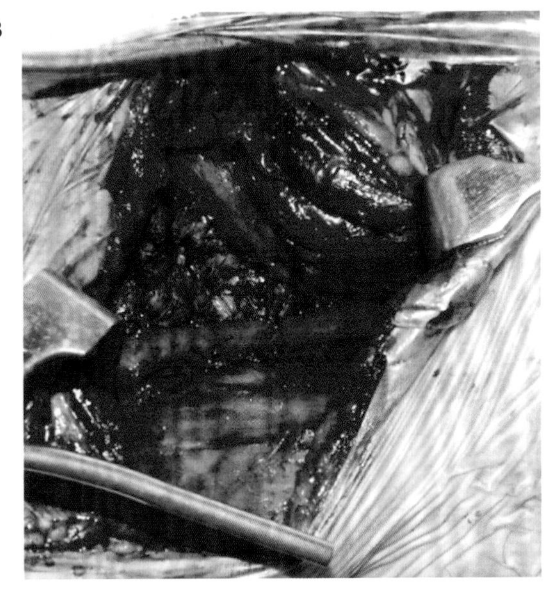

图29.4 (A)通过采用“S”型切口后入路方式解除腘动脉陷迫。可见巨大的腓肠肌内侧头。(B)腓肠肌内侧头切除术。可见腘动脉、腘静脉和胫神经。

时，可能已经实现了腘动脉的充分减压。然而，分离腓肠肌内侧头的入路最有可能确保腘动脉完全压迫解除。没有对比数据来评估分离、切除或保留腓肠肌内侧头对腘动脉压迫解除的结果。

为了降低症状复发，Turnipseed在其关于功能性腘窝陷迫的研究中未分离腓肠肌内侧头，但是移除了跖肌（包括扩大比目鱼肌弓），可能会行后部的深筋膜切开术[15,28]。Turnipseed报道了所有手术患者（n=33）的良好预后，但是对于广大PEAS人群的应用效果仍不清楚。

术后大多数患者的症状可以完全缓解[中位数77%（70%~100%）][14]。据报道，伤口并发症，如感染、裂开、挛缩（尤其是在后侧入路时）的发生率约为5%。

PES的陷阱与鉴别诊断

长期锻炼造成的筋膜室综合征是一种必须鉴别的重要疾病，因为其有很多类似症状。在筋膜室综合征中，患者症状更局限于影响肌肉筋膜室（后侧深部、前侧及腓侧），而非后侧的浅部（腓肠肌）。在腘窝陷迫综合征中，所有肌肉都有症状（尤其是浅部的腓肠肌）。在筋膜室综合征中（激发症状后）高压常常持续超过5分钟，而在腘窝陷迫综合征中压迫和症状能得到更快缓解。

患者的筋膜室压力测量方法仍存在争议。测量高度因人而异，且结果常常不可靠。疑似腘窝陷迫综合征患者的治疗最适宜采用多学科合作方式。疑似功能性腘窝陷迫的患者应接受有下肢损伤临床经验的医师的彻底评估。

永存坐骨动脉

永存坐骨动脉在1832年首次被报道。坐骨动脉是髂内动脉的延续，然后成为腘动脉和小腿动脉。胚胎发育中随着股动脉的发展坐骨动脉逐渐消失。然而，当胚胎发育发生异常时，可出现残存的坐骨动脉。

永存坐骨动脉的流行病学

永存坐骨动脉是一个很罕见的现象。据报道，其发病率约为0.01%[29]。10%的患者为双侧患病[30]，男女患病率相等[31]，典型发病年龄为40~50岁。

永存坐骨动脉的病因学

坐骨动脉是一条纵行的胚胎肢体动脉的残留，其是髂内动脉的延续，也是下肢的重要动脉。在胚胎发育的过程中，其渐渐消失而被股动脉所取代，股动脉成为下肢主要供血动脉。坐骨动脉没有顺利退化消失的原因目前还不清楚。坐骨动脉遗留在正常成年人体内，其近端位于臀动脉，远端位于腘动脉和腓动脉。

坐骨动脉可能是完全或者部分残留。完全永存坐骨动脉保留的情况下，该动脉是下肢的唯一血供。其他情况下的永存坐骨动脉，髂外动脉及股浅动脉也存在，但是股浅动脉是发育不良的。

永存坐骨动脉的解剖学走行是位于臀大肌下方及股骨大转子的后方。从大收肌后侧向下走行至腘窝然后汇入腘动脉。

永存坐骨动脉的病理学

动脉瘤样扩张和动脉瘤形成是永存坐骨动脉的主要并发症。将近一半的永存坐骨动脉可形成动脉瘤。动脉瘤形成的原因被认为是骼棘韧带压迫造成的动脉损伤，然而目前确切的瘤样扩张原因尚不明确。

永存坐骨动脉的临床特征

永存坐骨动脉常常是偶然被发现的，例如，通过横截面成像、腔内手术入路时无法定位股总动脉（如冠状动脉造影）或者髋部的骨科手术时明显出血等情况。

患者或可表现为跛行或者动脉瘤相关症状。如果永存坐骨动脉直径小，那么锻炼时的跛行可能是首发症状。在静息时，患者的典型症状为可扪及腘动脉及足背动脉，不可扪及股动脉。

约1/3的患者由于动脉瘤的形成可以在臀部扪及一个搏动性的包块（图29.5）[31]。动脉瘤可能是无症状的，也有报道发现其造成栓塞或者血栓形成而引起下肢急性缺血。动脉瘤破裂是罕见的并发症。

永存坐骨动脉的检查

永存坐骨动脉及其动脉瘤可以通过多普勒超声或者增强的横断面影像（CTA或MRA）来分辨。将其与臀动脉及其他小动脉进行鉴别是很重要的。这些

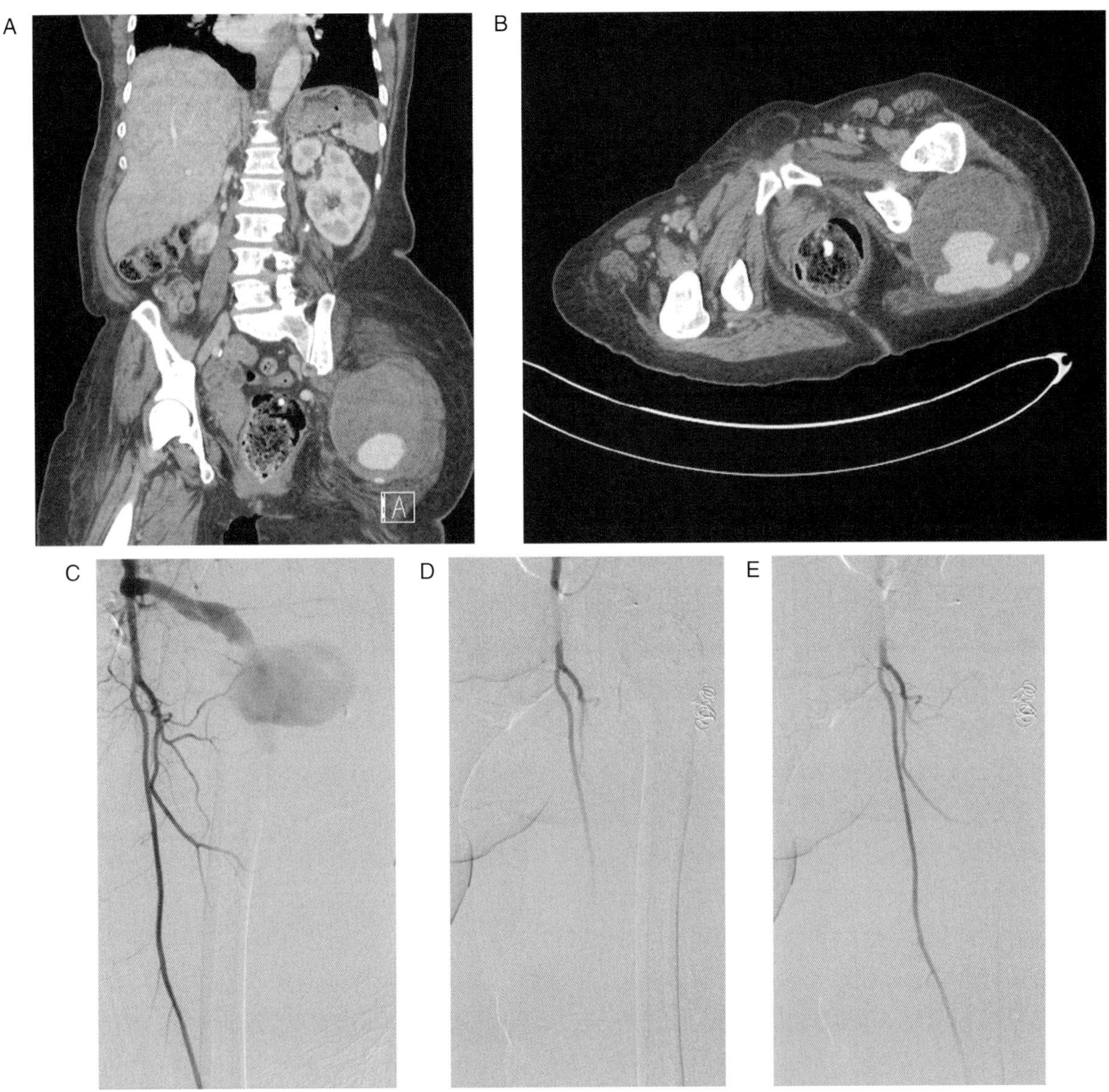

图29.5 (A,B)巨大左侧永存坐骨动脉假性动脉瘤的CT影像。(C)假性动脉瘤的动脉造影。可以看到左侧的股总动脉、股浅动脉以及股深动脉虽然较小但是通畅。(D,E)栓塞后。可看到近端的血管栓和远端的弹簧圈封闭了假性动脉瘤。

动脉可以随意结扎,但是对永存坐骨动脉的结扎或栓塞可能引起下肢的明显缺血。

永存坐骨动脉的外科治疗适应证

偶然发现的永存坐骨动脉不需要处理。一旦发现,应随访以监测是否形成动脉瘤。外科干预适应证是影响生活的跛行及动脉瘤。所有的动脉瘤均应予以处理,因为其自然史仍不清楚,且有造成栓塞、闭塞、破裂的可能性。

永存坐骨动脉的处理

仔细的术前影像和计划对于确定结扎永存坐骨动脉对后续肢体灌注的解剖学和潜在后果至关重要。通常需要横断面成像和血管造影来确定解剖结构。

传统上,建议行动脉瘤结扎后行旁路手术。为了保护近端的坐骨神经,应避免切除动脉瘤。对此类患者而言,更好的方案是动脉瘤的腔内栓塞及外科旁路手术,以减少解剖学的暴露及切开。旁路手术的范围取决于解剖学,可能要求髂总动脉至腘动脉或者直接股总动脉至腘动脉的旁路。

其手术预后与其他动脉瘤或闭塞病变的旁路手术无差别。

髂动脉内纤维化及髂动脉扭曲

髂动脉内纤维化及髂动脉扭曲的流行病学和病理生理学

髂动脉内纤维化及髂动脉扭曲在自行车竞赛的人群中报道最多。在其他运动项目中，尤其是耐力运动员中，这种情况就不太常见。其发生似乎与自行车训练和竞赛的持续时间和强度有关（14 500~20 000千米/年）[32,33]。

运动员中髂动脉血流受限的总体患病率通常很难评估，因为这种情况往往没有被认识到，而且数据仍然很少。在精英自行车运动员中可高达10%[34]，在男性中更常见（女性<12%）[32,34]。而且运动员常在40岁以下，虽然有一些关于60岁患者的案例报道。

在超过90%的患者中，内纤维化会影响髂外动脉，纤维化段的长度一般为2~6cm[35]。有少量的案例报道其影响髂总动脉、股总动脉和股深动脉。常常为单侧发病且左侧概率大于右侧[33]。据报道，<15%的患者为双侧患病，然而当采用更灵敏的检测方式时双侧患病率则增加[34]。

髂动脉内纤维化是指动脉内膜增厚的一个病变过程，导致进行性的管腔狭窄及血流受阻。病变总是不对称的，呈圆周分布。动脉内皮、中膜和外膜一般不受影响。在组织学上，其与动脉粥样硬化是截然不同的。病变包括疏松结缔组织的内皮下堆积[36]。

髂动脉内纤维化及髂动脉扭曲的病因学

已有许多可能导致健康成年人患髂动脉扭曲及内纤维化的原因，尽管其中大多数为局部机械性原因，也涉及系统性原因。

• 骑自行车的姿势：髋关节的过度屈曲及髂动脉的反复拉伸和变形。

• 腰大肌肥大：因为腰大肌肥大可能会导致髂外动脉拉伸加重。髂外动脉位于腰大肌的腹侧表面，因此腰大肌肥大和收缩会加重髋关节导致的髂外动脉移动。

• 动脉固定和扭曲：髂动脉的近端通过主动脉分叉固定，同时远端通过动脉经过腹股沟下方的股动脉固定分支及周围筋膜固定。另外，腰大肌的肌肉分支增加束带作用以及增加髂动脉的机械张力。

• 动脉过长：动脉扭曲在髂动脉血流受阻中也可能具有重要作用。动脉的伸长，在运动员中有时更为严重，在髋关节屈曲时会造成血管更加弯曲而增加血管扭曲的可能性。

• 系统性原因：关于支持系统性原因或血管畸形的证据很少。

髂动脉内纤维化及髂动脉扭曲的症状

该病症状常为单侧发作，且在最大限度运动时症状会变得明显。痉挛和虚弱是主要的症状，但是可能较为模糊或无特异性，因为达到最大限度运动的生理上限时这些症状是本来就存在的。大多数的报道称，该病症状累及患肢小腿、大腿和臀部，有肿胀感、麻木感和疼痛感[37]。因此，从出现症状到正确诊断常常需要很长时间。

静息时的体格检查常常无明显异常，动脉搏动均可扪及。在髂动脉或股动脉可闻及杂音，尤其是在屈髋时（敏感性76%，特异性95%）[38,39]。锻炼后这种杂音在运动员中很常见，而且没有血流受限，这限制了其诊断价值。仅有极少患者确实表现出患肢亚急性缺血的症状和体征（由于夹层/闭塞）。

髂动脉内纤维化及髂动脉扭曲的诊断

由相对非特异性症状造成的诊断困难导致开发了一份详细的问卷，以帮助区分这些运动员下肢疼痛的血管和非血管原因[34]。此问卷评估了症状持续时间，影响肌肉群数量和血管疾病风险。根据患者症状，"症状在5分钟内消失"和"症状累及大于三组肌肉群"最倾向于血管方面的原因。在伸髋时的股动脉杂音是特异性非常高的体征（虽然敏感性很低），高于屈髋时闻及杂音。

得益于一些刺激锻炼试验，体格检查的敏感性和特异性提升了很多（表29.1）。静息踝肱压力指数（ABPI）通常是正常的，但当在停止最大运动后5分钟内记录ABPI时，在选择进行重建手术的一组严重内纤维化患者中，有可能以高达100%的敏感性和特异性识别纤维内血流受限[40,41]。在单侧患病的患者中，恢复期前1分钟内两下肢之间的ABPI差异>0.18也是动脉病变的一个明显指标。然而，在一些血流受限主要由功能性扭曲引起的更难发觉的病例中，ABPI的诊断精确性没那么高。ABPI<0.54时敏感性仅为43%而特异性>95%。如果仅有一条患肢那么

表29.1 特殊病史和检查对髂动脉内纤维化的诊断准确性

检验变量	敏感性	特异性	阳性预测值	阴性预测值	下肢检测数量	阳性似然比	阴性似然比
5分钟内休息后症状消失	0.97	0.29	0.70	0.83	92	1.36	0.10
>3个肌肉有症状(共6个)	0.48	0.94	0.93	0.52	92	8.0	0.55
股动脉杂音(屈髋)	0.76	0.65	0.79	0.61	92	2.17	0.37
股动脉杂音(伸髋)	0.36	0.94	0.91	0.46	92	6.0	0.68
正常的背部活动能力	0.91	0.29	0.69	0.67	92	1.28	0.31

在两下肢间踝关节处动脉受压差异>23mmHg时辨别血管问题致病的敏感性为73%,特异性为95%[34]。这些结果是通过测量屈髋时的ABPI得到的,还有上、下肢不在同一水平面则需要校正流体力学值的差异。

多普勒超声检测峰值血流速度对于内纤维化狭窄的诊断具有高度特异性的。大幅度动作更能识别这种差异(如屈髋、腰肌收缩或锻炼),可用来辨别动脉扭曲及血管内病变[34,38,39]。

对于高度怀疑髂动脉内纤维化的患者,多普勒超声诊断血管内病变的敏感性可达86%[43]。考虑到超声的限制,磁共振造影(髋关节伸展和屈曲的MRA)和CTA目前用于在一些髂动脉血流的受限的术前细节评估,这对确定手术方案很必要[38,39]。

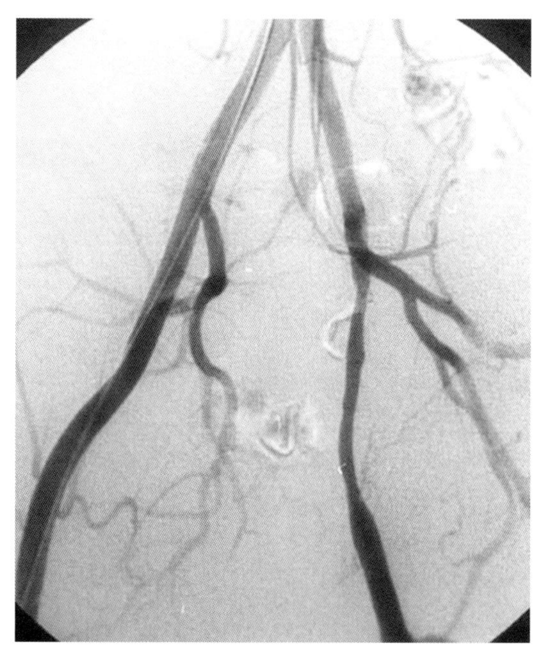

图29.6 左侧髂外动脉内膜纤维化造影。左侧髂外动脉显示管腔狭窄。和此图相比,通常情况下该病的管腔改变很轻微,造影通常显示管腔正常。

同时数字减影血管造影(DSA)一直被认为是动脉粥样硬化所致血流受限的诊断金标准,它对内纤维化的诊断地位目前仍不清楚(图29.6)。其诊断血管内病变的精确度在不同的报道差异很大[33,44]。它还可以测量任何被认为是血管内纤维化的动脉段的压力梯度。这种压力梯度在静息状态下可能不存在,但通常在动脉内注射血管扩张剂后变得相当明显。

髂动脉内纤维化及髂动脉扭曲的处理

在进行任何手术干预之前,应采取保守措施,业余运动员应考虑改用一项不涉及极端髋关节屈曲的运动。动脉粥样硬化的危险因素应按照标准指南处理。

应当建议自行车运动员减少自行车锻炼时间,升高车把及前移坐垫来减少屈髋。然而,这些基本措施往往不能缓解症状,尽管其对业余自行车手来说可能是可以接受的,但对专业运动员来说可能不现实。

在大多数患者中此病的自然病程常常是随着锻炼而症状加重。有限的证据表明,当大强度训练停止时,纤维内皮损伤可能会稳定(但不会消退)。对于有丧失行为能力的症状或希望继续积极活动的患者,手术很可能是必要的。

血管成形术治疗髂动脉内纤维化效果有限。小部分案例报道已经证实这些患者在术后短期可有良好功能性预后,但所有患者在短期内均发生症状复发[45]。

腔内支架置入术似乎也不是治疗动脉内纤维化的合适选择，因为这种情况所固有的机械力可能会导致支架移位或骨折。支架也可能导致内膜增生。

当缺乏可靠的腔内技术时，开放手术仍然是主要治疗方式。一般来说，当动脉只存在简单的扭曲且没有内纤维化造成的狭窄或者狭窄非常轻微时，可以考虑扭曲动脉的简单松解。如果有更严重的动脉内病变或血管延长，动脉松解仅能作为正常的髂动脉重建的辅助手段。

当存在纤维狭窄但动脉长度在正常范围时，常常采用更传统的动脉内膜剥脱术（也可称为动脉纤维内膜剥脱术）。虽然有使用直接缝合和合成物补片缝合成形的报道，但大多数人群采用静脉补片成形术行动脉缝合[46]。应尽可能地避免合成移植物。这种手术通常通过一个Rutherford-Morrison切口的腹膜外路径来完成，然而近来的案例报道证实可以通过腔镜来充分处理髂外动脉（图29.7）[47]。仔细的术前影像评估是必要的，因为纤维内段有时延伸到腹股沟韧带下，进入股总动脉，需要切开腹股沟。

一些作者倾向于完全切除狭窄段，然后用自体大隐静脉移植物替代。然而，为了获得足够的血流，可能需要静脉片移植物。其他人描述了在大隐静脉太小的情况下使用聚四氟乙烯移植物，但没有足够的数据来评估这些技术的持久性。

髂动脉内纤维化及髂动脉扭曲的预后

尽管大多数作者没有报道关于髂动脉内纤维化术后的长期随访结果，Chevalier医师及其团队（里昂，法国）展示了他们对300例运动员诊治经验及随访资料。在有症状的运动员中，68%采用动脉内膜剥脱术，31%采用旁路手术，1%采用动脉成形术。

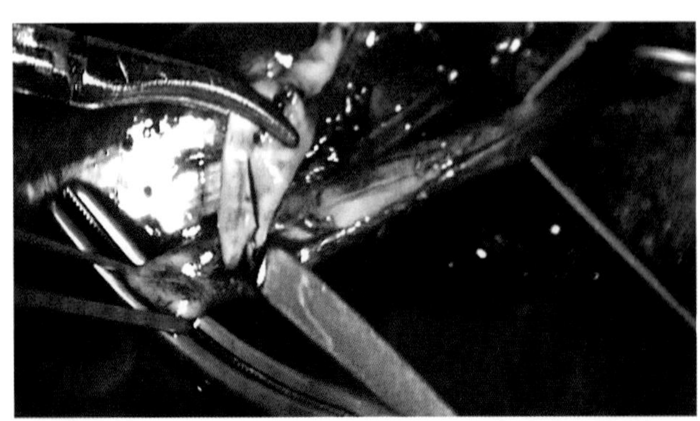

图29.7 髂外动脉内膜纤维化行腹腔镜下内膜剥脱术。

虽然没有分别报道每种手术的预后，少于3%的患者存在并发症（尽管并发症的严重程度也不清楚）。重返运动场的平均时间为2.84个月，99%的患者在随访的53个月内重返运动场。Bender最近发表了关于动脉内膜剥脱及静脉补片的研究。在平均随访时间29个月内78%的患者没有症状复发或仅有不影响高级别比赛的轻微症状[48]。一例患者因为围术期出血要求二次手术，没有其他的严重并发症发生。

动脉内膜剥脱术及补片成形的预后优于动脉松解术。一组23例患者在行动脉松解后随访9个月，所有的患者主观上认为症状缓解，12例患者（52%）没有症状复发。然而8名运动员（35%）不是完全没有症状，但是能以发病前的竞赛级别重新开始比赛，3例患者的恢复并不足以让他们重返竞赛。

（曾彦彰 译 袁丁 审校）

参考文献

1. Weinberg I and Jaff MR. (2012). Nonatherosclerotic arterial disorders of the lower extremities. *Circulation*, **126**(2), 213–22.
2. Atkins HJ, Key JA. (1947). A case of myxomatous tumour arising in the adventitia of the left external iliac artery; case report. *British Journal of Surgery*, **34**:426.
3. Levien LJ and Benn CA. (1998). Adventitial cystic disease: a unifying hypothesis. *Journal of Vascular Surgery*, **28**(2), 193–205.
4. Inoue Y, Iwai T, Ohashi K, et al. (1992). A case of popliteal cystic degeneration with pathological considerations. *Annals of Vascular Surgery*, **6**(6), 525–9.
5. Holden A, Merrilees S, Mitchell N, and Hill A. (2008). Magnetic resonance imaging of popliteal artery pathologies. *European Journal of Radiology*, **67**(1), 159–68.
6. Lossef SV, Rajan S, Calcagno D, Jelinger E, Patt R, and Barth KH. (1992). Spontaneous rupture of an adventitial cyst of the popliteal artery: confirmation with MR imaging. *Journal of Vascular and Intervention Radiology*, **3**(1), 95–7.
7. Sieunarine K, Lawrence-Brown MM, and Kelsey P. (1991). Adventitial cystic disease of the popliteal artery: early recurrence after CT guided percutaneous aspiration. *Journal of Cardiovascular Surgery (Torino)*, **32**(5), 702–4.
8. Fox RL, Kahn M, Adler J, et al. (1985). Adventitial cystic disease of the popliteal artery: failure of percutaneous transluminal angioplasty as a therapeutic modality. *Journal of Vascular Surgery*, **2**(3), 464–7.
9. Flanigan DP, Burnham SJ, Goodreau JJ, and Bergan JJ. (1979). Summary of cases of adventitial cystic disease of the popliteal artery. *Annals of Surgery*, **189**(2), 165–75.
10. Tsolakis IA, Walvatne CS, and Caldwell MD. (1998). Cystic adventitial disease of the popliteal artery: diagnosis and treatment. *European Journal of Vascular and Endovascular Surgery*, **15**(3), 188–94.
11. Pillai J, Levien LJ, Haagensen M, Candy G, Cluver MD, and Veller MG. (2008). Assessment of the medial head of the gastrocnemius muscle in functional compression of the popliteal artery. *Journal of Vascular Surgery*, **48**(5), 1189–96.
12. Levien LJ. (2003). Popliteal artery entrapment syndrome. *Seminars in Vascular Surgery*, **16**(3), 223–31.
13. Casscells SW, Fellows B, and Axe MJ. (1983). Another young athlete with intermittent claudication. A case report. *American Journal of Sports Medicine*, **11**(3), 180–2.
14. Sinha S, Houghton J, Holt PJ, Thompson MM, Loftus IM, and Hinchliffe RJ. (2012). Popliteal entrapment syndrome. *Journal of Vascular Surgery*, **55**(1), 252–62.
15. Turnipseed WD. (2009). Functional popliteal artery entrapment

syndrome: a poorly understood and often missed diagnosis that is frequently mistreated. *Journal of Vascular Surgery*, **49**(5), 1189–95.

16. di Marzo L, Cavallaro A, Mingoli A, Sapienza P, Tedesco M, and Stipa S. (1997). Popliteal artery entrapment syndrome: the role of early diagnosis and treatment. *Surgery*, **122**(1), 26–31.
17. Rignault DP, Pailler JL, and Lunel F. (1985). The 'functional' popliteal entrapment syndrome. *International Angiology*, **4**(3), 341–3.
18. Erdoes LS, Devine JJ, Bernhard VM, Baker MR, Berman SS, and Hunter GC. (1994). Popliteal vascular compression in a normal population. *Journal of Vascular Surgery*, **20**(6), 978–86.
19. Hoffmann U, Vetter J, Rainoni L, Leu AJ, and Bollinger A. (1997). Popliteal artery compression and force of active plantar flexion in young healthy volunteers. *Journal of Vascular Surgery*, **26**(2), 281–7.
20. de Almeida MJ, Bonetti Yoshida W, et al. (2004). Extrinsic compression of popliteal artery in asymptomatic athlete and non-athlete individuals. A comparative study using duplex scan (color duplex sonography). *International Angiology*, **23**(3), 218–29.
21. Greenwood LH, Yrizarry JM, and Hallett JW Jr. (1986). Popliteal artery entrapment: importance of the stress runoff for diagnosis. *Cardiovascular and Intervention Radiology*, **9**(2), 93–9.
22. Lambert AW and Wilkins DC. (1998). Popliteal artery entrapment syndrome: collaborative experience of the Joint Vascular Research Group. *British Journal of Surgery*, **85**(10), 1367–8.
23. Ring DH, Jr, Haines GA, and Miller DL. (1999). Popliteal artery entrapment syndrome: arteriographic findings and thrombolytic therapy. Journal of Vascular and Intervention Radiology, **10**(6), 713–21.
24. Ozkan U, Oğuzkurt L, Tercan F, and Pourbagher A. (2008). MRI and DSA findings in popliteal artery entrapment syndrome. *Diagnostic Intervention Radiology*, **14**(2), 106–1.
25. Mastaglia FL. (2000). Tibial nerve entrapment in the popliteal fossa. *Muscle and Nerve*, **23**(12), 1883–6.
26. Akkersdijk WL, de Ruyter JW, Lapham R, Mali W, and Eikelboom BC. (1995). Colour duplex ultrasonographic imaging and provocation of popliteal artery compression. *European Journal of Vascular and Endovascular Surgery*, **10**(3), 342–5.
27. Deshpande A and Denton M. (1998). Functional popliteal entrapment syndrome. *Australian and New Zealand Journal of Surgery*, **68**(9), 660–3.
28. Turnipseed WD and Pozniak M. (1992). Popliteal entrapment as a result of neurovascular compression by the soleus and plantaris muscles. *Journal of Vascular Surgery*, **15**(2), 285–93.
29. Greebe J. (1977). Congenital anomalies of the iliofemoral artery. *Journal of Cardiovascular Surgery (Torino)*, **18**(3), 317–23.
30. Martin KW, Hyde GL, McCready RA, and Hull DA. (1986). Sciatic artery aneurysms: report of three cases and review of the literature. *Journal of Vascular Surgery*, **4**(4), 365–71.
31. Williams LR, Flanigan DP, O'Connor RJ, and Schuler JJ. (1983). Persistent sciatic artery. Clinical aspects and operative management. *American Journal of Surgery*, **145**(5), 687–93.
32. Feugier P and Chevalier JM. (2004). Endofibrosis of the iliac arteries: an underestimated problem. *Acta Chirugia Belgica*, **104**(6), 635–40 [Review].
33. Alimi YS, Accrocca F, Barthèlemy P, Hartung O, Dubuc M, and Boufi M. (2004). Comparison between duplex scanning and angiographic findings in the evaluation of functional iliac obstruction in top endurance athletes. *European Journal of Vascular and Endovascular Surgery*, **28**(5), 513–19.
34. Schep G, Bender MH, Schmikli SL, et al. (2002). Recognising vascular causes of leg complaints in endurance athletes. Part 2: the value of patient history, physical examination, cycling exercise test and echo-Doppler examination. *International Journal of Sports Medicine*, **23**(5), 322–8.
35. Chevalier JM, Enon B, Walder J, et al. (1986). Endofibrosis of the external iliac artery in bicycle racers: an unrecognized pathological state. *Annals of Vascular Surgery*, **1**(3), 297–303.
36. Rousselet MC, Saint-Andre JP, L'Hoste P, Enon B, Megret A, and Chevalier JM. (1990). Stenotic intimal thickening of the external iliac artery in competition cyclists. *Human Pathology*, **21**(5), 524–9.
37. Peach G, Schep G, Palfreeman R, Beard JD, Thompson MM, and Hinchliffe RJ. (2012). Endofibrosis and kinking of the iliac arteries in athletes: a systematic review. *European Journal of Vascular and Endovascular Surgery*, **43**(2), 208–17.
38. Schep G, Bender MH, Schmikli SL, and Wijn PF. (2001). Color Doppler used to detect kinking and intravascular lesions in the iliac arteries in endurance athletes with claudication. *European Journal of Ultrasound*, **14**(2–3), 129–40.
39. Schep G, Kaandorp DW, Bender MH, Weerdenburg H, van Engeland S, and Wijn PF. (2001). Magnetic resonance angiography used to detect kinking in the iliac arteries in endurance athletes with claudication. *Physiological Measurement*, **22**(3), 475–87.
40. Fernández-García B, Alvarez Fernández J, Vega García F, et al. (2002). Diagnosing external iliac endofibrosis by postexercise ankle to arm index in cyclists. *Medicine & Science in Sports & Exercise*, **34**(2), 222–7.
41. Taylor AJ and George KP. (2001). Ankle to brachial pressure index in normal subjects and trained cyclists with exercise-induced leg pain. *Medicine & Science in Sports & Exercise*, **33**(11), 1862–7.
42. Abraham P, Bickert S, Vielle B, Chevalier JM, and Saumet JL. (2001). Pressure measurements at rest and after heavy exercise to detect moderate arterial lesions in athletes. *Journal of Vascular Surgery*, **33**(4), 721–7.
43. Abraham P, Leftheriotis G, Bourre Y, Chevalier JM, and Saumet JL. Echography of external iliac artery endofibrosis in cyclists. *American Journal of Sports Medicine*, **21**(6), 861–3.
44. Vink A, Bender MH, Schep G, et al. (2008). Histopathological comparison between endofibrosis of the high-performance cyclist and atherosclerosis in the external iliac artery *Journal of Vascular Surgery*, **48**(6), 1458–63.
45. Wijesinghe LD, Coughlin PA, Robertson I, Kessel D, Kent PJ, and Kester RC. (2001). Cyclist's iliac syndrome: temporary relief by balloon angioplasty. *British Journal of Sports Medicine*, **35**(1), 70–1.
46. Korsten-Reck U, Röcker K, Schmidt-Trucksäss A, et al. (2007). External iliac artery occlusion in a young female cyclist. *Journal of Sports Medicine and Physical Fitness*, **47**(1), 91–5.
47. Howard AQ, Sinha S, Peach G, Hinchliffe RJ. (2013). Minimally invasive surgical repair of iliac artery endofibrosis. *Journal of Vascular Surgery*, **58**:1657–60.
48. Bender MH, Schep G, Bouts SW, Backx FJ, and Moll FL. (2012). Endurance athletes with intermittent claudication caused by iliac artery stenosis treated by endarterectomy with vein patch—short- and mid-term results. *European Journal of Vascular and Endovascular Surgery*, **43**(4), 472–7.

第30章

糖尿病足

Robert J. Hinchliffe

糖尿病足简介

全球糖尿病(DM)患病率急剧上升，导致糖尿病相关并发症不可避免地相应上升。在2011年，全世界约有3.66亿成年人患有糖尿病，预计到2030年这一数字将上升至5.52亿[1]。截肢是糖尿病的一种可预防的并发症，糖尿病截肢患者中85%是因为足部溃疡。尽管有证据表明由多学科护理产生的有针对性的干预措施可以减少截肢的概率，但迄今为止进展缓慢[2]。虽然在没有糖尿病的老龄化人口中截肢的例数和发病率下降，但在某些国家2型糖尿病患者的死亡人数仍有上升[3]。在《圣文森特宣言》发表20年后，试图实现将糖尿病患者下肢截肢次数减半的5年目标宣告失败[4]。

血管外科医生应熟悉影响糖尿病患者下肢预后的各种疾病，并了解其治疗方法。大多数糖尿病和糖尿病足病变患者都有周围动脉疾病(PAD)，而那些没有PAD的患者通常患有微血管疾病。伴有下肢血管病变的患者则需要手术，因此，血管外科医生是管理糖尿病患者跨学科团队的关键成员。

在糖尿病患者中找出伴有外周血管病变的人群对于伴有或不伴有溃疡的患者都很重要。在肢体远端完好的患者中，PAD是未来发生溃疡的重要危险因素。EURODIALE研究显示，患有PAD的下肢溃疡患者比无PAD患者的生存及肢体相关预后差(溃疡愈合率69%对84%，下肢截肢率8%对2%，死亡率9%对3%)。

较多协会或组织已经承认了糖尿病足对患者身体的影响，并已经发表了基于循证的指南去试图减轻疾病的负担。这些组织包括糖尿病足国际工作组、欧洲血管和腔内血管手术学会、美国传染病学会、英国国家健康与临床卓越研究所等。

足部溃疡

足部病变和足部溃疡具有高并发症率和高死亡率，并且是糖尿病患者最常见的住院原因。在85%以上的病例中，溃疡的发生意味着截肢，尽管大多数溃疡(70%)会在及时和专业的护理下愈合。糖尿病患者足部溃疡的终身风险在15%~25%，年发生率约为2%。糖尿病患者经历下肢截肢的风险约为非糖尿病患者的23倍，国家糖尿病审计局估计，英格兰和威尔士每10 000例糖尿病患者中有7例在2008—2009年接受一次下肢截肢。在2010—2011年，英国和威尔士的国家卫生服务机构共有72 459人因糖尿病相关足部并发症入院，由此产生的费用估计在6.39亿~6.62亿英镑(1英镑≈8.9元)。

足溃疡大多是由鞋子不合适或异物反应，导致组织缺损造成的，虽然如此，但足部溃疡的病因通常涉及多种致病因素的复杂相互作用。

神经病变

神经病变在足部溃疡发展中起着关键作用，其发生、发展与血糖控制不佳有关。神经病变可导致生物力学、毛细血管血流量、氧气输送、体液灌注和炎症反应的改变。这些过程使糖尿病患者足部丧失了保护性感觉从而更易受组织损伤和感染影响。

感觉性神经病变通常是从近端肢体向远端呈

"手套和袜套样"分布。感觉性神经病变可以通过许多以振动感知阈值(VPT)作为金标准的测试来识别。然而,10G单股丝线测试和Ipswich触摸试验是检测神经病变的有用但非专业筛选工具[11]。有些患者会出现神经性疼痛,这种疼痛本质上是典型的烧灼感,并且在走路时可能会加剧。普瑞巴林/加巴喷丁三环类抗抑郁药和度洛西汀均已显示对神经性疼痛治疗有效。对于某些患者而言,疼痛程度很剧烈。

运动性神经病变导致足部固有肌肉无力从而导致爪状足。随着时间的推移,爪状足迫使保护性脂肪垫向远侧移位覆盖在跖骨头上。由于压力增加,易产生足茧。患者可能会主诉有在弹珠上行走的感觉,可能由跖骨头暴露导致。因此,跖骨头是神经病变患者溃疡的常见部位。

糖尿病患者足部经常有干燥温暖的感觉,这是由影响调控泌汗及血管舒缩功能的自主神经病变所致。由极度干燥皮肤导致的裂缝或破口是微生物进入和感染的入口。神经病变对血管舒缩功能的影响是增加动静脉血液从皮肤和附件结构分流,因此皮肤的营养血液供应减少,天然屏障进一步受损(图30.1)。

一旦皮肤屏障遭到破坏,糖尿病患者预防感染的能力就会下降。高血糖和糖尿病对机体存在多种负面作用,包括对固有免疫系统和白细胞迁移的影响。

足部溃疡的分布是可变的。跖部神经性溃疡很常见,尤其是在跖骨头下方。溃疡还易发生在手指

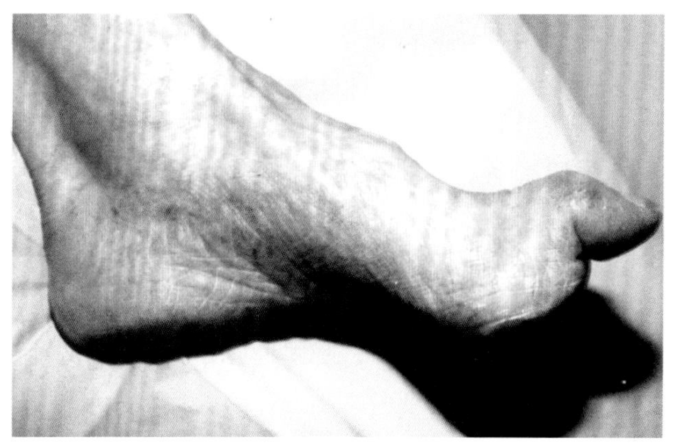

图30.1 神经病变糖尿病足。注意:干燥皮肤(自主神经病变)和与小肌群萎缩相关的足掌异常形态。

的背部和其他受压的区域,例如,在医院中不慎压迫的部位或穿着过紧弹力袜的患者足踝周围。对于长期卧床并且特别难以治疗的住院患者而言,足后跟溃疡较为常见并容易进展。

发生足部溃疡高风险的患者可通过表30.1识别。发展为溃疡的最高风险因素是足溃疡史。40%的患者会在足趾溃疡治愈的1年内再发溃疡。

PAD是糖尿病患者发生溃疡和截肢的独立危险因素。在超过50%的糖尿病足溃疡患者中存在PAD,这一比例也在不断攀升[12,13]。和没有PAD的患者相比,有PAD的糖尿病足溃疡患者更不容易愈合,且更容易发生截肢。因此,在糖尿病足溃疡患者中发现合并PAD的患者尤为重要。其他重要的危险因素包括足趾形变及外周神经病变。

因此,许多国家及国际指南指出在人群筛查项

表30.1 不同分级系统中预测糖尿病足溃疡的指标

分级系统	指标					
	糖尿病神经病变	下肢动脉闭塞	足部异型	溃疡史	截肢史	视力受损
UTFRS[95]	√		√	√	√	
IWGDF[96]	√	√	√	√	√	
SIGN[97]	√	√	√	√	√	√
ADA[98]	√	√	√	√	√	
Boyko等[99]	√			√	√	√

UTFRS,得克萨斯大学足部风险分级;IWGDF,糖尿病足国际工作组;SIGN,英格兰校际指南网络;ADA,美国糖尿病协会。
Adapted from Monteiro-Soares M et al., Risk stratification systems for diabetic foot ulcers: a systematic review, Diabetologia, Volume 54, pp.1190-9, Copyright © 2014 Diabetologia, with kind permission from Springer Science and Business Media. Source: data from Lepantalo M et al. 2011[46]; Lipsky BA et al. 2004[47]; Lipsky BA et al. 201148; Manzi M et al. 2009[49]; and McPhee JT et al., 2013[50].

目能预防足部溃疡及截肢。最近，来自苏格兰的数据显示包含筛查、患者教育和二级保健改善可以显著降低截肢率。然而，尽管通过风险分层有可能确定高风险患者，但没有数据能够绝对确定筛查能够减少溃疡和截肢率[14]。在苏格兰，对初级保健者进行筛查时，使用尼龙单丝试验或足背动脉检查鉴定神经病或PAD可成功识别低风险人群。根据SIGN(完整脉搏、感觉、无足畸形、无溃疡史)定义的标准，69%的糖尿病患者被归类为低风险，并且在2.4年后有99.7%的患者溃疡痊愈[15]。

溃疡评分系统

溃疡是一种病因广泛的异质性病理组织。在任何一个患者或人群中，一种或多种病因(包括PAD)可能占主导地位。这种疾病临床表现的变异导致了对比研究的缺乏，致使缺少指导最佳临床管理的证据[16]。

许多评分系统可以用于糖尿病足溃疡的分类，以帮助临床医生和研究人员对患者进行日常评估和管理，或者开发和评估新疗法。先前被多次使用的Te Wagner系统已被临床上得到更多认可的工具所取代，如得克萨斯大学、SINBAD和PEDIS评分系统。已验证的评分系统显示溃疡大小，深度和位置，以及感染和缺血与溃疡愈合显著相关[17]。有研究显示坦桑尼亚人群的外周动脉疾病负荷较欧洲人更重，反映调查评分系统对所研究人群选择的重要性。虽然大多数评分系统包含了合并PAD(足背动脉不可扪及)作为预后因素，但只有PEDIS系统客观评估了那些合并PAD患者的缺血严重程度[趾压，踝关节:肱压指数(ABPI)或$TcPO_2$]。这些评分系统都没有告知临床医生关于PAD患者血运重建的必要性。

评分的选择也可能受到环境的影响，从临床实践到审计或研究，以及初级、二级或三级护理机构。尽管简化数据与对结果预测的准确性和特异性减弱相关，但在临床中仍可通过对二分类变量的线性求和应用一些简单评分。更详细的评分在结局预测中具有更好的特异性，但可能相比于临床应用更适用于审计和研究。详细的评分系统能有效比较来自不同糖尿病足部中心的数据，而简单评分系统可用于临床实践，总之评分系统的选择应根据研究人群决定。

糖尿病中的PAD

与普通人群相比，PAD在糖尿病患者中更常见，其是心血管发病率和死亡率的独立预测因子[18]。在一项大型研究中，与糖尿病患者发生PAD独立相关的因素是吸烟、冠心病(CHD)、高纤溶酶原、颈动脉内膜中层厚度(IMT)和胰岛素治疗[19]。

由于存在神经病变和累及血管的解剖分布，跛行在糖尿病患者中并不常见。因此许多患者仍无症状。在糖尿病患者中的PAD自然病史似乎进展更快，更有可能进展为肢体重度缺血[20]。

糖尿病患者的PAD有一些重要特征，使其更难治疗。动脉粥样硬化病变在胫动脉中是多节段的，尤其是长期闭塞的比例很高[21]。多支血管受累和大面积动脉钙化的倾向增加了血运重建手术的技术挑战。相比之下，腓动脉和足背动脉病变似乎相对少见(图30.2)。

肢体重症缺血(CLI)常常用于PAD文献中，但对于糖尿病患者可能并不特别相关。关于TASC Ⅱ共识表明CLI这一术语应该用于所有慢性缺血性休息疼痛患者，可归因于客观证实的动脉闭塞性疾病的溃疡或坏疽，并规定$TcPO_2$<30 mmHg来诊断重症缺血肢体[22]。然而，溃疡或坏疽通常是糖尿病患者中几种相互作用因素的结果，其中神经病变在大多数患者中与不同程度的PAD结合起着重要作用，因此，在文献报道中可能存在混淆。

微血管功能受损

糖尿病患者的微循环一度被认为与小动脉水平的血管闭塞性病变相关。而LoGerfo等人的后续工作表明并非如此，没有证据表明有特定糖尿病相关的小动脉或毛细血管闭塞性的“小血管”疾病。

糖尿病患者中的微循环障碍通常可在神经病变，视网膜病变和肾病中体现出来。这些经典的糖尿病微血管并发症与内皮功能障碍有关。微循环改变包括毛细血管基底膜增厚和毛细血管尺寸缩小，这些变化可能导致更多的患者因白细胞向组织中迁移能力减弱而发生感染。

微循环是复杂的，我们对其的理解也持续在发生变化。然而，有一些关键因素对于足部并发症的发展至关重要。神经病变与微循环之间有明确的相互关系。实质上，糖尿病足更贴近于功能性缺血模式，因为血管壁无法因压力变化而增加血液量。正常内皮功能血管舒张反应在糖尿病患者中发生改变，尤其在患有神经病变的患者中。内皮源性一氧化氮的减少和乙酰胆碱无序反应在功能障碍中起着核心作用。糖尿病患者的内皮功能障碍可以通过检查对乙酰胆碱（内皮依赖性应答）和硝普钠（内皮依赖性应答）的血管舒张反应来测量，并且与上肢相比，下肢总是更严重。

大多数糖尿病患者（即使在明显健康的情况下）自身调节也受到损害，导致血液从营养毛细血管分流出去，血管渗透性增加。糖尿病患者站立时由于自主神经病变（失去正常的动静脉分流反射）而丧失血管收缩能力。站立时血液流向皮肤的血量仍然很高（而在正常患者中，血液流量减少到约20%）。这些因素的组合导致外渗，毛细血管损伤和神经水肿的循环，进一步导致组织损伤。

动脉壁钙化在糖尿病患者中很常见，尤其是那些伴有肾衰竭的患者。钙化通常在动脉中膜中发生（Monckeberg中膜硬化）。其可能会导致假性高血压（ABPI），并可能会干扰远端灌注。动脉壁无法扩张，导致远端血流紊乱，并在需要血流灌注时显著减少血流量。静息时，血管在收缩期无法弹性回缩，导致流向微血管血液变多。此外，钙化增加了进行血管成形术，腔内手术和血管旁路手术（阻断和吻合）的技术难度。

血运重建被证实能改善内皮功能，但已丧失的功能并不能完全挽回。

在糖尿病患者中还有许多其他流变学问题需要考虑。可能由于糖化的直接作用导致毛细血管内的压力增加，糖尿病患者的红细胞表现出不同的变形能力和毛细血管内形状改变的能力。白细胞似乎在糖尿病中也有类似的问题。血糖控制不佳可能也与血液浓稠程度增加有关。纤溶酶原和血红蛋白水平升高能显著提升血液浓稠程度，特别对于吸烟者尤为如此。

侧支循环形成

足部溃疡患者的伤口愈合与能否形成有效侧支循环有密切关系。微血管再生对于伤口愈合有不可或缺的作用。而糖尿病患者由于骨髓迁徙至血液中的干细胞数量减少而阻碍了血管再生的进度。

微血管再生能力的受损导致新生毛细血管生成受阻，进一步影响了伤口愈合的进度。最终，微血管再生和动脉侧支循环形成均受损，导致糖尿病足更易罹患PAD。如果由于进展性动脉硬化闭塞症和动脉侧支循环形成受阻而使血液灌注减少，伤口愈合变得严重受损，则灌注恢复至关重要。不幸的是，由于合并PAD的糖尿病足患者中血管病变通常位于肢体远端，缺乏流出道血管，使得旁路手术和（或）腔内干预在大多数患者中可能性较小。

理论上来讲，刺激微血管再生和动脉侧支循环建立是很有前景的新治疗方式，并在下肢重症缺血患者中得以尝试。基于动物实验中的发现，生长因子和细胞因子得到研究者瞩目，但是相关随机对照试验结果并不理想。相比之下，部分小规模研究表明细胞疗法（特别是骨髓发生的单核细胞）可能提高组织灌注，改善肢体缺血，促进溃疡愈合，避免截肢。但是除了一个小型中国研究提示注射迁徙干细胞/祖细胞能改善糖尿病足预后外，以上研究均未关注其在糖尿病足中的疗效[23]。

Angiosome理论

传统理论里，制订血运重建的策略采用的是“最佳血管”理论，流出道血管的选择需要综合考虑技术可行性、疾病特征、旁路所需长度、通路可用性和远端流出道血管的通畅性。TASC Ⅱ建议，对于股骨胫骨旁路手术，不管位置如何，应使用最合适的血管[22]。但是，这并不总能有效保住肢体免受截肢。研究表明，尽管旁路血管通畅，但有多达15%的成功完成旁路手术的缺血性溃疡患者仍需要进行大截肢[24]。因此，人们越来越感兴趣的是特定皮肤区域及其皮下组织受到特定血管支配的血管区（Angiosome）新概念，重建的血流改为供应缺血性溃疡区域的滋养动脉，而不是集中在最适合的靶动脉上[25]。

Taylor和Palmer最初在整形手术中描述了“Angiosome模型”[26]。类似于皮肤区域或肌肉区域的概念，Angiosome是一种三维解剖单位。Angiosome分区是基于特定皮肤区域及其皮下组织受到特定血管支配，每个Angiosome具有特定的滋养动脉。身体可以被分成40个Angiosome，足踝部分为6个（图30.3），

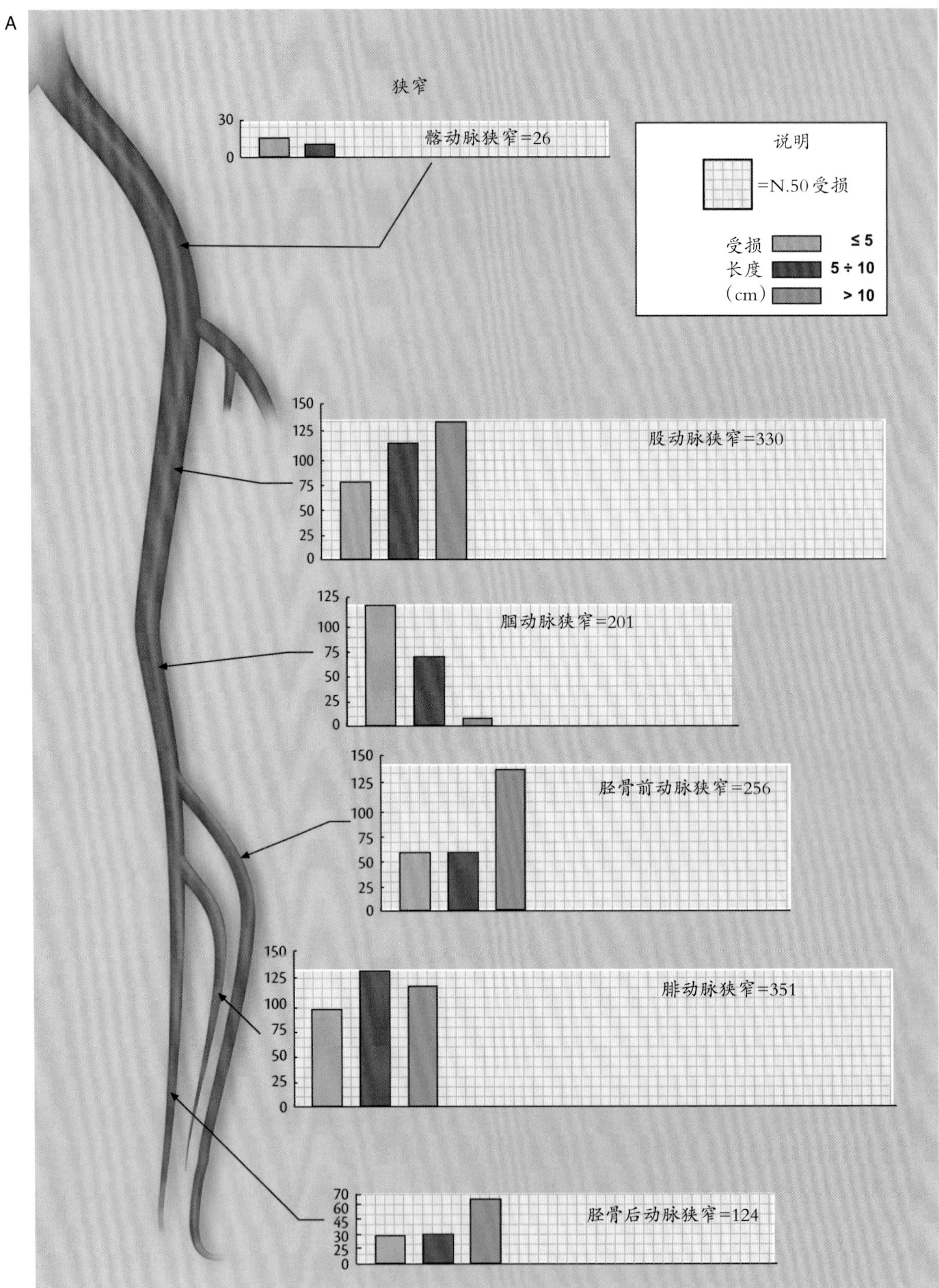

图30.2 糖尿病足患者中PAD累及血管的分布。(A)综合分析417例连续纳入的合并重症下肢缺血的糖尿病患者中的1288处重度狭窄得出的PAD累及血管位置和长度的分布。(B)综合分析417例连续纳入的合并重症下肢缺血的糖尿病患者中的1605处重度狭窄得出的PAD累及血管位置和长度的分布。柱状图的面积对应该段血管被累及的次数。(Reprinted from the European Journal of Vascular and Endovascular Surgery, Volume 33, Issue 4, Graziani L. et al., Vascular involvement in diabetic subjects with ischemic foot ulcer: a new morphologic categorization of disease severity, pp.453-60, Copyright © 2007, with permission from Elsevier, http://www.sciencedirect.com/science/journal/10785884.)(待续)

B

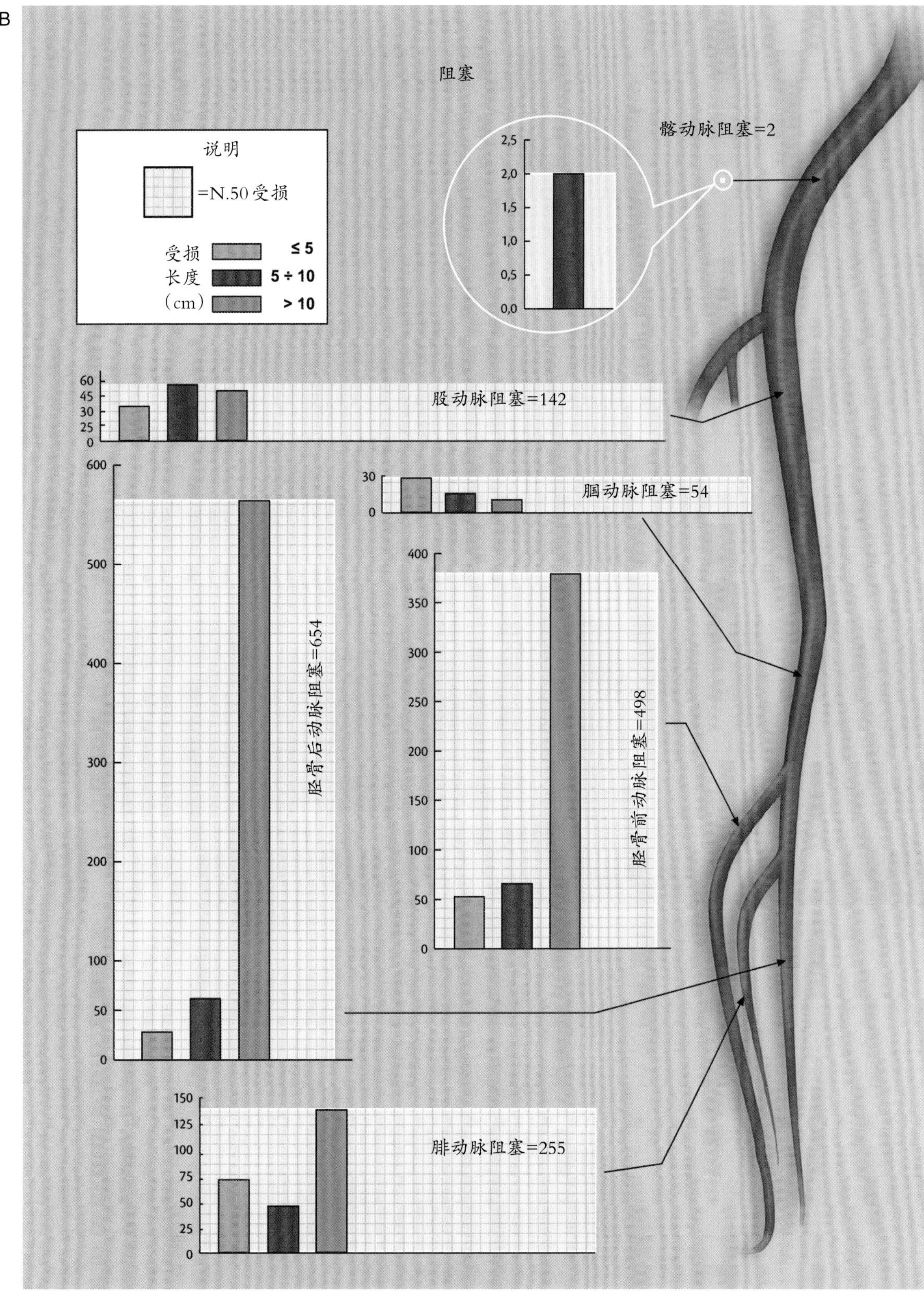
阻塞
说明
=N.50受损
受损 ≤5
长度 5÷10
(cm) >10
髂动脉阻塞=2
2,5
2,0
1,5
1,0
0,5
0,0
股动脉阻塞=142
60
45
30
25
0
腘动脉阻塞=54
30
0
胫骨后动脉阻塞=654
600
500
400
300
200
100
50
0
胫骨前动脉阻塞=498
400
350
300
250
200
150
100
50
0
腓动脉阻塞=255
150
125
100
75
50
25
0

图30.2 （续）

其中一个由胫前动脉(ATA)供血,3个由胫后动脉(PTA)供血,另两个由腓动脉(PA)供血。ATA产生足背动脉,提供足部的前筋膜室和足背。PTA产生了跟骨分支,供应内侧踝和足后跟;内侧足底分支,供应内侧足底;外侧足底分支,供应外侧足底。PA通过外侧跟骨动脉供应外侧足踝和足底跟部,并通过其前部穿支供应前部足踝。

除了特定的供血动脉之外,还有邻近的侧支循环,其划分了每个Angiosome的边界,并允许一个组织区域被多个供血动脉灌注[27]。在滋养动脉狭窄闭塞时这显得尤为重要,因为小型窒息血管和其他较大的动脉形成侧支循环,为对应Angiosome提供血流,并补偿病变的主要供血血管[28,29]。如果无法将滋养动脉血管打通,且该区域无相应侧支循环建立,该区域可能发生缺血坏死[30]。

Varela认为血运重建可能采取以下3种策略之一。首先是直接血运重建一条特定动脉供应相关Angiosome。第二种是通过建立动脉-动脉侧支循环供应特定区域的间接血运重建。第三种同样是一种IR,动脉血管供血动脉仍然闭塞,在这种情况下,愈合将取决于血管组织之间的侧支循环是否最终开放[31]。

虽然Angiosome模型根据整形手术中使用的"第一原理"解剖学方法似乎很具有吸引力,但当应用于外周动脉疾病患者时,尤其是那些患有糖尿病(侧支循环少)的患者,可能存在潜在的问题。和传统血运重建方法相比,支持Angiosome疗法的证据是有限的。

除了Angiosome的滋养动脉,侧支循环和动脉间侧支循环能通过间接滋养促进伤口愈合。Varela认为侧支循环提供的血流同样足以达到Angiosome血管的效果。

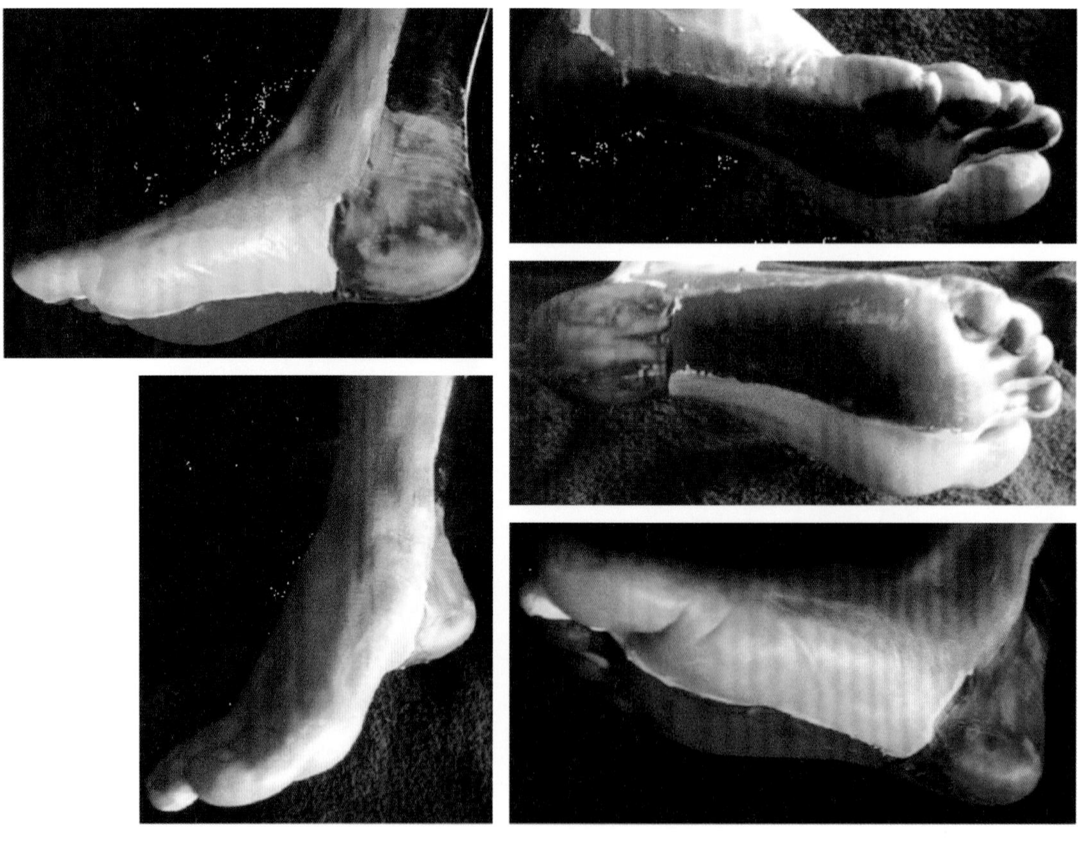

图30.3 足部的6个Angiosome:1个受胫前动脉滋养,2个受腓动脉滋养,3个受胫后动脉滋养。胫前动脉发出足背动脉,供应足背(粉色区域)。胫后动脉发出跟骨分支,供应内踝(黑色)和足后跟(绿色);内侧足底分支,供应内侧足底(黄色);外侧足底分支,供应外侧足底(蓝色)。腓动脉通过外侧跟骨动脉供应外踝和足底跟部(红绿重叠部分),并通过其前部穿支供应前部足踝(粉色)。注意:足跟部受胫后动脉的内侧足底分支和腓动脉的外侧分支双重供应。(Reprinted from Journal of Vascular Surgery, Volume 58, Issue 3, Bauer E. Sumpio et al., Clinical implications of the angiosome model in peripheral vascular disease, p.814, Copyright © 2013, with permission from Elsevier, http://www.sciencedirect.com/science/journal/07415214.)

然而,由于中小动脉血管条件变差,患有糖尿病和终末期肾病的患者形成侧支循环水平差。O'Neal发表了"糖尿病终末动脉闭塞性疾病理论",表明斑块状动脉粥样硬化病变,急性脓毒血栓形成和侧支破坏可能解释了为什么糖尿病足不同区域的灌注可能依赖于特定的滋养动脉[32]。或许,在糖尿病足患者中重建供应缺血性溃疡的滋养动脉更有意义,因为这些患者的侧支循环较少。

从"最佳动脉"理念转向Angiosome模型意味着最适合的滋养动脉可能不是最容易再通的。在难以接近远端病变的情况下,有研究表明经足背动脉逆穿可能适用于膝下腔内血运重建[33],一项研究表明在先前失败的顺穿腔内手术中有96%可通过足背动脉逆穿再次干预成功,其中32%是糖尿病患者[34]。这种新技术虽然具有挑战性,但在腔内血管成形术中可能有一定疗效。

糖尿病患者中PAD的诊断

多种因素的结合导致难以正确识别糖尿病中的PAD。疾病特殊分布和神经病变的存在意味着即使患有严重PAD的患者也经常无症状。糖尿病患者通常存在非典型症状(例如,神经性疼痛并且很少有跛行史)。PAD的临床症状可能被动静脉瘘掩盖,从而在足背部出现明显的静脉。神经病变,中层动脉钙化和水肿妨碍了临床检查,以及大多数非侵入性检查。此外,进行一线糖尿病足护理的医疗保健专业人员通常是全科医生、足病医生、内科医生,而不是血管外科专家。

目前有大量可用于检测PAD的研究工具供血管外科医生或医疗保健专业人员选用。这些工具可以大致分为描绘PAD的解剖分布或评估PAD导致狭窄和(或)闭塞而产生的血流动力学改变的工具。多普勒超声(DUS)等检查可以提供以上两类信息。脉搏触诊、CTA、MRA和DSA能提供关于疾病解剖分布和严重程度的数据。足趾和足踝脉搏压力,足趾:肱压指数(TBPI),ABPI和极点测试(患者仰卧抬高下肢直到多普勒信号消失,抬高的垂直高度与压力相等)能提示疾病产生的血流动力学后果。经皮氧气压力($TcPO_2$)测量可以获得关于特定部位灌注的信息。

以测量肢体或溃疡灌注为代表的检查能有效预测肢体预后,如足趾和足踝脉搏压力和$TcPO_2$能帮助评估溃疡愈合可能,从而指导临床是否进行血运重建。

令人惊讶的是,关于筛选工具在糖尿病中用于鉴定PAD的可行性知之甚少。对于没有溃疡的糖尿病患者,脉搏触诊的统计准确率约为60%,似乎并不受是否存在神经病变的影响,目前尚未有研究记录其在溃疡糖尿病足中的应用。而ABPI检测PAD的敏感性和特异性高度可变(敏感性为29%~100%,特异性为42%~97%)。ABPI的判别能力似乎受足部疾病严重程度的影响(对神经病变和溃疡患者效果最差)。踝关节收缩压在检测PAD方面具有89%的良好特异性,但是在一项阈值设定为<70mmHg的研究中,敏感性仅为30%。当使用80mmHg的阈值时,该筛选测试可以用于预测溃疡愈合,敏感性为70%,特异性为74%。

虽然在无神经病变的患者中,波谱分析拥有高敏感性和特异性(100%,94%),但其识别PAD的特异性在合并神经病变的患者中下降至66%[35]。

足趾压力测量和趾肱指数(使用光电容积描记器或体积描记器应变片)对于糖尿病患者是有用的,因为足趾血管通常不发生钙化,但当足趾压力<30mmHg时预测足部溃疡愈合的敏感性较差(15%~60%),而特异性非常好(90%~97%)。趾臂指数在检测PAD时具有>90%的敏感性和>60%的特异性。目前尚未有研究评估此指数在溃疡患者中的效用。用激光多普勒仪测量趾压可以进一步改善这些结果。已有研究报道皮肤灌注压力与同时使用皮肤灌注压力和足趾压力在预测溃疡愈合方面具有相同的敏感性和特异性[36]。这些检测手段的组合可能增加其预测能力。

经皮氧气和二氧化碳($TcPO_2$和$TcPCO_2$)测量可用于区分相比于血管重建而言,保守治疗获益更多的足部溃疡患者[37]。Ballard等人的前瞻性研究使用<30mmHg的$TcPO_2$作为血管造影的指标并预测血运重建。$TcPO_2$>30mmHg的患者进行局部伤口护理、清创或小截肢。保守治疗组中86%(n=31/36)的患者溃疡愈合或静息痛好转,而血管造影有(n=24)或无血运重建治疗组(n=2)中85%(n=22/26)溃疡愈合或静息痛好转[38]。在需要透析治疗的糖尿病和(或)肾衰竭患者的混合人群中,Yamada证实了使用$TcPO_2$阈值>30mmHg预测溃疡愈合的敏感性和特异性分别为60%和87%[36]。使用TcPO2阈值25mmHg时,Kalani

报告的敏感性和特异性分别为85%和92%，阳性和阴性预测值分别为79%和94%[39]。Faglia对564例糖尿病住院患者的临床肢体缺血研究表明，$TcPO_2$<34mmHg(或无法通过血运重建达到此水平以上的值)预测踝关节以上平面截肢率达10%。而对于$TcPO_2$值在34~40mmHg的患者，血运重建的需要并非十分紧迫。在$TcPO_2$>40mmHg的患者中，截肢概率为3%，从而提示血运重建不是强制性的，而是取决于其他因素，如足部组织缺损、感染、神经病变和水肿的严重程度。Redlich发现ABPI<0.9并不能预测膝下血管腔内干预术后的截肢，但$TcPO_2$>33mmHg能成功预测，即使血管腔内干预不成功。是否进行截肢的两组患者血管成形术前基线$TcPO_2$是无显著差异的。与那些不需要截肢的患者[(22.8±4.3)mmHg至(43.2±3.7)mmHg)]相比，截肢患者的$TcPO_2$无明显增加(18.6±6.1)mmHg[41]。据报道，$TcPO_2$测量值升高可用于更好地预测截肢术后伤口的愈合[42]。$TcPO_2$也可用于选择血运重建失败的患者截肢的合适水平。Padberg等人报道，在$TcPO_2$为30mmHg时，溃疡或截肢伤口愈合的概率约为70%，在$TcPO_2$为40 mmHg时为80%[43]。一项对膝下截肢患者的研究中，$TcPO_2$<35mmHg的患者有60%伤口愈合，而所有$TcPO_2$>35mmHg的膝盖以下截肢患者伤口均愈合。

血运重建

指征

来自EURODIALE研究的数据(一项包含14个经验丰富的欧洲糖尿病足中心的前瞻性研究)表明许多具有PAD临床证据(无足部脉搏和低ABPI)的患者未进行足够的血管成像检查，而考虑进行血运重建的患者更少[45,46]。在严重缺血(ABPI<0.5)的患者中，仅56%的患者进行了合适的血管成像，并且只有43%的接受血管成像检查的重度PAD患者进行了血运重建。对于这些专科中心以外的患者来说，这种情况可能更常见。对EURODIALE数据的回顾性研究表明，没有进行血运重建的原因有多种，包括无须血运重建的伤口自行愈合，因显著并发症而排除血运重建，血管条件不好致使血运重建不可行及外科医生的偏好。

对产生溃疡的肢体进行血运重建的决定是复杂的。除PAD外，多种因素影响糖尿病伤口愈合。如上所述，对于轻度PAD和足够灌注参数(ABPI≥0.6，$TcPO_2$>50mmHg)的患者，应首先采用最佳伤口护理(伤口或溃疡清创术，感染治疗和去除赘生物)并观察6周疗效(图30.4)[47]。对于“最佳药物治疗”的治疗反应为充分灌注提供了良好的指向性。在大溃疡和PAD与感染相结合的患者中，保守治疗的预期结果很差，可能需要更早的血管介入治疗。如果认为PAD导致伤口愈合能力受损，如果患者还能行走，应考虑进行血运重建，但严重虚弱或运动功能受损的患者，以及足部不能修复的患者除外。

由于血管病变位于肢体远端，侧支形成受损和血管钙化，糖尿病患者的血运重建在技术上通常很困难。由国际糖尿病足部工作组收集的19项纳入DFU合并PAD患者的研究数据显示，1年中位保肢率为85%[48]。DFU合并PAD患者中预期5年生存率为50%，经历大截肢的患者2年死亡率上升至50%[49]。合并慢性肾病(CKD)的患者预后更差，CKD的严重程度与血运重建后的不良结局和死亡率相关[50]。

传统意义上来讲，许多血管外科医生并不偏向于在足背动脉弓不完整的糖尿病足患者中进行外科搭桥血运重建。但是有经验的血管外科中心报道了在此类患者中也同样可以达到类似的生存与免截肢生存率[51]，治愈率和溃疡愈合时间相比于完整足背动脉弓患者要更差。

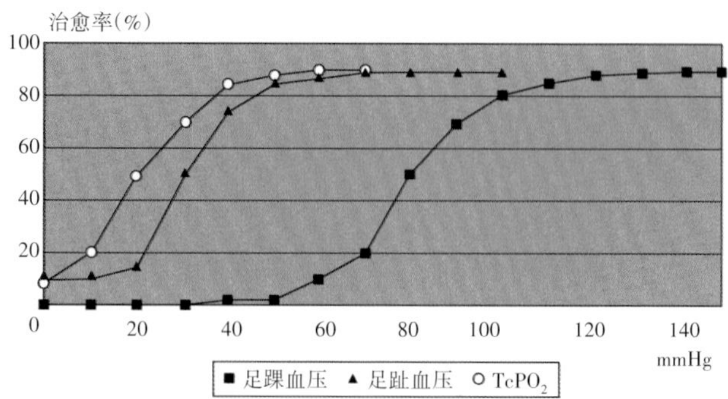

图30.4 足部溃疡愈合和小截肢与踝部血压、足趾血压和$TcPO_2$的关系。(Reproduced with permission from Bakker K et al., Practical guidelines on the management and prevention of the diabetic foot 2011, Diabetes Metabolism Research and Reviews, Volume 28, Supplement 1, pp.225-31, 2012, © Wiley and Sons, Inc. All rights reserved.)

结局

血管外科医生主要关注血运重建手术的通畅性，以及在严重肢体缺血患者中预防截肢并取得无截肢生存。然而，对于糖尿病足溃疡患者，伤口愈合似乎是提高生活质量的关键因素之一[52]。

目前尚未有随机对照试验比较外科血管旁路手术和血管腔内治疗在糖尿病或膝下病变的患者中效果孰优孰劣。但是对于合并缺血性足部溃疡的糖尿病患者而言，血运重建若能成功，两种方式的远期效果无显著差别[48]。更让人惊讶的是，腔内介入治疗和血管旁路术后大截肢率亦无显著差异。这反映了因严重缺血而接受血运重建的患者在结局上因共同的并发症而产生的共性，这些患者大多都因已有的多器官功能受损而较为虚弱，除了严重缺血外还合并足部败血症。

BASIL随机对照试验将重症下肢缺血（静息痛或截肢超过2周）的患者随机接受血管旁路术和腔内血管成形术，结果提示两组患者在健康相馆生活质量和无截肢生存率上无显著差异，尽管并没有对糖尿病患者进行亚组分析且合并糖尿病患者占少数[53]。局部麻醉下进行的血管介入治疗相比于血管旁路术产生的费用更少且风险更低。BASIL试验结果也表明腔内介入治疗拥有更少的短期并发症，并通常作为血运重建的首选。当自体血管可用时，血管旁路术远期通畅率更佳，但对于合并严重并发症、预期寿命少于12个月的患者而言可能不会因此受益。

糖尿病患者中血管病变的远端分布为血管腔内介入治疗和开放外科手术均带来了创新和发展。肢体远端腔内介入治疗和远端血管旁路手术都可取得不错的成功率。同时杂交手术的普及率也越来越高，能有效缩短开放手术时间，而对于开放血管旁路术而言，取得自体静脉一直是首选。

血管旁路术

一项纳入了31项研究的荟萃分析提示膝下腘动脉远端自体静脉旁路术的保肢率高于相应的通畅率[55]。1年和5年的一期通畅率分别为82%和63%，相应的足部保肢率分别为89%和78%。该观察性研究表明，对于糖尿病患者而言，保持长期移植物通畅并非总是必要的，前提是伤口愈合优先于移植物再狭窄。是否使用反向静脉旁路或原位旁路仍然主要由个人偏好、移植物的可用性，以及流入道、流出道和目标血管的选择来决定。目前研究表明两种术式的结果无显著差异。

大隐静脉仍然是移植物选择中的金标准，并且当其直径较小（2.5~3.0mm）时取得了优异的结果[56]。其他有效替代物包括手臂静脉（头静脉和贵要静脉）、小隐静脉、桡动脉和股浅静脉。这些移植物效果不如优质大隐静脉。狭窄的管腔、较薄的管壁和较短的长度增加了手术难度。获取和移植物成型的过程会增加手术持续时间和并发症发生率。使用这些移植物前必须与人工血管和腔内介入治疗相比较，平衡利弊。

管理糖尿病患者的血管外科医生应该熟悉各种旁路移植物。人工血管的成分主要是聚四氟乙烯，当应用于膝下血管旁路术时效果不佳。人工血管相比于自体血管感染风险增加。目前随着人工血管技术的发展，新一代人工血管，如肝素结合或其他与替代抗血栓药物涂层的人工血管逐渐应用于临床，但尚未显著提高通畅性。而其他诸如脐静脉或去细胞化牛输尿管（其可能对感染更有抵抗力）在临床使用中存在其他问题，如瘤样扩张。当应用于膝下血管病变时，大多数血管外科医生倾向于在远端吻合口使用静脉袖套，这使得吻合更容易完成，并且似乎能赋予膝下腘动脉水平更佳的通畅性[57]。CASPAR试验的亚组分析表明，所有接受人工血管移植物手术的患者都会接受双重抗血小板治疗，在不增加出血风险的同时防止移植物再狭窄[58]。

腔内血管成形术

一项关于膝下腔内血管成形术的大型荟萃分析报道，术后1个月和36个月的保肢率和外科手术无显著差异，分别为93%和82%[59]。然而，术后1个月和36个月血管通畅率明显降低，分别为77.4%±4.1%和48.6%±8.0%。

与外科手术一样，干预后可实现伤口愈合，维持长期通畅相对就不那么重要。

Bolia推广了内皮下腔内血管成形术[60]。此技术提供了一种再通长期闭塞血管的解决方案，正适用于糖尿病患者血管条件。关于内皮下血管成形术是否优于经血管腔血管成形术仍存在一些争议，但实际上在一期通畅性方面并没有显著差异。内皮下血管成形术高度依赖术者，需要术者有丰富的经验。

对于经验丰富的外科医生而言，80%的下肢重症缺血患者可以用这种技术成功地进行血运重建[61]。但对于腘动脉远端三分叉血管而言，使用内皮下血管成形术更难以达到令人满意的效果。在报道的病例系列中，只有1/4的闭塞胫前或胫后血管成功完成血管成形[62]。总体而言，当在钙化病变较多的血管(如糖尿病中常见的闭塞病变)中进行内皮下血管成形术似乎导致较差的结果，但对于那些有糖尿病和没有糖尿病的患者而言结果无显著差异[63,64]。偶尔需要辅助技术装置(如穿破内皮返回真腔的装置)在产生内皮下轨道后重新返回真腔[65]。

近年来，越来越多的支架应用于下肢动脉疾病。目前，临床上有多种自膨式裸金属支架，然而结果的数据分析令人失望，因为膝上和膝下部位支架置入没有明确的临床优势。目前支架植入术技术成功率较高，但临床远期数据仍然稀少，现有的远期数据大多提示晚期再闭塞率高，因此不常规推荐其使用[66]。目前，裸金属支架的作用仍有待确定。然而，该支架仍然是一期血管成形术后血管回缩或流量限制性夹层病变的有效辅助手段。

尽管目前腔内血管成形术和支架得到发展，但早期血栓形成和新生内膜增生促使了药涂介入技术的发展，最初由冠脉介入干预引入。这类器械能在血管壁局部应用抗内皮增生药物从而减轻支架内再狭窄。西罗莫司和紫杉醇是免疫抑制剂和抗增殖药物，可以限制血管平滑肌细胞的新内膜生长。这些药物能涂抹在支架或球囊上放置再狭窄。药涂支架最初在冠脉狭窄中应用[67]。尽管如此，药涂支架的应用也因其缺点而受到限制，包括晚期支架内血栓形成，需要延长双重抗血小板治疗和持续性再狭窄[68]。此外，药涂支架中只有15%的支架表面覆盖有涂层，限制了局部药物的有效输送。为了克服这个问题，又引入了药涂球囊，其涂有抗血管内皮增生药物，通过球囊膨胀释放到血管壁，这使得在没有植入永久性异物的情况下应用药物变成可能。其潜在的优点包括向血管壁均匀递送药物，以及支架相关晚期血栓形成风险降低。通过涂层球囊导管输送药物与药涂支架有很大的不同。药涂支架主要通过从聚合物支架涂层缓慢释放低剂量药物，而药涂球囊在第一次与血管壁短暂接触的60秒膨胀期间立即释放大部分药物[69]。然而，抑制细胞增殖的持续时间远远超过细胞实际暴露于药物的时间。

总体而言，目前支持药涂技术能显著提升临床结果的研究仍然有限，其在降低截肢率和提高保肢生存率方面的增效仍然不甚理想。目前，药涂球囊支持证据局限于小规模随机对照试验，研究结果主要提示病变血运重建结果和通畅性有所改善。在将这种昂贵的技术普遍应用于临床前还需更多的证据。

与日俱增的经验和不断更新的技术使得远端肢体和长段动脉病变的血运重建成为可能。从冠脉介入引入的小型号导丝导管及球囊进一步帮助血管外科医师治疗闭塞足背及足底动脉。部分中心目前能通过腔内技术完全重建足背动脉弓[70]。还有的医生能通过足背动脉逆穿重建闭塞膝下血管[71]。尽管这种技术有一定前景和可行性，但是其在促进溃疡愈合及保肢率方面效果仍不确切，在未来几年内这种技术可能会获得一定发展。

足背动脉干预的结果很难去评估，目前的干预指征主要包括：合并糖尿病，下肢动脉病变广泛且有足部溃疡。但是有经验的血管外科医生不论是开放旁路还是腔内介入都能使其达到满意疗效。远端在足踝部的血管旁路术后36个月远期保肢率为71%，一期通畅率为53%。相比之下，经验丰富的中心报道的足背动脉腔内介入治疗远期一期通畅率为50%[72]。

血运重建的趋势和结果

国家数据的趋势表明，使用血管腔内方法血运重建的患者比例正在增加。来自英格兰2002—2006年的研究数据表明，接受肢体远端血管旁路手术的患者数量明显减少[73]。相比之下，接受股-腘动脉旁路术的患者比例保持稳定。

下肢血管旁路手术后的临床结果似乎与医院完成该类手术的经验有关。数量-结果关系似乎不如其他血管手术显著，可能在一定程度上与下肢缺血患者异质性较大有关[74]。运用跨学科的方法来管理下肢缺血和糖尿病是一个明智的选择，且现有研究数据支持多学科背景下产生更好的结果。

来自美国全国性大样本的数据表明，即使应用血管腔内介入技术，仍存在显著死亡率。胫腓干腔内介入治疗后，30天的死亡率为6.7%，30天截肢率为23.8%[75]。这些数据强调了术前患者的评估和选择，加强跨学科联系和改进手术技术培训等工作的重要性。

接受血管旁路术的患者住院期间出现并发症的风险很高,但在出院后仍然存在并发症的高风险。几乎1/4的患者会再入院治疗手术相关并发症[76]。这些研究数据强调需要改进护理策略,包括与初级护理和出院后护理计划的衔接。

溃疡伤口管理

目前鲜有发表研究支持在DFU中使用局部干预,但是可以从现有文献中获得一些指导足部护理的原则[77]。神经性溃疡早期管理的基础是减少创面压力,可通过穿着合脚的鞋,辅助活动装置,或者全接触石膏(TCC)。合脚的鞋类和辅助活动装置的功效取决于患者的依从性,可能是因为这个原因,TCC在随机对照试验中表现出优异的结果,并且被国际糖尿病足工作组(IWGDF)推荐为首选治疗[78,79]。目前尚未发现TCC会增加跌倒风险。尽管如此,仍有证据表明,许多患者在日常临床实践中没有接受TCC。在EURODIALE研究中,约600例跖底足溃疡患者中仅18%使用TCC治疗[45,46]。

愈伤组织形成会增加伤口的压力并影响溃疡愈合,相应清创应由经过培训的足科医生定期进行。有证据表明,去除老茧有助于减少足底压力,尽管这一结论在随机试验中尚待证实[80]。

即使是昂贵的敷料(包括含银的敷料)仍无法替代规律溃疡清创术。简单的非黏附性敷料可能与其他更昂贵的敷料效果相同[81]。但有证据表明,水凝胶可能比单纯的伤口敷料更有效[82]。对于大多数患者来说,重要的不是在伤口上覆盖的敷料,而是对伤口所采取的措施是否正确。即使有最高的护理质量,溃疡也需要数月才能痊愈。较大的溃疡需要较长时间才能愈合,因此,重要的是提供明确的临床路径,以促进专家跨学科诊治的早期评估和积极干预。

伤口负压治疗

伤口负压治疗一般用于足部大型伤口,可促使其愈合,其治疗包括在伤口敷料外接一负压吸引装置,体液或脓液从伤口中吸出。此技术于1990年左右开发,并迅速在多个国家得到普及。目前负压吸引技术已经取得了不错的成效,但其在湿性溃疡伤口中是否能使其成功愈合尚不明确[77,83,84]。伤口负压吸引治疗通过收集大量伤口渗出物并减少换药频率,可保持位置特殊的伤口(如足外伤)清洁并减少气味来协助伤口处理。制造商也表明,向伤口施加机械吸引力通过增加灌注,以及去除感染性物质和渗出物,提供了促进伤口愈合的合理生物过程。伤口负压治疗也同样在减少负荷(减少足部负重),以及防止不必要的换药和反复暴露于环境等方面具有益处。最新的设计是便携式的,可配合患者行动。其可以用于特别难以暴露的伤口(图30.5)。

与伤口负压治疗相关的一些潜在负面影响,包括伤口糜烂、敷料潴留和伤口感染。伤口负压装置通常在治疗期间由于患者持续佩戴且机器嘈杂,从而妨碍了部分患者睡眠,并且可能在一定程度上干扰患者移动性。

伤口愈合、皮肤支架和皮瓣

在一些患者中,局部清创或小截肢的伤口可能

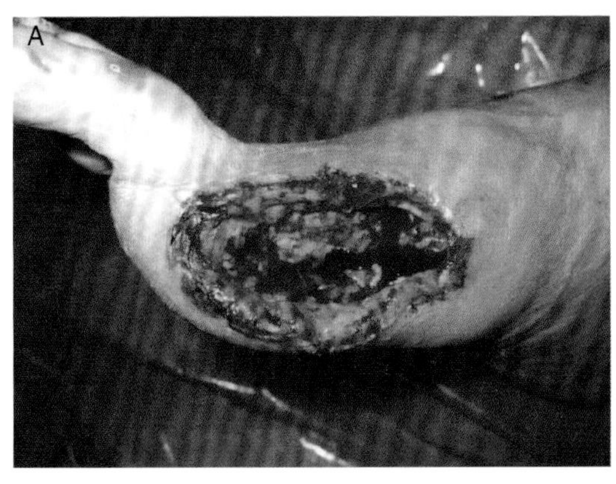

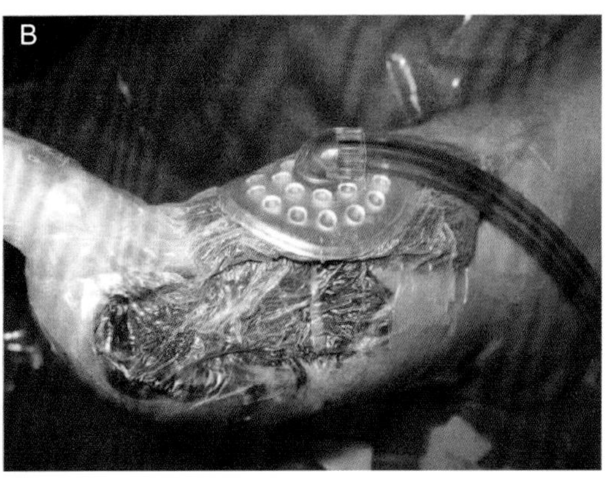

图30.5 第一足趾截肢后伤口,术后应用伤口负压治疗。

经历一期缝合，或者如果伤口清洁且未受感染，则可以稍后缝合（延迟一期缝合）。然而，对于许多患有足部较大伤口的患者而言，二次干预促进愈合是最合适的疗法。一些外科医生选择使用伤口负压吸引治疗来帮助愈合。然而，伤口负压吸引的持续时间限制通常在1~2周，需要在患者出现明显肉芽组织时停止。因此，伤口通常需要数月才能愈合。

特别是在较大的伤口中，为了加速愈合，部分外科医生应用转皮瓣等更激进的方法达成伤口愈合。皮瓣可以根据复杂级别分类，外科医生应该选取尽可能简单的转皮瓣方法达到所需效果，即所谓重建阶梯。这些技术包括浅表皮肤支架、旋转皮瓣和更加复杂的游离皮瓣[28,29]。但很多较大伤口在二次干预后会愈合。有部分研究者担心足底皮肤支架厚度不均导致耐磨损性不足。有数据表明若皮瓣的血供能在术前完成评估且避免感染，游离皮瓣能取得不错的疗效。然后这些技术都需要非常专业的医生，并还未完全得到开展[85]。

足部感染

糖尿病足感染的风险随着合并PAD，复发或慢性伤口及深部感染而增加[86]。大多数感染存在于软组织内，但约1/5涉及潜在骨（骨髓炎），这可能会产生更坏的结果。糖尿病足感染的诊断依据临床表现；伤口表面培养用处不大，因为细菌定植在糖尿病足部溃疡中无处不在。对骨组织活检后进行培养和组织病理学分析仍然是诊断骨髓炎的“黄金标准”，但不幸的是，该过程在临床实践中不常规进行。

足部溃疡感染后对肢体和生命可产生很大威胁，需要得到及时救治。IWGDF已经根据感染严重程度推出了治疗糖尿病足感染的指南[87]。合并浅表感染的溃疡应该予以清创和口服针对金黄色葡萄球菌及链球菌的抗生素。即便是合并骨髓炎，针对革兰阳性球菌的抗生素被证明和更广谱抗生素效果一样[88]。伴有脓液渗出的深部感染急需紧急清创清除坏死组织，包括感染的骨头，必要时重建血运。感染可在足底筋膜深面的筋膜室间快速传播（图30.6和图30.7），此时应静脉给予针对革兰阳性和革兰阴性菌，以及厌氧菌的广谱抗生素。威胁肢体和生命的感染体征包括大疱、瘀斑、软组织瘙痒和感染的快速传播。

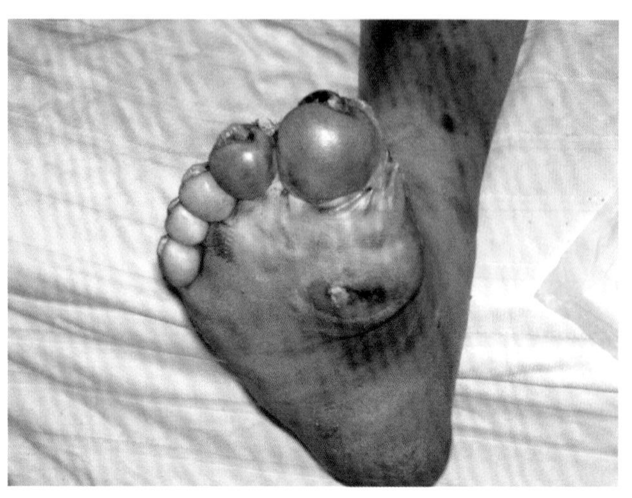

图30.6 糖尿病足重度感染。注意：沿筋膜室向近端蔓延的感染通常表现为皮肤颜色异常变蓝。

在Eurodiale队列中，研究者观察到，感染对仅限于PAD患者的溃疡愈合有明显的负面影响。这些研究强调在未来需要进一步研究比较PAD中不同的抗生素方案和早期血运重建对控制感染的影响[45,46]。

糖尿病患者内科治疗

糖尿病被认为是导致心血管疾病的重要因素，且糖尿病患者心血管事件相关死亡率是非糖尿病患者的2倍[89]。近期证据表明既往足部溃疡可能增加患溃疡风险，并增加全因死亡率[90]。因此，在合并糖尿病足溃疡的心血管病患者中进行心血管危险分级尤为重要。

Steno-2研究将2型糖尿病患者和持续性微量蛋白尿患者随机分为强化心血管风险管理，结果发现平均随访13.3年（7.8年多因素干预且额外随访5.5年）后全因死亡率降低20%[91]。微量白蛋白尿患者通常与微血管疾病相关，因此常合并神经病变和溃疡，且其本身就是心血管事件的强有力的预测因子[92]。在糖尿病足溃疡患者中，Young等人报道强化心血管风险改善治疗的患者的生存率得到显著改善[93]。在足部门诊人群中，随着心血管风险筛查、抗血小板药物、他汀类药物和抗高血压药物的使用，5年死亡率从48%降至27%。

尽管流行病学数据表明，优化血糖水平可预防

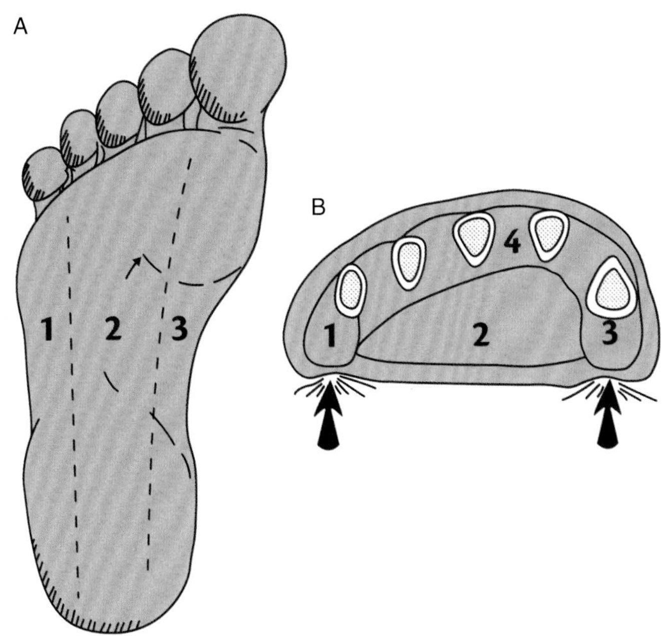

图30.7 足部筋膜室结构使得感染易向肢体近端扩散，并可能合并迅速组织破坏。(A)足底：1，外侧筋膜室；2，中央筋膜室；3，内侧筋膜室。(B)足部横断面：1，外侧筋膜室；2，中央筋膜室；3，内侧筋膜室；4，骨间筋膜室。箭头指示易发生溃疡的压力较高区域。(Reproduced from Jeff G. van Baal, Surgical Treatment of the Infected Diabetic Foot, Clinical Infectious Diseases, Volume 39, Supplement 2, pp.S123-8, Copyright © 2004 by the Infectious Diseases Society of America, by permission of Oxford University Press.)

糖尿病患者的周围神经病变和下肢动脉硬化闭塞，但没有直接证据支持严格控制血糖能预防溃疡发生。在英国前瞻性糖尿病研究中，HbA1C每下降1%，相应截肢或死亡风险降低43%[94]。同样，没有数据支持积极控制血糖以帮助治愈活动性溃疡。然而，控制血糖确实重要，尤其因为升高的血糖能诱发感染。严格的血糖控制会增加某些患者发生低血糖和体重增加的风险。在大多数患有糖尿病足溃疡的身体虚弱的老年患者中，降糖目标相对较低，目标血糖水平在6~10 mmol/L即可。

（王家嵘 译 袁丁 审校）

参考文献

1. International Diabetes Federation. (2011). *e-Atlas of Diabetes*, 5th edn, 2011. Available at: www.idf.org/diabetesatlas (accessed October 2012).
2. Pecoraro R, Reiber G, and Burgess E. (1990). Pathways to diabetic limb amputation: a basis for prevention. *Diabetes Care*, **13**, 513–21.
3. Krishnan S, Nash F, Baker N, Fowler D, and Rayman G. (2008). Reduction in diabetic amputations over 11 years in a defined UK population: benefits of multidisciplinary work and continuous prospective audit. *Diabetes Care*, **31**, 99–101.
4. Vamos EP, Bottle A, Edmonds ME, Valabhji J, Majeed A, and Millett C. (2010). Changes in incidence of lower extremity amputations in individuals with and without diabetes in England between 2004 and 2008. *Diabetes Care*, **33**, 2592–7.
5. Lepantalo M, Apelqvist J, Setacci C, et al. (2011). Diabetic foot. *European Journal of Vascular and Endovascular Surgery*, **42**(Suppl. 2), S60–74.
6. Singh N, Armstrong DG, and Lipsky BA. (2005). Preventing foot ulcers in patients with diabetes. *Journal of the American Medical Association*, **293**, 217–28.
7. Wild S, Roglic G, Green A, Sicree R, and King H. (2004). Global prevalence of diabetes. Estimates for the year 2000 and projections for 2030. *Diabetes Care*, **27**, 1047–53.
8. Abbott CA, Carrington AL, Ashe H, et al. (2002). The North-West Diabetes Foot Care Study: incidence of, and risk factors for, new diabetic foot ulceration in a community-based cohort. *Diabetes Medicine*, **19**, 377–84.
9. NHS Information Centre (2011). *National Diabetes Audit Executive Summary 2009–10*. London: NHS Information Centre.
10. Holman N, Young RJ, and Jeffcoate WJ. (2012). Variation in the recorded incidence of amputation of the lower limb in England. *Diabetologia*, **55**, 1919–25.
11. Rayman G, Vas PR, Baker N, et al. (2011). The Ipswich Touch Test: a simple and novel method to identify in patients with diabetes at risk of foot ulceration. *Diabetes Care*, **34**(7), 1517–18.
12. Kerr M. (2007). Foot care in diabetes: the economic case for change. Available at: www.diabetes.nhs.uk/document.php?o=3400 (accessed 16 October 2015).
13. Prompers L, Huijberts M, Apelqvist J, et al. (2007). High prevalence of ischaemia, infection and serious comorbidity in patients with diabetic foot disease in Europe. Baseline results from the Eurodiale study. *Diabetologia*, **50**, 18–25.
14. Ozdemir BA, Brownrigg J, Patel N, Jones KG, Thompson MM, & Hinchliffe RJ. (2013). Population-based screening for the prevention of lower extremity complications in diabetes. *Diabetes/Metabolism Research and Reviews*, **29**(3), 173–82.
15. Leese GP, Stang D, and Pearson DW. (2011). A national approach to diabetes foot risk stratification and foot care. *Scottish Medical Journal*, **56**(3), 151–5.
16. Treece KA, Macfarlane RM, Pound N, Game FL, and Jeffcoate WJ. (2004). Validation of a system of foot ulcer classification in diabetes mellitus. *Diabetes Medicine*, **21**, 987–91.
17. Karthikesalingam A, Holt PJ, Moxey P, Jones KG, Thompson MM, and Hinchliffe RJ. (2010). A systematic review of scoring systems for dia-

betic foot ulcers. *Diabetes Medicine*, **27**(5), 544–9.

18. Dormandy JA, Betteridge DJ, Schernthaner G, Pirags V, Norgren L, and the PROactive investigators. (2009). Impact of peripheral arterial disease in patients with diabetes—results from PROactive (PROactive 11). *Atherosclerosis*, **202**(1), 272–81.
19. Wattanakit K, Folsom AR, Selvin E, et al. (2005). Risk factors for peripheral arterial disease incidence in persons with diabetes: the Atherosclerosis Risk in Communities (ARIC) Study. *Atherosclerosis*, **180**(2), 389–97.
20. Aboyans V, Criqui MH, Denenberg JO, Knoke JD, Ridker PM, and Fronek A. (2006). Risk factors for progression of peripheral arterial disease in large and small vessels. *Circulation*, **113**(22), 2623–9.
21. Graziani L, Silvestro A, Bertone V, et al. (2007). Vascular involvement in diabetic subjects with ischemic foot ulcer: a new morphologic categorization of disease severity. *European Journal of Vascular and Endovascular Surgery*, **33**(4), 453–60.
22. Norgren L, Hiatt WR, Dormandy JA, et al. (2007). Inter-Society Consensus for the Management of Peripheral Arterial Disease (TASC II). *European Journal of Vascular and Endovascular Surgery*, **33**(Suppl. 1), S1–75.
23. Game E, Hinchliffe RJ, Apelqvist J, et al. (2012). A systematic review of interventions to enhance the healing of chronic ulcers of the foot in diabetes. *Diabetes Metabolism Research Review*, **28**(Suppl. 1), 119–41.
24. Berceli SA, Chan AK, Pomposelli FB Jr, et al. (1999). Efficacy of dorsal pedal artery bypass in limb salvage for ischemic heel ulcers. *Journal of Vascular Surgery*, **30**(3), 499–508.
25. Alexandrescu V and Hubermont G. (2012). The challenging topic of diabetic foot revascularization: does the angiosome-guided angioplasty may improve outcome. *Journal of Cardiovascular Surgery*, **53**, 3–12.
26. Taylor GI and Palmer JH. (1987). The vascular territories (angiosomes) of the body: experimental studies and clinical applications. *British Journal of Plastic Surgery*, **40**, 113–41.
27. Attinger C, Cooper P, Blume P, and Bulan E. (2001). The safest surgical incisions and amputations using the angiosome principles and using the Doppler to assess the arterial-arterial connections of the foot and ankle. *Foot and Ankle Clinics of North America*, **6**, 745–99.
28. Clemens M and Attinger C. (2010). Angiosomes and wound care in the diabetic foot. *Foot and Ankle Clinics of North America*, **15**, 439–64.
29. Clemens MW and Attinger CE. (2010). Functional reconstruction of the diabetic foot. *Seminars in Plastic Surgery*, **24**(1), 43–5.
30. Setacci C, de Donato G, Setacci F, and Chisci E. (2010). Ischaemic foot: definition, etiology and angiosome concept. *Journal of Cardiovascular Surgery*, **51**, 223–31.
31. Varela C, Acín F, de Haro J, Bleda S, Esparza L, and March JR. (2010). The role of foot collateral vessels on ulcer healing and limb salvage after successful endovascular and surgical distal procedures according to an angiosome model. *Vascular and Endovascular Surgery*, **44**(8), 654–60.
32. O'Neal LW. (2008). Surgical pathology of the foot and clinicopathological correlations. In: Bowker JH and Pfeifer MA (eds) *Levin and O'Neal's The Diabetic Foot*, pp. 367–401. Philadelphia, PA: Mosby Elsevier.
33. Fusaro M, Tashani A, Mollichelli N, et al. (2007). Retrograde pedal artery access for below-the-knee percutaneous revascularization. *Journal of Cardiovascular Medicine (Hagerstown)*, **8**, 216–18.
34. Walker C. (2010). Durability of PTAs using pedal artery approaches. Presented at the 37th Annual VEITH symposium, November 18, 2010, New York, NY.
35. Williams DT, Harding KG, and Price P. (2005). An evaluation of the efficacy of methods used in screening for lower-limb arterial disease in diabetes. *Diabetes Care*, **28**(9), 2206–10.
36. Yamada T, Ohta T, Ishibashi H, et al. (2008). Clinical reliability and utility of skin perfusion pressure measurement in ischemic limbs—comparison with other noninvasive diagnostic methods. *Journal of Vascular Surgery*, **47**(2), 318–23.
37. Pecoraro R, Ahroni J, Boyko E, et al. (1991). Chronology and determinants of tissue repair in diabetic lower-extremity ulcers. *Diabetes*, **40**(10), 1305–13.
38. Ballard JL, Eke CC, Bunt TJ, et al. (1995). A prospective evaluation of transcutaneous oxygen measurements in the management of diabetic foot problems. *Journal of Vascular Surgery*, **22**(4), 485–92.
39. Kalani M, Brismar K, Fagrell B, et al. (1999). Transcutaneous oxygen tension and toe blood pressure as predictors for outcome of diabetic foot ulcers. *Diabetes Care*, **22**(1), 147–51.
40. Faglia E, Clerici G, Caminiti M, et al. (2007). Predictive values of transcutaneous oxygen tension for above-the-ankle amputation in diabetic patients with critical limb ischemia. *European Journal of Vascular and Endovascular Surgery*, **33**(6), 731–6.
41. Redlich U, Xiong YY, Pech M, et al. (2011). Superiority of transcutaneous oxygen tension measurements in predicting limb salvage after below-the-knee angioplasty: a prospective trial in diabetic patients with critical limb ischemia. *Cardiovascular and Interventional Radiology*, **34**(2), 271–9.
42. Andrews KL, Boon AJ, Dib M, et al. (2010). The use of elevation and dependency to enhance the predictive value of transcutaneous oxygen pressure measurements in the assessment of foot amputation healing. *Physical Medicine and Rehabilitation*, **2**(9), 829–34.
43. Padberg FT, Back TL, Thompson PN, et al. (1996). Transcutaneous oxygen (TcPO2) estimates probability of healing in the ischemic extremity. *Journal of Surgical Research*, **60**(2), 365–9.
44. Ratliff DA, Clyne CA, Chant AD, et al. (1984). Prediction of amputation wound healing: the role of transcutaneous pO2 assessment. *British Journal of Surgery*, **71**(3), 219–22.
45. Prompers L, Huijberts M, Apelqvist J, et al. (2008). Delivery of care to diabetic patients with foot ulcers in daily practice: results of the Eurodiale Study, a prospective cohort study. *Diabetes Medicine*, **25**, 700–7.
46. Prompers L, Schaper N, Apelqvist J, et al. (2008). Prediction of outcome in individuals with diabetic foot ulcers: focus on the differences between individuals with and without peripheral arterial disease. The Eurodiale study. *Diabetologia*, **51**, 747–55.
47. Schaper NC, Andros G, Apelqvist J, et al. (2012). Specific guidelines for the diagnosis and treatment of peripheral arterial disease in a patient with diabetes and ulceration of the foot 2011. *Diabetes/Metabolism Research and Reviews*, **28**(Suppl. 1), 236S–7S.
48. Hinchliffe RJ, Andros G, Apelqvist J, et al. (2012). A systematic review of the effectiveness of revascularisation of the ulcerated foot in patients with diabetes and peripheral arterial disease. *Diabetes/Metabolism Research and Reviews*, **28**, 179–217.
49. Moulik PK, Mtonga R, and Gill GV. (2003). Amputation and mortality in new-onset diabetic foot ulcers stratified by etiology. *Diabetes Care*, **26**, 491–4.
50. Owens CD, Ho KJ, Kim S, Schanzer A, Lin J, and Matros E. (2007). Refinement of survival prediction in patients undergoing lower extremity bypass surgery: stratification by chronic kidney disease classification. *Journal of Vascular Surgery*, **45**, 944–52.
51. Rashid H, Slim H, Zayed H, et al. (2013). The impact of arterial pedal arch quality and angiosome revascularization on foot tissue loss healing and infrapopliteal bypass outcome. *Journal of Vascular Surgery*, **57**(5), 1219–26.
52. Hogg FR, Peach G, Price P, Thompson MM, and Hinchliffe RJ. (2012). Measures of health-related quality of life in diabetes-related foot disease: a systematic review. *Diabetologia*, **55**(3), 552–65.
53. Adam DJ, Beard JD, Cleveland T, et al. (2005). Bypass versus angioplasty in severe ischaemia of the leg (BASIL): multicentre, randomised controlled trial. *Lancet*, **366**(9501), 1925–34.
54. Aho PS and Venermo M. (2012). Hybrid procedures as a novel technique in the treatment of critical limb ischemia. *Scandinavian Journal of Surgery*, **101**(2), 107–13.
55. Albers M, Romiti M, Brochado-Neto FC, De Luccia N, and Pereira CA. (2006). Meta-analysis of popliteal-to-distal vein bypass grafts for critical ischemia. *Journal of Vascular Surgery*, **43**(3), 498–503.
56. Slim H, Tiwari A, Ritter JC, and Rashid H. (2011). Outcome of infra-inguinal bypass grafts using vein conduit with less than 3 millimeters diameter in critical leg ischemia. *Journal of Vascular Surgery*, **53**(2), 421–5.
57. Twine CP, Williams IM, and Fligelstone LJ. (2012). Systematic review and meta-analysis of vein cuffs for below-knee synthetic bypass. *British Journal of Surgery*, **99**(9), 1195–202.
58. Belch JJ, Dormandy J, CASPAR Writing Committee, et al. (2010). Results of the randomized, placebo-controlled clopidogrel and acetylsalicylic acid in bypass surgery for peripheral arterial disease (CASPAR) trial. *Journal of Vascular Surgery*, **52**(4), 825–33.
59. Romiti M, Albers M, Brochado-Neto FC, et al. (2008). Meta-analysis of infrapopliteal angioplasty for chronic critical limb ischemia. *Journal of Vascular Surgery*, **47**, 975–81.
60. Bolia A, Miles KA, Brennan J, and Bell PR. (1990). Percutaneous transluminal angioplasty of occlusions of the femoral and popliteal arteries by subintimal dissection. *Cardiovascular and Interventional Radiology*, **13**(6), 357–63.
61. Akesson M, Riva L, Ivancev K, Uher P, Lundell A, Malina M. (2007). Subintimal angioplasty of infrainguinal arterial occlusions for criti-

cal limb ischemia: long-term patency and clinical efficacy. *Journal of Endovascular Therapy*, **14**(4), 444–51.
62. Faglia E, Dalla Paola L, Clerici G, et al. (2005). Peripheral angioplasty as the first-choice revascularization procedure in diabetic patients with critical limb ischemia: prospective study of 993 consecutive patients hospitalized and followed between 1999 and 2003. *European Journal of Vascular and Endovascular Surgery*, **29**(6), 620–7.
63. Antusevas A, Aleksynas N, Kaupas RS, Inciura D, and Kinduris S. (2008). Comparison of results of subintimal angioplasty and percutaneous transluminal angioplasty in superficial femoral artery occlusions. *European Journal of Vascular and Endovascular Surgery*, **36**(1), 101-6.
64. Bakken AM, Palchik E, Hart JP, Rhodes JM, Saad WE, and Davies MG. (2007). Impact of diabetes mellitus on outcomes of superficial femoral artery endoluminal interventions. *Journal of Vascular Surgery*, **46**, 946–95.
65. Bausback Y, Botsios S, Flux J, et al. (2011). Outback catheter for femoropopliteal occlusions: immediate and long-term results. *Journal of Endovascular Therapy*, **18**(1), 13–21.
66. Twine CP, Coulston J, Shandall A, and McLain AD. (2009). Angioplasty versus stenting for superficial femoral artery lesions. *Cochrane Database of Systematic Reviews*, **2**, CD00676.
67. Morice MC, Serruys PW, Sousa JE et al. (2002). Randomized study with the sirolimus-coated Bx velocity balloon-expandable stent in the treatment of patients with *de novo* native coronary artery lesions. *New England Journal of Medicine*, **346**, 1773–80.
68. Garg S and Serruys PW. (2010). Coronary stents: current status. *Journal of the American College of Cardiology*, **56**, 1–42.
69. Axel DI, Kunert W, Goggelmann C, et al. (1997). Paclitaxel inhibits arterial smooth muscle cell proliferation and migration in vitro and in vivo using local drug delivery. *Circulation*, **96**, 636–45.
70. Manzi M, Fusaro M, Ceccacci T, Erente G, Dalla Paola L, and Brocco E. (2009). Clinical results of below-the knee intervention using pedal-plantar loop technique for the revascularization of foot arteries. *Journal of Cardiovascular Surgery (Torino)*, **50**(3), 331–7.
71. Rogers RK, Dattilo PB, Garcia JA, Tsai T, and Casserly IP. (2011). Retrograde approach to recanalization of complex tibial disease. *Catheterization and Cardiovascular Interventions*, 77(6), 915–25.
72. Katsanos K, Diamantopoulos A, Spiliopoulos S, Karnabatidis D, and Siablis D. (2012). Below-the-ankle angioplasty and stenting for limb salvage: anatomical considerations and long-term outcomes. *Cardiovascular and Interventional Radiology*, **36**(4), 926–35.
73. Moxey PW, Hofman D, Hinchliffe RJ, Jones K, Thompson MM, and Holt PJ. (2011). Trends and outcomes after surgical lower limb revascularization in England. *British Journal of Surgery*, **98**(10), 1373–82.
74. Moxey PW, Hofman D, Hinchliffe RJ, et al. (2012). Volume-outcome relationships in lower extremity arterial bypass surgery. *Annals of Surgery*, **256**(6), 1102–7.
75. Vogel TR, Dombrovskiy VY, Carson JL, and Graham AM. (2011). In-hospital and 30-day outcomes after tibioperoneal interventions in the US Medicare population with critical limb ischemia. *Journal of Vascular Surgery*, **54**(1), 109–15.
76. McPhee JT, Nguyen LL, Ho KJ, Ozaki CK, Conte MS, and Belkin M. (2013). Risk prediction of 30-day readmission after infrainguinal bypass for critical limb ischemia *Journal of Vascular Surgery*, **57**(6), 1481–8.
77. Game FL, Hinchliffe RJ, Apelqvist J, et al. (2012). A systematic review of interventions to enhance the healing of chronic ulcers of the foot in diabetes. *Diabetes/Metabolism Research and Reviews*, **28**(Suppl. 1), 119–41.
78. Armstrong DG, Nguyen HC, Lavery LA, van Schie CHM, Boulton AJM, and Harkless LB. (2001). Offloading the diabetic foot: a randomized clinical trial. *Diabetes Care*, **24**, 1019e21.
79. Bus SA, Valk GD, van Deursen RW, et al. (2008). The effectiveness of footwear and offloading interventions to prevent and heal foot ulcers and reduce plantar pressure in diabetes: a systematic review. *Diabetes/Metabolism Research and Reviews*, **24**(S1), 162e80.
80. Young MJ, Cavanagh PR, Thomas G, Johnson MM, Murray H, and Boulton AJ. (1992). The effect of callus removal on dynamic plantar foot pressures in diabetic patients. *Diabetes Medicine*, **9**, 55–7.
81. Jeffcoate WJ, Price PE, Phillips CJ, et al. (2009). Randomised controlled trial of the use of three dressing preparations in the management of chronic ulceration of the foot in diabetes. *Health Technology Assessment*, **13**(54), 1–86.
82. Dumville JC, O'Meara S, Deshpande S, and Speak K. (2011). Hydrogel dressings for healing diabetic foot ulcers. *Cochrane Database of Systematic Reviews*, **9**, CD009101.
83. Armstrong DG, Lavery LA, and the Diabetic Foot Study Consortium. (2005). Negative pressure wound therapy after partial diabetic foot amputation: a multicentre, randomised controlled trial. *Lancet*, **366**(9498), 1704–1.
84. Blume PA, Walters J, Payne W, Ayala J, and Lantis J. (2008). Comparison of negative pressure wound therapy using vacuum-assisted closure with advanced moist wound therapy in the treatment of diabetic foot ulcers: a multicenter randomized controlled trial. *Diabetes Care*, **31**(4), 631–6.
85. Fitzgerald O'Connor EJ1, Vesely M, Holt PJ, Jones KG, Thompson MM, and Hinchliffe RJ. (2011). A systematic review of free tissue transfer in the management of non-traumatic lower extremity wounds in patients with diabetes. *European Journal of Vascular and Endovascular Surgery*, **41**, 391–9.
86. Lavery LA, Armstrong DG, Wunderlich RP, Mohler J, Wendel CS, and Lipsky BA. (2006). Risk factors for foot infections in individuals with diabetes. *Diabetes Care*, **29**, 1288–2006.
87. Lipsky BA, Peters EJ, Berendt AR, et al. (2012). Specific guidelines for the treatment of diabetic foot infections 2011. *Diabetes/Metabolism Research and Reviews*, **28**(Suppl. 1), 234–5.
88. Lipsky BA, Itani K, and Norden C. (2004). Treating foot infections in diabetic patients: a randomized, multicenter, open-label trial of linezolid versus ampicillin sulbactam/amoxicillin-clavulanate. *Clinical Infectious Diseases*, **38**, 17–24.
89. Preis SR, Hwang SJ, Coady S, et al. (2009). Trends in all-cause and cardiovascular disease mortality among women and men with and without diabetes mellitus in the Framingham heart study, 1950 to 2005. Circulation, **119**, 1728e35.
90. Brownrigg JRW, Davey J, Holt PJ, et al. (2012). The association of ulceration of the foot with cardiovascular and all-cause mortality in patients with diabetes: a meta-analysis. *Diabetologia*, **55**, 2906–12.
91. Gaede P, Lund-Andersen H, Parving HH, and Pedersen O. (2008). Effect of multifactorial intervention on mortality in type 2 diabetics. *New England Journal of Medicine*, **358**, 580e91.
92. Agewall S, Wikstrand J, Ljungman S, and Fagerberg B, for the Risk Factor Intervention Study Group. (1997). Usefulness of microalbuminuria in predicting cardiovascular mortality in treated hypertensive men with and without diabetes mellitus. *American Journal of Cardiology*, **80**, 164–9.
93. Young MJ, McCardle JE, Randall LE, and Barclay JI. (2008). Improved survival of diabetic foot ulcer patients 1995–2008. Possible impact of aggressive cardiovascular risk management. *Diabetes Care*, **31**, 2143–7.
94. Stratton IM, Adler AI, Neil HAW, et al. (2000). Association of glycaemia with macrovascular and microvascular complications of type 2 diabetes (UKPDS 35): prospective observational study. *British Medical Journal*, **321**, 405.
95. Lavery LA, Armstrong DG, Vela SA, Quebedeaux TL, Fleischli JG. (1998). Practical criteria for screening patients at high risk for diabetic foot ulceration. *Archives of Internal Medicine*, **158**, 157–62.
96. Apelqvist J, Bakker K, van Houtum WH, for the International Working Group on Diabetic Foot, et al. (2000). International consensus and practical guidelines on the management and the prevention of the diabetic foot. *Diabetes/Metabolism Research and Reviews*, **16**(Suppl. 1), S84–92.
97. [No authors listed] (2001). *Scottish Intercollegiate Guideline Network (SIGN) Guideine 55: the management of diabetes*. Edinburgh: SIGN, Royal College of Physicians. Available at: http://www.sign.ac.uk/guidelines/index.html (accessed 8 February 2016).
98. Mayfield JA, Reiber GE, Sanders LJ, Janisse D, Pagach LM, and the American Diabetes Association. (2004). Preventive footcare in diabetes: American Diabetes Association. *Diabetes Care*, **27**(Suppl. 1), S63–4.
99. Boyko EJ, Ahroni JH, Cohen V, et al. (2006). Predication of diabetic foot ulcer occurrence using commonly available clinical information: the Seattle Diabetic Foot Study. *Diabetes Care*, **29**, 1202–7.

第31章
下肢截肢术

Jonathan Beard, Wissam Al-Jundi

下肢截肢术简介

下肢截肢术的主要适应证包括剧烈疼痛、脓毒血症蔓延及大量的组织缺损。对于某些患者而言，截肢是对于无功能或功能不佳的肢体的一种良好替代选择。截肢术对于某些肢体严重缺血、脓毒血症或受到创伤的患者而言可能是唯一的干预手段，而这通常是因为无法行血运重建或重建后失败，又或是因为下肢已经无法救治。

康复过程应该在截肢术前就开始并在回归社会后继续。截肢平面的仔细选择、良好的手术技巧，以及疼痛控制是至关重要的。早期使用助步器或轮椅康复训练，随后在合适时候装配假肢，同时给予患者及其家庭支持。

流行病学

在西方国家，下肢血管闭塞性疾病是绝大多数下肢截肢术的病因。在英国，超过80%的截肢患者源于血管疾病，但因糖尿病截肢的比例也越来越高[1,2]。不同国家间截肢率的差异主要是因为吸烟与糖尿病患病率的差异[3]。越来越多的证据表明，良好的糖尿病足管理及充分的血管手术相关治疗可以减少截肢的发生率[4-6]。

截肢术后患者的生存率取决于截肢的病因，而非截肢术本身。对于那些创伤后进行截肢的患者，围术期死亡率倾向于与失血量及受到创伤的严重性有关。年轻且体格强壮患者的长期生存率似乎会更高。而本身患有血管疾病的患者在接受截肢后的30天死亡率超过10%，5年长期生存率也低于50%[7]。超过50%需要截肢手术的糖尿病患者会在5年内接受第二次下肢截肢手术[8]。

适应证

如肢体大量组织缺损、败血症或无法血管重建的动脉疾病，截肢手术的选择看似很简单。如果血管重建成功可能性不高，考虑到患者生存质量及费用，早期截肢术会为患者提供最好的预后[9]。在糖尿病患者中出现肢体神经缺血性病变或严重败血症表现，可以考虑尽早截肢患肢。

当患者同时患有残疾或因其他情况导致不能接受保肢手术时，早期截肢术可能仍然是最好的选择。如果患者合并严重痴呆、偏瘫、脊髓麻痹、固定屈曲畸形或严重的心肺功能疾病，对于这些死亡率较高、预期存活时间较短患者的最佳选择可能是临终关怀，在做出这种选择时让近亲属及其他相关人员参与是非常重要。

截肢平面选择

理想的截肢平面的选择取决于截肢创面康复和穿戴假肢的运动性。截肢平面越高，残肢康复的可能性就越高，但能行走的预期就越低(图31.1)。

除了有良好足部动脉搏动的糖尿病患者，除非足部的血管能够重建，否则单个或多个局部小截趾不会有治疗效果。若技术允许，经跖骨截肢术或肢芽截肢术在短-中期会为患者提供良好的功能。但是，患者小截肢术所致的足部变形与再发或转移性

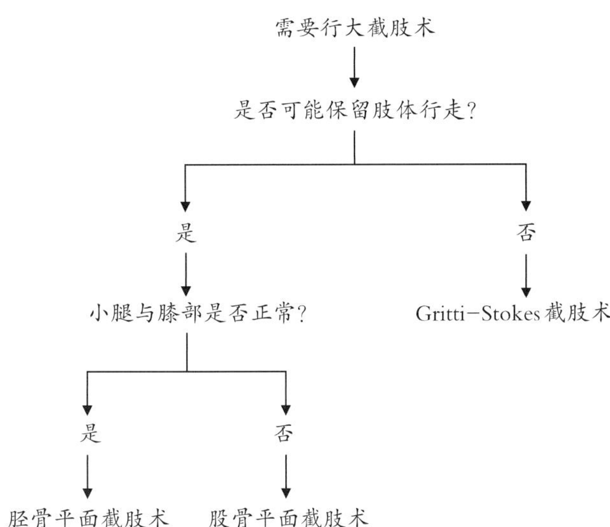

图31.1 下肢大型截肢术截肢平面选择方法。

溃疡明显相关(1年高达40%的糖尿病患者出现这种情况)。Chopart跗骨间截肢术与Syme的经踝截肢术很少用于治疗慢性肢体缺血疾病,这两种手术因为可能会造成马蹄足畸形(Chopart截肢术)或远端皮瓣转移(Syme截肢术)、长期皮瓣生存率较低,以及假肢装配的技术难度等原因而很少被推荐。因此,肢体缺血最常见的主要截肢平面是胫骨平面、膝平面及股骨平面。臀部关节离断及臀部截肢术相对少见,来自英国的假肢中心的数据显示,2006—2007年,上述两种截肢仅占所有下肢截肢术的1%[3]。此类高平面的截肢会造成严重的外形损坏,同时也与假肢穿戴相矛盾。这些手术主要被用于恶性肿瘤的根治术,静脉注射药物者的股动脉结扎后预防下肢缺血,或是在旁路移植术后的闭塞或感染。

保留膝关节对于患者灵活性有极大好处。在一项研究中,80%的经胫骨截肢术后患者有不受限制的日常活动或者更好的效果,而在膝关节平面以上截肢的患者中,只有40%能达到这一目标[10]。在Sheffield研究中,有学者对一组截肢术后接受假肢康复训练的患者进行了1年随访研究,发现仅有26%的经股血管平面截肢的患者可做到正常行走,但经胫骨平面截肢的患者有50%可正常行走[11]。造成这种差异的原因之一是对于单侧胫骨平面截肢及股骨平面截肢的患者,带假肢行走的能量消耗要比非截肢者分别提高63%与117%。对于双侧股骨平面截肢的患者,据计算,能量消耗会提高280%[12,13]。

经皮氧分压检测[14]、光体积描记术[15]、激光多普勒流速测量仪[16]、热成像仪[17]及同位素清除率[18]都能显示经胫骨截肢后残肢康复情况。但是,尽管上述方法似乎都比彩超测量踝压先进[19],但有文献认为方法的敏感性与特异性不应作为临床选择检查方法的依据[20]。总的来说,除非有完整的股动脉或明显的股深动脉搏动,否则经胫骨截肢术不会有治疗效果。

在过去,许多人认为经股骨截肢术是在经胫骨截肢术存在禁忌证时的唯一替代手段。但是,这忽略了还存在膝平面这一选择。相对于经股骨截肢,选择膝平面截肢有明显的优势,尤其是对于不倾向于术后继续行走的患者。这些优势包括术中更少的出血量,因为膝平面的肌肉组织非常少;同时选择膝平面截肢也意味着更长的残肢,在乘坐轮椅时会提供更高的稳定性;同时保留了肌肉附着点,以及更好的运动知觉。对于那些不能行经胫骨平面截肢术但又有术后继续行走意愿的患者,经膝平面截肢也是一种选择。因地雷或简易爆炸装置导致严重下肢损伤的军人(或普通民众)使经膝关节截肢术数量增长。膝关节截肢同样适用于病态肥胖患者。随着假肢的发展,尤其是四边形膝关节,意味着膝关节平面的差异可实现最小化,但这仍然需要进一步的研究与技术开发。一项系统性回顾与荟萃分析通过以SF-36量表进行的术后物理学评分(PCS)证明了经膝平面截肢的预后与效果远优于经股骨截肢,因为在经膝关节截肢术与经股骨截肢术后的患者中,前者能行走500m以上的患者比例远高于后者[21]。

总的来说,在考虑截肢平面时以下几点应特别注意:

• 当患者有术后带假肢行走的可能性时,无论何时都应该尽可能保住膝关节。

• 当患者更倾向于术后乘坐轮椅或卧床时,经胫骨截肢术会带来创面不愈合及膝关节屈曲挛缩的可能。

• 当存在超过35°的固定性膝关节屈曲畸形和(或)严重的关节疾病时,小腿假肢可能无法对术后行走产生满意效果。

• 对于更倾向于术后乘坐轮椅或卧床的患者,经膝关节截肢术相对于经股骨截肢术可能是更好的选择。

• 当患者不能行经胫骨截肢术但仍有能力行走时,相比于经股骨截肢,经膝关节截肢术正逐渐受到青睐。

手术注意事项

所有截肢手术都应由对整个手术流程有经验的外科医师主刀，且不应该被交给未被监督或者没有经验的低级别医师处理。患者应尽可能被安排在血管外科择期/急诊手术治疗。在手术时应严格遵守下列原则：

• 小心处理组织，同时做好组织止血。在分离骨时应特别注意保护软组织。

• 骨组织边缘应光滑且呈锥形，同时通过冲洗来去除残留的骨碎片。

• 初始设计皮瓣应该比创面面积大，之后再按照具体要求修整成形。

• 确保良好质量的肌肉与皮肤无张力覆盖。

• 皮肤与肌肉皮瓣应该修正成形，避免折角，组织过多或形成球状残肢。

• 在修整肌肉皮瓣时使用大腿止血带可以明显减少失血量。

• 皮下使用可吸收缝线可使患者早期使用行走辅助设备。

• 透明黏性敷料可为残肢提供更好的愈合环境，同时无须移除敷料就可观察创面生长情况。

• 创面一旦愈合，应该立刻使用“Juzo”残肢收缩器。

经股骨截肢术

一般指南认为，从膝关节平面到残肢远端至少需有12cm长度，从而为膝关节假肢装配提供空间。这可以避免假肢的膝部中心较低造成的功能性障碍。皮肤切口应是鱼嘴样的形状，前后方均为相同的正方形皮瓣(图31.2)。使用无菌卷尺或绷带来测量大腿的周长，将测量的长度二等分以确保皮瓣底部的直径相同。将绷带再次二等分以计算皮瓣的顶部与长度(1/4周长)。皮瓣的准确长度取决于大腿肌肉与皮下组织的厚度。无论外科医生经验如何，股骨分割平面以及皮肤切口都应划线标记。如果术中大隐静脉暴露，应小心仔细确认后将其结扎。切除肌肉的位置应该与皮肤切口保持在同一平面。腘动脉与腘静脉位于股骨的后上方，在切开股骨之前，腘动脉与腘静脉应该被分别结扎。坐骨神经是通常

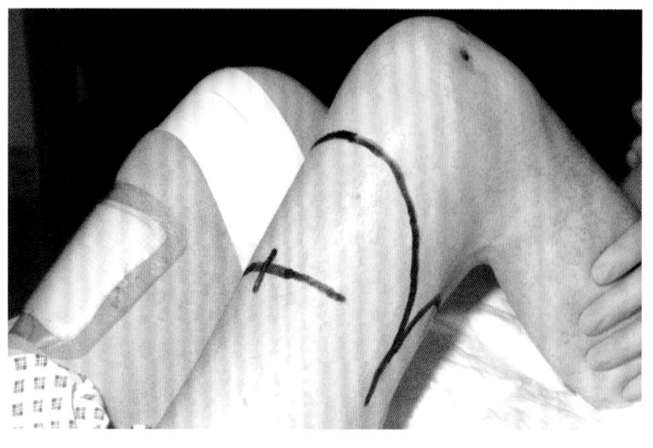

图31.2 以膝关节以上15cm为横断面行股骨截肢术，为此需要相同的前方与后方皮瓣。注意：皮瓣是“正方形”的，而非圆形。皮瓣的长度取决于肌肉与皮下脂肪的体积。

位于大收肌与大腿后肌之间，较粗大，外观更像是血管的结构。坐骨神经使用电凝小心分离，并保持适度的张力且离断缩回近端的肌肉床内。若未使用电凝，与坐骨神经伴行的滋养动脉会出血。

应用防护装置回缩和保护软组织后，便可以使用普通手锯来离断股骨。用PDS可吸收缝线确保足够的肌肉(肌成形术)覆盖在股骨断端上，进而保证屈肌与伸肌运动的平衡性[22]。肌固定术的技巧在于钻孔应该在骨头上从而能够缝补肌肉，但肌固定术会因为组织本身质量较差而不能应用在缺血的肢体上。但是，肌固定术可将肌肉从股骨断端滑脱的风险降低。肌成形术与肌固定术需要在髋关节位于自然内转的位置时进行。如有必要，可以通过提高股骨离断位置或修整皮肤与肌肉的方法来使断端被正确覆盖。浅筋膜可以使用连续可吸收缝线进行缝合，如有需要可放置引流管。用可吸收皮下缝线来进行无张力的皮肤缝合。

经膝关节截肢术

传统的经膝关节截肢术通常存在球状股骨髁以及滑液漏的问题。改良的Gritti-Stokes截肢术(GSA)则可以避免这些问题。相对于Mazet改良的经膝关节截肢术，GSA因摘取髌骨而在伤口愈合上表现更好。

后部皮瓣应比前部皮瓣短1/3。在标记皮瓣时膝盖应弯曲90°。标记股骨髁与胫骨粗隆。可以通过弯曲切口来分离前部皮瓣，前部皮瓣位于两个股骨髁之间，其顶端位于胫骨粗隆。同样可以使用弯曲切口来分离后部皮瓣，从而取得腘窝皮肤(图31.3)。

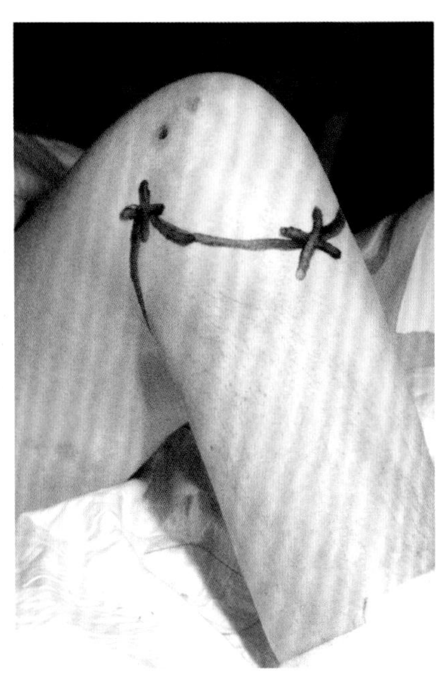

图 31.3 改良型Gritti-Stokes截肢术需要的皮瓣。皮瓣应在膝关节屈曲到90°时进行标记，皮瓣长度与细节取决于股骨髁，胫骨粗隆及腘窝皮肤折痕。

前部皮瓣需要将皮肤切开，穿过软组织与筋膜到达骨，在髌韧带插入到胫骨的位置将其切断，皮瓣顶端的大隐静脉需要被分离结扎，皮瓣需要延伸到髌骨以下、股骨髁两侧。之后将关节囊与韧带离断，直到股骨关节面与髌骨被完整地暴露。后部筋膜的皮肤与浅筋膜同样需要切开，如果在此过程中小隐静脉暴露出来，需要将其结扎。

当膝关节屈曲到90°时，股骨应在股骨髁上部被离断。将膝部保持这个姿势并使用垂直离断，可以形成一个45°的切口。位于髌骨前较为明显的脂肪垫应被切除，髌骨的关节面也应使用动力锯切除。一旦股骨被离断，应立即分别暴露、确认、分离、结扎腘动脉与腘静脉。应使用电疗法小心地分离胫神经，并保持适度的张力，且缩回断肢深处。通过后部皮肤切口依次将腘肌与腓肠肌切断，进而得到后部皮瓣。

髌骨需要翻转到股骨断端上方且需要被包裹，但不要包裹得太紧，如有需要，可适当提高股骨离断位置。使用4根不规则的PDS可吸收缝线将髌骨固定在股骨上方（图31.4），其中两根缝线将髌韧带固定在髌骨两侧的腘肌上，另外两根缝线将髌骨的中间部与外侧固定在股骨的中间部与外侧上。将前部与后部的筋膜使用连续可吸收缝线缝合，如有需要，

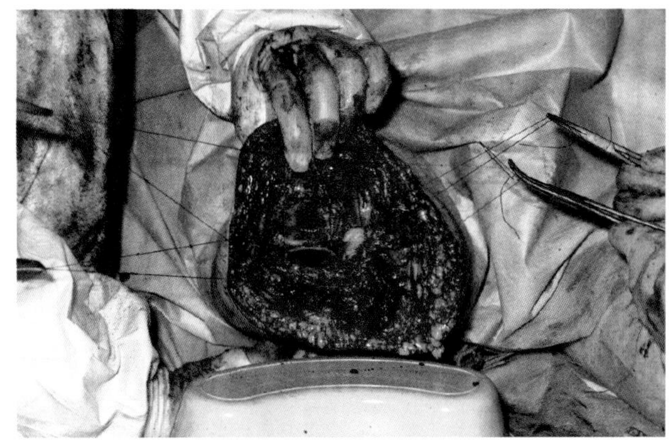

图 31.4 准备进行缝合的改良型Gritti-Stokes截肢术图片。离断股骨时与股骨髁形成45°仰角会使髌骨更加稳定。注意：髌骨的关节面已被去除。

可以放置引流管。使用可吸收皮下缝线进行无张力皮肤缝合。

经胫骨截肢术

许多外科医生现在更倾向于Robinson提出的斜行皮瓣[23]，而非Burgess提出的传统的后部长皮瓣[24]，斜行皮瓣也正是本章讨论的皮瓣技术。斜行皮瓣的主要理论依据是与大隐静脉及小隐静脉伴行的动脉，这些动脉同时也是皮肤血供的主要来源。在一项关于后部皮瓣与斜行皮瓣技术的小型研究中，通过测量经皮氧分压，证明使用后部皮瓣较使用斜行皮瓣会导致更严重与持久的皮瓣缺氧[25]。随机实验显示使用这两种皮瓣技术在创面愈合上几乎没有差异。但是，一旦创面愈合出现问题，使用斜行皮瓣会使胫骨暴露较少[26]，同时因为球根状残肢更少，患者进行假肢装配及能够进行早期自由行走所花费的时间也会更短。但当股骨-断端旁路移植术失败但皮肤已经有内侧切口，或因手术失败而需要进行筋膜切开术时，仍可以使用Burgess截肢术。

无论使用哪种皮瓣，将膝关节下15cm作为皮肤切口是较为理想的。更短的胫骨端残肢（短至8cm）虽然不甚理想，但仍可以装配假肢，所以将无法治愈的膝下截肢（BKA）的残肢变短是可能的，而不应选择将截肢平面提高。使用大腿上止血带已经被证明可以有效地将失血量减少约500mL。止血带应在手术开始前使用，一旦皮瓣被修整完成就应将止血带取下，以便在缝合之前就可以将创面止血。

首先标记胫骨、腓骨平面的切口，之后将胫骨离

断面水平的胫骨前缘外侧2cm标记为前内侧与后外侧皮瓣的前部连接点。使用无菌卷尺或绷带测量此水平面小腿的周长。将测量卷尺对折两等分，以此来确定皮瓣的后部连接点，再将卷尺四等分，以此来确定每个皮瓣的顶端与长度(图31.5)。

每个皮瓣的皮肤与深筋膜都需要切下，同时将暴露的静脉结扎。将胫骨皮肤切口平面前部与外侧间隔的肌肉分离，同时把分离过程中遇到的胫骨前部的血管结扎，将神经使用电凝分离。接着使用骨衣刀或Gigli锯在胫骨切口上方1.5cm离断清除肌腱与其他附着结构，暴露完整的腓骨。之后在正确的平面使用手锯离断胫骨。此时必须将胫骨的尖角修整为圆滑状并在前部形成较大的斜角。

位于胫骨与腓骨后部的腓肠肌需要切割并分离，切割下来的组织会超过后外侧皮瓣所需要的大小。切除大部分肌肉使得后部肌肉皮瓣变薄，除了腓肠肌以及比目鱼肌近端作为后部皮瓣外。皮瓣修整过程中胫侧与腓侧的血管需要辨认、分离并结扎，后侧胫神经电凝分离并允许胫神经缩回组织(图31.6)。将后侧皮瓣覆盖在胫骨上，随后使用连续可吸收缝线缝合筋膜，如有必要可以安置引流管。使用非连续不可吸收缝线对皮肤进行无张力缝合。

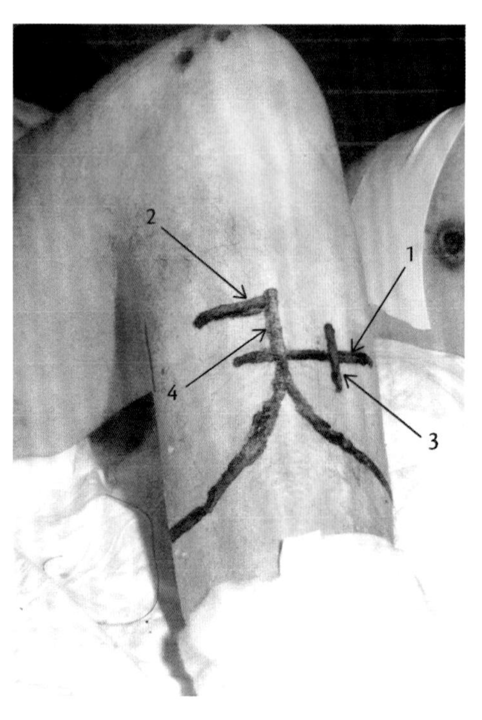

图31.5 以右膝关节下15cm(箭头1)为截肢平面，为经胫骨截肢术准备的斜行皮瓣。腓骨离断面(箭头2)应比胫骨离断面高2cm。每个皮瓣的上部顶端应位于右腓骨前部边缘外侧2cm(箭头3)。注意：上部顶端向上延伸到了与腓骨离断面同一水平(箭头4)。

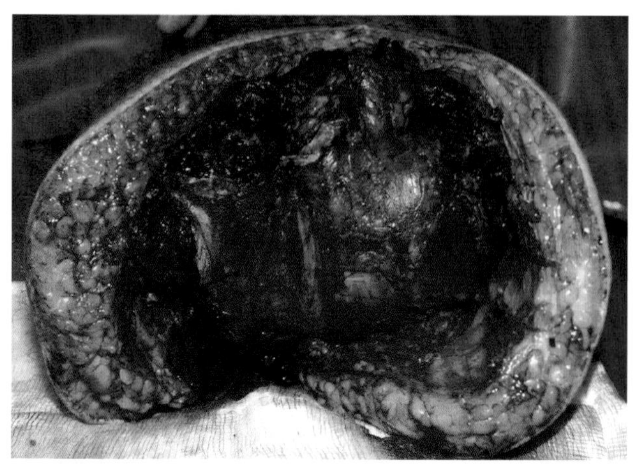

图31.6 准备进行缝合的斜行皮瓣经胫骨截肢术，可以看出斜行皮瓣与后部长皮瓣二者之间的差异。后部的腓肠肌已经被修剪过，避免球状残肢及过度的皮肤张力，且已经被缝合到前侧的肌肉上。

足部截肢术

截趾术最常运用于糖尿病患者，因为糖尿病患者易受感染。总的来说，截趾术仅在可触及足动脉搏动或可以重建足动脉的情况下才具有治疗效果。因此，如果对足趾血供情况有所怀疑，最好先不处理有干性坏疽的足趾。截趾术最好是经趾骨近端的底部进行，并可将创面暴露留待二期愈合。当感染已经侵袭到近端趾骨平面以上时，可以进行肢芽切除术，尤其是那些患有糖尿病的患者。当病变的足趾被切除后，还应将受感染的组织一并切除，直到剩余组织已经全部为正常组织。在切除组织下方的趾骨时，可以使用“鱼口状”的皮肤切口。但如果切除的是受感染的第1或第5趾骨，需要使用“球拍状”切口，“球拍状”切口的拍柄部分通常可以在趾骨切除后再缝合。如果出现了骨髓炎的症状，可以将切除的趾骨，以及近端“肉眼未见感染的骨”标本进行培养以检验是否存在引起骨髓炎的致病微生物，检验结果可能会与直接将分泌物培养送检有所不同。如果“肉眼未见感染的骨”经镜检未见异常且没有培养出致病微生物，那么有必要进行短疗程的抗生素治疗。

当整个趾部均已坏死，但跖部皮肤仍然完好时，可进行经跖骨截肢术。在趾骨干水平做一个足背部的切口，切口一直延伸至足底，从而做出一个延伸到足趾底部的皮瓣，接下来将跖骨从底部离断。尽可能多地保留软组织并将皮瓣保留以待二期缝合，如果试图在早期缝合就转移皮瓣，可能会导致皮瓣出现感染或坏死。创面负压治疗系统可能会对足部截肢术后开放创面的愈合有所帮助。

疼痛管理

控制术前的缺血性疼痛及术后的残肢疼痛非常重要，因为两者都会提高之后幻肢痛的风险[27,28]。对于患有严重的缺血性疼痛的患者，较好证据显示可以在术前使用硬膜外麻醉，同时由于硬膜外麻醉可以提供良好的术后镇痛效果，硬膜外麻醉应该在所有大型截肢术中进行应用。出于这种考虑，氯吡格雷与华法林类药物应在适当时候停止使用。在截肢术中，在高平面使电凝分离神经可以有效避免残肢神经瘤的发生，但对幻肢痛的发生没有影响。

普瑞巴林对于幻肢痛具有临床疗效，现在也成为治疗幻肢痛的一种选择。阿米替林与卡马西平作为替代药物也可与两者联合使用治疗幻肢痛[29-31]。除此之外，有很多非侵袭性的治疗手段都可作为药物治疗之外的辅助疗法，如经皮神经电刺激、心理疗法、针灸、催眠及生物反馈等都被证明对治疗有一定帮助，尽管证明其疗效的证据比较有限。慢性疼痛管理小组的早期介入对于具有严重幻肢痛的截肢者来说也非常重要。

康复训练

对于截肢者来说，术后的康复训练是一个相当大的挑战。有血管疾病的患者一般年龄较大并且由于患有其他疾病而导致预期疗效偏低。相对而言，创伤后较年轻的截肢者经常会抱有过高甚至不切实际的期望。因此，在住院期间截肢康复和假肢护理关怀的团队工作模式在英国已经成为一种标准[32]。康复训练团队的核心成员应包括一名血管外科医师，一名康复医学专家，一名假体治疗专家，以及职业疗法专家和修复学家。社工、社区护士、临床心理学家及关怀被截肢者的志愿者也是非常重要的。团队的其他成员还可以有轮椅相关人员、在住房及融入社会方面提供帮助的官员、社会服务人员以及矫正器修配人员。

职业疗法专家及理疗师应该紧密合作以确保康复训练准时、有效进行[33]。理疗医师应该在术前及术后就开始探访患者，并且根据患者的总体情况及疼痛控制情况就卧床运动、关节活动、移动、轮椅活动等方面对患者进行指导。残肢训练、剩余肢体及上肢的训练、肌肉伸展、保持近端关节的活动范围、坐姿的平衡性，以及提高心血管总体的适应能力等内容与目标还应该被整合到康复训练中。每名被截肢者都应该尽早地接受评估以获得合适的轮椅与坐垫，以便尽早出院。被截肢者应该接受培训以能够掌握独立使用轮椅的必要技巧。在康复训练第一周结束时，治疗师应对被截肢者是否能够使用假体有合理的评估。通过对家庭环境及患者适应性的评估，针对驾驶汽车、兴趣爱好、就业选择的建议也应被作为康复训练的一个完整的组成部分。

假肢装配

所有收到假肢的被截肢者都应接受假肢康复训练，以做到熟练使用假肢。通过研究正常的生理行走模式，假肢康复训练致力于帮助患者做到在行走时尽可能少地消耗能量。理疗师应该教给患者多种节省能量的方式来预防与纠正错误的行走姿势，包括控制行走姿势、减重、使用本体感受能力及特殊的肌肉伸缩训练等方法。假肢康复训练的目标应该做到充分个体化，同时应该包括与患者生活习惯息息相关的功能性运动[34]。应该尽可能地给予患者积极的反馈，促使患者回归到运动、社交活动、驾车、工作及自己的爱好之中。

在英国，目前主要使用的早期助步器有两种(图31.7)。气动截肢术后助步器被广泛应用且可被应用于胫骨、膝关节、股骨等不同平面的截肢术后的患者中。Femurette助步器对于经股骨截肢术后的患者来说是一款非常好的助步器，其拥有一个与坐骨结节套接的装置，同时这种助步器还拥有膝关节与足部[35]。早期助步器可以很好地振奋患者的精神，同时其也被用于评估被截肢者术后行走的潜力。早期助步器可以帮助残肢脱敏、帮助减少残肢水肿，并且可能对创面愈合也有帮助。早期助步器对于重新掌握生理性姿势反射、身体平衡及行走姿态都有帮助。在截肢1周后就应开始考虑使用早期助步器。

在英国，使用的下肢假肢主要采用模块化内骨骼结构(图31.8)。相对于传统的外骨骼假肢，模块

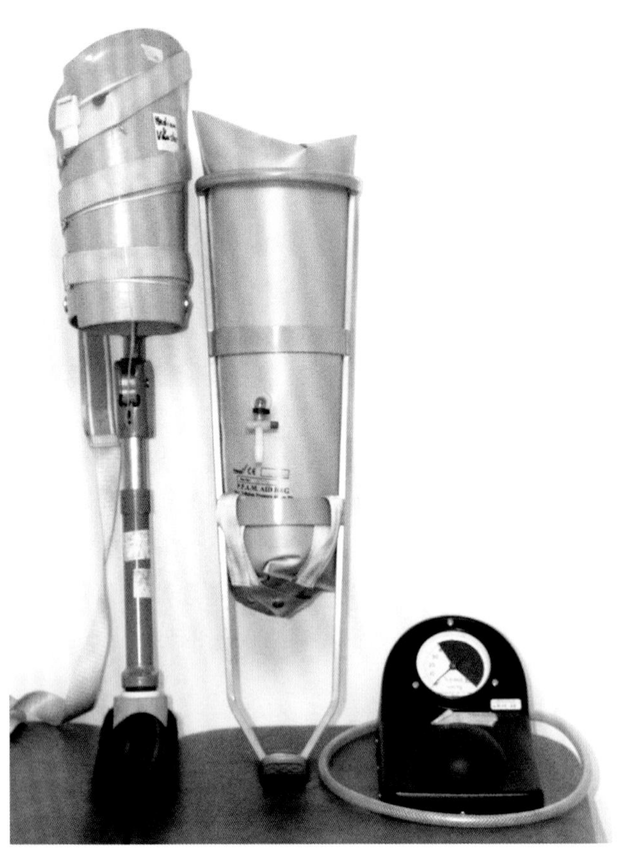

图31.7 图为早期助步器。左侧为Femurette助步器,中间为气动截肢术后助步器,右侧则是为气动截肢术后助步器的充气泵。

化系统可以做到更快地制造、更换套接装置、对假肢进行调整和修理。无论是否有美观的外表涂层,模块化内骨骼假肢都可以被穿着。从测量肢体数据到将全新的假肢发货,整个过程只需要5个工作日。一副标准的假肢通常包括由聚丙烯或层压塑料等具有热塑性的材料组成的套接装置,以及由碳纤维或轻量合金组成的承重装置构成。尽管较早地装配假肢可能会对创面愈合及残肢的整体情况不利,但截肢者通常在术后6~8周时接受第一套假肢数据测量。假肢及其组成的选择应由临床评估人员来决定,其中需要将被截肢者的期望、现实目标及康复训练的进展等因素考虑进去。

小结

• 在英国,80%的截肢手术的病因是血管性疾病,且糖尿病患者比例越来越高。

• 糖尿病足护理及重建血管可以降低截肢率。

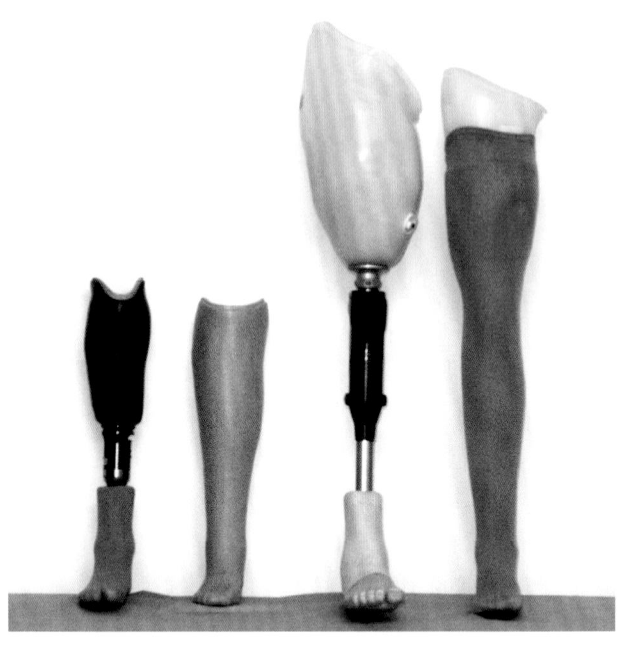

图31.8 经胫骨截肢术及经股骨截肢术后患者使用的模块化内骨骼假肢,区别仅在于是否有美观的外表涂层。

• 截肢平面的选择取决于治愈的潜力及假肢装配。

• 保留膝关节可以显著提高术后穿戴假肢行走的机会。

• 相比于经胫骨平面截肢,经膝关节截肢更受青睐。

• 截肢手术应该由有经验的外科医师主持。

• 有多学科综合治疗小组参与的康复训练可以为患者提供更好的预后。

• 对于有意愿行走的患者,早期助步器是康复训练的重要组成部分。

• 现代假肢是由模块化结构组成的,且可以选择是否在外表涂装美观涂层。

• 假肢的类型是由被截肢者在康复训练中的进展,以及在治疗中获得的收益共同决定的。

(葛劲廷 译 袁丁 审校)

参考文献

1. Fyfe NCM. (1999). Amputation and rehabilitation. In: Davies AH, Beard JD, and Wyatt MG (eds) *Essential Vascular Surgery*, pp. 243–51. London: WB Saunders.
2. Global Lower Extremity Amputation Study Group. (2000). Epidemiology of lower extremity amputation in centres in Europe, North America and East Asia. *British Journal of Surgery*, **87**, 328–37.
3. National Health Service Scotland. (2009). *Amputee Statistical Database for the United Kingdom 2006–07*. Edinburgh: NHSS, Information Services Division.
4. Gutteridge W, Torrie P, and Galland R. (1994). Trends in arterial recon-

struction, angioplasty and amputation. *Health Trends*, **26**, 88–91.

5. Ebskov LB, Scroeder TV, and Holstein PE. (1994). Epidemiology of leg amputation: the influence of vascular surgery. *British Journal of Surgery*, **81**, 1600–3.
6. Luther M. (1994). The influence of arterial reconstruction surgery on the outcome of critical leg ischaemia. *European Journal of Vascular Surgery*, **8**, 682–9.
7. Kuiken TA, Miller L, Lipschutz R, and Huang ME. (2007). Rehabilitation of people with lower limb amputation. In: Braddom RL (ed.) *Practical Guide to Chronic Pain Syndromes*, pp. 283–323. Philadelphia, PA: Elsevier.
8. Pandian G, Hamid F, and Hammond M. (1998). Rehabilitation of the Patient with Peripheral Vascular Disease and Diabetic Foot problems. In: Delisa JA and Gans BM (eds) *Rehabilitation Medicine: Principles and Practice*, pp. 1544–71. Philadelphia, PA: Lippincott-Raven.
9. Johnson B, Evans L, Datta D, et al. (1995). Surgery for limb threatening ischaemia. A reappraisal of costs and benefits. *European Journal of Vascular and Endovascular Surgery*, **9**, 181–8.
10. Houghton AD, Taylor PR, Thurlow S, et al. (1992). Success rates for rehabilitation of vascular amputees: implications for preoperative assessment and amputation level. *British Journal of Surgery*, **79**, 753–5.
11. Davies B and Datta D. (2003). Mobility outcome following unilateral lower limb amputation. *Prosthetics and Orthotics International*, **27**, 186–90.
12. Huang CT, Jackson JR, Moore NB, et al. (1979). Amputation: energy cost of ambulation. *Archives of Physical Medicine and Rehabilitation*, **60**, 18–24.
13. Datta D, Nair PN, and Payne J. (1992). Outcome of prosthetic management of bilateral lower limb amputees. *Disability and Rehabilitation*, **14**, 98–102.
14. Ratcliffe DA, Clyne CAC, Chant ADB, et al. (1984). Prediction of amputation wound healing: the role of transcutaneous pO2 assessment. *British Journal of Surgery*, **71**, 219–22.
15. Van Den Broek TAA, Dwars BJ, Rauwerda JA, et al. (1988). Photoplethysmographic selection of amputation level in peripheral vascular disease. *Journal of Vascular Surgery*, **8**, 10–13.
16. Karanfilian RG, Lynch TG, Zinsl VT, et al. (1986). The value of laser Doppler velocimetry and transcutaneous oxygen tension determination in predicting healing of ischaemic forefoot ulcerations and amputations in diabetic and non-diabetic patients. *Journal of Vascular Surgery*, **4**, 511–16.
17. Stoner HB, Taylor L, and Marcuson RW. (1989). The value of skin temperature measurements in forecasting the healing of below-knee amputation for end-stage ischaemia of the leg in peripheral vascular disease. *European Journal of Vascular and Endovascular Surgery*, **3**, 355–61.
18. Moore WS, Henry RE, Malone JM, et al. (1981). Prospective use of xenon Xe-133 clearance for amputation level selection. *Archives of Surgery*, **166**, 86–8.
19. Welch GH, Leiberman D P, Pollock JG, et al. (1985). Failure of Doppler ankle pressure to predict healing of conservative forefoot amputations. *British Journal of Surgery*, **72**, 888–91.
20. Savin S, Sharni S, Shields DA, et al. (1991). Selection of amputation level: a review. *European Journal of Vascular and Endovascular Surgery*, **5**, 611–20.
21. Penn-Barwell JG. (2011). Outcomes in lower limb amputation following trauma: a systematic review and meta-analysis. *Injury*, **42**, 1474–9.
22. Chadwick SJD and Lewis JD. (1991). Above-knee amputation. *Annals of the Royal College of Surgery, UK*, **73**, 152–4.
23. Robinson KP, Hoile R, and Coddington T. (1992). Skew flap myoplastic below knee amputation: a preliminary report *British Journal of Surgery*, **69**, 554–7.
24. Burgess EM. (1968). The below knee amputation. *Bulletin of Prosthetic Research*, **10**, 19–25.
25. Johnson WC, Watkins MT, Hamilton J, et al. (1997). Transcutaneous partial oxygen pressure changes following skew flap and Burgess-type below knee amputations. *Archives of Surgery*, **132**, 261–3.
26. Ruckley CV, Stonebridge PA, and Prescott RJ. (1991). Skewflap versus long posterior flap in below-knee amputations: multicenter trial. *Journal of Vascular Surgery*, **13**, 423–7.
27. Houghton AD, Nicholls G, Houghton AL, et al. (1994). Phantom pain: natural history and association with rehabilitation. *Annals of the Royal College of Surgery, UK*, **76**, 22–5.
28. Nikolajsen L, Ilkjaer S, Kroner K, et al. (1997). The influence of preamputation pain on postamputation stump and phantom pain. *Pain*, **72**, 393–405.
29. Nikolajsen L and Jensen TS. (2001). Phantom limb pain. *British Journal of Anaesthesia*, **87**, 107–16.
30. Elliott F, Little A, and Milbrandt W. (1976). Carbamazepine for phantom limb phenomena. *New England Journal of Medicine*, **295**, 678.
31. Patterson JF. (1988). Carbamazepine in the treatment of phantom limb pain. *Southern Medical Journal*, **81**, 1101–2.
32. British Society of Rehabilitation Medicine. (2003). *Amputee and prosthetic rehabilitation standards and guidelines*, 2nd edn. Report of the Working Party (chair Hanspal RS). London: British Society of Rehabilitation Medicine.
33. Broomhead P, Davies D, Hancock A, et al. (2006). *Clinical Guidelines for the Pre and Post Operative Physiotherapy Management of Adults with Lower Limb Amputation.* London: British Association of Chartered Physiotherapists in Amputee Rehabilitation.
34. Broomhead P, Dawes D, Hale C, et al. (2003). *Evidence Based Clinical Guidelines for Physiotherapy Management of Adults with Lower Limb Prostheses.* London: British Association of Chartered Physiotherapists in Amputee Rehabilitation.
35. Ramsay EM. (1988). A clinical evaluation of the LIC Femurette as an early training device for the primary above knee amputee. *Physiotherapy*, **74**, 598–601.

第5部分

上肢血管性疾病

Nick Cheshire

第32章

急性上肢缺血

Nung Rudarakanchana, Nicholas J. W. Cheshire

急性上肢缺血简介

急性上肢缺血(AULI)相对少见,约占所有急性肢体缺血的17%(7%~32%)[1,2]。由于上肢侧支循环丰富,患者的总体死亡率和截肢率低于下肢缺血,但上肢缺血有可能导致严重的长期残疾,并可能威胁患者的生存能力和自主性[3,4]。急性上肢缺血最常见的原因是血栓栓塞性疾病(主要是心源性)和创伤(包括心导管插入术后的医源性损伤)。虽然血栓栓子切除术不是保肢的必须手段,并且一些外科医生提倡保守治疗,但有证据表明,在仅接受抗凝治疗的患者中,近50%可能遗留一定程度的功能障碍[5]。目前,缺乏有关AULI的最佳处理的证据,没有公布的随机研究或该领域的指南。最近的一篇系统性综述提到,仅有34篇已发表的相关英文文献,而自21世纪以来,仅有9篇[6]。已发表的文献中不到一半纳入了保守治疗的患者(抗凝、药物和支持治疗),只有一些研究涉及了接受腔内治疗的患者。关于是否必须对所有AULI患者进行手术干预仍存在争议,尤其是在上肢存在缺血但仍有活力的情况下。

流行病学

AULI的发病率尚未在人群中进行充分调查。根据观察性和治疗性研究的数据,加上所有急性肢体缺血发病率报道的推算,估计AULI的发病率为每年(0.86~3.5)/100 000,约占所有入院人数的1%,血管外科急诊入院的7%[2]。未接受任何手术干预的患者导致报告偏倚,AULI真实发病率可能更高。

据报道,女性中的AULI略多于男性,患病率之比为(1~2):1[2]。AULI患者的平均年龄约比下肢缺血患者大5岁,最好发于60~70岁[1,7]。在已发表的研究中未证实发病率无地理或人种差异。

在栓塞性AULI中,右臂比左臂更常见[3,5],这是由于其解剖位置更接近心脏(最常见的栓子来源)。然而,上肢血栓性疾病未显示相似的偏侧性偏倚。

病因学和发病机制

尽管人们普遍认为AULI的病因基本都是血栓栓塞性疾病和创伤,但很难确定每种特定病因的确切比例。动脉粥样硬化性疾病少见于上肢血管系统,但确实会发生原位血栓形成,并且一些动脉闭塞被错误分类,被认为是栓塞性疾病。血栓切除手术失败可能被错误地视为非栓塞性疾病,相反,使用球囊导管后成功再灌注可能被错误地解释为栓塞性疾病。总之,血栓栓塞性疾病约占AULI病例的75%,其余大多数是由创伤所致(包括医源性创伤)[8]。AULI较少见的病因包括动脉夹层、放射性纤维化、高凝状态、血管炎(包括结缔组织疾病,如硬皮病、类风湿关节炎、系统性红斑狼疮和雷诺病)、炎性疾病(如巨细胞动脉炎和大动脉炎)、恶性肿瘤、类固醇的使用、麦角类中毒(酒石酸麦角胺和大环内酯类抗生素相互作用诱发的药物超敏反应)、弥散性血管内凝血和胸廓出口阻塞[7,9]。使用动静脉瘘进行血液透析的患者存在继发于动静脉瘘血栓形成或动脉瘤形成伴远端栓塞所致的急性肢体缺血风险。动脉内注射,如吸毒者,可能导致颗粒微栓塞和强烈的血管痉挛。另外,有冠状动脉旁路移植术使用桡动脉移作植物后AULI的病例报告。罕见病因包括锁骨颅骨发育不全综合征、食管后锁骨下动脉血栓形成和心房肌瘤。

动脉闭塞部位

最常见的栓塞性闭塞部位是肱动脉，约占所有病例的60%[2,10]。在约1/4的病例中，栓子位于腋动脉，而锁骨下动脉、桡尺动脉分别约占闭塞部位的7%和9%。右臂比左臂受累略常见，可能是由头臂动脉更接近心脏所致。相反，继发于血栓形成的AULI分布于左右肢体的比例相同。在动脉血栓形成中，锁骨下动脉是最常见的闭塞部位，约占2/3，其次是腋动脉（14%）、肱动脉（7%）和桡尺动脉（8%），前臂血管在糖尿病患者中更常受到影响。

上肢血管的特征是拥有丰富的侧支血管床，锁骨下动脉闭塞可被椎动脉系统的侧支完全代偿。同样，腋动脉或肱动脉远端闭塞可能无症状，分别是依靠锁骨下近端分支（特别是甲状腺颈动脉、肋颈干和肩胛背动脉）和肱深动脉（尺侧上、下侧支和肘血管）的代偿性供血。然而，锁骨下动脉和腋动脉联合闭塞或靠近肱深动脉起点的肱动脉闭塞可能导致重度急性缺血。据估计，腋动脉闭塞会导致不到10%的病例出现肢体坏死，而其深支远端的肱动脉闭塞导致5%以下的病例出现严重缺血。

桡动脉或尺动脉闭塞通常无症状，因为前臂有广泛的侧支循环供血。桡动脉止于近端掌深弓，95%的患者有完整的掌深弓，尺动脉止于远端掌浅弓，80%的患者有完整的掌浅弓。掌深弓栓塞虽然罕见，但可能引起手部明显缺血。虽然近端指总动脉具有良好的侧支循环供血，但远端指动脉是终末动脉，大量的微栓子可能导致指尖出现弥散的组织坏死。

值得注意的是，20%~30%的患者上肢血管丛有变异，从而对临床后遗症产生潜在影响[9]。

栓塞

根据各种文献报道，栓塞性疾病是AULI的最常见原因，占病例的47%~100%[8,11,12]。突发的症状、确认潜在栓塞源、不存在外周动脉粥样硬化疾病和在手术时发现脱离的栓子均提示栓塞。

2/3的患者栓子来源于心脏，其中心房颤动是最常见的基础疾病。虽然众多病例有缺血性心脏病和心肌梗死病史，但要还要考虑心源性栓塞的其他原因，包括心脏瓣膜疾病、心房肌瘤、室壁瘤、先天性心脏异常（引起反常栓塞）和心力衰竭。近端血管病变导致的远端栓塞占AULI栓塞病例的1/3，多发生于年轻男性患者中[13]。病变最常见的部位是锁骨下动脉，动脉狭窄可能是血管内的动脉粥样硬化斑块造成的，也可能是外部压迫造成的，例如，胸廓出口综合征中的颈肋或纤维带、肺尖肿瘤。在这些病例中常见栓塞性“淋浴”（即大量微栓子流向远端血管），导致手指缺血。在所有AULI栓塞病例中，<1%的病例不是源于心脏或狭窄的近端血管。这些罕见的栓塞源包括主动脉弓或头臂动脉粥样硬化斑块、假性动脉瘤、静脉移植物扩张、腋股动脉移植物、肿瘤性栓子、动脉炎和肌纤维发育不良。上肢血管的动脉瘤罕见，但在锁骨下动脉、腋动脉、肱动脉和尺动脉中确有发生，有时这是由反复损伤所致，例如，运动员的腋动脉小分支和手工劳动者的尺动脉（小鱼际锤综合征）。尽管进行了广泛研究，但在被认定为栓塞性AULI的病例中，高达11%的患者未发现栓子来源[14]。

血栓形成

血栓性AULI的真实发生率难以确定，但可能稍大于所有病例的1/4，文献报告的范围为9%~35%[8,12]。原位血栓形成可发生于病变的动脉，包括动脉粥样硬化、动脉瘤、动脉炎、动脉狭窄，例如，胸廓出口综合征和颈肋压迫，或高凝状态的患者（如恶性肿瘤患者）。血栓形成的其他罕见原因包括放射治疗、结缔组织疾病和类固醇使用。

一项研究发现，在接受栓子切除术的AULI患者中，5.5%的病例的缺血根本原因是血栓形成[15]。区分血栓性与栓塞性AULI具有重要的临床意义，因为在前一种情况下不适当地进行急诊血栓栓子切除术可能出现较高的并发症率和死亡率[15,16]。此外，确定疾病的栓塞性病因，则可开始适当的抗凝治疗，降低未来栓塞的风险。

创伤

在所有AULI病例中，约1/4有创伤，文献报道的占比范围为15%~45%[2,8,11,17]；其中约2/3的病例源于医源性血管损伤。

心导管插入术继发的医源性肱动脉损伤是需要手术干预的直接动脉损伤的最常见原因[11,17]。肱动脉入路的心导管插入术在高达12.7%的病例中会导致一定程度的前臂或手部缺血。虽然这一比例确实在下降，但更近期的研究估计心导管插入术后肱动脉闭塞率为0.9%~4%，使用上肢外周入路的腔内手术的绝对数量持续上升意味着医源性损伤将仍然是AULI的重要原因之一。另外有经桡动脉心导管插入术后急性手部缺血的报道，尽管这种情况很罕见，在放置桡动脉导管进行血流动力学监测后发现严重手部缺血发生率低于1/1000。

临床表现

AULI最常见的临床表现是，一位60~70岁的女性患者，突然出现上肢苍白、厥冷且桡动脉搏动消失（图32.1）。此类患者中约1/2会有静息痛，1/3存在感觉异常症状，大约1/4的患者出现一定程度的瘫痪[18]。就诊时最重要的临床甄别是肢体是否存活。与下肢缺血病例一样，神经功能（运动或感觉）丧失预示着肢体失去活性，并且意味着严重的、通常是不可逆的缺血。

大多数AULI患者，就诊时肢体活性未受到威胁或仍有活力，时间上允许医生进行全面检查并选择治疗方案。约15%的患者在就诊时存在同发性栓子（如下肢、脑），应积极寻找这些栓子的证据。

AULI的鉴别诊断包括上肢深静脉血栓形成伴重度静脉高压、糖尿病或尿毒症性神经病变和腕管综合征。然而，通过详细询问病史，包括动脉粥样硬化危险因素、职业和体育活动，并进行仔细的体格检查，在大多数情况下可明确诊断。

急性手指缺血在此值得考虑[19]；表现为手指疼痛、变色、皮肤温度降低和发绀，雷诺综合征患者除外，这些患者经常被忽视，因此，截肢的风险高。第4和第5指是最常受累的。最常见的病因是心脏栓子，但也有大量有小鱼际锤综合征的患者，伴尺动脉远端反复创伤导致的动脉瘤形成和血栓形成。

偶尔，患者就医时间过“晚”，即在首发症状出现超过24小时后，这些患者已经有组织坏死的表现，出现固定的皮肤变色或手臂、手部的皮肤花斑，这也是AULI罕见的表现之一。骨筋膜室综合征伴有严重疼痛，尤其是被动伸展时疼痛加重，肌肉间隔触诊时僵硬或紧张，该综合征可能影响上臂、前臂，甚至大鱼际或小鱼际隆起。上肢的骨筋膜室综合征比下肢少见，因为上肢筋膜室相对松弛[20]。

在有创伤性损伤的情况下，全面的神经系统检查尤其重要。在最近的一个报道中，60%的锁骨下动脉损伤伴有臂丛神经损伤，11%的肱动脉损伤患者同时伴有正中神经或桡神经损伤[21]。

检查

完整的动脉检查可确定动脉闭塞部位，应包括：

- 测量双侧肱动脉压。
- 脉搏触诊，锁骨上窝和锁骨下窝听诊有无杂音，有杂音提示锁骨下动脉狭窄。
- 超声检查动脉，应包括掌弓。
- 如果怀疑胸廓出口综合征，需进行激发试验。

还应充分检查神经功能。应寻找心律失常的证据，尤其是心房颤动和瓣膜病，听诊心前区，检查心电图，并根据需要进行24小时动态心电图监测。

如果怀疑结缔组织疾病，进行血液检查（包括红细胞沉降率、C反应蛋白、抗磷脂抗体、抗核抗体和类风湿因子）可能有帮助。

A

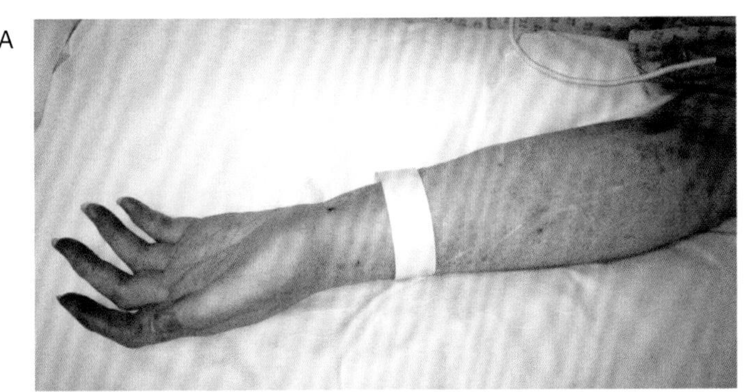

B

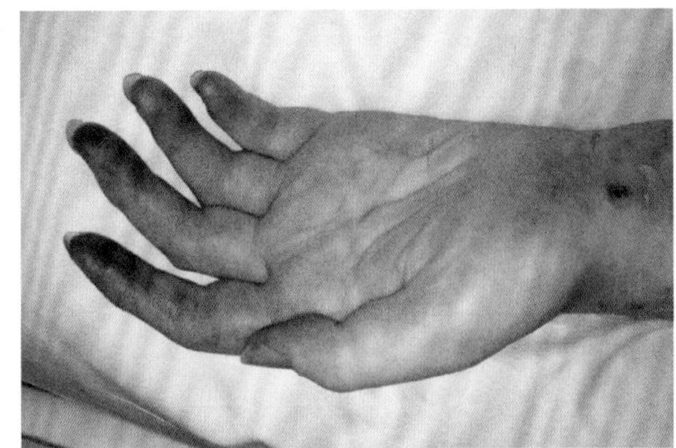

图32.1 医源性肱动脉损伤后的急性上肢缺血。

血管成像

通过上肢动脉的双功能超声成像联合节段性压力测量,包括必要时的手指收缩压测量,以及超声波形可诊断大多数患者是否存在动脉闭塞性疾病。超声成像中未能确定缺血原因的患者,可能需要通过磁共振血管造影(MRA)、CT动脉造影或侵入性血管造影来确定闭塞部位并制订进一步治疗计划。

应通过中心大血管成像进一步调查栓塞来源,通常使用CT动脉造影和经胸超声心动图(TTE)检查。TTE也可能在约1/4的患者中检测到明显的心脏异常[22]。大多数患者不必使用侵入性更强的经食管超声心动图(TEE);在一项栓塞性急性肢体缺血研究中,TEE未发现任何被TTE排除的心源性栓塞患者[23]。

对于疑似胸廓出口综合征的病例,激发动作成像可能有帮助。在患AULI的运动员中,可能需要对锁骨下动脉和腋动脉及其分支进行多角度的侵入性血管造影。

疾病处理

AULI的治疗仍存在争议。由于疾病手术量较小,文献偏向于报告手术结局,而非保守治疗结局,目前最佳治疗的循证依据远少于血管手术的其他领域。AULI很少危及肢体,在大多数情况下,治疗的主要目的是预防晚期并发症,如手臂跛行和功能障碍。

保守治疗

在引入Fogarty球囊导管进行栓子切除术之前,AULI的保守治疗包括对侧肢体保温、药物扩张血管、交感神经(包括星状神经节)阻滞和抗凝治疗。在1964年的一份研究中,68%接受该方案治疗的患者结局良好,无残余缺陷。但是,24%的患者遗留上肢无力或手臂跛行,另外8%需要截肢或肢体丧失功能[24]。尽管结果如此,考虑到当时外科栓子切除术相关的风险相对较高和效果较差,许多中心还是提倡保守治疗。

在现代临床实践中,对于上肢有活力、无坏死风险或患有严重内科合并症而无法进行手术干预的患者,可以尝试采用保守治疗,即抗凝、补液和相关内科疾病的治疗。据报道,有9%~30%的AULI患者接受这种治疗,尽管尚不清楚有多少比例的患者因全身状况差,无法手术而接受保守治疗。对AULI主要行保守治疗的反对者指出该方法使遗留功能损害的患者比例较高,在一些研究中报告为50%~75%[5,25]。然而,事实上,纳入这些研究的患者很大部分未接受抗凝治疗,无论是由于就诊延迟还是抗凝禁忌证。一些研究称,与接受手术治疗的患者相比,接受保守治疗组死亡率增加(一个系列研究中为30%对12%)[26],但这些研究同样有混淆因素,相当大比例的患者被评估为不适合手术,即便在局部麻醉下也不适合,从而接受了保守治疗。在大多数已发表研究中,随访较差和缺乏适当的功能评估是限制阐明AULI保守治疗后肢体损害真实发生率的主要原因。

血栓栓子切除术

1911年报告了首例成功的血栓栓子切除术,此后,在1963年引入Fogarty球囊导管之前,采用了各种方法,如“逆行挤奶”(从远端到近端缠绕肢体)、使用螺旋金属线、吸引导管和镊子,这些方法通常需要多处动脉切开和全身麻醉。虽然一些外科医生报告了此类技术令人满意的效果,但直到采用Fogarty球囊导管,才可以通过单次动脉切开进行栓子切除术,并且不需要全身麻醉。

在目前的临床实践中,栓子切除术通常在局部麻醉下进行,全身麻醉用于依从性差或需要进行旁路手术及筋膜切开术的患者。经肱动脉栓子切除术的标准方法是通过肘窝切口——这可以保证导管可以充分进入肱动脉近端及远端的桡动脉和尺动脉。建议暴露肱动脉分叉,以便能够直接切除前臂动脉的栓子。取栓导管盲穿通过血管通常会使桡动脉贯通,血运重建足以缓解大多数患者的缺血症状。但是,如果导管进入骨间总动脉(其不会向手部供血)或者患者有优势尺动脉,则无法恢复足够的血供。在肱动脉切开及从分叉处取出血凝块后,将适当尺寸的Fogarty导管向近端和远端送入。如果流入道未恢复,可进行术中血管造影以显示任何更近端的病变,根据需要可暴露腋动脉以进行更直接的栓子切除术。同样,如果远端血管中的血栓未被清除,可能需要暴露更多的远端动脉和逆行栓子切除术。急性手指缺血患者可能需要进行掌弓栓子切除术[19,27]。一些医疗中心在混合手术室中使用腔内技术,依靠血管造影导丝引导使Fogarty导管操作更容易,避免了多处动脉切开。

对更接近心脏的血管进行栓子切除术时需警惕经椎动脉或颈动脉发生脑栓塞的风险；同样，如果有任何疑虑，应进行术中血管造影术。与下肢手术一样，可采用辅助性冲洗、血管内血管扩张剂和术中溶栓。在动脉粥样硬化病变较少的前臂血管（常见于女性和儿童）做栓子切除术，可能导致明显的动脉痉挛，需要滴注动脉内血管扩张剂。一旦流入和流出血管确认恢复通畅后，肱动脉切口可以一期闭合或使用静脉补片闭合，这种补片很容易从肘静脉获得。应考虑做术中血管造影，因为在一个系列研究中，23%的影像结果显示有残留栓子或技术失误[28]。临床上通过桡动脉和尺动脉搏动的恢复，以及手部灌注评估手术是否成功。桡动脉搏动未恢复与较差的预后相关[10,17]，在这种情况下，需要再次探查并进一步做栓子切除术和血管造影术。

考虑到缺血持续时间与预后功能减退和保肢之间的相关性，适当急救处理的患者出现症状后，应尽快进行手术干预[25]。一些人推测这是由于再灌注延迟期间发生的远端小血管继发性血栓形成[2]。但是，就诊延迟者取栓术仍可能成功，有研究报道患者在首发症状出现10天后进行手术依然获得了较好的效果[29]。在近期一项148例患者的研究中，缺血持续时间似乎没有显著影响远期的肢体功能[18]。

栓塞切除术后抗凝治疗是必不可少的，已被证明可以降低复发性栓塞的风险和术后死亡率[14,30]。栓子来自近端血管的患者可能是例外情况，其病变已通过血管成形术成功治疗。但总的来说，如果成功的栓子切除术后没有进行全身抗凝，1/3的患者将有栓塞复发，尤其是心源性栓塞患者存在风险。复发性栓塞事件后的死亡率和功能预后非常差。

其他外科手术

大多数继发于动脉血栓形成或创伤的AULI患者除了栓子切除术，还需要接受动脉重建[11]。上肢旁路移植术和动脉瘤修复术的外科技术详情在别处讨论（见第5部分第2章“慢性动脉粥样硬化性上肢缺血”）。在AULI的情况下，血管重建可能包括动脉内膜切除术和直接修复术，包括使用补片的血管成形术、移植物间置或旁路移植术，一般以自体大隐静脉作为首选血管移植物（尽管有报道使用原位头静脉或贵要静脉和腹壁动脉），或根据需要做以下开放的动脉瘤修复术：使用嵌入式植入物或动脉瘤结扎加旁路移植术。源于腋动脉或肱动脉的旁路移植术已被详细描述。在极少数情况下，如在尺动脉动脉瘤伴远端栓塞，可进行远端至腕部的旁路手术。

医源性创伤后的肱动脉闭塞通常需要使用自体移植物（同侧头静脉或隐静脉）进行血管旁路移植术。儿童髁上骨折情况下的AULI治疗仍然存在争议[31-33]。

腔内手术

导管直接溶栓已被用于AULI，治疗效果令人满意[34-37]。其在一些小型研究中已被证明与手术具有相似的疗效，至少对于近端血管闭塞患者来说二者疗效相似[38,39]。然而，在实践中，由于认为上肢输注时会增加脑卒中风险，溶栓治疗未被广泛使用。最近，经皮抽吸血栓切除术和机械血栓切除术器械已被用于AULI，尽管已发表的文献尚有限[40-42]。

与下肢缺血相比，腔内手术应用于AULI仍然相对少见，尤其是在上肢远端血管中。锁骨下动脉或腋动脉粥样硬化性狭窄可采用经皮血管成形术治疗，视情况可加或不加支架置入，锁骨下动脉瘤可采用腔内支架修复[43]。覆膜支架也被用于治疗创伤性锁骨下动脉和腋动脉损伤[44]。

筋膜切开术

前臂前筋膜较为单薄，故筋膜室综合征在上肢少见，很少需要进行筋膜切开术。尽管一些外科医生建议在缺血持续时间超过8小时的情况下对肌筋膜室进行常规减压[20]，但也有其他医师支持仅在缺血48小时后进行预防性筋膜切开术[28]。

动脉内给药的处理

出现动脉内给药后遗症的患者比例越来越高。常见原因为药物滥用或医疗失误。肱动脉和桡动脉是最常受累的部位。虽然动脉内给药导致的上肢和手部缺血的发病机制尚不明确，但可能涉及内皮的直接损伤，引起原位血栓形成和血管痉挛。处理原则应包括：

- 镇痛（可通过臂丛神经阻滞）。
- 血管扩张：常使用伊洛前列素或前列腺素类似物。

• 预防血栓形成：抗凝。

• 如果可行，通过栓子切除术恢复血供。

• 筋膜室综合征的预防和治疗（抬高肢体和筋膜切开术）。

上肢药物滥用也与上肢感染性假性动脉瘤的形成有关。肱动脉和腋动脉是最常受累的部位。动脉结扎、一期修复或用自体血管重建均有较好的短期疗效。

治疗效果

据报道，65%~94%的患者在AULI栓子切除术后的早期结局良好。在已发表的研究中，截肢率较低（0~5%），而围术期死亡率（最常继发于心脏或脑血管事件）为0~19%。再闭塞率为5%~9%。在当代已报道的最大系列研究中[29]，AULI栓子切除术的严重并发症发病率为7.2%，再闭塞率为8.8%。截肢率为2%，围术期死亡率为5.6%。在存活3~5年的患者中，95%功能恢复良好（表32.1）。

继发于原位血栓形成的AULI的预后比栓塞性疾病的预后更差，因为在这种情况下可能需要行肢体血运重建手术，而术后的效果差[26]。在有AULI和近端动脉病变而导致栓塞或血管闭塞的患者中，预后更差，截肢率高达14%[45]。这些不良结局可能反映了近端动脉病变诊断的延迟和可能需要更大范围的旁路移植术以恢复远端血流。此外，在与栓子切除术相同的手术过程或分期手术中，可能需要进行根治性手术（如动脉瘤修复术或第一肋骨切除术）或血管成形术。

尽管旁路移植术治疗AULI的结果报告尚不充分，但包括急性和慢性上肢缺血在内的一个系列研究数据表明，肱动脉或肱动脉以上移植物的预后尚可，2年通畅率为83%[46]。但是，对于更远端的旁路手术，结果更令人失望，在相同的随访期内，通畅率仅为53%。一个研究组报告了动脉瘤切除和从尺动脉远端至掌浅弓的自体静脉旁路移植术后早期的成功结局[47]。

总体而言，即使在成功血运重建后，AULI患者的远期死亡率也很高，与急性下肢缺血患者相似。在近期一个大型系列研究中，仅60%的AULI患者存活3~5年[29]。在另外一个血栓栓塞切除术后的远期效果的研究中，发现5年生存率仅为37%。与性别和年龄相匹配的人群相比，该研究中AULI患者的死亡风险增加2.8[18]。

表32.1 经筛选的已发表文献中AULI患者的治疗效果

第一作者及发表时间	患者数、性别、平均年龄（范围）	病因	治疗	治疗效果
Baird 1964[24]	95例（男56例，女39例），60岁	100%栓塞(73% AF，14%近期MI)	保守：82% 栓子切除术：18%	截肢：7% 严重残疾：28% 早期效果：良好，保守组68%，手术组88% 长期死亡率：保守组71%，手术组50%
Lambert 1983[17]	37例	24%栓塞 19%外伤 57%医源性	栓子切除术，加或不加旁路移植或血管补片成形术	一期成功率：70% 二期成功率：86%
Wirsing 1983[12]	79例，67岁	89%栓塞 10%血栓形成	栓子切除术：89% 旁路移植术：5%	栓子切除术成功：100% 旁路移植术成功：50% 截肢：5%（均为血栓性病因） 住院死亡率：12%
Kretz 1984[48]	151例（男66例，女85例） 69岁(23~87岁)	100%栓塞（79%为心源性）	栓子切除术：93% 保守：7% 溶栓：1例	再堵塞：2% 再栓塞：7% 临床结果良好：85%

（待续）

表 32.1（续）

第一作者及发表时间	患者数、性别、平均年龄(范围)	病因	治疗	治疗效果
Galbraith 1984[5]	31例	100%栓塞	栓子切除术:81% 保守:19%	间歇性跛行:栓子切除术组8%,保守组50%,两组均无截肢 死亡率:栓子切除术组4%,保守组:0%
Rapp 1986[45]	34例	100%近端动脉疾病（TOS,动脉粥样硬化）	动脉重建:100%	血管重建成功:97% 截肢:15%
Kaar 1989[49]	55例	100%血栓栓塞 （80% AF,12%近期MI,5%锁骨下动脉瘤,2%心房黏液瘤）	栓子切除术:93%	血管重建成功:78% 间歇性跛行:7% 一期截肢率:4% 二期截肢率:5% 死亡率:7%
Stonebridge 1989[1]	61例,74岁(33~94岁)	74%心源性栓塞	栓子切除术:82% 其中5%附加旁路移植术 保守:18%	再栓塞:11% 截肢率:0% 死亡率:5%
Widlus 1990[50]	8例		溶栓术:100%+50%球囊血管成形术	技术成功率:100% 1例严重腹股沟血肿 无早期脑卒中、死亡或截肢
Davies 1991[51]	36例	100%血栓栓塞(58%心源性,22%动脉瘤)	栓子切除术:100%+75%动脉瘤切除术	住院死亡率:3% 住院并发症率:10% 截肢或缺血性挛缩:8% 5年通畅率:95%
Vohra 1991[52]	44例	67%心源性栓塞 14%锁骨下动脉异常	手术:82% 保守:18%	手术:一期成功率72% 二期成功率89% 截肢率:8%
Katz 1993[11]	54例	41%心源性栓塞 17%动脉-动脉栓塞 15%外伤 28%医源性损伤	栓子切除术+/-动脉重建术	症状消除:98%
Pentti 1995[3]	91例(男45例,女46例) 73岁(17~92岁)	78%心源性栓塞 12%原位血栓形成	栓子切除术:100%+5%动脉重建术	再次栓子切除术:8% 截肢:1% 30天死亡率:11% 2年内功能良好:80%
Baguneid 1999[37]	21例		溶栓术:57% 手术:14% 保守:24% 前列环素:5%	成功溶栓:83% 截肢:5% 18个月内无缺血复发
Cejna 2001[38]	38例(男15例,女23例)	100%心源性栓塞	溶栓术:100%	成功溶栓:55%(100%上臂病变,66%肱动脉及前臂病变,46%前臂及手部病变) 无截肢或早期死亡

（待续）

表 32.1（续）

第一作者及发表时间	患者数、性别、平均年龄(范围)	病因	治疗	治疗效果
Hernandez 2001[29]	251例(男102例,女149例),73岁	100%血栓栓塞	手术:100%	全身术后并发症:7% 局部并发症:20% 再堵塞:9% 截肢:2% 术后死亡率:6% 3~5年死亡率:40% 3~5年无症状或轻微肢体发凉/间接跛行:95%
Sultan 2001[8]	64例	33%栓塞 28%血栓形成 6% TOS 23%动脉炎 3%升主动脉夹层	手术:73%	并发症率:21% 死亡率:19%
Licht 2004[18]	148例(男54例,女94例) 78岁(27~93岁)	61%心源性栓塞 3%原位血栓形成 37%来源不明	手术:100%	血运重建成功:91% 再次手术:5% 截肢:13% 30天死亡率:9% 2年生存率:64% 3年生存率:54% 5年生存率:37% 随访期间严重残疾:3%
Deguara 2005[21]	116例	61%血栓栓塞 53%外伤 2%医源性	血栓栓塞组:栓子切除术90%,溶栓5%,肱动脉支架置入2%,腋动脉成形术3% 外伤组:一期修复/血管补片成形术:60%,旁路移植术:28%	再次手术探查:10% 死亡率:栓子切除术18.2% 总体:23% 血栓栓塞组1年死亡率:38% 外伤组:截肢率2% 死亡率:4%
Bang 2003[53]	8例(男1例,女7例) 49~86岁	100%栓塞	栓子切除术:100%	截肢:13% 围术期死亡率:13%
Kim 2010[42]	11例(男7例,女4例) 75岁(63~84岁)	100%心源性血栓栓塞	经皮血栓栓子抽吸术:100%	技术性成功:100% 需要放置支架的血肿:9% 再堵塞:9% 死亡率:9%
Magishi 2010[54]	21例(男14例,女7例) 73岁(54~91岁)	100%血栓栓塞 (81% AF)	血栓栓子切除术:100%	症状消除:100% 住院死亡率:5% 1年生存率:95% 3年生存率:61%

AF,心房颤动;MI,心肌梗死;TOS,胸廓出口综合征。

结论

与下肢缺血相比，AULI仍然罕见，仅占血管外科医生工作量的一小部分。然而，上肢功能丧失比下肢功能丧失导致的残疾程度更大。因此，及时诊断和适当的评估检查及处理是至关重要的。

心源性血栓栓塞是最常见的基础病因，但血栓形成导致的病例比例可能高于一般的认知。创伤，尤其是导管插入术后的医源性创伤，导致了大量病例的增加。已发表文献中的大样本研究相对较少，考虑到报告偏倚和缺乏前瞻性对照研究，难以提出循证的治疗建议。在接受这些缺点的基础上，现有的证据表明，虽然保守疗法在AULI中比下肢更成功，但很大一部分患者可能遗留明显的功能障碍。相反，就早期并发症和远期功能效果而言，外科血栓栓子切除术成功率都较高，并且很容易通过Fogarty导管实现，通常只需要局部麻醉。然而，患者的远期死亡率仍然很高，反映出该疾病的老年患者人群通常伴有严重的心脏和其他并发症。

（胡桓睿 译 马玉奎 审校）

参考文献

1. Stonebridge PA, Clason AE, Duncan AJ, Nolan B, Jenkins, A McL, and Ruckley AV. (1989). Acute ischaemia of the upper limb compared with acute lower limb ischaemia; a 5-year review. *British Journal of Surgery*, **78**, 515–16.
2. Eyers P and Earnshaw JJ. (1998). Acute non-traumatic arm ischaemia. *British Journal of Surgery*, **85**, 1340–6.
3. Pentti J, Salenius JP, Kuukasjärvi P, and Tarkka M. (1995). Outcome of surgical treatment in acute upper limb ischaemia. *Annales chirurgiae et gynaecologiae*, **84**(1), 25–8.
4. Williams N and Bell PR. (1993). Acute ischaemia of the upper limb. *British Journal of Hospital Medicine*, **50**(10), 579–82.
5. Galbraith K, Collin J, Morris PJ, and Wood RF. (1985). Recent experience with arterial embolism of the limbs in a vascular unit. *Annals of the Royal College of Surgeons*, **67**, 30–3.
6. Turner EJ, Loh A, and Howard A. (2012). Systematic review of the operative and non-operative management of acute upper limb ischemia. *Journal of Vascular Nursing*, **30**(3), 71–6.
7. Quraishy MS, Cawthorn SJ, and Giddings AE. (1992). Critical ischaemia of the upper limb. *Journal of the Royal Society for Medicine*, **85**(5), 269–73.
8. James EC, Khuri NT, Fedde CW, Gardner RJ, Tarnay TJ, and Warden HE. (1979). Upper limb ischemia resulting from arterial thromboembolism. *American Journal of Surgery*, **137**(6), 739–44.
9. Sultan S, Evoy D, Eldin AS, Eldeeb M, and Elmehairy N. (2001). Atraumatic acute upper limb ischemia: a series of 64 patients in a Middle East tertiary vascular center and literature review. *Vascular Surgery*, **35**(3), 181–97.
10. Haimovici H. (1982). Cardiogenic embolism of the upper extremity. *Journal of Cardiovascular Surgery (Torino)*, **23**(3), 209–13.
11. Katz SG and Kohl RD. (1993). Direct revascularization for the treatment of forearm and hand ischemia. *American Journal of Surgery*, **165**(3), 312–16.
12. Wirsing P, Andriopoulos A, and Bötticher R. (1983). Arterial embolectomies in the upper extremity after acute occlusion. Report on 79 cases. *Journal of Cardiovascular Surgery (Torino)*, **24**(1), 40–2.
13. Schmidt FE and Hewitt RL. (1980). Severe upper limb ischemia. *Archives of Surgery*, **115**(10), 1188–91.
14. Elliott JP, Jr, Hageman JH, Szilagyi E, Ramakrishnan V, Bravo JJ, and Smith RF. (1980). Arterial embolization: problems of source, multiplicity, recurrence, and delayed treatment. *Surgery*, **88**(6), 833–45.
15. Jivegård L, Holm J, and Schersten T. (1986). The outcome in arterial thrombosis misdiagnosed as arterial embolism. *Acta Chirugica Scandinavica*, **152**, 251–6.
16. Jivegård LE, Arfvidsson B, Holm J, and Schersten T. (1987). Selective conservative and routine early operative treatment in acute limb ischaemia. *British Journal of Surgery*, **74**(9), 798–801.
17. Lambert M, Ball C, and Hancock B. (1983). Management of acute brachial artery occlusion due to trauma or emboli. *British Journal of Surgery*, **70**(10), 639–40.
18. Licht PB, Balezantis T, Wolff B, Baudier JF, and Røder OC. (2004). Long-term outcome following thrombembolectomy in the upper extremity. *European Journal of Vascular and Endovascular Surgery*, **28**, 508–12.
19. Leclère FM, Mordon S, and Schoofs M. (2010). Acute digital ischemia: a neglected microsurgical emergency. Report of 17 patients and literature review. *Microsurgery*, **30**(3), 207–13.
20. Velmahos GC and Toutouzas KG. (2002). Vascular trauma and compartment syndromes. *Surgical Clinics of North America*, **82**, 125–41.
21. Deguara J, Ali T, Modarai B, and Burnand KG. (2005). Upper limb ischemia: 20 years experience from a single center. *Vascular*, **13**(2), 84–91.
22. Lewis A, Kirk G, McKinley A, Blair PH, and Harkin DW. (2009). The role of transthoracic echocardiography in embolic acute limb ischaemia. Irish Journal of Medical Sciences, **178**, 457–9.
23. Gossage JA, Ali T, Chambers J, and Burnand KG. (2006). Peripheral arterial embolism: prevalence, outcome, and the role of echocardiography in management. *Vascular and Endovascular Surgery*, **40**(4), 280–6.
24. Baird RJ and Lajos TZ. (1964). Emboli to the arm. *Annals of Surgery*, **160**, 905–9.
25. Savelyev VS, Zatevakhin II, and Stepanov NV. (1977). Artery embolism of the upper limbs. *Surgery*, **81**(4), 367–75.
26. Ricotta JJ, Scudder PA, McAndrew JA, De Weese JA, and May AG. (1983). Management of acute ischemia of the upper extremity. *American Journal of Surgery*, **145**(5), 661–6.
27. Sachatello CR, Ernst CB, and Griffen WO, Jr. (1974). The acutely ischemic upper extremity: selective management. *Surgery*, **76**(6), 1002–9.
28. Satiani B, Gross WS, and Evans WE. (1978). Improved limb salvage after arterial embolectomy. *Annals of Surgery*, **188**(2), 153–7.
29. Hernandez-Richter T, Angele MK, Helmberger T, Jauch KW, Lauterjung L, and Schildberg FW. (2001). Acute ischemia of the upper extremity: long-term results following thrombembolectomy with the Fogarty catheter. *Langenbecks Archives of Surgery*, **386**(4), 261–6.
30. Green RM, DeWeese JA, and Rob CG. (1975). Arterial embolectomy before and after the Fogarty catheter. *Surgery*, **77**(1), 24–33.
31. Sabharwal S, Tredwell SJ, Beauchamp RD, et al. (1997). Management of pulseless pink hand in pediatric supracondylar fractures of humerus. *Journal of Pediatric Orthopaedics*, **17**, 303–10.
32. Luria S, Sucar A, Eylon S, et al. (2007). Vascular complications of supracondylar humeral fractures in children *Journal of Pediatric Orthopaedics, B*, **16**, 133–43.
33. Brahmamdam P, Plummer M, Modrall JG, Megison SM, Clagett GP, and Valentine RJ. (2011). Hand ischemia associated with elbow trauma in children. *Journal of Vascular Surgery*, **54**(3), 773–8.
34. Michaels JA, Torrie EP, and Galland RB. (1993). The treatment of upper limb vascular occlusions using intraarterial thrombolysis. *European Journal of Vascular Surgery*, **7**(6), 744–6.
35. Coulon M, Goffette P, and Dondelinger RF. (1994). Local thrombolytic infusion in arterial ischemia of the upper limb: mid-term results. *Cardiovascular and Interventional Radiology*, **17**(2), 81–6.
36. Barbiero G, Cognolato D, Casarin A, and Guarise A. (2011). Intraarterial thrombolysis of acute hand ischaemia with or without microcatheter: preliminary experience and comparison with the literature. *Radiology Medicine*, **116**(6), 919–31.
37. Baguneid M, Dodd D, Fulford P, et al. (1999). Management of acute nontraumatic upper limb ischemia. *Angiology*, **50**(9), 715–20.
38. Cejna M, Salomonowitz E, Wohlschlager H, Zwrtek K, Böck R, and Zwrtek R. (2001). rt-PA thrombolysis in acute thromboembolic

upper-extremity arterial occlusion. *Cardiovascular and Interventional Radiology*, **24**(4), 218–23.
39. Widlus DM, Venbrux AC, Benenati JF, et al. (1990). Fibrinolytic therapy for upper-extremity arterial occlusions. *Radiology*, **175**(2), 393–9.
40. Zeller T, Frank U, Bürgelin K, et al. (2003). Treatment of acute embolic occlusions of the subclavian and axillary arteries using a rotational thrombectomy device. *Vasa*, **32**, 111–16.
41. Miyayama S, Yamashiro M, Shibata Y, et al. (2012). Thrombolysis and thromboaspiration for acute thromboembolic occlusion in the upper extremity. *Japanese Journal of Radiology*, **30**(2), 180–4.
42. Kim SK, Kwak HS, Chung GH, and Han YM. (2011). Acute upper limb ischemia due to cardiac origin thromboembolism: the usefulness of percutaneous aspiration thromboembolectomy via a transbrachial approach. *Korean Journal of Radiology*, **12**(5), 595–601.
43. Ackroyd R, Singh S, Beard JD, and Gaines PA. (1995). Simultaneous brachial embolectomy and endoluminal stenting of a subclavian artery aneurysm. *European Journal of Vascular and Endovascular Surgery*, **10**(2), 248–9.
44. Castelli P, Caronno R, Piffaretti G, et al. (2005). Endovascular repair of traumatic injuries of the subclavian and axillary arteries. *Injury*, **36**(6), 778–82.
45. Rapp JH, Reilly LM, Goldstone J, Krupski WC, Ehrenfeld WK, and Stoney RJ. (1986). Ischemia of the upper extremity: significance of proximal arterial disease. *American Journal of Surgery*, **152**(1), 122–6.
46. McCarthy WJ, Flinn WR, Yao JS, Williams LR, and Bergan JJ. (1986). Result of bypass grafting for upper limb ischemia. *Journal of Vascular Surgery*, **3**(5), 741–6.
47. Nehler MR, Dalman RL, Harris EJ, Taylor LM Jr, and Porter JM. (1992). Upper extremity arterial bypass distal to the wrist. *Journal of Vascular Surgery*, **16**(4), 633–40.
48. Kretz JG, Weiss E, Limuris A, Eisenmann B, Greff D, and Kieny R. (1984). Arterial emboli of the upper extremity: a persisting problem. *Journal of Cardiovascular Surgery (Torino)*, **25**(3), 233–5.
49. Kaar G, Broe PJ, and Bouchier-Hayes DJ. (1989). Upper limb emboli. A review of 55 patients managed surgically. *Journal of Cardiovascular Surgery (Torino)*, **30**(2), 165–8.
50. Widlus DM, Venbrux AC, Benenati JF, et al. (1990). Fibrinolytic therapy for upper-extremity arterial occlusions. *Radiology*, **175**(2), 393–9.
51. Davies MG, O'Malley K, Feeley M, Colgan MP, Moore DJ, and Shanik G. (1991). Upper limb embolus: a timely diagnosis. *Annals of Vascular Surgery*, **5**(1), 85–7.
52. Vohra R and Lieberman DP. Arterial emboli to the arm. *Journal of the Royal College of Surgeons, Edinburgh*, **36**(2), 83–5.
53. Bang SL and Nalachandran S. (2009). Upper limb ischaemia—a single centre experience. *Annals of the Academy of Medicine, Singapore*, **38**(10), 891–3.
54. Magishi K, Izumi Y, and Shimizu N. (2010). Short- and long-term outcomes of acute upper extremity arterial thromboembolism. *Annals of Thoracic and Cardiovascular Surgery*, **16**(1), 31–4.

第33章
慢性动脉粥样硬化性上肢缺血

Colin D. Bicknell, Mohamad S. Hamady

慢性动脉粥样硬化性上肢缺血简介

动脉粥样硬化性上肢病变通过影响上肢及后脑动脉供血导致严重的疾病发作。此外，那些接受心脏手术且术中行了乳内动脉旁路移植的患者，由于锁骨下动脉近端疾病，可能会有严重的后遗症。同时，有症状的患者的表现各有不同，诊断往往会延迟很长时间。

虽然相当一部分患者可以通过药物进行治疗，但明显的症状需要手术干预。在近端锁骨下动脉中形成疾病的倾向常带来重大挑战。对该部位，首选的治疗已从由近端主动脉吻合的原位旁路术变为解剖外旁路术及血管腔内手术，从而降低了发病率和死亡率。但这些手术具有特定的风险和劣势。

在上肢中引起局部缺血性症状的远端动脉粥样硬化性疾病很少见。这通常是由其他原因引起的，或者由于颈部及肩部区域广泛的侧支通路而只造成轻度症状，通常应保守治疗。

本章主要就上肢动脉粥样硬化病变的流行病学、临床综合征、临床表现及治疗进行讨论。

流行病学

由于上肢动脉粥样硬化性疾病很少表现出相应症状，因此其真实发病率很难确定。在所有肢体缺血中，只有5%发生在上肢，并且有许多非动脉粥样硬化的原因。在患有动脉粥样硬化的人中，血管树其他部位的动脉粥样硬化发生率要高得多。在一项针对因疑有心脏病而接受冠状动脉置管造影的人群的研究中，锁骨下动脉狭窄的总发生率为3.5%。而在确诊冠状动脉粥样硬化性病变的患者中，锁骨下动脉狭窄的总体发生率则为5.3%，其明显高于无显著冠状动脉病变或无冠状动脉病变的患者(1.4%)。对于确诊为外周动脉疾病的患者，近30%的患者伴有锁骨下动脉病变[1]。

在许多区域，上肢动脉粥样硬化性疾病与其他动脉疾病之间确实存在着密切的联系。这种与心血管疾病风险增加的关联性，即使是无症状的患者，也是存在的，正如下肢中一样。上肢不同的血压与心血管疾病死亡率之间也存在显著相关性[2]。

左侧锁骨下动脉受累的可能性是对侧的4倍[3,4]。这对于锁骨下动脉狭窄的治疗方法有着重要的影响，因为直接修复和解剖原位的旁路移植物需要在主动脉弓水平进行处理，而不是在无名动脉分叉部。这也意味着最常用于冠状动脉旁路手术的左乳内动脉也最易受到影响。

发病机制

锁骨下动脉起源于主动脉(左侧)或无名动脉。根据其与前斜角肌的关系，可以分为3部分。重要的是，锁骨下动脉的第一部分发出椎动脉及乳内动脉，如果存在近端闭塞，就可能引起特殊的症状。锁骨下动脉越过第1肋骨的外侧缘，延续为腋动脉。腋动脉被臂丛神经包围，然后进入上臂，延续为肱动脉，它通过肘窝前的主要分支，即尺动脉和桡动脉(尽管可能有变异)对前臂和手部进行供血。动脉粥样硬化病变可以发生在上肢的任何部位，尽管锁骨下动脉近端病变最为常见。就临床症状和上肢动脉粥样硬化疾病的治疗而言，将锁骨下动脉近端分开考虑是有用的。此处动脉闭塞或严重狭窄不但可能引起明显的上肢缺血症状，还可导致脑部和乳内动脉血流改变。

临床症状

无症状疾病

对于患者而言，继发于近端动脉粥样硬化的动脉闭塞后，双臂的血压不同很常见。进行性局部缺血的症状在上肢中的发生率要比下肢低，因为在颈部和肩部有很好的侧支血管供血，而上肢中较低的肌肉量意味着代谢需求降低。

上肢缺血

上臂跛行的病理机制与下肢跛行相似。随着上臂的活动，前臂肌肉群的代谢需求增加，细胞出现无氧呼吸，进而乳酸积累和痉挛性疼痛。这可以通过休息得到完全缓解，原因是缺氧得到补还。肘部以上的任何血流限制性病变均可引起上臂和前臂跛行。对于孤立的桡动脉或尺动脉病变，发生前臂跛行的可能性较小，部分原因是该疾病的末端病变性质及该部位双血管供血。在极少的情况下，手可能会出现类似的运动诱发症状，此时伴有严重的远端疾病，通常是桡动脉和尺动脉的供血均有重度障碍。

上肢有严重病变的患者可能会出现重度缺血症状，并伴有组织缺失或持续性静息痛。这种情况在单纯的动脉粥样硬化性疾病中非常少见。通常情况下，强大的侧支血管能够保证前臂和手部的充足供血。造成手部出现严重缺血的原因更可能是阻塞远端血供的栓塞性疾病、血管炎及自身免疫性疾病，如系统性硬化症或血栓闭塞性脉管炎。

急性上肢缺血可继发于动脉粥样硬化处原位血栓形成或由近端动脉粥样硬化斑块脱落栓塞引起。尽管如此，其他原因导致的急性上肢缺血更常见。

锁骨下动脉窃血综合征

人们早已认识到锁骨下动脉狭窄引起的上肢和椎动脉血流的改变。手臂的侧支供应也包括椎动脉，锁骨下动脉的第一部分严重狭窄或闭塞时，椎动脉的血流可能反向。随着上肢做像简单的写作一样力度的动作，血液会优先流入上肢，并通过椎动脉系统从后脑流出。

患者会典型地出现头晕和昏厥症状，通常在手臂锻炼时会出现视觉症状。一些患者还会出现猝倒和眩晕症。这些症状通常会随着休息而迅速得到缓解。查体会发现相应一侧没有脉搏，并且双上肢存在血压差异。应用双功能超声对这一区域的动脉供应进行检查。这将显示锁骨下动脉的典型衰减波形，这是由近端狭窄和椎动脉内血流反向所致。有时，椎动脉的血流方向在静息期间可能是正向的，但其方向则会因手臂运动而反转，此时也会出现症状。通常需要CT或血管造影对锁骨下动脉近端病变进行成像，以制订进一步的治疗计划。

在这种情况下减轻症状的治疗就需要恢复锁骨下动脉血供，可以通过血管成形术，也可以通过在病变部位植入支架或手术旁路搭桥来实现。

左乳内动脉搭桥后冠状动脉-锁骨下动脉窃血

1974年首次报道了这种特定的综合征[5]。从那时起，随着不断增多的患者接受左乳内动脉（LIMA）作为桥血管进行冠状动脉搭桥手术，人们对这种疾病的发病率和认知度也有所提高。据报道，在接受心脏冠脉搭桥的患者中，其总体发病率为3%~4%[6]。

与前面描述的椎动脉窃血综合征类似，锁骨下动脉近端（第一部分）严重狭窄或闭塞都可能导致上臂运动时LIMA移植物中的血流反向。心肌的血流方向逆转和“窃血”都可能引起明显的心绞痛症状。

通常情况下，接受过冠状动脉旁路移植术的患者在行冠状动脉手术后症状有所缓解，但会发现心绞痛症状会逐渐复发，尤其是在左臂锻炼时[7]。这种情况下双臂血压具有一定的差异，其中左侧明显偏低，没有脉搏。详细的检查显示，冠状动脉旁路移植物通畅，不过血液灌注延迟且呈逆行方式。CT动脉造影能清楚显示椎动脉及LIMA狭窄与通畅程度，但不能提供异常血流模式的动态信息。传统的主动脉弓造影（和双功能超声检查）可显示锁骨下动脉近端狭窄、椎动脉的晚期逆行充盈，而此时LIMA则无任何造影剂。冠状动脉造影可以更有效地显示LIMA移植物的逆行充盈，并证明不存在进行性动脉粥样硬化性冠状动脉疾病或旁路移植物狭窄。

手术和介入术均可恢复乳内动脉的顺向血流，并能够有效缓解心绞痛。已有人提倡在症状发作之前预防冠状动脉窃血综合征，这可能是有用的。当然，在近端锁骨下动脉狭窄的无症状患者中，由于行冠状动脉搭桥术，左锁骨下动脉的预防性血管成形术似乎可以有效地预防症状复发[8]。

临床特征

由于上肢脉管狭窄或闭塞可能导致许多不同的后遗症，因此患者的临床症状也各不相同。患者经常因上肢血压不同而被另一名医生送来，而患者可能完全没有症状。对于上臂缺血的患者，运动时的痉挛性疼痛或容易疲劳可能是患者寻求治疗的原因。患者也可能有雷诺现象，或因栓塞继发的急性缺血事件（导致疼痛的蓝色手指），或溃疡性动脉粥样硬化斑块上的局部血栓形成（伴有急性缺血的手臂）。在极少的情况下，患者还会出现更严重的多节段疾病，可能会出现休息疼痛或组织缺失。那些由于上肢血管近端病变而发生锁骨下动脉窃血综合征的患者可能会出现头晕、眩晕、昏厥、共济失调、发作性跌倒、吞咽困难、构音障碍、面部感觉障碍或视觉障碍等症状，这些症状往往会由于上肢运动而加剧。冠状动脉-锁骨下动脉窃血综合征的患者可能会再次出现心绞痛，尤其是在左臂运动期间。

对疑有上肢动脉疾病的患者，需要收集完整的病史信息。除动脉粥样硬化性病变外，导致上肢大血管阻塞的原因还包括胸廓出口综合征、动脉炎（如大动脉炎或巨细胞动脉炎）、动脉瘤病变和血栓栓塞性病变。对于上肢或手指严重缺血的患者，应排除小血管疾病，如雷诺综合征、结缔组织疾病（如系统性硬化症和CREST综合征）、血栓闭塞性脉管炎、职业性“振动白手指”、血液学原因（包括冷凝集素、冷球蛋白和红细胞增多症等），以及麦角胺等药物引起的痉挛。

其他情况也可能导致类似的症状。运动性疼痛可能源于肌肉骨骼病变，静息痛可能继发于颈部的神经压迫、臂丛神经受压（在胸廓出口综合征中）、尺骨神经受肘部压迫和正中神经在腕管中受压。锁骨下动脉窃血综合征的后循环症状可能由脑内病变引起，也可能是其他栓塞源的脑卒中所致，也可能与原发性眼部疾病或中耳疾病的症状相混淆。

查体可发现手指缺血的体征，其中包括苍白、发绀、片状出血、溃疡和坏疽。动脉搏动的情况显然取决于动脉闭塞的部位，因此，应仔细检查锁骨下动脉、腋动脉、肱动脉、桡动脉和尺动脉的搏动情况。双臂测得的血压值可能存在一定的差异。双臂的血压差为20mmHg时，则血压差异显著。在锁骨上窝也可能听到杂音。在对上肢进行检查时，应考虑排除能造成上肢动脉闭塞的其他原因，特别是胸廓出口综合征。血管炎患者可能出现发热、炎症标记物水平升高及血管炎筛查呈阳性，而血栓栓塞病患者可能在其他部位出现明显的栓塞后遗症。

通常情况下，可以通过双臂中的血压测定对患者进行锁骨下动脉狭窄筛查。当双臂血压差值>20mmHg时，认定存在锁骨下动脉狭窄的可能，此筛查方法对锁骨下动脉狭窄程度>60%的特异性和阴性预测值较高（分别为94%和98%），但敏感性和阳性预测值低（35%和19%）[1]。

上肢动脉疾病检查

经导管血管造影具有很高的内在空间和时间辨析度，依旧是本领域中的金标准检查。然而，这种方法是侵入性的，可能伴有概率小但明确的脑卒中和显著的穿刺部位外伤风险，范围为0.05%～0.5%[9,10]。

双功超声检查

彩色多普勒超声应作为一线诊断方法。该方法能评估动脉狭窄的程度，并与血管造影结果之间具有很好的相关性[11]，同时其还能够对动脉粥样硬化斑块的性质进行评价。衰减或单相波形的存在、湍流和通过病灶的高速是明显狭窄的特征。当椎动脉内血流反向时，建议诊断为锁骨下动脉窃血综合征。然而，只有当锁骨下动脉完全或接近完全闭塞时，才能看到这种血流模式。椎动脉内血流的几种波形已被建议作为锁骨下动脉起始处早期狭窄的指标[12]。Kliewer等人通过对近2000例椎动脉的波形频谱进研究发现，收缩中期减速与锁骨下动脉狭窄程度密切相关。彩色多普勒超声的缺点包括无法直接看到大血管的起源部和颅内Willis环结构，也无法看到颈椎管中的椎动脉。这种技术依赖于操作人员的相关技能经验。

CT检查

近年来，随着CT扫描技术的发展，CT动脉造影已成为包括上肢在内的所有动脉粥样硬化性疾病评估的不可或缺的部分。新一代的多探测器CT和双能CT扫描仪可以提供高空间和时间分辨率，且覆盖大面积所用的采集时间短。另外，已有各种软件包，可利用同性数据在多平面中重建图像（多平面重建）。CT动脉造影不仅可以无创地评估狭窄程度和斑块含量，还可以准确地可视化主动脉弓、血管起源部和Willis环的情况。这种检查模式对于帮助术者制订腔内介入治疗计划至关重要，通过前述检查可评估C臂放置的最佳角度和放置支架措施（图33.1）。

CT动脉造影的主要局限性是辐射剂量及造影剂的肾毒性。另外，CT不能像双功能超声检查那样对血流方向进行评估，因此，这两种方法在锁骨下动脉近端病变的治疗中可以互补。由于上肢远端血管也不总是清晰可见，可能要求在制订精确的术前规划时，对患者进行DSA检查。

MRA

MRA是一种非侵入性成像技术，可以评估颅内和颅外血管，并提供2D和3D图像。同时，其还具有显示血流方向的能力，这对于诊断锁骨下动脉窃血综合征而言是一个重要的功能。许多医疗中心都将MRA作为诊断大血管病变的首选影像学方法。

几种MR成像序列可以用来得到所需的图像。钆对比剂增强MRA能够生成分辨率非常高的3D图像。而其他序列（如相位编码和时间飞跃法）则可以提供有关血流方向的信息。这些序列可以单独使用或组合使用。一些研究对MRA在大动脉起源区域的性能与血管造影术或彩色多普勒超声进行了比较。在狭窄程度>50%的病变部位，MRA与血管造影相比，其敏感性和特异性分别估计为100%和98%。然而现在已知，MRA结果可能会高估病变严重程度，尤其是椎动脉中的病变[13,14]。

增强MRA技术的局限性是运动伪影，其会产生非常差的图像。对小面积检查部位的采集时间也较长。但是，可能会有更新的方法可以克服其中的一些缺点。Nael等人报道了80例行MRA的患者，他们进行了3.0T平行图像采集，发现与CT动脉造影相比，其表征病变的敏感性和特异性分别为94%和98%[15]。该方法具有减少检查时间并增加覆盖范围的能力，而不会影响图像质量。

治疗

闭塞性疾病的治疗适应证

上肢慢性动脉粥样硬化性病变的治疗方案取决于患者症状的严重程度和类型。偶然发现无症状病灶通常是在例行健康检查和血压监测时偶然发现的。双臂血压差异提示存在动脉狭窄或闭塞，但只有少数情况应考虑治疗无症状病变，例如，动脉严重

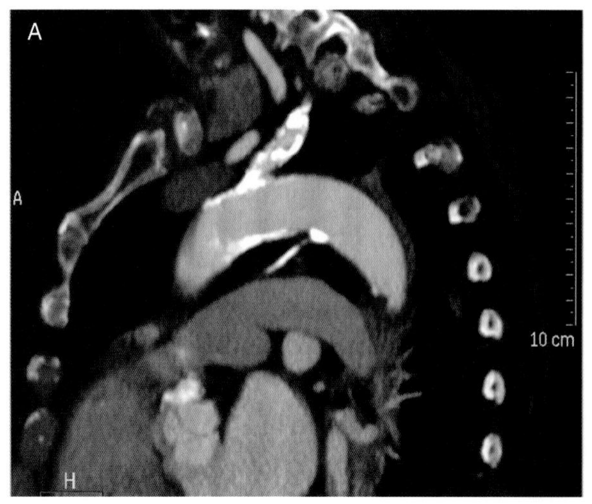

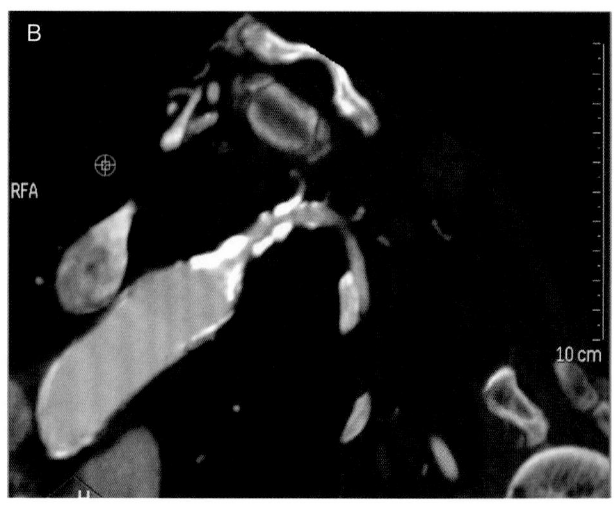

图33.1 （A）左锁骨下动脉起源于主动脉弓的CT重建图。（B）通过多平面重建，可以看到沿动脉长轴的情况，以便进行准确的支架治疗计划。

狭窄且患者以前(或即将)行同侧乳内动脉-冠状动脉旁路移植术。另外一种常见的、应考虑干预治疗无症状病变的情况是为了确保流向已做的、用于血液透析的动静脉瘘的血流。其余无症状的患者出现主要症状的可能性很小。

保守疗法

对于那些无症状或因锁骨下动脉狭窄而出现轻微症状的患者,其无症状生存期与接受血管重建的患者较为相似[3]。除此之外,许多有症状的患者经保守治疗后,可能随着侧支循环的形成而变得无相关症状。因此,除极少数的情况外,应对那些症状明显或持续的患者进行锁骨下动脉狭窄的治疗。

对于更远端阻塞的患者,其治疗指征与下肢相同。对无症状性病变及轻度跛行患者应进行保守治疗。对于有明显生活限制的跛行患者(在对相关风险全面讨论评估之后)和有肢体缺失风险的患者,可考虑行旁路移植术或血管成形术、支架置入术等治疗。

对所有人来说,动脉粥样硬化性疾病的存在均意味着总体心血管事件发生风险会显著增加。对于此类患者而言,必须首先重视内科管理,其中包括抗血小板药物、针对特定胆固醇为目标的他汀类治疗、戒烟、高血压治疗及对糖尿病患者的适当血糖控制。

血管重建

在治疗慢性上肢动脉粥样硬化性疾病方面,已经有作者报道使用了多种手术和放射学技术。目前还没有详细的、客观的临床试验来对比外科手术治疗和微创治疗,且两种治疗方法都有其各自的优势。

主动脉-锁骨下动脉旁路术等原位血管重建技术曾经被广泛应用于锁骨下动脉近端疾病的治疗,但目前该技术在很大程度上已不受欢迎。需要胸骨切开意味着这种方法有明显的并发症,精致的解剖外旁路替代方法的发展导致前述方法临床使用的减少。在这种疾病治疗方案的早期演变过程中,通过使用解剖外旁路技术,已使患者的死亡率从20%以上降至约5%[16]。颈动脉-锁骨下动脉旁路术[17]和腋动脉-腋动脉旁路术的死亡率低于1%[18]。

对于锁骨下动脉近端狭窄患者而言,开放性解剖外旁路手术和血管腔内技术都是能解决问题的选择。Song最近仔细地回顾了一个研究单位对这些治疗方案的比较[19]。在使用以上两种方法之一进行治疗的250多例患者中,两组的技术成功率均超过90%。尽管开放手术组并发症发生率略高(6.1%对9.6%),但开放手术组长期效果(至少在通畅率方面)更好。支架组1年、3年、5年和10年的一期通畅率分别为91%、78%、67%和49%,而旁路组分别为99%、97%、95%和89%。显然,具体的手术方案要根据患者的个体情况来制订。

对于上肢远端动脉粥样硬化性病变引起的上肢跛行患者,血管成形术或开放手术均是可行的治疗方法。使用静脉或人工血管的旁路移植手术,以及局部节段的动脉内膜切除术均需要标准化技术。如果可行,微创治疗方案很有吸引力,可以避免进行广泛的解剖游离。

开放性手术技术

锁骨下动脉近端病变的旁路移植或动脉内膜切除对于动脉粥样硬化性疾病患者而言是一项重大工作。这些患者通常存在明显的并发症。对锁骨下动脉近端狭窄或闭塞的直接修复需要对患者行正中胸骨切开以暴露升主动脉和血管起始部。旁路移植术和动脉内膜切除术均已可用来对患者进行治疗。

如果利用药物充分降低了中心血压,则可以用侧壁钳对升主动脉阻断后进行动脉切开术,从而实现始于主动脉的旁路移植术。这种方法可避免体外循环及随之产生的并发症,但存在近端(A型)夹层的风险,在钙化的动脉粥样硬化性主动脉疾病中可能具有挑战性。另外一种方法是在体外循环下更可控地打开主动脉。将涤纶移植物与升主动脉的远端行端侧吻合。这种方法在胸腔内完成可能较困难,需要显露颈部或腋窝血管。

对于左锁骨下动脉和无名动脉起始处的内膜切除,通常有必要对患者行体外循环,因为这样可以充分暴露锁骨下动脉的起始部。标准的动脉内膜切除术可用于切除受影响节段动脉内膜,用或不用补片成型,然后缝合血管。

尽管这些方法能够处理近端锁骨下动脉或无名动脉的阻塞性病变,但是往往具有挑战性。通过胸骨正中切开,左锁骨下动脉起始部的显露常令人不满意,特别是那些主动脉弓呈前后位成角的患者。对右锁骨下动脉和无名动脉起始部进行处理过程中钳夹阻断无名动脉需要小心,此时右侧大脑半球依靠左侧椎动脉和颈动脉侧支循环供血。分水岭脑梗死具有危险性，建议术前影像评估Willis环以使术者确信侧支循环可以维持对侧血供。避免脑灌注不足的技术包括经颅大脑中动脉多普勒监测和必要行分流术。

这些技术可被用来治疗上肢近端血管粥样硬化性病变，并且术后能够达到良好的长期通畅率。但由于这些方法均属于大型手术，故患者术后可能会出现许多严重的并发症。因此，这些技术对那些没有动脉粥样硬化性疾病的年轻患者可能更为适用，例如，大动脉炎患者（在病情的炎症阶段后有明显的病变）。治疗过程中的并发症包括动脉粥样硬化斑栓塞和无名动脉阻断时灌注不足所致的脑卒中风险。在处理主动脉弓时使用侧壁钳可导致A型夹层。胸骨切开引起的呼吸道并发症很常见，特别是在经常吸烟并伴有肺部疾病的人群中。

已经有作者报道了解剖外手术方法，这些方法可以避免行开胸手术，降低前述治疗的风险。颈动脉-锁骨下动脉旁路术或转位术适用于锁骨下动脉近端病变（图33.2）。锁骨下动脉和颈动脉近端可以通过两个不同的切口显露，但在锁骨上方约2cm处一个横行切口通常就足以显露这两处。锁骨上窝的皮肤和筋膜层被打开后，露出脂肪层。游离胸锁乳突肌的下端，切断胸锁乳突肌锁骨头部能够充分暴露出两条血管。可通过向上和向内牵拉胸锁乳突肌，在颈动脉鞘中从颈内静脉后方解剖显露颈动脉的下端，注意避免损伤迷走神经。

显露锁骨下动脉的操作如下。仔细向内向下分离锁骨上窝脂肪暴露出前斜角肌和其浅面的膈神经。必须小心处理左锁骨上区域以避免胸导管断裂而未行结扎，导致术后大量乳糜漏，增加移植物感染和伤口愈合不良的风险。一旦确定膈神经的位置，应仔细将其从肌腹上分离。前斜角肌在最低点被断开，将其向上和向外侧牵开。此时锁骨下血管就会充分显露，且容易控制。颈动脉-锁骨下动脉转位术中，向内解剖确定椎动脉的位置是十分必要的。在与颈动脉吻合前，将锁骨下血管断开，并在近端缝扎。这种方法对因闭塞性疾病行颈动脉-锁骨下动脉搭桥术是不必要的，因为椎动脉将从锁骨下动脉中的反向血流得到灌注。直径6~8mm的涤纶移植物是一种合适手术材料。

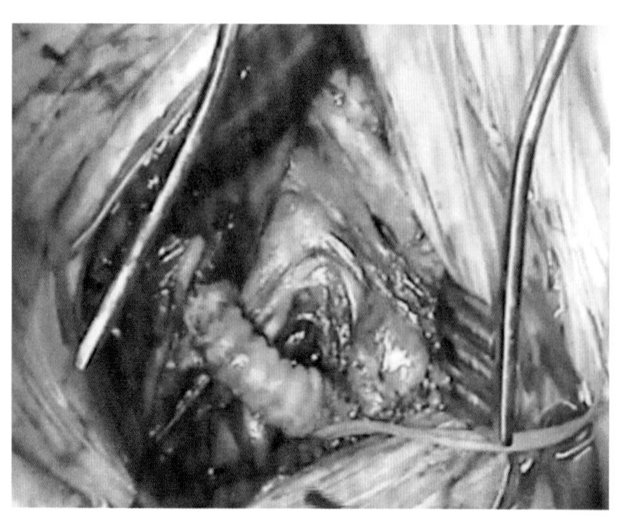

图33.2 左侧颈动脉-锁骨下动脉旁路。

阻断颈动脉后，以端-侧方式行颈动脉端吻合。在此水平阻断大脑供血所存在的风险低于颈动脉内膜切除术时颈内动脉阻断时的风险，而通过将中心血压提高到比正常血压高20mmHg以上时，可以进一步降低脑灌注不足的风险。有明显颈动脉疾病的患者应在术前检查中确定，因为这类患者出现栓塞性疾病和低灌注引起的脑卒中风险会显著增加。对于这些患者，应考虑其他治疗选择，也有可能对同一患者同时行颈动脉-锁骨下动脉旁路移植术联合颈动脉内膜切除术。如有必要，可在颈动脉吻合术中使用转流术。

由于锁骨下血管脆弱特性，对远端锁骨下动脉侧的端-侧吻合应谨慎。如果显露锁骨下动脉受限，特别是在颈部粗大或肌肉发达的患者，可以考虑首先行远端（锁骨下动脉侧）吻合术。实施旁路或转位术后，将脂肪垫重新覆盖手术部位，逐层关闭颈阔肌和皮肤，留置负压引流管24小时。

这种锁骨下动脉的重建方式能够避免对患者行正中胸骨切开，并且能够根本地将术后显著的发病率及死亡率降低。并发症包括脑卒中和对相邻结构的意外损伤。神经损伤有可能导致声带麻痹（迷走神经）、膈肌功能障碍（膈神经）和霍纳综合征（颈动脉周围交感神经）。胸导管断裂可导致明显乳糜漏和大量积液、伤口愈合不良和感染风险。

接受这一手术的患者的长期预后情况良好。许多大型系列研究中，患者术后的死亡率均<1%，而且脑卒中的发生率也很低（<5%）。Vitti报道的100多例患者中，30天的一期通畅率和无症状生存率为100%。长期随访结果显示，5年和10年的一期通畅率为95%，无症状生存率在1年为98%，5年为90%，

10年为87%[17]。颈动脉-锁骨下动脉转位术的使用更少些，也许因为其技术要求更高。不过，也有一些证据表明，与其他解剖外技术相比，这种方法提高了血管整体通畅率，因此应该成为一种备选方法[20]。Cina报道使用该技术的移植物通畅率在60个月时为98%[21]。

对于那些无法实施颈动脉-锁骨下动脉旁路术或行该手术的风险增加的患者（如患有明显颈动脉疾病的患者），其他的治疗选择也是合适的。锁骨下动脉-锁骨下动脉旁路或腋动脉-腋动脉旁路是一类能够避免颈动脉循环风险的技术。在这些技术中，以上述方式对双侧锁骨下动脉或腋动脉进行显露是必要的。最好通过在锁骨下方的切口分离下方的脂肪，并切断胸大肌以显露出腋动脉和静脉，从而进行腋动脉暴露。可以游离、牵开静脉，腋动脉则可被控制。

在“供血动脉”一侧，采用适当大小的涤纶移植物进行端侧吻合，移植物则处于上胸部（腋动脉-腋动脉旁路术）或颈根部（锁骨下动脉-锁骨下动脉旁路术）皮下隧道内。远端吻合则在移植物穿过皮下隧道后完成。虽然这些手术能够避免脑卒中的风险，但双侧锁骨下动脉解剖过程中可能会意外损害上文所述的周围组织结构，对于腋动脉-腋动脉旁路术而言，上胸部皮下移植物的存在可能会影响患者外观和带来不适感。对于位于浅表皮下隧道内的旁路移植物而言，感染风险将更高。且这种较长的解剖外移植物发生闭塞的风险可能比颈动脉-锁骨下动脉旁路术的风险更高。通过一系列由Chang得到的长期随访数据发现，腋动脉-腋动脉旁路移植物10年一期通畅率和二期通畅率分别为88%和91%。无围术期死亡或永久性神经功能损伤发生。

对于上肢锁骨下动脉远端的长段病变，可采用标准旁路移植术。所用移植物的类型取决于病变的长度和解剖位置，但锁骨下动脉-肱动脉、腋动脉-肱动脉和肱动脉-肱动脉旁路术均可实施。同样，旁路术远端吻合至桡动脉或尺动脉也是可以的。

也可以使用静脉（大隐静脉、上肢静脉或其他适合长度的静脉）或人造移植物（涤纶或PTFE），并应沿着要绕过的病变段动脉的长轴解剖走行进行隧道穿过。与下肢一样，应该考虑使用静脉作为移植血管以减少感染的风险，并可能够提高长期通畅率，也要考虑使用静脉袖套进行远端小血管修复。远端锁骨下动脉、腋动脉和肱动脉的短段病变，可以像下肢一样通过动脉内膜切除术和补片成形术来解决。

血管腔内治疗

狭窄或闭塞血管的导管置入可通过经股动脉或经肱动脉入路实现。一旦导丝穿过病变部位，应使用大小合适的球囊或支架对其进行治疗（图33.3）。可以使用商业化血管造影软件或CT血管造影来测量血管的直径，确定狭窄的程度，并选择合适的支架和球囊。与大多数血管内治疗方法一样，应避免采用尺寸过大的器材以防发生动脉夹层。术前仔细制订介入方案最为重要。为了减少栓塞和血管闭塞的风险，建议不要在椎动脉的起始处放置支架。

锁骨下动脉血管成形术（SCA）于1980年首次实施[22]。此后，几位研究者证明了血管成形术的高度技术成功、安全性和有效性。随着新技术的发展，现在已经可以进行血管成形术和全血管闭塞支架术，其技术和临床成功率高达83%至94%[23,24]。锁骨下动脉血管成形术的死亡率罕有报道。诸如严重的血肿、远端栓塞和肱动脉血栓形成之类的严重并发症也很少见，据报道在4%~10%[4,25]。值得注意的是，急性或亚急性血栓的形成概率在单独血管成形术和支架辅助血管成形术中都很低。然而，高再狭窄率（高达21%）和脑梗死是血管腔内治疗的主要劣势[26]。

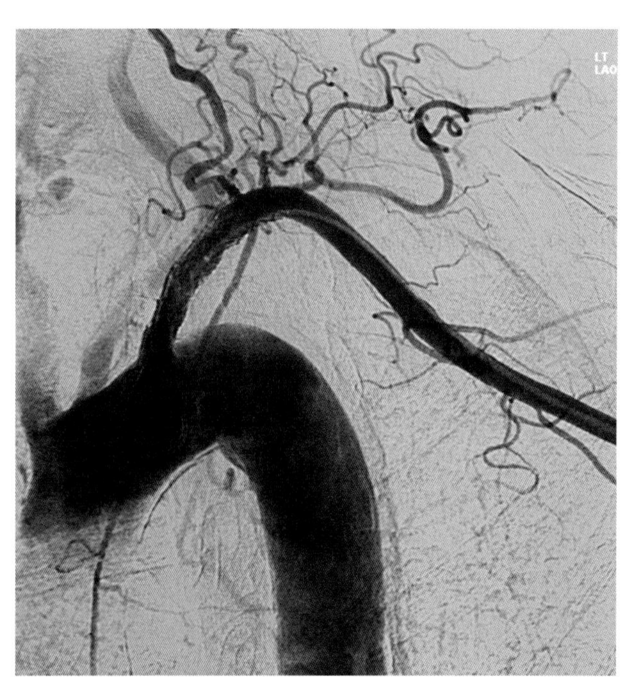

图33.3 左锁骨下动脉支架置入。

自膨式支架和球扩式支架的引入似乎改善了短期通畅性，并降低了主要并发症的发生率。Sullivan等人报道，平均随访14个月，支架术后的短期通畅率与开放手术一样好(96.5%)[27]。Boundtzos等人通过对39例患者进行为期24个月的随访发现，一期通畅率为77%，二期通畅率为91%。由于目前缺乏直接对两种技术进行比较研究，支架置入术与血管成形术相比，前者在长期效果上的优势仍然存有一定的争议[28]。Schillinger等人对115例接受血管成形术(77%)或支架辅助血管成形术患者的4年结果情况进行了研究[29]。结果显示，接受血管成形术患者的血管通畅率明显优于支架组，分别为68%和59%。支架的存在、较长病变和残余狭窄被认为是病变复发的预测因素。这种结果并没有被所有研究证实，尽管对91例患者中的101个支架进行的回顾性研究显示，术后5年的血管通畅率为72%，女性是病变复发的唯一预测因素[30]。

与外科手术相比，一些系列研究表明接受支架置入术患者的中远期通畅性可能较差。在平均36个月的随访中，170例接受SCA和无名动脉支架置入术的患者中，约14%出现了再狭窄[31]。De Vries等人报道，术后34个月的再狭窄率为7.8%[32]。但是，在其报道的患者中，主要的早期并发症(如远端栓塞和入路血管创伤)非常低，分别为0.6%和5.3%。

一些研究者对血管腔内开通技术的改良进行了报道。为了保护椎动脉或LIMA移植物免受远端栓塞，可以在病变处理前放置远端保护性滤器或阻断球囊。近年来，保护性装置的使用越来越受到人们的关注。血管成形术后远端栓塞已被普遍报道。尽管这在外周血管中不会产生太大影响，但脑循环和LIMA旁路区域却不容有失。可以通过远端过滤器或球囊阻断来实现保护。机械预防系统的使用在颈动脉和冠状动脉介入治疗中是众所周知的，但是，在锁骨下动脉中使用此类系统仅限于相对较小的研究系列，并且尚未获得基于证据的良好实践的支持，也尚未得到良好实践证据的支持。如果锁骨下动脉起始部存在LIMA移植物或血栓斑块，且椎动脉内有明确的顺行血流，那么这些装置会有用。

对于上肢的远端血管病变，血管腔内治疗当然也是可行的，但关于这些腔内治疗的长期通畅性资料却很少。也许，目前可以对那些无法进行手术的患者实施腔内治疗。

其他辅助性外科手术/血管内手术

由于上肢很少出现不可逆性缺血，因此，只是偶尔需要对缺血性上肢行截肢手术。必要时，应遵循与下肢截肢相似的原则。残余肢体的功能是最有效截肢的关键，应尽可能保留肢体长度。假体设计非常重要，但是必须仔细考虑患者的情感、身体和职业背景。虽然保持残端长度很重要，但不能牺牲残端的活力、适当的骨表面覆盖和填充。所有进行截肢手术均应考虑有整形外科参与。即便对于看似简单的手指截肢术，尽管一期手术可能很简单，但诸如近端感染之类的并发症也需要专家治疗。

伊洛前列素是一种前列环素类似物，其通常用于治疗严重的远端症状性缺血，尤其是雷诺综合征的患者。对于大血管粥样硬化性疾病所致的上肢缺血，静脉注射该药效果较小，但在手指血管远端栓塞后威胁患者生存能力时，静脉用该药可能有效。

结论

虽然原发性动脉粥样硬化性疾病导致的上肢缺血症状的发生概率远远低于下肢，但这仍是一个重要的领域。根据疾病的严重程度和部位，可能会出现许多临床后遗症。对于患者的不同治疗途径需要仔细考虑，以确定针对单个患者的最佳策略。

(胡瀚魁 译 马玉奎 审校)

参考文献

1. English JA, Carell ES, Guidera SA, and Tripp HF. (2001). Angiographic prevalence and clinical predictors of left subclavian stenosis in patients undergoing diagnostic cardiac catheterization. *Catheterization and Cardiovascular Interventions*, **54**(1), 8–11.
2. Clark CE, Taylor RS, Shore AC, Ukoumunne OC, and Campbell JL. (2012). Association of a difference in systolic blood pressure between arms with vascular disease and mortality: a systematic review and meta-analysis. *Lancet*, **379**(9819), 905–14.
3. Schillinger M, Haumer M, Schillinger S, Mlekusch W, Ahmadi R, and Minar E. (2002). Outcome of conservative versus interventional treatment of subclavian artery stenosis. *Journal of Endovascular Therapy*, **9**(2), 139–46.
4. Rodriguez-Lopez JA, Werner A, Martinez R, Torruella LJ, Ray LI, and Diethrich EB. (1999). Stenting for atherosclerotic occlusive disease of the subclavian artery. *Annals of Vascular Surgery*, **13**(3), 254–60.
5. Harjola PT and Valle M. (1974). The importance of aortic arch or subclavian angiography before coronary reconstruction. *Chest*, **66**(4), 436–8.
6. Lobato EB, Kern KB, Bauder-Heit J, Hughes L, and Sulek CA. (2001). Incidence of coronary-subclavian steal syndrome in patients undergoing noncardiac surgery. *Journal of Cardiothoracic and Vascular Anesthesia*, **15**(6), 689–92.
7. Bicknell CD, Subramanian A, and Wolfe JH. (2004). Coronary subclavian steal syndrome. *European Journal of Vascular and Endovascular*

Surgery, **27**(2), 220–1.

8. Marques KM, Ernst SM, Mast EG, Bal ET, Suttorp MJ, Plokker HW. (1996). Percutaneous transluminal angioplasty of the left subclavian artery to prevent or treat the coronary-subclavian steal syndrome. *American Journal of Cardiology*, **78**(6), 687–90.
9. Willinsky RA, Ernst SM, Mast EG, Bal ET, Suttorp MJ, and Plokker HW. (2003). Neurologic complications of cerebral angiography: prospective analysis of 2,899 procedures and review of the literature. *Radiology*, **227**(2), 522–8.
10. Dawkins AA, Evans AL, Wattam J, et al. (2007). Complications of cerebral angiography: a prospective analysis of 2,924 consecutive procedures. *Neuroradiology*, **49**(9), 753–9.
11. Ringelstein EB and Zeumer H. (1984). Delayed reversal of vertebral artery blood flow following percutaneous transluminal angioplasty for subclavian steal syndrome. *Neuroradiology*, **26**(3), 189–98.
12. Kliewer MA, Hertzberg BS, Kim DH, Bowie JD, Courneya DL, and Carroll BA. (2000). Vertebral artery Doppler waveform changes indicating subclavian steal physiology. *American Journal of Roentgenology*, **174**(3), 815–19.
13. Randoux B, Marro B, Koskas F, Chiras J, Dormont D, and Marsault C. (2003). Proximal great vessels of aortic arch: comparison of three-dimensional gadolinium-enhanced MR angiography and digital subtraction angiography. *Radiology*, **229**(3), 697–702.
14. Cosottini M, Calabrese R, Puglioli M, et al. (2003). Contrast-enhanced three-dimensional MR angiography of neck vessels: does dephasing effect alter diagnostic accuracy? *European Radiology*, **13**(3), 571–81.
15. Nael K, Villablanca JP, Pope WB, McNamara TO, Laub G, and Finn JP. (2007). Supraaortic arteries: contrast-enhanced MR angiography at 3.0 T—highly accelerated parallel acquisition for improved spatial resolution over an extended field of view. *Radiology*, **242**(2), 600–9.
16. Crawford ES, De Bakey ME, Morris GC Jr, and Howell JF. (1969). Surgical treatment of occlusion of the innominate, common carotid, and subclavian arteries: a 10 year experience. *Surgery*, **65**(1), 17–31.
17. Vitti MJ, Thompson BW, Read RC, et al. (1994). Carotid-subclavian bypass: a twenty-two-year experience. *Journal of Vascular Surgery*, **20**(3), 411–17; discussion 417–18.
18. Chang JB, Stein TA, Liu JP, and Dunn ME. (1997). Long-term results with axillo-axillary bypass grafts for symptomatic subclavian artery insufficiency. *Journal of Vascular Surgery*, **25**(1), 173–8.
19. Song L, Zhang J, Li J, et al. (2012). Endovascular stenting vs. extrathoracic surgical bypass for symptomatic subclavian steal syndrome. *Journal of Endovascular Therapy*, **19**(1), 44–51.
20. Edwards WH, Jr, Tapper SS, Edwards WH Sr, Mulherin JL Jr, Martin RS 3rd, Jenkins JM. (1994). Subclavian revascularization. A quarter century experience. *Annals of Surgery*, **219**(6), 673–7; discussion 677–8.
21. Cina CS, Safar HA, Laganà A, Arena G, and Clase CM. (2002). Subclavian carotid transposition and bypass grafting: consecutive cohort study and systematic review. *Journal of Vascular Surgery*, **35**(3), 422–9.
22. Bachman DM and Kim RM. (1980). Transluminal dilatation for subclavian steal syndrome. *American Journal of Roentgenology*, **135**(5), 995–6.
23. Rogers JH and Calhoun RF, 2nd. (2007). Diagnosis and management of subclavian artery stenosis prior to coronary artery bypass grafting in the current era. *Journal of Cardiac Surgery*, **22**(1), 20–5.
24. Martinez R, Rodriguez-Lopez J, Torruella L, Ray L, Lopez-Galarza L, Diethrich EB. (1997). Stenting for occlusion of the subclavian arteries. Technical aspects and follow-up results. *Texas Heart Institute Journal*, **24**(1), 23–7.
25. Erbstein RA, Wholey MH, and Smoot S. (1988). Subclavian artery steal syndrome: treatment by percutaneous transluminal angioplasty. *American Journal of Roentgenology*, **151**(2), 291–4.
26. Angle JF, Shilling AT, Schenk WG, et al. (2003). Utility of percutaneous intervention in the management of tunneled hemodialysis catheters. *Cardiovascular and Interventional Radiology*, **26**(1), 9–18.
27. Sullivan TM, Gray BH, Bacharach JM, et al. (1998). Angioplasty and primary stenting of the subclavian, innominate, and common carotid arteries in 83 patients. *Journal of Vascular Surgery*, **28**(6), 1059–65.
28. Brountzos EN, Petersen B, Binkert C, Panagiotou I, and Kaufman JA. (2004). Primary stenting of subclavian and innominate artery occlusive disease: a single center's experience. *Cardiovascular and Interventional Radiology*, **27**(6), 616–23.
29. Schillinger M, Haumer M, Schillinger S, Ahmadi R, and Minar E. (2001). Risk stratification for subclavian artery angioplasty: is there an increased rate of restenosis after stent implantation? *Journal of Endovascular Therapy*, **8**(6), 550–7.
30. Bates MC, Broce M, Lavigne PS, and Stone P. (2004). Subclavian artery stenting: factors influencing long-term outcome. *Catheter and Cardiovascular Interventions*, **61**(1), 5–11.
31. Patel SN, White CJ, Collins TJ, et al. (2008). Catheter-based treatment of the subclavian and innominate arteries. *Catheter and Cardiovascular Interventions*, **71**(7), 963–8.
32. De Vries JP, Jager LC, Van den Berg JC, et al. (2005). Durability of percutaneous transluminal angioplasty for obstructive lesions of proximal subclavian artery: long-term results. *Journal of Vascular Surgery*, **41**(1), 19–23.

第34章 胸廓出口综合征

Ali Azizzadeh, Sapan Desai, Kristofer M. Charlton-Ouw, Hazim J. Safi

定义和分类

胸廓出口综合征(TOS)是由胸廓出口的神经血管结构受压引起的一系列体征和症状。这些结构包括臂丛神经、锁骨下静脉和锁骨下动脉。根据被压迫的具体结构,TOS分为神经性胸廓出口综合征(NTOS)、静脉性胸廓出口综合征(VTOS)和动脉性胸廓出口综合征(ATOS)。NTOS与臂丛神经受压有关,可导致手部疼痛、麻木和无力。这是迄今最常见的TOS类型。VTOS由锁骨下静脉的慢性压迫和瘢痕化导致,可引发手臂水肿。许多VTOS病患者出现锁骨下静脉急性血栓形成,称为“受挫性”血栓形成或Paget-Schroetter综合征。ATOS通常是由颈肋或异常的第1肋骨压迫锁骨下动脉引起,可导致狭窄后扩张、动脉瘤变性、血栓形成,以及手臂和(或)手的远端栓塞。

解剖学

胸廓出口

理解胸廓出口的解剖结构对TOS的诊断和治疗至关重要。这种综合征发生在上胸廓开口内,其边界为第1肋骨、第1胸椎和胸骨柄。附着在这些骨骼标志上的是肌肉和韧带,其形成3个不同的间隙——斜角肌三角、肋锁间隙和胸小肌间隙(图34.1)。斜角肌三角以第1肋和前、中斜角肌为界。膈神经、臂丛和锁骨下动脉穿过斜角肌三角——后两个结构穿过前斜角肌和中斜角肌之间。肋锁间隙由锁骨、第1肋骨、前斜角肌和中斜角肌界定(图34.2)。肋锁间隙的内容物包括膈神经、臂丛神经和锁骨下动脉。另外还包括锁骨下静脉,其在前斜角肌和锁骨之间穿过。胸小肌间隙以胸小肌肌腱为界,有臂丛、锁骨下动脉及静脉通过。

神经

膈神经由C3~C5的颈支组成。其主要从前斜角肌前表面的外侧向内侧方向下降。臂丛由从C5至T1发出的神经根构成,当其穿过斜角肌间隙时,最终融合成3个独立的主干。C5和C6神经根形成上干,C7神经根形成中干,C8和T1神经根形成下干。主干分裂并重组为横过胸小肌间隙的外侧、内侧和后侧神经束。上干和中干的前部形成了侧束。下干的前部形成了中束。每个神经干的后部形成后束。

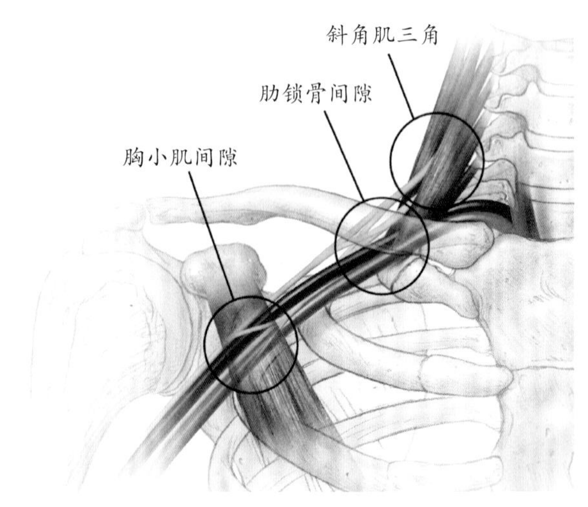

图34.1 胸廓出口的解剖图,有3个间隙(斜角肌三角、肋锁骨间隙、胸小肌间隙)。(Medical Illustrator, Chris Akers, MA. Image Copyright © Ali Azizzadeh.)

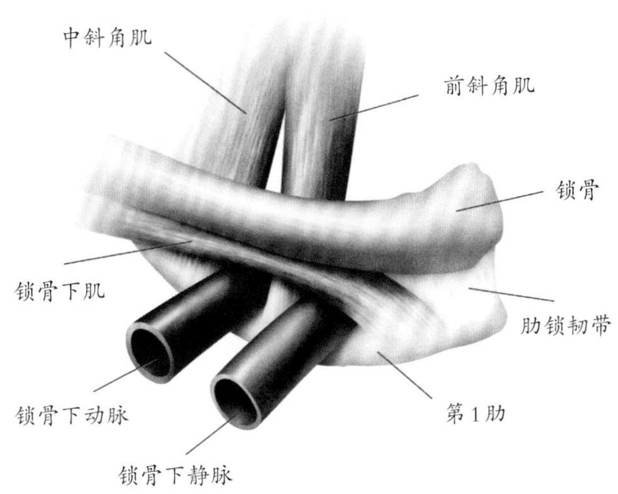

图34.2 肋锁间隙。锁骨下静脉从前斜角肌的前方通过，而锁骨下动脉在斜角三角的后部通过。(Medical Illustrator, Chris Akers, MA. Image Copyright © Ali Azizzadeh 2012.)

胸长神经由从C5~C7发出的颈支形成。前两个分支穿过中斜角肌。C7分支穿过中斜角肌下方。

血管系统

右锁骨下动脉发自头臂动脉干。左锁骨下动脉是主动脉弓的第3个分支。在第1肋骨外侧缘，锁骨下动脉更名为腋动脉。腋动脉根据其与胸小肌的位置关系被分成第一、第二和第三段。在大圆肌的下缘，腋动脉更名为肱动脉。腋静脉在大圆肌处由贵要静脉和肱静脉形成。腋静脉在第1肋的侧缘移行为锁骨下静脉。锁骨下静脉向前在前斜角肌前面通过，而锁骨下动脉在该肌后面通过。锁骨下静脉与颈内静脉汇合形成头臂静脉，头臂静脉与对侧相应静脉汇合形成上腔静脉。在左侧，胸导管汇入左颈内静脉和左锁骨下静脉的汇合处。

解剖变异

约40%的人有一个额外的斜角肌，被称为小斜角肌，位于锁骨下动脉后面[1]。额外的肌纤维可能在前斜角肌和中斜角肌之间穿过，而没有这些肌肉之间传统划分的界限。在狭窄空间中出现额外的纤维，挤压了臂丛神经，这也是TOS的一个促进因素。各种骨标志之间的先天性纤维带和韧带也可能存在并导致TOS[2]。颈肋骨起源于C7椎体，发病率约为0.7%[3]。臂丛神经下干在离开斜角肌间隙处可能受压。由T1椎骨横突引起的异常第1肋也可发生，其发病率小于1%，该异常可导致类似的效果。这两种变异压迫锁骨下动脉也会导致其狭窄。

历史

1740年，Hunauld认识到了颈肋在解剖学上的重要性[4]。1821年，Cooper将一位手臂无脉搏的女性手指坏疽归因于颈肋导致的锁骨下动脉血栓形成[5]。

1861年，Coote进行了首例颈肋切除术治疗动脉症状[6]。1916年，Halsted认识到了颈肋骨的存在导致狭窄后动脉瘤形成的病理生理学[7]。Murphy创造了“颈肋综合征”这个术语来描述这种病症。在1927年的一篇具有里程碑意义的论文中，Adson和Coffey描述了离断前斜角肌而不切除颈肋骨的情况下治疗“前斜角肌综合征”[8]。Eden在1939年提出了“肋锁骨综合征”，而Wright在1945年提出了“胸小肌综合征”[9,10]。1956年，Peet等人提出了“胸廓出口综合征”这一术语来描述这种临床病症，并开启了TOS的现代历史[11]。Clagett、Roos和Gol等人在20世纪60年代分别提出了外科入路切除第1肋骨的手术方法[12-14]。在20世纪70年代和80年代，Roos描述的经腋窝入路手术成为主导方法。由Graham和Lincoln首创的锁骨上入路手术是作为手术减压的替代方法进行推广的[15-18]。目前，锁骨上入路和腋窝入路手术在许多不同的医学中心开展并都获得了满意的效果。

病原学和流行病学

NTOS

NTOS是TOS三种类型中最常见的，发生于95%以上的患者中。NTOS的常见原因包括颈部创伤和重复性压力损伤。具有颈肋、异常纤维带或斜角肌解剖变异的个体可能特别易患NTOS。患NTOS的大多数患者是20~50岁的女性。尽管尚无关于NTOS中女性优势的明确解释，但这可能与该人群中颈肋高发生率有关[19]。超过1%的人有第1肋骨或颈肋[3]。NTOS的根本缺陷似乎是前斜角肌和中斜角肌的纤维化导致臂丛神经受压，继而引起感觉异常，以及受累的上肢疼痛。这种压迫发生在斜角肌三角形内，臂丛从脊髓根穿过该三角形、在越过第1肋骨处移行为神经干。引发事件通常是颈部创伤，导致斜角肌纤维撕裂。这会导致出血、炎症和随后的纤维化,从而导致神经压迫。NTOS患者的组织学研究显示,其瘢痕组织的数量是对照组的3倍[20,21]。臂丛神经分支的压迫偶尔也可能发生在腋窝的胸小肌间隙中,引起类似NTOS的综合征。具有外科重要性的是发向膈肌的膈神经和发向前锯肌的胸长神经,因为其伴随臂丛通过胸廓出口;颈交感神经链也位于这个间隙内,该结构的损伤会导致霍纳综合征。

VTOS

VTOS发病率比NTOS少得多,约占3%。肋锁间隙狭窄或锁骨下静脉受压的人特别容易患VTOS。肋锁韧带(异常位于静脉内侧)、锁骨下肌或肌腱的异常位置,第1肋骨和锁骨紧靠都可促使锁骨间隙狭窄。肩外旋的重复性运动和高凝状态也与VTOS的发生有关。与NTOS不同,VTOS在男性比女性更常见[22]。抬高手臂的用力活动可引起静脉内和静脉周围炎症和纤维化,随后导致锁骨下静脉狭窄。损伤和炎症的慢性循环最终导致锁骨下静脉周围的瘢痕收缩和广泛的侧支形成。急性锁骨下静脉血栓形成,也称为受挫性静脉血栓形成或Paget-Schroetter综合征,会导致上肢水肿、发绀、沉重和疼痛。人群中的总发病率为(1~2)/100 000例,最初的表现为上肢深静脉血栓形成[23]。

ATOS

ATOS在所有患者中的比率小于1%,通常发生在相对年轻、活跃及健康的个体中[24-27]。ATOS通常是由骨结构导致的,如颈肋、异常第1肋骨、纤维软骨带和锁骨骨折愈合形成的增生骨痂(图34.3)[25,28]。颈肋通常向前推挤锁骨下动脉,使其被前斜角肌和第1肋骨压迫。斜角肌解剖的变异也会导致动脉受压。ATOS似乎没有性别差异。锁骨下动脉压迫可导致狭窄后扩张、溃疡或动脉瘤样变性、血栓形成,以及上肢和(或)手的远端栓塞。患者在缺血性并发症出现之前通常不会求医。

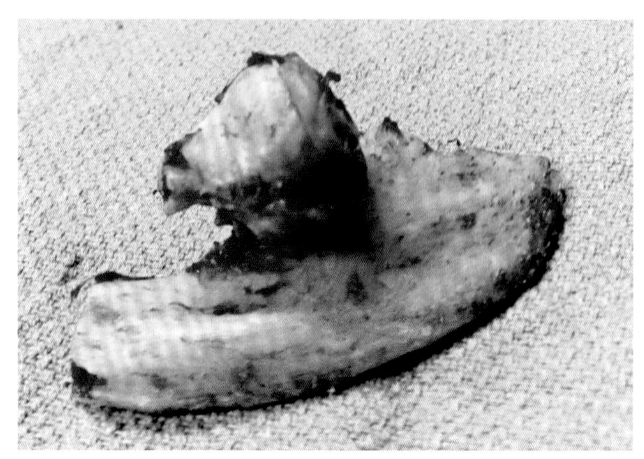

图34.3 手术标本所示为切除的颈肋和第1肋骨。

临床表现

NTOS

NTOS通常表现为感觉异常和患肢疼痛。一些患者会因棘旁肌和斜方肌痉挛引起的牵涉痛导致枕部头痛。大多数患者在颈部受伤后几周到几个月出现这些症状。患者可能要在几年后才出现明显的残疾,从而促使其就医。长时间的症状可能会导致明显的肌肉无力,甚至在极少数情况下会导致肌肉萎缩。虽然NTOS的血管症状很罕见,但患有严重疾病的患者可能会出现上肢水肿和血管痉挛,从而导致雷诺现象。局限于手部的症状更可能是由于腕管综合征,而局限于前臂的症状可能是由于肘管综合征。纤维肌痛可被误认为NTOS,如果患者未受影响的肌肉(如斜方肌)没有压痛,通常可以排除纤维肌痛。

VTOS

VTOS患者通常很年轻,而且也很健康。他们的典型表现是继发于静脉流出道阻塞的静脉高压和肢体水肿。水肿常以"无凹陷"为特征,并可伴有发绀和疼痛。最常受影响的是优势肢体。根据出现的时间不同,症状可是急性的,也可是慢性的。肩部和胸壁前部常可见浅静脉侧支。在迄今为止发表的最大的系列报道中,最常见的症状包括肿胀(93%)、发绀(77%)和运动性疼痛(66%)[29]。报道的并发症罕见,包括肺栓塞和股青肿。

ATOS

ATOS通常会患者通常年轻且经常运动。由于其起病慢,通常会形成广泛的侧支循环。故症状表现可能仅限运动时的上肢跛行,尤其在举手过头的位置。症状包括疼痛、痉挛、发冷和沉重感。患者通常在临床过程的晚期才就医,此时已形成远端栓塞。

缺血性并发症包括溃疡、坏疽、血管舒缩症状(雷诺病)、无脉搏和感觉异常。也可发生锁骨下动脉血栓形成,以及肱动脉、桡动脉和尺动脉栓塞引起的急性缺血性症状。锁骨下动脉血栓逆行栓塞引起的急性脑卒中的罕见病例也已有报道[30,31]。

诊断

病史和查体

TOS的诊断始于对颈部、肩部和上肢的肌肉骨骼及神经血管结构进行全面的病史询问和体格检查。病史应包括患者的躯体活动(职业、运动和娱乐),以及任何创伤史。应记录所有重复的抬上肢过头顶活动、搬运重物的历史,应注意疼痛的位置分布、特征和强度,以及加重和缓解的因素。经常有报告上肢在抬高位时症状加重。查体首先检查手是否有发绀、水肿、红斑、变色、溃疡和坏疽。随后应进行双侧颈动脉、上肢肱动脉、桡动脉和尺动脉的触诊。应在双侧上肢进行血压测量。斜角肌三角的点状压痛可能出现在NTOS。在锁骨上窝,可触及的骨性突出代表颈肋,而可触及的搏动可能代表锁骨下动脉瘤。全面的神经系统检查是必不可少的,包括感觉、运动和神经反射检查。还应注意肌肉无力或萎缩。

激发试验

虽然激发试验的敏感性和特异性相对较低(72%和53%),但某些试验过程中症状的再现可能有助于NTOS的诊断[32,33]。没有某个单一的试验可以明确地确定疾病的存在或不存在。如果在患者深呼吸并将颈部转向受累肢体后发现桡动脉脉搏消失或减弱,则认为Adson检查呈阳性[34]。值得注意的是,Adson征阳性也可能出现在高达50%的正常人中[34]。故该检查主要在该疾病诊断中有一定意义,对NTOS的特异性诊断价值很小。Elvey的上肢张力试验是诊断NTOS更有效的工具[35-41]。测试开始时,患者的上肢伸展90°,肘部伸展。接下来是腕背屈,然后将耳向每侧肩部倾斜(图34.4)。该检查可拉伸臂丛,对于在脊柱、胸廓出口或胸小肌间隙处臂丛神经受压的患者可能是阳性。该测试非常敏感,阴性结果将有效排除NTOS诊断。另一项敏感试验是抬臂压力试验(EAST),患者将双臂外展,前臂外旋90°(投降姿势),同时快速地松拳和握拳(图34.5)。NTOS患者通常在1分钟内迅速出现症状。如果患者能够在3分钟内毫无困难地完成试验,则可以有效排除NTOS诊断。

诊断检查

为评估TOS患者进行了大量的诊断研究。在大多情况下,这些检查是在患者转诊到TOS专家之前进行的。对于NTOS患者,没有任何特异性诊断检查可以取代基于病史和查体的临床诊断。因此,这些检查主要用来排除其他疾病。颈部和胸部的平片可用于识别骨异常,如颈肋、异常的第1肋骨或颈椎的宽横突。肌电图(EMG)和神经传导研究(NCS)通常用于有上肢神经系统症状患者的检查中。尽管其在NTOS患者中通常是阴性的,但对于排除神经根病或周围神经综合征很有用。有证据表明,感觉神经研

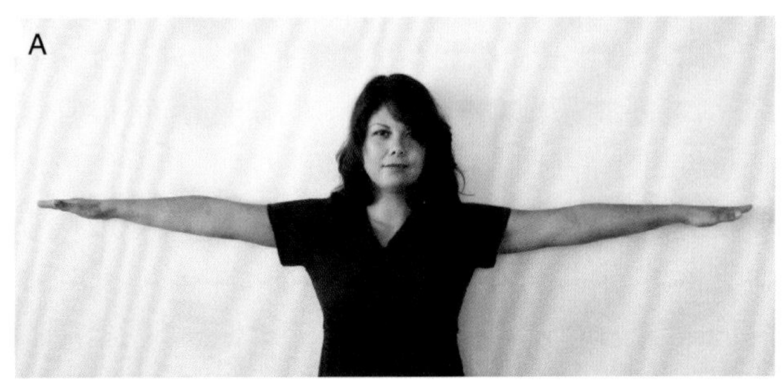

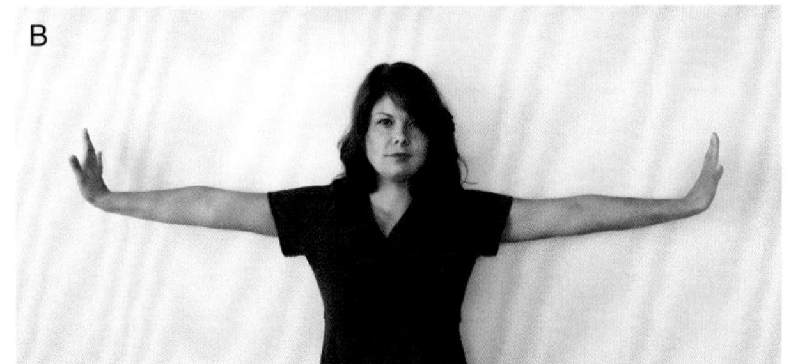

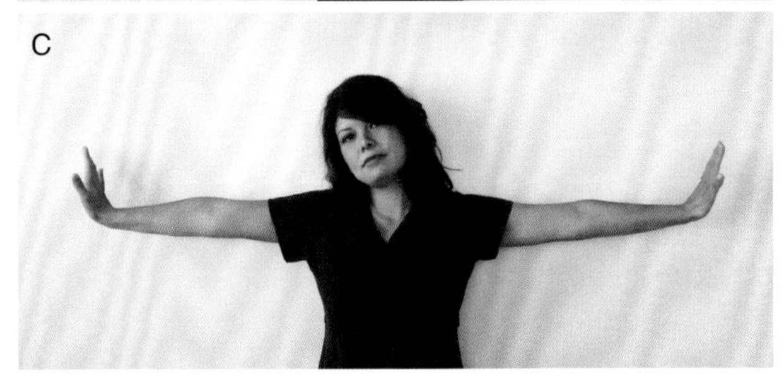

图 34.4 上肢张力试验,由Elvey改良而来。(A)测试开始时,患者的上肢外展,与躯干呈90°。(B)腕背屈。(C)将头分别向两侧肩倾斜。

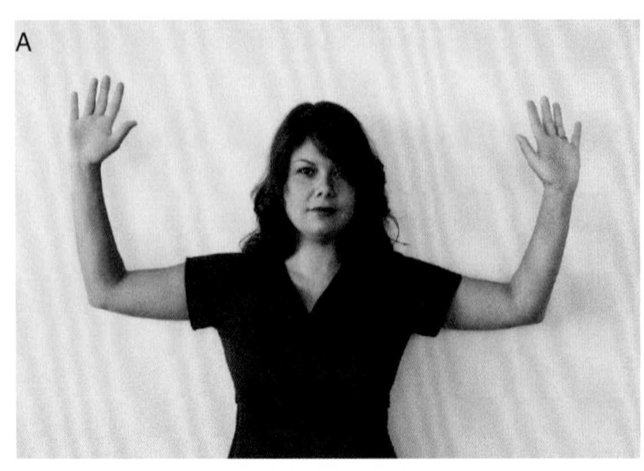

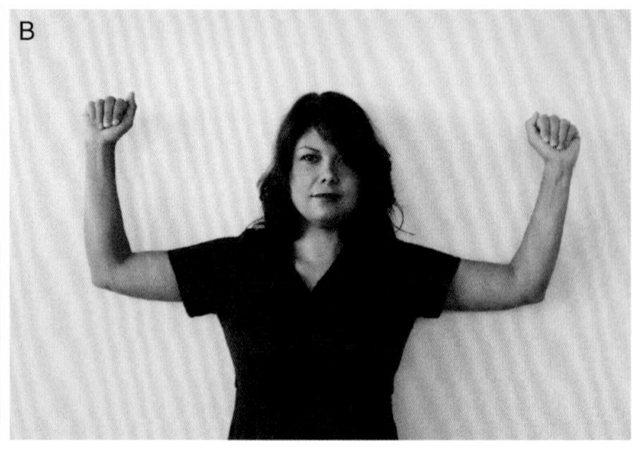

图34.5 抬臂压力试验(EAST)。(A)患者外展双臂,前臂外旋90°,同时(B)快速打开和握紧拳头。

究可用于NTOS的诊断。由于臂丛下干靠近第1肋骨,其受压导致C8~T1分布区域的症状是常见的。前臂正中皮神经从此分支起源,最近的研究表明NTOS患者的神经传导速度异常[37-41]。斜角肌和(或)胸肌阻滞有助于确定肌肉切除对高度怀疑诊断的患者的潜在手术价值。阻滞后症状的减缓提示手术减压有长期减轻症状的作用[4]。

出现静脉或动脉症状的患者应分别进行双功能超声、静脉造影或动脉造影。双功能超声可以直接显示锁骨下静脉和动脉,能够发现深静脉血栓形成或动脉瘤。另外,双功能超声在激发试验中可检查血管。然而,锁骨下静脉和动脉的完整显示受到锁骨的限制。对于VTOS和ATOS的诊断,可以相应使用CT或MR静脉造影和动脉造影作为超声的补充。静脉造影和动脉造影是传统的诊断方法。对于怀疑有VTOS的患者,可以采用仰卧位进行静脉造影,双臂完全内收时造影,以及完全外展时造影。有些患者在手臂完全内收时病变未显露出来(图34.6)。对有ATOS症状的患者,诊断性主动脉弓造影可以识别锁骨下动脉瘤(图34.7)。对患肢做有选择性的检查可能显示远端栓塞的证据(图34.8)。

治疗

内科治疗

NTOS的内科治疗仍存在争议。然而,在仔细挑选的病例中,可以通过一系列的物理治疗改善或治愈症状[43-45]。对这些患者首先进行物理治疗可以帮助加强辅助肌群,通过改变姿势和运动技术避免重复性运动损伤,有可能避免手术治疗。约25%的患者物理治疗成功,在病程早期就医的患者往往最为成功。对内科治疗无反应的NTOS患者将接受减压手术评估。对于诊断为VTOS的患者,最初的治疗是静脉置管溶栓,高达100%的患者在治疗后症状得以缓解[46,47]。尽管溶栓效果优异,但还是有一些患者对该治疗没有反应或有使用禁忌证。溶栓结束后,患者需要接受正式的手术减压。成功溶栓后手术减压的时机存在争议,但最近的证据表明,减压应在同一次入院时进行。如果溶栓后发现静脉网或静脉狭窄,可采用球囊静脉成形术进行治疗。对于有重大合并症或不适合手术的患者,单纯抗凝治疗就足够了。ATOS没有可接受的内科治疗。

外科治疗

锁骨上入路

采用锁骨上入路可以更广泛地暴露和分离胸廓出口(图34.9)。与经腋窝入路相比,其优势是能够完全切除肥大的前斜角肌和中斜角肌,并同时松解臂丛神经。变异的第1肋骨或颈肋也可以比腋窝入路切除得更彻底。由于这种方法可以使锁骨下动脉和静脉更容易显露,因此可以分别重建ATOS和VTOS患者的病变血管。

在锁骨上入路手术中,患者仰卧,肩内收。颈部伸展,头部旋向健侧(图34.9A)。手术区域内的手臂完全做好准备,以内收姿势固定,肘部屈曲90°。在锁骨上方一指宽处做切口,从胸锁乳突肌延伸到锁骨远端2/3处。经过游离,形成上、下颈阔肌瓣。从颈内静脉外侧缘剥离斜角肌脂肪垫并向外侧牵拉

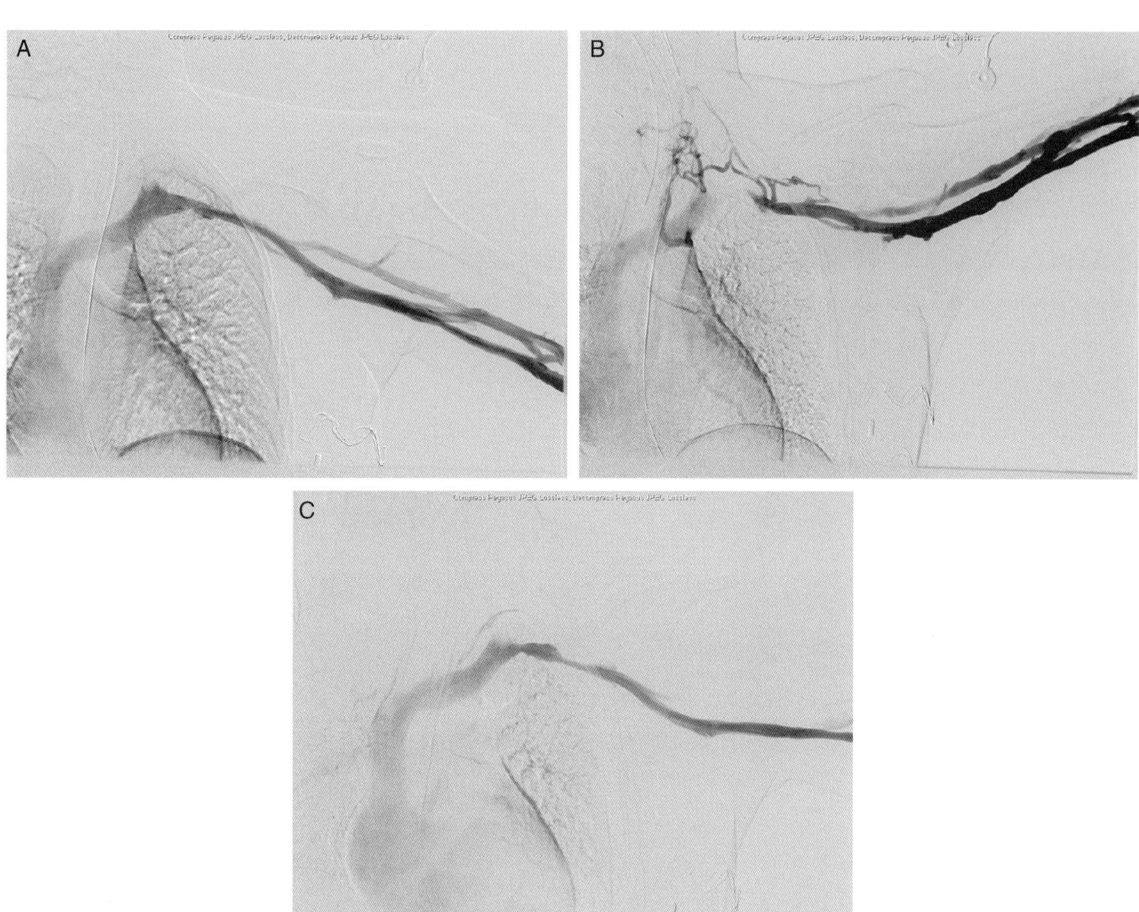

图34.6 (A)VTOS患者手臂完全内收时的静脉造影,左锁骨下静脉有轻微狭窄。(B)手臂完全外展,病变显露。(C)完成胸腔出口减压和静脉补片重建后的静脉造影。

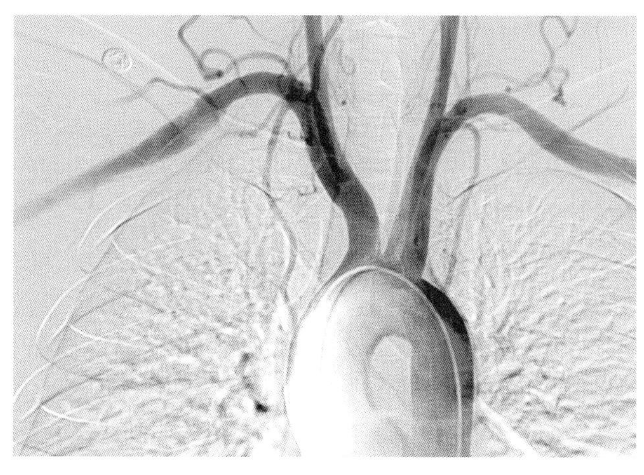

图34.7 ATOS患者的动脉造影显示右锁骨下动脉瘤。

(图34.9B)。要注意结扎所有的淋巴管和胸导管。辨认并保护膈神经。前斜角肌从第1肋骨的止点到C6横突的起点完全游离(图34.9C)。对膈神经和锁骨下动脉进行辨认和保护后,根治性切除前斜角肌。如存在小斜角肌,也一并切除。切断甲状颈干以进一步游离锁骨下动脉。松解臂丛神经(C5~T1神经根)(图34.9D)。对臂丛神经的松解和游离后,可以找到第1肋骨上的中斜角肌。使用骨膜剥离器将中斜角肌从第1肋骨上剥离并切断,注意避免损伤胸长神经(图34.9E)。在第1肋骨和第1肋间肌之间形成一个平面。其后用肋骨切割器或咬骨钳切除第1肋骨的后段。很多外科医生将使用该入路切除全部第1肋骨,尽管有些医生可能使用锁骨下入路切除第1肋骨的前段(图34.9F)。如果存在颈肋,也可以同时切除。可以用咬骨钳修剪剩余的锋利边缘(图34.10)。

与经腋窝入路相比,锁骨上入路TOS减压能清楚显露臂丛和主要血管结构,让术者容易接近颈肋和异常第1肋骨,能进行斜角肌和相关瘢痕组织的根治性切除,并能松解臂丛神经。另外,可以在充足的手术区域中进行血管重建[48]。VTOS患者可能需要

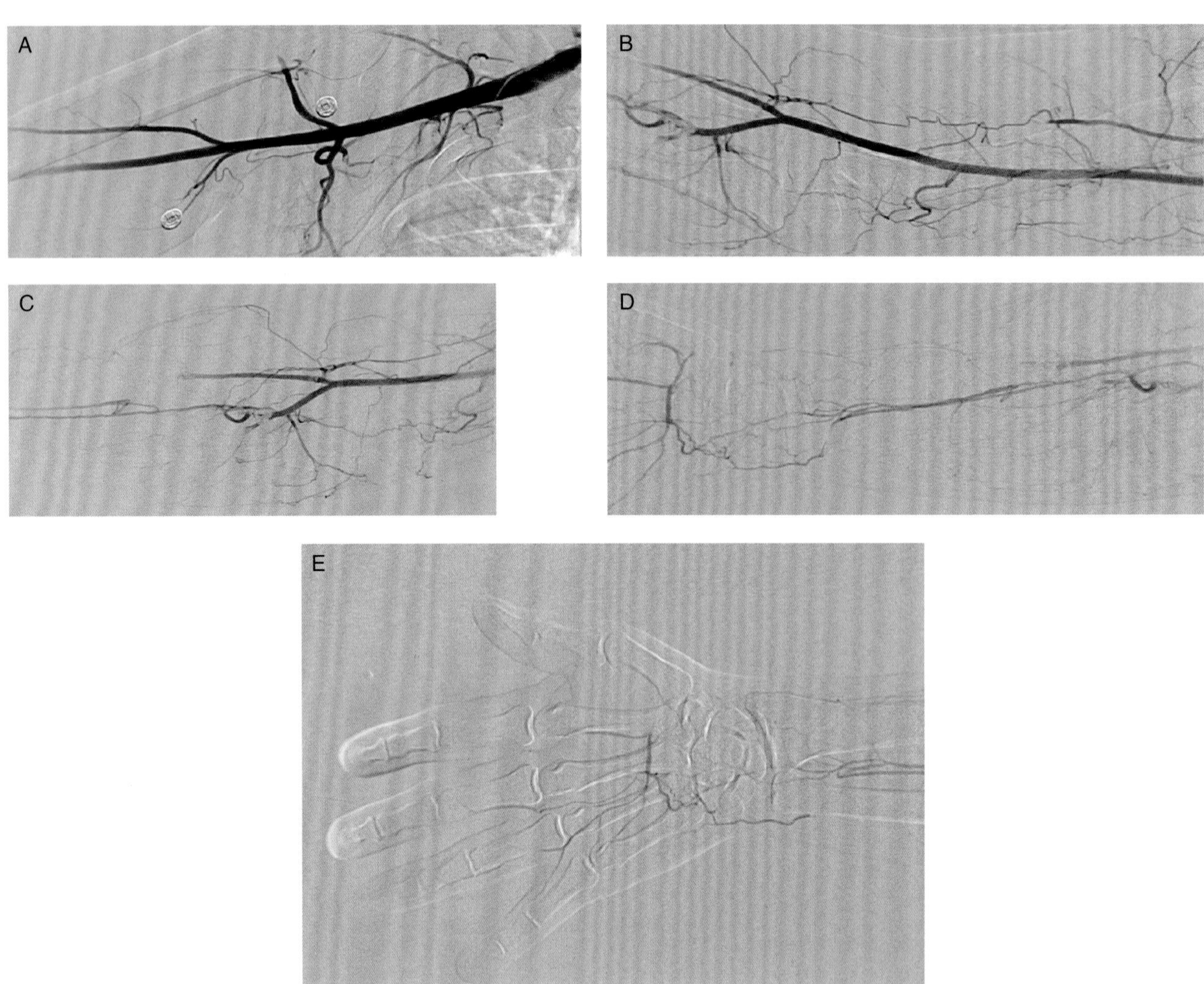

图34.8 对同一患者右上肢的选择性检查显示了远端栓塞的证据。(A)右腋动脉和肱动脉无异常。(B)右侧桡动脉起始部稍远处闭塞。(C)右侧尺动脉起始处闭塞。(D)右骨间动脉通畅。(E)掌弓动脉充盈很少。

再行锁骨下切口来切除第1肋骨的前段。

锁骨下入路

除经锁骨上入路减压术外,VTOS患者还需要切除第1肋骨前段,这可能需要通过锁骨下切口。在该方法中,切口位于锁骨正下方,然后分离胸大肌纤维,显露第1肋骨前部,进而从胸骨到锁骨水平分离第1肋间肌纤维。同时注意识别并切除锁骨下肌,注意避免损伤锁骨下静脉,然后在胸骨处切除第1肋骨前段。

静脉重建

经锁骨上及锁骨下联合入路减压后,通过锁骨上切口可完全游离锁骨下静脉,然后识别并切除导致VTOS的所有残余纤维组织,同时保留邻近的神经血管结构。有时,完全的静脉外松解可使锁骨下静脉充分减压。术中静脉造影可以对残余的狭窄进行评估。静脉造影最好在上肢内收及外展位进行(见图34.6B)。腔内狭窄的患者需要进行静脉重建。抗凝后,夹闭锁骨下静脉近端和远端,在无名静脉起始部纵行切开静脉,可直接清除所有的慢性血栓,有的牢固血栓需要使用动脉内膜剥脱器取出。血栓切除术后,用大隐静脉补片来进行静脉修补。如果静脉无法修补,可使用股静脉或大隐静脉进行旁路手术。还可以通过建立辅助性桡动脉-头静脉动静脉瘘以增加重建静脉的血流。满意的VTOS效果可通过术中静脉造影来确认(见图34.6C)。VTOS患者可在术后第2天重新开始抗凝治疗并维持3个月,其后进行随访静脉造影,必要时,还可对重建静脉加做球囊成形。

动脉重建

对ATOS患者,如果存在锁骨下动脉瘤或瘤样改变,则需完全切除。有时为了完全控制动脉远端,还需要加做锁骨下切口以暴露远端锁骨下动脉。尽可能使用自体血管重建动脉,如果没有合适的自体移血管植物,可使用人工血管移植物。术中可进行动脉造影,任何远端的栓塞都可以通过肱动脉入路进行切开取栓。ATOS合并远端栓塞的患者在术后第2天开始抗凝并持续3个月。图34.11显示了锁骨下动脉瘤患者的术中照片。对切除的标本检查显示动脉瘤腔内有附壁血栓。

经腋窝入路

本术式需要患者呈仰卧位,头和肩垫高。患肢完全消毒,并可在整个手术过程中变换体位。在腋窝下界做横切口,从背阔肌前缘延伸至胸大肌外侧缘,通过切口可一直钝性分离至腋窝顶端。胸长神经、胸背神经和第2肋间臂神经可在分离过程中识别并加以保护。然后在切口的上份识别并暴露第1肋骨,小心地牵拉皮下组织以避免损伤血管神经结构。继续向前解剖肋骨,直至前斜角肌。在手术野中解剖出锁骨下动脉及静脉,注意识别并保护前斜角肌前缘的膈神经。进行前斜角肌部分切除,从其在第1根肋骨的止点开始,并向上延伸几厘米。然后用骨膜剥离器从第1肋骨上游离中斜角肌纤维,并进行部分切除。随后将第1肋骨与周围结构完全分离,包括第1肋间肌、锁骨下肌及肋锁韧带。用肋骨切割器小心地将肋骨切断,避免损伤周围的神经血管结构,锋利的边缘都可用咬骨钳修剪。

经腋窝入路可在相对有限的解剖范围内完全切除第1肋骨并部分切除前斜角肌。异常的韧带也可以通过该入路切除。虽然该入路可见到臂丛神经,但不能进行完全神经松解。有时前斜角肌或中斜角肌可能因肥大而挤压神经,但该入路不能完全切除前斜角肌或中斜角肌,所以也存在着局限性。虽然其切口美观,但难以重建锁骨下动脉或静脉的局限性削弱了这种方法在治疗血管性胸廓出口综合征中的作用。

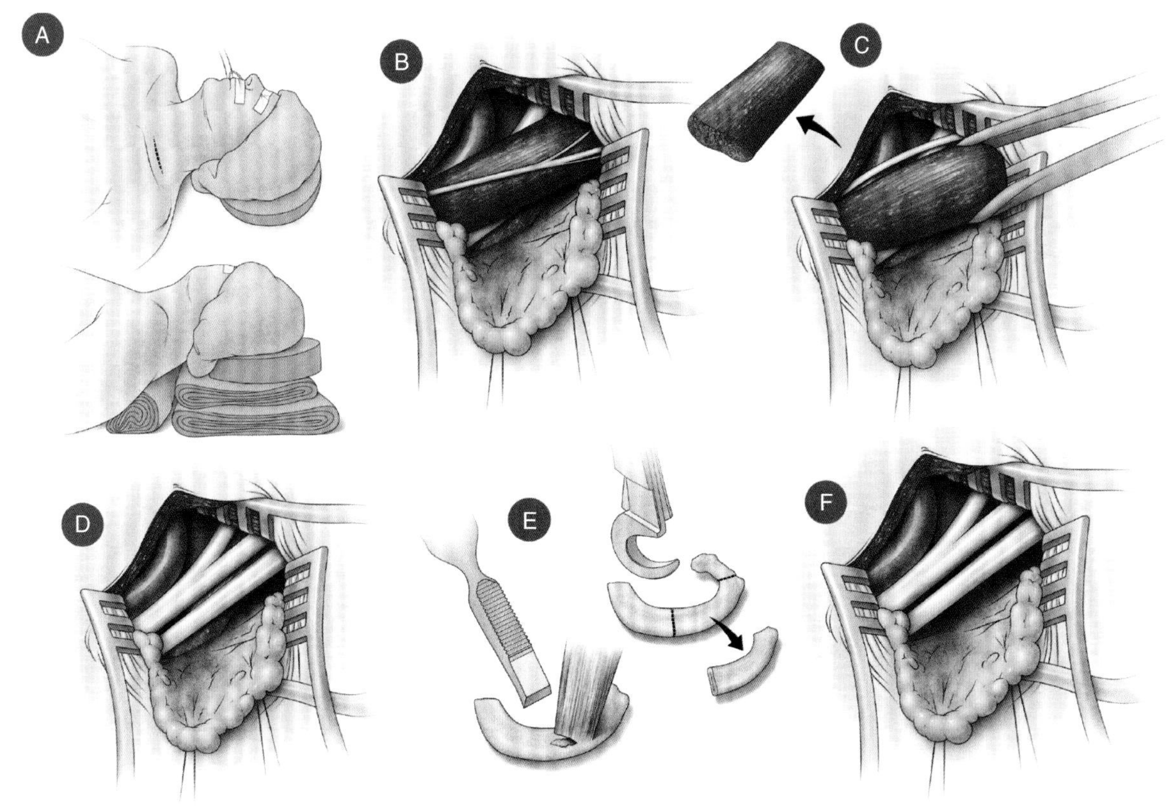

图34.9 经锁骨上入路胸廓出口减压术。(A)患者采用肩内收,头部旋向健侧肢体的体位。(B)锁骨上横向切口,向外侧牵拉斜角肌脂肪垫。(C)完全游离、切除前斜角肌;辨认并保护膈神经。(D)完全松解臂丛神经。(E)切除中斜角肌和第1肋骨的后段。(F)锁骨上胸廓出口完全减压。(Medical Illustrator, Chris Akers, MA. Image Copyright © Ali Azizzadeh 2012.)

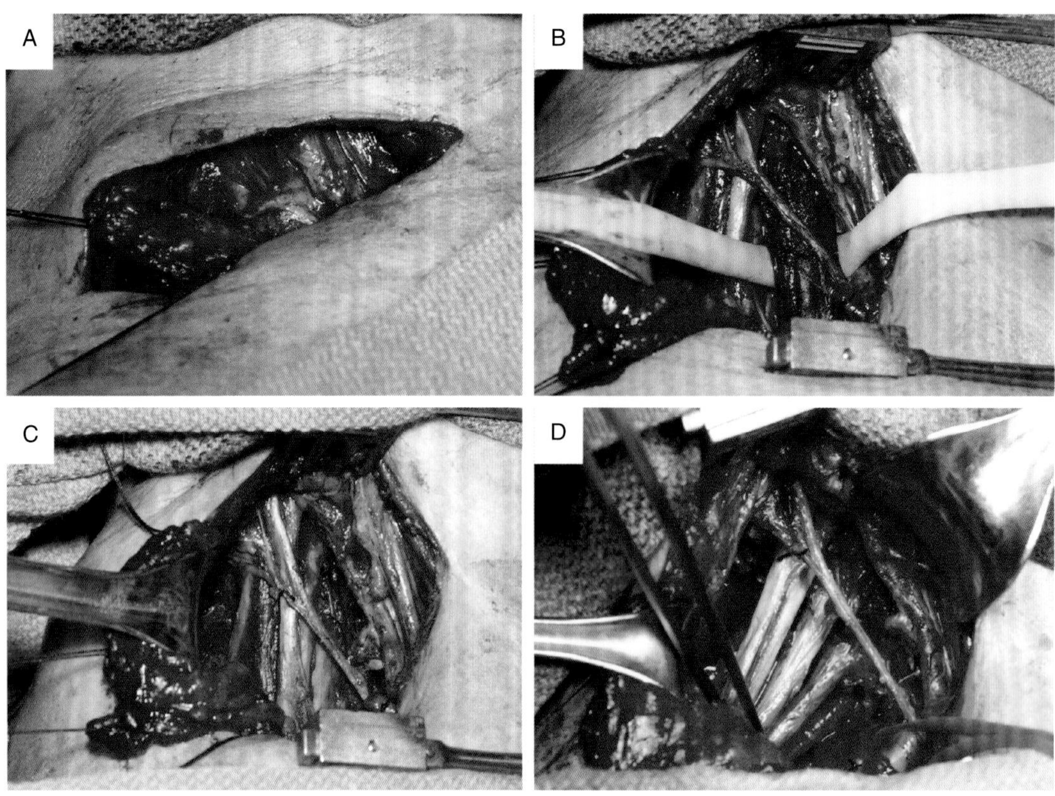

图34.10 1例接受右胸廓出口减压术的患者术中照片。(A)锁骨上横向切口,斜角肌脂肪垫向外侧牵拉。(B)完全游离前斜角肌,辨认并保护膈神经。(C)切除前斜角肌后,松解臂丛神经。(D)切除中斜角肌和第1肋骨的后段(此处锁骨下动脉被血管牵引带套绕)。

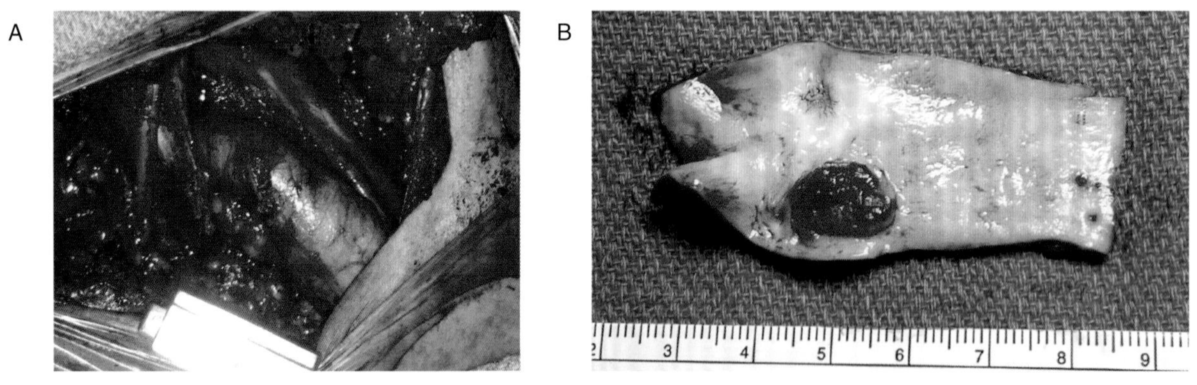

图34.11 (A)左锁骨下动脉瘤患者的术中照片。(B)切除的标本显示在动脉瘤中有附壁血栓。

疗效

NTOS

TOS是一种罕见而复杂的临床疾病,其诊断和治疗具有挑战性。因此,许多患者是在较大的转诊中心接受治疗。Urschel等报道了他们对1988例TOS患者进行2210次一期治疗的30年经验,这是迄今最大的系列报道[49]。他们的主要方式是经腋窝切除第1肋骨和前斜角肌,使95%以上的患者神经症状得到缓解。2210例次手术中,有正中神经或臂丛神经上干症状的患者250例次,有臂丛神经上干及下干症状的患者452例次,有臂丛神经下干症状的患者1058例次。随访1年显示,修复的效果较好,90%的患者报告在随访期间无症状[50]。

接受锁骨周围减压术的NTOS患者报告的功能结果表明，大多数患者可期望其症状完全或接近完全缓解，术后活动范围可得到改善(表34.1)[39,40,49,51]。对并发症(如气胸、血肿和胸腔积液)的高度关注有助于降低该手术的风险。为选择性的NTO患者提供手术治疗可以长期、有效地缓解其症状。

VTOS

Urschel发表了最大的系列报道，其报道了625例因腋静脉和锁骨下静脉受挫性血栓形成而接受治疗的患者，其中581例患者接受了溶栓治疗，随后切除了第1肋骨和胸廓出口减压术(表34.2)[49,50]。超过95%的患者(554例)症状得到了缓解。单纯抗凝治疗效果不佳[49]，经皮静脉血管成形术和支架置入术的结果也较差[50]。由于这些患者的静脉造影显示管腔狭窄，所以一些临床医生的直接反应是尝试血管成形和支架置入术。但由于这种方法不能纠正问题的根本原因，即胸廓出口的静脉管腔外的压迫，症状往往会复发。目前主要的治疗为溶栓治疗并随后进行胸廓出口减压。这一结论得到了Tompson等人的进一步支持，他们建议在治疗VTOS患者时使用Exeter方案[52]。与Urschel和Patel支持的方法相似，Exeter方案包括抗凝、肋骨切除和锁骨下静脉减压，以及术后抗凝[50]。Urschel等和Tompson等都采用了经腋窝入路[50,52]，Melby等则使用锁骨旁入路(锁骨上和锁骨下联合切口)，报道了32例患者的症状完全消失[53]。Bamford等报告了对VTOS患者进行导管溶栓和第1肋骨切除术治疗，91%的患者无症状间隔为44个月[54]。

ATOS

30年间，Urschel等发现了196例患锁骨下动脉瘤或腋下动脉瘤的患者(表34.3)[49,55,56]，另有98例患者由于TOS而导致这两条血管中的一条闭塞。63%的闭塞患者接受了旁路移植术，其中只有3例(5%)出现闭塞复发，从而进行了二次干预。锁骨下动脉重建对维持长期血管通畅至关重要[57]。

并发症

所有类型的TOS手术都是安全有效的。在接受TOS治疗的最大系列患者中，最常见的并发症是感染(<1%)、霍纳综合征(<1%)、出血(<1%)、神经损伤(<1%)和静脉损伤(<1%)，其中尚无死亡报告[49]。Dale报道了膈神经损伤的发生率为4.9%，臂丛神经损伤的发生率为1.5%，出血的发生率为1.4%[58]。尽管有报道称，161例患者首次经腋窝入路成功率为90%，但约70%的患者由于瘢痕组织和再损伤，在1年后出现了症状复发[59]。与锁骨旁入路相比，经腋窝入路的并发症发生率略高，尤其是神经性TOS[38]。

与神经性TOS相关的主要并发症为神经损伤，尤其是解剖过程中的牵张损伤。膈神经受损是最常见的，高达10%的患者出现膈肌无力[40]。与静脉性TOS相关的主要并发症是移植静脉血栓形成，一期临床成功率在93%~100%[41,47,53]，5年时的平均二期通畅率接近100%[41]。对于动脉性TOS的患者，栓塞导致的远端缺血是最常见的并发症，在随访期累及<10%的患者[55]。其他并发症包括淋巴漏、气胸和血胸[55]。

表34.1 NTOS手术治疗后的效果

来源	手术入路(年)	年份(年)	手术数量(例)	结果		
				好	一般	差
Urschel和Kourlis[49]	经腋窝	2007	2210	1879(例)(85%)	265(例)(12%)	66(例)(3%)
Roos[39]	经腋	1982	1315	92%	0	8%
Hempel等[40]	经锁骨上	1996	770	86%	13%	1%
Selke和Kelly[51]	经腋窝	1988	460	79%	14%	7%

Source: data from Urschel HC and Kourlis H, Thoracic outlet syndrome: a 50-year experience at Baylor University Medical Center, Baylor University Medical Center Proceedings, Volume 20, Issue 2, pp.125-35, Copyright © 2007. Outcomes from Urschel et al. (2007) are extrapolated from their overall group of patients treated for all forms of TOS.

表34.2 VTOS手术治疗后的效果

来源	手术入路	年份（年）	手术数量（例）	结果		
				好	一般	差
Urschel和Kourlis[49]	经腋窝	2007	581	95%	5%	0
Molina等[41]	经锁骨下	2007	114	89%	0	11%
Melby等[53]	锁骨旁	2008	32	100%	0	0

表34.3 ATOS手术治疗后的效果

来源	手术入路	年份（年）	手术数量（例）	结果		
				好	一般	差
Cormier等[56]	锁骨旁	1989	55	91%	0	9%
Durham等[25]	锁骨旁	1995	34	100%	0	0
Nehler等[57]	锁骨旁	1997	12	92%	8%	0

（吴洲鹏 向宇威 译 马玉奎 审校）

拓展阅读

Roos DB. (1976). Congenital anomalies associated with thoracic outlet syndrome. *American Journal of Surgery*, **132**, 771–8.

Sanders RJ. (1991). *Thoracic Outlet Syndrome: A Common Sequela of Neck Injuries*. Philadelphia, PA: JB Lippincott.

参考文献

1. Kirgis HD and Reed AF. (1948). Significant anatomic relations in the syndrome of the scalene muscles. *Annals of Surgery*, **127**, 1182–201.
2. Roos DB. (1979). New concepts of thoracic outlet syndrome that explain etiology, symptoms, diagnosis, and treatment. *Vascular Surgery*, **13**, 313–21.
3. Haven H. (1939). Neurocirculatory scalenus anticus syndrome in the presence of developmental defects of the first rib. *Yale Journal of Biology*, **11**, 443–8.
4. Hunauld M. (1740). Sur le nombre des cotes, moindre ou plus grand qu a l'ordinaire. *Hist Acad Roy d Sc de Paris*, 1740.
5. Cooper A. (1821). On exostosis. In: Cooper AP and Travers B (ed.) *Surgical Essays*, 3rd edn, p. 128.
6. Coote H. (1861). Exostosis of the left transverse process of the seventh cervical vertebra, surrounded by blood vessels and nerves; successful removal. *Lancet*, **1**, 360–1.
7. Halsted WH. (1916). An experimental study of circumscribed dilation of an artery immediately distal to a partially occluded band, and its bearing on the dilation of the subclavian artery observed in certain cases of cervical rib. *Journal of Experimental Medicine*, **24**, 271–86.
8. Adson AW and Coffey JR. (1927). Cervical rib: a method of anterior approach for relief of symptoms by division of the scalenus anticus. *Annals of Surgery*, **85**, 839–57.
9. Eden KC. (1939–40). Complications of cervical rib: vascular complications of cervical ribs and first thoracic rib abnormalities. *British Journal of Surgery*, **27**, 111–39.
10. Wright IS. (1945). The neurovascular syndrome produced by hyperabduction of the arms. The immediate changes produced in 150 normal controls, and the effects on same persons of prolonged hyperabduction of the arms, as in sleeping, and in certain occupations. *American Heart Journal*, **29**, 1–19.
11. Peet RM, Hendriksen JD, Anderson TP, and Martin GM. (1956). Thoracic outlet syndrome: evaluation of a therapeutic exercise program. *Proceedings of the Mayo Clinic*, **31**, 281–7.
12. Clagett OT. (1962). Presidential address: research and prosearch. *Journal of Thoracic and Cardiovascular Surgery*, **44**, 153–66.
13. Roos DB. (1966). Transaxillary approach for first rib resection to relieve thoracic outlet syndrome. *Annals of Surgery*, **163**, 354–8.
14. Gol A, Patrick DW, and McNeel DP. (1968). Relief of costoclavicular syndrome by infraclavicular removal of first rib. *Journal of Neurosurgery*, **28**, 81–4.
15. Graham GG and Lincoln BM. (1973). Anterior resection of the first rib for thoracic outlet syndrome. *American Journal of Surgery*, **126**, 803–6.
16. Thompson JB and Hernandez IA. (1979). The thoracic outlet syndrome: a second look. *American Journal of Surgery*, **138**, 251–3.
17. Qvarfordt PG, Ehrenfeld WK, and Stoney RJ. (1984). Supraclavicular radical scalenectomy and transaxillary first rib resection for the thoracic outlet syndrome: a combined approach. *American Journal of Surgery*, **148**, 111–16.
18. Reilly LM and Stoney RJ. (1988). Supraclavicular approach for thoracic outlet decompression. *Journal of Vascular Surgery*, **8**(3), 329–34.
19. Colon E and Westdrop R. (1988). Vascular compression in the thoracic outlet: age dependent normative values in noninvasive testing. *Journal of Cardiovascular Surgery*, **29**, 166–71.
20. Machleder HI, Moll F, and Verity MA. (1986). The anterior scalene muscle in thoracic outlet compression syndrome: histochemical and morphometric studies. *Archives of Surgery*, **121**, 1141–4.
21. Sanders RJ, Jackson CG, Banchero N, and Pearce WH. (1990). Scalene muscle abnormalities in traumatic thoracic outlet syndrome. *American Journal of Surgery*, **159**, 231–6.
22. Juvonen T, Satta J, Laitala P, et al. (1995). Anomalies at the thoracic outlet are frequent in the general population. *American Journal of Surgery*, **170**, 33–7.
23. Joffe HV and Goldhaber SZ. (2002). Upper-extremity deep vein thrombosis. *Circulation*, **106**, 1874–80.
24. Sanders RJ and Haug C. (1991). Review of arterial thoracic outlet syndrome with a report of five new instances. *Surgery, Gynaecology, and Obstetrics*, **173**, 415–25.
25. Durham JR, Yao JS, Pearce WH, Nuber GM, and McCarthy W, Jr. (1995). Arterial injuries in the thoracic outlet syndrome. *Journal of Vascular Surgery*, **21**, 57–69.
26. Thompson RW and Driskill MR. (2008). Neurovascular problems in the athlete's shoulder. *Clinical Sports Medicine*, **27**, 789–802.
27. Criado E, Berguer R, and Greenfield L. (2010). The spectrum of arterial compression at the thoracic outlet. *Journal of Vascular Surgery*, **52**, 406–11.
28. Casbas L, Chauffour X, Cau J, et al. (2005). Post-traumatic thoracic outlet syndromes. *Annals of Vascular Surgery*, **19**, 25–8.
29. Urschel HC Jr and Razzuk MA. (2000). Paget–Schroetter syndrome: what is the best management? *Annals of Thoracic Surgery*, **69**, 1663–8.
30. Fields W, Lemak N, and Ben-Menachem Y. (1986). Thoracic outlet syndrome: review and reference to stroke in a major league pitcher. *American Journal of Neuroradiology*, **146**, 809–14.
31. Lee TS and Hines GL. (2007). Cerebral embolic stroke and arm ischemia in a teenager with arterial thoracic outlet syndrome: a case report. *Vascular and Endovascular Surgery*, **41**, 254–7.
32. Nichols AW. (2009). Diagnosis and management of thoracic outlet syndrome. *Current Sports Medical Reports*, **8**(5), 240–9.
33. Gillard J, Pérez-Cousin M, Hachulla E, et al. (2001). Diagnosing thoracic outlet syndrome: contribution of provocative tests, ultrasonography, electrophysiology, and helical computed tomography in 48 patients. *Joint Bone Spine*, **68**(5), 416–24.
34. Adson AW. (1947). Surgical treatment for symptoms produced by cervical ribs and the scalenus anticus muscle. *Surgery, Gynaecology, and Obstetrics*, 85:687–700.
35. Gage M and Parnell H. (1947). Scalenus anticus syndrome. *American Journal of Surgery*, **73**, 252–68.
36. Elvey RL. (1994). The investigation of arm pain. In: Boyling JD, Palatonga N, and Grieve GP (eds) *Grieve's Modern Manual Therapy: The Vertebral Column*, 2nd edn, pp. 577–85.

Edinburgh: Churchill Livingstone.
37. Machanic BI and Sanders RJ. (2008). Medial antebrachial cutaneous nerve measurements to diagnose neurogenic thoracic outlet syndrome. *Annals of Vascular Surgery*, **22**, 248–54.
38. Sanders RJ and Pearce WH. (1989). The treatment of thoracic outlet syndrome: a comparison of different operations. *Journal of Vascular Surgery*, **10**, 626–34.
39. Roos DB. (1982). The place for scalenectomy and first-rib resection in thoracic outlet syndrome. *Surgery*, **92**, 1077–85.
40. Hempel GK, Shutze WP, Anderson JF, and Bukhari HI. (1996). 770 consecutive supraclavicular first rib resections for thoracic outlet syndrome. *Annals of Vascular Surgery*, **10**, 456–63.
41. Molina JE, Hunter DW, and Dietz CA. (2007). Paget–Schroetter syndrome treated with thrombolytics and immediate surgery. *Journal of Vascular Surgery*, **45**, 328–34.
42. Sanders RJ, Monsour JW, Gerber FG, et al. (1979). Scalenectomy versus first rib resection for treatment of the thoracic outlet syndrome. *Surgery*, **85**, 109–21.
43. Chandra V, Olcott C 4th, and Lee JT. (2011). Early results of a highly selective algorithm for surgery on patients with neurogenic thoracic outlet syndrome. *Journal of Vascular Surgery*, **54**(6), 1698–705.
44. Wilbourn AJ. (1990). The thoracic outlet syndrome is overdiagnosed. *Archives of Neurology*, **47**, 328–30.
45. Wilbourn AJ. (1991). Thoracic outlet syndromes: a plea for conservatism. *Neurosurgical Clinics of North America*, **2**, 235–45.
46. Druy EM, Trout HH, 3rd, Giordano JM, and Hix WR. (1985). Lytic therapy in the treatment of axillary and subclavian vein thrombosis *Journal of Vascular Surgery*, **2**, 821–7.
47. Lee JT, Karwowski JK, Harris EJ, et al. (2006). Long-term thrombotic recurrence after nonoperative management of Paget–Schroetter syndrome. *Journal of Vascular Surgery*, **43**, 1236–43.
48. Cikrit DF, Haefner R, Nichols WK, and Silver D. (1989). Transaxillary or supraclavicular decompression for the thoracic outlet syndrome: a comparison of the risks and benefits. *American Surgery*, **55**, 347–52.
49. Urschel HC and Kourlis H. (2007). Thoracic outlet syndrome: a 50-year experience at Baylor University Medical Center. *Proceedings of the Baylor University Medical Center*, **20**(2), 125–35.
50. Urschel HC Jr and Patel AN. Surgery remains the most effective treatment for Paget-Schroetter syndrome: 50 years' experience. *Annals of Thoracic Surgery*, **86**(1), 254–60; discussion 260.
51. Selke FW and Kelly TR. (1988). Thoracic outlet syndrome. *American Journal of Surgery*, **156**, 54–7.
52. Thompson JF, Winterborn RJ, Bays S, White H, Kinsella DC, and Watkinson AF. (2011). Venous thoracic outlet compression and the Paget–Schroetter syndrome: a review and recommendations for management. *Cardiovascular and Intervention Radiology*, **34**(5), 903–10.
53. Melby SJ, Vedantham S, Narra VR, et al. (2008). Comprehensive surgical management of the competitive athlete with effort thrombosis of the subclavian vein (Paget-Schroetter syndrome). *Journal of Vascular Surgery*, **47**(4), 809–20; discussion 821.
54. Bamford RF, Holt PJ, Hinchliffe RJ, Thompson MM, and Loftus IM. (2012). Modernizing the treatment of venous thoracic outlet syndrome. *Vascular*, **20**(3), 138–44.
55. Cormier JM, Amrane M, Ward A, et al. (1989). Arterial complications of the thoracic outlet syndrome: fifty five operative cases. *Journal of Vascular Surgery*, **9**, 778–87.
56. Nehler MR, Taylor LM, Moneta GL, and Porter JM. (1997). Upper extremity ischemia from subclavian artery aneurysm caused by bony abnormalities of the thoracic outlet. *Archives of Surgery*, **132**, 527–32.
57. Fugate MW, Rotellini-Coltvet L, and Freischlag JA. (2009). Current management of thoracic outlet syndrome. *Current Treatment Options in Cardiovascular Medicine*, **11**(2), 176–83.
58. Dale WA. (1982). Thoracic outlet compression syndrome: critique in 1982. *Archives of Surgery*, **117**(11), 1437–45.
59. Rochlin DH, Likes KC, Gilson MM, Christo PJ, and Freischlag JA. (2012). Management of unresolved, recurrent, and/or contralateral neurogenic symptoms in patients following first rib resection and scalenectomy. *Journal of Vascular Surgery*, **56**(4), 1061–8.

第35章
多汗症

Frank C. T. Smith

多汗症简介

多汗症是对热刺激或情绪刺激产生超出生理需求的过度出汗。正常的出汗通过皮肤上汗液的蒸发提供生理上的稳态冷却机制，但是多汗症中过度出汗会导致严重的社交，职业和心理上的衰弱。该过程是由交感神经系统调节的。

多汗症分为原发性多汗症和继发性多汗症。按病变部位又可进一步分为局部多汗症或全身多汗症。原发性多汗症通常是局部性表现，好发于手掌、腋窝、足底和颅面区。该病会影响健康的患者，并且与其他潜在的病理学因素无关。原发性多汗症通常在儿童时期开始出现，在青春期前后加重，男女发病率相同。局部多汗症可能因情绪、温度和血管舒张刺激而加重。多汗症很少在夜间发作。多汗症可导致皮肤浸渍、继发感染和恶臭(腋臭)。

继发性多汗症是对多种全身性疾病的反应，表35.1[1]列出了其中的部分疾病。

流行病学

根据不同地区的研究报道，多汗症的发病率为0.6%~4.6%，人群中有2%~4%受多汗症影响[1-3]。该病最严重的形式会影响手掌和足底。次常见的组合是累及手掌和腋窝(15%~20%)，再次是只累及腋窝(5%~10%)和颅面区(5%)。

25%~50%的病例有阳性家族史，可能与14号染色体遗传相关[4-5]，部分神经源性活动过度可能是常染色体显性遗传，其遗传性外显率不恒定。

表35.1 继发性多汗症的病因[1]

感染性疾病	结核、布鲁氏菌病
内分泌疾病	糖尿病、甲状腺功能亢进、肢端肥大症、垂体功能亢进、更年期
神经内分泌疾病	嗜铬细胞瘤、类癌
恶性肿瘤	白血病、淋巴瘤、霍奇金病、肾细胞癌
神经系统疾病	帕金森病、脑血管意外、脊髓损伤
毒素	酒精、药物滥用
药物	抗抑郁药、止吐药

汗腺

人体有200万到400万个汗腺，汗腺是从胚胎表皮发育而来。汗腺包括顶泌腺、外分泌腺和最近分类的顶泌腺。汗腺在全身不均匀分布，手掌汗腺密度较高(每平方厘米700个腺体)，背部和面部密度较低[1]。

汗液分泌是体温调节的重要组成部分，其受交感神经系统的调节，而交感神经系统受大脑皮层和下丘脑前部的控制[6]。

外分泌腺占汗腺的大多数(约3 000 000个)，主要分布在手掌、足和腋窝。其产生浆液性汗液，并引起局灶性多汗症。外分泌腺的分泌部分是一个螺旋状的小管，其位于真皮和皮下脂肪的深处，小管与分泌导管相连，分泌导管通过表皮孔通向皮肤表面。从而将汗液分泌到皮肤表面。由于导管可吸收电解质，汗液相对于血浆是低渗性。外分泌腺正常排汗率约为0.5mL/min,但明显的热应激情况下,汗腺分泌可高达10mL/min[1]。外分泌腺由神经递质——乙酰胆碱(ACh)控制。正常情况下,只有5%的外分泌腺同时处于活跃状态。

大汗腺(顶泌腺,约1 000 000个)主要分布在腋窝和泌尿生殖区,在青春期开始活跃。其主要分泌到毛囊中,受肾上腺素能控制,会产生黏稠的臭味汗液。大汗腺对多汗症促进作用最小,主要参与腋窝多汗症,与其他部位的多汗症无关[7]。

病理生理学

原发局灶性多汗症的病理生理学被认为是神经系统过度兴奋或自主神经反射回路过度兴奋刺激外分泌腺,或由情绪或热刺激引起汗液基础分泌水平异常升高[8]。但是,外分泌腺的数量没有增加,并且交感神经系统和外分泌腺在组织学上是正常的。据报道,与正常对照组相比,多汗症患者在精神刺激后泌汗运动神经的皮肤反应和交感神经活动增强。这导致了一种理论,即在受影响的患者中,控制手掌、腋窝和足底的下丘脑汗液中心可能与常人不同,并由特定的大脑皮层区域控制,在睡眠或镇静过程中多汗症似乎不发作的现象使这一理论得到了加强。其他理论认为该病可能是由前额叶区或下游胆碱能受体传递障碍所致[9]。

交感神经链的解剖

交感神经系统是自主神经系统的一部分,自主神经系统控制许多反射和非自主反应。其支配平滑肌、心肌和包括汗腺在内的许多腺体。

神经节前的传出交感神经纤维通过脊神经离开中枢神经系统,终止于交感神经节。节后神经纤维离开交感神经节到达支配的靶器官。

支配手掌和腋窝汗腺的交感神经来自胸腰部交感神经链[1]。胸腰段交感神经纤维起源于脊髓前柱背外侧区域,与脊神经(胸神经及上位腰神经)的前根伴行。节前神经纤维进入交感神经的白交通支,行向交感神经链,许多节前纤维在此终止于神经节。节后神经纤维经过灰交通支到达所有的脊神经。节后神经纤维的分布于皮肤分支中,对手部皮肤汗腺起着催汗作用,并通过控制皮肤血管平滑肌来收缩血管。

乙酰胆碱是神经节前细胞和神经节后细胞之间的神经递质。在大多数交感神经系统中,节后神经元和终末器官效应细胞之间的神经递质是去甲肾上腺素。汗腺是个例外,在无髓鞘的节后神经纤维和汗腺之间的神经递质是乙酰胆碱。

胸腰段交感神经系统有许多神经节,可分为外周经神经节和中央神经节。外周神经节与胸、腹、骨盆椎前神经丛融合。中央神经节在脊柱两侧垂直排列。每个神经节都与相邻的神经节相连,形成两个垂直的交感神经干或神经链。交感神经链从颅底到尾骨走行分布。在胸部,每条交感神经链含有12个神经节,每个神经节覆盖在相应的肋骨头上[1]。神经链位于壁层胸膜下,外观呈2~3mm厚的白色条索。常见的解剖学变异包括双链、异常神经和Kuntz神经纤维(变异的神经纤维,在星状神经节下面离开的交感神经链汇入第一和第二胸神经)[10]。

如果交感神经链在T1水平(星状神经节)被破坏,就会导致霍纳综合征,即同侧瞳孔收缩、上睑下垂和面部无汗。也可导致心动过缓、支气管痉挛。在T2水平破坏交感神经链会影响面部、心脏和手部,导致面部和手部无汗。在T3水平破坏交感神经链,腋窝、心脏和手会受到影响,导致手和腋窝无汗。在T4水平切破坏交感神经链,手、心和支气管将会受到影响,导致手无汗。在T5水平破坏交感神经链时,支气管和食管会受影响,尽管在这个水平上破坏的临床表现不明显。在上述任何一个水平上破坏交感神经链都可能导致代偿性出汗[1]。

Frey综合征

Frey综合征是一种特殊多汗症,常见于腮腺切除术后局部并发症,发生面部对气味刺激的出汗。其原因被认为是手术破坏了耳颞神经,该神经包含从耳神经节发至腮腺的节后副交感神经纤维。随后形成神经纤维的异常吻合,即支配腮腺的神经纤维与支配面部汗腺的交感催汗神经纤维发生错位连接,导致味觉刺激下引起阵发性面部潮红和出汗[11]。

多汗症的诊断和评估

病史及检查

原发性多汗症是一种比较常见且可治疗的疾病。应对患者进行全面的病史采集和体格检查[11]。

患者病史采集内容应包括：症状发作的细节、家族史和并发症。应明确诊断多汗症的类型，包括受累部位、出汗持续时间和频率、出汗的量、诱因、夜间是否发作。应评估病情对患者就业、休闲活动和躯体功能、心理及社交的影响。

3/4的多汗症患者的情绪会受到影响，这些影响往往会给日常生活造成困扰。患者常因衣服或鞋子潮湿、皮肤浸渍和继发性感染而主诉身体不适。

在躯体功能和就业方面，病史中经常会发现：

• 难以胜任文件处理工作，常导致文件墨印或工艺品被汗渍污染。

• 因汗渍导致使用电脑、手工工具、笔和照相机时存在困难。

• 电击风险增加。

• 更易导致金属工具生锈。

• 不能拿稳光滑物品。

• 娱乐活动受限，如不能演奏乐器。

多汗症患者在社交场合时容易感到尴尬，如：握手、与之有关的衣服浸湿等。这使得多汗症患者容易选择避免社交活动、容易失去自信和比正常人更加容易情绪沮丧。

全面、详细的病史和系统的回顾将有助于区分原发局灶性多汗症和继发全身性多汗症。全身症状（如发热、体重减轻、盗汗、淋巴系统疾病表现和心悸）可提醒检查医生寻找继发性多汗症的原因。

多汗症多科联合团队对局灶性多汗症的诊断提出了多种标准（框35.1）[6]。

框35.1 原发性特发性局灶性多汗症诊断标准[6]

• 排除继发性原因、局部可见的多汗≥6个月

• 至少满足下列特点中的2条：

  ○ 双侧和相对对称性出汗

  ○ 每周至少发作1次

  ○ 日常活动障碍

  ○ 发病年龄≤25岁

  ○ 家族史阳性

  ○ 睡觉时出汗停止

Reprinted from the Journal of the American Academy of Dermatology, Volume 51, Issue 2, Hornberger J. et al., Recognition, diagnosis and treatment of primary focal hyperhidrosis, pp. 274–86, Copyright © 2004 The American Academy of Dermatology, Inc., with permission from Elsevier, http://www.sciencedirect.com/science/journal/01909622.

多汗症疾病严重程度量表（表35.2）[2]提供了客观评价多汗症对患者生活影响的一种基本方法。

应进行体格检查以排除多汗症的继发性病因，并确定多汗症的类型和程度。

虽然测定排汗量的检查试验在临床实践中并不常用，但有3种方法可以用来衡量排汗的程度和速度。

汗液重量试验

该实验要称量放置于多汗症累及的皮肤区域的滤纸在特定时期前后的重量。患者在测试前需在室温为21~25℃的房间里休息至少15分钟[12]。然后皮内注射毛果芸香碱（0.01%）或甲基乙酰胆碱诱发出汗。可以计算出该解剖部位的汗液产生速率（mg/min）。

微量淀粉-碘试验

该实验主要是对排汗量进行定性评估，可用于治疗前标绘受累及区域，也可用于确定治疗效果[11,13]。先将受多汗症累及的区域洗净待其晾干，然后使用碘酒精（含碘1%~5%）涂抹在受累区域待其晾干。然后将玉米淀粉涂抹在该区域。淀粉和碘在出汗时发生反应，形成深蓝色或紫色沉淀，其分布反应出汗的区域。

茚三酮试验

本方法需将茚三酮施用于受多汗症受累及的区域。茚三酮与汗液中的氨基酸反应，可通过定量分析来量化受累区域的严重程度[11,14]。

表35.2 多汗症疾病严重程度量表[2]

分值	病症严重程度
1	症状从不明显，从未受干扰
2	症状可忍受，时有受干扰
3	症状几乎无法忍受，经常受干扰
4	症状无法忍受，总是受干扰

Reprinted from the Journal of the American Academy of Dermatology, Volume 51, Issue 2, Strutton DR. Et al., U.S. prevalence of hyperhidrosis and impact on individuals with axillary hyperhidrosis: results from a national survey, pp. 241-8, Copyright © 2004 American Academy of Dermatology, Inc., with permission from Elsevier, http://www.sciencedirect.com/science/journal/01909622.

实验室检查

这些检查常用于在病史采集和查体后排除可疑的导致继发性多汗症的原因。例如：

• 血常规，用于排除感染。

• 糖化血红蛋白或血清葡萄糖，用于排除糖尿病。

• 甲状腺功能检查，用于排除甲状腺功能亢进。

• 胸部X线检查，用于排除肺部或心脏疾病和淋巴系统疾病。

• 测量24小时尿液中香草扁桃酸（VMA）、甲氧基肾上腺素和儿茶酚胺水平，这些物质与嗜铬细胞瘤相关。

• 5-羟基吲哚乙酸（5-HIAA），其与类癌肿瘤相关。

多汗症的非手术治疗

在考虑多汗症的治疗时，重要的是确定病情的程度和严重性，以及其对个别患者生活质量的影响。加拿大多汗症咨询委员会提出了一个规范，建议仅在排除或使用其他治疗方案无效时才应考虑进行手术干预[8]。

多汗症的保守治疗和非手术治疗包括局部用药、口服药物、离子电渗疗法和注射肉毒杆菌毒素[15]。

局部用药

治疗多汗症常用的药物包括收敛剂，如六水氯化铝（$AlCl_3$-$6H_2O$）和抗胆碱能药物。

六水氯化铝

这是腋窝多汗症的一线治疗选择[8,16]。其对治疗轻度、中度多汗症相对有效。该化合物是许多市售止汗剂的成分。常用配方包括20%氯化铝的乙醇溶液（Driclor®），96%乙醇中的6.25%氯化铝溶液（Xerac®）。医用$AlCl_3$-$6H_2O$制剂中浓缩化合浓度物可高达35%。

$AlCl_3$-$6H_2O$收敛剂通过阻塞外分泌汗腺管腔发挥作用。铝盐在皮肤中与黏多糖形成复合物，并在导管远端沉淀。这可能会促进继发性化学变化，从而损害导管腔细胞，阻止汗液分泌，并促进分泌细胞的萎缩和空泡化[17]。

该化合物最初每24~48小时局部使用1次，每周最多进行3~7次治疗，然后逐渐将这种化合物的浓度增加到25%，甚至在对该药有耐药性的患者浓度需增加到35%[15]。该药物最好在睡前使用，此时多汗症不太严重。理想状态下，其应与皮肤接触6~8小时后被洗掉。维持疗法是每周1次或2次[8]。

$AlCl_3$-$6H_2O$的缺点是作用时间短，在停止治疗后1周内，出汗量一般会恢复到治疗前水平。$AlCl_3$-$6H_2O$最常见和最明显的副作用是：$AlCl_3$-$6H_2O$与汗液反应生成盐酸[8]，皮肤会有灼烧、刺痛感，通常会影响1/3~1/2接受治疗的患者，可能导致不依从治疗。铝毒性是一种更罕见的副作用，可能会使人更加衰弱。

抗胆碱能药物

外用制剂如丙胺太林、格隆溴铵、硫酸阿托品和东莨菪碱都作为治疗多汗症的可选药物，或用于对收敛剂有耐药性的病例，尽管可能无法达到无汗作用所需的剂量，并且疗效证据仍然模棱两可。

口服药物

大多数评论者建议只有在局部治疗和离子电渗疗法失败后，才尝试使用口服药物。

目前已有许多口服药物用于治疗多汗症，其疗效不一[15]。其使用常因一些无法忍受的副作用受到影响。这类药物包括格隆溴铵、奥昔布宁、丙胺太林。格隆溴铵是最常用的药物，剂量为每次1~2mg，每日3次。该药物竞争性地阻断胆碱能毒蕈碱受体，从而抑制神经节后交感神经纤维对外分泌汗腺的催汗刺激。胆碱能副作用包括口干、视力模糊、尿潴留、心动过速和直立性低血压，这些都限制了此类药物的应用。

其他用于治疗多汗症的药物包括抗焦虑的苯二氮䓬类药物（可以降低情绪应激的触发作用[18]）、吲哚美辛（可以抑制前列腺素E2的形成[19]）、可乐定[20]和钙离子通道阻滞剂（可以抑制钙依赖的乙酰胆碱释放[21]）。

离子电渗疗法

离子电渗疗法是使电流通过浸在水中的皮肤[22]。据推测，H^+积聚可导致角质层的汗腺外分泌导管暂时堵塞。这可能是由汗液分泌的电化学梯度受损所致。在减少出汗的效果上，实验研究结果表明，自来水比生理盐水更有效，阳极电流比阴极电流更有效。

离子电渗疗法导入是FDA批准的治疗手掌和足底多汗症安全且有效的一线治疗方法，尽管理论上，腋窝和颅面的多汗症不合适用该方法治疗[8,22,23]。

也有将该方法与抗胆碱能药物结合使用的案例，如在导电溶液中加入0.05%的格隆溴铵，可改善疗效[15]。

离子电渗疗法被认为是治疗中、重度足底和手掌多汗症的一线治疗方法(HDSS评分3分和4分)，以及这些区域轻度多汗症的二线治疗方法(HDSS评分2分)[8]。

禁忌证包括妊娠、癫痫、起搏器植入术后、金属植入物(如人工关节置换术后)、宫内节育器。

治疗效果与电流强度有关，每只手掌20~25mA的电流是安全、可耐受的。原发性局灶性多汗症的识别、诊断和治疗的多科联合团队建议每周进行3次或4次离子电渗疗法，每次治疗时间为20~30分钟，电流为15~20mA[6]。出汗症状减轻通常在治疗6~15个疗程后出现，停止治疗后，治疗效果通常维持2~14个月(维持治疗一般每1~4周进行1次)。

离子电渗疗法副作用不常见，但治疗区域可能出现皮肤干燥、刺激感和红斑[15]。离子电渗疗法相对劳动力密集且耗时，而家用便携式设备的商业化生产抵消了前述因素。

A型和B型肉毒杆菌毒素

肉毒杆菌毒素(BTX)于2004年首次被批准用于腋窝多汗症的治疗，并被认为是治疗局灶性多汗症的一种安全且有效的方法，许多研究表明其可以减少出汗和提高生活质量[24-26]。BTX是由形成孢子的革兰阳性厌氧菌，肉毒梭状芽孢杆菌产生的，毒素有多种类型(A~G)[15]。血清型A、B、E和F对人类是有毒的，但BTX由于有抑制神经的作用，已被用于治疗多种疾病，包括神经肌肉疾病，如肌张力障碍、眼睑痉挛和斜视[15]。其也被广泛用于医学美容。A型和B型BTX是治疗多汗症最广泛采用的血清型。

BTX是由肉毒梭状芽孢杆菌合成的单链多肽，其分子量为150kDa。需要将肉毒素多肽裂解成轻链(50kDa)和重链(100kDa)才能产生神经抑制效应[15]。轻链是一种含锌肽链内切酶，重链选择性地与突触前膜受体结合[25]。BTX-A和BTX-B通过分解蛋白复合物的不同部分来发挥作用，这使得含有乙酰胆碱的突触囊泡与突触前膜融合。BTX-A裂解质量为25kDa的突触体相关蛋白(SNAP-25)，BTX-B裂解囊泡相关膜蛋白(VAMP)即突触小泡蛋白[27-29]。两种方法的本质都是通过突触囊泡抑制乙酰胆碱的细胞外分泌。

皮内注射BTX可抑制支配外分泌汗腺的交感神经末梢释放乙酰胆碱，从而减少汗液的产生。BTX-A已成功用于治疗手掌、足底和腋窝多汗症，但FDA只被批准用于治疗腋窝多汗症，报道的有效率超过90%。

当腋窝多汗症患者经过持续1个月的局部治疗失败后，BTX-A被推荐为其二线治疗。对于中度至重度症状患者(HDSS评分3~4分)，BTX-A可作为一线治疗手段[6-8]。

BTX-A的止汗效果与剂量相关，通常在用药后2~4天起效。效果可持续4~18个月，尽管随着治疗效果的降低，经常需要重复治疗。

BTX-A也已被建议作为手掌和足底多汗症的二线治疗和颅面部多汗症的一级治疗[8]，但是治疗过程中注射肉毒素是非常疼痛的，需行神经阻滞和局部麻醉来减轻疼痛。

注射BTX-A的绝对禁忌证包括妊娠和哺乳，以及对BTX制剂中的蛋白质过敏者[15]。相对禁忌证包括周围神经病变和神经肌肉连接障碍疾病。氨基糖苷类药物、钙离子通道阻滞剂、奎宁和青霉胺可能增强BTX-A作用，不应将BTX-A用于服用这些药物的患者[15]。与BTX-A相比，BTX-B具有更多的神经肌肉方和自主神经方面的副作用。已有文献报道称，在反复多次注射BTX后，出现了肉毒素抗体形成和对肉毒素耐药性，少数患者会发生代偿性多汗症。

注射BTX时，用0.9%的生理盐水1~4mL稀释100U BTX，得到浓度为25~100U/mL的溶液。注射前先对腋窝的产汗区进行标记。使用12mm长的30G针头皮下注射BTX，每个注射部位相距1~2cm[8,24]。推荐治疗剂量为1U/cm^{2}的BTX-A，每处腋窝总剂量为50~100U。单个处理的最大推荐剂量为300~400U，6个月内不应超过400U。人的半数致死量为3000U，由于不同BTX的制剂配方不同，故应按照各自的使用说明进行用药是至关重要的。

多汗症的外科治疗

外科交感神经切除术治疗多汗症已有很好的描述[30]。20世纪20年代首次记录了开放的胸交感神经切除术。背侧入路和锁骨上入路是在20世纪30年代发展起来的[31-33]。随后采用了随后采用了侵入性较小的开放式入路暴露交感神经链，包括腋窝入路和胸前入路[34-35]。

20世纪50年代首次报道了内镜下交感神经消融术[36]。在过去的20年里，随着内镜光学技术的进步和微创手术的发展，使得内镜下胸交感神经切除术得到完善，这使得开放手术在很大程度上已经过时了。然而关于内镜下胸交感神经切除术的手术方式仍存在争议，包括手术适应证（多汗症的部位、范围和严重程度）、交感神经切除的最佳水平和范围，以及交感神经链的消融方法，包括外科切除、热消融术和剪切术[37]。

虽然目前内镜下胸交感神经切除术被认为是金标准的手术方法，但偶尔也需要开放手术，如胸腔镜下手术失败或胸膜粘连阻碍胸腔镜下暴露交感神经链。在这些情况下，最常用的入路是经腋窝入路[30]。

经腋窝入路开放胸交感神经切除术

患者取侧卧位暴露腋窝，上肢可以由助手支撑在外展位置或绑在支撑架上。必须注意避免过度牵拉，这会损伤臂丛。

在腋窝底部自后方的背阔肌到前方的胸大肌行横向经腋窝开胸切口。应注意避免牵拉肋间臂神经，这会造成术后上臂内侧神经痛，并避免损伤支配前锯肌的胸长神经，这会出现"翼状肩"。

经第二肋间隙暴露交感神经链，使手术区域肺塌陷，在胸顶脊柱旁沟见到交感神经链，分开上覆的壁层胸膜。

胸腔镜下交感神经切除术

胸腔镜下交感神经切除术比开胸手术具有显著的优势。照明和视野可得到改善。通过1~2个小孔完成的微创入路可以减轻患者的疼痛、改善美容效果，并且可以更快地以正常功能恢复工作。此手术可以双侧同时进行。

患者取仰卧位，双臂外展置于臂板上（图35.1）。虽然有部分团队采用双腔气管插管进行全身麻醉，但这不是必需的，单腔气管插管是可以安全使用的。调整手术台于反Trendelenberg位，且向健侧倾斜，这样有利于肺从胸腔顶部塌陷，改善壁层胸膜下交感神经链的暴露。用手术刀刀片做一个皮肤小切口，在腋中线上将5mm戳卡插入第4或5椎间隙，戳卡沿下方肋骨上缘进入，避免损伤肋间神经血管束。为避免对肺的损伤，必须以最小的力量插入戳卡，可以通过钝性分离进入胸腔或使用带可伸缩刀片的一次性戳卡，以降低肺损伤的风险。胸腔内注入二氧化碳至最大压力为12mmHg，有助于使肺从胸腔顶部塌陷。超过前述压力会增加张力性气胸和血流动力学损害的风险。

交感神经切除术既可以通过单孔完成，也可以在胸窥镜直视下于腋毛际线底部引入第二个孔。可以通过该孔伸入电钩，在第二肋骨水平分开交感神经链表面的壁层胸膜（图35.2）。离断交感神经链可以采用电钩、剪刀，或用夹子夹闭神经链。交感神经链分离和消融的范围由术者决定，但通常是在第二或第三肋骨上进行离断，或者兼而有之，而神经节予以保留。

肋间静脉属支可跨过交感神经链或与其毗邻。如果这些血管出血，应使用电钩小心止血。先天性的"奇叶畸形"，一个V形网状结构，可能偶尔会掩盖右上后纵隔的上脊柱旁沟的交感神经链。这一网状结构起源于奇静脉，对其仔细解剖分离后可暴露交感神经链。

外科交感神经切除术获益最多的是那些有严重

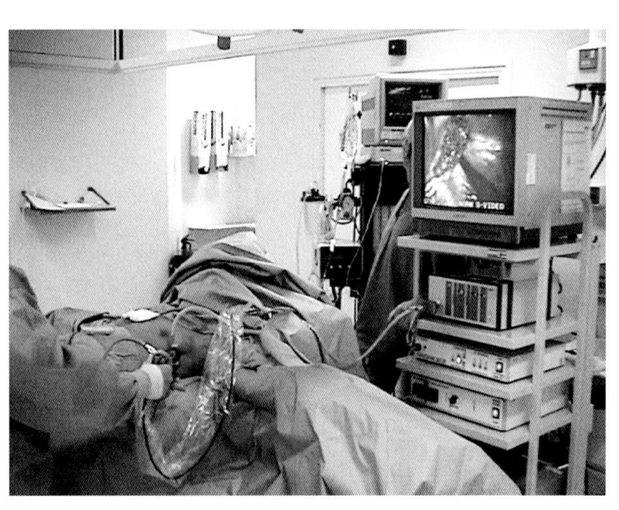

图35.1 胸腔镜下胸交感神经切除术患者的体位。

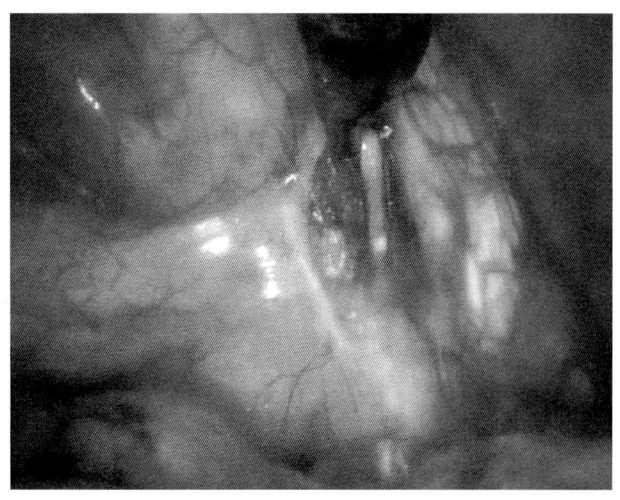

图35.2 胸腔镜下使用电钩显露平第二肋颈部的右侧颈交感神经链。

的手掌/足底多汗症且对非手术治疗无效的患者[8]，尽管一些外科医师认为该手术是针对有特殊症状表现患者的一线治疗方法[30]。

交感神经切除的平面及范围

对于严重手掌/足底多汗症交感神经切除术的最佳范围目前仍存在争议[37]。这涉及需权衡治疗效果与并发症或副作用风险，包括霍纳综合征和代偿性多汗症。

在T1水平行离断交感神经链是不必要的，因为这增加了霍纳综合征的风险，而T2神经节主要支配手掌汗腺。有人提出，交感神经链离断的平面越高（T2对T3/T4），则代偿性多汗症的发生率可能越高，其病情可能越重，尽管其证据存疑[30]。然而现有数据表明，在T2水平行交感神经切除术比更低水平手术更可靠[30]。也有证据表明限制交感神经切除术/交感神经离断术的手术范围，例如，限制在T2水平，而不是T2~T4水平，可能会降低代偿性多汗症的发生率和严重程度[30]，尽管有学者提倡对手掌多汗症应在T3水平行交感神经切除术[37]。只切除交感神经分支（选择性交感神经切除术），而不离断或切除交感神经链，虽然术后早期效果不错，但术后有难以接受的高复发率。对于代偿性多汗症，患者的不满意程度可能与患者的手术期望和术前症状的严重程度有关。这强调了在手术前仔细选择患者和完全知情同意的必要性，在知情告知中需解释术后并发症和潜在的副作用，特别是代偿性多汗症。

在手术切断、热凝、超声或激光消融或交感神经链切断的结果方面，患者组之间没有明显差异。然而，一些学者认为，夹闭交感神经链的方式可在患者术后出现严重的代偿性多汗症时有机会逆转治疗，即可以取出夹子使交感神经链恢复功能[38]。然而，这种操作困难，且要在有限的时间内进行，并且不能保证逆转有害影响。也有报道使用腓肠神经移植重建交感神经以治疗严重的代偿性多汗症，但结果并不理想[30]。

CT引导下的胸交感神经阻滞术

CT引导下注射苯酚或酒精（如用于腰交感神经切除术）已被尝试用于胸交感神经链的消融。然而长期效果不佳，并有类似于胸腔镜下胸交感神经切除术的并发症风险。

胸腔镜下交感神经切除术治疗腋窝和头面部多汗症

其疗效没有手掌/足底多汗症显著。手掌/足底多汗症组中有高达98%的患者症状有改善，而腋窝和头面部多汗症组明显改善的比例仅为63%~68%。代偿性多汗症也可导致腋窝和头面部多汗症组患者的不满意。目前普遍可接受的观点是包括BTX在内的非手术治疗是腋窝多汗症的基础治疗方式。

胸腔镜下交感神经切除术在治疗头面部多汗症和面部潮红中也取得了良好效果，但代偿性多汗症和患者不满意度发生率高于其治疗手掌/足底多汗症。在T2/T3水平以上行交感神经切除术也是可以接受的治疗方法[30]。

腋窝多汗症的局部外科手术

包括切除汗渍皮肤、切除皮下组织、电凝-外科切除或激光消融破坏腺体、刮除术和抽脂术。与胸腔镜下交感神经切除术相比，这些手术可以有效地减轻症状，较胸腔镜下交感神经切除术的代偿性多汗症风险更低，但可能导致瘢痕形成、伤口感染和皮肤坏死[30]。

多汗症手术的副作用和并发症

由于多汗症的手术是选择性进行的，通常是针对没有生命危险的健康、年轻患者，因此外科医生必须知晓手术的潜在有害结果。在获得手术同意时，应仔细地向患者说明这些问题。不良后果包括罕见但不可避免的外科手术的潜在并发症，以及手术导致的副作用[39]。这些潜在风险可以分别予以关注。

并发症

术中注意事项包括入路和定位交感神经链的潜在问题。在有呼吸系统疾病或胸外科手术史的患者中，有1%~6%患者存在胸膜粘连，并且往往发生在老年患者身上。虽然大多数可以通过胸腔镜下松解粘连而解决，但偶尔可能需要转为开放手术。

交感神经链的定位可能困难，使交感神经切除术无法进行或切除不彻底。这种情况可能发生在脂肪组织遮盖了神经链的部位，或在右胸，T2神经节可能由于奇静脉突出而难以接近。

如果锁骨下动脉或主动脉弓受损，可能发生动脉出血。这很罕见，但可能需要开胸手术以控制和修复动脉。不超过5%的病例可能发生静脉出血，通常是由于交感神经链解剖过程中肋间静脉或属支受到损伤。通常，这可以在胸腔镜下通过钳夹或热凝控制。

罕见的并发症包括：①交感神经链切断时出现心律失常和心脏骤停；②二氧化碳吸入相关的脑水肿；③肺栓塞和肺水肿。

术后并发症

交感神经切除术后可能发生气胸。最常见的原因是肺复张时空气没有完全排出胸腔而引起残余气胸。如果患者没有症状，通常可以保守治疗，一般几天后自然消退，但可能需要插入小口径胸腔引流管。

更严重的是由肺损伤或肺泡破裂引起的气胸。这样的气胸大多数需要行胸腔闭式引流。报道的气胸总发生率可能高达25%，但仅0.3%~6%的病例需要胸腔引流[39]。较罕见的并发症包括皮下气肿（高达2.7%）、胸腔积液（0~1%）、乳糜胸（由于损伤胸导管，如果术中发现损伤可以将其结扎）、肺段不张和肺不张。

臂丛损伤可能是由于患者摆置的体位不佳或臂丛直接损伤，臂丛神经直接损伤更常见于经锁骨上窝入路手术而不是经腋窝入路。

伤口感染是罕见的，但可能发生在腋窝穿刺孔处。

霍纳综合征

这是由于T1（星状神经节）神经节直接或间接损伤引起的一种重要的潜在并发症。据报道，其发生率为0.5%~6%[39]，可能有部分或完全的临床表现，上睑下垂和瞳孔缩小是损伤最明显的表现。暂时性上睑下垂相对常见，发生率高达1%。T1神经节间接损伤最常见原因是热损伤或电损伤，或牵拉损伤，由于使用电钩解剖分离和切断交感神经链可导致热损伤或电损伤。T1损伤也可能导致出现高达10%的鼻炎发生。

有报道双侧T2交感神经切除术后出现了持续性心动过缓。

Ojimba和Cameron于2004年报道了9例胸腔镜下胸交感神经切除术术后死亡的事件，5例死于出血，3例死于双侧手术中双腔管麻醉后出现无法识别的缺氧麻醉问题，以及1例在手术后数小时内出现不明原因的虚脱[40]。

手术失败和复发

可能是由于在手术中未能识别交感神经链，或存在包括Kuntz神经在内的异常解剖，或交感神经链未完全破坏或神经再生。可能需要再次行交感神经切除术，但应该由经验丰富的医生进行操作。

副作用

代偿性多汗症是交感神经切除术后最常见的副作用[39]。其是指为治疗手掌/足底、腋窝或头面部多汗症进行手术后，出现躯干、腹股沟或下肢出汗增加。这种状况可能使人极度虚弱，有些患者的症状甚至比其术前还要糟糕。手术前应充分告知患者存在这种潜在结果。交感神经切除术后，轻度代偿性多汗症的发生率估计为14%~90%，最高可达100%。重度代偿性多汗症发生率为1.2%~30%。不同部位发生概率也不同，足（32%）、面部（27%）和躯干（20%）。一些患者在吃热或辛辣食物时可能会出现味觉出汗（1%~51%），具体机制尚不清楚。

针对代偿性多汗症的发病机制提出的理论包括代偿性出汗以维持去神经支配后的体温调节稳态，或下丘脑出汗反射神经反馈控制的改变。代偿性多汗症在行T2神经节切除的患者中似乎更加严重，在行T2~T4广泛切除术的患者中更易发生。副作用表现似乎相近，而与用于进行交感神经切除术（外科切断、热消融或夹闭神经链）的技术无关。

结论

多汗症是一种让人虚弱的疾病，影响患者的生活质量、职业、休闲活动和社会交往。治疗时需要仔细评估病情对患者个体的影响程度。一系列的治疗已经被证明是有效的。为不同患者选择多汗症的治疗方法应取决于患者的病情严重程度和病变部位，同时应充分考虑不同干预方式相关的风险和副作用。

（陈楚文 译 马玉奎 审校）

参考文献

1. Shargall Y, Spratt E, and Zeldin RA. (2008). Hyperhidrosis: What is it and why does it occur? *Thoracic Surgery Clinics*, **18**, 125–32.
2. Strutton DR, Kowalski JW, Glaser DA, et al. (2004). U.S. prevalence of hyperhidrosis and impact on individuals with axillary hyperhidrosis: results from a national survey. *Journal of the American Academy of Dermatology*, **51**, 241–8.
3. Tu YR, Li X, Lin M, et al. (2007). Epidemiological survey of primary palmar hyperhidrosis in adolescents in Fuzhou of People's Republic of China. *European Journal of Cardiothoracic Surgery*, **31**(4), 737–9.
4. Higashimoto I, Yoshiura K, Hirakawa N, et al. (2006). Primary hyperhidrosis locus maps to 14q11.2-q13. *American Journal of Medical Genetics A*, **140**(6), 567–72.
5. Ro KM, Cantor RM, Lange KL, et al. (2002). Palmar hyperhidrosis: evidence of genetic transmission. *Journal of Vascular Surgery*, **35**(2), 382–6.
6. Hornberger J, Grimes K, Naumann M, et al. (2004). The multi-specialty working group on the recognition, diagnosis, and treatment of primary focal hyperhidrosis. Recognition, diagnosis and treatment of primary focal hyperhidrosis. *Journal of the American Academy of Dermatology*, **51**(2), 274–86.
7. Atkins JL and Butler PEM. (2002). Hyperhidrosis: a review of current management. *Plastic Reconstructive Surgery*, **110**(1), 222–8.
8. Solish N, Bertucci V, Dansereau A, et al. (2007). Canadian Hyperhidrosis Advisory Committee. A comprehensive approach to the recognition, diagnosis, and severity-based treatment of focal hyperhidrosis: recommendations of the Canadian Hyperhidrosis Advisory Committee. *Dermatologic Surgery*, **33**(8), 908–23.
9. Manca D, Valls-Sole J, and Callejas MA. (2000). Excitability recovery curve of the sympathetic skin response in healthy volunteers and patients with palmar hyperhidrosis. *Clinical Neurophysiology*, **111**(10), 1767–70.
10. Kuntz A. (1927). Distribution of the sympathetic rami to the brachial plexus. *Archives of Surgery*, **15**, 871–7.
11. Solish N, Wang R, and Murray CA. (2008). Evaluating the patient with hyperhidrosis. *Thoracic Surgery Clinics*, **18**, 133–40.
12. Hund M, Kinkelin I, Naumann M, et al. (2002). Definition of axillary hyperhidrosis by gravimetric assessment. *Archives of Dermatology*, **138**(4), 539–41.
13. Swinehart JM. (2000). Treatment of axillary hyperhidrosis: combination of the starch-iodine test with the tumescent liposuction technique. *Dermatologic Surgery*, **26**(4), 392–6.
14. Dellon AL. (1990). The sensational contributions of Erik Moberg. *Journal of Hand Surgery*, **15**(1), 14–24.
15. Gee S and Yamauchi PS. (2008). Nonsurgical management of hyperhidrosis. *Thoracic Surgery Clinics*, **18**, 141–55.
16. Benohanian A, Dansereau A, Bolduc C, et al. (1998). Localized hyperhidrosis treated with aluminum chloride in a salicylic acid gel base. *International Journal of Dermatology*, **37**(9), 701–3.
17. Holzle E and Braun-Falco O. (1984). Structural changes in axillary eccrine glands following long-term treatment with aluminum chloride hexahydrate solution. *British Journal of Dermatology*, **100**, 399–403.
18. Atkins JL and Butler PE. (2002). Hyperhidrosis: a review of current management. *Plastic Reconstructive Surgery*, **110**(1), 222–8.
19. Tkach JR. (1982). Indomethacin treatment of generalized hyperhidrosis *Journal of the American Academy of Dermatology*, **6**(4 Pt 1), 545.
20. Feder R. (1995). Clonidine treatment of excessive sweating. *Journal of Clinical Psychiatry*, **56**(1), 35.
21. James WD, Schoomaker EB, and Rodman OG. (1987). Emotional eccrine sweating. A heritable disorder. *Archives of Dermatology*, **123**(7), 925–9.
22. Sato K, Timm DE, Sato F, et al. (1993). Generation and transit pathway of H+ is critical for inhibition of palmar sweating by iontophoresis in water. *Journal of Applied Physiology*, **75**(5), 2258–64.
23. Sloan JB and Soltani K. (1986). Iontophoresis in dermatology: a review. *Journal of the American Academy of Dermatology*, **15**(4 Pt 1), 671–84.
24. Haider A and Solish N. (2004). Focal hyperhidrosis: diagnosis and management. *Canadian Medical Association Journal*, **172**(1), 69–75.
25. Lowe N, Campanati A, Bodokh I, et al. (2004). The place of botulinum toxin type A in the treatment of focal hyperhidrosis. *British Journal of Dermatology*, **151**(6), 1115–22.
26. Ram R, Lowe NJ, and Yamauchi PS. (2007). Current and emerging therapeutic modalities for hyperhidrosis, part 2: moderately invasive and invasive procedures. *Cutis*, **79**(4), 281–8.
27. Wenzel RG. (2004). Pharmacology of botulinum neurotoxin serotype A. *American Journal of Health Systems Pharmacy*, **61**(22 Suppl. 6), S5–10.
28. Yamauchi PS and Lowe NJ. (2004). Botulinum toxin types A and B: comparison of efficacy, duration, and dose ranging studies for the treatment of facial rhytides and hyperhidrosis. *Clinical Dermatology*, **22**(1), 34–9.
29. Brin MF. (1997). Botulinum toxin: chemistry, pharmacology, toxicity, and immunology. *Muscle Nerve Supply*, **6**, S146–68.
30. Baumgartner F. (2008). Surgical approaches and techniques in the management of severe hyperhidrosis. *Thoracic Surgery Clinics*, **18**, 167–81.
31. Adson AW. (1934). Changes in technique of cervicothoracic ganglionectomy and trunk resection. *American Journal of Surgery*, **23**, 287–8.
32. Keaveny TV, Fitzgerald PAM, Donnelly C, et al. (1977). Surgical management of hyperhidrosis. *British Journal of Surgery*, **64**, 570–1.
33. Moran KT and Brady MP. (1991). Surgical management of primary hyperhidrosis. *British Journal of Surgery*, **78**, 279–83.
34. Polumbo LT. (1956). Anterior transthoracic approach for upper thoracic sympathectomy. *Archives of Surgery*, **72**, 659–66.
35. Atkins HJB. (1954). Sympathectomy by the axillary approach. *Lancet*, **1**, 538–9.
36. Kux E. (1951). The endoscopic approach to the vegetative nervous system and its therapeutic possibilities. *Diseases of the Chest*, **20**, 139–47.
37. Weksler B, Luketich JD, and Shende MR. (2008). Endoscopic thoracic sympathectomy: at what level should you perform surgery? *Thoracic Surgery Clinics*, **18**, 183–91.
38. Lin C-C, Mo L-R, Lee L-S, et al. (1998). Thoracoscopic T2-sympathetic block by clipping—a better and reversible operation for treatment of hyperhidrosis palmaris: experience with 326 cases. *European Journal of Surgery*, **164**(Suppl. 580), 13–16.
39. Dumont P. (2008). Side effects and complications of surgery for hyperhidrosis. *Thoracic Surgery Clinics*, **18**, 193–207.
40. Ojimba TA and Cameron AEP. (2004). Drawbacks of endoscopic thoracic sympathectomy. *British Journal of Surgery*, **91**, 264–9.

第36章
雷诺现象

Michael Jenkins, Maresa Carulli

简介

1862年,Maurice Raynaud首次描述了肢端局部缺氧或血管痉挛的现象,该现象是由寒冷刺激或情绪激动引发外周血管过度反应后出现肢端间歇性缺血。雷诺现象(RP)的特点是肢端颜色的三相变化——苍白、发绀和反应性过度充血期的潮红,并伴有紧绷感或疼痛感。

流行病学

目前,对RP的发病率尚未进行广泛研究。在美国,女性发病率约为2.2%,男性发病率约为1.5%[1]。由于存在地理位置和气候等已知的对RP患病率有影响的因素,不同研究之间的患病率差异较大。在欧洲,据推测RP患者占总人口的5%~20%[2]。在英国,一项在全科实践中进行的研究报告称,19%的接受手术的患者和15%的回复邮寄调查的患者出现RP,其中女性患病率几乎是男性的2倍[3]。在美国,男性的患病率为1%~25%,女性患病率为1.8%~30%,而处于寒冷地区的北部各州,预估的患病率更高。

21~60岁之间的人群RP患病率也更高,尽管在年龄<3岁的儿童和>80岁的老年患者中也有报道[4]。除了气候因素外,雷诺综合征的广泛流行还取决于患者从事的职业、当地的生活条件、环境影响,以及遗传因素。

风险因素

性别

性别是RP最确定的危险因素。RP在女性中更为常见,男女比例约为1:4,并且女性的发病年龄(35岁)明显低于男性(43岁)[4]。女性在生育期发病率增加,这提示激素因素可能在发病机制中发挥作用。动物实验结果表明,雌激素能上调α-肾上腺素能受体,刺激去甲肾上腺素的释放,增加小动脉对拟交感神经药物的敏感性,所有这些信号通路均与RP的发病机制有关。然而,雌激素在RP患者体内的作用仍未完全阐明。与不使用雌激素的女性相比,使用非对抗性雌激素替代治疗的女性RP患病率更高[5],而使用联合激素替代治疗则不会增加RP的风险。而另外一些研究得到了相互矛盾的结果。

遗传学

一些观察研究表明,遗传因素与RP的发病机制有关。人们普遍发现RP阳性家族史的人群患病率更高[4]。不同种族之间RP患病率存在差异,这也提示着遗传因素的影响。例如,与其他国家相比,日本人群RP的患病率更低(男、女性患病率分别为1.0%和1.8%),并且在同一居住地的不同种族之间同样观察到了这一差异[6]。与家族史类似,种族仍然与女性的RP相关,但与男性无相关。总体而言,遗传易感性似乎对女性发病有着更大的影响,而其他因素,如使用振动工具和血管疾病,可能对男性的发病有着更大的影响。

使用振动工具

在这种情况下，RP亦被称为“手-臂振动综合征”或“白指综合征”，将在后续内容单独阐述。

吸烟和饮酒

一些研究探讨了酒精和吸烟与RP之间的关系，但其结果相互矛盾。Keil等人发现，每周饮酒量超过210mL会使女性RP患病风险增加1倍，但对男性没有影响[7]。然而其他研究者没有发现这种联系[8]。

吸烟肯定对RP有负面影响，吸烟或有吸烟史的男性RP患病率比不吸烟者高[9]。

动脉粥样硬化因素

高胆固醇血症和高血压是动脉粥样硬化性血管疾病的常见危险因素。多项研究亦探讨了这些因素与RP之间的联系，然而结果是阴性[9]。

框36.1 RP的分类

- 原发性
- 与结缔组织疾病相关：SSc、SLE、PM/DM、RA、重叠综合征
- 职业和创伤：振动、敲击、创伤
- 胸廓出口：颈肋、肩带压迫综合征
- 动脉闭塞性疾病：进展性动脉粥样硬化、Berger病、血栓形成或栓塞
- 药物或毒素：β-受体阻滞剂、麦角碱、口服避孕药、博莱霉素、聚氯乙烯、苯胺污染的菜籽油
- 反射性交感神经营养不良
- 血液高黏滞性：
  - 冷球蛋白
  - 红细胞增多症
  - 副蛋白血症

Adapted from Maria Teresa Carulli MD (Res), Clinical and pathological significance of CCL2 overexpression in systemic sclerosis, PhD thesis, University of London, UK, Copyright © 2011, with permission of the author.

临床表现和检查

RP患者典型的临床表现为肢端（手指、足趾，也包括鼻、面颊和耳朵）颜色出现间歇性的三相变化，血管收缩时的苍白、到组织缺氧时的发绀、再到复温或再灌注时的红色。RP通常由寒冷刺激或情绪激动引发。然而并不是所有患者均有三相变化。发病呈间歇性，可持续几分钟甚至几小时。

对临床医生的挑战是区分原发性RP（特发性）和继发性RP，后者与另外的疾病或致病剂有关（框36.1）。约12%的患者发生结缔组织疾病，主要是硬皮病[10]。

患者病史有助于区分这两种类型的RP。原发性RP患者通常在青春期出现症状，手指和足趾对称性受累，患者其他方面是健康的。患者通常有明显的家族史。对继发性RP的临床评估的重要线索包括：在很小的年龄或45岁以后发病，全年都会出现严重症状，症状不对称，成年后反复冻疮，指端顶针样改变、溃疡或坏疽，而上述症状在原发性RP中鲜有发生。为了能鉴别诊断，临床医生必须了解与结缔组织疾病有关的其他综合征、患者的职业、吸烟和药物使用史。

在临床检查中，评估患者有无可能存在一些疾病的体征是很重要的，如：结缔组织病（特别是硬皮病）、系统性红斑狼疮和混合性结缔组织病（如肢端硬化、颊部红斑、滑膜炎、肺纤维化、网状青斑）。

RP患者进一步的临床评估手段包括毛细血管镜检查和血清免疫学检查。

评估甲皱毛细血管可在床旁用检眼镜（×20倍）进行，然而，金标准是在专科中心进行的视频毛细血管镜检查。在最终会发展为结缔组织疾病的患者中观察到的特征模式是毛细血管袢扩大、毛细血管丢失，该表现可为弥漫性的，或邻近扩大的毛细血管。也可见到小面积出血（图36.1）。总体研究表明，甲襞毛细血管异常且抗核抗体阳性的孤立性RP患者有80%的概率患上结缔组织疾病。此外，抗着丝点抗体阳性对发生局限性皮肤系统性硬化症（lcSSc；敏感性60%，特异性98%）有高预测价值，而Scl70（抗拓扑异构酶抗体）对弥漫性皮肤系统性硬化症（dcSSc；敏感性38%，特异性100%）有高预测价值[11]。相反，甲皱毛细血管正常和自身抗体阴性具有非常显著的阴性预测价值[12]，如果这两个测试在就诊时均为阴性，则在随访时发生结缔组织病的风险可以忽略不计。

其他研究方式包括红外热成像、激光多普勒血流仪和数字体积描记术，所有这些检查均可突出地显示硬皮病表现。然而，这些研究的临床应用尚不清楚。

发病机制

虽然RP的病理生理学机制尚不完全清楚，但基本明确，主要是由指动脉和皮肤动脉血流失调所致。血管的生物学和血流调节非常复杂，血管内皮细胞、平滑肌细胞和神经末梢形成一个功能单元，并接受微环境释放可溶性介质调节。

有数种机制控制着这个复杂的功能单元，并且已经有人报道了数种可能与原发性或继发性RP发病机制有关的异常。

尽管原发性RP中可能会出现细微的微血管异常，但普遍认为血管缺陷主要是功能性的。相比之下，在与系统性硬化症（SSc）相关的继发性RP中，已公认有微血管系统和指动脉的结构血管异常。

功能异常

作为血管屏障的内皮细胞层，可通过产生血管扩张介质（一氧化氮、前列环素、前列腺素和白三烯）和血管收缩介质（主要是内皮素-1，也包括血管紧张素Ⅱ和血栓素2）来控制血管张力。炎症或创伤/振动对内皮细胞造成的任何干扰均可导致这些因素之间的失衡，促进血管收缩。

血管舒张功能受损

已经确定，在患有SSc和原发性RP的患者中，内皮依赖性和非内皮依赖性血管舒张均受损。但关于手臂振动综合征的证据很少。血管扩张剂如前列环素和一氧化氮（NO）的产生是否减少或其作用是否受损尚不清楚。然而，局部应用硝酸甘油替代NO，确实会导致原发性和继发性RP患者的血管舒张。

血管收缩

在血管收缩剂中，随着受体拮抗剂的出现，内皮素-1近来最受关注。这种强效血管收缩剂在与SSc相关的继发性RP的血管病变的发病机制中起主要作用，并且也是一种强效促纤维化剂。现在越来越多证据表明，内皮素-1在原发性RP的发病机制中也起着重要作用，研究表明，原发性RP患者内皮素-1的基础水平是升高的[13]，且体温降低后显著升高[14]。

血管紧张素是另一种具有促纤维化作用的血管收缩剂，血管紧张素转换酶（ACE）抑制剂在硬皮病肾危象中的作用已被广泛认识。然而，肾素-血管紧张素系统在RP中的确切作用仍有待阐明。在一项开放标签随机试验中，血管紧张素Ⅱ受体拮抗剂可以降低原发性和SSc相关RP的发作频率和严重程度[15]。

结构异常

毛细血管镜可以清楚地显示SSc的毛细血管病变，典型的变化是扩大的毛细血管和无血管区域。指动脉和尺动脉都会受到影响，最显著的变化是内膜增生。

虽然血管病变的发病机制尚不完全清楚，但对其发病的关键过程已有很多研究，包括内皮细胞凋亡、黏附分子上调、周细胞激活以及许多细胞因子和趋化因子的相互作用。这些事件引发闭塞性血管病变，导致几乎完全的血管闭塞，并出现严重的指端缺血和指端坏疽，这是SSc的标志[16]。这种情况需要急诊处理，进行重症监护治疗。

尽管RP促成了这种病理，但一旦患者还有确定的血管疾病，就很可能发生严重的缺血。有报道称，截肢标本中的闭塞性血管病变与SSc其他血管床中观察到的变化相似，包括肺动脉高压和肾危象[17]。

神经功能异常

血管舒张功能受损

体温调节由交感神经系统控制。支配血管的神经纤维可以产生多种血管扩张剂，包括降钙素基因相关肽（CGRP，由感觉传入纤维释放）、P物质、神经激肽A和血管肠肽，其中，CGRP的研究最为广泛。继发性和原发性RP患者的手指皮肤活检显示CGRP免疫活性相关的神经纤维丧失。在一项小型研究中，静脉注射CGRP可改善严重SSc相关RP患者的血流量[18]。

血管收缩增强

去甲肾上腺素诱导的血管收缩是通过α1和α2肾上腺素受体介导的。其中α2受体在调节指血管

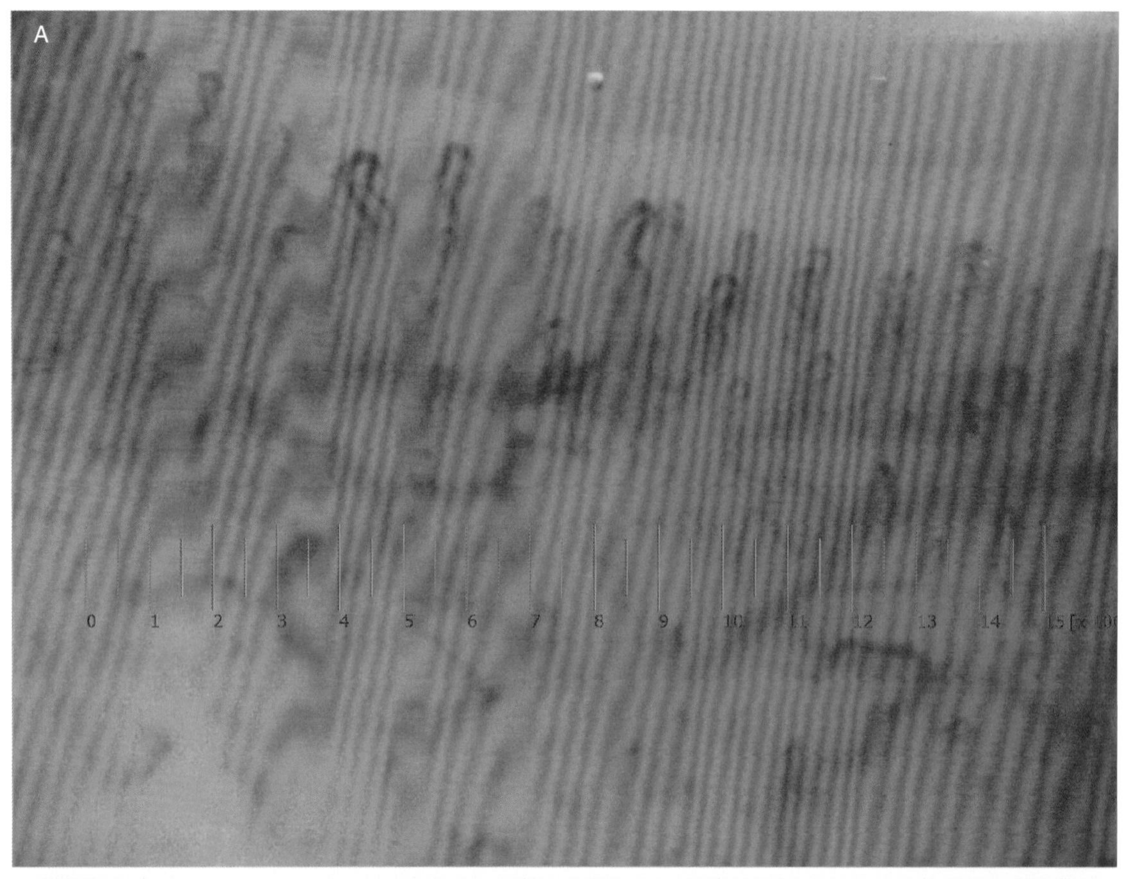

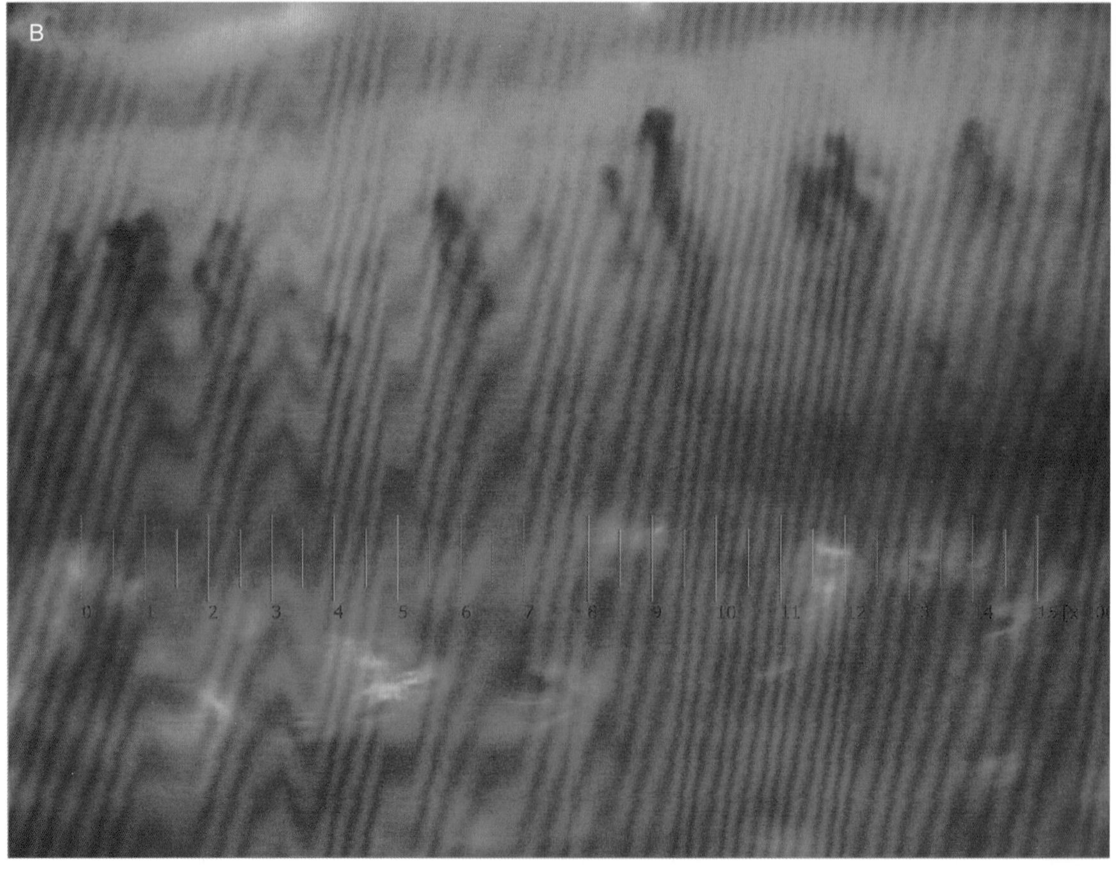

图36.1 甲皱毛细血管(比例:×100μm)。(A)正常血管。(B)SSc早期表现:部分毛细血管环轻度扩张。(待续)

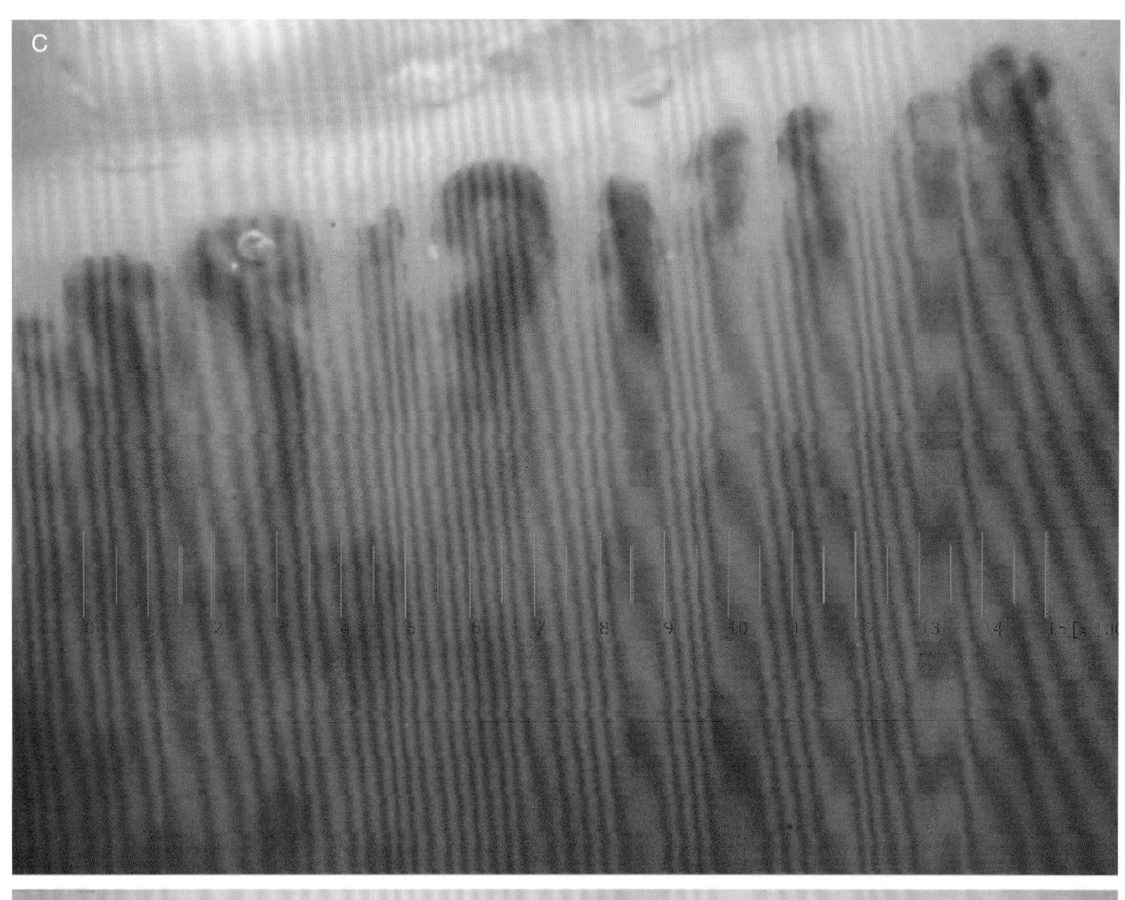

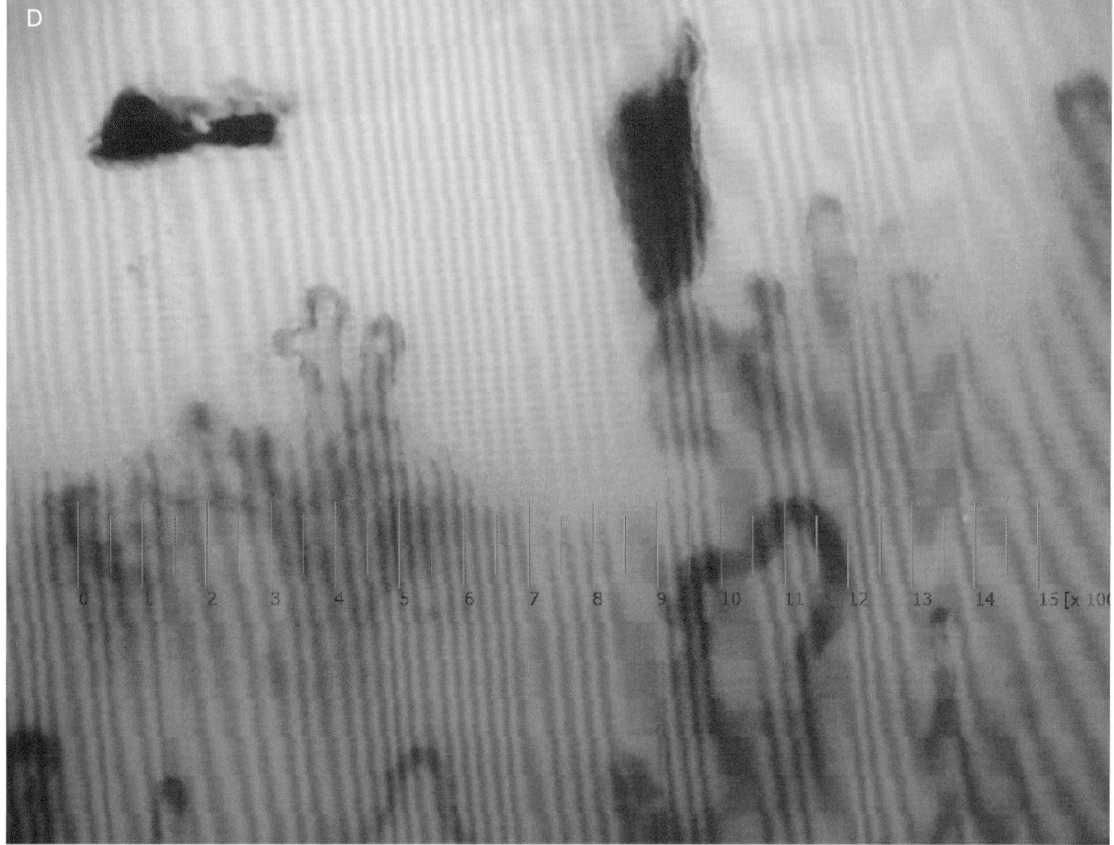

图36.1(续) (C)SSc活动期表现:毛细血管环显著扩张,毛细血管密度降低。(D)SSc晚期表现:微出血、毛细血管分支(新生血管生成)和广泛的无血管区。

张力方面更为重要。迄今为止，已经确定了α2A、α2B和α2C 3种亚型，其中α2C肾上腺素能受体在动物模型中已被证明在应对寒冷温度的体温调节中是最重要的[19]。寒冷刺激时，通常静止的α2C肾上腺素能受体从高尔基体重新转移至细胞表面，介导血管收缩[20]。尚需更多的研究来确定RP患者是否存在较低的α2C肾上腺素受体激活阈值。

血管腔内异常

血管神经机制与血管腔内因素之间复杂的相互作用仍不清楚。然而，血管内因素很可能影响基础血流，尤其是微循环，而血管痉挛会进一步影响这种情况。

许多循环的血管内因素与RP的发病机制有关，特别是与SSc和手臂振动综合征有关。这些因素包括血小板聚集增加、纤维溶解减少、白细胞活化、红细胞变形能力降低和黏度增加。

氧化应激是RP发病机制中另一个血管腔内因素。在RP严重发作期间，缺血再灌注损伤可诱导自由基和氧化应激的产生。

虽然氧化应激在SSc相关RP中得到了更广泛的研究，但原发性RP和SSc患者都表现出自由基标志物的表达增加和抗氧化剂的减少[21]。

RP的治疗

尽管RP的发病机制仍未完全了解，但已认识到几个关键介质在血管收缩和血管舒张之间的平衡中起重要作用。这些介质可以作为治疗干预的靶点。RP的治疗在原发性RP患者(其缺陷是功能性的且由于血管痉挛)和继发性RP患者(结构和功能均有异常)之间有所不同。在这些患者中，RP通常会很复杂并进展为手指缺血和手指溃疡。

一般措施

RP患者最初应采取一般措施，如避免接触寒冷、穿保暖的衣服和戒烟。这些一般措施可能足以控制原发性RP患者的症状。如无效，则需要药物治疗。

药物治疗

原发性和继发性RP的一线药物均为钙离子通道阻滞剂[22,23]。硝苯地平或氨氯地平缓释制剂一般比短效制剂耐受性更好，但其都会引起血管扩张副作用，这是常见的。如果钙离子通道阻滞剂无效或仅部分有效，则可使用其他的血管扩张剂，然而并无实质性证据支持其疗效，这些药物可作为补充或替代治疗。

一项开放标签研究显示，血管紧张素受体Ⅱ阻滞剂(如氯沙坦)可降低原发性和继发性RP患者发作的严重程度[15]。

目前，可选用的其他药物包括血管紧张素转换酶抑制剂，尽管一项双盲随机试验显示喹那普利对210例原发性和继发性RP患者没有益处[24]。

α-受体阻滞剂也较为常用，但几乎没有证据支持其疗效[25]。

选择性5-羟色胺再摄取抑制剂(SSRI)在氟西汀的开放标签研究中被发现是有效的，这为出现血管扩张剂副作用的患者提供了另一种选择[26]。

最近，一种新方法被应用于RP的治疗。磷酸二酯酶抑制剂通过抑制环磷酸鸟苷的降解来增强NO作用。虽然研究结果令人鼓舞，但这些研究均是短期的(6周或更短)。因此，磷酸二酯酶抑制剂在RP治疗中的作用仍待充分阐明[27-29]。

RP严重并发症(手指溃疡)、重度缺血的治疗

指端溃疡

指端溃疡(DU)是一种常见的并发症，几乎累及一半的SSc患者。DU是导致疾病严重状态的原因，可能引起组织损失、自动截肢和手部功能受损，极大地影响生活质量。故DU需要积极治疗。前列腺素被认为是最强效的血管扩张剂，前列环素(PGI2)(静脉注射伊洛前列素)是治疗的主要药物。伊洛前列素不仅是一种有效的血管扩张剂，还具有抗增殖和抑制血小板聚集的作用。各治疗中心的给药方案各不相同，但是，对于手指溃疡和缺血的患者，通常以2ng/(kg·min)的剂量静脉输入伊洛前列素，每天6小时或8小时，连续5天。DU可能感染和引起疼痛，因此需要适当的抗生素治疗和镇痛(通常是阿片类药物)。如果存在坏死组织，则需要手术清创，并需要通过适当的影像学检查(如MRI)排除骨髓炎[30]。

波生坦治疗代表了最近的一项重要进展。这种双重内皮素-Ⅰ受体拮抗剂已被批准用于预防复发性DU患者的手指溃疡。在两项双盲多中心临床试验中(RAPID 1和RAPID 2,硬皮病中预防缺血性指端溃疡的随机安慰剂对照研究试验1和试验2),波生坦被证明可以减少SSc患者手指溃疡的数量,但不能治愈已有溃疡。因此,对于有复发性手指溃疡的患者,应考虑使用该方式[31,32]。

值得注意的是,部分患者可能会出现转氨酶升高,所以需要定期进行肝功能检查。因此,对于有复发性手指溃疡的系统性硬化症患者,应考虑使用波生坦,但目前没有证据支持波生坦治疗无DU的RP患者。

重度缺血

对于重度缺血患者,采用伊洛前列素治疗的同时应考虑联合抗血小板治疗或短期抗凝治疗,尽管其证据等级弱。同时也需要排除其他病变,如近端血管疾病、血管炎或凝血功能障碍。在专科中心进行手指交感神经切除术可能有益[30]。

未来的策略

关于RP抗凝治疗的必要性问题仍未解决,尤其是在与SSc相关的继发性RP中。

到目前为止,尚无证据表明抗血小板药物的疗效,但许多临床医生治疗复杂RP患者,尤其是继发重度缺血时,常用抗血小板药物。

据报道,他汀类药物可以减轻RP发作的严重程度,并减少SSc患者指端溃疡的新发频率。然而,目前并不推荐使用他汀类药物治疗原发性或继发性RP[33]。

局部硝酸盐疗法是另一种处于研发中的治疗策略。硝酸甘油(GTN)贴片虽然会产生副作用,但已被证明是有效的,因此,局部使用低剂量GTN治疗或许是一种有吸引力的方法。最近的一项纳入219例RP患者的研究表明,天然甘油和GTN(MQX503)配方制剂治疗效果优于安慰剂[34]。

抗氧化剂治疗具有很强的理论基础,但仍需进一步研究。最近的一项开放的临床研究表明,局部使用维生素E凝胶可以提高指端溃疡的愈合率[35]。

其他令人感兴趣的新治疗策略如RHO激酶抑制剂。然而,法舒地尔(RHOA/RHO激酶抑制剂)并未改善17例有RP的SSc患者对冷刺激的温度和血流反应[36]。

目前,正处于研究中的进一步疗法包括曲前列环素或口服前列腺素、ET1选择性受体拮抗剂和肉毒杆菌毒素。

职业相关性雷诺综合征

人们知道雷诺综合征相关症状与某些职业之间的联系已有一个多世纪,这种联系首次发现是在石匠身上[37,38]。

职业相关性雷诺综合征现在被统称为手臂振动综合征(HAVS)[39],包括两种不同的疾病类型:振动性白指(VWF)和腕管综合征(CTS)。英国医学研究理事会在20世纪90年代末估计1997年英国有28.8万例VWF患者。

自2005年《工作振动控制法》生效以来,雇主现在受到立法的控制[40]。该法律规定了对员工在工作中接触振动工具的时间长度进行控制,并规定了对处于危险中的人的定期监视。英国健康与安全执行局的数据表明,立法可能产生了影响,因为年度索赔从2000年1月的峰值2425例下降到2009年10月的略低于1000例。

病因学

从工具传递到手的振动导致神经和小血管损伤的病理生理学尚不清楚。然而可以明确的是,在一定频率范围内持续使用振动的电动工具会对感觉神经和自主神经造成损害,进而影响小血管的血管收缩/扩张控制。

症状和体征

临床症状可表现为RP典型的颜色变化,或神经症状性的刺痛和麻木,更严重时还会出现握力问题。任何将振动传递给使用者的机器都可能导致症状,其中,某些类型的工具尤其有关联[41]。以下工具被认为是潜在的致病原因:

- 打磨机。
- 研磨机。
- 锤钻。
- 电锯。
- 割草机。

一般来说,偶尔使用振动工具发病风险较低,但长时间反复使用和单次时段内不间断使用,均会增加发病风险。发病早期,停止使用工具,症状可能完全逆转;但长期使用后,尽管休息可以减缓症状的恶化,但部分症状却无法逆转。

临床评估

有许多检查和评估技术可用,其将客观因素用于相当主观的症状:

- DASH(手臂/肩/手功能障碍问卷)。
- 普渡钉板灵巧性测试。
- 振动触觉阈值测试。
- 握力测量试验。
- 温度感觉测试。
- 激光多普勒技术。
- 甲襞毛细血管镜检查。
- 手指皮肤温度和收缩压检查。

上述方法有助于对主要症状的性质进行分类,也可用于监测疾病进展或改善的程度。

雷诺综合征的治疗

治疗的主要方法是通过限制暴露和仔细监测来预防疾病的发生。可以通过以下措施实现:使用防振手套、保暖手套,改变握持工具的方式以更松散的姿势握持工具,保持切割工具锋利,定期休息(>10分钟)和戒烟。

预后

如上所述,有证据表明持续接触会导致症状恶化。在有限接触后,该疾病的主要特征是潜在可逆的血管痉挛反应,但随着时间的推移,可能会发展为指动脉闭塞性疾病。到了这个阶段,症状是不可逆的,但可以通过减少接触来限制进一步恶化。

肢端青紫症

简介

Crocq在1896年首次将肢端青紫症定义为一种无痛性病症,其特征是肢端会出现深浅不一的蓝色,如手、足,偶尔也有面部和膝盖[42]。这种持续的颜色变化会因暴露在寒冷中而加剧,通常是对称的,并且经常与局部多汗症有关。

肢端青紫症应与其他肢端综合征相鉴别,如RP和红斑性肢痛症。注意,以上情况可能重叠。

分类

如果没有确定潜在原因,则可以认为是原发性肢端青紫症。原发性肢端青紫症是一种良性疾病,不需要干预,可以自行恢复。而继发性肢端青紫症则是其他疾病的一种表现,其预后较差(框36.2)。

框36.2 继发性肢端青紫症的病因

- 低氧血症
- 脑卒中
- 心肌梗死
- 血栓闭塞性脉管炎(Buerger病)
- 肺部疾病:
  - 肺动脉高压
  - 肺栓塞
  - 肺泡蛋白质沉积症
  - 肺动静脉畸形
- 婴儿肢端青紫症
- 动脉粥样硬化性栓塞
- 风湿性疾病:
  - 结缔组织病
  - 类风湿关节炎
  - 抗磷脂综合征
- 饮食失调:神经性厌食症
- 恶性肿瘤
- 血液病:
  - 淋巴增生性疾病
  - 骨髓增生性疾病
  - 冷凝集素综合征
- 药物暴露相关疾病:
  - 三环类抗抑郁药
  - 干扰素
  - 血管升压素(特利加压素、多巴胺)
  - 西罗莫司
  - 可乐定
  - 两性霉素B
  - 非那吡啶
  - 苯佐卡因
  - 丙氧芬
  - 博来霉素
  - 静脉注射免疫球蛋白
  - 硝酸丁酯

(待续)

框36.2 (续)

- 毒物:
  - 砷盐(如砒霜)
  - 杀稻瘟菌素S
- 遗传性疾病:
  - 乙基丙二酸尿症
  - 细胞色素C氧化酶缺乏症
  - 线粒体疾病(氧化磷酸化障碍)
  - 脊柱软骨发育不良
  - 岩藻糖苷贮积症
  - 唐氏综合征
  - Prader-Willi综合征
- 胶原蛋白疾病:
  - 马方综合征
  - Ehler-Danlos综合征
- 精神病:
  - 躁狂-抑郁性精神病
  - 阿斯佩格综合征
- 直立不耐受、体位性心动过速综合征
- 脊髓损伤
- 传染病:
  - 艾滋病
  - 单核细胞增多症
  - 肝炎

Adapted from Maria Teresa Carulli MD(Res), Clinical and pathological significance of CCL2 overexpression in systemic sclerosis, PhD thesis, University of London, UK, Copyright © 2011, with permission of the author.

流行病学

肢端青紫症似乎比RP更为罕见,其患病率和发病率尚不清楚。

环境因素肯定会影响患病率。例如,慢性砷中毒通常与肢端青紫症相关。这种情况在某些地区表现为地方病,也被称为"黑足病"。例如,在智利的一个当地社区长期接触砷的城市,肢端青紫症的发生率据报道可达38%[43]。

原发性肢端发绀通常发生于20~30岁。很少有病例能持续到中年或绝经后。这一观察结果表明激素因素可能参与了发病机制。

临床表现

肢端青紫症的诊断主要依赖于临床表现。肢端受累,通常是手指和足趾,并出现颜色变蓝和多汗症。在极少数情况下,头部、鼻尖和耳朵的某些部位可能受到影响。和RP一样,肢端青紫症也可能由寒冷刺激和情绪激动所引发,然而肢端青紫症呈现出持续性的蓝色变化,没有阵发性苍白。然而,RP也可能与肢端青紫症相叠加,使临床表现更为复杂。

Crocq在其最早的报道中描述肢端青紫症典型的临床体征之一,是血液从外周缓慢且不规则地回流到皮肤的压力引起的发白区域的中心。

肢端青紫症的自然病史往往在中年消退。原发性肢端青紫症是一种良性疾病,如果出现溃疡、疼痛和坏疽,则应考虑其他诊断。继发性肢端青紫症的临床表现更为复杂,且往往是不对称的,并可能伴有疼痛和组织损害。

病理生理学

人们对肢端发绀的病理生理学仍然知之甚少。然而,有学者已经进行了一些尝试来揭示这种疾病背后的病理生理学机制。

免疫组织学研究发现毛细血管扩张、局部水肿和纤维化,有时伴有新生血管形成。此外,在电子显微镜下还可以看到原发性肢端青紫症患者和Ehler-Danlos综合征相关肢端青紫症患者有异常"扭曲"的胶原纤维。据此人们提出一种假说,即肢端青紫症是由真皮乳头下血管丛中的周细胞功能障碍所致的胶原纤维组织紊乱[44]。

其他病理生理学研究主要集中于肢端青紫症的血管舒缩功能障碍。初步研究显示毛细血管血流缓慢,压力低,可能是毛细血管水平的收缩功能障碍所致。同时似乎也存在动静脉分流,这可能是毛细血管水肿和扩张的原因。何种因素介导了上述现象目前还只有猜测。单纯的交感神经反射过度兴奋并不能完全解释肢端青紫症,许多介质亦参与其中,包括肾上腺素、去甲肾上腺素、5-羟色胺和内皮素-1[45]。此外,肢端青紫症还可能存在血液流变学和纤溶特性的改变[45]。

就继发性肢端青紫症而言,其病因因基础疾病的不同而异。例如,神经性厌食症相关的肢端青紫症可能是由于与体温调节障碍相关的持续性血管收缩。相反,在慢性砷中毒当中,前列环素合成酶受到抑制(该酶似乎在患者内皮细胞中缺失或未被检测到),似乎在诱导肢端青紫症中起着关键作用。最后,由于血液黏度增加导致的小血管血栓形成可能是副肿瘤性肢端青紫症患者皮肤变化的原因。

临床检查

目前,尚缺乏客观的检查以支持肢端青紫症的临床诊断。原发性肢端青紫症往往无明确的实验室检查异常。一些影像学检查技术已用于评估肢端青紫症,但这些都不是标准的检查方式,几乎没有临床价值。

在临床检查时,肢端青紫症患者的桡动脉示波测量和远端血管多普勒超声显示远端血流量常减少,皮肤温度和体积描记法测量的血流量也较低,经皮血氧饱和度检测显示氧分压降低,但这些检查都没有明确的临床意义。

毛细血管镜检查也被用于评估毛细血管的形态。事实上,毛细血管镜检查可以检测各种异常,包括大毛细血管、出血、毛细血管周围水肿和毛细血管密度降低,但这些变化并非原发性或继发性肢端青紫症的特异性,并不总是与临床表现相关。因此尽管其在RP的评估中已是标准的诊断工具,但毛细血管镜也不是标准的诊断工具。

继发性肢端青紫症

有大量研究报道了病理性疾病和肢端青紫症之间的关系(见框36.2)。通常,患者在触发因素或事件发生后可出现明确的症状发作史,一旦原发疾病得到治疗或有害的触发因素得到解决,肢端青紫症就会完全消失。与原发性相反,继发性肢端青紫症往往是不对称的,并可伴有疼痛和组织缺失。

许多研究表明继发性肢端青紫症与合并有冷球蛋白[46]和冷凝集素异常[47]的恶性或良性肿瘤有关。此外,接近1/3的抗磷脂抗体阳性患者合并有肢端青紫症症状,25%的继发性肢端青紫症患者伴有抗心磷脂抗体阳性[48]。

许多药物接触也与肢端青紫症有关。药物引起肢端青紫症的确切机制尚未得到很好的研究或理解。值得注意的是,肢端青紫症与西罗莫司有关,使用西罗莫司治疗的肾移植患者有6%发展成为肢端青紫症[49]。由各种毒性接触暴露引起的高铁血红蛋白血症和硫化血红蛋白血症也可能引起手肢端青紫症[50]。

一种需要注意区别的疾病是“蓝趾综合征”,这两个术语的意义并不相同。蓝趾综合征是典型的终末血管动脉粥样硬化斑栓塞的结果,是口服抗凝治疗的并发症,也是动脉粥样硬化斑块或动脉瘤的并发症[51,52]。虽然有明显的重叠,但继发性肢端青紫症的鉴别诊断范围要广得多。

治疗

目前,对肢端青紫症的治疗既没有共识,也没有证据。避免冷暴露和减少血管痉挛的措施是关键的目标。然而,与RP患者不同,钙离子通道阻滞剂似乎并不有效。据报道,有效的治疗因素是烟酸衍生物和紫外线[53,54]。交感神经阻滞和交感神经切除术偶尔用于严重病例[55]。

继发性肢端青紫症的治疗在于基础疾病的治疗。在原发性和继发性肢端青紫症的酮色林安慰剂对照试验中,患者的症状和毛细血管镜检查的结果均得到改善[56]。在一份关于原发性巨球蛋白血症患者中的冷凝集素相关肢端青紫症的报告中,表明了利妥昔单抗(B细胞清除疗法)治疗后可改善手指温度[57]。

结论

肢端青紫症是一种尚不完全明确但临床客观存在的疾病。到目前为止,只有几种客观的诊断工具。

肢端青紫症和其他血管痉挛性疾病之间有明显的重叠。因继发性肢端青紫症预后较差,故区分原发性和继发性肢端青紫症非常重要。目前,缺乏临床流行病学研究,无法全面了解肢端青紫症的自然史,且临床试验难以开展,因为对该术语的定义尚无共识。

红斑性肢痛症

红斑性肢痛症是一种罕见的疾病,其特征是足或手发红、发热疼痛,常伴有进行性致残的慢性病程。该名称来源于术语erythros(红)、melos(肢)和algia(痛)。19世纪70年代,Silas Weir Mitchell首次描述该综合征,之后该病被称为Mitchell病。在过去的10年间,人们对红斑性肢痛症知之甚少,但最近的一些证据表明该病是一种具有潜在遗传异常的血管收缩性疾病。

发病率

红斑性肢痛症比RP更罕见,其发病率和患病率在很大程度上仍未知。只有挪威的一项研究进行了报道，该研究估计发病率为0.25/100 000，患病率为2/100 000[58]。

既往报道称，部分病例早在出生后1年内即出现临床症状，而多数病例在10岁前出现红斑性肢痛的症状[59]。

临床表现

红斑性肢痛症的特征是显著的发作性的剧烈疼痛、明显的红斑和四肢皮肤温度升高，通常影响足部和手部。症状通常是双侧的，但也可能是单侧的。通常情况下，症状发生在白天的较晚时刻，并持续整个夜晚，影响睡眠。抬高肢体可缓解疼痛，患者常在睡眠过程中将肢体持续抬高。症状发作通常是由暴露在温暖的温度下或轻度运动触发，并通过冷却缓解。通常，重度红斑性肢痛症的患者会将肢体反复浸入冰水中，偶尔会导致反应性灼烧感，进而形成恶性循环。

原发性红斑性肢痛症可发生于很小的年龄，一般在10岁以前，占所有病例的35%。继发性红斑性肢痛症占多数病例，据报道与许多疾病有关，包括骨髓增生综合征、感染或接触暴露于某些药物后（框36.3）[60,61]。

病理生理学

RP和红斑性肢痛症被认为是同一疾病谱的两端。在RP中，血管收缩期是最主要的，在此阶段，由于血管收缩，手指变白。其次是反应性充血，此时手指发红，是最不适的时期。在红斑性肢痛症中，充血期是最突出的，由于血管扩张，肢体发热。然而，值得注意的是，在发作之间，红斑性肢痛症患者的皮肤温度低于对照受试者，这表明整个过程中存在亚临床血管收缩[62]。

现已证明，原发性红斑肢痛症是由电压门控钠离子通道复合体SCN9-A亚基突变所致。这种钠离子通道由伤害感受性背根神经节和交感神经节神经元选择性表达。基因异常可导致兴奋性阈值降低，引起感觉和交感神经元，以及伤害感受器的高频激活模式[62,63]。这种分子异常如何解释血管调节的异常仍有待完全阐明。

框36.3 与继发性红斑性肢痛症相关的疾病

- 血液疾病
  - 红细胞增多症、血小板减少症
  - 白血病
  - 血小板增多症
  - 恶性贫血
  - 血栓性血小板减少性紫癜
- 心血管疾病
  - 动脉粥样硬化
  - 高血压
  - 静脉功能不全
  - 栓塞性疾病
  - 胆固醇结晶
  - 栓塞综合征
  - 代谢性疾病
  - 糖尿病
  - 高胆固醇血症
  - 痛风
- 结缔组织疾病
- 类风湿关节炎
- 感染性疾病
  - 艾滋病
  - 复发性细菌感染

框36.3 （续）

  - 病毒感染
  - 梅毒
- 肌肉骨骼疾病
  - 坐骨神经痛
  - 腕管综合征
  - 背部创伤手术
  - 颈部和其他创伤
- 神经系统疾病
  - 神经病变
  - 多发性硬化
  - 脊髓疾病
- 药物诱发
  - 碘造影剂注射
  - 疫苗
  - 口服药物（硝苯地平、非洛地平、尼卡地平、溴隐亭、苯丙醇胺、培高利特、噻氯匹定）
- 恶性肿瘤

Adapted from Maria Teresa Carulli MD (Res), Clinical and pathological significance of CCL2 overexpression in systemic sclerosis, PhD thesis, University of London, UK, Copyright © 2011, with permission of the author.

研究表明，在红斑性肢痛症中，毛细血管括约肌存在异常收缩，同时存在动静脉分流开放，造成总灌注增加和缺氧失衡[64]。组织缺氧产物导致局部血流量增加，加重发红、发热和疼痛。

治疗

据报道，非药物方法（如生物反馈和催眠）有益，但此类病例数量有限。外用辣椒素乳膏也被发现对红斑性肢痛症有帮助，但常引起疼痛和发红加重。

目前，已尝试使用许多方法进行治疗，并在一定程度上取得成功。试用过的药物包括普萘洛尔、氯硝西泮、吡罗昔康、苯噻啶及其他，具有适度的疗效。一些报道建议，阿司匹林可改善红斑性肢痛症的症状，尤其是在血小板减少、红细胞增多或血液恶病质的情况下。5-羟色胺摄取抑制剂治疗可显著改善原发性红斑性肢痛症，并经报道可使得继发性红斑性肢痛症缓解。

还有人建议使用钙拮抗剂抑制红斑性肢痛症的血管收缩阶段，从而减轻反应性充血[60]。然而，这通常会使一些病例症状恶化。

目前，前列腺素E1类似物米索前列醇是在双盲交叉安慰剂对照试验中研究的唯一药物。这项研究表明，该药物可减少受影响皮肤区域的动静脉分流[65,66]。

（刘洋 向宇威 译 马玉奎 审校）

延伸阅读

Heidrich H. (2010). Functional vascular diseases: Raynaud's syndrome, acrocyanosis and erythromelalgia. *Vasa*, **39**(1), 33–41.

参考文献

1. Suter LG, Murabito JM, Felson DT, and Fraenkel L. (2005). The incidence and natural history of Raynaud's phenomenon in the community. *Arthritis & Rheumatology*, **52**(4), 1259–63.
2. Fraenkel L. (2002). Raynaud's phenomenon: epidemiology and risk factors. *Current Rheumatology Reports*, **4**(2), 123–35.
3. Silman A, Holligan S, Brennan P, and Maddison P. (1990). Prevalence of symptoms of Raynaud's phenomenon in general practice. *British Medical Journal*, **301**, 590–2.
4. Heidrich H, Helmis J, and Fahrig C. (2008). Clinical characteristics of primary, secondary and suspected secondary Raynaud's syndrome and diagnostic transition in the long term follow up. *Vasa*, **S73**, 3–25.
5. Fraenkel L, Zhang Y, Chaisson CE, et al. (1999). Different factors influencing the expression of Raynaud's phenomenon in men and women. *Arthritis & Rheumatology*, **42**(2), 306–10.
6. Valter I and Maricq HR. (1998). Prevalence of Raynaud's phenomenon in 2 ethnic groups in the general population of Estonia. *Journal of Rheumatology*, **25**(4), 697–702.
7. Keil JE, Maricq HR, Weinrich MC, McGregor AR, and Diat F. (1991). Demographic, social and clinical correlates of Raynaud phenomenon. *International Journal of Epidemiology*, **20**(1), 221–44.
8. Palesch YY, Valter I, Carpentier PH, and Maricq HR. (1999). Association between cigarette and alcohol consumption and Raynaud's phenomenon. *Journal of Clinical Epidemiology*, **52**(4), 321–8.
9. Valter I, Saretok S, and Maricq HR. (1997). Prevalence of scleroderma \ spectrum disorders in the general population of Estonia. *Scandinavian Journal of Rheumatology*, **26**(6), 419–25.
10. Koenig M, Joyal F, Fritzler MJ, et al. (2008). Autoantibodies and microvascular damage are independent predictive factors for the progression of Raynaud's phenomenon to systemic sclerosis: a twenty-year prospective study of 586 patients, with validation of proposed criteria for early systemic sclerosis. *Arthritis & Rheumatology*, **58**(12), 3902–12.
11. Steen VD. (2005). Autoantibodies in systemic sclerosis. *Seminars in Arthritis & Rheumatology*, **35**(1), 35–42.
12. Spencer-Green G. (1998). Outcomes in primary Raynaud phenomenon: a meta-analysis of the frequency, rates, and predictors of transition to secondary diseases. *Archives of Internal Medicine*, **158**(6), 595–600.
13. Zamora MR, O'Brien RF, Rutherford RB, and Weil JV. (1990). Serum endothelin-1 concentrations and cold provocation in primary Raynaud's phenomenon. *Lancet*, **336**(8724), 1144–7.
14. Leppert J, Ringqvist A, Karlberg BE, and Ringqvist I. (1998). Whole-body cooling increases plasma endothelin-1 levels in women with primary Raynaud's phenomenon. *Clinical Physiology*, **18**(5), 420–5.
15. Dziadzio M, Denton CP, Smith R, et al. (1999) Losartan therapy for Raynaud's phenomenon and scleroderma: clinical and biochemical findings in a fifteen-week, randomized, parallel-group, controlled trial. *Arthritis & Rheumatology*, **42**(12), 2646–55.
16. Flavahan NA, Flavahan S, Mitra S, and Chotani MA. (2003). The vasculopathy of Raynaud's phenomenon and scleroderma. *Rheumatic Diseases Clinics of North America*, **29**(2), 275–91.
17. Rodnan GP, Myerowitz RL, and Justh GO. (1980). Morphologic changes in the digital arteries of patients with progressive systemic sclerosis (scleroderma) and Raynaud phenomenon. *Medicine (Baltimore)*, **59**(6), 393–408.
18. Bunker CB, Terenghi G, Springall DR, Polak JM, and Dowd PM. (1990). Deficiency of calcitonin gene-related peptide in Raynaud's phenomenon. *Lancet*, **336**(8730), 1530–3.
19. Chotani MA, Flavahan S, Mitra S, Daunt D, and Flavahan NA. (2000). Silent alpha(2C)-adrenergic receptors enable cold-induced vasoconstriction in cutaneous arteries. *American Journal of Physiology and Heart Circulation Physiology*, **278**(4), H1075–83.
20. Jeyaraj SC, Chotani MA, Mitra S, Gregg HE, Flavahan NA, and Morrison KJ. (2001). Cooling evokes redistribution of alpha2C-adrenoceptors from Golgi to plasma membrane in transfected human embryonic kidney 293 cells. *Molecular Pharmacology*, **60**(6), 1195–200.
21. Herrick AL. (2012). The pathogenesis, diagnosis and treatment of Raynaud phenomenon. *Nature Review: Rheumatology*, **8**(8), 469–79.
22. Thompson AE, Shea B, Welch V, Fenlon D, and Pope JE. (2001). Calcium-channel blockers for Raynaud's phenomenon in systemic sclerosis. *Arthritis & Rheumatology*, **44**(8), 1841–7.
23. Thompson AE and Pope JE. (2005). Calcium channel blockers for primary Raynaud's phenomenon: a meta-analysis. *Rheumatology (Oxford)*, **44**(2), 145–50.
24. Gliddon AE, Doré CJ, Black CM, et al. (2007). Prevention of vascular damage in scleroderma and autoimmune Raynaud's phenomenon: a multicenter, randomized, double-blind, placebo-controlled trial of the angiotensin-converting enzyme inhibitor quinapril. *Arthritis & Rheumatology*, **56**(11), 3837–46.
25. Harding SE, Tingey PC, and Pope J. (1998). Prazosin for Raynaud's phenomenon in progressive systemic sclerosis. *Cochrane Database of Systematic Reviews*. Available at: http://onlinelibrary.wiley.com/doi/10.1002/14651858.CD000956/full
26. Coleiro B, Marshall SE, Denton CP, et al. (2001). Treatment of Raynaud's phenomenon with the selective serotonin reuptake inhibitor fluoxetine. *Rheumatology (Oxford)*, **40**(9), 1038–43.
27. Caglayan E, Huntgeburth M, Karasch T, et al. (2006). Phosphodiesterase type 5 inhibition is a novel therapeutic option in Raynaud disease. *Archives of Internal Medicine*, **166**(2), 231–3.
28. Schiopu E, Hsu VM, Impens AJ, et al. (2009). Randomized placebo-controlled crossover trial of tadalafil in Raynaud's phenomenon secondary to systemic sclerosis. *Journal of Rheumatology*, **36**(10), 2264–8.

29. Shenoy PD, Kumar S, Jha LK, et al. (2010). Efficacy of tadalafil in secondary Raynaud's phenomenon resistant to vasodilator therapy: a double-blind randomized cross-over trial. *Rheumatology (Oxford)*, **49**(12), 2420–8.
30. Herrick AL. (2011). Contemporary management of Raynaud's phenomenon and digital ischaemic complications. *Current Opinion in Rheumatology*, **23**(6), 555–61.
31. Korn JH, Mayes M, Matucci Cerinic M, et al. (2004). Digital ulcers in systemic sclerosis: prevention by treatment with bosentan, an oral endothelin receptor antagonist. *Arthritis & Rheumatology*, **50**(12), 3985–93.
32. Matucci-Cerinic M, Denton CP, Furst DE, et al. (2011). Bosentan treatment of digital ulcers related to systemic sclerosis: results from the RAPIDS-2 randomised, double-blind, placebo-controlled trial. *Annals of Rheumatic Diseases*, **70**(1), 32–8.
33. Derk CT and Jimenez SA. (2006). Statins and the vasculopathy of systemic sclerosis: potential therapeutic agents? *Autoimmune Reviews*, **5**(1), 25–32.
34. Chung L, Shapiro L, Fiorentino D, et al. (2009). MQX-503, a novel formulation of nitroglycerin, improves the severity of Raynaud's phenomenon: a randomized, controlled trial. *Arthritis & Rheumatology*, **60**(3), 870–7.
35. Fiori G, Galluccio F, Braschi F, et al. (2009). Vitamin E gel reduces time of healing of digital ulcers in systemic sclerosis. *Clinical and Experimental Rheumatology*, **27**(3 Suppl. 54), 51–4.
36. Flavahan NA. (2008). Regulation of vascular reactivity in scleroderma: new insights into Raynaud's phenomenon. *Rheumatic Disease Clinics of North America*, **34**(1), 81–7.
37. Loriga G. (1911). Pneumatic tools: occupation and health. *Boll Inspett Lavoro*, **2**, 35.
38. Hamilton A. (1918). A study of spastic anaemia in the hands of the stonecutters. *US Bureau of Labor Statistics Bulletin*, **236**, 53–66.
39. Palmer KT et al. (1999). *Hand-transmitted Vibration: Occupation Exposures and their Health Effects in Great Britain*, HSE Contract Research Report 232/1999. Sudbury: HSE Books.
40. Health and Safety Executive. (2005). Hand Arm Vibration: Control of Vibration at Work Regulations, Guidance on regulations L140. Sudbury: HSE Books.
41. McLafferty RB, Edwards JM, Ferris BL, et al. (1999). Raynaud's syndrome in workers who use vibrating pneumatic air knives. *Journal of Vascular Surgery*, **30**, 1–7.
42. Crocq M. (1896). De l' 'acrocyanose'. *Semaine Médecine*,16:298.
43. Borgono JM, Vicent P, Venturino H, and Infante A. (1977). Arsenic in the drinking water of the city of Antofagasta: epidemiological and clinical study before and after the installation of a treatment plant. *Environmental Health Perspectives*, **19**, 103–5.
44. Kobayasi T and Ullman S. (1999). Twisted collagen in fibrils in acrocyanosis. *European Journal of Dermatology*, **9**, 285–8.
45. Kurklinsky, AK, Miller CM, and Rooke TW. (2011). Acrocyanosis: the Flying Dutchman. *Vascular Medicine*, **16**(4), 288–301.
46. Smith P, Rice M, Ricci N, Toogood I, and Robertson D. (1993). A case of Burkitts Lymphoma presenting with digital ischemia. *Acta Paediatrica*, **82**, 217–19.
47. Young S and Haldane, G. (2006). Major colorectal surgery in patients with cold agglutinin disease. *Anaesthesia*, **61**, 593–6.
48. Naldi L, Locati F, Marchesi L, et al. (1993). Cutaneous manifestations associated with antiphospolipid antibodies in patients with suspected primary antiphospholipid syndrome: a case-control study. *Annals of Rheumatic Diseases*, **52**, 219–22.
49. Mahe E, Morelon E, Lechaton S, et al. (2005). Cutaneous adverse events in renal transplant recipients receiving sirolimus –based therapy. *Transplantation*, **79**, 476–82.
50. Jiminez Ma, Polena S, Coplan NL, Patel K, and Gintautas J. (2007). Methemoglobinemia and transoesophageal echo. *Proceedings of the Western Pharmacology Society*, **50**, 134–5.
51. Feder W and Auerbach R. (1961). 'Purple toes': an uncommon sequela of oral coumarin drug therapy. *Annals of Internal Medicine*, **55**, 911–17.
52. Otsubo H, Kaito K, Takahashi H, et al. (1995). Cholesterol emboli following percutaneous transluminal coronary angioplasty as speculated by toe skin biopsy. *Internal Medicine*, **34**, 134–7.
53. Kamimura M. (1973). Comparative studies of the effects of alpha-tocopheryl nicotinate and the combination alpha-tocopheryl acetate and nicotinic acid. *Journal of Nutritional Science and Vitaminology (Tokyo)*, **19**, 375–81.
54. Holti G. (1978). Experimentally controlled evaluation of vasoactive drugs in digital ischemia. *Angiology*, **29**, 89–94.
55. Rickles JA. (1977). Ambulatory use of sympathetic nerve blocks: present day clinical indications. *Angiology*, **28**, 394–402.
56. Allegra C and Tonelli V. (1985). Results of a double-blind placebo controlled study with a serotonine selective antagonist (ketanserin) in the treatment of 30 patients with acrocyanotic syndrome. *Clinica e Terapia Cardiovascolare*, **4**, 39–45.
57. Kvernebo K. (1998). Erythromelalgia a condition caused by microvascular arteriovenous shunting. *Vasa*, Suppl. **51**, 1–40.
58. Fisher TZ and Waxman SG. (2010). Familial pain syndromes from mutations in the Nav1.7 sodium channel. *Annals of the New York Academy of Sciences*, **1184**, 196–207.
59. Belch JL. (1995). Temperature associated vascular disorders: Raynaud's phenomenon and erythromelagia. In: Lowe GD and Tooke JE (eds) *A Textbook of Vascular Medicine*. London: Oxford University Press, 154:882–885.
60. Mehele AL, Nedorost S, and Camisa C. (1990). Erythromemlagia . *International Journal of Dermatology*, **29**, 567–70.
61. Davis MD, Sandroni P, Rooke TW, and Low PA. (2003). Eryhthromelalgia: vasculopathy, neuropathy or both? A prospective study of vascular and neurophysiologic studies in erythromelalgia. *Archives of Dermatology*, **139**(10), 1337–43.
62. Waxmann SG and Dib-Hajj SD. (2005). Erythromelalgia: a hereditary pain syndrome enters the modular era. *Annals of Neurology*, **57**, 785–8.
63. Cohen JS. (2000). Erythromelalgia. New theories and new therapies. *Journal of the American Academy of Dermatology*, **43**, 841–7.
64. Kalgaard OM, Mork C, and Kvernebo K. (2003). Prostacyclin reduces symptoms and sympathetic dysfunction in erythromelalgia in a double –blind randomized pilot study. *Acta Dermato-Venereologica*, **83**, 442–4.
65. Mork C Salerud EG, Asker C, and Kvernebo K. (2004). The prostaglandin E1 analog misoprosto reduced symptoms and microvascular arteriovenous shunting in erythromelalgia—a double-blind, crossover, placebo-compared study. *Journal of Investigative Dermatology*, **122**, 587–93.
66. Hattori N, Ishii N, Ariizumi H, et al. (2010). Improvement of the thermal amplitude after Rituximab treatment for cold agglutinin disease with Waldenstrom's macroglobulinemia. *Annals of Hematology*, **89**, 103–4.

第6部分
颈动脉疾病

A. Ross Naylor

第37章

脑卒中的流行病学和病因

Fiona Kennedy, Martin M. Brown

简介

在英国,脑卒中是致死和致残的主要病因,每年约有11万人出现脑卒中[1]。该病是世界范围内的主要公共卫生负担之一,尤其是在发达国家[2]。脑卒中是全世界的第2大死因[3],同时也是发达国家的第3大最常见死因,仅次于冠心病和癌症[4]。脑卒中是60岁以上人群的第2大死因,是15~59岁人群的第5大死因[4]。脑卒中是成人长期神经性功能障碍的主要病因,>50%的幸存者日常活动需依赖他人[3],同时也是急诊住院的常见病因[2]。脑卒中的其他并发症包括抑郁、痴呆、癫痫和跌倒[5]。脑卒中患者在医院和居家护理的时间比任何其他疾病都多[3,6]。脑卒中的社会经济影响在世界范围内是相当大的[6]。由于发达国家和发展中国家的老年人口迅速增加,预计未来几年脑卒中的负担会明显增加[3]。如果能够从45岁活到85岁,预计每4名男性或每5名女性中就有会有1个人出现脑卒中[6]。

脑卒中的定义

世界卫生组织(WHO)对脑卒中的定义可用于多数流行病学研究。脑卒中的定义为迅速出现持续24小时或更长时间的、或导致死亡的局灶性(或全身性)脑功能紊乱的临床症状,且除血管病因外无其他明显病因[4]。根据定义,脑卒中不包括短暂性脑缺血发作(TIA)。短暂性脑缺血发作是短暂的神经功能障碍,持续时间不超过24小时,通常持续时间不到1小时。WHO对脑卒中的定义包括蛛网膜下隙出血(SAH),但不包括因硬膜下出血、肿瘤、中毒或外伤而出现神经症状的状况[4,7]

脑卒中的病因

脑卒中可能是缺血性或出血性,在没有头部扫描或者尸检的情况下不能准确地区分。既往研究表明,70%的脑卒中为缺血性,27%的脑卒中是脑出血所致,还有3%的病因未知。然而,最近的研究数据表明只有10%~15%的脑卒中是脑出血所致。这可能反映轻微缺血性脑卒中增加或因为高效的高血压治疗导致脑出血比例的下降。为了更好地治疗和管理脑卒中患者,不仅要明确梗死性或出血性脑卒中的特征,而且要从血管区域的方向确定病变在大脑中的位置,进而了解脑卒中的发病机制和可能的病因。治疗和二级预防脑卒中策略根据脑卒中的亚型和机制各有差异(见第6部分第38章和第39章)。表37.1总结了脑卒中的主要病因和机制。

脑卒中的分类

缺血性脑卒中

缺血性脑卒中可由大动脉血栓形成、栓塞、血流动力学机制或深部腔隙性梗死,以及其他罕见的遗传原因引起(表37.1)。大动脉血栓性脑卒中通常是由于颅外颈动脉和大脑动脉的动脉粥样硬化性狭窄或闭塞病变,导致闭塞动脉供血的全部或部分脑组织梗死。缺血性梗死也可能继发于血流动力学损伤。这可能继发于颈内动脉狭窄或闭塞、椎基底动脉狭窄或闭塞、全身性低血压和心脏骤停。在这些疾病中，典型梗死发生在大脑主要动脉供血区域之间的交界区（分水岭梗死）。

栓塞性脑梗死是由血栓或动脉粥样斑块从另一个部位的动脉系统进入颅内动脉而引起的。心源性栓塞的诊断依靠存在心源性栓子包括心房颤动、近期心肌梗死、充血性心脏病、瓣膜性心脏病、人工心脏瓣膜，或（无其他明显原因的情况下存在右向左分流）深静脉血栓形成[8]。20%~40%的成年人存在卵圆孔未闭（PFO），而在患有特发性脑卒中的年轻人中更为常见。卵圆孔通常在出生后不久就完全闭合；然而（在某些个体中）卵圆孔不完全闭合导致左心房和右心房之间存在通道。卵圆孔未闭已被确定为脑卒中的潜在原因。但是，这种联系很少被证实，更常见的是卵圆孔未闭患者出现脑卒中被认为是巧合。

颈动脉夹层（CvAD）占所有缺血性脑卒中的1%~2%，但其是年轻患者脑卒中的一个重要原因。在年轻患者中，颈动脉脑夹层导致缺血性卒中可能占10%~25%（见第6部分第43章“非动脉粥样硬化性颈动脉疾病”）。CvAD在普通人群中的发病率约为每年2.6/10万[9]。CvAD比椎动脉夹层更常见。CvAD可自然发生或继发于创伤。一些遗传疾病可诱发CvAD，包括Ehler-Danlos综合征和马方综合征。据报道，脊椎指压手法、运动相关损伤、颈部突然运动、咳嗽和多种原因引起的颈部扭伤等都会导致创伤性夹层。创伤的机制通常包括颈部的过度伸展、旋转或偏侧。

脑出血

10%~15%的脑卒中是由脑实质出血引起的。脑出血的致残率和死亡率都很高。自发性脑出血主要由高血压患者的小血管疾病引起，较罕见的病因是凝血功能障碍或脑血管畸形。脑淀粉样血管病是老年人皮质出血的重要原因。蛛网膜下隙出血通常发生颅内动脉瘤破裂之后，通常位于颅底的大动脉分叉处。患者的典型表现为类似“雷击”或“后脑勺被击中”的急性头痛。患者可出现符合脑卒中定义的症状，因此应视为脑卒中。出血性转化是缺血性梗死后的常见并发症。缺血性脑卒中的溶栓治疗、预防脑卒中的抗血小板治疗和抗凝治疗增加了脑出血和梗死的出血性转化的风险。

表37.1 脑卒中的病因分类

机制和来源	潜在病理机制
脑梗死 脑栓塞	
颅外动脉栓塞	动脉粥样硬化 夹层 肌纤维发育不良 血管炎 动脉损伤
心源性栓塞	心肌梗死 心力衰竭 心肌病 风湿性心脏病 钙化瓣膜 人工瓣膜 心内膜炎 心房颤动 心房黏液瘤
反常栓子	深静脉血栓形成合并房间隔缺损
创伤	脂肪栓塞
医源性	空气栓塞 心脏插管术 心导管术 脑血管造影
局部颅内动脉血栓形成	
大血管或分支血管闭塞	动脉粥样硬化 血管炎 夹层 高凝状态 镰状细胞病 烟雾病 血管炎
小血管闭塞	高血压动脉硬化 糖尿病 CADASIL
血管痉挛	蛛网膜下隙出血
血流动力学缺血	颈内动脉夹层 串联狭窄 双侧椎动脉闭塞 全身性低血压 严重狭窄伴侧支循环差 心搏骤停
脑静脉血栓形成	高凝状态 产褥期 颅内败血症 肿瘤侵袭

（待续）

表37.1（续）

机制和来源	潜在病理机制
颅内出血	
蛛网膜下隙出血	动脉瘤 动静脉畸形 出血性疾病 血管肿瘤 血管炎 药物滥用
脑出血	引起蛛网膜下隙出血的原因： 脑淀粉样血管病 海绵状血管瘤 高血压性小血管病 脑静脉血栓形成 静脉异常

小血管疾病(腔隙性梗死)

供应皮质下白质的深部穿通小动脉的阻塞可引起脑卒中，这被称为腔隙性脑卒中或腔梗。腔隙性梗死占缺血性脑卒中的20%~25%。腔隙性脑梗死临床表现为5种综合征之一：单纯运动性脑卒中、单纯感觉性脑卒中、共济失调性偏瘫、手部构音障碍综合征或混合性半感觉性脑卒中，具体取决于皮质下受累的范围。慢性高血压、糖尿病和吸烟是腔隙性脑卒中的重要风险因素[10]。

血管炎

原发性中枢神经系统(CNS)血管炎可引起脑梗死和脑出血。血管炎是一种以血管壁炎症和坏死为特征的多系统疾病[11]。脑梗死可继发于受累血管的狭窄或闭塞，而出血则继发于动脉瘤形成或血管壁破裂[11]。中枢神经系统血管炎不是一种常见的疾病，每年总发病率为(31~47)/100万[11]。

脑静脉窦血栓形成

脑静脉窦血栓形成是导致脑梗死和出血的另一个原因。当血凝块导致大脑窦阻塞时，如上矢状窦或横窦，或皮质静脉阻塞，就可能出现上述症状。静脉窦是大脑静脉引流系统的组成部分。患者因颅内压升高而出现头痛、癫痫和视觉障碍等和脑卒中一样的症状。

脑血管分区

随着更好的功能成像技术和无创血管造影检查方法的出现，根据受累血管区域对脑卒中进行分类已成为可能。脑循环可分为前循环和后循环，二者通过Willis环连接在一起。右颈总动脉(CCA)是头臂动脉的一个分支，从主动脉弓发出。左颈总动脉通常直接起源于主动脉弓。双侧颈总动脉在颅外分为颈内动脉和颈外动脉。颈内动脉的终末支分为后交通动脉、脉络膜前动脉、大脑前动脉和大脑中动脉。大脑前动脉供应额叶内侧面、胼胝体的前4/5、基底节前部和内囊。此区域的梗死可表现为下肢和躯干无力，面部相对稀疏。患者还可以表现为对侧下肢皮质感觉丧失、失语(自发语言和活动减少)、不适当的情感和坚持。双侧大脑前动脉梗死可导致下肢无力，从而导致步态失调。作为一种正常变异，双侧大脑前动脉都可以从单侧颈内动脉发出。大脑中动脉区域的梗死可导致对侧偏瘫、对侧偏盲、对侧半感觉丧失、表达性和接受性失语、忽视和运动障碍。脉络膜前动脉阻塞通常表现为腔隙综合征的典型症状。大脑中动脉区域的梗死可导致对侧偏瘫、对侧偏盲、对侧半感觉丧失、表达性和接受性失语、忽视和运动障碍。脉络膜前动脉阻塞通常表现为腔隙性脑梗的典型症状。

后循环的主要动脉是基底动脉、双侧椎动脉和双侧大脑后动脉(PCA)。椎动脉起源于锁骨下动脉，经颈椎上升，经枕骨大孔入颅。在脑桥的下缘，双侧椎动脉汇合在一起形成基底动脉。椎动脉的分支供应脑干和小脑。基底动脉及其分支供应脑桥、小脑、中脑、枕叶和颞叶皮质。后循环脑卒中的临床表现因受累部位和梗死范围而异。症状包括偏盲、偏瘫和感觉丧失、共济失调、眼球震颤、脑神经麻痹、眩晕、复视、意识减退和昏迷。

脑卒中的流行病学

发病率

脑卒中发病率定义为在每单位时间内一生中第一次出现脑卒中的人数[6]。首次脑卒中或TIA只能在前瞻性人群研究中才能进行可靠评估，因为基于医院的研究存在转诊偏倚[3,12,13]。因发病率仅记录首次脑卒中事件，排除可能的、复发的和可疑的事件，所以，不能代表疾病的真实情况和疾病负担[5]。由于人口迅速老龄化，预计整体人群脑卒中的发病率将上升[3]。随着年龄的增长，脑卒中发病率呈指数增长，发病率从30~50岁人群的3/10 000增加到80~100岁人群的300/10 000[4]。脑卒中的总发病率约为人群的(2.0~2.5)/1000[6]。

最新的研究报告表明脑卒中发病率呈年龄特异性的发病率持续下降趋势[5]。对比英国(1981—1984)的牛津社区脑卒中项目(OCSP)和(2002—2004)从同一人群中招募患者的牛津血管研究(OxVasc)的研究数据显示首次脑卒中的发病率降低了29%(相对发生率0.71，95%CI 0.61~0.83，P=0.0002)[3]。同时发现脑出血的发生率也下降了50%以上(0.47，95%CI 0.27~0.83，P=0.01)，但蛛网膜下隙出血的发生率没有变化(0.83，0.44~1.57，P=0.57)[3]。

按严重程度分层的脑卒中，小卒中没有发现任何明显减少，而总发病率减少完全是由于致残或致死脑卒中的减少[3]。

20世纪初英国脑卒中(包括蛛网膜下隙出血)的年发病率是2.3∶1000，而TIA的发病率约为0.5/1000[5]。2011年，英国全科医学研究数据库(GPRD)发布了一项时间趋势分析，其中包括脑卒中发病率、死亡率和风险管理的数据[1]。在GPRD研究中，脑卒中发病率也下降了30%，从1999年的1.48/1000(人·年)下降到2008年的1.04/1000(人·年)(P<0.001)[1]。在80岁及以上的患者中发病率下降了42%(P<0.001)。约1/4的脑卒中发生在65岁以下的人群，大约50%发生于75岁以上的人群[5]。

其他发达国家的脑卒中发病率也出现了类似的下降趋势。1989—1990年和1995—1996年期间澳大利亚珀斯以及1982—1986年和1987—1991年期间日本男性的脑卒中发病率持续下降[13]。据推测，观测到的发病率下降可能归因于对危险因素医疗管理和一级预防的改进。在第戎(法国)进行的一项研究发现，其类似于在牛津进行的研究，因为高血压控制没有改善并没有显示脑卒中发病率下降[2]。在GPRD研究中，与1999年相比，2008年接受降脂药物治疗的患者增加了30%[1]。在OxVasc比较研究中发现发病前危险因素包括吸烟者比例、平均总胆固醇、平均收缩压和舒张压显著降低，而使用降压药物、抗血小板药物和降脂药物进行病前治疗的比例显著增加(总体P<0.0001)[3]。

现患率

脑卒中现患率是指某一特定时间某一人群中脑卒中患者的数量，通常通过横断面调查评估[2,5]。其是脑卒中发病率和生存率的函数，因此，随着时间的推移以及不同性别和年龄结构人群之间的变化而变化。在英国，脑卒中现患率约为总人口的5/1000。在65~74岁的人群中，男性现患率约为50/1000，女性现患率约为25/1000[5]。

死亡率

死亡率是衡量人群在单位时间内，按人口规模计算的一般死亡人数或因特定原因死亡的人数。其通常表示为每年每1000人中的死亡人数。脑卒中死亡率随着年龄的增长而迅速增加。老年人死亡率的增加主要是脑卒中发病率随年龄增长而上升的结果，同时也反映了老年患者死亡率的增加。老年人脑卒中的可能性更大，如果其真的发生脑卒中，那就更可能是致命的脑卒中[5]。脑卒中的平均30天死亡率约为20%[8]。1999年全世界因脑卒中死亡的人数为554万，其中2/3发生在发达国家[4,13]。曾有预测，全世界脑卒中死亡人数将从1990年的450万增加到2020年的770万[5]，(到2020年)脑卒中和冠心病预计成为导致健康寿命损失的主要原因[13]。在多数工业化国家，自1970年以来，脑卒中死亡率下降了50%以上，其中女性的死亡率略高于男性，尤其是在西方国家和日本。然而，在其他一些国家，特别是东欧国家，其死亡率有所上升[3,4,14,15]。

在任何国家，脑卒中死亡率因社会阶层和地域都有所不同。在英国，不同地区之间的脑卒中死亡率差异超过3倍，死亡率最低的是南部，而北部最高[16]。死亡率因性别不同。在GPRD研究中，女性死亡率为18.6%，而男性为11.3%[1]。约16%的女性死于脑卒中，而男性只有8%。这归因于女性脑卒中发病的平均年龄较高，且她们的预期寿命较长[4]。

死亡率

死亡率是对在特定时期内死于某种特定疾病的人数比例的一种评估指标。人群中，随着死亡率的下降和发病率的不变，其死亡率将会降低[17]。许多西方国家已报道急性脑卒中死亡率下降[13,17]。复发性卒中的死亡率高于首次脑卒中[4]。

复发

Mohan等人(2011)进行了荟萃分析,包括16项研究,涉及9115例脑卒中幸存者。脑卒中复发的累积风险在初次脑卒中后30天时为3.1%(95%CI 1.7~4.4),1年时为11.1%(95%CI 9.0~13.3),5年时为26.4%(95%CI 20.1~32.8),和10年时为39.2%(95% CI 27.2~51.2)[18]。首次脑卒中后5年内脑卒中复发的累积风险在曼哈顿研究中为19%,在罗切斯特研究中为29%,在牛津郡研究为30%,在澳大利亚珀斯研究为32%[19-22]。分析GPRD研究中随访5年的患者,24%的人出现第二次心血管事件,其中75%是脑卒中[1]。研究和荟萃分析的综合结果预计5年内脑卒中复发的风险为15%~40%[6]。30%~50%的脑卒中患者会在以后的某个时间出现复发性脑卒中。

生存率

基于伦敦南部的一项人群的调查发现,绝大多数脑卒中幸存者(发病5年后)都是生活在私人住宅,但致残患者只有在拥有一个固定的看护者时才会住在私人住宅[6]。1/3的幸存者存在中度或严重残疾,40%的幸存者比其脑卒中后3个月时的残疾更严重。GPRD中1999—2008年间流行病学趋势的研究表明,脑卒中后5年生存率男性为82%,女性为81%[1]。

脑卒中风险因素

脑卒中的风险因素是指与没有脑卒中风险因素的个体相比,具有脑卒中风险性增加的个体的特征。脑卒中患者中存在的风险因素并不一定存在因果关系,但一个人可能存在多个风险因素,而这些风险因素并非脑卒中症状的原因。风险因素与脑卒中之间的关联强度可以用相对风险度或优势比来表示。相对风险度定义为与没有相同风险因素的匹配人群相比,有该风险因素的人群脑卒中频率的增加程度。无论人群中是否有该风险因素的脑卒中患者比例信息可用,都可以计算出优势比。优势比用于计算关联强度[23]。风险因素分为不可改变的和可改变的。表37.2总结了可改变和不可改变的风险因素,其中一些已在本文中详细说明。

不可改变的风险因素

年龄

年龄的增长是脑梗死和原发性脑出血最强的不可改变的风险因素(图37.1)。在55岁以后的每一个连续10年中,脑卒中的风险增加超过2倍[8,24]。约75%的脑卒中发生于65岁以后[24]。75~84岁人群的脑卒中风险是45~54岁人群的25倍[24]。随着人口老龄化和脑卒中发病率随年龄增长而增加,脑卒中在未来将继续是一个主要的公共卫生问题。因此,解决老年人脑卒中风险因素的重要性与日俱增。

脑卒中流行病学中的性别差异

男性的脑卒中发病率是女性的1.25倍[6],但由于女性比男性长寿,她们的年脑卒中率更高[8]。多项研究表明,男性的首次脑卒中年龄比女性小。一项研究表明,男性首次脑卒中的平均年龄为68.6岁,女性为72.9岁[25]。但是,女性脑卒中更为严重,其1个月死亡率为24.7%,而男性为19.7%。在过去30年中,男女脑卒中发病率都有所下降。男性脑梗死和脑出血的发病率较高,而女性SAH的发病率较高。这可能是由对风险因素的性别偏好所致。高血压、缺血性心脏病、外周动脉疾病和吸烟都是脑卒中的风险因素,在男性中更为常见。心房颤动(房颤)在老年

表37.2 脑卒中风险因素

脑卒中主要风险因素	
不可改变	可改变
高龄	高血压
男性	吸烟
种族	糖尿病
脑卒中或TIA家族史	高脂血症
既往有脑卒中或TIA	心房颤动
	颈动脉狭窄
	心脏结构异常
	过量饮酒
	肥胖
	身体不能自主活动
	镰状细胞病

人中更为常见，女性首次出现脑卒中的时间往往比男性晚。研究表明，女性患房颤相关心源性脑卒中的风险普遍高于男性。另一个导致男女脑卒中率差异的重要因素是雌激素的保护作用。绝经前雌激素可能对脑卒中具有保护作用，但绝经后激素替代治疗增加了脑卒中的危险。

人种、种族和脑卒中

来自不同地域的研究表明脑卒中发生率和死亡率在不同种族和民族之间差异较大。在英国和美国进行的流行病学研究显示，加勒比海地区非裔美国人的脑卒中发生率高于白人[26-28]。研究也表明西班牙裔人群的脑卒中率较高。解释这些差异的原因包括社会经济差异、获得护理的机会、风险因素的现患率和控制情况以及潜在的遗传变异。McGrader等人[28]分析了1999—2001年间美国的全国健康访谈调查结果。在该研究中，非裔美国人患高血压的可能性是白人的1.65倍(95%CI 1.55~1.75)，西班牙裔患高血压的可能性是白人的0.73倍(95%CI 0.69~0.78)。西班牙裔和非裔美国人更可能有糖尿病病史，而白人更可能有冠心病病史。超重在非裔美国人和西班牙裔中更为常见。其他研究也发现了类似的结果，非裔美国人和西班牙裔的风险因素患病率高于白人[29]。这些结果强调了针对不同种族人群控制其相应风险因素来预防脑卒中的重要性。

临床和病理证据表明，动脉粥样硬化的位置在白人、非裔美国人和亚洲人中各有不同，其中颅内动脉粥样硬化在非裔美国人、日本人和中国人中更常见、更严重。相反，在脑卒中或短暂性脑缺血发作患者中，白人患颅外动脉粥样硬化的比例明显高于非裔美国人(33%比15%)[26]。脑卒中亚型的发病率和现患率也因种族和民族而异，这也可能与风险因素患病率的差异有关。西班牙裔和非裔美国人男性脑出血的发生率高于白人男性。与西班牙裔和白人女性相比，非裔美国人女性也有同样的趋势[30]。

遗传/遗传学

许多研究都关注缺血性脑卒中的遗传性因素，但结果一直不一致。风险因素可能由部分遗传因素决定，可能有助于脑卒中的遗传倾向。在OxVasc和OCSP队列研究中，23%的首次缺血性脑卒中的患者有脑卒中家族史；23%有心肌梗死家族史，7%有上述两者家族史[31]。在校正年龄、性别和脑卒中亚型之前(OR=1.59，95%CI 1.08~2.35，P=0.02)和之后(OR=1.52，95%CI 1.02~2.35，P=0.04)，脑卒中家族史均与发病年龄较轻和高血压病史有关。

在脑卒中亚型中，大血管粥样硬化性脑卒中与脑卒中家族史最相关(OR 3.10，95%CI 1.18~8.14)。在Sacco等人[31]的一项研究中，有脑卒中家族史患者的心源性脑卒中发生率一直较低，这表明心房颤动

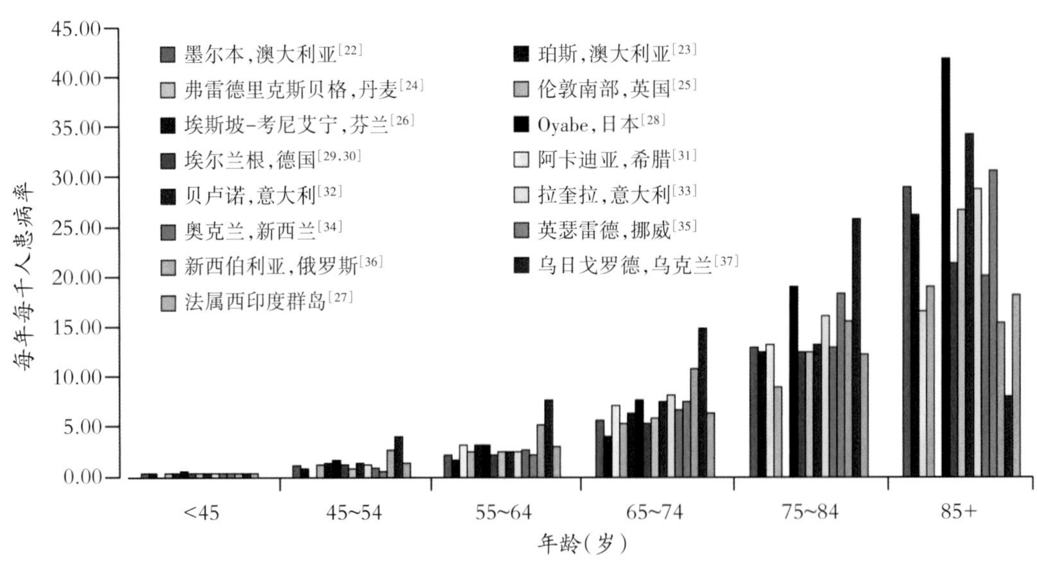

图37.1 所选研究中所有类型脑卒中的年发病率(按年龄/千人)。(Reprinted from The Lancet Neurology, Volume 2, Number 1, Feigin VL et al., Stroke epidemiology: a review of population-based studies of incidence, prevalence, and case-fatality in the late 20th century, pp.43-53, Copyright © 2003, with permission from Elsevier, http://www.sciencedirect.com/science/journal/14744422)

和瓣膜性心脏病等心脏疾病不是特别容易受遗传影响。来自家族史和双胞胎研究的证据支持遗传因素导致脑卒中的风险。潜在的原因是脑卒中的遗传倾向、血管风险因素的遗传,以及常见的家庭环境或生活方式风险[8]。弗雷明翰研究表明,父亲和母亲的病史都与脑卒中风险增加有关。

主要的可改变风险因素

高血压

主要的可改变的风险因素是高血压。血压升高是脑卒中的主要危险因素。其与所有性别及年龄段的动脉粥样硬化血栓性、出血性、腔隙性脑卒中和蛛网膜下隙出血密切相关[8]。卒中的发生率与血压水平成正比。血压增加7.5mmHg,卒中发生率几乎翻一番。这一趋势在男女中都存在。在GPRD研究中,高血压是最常见的风险因素,占比为65%。4/5的脑卒中患者在入院时血压升高,约1/3有高血压病史[32]。关于降压的随机对照试验和前瞻性队列研究的荟萃分析表明,正常血压与脑卒中风险之间呈对数线性且连续的关系,血压越低,脑卒中风险越低(至图表所示的最低水平)[33]。因此,合理的推论治疗性降压将具有类似的、与所有血压水平的脑卒中相比,相对风险度较低的作用。这一假设已被随机临床试验普遍证实。多数试验表明,降血压治疗可以降低高血压患者脑卒中的风险30%~40%[34,35]。在培哚普利预防复发性脑卒中的研究(PROGRESS)中,血管紧张素转换酶(ACE)抑制剂培哚普利与利尿剂吲达帕胺联合应用表明,既往脑卒中患者的脑卒中风险降低43%,对即使血压相对正常的患者也有同样的效果[36]。心脏预后预防评估(HOPE)研究调查了使用雷米普利治疗高血压,发现近10 000名年龄>55岁高血管疾病风险患者的脑卒中风险降低了。该研究发现,与安慰剂组相比,雷米普利组的相对风险显著降低了31%($P<0.001$)[37]。

吸烟

吸烟会增加脑卒中的风险。吸烟者的相对风险度为1.5。吸烟也会增加蛛网膜下隙出血和脑出血风险以及脑卒中风险,与香烟消耗量呈剂量-反应关系。在多重危险因素干预试验MRFIT研究中,吸烟与所有类型的脑卒中相关,与冠心病的相关性相同[38]。Klag和Whelton估计美国白人男性中多达16 000人的脑卒中可能完全归因于吸烟[8,39]。吸烟增加了男性和女性的脑卒中风险,与年龄无关,并且是颈动脉粥样硬化的一个较强的独立风险因素。

高脂血症

总胆固醇浓度与冠状动脉疾病和心肌梗死增加有关,但是没有充足证据表明总胆固醇和脑卒中之间存在类似的联系。基于人群的研究显示胆固醇和脑卒中之间几乎没有关系。这可能与脑梗死和脑出血被归为同一类脑卒中的混淆现象有关。最近的研究(包括早期脑成像)区分了这些类型的脑卒中。(MRFIT)显示,胆固醇水平>4.14mmol/L时,胆固醇浓度与非出血性脑卒中之间存在剂量依赖关系。同样,通过积极降低胆固醇水平预防脑卒中(SPARCL)试验表明,使用大剂量阿托伐他汀治疗近期脑卒中或短暂性脑缺血发作的患者可降低后续脑卒中的风险[40]。SPARCL试验也报告了接受大剂量他汀类药物治疗的患者出血性脑卒中的发病率有小幅增加,这与胆固醇水平极低会增加脑出血风险的假说一致。在使用低强度降低胆固醇的治疗试验中,没有观察到脑出血的增加。例如,心脏保护研究表明有血管疾病风险的患者每天接受40mg辛伐他汀治疗,在没有增加脑出血发生率的情况下可降低约30%的脑卒中总发生率,并可减少其他心血管事件[41]。2009年发表的一项回顾性观察性研究,分析了随访10年的794例首次脑卒中患者的脑卒中复发率,发现接受他汀类药物治疗患者的脑卒中复发率比未接受他汀类药物治疗的患者降低了约50%[42]。这些结果导致英国、欧洲和国际脑卒中指南一致建议有血管疾病风险的高危患者应采用降胆固醇方案治疗,以预防脑卒中复发。

心房颤动

心房颤动约占脑卒中的12%。因此,心房颤动是脑卒中更可预防的病因之一。房颤的发病率随着年龄而增加,在>80岁的人群中,约25%的脑卒中是由房颤引起的。研究表明,与安慰剂相比,房颤患者脑采用合适的抗凝治疗后,脑卒中风险显著降低约60%或更多。阿司匹林在这些患者中的疗效要差得多。

颈动脉疾病和脑卒中

动脉粥样硬化常见于动脉分叉部，包括颈内动脉和颅内椎动脉起始部，这与脑卒中相关的主要位置相关。毫不意外，有动脉粥样硬化临床症状的患者，如缺血性心脏病和外周动脉疾病，其脑卒中的风险增加。颈动脉分叉处或周围的动脉粥样硬化性血栓性狭窄病变与同侧颈动脉区域缺血性脑卒中的风险增加有关[43,44]。10%~20%的缺血性脑卒中和短暂性缺血性的发作可归因于颈动脉动脉粥样硬化性狭窄病变。颈内动脉是颈动脉的一个分支，可分为4个节段：颈段、岩段、海绵体段和脑段。颈内动脉的第一个分支是眼动脉，其起源于颈内动脉的海绵体段，供应视网膜。该动脉的疾病或栓塞可导致黑蒙（暂时性单侧失明），或者由于视网膜中央或分支动脉阻塞而导致持续性视力丧失。颈内动脉的末端分为大脑前动脉、大脑中动脉、脉络膜前动脉和后交通动脉。因为由颈内动脉供血，颈动脉狭窄的患者可能在大脑中动脉区、大脑中动脉区、皮质下实质、软脑膜后区和边缘区出现梗死[45]。约5%的人有类似胎儿的枕叶供血模式，其中一条后交通动脉供应该侧的PCA，而基底动脉通常是枕叶的主要血供来源。因此，偶然孤立性偏盲可由同侧颈动脉狭窄引起PCA栓塞，从而导致枕叶梗死。

颈动脉内膜剥脱术可以降低特定患者的脑卒中风险。1953年在得克萨斯州，一名反复经历左侧大脑半球事件的公家车司机在颈动脉重建手术后症状消失；第2年（在伦敦），Eastcott成功地为一名具有类似症状和颈动脉狭窄的66岁家庭主妇进行了手术治疗[43]。20世纪80年代和90年代进行了两项大型临床试验，以评估颈动脉内膜剥脱术对近期症状性颈动脉狭窄患者的获益。欧洲颈动脉手术试验（ECST）和北美症状性颈动脉内膜剥脱术试验（NASCET）均发现，在近期症状性颈动脉狭窄程度超过70%的患者中，颈动脉内膜剥脱术有利于降低脑卒中的总风险[46,47]。作为这些试验的结果，美国心脏协会和校际卒中工作联盟建议对所有特征与试验受益患者相似的患者行颈动脉内膜剥脱术。ECST和NASCET的主要结果和这些试验如何影响临床指南的概述见第6部分第3章“颈动脉疾病”。

与近期有症状的患者相比，无症状或远处颈动脉狭窄病变患者的脑卒中风险较低[48]。在时间较久远的研究中，发现无症状颈动脉狭窄患者的每年同侧脑卒中风险大约是2%[49]。两个大型随机对照试验，无症状颈动脉粥样硬化研究（ACAS）和无症状颈动脉手术试验（ACST），进行于1987年至2003年（ACAS 1987—1993，ACST 1993—2003）[50,51]。这些试验的目的是研究在无症状颈动脉狭窄>60%的患者接受药物治疗的同时行颈动脉内膜剥脱术是否获益。这些试验表明，早期行颈动脉内膜剥脱术的患者相对风险降低了50%，但5年内绝对风险降低了约6%。关于ACAS和ACST的主要结果，以及这些试验如何影响临床指南的详细概述，见第6部分第39章“颈动脉疾病”。

血栓形成由“不稳定”的动脉粥样硬化破裂引起，被认为是急性冠脉综合征的主要病理生理机制。近年来，该模型已应用于颈动脉疾病，即不再仅根据狭窄程度来决定治疗方案。有证据表明，斑块脆弱性的决定性因素是斑块组成，而不是管腔狭窄的程度[52]。对颈动脉斑块组成的研究已经结合了非侵入性成像方法，包括MRI、CT和超声。斑块研究的重点特征包括斑块内出血、脂核、纤维帽、炎症和存在炎症细胞，以及近期血栓。颈动脉斑块有可能发生溃疡或破裂，从而导致血管内血流受阻或远端血管栓塞，引起脑卒中。正在进行的工作着重于颈动脉斑块成像研究，以便能够根据基线特征、卒中风险因素和与颈动脉斑块组成相关的风险对患者进行风险分层。

短暂性脑缺血发作

短暂性脑缺血发作（TIA）病史是脑卒中的主要风险因素。TIA后的直接（脑卒中）风险非常高，TIA后常伴有完全性脑卒中。Coull等人在牛津郡进行的一项前瞻性队列研究表明，TIA后7天脑卒中复发的风险为8%~12%，1个月时为11%~15%，3个月时为17%~18%[53]。多数研究发现短暂性脑缺血发作后3个月内脑卒中的风险>10%，其中约50%的脑卒中发生在前2天。英国的研究发现短暂性脑缺血发作后24小时内卒中的风险约为4%[54]。

糖尿病

糖尿病和糖耐量受损于脑卒中是很重要的风险因素，类似冠心病。糖尿病患者增加动脉粥样硬化的易感性和动脉粥样硬化并存的风险因素的现患率，特别是高血压。美国心脏协会对弗雷明翰数据的分析表明，与非糖尿病患者相比，糖耐量受损患者发生脑梗死的风险增加了2倍。一项研究表明，确诊或新发的2型糖尿病患者脑卒中风险增加2.27倍。

肥胖

肥胖与高水平的血压、血糖和导致动脉粥样硬化的血脂有关。英国白厅（Whitehall）的研究表明，无论是吸烟者还是非吸烟者，体重指数（BMI）都可以预测脑卒中。据估计，<65岁、体重指数高于下五分位数（即>24kg/m^2）合并吸烟的男性占脑卒中的60%。

纤维蛋白原与凝血因子

血浆纤维蛋白原浓度升高与脑卒中密切相关。纤维蛋白原浓度受吸烟、肥胖、酒精、运动和社会心理因素的影响。研究还发现，抗心磷脂抗体是另一个可能诱发脑卒中的因素。易导致患血栓形成的其他重要状况包括抗凝血酶Ⅲ、凝血因子Ⅻ、蛋白C和S、纤溶酶原和纤溶酶原激活剂缺乏。此外，异常纤溶酶原、纤维蛋白原血症、活化蛋白C抵抗、组织纤溶酶原激活物抗原升高、组织纤溶酶原激活物（tPA）复合物升高、纤溶酶原激活物抑制物-1（PAI-1）和因子V-Leiden均与脑卒中的发病有关。总的来说，这些易栓症更倾向于脑静脉血栓形成，而不是动脉闭塞。

复合口服避孕药

使用复合口服避孕药（COCP），特别是当每日雌激素剂量>50μg时，可增加年轻女性发生缺血性和出血性脑卒中的风险。但这层关联可能与易导致脑卒中的生活方式相混淆。最新的证据表明，含低剂量雌激素的新一代COCP不会显著增加缺血性脑卒中的风险，但可能增加静脉血栓形成的风险[55]。

结论

总之，脑卒中是世界范围内第2大死因，也是发达国家仅次于冠心病和癌症的第3大常见死因。该病是世界范围内日益严重的公共卫生问题之一。对脑卒中的诊断应结合发病机制和病因，以便针对每一例患者制订个体化治疗方案和二级预防策略。未来面临人口老龄化，脑卒中的发生率会越来越高，因此，针对老年患者和年轻患者的潜在风险因素进行针对性控制来预防脑卒中，对于减轻卫生服务系统负荷和经济负担显得尤为重要。最后，颈动脉狭窄是重要的风险因素之一，特别是在近期症状性患者中。

（朱臣谋 罗新 译 黄斌 审校）

延伸阅读

Rothwell PM, Eliasziw M, Gutnikov SA, Warlow CP, Barnett HJ. (2004). Endarterectomy for symptomatic carotid stenosis in relation to clinical subgroups and timing of surgery. *Lancet* **363**, 915–24.

参考文献

1. Lee S, Shafe AC, Cowie MR. (2011). UK stroke incidence, mortality and cardiovascular risk management 1999—2008: time-trend analysis from the General Practice Research Database. *BMJ Open* **1**, 1–8.
2. Bejot Y, Benatru I, Rouaud P, et al. (2007). Epidemiology of stroke in Europe: Geographic and environmental difference. *Journal of Neurological Sciences* **262**, 85–8.
3. Rothwell PM, Coull AJ, Giles MF, et al. (2004). Change in stroke incidence, mortality, case-fatality, severity, and risk factors in Oxfordshire, UK from 1981 to 2004 (Oxford Vascular Study). *Lancet* **363**, 1925–33.
4. Truelsen T, Begg S, Mathers C. (2000). The global burden of cerebrovascular disease. World Health Organisation.
5. Pendlebury ST, Giles MF, Rothwell PM. (2009). *Epidemiology, Risk Factors, Pathophysiology and Causes of Transient Ischaemic Attacks and Stroke*. Cambridge, UK: Cambridge University Press, 2009.
6. Wolfe CDA. (2000). The impact of stroke. *British Medical Bulletin* **56**, 275–86.
7. Oxfordshire Community Stroke Project. (1983). Incidence of stroke in Oxfordshire: first years' experience of a community stroke register. *BMJ* **287**, 713–7.
8. Tegos TJ, Kalodiki E, Daskalopoulou SS, Nicolaides AN. (2000). Stroke: epidemiology, clinical picture and risk factors: Part I of III. *Angiology* **51**, 793–808.
9. Debette S, Leys D. (2009). Cervical artery dissections: predisposing factors, diagnosis and outcome. *Lancet Neurology* **8**, 668–78.
10. You R, McNeil JJ, O'Malley HM, Davis SM, Donnan GA. (1995). Risk factors for lacunar infarction syndromes. *Neurology* **45,** 1483–7.
11. Ferro JM. (1998). Vasculitis of the central nervous system. *Journal of Neurology* **245**, 766–76.
12. Sudlow CLM, Warlow CP. (1996). Comparing stroke incidence worldwide: what makes studies comparable? *Stroke* **27**, 550–8.
13. Feigin VL, Lawes CMM, Bennett DA, Anderson CS. (2003). Stroke epidemiology: a review of population-based studies of incidence, prevalence, and case-fatality in the late 20th century. *Lancet Neurology* **2**, 43–53.
14 Bonita R, Stewart A, Beaglehole R. (1990). International trends in stroke mortality: 1970-1985. *Stroke* **21**, 989–92.
15. Thom TJ. (1993). Stroke mortality trends: an international perspective. *Annals of Epidemiology* **3**, 509–18.
16. Khaw KT. (1996). Epidemiology of stroke. *Journal of Neurology, Neurosurgery, and Psychiatry* **61**, 333–8.
17. Stegmayr B, Asplund K. (1996). Exploring the declining case fatality in acute stroke. Population-based observations in the northern Sweden MONICA project. *Journal of Internal Medicine* **240**, 143–9.
18. Moahm KM, Wolfe CDA, Rudd AG, Heuschmann PU, Kolominsky-Rabas PL, Grieve AP. (2011). Risk and cumulative risk of stroke recurrence: A systematic review and meta-analysis. *Stroke* **42**, 1489–94.
19. Dhamoon MS, Sciacca RR, Rundek T, Sacco RL, Elkind MSV. (2006). Recurrent stroke and cardiac risks after first ischaemic stroke: The Northern Manhattan Study. *Neurology* **66**, 641–6.
20. Hardie K, Jamrozik K, Hankey GJ, Broadhurst RJ, Anderson C. (2005).

Trends in five-year survival and risk of recurrent stroke after first-ever stroke in the Perth Community Stroke Study. *Cerebrovascular Diseases* **19**, 179–85.

21. Petty GW, Brown RD, Whisnaut JP, Sicks JD, O'Fallon WM, Wiebers DO. (1998). Survival and recurrence after first cerebral infarction: A population-based study in Rochester, Minnesota, 1975 through 1989. *Neurology* **50**, 208–16.
22. Burn J, Dennis M, Bamford J, Sandercock P, Wade D, Warlow CP. (1994). Long-term risk of recurrent stroke after a first-ever stroke: the Oxfordshire Community Stroke Project. *Stroke* **25**, 333–7.
23. Brown MM, Markus H, Oppenheimer S. (2006). *Stroke Medicine*. London: Taylor and Francis Group.
24. Rodgers H, Greenaway J, Davies T, Wood R, Steen N, Thomson R. (2004). Risk factors for first-ever stroke in older people in the North East of England: A population based study. *Stroke* **35**, 7–11.
25. Appelros P, Stegmayr B, Terent A. (2009). Sex differences in stroke epidemiology: A systematic review. *Stroke* **40**, 1082–90.
26. Chong JY, Sacco RL. (2005). Epidemiology of stroke in young adults: Race/Ethnic differences. *Journal of Thrombosis and Thrombolysis* **20**, 77–83.
27. Sacco RL, Boden-Albala B, Abel G, et al. (2001). Race-ethnic disparities in the impact of stroke risk factors: The Northern Manhattan Stroke Study. *Stroke* **32**, 1725–31.
28. McGruder HF, Malarcher AM, Antoine TL, Greenlund KJ, Croft JB. (2004). Racial and ethnic disparities in cardiovascular risk factors among stroke survivors: United States 1999 to 2001. *Stroke* **35**, 1557–61.
29. Hajat C, Tilling K, Stewart JA, Lemic-Stojcevic N, Wolfe CDA. (2004). Ethnic differences in risk factors for ischaemic stroke: A European case-control study. *Stroke* **35**, 1562–67.
30. Sacco RL, Boden-Albala B, Gan R. (1998). Stroke incidence among white, black and Hispanic residents of an urban community. *American Journal of Epidemiology* **147**, 259–68.
31. Schulz UGR, Flossmann E, Rothwell PM. (2004). Heritability of ischaemic stroke in relation to age, vascular risk factors, and subtypes of incidence stroke in population-based studies. *Stroke* **35**, 819–25.
32. Oppenheimer S, Hachinski V. (1992). Complications of acute stroke. *Lancet* **339**, 721–24.
33. Lawes CMM, Bennett DA, Feigin VL, Rodgers A. (2004). Blood pressure and stroke: an overview of published reviews. Stroke **35**, 1024–33.
34. Marmont MG, Poulter NR. (1993). Primary prevention of stroke. *Lancet* **339**, 344–7.
35. Collins R, Peto R, MacMahon S, et al. (1990). Blood pressure, stroke, and coronary heart disease: Part 2, short-term reductions in blood pressure: overview of randomised drug trials in their epidemiological context. *Lancet* **335**, 827–38.
36. PROGRESS Collaborative Group. (2001). Randomised trial of perindopril-based blood pressure-lowering regimen among 6105 individuals with previous stroke or transient ischaemic attack. *Lancet* **358**, 1033–41.
37. The HOPE Study Investigators. (2000). Effects of an angiotensin-converting-enzyme inhibitor, Ramipril, on cardiovascular events in high-risk patients. *New England Journal of Medicine* **342**, 145–53.
38. Rutan GH, Kuller LH, Neaton JD, et al. (1988). Mortality associated with diastolic hypertension and isolated systolic hypertension among men screened for the Multiple Risk Factor Intervention Trial. *Circulation* **77**, 504–14.
39. Klag MJ, Whelton PK. (1987). Risk of stroke in male cigarette smokers. *New England Journal of Medicine* **316**, 628–29.
40. The SPARCL Investigators. (2006). High dose atorvastatin after stroke or transient ischaemic attack. *New England Journal of Medicine* **355**, 549–59.
41. Heart Protection Study Collaborative Group. (2002). MRC/BHF Heart Protection Study of cholesterol lowering with Simvastatin in 20,536 high-risk individuals; a randomised placebo-controlled trial. *Lancet* **360**, 7–22.
42. Milionis HJ, Giannopoulos S, Kosmidou M, et al. (2009). Statin therapy after first stroke reduces 10-year stroke recurrence and improves survival. *Neurology* **72**, 1816–22.
43 Doig D, Brown MM. (2012). Carotid stenting versus endarterectomy. *Annual Reviews Medicine* **63**, 259–76.
44. Rothwell PM, Warlow CP on behalf of the ECST Collaborators. (1999). Prediction of benefit from carotid endarterectomy in individual patients: A risk-modelling study. *Lancet* **353**, 2105–10.
45. Tsiskaridze A, Devuyst G, de Freitas GR, van Melle G, Bogousslavsky J. (2001). Stroke with internal carotid artery stenosis. *Arch Neurol* **58**, 605–9.
46. European Carotid Surgery Trialists' Collaborative Group. (1998). Randomised trial of endarterectomy for recently symptomatic carotid stenosis: final results of the MRC European Carotid Surgery Trial (ECST). *Lancet* **351**, 1379–87.
47. Barnett HJM, Taylor DW, Eliasziw M, et al. (1998). Benefit of carotid endarterectomy in patients with symptomatic moderate or severe stenosis. *New England Journal of Medicine* **339**, 1415–25.
48. DeMarco JK, Ota H, Underhill HR, et al. (2010). MR carotid plaque imaging and contrast-enhanced MR angiography identifies lesions associated with recent ipsilateral thromboembolic symptoms: an in-vivo study at 3.0 Tesla. *American Journal of Neuroradiology* **31**, 1395–402.
49. Abbott AL, Bladin CF, Levi CR, Chambers BR. (2007). What should we do with asymptomatic carotid stenosis? *International Journal of Stroke* **2**, 27–39.
50. Executive Committee for the Asymptomatic Carotid Atherosclerosis Study. (1995). Endarterectomy for asymptomatic carotid artery stenosis. *JAMA* **273**, 1421–8.
51. Halliday A, Harrison M, Hayter E, et al. (2012). 10-year stroke prevention after successful carotid endarterectomy for asymptomatic stenosis (ACST-1): a multicentre randomised trial. *Lancet* **376**, 1074–84.
52. Cai J, Hatsukami S, Ferguson MS, et al. (2005). In vivo quantitative measurement of intact fibrous cap and lipid-rich necrotic core size in atherosclerotic carotid plaque. *Circulations* **112**, 3437–44.
53. Coull AJ, Lovett JK, Rothwell PM. (2004). Population based study of early risk of stroke after transient ischaemic attack or minor stroke: implications for public education and organisation of services. *BMJ* **328**, 326–30.
54. Lovett JK, Dennis MS, Sandercock PAG, et al. (2003). Very early risk of stroke after a first transient ischaemic attack. *Stroke* **34**, e138–e140.
55. Lidegaard O, Kreiner S. (2002). Contraceptives and cerebral thrombosis: a five-year national case-control study. *Contraception* **65**, 197–205.

第38章

TIA和脑卒中的现代医学管理

Victoria J. Haunton, Thompson G. Robinson

脑卒中和TIA的一级预防

生活方式的改变

应鼓励所有患者戒烟、维持健康体重和坚持健康饮食。饮酒应适度，锻炼可显著降低脑卒中的风险[1]。

高血压

高血压是指血压(BP)≥140/90mmHg(在糖尿病患者中为130/80mmHg)。收缩压每上升2mmHg，脑卒中的死亡风险增加10%[2]。1/4的成年人(60岁以上过半数)患有高血压[3]。英国高血压学会和英国国家健康与临床优化研究所(NICE)2011年发布的指南[3]建议，不仅对于血压严重升高(>180/110mmHg)，当临床血压>140/90mmHg，就应进行动态血压监测以确认诊断。在此期间，应进行靶器官损害的评估[12导联心电图(ECG)、尿检分析血尿、尿白蛋白：肌酐比值，以及血液检测：血糖、电解质、肌酐、肾小球滤过率估计数(eGFR)、血清总胆固醇和高密度脂蛋白(HDL)、胆固醇]，还应检查眼底是否合并高血压性视网膜病变。

如确诊高血压，除服用降压药物外，还应向患者提供生活方式的建议。血管紧张素转换酶(ACE)抑制剂或血管紧张素受体阻滞剂(ARB)应作为治疗<55岁患者的一线药物，而钙离子通道阻滞剂则作为>55岁及所有非裔加勒比患者一线用药。

高胆固醇血症

虽然高胆固醇血症是脑卒中的一个较弱风险因素(相较于心脏病)，但试验表明，降低胆固醇的治疗可减少缺血性脑卒中的发病率[4]。相应的，对于胆固醇升高的患者，应给予其适当的饮食建议。当前NICE指南[5]推荐在预测10年心血管疾病风险≥20%时需做药物调整，治疗目标为总胆固醇<4mmol/L和低密度脂蛋白(LDL)胆固醇<2mmol/L。心脏保护研究建议使用辛伐他汀40mg(每天1次)开始治疗[6]。贝特类、依折麦布和阴离子交换树脂建议在他汀类药物不耐受的情况下使用，不推荐作为一线用药。

糖尿病

糖尿病的诊断包括出现糖尿病相关症状，糖化血红蛋白>6.5%，随机静脉血糖>11.1mmol/L，空腹血糖>7.0mmol/L，或者口服葡萄糖耐量试验中2小时的静脉血糖升高>11.1mmol/L(摄入75g无水葡萄糖)。一旦确诊应立即开始治疗，将糖化血红蛋白控制在6.5%~7.5%的较低水平。

心房颤动及其他需要抗凝的心脏疾病

心房颤动(AF)可导致15%的患者出现缺血性脑卒中，在>80岁的患者中可高达30%[7]。心房颤动一旦确诊，应认真考虑抗血栓治疗。现已开发伯明翰CHA_2DS_2VASc评分[8]用于简化和统一抗凝决策(表38.1)。CHA_2DS_2VASc源于Fuster等人2006年ACC/AHA/ESC指南数据的改进版本[9]，其将女性性别、65~74岁、冠心病等重要风险因素(之前被忽视)与已知的卒中/TIA、高血压、心力衰竭和糖尿病等风险因素结合起来。

表38.1 CHA$_2$DS$_2$VASc分数

		分数	脑卒中的概率/年(%)
充血性心力衰竭(Congestive Heart Failure)/左心室功能障碍	1	0	0
		1	1.3
高血压(Hypertension)	1	2	2.2
年龄(Age)≥75岁	2	3	3.2
糖尿病(Diabetes)	1	4	4.0
脑卒中(Stroke)/短暂性脑缺血发作/血栓病	2	5	6.7
		6	9.8
血管(Vascular)疾病(心肌梗死、周围静脉性疾病、主动脉斑块)	1	7	9.6
		8	6.7
年龄(Age)为65~74岁	1	9	15.2
性别(Sex Category)为女性	1		
分数为0	服用阿司匹林,或非抗血栓治疗(首选非抗血栓治疗)		
分数为1	口服抗凝或阿司匹林(抗凝优先)		
分数≥2	口服抗凝疗法(除非禁忌)		

Adapted from Camm AJ et al., Guidelines for the management of atrial fibrillation: the Task Force for the Management of Atrial Fibrillation of the European Society of Cardiology (ESC), European Heart Journal, Volume 31, Issue 19, pp.2369–2429. Copyright © 2010 European Society of Cardiology, with permission from Oxford University Press.

其他需要抗凝的情况包括:血栓性疾病、慢性心力衰竭、大面积心肌梗死、扩张型心肌病、风湿性二尖瓣疾病、机械人工心脏瓣膜、左心室动脉瘤和血栓患者。华法林能有效预防脑卒中,相对风险降低62%(95%CI 48%~72%),显著出血率相对较低。然而,对出血、药物相互作用的担忧,以及需要频繁血液检测和剂量调整,导致停药率较高(只有约50%符合条件的房颤患者接受华法林抗凝治疗)[10]。此外,华法林的疗效严重依赖于在治疗范围内的时间,有相当一部分患者从未达到这一效果[11]。

抗血小板治疗

当预测患者10年心血管疾病风险超过20%时,建议将抗血小板治疗作为主要预防策略[12]。然而,在缺乏血管风险因素的情况下,抗血小板治疗在脑卒中的一级预防中没有带来净获益。

短暂性脑缺血发作(TIA)

美国心脏协会(AHA)在2009年通过了TIA的新定义:由局灶性脑、脊髓或视网膜缺血引起的神经功能障碍的短暂发作,不伴有急性梗死的证据[13]。该定义表明仅仅根据症状持续时间鉴别TIA和脑卒中是不可靠的,两者具有相似的病理机制、病因和管理策略。

TIA的鉴别诊断

患者经常被错误地贴上TIA的标签。鉴别诊断包括低血糖、先兆偏头痛、硬脑膜下出血、暂时性全身性遗忘、部分癫痫发作、贝尔麻痹、多发性硬化症、周围神经病变、重症肌无力、运动神经元疾病、迷路炎、药物毒性、功能或转换障碍、脑肿瘤、晕厥和梅尼埃病。

风险分层

TIA一旦确诊,就类似于不稳定的心绞痛。多达20%的脑卒中患者将描述有TIA史,风险在超急性期最高(2天和7天内脑卒中风险分别为3%和5%)[14]。早期症状识别和及时实施二级预防至关重要。风险分层有助于识别早期复发性脑卒中风险最高的患者,最常用的系统是ABCD^{2}评分[15](表38.2)。

对ABCD^{2}评分≥4分的患者应在24小时内进行评估,逐渐加重的TIA患者[发作持续时间增加、症状严重和(或)频繁发作超过数天的多重TIA]。使用ABCD^{2}评分很难识别后循环TIA(占所有TIA的20%)。荟萃分析显示后循环TIA后脑卒中复发的优势比为1.70(95%CI 1.3~2.2),强调快速追踪这些患者的重要性(见第6部分第6章"椎-基底动脉缺血")[16]。

TIA诊所

现有的脑卒中预防策略研究(EXPRESS)和SOS-TIA研究提供了令人信服的证据[17],这些研究专门设立了"快速通道"诊所,减少了专家评估的延迟,增加了抗血小板、他汀类药物和抗高血压药物的处方获得途径,并显著减少了90天脑卒中的复发率[18]。

TIA后的标准辅助检查

TIA后使用各种形式的脑成像,尽管弥散加权

表38.2 ABCD²分数

风险因素		分数
年龄(Age)≥60岁		1
血压(Blood Pressure):收缩压>140mmHg和(或)舒张压≥90mmHg		1
临床(Clinical)表现		
单侧运动减弱		2
言语错乱		1
其他		0
症状持续(Duration)时间		
≥60分钟		2
10~59分钟		1
<10分钟		0
糖尿病(Diabetes)		1
	合计(满分7)	
	分数	2天内脑卒中风险(%)
高风险	6~7	8.1
中等风险	4~5	4.1
低风险	0~3	1.0

Source data from Johnston SC et al., Validation and refinement of scores to predict very early stroke risk after transient ischaemic attack, The Lancet, Volume 369, Number 9558, pp. 283-92.

MRI(MR-DWI)是目前的首选方式。弥散受限区域的存在有助于TIA的诊断,也是随后脑卒中的一个强有力的预测因素。在TIA后的最初几天,多达50%的患者出现弥散受限区域,这些区域可以持续数周[19]。限制扩散区域的分布也有帮助,多个血管区域扩散受限提示心脏有栓塞。单个血管区域内多个受限扩散区域提示为上游来源的栓塞,而深部穿孔区域内扩散受限提示灌注不足而非栓塞(荚膜警告综合征)。

除了DWI外,包括T1/T2加权序列、血管造影和流体衰减反演恢复(FLAIR)在内的多参数序列对诊断也很有帮助。这些可显示陈旧性血管病变、白血病和非血管病变,如肿瘤和多发性硬化。尽管磁共振(MR)有很多优点,但普通CT由于易于获取和成本低廉,仍被广泛应用于一线成像模式。

血液基线指标应包括全血细胞计数、肾谱、葡萄糖、胆固醇、血脂谱、肝功能测试、肌酸激酶(CK)和凝血。还应考虑是否需要甲状腺功能研究和炎症标志物。12导联心电图可显示房颤或其他心律失常、高血压和心脏缺血。

多数患者需要血管造影。对于前循环TIA,颈动脉双相超声对于经验丰富的医生而言是一种快速、简单、经济、准确的检查方式。磁共振血管造影(MRA)和CTA是替代方法。对于后循环TIA,首选增强MRA或CTA,另外,椎动脉双相扫描也可能有帮助。(见第6部分第6章“椎-基底动脉缺血”)。

特殊辅助检查

根据病史,可能需要其他更专业的辅助检查。在疑似心源性栓塞的TIA中,超声心动图和24(72)小时Holter心电图监测是必要的。在年轻TIA患者中,应考虑自身免疫筛查、动脉血栓形成倾向筛查(狼疮抗凝血、同型半胱氨酸水平、抗心磷脂抗体)、HIV检测、非法药物筛查、血管生成筛查和炎症标志物等检查。如果怀疑有反常的栓塞,经颅多普勒超声泡沫研究或经胸超声泡沫心动图,结合静脉血栓形成筛查(蛋白C、蛋白S、抗凝血酶Ⅲ、凝血酶原基因变异、因子V Leiden)可能会有所帮助。

TIA的治疗

常规治疗

二级预防策略应遵循前文所述的一级预防原则。此外,所有TIA患者在未来发生神经系统事件时都应该得到关于如何去做的明确建议,因为研究表明,尽管曾经发生过事件,但患者对脑卒中的整体认识水平都很低。

降压治疗

如果收缩压≥130mmHg,应降压治疗,理想的用药是血管紧张素转化酶抑制剂结合噻嗪类利尿剂[1]。

降脂治疗

英国指南建议TIA后应继续或开始他汀类药物治疗,尽管证据比较模糊。在通过积极降低胆固醇水平(SPARCL)预防脑卒中的试验中[20],大剂量阿托伐他汀可显著降低复发性缺血性脑卒中(每治疗4.9年,每53例患者中减少1例继发性脑卒中)。然而,阿托伐他汀对总死亡率没有影响,并且与出血性脑卒中的少量增加有关。进一步的争议来自FASTER试验,该试验表明早期使用他汀类药物与90天内脑卒中增加的非显著风险相关(3.3%,95%CI -2.3%~8.9%)(注意:该试验提前中止)[21]。

糖尿病

如发现糖尿病,应根据目前的指南适当治疗。

颈动脉狭窄

当检测到严重颈动脉狭窄(≥50%),患者应尽早接受颈动脉内膜切除手术。两周内接受治疗可带来最大的好处[22]。颈动脉内膜切除术在本节其他地方有更详细的介绍,尤其在第6部分第3章至第5章。

抗血小板及抗凝指南

NICE[5]建议除非明确抗凝,TIA后应尽快开始服用阿司匹林300mg,每天4次(持续2周),之后减少到75mg,每天4次,继续长期联合双嘧达莫200mg,每天2次。目前,没有证据支持TIA后服用氯吡格雷,尽管阿司匹林加改进后的双嘧达莫缓释剂加或不加氯吡格雷应用于高危患者正在TARDIS[23](三联抗血小板治疗减少缺血性脑卒中后的依赖性)和POINT(新发TIA中以血小板为导向的抑制剂)试验中进行评估[24]。

在有抗凝治疗指针时,应尽快开始抗凝治疗,前提是没有禁忌证,排除颅内出血(ICH),控制血压,并适当咨询患者,为继续随访和监测制订了明确的计划。

驾驶指南

在英国,汽车或摩托车驾照持有者在TIA后1个月内不得驾驶[25]。其后,其可恢复驾驶,无须向驾驶车辆牌照事务处(DVLA)知会,但须告知保险公司。唯一的例外是,如果多处TIA在短时间内发生,在这种情况下,司机在恢复驾驶前可能需要3个月的时间明确无再发,他们应该通知DVLA。重型货车(HGV)驾照持有者在TIA后驾照最少须被吊销12个月,并通知DVLA及其保险公司。12个月后,如果没有其他重大风险因素,可以考虑重新颁发驾照。

脑卒中

早期识别

与TIA一样,早期识别脑卒中的症状对于确保患者及时得到专业评估至关重要。尽管卫生部门开展了各种宣传活动,但公众对脑卒中的了解程度低得仍然令人吃惊,特别是在老人、少数民族和社会经济地位较低的人群中[26]。系统回顾一致表明脑卒中患者经常无法得到紧急评估[27,28]。这表明迫切需要对公众进行更好的教育,并对可能遇到脑卒中患者的卫生专业人员赋予重大责任。

各种筛查工具可帮助卫生专业人员快速识别脑卒中。在英国最常用的是面部手臂语言测试和急诊室脑卒中识别(ROSIER)评分。

面部手臂语言测试

面部手臂语言测试(FAST)最初被引进是为了补充院前护理评估,如Glasgow昏迷量表[29]。该表通过3个问题来评估患者的功能:①微笑或露齿;②坐位抬起手臂90°(仰卧位则45°);③可交谈。对不能执行上述任何一项任务的都应考虑到脑卒中的可能,并引导患者的护理至脑卒中急救服务。该测试如准确应用,则对诊断有89%(95%CI 84%~94%)的阳性预测值[29]。但应注意的是,一些重要的脑卒中症状没有包括在内,如单侧下肢无力和单眼视力丧失。

急诊室脑卒中识别

急诊脑卒中(ROSIER)评分的识别特异性(相比FAST试验)更高,且阳性预测值(90%,95%CI 85%~95%)更大[30]。该评分类似面部手臂语言测试,但评估其他症状,如下肢无力和视觉缺陷,有助于区分急性脑卒中与类脑卒中(表38.3)。如果得分>0,观察者可以假定诊断脑卒中。如果分数为0、-1或-2,则不太可能为脑卒中。

超急性脑卒中护理

所有脑卒中患者都应住院治疗,并在入院后由专家小组按照有序的方案对他们进行评估。这有助于快速评估、临床检查和基线调查。首先,应排除低血糖并建立静脉通道。之后,优先进行的是快速明确诊断、再灌注和维持大脑稳态。

脑卒中是一种临床诊断,初步评估应力求确定是否有局灶性神经功能缺损的快速发作史。如果满足这些标准,95%的脑卒中可正确诊断[31]。急性脑卒中的鉴别诊断与TIA的鉴别诊断非常相似(见TIA鉴别诊断前一节)。一旦确诊脑卒中,应确定症状发

表38.3 ROSIER评分

症状	得分
新发面部不对称瘫痪	1
新发上肢不对称瘫痪	1
新发下肢不对称瘫痪	1
言语错乱	1
视野缺损	1
意识丧失或晕厥	−1
任何癫痫发作	−1
	满分=5

Reprinted from The Lancet Neurology, Volume 4, Number 11, Nor AM et al., The Recognition of Stroke in the Emergency Room (ROSIER) scale: development and validation of a stroke recognition instrument, pp. 727–734. Copyright © 2005 Elsevier Ltd., with permission from Elsevier, http://www.sciencedirect.com/science/journal/14744422.

生的时间、病史、用药情况、脑卒中风险因素和功能状态。这可能需要与重要目击者、亲友或家庭医生(未陪同患者时)进行电话联系。改良的Rankin量表量化了日常生活活动中的残疾或依赖状况[32]。分值从0到6,从完全健康(无症状)到死亡(表38.4)。

NIHS评分是记录脑卒中严重程度的标准工具[33]。其具有较高的评估者间的可靠性,产生可重复的结果,并提供了一个与梗死体积相关的评分[34-37]。NIHSS及完成其评分的在线培训可登录http://www.nihstrokescale.org获得。

表38.4 改良的Rankin量表

0	无症状
1	没有明显残疾,有一些症状,但日常活动不受限
2	轻微残疾,能够独立处理自己的事情,但无法完成所有之前的活动
3	中度残疾,需要一些帮助,但能独立行走
4	中度严重残疾,离开帮助就不能满足自己的身体需要,不能独立行走
5	严重的残疾,需要持续的护理和照顾,卧床不起,大小便失禁
6	死亡

Adapted from Rankin J, Cerebral vascular accidents in patients over the age of 60, Scottish Medical Journal, Volume 2, Issue 5, pp. 200–15, Copyright © 1957 by The Scottish Medical Journal. Reprinted by permission of SAGE; and van Swieten JC et al., Interobserver agreement for the assessment of handicap in stroke patients, Stroke, Volume 19, Issue 5, pp. 604–607. Copyright © 1988, Wolters Kluwer Health, with permission from Wolters Kluwer Health, Inc

神经影像学

直接脑成像的标准见框38.1。所有其他脑卒中患者应尽快接受扫描,但必须在入院后4小时内进行。

CT的广泛可用性、快速和成本/效益使其成为急性脑卒中最常用的成像方式(图38.1)。非增强CT扫描常在不到1分钟完成,尽管多数急性缺血性脑卒中在最初几小时在CT上不可识别,但CT可高度准确地排除ICH和其他类脑卒中,如肿瘤、脓肿等,从而促进重要的管理决策,如溶栓。CT灌注

框38.1 立即脑扫描成像的标准

急性脑卒中患者如有下列情况之一,应立即进行脑扫描成像:

- 用于溶栓或早期抗凝治疗的适应证(请参阅第8部分的前两章)
- 正进行抗凝治疗
- 已知的出血倾向
- 意识水平低下[格拉斯哥昏迷评分(GCS)<13分]
- 不可解释的进展或波动症状
- 视乳头水肿、颈部僵硬或发热
- 脑卒中症状出现时伴随头痛严重

Source: data from National Institute for Health and Care Excellence 2008 Diagnosis and initial management of acute stroke and transient ischaemic attack (TIA). CG68. London: National Institute for Health and Care Excellence. Copyright © 2008 Royal College of Physicians of London. Available at: http://www.nice.org.uk/nicemedia/live/12018/41363/41363.pdf (see original on page 58 (R18) of the guidelines). Copyright © NCGC. Reproduced by permission.

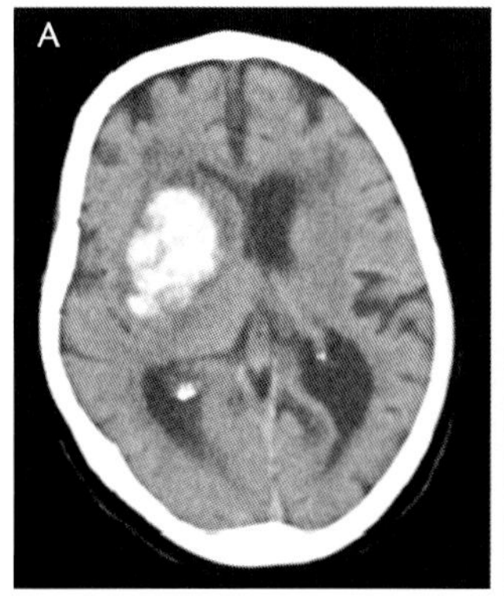

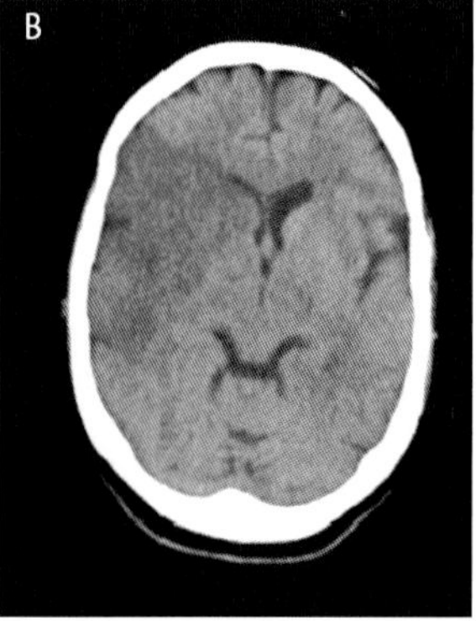

图38.1 (A)CT扫描显示颅内出血。(B)CT扫描显示进展性缺血性脑梗死的证据,涉及大部分右侧脑中动脉区域。

扫描对急性缺血性脑卒中的敏感性较高，缺血性脑卒中的敏感性接近75%，脑幕上非腔隙性脑梗死的敏感性>85%[38]。

MRI扫描结合DWI和血管造影序列可诊断和排除梗死，可对颅外循环和颅内循环成像。然而，此项技术成本增加、扫描时间延长、禁忌证(起搏器、金属植入物)，以及普遍缺乏快速可用性意味着CT目前不太可能被替代。

其他辅助检查

血液检查基线结果和心脏检查和前面讲的TIA类似。尿液标本中的血液、蛋白质和葡萄糖有助于排除危险因素(高血压、糖尿病)。由于妊娠影响诊断和管理决策，年轻女性应考虑妊娠检测。急性脑卒中不再推荐常规胸片检查[1]。

与TIA一样，对于影响年轻患者的脑卒中、疑似心源性栓塞性脑卒中，或疑似由反常栓子继发的脑卒中，可以进行一些专门的检查。这些检查包括自身免疫筛选、血栓形成筛查、艾滋病毒检测、非法药物筛查、血管筛查、炎症标志物筛查、Holter心电图监测、泡沫筛查以及超声心动图。这些检查在超急性期很少需要，通常可以等到患者病情稳定后再使用。

静脉内溶栓

重组组织纤溶酶原激活剂分别于1996年和2003年在美国和欧洲获批用于治疗急性缺血性脑卒中。其纳入标准和排除标准见表38.5。在2007年的系统回顾和荟萃分析中，Rha发现急性脑卒中后静脉溶栓有46%的再通率，再通率可有4倍的功能结局改善，可降低3个月的死亡率[39]。有趣的是，出血转化率与是否再通无关。

医务人员应向患者及其家人或照料者清楚解释相关的益处及风险。如有可能，应获得正式同意。患者血压≥185/110mmHg时应静脉用药降低血压。患者血压≥185/110mmHg时应优先静脉用药降低血压(比如拉贝洛尔、硝普钠或硝酸甘油酯等)，而不是静脉溶栓。因为会导致出血性转化的风险显著增加[5]。目前，唯一获批用于急性缺血性脑卒中的溶栓药物是阿替普酶，给药剂量为0.9mg/kg(最大剂量90mg)。总剂量的10%以推注形式给予，剩下的90%在一小时内注入。

表38.5 急性缺血性脑卒中溶栓治疗的标准

纳入标准	排除标准
急性缺血性脑卒中的明确诊断 发作时间(<4.5小时前)	NIHSS≤4或者≥25 近期(<10天)外伤性心脏按压，穿刺不可压缩的血管或腰椎穿刺 头或眼固定偏差 癫痫发作 脑卒中前，改良的Rankin评分>3 收缩压≥185mmHg或舒张压≥110mmHg 4周内有创伤或内脏活检史 脑卒中，严重的头颅外伤，或3个月内有中枢神经系统手术史 颅内出血、动脉瘤、肿瘤或脑动静脉畸形病史 最近4周内妊娠或分娩史 结肠炎、食管静脉曲张、活动性消化性溃疡、细菌性心内膜炎、主动脉瘤、严重肝病或急性胰腺炎 糖尿病视网膜病变 血糖<2.7mmol/L或>22mmol/L 遗传性或获得性出血障碍 近期严重或危险的出血 血小板计数<100或血细胞容量<25% 正进行抗凝治疗(用华法林INR<1.7除外) 既往脑卒中及糖尿病史

Source: data from Adams HP et al., Guidelines for the early management of adults with ischaemic stroke. A guideline from the American Heart Association/American Stroke Association Stroke Council, Clinical Cardiology Council, Cardiovascular Radiology and Intervention Council, and the Atherosclerotic Peripheral Vascular Disease and Quality of Care Outcomes in Research Interdisciplinary Working Groups, Stroke, Volume 38, Issue 5 pp.1655–711. Copyright © 2007 American Heart Association, Inc.; and IST3 Collaborative Group, The benefits and harms of intravenous thrombolysis with recombinant tissue plasminogen activator within 6 h of acute ischaemic stroke[the third international stroke trial (IST-3)]: a randomised controlled trial, The Lancet, Volume 379, Number pp.2352–63. Copyright © 2012 Elsevier Ltd.

溶栓后护理及并发症

所有患者都应在脑卒中单元由有经验的护理人员和医务人员进行仔细监护。患者应接受24小时持续照顾，避免并发症造成跌倒，理想体位是头抬高30°，有助于大脑静脉回流，降低颅内压。应定期检查患者的格拉斯哥昏迷评分(GCS)、氧饱和度、心律和血压。

如患者出现神经系统恶化、呕吐、躁动、急性高血压或头痛迹象，应考虑继发性ICH。ICH高风险患者包括老年、治疗前NIHSS>20(17%的风险)、CT扫描早期缺血、大脑中动脉(MCA)占位，以及高血压患者[40]。如怀疑颅内出血，应进行急诊CT扫描，抽血急查全血细胞计数(FBC)、纤维蛋白原、INR、活化部分凝血活酶时间(APTT)、d-二聚体和交叉配血。如果ICH确诊，目前指南建议在溶栓给药后1小时内，应静脉给予氨甲环酸1g。血液制品，如冷沉淀和新鲜冰冻血浆也可能有帮助，但应向血液科医生寻求建议。如果给药>1小时，氨甲环酸也可能对新鲜冰冻血浆和冷沉淀有作用，但并没得到证明。

溶栓后明显的颅外出血率为2%～13%[41]。患者静脉穿刺部位或伤口可能出血，但也可能出现鼻出血、血尿和或消化道出血。颅外出血可能不会立即出现，但应怀疑患者出现不明原因的心血管不稳定症状。如果可能的话，应对出血部位进行机械压迫。

溶栓后明显的过敏反应较为罕见(0.02%)。然而，约5%的患者出现口舌水肿，尤其在使用ACE抑制剂的患者中多见[42]。对于过敏反应和口舌水肿，均应根据标准指南进行治疗(必要时肌内注射肾上腺素加静脉用氢化可的松、抗组胺药和喷雾剂)。因患者可能需要气管插管，应寻求有关气道评估和管理的麻醉建议。

溶栓后不应即刻插入中心静脉压(CVP)管、导尿管、动脉管和鼻胃管，因为有出血风险，除非临床上不可避免。同样，在24小时的重复脑扫描排除出血后，才可使用抗血小板和抗凝血药物。

预后

溶栓后，1/3的患者病情改善，1/10的患者完全康复，3/100的患者由于颅内出血最终预后较差[43]。

腔内治疗

虽然在急性缺血性脑卒中发作后尽早给予静脉溶栓可提高生存率和功能预后，但其受到治疗时间窗狭窄的限制[44]。此外，静脉溶栓与近端大动脉闭塞的低血运重建率有关，这些患者的预后仍然很差[45,46]。因此，近年来，医生们对血管腔内治疗(动脉内溶栓或不溶凝血恢复)产生了浓厚的兴趣，并开展了多项大型临床试验。最近的一项荟萃分析[47]分析了8项重要试验(SYNTHESIS[48]，MR RESCUE[49]，IMS Ⅲ[50]，MR CLEAN[51] ESCAPE[52]，EXTEND IA[53]，SWIFT-PRIME[54]，REVASCAT[55])中2423例患者的数据并得出结论，尽管这些研究在患者选择、时间和影像分流标准方面存在异质性，但机械取栓的血管腔内治疗与静脉溶栓的标准治疗相比，对于有大血管阻塞的中重度脑卒中患者，确实可改善功能结果并提高血管造影血运重建率。然而，90天的有症状ICH和全因死亡率没有显著差异。针对新的试验数据，美国心脏协会和美国脑卒中协会联合发布了一份最新指南[96]，详细介绍了其目前对急性缺血性脑卒中血管腔内治疗的建议。然而，现在还需要进一步的研究来评估成本/效益，以优化患者的选择，并确定最佳的血管腔内治疗技术、设备、局部麻醉与全身麻醉，以及动脉内溶栓的剂量。鉴于缺乏接受过血管腔内治疗培训的临床医生，还需要进一步的工作来确定如何在当前的脑卒中服务中提供这种治疗。

急性缺血性脑卒中的其他治疗

抗血小板治疗

急性缺血性脑卒中后前2周早期服用阿司匹林可改善远期疗效。每1000例接受治疗的患者中，就会有13人死亡或致残[57]。因此，急性缺血性脑卒中患者应服用阿司匹林300mg(如果不能吞咽，则选择口服或直肠注射)。阿司匹林应在此剂量下持续2周，然后按照NICE技术评估[58]，患者应改用氯吡格雷75mg继续服用，以进行长期的二级预防。阿司匹林和氯吡格雷的双重抗血小板治疗并没有常规应用，尽管有一些证据表明，对于有明显症状但不适合手术治疗的颈动脉粥样硬化患者具有显著的短期疗效[59]。

抗凝治疗

对于非心源性脑卒中患者，抗凝并不比抗血小板治疗更有效，并且有更大的出血风险，不应该常规使用[60]。当有抗凝指征时，通常不应在最初2周内开始抗凝，因为有出血转化的危险。然而，对于轻度、非致残性脑卒中和出血转化风险较低的患者，可能应尽早开始抗凝治疗。

他汀类药物

对于急性脑卒中患者，不建议立即开始他汀类药物治疗，但已经接受他汀类药物治疗的患者应继续他汀类药物治疗[1]。

超急性期脑组织稳态

在缺血性脑卒中的急性期，受影响的脑组织主要包括两个主要的损伤区域（缺血性核区和缺血性半暗带区）。缺血核区含有坏死的脑组织，是不可逆转的损伤。半暗带区是指围绕核区的脑组织区域，包含轻至中度缺血组织，但仍有恢复的潜力。半暗带区的恢复可能是在血管再通和再灌注后，首要目标是促进以优化愈合的暗带区的环境，其中的关键是维持大脑稳态。

体液

脱水导致血液黏稠度增加，心脏充盈压力不足，导致低血压和脑灌注不良，从而导致脑卒中不良预后。业内一致意见是，应静脉输入晶体以规范管理容量[5]。然而，扩容和血液稀释并没有显示出明显的预后改善。

氧气

患者应使用脉搏血氧仪监测血氧饱和度，一般建议维持血氧饱和度在95%以上（在患者患有肺部疾病的情况下，88%~92%是可以接受的）[1]。然而，常规的补氧的方法在相关试验中产生了矛盾的结果。脑卒中氧研究（SOS）正在评估补氧对急性脑卒中的作用，但目前不推荐常规使用[61]。

血糖

高血糖常见于急性脑卒中，有证据表明，高血糖水平与不良预后有关[62]。虽然严格控制急性脑卒中患者的血糖没有显示出益处，但谨慎的做法是将血糖维持在5~10mmol/L，通常是在葡萄糖/钾/胰岛素（GKI）输注过程中使用胰岛素。

体温

高体温与脑卒中后不良预后有关，因为其可能增加梗死面积[63]。发热患者应使用对乙酰氨基酚和物理降温治疗，并寻找发热原因，给予适当治疗。通过静脉溶栓加低温治疗急性缺血性脑卒中（ICTuS-L1）[64]和冷却治疗急性缺血性脑损伤（COOL-AID）研究[65]，评估了治疗性冷却在急性脑卒中方面的应用。虽然这两项研究都得出结论，即诱导低温治疗急性脑卒中是安全可行的，但还需要进一步的研究（如最近启动的EuroHYP-1试验[66]）来证明其临床疗效，并确定最佳的目标体温和治疗时间。目前不推荐常规治疗性冷却。

血压

急性缺血性脑卒中的最佳血压管理仍然是一个有争议的话题。同时适合溶栓的患者应将血压降至≤185/110mmHg，指南建议不应降低血压，除非是严重升高（>220/110mmHg）和（或）有迹象表明高血压脑病、高血压肾病、高血压心力衰竭、心肌梗死、主动脉夹层、先兆子痫和子痫。非吞咽困难患者应继续常规降压药治疗，但新开始的治疗应在超急性期患者稳定后才进行。

ICH的管理

ICH的治疗与急性缺血性脑卒中的许多治疗原则相同（脑卒中单元的良好护理、严密的生理监测），但也有一些额外的考虑（抗凝逆转、神经外科转诊、血压管理和进一步的脑成像）。ICH患者应接受凝血筛查，如果使用华法林，则应通过静脉联合使用凝血酶原复合物和维生素K逆转抗凝。即使抗凝指征是人工金属心脏瓣膜也应如此，因为这样血栓形成或瓣膜失效的风险较低[67]

目前，唯一一种具有特定拮抗作用的新型抗凝剂是达比加群，也有其他的抗凝剂正在研发中。然而也应紧急寻求血液学专家的意见。目前，虽然正在进行一项随机对照试验，评估氨甲环酸在ICH（脑出血中的氨甲环酸，TICH[68]）中的使用情况，但尚无证据表明非抗凝患者可常规使用止血药。下一节概述了ICH患者紧急神经外科转诊指南。ICH患者的高血压应根据现有的循证指南进行治疗。随机预试验（INTERACT）[69]提示早期强化降压治疗可抑制ICH血肿的增长。大型的随访研究——INTERACT2表明[70]，强化降压（收缩压≤140mmHg）可改善功能结果，但并不显著降低死亡率或严重残疾率。ICH后出现任何神经系统恶化迹象的患者都需要紧急影像学检查，多数患者应在4~6周进行常规随访，以排除占位和血管异常等严重病变。

急性脑卒中的神经外科干预

虽然神经外科干预很少被用于急性脑卒中，但重要的是要意识到可能提示2种情况，即ICH和恶性MCA综合征。

最可能受益于神经外科干预ICH的患者包括以前健康的个体，这些个体表现为有脑积水证据的浅表/脑叶ICH。没有脑积水的患者，或有小的深的出血、多种合并症和(或)明显低迷意识水平(GCS<8)的患者不太可能受益[1]。

恶性MCA综合征是指急性MCA区域缺血性脑卒中后，由于脑水肿加重，神经系统迅速恶化的现象。年发病率(10~20)/10万[71]。年轻的患者更容易受到脑萎缩的影响(如颅腔内缺乏代偿空间)。早期神经功能减退、头痛和呕吐提示该综合征，影像学证据表明脑水肿和肿块效应与大面积脑梗死有关。该综合征预后不良，继发于小脑幕疝和脑干压迫死亡率高达80%[72]。然而，在选定的一组患者中，减压手术可能通过缓解颅内压升高和为水肿的大脑创造额外的扩张空间而获益。

框38.2详细介绍了目前英国减压半颅骨切除术的指导原则[1,5]。该手术包括半颅骨切除术，切除梗死同侧的大骨瓣，然后进行硬膜成形。患者应在出现症状后24小时内转诊，并在最多48小时内接受治疗。鉴于溶栓治疗的半衰期较短，以及必要时可逆转的可能性，在合适的患者中使用溶栓治疗不应妨碍寻求神经外科建议。

框38.2 恶性MCA综合征半颅骨切除减压术的转诊标准

大脑中动脉(MCA)梗死符合以下所有标准的患者应考虑进行半颅骨切除减压术。出现症状后24小时内应接受治疗，最长不超过48小时：

- 60岁或以下
- MCA区域的临床缺陷提示梗死，其在美国国家卫生研究院卒中研究中得分(NIHSS)在15分以上
- 意识水平下降，在NIHSS的第1a项上得1分或1分以上
- CT显示MCA区域至少50%的梗死，伴或不伴同侧大脑前动脉或后动脉区域额外梗死
- MRI弥散加权成像显示梗死体积>145cm^3

建议接受半颅骨切除减压术的患者应由受过适当培训、精通神经系统评估的专业人员进行监测

Source: data from National Institute for Health and Care Excellence (2007) Diagnosis and initial management of acute stroke and transient ischaemic attack (TIA). CG68. London: National Institute for Health and Care Excellence. Available at http://www.nice.org.uk/nicemedia/live/12018/41363/41363.pdf (see original on page 112 (R61) of the guidelines).

脑卒中单元

脑卒中单元是指由具有脑卒中专业知识的多学科协作团队组成的医疗单元。有令人信服的证据表明，专业的脑卒中单位护理可显著降低死亡[降低3%的绝对风险(ARR)]、依赖性(6%的ARR)及机构护理需求(5%的ARR)[73]。这些获益不受年龄、性别、脑卒中类型和脑卒中严重程度的影响，可能是得益于专业知识、协调的多学科护理，以及对生理稳态的精心关注和并发症的早期治疗。NICE建议所有脑卒中患者入院后1小时内转到急性脑卒中专科病房[5]。

并发症的预防和管理

营养

大约50%的急性脑卒中患者不能安全吞咽[74]，16%~49%的患者一开始就营养不良[75-77]。患者应在入院4小时内行吞咽评估并接受营养不良筛查。如果发现吞咽困难或营养问题，应寻求语言治疗师和营养师的专业意见。可以通过改变食物和液体的稠度来保证安全的口服喂养，但是对于管喂[鼻胃管、经皮内镜胃造口术(PEG)、经影像学植入的胃造口术(RIG)]，应该考虑其他方法。后两种方法需要获得正式同意，或者在患者缺乏能力时进行最佳利益评估。吞咽功能不会在几天内恢复，可能需要几周到几个月的时间。

压疮区域

脑卒中患者由于活动能力降低、年龄增加、同时存在的风险因素(周围血管疾病)以及感染和尿失禁的易感性增加，易发生压疮。多达21%的患者在脑卒中后会出现压疮[78]，针对脑卒中患者要求使用经验证的工具(Waterlow评分)进行评估，并定期检查

压疮区域[79]。

大小便自制

急性脑卒中后尿潴留或便秘较为常见。然而，由于导尿管可能引发尿道感染，应及时拔除。脑卒中后尿失禁是预后不良的标志，给患者带来痛苦，会延迟出院[80]。

肌肉痉挛

肌肉痉挛是受影响肢体屈/伸肌不平衡的结果，可以通过仔细定位、适当止痛、有规律地被动拉伸和(或)夹板固定来预防。当痉挛发生时，应寻求专业意见，因为证据基础薄弱，治疗方案有限。目前，常用巴氯芬、替扎尼丁和加巴喷丁，但有明显的副作用，包括肝酶紊乱、镇静和谵妄。巴氯芬也可通过鞘内输注使用。局部注射肉毒杆菌毒素有助于治疗局灶性痉挛，可作为物理治疗的辅助方案，或缓解手部痉挛，使保持卫生更容易。

静脉血栓栓塞

缺血性脑卒中后临床检测到的深静脉血栓(DVT)发生率为1%~2%。然而，双相超声检测的发生率为7%~30%，纤维蛋白原扫描或静脉造影可增加到28%~50%。脑卒中后2周临床诊断的肺动脉栓塞率为0~7%，3个月为8%[81]。肺栓塞的死亡率为30%~50%，是脑卒中后的第3大死因[82]。脑卒中后发生静脉血栓栓塞(VTE)的风险因素包括高龄、肢体无力、严重脑卒中和严重功能障碍。预防静脉血栓栓塞的策略包括充分补水和早期活动。皮下注射低分子肝素可降低DVT发生率，但对远期生存无影响[83]。其也可能促进梗死的出血转化，这使其使用有争议。研究表明，弹力袜(膝下或膝上)对脑卒中患者没有帮助，并可能导致压力性坏死[84,85]。2013年发表的CLOTS 3试验表明，间歇性气动压缩是一种有效的方法，可以降低脑卒中后不能活动的患者发生DVT的风险，并可能提高患者的生存率[86]。

如果缺血性脑卒中后明确发生静脉血栓栓塞，则应按照标准方案进行治疗。在这种情况下，抗凝的益处大于潜在的风险。如果VTE发生在出血性脑卒中后，则应考虑插入临时下腔静脉(IVC)滤器，因滤器比抗凝更安全。

癫痫发作

多达20%的脑卒中患者会出现继发性癫痫，尽管只有一小部分会发展成癫痫[87,88]。多数脑卒中后癫痫发作发生在最初几天，且在出血性脑卒中或影响椎基底动脉系统的脑卒中患者中更为常见，也可能发生在再灌注后[89]。脑卒中后癫痫通常是局灶性的，可用单一抗惊厥药控制[90]。卡马西平、丙戊酸钠、苯妥英、拉莫三嗪、托吡酯和左乙拉西坦均已被证明有效，其中，卡马西平在需要时可直接给药[89]。

急性脑卒中的预后

总的来说，20%~30%的患者在1年内仍需要完全需要依赖他人，40%~50%的患者可以独立生活[91]。预后不良的预测因素包括表现时意识水平受损、持续凝视偏好、瞳孔异常、密集性虚弱、心脏并发症、1周内尿失禁和2周内缺乏独立的坐姿平衡。第一次脑卒中后，12%的人会在1周内死亡，而1年的死亡率是40%，5年是60%[92,93]。脑卒中幸存者在发生脑卒中后第1年内的脑卒中复发风险为10%~16%，此后每年为4%~5%[94]。

(朱文江 李艺媛 译 黄斌 审校)

延伸阅读

Bamford J, Sandercock P, Dennis M, Burn J, Warlow C. (1991). Classification and natural history of clinically identifiable subtypes of cerebral infarction. *Lancet* **337**, 1521–6.

Giles MF, Rothwell PM. (2010). Systematic review and pooled analysis of published and unpublished validations of the ABCD and ABCD2 transient ischemic attack risk scores. *Stroke* **41**, 667–73.

Intercollegiate Stroke Working Party. (2012). *National Clinical Guideline for Stroke*, 4th edition. London: Royal College of Physicians.

National Audit Office. (2005). Reducing bran damage faster: Access to better stroke care. Available at http://www.nao.org.uk/publications/nao_reports/05-06/0506452.pdf

National Institute for Health and Clinical Excellence. NICE clinical guideline 68. Stroke: diagnosis and initial management of acute stroke and transient ischaemic attack (TIA). Available at: http://www.nice.org.uk/CG068.

National Institute for Health and Clinical Excellence. NICE technology appraisal 264. Alteplase for treating acute ischaemic stroke. Available at http://www.nice.org.uk/TA264

Rothwell P, Giles M, Chandratheva A, et al. (2007). Effect of urgent treatment of transient ischaemic attack and minor stroke on early recurrent stroke (EXPRESS study): a prospective population-based sequential comparison. *Lancet* **370**, 1432–42.

Scottish Intercollegiate Guidelines Network. (2008). Management of patients with stroke or TIA: assessment, investigation, immediate management and secondary prevention.

The Task Force for the Management of Atrial Fibrillation of the European Society of Cardiology. (2010). Guidelines for the management of atrial fibrillation. *European Heart Journal* **31**, 2369–429.

Wardlaw JM, Murray V, Berge E, del Zoppo GJ. (2009). Thrombolysis for acute ischaemic stroke. *Cochrane Database of Systematic Reviews* Issue 4. Art. No.: CD000213. DOI: 10.1002/14651858.CD000213.pub2.

Wardlaw J, Murray V, Berge E, et al. (2012). Recombinant tissue plasminogen activator for acute ischaemic stroke: an updated systematic review and meta-analysis. *Lancet* **379**, 2364–72.

Warlow CP, van Gijn J, Dennis M et al. (2008). *Stroke: Practical Management*, 3rd edition. Oxford: Blackwell Science.

参考文献

1. Intercollegiate Stroke Working Party. (2012). National clinical guideline for stroke, 4th edition. London: Royal College of Physicians.
2. Lewington S, et al. (2002). Age-specific relevance of usual blood pressure to vascular mortality: a meta-analysis of individual data for one million adults in 61 prospective studies. *Lancet* **360**, 1903–13.
3. National Institute for Health and Clinical Excellence. NICE clinical guideline 127. Hypertension. Clinical management of primary hypertension in adults. National Institute for Health and Clinical Excellence site. Available at http://www.nice.org.uk/guidance/CG127. Accessed October 2012.
4. Corvol JC, et al. (2003). Differential effects of lipid-lowering therapies on stroke prevention: a meta-analysis of randomized trials. *Arch Intern Med* **163**, 669–76.
5. National Institute for Health and Clinical Excellence. NICE clinical guideline 68. Stroke: diagnosis and initial management of acute stroke and transient ischaemic attack (TIA). Available at http://www.nice.org.uk/CG068. Accessed October 2012.
6. Heart Protection Study Collaborative Group. (2002). MRC/BHF Heart Protection Study of cholesterol lowering with simvastatin in 20,536 high-risk individuals: a randomised placebo-controlled trial. *Lancet* **360**, 7–22.
7. Wolf PA, et al. (1987). Atrial fibrillation: a major contribution to stroke in the elderly: the Framingham Study. *Arch Intern Med* **147**, 1561–4.
8. Camm AJ, et al. (2010). Guidelines for the management of atrial fibrillation: the Task Force for the Management of Atrial Fibrillation of the European Society of Cardiology (ESC). *Europace* **12**, 1360–1420.
9. Fuster V, et al. (2006). ACC/AHA/ESC 2006 Guidelines for the management of patients with atrial fibrillation: a report of the American College of Cardiology/American Heart Association Task Force on Practice Guidelines and the European Society of Cardiology Committee for Practice Guidelines. *Circulation* **114**, e257–e354.
10. Glazer NL, et al. (2007). Newly detected atrial fibrillation and compliance with antithrombotic guidelines. *Arch Intern Med* **167**, 246–52.
11. Samsa GP, et al. (2000). Quality of anticoagulation management among patients with atrial fibrillation: results of a review of medical records from 2 communities. *Arch Intern Med* **160**, 967–73.
12. Scottish Intercollegiate Guidelines Network. SIGN Guideline 97. Risk estimation and the prevention of cardiovascular disease: a national clinical guideline. Available at http://www.sign.ac.uk/pdf/sign97.pdf. Accessed December 2012.
13. Easton JD, et al. (2009). Definition and evaluation of transient ischemic attack: a scientific statement for healthcare professionals from the American Heart Association/American Stroke Association Stroke Council; Council on Cardiovascular Surgery and Anesthesia; Council on Cardiovascular Radiology and Intervention; Council on Cardiovascular Nursing; and the Interdisciplinary Council on Peripheral Vascular Disease. *Stroke* **40**, 2276–93.
14. Giles MF, et al. (2007). Risk of stroke early after transient ischaemic attack: a systematic review and meta-analysis. *Lancet Neurology* **6**, 1063–72.
15. Johnston SC, et al. (2007). Validation and refinement of scores to predict very early stroke risk after transient ischaemic attack. *Lancet* **369**, 283–92.
16. Flossman E, et al. (2003). Prognosis of vertebrobasilar transient ischaemic attack and minor stroke. *Brain* **126**, 1940–54.
17. Rothwell P, et al. (2007). Effect of urgent treatment of transient ischaemic attack and minor stroke on early recurrent stroke (EXPRESS study): a prospective population-based sequential comparison. *Lancet* **370**, 1432–42.
18. Lavallee PC, et al. (2007). A transient ischaemic attack clinic with round-the-clock access (SOS-TIA): feasibility and effects. *Lancet Neurology* **6**, 953–60.
19. Schaefer PW, et al. (2000). Diffusion-weighted MR imaging of the brain. *Radiology* **217**, 331–45.
20. Amarenco P, et al. (2007). The Stroke Prevention by Aggressive Reduction in Cholesterol Levels (SPARCL) trial: effects of intense low-density lipoprotein cholesterol reduction in patients with stroke or transient ischemic attack. *Stroke* **38**, 3198–204.
21. Kennedy J, et al. (2003). The fast assessment of stroke and transient ischemic attack to prevent early recurrence (FASTER) trial. *Seminars in Cerebrovascular Diseases and Stroke* **3**, 25–30.
22. Rothwell P, et al. (2004). Endarterectomy for symptomatic carotid stenosis in relation to clinical subgroups and timing of surgery. *Lancet* **363**, 915–24.
23. Stroke Trials Registry. Triple Antiplatelets for Reducing Dependency after Ischaemic Stroke (TARDIS). (2010). Available at http://www.strokecenter.org/trials/TrialDetail.aspx?tid=959. Accessed December 2012.
24. ClinicalTrials.gov Platelet-Oriented Inhibition in New TIA and Minor Ischemic Stroke (POINT) Trial. 2009. Available at http://clinicaltrials.gov/ct2/show/NCT00991029. Accessed December 2012.
25. Driver and Vehicle Licensing Authority. (2012). For Medical Practitioners. At a glance: Guide to the current Medical Standards of Fitness to Drive. Drivers Medical Group, DVLA, Swansea. Available at www.dft.gov.uk/dvla/medical/ataglance.aspx. Accessed December 2012.
26. Jones SP, et al. (2010). Stroke knowledge and awareness: an integrative review of the evidence. *Age and Ageing* **39**, 11–22.
27. Moser DK, et al. (2006). Reducing delay in seeking treatment by patients with acute coronary syndrome and stroke: a scientific statement from the American Heart Association Council on cardiovascular nursing and stroke council. *Circulation* **114**, 168–82.
28. Kwan J, et al. (2004). A systematic review of barriers to delivery of thrombolysis for acute stroke. *Age and Ageing* **33**, 116–21.
29. Harbison J, et al. (2003). Diagnostic accuracy of stroke referrals from primary care, emergency room physicians, and ambulance staff using the Face Arm Speech test. *Stroke* **34**, 71–6.
30. Nor AM, et al. (2005). The Recognition of Stroke in the Emergency Room (ROSIER) scale: development and validation of a stroke recognition instrument. *Lancet Neurology* **4**, 727–34.
31. Allen CMC. (1983). Clinical diagnosis of the acute stroke syndrome. *Quarterly Journal of Medicine* **52**, 515–23.
32. Rankin J. (1957). Cerebral vascular accidents in patients over the age of 60. II. Prognosis. *Scottish Medical Journal* **2**, 200–15.
33. National Institute of Health, National Institute of Neurological Disorders and Stroke. Stroke Scale. Available at http://www.ninds.nih.gov/doctors/NIH_Stroke_Scale.pdf. Accessed December 2012.
34. Brott TG, et al. (1989). Measurements of acute cerebral infarction: a clinical examination scale. *Stroke* **20**, 864–70.
35. Lyden P, et al. (1994). Improved reliability of the NIH Stroke Scale using video training. *Stroke* **25**, 2220–6.
36. Goldstein LB, et al. (1997). Reliability of the National Institutes of Health Stroke Scale: extension to non-neurologists in the context of a clinical trial. *Stroke* **28**, 307–10.
37. Muir KW, et al. (1996). Comparison of neurological scales and scoring systems for acute stroke prognosis. *Stroke* **27**, 1817–20.
38. Mayer TE, et al. (2000). Dynamic CT perfusion imaging of acute stroke. *American Journal of Neuroradiology* **21**, 1441–9.
39. Rha J-H, Saver JL. (2007). The impact of recanalization on ischemic stroke outcome: a meta-analysis. *Stroke* **38**, 967–73.
40. Tanne D, et al. (2002). Markers of increased risk of intracerebral hemorrhage after intravenous recombinant tissue plasminogen activator therapy for acute ischemic stroke in clinical practice: the Multicenter rt-PA Acute Stroke Survey. *Circulation* **105**, 1679–85.
41. Wardlaw JM, et al. (2009). Thrombolysis for acute ischaemic stroke. *Cochrane Database of Systematic Reviews* issue 4. Art. No.: CD000213. DOI: 10.1002/14651858.CD000213.pub2.
42. Hill MD, et al. (2005). Thrombolysis for acute ischemic stroke: results of the Canadian Alteplase for Stroke Effectiveness Study. *Canadian Medical Association Journal* **172**, 1307–12.
43. Wardlaw J, et al. (2012). Recombinant tissue plasminogen activator for acute ischaemic stroke: an updated systematic review and meta-analysis. *Lancet* **379**, 2364–72.
44. Emberson J, et al. (2014). Effect of treatment delay, age, and stroke severity on the effects of intravenous thrombolysis with alteplase for acute ischaemic stroke: a meta-analysis of individual patient data from randomised trials. *Lancet* **384**, 1929–35.
45. Ribo M, et al. (2006). Temporal profile of recanalization after intra-

venous tissue plasminogen activator: selecting patients for rescue reperfusion techniques. *Stroke* **37**, 1000–4.
46. Saqqur M, et al. (2007). Site of arterial occlusion identified by transcranial Doppler predicts the response to intravenous thrombolysis for stroke. *Stroke* **38**, 948–54.
47. Badhiwala JH, et al. (2015). Endovascular thrombectomy for acute ischemic stroke: a meta-analysis. *JAMA* **314**, 1832–43.
48. Ciccone A, et al. (2013). Endovascular treatment for acute ischemic stroke. *N Engl J Med* **368**, 904–13.
49. Kidwell CS, et al. (2013). A trial of imaging selection and endovascular treatment for ischemic stroke. *N Engl J Med* **368**, 914–23.
50. Broderick JP, et al. (2013). Endovascular therapy after intravenous t-PA versus t-PA alone for stroke. *N Engl J Med* **368**, 893–903.
51. Berkhemer OA, et al. (2015). A randomized trial of intraarterial treatment for acute ischemic stroke. *N Engl J Med* **372**, 11–20.
52. Goyal M, et al. (2015). Randomized assessment of rapid endovascular treatment of ischemic stroke. *N Engl J Med* **372**, 1019–30.
53. Campbell BC, et al. (2015). Endovascular therapy for ischemic stroke with perfusion-imaging selection. *N Engl J Med* **372**, 1009–18.
54. Saver JL, et al. (2015). Stent-retriever thrombectomy after intravenous t-PA vs. t-PA alone in stroke. *N Engl J Med 372*, 2285–95.
55. Jovin TG, et al. (2015). Thrombectomy within 8 hours after symptom onset in ischemic stroke. *N Engl J Med* **372**, 2296–306.
56. Powers WJ, et al. (2015). 2015 American Heart Association/American Stroke Association Focused Update of the 2013 Guidelines for the Early Management of Patients With Acute Ischemic Stroke Regarding Endovascular Treatment: a guideline for healthcare professionals from the American Heart Association/American Stroke Association. *Stroke* **46**, 3020–35.
57. Sandercock P, et al. (2003). Antiplatelet therapy for acute ischaemic stroke. *Cochrane Database of Systematic Reviews* CD000029.
58. National Institute for Health and Clinical Excellence. NICE technology appraisal 210. Clopidogrel and modified-release dipyridamole for the prevention of occlusive vascular events. Available at http://www.nice.org.uk/TA210. Accessed December 2012.
59. Markus HS, et al. (2005). Dual antiplatelet therapy with clopidogrel and aspirin in symptomatic carotid stenosis evaluated using Doppler embolic signal detection: the Clopidogrel and Aspirin for Reduction of Emboli in Symptomatic Carotid Stenosis (CARESS) Trial. *Circulation* **111**, 2233–40.
60. Sandercock P, et al. (2009). Anticoagulants for preventing recurrence following presumed non-cardioembolic ischaemic stroke or transient ischaemic attack. *Cochrane Database of Systematic Reviews* CD000248.
61. Stroke Trials Registry. (2007). The Stroke Oxygen Study: a multi-centre, prospective, randomised, open, blinded-endpoint study of routine oxygen treatment in the first 72 hours after a stroke. Available from http://www.strokecenter.org/trials/clinicalstudies/the-stroke-oxygen-study-a-multi-centre-prospective-randomised-open-blinded-endpoint-study-of-routine-oxygen-treatment-in-the-first-72-hours-after-a-stroke. Accessed December 2012.
62. Lindsberg PJ, et al. (2004). Hyperglycemia in acute stroke. *Stroke* **35**, 363–4.
63. Castillo J, et al. (1998). Timing for fever-related brain damage in acute ischemic stroke. *Stroke* **29**, 2455–60.
64. Hemmen T, et al. (2010). Intravenous Thrombolysis Plus Hypothermia for Acute Treatment of Ischemic Stroke (ICTuS-L): final results. *Stroke* **41**, 2265–70.
65. Krieger DW, et al. (2001). Cooling for Acute Ischemic Brain Damage (COOL AID): an open pilot study of induced hypothermia in acute ischemic stroke. *Stroke* **32**, 1847–54.
66. EU-funded therapy study on the effectiveness of mild therapeutic hypothermia for acute ischemic stroke. Details available from http://www.eurohyp1.eu/. Accessed December 2012.
67. Cannegieter SC, et al. (1994). Thromboembolic and bleeding complications in patients with mechanical heart valve prostheses. *Circulation* **89**, 635–41.
68. Current Controlled Trials. (2010). A randomised controlled trial of tranexamic acid in intracerebral haemorrhage (TICH). Details available from http://www.controlled-trials.com/ISRCTN50867461. Accessed December 2012.
69. Anderson CS, et al. (2008). Intensive blood pressure reduction in acute cerebral haemorrhage trial (INTERACT): a randomised pilot trial. *Lancet Neurology* **7**, 391–9.
70. Stroke Trials Registry. (2008). The Second Intensive Blood Pressure Reduction in Acute Cerebral Haemorrhage Trial: INTERACT2. Details available from http://www.strokecenter.org/trials/clinicalstudies/751. Accessed December 2012.
71. Treadwell SD, et al. (2010). Malignant middle cerebral artery (MCA) infarction: pathophysiology, diagnosis and management. *Postgraduate Medical Journal* **86**, 235–42.
72. Hacke W, et al. (1996). Malignant middle cerebral artery territory infarction: clinical course and prognostic signs. *Archives of Neurology* **53**, 309–15.
73. Stroke Unit Trialists' Collaboration. (2007). Organised inpatient (stroke unit) care for stroke. *Cochrane Database of Systematic Reviews* CD000197.
74. Dennis M. (2000). Nutrition after stroke. *British Medical Bulletin* **56**, 466–75.
75. Finestone HM, et al. (1995). Malnutrition in stroke patients on the rehabilitation service and at follow up: prevalence and predictors. Archives of Physical Medicine and Rehabilitation **76**, 310–16.
76. Davalos A, et al. (1996). Effect of malnutrition after acute stroke on clinical outcome. *Stroke* **27**, 1028–32.
77. Gariballa SE, et al. (1998). Nutritional status of hospitalized acute stroke patients. *British Journal of Nutrition*, **79**, 481–7.
78. Langhorne P, et al. (2000). Medical complications after stroke: a multicentre study. *Stroke* **31**, 1223–9.
79. Waterlow J. (1985). A risk assessment card. *Nursing Times* **81**, 49–55.
80. Jongbloed L. (1986). Prediction of function after stroke: a critical review. *Stroke* **17**, 765–76.
81. Field TS, et al. (2012). Prevention of deep vein thrombosis and pulmonary embolism in patients with stroke. *Clinical and Applied Thrombosis/Hemostasis* **18**, 5–19.
82. Kelly J, et al. (2001). Venous thromboembolism after acute stroke. *Stroke* **32**, 262–7.
83. International Stroke Trial Collaborative Group. (1997). The International Stroke Trial (IST): a randomised trial of aspirin, subcutaneous heparin, both, or neither among 19 435 patients with acute ischaemic stroke. *Lancet* **349**, 1569–81.
84. Dennis M, et al. (2009). Effectiveness of thigh-length graduated compression stockings to reduce the risk of deep vein thrombosis after stroke (CLOTS trial 1): a multicentre, randomised controlled trial. Lancet **373**, 1958–65.
85. CLOTS (Clots in Legs Or sTockings after Stroke) Trial Collaboration. (2010). Thigh-length versus below-knee stockings for deep venous thrombosis prophylaxis after stroke: a randomized trial. *Annals of Internal Medicine* **153**, 553–62.
86. CLOTS (Clots in Legs Or sTockings after Stroke) Trials Collaboration. (2013). Effectiveness of intermittent pneumatic compression in reduction of risk of deep vein thrombosis in patients who have had a stroke (CLOTS 3): a multicentre randomised controlled trial. *Lancet* **382**, 516–24.
87. Bladin C, et al. (2000). Seizures after stroke: a prospective multicenter study. *Archives of Neurology* **57**, 1617–22.
88. Davalos AC, et al. (1992). Epileptic seizures at the onset of stroke. *Cerebrovascular Diseases* **2**, 327–31.
89. Silverman IE, et al. (2002). Post stroke Seizures. *Archives of Neurology* **59**, 195–201.
90. Gupta S, et al. (1988). Postinfarction seizures: a clinical study. *Stroke* **19**, 1477–81.
91. Bamford J, et al. (1990). A prospective study of acute cerebrovascular disease in the community: the Oxfordshire Community Stroke Project 1981–86. 2. Incidence, case fatality rates and overall outcome at one year of cerebral infarction, primary intracerebral and subarachnoid haemorrhage. *Journal of Neurology, Neurosurgery, and Psychiatry* **53**, 16–22.
92. Venables G. (2002). Prognosis, outcome and recurrence of stroke. *British Journal of Cardiology* **9**, 103–5.
93. Brønnum-Hansen H, et al. (2001). Long-term survival and causes of death after stroke. *Stroke* **32**, 2131–6.
94. Burn J, et al. (1994). Long-term risk of recurrent stroke after a first-ever stroke. The Oxfordshire Community Stroke Project. *Stroke* **25**, 333–7.

第39章
颈动脉疾病

Peter M.Rothwell

简介

约有25%的缺血性脑卒中是大动脉疾病导致的动脉粥样硬化斑块栓塞所致,25%由静脉疾病导致,20%由心源性栓塞导致,约5%由罕见病导致,其余的尚未明确病因[1]。白种人患者中接近90%的动脉粥样硬化斑块栓塞性脑卒中是由颅外血管动脉粥样硬化病变所致,而在非洲裔与拉丁裔人种中颅内颅外病变导致的脑卒中数量大致相同[2]。很多学者认为升主动脉及主动脉弓部位的粥样硬化疾病是导致颈动脉栓塞的原因以及缺血性脑卒中的独立危险因素[3]。

至少在发达国家中,伴随年龄增长而产生的动脉粥样变似乎无法避免。动脉粥样硬化是一种影响大中型动脉的多节段病变,尤其是在分叉、扭曲,以及血管汇合处[4,5](图39.1)。

出现单支血管粥样变的患者往往有广泛的血管病变,因此其出现缺血性心脏病、脑卒中以及跛行的风险也相应增加[6],尤其是在患有高脂血症的白人男性中。血管粥样变的分布具有很强的种族差异性,且种族是预测病变位置的独立因素,针对白人男性更倾向于分布在颅外脑血管,主动脉以及颈动脉。而非裔、西裔及亚裔人种更易患颅内大血管病变[2,7],且年轻患者以及伴有1型糖尿病的患者更易受影响[2]。在一些研究中提到女性相比男性更容易患颅内血管疾病。

病理性研究以及血管成像、超声研究显示最常出现粥样变的颅外血管段是主动脉弓,近端锁骨下动脉,颈动脉分叉处,以及椎动脉起始部(图39.1)。锁骨下动脉处的斑块经常延伸至椎动脉起始部,且相似的斑块也偶尔出现在无名动脉起始部。通常,椎动脉第二段(穿过横突孔部分)也常常受累。但动脉粥样硬化往往呈阶梯状排列,与颈椎间盘和骨赘相对,通常不会明显限制管腔大小。

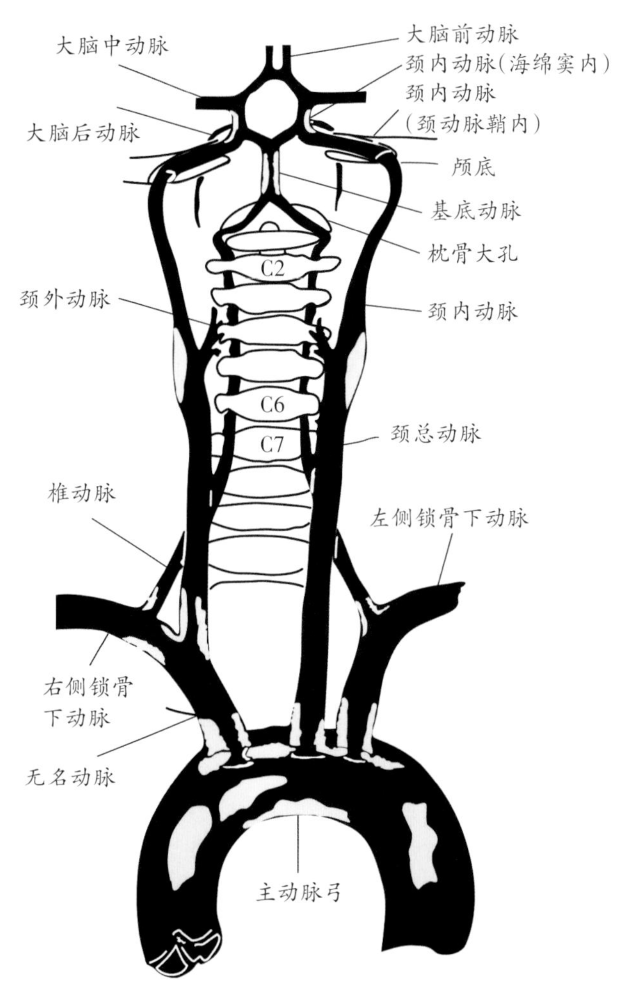

图39.1 大脑及眼动脉循环解剖。腔内的黄色凹痕代表动脉粥样硬化血栓形成特别常见的部位。

颅内段动脉及颅外段动脉在形态学上有所不同，如颅内段并没有外层弹性膜，中层及外膜的弹性纤维也更少，内膜也较薄。前循环系统中主要动脉粥样变的部位是颈动脉虹吸部、近端大脑中动脉以及靠近前交通动脉起始部的大脑前动脉。而在后循环中，颅内椎动脉通常在穿过硬脑膜后，在基底动脉起点附近受到影响。近端基底动脉，以及大脑后动脉起始部前端也经常出现斑块。基底动脉中段也可能在小脑动脉周围受累。主干血管病变导致分支动脉起始部堵塞更容易出现在后循环，如基底动脉分支堵塞。而在前循环部，小穿支动脉堵塞通常是由固有小血管病变导致。

颈动脉粥样硬化病变导致缺血性脑卒中主要通过以下3种机制：

• 病变处形成血栓并造成局部堵塞。

• 斑块碎片形成的栓子及血栓可能堵塞更远段的血管。颅内前循环血管堵塞通常是由于此类栓子导致。但如果流动形态出现异常（当血管堵塞或者对侧血运较差），比如对侧颈内动脉栓子通过前交通动脉到达同侧颈内动脉并形成慢性堵塞，即会出现同侧大脑梗死。

• 斑块增长导致的血管腔直径急剧减少可能导致低灌注以及血供最贫乏的远端大脑边缘带出现梗死。

斑块激活和脑卒中风险

粥样变斑块通常成长缓慢或者长期处于静止状态，但可能突然出现破裂或溃疡（图39.2）。激活的斑块触发了血小板聚集、血栓形成以及栓塞[8]。与斑块的急性间歇性激活概念一致，脑动脉粥样硬化性疾病患者脑卒中的可能性随时间变化，在短暂性脑缺血发作（TIA）或脑卒中后的几天内为最高[9,10]，而发生在大型动脉的脑卒中尤其在早期容易复发[11]。此外，如果颈动脉狭窄患者近期有症状，那么经颅多普勒超声检查会更容易发现栓子[12,13]，且大脑中动脉的栓子检出率在发生脑卒中后随时间呈下降趋势[14]。

介入血管造影是观察斑块形态不规则和溃疡的最佳手段，其次也可以通过增强磁共振血管成像以及超声显像，其也是脑卒中风险的独立因素。影像学检查发现的斑块形态不规则，可能代表了斑块溃疡、覆盖血栓的不稳定性，以及栓塞的高风险[11,15]。

A

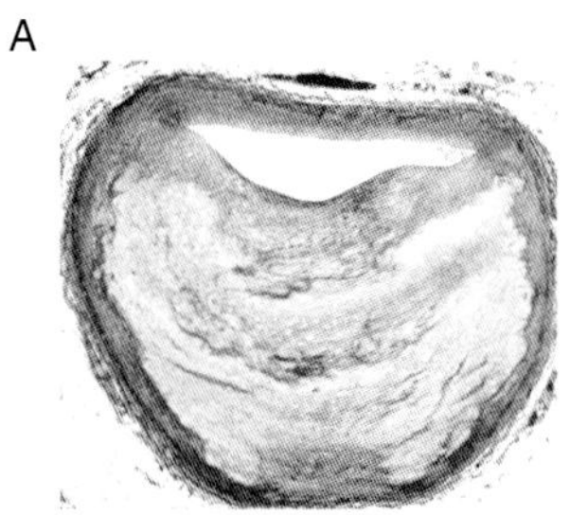

B

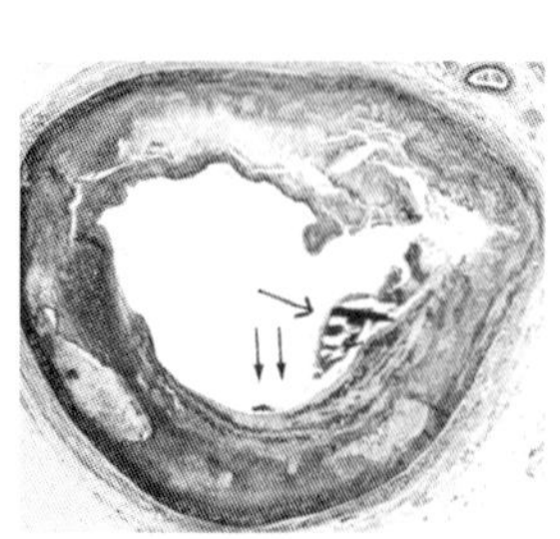

图39.2 组织切片显示一个有厚纤维帽的静止斑块（A）和一个破裂的斑块（B），以及黏附的血栓（箭头所示）。

也有证据表明，颈动脉溃疡斑块（相比平滑的斑块）更可能与冠状动脉等其他部位的血管事件有关[16]，提示斑块激活是一种全身现象。系统激活的触发机制尚不清楚，但现已经提出了感染、炎症或遗传等机制可能。

颈动脉内膜剥脱术

关于颈外动脉和椎动脉粥样硬化疾病与缺血性脑卒中的发生之间关系的认识可以追溯到19世纪，颈动脉外科手术的历史也是如此。然而，直到20世纪50年代，动脉内膜切除术才被用于预防脑卒中。1954年，Eastcott，Pickering以及Rob发表了一篇病例报告，详细描述了1954年5月对一例66岁女性患者进行的颈动脉切除术，该患者有复发性左侧颈动脉TIA，血管造影显示严重狭窄[17]。患者安全恢复了健康，解除了TIA。1975年，DeBakey报道了他在1953年8月对一例53岁的男性进行的颈动脉内膜切除术（CEA）[18]。Eastcott及其同事的报告为颈动脉外科的进一步发展提供了动力。在接下来5年中，出现了大量关于此手术的报道，并提出了若干技术改进建议。颈内动脉（ICA）闭塞通常被认为是不可手术的，通常不支持外科尝试纠正颈动脉线圈、扭结，以及纤维肌发育不良。

到20世纪80年代早期，在美国每年开展颈动脉内膜剥脱术超过10万台[19]。然而，除了许多外科病例系列和2项小的、无结论的随机试验外[20,21]，没有很好的证据表明该手术的价值。这使几位著名的临床医生对20世纪80年代早期该手术的广泛应用提出质疑[22,23]，这导致了手术数量的下降，并为一些大型随机对照试验奠定了基础。对症状性狭窄随机患者的首次研究结果出现于20世纪90年代初[24-26]。

颈动脉内膜剥脱术风险

颈动脉内膜切除术与多种潜在的并发症有关(框39.1)。其中最重要的是脑卒中和死亡。1%~2%的患者在手术后几天内死亡,通常死于脑卒中、心肌梗死或其他一些常见的冠心病并发症,以及极少数肺栓塞[27]。与大型随机试验相比,“管理数据集”可能更能真实地反映常规做法,但是比较常因病例组合的变化而混乱,尤其是无症状狭窄患者中死亡率较低的比例[28]。

框39.1 颈动脉内膜剥脱术潜在并发症

- 死亡
- 围术期脑卒中
  - 钳夹时临时阻断颈动脉血流
  - 操作部位栓塞
- 术后并发症
  - 动脉粥样斑块残留栓塞
  - 动脉内膜剥落表面血栓形成
  - 缝合线上血栓形成
  - 动脉夹层血栓形成
- 大脑高灌注损伤及脑出血
- 心血管并发症(心律失常、心肌梗死)
- 呼吸系统并发症(肺栓塞、肺炎)
- 中枢及外周神经损伤
- 伤口出血或感染
- 头痛
- 面部疼痛

脑卒中

颈动脉内膜剥脱术的主要并发症是围术期脑卒中[29,30]。据报道,风险范围为0.5%~20%,甚至可能更高或更低[28]。这种变化可以用以下差异来解释:

- 病例混杂,既有手术又有麻醉术。
- 脑卒中的定义。
- 是否包含全部或仅包含部分卒中。
- 脑卒中诊断的准确性。
- 临床细节的完整性。
- 是回顾性研究还是前瞻性研究。
- 脑卒中诊断是基于对患者的观察还是单纯医疗记录。
- 偶然变异。
- 发表偏倚。

不超过20%的围术期脑卒中是致命的,因此,非致命脑卒中是致命脑卒中的4倍,表明轻度率中被低估了。

如果侧支供血不足,特别是已经存在最大限度地脑血管扩张时,颈动脉夹持过程中颈内动脉血流的暂时减少可能导致同侧缺血性脑卒中(即脑血管储备耗尽)。然而,手术部位的栓塞可能是术中最常见的脑卒中原因。当插入任何分流器或当钳夹被移除时,使用颈动脉夹可能导致动脉粥样硬化血栓碎片在颈动脉分叉处被移动时被释放。然而,缺血性脑卒中通常是动脉粥样斑块破裂碎片栓塞所致;以及在切除血管内膜表面或缝合线上形成血栓;或更可能在远端内膜皮瓣上形成血栓;夹钳导致动脉壁损伤并发血栓;血栓合并始于颈内动脉松脱内膜瓣的夹层或动脉壁分流损伤所致。

出血及高灌注

颅内出血占围术期脑卒中的5%。这些症状可能在手术后立即出现,也可能在术后1周内出现,几乎发生在手术动脉同侧。这可能是由于切除严重狭窄后灌注压力和脑血流增加,特别是近期脑梗导致脑自身调节功能缺陷,但抗血栓药物和不受控制的高血压也可能是原因之一。

颈动脉内膜切除术后常出现同侧但有时为双侧的短暂性大脑高灌注,往往持续数天[31]。特别是严重狭窄病变,但脑血管储备较差,自我调节功能受损时更易出现。这可能是偶尔发生同侧经半球脑水肿、脑出血、局灶性癫痫发作和术后几天头痛的原因。显然,该综合征不同于因低流量或栓塞引起的缺血性脑卒中,可通过起病较慢,以及脑和动脉成像等来鉴别。更复杂的是,一种非常相似的临床综合征——被描述为脑血管收缩的结果,可能造成混淆[32]。

心血管及呼吸系统综合征

有1%~2%的患者在手术期间或术后早期发生心肌梗死[30],其中多为有症状的冠心病,尤其是前几个月发生心肌梗死或不稳定性心绞痛者。围术期心肌梗死可能是无痛的,诊断的线索有不明原因的低血压、心动过速和心律失常。充血性心力衰竭、心绞痛和心律失常也偶尔被关注。术后高血压和低血压或许是同一个问题，可能由于手术干扰了颈动脉压力感受器，但仅是一过性的。术后肺部感染发生率<1%。

颅脑及周围神经损伤

神经损伤是由牵引、按压或横断造成的，在20%的病例中发生。然而，这些伤害很少有长期的后果[33]。迷走神经喉上支或迷走神经本身的损伤，可能引起声音改变、嘶哑、咳嗽困难，有时因声带麻痹而出现呼吸困难。如果同时或分期行双侧颈动脉内膜剥脱术（导致双侧声带麻痹），则可能发生气道阻塞，需行紧急气管切开。舌下神经损伤引起舌同侧无力，可导致暂时性甚至永久性肌张力障碍、咀嚼困难或吞咽困难。双侧损伤则会引起严重的语言和吞咽问题，有时甚至会导致上气道阻塞。因此，如果患者的症状与双侧颈动脉严重狭窄有关，需双侧颈动脉内膜剥脱术，那么间隔几周进行手术可能比同次行双侧手术更安全，这主要是因为双侧舌下神经或迷走神经有损伤的风险。

面神经下颌骨边缘分支的损伤会导致嘴角轻微无力。脊髓副神经损伤很少见，可能引起肩部和颈部疼痛和僵硬，胸锁乳突肌和斜方肌无力。高切口可能切断耳大神经，造成耳垂和下颌角麻木，可能持续存在而对患者造成不适。颈横神经损伤几乎是不可避免的，会导致瘢痕周围麻木，但很少成为问题。

其他局部并发症

局部伤口并发症比较罕见，包括感染，血肿，因动脉切开或补片渗漏，以及破裂导致的大出血；如果引起气管压迫，可能危及生命；术后数周或数年形成的动脉瘤；瘢痕上的恶性肿瘤。

与手术同侧的头痛可能预示着大脑的高灌注，但也可能是颈动脉周围交感神经丛的轻微损伤而引起的类似丛集性头痛。局灶性癫痫发作和头痛很少发生[34]。发生在手术同侧、且与饮食有关的面部疼痛并不常发生，在某种程度上可能是腮腺神经支配的紊乱造成的。

颈动脉内膜剥脱术的潜在益处

大型随机对照试验的结果表明，动脉内膜剥脱术治疗近期症状严重的颈动脉狭窄，几乎完全消除了术后2年甚至3年手术动脉同侧缺血性脑卒中的高风险。此外，这种影响至少会持续10年[24-26,33-37]。事实上，同侧脑卒中的风险变得如此之低，以至于栓塞性脑卒中和低流量脑卒中都得到了预防（图39.3）[37]。

平均而言，当症状性狭窄缩小直径超过80%［采用欧洲颈动脉外科试验（ECST）方法］时，手术带来的获益最大，与北美症状性颈动脉内膜剥脱术（NASCET）方法提到的70%相等（图39.4）。手术的风险在所有狭窄程度上都是一样的，因此，由于<60%（ECST）狭窄的未手术患者的脑卒中风险很低，手术（有风险）对他们来说是不值得的。由于中度狭窄患者的脑卒中风险在数年内保持在较低水平，彩超随访（防止狭窄加重）几乎没有意义。除非有进一步的症状，狭窄本质上是无症状的，脑卒中的风险很低，因此手术总体上没有优势。

颈动脉内膜剥脱术也可能改善认知功能，可能是通过增加脑血流量或减少亚临床栓子出现的频

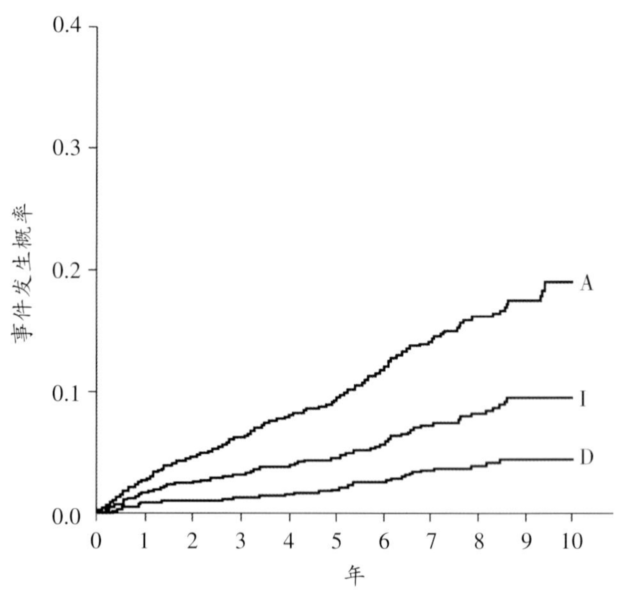

A	1727	1626	1494	1356	1203	1009	800	578	397	232	110
I	1728	1631	1520	1391	1244	1048	838	610	423	245	121
D	1728	1645	1547	1418	1275	1073	859	629	436	252	126

图39.3 Kaplan-Meier曲线显示欧洲颈动脉外科试验[37]中，颈动脉内膜剥脱术后近期症状性狭窄（不包括术后30天）的脑卒中累积风险。A=任一种脑卒中；I=同侧缺血性脑卒中；D=同侧缺血性致残脑卒中。（Reproduced from Cunningham E et al., Long-term durability of carotid endarterectomy in the European Carotid Surgery Trial, Stroke, Volume 33, Issue 11, pp.2658-63, Copyright © 2002, with permission from Wolters Kluwer Health.）

率,后者在手术后减少[38]。另一方面,轻微的认知困难可能会使过程本身复杂化[39]。

可以想象,受损大脑反应和氧摄取分数升高的患者在不接受手术的情况下脑卒中的风险特别高,而这种损伤可以通过颈动脉内膜剥脱术来纠正,但目前研究太少,尚不能确定[40]。此外,目前还不清楚有近期症状的颈动脉严重狭窄患者中,有多少比例的脑卒中实际上是由大脑反应能力受损造成的,这可能是低流量的直接结果,也可能是侧支循环不足以弥补急性动脉闭塞而间接造成的。目前还不清楚这些患者的手术风险是否更高,以及对于此类患者而言,颈动脉内膜剥脱术降低脑卒中风险的效果是否比那些反应能力没有受损的患者要好。

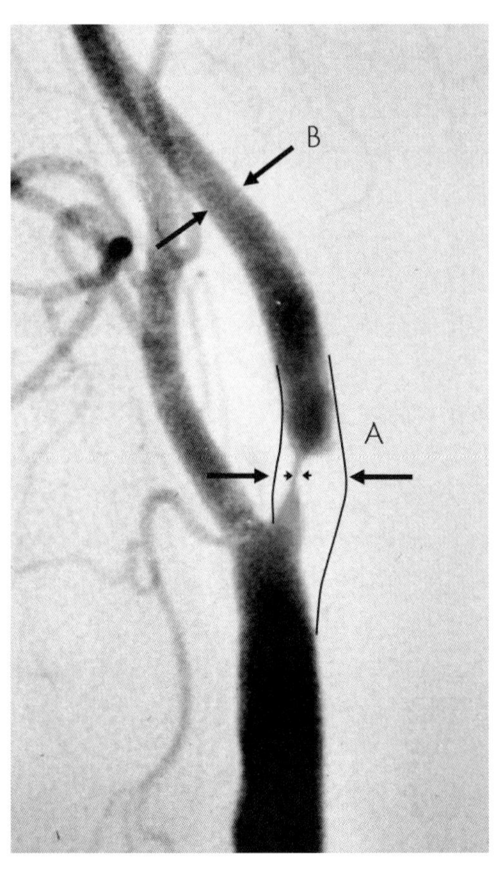

图39.4 选择性颈动脉分叉导管造影显示90%狭窄。为了计算狭窄程度,测量最大狭窄点(A)处管腔直径作为ECST和NASCET的分子。然而,NASCET使用颈内动脉远端管腔直径(B)作为分母,而ECST使用估计的最大狭窄点的正常管腔直径(虚线)作为分母。(Reprinted from The Lancet, Volume 361, Number 9352, Rothwell PM et al., Analysis of pooled data from the randomised controlled trials of endarterectomy for symptomatic carotid stenosis, pp.107-16, Copyright © 2003 Elsevier Ltd., with permission from Elsevier, http://www.sciencedirect.com/science/journal/01406736.)

症状性患者颈动脉介入治疗筛选

只有少数短暂性脑缺血发作或缺血性脑卒中患者是颈动脉内膜剥脱术或支架植入术的潜在候选者,做出介入治疗(而不是单纯的药物治疗)的决定可能比较困难,下文将详细讲述。多数讨论都与内膜剥脱术有关,因内膜剥脱术的风险和益处的数据远多于支架植入术。本文讨论的大多数问题都适用于这两种治疗。

手术应该提供给那些可能获益最多的患者(即那些未做手术且手术风险可接受的同侧缺血性脑卒中风险最高的患者),以及那些最有可能存活数年并从中受益的患者。手术的对象应该是少数没有手术就会发生脑卒中的患者,而不是大部分可能发生脑卒中的患者,因为后者还可能经历很多不必要的手术。

筛选合适的颈动脉手术患者的费用很高,超过总费用的30%产生自神经血管诊所的初次咨询。在1997—1998年的英国,如果包含所有关于颈动脉内膜剥脱术的一系列花销,通过该方式预防1例脑卒中的费用约为10万英镑(约为人民币92万)[41]。

哪类患者有高(或低)手术风险?

脑卒中和死亡的手术风险除了与外科医生和麻醉师的技能和手术技术有关外,还取决于患者的年龄和性别、出现事件的性质、合并症(如冠心病)等几个因素。

发病事件

无症状狭窄患者的手术脑卒中和死亡风险低于有症状狭窄患者[28],当然也随症状的性质不同而变化。在对1980年至2000年发表的所有因内膜剥脱术导致脑卒中和死亡风险的研究进行系统性回顾时,383项研究中有103项根据症状的性质对风险进行了分层。正如预期结果,症状性狭窄的手术风险总体高于无症状狭窄(OR=1.62,95%CI 1.45~1.81,$P<0.00001$,59项研究),但这取决于症状的性质。例如,在患者视力相关手术风险事件中,有症状患者发生风险倾向于低于无症状狭窄(OR=0.75,

95%CI 0.50~1.14，15项研究）。脑卒中和短暂性脑缺血发作的发生风险相同，但发生短暂性脑缺血发作的风险高于视力相关事件（OR=2.31，95%CI 1.72~3.12，P<0.00001，19项研究）。鉴于脑卒中的手术风险高度依赖于临床表现，应根据表现症状的性质对风险进行分层审查，并应告知患者与他们的发生事件相关的风险。

年龄及性别

在颈动脉内膜剥脱术对有症状和无症状颈动脉狭窄的随机试验中，女性获益相比男性有所降低[42,43]，部分原因是女性的手术风险高于男性，但手术风险与年龄无关。此外，在一项纳入1980年到2004年所有发表的关于年龄和性别以及手术相关脑卒中和（或）死亡风险关系研究数据的系统评价提出[44]，相比男性，女性有较高的手术相关脑卒中和死亡率（25项研究，OR=1.31，95%CI 1.17~1.47，P<0.001），但没有增加手术死亡率（15项研究，OR=1.05，95%CI 0.81~0.86，P=0.78）。与年轻患者相比，年龄≥75岁的患者（20项研究，OR=1.36，95%CI 1.07~1.68，P=0.02），≥80岁（15项研究，OR=1.80，95%CI 1.26~2.45，P<0.001），以及老年患者整体（35项研究，OR=1.50，95%CI 1.26~1.78，P<0.001）手术相关死亡率都有所增加。相对的，≥75岁的患者（16项研究，OR=1.01，95%CI 0.8~1.3，P=0.99）以及≥80岁的患者（15项研究，OR= 0.95，95%CI 0.61~1.20，P=0.43）非致命脑卒中的风险并没有增加。总的来说，年龄≥75岁（21项研究，OR=1.18，95%CI 0.94~1.44，P=0.06），年龄≥80岁（10项研究，OR=1.14，95%CI 0.92~1.36，P=0.34），以及老年患者整体（36项研究，OR=1.17，95%CI 1.04~1.31，P=0.01）整个围术期脑卒中和死亡的风险仅略增加。因此，在已发表的病例系列中，年龄和性别对手术风险的影响与试验中观察到的结果基本一致。

其他危险因素

手术脑卒中的危险因素包括高血压、周围血管疾病、对侧颈内动脉闭塞、同侧颈外动脉及颈动脉虹吸部狭窄[45]。综合分析ECST和NASCET的数据，独立的危险因素为女性、发病事件、糖尿病、溃疡斑块和既往脑卒中[63]。ECST试验中的其他重要预测因子（NASCET未提供）包括收缩压和周围血管疾病[30]。

手术时机选择

手术的最佳时机是一个极具争议的话题，但越来越明显的是，在合理安全的情况下，手术应该尽快执行，尤其考虑到症状性颈动脉狭窄患者出现短暂性脑缺血发作或脑卒中头几天或几周后非常高的早期脑卒中的风险[11,46]。由于早期手术而增加的手术风险必须与延迟手术前发生脑卒中的重大风险相平衡[46]。如果手术风险与手术时机无关，当然需要紧急手术。对症状性颈动脉狭窄的内膜切除术随机试验数据的汇总分析显示，在最后一次缺血事件发生后2周内随机进行的患者手术获益最大，且随时间的延长而迅速下降[42]。

一项系统评价对所有已发表的报告了自出现事件以来不同时间手术风险的病例系列进行回顾[28,46]，也发现在稳定患者中，早期（前3~4周）和晚期手术风险无差异（OR=1.13，95%CI 0.79~1.62，P=0.62，11项研究）。对于短暂性脑缺血发作和小卒中的神经系统稳定的患者，如果在事件发生后1周内进行内膜剥脱术，效果最好。然而，在此次系统评价中，对于症状进展患者急诊行颈动脉内膜剥脱手术（进展的脑卒中，增强的短暂性脑缺血发作，“紧急情况”）有较高的脑卒中和死亡的风险（19.2%，10.7~27.8）。在同一研究中此风险比稳定性症状患者要高得多（OR=3.9，95%CI 2.7~5.7，P<0.001，13项研究）。因此，在出现事件后的24~72小时，关于手术的风险和收益的平衡确实存在一些不确定性，特别是在脑卒中患者中，在这一时间尺度上，早期和延期手术的随机试验将是合乎伦理的。然而，在许多国家的常规临床实践中，手术延误目前仍可至数周甚至数月。

哪些患者能从手术治疗症状性颈动脉狭窄中获益最多？

并不是所有有严重症状性狭窄的患者都会发生同侧缺血性脑卒中。在ECST中，约30%颈动脉狭窄达90%~99%的患者在3年内发生了脑卒中，但70%的患者没有发生脑卒中且后者只能因为手术造成伤害。ECST和NASCET都清楚显示了与脑动脉同侧的进行性加重颈动脉狭窄或眼部症状在预测相同动脉分布区域缺血性脑卒中的重要性。尽管这种关系并不直接，即如果颈内动脉远端由于一个极端的狭窄而

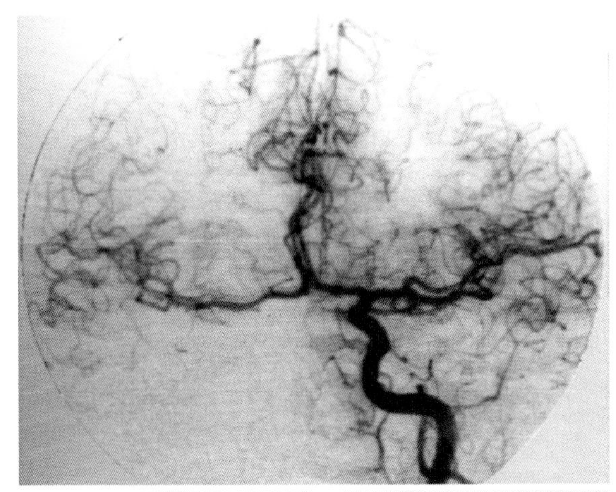

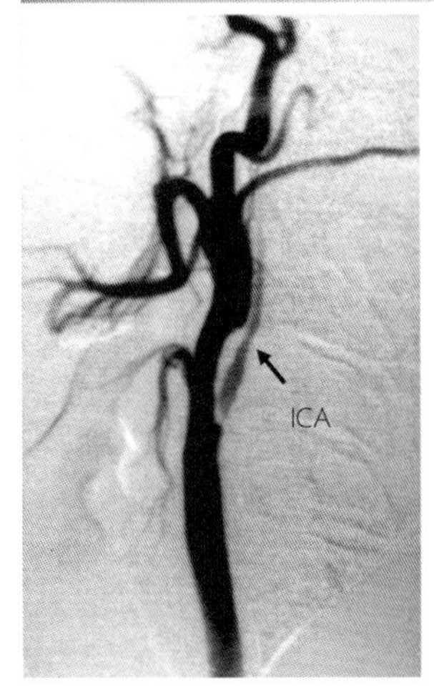

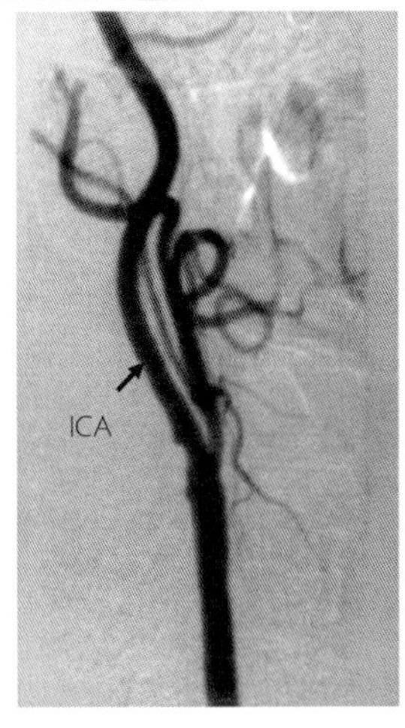

图39.5 近期有症状的颈动脉“接近闭塞”(左)和对侧颈动脉分叉轻度狭窄(右)患者的选择性动颈动脉循环造影。接近闭塞,ICA明显变窄,造影剂流入远端ICA的时间延迟。选择性地将造影剂注射入对侧颈动脉后,可以看到明显的侧支血流穿过前交通动脉——充满症状半球的大脑中动脉(上)。

“崩溃”,脑卒中的风险则会显著降低(图39.5)[47,48]。血管造影显示“溃疡”或“不规则”会增加脑卒中的风险,但目前还不清楚这些转变能否体现在超声检查中[15,49]。本章后文将回顾这些因素和其他决定捐赠的因素。更复杂的是,我们也应拒绝给那些生存时间有限,不能获得任何脑卒中预防的患者提供手术,对他们来说,风险较高,直接手术不值得。

狭窄的范围是什么?

为了正确地进行颈动脉内膜剥脱术,首先需要确定手术总的平均收益与颈动脉狭窄程度的关系。分析每个主要针对症状性颈动脉狭窄的动脉内膜剥脱术试验,需以症状性颈动脉狭窄的程度进行分层,但使用不同的测量狭窄程度的方法,在此之前需对造影图像进行随机化。相比于ECST方法,NASCET方法低估了狭窄的程度(见图39.4)[50]。NASCET方法中70%~99%的狭窄相当于ECST方法的82%~99%,ECST方法中70%~99%的狭窄相当于NASCET方法的55%~99%[50]。

1998年,ECST[35]报道称,在ECST标准中狭窄程度30%~49%以及50%~69%的患者手术并无明显的疗效改善,对于狭窄程度ECST标准70%~99%的患者,手术有明显的疗效改善。当ECST的结果以十分位进行狭窄分层时,内膜剥脱术仅对ECST标准80%~99%狭窄的患者有效。根据NASCET报道[36],在NASCET标准70%~99%狭窄患者中,3年内脑卒中及死亡风险绝对值降低11.6%,等同于2年内脑卒中及死亡风险降低10.1%。然而,与ECST相比,NASCET报道称,NASCET标准50%~69%狭窄(ECST标准65%~82%狭窄)的患者致残性脑卒中及死亡的风险绝对值下降6.9%(P=0.03)。

考虑到试验结果之间的这种明显差异,ECST组重新分析了其结果,以便与NASCET的结果相比较[51]。这就要求用NASCET中使用的方法重新测量原始ECST血管造影,并重新评估结局事件。针对ECST的重新分析显示内膜剥脱术在NASCET标准中50%~69%狭窄的患者(n=646,P=0.05),5年内发生脑卒中或手术死亡风险降低5.7%(95%CI 0~11.6),在NASCET标准中70%~99%狭窄且没有附近闭塞的患者(n=429,p<0.0001)风险降低21.2%(95%CI 12.9~29.4)。对于狭窄程度<30%的患者来说,手术是有害的(n=1321,P=0.007),而在狭窄程度30%~49%的患者中手术没有获益(n=478,P=0.6)。因此,用同样的方法分析两项试验的结果是一致的。随后,对ECST、NASCET和VA#309试验[25]的数据进行汇总分析,这些试验包括>95%的有症状的颈动脉狭窄患者,患者被随机分为内膜剥脱组和药物治疗组。

合并分析显示,对任一狭窄组进行随机化治疗,其主要结果的相对风险,两组试验之间没有统计学显著的异质性。因此,对6092例患者和35 000例患者的年随访数据进行了合并[52],发现手术总死亡率1.1%(95%CI 0.8~1.5),术中脑卒中及死亡风险7.1%(95%CI 6.3~8.1)。合并分析分层狭窄严重程度的主要结果数据见图39.6。动脉内膜剥脱术降低了NASCET标准下50%~69%狭窄的患者脑卒中及死亡的绝对风险(绝对风险降低=7.8%,95%CI 3.1~12.5),且对于NASCET标准70%~99%狭窄的患者有较多的获益(绝对风险降低=15.3%,95%CI 9.8~20.7),但对附近闭塞的患者无显著疗效。针对附近闭塞,疗效的可信区间较宽,但是就手术效果而言,每一项结果,此组与狭窄≥70%且无附近闭塞的患者组的差别具有高度统计学显著性。在致残脑卒中率方面也有类似的定性结果。

接近闭塞如何处理?

在接近闭塞的情况下,由于狭窄后血流明显减少,狭窄后颈内动脉变窄或塌陷[48]。在ECST和NACET中,这些患者在药物治疗中的脑卒中风险都很低。脑卒中的低风险很可能是由于存在良好的侧支循环,这在绝大多数动脉狭窄到严重狭窄的患者的血管造影中可见(图3.5)。NASCET近端闭塞手术的益处很小,ECST[51]和合并分析[52]的再分析表明,在预防卒中方面,该亚组没有任何益处(图39.6)。在对ECST数据的重新分析中[51],动脉内膜切除术确实降低了近闭塞患者复发性短暂性脑缺血发作的风险(绝对风险降低=15%,P=0.007)。因此,一些接近闭塞的患者可能仍然选择手术,特别是如果他们经历了复发性短暂性脑缺血发作。但医生应告知患者,动脉内膜剥脱术在这种情况下不能长期防治脑卒中。

哪个亚组获益最多?

尽管在最近出现症状性严重狭窄的患者中,动脉内膜剥脱术在3年内将脑卒中的相对风险降低了约30%,但仅有20%的此类患者单独接受了脑卒中药物治疗。因此,在80%的患者中,尽管存在症状性狭窄,但手术毫无价值。因此,能够(提前)对那些单凭医疗治疗就具有较高脑卒中风险但手术风险相对较低的患者进行鉴别和手术是非常有用的。狭窄程度是动脉内膜切除术获益的主要决定因素,但还有其他一些临床和血管造影特征可能影响手术的风险和益处。

对于ECST和NASCET的汇总数据的亚组分析能够可靠地确定亚组-治疗相互作用,并总结了几种临床上重要的相互作用[43]。性别(P = 0.003),年龄(P = 0.03),从最后一次症状事件到随机化的时间(P = 0.009)改变了手术的有效性(图39.7)。男性、年

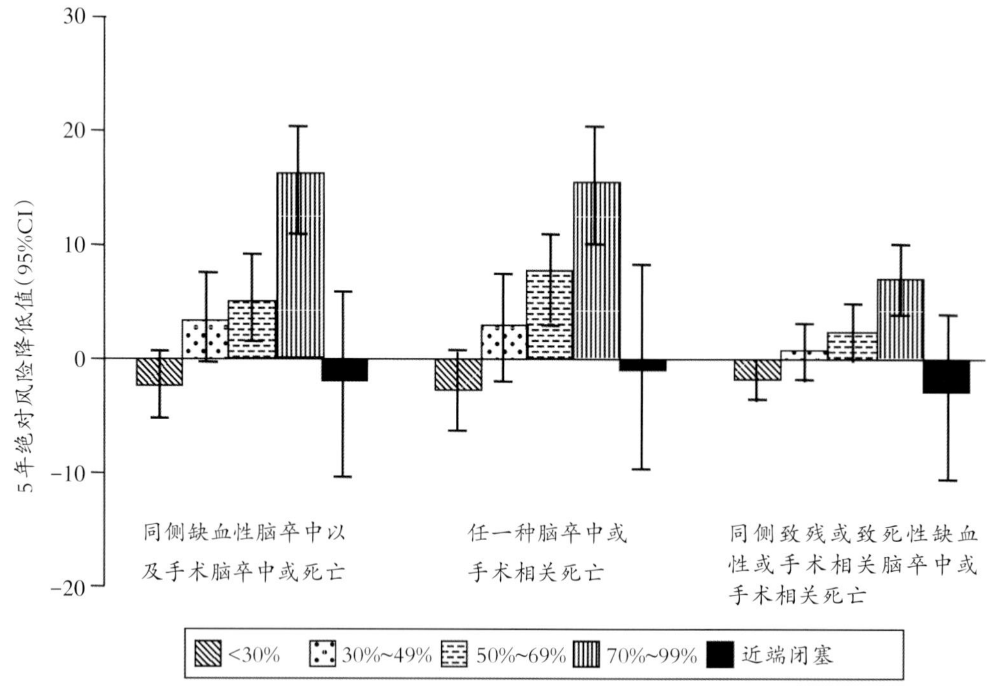

图39.6 对于狭窄<30%、狭窄程度为30%~49%、无近端闭塞的狭窄≥70%、近端闭塞的患者,每项主要试验结果的动脉内膜切除术对5年绝对风险降低的影响。包括最近有症状的颈动脉狭窄的动脉内膜切除术与药物治疗的3项主要随机试验的汇总数据[52]。(Reprinted from The Lancet, Volume 361, Number 9352, Rothwell PM et al., Analysis of pooled data from the randomised controlled trials of endarterectomy for symptomatic carotid stenosis, pp.107-16, Copyright © 2003 Elsevier Ltd., with permission from Elsevier, http://www.sciencedirect.com/science/journal/01406736)

龄≥75岁的患者手术受益最大,患者在最后一次缺血事件后2周内随机分组,随着延迟时间的延长益处迅速下降。对于狭窄程度≥50%的患者,5年内需要接受手术(NNT)预防同侧脑卒中的患者人数为9例,女性为36例,年龄≥75岁为5例,年龄<65岁为18例,5例患者在最后一次缺血事件后2周内随机分组,而随机分组>12周的患者为125例。

对于具有50%~69%狭窄和70%~99%狭窄的患者,图39.8中分别显示了从上次事件到随机化的时间分析的相应绝对风险降低。对于狭窄程度为50%~99%的患者,在最后一次缺血事件后2周内随机分组的患者,5年内预防5例同侧脑卒中的NNT为5,而12周后随机分组的患者NNT为125。这种趋势是由于在最后一次事件发生后1周内接受手术的患者中,动脉内膜切除术的手术风险没有增加[42,53]。ECST和NASCET都有相同的趋势。

与男性相比,女性在治疗中患同侧缺血性脑卒中的风险较低,手术风险较高。对于最近有症状的颈动脉狭窄,外科手术对狭窄程度≥70%的女性非常有益,但对狭窄程度≥70%的女性无益处,对狭窄程度50%~69%的女性亦无益(图39.7)。相比之下,手术降低了50%~69%狭窄男性5年脑卒中绝对风险8.0%(95%CI 3.4~12.5)。这种性别差异具有统计学意义,即使对相互作用的分析仅限于50%~69%的狭窄组。在两项已发表的无症状颈动脉狭窄行动脉内膜切除术的大型试验中也观察到了相同的模式[43]。

在近期症状性狭窄患者的随机试验的汇总分析中,颈动脉内膜剥脱术的益处随年龄增加而增加,特别是对于年龄>75岁的患者(图39.7)。虽然在试验中随机分组的患者通常预后良好,但有一些证据表明老年患者在常规临床实践中手术死亡率增加。因此,对于被认为在医学上适合接受手术的75岁以上患者坚持行颈动脉内膜剥脱术理由并不充分。有证据表明,该组患者的益处可能最大,因为他们发生治疗中脑卒中的风险很高。

手术可能在脑卒中患者中带来益处最多,在大脑短暂性脑缺血发作患者中为中等,在视网膜事件患者中带来益处最少。试验中还有一种趋势,即患有不规则斑块的患者比平滑斑块获得更大的益处。

哪些患者获益最多?

在动脉内膜切除术试验的汇总分析中有一些临床上有用的亚组观察结果,但单变量亚组分析的结果通常仅在临床实践中有限使用。个体患者通常有几个重要的风险因素,每个因素以单变量亚组分析无法描述的方式相互作用,在确定手术风险和收益的可能平衡时,应考虑到这一点[54]。例如,1例78岁(受益增加)女性(受益减少),狭窄程度为70%,眼部缺血事件(受益减少)发生2周内(受益增加),并且发现颈动脉斑块溃疡(受益增加),手术可能带来什么好处?

临床医生可使用预后模型,权衡个体患者的重要特征与治疗益处的相互影响,根据每种治疗选择预测的不良结果的绝对风险做出决策。ECST(表39.1)提供了一种预测近期有症状的颈动脉狭窄患者的脑卒中治疗风险的模型[54]。利用NACET的数据对该模型进行了验证,并显示预测和观察到的医疗风险(Mantel-Haenszel x^2趋势=41.3, df =1, P<0.0001)非常一致,可靠地区分5年随访后同侧缺血性脑卒中风险为10%和40%以上的个体(图39.9)。重要的是,图39.9还显示,接受NASCET随机手术的患者脑卒中和死亡的手术风险与药物治疗风险无关(Mantel-Haenszel x^2=0.98, df=1, P=0.32)。因此,当考虑手术风险和动脉内膜切除术成功后脑卒中的小的额外剩余风险时,五分位数患者5年动脉内膜切除术的获益差异显著(P=0.001),而预测医疗风险的低三分位数患者没有获益(绝对风险降低0~2%),第4个五分位数的中度受益(绝对风险降低10.8%, 95%CI 1.0~20.6),最高五分位数有实质性受益(绝对风险降低32.0%, 95%CI 21.9~42.1)。

使用模型预测风险需要一台计算机、一个具有指数函数的袖珍计算器或网络(ECST模型可在http://www.stroke.ox.ac.uk上找到)。作为一种替代方法,可以根据相关风险模型的风险比得出简化的风险评分。表39.1显示了最近症状性颈动脉狭窄(源自ECST模型)患者在药物治疗中5年脑卒中风险的评分。如示例所示,总风险得分是各项风险因素得分的乘积。图39.10显示了从完整模型得出的同侧颈动脉区域缺血性脑卒中5年预测风险的关系图,用作将评分转换为风险预测的正态图。

或者,风险表允许考虑数量相对较少的重要变量,其主要优势在于不需要由临床医生或患者计算评分。图39.11详细描述了使用ECST模型预测药物治疗症状性颈动脉狭窄患者的同侧缺血性脑卒中的

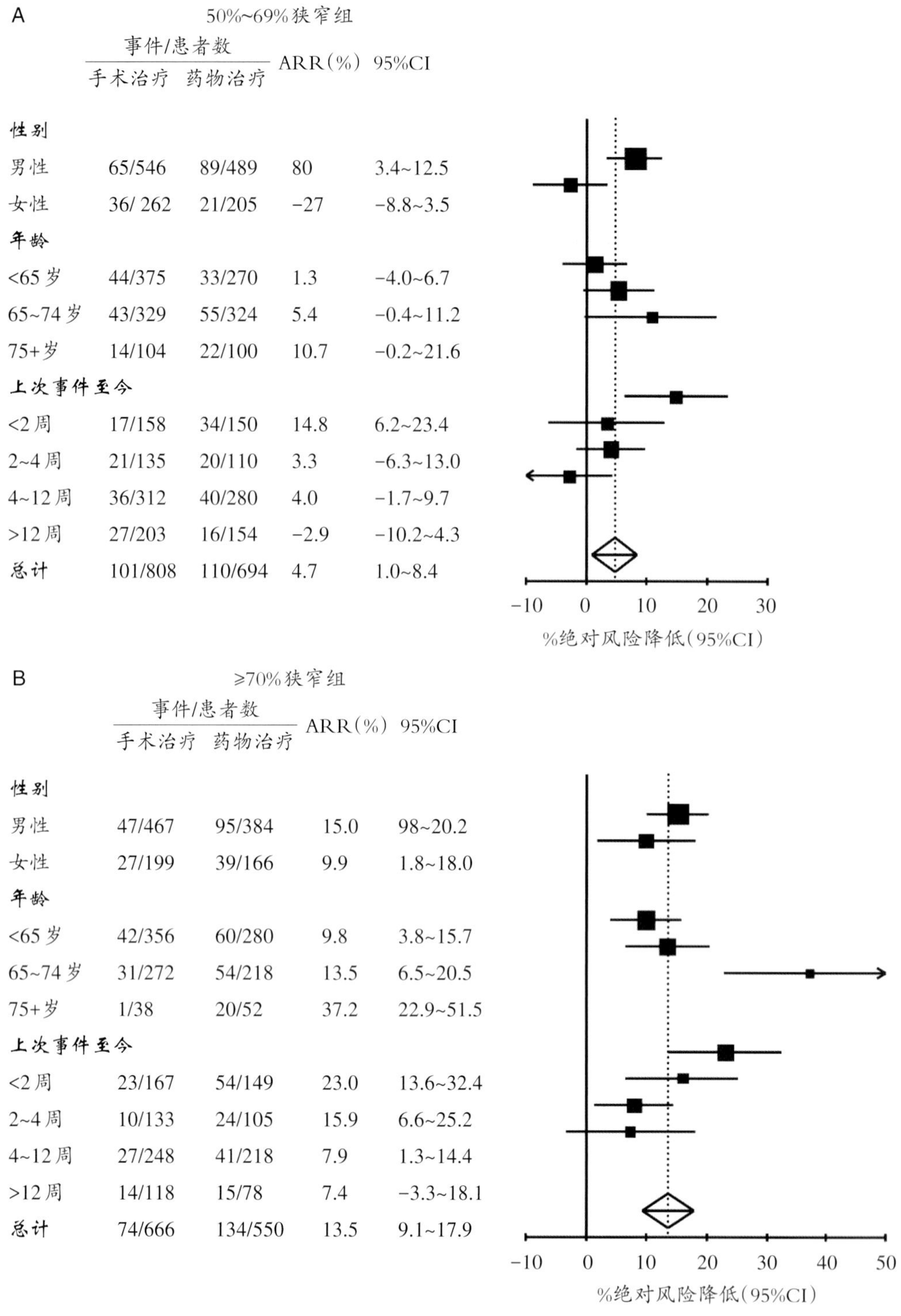

图39.7 在2项最大的动脉内膜切除术与药物随机试验的汇总数据分析中，根据预定义的亚组变量，手术在同侧颈动脉区域缺血性脑卒中的5年和术后30天内的脑卒中/死亡中绝对风险降低。数据来自治疗近期有症状的颈动脉狭窄：(A)狭窄程度50%~69%的患者。(B)狭窄程度≥70%的患者[42]。[Reprinted from The Lancet, Volume 363, Number 9413, Rothwell PM et al., for the Carotid Endarterectomy Trialists Collaboration(2004), Effect of endarterectomy for symptomatic carotid stenosis in relation to clinical subgroups and to the timing of surgery, pp.915-24, Copyright © 2004 Elsevier Ltd., with permission from Elsevier, http://www.sciencedirect.com/science/journal/01406736.]

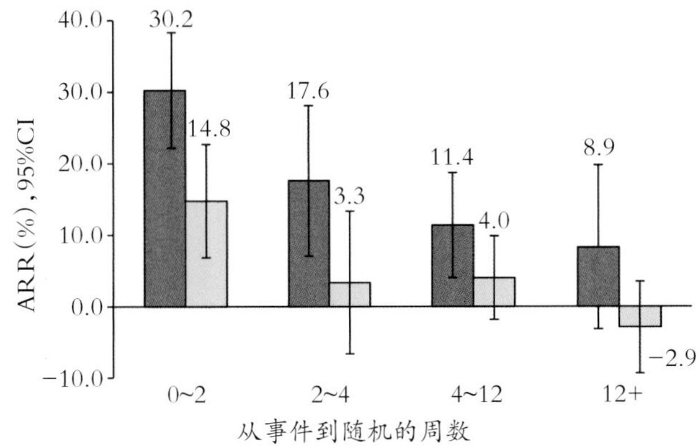

图39.8 对于无近端闭塞(左侧条形)狭窄程度≥70%的患者,手术对5年患侧颈动脉区域缺血性脑卒中风险和术后30天内脑卒中/死亡的绝对风险降低,以及狭窄程度50%~69%(右侧条形),按照从最后一次症状事件到随机化的时间分层,对近期有症状的颈动脉狭窄的2项最大的动脉内膜切除术与药物治疗随机试验的汇总数据进行分析[42]。4条形图上方的数字表示实际的绝对风险降低。[Reprinted from The Lancet, Volume 363, Number 9413, Rothwell PM et al., for the Carotid Endarterectomy Trialists Collaboration(2004), Effect of endarterectomy for symptomatic carotid stenosis in relation to clinical subgroups and to the timing of surgery, pp. 915-24, Copyright © 2004 Elsevier Ltd., with permission from Elsevier, http://www.sciencedirect.com/science/journal/01406736.]

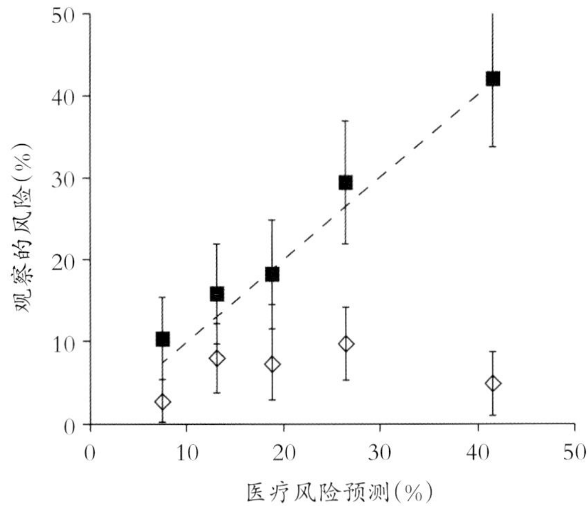

图39.9 来自ECST的、针对同侧缺血性脑卒中5年风险的预测模型,并根据NASCET数据进行测试[54]。实心方块显示NASCET医疗组脑卒中的风险,根据预测的风险分层为五分位数。空心菱形显示NASCET手术组脑卒中和死亡的手术风险,并根据其预测的医疗风险分层。(Reprinted from The Lancet, Volume 365, Number 9455, Rothwell PM et al., From subgroups to individuals: general principles and the example of carotid endartectomy, pp. 256-65, Copyright © 2005 Elsevier Ltd., with permission from Elsevier, http://www.sciencedirect.com/science/journal/01406736.)

5年风险。该表基于5个变量,均为ECST模型脑卒中重要的风险预测因子(表39.1),并且在分析来自相关试验(性别、年龄、时间)的汇总数据时产生了临床上重要的亚组-治疗效应相互作用,自上次症状事件,呈现事件的类型和颈动脉斑块表面形态。

ECST风险模型的一个潜在问题是,由于现代药物治疗的改进,如他汀类药物的使用增加,其可能高估当代患者的脑卒中风险。然而,这种治疗方法的改进比风险建模更能解释整体试验结果。例如,对于50%~69%狭窄的患者,仅需稍微提高药物治疗的有效性,就可以降低动脉内膜切除术的整体效益。相比之下,为了显著降低图39.9中五分位数患者手术的风险,需要对医疗方案进行重大的改进。因此,辅助治疗已经改善并且可能继续改善有利于靶向治疗方法的研发。对接受他汀类药物治疗的患者来说,将风险模型产生的风险相对降低20%~30%是较为理想的。

其他预后工具,如经颅多普勒超声(扫描测量大脑反应性和栓塞负荷)[56,57],在临床实践中并未广泛使用,尚不清楚其可能在多大程度上增加ECST模型的预测价值。

具有多种潜在脑卒中原因的患者

患者常有多种原因导致短暂性脑缺血发作或脑卒中。例如,腔隙性缺血性脑卒中或短暂性脑缺血发作的患者可能有同侧严重颈动脉狭窄。然后,问题出现了:狭窄是“有症状的”(即一个小的深腔梗死,不寻常,其是由动脉-动脉栓塞或低流量引起的)还是“无症状的”(即狭窄是一种“巧合”,而梗死实际上是由颅内小血管疾病引起的)。不出所料,随机试验中此类患者的数量非常少,公布的数据有限,但对单个患者数据的汇总分析表明,手术对严重狭窄的同侧腔隙性短暂性脑缺血或脑卒中患者是有益的(Rothwell,未公布的数据)。观察性研究主要表明,严重狭窄在有症状的颈动脉和对侧颈动脉中同样罕见,这支持了狭窄是巧合的观点[58],但这并不意味着手术仍然是有益的。在实践中,多数临床医生会建议手术,特别是在狭窄非常严重的情况下。如果同时存在来自心脏的主要共存栓塞源(例如,非风湿性心房颤动),则可能适用相同的论点,在这种情况下,可以合理地为患者安排手术以及抗凝。随着扩散加

表39.1 近期出现症状性颈动脉狭窄的患者在药物治疗中患同侧缺血性脑卒中5年风险的预测模型[54]

模型			评分系统		
风险因素	风险比（95%CI）	*P*值	风险因素	分数	例数
狭窄(每10%)	1.18(1.10~1.25)	<0.0001	狭窄(%)		
			50－9	2.4	2.4
			60－9	2.8	
			70－9	3.3	
			80－9	3.9	
			90－9	4.6	
接近闭塞	0.49(0.19~1.24)	0.1309	接近闭塞	0.5	无
男性	1.19(0.81~1.75)	0.3687	男性	1.2	无
年龄(每10岁)	1.12(0.89~1.39)	0.3343	年龄(岁)		
			31~40	1.1	
			41~50	1.2	
			51~60	1.3	
			61~70	1.5	1.5
			71~80	1.6	
			81~90	1.8	
上次事件至今(每7天)	0.96(0.93~0.99)	0.0039	上次事件至今(天)		
			0~13	8.7	8.7
			14~28	8.0	
			29~89	6.3	
			90~365	2.3	
呈现的事件		0.0067	呈现的事件		
眼部	1.000		眼部	1.0	
单纯性短暂性脑缺血发作	1.41(0.75~2.66)		单纯性短暂性脑缺血发作	1.4	
复杂性短暂性脑缺血发作	2.05(1.16~3.60)		复杂性短暂性脑缺血发作	2.0	
小卒中	1.82(0.99~3.34)		小卒中	1.8	
大卒中	2.54(1.48~4.35)		大卒中	2.5	2.5
糖尿病	1.35(0.86~2.11)	0.1881	糖尿病	1.4	1.4
既往心肌梗死	1.57(1.01~2.45)	0.0471	既往心肌梗死	1.6	无
周围血管疾病	1.18(0.78~1.77)	0.4368	周围血管疾病	1.2	无
经治疗的高血压	1.24(0.88~1.75)	0.2137	经治疗的高血压	1.2	1.2
不规则/溃疡斑块	2.03(1.31~3.14)	0.0015	不规则/溃疡斑块	2.0	2.0
总风险评分					263
使用列线图预测医疗风险					37

将从该模型得出的风险比用于评分系统。5年脑卒中风险的得分是每个个体存在的风险因素得分的乘积。将分数转换为风险，如图39.10所示。在近端闭塞的情况下，进入狭窄程度为85%。呈现事件被编码为过去6个月中最严重的同侧症状事件（严重程度如上所述，即眼部事件最不严重而主要脑卒中最严重）。主要脑卒中定义为症状持续至少7天。治疗的高血压包括先前治疗和新诊断的。

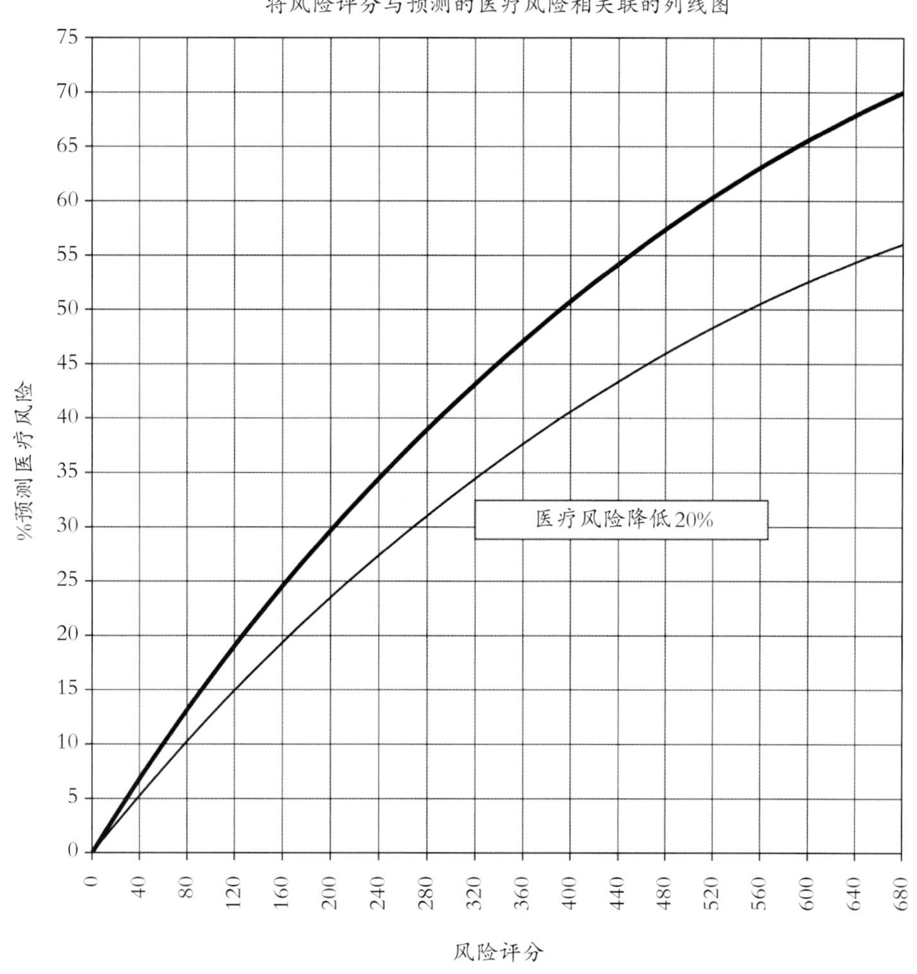

图39.10 ECST风险评分总分(见表39.1)与完整模型得出的同侧颈动脉区域缺血性脑卒中5年预测风险的关系图,用作将评分转换为风险预测的正常图[54]。(Reprinted from The Lancet, Volume 365, Number 9455, Rothwell PM et al., From subgroups to individuals: general principles and the example of carotid endartectomy, pp.256-65, Copyright © 2005 Elsevier Ltd., with permission from Elsevier, http://www.sciencedirect.com/science/journal/01406736.)

权成像(DWI)的广泛使用,现在通常可以从急性缺血性病变的分布中推断脑卒中可能的病因。

对无症状性颈动脉狭窄的干预

非症状性颈动脉狭窄可在筛查计划期间,在明显健康的人群(一级预防环境中)中确定,也可以在二级预防环境中确定,例如,在心绞痛、跛行或非局灶性神经症状患者中检测到颈动脉杂音时或对单侧颈动脉症状患者行双侧颈动脉造影(即患者有症状,但对侧颈动脉无症状),以及患者正在接受大手术时。

根据颈动脉内膜剥脱术或支架置入对无症状狭窄患者的益处能否估算风险和成本尚不清楚,主要是因为非症状性狭窄患者单独接受药物治疗的脑卒中风险低于有症状狭窄患者,特别是在药物治疗水平改善的时代。然而,关于无症状性狭窄的动脉内膜切除术的建议,很大程度上取决于手术前几天他汀类药物和其他药物治疗常规使用的试验结果,特别是无症状颈动脉粥样硬化研究(ACAS)[59]。ACAS报告称,尽管同侧脑卒中的风险为5年,而手术脑卒中仅为11%,但同侧脑卒中和围术期死亡的风险相对减少了47%。然而,即使在这种最佳试验环境中,经动脉内膜切除术的脑卒中风险绝对降低仅为每年1%。此外,ACAS中极低的手术风险可能与常规临床实践不匹配。ACAS只接受具有良好安全记录的外科医生,拒绝了40%的初次申请者,随后禁止了一些在试验期间有不良手术结果的外科医生进一步参与[60]。

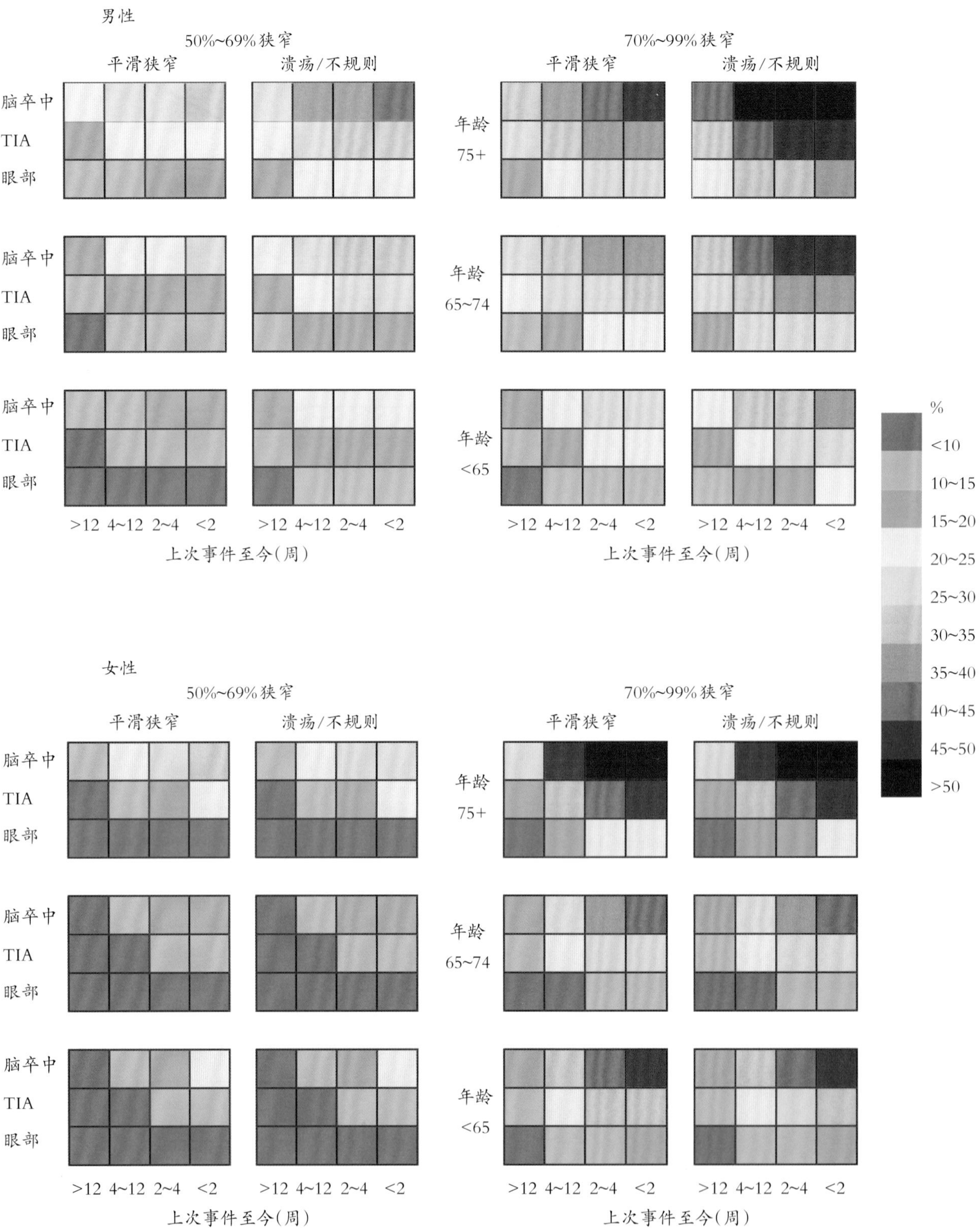

图39.11 根据ECST模型对近期症状性颈动脉狭窄患者接受药物治疗时预测同侧缺血性脑卒中5年风险的风险表，对狭窄严重程度、斑块形态、表现症状和距上次事件时间进行分层[54]。(Reprinted from The Lancet, Volume 365, Number 9455, Rothwell PM et al., From subgroups to individuals: general principles and the example of carotid endartectomy, pp.256-65, Copyright © 2005 Elsevier Ltd., with permission from Elsevier, http://www.sciencedirect.com/science/journal/01406736.)

更为实用的医学研究委员会无症状性颈动脉手术试验（ACST）可能产生了更广泛的推广结果[61]。1993—2003年，ACST将3120例70%~99%主要为无症状性颈动脉狭窄（12%至少6个月前有症状）的患者随机分为即刻动脉内膜切除术加药物治疗组和单独药物治疗组，或直到手术变得必要。要求外科医生提供证据，证明他们的最后50例因无症状狭窄而行动脉内膜切除术的患者的手术风险为6%或更低，但在试验期间，没有人因其手术风险被排除在外。患者的选择基于"不确定原则"，排除标准较少。

尽管ACST和ACAS的方法存在差异，但手术治疗脑卒中的5年风险绝对降低相似（分别为5.3%，95%CI 3.0%~7.8%对5.1%，95%CI 0.9%~9.1%）。此外，虽然ACAS报告手术致残性或致命性脑卒中的绝对风险仅有2.7%显著降低（P=0.26），但ACST报告显著性为2.5%（95%CI 0.8%~4.3%，P=0.004），绝对减少，尽管在5年后治疗以防止一次致残或致命性脑卒中所需的数量仍为约40。试验之间的主要差异在于30天的手术死亡风险（ACAS中0.14%，95%CI 0~0.4%对ACST中1.11%，95%CI 0.6%~1.8%；P=0.02）和脑卒中及死亡的综合手术风险（ACAS中1.5%，95%CI 0.6%~2.4%对3.0%，ACST中95%CI 2.1%~4.0%，P= 0.04）。

在ACST进行了10年的随访后[61]，34%最初随机接受药物治疗的患者仅接受了颈动脉内膜剥脱术治疗。任何脑卒中或围术期死亡10年的综合风险在最初随机分配至动脉内膜切除术的患者中为13.4%，而随机接受单独治疗的患者为17.9%（绝对风险降低=4.6%，95%CI 1.2~7.9）。这种小的受益在多数亚组中都很显著，但>75岁的患者没有明显受益。

颈动脉内膜剥脱术治疗无症状性颈动脉狭窄的风险

大量的病例系列报道了与症状性颈动脉狭窄相同的外科脑卒中风险。总体而言，风险约为症状性颈动脉狭窄的50%[28,55]，但风险不一定低，例如，在准备冠状动脉手术时发现颈动脉狭窄的心绞痛患者，或已经患有颈动脉狭窄的患者一侧进行了动脉内膜切除术，如果行双侧手术，则有双侧迷走神经或舌下神经麻痹的风险。

至于有症状的狭窄，手术风险不能从文献推衍至单一机构。例如，ACAS报告手术死亡率为0.14%，脑卒中死亡的风险为1.5%。然而，对1990—2000年（包括同一时间段）发表的系统回顾报告显示，对无症状性狭窄行动脉内膜切除术导致脑卒中和死亡的风险要高得多[62]。在ACAS（1995—2000）后发表的28项研究中，脑卒中和死亡的总体风险为3.0%（2.5~3.5）。12项研究中，由神经学家评估结果（4.6%，3.6~5.7）的手术风险比在ACAS中观察到的高3倍（风险比=3.1，1.7~5.6，P=0.0001）。1995—2000年间的手术死亡率（1.1%，0.9~1.4）是ACAS的8倍（风险比=8.1，1.3~58，P=0.01）。在报告同一机构动脉内膜切除术后症状性和无症状性狭窄结果的研究中，无症状性狭窄的手术死亡率没有降低（OR=0.80，0.6~1.1）。在经过全社区的绩效测量和反馈之后，美国10个州无症状性狭窄的动脉内膜切除术后脑卒中或死亡的总体风险为3.8%[63]（包括1%的死亡率）。

狭窄的范围是什么？

ACST和ACAS均未能证明手术有足够的获益，当狭窄程度在60%~99%之内。这一发现有几种可能的解释。

首先，在测量狭窄程度时，超声可能不如导管血管造影准确。在ACAS中，只有随机接受手术的患者接受了导管血管造影，在ACST中，所有的成像都是通过双超声进行的，没有进行任何集中检查[64]。在一项针对随机分配到ECST医疗组患者的研究中，强调了用于测量狭窄的精确方法的重要性，该研究表明，当行选择性颈动脉造影剂注射时，双侧血管造影测量狭窄根据视图，使用两个独立测量的平均值能较为可靠地预测重发性率中[65]。

其次，在动脉内膜切除术治疗无症状性狭窄的随机试验中，颈动脉附近闭塞的患者并不总能在超声上检测到。在ECST中，狭窄60%~69%时接近闭塞患者的比例为0.6%，狭窄70%~79%时为2.3%，狭窄80%~89%时为9.2%，狭窄90%~99%时为29.5%[48]。只有在接近闭塞的情况下，颈动脉内膜剥脱术的获益才会增加，其持续性为70%~99%的增加是显而易见的[52]。使这一问题更为复杂的是一系列含1115例无症状狭窄患者的研究结果，在平均38个月随访，采用ECST标准测量狭窄时，超声上增加的狭窄与同侧半球缺血事件的风险呈正相关，但在使用NACET标准时则没有[66]。

再次，狭窄进展率可能决定无症状性狭窄患者脑卒中的风险，这可能非常重要，考虑到无症状和有症状性狭窄患者脑卒中发生的时间较长。在ECST中，同侧脑卒中风险与颈动脉狭窄程度之间的强相关性仅见于随机化后第1年发生的脑卒中，且在2年以上发生的脑卒中与初始狭窄之间（此后）无相关性[35,48]。虽然这可能部分是由于斑块“愈合”，但可以想象，在某些患者中，狭窄程度有所进展，而这种进展的速度（不是基线时的狭窄程度）是脑卒中风险的重要决定因素。

哪个亚组获益最多?

尽管在ACAS中报告了一些亚组分析，但该试验的能力不足以可靠地分析亚组-治疗效应相互作用。由于其较大的样本量，ACST具有更大的评估子组的能力，尽管在试验方案中没有预先指定[64]。ACST确实进行了一些亚组分析，但仅报告了非围术期脑卒中风险（即获益）和围术期风险（即损害）分别降低的结果[61]。对患者和临床医生都很重要的风险和利益的总体平衡没有报告。

ACAS报告了统计学上的边缘性别-治疗效应相互作用，女性动脉内膜切除术没有任何益处[59]。ACST也出现了同样的趋势[61]。针对ACAS和ACST[43]中脑卒中和围术期死亡的5年风险的动脉内膜切除术的影响的荟萃分析（图39.12）显示，男性手术的益处大于女性（合并交互 P=0.01），并且仍然不确定5年随访女性是否有益处，但ACST的10年随访确实发现了一些好处[61]。

对于有症状的70%~99%颈动脉狭窄的患者，在对侧闭塞的情况下手术并发症发生率较高，但有证据利于这些患者的动脉内膜切除术[4]。然而，ACAS的事后分析发现，对侧闭塞患者并未从动脉内膜切除术中获得长期益处[67]，这主要是由于治疗中脑卒中的长期风险低于预期，但该分析说服力不足（163例患者），根据ACST中对侧闭塞的存在，没有显著的异质性[61]。

哪些患者获益最大

考虑到ACST和ACAS中颈动脉内膜剥脱术对脑卒中风险的绝对降低很小，有必要确定哪些患者脑卒中风险高、哪些患者脑卒中风险低、哪些手术不合理。经颅多普勒超声（TCD）扫描微栓子信号（MES）的检出率经常为预后提供有用的信息。一项对200例≥50%近期症状性颈动脉狭窄的患者的研究发现，在1小时TCD记录中检测到的MES可预测90天的复发性脑卒中风险[56]。在另一项对319例无症状、狭窄程度≥60%患者的研究中（19%的患者之前有症状>18个月），接受2×1小时TCD记录的MES患者在随访第1年内比未接受MES的患者更可能发生脑卒中

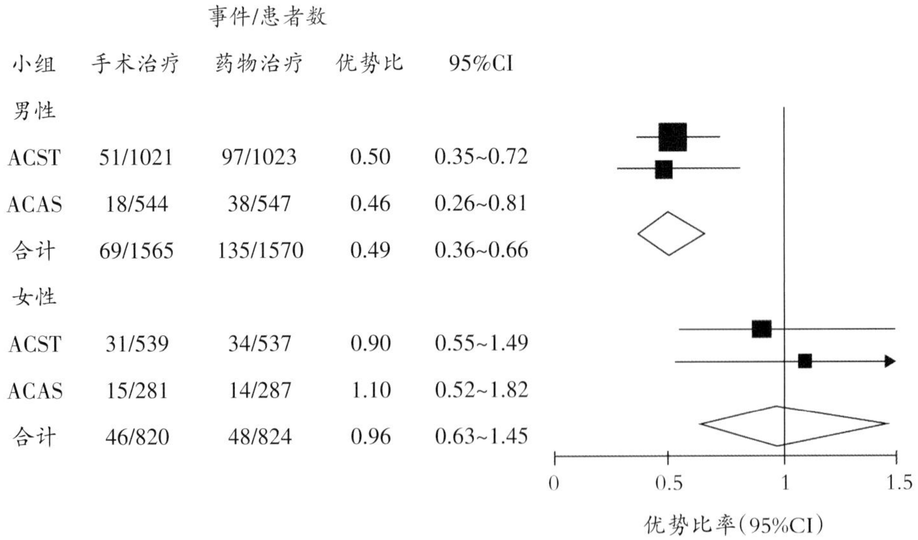

小组	手术治疗（事件/患者数）	药物治疗（事件/患者数）	优势比	95%CI
男性				
ACST	51/1021	97/1023	0.50	0.35~0.72
ACAS	18/544	38/547	0.46	0.26~0.81
合计	69/1565	135/1570	0.49	0.36~0.66
女性				
ACST	31/539	34/537	0.90	0.55~1.49
ACAS	15/281	14/287	1.10	0.52~1.82
合计	46/820	48/824	0.96	0.63~1.45

图39.12 在无症状性颈动脉手术试验和无症状性颈动脉粥样硬化研究中，动脉内膜切除术治疗无症状性颈动脉狭窄对5年内脑卒中和手术死亡风险的影响[43]。（Reprinted from The Lancet, Volume 364, Number 9440, Rothwell PM, ACST: which subgroups will benefit most from carotid endarterectomy?, pp.1122–3, Copyright © 2004, with permission from Elsevier, http://www.sciencedirect.com/science/journal/01406736.）

[脑卒中和短暂性脑缺血发作组合调整后优势比=4.72(1.99~11.19,P<0.001)][68]。然而,对202例无症状性狭窄患者进行多中心研究,其中制作了可变数量(平均4.3)的1小时TCD记录,发现MES阳性动脉中同侧事件有更多的非显著趋势[69]。无症状颈动脉栓塞研究(ACES)是一项前瞻性观察性研究,在全球26个中心招募的、无症状颈动脉狭窄程度≥70%的482例受试者中进行[57]。基线来自同侧大脑中动脉的两个1小时TCD记录,并集中分析。MES的存在预测了同侧脑卒中的2年风险(风险比=5.57,95%CI 1.61~19.32,P=0.007;图39.13)。MES组同侧脑卒中的绝对年风险为3.6%,无栓塞组为0.7%。因此,无症状的MES确实可以识别出一组脑卒中风险较高的患者,以及一组绝对脑卒中风险<1%的患者。

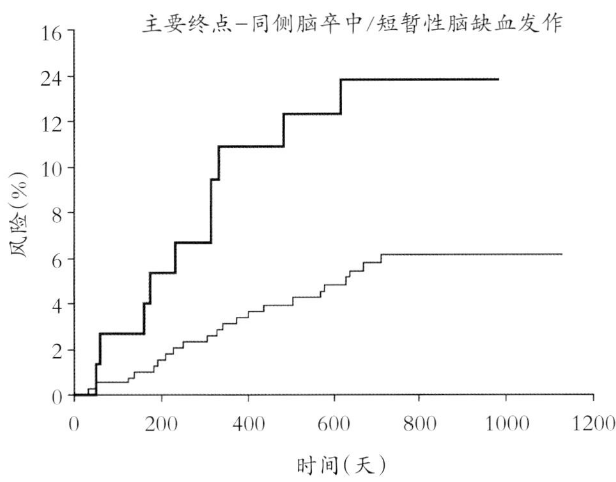

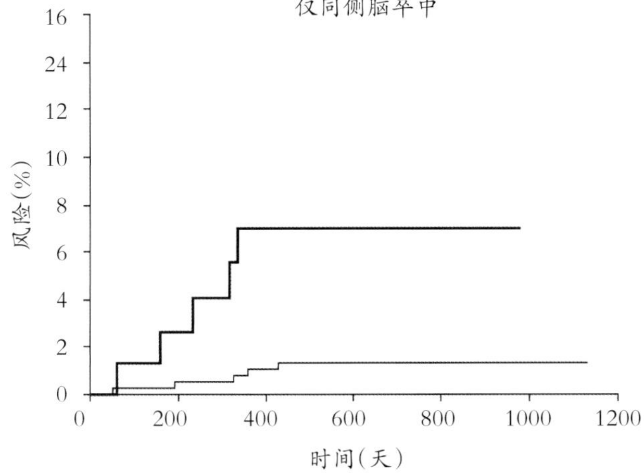

图39.13 ACES研究中显示脑微栓子信号的存在,及其与同侧卒中和短暂性脑缺血发作的后续风险相关的生存曲线[57]。[Reprinted from The Lancet Neurology, Volume 9, Number 7, Markus HS et al., Asymptomatic embolisation for prediction of stroke in the Asymptomatic Carotid Emboli Study (ACES): a prospective observational study, pp. 663 - 71, Copyright © 2010 Elsevier Ltd., with permission from Elsevier, http://www.sciencedirect.com/science/journal/14744422.]

一些观察性研究也表明,超声上斑块透声性(斑块脂质和出血含量的标志)的增加与颈动脉狭窄远端脑卒中和短暂性脑缺血发作风险高有关。然而,这些研究大多是针对症状性狭窄患者,主要终点包括短暂性脑缺血发作。在一项对1115例无症状性狭窄患者进行的队列研究中,平均随访37个月,根据基线超声上的超声透声性对患者进行分类[70]。有均匀或部分回声的斑块患者的累积脑卒中率为每年2%,其余患者的累积脑卒中率为每年0.14%。然而,超声上的斑块回声与ACST中的颈动脉内膜剥脱术获益无关[61],因此,需要进一步研究以明确无症状性狭窄患者斑块脂质含量的意义。

斑块成像的其他方法也可能具有预后价值。在一项对154例无症状性颈动脉狭窄患者的研究中,采用多对比度加权MRI,平均随访38个月,薄的或破裂的纤维帽、斑块内出血和MRI上的大脂核均与同侧短暂性脑缺血发作和随访中的脑卒中有关[71]。随着钆的增强,纤维帽可以更容易地在MRI上显示,这可能允许纤维帽厚度的精确量化[72]。还有很好的证据表明炎症在颈动脉斑块不稳定中具有因果作用[8,73]。巨噬细胞摄取超小氧化铁颗粒(USPIO)后,MRI显示斑块是可能的[74,75]。然而,需要进行大型前瞻性研究以确定这些成像特征是否可预测脑卒中风险。

这些识别高风险亚组和个体的方法尤为重要,因为越来越多的证据表明,自ACAS和ACST进行以来,无症状性狭窄远端的同侧缺血性脑卒中的总体风险已显著下降[76-80]。

冠状动脉手术前或手术期间的颈动脉介入治疗

如果最近出现症状性颈动脉狭窄的患者也有症状性冠心病需要手术,目前,尚不清楚是否应在颈动脉内膜切除术之前进行冠状动脉搭桥术(在手术过程中有脑卒中风险),或者在颈动脉内膜切除术后(有心脏并发症的风险)行冠状动脉搭桥术,或在同一全身麻醉下同时进行(同时存在脑卒中和心脏并发症的风险)[81-83]。最后一种选择因明显高风险不太可能被选择,尽管一项小规模的准随机试验表明并非如此[84,85]。

现在，在冠状动脉手术前越来越多地进行颈动脉内膜切除术或支架术，但几乎没有证据支持这种做法。为了确定冠状动脉旁路移植术（CABG）后颈动脉疾病在脑卒中病因中的作用，对已发表的一系列病例进行了系统回顾[86]，CABG术后前几周的脑卒中风险约为2%，1970—2000年保持不变。2/3的脑卒中发生在第一天之后，23%的人死亡。高达91%的CABG筛查患者没有明显的颈动脉疾病。单侧50%~99%狭窄的无症状患者脑卒中风险约为3%，双侧50%~99%狭窄患者脑卒中风险约为5%，颈动脉闭塞患者卒中风险约为7%~11%。CABG术后脑卒中的重要预测因素如颈动脉杂音（OR 3.6，95%CI 2.8~4.6）、既往脑卒中/短暂性脑缺血发作（OR 3.6，95%CI 2.7~4.9）和严重颈动脉狭窄/闭塞（OR 4.3，95%CI 3.2~5.7）。然而，系统回顾显示，50%的脑卒中患者没有明显的颈动脉疾病，CT扫描/尸检中60%的局部梗死不能单独归因于颈动脉疾病。因此，尽管颈动脉疾病是冠状动脉旁路移植术后脑卒中病理生理学中的一个重要病因，即使假设预防性颈动脉内膜切除术没有额外的风险，其最多也只能预防约40%的手术性脑卒中。

随后的系统回顾，旨在确定冠状动脉和颈动脉疾病患者行同步冠状动脉搭桥术和颈动脉内膜切除术（先行冠状动脉搭桥术，后行冠状动脉搭桥术，再行反向动脉搭桥术，再行内膜切除术）的总体心血管风险[87]。在8972例分期或同步手术后的97项已发表研究中，接受同步动脉内膜切除术+CABG的患者死亡率最高（OR 4.6%，95%CI 4.1~5.2）。同步颈动脉内膜剥脱术+CABG患者的死亡或脑卒中风险最高（OR 8.7%，95%CI 7.7~9.8），分期动脉内膜切除术后的死亡或脑卒中风险最低（OR 6.1%，95%CI 2.9~9.3）。同步手术后死亡/脑卒中或心肌梗死的风险为11.5%（95%CI 10.1~12.9）。因此，约10%~12%接受分期或同步手术的患者在手术后30天内死亡或发生严重心血管疾病（脑卒中、心肌梗死）。

总之，现有数据表明，只有约40%并发CABG的脑卒中可归因于同侧颈动脉疾病。在已发表的系列研究中，分期或同步颈动脉手术后的死亡率和脑卒中率很高，但有必要进行大规模随机试验，以确定预防性颈动脉内膜切除术是否能降低心脏手术后脑卒中的风险。然而，在没有任何随机获益证据的情况下，现有数据不支持对接受CABG的患者进行颈动脉狭窄的常规干预[88]。

（舒驰 罗新 译 黄斌 审校）

延伸阅读

Brott TG, Halperin JL, Abbara S, et al. (2011). Guideline on the management of patients with extracranial carotid and vertebral artery disease: executive summary: a report of the American College of Cardiology Foundation/American Heart Association Task Force on Practice Guidelines, and the American Stroke Association, American Association of Neuroscience Nurses, American Association of Neurological Surgeons, American College of Radiology, American Society of Neuroradiology, Congress of Neurological Surgeons, Society of Atherosclerosis Imaging and Prevention, Society for Cardiovascular Angiography and Interventions, Society of Interventional Radiology, Society of NeuroInterventional Surgery, Society for Vascular Medicine, and Society for Vascular Surgery. *Stroke* **42**, e420–63.

Naylor AR. (2013). Asymptomatic carotid artery stenosis: state of the art management. *Journal of Cardiovascular Surgery* **54**(1 Suppl 1), 1–7.

参考文献

1. Schulz UGR, Rothwell PM. (2003). Differences in vascular risk factors between aetiological subtypes of ischaemic stroke in population-based incidence studies. *Stroke* **34**, 2050–9.
2. Sacco RL, Kargman DE, Gu Q, et al. (1995). Race-ethnicity and determinants of intracranial atherosclerotic cerebral infarction. The Northern Manhattan Stroke Study. *Stroke* **26**, 14–20.
3. Macleod MR, Amarenco P, Davis SM, et al. (2004). Atheroma of the aortic arch: an important and poorly recognised factor in the aetiology of stroke. *Lancet Neurology* **3**, 408–14.
4. Ross R. (1999). Atherosclerosis - an inflammatory disease. *New England Journal of Medicine* **340**, 115–26.
5. Gotto AM Jr. (2005). Evolving concepts of dyslipidaemia, atherosclerosis and cardiovascular disease: the Louis F Bishop Lecture. *Journal of American College of Cardiology* **46**, 1219–24.
6. Rothwell PM. (2001a). The Interrelation between carotid, femoral and coronary artery disease. *European Heart Journal* **22**, 11–14.
7. White H, Boden-Albala B, Wang C, et al. (2005). Ischemic stroke subtype incidence among whites, blacks and Hispanics: the Northern Manhattan Study. *Circulation* **111**, 1327–31.
8. Redgrave JN, Lovett JK, Gallagher PJ, et al. (2006). Histological assessment of 526 symptomatic carotid plaques in relation to the nature and timing of ischemic symptoms: the Oxford plaque study. *Circulation* **113**, 2320–8.
9. Coull AJ, Lovett JK, Rothwell PM, et al. (2004). Population based study of early risk of stroke after transient ischaemic attack or minor stroke: implications for public education and organisation of services. *British Medical Journal* **328**, 326.
10. Rothwell PM, Warlow CP. (2005). Timing of TIAs preceding stroke: time window for prevention is very short. *Neurology* **64**, 817–20.
11. Lovett JK, Gallagher PJ, Hands LJ, et al. (2004). Histological correlates of carotid plaque surface morphology on lumen contrast imaging. *Circulation* **110**, 2190–7.
12. Dittrich R, Ritter MA, Kaps M, et al. (2006). The use of embolic signal detection in multicenter trials to evaluate antiplatelet efficacy: signal analysis and quality control mechanisms in the CARESS (Clopidogrel and Aspirin for Reduction of Emboli in Symptomatic carotid Stenosis) trial. *Stroke* **37**, 1065–9.
13. Markus HS. (2006). Can microemboli on transcranial Doppler identify patients at increased stroke risk? *Nature Clinical Practice in Cardiovascular Medicine* **3**, 246–7.
14. Kaposzta Z, Young E, Bath PMW, et al. (1999). Clinical application of asymptomatic embolic signal detection in acute stroke: a prospective study. *Stroke* **30**, 1814–18.
15. Rothwell PM, Gibson R, Warlow CP. (2000). The interrelation between

plaque surface morphology, degree of stenosis and the risk of ischaemic stroke in patients with symptomatic carotid stenosis. *Stroke* **31**, 615–21.
16. Rothwell PM, Villagra R, Gibson R, et al. (2000). Evidence of a chronic systemic cause of instability of atherosclerotic plaques. *Lancet* **355**, 19–24.
17. Eastcott HHG, Pickering GW, Rob CG. (1954). Reconstruction of internal carotid artery in a patient with intermittent attacks of hemiplegia. *Lancet* **ii**, 994–6.
18. DeBakey ME. (1975). Successful carotid endarterectomy for cerebrovascular insufficiency. Nineteen-year follow-up. *JAMA* **233**, 1083–5.
19. Tu JV, Hannan EL, Anderson GM, et al. (1998). The fall and rise of carotid endarterectomy in the United States and Canada. *New England Journal of Medicine* **339**, 1441–7.
20. Fields WS, Maslenikov V, Meyer JS, et al. (1970). Joint study of extracranial arterial occlusion. V. Progress report of prognosis following surgery or nonsurgical treatment for transient cerebral ischaemic attacks and cervical carotid artery lesions. *JAMA* **211**, 1993–2003.
21. Shaw DA, Venables GS, Cartlidge NEF, et al. (1984). Carotid endarterectomy in patients with transient cerebral ischaemia. *Journal of Neurological Sciences* **64**, 45–53.
22. Barnett HJM, Plum F, Walton JN. (1984). Carotid endarterectomy—an expression of concern. *Stroke* **15**, 941–3.
23. Warlow CP. (1984). Carotid endarterectomy: does it work? *Stroke* **15**, 1068–76.
24. European Carotid Surgery Trialists' Collaborative Group. (1991). MRC European Carotid Surgery Trial: interim results for symptomatic patients with severe (70–99%) or with mild (0–29%) carotid stenosis. *Lancet* **337**, 1235–43.
25. Mayberg MR, Wilson E, Yatsu F, et al. (1991). For the Veterans Affairs Cooperative Studies Programe 309 Trialist Group. Carotid endarterectomy and prevention of cerebral ischaemia in symptomatic carotid stenosis. *JAMA* **266**, 3289–94.
26. North American Symptomatic Carotid Endarterectomy Trial Collaborators. (1991). Beneficial effect of carotid endarterectomy in symptomatic patients with high-grade carotid stenosis. *New England Journal of Medicine* **325**, 445–53.
27. Rothwell PM, Slattery J, Warlow CP. (1996). A systematic comparison of the risk of stroke and death due to carotid endarterectomy for symptomatic and asymptomatic stenosis. *Stroke* **27**, 266–9.
28. Bond R, Rerkasem K, Rothwell PM (2003). A systematic review of the risks of carotid endarterectomy in relation to the clinical indication and the timing of surgery. *Stroke* **34**, 2290–301.
29. Ferguson GG, Eliasziw M, Barr HWK, et al. for the North American Symptomatic Carotid Endarterectomy Trial (NASCET) Collaborators (1999). The North American Symptomatic Carotid Endarterectomy Trial: surgical results in 1415 patients. *Stroke* **30**, 1751–8.
30. Bond R, Narayan S, Rothwell PM, et al. (2002). Clinical and radiological risk factors for operative stroke and death in the European Carotid Surgery Trial. *European Journal of Vascular and Endovascular Surgery* **23**, 108–16.
31. Adhiyaman V, Alexander S. (2007). Cerebral hyperperfusion syndrome following carotid endarterectomy. *Quarterly Journal of Medicine* **100**, 239–44.
32. Lopez-Valdes E, Chang HM, Pessin MS, et al. (1997). Cerebral vasoconstriction after carotid surgery. *Neurology* **49**, 303–4.
33. Cunningham EJ, Bond R, Mayberg MR, et al. (2004). Risk of persistent cranial nerve injury after carotid endarterectomy. *Journal of Neurosurgery* **101**, 455–8.
34. Naylor AR, Evans J, Thompson MM, et al. (2003). Seizures after carotid endarterectomy: hyperperfusion, dysautoregulation or hypertensive encephalopathy? *European Journal of Vascular and Endovascular Surgery* **26**, 39–44.
35. European Carotid Surgery Trialists' Collaborative Group. (1998). Randomised trial of endarterectomy for recently symptomatic carotid stenosis: final results of the MRC European Carotid Surgery Trial (ECST). *Lancet* **351**, 1379–87.
36. Barnett HJM, Taylor DW, Eliasziw M, et al., for the North American Symptomatic Carotid Endarterectomy Trial Collaborators (1998). Benefit of carotid endarterectomy in patients with symptomatic moderate or severe stenosis. *New England Journal of Medicine* **339**, 1415–25.
37. Cunningham E, Bond R, Mehta Z, et al. (2002). Long-term durability of carotid endarterectomy in the European Carotid Surgery Trial. *Stroke* **33**, 2658–63.
38. Markus HS, Thomson ND, Brown MM. (1995). Asymptomatic cerebral embolic signals in symptomatic and asymptomatic carotid artery disease. *Brain* **118**, 1005–11.
39. Lal BK. (2007). Cognitive function after carotid artery revascularization. *Vascular and Endovascular Surgery* **41**, 5–13.
40. Markus H, Cullinane M. (2001). Severely impaired cerebrovascular reactivity predicts stroke and TIA risk in patients with carotid artery stenosis and occlusion. *Brain* **124**, 457–67.
41. Benade MM, Warlow CP. (2002). Cost of identifying patients for carotid endarterectomy. *Stroke* **33**, 435–9.
42. Rothwell PM, Eliasziw M, Gutnikov SA, et al., for the Carotid Endarterectomy Trialists Collaboration (2004). Effect of endarterectomy for symptomatic carotid stenosis in relation to clinical subgroups and to the timing of surgery. *Lancet* **363**, 915–24.
43. Rothwell PM. (2004) ACST: which subgroups will benefit most from carotid endarterectomy? *Lancet* **364**, 1122–3.
44. Bond R, Rerkasem K, Cuffe R, et al. (2005). A systematic review of the associations between age and sex and the operative risks of carotid endarterectomy. *Cerebrovascular Diseases* **20**, 69–77.
45. Rothwell PM, Slattery J, Warlow CP. (1997). Clinical and angiographic predictors of stroke and death from carotid endarterectomy: systematic review. *British Medical Journal* **315**, 1571–7.
46. Fairhead JF, Rothwell PM. (2005). The need for urgency in identification and treatment of symptomatic carotid stenosis is already established. *Cerebrovascular Diseases* **19**, 355–8.
47. Morgenstern LB, Fox AJ, Sharpe BL, et al., for the North American Symptomatic Carotid Endarterectomy Trial (NASCET) Group (1997). The risks and benefits of carotid endarterectomy in patients with near occlusion of the carotid artery. *Neurology* **48**, 911–15.
48. Rothwell PM, Warlow CP, on behalf of the European Carotid Surgery Trialists' Collaborative Group. (2000). Low risk of ischaemic stroke in patients with reduced internal carotid artery lumen diameter distal to severe symptomatic carotid stenosis. *Stroke* **31**, 622–30.
49. Eliasziw M, Streifler JY, Fox AJ, et al., for the North American Symptomatic Carotid Endarterectomy Trial (1994). Significance of plaque ulceration in symptomatic patients with high-grade carotid stenosis. *Stroke* **25**, 304–8.
50. Rothwell PM, Gibson RJ, Slattery J, et al. (1994). Equivalence of measurements of carotid stenosis: A comparison of three methods on 1,001 angiograms. *Stroke* **25**, 2435–9.
51. Rothwell PM, Gutnikov SA, Warlow CP, for the ECST (2003). Reanalysis of the final results of the European Carotid Surgery Trial. *Stroke* **34**, 514–23.
52. Rothwell PM, Gutnikov SA, Eliasziw M, et al., for the Carotid Endarterectomy Trialists' Collaboration. (2003). Pooled analysis of individual patient data from randomised controlled trials of endarterectomy for symptomatic carotid stenosis. *Lancet* **361**, 107–16.
53. Rothwell PM, Gutnikov SA, Eliasziw M, et al. (2004). Sex difference in effect of time from symptoms to surgery on benefit from endarterectomy for transient ischaemic attack and non-disabling stroke. *Stroke* **35**, 2855–61.
54. Rothwell PM, Mehta Z, Howard SC, Gutnikov SA, Warlow CP. (2005). From subgroups to individuals: general principles and the example of carotid endartectomy. *Lancet* **365**, 256–65.
55. Rothwell PM, Slattery J, Warlow CP. (1996). A systematic review of the risk of stroke and death due to carotid endarterectomy. *Stroke* **27**, 260–5.
56. Markus HS, MacKinnon A. (2005). Asymptomatic embolization detected by Doppler ultrasound predicts stroke risk in symptomatic carotid artery stenosis. *Stroke* **36**, 971–5.
57. Markus HS, King A, Shipley M, et al. (2010). Asymptomatic embolisation for prediction of stroke in the Asymptomatic Carotid Emboli Study (ACES): a prospective observational study. *Lancet Neurology* **9**, 663–71.
58. Mead GE, Lewis SC, Wardlaw JM, Dennis MS, Warlow CP. (2000) Severe ipsilateral carotid stenosis in lacunar ischaemic stroke: innocent bystanders? *Journal of Neurology* **249**, 266–71.
59. Executive Committee for the Asymptomatic Carotid Atherosclerosis Study (1995). Endarterectomy for asymptomatic carotid artery stenosis. *JAMA* **273**, 1421–8.
60. Moore WS, Young B, Baker WH, et al. (1996). Surgical results: a justification of the surgeon selection process for the ACAS trial. The ACAS Investigators. *Journal of Vascular Surgery* **23**, 323–8.
61. Halliday A, et al. (2010). 10-year stroke prevention after successful

carotid endarterectomy for asymptomatic stenosis (ACST-1): a multicentre randomised trial. *Lancet* **376**, 1074–84.

62. Bond R, Rerkasem K, Rothwell PM. (2003). High morbidity due to endarterectomy for asymptomatic carotid stenosis. *Cerebrovascular Diseases* **16** (Suppl 4), 65.
63. Kresowik TF, Bratzler DW, Kresowik RA, et al. (2004). Multistate improvement in process and outcomes of carotid endarterectomy. *Journal of Vascular Surgery* **39**, 372–80.
64. Halliday AW, Thomas D, Mansfield A. (1994). The Asymptomatic Carotid Surgery Trial (ACST). Rationale and design. Steering Committee. *European Journal of Vascular Surgery* **8**, 703–10.
65. Cuffe RL, Rothwell PM. (2006). Effect of non-optimal imaging on the relationship between the measured degree of symptomatic carotid stenosis and risk of ischemic stroke. *Stroke* **37**, 1785–91.
66. Nicolaides AN, Kakkos SK, Griffin M, et al. (2005). Severity of asymptomatic carotid stenosis and risk of ipsilateral hemispheric ischaemic events: results from the ACSRS study. *European Journal of Vascular and Endovascular Surgery* **30**, 275–84.
67. Baker WH, Howard VJ, Howard G, et al. (2000). Effect of contralateral occlusion on long-term efficacy of endarterectomy in the asymptomatic carotid atherosclerosis study (ACAS). ACAS Investigators. *Stroke* **31**, 2330–4.
68. Spence JD, Tamayo A, Lownie SP, et al. (2005). Absence of microemboli on transcranial Doppler identifies low-risk patients with asymptomatic carotid stenosis. *Stroke* **36**, 2373–8.
69. Abbott AL, Chambers BR, Stork JL, et al. (2005). Embolic signals and prediction of ipsilateral stroke or transient ischemic attack in asymptomatic carotid stenosis: a multicenter prospective cohort study. *Stroke* **36**, 1128–33.
70. Nicolaides AN, Kakkos SK, Griffin M, et al. (2005). Effect of image normalization on carotid plaque classification and the risk of ipsilateral hemispheric ischemic events: results from the asymptomatic carotid stenosis and risk of stroke study. *Vascular* **13**, 211–21.
71. Takaya N, Yuan C, Chu B, et al. (2006). Association between carotid plaque characteristics and subsequent ischemic cerebrovascular events: a prospective assessment with MRI-initial results. *Stroke* **37**, 818–23.
72. Cai J, Hatsukami TS, Ferguson MS, et al. (2005). In vivo quantitative measurement of intact fibrous cap and lipid-rich necrotic core size in atherosclerotic carotid plaque: comparison of high-resolution, contrast-enhanced magnetic resonance imaging and histology. *Circulation* **112**, 3437–44.
73. van der Wal AC, Becker AE, van der Loos CM, et al. (1994). Site of intimal rupture or erosion of thrombosed coronary atherosclerotic plaques is characterized by an inflammatory process irrespective of the dominant plaque morphology. *Circulation* **89**, 36–44.
74. Trivedi RA, King-Im JM, Graves MJ, et al. (2004). In vivo detection of macrophages in human carotid atheroma: temporal dependence of ultrasmall superparamagnetic particles of iron oxide-enhanced MRI. *Stroke* **35**, 1631–5.
75. Tang T, Howarth SP, Miller SR, et al. (2006). Assessment of inflammatory burden contralateral to the symptomatic carotid stenosis using high-resolution ultrasmall, superparamagnetic iron oxide-enhanced MRI. *Stroke* **37**, 2266–70.
76. Abbott AL. (2009). Medical (nonsurgical) intervention alone is now best for prevention of stroke associated with asymptomatic severe carotid stenosis: results of a systematic review and analysis. *Stroke* **40**, e573–83.
77. Naylor AR, Gaines P, Rothwell PM. (2009). Who benefits most from interventions for asymptomatic carotid stenosis: Patients or professionals? *European Journal of Vascular and Endovascular Surgery* **37**, 625–32.
78. Spence JD, Coates V, Li H, et al. (2010). Effects of intensive medical therapy on microemboli and cardiovascular risk in asymptomatic carotid stenosis. *Archives of Neurology* **67**, 180–6.
79. Marquardt L, Geraghty OC, Mehta Z, Rothwell PM. (2010). Low risk of ipsilateral stroke in patients with asymptomatic carotid stenosis on best medical treatment: a prospective, population-based study. *Stroke* **41**, e11–7.
80. Goessens BM, Visseren FL, Kappelle LJ, Algra A, van der Graaf Y. (2007). Asymptomatic carotid artery stenosis and the risk of new vascular events in patients with manifest arterial disease: the SMART study. *Stroke* **38**, 1470–5.
81. Graor RA, Hertzer NR. (1988). Management of coexistent carotid artery and coronary artery disease. *Stroke* **19**, 1441–3.
82. Akins CW. (1995). The case for concomitant carotid and coronary artery surgery. *British Heart Journal* **74**, 97–98.
83. Davenport RJ, Dennis MS, Sandercock PA, et al. (1995). How should a patient presenting with unstable angina and a recent stroke be managed? *British Medical Journal* **310**, 1449–52.
84. Hertzer NR, Loop FD, Beven EG, et al. (1989). Surgical staging for simultaneous coronary and carotid disease: a study including prospective randomisation. *Journal of Vascular Surgery* **9**, 455–63.
85. Borger MA, Fremes SE, Weisel RD, et al. (1999). Coronary bypass and carotid endartertomy: a combined approach increase risk? A meta-analysis. *Annals of Thoracic Surgery* **68**, 14–21.
86. Naylor AR, Mehta Z, Rothwell PM *et al.* (2002). Carotid artery disease and stroke during coronary artery bypass: a critical review of the literature. *European Journal of Vascular and Endovascular Surgery* **23**, 283–94.
87. Naylor AR, Cuffe RL, Rothwell PM, et al. (2003). A systematic review of outcomes following staged and synchronous carotid endarterectomy and coronary artery bypass. *European Journal of Vascular and Endovascular Surgery* **25**, 380–9.
88. Naylor AR. (2004). A critical review of the role of carotid disease and the outcomes of staged and synchronous carotid surgery. *Seminars in Cardiothoracic and Vascular Anesthesia* **8**, 37–42.

第40章

颈动脉血运重建的技术要点

A. Ross Naylor, Jos C. van den Berg

颈动脉内膜剥脱术

术前准备

医疗文书中需记录该手术的手术指征，同时需向患者告知手术相关风险。外科医生可以使用试验数据证明为何需要进行颈动脉内膜剥脱术（CEA），但在讨论患者的手术风险时，医生必须引用个人结果数据。如果外科医生的手术风险超过接受阈值（有症状患者为6%，无症状患者为3%），外科医生应考虑是否由其他医生完成该手术。

其次，外科医生必须确保患者正在接受最佳药物治疗：阿司匹林[手术前一晚上添加氯吡格雷75mg（见后文）]，他汀类药物（证据表明这可以减少围术期死亡率），并且过去控制不佳的高血压已经得到有效治疗。是否有高节段病变的被排除在外的可能性？如果超声技术人员无法在斑块上方成像，则外科医生可能会遇到远端病变。如果是这种情况，确诊检查应采用CTA。如果远端病变范围延长是可能的，那么缺乏经验的外科医生应该：①重新考虑手术适应证是否仍然合理（例如在无症状患者中）；②确保有经验丰富的外科医生提供协助；③或请一位经验丰富的外科医生来完成该手术。最后，既往曾接受过对侧颈动脉内膜剥脱手术（CEA）或对侧甲状腺/颈部夹层手术的患者术前必须接受声带可视化检查以排除对侧声带麻痹。如果明确对侧声带麻痹，患者应考虑接受颈动脉支架置入手术（如果有症状）或可能需要放弃手术（无症状患者）。

再次，如果自初始成像检查已超过2周，需重复行多普勒扫描确认颈内动脉（ICA）仍然保持通畅。最后，签署知情同意书并在手术区域标记上不可擦拭的标志。

手术体位

患者取仰卧位，头部伸展并旋转远离手术区域。使用头圈便于手术操作，而肩部下方使用沙袋以达到颈部过伸。应该抬高手术台的头部位置（以尽量减少静脉充血），同时抬高手术台的足部位置防止患者滑离手术台。

局部或全身麻醉

系统评估表明，相对于全身麻醉，采用局部麻醉可减低CEA手术患者的围术期并发症发生率和死亡率。但是，GALA临床试验未发现任何证据表明不同麻醉策略对患者具有明显的安全获益[1]。因此，外科医生可根据使用习惯选择麻醉技术。

暴露颈动脉分叉部

最常见的入路是通过前胸锁乳突切口随着颈内静脉（IJV）横向收缩面静脉的分隔。一种替代入路是颈后入路。这种情况下，颈内静脉（IJV）被游离并向内侧收回，便于从下方进入颈动脉分叉处。至今，没有令人信服的证据表明颈后入路可以提高手术的简便性。

暴露颈动脉分叉的技巧

（1）避免“骨骼化”颈动脉分叉（图40.1），因为这会导致分叉部在恢复血流后的功能性伸长，以及引起预先设置动脉切口/补片上方的扭结。其也可以降低栓子脱落到大脑的风险。

(2)"肥胖颈部"的患者通常因明显的淋巴结增生导致显露困难。可以采用"淋巴结对着你,远离分支"的口诀。可见一个相对广泛的筋膜三角(以二腹肌为边界)并有面部静脉穿过,还应见淋巴结朝向外科医生(图40.2)。

(3)如果在显露颈总动脉(ICA)之前发现颈外动脉(ECA)的分支,很可能是颈动脉分叉部旋转。此可见分支(通常是甲状腺上动脉)应被牵引控制并远离外科医生。避免无意中选择ICA后方的动脉切开术。

(4)如果舌下神经遮挡显露,请不要悬吊。只是将柄颈部分开,保持距离舌下神经约2cm并在根部打结(见图40.1)。以此缩回舌下神经而避免引起神经损伤。

(5)如果有必要分开二腹肌,应在两者连接处之间进行。然后,拉动缩回的肌肉末端并用手术夹夹住,从而便于显露远端ICA。

是否在阻断前肝素化?

多数外科医生在阻断前静脉注射肝素,以防止围术期或远端ICA血栓形成。没有关于肝素剂量的Ⅰ级证据(每千克的标准剂量或单位)。有趣的是,

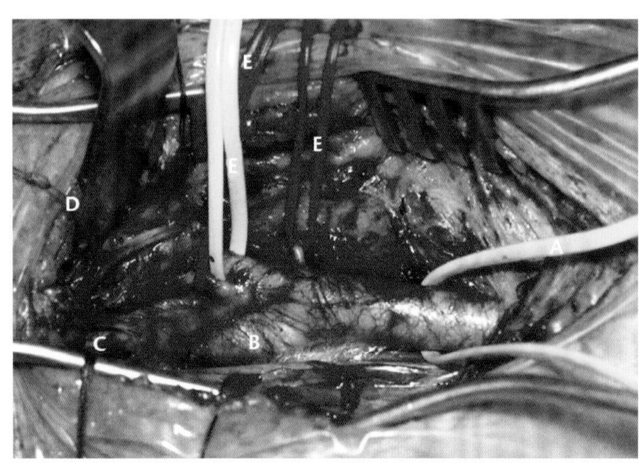

图40.1 显露颈动脉分叉处部的手术图片。A,牵引带悬吊远端颈总动脉。一旦置入Pruitt分流器并充盈近端球囊,可以将该牵引带夹在West牵开器的中心,以防止Pruitt分流器近端从动脉中滑脱。B,狭窄的近端ICA被部分显露但没有"镂空"。这能最大限度地减少功能性伸长,并降低自发性栓塞的风险。C,打开远端ICA狭窄段上方的"窗口"进行阻断。D,系在分开的颈袢上,这样可以缩回舌下神经,而不会引起神经痉挛。E,牵引带悬吊颈外动脉(ECA)分支。

A

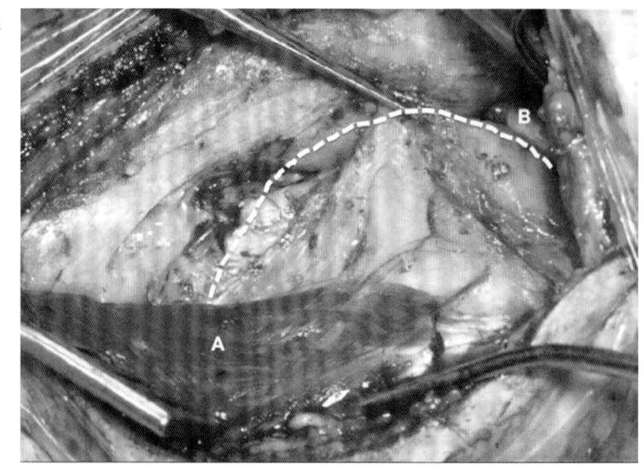

B

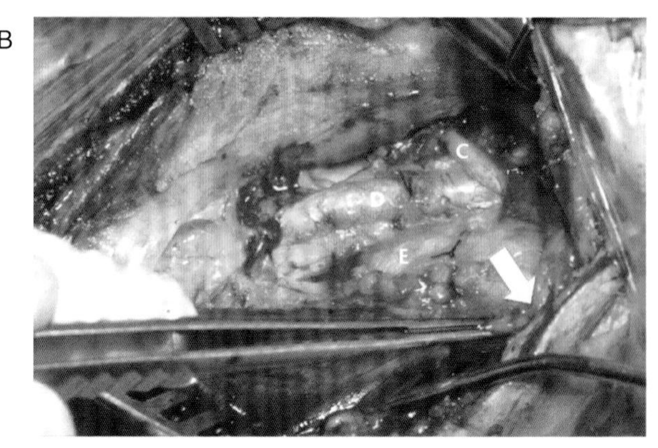

图40.2 (A)在(A)胸锁乳突肌和(B)二腹肌之间遇到包含三角形的脂肪组织和淋巴结的"脂肪垫"并不罕见。沿虚线切开来显露朝向外科医生的脂肪垫。(B)脂肪垫已分离朝向手术医生,显露出(C)舌下神经、(D)略微旋转的ECA和(E)IJV。

低分子量肝素(LMWH)相对普通肝素术后血栓栓塞并发症少,但LMWH目前尚不能静脉注射使用。

常规性、选择性还是永不使用转流?

理论上,10%~15%的患者在阻断期间会出现血流动力学衰竭并且引起缺血性神经系统事件。常规转流者认为,除非以局部/区域麻醉(LRA)进行CEA手术,否则无法知道究竟哪些患者需要转流,因此每个人都需要转流。选择性的分流者认为分流会妨碍高达85%的不需要转流的患者。因此,转流只适用于那些真正需要它的患者。这是完全正确的(如果使用LRA),但没有其他监测技术是可靠的。另一个极端是那些相信永远不需要分流的人。这很难解释在LRA下阻断10%~15%的患者出现昏迷或发展为缺血性神经系统事件。

没有随机试验表明何种策略更安全。因此,除非CEA是在LRA下进行的(当选择性转流完全合适

时），否则对每例患者都转流似乎更安全。实际上有两种类型的转流器可以使用。大卫转流器（Javid）口径较大，流量较高，但需要外部夹具将转流器固定（即需要更远端的显露）。Pruitt转流器口径较小，流量较低，但通过近端和远端球囊固定。没有任何证据表明哪一种转流器更安全，其中，Pruitt转流器很适合高位显露ICA的情况。对于那些推荐使用Pruitt转流器的医生，推荐一种实用技巧：使用血管牵引带悬吊颈总动脉（CCA）近端（见图40.1）至West牵开器中心，这样可以最大限度地减少近端分流时CCA脱位的可能性。

传统式与外翻式动脉内膜剥脱术

传统的动脉内膜剥脱术使用剥离器穿过远端CCA（某些位于动脉内膜中）。通过11刀片分离斑块，并沿颅骨方向移除斑块直到内膜表现正常为止，或者使用微剪刀横切。

外翻式颈动脉内膜剥脱术中，颈内动脉在起始部离断外膜/外层中膜被外翻，通过这样的方式，管状的粥样斑块被剥离。斑块的最远端应该比较自然光滑，但是有时需要横切。此后，颈内动脉（ICA）缩短并重新吻合到已经行内膜剥脱CCA的远端分叉处。实际上，完成外翻式内膜剥脱术前无法成功置入转流器。

每种技术都有其支持者，非随机研究的荟萃分析表明，外翻动脉内膜切除术降低了围术期脑卒中发生率。但是，系统评价和大型随机试验的荟萃分析表明外翻动脉内膜剥脱术和补片式动脉剥脱术的早期和完全临床结果相似。然而，外翻式动脉内膜切除术的围术期风险比非补片式动脉内膜剥脱术具有明显更低[2]。

常规、选择性还是永不补片？

与转流一样，外科医生可能倾向常规的、选择性的或从不补片。理由是直接缝合导致一定程度的狭窄，从而增加早期血栓性脑卒中和晚期再狭窄的风险。理论上，可以通过补片成形来降低这些并发症。

10项随机试验对常规补片与常规直接缝合两种术式进行了比较。这些临床试验均没有纳入选择性补片。表40.1和表40.2总结了这些临床研究的关键结果[3]。常规补片明显降低了30天颈动脉血栓形成、30天同侧脑卒中、晚期再狭窄和晚期同侧脑卒中的发生率。荟萃分析表明补片类型（静脉/人工合成材料）不影响结果（表40.2）。

表40.1 对比常规补片和直接缝合的随机试验的荟萃分析结果

	补片缝合（%）	直接缝合（%）	OR 95%CI	P值
30天同侧脑卒中	1.5	4.5	0.31 0.15~0.63	0.001
30天“任一种脑卒中”	1.9	3.2	0.57 0.31~1.03	0.06
30天颈动脉血栓形成	0.5	3.1	0.18 0.08~0.41	<0.0011
晚期同侧脑卒中	1.6	4.8	0.32 0.16~0.63	0.001
晚期“任一种脑卒中”	2.4	4.6	0.49 0.27~0.90	0.02
晚期再狭窄/闭塞	4.3	13.8	0.24 0.17~0.34	<0.01

Source: data from Rerkasem K and Rothwell PM, Systematic review of randomized controlled trials of patch angioplasty versus primary closure and different types of patch materials during carotid endarterectomy, Asian Journal of Surgery, Volume 34, ssue 1, pp.32–40, Copyright © 2011 Elsevier.

表40.2 对比人工补片和静脉补片的随机试验的荟萃分析结果

	补片缝合（%）	直接缝合（%）	OR 95%CI	P值
30天同侧脑卒中	2.0	0.8	2.05 0.66~6.38	0.21
30天“任一种脑卒中”	1.9	1.8	1.09 0.51~2.31	0.82
晚期同侧脑卒中	4.4	3.1	1.45 0.69~3.07	0.33
晚期“任一种脑卒中”	4.8	4.1	1.22 0.70~2.13	0.49
晚期再狭窄/闭塞	6.3	6.4	1.0 0.61~1.57	0.93

Source: data from Rerkasem K and Rothwell PM, Systematic review of randomized controlled trials of patch angioplasty versus primary closure and different types of patch materials during carotid endarterectomy, Asian Journal of Surgery, Volume 34, Issue 1, pp.32–40, Copyright © 2011 Elsevier.

窦神经阻滞

一些外科医生通常在阻断颈动脉前使用局部麻醉药阻滞颈动脉窦神经。理由是其减少了血流动力学不稳定。然而,随机试验发现没有血流动力学不稳定性得到改善的证据[4]。

围术期监测

关于监测是否减少围术期脑卒中脑尚未达成共识。许多外科医生认为,术中监测并不能改善预后。这是一种常见的说法,也比较令人信服。因为没有任何的监测或质量控制方式可以预防所有脑卒中。因为围术期脑卒中有很多原因,必须根据具体的预防职责制订监测或质量控制方式。

当患者从麻醉中苏醒时,术中脑卒中常会发生。主要有以下4个原因:

①颈动脉夹层期间血栓导致栓塞。

②阻断过程中的血流动力学衰竭。

③恢复血流后血管管腔内血栓导致栓塞。

④手术台上行颈部伤口缝合时在出现血栓形成。

任何监测方法都必须解决这些病因(表40.3)。例如,经颅多普勒超声(TCD)是诊断颈动脉夹层期间自发性栓塞的“金标准”(促使仔细解剖或早期阻断);该方法通常有效,但在监测阻断期间的血流动力学衰竭方面并非100%准确[LRA下的颈动脉内膜剥脱术(CEA)是金标准]。TCD可以监测恢复血流后阻塞大脑中部动脉(MCA)的血栓栓塞,但是不能预防。然而,TCD是诊断颈部缝合后内膜剥脱区域血栓形成的金标准(内膜剥脱区域栓塞风险高)。

LRA下行颈动脉内膜剥脱术(CEA)只能预防继发于血流动力学失败的脑卒中。3种质量控制技术(术中血管造影、一期超声和血管镜检查)可以识别技术错误(残留管腔血栓、内膜片),但只有血管镜检查可以在恢复血流前识别血栓。术中脑卒中最常见的原因可能是血流恢复后管腔内的残留血栓,而血栓来自横断的血管平滑肌。

术后脑卒中发生在麻醉正常苏醒CEA术后的30天内。主要有以下4个原因:

①血栓栓塞性脑卒中(通常在最初的6小时内)。

②高灌注综合征(通常为术后2~5天)。

③颅内出血(通常为术后2~5天)。

④严重心脏事件(急性心肌梗死、心脏骤停、严重心力衰竭)后的分水岭或心源性梗死。

有证据表明,血小板对腺苷二磷酸(ADP)更敏感的患者使用TCD具有更高的栓塞发生率(可预测具有更高风险进展为血栓栓塞性脑卒中)。最近的证据也表明术后栓塞可以通过手术前一晚(除常规阿司匹林治疗外)额外增加一次75mg剂量的氯吡格雷明显减少。在莱斯特,该协议已经运行了6年,明显减少了术后同侧血栓栓塞性脑卒中[5]。

到目前为止,还没有任何策略可以有效预防高灌注综合征(HS)或颅内出血(ICH)引起的脑卒中。人们一直期待通过TCD监测术后MCA流速大小来识别高危人群,但这在大型独立研究中尚未得到证实。大多数HS/ICH患者发病前具有严重内膜剥脱术后高血压(PEH),同时证据表明明确的管理PEH的指南可能是预防HS/ICH最好的方法(框40.1和框40.2)。

术中技术问题

颈动脉剥离期间栓塞

患者在发病后的超急性期得到治疗变得越来越

表40.3 不同类型的术中监测和完整评估在颈动脉内膜剥脱术中预防术中脑卒中的作用

	颈动脉剥离期间栓塞	阻断期间血流动力学失败	血流恢复后残余血栓引发的栓塞	手术台上颈动脉血栓形成
TCD超声	++++	++	+	++++
LRA下的CEA		++++		
完成血管造影术			++	
完成多普勒超声			++	
完成血管内镜			++++	

框 40.1 对①恢复室严重高血压(>170 mmHg)或②回到病房(>160 mmHg)并伴有严重的头痛和(或)癫痫发作的管理

一线药物:拉贝洛尔

100mg拉贝洛尔于20mL 0.9%盐水中(即5mg/mL)

每2分钟缓慢加入10mg(2mL),可高至100mg(即20分钟内给予20mL)

如果BP在20分钟后仍然升高,转向二线药物

如果BP降低并且没有反弹,继续定期监测BP

如果血压降低但又增加,则开始输注50~100mg/h,滴定剂量参照BP

二线药物:肼屈嗪

在10mL 0.9%氯化钠(即1mg/mL)中加入10mg肼屈嗪

每5分钟缓慢给予2mg(2mL),可高至10mg(即超过25分钟给予10mL)

如果BP在25分钟后仍然升高,转向三线药物

如果BP降低且没有反弹,继续定期监测BP

如果BP减少但再次增加,则转向三线药物

三线药物:GTN

在50mL 0.9%氯化钠中加入50mg GTN(即1mg/mL)

以5mL/h开始输注,速率可增加至12mL/h,剂量参考BP

框 40.2 对在病房出现高血压(收缩压>170 mmHg)但没有头痛、癫痫发作或局灶性神经系统事件的管理

患者通常不服用抗高血压治疗

一线药物:硝苯地平缓释剂(10mg),如果1小时后BP没有变化则重复。服用硝苯地平胶囊不要将其压碎

二线药物:比索洛尔5.0mg。如果有禁忌,请转至三线药物

三线药物:雷米普利5mg,必要时在3小时重复

患者通常接受抗高血压治疗

一线治疗:检查患者是否已接受正常抗高血压药物治疗。如果没有,则使用

二线治疗:A=ACE抑制剂,B=β-受体阻滞剂,C=钙离子通道阻滞剂,D=利尿剂

如果患者在使用A,加上C(硝苯地平LA10mg)

如果患者在使用C,加上A(雷米普利5mg)

如果患者在使用D,加上A(雷米普利5mg)

如果患者在使用A+C,加上D(苄氟噻嗪2.5mg)

如果患者在使用A+D,加上C(硝苯地平LA10mg)

如果患者在使用A+C+D,加上B(比索洛尔5mg)

患者不能吞服药片

通过鼻胃管给予适当上述液体形态的药物。在这种情况下,应使用氨氯地平取代硝苯地平

常见,这可以减少狭窄病变周围的实际剥离区域(图40.1)。如果TCD在剥离过程中检测到自发性栓塞,外科医生应暂停并考虑采用更精细的手术技术。在多数情况下可以正常完成。但是,如果持续栓塞(特别是如果波形是扭曲的,暗示栓子相对较大),应当考虑早期阻断ICA。实际上,如果发生明显栓塞,请不要在阻断前悬吊ICA / ECA。这增加了斑块上血栓脱落的风险,可在阻断远端ICA后立即进行。

如何知晓转流器在正常工作?

3%的转流器在插入后不起作用(连接处抵抗远端ICA /扭结)。如果TCD表明插入后的MCA血流速度(MCAV)增加很少,仔细取出近端/远端球囊并缩回/重新定位转流器观察血流是否增加。如果失败,请麻醉医师升高血压(BP)。如果没有可用的TCD,知晓连接大脑的通路是否通畅唯一的方法是阻断CCA血流(在Pruitt分流器上),并打开红色"T-limb"阀门。如果有反流血,表明连接大脑的通路是通畅的,但是关于该通路的信息很少。

ICA发育不良

ICA发育不良在现在CT / MR血管造影的时代很少成为问题。然而,外科医生可能偶尔会遇到小直径的ICA延伸到颈部上方。多数伴随血栓形成的ICA再通。实际上,该血管最终供给大脑的血供很少。如果TCD可用,请测试阻断ICA是否导致MCAV显著减少。如果变化不大,可以考虑结扎远端ICA,并在术后使用华法林或阿司匹林或氯吡格雷。如果TCD不可用,就面临是否需要完成该手术的问题,可以考虑行术中造影。如果造影显示为一个延伸到颅底的微小管腔,那么打开血管是不明智的,因为不太可能成功重建。多数会选择结扎该血管。

意外的流入道疾病

两种临床情况:①CCA血管病变较预期明显延伸到更近端;或者②血流较少,提示明显的近端CCA

病变或未知疾病。在第一种情况下，通常可以在该病变下方进行控制。然而，Pruitt转流器的近端球囊从CCA脱落的风险更高。解决方案是使用一面筋膜组织从后方固定CCA同时使用另外的血管牵引带在这个位置双层环绕CCA。仔细地移动近端CCA球囊，以使球囊向近侧移动并且控制球囊不滑脱。因为后方仍有残留筋膜组织，牵引带不能向远端迁移。

鉴于目前实践中的高质量成像工具，很少会遇到第二种情况。如果是的话，需重新考虑进行手术的适当性。如果是无症状的患者，放弃手术治疗可能更安全。注意，医师尚未向患者告知开放逆行支架植入术(围术期脑卒中风险为5%)。但是，如果该患者最近有症状，若未经治疗，其患脑卒中的风险会更高。在这种情况下，在CCA流入道或无名病变行逆行血管造影和支架/血管成形术可能更好。通过在进行介入手术时阻断远端CCA，可以使围术期脑卒中的风险最低。

意外的远端病变

这有两种情况。第一种，远超出斑块范围的非常远端的一种“后舌状斑块”。这很少在术前超声或CTA / MRA中发现，因为其没有突出管腔。此情况比较容易进行内膜剥脱。但是有时远端ICA血管壁上的“舌状斑块”两侧非常薄，进行内膜剥脱非常困难。避免尝试剥脱整个后壁，专注于只切除舌状斑块即可，此操作可使用微型剪刀来完成，从而可较容易地稳定切除舌状斑块外围脆弱的血管内膜。

第二种情况是术前成像时低估了远端病变的延伸。因为手术风险已经发生根本变化，所以需要再次考虑手术适应证。如果是无症状患者，建议放弃手术治疗。但是如果远端ICA已经打开(通常情况下)、患者最近有症状，或者在测试阻断期间MCAV<15cm/s或LRA下出现症状，应当尽一切努力完成手术。简单的补救措施，如寻找更有经验的同事协助和进行适当妥协(例如，遗留轻微的边缘病变以便安全地完成动脉内膜剥脱术和动脉切开及吻合术)。

从实际角度来说，因为不需要行远端Javid阻断，所以如果使用了Pruitt转流器，则便于解剖到颈部的更高位置。多数意外远端延伸的病变都可以通过相对简单的措施进行管理：使用有弹性的线固定颈袢，从而将舌下神经提起，随后分离和结扎ECA的分支。下一步是分离二腹肌(见前文)。在二腹肌上方存在损伤迷走神经发出的运动纤维的风险(术后吞咽困难最常见的原因)。这些纤维位于舌下神经上方的半透明组织膜中。应小心地围绕舌下神经的凸面来分离这层膜而不是直接从ICA前方向上方分离，尽量使损伤最小化。

如果使用这些方法仍无法完成手术，下一步是离断茎突(存在面神经损伤风险)。如果此时仍然不能充分暴露，唯一可行的方法是联系耳鼻喉科“腮腺外科医生”，其他选择(颞下颌半脱位)已经不能在此阶段(相对后期)进行。将面部重新准备并盖上并在耳后做切口并向下延伸，然后在上胸骨肌上方跨越，最后连接CEA的主切口。腮腺被分离显露，同时面神经需要被识别和保护。显露腮腺管(对于绝大多数血管外科医生不熟悉的领域)可极大增加显露区域同时继续解剖至颅底(图40.3)。

成袢或扭曲的远端ICA

环状远端ICA比较常见(图40.4)，很少有症状，很少合并狭窄，但其可以干扰转流(管腔紧贴扭曲，没有足够的空间插入转流器)。如果有足够的距离插入远端转流器，血流就不会受损害，同时可顺利完成动脉内膜剥脱术，因此就无须额外干预这些袢或扭曲。如果没有足够的空间插入转流器，那么显露

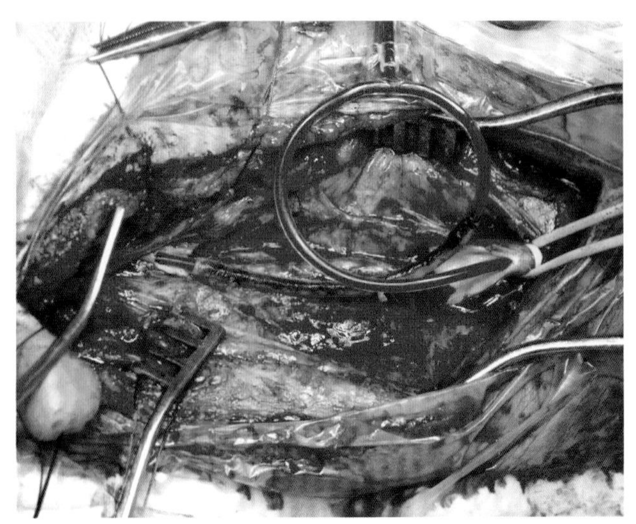

图40.3 颈动脉旁路手术图片。预计会出现高位病变(手术前)，采取经耳前方的切口来显露腮腺的浅叶。这便于进入ICA的上段，并且该入路的优点是，一旦手术开始就可以使用(不同于颞下颌半脱位)。在这种情况下，一段逆向的腹股沟大隐静脉位于Pruitt转流器的远端肢体上方。使用亚甲蓝线标记移植物排列顺序。

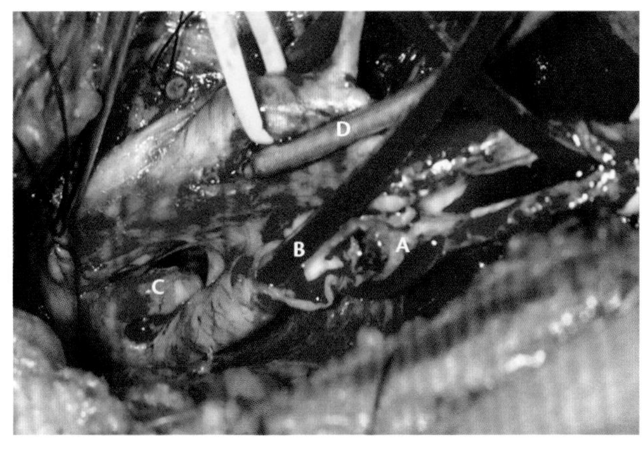

图40.4 ICA远端扭曲的颈动脉分叉部的手术图片。A,ICA狭窄处伴有附壁血栓;B,Pruitt转流器远端肢体的远端固定球囊的位置紧邻扭曲的ICA;C,使用TCD确定足够的转流流量,并且无须将动脉切口延伸到扭曲段;D,动脉阻断严重钙化的ECA起始部。

成袢血管的远端是非常明智的,便于切开动脉后相对简单的跨过扭曲并插入转流器。盘绕的冗余部分,血管可以通过外翻折叠修复,离断行原位吻合或自体血管旁路术。

是否应固定远端内膜片?

在NACET研究中一个亚组分析表明固定内膜片与手术相关脑卒中有关,但这可能是反映更困难的手术、更远端的病变或更难内膜成形手术步骤的偏倚。

冗余的动脉内膜剥脱区域

这通常出现在去除庞大的钙化斑块后或远端盘绕/扭结的患者中。该问题有两种治疗方法。第1种是横切和切除冗余节段并重新行端端吻合。这种方法比较简单,但是如果是血管壁太薄,吻合口的完整性可能会受到影响。第2种是外翻折叠。其中,缝线放置在远端ICA的两侧,其长度参照需要缩短的血管长度。当打结时,其会翻转冗余血管壁的后方。其中一根缝线用于恢复管腔的连续性,然后再将其固定在另一侧的支撑缝线上。

颈动脉旁路术

颈动脉旁路术的适应证包括动脉内膜剥脱术区血管壁太薄,过度卷曲或扭结不能使用外翻折叠矫正,治疗人工补片感染和颈动脉瘤。没有证据表明人工合成材料是否比自体血管更好(大多数外科医生更喜欢静脉移植物)。颈动脉旁路术最简单的方法是将一段反转的腹股沟区大隐静脉跨越Pruitt分流器的远端肢体。转流器可稳定远端吻合口并确保在封闭末端期间不会发生狭窄。一种实用的技巧是使用亚甲蓝标记静脉来对齐,因为在重建分叉部过程中很容易导致移植物扭曲(见图40.3)。

是否应放弃手术?

与术前与患者讨论过的风险相比,当出现手术风险发生显著变化的情形需要考虑是否应放弃手术。情形包括严重的近端或远端病变的无症状患者、外科医生缺乏经验、ICA发育不全、血管严重钙化妨碍安全重建、ICA闭塞和任何医疗情况损害患者的生命安全(例如,心脏状况恶化)。除了恶化的医疗状况,多数的上述情况可以通过仔细的术前评估来避免。

术中形成远端CIA夹层

这是极其罕见但危险的情况,偶尔因Pruitt转流器的远端球囊导致远端ICA横向内膜破口引起。其是通过在颈动脉阻断期间MCA血流速度下降排除栓塞(血栓形成的特征)进而诊断的。通过术中造影来确诊,因为如果夹层累及到颅底(非常脆弱的血管壁),那么尝试手术重建通常是非常危险的。在这种情况下,尝试将导丝通过真腔并通过置入覆膜支架来恢复真腔血流。

并发症管理

早期术后并发症

颈部血肿

颈部血肿是CEA术后相对常见的并发症(占3%~5%患者)。再次探查的绝对指征包括血肿迅速扩大和声音嘶哑/喘鸣,并且再次探查不应推迟。必要时,当麻醉医师对患者进行插管时打开伤口清除血肿应使用无菌敷料。如果CEA是在LRA下完成的,通常可以在没有全身麻醉(GA)下控制出血来源。

颈部脓肿

除非有血管外科医师在场,否则不应盲目切开

CEA术后的颈部脓肿。主要问题是明确这种先前人工补片感染的可能性。如果感染较浅(与深部组织没有交通),脓肿引流和术后使用抗生素溶液或碘溶液冲洗切口是比较可行的方法。如果有深部感染的证据,脓肿引流、清除组织并用静脉补片±肌肉瓣替换人工补片相关更安全。

内膜剥脱术后高血压

这影响了40%的CEA患者(取决于定义标准),并且通常管理不佳。其更常见于术前和术前高血压控制不佳,以及压力感受器损伤的患者中。PEH的重要并发症包括由于HS、ICH或心脏病导致的脑卒中。经验表明,采用书面指南治疗PEH可以达到更快和更标准化的治疗效果,同时明显降低HS / ICH。莱斯特指南关于管理PEH的建议详见框40.1和框40.2。

CEA后头痛和癫痫发作

头痛在CEA后相对常见,通常与PEH有关。其应按框40.1和框40.2中的指南进行管理。癫痫发作代表HS的另一种表现形式,以及通常与严重的PEH有关。癫痫发作构成医疗急症,应立即采取措施控制癫痫发作(静脉注射地西泮)和降低血压(框40.1和框40.2)。这些患者应该转入重症监护机构并降低血压以减轻患有ICH的可能性。

脑神经损伤

约5%的患者会在CEA术后出现脑神经损伤,多数是短暂的。牵引面神经下颌骨支导致同侧嘴角下垂并可能干扰饮食。舌下神经损伤将导致舌头感觉麻痹和移动食物到嘴后方困难。当其与感觉(舌咽)或运动(迷走神经)纤维的损伤相结合,会出现严重问题。这种情况常见于高位解剖患者,应该在术前做好预案并向患者告知此风险。

如果患者无法吞咽,其可通过静脉肠外营养治疗维持数天。对于持续吞咽困难的患者可安置鼻胃管,以便服用药物。突然停用抗高血压药物会导致PEH,且有证据表明,突然停止他汀类药物治疗可能导致致命的冠脉事件。

围术期神经功能障碍

麻醉复苏后新的神经事件

在没有术中监测的情况下,患者麻醉复苏后出现新的神经系统事件,应当假定为血栓栓塞性脑卒中,除非有明确的证据表明其是血流动力学相关问题。因此,应当立即重新探查、去除血栓及纠正技术错误。如果在动脉内膜剥脱手术区域内未发现任何病因,下一步应当考虑行弓部到大脑动脉环的CT血管造影。这可以发现血管腔内填充事件(提示血栓)或术前检查遗漏的狭窄(例如,颅底ICA、MCA主干)。

术后神经事件

出现术后神经事件的患者,应该在重新探查前接受紧急成像。这是因为有很多潜在的病因。在等待转移到CT扫描仪的同时,TCD可以明确或排除持续性栓塞和多普勒超声可以排除动脉内膜剥脱手术区域的明显填充或残余狭窄。CTA可快速进行颅内和颅内循环成像,同时可以鉴别ICH或出血性转化引起的缺血性梗死。CT还可以识别后颅窝的异常结构、与HS事件有关的组织水肿。

根据病因采用相应治疗策略:①对动脉内膜剥脱区域堵塞需要重新探查;②对局灶性脑梗死(在没有管腔堵塞和MCA通畅的情况下),之前采用静脉输注葡聚糖治疗(现已弃用),或紧急采用双联抗血小板治疗(阿司匹林+氯吡格雷)。对于MCA主干闭塞,不能通过手术处理,但可能适合神经挽救方法(见颈动脉支架置入术章节)。ICH和HS与PEH的紧急治疗一致(框40.1和框40.2)。

晚期并发症

人工补片感染

该手术并发症发生率<1%。呈“双峰”特征(<2个月或>6个月)。多数早期感染与围术期颈部血肿或伤口感染有关。窦道形成和假性动脉瘤往往与晚期感染有关。总体而言,>90%的病原菌是葡萄球菌或链球菌。可行的话,主流的策略为切除人工补片并采用自体静脉置换。置入覆膜支架已成为替代治疗方法,但是缺乏长期结果的临床研究[6]。

再狭窄

再狭窄影响约10%的CEA患者(<术后18个月),且似乎更常见于女性患者。然而,很少发生同侧症状复发(见第6部分第41章“颈动脉血运重建的结果”)。因此,大多数中心在4~6周时让CEA患者出院,并告知患者如果出现症状均需紧急返回就诊。

颈动脉支架置入术

术前评估

与可以行多普勒超声检查的CEA不同，颈动脉支架置入术(CAS)患者需要额外的术前成像检查。CTA和MR血管造影(MRA)被认为是确保CAS安全性和可行性的必须检查方法。CTA / MRA应包括主动脉弓、颈椎、颈动脉颅内段以评估入路血管的解剖结构、主动脉弓的形态、CCA和ICA的扭曲程度和长度、排除ECA疾病，以及确保远端ICA和Willis环的通畅性。

主动脉弓的形态(Ⅲ型、牛型)，对于确保CAS的安全性或可行性非常重要，同时CCA的扭曲程度和长度确保安全置入指引导管。同样，关于斑块钙化程度、溃疡和内膜增厚的信息对于确定最佳腔内治疗方法(包括选择最佳类型的保护装置)是非常重要的。容易破裂、脱落斑块的栓塞、闭塞，以及严重神经事件的风险更高[7]。排除ECA闭塞病变有利于置入长的导丝到ECA，便于交换造影导管以置入长鞘或指引导管。

根据解剖学标准判断CAS的适应证可低至36%(主要是颈动脉迂曲和近端主动脉弓病变)[8]。增加手术难度的解剖学特征包括：①ICA入路(低颈动脉分叉/短CCA、扭曲的CCA、患病的CCA和ECA疾病)；②主动脉弓病变(严重的动脉粥样硬化、严重的主动脉弓起始部疾病、Ⅲ型弓、牛型主动脉弓)；③目标血管病变(针孔样狭窄、ICA起始部成角、远端ICA成角、周围ICA钙化)[9]。有证据表明，ICA-CCA交界处的严重成角、ICA狭窄长度>10mm、钙化狭窄和左侧颈动脉狭窄明显增加手术脑卒中风险[10]。

CAS手术

入路选择

最常用的入路是股总动脉(CFA)。优点包括易于穿刺和置入大口径留置鞘。CFA易于压迫且适合使用闭合装置。缺点包括到目标血管距离长和需要跨过主动脉弓(钙化严重、扭曲度高，尤其是在老年患者中)。替代方案包括肱动脉或桡动脉，以及直接穿刺近端CCA。后一种入路在早期CAS阶段比较流行[11]，现在随着新一代近端保护装置的问世又开始流行起来[12]。

跨过主动脉弓和CCA置管

CCA置管使用各种4F-5F造影导管和标准的0.035″亲水尖端成角导丝。造影导管的选择取决于动脉弓和弓上分支血管的弯曲程度和角度。在没有明显扭曲的情况下，可以使用简单的弯曲导管(vertebral、Berenstein、Judkins或Headhunter)。在更具挑战性的解剖结构下需要更复杂的弯曲导管(Sidewinder、Newton、VTK)。

下一步是进行颅外血管的诊断性造影，然后采用颅内AP和侧位视图。在ICA存在高度狭窄的情况下，避免使用硬导丝直接通过ICA狭窄段，可将导丝尖端放入远端ECA(图40.5)。诊断性血管造影后，做从主动脉弓延伸到颅底视野的路图。旋转C形臂以实现最大程度的分离ECA和ICA，但可能并不总是显示其最严重的狭窄。一个较大的视野也使造影导管可视化，同时引导导丝进入ECA，以及监护导管跨过主动脉弓进入CCA和ECA。

随着导丝的尖端置于ECA的一个分支，标准的0.035″导丝交换为很长(>260cm)和硬(0.035″或0.038″)导丝，同时导丝尖端置于ECA分支的安全位置。避免置管在ECA分支中，因为该血管穿孔可导致血肿形成(危及生命)。

现已移除造影导管。术者随后交换置入带扩张器的6F长鞘(交换技术)或8F引导导管(伸缩技术，见图40.5)。避免大口径指引导管损伤血管壁(雪犁作用)，同时指引导管套入一个5F 125cm的多功能导管，以便于指引导管进入CCA起始部[13]。在极具挑战性的情况下(例如，Ⅲ型主动脉弓)，使用特殊形状的指引导管直接选入CCA起始部可能有帮助，但应记住，这样做可能导致主动脉弓动脉粥样硬化斑块脱落。此手术阶段通过将0.014″导丝(双导丝)置入ECA获得额外支撑，直到支架输送系统到达目标位置。

在ECA严重病变的情况下，潜望镜技术是首选方法，注意0.035″导丝不要穿过ICA狭窄段。造影导管在指引导管尖端形态良好的支撑下提供额外支撑。作为替代方法(右侧)，引导导管或鞘通过头臂干动脉时锁骨下动脉可用于定位硬导丝。撤去扩张器或造影导管后，使用第二根导丝进行CCA置管。随后将导丝退回到分叉部并选择进入CCA(图40.6)。

拔出第二根导丝后，重新插入扩张器或诊断导管，使整个系统进入CCA[14]。

必须用肝素化的盐水（使用压力袋）持续冲洗鞘管/指引导管。为了减少指引导管管腔出血，可连接Y形阀门。在对长鞘/引导导管快速冲洗后，将该系统置于远端CCA，其尖端靠近分叉处2~3cm。然后，移除扩张器或造影导管（导丝支撑下），注意不要移动长鞘或指引导管尖端。下一阶段取决于是否使用保护装置（以及选择哪一种）。

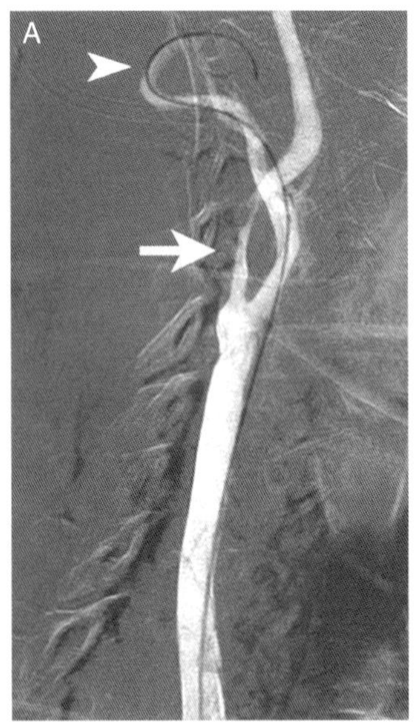

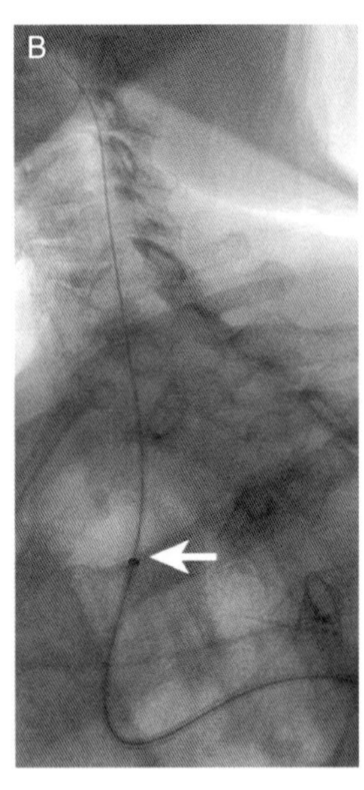

图40.5 (A)路径图图片显示ICA的狭窄和ECA分支中交换导丝的存在。具有大视野的介入图像；(B)允许监测长鞘（箭头处）的置入，而不丢失导丝尖端的视野控制。

没有保护装置的CAS

将“工作通道”定位在远端CCA后，做一个包含长鞘/指引导管的尖端和ICA坚硬部分视野的路图。使用开阀器或短扩张器（避免损坏尖端）将可操控的0.014″导丝（人工使尖端略微弯曲）置入长鞘/指引导管中。导丝的选择取决于颈动脉分叉部狭窄和解剖的紧密度、位置、长度、角度和偏心度。然后在介入引导下控制导丝尖端通过狭窄段，注意“操控”导丝避开血管壁/斑块。具有柔顺性尖端的导丝随后通过ICA的坚硬部分。这使得更硬的导丝能够通过狭窄段，从而允许球囊导管和支架的置入。在复杂的病变中，微导管可以通过为导丝提供额外支撑，以通过这些病变[15,16]。

在导丝通过病变后，使用2.5~3mm快速交换造影球囊进行预扩张，采用单次（<30秒）球囊扩张。预扩张的目标是减少支架输送系统通过病变时的创伤。预扩张并去除造影球囊后球囊，使用先前的路图（预扩张前没有对比的造影）在介入引导下置入支架输送系统。

然后根据制造商的要求释放支架。支架长度的选择应确保颈动脉狭窄段的近端和远端至少有5mm的覆盖范围。选择支架长度时需要考虑导致狭窄段远端伸长或扭曲的可能性。一定要避免支架的远端放置在远端ICA的扭曲或曲折段内。因为这些扭曲

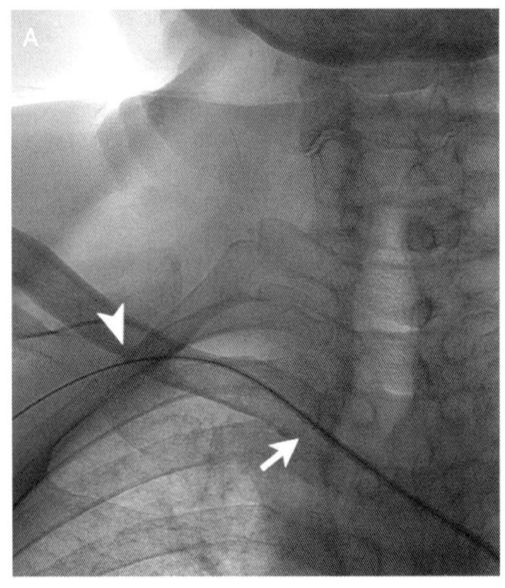

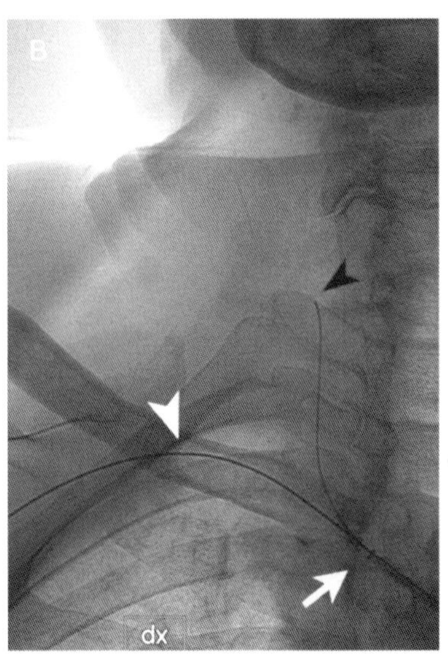

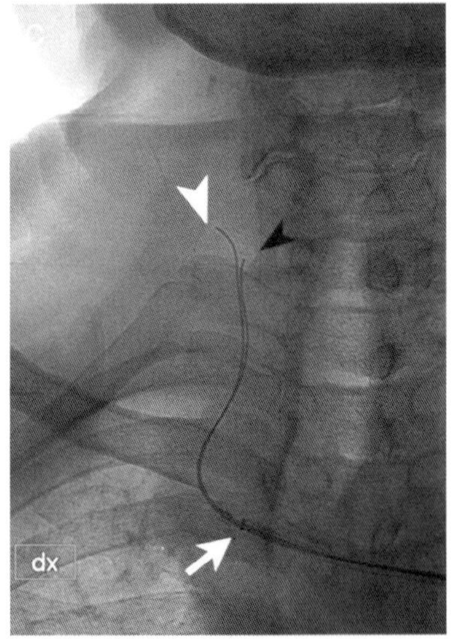

图40.6 (A)右侧CCA远端狭窄的患者；鞘管在头臂干（箭头），以及导丝和造影导管位于右锁骨下动脉（三角箭头）的介入图像。(B)取出造影导管（B）后，第二根导丝（黑色箭头）进入右侧CCA。(C)第一根导丝重新选入右边的CCA（白色箭头），随后鞘管跟进。

无法消除。扭结往往会引起远端移位且引发更糟的后果[17,18]。支架直径相对目标血管直径(RVD)应至少>1mm。在支架从CCA延伸到ICA的情况下(即覆盖ECA起始部),锥形支架是首选。

静脉注射阿托品(0.5mg)同时在支架释放节段使用直径等于或略小于RVD的快速交换球囊进行球囊扩张。应该避免激进的后扩张,因为这增加了栓塞的风险(奶酪刨丝作用)。术后,通过指引导管/行支架分叉部和颅内造影来排除MCA分支闭塞。残余狭窄≤30%是可以接受的。同样的,支架外部的残余溃疡没有临床意义[19]。然后移除CFA血管鞘,并通过动脉闭合装置止血。

采用远端栓塞保护装置的CAS

远端栓塞保护装置(EPD)通常是过滤型设备,并细分为网状滤器和包含多孔膜的滤器。这些可以是偏心的或同心的。远端球囊保护装置是可行的,但很少用于目前实践中。滤器型EPD允许血液持续顺行流动并捕获中等到大尺寸的颗粒(直径>100μm)。该装置通过先前定位好的导丝置入(裸导丝滤器),或在输送系统内通过导丝置入(导丝预制滤器)。

滤器的定位方式与之前描述的裸导丝定位方式类似。在置入滤器之前,通常不需要进行预扩张。小心地将滤器放置在直型ICA的一个节段内,以便直接对抗ICA血管壁(图40.7)[16]。另外,滤器应该释放在距狭窄病变有一定距离的位置,以便支架输送系统的尖端和支架的远端通过病变段。在严重扭曲的情况下(无法置入滤器),可使用一根辅助的"伙伴导丝"将ICA拉直,从而允许保护装置通过[16]。在释放远端EPD后,如前所述进行支架置入术。在支架释放后,使用允许回缩和取出滤器的回收导管移除EPD。应该注意的是,使用回收装置在取出过程中不要缠绕在支架骨架中。

采用近端栓塞保护装置的CAS

近端球囊保护装置的原理是中断或逆转ICA中的血流(即"腔内阻断"的一种形式)。栓塞颗粒被抽吸并且近端球囊装置具有额外的优势,即只有在部署保护装置后才能通过ICA狭窄段。当前所有的可用设备都采用安装在鞘状系统上单独的球囊来阻断ECA和CCA(图40.8)。ECA球囊放置在靠近甲状腺上动脉起始部,以提供充足的中断/反向血流。一旦装置就位,即可如前所述完成支架置入手术。

选择支架

关于支架设计如何影响手术卒中发生率,目前有很多争议。经注册的随机研究证据表明,使用封闭(相对于开放)单元支架出现神经系统事件可能性更小[20]。

CAS期间的药物治疗

抗凝和抗血小板治疗

术中使用抗凝药物以减少在动脉内鞘管、导管和导丝周围形成血栓的风险。多数介入医师采用静脉注射普通肝素,剂量范围为75~100U/kg。对于平均体型的患者(预计手术时间<45分钟),通常单次使用5000~7500U即可。肝素效果通常以生理方式消退,常规不建议使用鱼精蛋白硫酸盐进行中和。

双联抗血小板治疗(75mg氯吡格雷加75~150mg阿司匹林)已被证明可以减少不良神经系统事件的发病率(与阿司匹林单药治疗相比),同时不增加出血性并发症的发生率[21-23]。在可能的情况下,应在手术前3天开始双联抗血小板治疗。在需尽快进行CAS的情况下,应在术前6小时给予300mg负荷剂量的氯吡格雷。

治疗低血压和心律失常

CAS期间,血流动力学不稳定常见原因为心动过缓(20%)、低血压(30%)和心脏骤停(17%)。不良脑预后与CAS引起的低血压和(或)心脏骤停[24-26]与长期血流动力学抑制导致神经系统事件风险增加有关[27]。预防血流动力学不稳定包括扩容(术前静脉输入1L液体),在预扩张和支架释放期间补充阿托品或异丙肾上腺素。在那些血流动力学不稳定持续存在的情况下(尽管已经积极治疗),可能需要经静脉放置一个临时起搏器。同时,排除低血压的其他潜在原因也很重要(例如,与CFA入路相关的腹膜后出血)。

治疗抽搐

抽搐在任何颈动脉干预期间均可发生,并且已

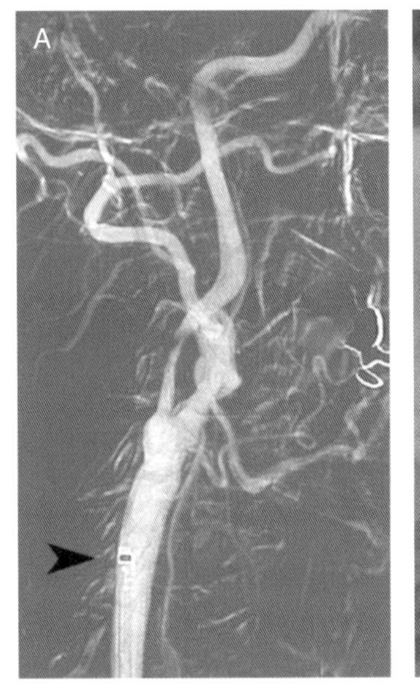

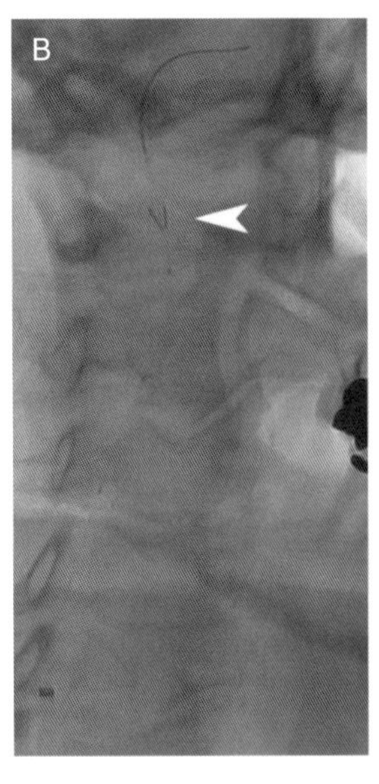

图40.7 (A)图4.5中同一患者的路图图像，鞘管（箭头）置入远端CCA后。(B)放置滤器型EPD（箭头）后的介入图像。

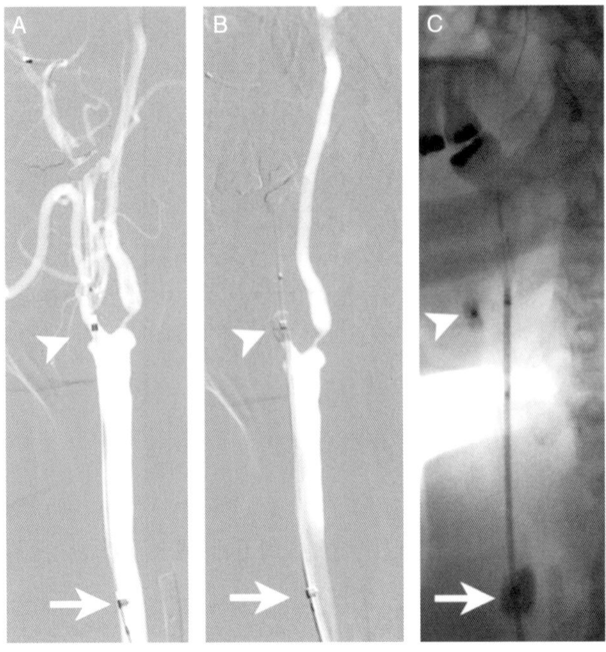

图40.8 (A)近端保护装置释放后，远端球囊位于ECA（三角箭头）近端的、鞘管远端位于CCA中（箭头）的路图图像。(B)充盈远端球囊（三角箭头）后，行血管对比造影以确认完全阻断ECA，近端球囊（箭头）未充盈。(C)远端（三角箭头）和近端（箭头）球囊充盈后的介入图像，支架输送系统已就位。[Images courtesy of Dr Sumaira Macdonald MBChB (Comm), FRCP, FRCR, PhD, EBIR.]

经在术中使用球囊扩张和自扩式支架的过程观察到[28,29]。使用保护装置的患者发作似乎更频繁[30]。TCD监测可用于诊断继发于抽搐的血流减少[31,32]，同时，可用于评估保证治疗中血流损害的严重程度[33]。多数抽搐是自限性的，只有在血流减少时才需要治疗[动脉内给予血管扩张剂（硝酸甘油100~200μg，或尼莫地平200mg稀释于10mL溶液中，每次缓慢推注2~3mL)][17,28,30,34,35]。怀疑栓塞保护装置是导致抽搐的原因的情况下，推进设备或移动装置到更近端可能是有用的[30]。

CAS期间的监测

在手术过程中，应当监测神经系统状态、心电图、心率和血压。通过连接长鞘或指引导管，将压力传感系统连接到液体系统的一个端口来测量血压（优选在动脉内）。要求患者在整个手术过程中挤压橡皮玩具，对其监测神经系统状态[36]。如果患者没有服用镇静剂，则对神经系统状态的评估会更容易[16]。术后，许多中心倾向于将患者置于ITU或脑卒中单位监护约6小时。应特别注意将血压维持在脑低于基线10%的水平，以预防大脑再灌注损伤[19]。出现头痛症状应该立即报告，因为该症状可能出现在高灌注综合征发作之前。

CAS相关并发症处理

栓塞并发症

栓塞可能涉及微栓子或大栓子。对微栓塞的预防主要是围术期采取肝素和双联抗血小板治疗（见前文）。医生们观察到使用滤器型保护装置时微栓子数量增加[37]。但是，使用栓塞保护装置可明显减少大栓塞事件的数量[24,38]。微栓子一般不会引起急性神经功能障碍，但其长期影响尚不明确。

尽管使用了保护装置，但大栓塞仍然可能发生，并且通常伴随支架不完全释放和（或）滤器装置与血管壁锚定欠佳[39,40]。此外，在所谓的“死亡空间”中，碎片吸入不充分（当使用球囊保护装置时）是另一个原因。最后，在少数情况下，栓塞保护装置因各种技术原因或患者不耐受而无法使用（例如，近端球囊保护装置可导致血流动力学相关性神经事件)[34]。

大栓子可通过机械去除，也可以裂解去除。机械性血栓清除术具有理论上的优势（相对溶栓治疗),因为其具有较低的出血风险(特别是在高度可能出现过度灌注的情况下),并且,被清除的脱落栓子可能是相对机化的或非血栓形成的。使用神经介入系统装置可安全地机械清除来自ICA主要分支(直到M2节段近端)的栓塞物质。所谓的"近端装置"包括各种类型的抽吸导管,而"远端装置"包括螺旋形或篮状装置。这些设备通过指引导管或长鞘进行传输,然后在微导管的支持下以未释放的状态跨过闭塞段。

可以使用造影或指引导管(直径4~7F)在CCA或ICA颈部进行抽吸血栓[40-42]。为了获得真空,需要使用没有侧孔的导管。将导管推进,直到其轻轻地撞击血栓,并用注射器施加轻微的负压。在颅内,水平使用微导管行血栓抽吸术。适合抽吸的导管应具有较大的内腔,并且应具有抗扭结的性能(通过微编织实现)[43]。抽吸导管的优势是其可用于闭塞段远端空间有限的情况(远端分支或分叉)。这种情况下不能使用远端取出装置。

在没有专用取出装置的情况下,可以通过球扩导管或操控导丝破碎栓子来实现恢复顺行血流[44]。具有破碎功能的导丝应使用尖端具有顺应性的亲水导丝(0.008″~0.010″)。导丝尖端应塑形成J形以避免穿透血管壁。轻轻地推进和旋转导丝以碎裂血栓[45]。球囊扩张成形术往往相对无效,可能是由于凝块/栓子的海绵性质导致立即退缩[46]。在退缩的情况下,(残余)栓子水平可能需要置入额外的支架[47]。应使用顺应性好的支架和支架输送系统[例如,Co-Cr合金(冠状动脉)支架[48]]。碎裂技术(相对较小程度的延伸支架技术)的主要缺点是远端栓塞的风险相对较高。

动脉内溶栓是急性期脑血管血栓性闭塞的替代疗法。另外,对于M2、M3和MCA高级别分支的小远端闭塞病变首选此方法(相对去除装置)[49]。闭塞部位、血栓类型和存在软脑膜侧支会对成功再通有影响。远端ICA和MCA主干闭塞(大凝块负担)对动脉内溶栓反应效果不佳,需要较长时间才能实现溶解[46]。此外,虽然有溶解MCA血栓的可能,但临床上成功的阻碍主要是较小的豆纹状分支的非再通。

最常用的溶栓药是尿激酶和重组组织型纤溶酶原激活物(rtPA)。药物通过超选择性放置的微导管输入。输入药物的微导管(<3.0F)带有单个端孔,使用可操纵的微导丝将导管放置在血栓的近端1/3处。使用同轴导管技术,通过连接了Y形阀门的造影导管的置入微导管,且造影导管的直径至少应为0.038″。Y形阀门允许用肝素化盐水持续冲洗微导管。如果由于某种原因不可能将微导管置于血栓中,尖端则需要放置在尽可能靠近闭塞病变的位置。经微导管行超选择性血管造影来明确导管的正确位置。

通常推荐使用大剂量尿激酶(50万IU尿激酶,单次初始快速推注一半的剂量)。或者,也可以持续输入(不用推注)高达125万U的尿激酶,输入时间应>90分钟[45]。rtPA可以采用单次5mg推注,然后缓慢输入(最大剂量20mg)[50]。定期(每15分钟)进行血管造影是非常重要的,并持续到溶栓治疗达到完全再通(最多1小时)。如果近端血栓均已溶解,则微导管尖端需跟进至剩余的血栓。在没有溶栓效果的情况下,可以采用机械性破碎血栓。如前所述,动脉内溶栓治疗增加出血性并发症的风险。

另一种选择是在选择性动脉内使用5mg阿昔单抗(ReoPro,Lilly Pharmaceuticals,IN,USA),然后静脉注射5mg阿昔单抗[51]。

血栓形成

CAS中的血栓形成往往与栓塞保护装置(滤器型装置)有关,关于靶病变支架置入区域的急性血栓形成已在前文中描述过。大的栓子可能完全阻断滤器装置,导致近端血液淤滞。另外,有报道发现,在抗凝治疗下滤器装置的导丝也可能出现血栓形成[32]。治疗方案包括动脉内给予阿昔单抗或抽吸血栓,然后使用已经就位的指引导管或长鞘取出滤器装置[19,52]。应该注意避免完全关闭滤器系统,因其内容物可能被挤出并导致远端栓塞。

急性支架内血栓形成(发生率为0.5%~2%)是潜在的致死性并发症[53]。主要与缺乏(前)联合抗血小板治疗有关[54]。虽然有的病例接受了双重抗血小板治疗但仍然出现了该并发症[55]。治疗方法包括动脉内溶栓或动脉内给予阿昔单抗[53,54,56]。

动脉内溶栓治疗包括以前述方式给予尿激酶或rtPA[57]。经报道,一个成功剂量方案为动脉内注射0.25mg/kg阿昔单抗,随后连续静脉输入(9μg/min,持续12小时)[56]。或可以采取颈内注射5mg rtPA,然后全身性给予5mg rtPA和颈内动脉采用半剂量的阿昔单抗(0.125mg/kg)(促进溶栓)[55]。

在那些额外的血管腔内治疗或全身性药物治疗无法解决闭塞病变的情况下,应考虑转为开放手术[58]。

夹层

夹层是CAS期间罕见的并发症。其通常与支架置入和球囊扩张(和其他血管领域一样),以及远端球囊栓塞保护装置有关[34]。在血流减少有限的情况下,可以采用观察策略。在严重损害血流的情况下,治疗措施包括置入第二个支架[34]或转为开放手术[59]。

(朱臣谋 罗新 译 黄斌 审校)

参考文献

1. GALA Trial Collaborative Group. (2008). General anaesthesia versus local anaesthesia for carotid surgery (GALA): a multicentre randomised controlled trial. *Lancet* **372**, 2132–45.
2. Cao P, De Rango P, Zannetti S. (2002). Eversion versus conventional carotid endarterectomy: A systematic review. *European Journal of Vascular and Endovascular Surgery* **23**, 195–201.
3. Rerkasem K, Rothwell PM. (2011). Systematic review of randomized controlled trials of patch angioplasty versus primary closure and different types of patch materials during carotid endarterectomy. *Asian Journal of Surgery* **34**, 32–40.
4. Fearn SJ, Mortimer AJ, Faragher EB, McCollum CN. (2002). Carotid sinus nerve blockade during carotid surgery: A randomised controlled trial. *European Journal of Vascular Endovascular Surgery* **24**, 480–4.
5. Sharpe RY, Mennis SJ, Nasim A, et al. (2010). Dual antiplatelet therapy prior to carotid endarterectomy reduces post-operative embolisation: Post-operative Transcranial Doppler monitoring is now unnecessary. *European Journal of Vascular and Endovascular Surgery* **40**, 162–7.
6. Mann CD, McCarthy M, Nasim A, et al. (2012). Management and outcome of prosthetic patch infection after carotid endarterectomy: A single centre series and systematic review of the literature. *European Journal of Vascular and Endovascular Surgery* **44**, 20–6.
7. Randoux B, Marro B, Koskas F, et al. (2001). Carotid artery stenosis: prospective comparison of CT, three-dimensional gadolinium-enhanced MR, and conventional angiography. *Radiology* **220**(1), 179–85.
8. Chong PL, Salhiyyah K, Dodd PD. (2005). The role of carotid endarterectomy in the endovascular era. *European Journal of Vascular and Endovascular Surgery* **29**(6), 597–600.
9. Macdonald S, Lee R, Williams R, Stansby G. (2009). Towards safer carotid artery stenting: a scoring system for anatomic suitability. *Stroke* **40**(5), 1698–703.
10. Naggara O, Touze E, Beyssen B, et al. (2011). Anatomical and technical factors associated with stroke or death during carotid angioplasty and stenting: results from the endarterectomy versus angioplasty in patients with symptomatic severe carotid stenosis (EVA-3S) trial and systematic review. *Stroke* **42**(2), 380–8.
11. Mathieu X, Piret V, Bergeron P, et al. (2009). Choice of access for percutaneous carotid angioplasty and stenting: a comparative study on cervical and femoral access. *Journal of Cardiovascular Surgery (Torino)* **50**(5), 677–81.
12. Pinter L, Ribo M, Loh C, et al. (2011). Safety and feasibility of a novel transcervical access neuroprotection system for carotid artery stenting in the PROOF Study. *Journal of Vascular Surgery* **54**(5), 1317–23.
13. Kim HJ, Lee HJ, Yang JH, et al. (2010). The influence of carotid artery catheterization technique on the incidence of thromboembolism during carotid artery stenting. *American Journal of Neuroradiology* **31**(9), 1732–6.
14. Gupta K, Biria M, Mortazavi A. (2008). A modified technique for carotid cannulation via the transfemoral approach, during angioplasty and stent placement. *Texas Heart Institute Journal* **35**(3), 286–8.
15. van den Berg JC, Moll FL. (2002). Microcatheter technique assists stenting of complex carotid stenoses. *Journal of Endovascular Therapy* **9**(3), 381–3.
16. Maleux G, Heye S. (2007). Carotid intervention 2: technical considerations. *Seminars in Interventional Radiology* **24**(2), 226–33.
17. Vitek JJ, Roubin GS, Al-Mubarek N, New G, Iyer SS. (2000). Carotid artery stenting: technical considerations. *American Journal of Neuroradiology* **21**(9), 1736–43.
18. Vos JA, Vos AW, Linsen MA, et al. (2005). Impact of head movements on morphology and flow in the internal carotid artery after carotid angioplasty and stenting versus endarterectomy. *Journal of Vascular Surgery* **41**(3), 469–75.
19. Phatouros CC, Higashida RT, Malek AM, et al. (2000). Carotid artery stent placement for atherosclerotic disease: rationale, technique, and current status. *Radiology* **217**(1), 26–41.
20. Macdonald S. (2012). Strategies for reducing microemboli during carotid artery stenting. *Journal of Cardiovascular Surgery (Torino)* **53**(1 Suppl 1), 23–6.
21. Cunningham EJ, Fiorella D, Masaryk TJ. (2005). Neurovascular rescue. *Seminars in Vascular Surgery* **18**(2), 101–9.
22. McKevitt FM, Randall MS, Cleveland TJ, et al. (2005). The benefits of combined anti-platelet treatment in carotid artery stenting. *European Journal of Vascular and Endovascular Surgery* **29**(5), 522–7.
23. Bhatt DL, Kapadia SR, Bajzer CT, et al. (2001). Dual antiplatelet therapy with clopidogrel and aspirin after carotid artery stenting. *Journal of Invasive Cardiology* **13**(12), 767–71.
24. Ackerstaff RG, Suttorp MJ, van den Berg JC, et al. (2005). Prediction of early cerebral outcome by transcranial Doppler monitoring in carotid bifurcation angioplasty and stenting. *Journal of Vascular Surgery* **41**(4), 618–24.
25. Eckert B, Thie A, Valdueza J, Zanella F, Zeumer H. (1997). Transcranial Doppler Sonographic monitoring during percutaneous transluminal angioplasty of the internal carotid artery. *Neuroradiology* **39**(3), 229–34.
26. Qureshi AI, Luft AR, Sharma M, et al. (1999). Frequency and determinants of postprocedural hemodynamic instability after carotid angioplasty and stenting. *Stroke* **30**(10), 2086–93.
27. Gupta R, Abou-Chebl A, Bajzer CT, Schumacher HC, Yadav JS. (2006). Rate, predictors, and consequences of hemodynamic depression after carotid artery stenting. *Journal of the American College of Cardiology* **47**(8), 1538–43.
28. Diethrich EB, Ndiaye M, Reid DB. (1996). Stenting in the carotid artery: initial experience in 110 patients. *Journal of Endovascular Surgery* **3**(1), 42–62.
29. Bergeron P, Becquemin JP, Jausseran JM, et al. (1999). Percutaneous stenting of the internal carotid artery: the European CAST I Study. Carotid Artery Stent Trial. *Journal of Endovascular Surgery* **6**(2), 155–9.
30. Macdonald S, Venables GS, Cleveland TJ, Gaines PA. (2002). Protected carotid stenting: safety and efficacy of the MedNova NeuroShield filter. *Journal of Vascular Surgery* **35**(5), 966–72.
31. Benichou H, Bergeron P. (1996). Carotid angioplasty and stenting: will periprocedural transcranial Doppler monitoring be important? *Journal of Endovascular Surgery* **3**(2), 217–23.
32. Antonius Carotid Endarterectomy AaSSG. (2003). Transcranial Doppler Monitoring in Angioplasty and Stenting of the Carotid Bifurcation. *Journal of Endovascular Therapy* **10**(4), 702–10.
33. Kwon BJ, Han MH, Kang HS, Jung C. (2006). Protection filter-related events in extracranial carotid artery stenting: a single-center experience. *Journal of Endovascular Therapy* **13**(6), 711–22.
34. Cremonesi A, Manetti R, Setacci F, Setacci C, Castriota F. (2003). Protected carotid stenting: clinical advantages and complications of embolic protection devices in 442 consecutive patients. *Stroke* **34**(8), 1936–41.
35. Theron J, Guimaraens L, Coskun O, et al. (1998). Complications of carotid angioplasty and stenting. *Neurosurgery Focus* **5**(6), e4.
36. Gomez CR, Roubin GS, Dean LS, et al. (1999). Neurological monitoring during carotid artery stenting: the Duck Squeezing Test. *Journal of Endovascular Surgery* **6**(4), 332–6.
37. Vos JA, van den Berg JC, Ernst SM, et al. (2005). Carotid angioplasty and stent placement: comparison of transcranial Doppler US data and clinical outcome with and without filtering cerebral protection devices in 509 patients. *Radiology* **234**(2), 493–9.

38. Okhi T, Roubin GS, Veith FJ, Iyer SS, Brady E. (1999). Efficacy of a filter device in the prevention of embolic events during carotid angioplasty and stenting: An ex vivo analysis. *Journal of Vascular Surgery* **30**(6), 1034–44.
39. Muller-Hulsbeck S, Jahnke T, Liess C, et al. (2003). Comparison of various cerebral protection devices used for carotid artery stent placement: an in vitro experiment. *Journal of Vascular and Interventional Radiology* **14**(5), 613–20.
40. Xu GF, Suh DC, Choi CG, et al. (2005). Aspiration thrombectomy of acute complete carotid bulb occlusion. *Journal of Vascular and Interventional Radiology* **16**(4), 539–42.
41. Lutsep HL, Clark WM, Nesbit GM, Kuether TA, Barnwell SL. (2002). Intraarterial suction thrombectomy in acute stroke. *American Journal of Neuroradiology* **23**(5), 783–6.
42. Chapot R, Houdart E, Rogopoulos A, et al. (2002). Thromboaspiration in the basilar artery: report of two cases. *American Journal of Neuroradiology* **23**(2), 282–4.
43. Gralla J, Schroth G, Remonda L, et al. (2006). Mechanical thrombectomy for acute ischemic stroke: thrombus-device interaction, efficiency, and complications in vivo. *Stroke* **37**(12), 3019–24.
44. Mori T, Kazita K, Mima T, Mori K. (1999). Balloon angioplasty for embolic total occlusion of the middle cerebral artery and ipsilateral carotid stenting in an acute stroke stage. *American Journal of Neuroradiology* **20**(8), 1462–4.
45. Arnold M, Schroth G, Nedeltchev K, et al. (2002). Intra-arterial thrombolysis in 100 patients with acute stroke due to middle cerebral artery occlusion. *Stroke* **33**(7), 1828–33.
46. Saver JL. (2006). Does the Merci Retriever work? For. *Stroke* **37**(5), 1340–1.
47. Sauvageau E, Samuelson RM, Levy EI, et al. (2007). Middle cerebral artery stenting for acute ischemic stroke after unsuccessful Merci retrieval. *Neurosurgery* **60**(4), 701–6.
48. Bellon RJ, Putman CM, Budzik RF, et al. (2001). Rheolytic thrombectomy of the occluded internal carotid artery in the setting of acute ischemic stroke. *American Journal of Neuroradiology* **22**(3), 526–30.
49. Furlan A, Higashida R, Wechsler L, et al. (1999). Intra-arterial prourokinase for acute ischemic stroke. The PROACT II study: a randomized controlled trial. Prolyse in Acute Cerebral Thromboembolism. *JAMA* **282**(21), 2003–11.
50. Wholey MH, Wholey MH, Tan WA, et al. (2001). Management of neurological complications of carotid artery stenting. *Journal of Endovascular Therapy* **8**(4), 341–53.
51. Kittusamy PK, Koenigsberg RA, McCormick DJ. (2001). Abciximab for the treatment of acute distal embolization associated with internal carotid artery angioplasty. *Catheterization and Cardiovascular Interventions* **54**(2), 221–33.
52. van den Berg JC. (2004). The nature and management of complications in carotid artery stenting. *Acta Chirurgica Belgica* **104**(1), 60–4.
53. Tong FC, Cloft HJ, Joseph GJ, Samuels OB, Dion JE. (2000). Abciximab rescue in acute carotid stent thrombosis. *American Journal of Neuroradiology* **21**(9), 1750–2.
54. Chaturvedi S, Sohrab S, Tselis A. (2001). Carotid stent thrombosis: report of 2 fatal cases. *Stroke* **32**(11), 2700–2.
55. Steiner-Boker S, Cejna M, Nasel C, Minar E, Kopp CW. (2004). Successful revascularization of acute carotid stent thrombosis by facilitated thrombolysis. *American Journal of Neuroradiology* **25**(8), 1411–3.
56. Ho DS, Wang Y, Chui M, et al. (2001). Intracarotid abciximab injection to abort impending ischemic stroke during carotid angioplasty. *Cerebrovascular Diseases* **11**(4), 300–4.
57. Green DW, Sanchez LA, Parodi JC, et al. (2005). Acute thromboembolic events during carotid artery angioplasty and stenting: etiology and a technique of neurorescue. *Journal of Endovascular Therapy* **12**(3), 360–5.
58. Markatis F, Petrosyan A, Abdulamit T, Bergeron P. (2012). Acute carotid stent thrombosis: a case of surgical revascularization and review of treatment options. *Vascular* **20**(4), 217–20.
59. Owens EL, Kumins NH, Bergan JJ, Sparks SR. (2002). Surgical management of acute complications and critical restenosis following carotid artery stenting. *Annals of Vascular Surgery* **16**(2), 168–75.

第41章
颈动脉血运重建的结果

A. Ross Naylor

简介

前一章总结了颈动脉血运重建的技术方面的内容。本章将回顾评估颈动脉内膜剥脱术(CEA)和颈动脉支架置入术(CAS)的随机试验临床结果。

早期手术风险

有症状患者接受CEA的30天临床结果

表41.1详述了对>500例有症状患者进行的大规模随机试验中CEA术后30天风险,其中包括死亡率、"任一种"脑卒中、同侧脑卒中、致残性脑卒中、心肌梗死、脑神经损伤和伤口并发症[1-8]。

过去20年有症状的患者手术死亡率一直保持相当稳定(约1%),虽然(在后来的几年)30天的脑卒中发病率有减少的趋势[国际颈动脉支架术研究(ICSS)和颈动脉血运重建动脉内膜剥脱术与支架置入术对比研究(CREST)[6,7]从6%~9%下降到3%~4%]。几个试验研究特别报告了30天的同侧脑卒中发生率(ICSS和CREST[6,7]中为3%~5%),而围术期致残性脑卒中的发生率保持在1%~2%。在分析结果时,最常报告的终点事件是30天死亡或脑卒中。在欧洲颈动脉外科试验(ECST)和北美症状性颈动脉内膜切除术试验(NASCET)[1,2](1991年报道)中发病率为6%~8%。在ICSS和CREST(在2010年及2011年报道)中,已经下降到3%~5%[6,8]。

关于围术期心肌梗死(MI)的发病率存在很多争议(见后文);但"临床MI"发生率仅为0.5%~1%[1,4,6]。只有一项随机试验纳入平均风险有症状的患者接受CEA报告了临床和(或)生物标志物阳性的MI的发病率(CREST[7]中为2.3%)。

还有各种与伤口相关的重要并发症详见表41.1。临床上明显的脑神经损伤发病率(CNI)为5%~9%,最常损伤的神经是面神经的下颌支和舌下神经。约3%的CEA患者在术后早期需要清除颈部血肿。

有症状患者接受CAS的30天结果

表41.2详细列出了涉及>500例有症状患者的大型随机试验[3-8]的CAS术后30天风险,其中死亡率与CEA死亡率大致相似(1%),而脑卒中的发生率通常较高(5%~9%)。致残性脑卒中率与CEA大致相似(最近报道的研究中的患者发生率为1%~2%),但是30天死亡或脑卒中发生率是6%~10%。CAS患者中MI的临床确诊率在报道为0~0.5%,而CREST中的临床±生物标志物阳性MI的发生率为1%[7]。

毫不奇怪,CAS术后CNI的发病率非常低,通常仅在随机分配到CAS但随后转为接受CEA的患者中观察到。CAS患者的入路并发症发生率为3%~4%。

有症状患者接受CEA / CAS的早期结果对比

CEA和CAS在随机试验中对比结果的主要问题之一是大部分系统评价和荟萃分析倾向于将有症状和无症状的患者一起进行研究。这明显混淆了有意义的临床数据。如果只纳入最新的研究[症状性严重颈动脉狭窄患者的内膜剥脱术与血管成形术对比研究(EVA 3-S)、颈动脉支架支持经皮血管成形术与动脉内膜剥脱术对比研究(SPACE)、ICSS和CREST9],可以总结促症状性患者的一些重要结论。表41.3总结了这些数据。

CAS术后的任一种脑卒中、同侧脑卒中和死亡/任一种脑卒中的30天发生率的明显高于CEA。CEA的围术期心肌梗死、CNI和严重的血肿发生率比CAS明显更高。两者在致残性脑卒中、死亡、脑卒中/死亡和心肌梗死的30天发生率在统计学上无明显差异。

无症状患者接受CEA的30天结果

表41.4详细列出了>500例无症状颈动脉狭窄患者的随机研究中CEA术后30天的手术风险[7,10,11]。与有症状的患者相比(见表41.1),无症状患者接受CEA治疗的脑卒中(1%~2%)、致残性脑卒中(0.3%~0.6%)和死亡/任一种脑卒中(1.4%~2.8%)发生率明显降低。在MRC无症状颈动脉手术试验(ACST)中报道临床MI发生率为1%[11],而CREST研究中的无症状CEA患者的临床和(或)生物标志物+ve MI的发生率为2.2%[7]。

无症状患者接受CAS的30天结果

目前,只有一项试验(CREST)报告了>500例无症状患者随机分配至CAS治疗的手术风险(表41.5)。该研究中任一种脑卒中的发生率为2.4%,脑卒中的发生率为0.5%,而30天死亡或任一种脑卒中的发生率

表41.1 >500例有症状患者的随机试验中CEA术后30天结果

	ECST[1] 1991	NASCET[2] 1991	CAVATAS[3] 2001	EVA3S[4] 2006	SPACE[5] 2006	ICSS[6] 2010	CREST[7,8] 2010
CEA患者数量	586	758	253	262	589	857	653
死亡	1.0%	1.1%	2.0%	1.2%	0.9%	0.8%	
任一种脑卒中	6.5%	5.5%	9.0%	3.5%	6.2%	4.1%	3.2%
同侧脑卒中					5.1%	3.5%	
致残性脑卒中		1.8%	4.0%	0.4%	2.9%	2.3%	0.9%
死亡/任一种脑卒中	7.5%	6.5%	10.3%	3.9%	6.5%	4.7%	3.2%
致残性脑卒中/死亡	3.7%	2.9%	6.0%	1.5%	3.8%	3.2%	
临床MI	0.2%	1.0%	1.0%	0.8%		0.5%	
临床/生物标志物性MI							2.3%
脑神经损伤	6.4%	8.6%	9.0%	7.7%		5.3%	5.1%
切口感染		2.0%		0.4%			1.2%
切口血肿	3.1%	7.1%	7.0%	0.8%		3.3%	1.2%

表41.2 在≥500例有症状患者的随机试验中CAS术后30天结果

	CAVATAS[3]2001	EVA3S4[4]2006	SPACE [5]2006	ICSS[6]2010	CREST[7,8] 2010
CEA患者数量	251	261	607	853	668
死亡	3%	0.8%	1.0%	2.3%	
任一种脑卒中	13%	9.2%	7.2%	7.7%	5.5%
同侧脑卒中			6.4%	6.8%	
致残性脑卒中	4.0%	2.7%	4.1%	2.0%	1.2%
死亡/任一种脑卒中	13%	9.6%	7.4%	8.5%	6.0%
致残性脑卒中/死亡	6%	3.4%	5.1%	4.0%	
脑神经损伤	0.0%	1.1%		0.1%	0.5%
临床MI	0.0%	0.4%		0.4%	
临床/生物标志物性MI					1.0%
入路并发症		3.1%			4.4%
切口血肿	1.0%	0.4%		1.1%	0.9%

表41.3 源于（ⅰ）EVA-3S、SPACE和ICSS和（ⅱ）CREST中有症状患者对比CEA和CAS后30天手术风险的荟萃分析

	EVA-3S、SPACE和ICSS9的荟萃分析[9]				CREST试验[7,8]			
	CAS（n=1725）	CEA（n=1708）	危险比（95%CI）	P值	CAS（n=668）	CEA（n=653）	危险比（95%CI）	P值
死亡	1.9%	1.3%	1.44（0.84~2.47）	0.18				
任一种脑卒中	8.2%	4.9%	1.66（1.28~2.15）	0.0001	5.5%	3.2%	1.74（1.0~2.98）	0.043
同侧脑卒中	7.3%	4.4%	1.66（1.26~2.19）	0.0003				
心肌梗死	0.2%	0.4%						
任一种脑卒中或死亡	8.9%	5.8%	1.53（1.20~1.95）	0.0006	6.0%	3.2%	1.89（1.11~3.21）	0.019
致残性脑卒中或死亡	4.8%	3.7%	1.27（0.92~1.74）	0.18				
脑神经损伤	0.4%	6.0%	0.07（0.03~0.15）	0.0001	0.2%	4.3%		
严重血肿	0.7%	1.9%	0.37（0.19~0.71）	0.0016				
死亡/脑卒中/心肌梗死					6.7%	5.4%	1.26（0.81~1.96）	0.30

Source data from: Carotid Stenting Trialists Collaboration, Short term outcome after stenting versus carotid endarterectomy for symptomatic carotid stenosis: Preplanned meta-analysis of individual patient data, The Lancet, Issue 376, Number 9746, pp.1062-1073, Copyright © 2010 Elsevier; Silver FL et al., Safety of Stenting and Endarterectomy by Symptomatic Status in the Carotid Revascularization Endarterectomy Versus Stenting Trial（CREST）, Stroke, Volume 42, Issue 3, pp.675-680, Copyright © 2011 American Heart Association; and Brott TG et al., Stenting versus endarterectomy for treatment of carotid-artery stenosis, New England Journal of Medicine, Volume 363, Number 1, pp.11-23, Copyright © 2006 Massachusetts Medical Society.

为2.4%[7]。该研究中临床和（或）生物标志物+ ve MI的发病率为1.2%，30天死亡/脑卒中/MI的发生率为3.5%。CAS的脑神经麻痹发生率为0.2%（通常是随机分配至CAS，但是进行CEA治疗的患者）。

无症状患者接受CEA / CAS的早期结果对比研究

表41.6详述了在CREST中无症状患者主要终点事件的对比结果[7]。可以看出，CAS和CEA之间，在任何一个终点事件上都没有显著的差异。但是，重要的是需要知晓CREST研究最初设想为只招募有症状的患者。随着研究协议改变，无症状患者在CREST内被随机分组，但试验从未以确定CEA或CAS是否劣、非劣或优。目前，有3项无症状患者的CEA和CAS对比的随机试验正在进行（ACT-1、ACST 2和SPACE 2）。目前北美正在申请开始CREST 2试验，这将是唯一的将无症状患者随机分配到CEA、CAS或最佳药物治疗的临床研究。

增加CEA和CAS手术风险的预测因素

相对较少的随机试验进行了亚组分析，以明确哪些因素与围术期脑卒中风险增加有关。

颈动脉内膜剥脱术

ECST试验报道，以下是明显增加围术期脑卒中风险的危险因素[12]：①不使用肝素；②手术时间<1小时，手术时间>1.5小时；③女性；④外周血管疾病病史；⑤术前血压高；⑥有半球与视网膜症状的患者。

NASCET研究观察到以下因素与手术脑卒中风险增加相关[12]：①左侧手术对比右侧手术；②对侧闭塞；③同侧CT / MR梗死；④不规则斑块；⑤患有半球与视网膜症状。

可以看出，医生们一直担心在症状出现后的超急性期进行干预这一趋势，可能与手术风险的过度增加有关。这方面不是随机对照试验研究的主题，但是数个研究机构发现，如果CEA在48小时内完成，确实会增加手术风险。但是，鉴于脑卒中的早期风险非常高（在其自然进程中），较高的风险阈值是可以接受的，因为长期过程中预防了大量脑卒中事件。

颈动脉支架置入术

Delphi共识确定了增加CAS手术难度与风险的相关标准（即假设在选择不当的患者中，增加手术难度就是增加了手术脑卒中的风险）。这些疾病包括：

表41.4 在>500例无症状患者的随机试验中CEA术后30天的预后

	ACAS[10] 1995	ACST[11] 2004	CREST[7,8] 2010
CEA患者数量	825	1560	587
死亡	0.4%	1.0%	
任一种脑卒中	2.0%	2.2%	1.4%
致残性脑卒中		0.6%	0.3%
死亡或任一种脑卒中	2.4%	2.8%	1.4%
临床MI		1.0%	
临床/生物标志物性MI			2.2%

Source data from: Executive Committee for the Asymptomatic Carotid Atherosclerosis Study, Endarterectomy for asymptomatic carotid artery stenosis, Journal of the American Medical Association, Volume 273, pp. 1421-1428, Copyright © 1995 American Medical Association; The MRC Asymptomatic Carotid Surgery Trial(ACST) Collaborative Group, Prevention of disabling and fatal strokes by successful carotid endarterectomy in patients without recent neurological symptoms: randomised controlled trial, The Lancet, Volume 363, Issue 9420, pp.1491-502, Copyright © 2004 Elsevier; Silver FL et al., Safety of Stenting and Endarterectomy by Symptomatic Status in the Carotid Revascularization Endarterectomy Versus Stenting Trial(CREST), Stroke, Volume 42, Issue 3, pp.675-680, Copyright © 2011 American Heart Association; and Brott TG et al., Stenting versus endarterectomy for treatment of carotid-artery stenosis, New England Journal of Medicine, Volume 363, Number 1, pp.11-23, Copyright © 2006 Massachusetts Medical Society.

①Ⅲ型主动脉弓;②牛型主动脉弓;③弓部动脉粥样硬化;④颈外动脉有病变;⑤远端颈内动脉明显成角;⑥长段狭窄;⑦针孔样狭窄[13]。

一些随机对照试验已经确定了CAS围术期脑卒中的临床预测因子和血管造影中预测因子。回顾ICSS、EVA3-S、SPACE和CREST的数据表明围术期脑卒中风险随年龄增长(>70岁)而增加[4-7]。其他预测因素包括:①低容量单位;②ICA到CCA的角度>60°;③有症状的患者。

CAS和CEA术后新的MRI病变

对非随机研究的系统评价发现,通过术后MRI成像,发现CAS与新发缺血性脑病变的区域增至6倍有关[14],这在ICSS的亚组研究中得到了证实[15]。在术后即刻,50%的CAS患者在MRI上出现新发的脑病变,而CEA仅为17%[OR 5.2(95%CI 2.8~9.8),$P<0.0001$]。此外,CAS患者在1个月内持续存在缺血性病变的风险比CEA患者风险高6倍[OR 5.9(95%CI 2.3~15.6),$P=0.0003$]。至今很少有研究明确这些MRI病变是否与长期受损的认知或痴呆有关。

表41.5 在>500例无症状患者的随机试验中CAS后30天的预后

	CREST[7,8] 2010
CAS患者数量	594
任一种脑卒中	2.5%
致残性脑卒中	0.5%
临床/生物标志物性MI	1.2%
死亡/任一种脑卒中	2.5%
死亡/脑卒中/MI	3.5%
脑神经损伤	0.2%

Source data from Silver FL et al., Safety of stenting and endarterectomy by symptomatic status in the Carotid Revascularization Endarterectomy Versus Stenting Trial(CREST), Stroke, Volume 42, Issue 3, pp.675-680, Copyright © 2011 American Heart Association; and Brott TG et al., Stenting versus endarterectomy for treatment of carotid-artery stenosis, New England Journal of Medicine, Volume 363, Number 1, pp.11-23, Copyright © 2006 Massachusetts Medical Society

表41.6 CREST研究中无症状患者的CEA和CAS后的对比结果

CREST[7,8]	CAS (n=594)	CEA (n=587)	危险比(95%CI)	P值
任一种脑卒中	2.5%	1.4%	1.88(0.79~4.42)	0.86
致残性脑卒中	0.5%	0.3%	1.50(0.25~9.95)	0.66
心肌梗死	1.2%	2.2%	0.55(0.22~1.38)	0.20
任一种脑卒中或死亡	2.5%	1.4%	1.88(0.79~4.42)	0.15
死亡/脑卒中/MI	3.5%	3.6%	1.01(0.55~1.86)	0.96

Source data from Silver FL et al., Safety of Stenting and Endarterectomy by Symptomatic Status in the Carotid Revascularization Endarterectomy Versus Stenting Trial(CREST), Stroke, Volume 42, Issue 3, pp.675-680, Copyright © 2011 American Heart Association; and Brott TG et al., Stenting versus endarterectomy for treatment of carotid-artery stenosis, New England Journal of Medicine, Volume 363, Number 1, pp.11-23, Copyright © 2006 Massachusetts Medical Society.

晚期结果

干预颈动脉疾病的目的是预防晚期脑卒中。可以看出,30天的风险越高,预防脑卒中方面的长期获益就越低。本章主要涉及晚期结果,特别是与脑卒中相关、再狭窄、生活质量、成本/效益分析、围术期心肌梗死的相关性,以及在症状出现后的超急性期进行干预的获益。

复发性脑卒中

颈动脉内膜剥脱术

表41.7详细描述了>500例有症状的随机试验中,CEA术后同侧和任一种脑卒中的发生率。在ECST 1998[1]年公布的最终结果中,10年同侧卒中发生率为9.7%(排除围术期事件)。CAVATAS是最早评估CEA和颈动脉血管成形术(非支架置入术)效果的随机试验之一,其观察到CEA术后8年的同侧脑卒中发生率为8.6%,而任一种脑卒中的发生率为15.4%[16]。这些数据与ECST[1]和NASCET[2]中观察到的数据相似。比较CAS和CEA(EVA 3-S、SPACE和CREST)相对较新的随机对照试验,仅公布了相对较短的随访结果(2~4年),但CEA术后晚期同侧脑卒中发生率似乎每年<1%[17,18]。

颈动脉支架置入术

表41.8详述了CAS后晚期脑卒中的并行数据。在临床试验招募时重要的是要考虑原发支架置入、双联抗血小板、保护装置是否可行。CAVATAS[3,16]是多数患者没有首选支架置入、没有保护装置和术后大部分采用单抗血小板治疗的临床试验。因此,也许并不奇怪,同侧脑卒中(8年为11.3%)和任一种脑卒中(8年为21.1%)发生率高于目前的临床研究。在SPACE和EVA 3-S中,晚期同侧脑卒中的发生率仅约为每年1%[16,17]。

晚期脑卒中发生率的比较

表41.9详述了CEA和CAS的晚期同侧脑卒中的发生率(包括或排除围术期风险)。现有证据表明,相对CEA术后,成功的CAS术后晚期同侧脑卒中的发生率基本无差异。仅有一个临床试验(EVA 3-S)发现晚期同侧脑卒中显著升高,该结论需要谨慎对待,因为大部分脑卒中发生在围术期。如果排除手术脑卒中,那么晚期同侧脑卒中发生率无差异。

再狭窄

颈动脉内膜剥脱术

表41.7详述了在症状性患者随机分配到CEA治疗的临床试验中,患者的再狭窄(>50%和>70%)发生率。目前的证据表明,出现血流动力学显著性再狭窄(>70%)的可能性约为每年2%。

颈动脉支架置入术

从表41.7中可看出,CAVATAS报告了同一时间段内最高的再狭窄率,60%的血管成形术患者在5年内再狭窄>50%,而>30%的血管成形术患者5年内再狭窄>70%[3,16]。有趣的是,CAVATAS也能够证明首选支架植入的患者晚期再狭窄的发生率明显低于仅接受血管成形术的患者[3,16]。在采用原发支架置入术和早期双联抗血小板治疗的当前研究中,CAS再狭窄>70%的发生率有些不一致。SPAC研究发现发生>70%再狭窄的年平均发生率约为5%,但是EVA 3-S和CREST观察到的发生率为1%~2%[17-19]。这种差异可能源于的一个关键问题是如何测量再狭窄程度,因为现在基于标准的共识峰值和舒张末期速度(使用多普勒超声),已不再适用于不太顺应的ICA和置入支架的ICA。

CEA和CAS术后再狭窄的重要性?

这仍然是一个长期存在争议的问题。关于CEA和CAS患者是否应接受定期随访,尚未达成共识。有些学者认为再狭窄(特别是在第一个24个月)是良性疾病,通常继发于新的内膜增生,同时,晚期同侧脑卒中的风险非常低。持此观点的外科医生通常会让患者在出院后6周随访,同时告知患者如果出现症状需立即就诊。表41.7和表41.8中SPACE研究的数据支持这种策略,其同侧晚期脑卒中的发生率与再狭窄的模式相关。在CEA患者中,SPACE研究观察到再狭窄>70%与同侧脑卒中风险增加无关。在CAS患者中,SPACE观察到再狭窄>70%的患者2年时患侧脑卒中的发生率为4%,而无明显再狭窄患者的发生率为2%。虽然CAVATAS研究发现再狭窄患

表41.7 在>500名近期有症状患者的随机试验中CEA术后的晚期结果

	ECST[1]	CAVATAS[3,15] 所有患者	SPACE[17]	EVA3S [18]	CREST[7,8,19]
同侧脑卒中	排除围术期的10年为9.7%	排除围术期的8年为8.6%	排除围术期的2年为1.9%	排除围术期的3年为1.1%	排除围术期的4年为6.4%
任一种脑卒中		排除围术期的8年为15.4%	排除围术期的2年为10.1%	排除围术期的3年为2.6%	
狭窄>50%		5年为31.5%		3年为5.0%	
狭窄>70%		5年为10.5%	2年为4.6%	3年为2.8%	4年为6.2%
同侧脑卒中和再狭窄			2年>70%为0/23；2年<70%为10/540		2年>70%为5/56；2年<70%为12/1004

表41.8 在>500名近期无症状患者的随机试验中CAS术后的晚期结果

	CAVATAS[3,16] 所有患者	CAVATAS[3,16] 血管成形	CAVATAS[3,16] 支架置入	SPACE[17]	EVA3S [17]	CREST[7,8,19]
同侧脑卒中	排除围术期的8年为11.3%			排除围术期的2年为2.2%	排除围术期的3年为1.2%	排除围术期事件的4年为8.0%
任一种脑卒中	排除围术期的8年为21.1%			排除围术期的2年为10.9%	排除围术期的3年为4.1%	
狭窄>50%	5年为58.6%	5年为68.1%	5年为36.6%		3年为12.5%	
狭窄>70%	5年为30.7%	5年为36.2%	5年为16.6%	2年为10.7%	3年为3.3%	4年为6.7%
同侧脑卒中和再狭窄				2年再狭窄>70%为2/54；2年<70%为10/519		2年>70%为1/55；2年<70%为18/980

表41.9 晚期同侧脑卒中(包括或排除30天死亡/脑卒中风险)

试验	是否包含30天风险	随访时间	症状状态	CAS	CEA	危险比(95%CI)	*P*值
CREST[7]	是	4年	无症状	4.5%	2.7%	1.86(0.95~3.66)	0.07
CREST[7]	是	4年	有症状	8.0%	6.4%	1.37(0.90~2.09)	0.14
SPACE[17]	是	2年	有症状	9.5%	8.8%	1.10(0.75~1.61)	
EVA 3-S[18]	是	4年	有症状	11.1%	6.2%	1.97(1.06~3.67)	0.03
CAVATAS[3]	否	8年	有症状	11.3%	8.6%	1.22(0.59~2.54)	
SPACE[17]	否	2年	有症状	2.2%	1.9%		
EVA3-S[18]	否	3年	有症状	1.2%	1.1%		

者中“任一种复发性大脑事件”的发生率更高，但是再狭窄与同侧脑卒中之间没有明显联系。因此，没有确凿的证据表明再狭窄>70%与晚期同侧脑卒中风险明显增加相关。

该假设现受到已发表的CREST[19]研究2012年亚组分析(表41.7和表41.8)的质疑。该研究中，5/56

例CEA患者随机分配至CEA治疗并且进展为>70%的再狭窄引起晚期同侧脑卒中(8.9%),而12/1004例无明显再狭窄的患者发生率为(1.2%)(P<0.05)。有趣的是,CAS患者的晚期再狭窄与同侧脑卒中之间没有相关性,其中1/55例CAS患者再狭窄>70%出现同侧晚期脑卒中(1.8%),相比18/890例没有再狭窄的患者出现同侧晚期脑卒中(2.0%)。可能的原因是这些中心(医疗系统)认同常规随访有获益而再干预将损害CREST研究结果,但是这个问题仍然有待其他随机试验的长期结果来证实。

与健康相关的生活质量

CREST测量干预对与健康相关的生活质量的影响(HQROL),并在2周、4周和1年再次评估[20]。使用医学结果研究简表和6种疾病特异性评分来评估HQROL。在术后早期阶段,CAS患者的身体功能和疼痛评分较高。然而到1年时,总体HQROL值没有差异。有趣的是,围术期脑卒中相对围术期MI和CNI对HQROL值的影响更大(并持续)。

成本/效益分析

以前,来自许多非随机研究的数据(通常是单中心研究或国家机构)表明CEA比CAS更具成本/效益。到目前为止,CREST是唯一已公布成本/效益数据的大规模RCT研究,其分析是基于资源使用、医院账单数据、HQROL恶化引起的财务影响,以及能够预测10年成本的马尔可夫疾病模拟模型[21]。CREST研究人员发现“平均风险”的有症状和无症状患者,在CEA和CAS之间的累积手术和随访在医疗花费方面没有明显差异。

年龄对结果的影响

在CREST研究的导入阶段,接受CAS的749例患者根据特定年龄对结果进行分析。该研究发现围术期脑卒中风险随着患者的年龄增加而增加,年龄<60岁的患者为1.7%,60~69岁患者为1.3%,70~79岁患者为5.3%,≥80岁患者为12.1%[22]。有趣的是,随着年龄的增长,并发症发生率增高并未受到有症状和无症状患者状态、是否使用脑保护装置、性别或颈动脉狭窄程度的影响。对CREST数据的进一步亚组分析发现(主要终点事件为手术脑卒中/死亡或MI),CAS和CEA患者年龄≤70岁的结果相似。此外,CAS(主要是脑卒中)发生严重不良手术事件随着年龄每增加10岁,风险增加1.8倍[7]。通过确证,在患者随机分组的EVA 3-S、SPACE和ICSS研究的荟萃分析中发现相同(年龄相关)的结果[9]。

围术期MI的重要性

过去,比较CEA与最佳药物治疗或CEA与CAS(SAPPHIRE除外)的RCT研究采用了一个30天死亡或脑卒中的主要终点事件。然而,CREST纳入了围术期MI(临床MI定义为胸痛和相应的心电图改变或没有胸痛伴NSTEMI/肌钙蛋白升高)。终点事件包含手术MI在很多人看来是尤其有争议的。然而,一些研究的数据表明,无论使用临床或生物标志物定义的MI,患者预期寿命均显著缩短,因而支持纳入MI[23]。因此,如果围术期MI(无论其如何定义)会降低预期寿命,那么记录它是很重要的。

CREST发现围术期MI患者的晚期死亡风险增加了3倍[HR 3.4(95%CI 1.7~6.0),P=0.001],同时单独的生物标志物升高面临晚期死亡风险增加近4倍[HR 3.6(95%CI 1.5~8.7),P=0.023][24]。CREST研究总结围术期MI“与未来死亡率的增加独立相关,并且是选择颈动脉血运重建或药物治疗的一个重要的参考因素”[24]。

这些结果强化了将围术期MI纳入复合终点事件的理由,并且不可避免地影响了指南制定(见后文)。相关文献的(不加批判)解释假设:

(1)CEA与围术期MI风险加倍有关;

(2)围术期MI与长期生存率降低3倍相关;

(3)较差的长期生存率主要归因于CEA后很大比例的MI死亡患者;

(4)因此,对于既往有心血管疾病史的患者,CAS可能是首选干预措施。

然而,通过对CREST数据深入的分析,证明该假设具有一定的先进性。

虽然,在CREST中随机分配到CEA的患者有2倍围术期MI风险,仅有7/40例CEA患者(18%)遭受手术MI并在随访中“过早地”死亡。相比之下,6/22(27%)例CAS患有围术期MI的患者在随访中死亡。因此,将手术MI患者死亡率高主要归因于CEA术后死亡的假设是错误的。在这个相对较小的队列中,实际上更多的晚期死亡出现在遭受围术期MI的CAS患者中。

围术期MI的相关性仍然是存在很大争议的话题，后文在各种国际指南相关章节中进一步讨论。

汇总

基于对比CEA和CAS的13个RCT的数据，可以得出以下结论：

(1)CAS与2倍手术死亡或脑卒中风险相关。

(2)CEA与手术MI的2倍风险增加有关，这种定义包括肌钙蛋白升高的患者。

(3)当30天的死亡或脑卒中风险扩大到纳入MI时，CEA和CAS两者之间在统计学上没有明显差异。

(4)<70岁患者CAS和CEA的手术风险相似，但是年龄>70岁的患者CAS的死亡或脑卒中风险明显更高。

(5)成功的CAS术后，同侧的长期脑卒中风险与CEA类似。

(6)CAS术后再狭窄率更高，但事实上并未增加晚期同侧脑卒中的风险。

(7)CREST是第一个发现CEA患者再狭窄>70%可能与晚期同侧脑卒中风险较高有关的RCT研究；应谨慎看待这些数据，因其没有得到任何其他随机试验证实。

(8)CAS涉及相当大的学习曲线(约为50例)。

(9)目前，有关于不适合CAS患者类型的更好信息(特别是对于新手)。

(10)CEA与较高的脑神经损伤发生率有关。

(11)相对于CEA，CAS与5倍的新发、持续性MRI病变风险相关，其重要性未知。

应如何理解这些数据？

CREST发布后，美国心脏协会(AHA)对指南的建议进行了重大改变[25]。之前CAS仅适用于“CEA高危”的有症状患者，现在AHA提出CAS是“平均风险”的症状性和无症状患者相对CEA的一种替代治疗方法。不久之后，14个专业协会(代表治疗颈动脉疾病的所有专业机构)提出了大致相似的建议[26]。

然而在同一年(2011年)，不少于6个其他国际指南小组公布了对于症状性和无症状性颈动脉疾病的治疗建议，其中一些与AHA和14个协会指南直接矛盾。

指南的差异在图41.1(症状性患者)和图41.2(无症状性患者)中突出显示。首先处理症状性患者。AHA和14条社会指南建议，对于“平均风险”患者，CAS是6个月前出现症状和同侧50%~99%的狭窄患者相对CEA的替代治疗方案[25,26]。相比之下，澳大利亚和新西兰指南[27]和血管外科协会指南[28]建议CEA仍然是第一线治疗方法。NICE[29]和欧洲心脏病学会[30]建议为首选的干预措施，但在高容量且公布了国家认可阈值内手术风险的CAS中心提供CAS是完全合理的。

最后，除了14项指南[26]，多家机构推荐CAS是依照其报告的近期症状性患者(临床或影像学定义的“CEA”高风险)的一线干预措施。“CEA高风险”标准包括：年龄>80岁、严重的肺部疾病、心力衰竭、不稳定性心绞痛、近期MI，压力测试阳性、对侧ICA闭塞、高位颈动脉疾病、EA后复发性颈动脉狭窄、冠状动脉旁路病史、颈部放疗史，以及对侧复发性喉神经麻痹。

图41.2总结了对无症状性患者行CEA和CAS的建议。同样，现在AHA[31]和14项指南[26]建议CAS是CEA的替代治疗方法(尽管证据水平较低)。同样，澳大利亚和新西兰协会[27]和血管外科协会指南[28]建议CEA仍然是一线干预选择，而NICE[29]和欧洲心脏病学协会[30]建议虽然CEA可能是一线治疗方法，在高容量、经审计的或正在进行随机试验的医疗中心

	AHA 2011[25]	14项指南2011[26]	ANZVS 2011[27]	NICE 2011[29]	ESC 2011[30]	SVS 2011[28]
平均风险50%~99%	CEA Ⅰ,A	CEA Ⅰ,A	CEA Ⅰ,A	CEA CAS	CEA Ⅰ,A 高容量中心风险<6% CAS	CEA Ⅰ,A
	CAS Ⅰ,B	CAS Ⅰ,B				
CEA“高风险”70%~99%	CAS Ⅱb,B	不确定	CAS	CAS	CAS Ⅱb,B	CAS Ⅱb,C

图41.1 管理症状性颈动脉疾病患者的国际指南。

	AHA 2011[31]	14项指南2011[26]	ANZS 2011[27]	NICE 2011[29]	ESC 2011[30]	SVS 2011[28]
平均风险50%~99%	CEA Ⅱa,A	CEA Ⅱa,A	CEA Ⅰ,A	CEA CAS(研究中)	高容量中心风险 <3% CAS CEA	CEA Ⅰ,A
	CAS Ⅱb,B	CAS Ⅱb,B				
CEA"高风险"70%~99%	CAS不确定Ⅱb,C	CAS不确定Ⅱb,C	BMT	BMT	?	CAS Ⅱb,C

图41.2 管理无症状性颈动脉疾病患者的国际指南。

行CAS是合理的。

然而,关于如何最好地管理"CEA高风险"无症状性患者的建议存在明显差异。3项指南提到了在这种情况下CAS的不确定性作用(AHA、14项指南[26,31]),或者没有提及(欧洲心脏病协会[30])。2项指南推荐最好使用药物治疗(NICE[29]、澳大利亚和新西兰协会[27]),而只有血管外科协会建议,在这类患者中CAS发挥着一定作用[28]。

将试验数据转化为临床实践

在美国,约90%的颈动脉手术是在无症状患者中进行的。而在英国,这一比例仅为15%左右。然而,这些干预措施如何影响整个社会的脑卒中预防,目前知之甚少。

快速治疗症状性颈动脉疾病患者应该是最高优先级(CEA或CAS)。多数指南都定义了"最近有症状"为前6个月内出现脑血管事件,但现在应该考虑这个时间阈值是否不再合适。在前面的章节中,CEA(因此通过推论CAS)在症状出现后如果尽快执行,被证明可以带来最大的获益。表41.10记录了早期干预的获益,其中针对各种临床情况详述了每1000次手术可预防脑卒中的次数。症状性患者(相对无症状患者)总是取得最大的获益(就晚期脑卒中的预防而言),尤其是严重不规则狭窄患者、老年患者、快速治疗的患者、有对侧闭塞的患者。相比之下,1000例无症状患者接受手术治疗,5年内只能预防59次脑卒中。

除了试验数据表明症状发作后尽快进行CEA可以预防最大的脑卒中次数,关于疾病自然病程研究的重要数据还发现,出现症状后的最初14天内(也许是最初72小时)早期脑卒中(在TIA之后)的风险最高(表41.11)。以前认为,TIA发生后的7天内,脑卒中风险仅为1%~2%,28天内增加至2%~4%。但是,来自"面对面"、基于人口的自然病程研究的荟萃分析表明,早期风险可能升高至原来的6倍[32-34]。此外,即使同侧狭窄50%~99%的患者出现症状后尽快开始积极的药物治疗,7天脑卒中风险可能仍然高达8%[35]。

因此,脑卒中预防计划(无论是通过CEA还是CAS)的首要优先事项必须是在症状出现后的超急性期间进行干预。鉴于这一阶段复发性脑卒中的风险,超过了遭受围术期MI而降低预期寿命的风险。在CREST研究中,13/2502例患者(<0.5%)CEA或CAS术后遭受围术期MI而过早死亡[24]。即使立即开始药物治疗,也需要将其与症状发作后7天内8%的脑卒中风险进行比较。

表41.10 每1000次手术预防脑卒中的次数

有症状的95%狭窄+斑块不规则	2年540次
有症状的70%~99%狭窄+对侧闭塞	2年470次
有症状的70%~99%狭窄且CEA<14天	5年327次
患者年龄>75岁、有症状的70%~90%狭窄	2年280次
有症状的70%~99%狭窄	5年156次
有症状的50%~99%狭窄	5年78次
无症状的60%~99%狭窄	5年59次

Source: data from Naylor AR et al., Clinical and imaging features associated with an increased risk of late stroke in patients with asymptomatic carotid disease, European Journal of Vascular and Endovascular Surgery, Volume 48, Issue 6, pp.633-40, Copyright © 2014 European Society for Vascular Surgery; and Naylor AR et al., Clinical and imaging features associated with an increased risk of early and late stroke in patients with symptomatic carotid disease, European Journal of Vascular and Endovascular Surgery, Volume 49, Issue 5, pp.513-23, Copyright © 2015 European Society for Vascular Surgery

表41.11 存在同侧颈动脉狭窄情况下TIA发作后分层随访模型的早期脑卒中风险

	6h	12h	24h	48h	72h	7天	14天	28天
常规教学						1%~2%		2%~4%
荟萃分析(面对面)				7%[34]		10%[34]	13%[35]	
出现TIA	1%[36]	2%[36]	5%[36]					
TIA +50%~99%狭窄				5%[37]		8%[37]	11%[37]	

迄今为止，研究数据表明症状出现后的超急性期进行CEA比起CAS更安全。对于EVA 3-S、SPACE和ICSS研究中个体患者数据的荟萃分析发现，对最近的症状14天内进行CAS，比CEA导致手术脑卒中风险增加近3倍[8.6%对3.2%；HR 2.72(95% CI 1.36~5.45)][9]。

（朱臣谋 文鑫 译 黄斌 审校）

参考文献

1. ECST Collaborators. (1998). Randomised trial of carotid endarterectomy for recently symptomatic carotid stenosis: Final results of the European Carotid Surgery Trial. *Lancet* **351**, 1379–87.
2. Barnett HJM, Taylor DW, Eliasziw M, et al. (1998). Benefit of carotid endarterectomy in patients with symptomatic moderate or severe stenosis. *New England Journal of Medicine* **339**, 1415–25.
3. Ederle J, Bonati LH, Dobson J, et al. (2009). Endovascular treatment with angioplasty or stenting versus endarterectomy in patients with carotid artery stenosis in the Carotid and Vertebral Artery Transluminal Angioplasty Study (CAVATAS): long-term follow-up of a randomised trial. *Lancet Neurology* **8**, 898–907.
4. Mas J-L, Chatellier G, Beyssen B, et al. (2006). Endarterectomy versus stenting in patients with severe symptomatic stenosis. *New England Journal of Medicine* **355**, 1660–71.
5. SPACE Collaborators. (2006). Stent protected angioplasty versus carotid endarterectomy in symptomatic patients: 30 days results from the SPACE Trial. *Lancet* **368**, 1239–47.
6. International Carotid Stenting Study Investigators. (2010). Carotid artery stenting compared with endarterectomy in patients with symptomatic carotid stenosis (International Carotid Stenting Study): an interim analysis of a randomised controlled trial. *Lancet* **375**, 985–97.
7. Silver FL, Mackey A, Clark WM, et al. (2011). Safety of stenting and endarterectomy by symptomatic Status in the Carotid Revascularization Endarterectomy versus Stenting Trial (CREST). *Stroke* **42**, 675–80.
8. Brott TG, Hobson RW, Howard G, et al. (2010). Stenting versus endarterectomy for treatment of carotid-artery stenosis. *New England Journal of Medicine* **363**, 11–23.
9. Carotid Stenting Trialists Collaboration. (2010). Short term outcome after stenting versus carotid endarterectomy for symptomatic carotid stenosis: Preplanned meta-analysis of individual patient data. *Lancet* **376**, 1062–73.
10. Executive Committee for the Asymptomatic Carotid Atherosclerosis Study. (1995). Endarterectomy for asymptomatic carotid artery stenosis. *JAMA* **273**, 1421–8.
11. Asymptomatic Carotid Surgery Trial Collaborators. (2004). The MRC Asymptomatic Carotid Surgery Trial (ACST): carotid endarterectomy prevents disabling and fatal carotid territory strokes. *Lancet* **363**, 1491–502.
12. Naylor AR, Rothwell PM, Bell PRF. (2003). Overview of the principal results and secondary analyses from the European and the North American randomised trials of carotid endarterectomy. *European Journal of Vascular and Endovascular Surgery* **26**, 115–29.
13. MacDonald S, Lee R, Williams R, Stansby G. (2009). Towards safer carotid artery stenting: a scoring system for anatomic suitability. *Stroke* **40**, 1698–703.
14. Schnaudigel S, Groschel K, Pilgram SM, Kastrup A. (2008). New brain lesions after carotid stenting versus carotid endarterectomy: a systematic review of the literature. *Stroke* **39**, 1911–19.
15. Bonati LH, Jongen LM, Haller S, et al. (2010). New ischaemic brain lesions on MRI after stenting or endarterectomy for symptomatic carotid stenosis: a substudy of the International Carotid Stenting Study (ICSS). *Lancet Neurology* **9**, 353–62.
16. Bonati LH, Ederle J, McCabe DJH, et al. (2009). Long-term risk of carotid restenosis in patients randomly assigned to endovascular treatment or endarterectomy in the carotid and Vertebral Artery Transluminal Angioplasty Study (CAVATAS): long-term follow-up of a randomised trial. *Lancet Neurology* **8**, 908–17.
17. Eckstein HH, Ringleb P, Allenberg JR, et al. (2008). Results of the Stent-Protected Angioplasty versus Carotid Endarterectomy (SPACE) study to treat symptomatic stenoses at 2 years: a multinational, prospective, randomised trial. *Lancet Neurology* **7**, 893–902.
18. Arquizan C, Trinquart L, Touboul PJ, et al. (2011). Restenosis is more frequent after carotid stenting than after carotid endarterectomy: The EVA-3S Study. *Stroke* **42**, 1015–20.
19. Lal BK, Beach KW, Roubin GS, et al. (2012). Restenosis after carotid artery stenting and endarterectomy: a secondary analysis of CREST, a randomised controlled trial. *Lancet Neurology* **11**, 755–63.
20. Vilain KR, Magnuson EA, Li H, et al. (2012). Costs and cost-effectiveness of carotid stenting versus endarterectomy for patients at standard surgical risk results from the Carotid Revascularization Endarterectomy versus Stenting Trial (CREST). Stroke **43**, 2408–16.
21. Cohen DJ, Stolker JM, Wang K, et al. (2011). Health related quality of life after carotid stenting versus endarterectomy: results from CREST (Carotid Revascularization Endarterectomy versus Stenting Trial). *Journal of the American College of Cardiology* **58**, 1557–65.
22. Hobson RW, Howard VJ, Roubin GS, et al. (2004). Carotid artery stenting is associated with increased complications in octogenarians: 30-day stroke and death rates in the CREST lead-in phase. *Journal of Vascular Surgery* **4**, 1106–11.
23. Kim LJ, Martinez EA, Faraday N, et al. (2002). Cardiac troponin I predicts short-term mortality in vascular surgery patients. *Circulation* **106**, 2366–71.
24. Blackshear JL, Cutlip DE, Roubin GS, et al. (2011). Myocardial infarction after carotid stenting and endarterectomy results from the Carotid Revascularization Endarterectomy versus Stenting Trial. *Circulation* **123**, 2571–78.
25. Furie KL, Kasner SE, Adams RJ, et al. (2011). Guidelines for prevention of stroke in patients with stroke/TIA; a guideline for healthcare professionals from the AHA/ASA. *Stroke* **42**, 227–76.
26. Brott TG, Halperin JL, Abbara S, et al. (2011). ASA/ACCF/AHA/AANN/AANS/ACR/ASNR/CNS/SAIP/SCAI/SIR/SNIS/SVM/SVS: guideline on management of patients with extracranial carotid and vertebral artery disease. Circulation **124**, e54–e130.
27. Bladin C, Chambers B, Crimmins D, et al. (2011). Guidelines for patient selection and performance of carotid-artery-stenting: Inter-Collegiate Committee of the RACP/RACS/RANZCR. *Internal Medicine Journal* **41**, 344–7.
28. Ricotta JJ, AbuRahma A, Ascher E, et al. (2011). Updated Society for Vascular Surgery guidelines for management of extracranial carotid disease: Executive summary. *Journal of Vascular Surgery* **54**, 832–6.
29. NICE. (2011). Carotid artery stent placement for symptomatic extracranial carotid stenosis, [IPG389]. Available at http://www.nice.org.uk/

guidance/IP/8/overview

30. European Stroke Organisation, Tendera M, Abioyans V, Bartelink ML, Baumgartner I, Clement D. (2011). ESC guidelines on the diagnosis and treatment of peripheral artery diseases: document covering athero-sclerotic disease of extracranial carotid and vertebral, mesenteric, renal, upper and lower extremity arteries: The Task Force on the Diagnosis and Treatment of Peripheral Artery Diseases of the European Society of Cardiology. European Heart Journal **32**, 2851–906.
31. Goldstein LB, Bushnell CD, Adams RJ, et al. (2011). Guidelines for primary prevention of stroke; guideline for Healthcare Professionals from AHA/ASA. *Stroke* **42**517–584.
32. Giles MF, Rothwell PM. (2007). Risk of stroke after transient ischaemic attack: A systematic review and meta-analysis. *Lancet Neurology* **6**, 1063–72.
33. Wu CM, McLaughlin K., Lorenzetti DL, et al. (2007). Early risk of stroke after transient ischaemic attack: a systematic review and meta-analysis. *Archives of Internal Medicine* **167**, 2417–22.
34. Chandratheva A, Mehta Z, Geraghty OC, Marquardt L, Rothwell PM. (2009). Population based study of risk and predictors of stroke in the first few hours after a TIA. *Neurology* **72**, 1941–7.
35. Johannson EP, Amerlov C, Wester P. (2013). Risk of recurrent stroke before carotid endarterectomy: The ANSYSCAP Study. *International Journal of Stroke* **8**(4), 220–7.

第42章

椎-基底动脉缺血

Hugh Markus

简介

约20%的缺血性脑卒中和短暂性缺血发作(TIA)影响椎-基底动脉(VB)循环[1],20%的后循环脑卒中是由椎-基底动脉系统内动脉粥样硬化性狭窄引起的[2]。椎-基底动脉粥样斑块的治疗,相较于颈动脉狭窄受到的关注要少得多。然而,最近的数据表明,其与早期复发脑卒中的高风险有关。目前,正在探索椎动脉狭窄支架的作用。

椎-基底动脉循环解剖

左右椎动脉(VA)分为4段(V1-V4)(图42.1和图42.2);前3段是颅外的,V4是颅内的[2]。椎动脉通常起源于锁骨下动脉的第1部分。V1节段延伸至横突孔水平,通常与第6颈椎相邻。第2段(V2)从动脉进入最下方颈椎横突孔延伸至第二颈椎横突孔的出口。V2节段具有交替的骨段和骨间节段,这使其可能受到脊椎外生骨疣的外源性压迫。第3段(V3)从动脉离开C2横突孔的点开始延伸,直到到达枕骨大孔。V2节段可与脊髓动脉吻合,而V3节段通常与第1和第2颈椎水平的枕动脉分支吻合[3]。V4段从其进入硬脑膜的位置延伸至其与对侧V4段连接形成基底动脉的位置。V4节段的重要分支包括脊髓前后动脉、脑膜后动脉、小髓支和小脑后下动脉(PICA)。

VA的解剖变异比颈动脉循环更常见。在5%的个体中,左侧椎动脉直接起自主动脉弓[3],而其中一条椎动脉15%为低塑性动脉(直径<2mm),对基底动脉流量的贡献很小。左椎动脉优势占50%,右椎动脉优势占25%,而其余25%的椎动脉具有相似的口径[2]。这些变异的临床意义不大,除非在非发育不良的对侧动脉中存在相关狭窄,或者在胸主动脉重建过程中考虑覆盖左锁骨下动脉。

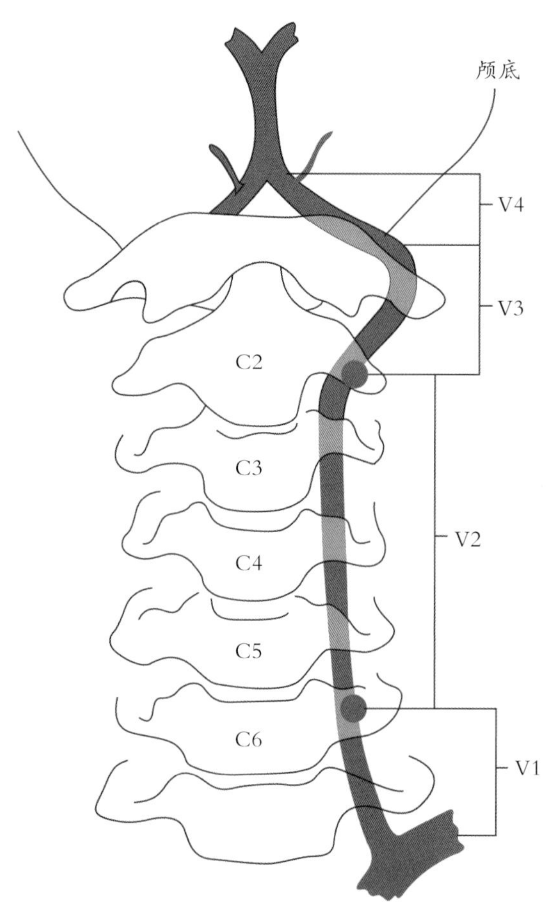

图42.1 椎动脉4个节段的示意图。(Reproduced from Markus H, Pereira A, and Cloud G, Oxford Specialist Handbook of Stroke Medicine, Oxford University Press, Oxford, UK, Copyright © 2010, by permission from Oxford University Press.)

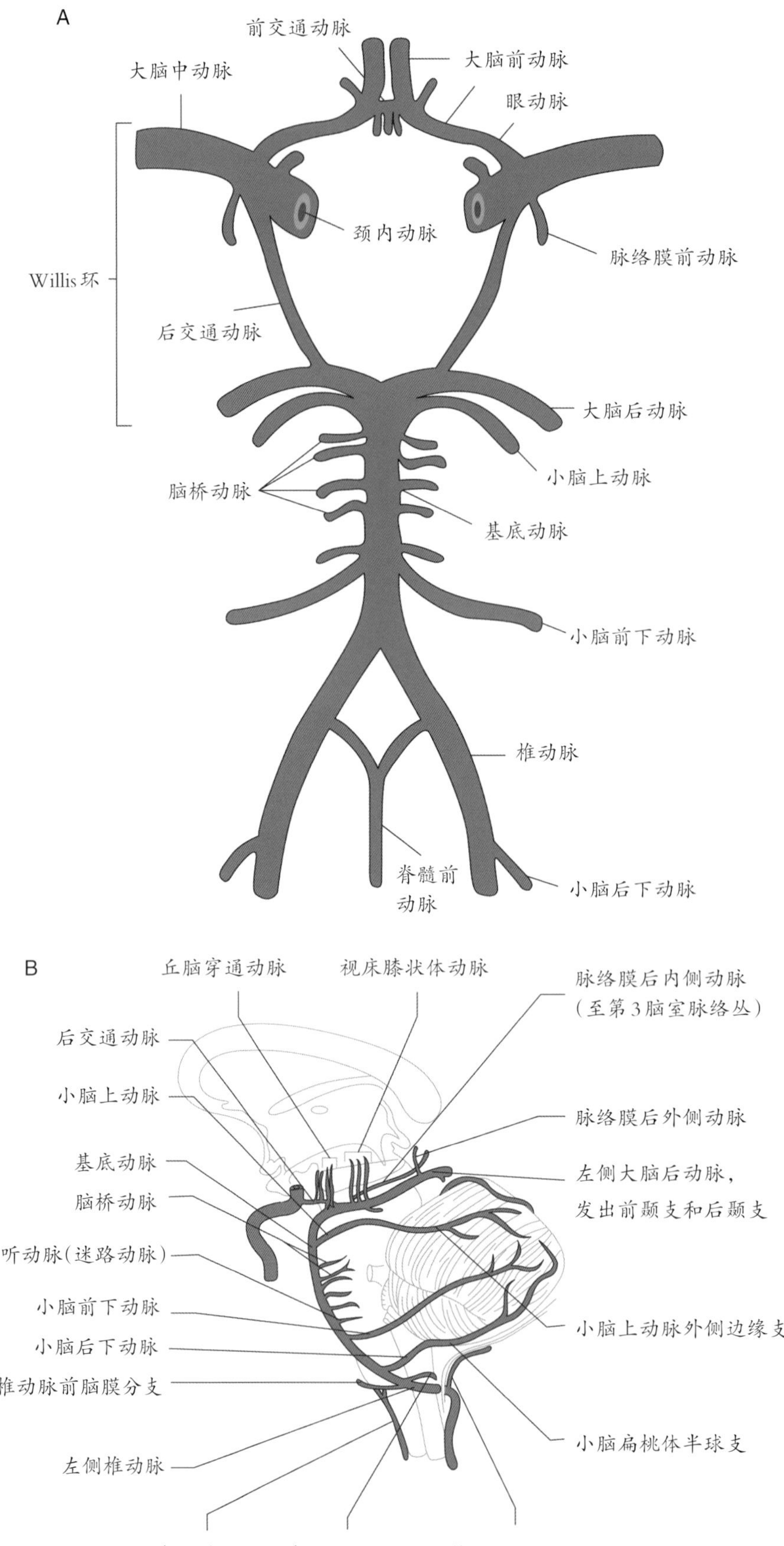

图42.2 脑干血供的前后位(A)和侧位(B)示意图。(Reproduced from Hugh Markus, Anthony Pereira, and Geoffrey Cloud, Oxford Specialist Handbook of Stroke Medicine, Oxford University Press, Oxford, UK, Copyright © 2010, by permission from Oxford University Press.)

椎-基底动脉脑卒中的原因

VB脑卒中/TIA最常见的原因包括动脉粥样硬化、心源性栓塞和小血管疾病。较少见的原因包括夹层、血管炎、凝血异常和肌纤维发育不良[1]。

超声显示椎动脉的能力有限，可能导致低估了椎-基底动脉缺血的椎动脉狭窄发生概率。对比增强磁共振血管造影（CEMRA）和对比CTA的研究表明，20%的VB脑卒中是由VA狭窄引起的[4]。

颅外椎动脉狭窄往往发生在血管起源处和近端节段内，并常伴有颈动脉狭窄[3]。颅内V4段狭窄不太常见，通常也累及基底动脉。有趣的是，颅外VB狭窄在白种人中较为常见，而颅内动脉粥样硬化性狭窄在非裔美国人和远东亚裔中更为常见[1]。

心源性脑卒中的病理学与前（颈动脉）循环不良的病理学相似，如，心房颤动、瓣膜病和继发于心肌病或既往心肌梗死的左心室血栓。

小血管疾病导致腔隙性梗死。颅内椎动脉、基底动脉和大脑后动脉供应脑干和丘脑的小穿支动脉闭塞，可能导致腔隙性梗死类疾病。易感因素包括穿通支内的微动脉瘤、脂透明质增厚（通常与高血压相关）和V4/基底动脉的动脉粥样硬化，其可阻塞或延伸至穿通动脉开口[1]。

VA夹层是青年脑卒中的重要原因。夹层通常从最不稳固的椎动脉节段开始，包括起始部至椎间孔入口之间的V1段，以及围绕上颈椎延伸时的V3段[1]。

在过去，“椎-基底动脉供血不足”常被描述为VA狭窄或闭塞患者后循环缺血的血流动力学因素。然而，这种机制很少见，而且常过度诊断。在新英格兰医学中心后循环登记研究中，仅有13/407例患者被认为存在血流动力学的症状[1]。这些患者通常有双侧椎动脉闭塞性疾病，表现为多发短暂的眩晕、偏向、口周感觉异常和复视。现在人们认为，动脉粥样硬化斑块的栓塞是导致椎动脉狭窄出现脑卒中或短暂性脑缺血发作的重要原因，并有与颈动脉疾病相似的潜在机制。影像学上的梗死表现、经颅多普勒超声对VA狭窄远端循环脑栓塞的检测，以及症状性椎动脉狭窄的风险增加均支持这一观点。

临床表现

椎-基底动脉缺血可能表现为以下区域功能障碍的症状：枕皮质、丘脑、脑干核、扩张运动和上升感觉通路以及小脑。许多脑神经的核位于脑干，与运动和感觉束相邻。因此，该区域的任何梗死可能产生多种症状，包括眩晕、复视、面部麻木或感觉异常、吞咽困难、构音障碍、检查时伴有眼瘫的眼球震颤以及半运动/感觉症状。由于小脑梗死或连接小脑与脑干的小脑脚受损可能性很高，这些症状通常伴有小脑症状。因此，患者会诉站立不稳或共济失调，并有小脑外侧损伤（指点过位和终末运动障碍）和（或）躯干共济失调的症状。如果症状轻，后一种情况最好通过跟趾行走试验证明。

基底动脉阻塞可能导致严重的双侧梗死[6]，其特征包括意识水平下降、“锁定”状态、四肢瘫痪、凝视麻痹，如果涉及丘脑，还可能导致记忆问题。不过，现在还发现基底动脉阻塞可能没有如此严重的症状，以及少有脑干和小脑受累症状。

单侧枕叶梗死（通常为栓塞）导致同侧偏盲。双侧梗死可能导致皮质盲。丘脑梗死可能发生在双侧（由于基底动脉血栓形成或较小的腔隙性梗死），并可能出现混淆/记忆障碍，如果是孤立的，则可能错过脑卒中的诊断。双侧丘脑梗死可能导致迟钝或昏迷，伴有或不伴有严重记忆障碍。在某些情况下，内囊后肢由大脑后动脉供应，梗死导致偏瘫。

后循环脑卒中的诊断具有相当大的挑战性。与颈动脉区域事件相比，识别急性脑卒中患者的面臂言语测试（FAST）和ABCD2评分（用于识别TIA/轻度脑卒中后早期复发脑卒中风险）在诊断和识别后循环事件方面的效果较差[7]。此外，后循环事件、周围迷路疾病和导致晕厥的系统性疾病，三者可能很困难。

通常不由后循环疾病引起的症状

全身、循环系统、前庭和听觉系统的症状通常被错误地归因于后循环缺血[1]。眩晕是指前庭周围或前庭小脑中央系统的功能障碍。其可能因部分后循环缺血而发生，但通常伴有其他临床症状或体征。单独发作的眩晕，尤其是反复发作时，很少由VB疾病引起。头晕目眩通常是与循环、系统或心脏疾病有关的症状先兆。在没有其他神经症状或体征的情况下，很少是VB缺血的表现。神经影像学在孤立性先兆症状患者中的诊断率非常低，研究表明其与脑卒中风险增加无关。突发跌落被定义为突然失去姿势性张力，并在没有预警的情况下摔倒。突发跌落可归因于短暂的后循环缺血，但在没有脑干或小脑功能障碍的其他症状和体征的情况下，很少由后循环缺血引起。脑干缺血可影响控制四肢运动的皮质脊髓束，但这种情况通常会导致持续性的减弱。

影像学检查

后循环缺血性脑卒中或TIA患者的辅助检查与所有的缺血性脑卒中的检查总体相似。然而，也存在一些重要的区别。

CT在显示后循环脑卒中（尤其是脑干）方面不如前循环脑卒中好。CT检查通常可以清晰地识别枕叶皮层和小脑的梗死，但脑干的小梗死经常被忽略。这提示CT无法识别后颅窝内的小面积梗死及增加的伪影数量。MRI能更好地识别脑干的小梗死灶[8]，几乎可以完全可视化[9]，此时急性梗死区域在弥散加权成像（DWI）上呈高信号。早期MRI检查可以明确脑梗死是否是近期出现症状的原因。

VA狭窄的非侵入性检查在技术上比颈动脉疾病更加困难。多普勒超声可以识别多数颈动脉狭窄，但对VA的识别能力有限。多普勒超声能较好地显示VA近端开口，但无法清晰地显示远端VA狭窄，只能通过血流干扰程度推断。CEMRA和CTA目前已广泛应用于VA狭窄的检查，能够清晰地呈现出完整的VB系统。与普通MRA相比，CEMRA使用了光量子飞行时间成像技术，其病变识别能力更强[10]。

与颈动脉疾病相比，评价VB病变检查能力的研究相对较少。2006年的一项系统评价显示共有11项研究比较了无创检查与血管造影的结果[10]。从现有数据来看，CTA和CEMRA的敏感性优于多普勒超声。另一项前瞻性研究结果表明，CEMRA、CTA和多普勒超声与“金标准”血管造影相比，CEMRA检测中重度狭窄（≥50%）的敏感性和特异性最高[11]。CTA的敏感性同样较好，然而多普勒超声的敏感性最低。

椎-基底动脉TIA和脑卒中后复发性脑卒中的风险

既往认为VB TIA/脑卒中后复发性脑卒中的风险低于颈动脉TIA/脑卒中后的风险，然而目前的荟萃分析表明并非如此[12]，椎-基底动脉TIA/脑卒中症状出现后，在超急性期可能有着与颈动脉相似的复发性脑卒中风险。

两项前瞻性研究（一项研究基于医院，共216例受试者[4]；一项研究基于人群，共151例受试者[13]）比较了症状性VB TIA/脑卒中患者VA狭窄的患病率。在基于医院的研究中，VB中重度狭窄（≥50%）的患者占16.6%，脑卒中复发率为30.5%，无明显VA狭窄的患者占8.9%[4]。在初发事件后TIA/脑卒中立即复发的可能性最高，这与症状性颈动脉狭窄复发的时间模式非常相似。另一项基于人群的研究也获得了类似的结果[13]。

处理方案

前一章介绍了脑卒中的一般管理，因此，本节仅介绍症状性VA疾病的特殊管理。症状性椎动脉狭窄患者复发性脑卒中的早期高风险及其时间分布与症状性颈动脉狭窄非常相似[14]。对于症状性颈动脉狭窄，动脉内膜切除术已被证明非常有效，如果手术能尽快进行，则能给患者带来最大的好处[14]。VA狭窄患者复发性脑卒中的最新数据表明，椎动脉粥样硬化性斑块的有着类似的作用，如果要降低脑卒中的复发率，也需要快速手术干预。

长期的脑卒中二级预防研究数据表明，单独使用氯吡格雷[15]或联合阿司匹林和双嘧达莫[16,17]是最佳的预防脑卒中复发的抗血小板药物方案。然而，这些研究并未调查急性二级预防，并且有学者建议症状性动脉狭窄患者可能需要强化的抗血小板治疗。使用经颅多普勒超声检测到的无症状栓塞信号替代终点的研究表明，阿司匹林和氯吡格雷的双重抗血小板治疗比单独使用阿司匹林更能有效减少无症状性栓塞事件[18,19]。虽然上述研究主要在颈动脉狭窄患者中进行，但椎动脉狭窄患者也可能在强化的抗血小板治疗中获益。高血压药物、他汀类药物以及氯吡格雷和阿司匹林联合用药这些治疗方案可有效减少TIA和轻度脑卒中后的脑卒中复发率[20]。因此,许多医生在大动脉狭窄的患者发生TIA/脑卒中后的前几个月,常规开具阿司匹林和氯吡格雷联合治疗的处方,以覆盖脑卒中复发高风险时期。

椎动脉疾病的外科治疗

与颈动脉内膜切除术相比,对椎动脉狭窄很少进行手术治疗。目前,尚无随机对照试验证实手术疗效,但有大量研究证明了椎动脉内膜切除术或动脉旁路手术的可行性,并取得了良好的结果。据报道,近端VA重建的早期脑卒中率为2.5%~25%,围术期死亡率<4%,远端VA重建的死亡率为2%~8%[3]。然而,所有这些数据均来自非对照研究,有些数据会因选择性报告有利结果而存在发表偏倚。

VA起始处动脉粥样硬化性病变的手术方法包括经锁骨下椎动脉内膜切除术,VA-同侧总动脉搭桥术,VA-静脉移植物-锁骨下动脉搭桥术。而近中段完全闭塞的VA狭窄,可以通过在第二颈椎水平吻合VA与颈外动脉主干来完成VA的远端重建[3]。

椎动脉疾病血管腔内治疗

与外科手术相比,血管腔内治疗具有潜在的优势,尤其是对于手术通路比颈动脉更复杂的椎动脉疾病。许多研究表明,血管腔内治疗在技术上是可行的,但迄今为止尚无随机对照试验证明血管腔内治疗优于最佳药物治疗。CAVATAS试验包括16例椎动脉狭窄患者,由于患者均未出现复发症状,因此两组之间未检测到的差异[21]。然而,该研究纳入患者人数较少,同时许多患者在脑卒中事件后一段时间才被招募,这导致解释变得困难。此外,多数患者仅接受血管腔内成形术,而目前权威主流观点推荐支架置入术,尤其是对于颅外椎动脉狭窄患者。

目前,有许多系统评价分析了椎动脉狭窄患者的手术治疗方案。一项系统评价共纳入了约600例症状性VB狭窄患者,根据病变位置分为近端或远端病变[22]。选择近端VA病变行支架植入术的技术成功率为99%,且围术期并发症发生率较低,患者脑卒中发生率仅为1.3%,死亡率为0.3%。支架植入后,虽然再狭窄率为25%,但每年的脑卒中复发率较低(0.6%)。在远端VA病变中行支架植入和血管成形术(单独)时,围术期并发症发生率较高,其术中脑卒中率分别为10.6%和7.1%,死亡率分别为3.2%和3.7%。远端VA病变的再狭窄率较低,为1.9%,但脑卒中复发率略高,为2.8%。

最新的一项系统评价共纳入了1000例接受血管腔内治疗的症状性颅外VA狭窄患者,其术后30天内的脑卒中率为1.1%[23]。为了降低再狭窄率,许多血管介入医生使用了药物洗脱支架,在24个月的随访中,其再狭窄率明显低于使用传统支架(11%对30%)。然而,该系统评价基于非随机数据,有一定的偏倚风险。

目前的研究一致表明,血管腔内治疗远端VA病变的围术期脑卒中风险高于近端VA病变[22]。然而,最新的流行病学数据表明,远端VA病变(未经治疗)本身的脑卒中风险也高得多(Gulli,Markus,Rothwell;未发表的数据)。因此,目前仍需要更多的随机对照试验,才能明确血管腔内治疗时远端VA病变患者是否比近端VA病变患者获益更多或更少。最近的SAMMPRIS试验纳入了451例症状性颅内椎动脉狭窄患者,比较了支架植入术(使用Wingspan支架)与最佳药物治疗的疗效[24],结果表明,支架植入术的疗效比药物治疗更差。首先,支架植入术的围术期风险高于预期,这是在预期之内的,因此有研究者建议在后续治疗中采用具有较低风险的新型支架。第二,接受最佳药物治疗的患者,其脑卒中复发风险远远低于预期。在SAMPRISS中,椎-基底动脉狭窄的患者很少(总共60例)。最近一项分析发现,基底动脉狭窄患者发生缺血性并发症的风险较高(20.8%;其他动脉6.7%)[25]。数据表明,基底动脉狭窄患者支架植入术后,其围术期并发症风险高于颅内VA病变。

目前,仍需更多的临床试验来验证血管成形术和支架植入术在症状性VA狭窄患者中的作用。最新的一项研究报道了115例颅外和颅内椎动脉狭窄患者的临床结局,其脑卒中发生率无显著性差异[26]。另一项研究,即椎动脉缺血支架试验(VIST,http://www.vist.org.uk/)。该研究在2016年报告了180例患者的初步结果。在这些临床试验中,应该根据近端狭窄或远端狭窄来进行随机化分层,因为两组的围术期并发症和自然病程存在明显差异。

结论

VA狭窄是脑卒中的重要原因之一,过去一直被忽视。最新的数据表明,VA狭窄的早期脑卒中复发风险较高,这与症状性颈动脉狭窄类似。因此,是否应该更积极地治疗症状性VB病变(如采用支架植入术)是一个值得深思的问题。许多临床研究表明,VA病变支架植入术在技术上是可行的,且并发症发生率相对较低,但仍需要更多的随机临床试验来验证其与最佳药物治疗孰优孰劣。

(刘洋 向宇威 熊飞 译 杨轶 审校)

延伸阅读

Markus HS, van der Worp HB, Rothwell PM. (2013). Posterior circulation ischaemic stroke and transient ischaemic attack: diagnosis, investigation, and secondary prevention. *Lancet Neurology* **12**, 989–98.

参考文献

1. Savitz SI, Caplan LR. (2005). Vertebrobasilar disease. *New England Journal of Medicine* **352**, 2618–26.
2. Cloud GC, Markus HS. (2003). Diagnosis and management of vertebral artery stenosis. *Quarterly Journal of Medicine* **96**, 27–54.
3. Brott TG, Halperin JL, Abbara S, et al. (2011). 2011 ASA/ACCF/AHA/AANN/AANS/ACR/ASNR/CNS/SAIP/SCAI/SIR/SNIS/SVM/SVS guideline on the management of patients with extracranial carotid and vertebral artery disease: executive summary. *Stroke* **4**, e420–63.
4. Gulli G, Khan S, Markus HS. (2009). Vertebrobasilar stenosis predicts high early recurrent stroke risk in posterior circulation stroke and TIA. *Stroke* **40**, 2732–7.
5. Hwang J, Kim SJ, Hong JM, et al. (2012). Microembolic signals in acute posterior circulation cerebral ischemia: sources and consequences. *Stroke* **43**, 747–52.
6. Mattle HP, Arnold M, Lindsberg PJ, Schonewille WJ, Schroth G. (2011). Basilar artery occlusion. *Lancet Neurology* **10**, 1002–14.
7. Gulli G, Markus HS. (2012). The use of FAST and ABCD2 scores in posterior circulation, compared with anterior circulation, stroke and transient ischemic attack. *Journal of Neurology, Neurosurgery, and Psychiatry* **83**, 228–9.
8. Davis SM, Tress BM, Dowling R, et al. (1989). Magnetic resonance imaging in posterior circulation infarction: impact on diagnosis and management. *Australian and New Zealand Journal of Medicine* **19**, 219–25.
9. Linfante I, Llinas RH, Schlaug G, et al. (2001). Diffusion-weighted imaging and National Institutes of Health Stroke Scale in the acute phase of posterior-circulation stroke. *Archives of Neurology* **58**, 621–8.
10. Khan S, Cloud GC, Kerry S, Markus HS. (2007). Imaging of vertebral artery stenosis: a systematic review. *Journal of Neurology, Neurosurgery, and Psychiatry* **78**, 1218–25.
11. Khan S, Rich P, Clifton A, Markus HS. (2009). Noninvasive detection of vertebral artery stenosis: a comparison of contrast-enhanced MR angiography, CT angiography, and ultrasound. *Stroke* **40**, 3499–503.
12. Flossmann E, Rothwell PM. (2003). Prognosis of vertebrobasilar transient ischaemic attack and minor stroke. *Brain* **126**, 1940–54.
13. Marquardt L, Kuker W, Chandratheva A, Geraghty O, Rothwell PM. (2009). Incidence and prognosis of < or = 50% symptomatic vertebral or basilar artery stenosis: prospective population-based study. *Brain* **132**, 982–8.
14. Rothwell PM, Eliasziw M, Gutnikov SA, Warlow CP, Barnett HJ; Carotid Endarterectomy Trialists Collaboration. (2004). Endarterectomy for symptomatic carotid stenosis in relation to clinical subgroups and timing of surgery. *Lancet* **363**, 915–24.
15. CAPRIE Steering Committee. (1996). A randomised, blinded, trial of clopidogrel versus aspirin in patients at risk of ischaemic events (CAPRIE). CAPRIE Steering Committee. *Lancet* **348** (9038), 1329–39.
16. ESPRIT Study Group, Halkes PH, van Gijn J, Kappelle LJ, Koudstaal PJ, Algra A. (2006). Aspirin plus dipyridamole versus aspirin alone after cerebral ischaemia of arterial origin (ESPRIT): randomised controlled trial. *Lancet* **367**, 1665–73.
17. Sacco RL, Diener HC, Yusuf S, et al.; PRoFESS Study Group. (2008). Aspirin and extended-release dipyridamole versus clopidogrel for recurrent stroke. *New England Journal of Medicine* **359**, 1238–51.
18. Markus HS, Droste DW, Kaps M, et al. (2005). Dual antiplatelet therapy with clopidogrel and aspirin in symptomatic carotid stenosis evaluated using Doppler embolic signal detection: the Clopidogrel and Aspirin for Reduction of Emboli in Symptomatic Carotid Stenosis (CARESS) trial. *Circulation* **111**, 2233–40.
19. Wong KS, Chen C, Fu J, et al.; CLAIR study investigators. (2010). Clopidogrel plus aspirin versus aspirin alone for reducing embolisation in patients with acute symptomatic cerebral or carotid artery stenosis (CLAIR study): a randomised, open-label, blinded-endpoint trial. *Lancet Neurology* **9**, 489–97.
20. Rothwell PM, Giles MF, Chandratheva A, et al.; Early use of Existing Preventive Strategies for Stroke (EXPRESS) study. (2007). Effect of urgent treatment of transient ischaemic attack and minor stroke on early recurrent stroke (EXPRESS study): a prospective population-based sequential comparison. *Lancet* **370**, 1432–42.
21. Coward LJ, McCabe DJ, Ederle J, et al.; CAVATAS Investigators. (2007). Long-term outcome after angioplasty and stenting for symptomatic vertebral artery stenosis compared with medical treatment in the Carotid And Vertebral Artery Transluminal Angioplasty Study (CAVATAS): a randomized trial. *Stroke* **38**, 1526–30.
22. Eberhardt O, Naegele T, Raygrotzki S, Weller M, Ernemann U. (2006). Stenting of vertebrobasilar arteries in symptomatic atherosclerotic disease and acute occlusion: case series and review of the literature. *Journal of Vascular Surgery* **43**, 1145–54.
23. Stayman AN, Nogueira RG, Gupta R. (2011). A systematic review of stenting and angioplasty of symptomatic extracranial vertebral artery stenosis. *Stroke* **42**, 2212–16.
24. Chimowitz MI, Lynn MJ, Derdeyn CP, et al.; SAMMPRIS Trial Investigators. (2011). Stenting versus aggressive medical therapy for intracranial arterial stenosis. *New England Journal of Medicine* **365**, 993–1003.
25. Fiorella D, Derdeyn CP, Lynn MJ, et al.; for the SAMMPRIS Trial Investigators. (2012). Detailed analysis of periprocedural strokes in patients undergoing intracranial stenting in Stenting and Aggressive Medical Management for Preventing Recurrent Stroke in Intracranial Stenosis (SAMMPRIS). *Stroke* **43**, 2682–8.
26. Compter A, van der Worp HB, Schonewille WJ, et al. VAST: Vertebral Artery Stenting Trial. (2008). Protocol for a randomised safety and feasibility trial. *Trials* **9**, 65.

第43章

非动脉粥样硬化性颈动脉疾病

Andy Kordowicz, Michael J. Gough

颈动脉夹层

概述

1978年,Fisher描述了16例颈内动脉夹层(ICAD)病例,平均年龄为45岁,11例患者有短暂性脑缺血发作病史[1]。尽管ICAD仅占缺血性脑卒中的2%,但在年龄<45岁的患者中,ICAD占脑卒中的20%[2]。

流行病学

自发性ICAD的发病率为(2.5~3)/100 000[3],并且秋季发病率最高[4]。虽然所有年龄段均可发生,但在50岁左右时最为常见[5],并且与种族无关。女性比男性发病平均早5年[5],可能反映出15%的ICAD患者的头颈血管纤维肌性发育不良。创伤性ICAD在男性中更常见,3%的患者与高速道路交通事故相关[6]。

病因和发病机制

动脉夹层的特征为血管壁内膜撕裂出血,导致血流进入内膜和中膜之间形成血肿。壁间血肿可以延伸至颅内循环[7],形成栓塞灶(90%的ICAD脑卒中可能是栓塞性的[8]),并且可能压迫血管真体腔。虽然壁间血肿需要穿透血管内膜才能与真体腔相通,但壁间血肿也可能造成创伤,导致血管炎的发生。外膜下的夹层常常会引起血管扩张,进而对周围组织结构造成重大影响(如脑神经)。

当ICAD由看似微小的颈部创伤(如剧烈流涕、打嗝、喷嚏)造成时[9,10],应考虑潜在的动脉病变的可能性(纤维肌性发育不良,Marfan综合征,Ehlers-Danlos综合征,成骨不全,囊性中膜坏死)[11]。ICAD也常常发生于高同型半胱氨酸血症患者,高同型半胱氨酸血症可抑制胶原蛋白交联[12]。

当颈部过度运动(旋转伴过伸)时,颅外ICA可能与颈椎或茎突接触挤压,也容易导致损伤[13]。ICAD也可能发生于创伤性镊夹分娩后的新生儿中。ICAD的其他危险因素包括并发感染、吸烟、口服避孕药和高血压[14]。

自然病史

约50%的患者在ICAD发生后1~4周可发生脑卒中[15,16],发生率也可能更高[17]。最近加拿大的一项研究表明,创伤性颈动脉夹层(ICA /椎动脉)的患者中脑卒中发生率为60%(死亡率为25%)[18]。低等级创伤性ICAD患者中,70%可得到缓解,但随着严重程度增加(见下一节),仅20%的患者可愈合,12%的患者可能发生动脉闭塞[19]。与自发性ICAD患者相比,创伤性ICAD更可能发生动脉闭塞。

分型

Biffl等人[19]介绍了一种用于评估钝性颈动脉损伤严重程度的评分量表,此量表基于血管造影结果:1级,狭窄<25%或血管壁不规则的夹层;2级,狭窄>25%或形成内膜瓣或管腔内血栓形成的夹层;3级,假性动脉瘤;4级,血管闭塞;5级,血管离断。脑卒中率随着等级的增加而增加:1级为7%,2级为70%。

临床表现

自发性ICAD通常表现为单侧颅颈部疼痛,不完全的Horner综合征(眼睑下垂,瞳孔缩小),以及持续数小时至数天时发生的脑神经或视网膜症状。在临床中<33%的患者表现出此症状[13]。由于血管周围交感神经纤维的破坏(走行于颈外动脉的神经纤维负责出汗),30%~50%的患者可表现出不完全的Horner综合征(眼交感神经麻痹:瞳孔缩小,视力障碍,轻度眼睑下垂)[20],60%的患者出现眼部症状(一过性黑蒙,缺血性视神经病,眼交感神经麻痹,视野暗点)。

90%的患者可主诉同侧头痛,并且通常先于神经症状[21]出现。12%的患者可发生脑神经麻痹(继发于壁间血肿压迫),最常影响第Ⅸ至Ⅻ对脑神经[22],也可能发生搏动性耳鸣,单侧颈部肿胀和味觉减退。高冲击创伤后的ICAD可能会被忽视,尤其是当患者合并有精神伤害,或者无法获得其病史时。颅内ICAD可能表现出蛛网膜下隙出血,其预后不良(死亡率为75%)[12]。

检查

多普勒超声诊断ICAD的敏感性为71%~96%[23],很少观察到内膜瓣分隔双腔,而ICA血流高阻力更为常见。经口超声检查可以提高ICAD的检测率[24],但是远端ICA的检查依然存在困难。

经导管血管造影术是先前诊断ICAD的首选方法,尽管仅可在<10%的患者中观察到特征性的“双腔和内膜瓣”。最常见的发现是颈动脉球远端2~3cm处的一个长的、锥形的、不规则的狭窄(“弦征”)[25],而锥形的ICA闭塞产生的“火焰征”则强烈提示夹层形成(图43.1)。

经导管血管造影有0.5%~1%的可能造成脑卒中[26],因此应首选非侵入性检查,如CTA或MRA。MRA可以显示血管造影中观察到的ICAD的血管腔内特征,而依赖于脂肪饱和技术的MRI扫描可以识别壁间血肿(敏感性22%~94%,取决于血肿形成时间,在血肿形成前24~48小时更可能出现假阴性结果)。CTA成像速度更快,能够供血管外结构成像(在创伤患者中尤为重要),与MR血管造影相比,用于诊断ICAD时其敏感性为51%~100%,特异性为67%~100%[27]。

治疗

治疗的关键在于尽量减少动脉远端栓塞和血栓形成。目前常常采用抗血小板治疗联合抗凝治疗,但迄今为止,尚无相关证据证明其相对疗效。脑卒

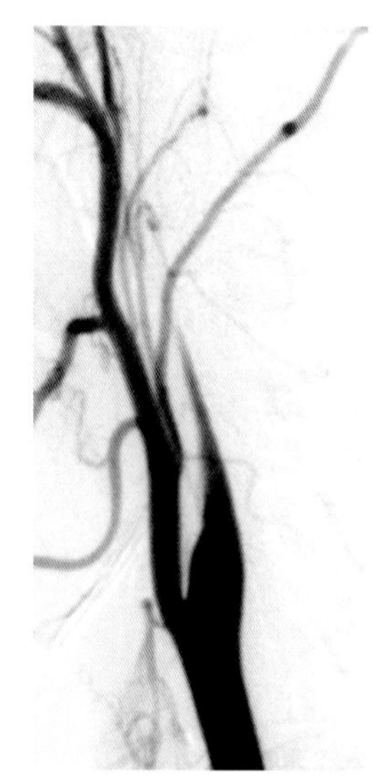

图43.1 颈动脉造影显示的“火焰征”:左侧颈内动脉近端有一个锥形的由夹层引起的闭塞。

中颈动脉夹层研究(CADISS)是一个对比抗血小板治疗和抗凝治疗在治疗颈动脉和椎动脉夹层时疗效的随机多中心试验,其结果表明,两种治疗方式疗效基本相同[28]。有趣的是,与先前的研究相比,该研究报道在随访期间副作用发生率更少(2%的脑卒中或死亡发生率)。

目前,大多数临床医生会使用全身肝素化(华法林)治疗方案,因为红色纤维蛋白血栓最可能导致栓子形成[29]。一旦检查提示血管腔狭窄得到改善,通常就会停止抗凝治疗,转变为抗血小板治疗[7,30]。

在以下4种情况时,保守治疗可能效果不佳:①抗凝治疗时症状仍反复发作;②假性动脉瘤逐渐增大;③存在抗凝禁忌证;④侧支循环不良引起脑灌注不足。在这些情况下,可能需要进行血管腔内介入或手术治疗。对于“简单”的夹层,覆盖支架可以覆盖破口、压闭假腔,但对于假性动脉瘤,可能需要裸支架与弹簧圈栓塞相结合[31]。如果需要治疗多个夹层破口,则应该首先封闭最主要的破口[15]。脑保护装置的使用尚未达成共识,因为担心其可能会导致新的内膜撕裂[32]。

在腔内治疗时,对于通路困难或风险过高的患者,可采取外科手术治疗。由于血管变薄且容易破裂,腔内治疗时导丝导管不能轻易进入。外科手术可采取的方式包括夹层动脉切除和移植物重建,颅外-颅内动脉搭桥,结扎[33]。当治疗颅外ICA远端时,可能需要进行腮腺切开[34]、下颌关节半脱位[35]或

下颌骨截骨[36]。

治疗效果

60%~80% 的患者可通过医疗干预得到良好的治疗效果[7]，大部分患者血管再通发生于发病后6个月内[13]。1%~2% 的患者可合并反复发作的夹层症状[5]。有研究表明，ICAD患者行支架治疗后并发症发生率和死亡率都较低，在一个更大的系列研究中，Kadkhodayan 报道了3例短暂性脑缺血发作的病例(3/26，10.3%)，无围术期脑卒中发生[37]。而开放手术围术期存在10%的脑卒中风险[38]，在颈动脉内膜剥脱术后也更易发生脑神经损伤和持续的声音嘶哑和吞咽困难。

纤维肌发育不良

概述

纤维肌发育不良(FMD)是一种病因不明的非炎症性血管病。其特征为动脉壁中过量的纤维或肌肉成分，这取决于病变的类型。尽管其主要影响肾动脉和颅外颈动脉，但也可影响大多数中动脉。McCormack(1958)首先提出"纤维肌发育过度"，尽管早在20年前就曾报道一例5岁男童患有高血压和因"血管腔内平滑肌占位"导致的右肾动脉狭窄[39]。而颈内动脉FMD则于1964年被报道[40]。

流行病学

FDM主要影响青年和中年女性(女:男=9:1)[41]。FMD可影响所有年龄段的男性和女性，青春期前的发病率无性别差异[42]。FMD在白种人中更常见，头颈部血管造影可诊断出0.5%~3%的FMD[43,44]。在头颈部FMD患者中，95%的患者存在ICA受累(双侧60%~85%[45])，12%~43%患者合并椎动脉受累[46]。

美国FDM登记处报道了447例FDM患者的流行病学资料[41]，发病时的平均年龄为47岁，而诊断时的平均年龄为52岁。75%存在颅外颈动脉受累，37%椎动脉受累，2/3的脑血管FDM患者也合并肾脏FMD。

病因和发病机制

尽管女性患病率较高，但雌激素对血管平滑肌增殖具有抑制作用，妊娠和口服避孕药都不会导致FDM发病率增加[47]。遗传因素可以很好地解释白种人患病率较高的问题，其与HLA-DRw6组织相容性抗原相关，在同卵双胞胎中可以得到证实。此外，FMD家族的谱系分析显示，60%的患者存在常染色体显性突变的证据[48]。

另一种假设是动脉壁缺血可能与FMD的发生相关[49]。滋养血管通常起源于动脉分叉处，而ICA和肾动脉存在很长的无分支主干，从而导致血管中膜缺氧。反复创伤也被认为是FDM发生的一个影响因素[45]，但这无法解释儿童FDM的发生。其他与FDM相关的疾病包括嗜铬细胞瘤[50]、神经纤维瘤病、Alport综合征、Ehlers-Danlos、主动脉缩窄[51]和α-1-抗胰蛋白酶缺乏[52]。

自然病史

目前尚无头颈部血管FMD患者大样本长期研究数据。Corrin报道接受保守治疗的79例有症状的头颈部血管FMD患者的5年脑卒中发生率为3.8%[53]。另外几个小型研究报道无症状患者在5年随访期间未报告脑血管事件[43,54]。目前尚无头颈部血管FMD儿童患者远期疗效的结果报道。

分型

Harrison和McCormick根据潜在的血管造影异常，提出了肾动脉FMD的病理分类[55]。根据动脉壁病变的位置，分为3种亚型[56]。

1. 内膜纤维组织增生：<10%的患者，儿童中最常见的类型。以内膜胶原沉积为特征，伴随着内膜弹性层的破裂。血管造影可显示为长管状狭窄或局灶性同心性病变，通常是双侧病变。有报道表明内膜纤维组织增生可导致近端ICA"网"的形成。

2. 中膜FMD：分为3种亚型。中膜纤维组织增生：占所有颈动脉FMD病变的90%以上，在组织学上，其由变薄的中膜和增厚的胶原化中膜桥接交替组成，血管造影时可呈现出典型的"串珠样"改变，其中每个"珠子"的直径大于正常动脉；中膜周围纤维组织增生：占肾动脉FMD病变的10%~15%，但在头颈部血管中较少见。在中膜外半层中可观察到胶原沉积，但没有超出外弹性层。此类型可能会导致动脉串珠样改变，但每个"珠子"的直径小于正常动脉；中膜增生：真正的平滑肌增生，无明显纤维组织增生，可能是中膜纤维组织增生的前兆。血管造影显示其为平滑性的狭窄，占肾脏病变的1%~2%。

3. 外膜（动脉周围）纤维组织增生：外膜中疏松的纤维组织被致密的胶原蛋白取代，这是最少见的FMD类型，与内膜纤维组织增生病变相似。

临床表现

大多数患者无症状，常在由于其他原因检查时偶然发现。最常见的症状是头痛（>70%）[44]，与血压变化无关。其他非局部症状（按频率由高至低）包括搏动性耳鸣，头晕和颈部疼痛（颈动脉痛综合征）。

FDM是年轻患者发生局部神经症状的重要原因。在美国FDM登记处，14%的头颈部血管FMD患者曾有短暂性脑缺血发作（TIA）病史，12%存在脑卒中，而9%存在黑蒙。与动脉粥样硬化性ICA病变不同，前者主要发生在颈动脉分叉处，而FMD主要影响颈动脉和椎动脉的中端和远端[57]。头颈部血管FMD可导致7%~51%的患者发生颅内"浆果"样动脉瘤[45,58]，进而可因外部压迫或蛛网膜下隙出血导致神经功能障碍。FDM也可增加自发性ICA夹层发生的风险[13]。

检查

传统的血管造影仍然是优选的辅助检查方式[56]。虽然CTA和MRA已被用于评估动脉粥样硬化性颈动脉疾病，但目前尚无研究报告其在检查头颈部血管FMD时的敏感性或特异性。由于使用钆造影剂与慢性肾病患者的肾性系统性纤维化的发生有关，因此在肾血管FMD患者中应谨慎使用。

图43.2显示了内膜纤维组织增生患者的数字减影血管造影结果。值得注意的是，血管造影的静止动脉波与内膜纤维组织增生非常相似，后者的特征是不规则的"串珠样"改变，而前者环形痉挛性收缩时更倾向于均匀排列且没有干预性动脉扩张[57]。

多普勒超声可以检查头颈部血管FMD病变，但其灵敏度低于血管造影[59]。大多数病变发生在第1或第2颈椎水平，因此超声难以进行有效观察，除非进行下颌下超声检查。诊断为头颈部血管FMD后，所有患者均应行颅内成像以排除动脉瘤[56]。

治疗

应鼓励无症状的FDM患者及时戒烟、接受抗血小板治疗，以防止脑卒中。建议使用序贯成像来监测疾病进展[60]。颅内动脉瘤患者需要接受神经外科

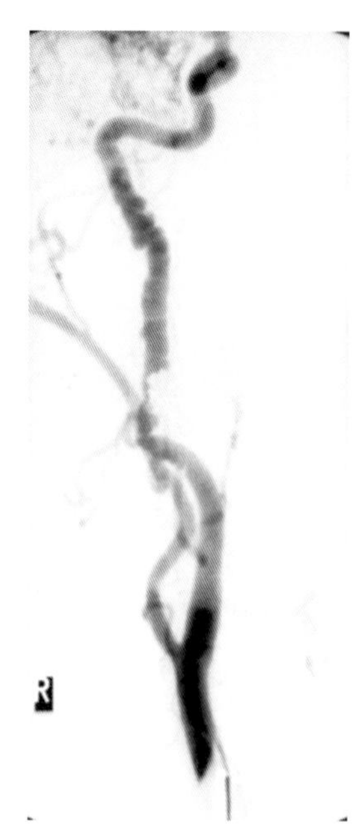

图43.2 颈动脉造影显示的右侧颈内动脉远端内膜纤维组织增生后典型的"串珠样"改变。

治疗。任何有症状的动脉瘤患者和肿瘤直径>10mm的患者都存在明显的动脉瘤破裂风险[61]。

经皮腔内血管成形术（PTA）是脑卒中和短暂性脑缺血（TIA）[45,62]患者首选的治疗方法，血管残余狭窄或存在夹层时可采用支架植入术[60]（约15%患者合并[13]）。

血管腔内治疗失败时，对于有症状的患者可进行外科手术治疗。由于病变的性质和位置（颈动脉远端），与动脉粥样硬化性病变相比，对于FMD不太适合行动脉内膜剥脱成形术。其他手术方式包括病变切除后行原位吻合，或血管旁路吻合，或颅外-颅内动脉搭桥术（颞浅动脉至大脑中动脉）[56]。

治疗效果

文献报道了对症状性颈动脉/椎动脉FMD患者行逐级球囊腔内扩张后的随访结果。根据一项包含70例患者的研究报道，在5年随访期间，存在1例围术期死亡（由于脑卒中），95%的无脑卒中生存率[63]。有一部分病例报告也显示出PTA和支架置入术的良好结果[64,65]。另外，一项包含9例行开放支架植入治疗的颈动脉病变患者的研究报道，在4年随访期间无复发性狭窄或闭塞[66]。迄今为止，美国FDM登记处尚未公布任何关于PTA±支架植入治疗头颈部血管FMD的结果数据。

放射性动脉炎

概述

粒子外照射通常用于治疗肿瘤，但同时也会影响邻近的正常组织。晚期并发症包括软组织纤维化和放射性动脉炎。后者发展可能需要数月或数年，最终导致颈动脉狭窄或闭塞。

流行病学

在英国，每年有6000例头颈部肿瘤新发病例，其中85%的患者年龄>50岁。男性更为常见，为女性的2~4倍，这导致放射性动脉炎存在性别分布差异。平均诊断年龄从53岁到71岁不等[67,68]，患病率从放疗7.5年时的18%到10年时的40%[69,70]。年龄和风险相匹配的对照组中，颈动脉血流动力学严重狭窄（>70%）的发生率为4%~6%，而放疗患者的发生率是对照组的5倍[71]。

病因和发病机制

100多年前，Gassman报道了射线照射下皮肤可发生闭塞性动脉内膜炎[72]，并且动物研究也已经证实照射下动脉可发生内膜增厚和斑块形成[73]。最近的一项研究表明，与动脉粥样硬化病变相比，射线诱导的斑块脂质较差，纤维化程度较高，炎症较少[74]。在急性期，射线可导致坏死和内膜脱落，表现出极端的放射敏感性。这会促进血小板聚集和纤维蛋白沉积，进而导致内膜增生。然而动脉壁的其他层通常不受影响。在数周或数月后，由于外膜的慢性炎症改变，中膜发生纤维化，可导致血管硬化和管腔狭窄[75]。

目前已提出2种解释放疗晚期影响的机制：①“慢性缺血”，滋养血管闭塞导致持续性的动脉壁缺氧；②“慢性炎症”，放射诱导慢性氧化应激，核转录因子κB的激活，促炎细胞因子和黏附分子的上调[76]。

自然病史

放射性动脉炎是一种进行性疾病，前瞻性研究表明在受照射时颈动脉狭窄发展更快。接受放疗的患者颈动脉狭窄程度从<50%进展至>50%的年发生率为15.4%，而动脉粥样硬化疾病则为4.8%[77]。这解释了为什么大多数病变存在5~10年的潜伏期，尽管在放疗的第1年内就可发现明显的颈动脉内膜增厚[78]。

分型

基于发病时间和组织学的分型[79]包括：①早期病变（5年内），即附壁血栓形成；②中期病变（5~10年），即血管壁纤维化和侧支血管缺乏；③晚期病变（>10年），即广泛的动脉周围纤维化。

临床表现

大多数颈部放射性血管狭窄是无症状的[77]。颈部放疗后的患者颈动脉杂音是普通人的2~4倍[80]，出现颈动脉杂音时，临床医生应考虑放射性动脉炎的可能性。当出现神经症状时，应考虑脑血管栓塞或灌注不足。脑卒中或TIA的风险随着时间的推移而增加，并且可能是年龄匹配的对照组的6倍（颈部血管照射10年后）[81]。

术前接受放疗的患者在接受头颈部手术时可能出现颈动脉假性动脉瘤和“颈动脉爆裂症候群”[82]。增加上述并发症可能的因素包括颈部肿瘤根治性切除术（特别是肿瘤浸润血管外膜）、咽喉皮肤瘘（动脉暴露于唾液）、伤口感染、肿瘤残留或复发和高剂量放射治疗。

“颈动脉爆裂症候群”通常发生于术后2~16周[83]，但可以在颈部肿瘤根治性切除术后用肌瓣覆盖颈动脉血管，并延迟术后放疗时间直至伤口愈合来缓解。虽然其可能出现灾难性的大出血，但在50%的患者中通常首先出现前哨出血[82]。

检查

放射性颈动脉炎与动脉粥样硬化病变的影像学表现通常难以区分，但其病变位置可能存在差异[80]。放射性病变通常更长，可延伸到整个受照射的区域（近端颈总动脉到远端ICA）[84]，而动脉粥样硬化病变通常位于颈动脉分叉部[85]。此外，放射性病变的血管最狭窄处通常为狭窄血管的远端[86]。影像学检查的选择与动脉粥样硬化颈动脉病变相似。多普勒超声是首选的辅助检查，但仍需要MRA或CTA来确认病变的远端范围并规划治疗。

治疗

对于放射性动脉炎必须采取“以个人为基础”的

个性化治疗方案，包括对预期寿命的评估。如果预后良好，治疗的适应证就与动脉粥样硬化病变相同，但有两点需要注意。首先，仅干预症状性疾病的外科医生应考虑到颞叶坏死或内耳损伤导致症状的可能性。其次，由于放射性动脉炎比动脉粥样硬化狭窄进展得更快[77]，并且无症状病变会增加未来神经系统症状发生的风险[87]，因此对于狭窄程度>70%的无症状患者应进行多普勒超声长期监测。鉴于此，有人建议常规影像学检查应成为头颈部放疗后续方案的一部分[71]。

解除放疗后的颈动脉狭窄存在一定的挑战性[88]，手术时可能需要暴露更多的近端CCA，并且使用血管阻断钳进行阻断时也存在困难[67]。另外，通常还需要暴露远端ICA。由于先前手术和射线诱导纤维化瘢痕形成，暴露时可能存在一定困难[89]。迷走神经和舌下神经可能黏附在颈动脉血管[80]上，从而导致喉返神经损伤的风险增加。

病变部位和血管壁之间的组织粘连可能会影响手术区域的暴露和修复，甚至使手术不能进行，以至于需要进行血管搭桥术[90]。一项研究报道，放置在受照射区域的假体材料导致的移植物感染发生率为21%[91]，应尽可能使用自体静脉。同样，由于放疗后局部伤口并发症风险的增加[92]，在解除狭窄时静脉补片修补应成为首选。在临床实践中，在早期颈部肿瘤根治性切除术中如果切除胸锁乳突肌并且进行肌皮瓣移植，则可能难以保证足够的颈动脉覆盖[90]。对于广泛的CCA放射性损伤患者，则可能需要进行主动脉-颈动脉或颈动脉-颈动脉搭桥[80]。

颈动脉支架植入术是治疗放射性动脉炎的另一种方式[93]，并且具有一定优势，但必须注意受照射动脉破裂或远端夹层形成的风险大大增加，手术时应使用尺寸稍小的自膨胀式支架和低压球囊后扩张[94]。

治疗效果

虽然一些研究表明动脉内膜剥脱术和搭桥术术后并发症发生率非常低[90,95]，但也有一些研究表明其术后短期并发症发生率（特别是脑神经损伤）可能较高[89,96]。

最近一项研究比较了支架植入术与传统外科手术的术后结果[97]。在36例开放手术患者中，有1例脑卒中（3%），2例心肌梗死（5.5%），6例脑神经损伤（17%）和3例伤口并发症（8%），无死亡病例。先前接受颈部肿瘤根治性切除术的患者，伤口并发症（14%对5%）和脑神经损伤（28%对9%）更为常见。在37例支架植入患者（37条动脉）中，有2例脑卒中（6%），无死亡，无心肌梗死，无脑神经损伤，无伤口并发症。然而，在随访期间（7年），支架植入术没有任何潜在优势，而外科手术患者的生存率更高（75%±15%对29%±13%），并且没有神经并发症（100%对57%±9.5%）。

最近的一项系统评价报告了533例患者（361例支架，172例外科手术）的随访结果[98]，两种术式在围术期神经并发症发生率上并无差异（支架对外科手术：3.9%对3.5%），但外科手术术后脑神经损伤的风险增加（9.2%对0%）。然而，与前一项研究相似，开放手术能显著降低晚期脑卒中（P=0.014）和>50%再狭窄发生的风险。

大动脉炎

概述

大动脉炎（TA）是一种罕见的、特发性的、主要影响主动脉及其主要分支的慢性大血管炎性病变，此病由Takayasu在1908年诊治一例患有视网膜缺血的21岁女性时首次提出[99]。

流行病学

在日本，每年有100~200例新发病例（40/1 000 000，而英国为5/1 000 000）[100]。女性发病率较高，女：男发病率比例从日本的8：1[6]到印度的1.6：1[101]不等。TA通常在20~40岁时发病，但在40岁后确诊也并不少见。TA是全世界第3常见的儿童血管炎，最早可在出生18个月时发病[102]。

病因和发病机制

TA是一种病因不明的肉芽肿性血管炎，主要涉及血管滋养血管炎性病变和外膜单核细胞浸润（自然杀伤细胞，γ-δT淋巴细胞），单核细胞可通过释放细胞溶解因子（穿孔素）促进损伤[103]。炎性前细胞因子的生成[如白细胞介素-1（IL-1），IL-6，IL-12，肿瘤坏死因子（TNF）-α]被认为可促进肉芽肿形成[104]和基质金属蛋白酶（MMP-2，MMP-3，MMP-9）

的产生，进而导致弹性蛋白和平滑肌细胞的破坏[105]。在病变慢性期，纤维化取代弹性纤维组织，导致动脉壁所有层变厚，管腔变窄，内膜出现皱纹。在20%的病变中，纤维反应减弱可能会导致动脉瘤的形成[106]。

TA与炎性肠病相关[107]，并且尚未发现导致TA致病性的自身抗体，因此一些人认为TA可能与其他自身性炎症疾病存在共同之处。目前已经明确了结核分枝杆菌的免疫病理学作用，但尚不清楚是否与TA的发生存在因果关系，或者这种相关性是否反映了TA流行国家结核分布的地方性特征。TA在同卵双胞胎中同时发生且在亚洲国家发病率较高表明其与遗传因素相关[108]，在日本和墨西哥人中与人类白细胞抗原(HLA)谱也存在相关性。然而，<2%的患者存在阳性家族史[109]。

自然病史

TA自然病史难以预测，病程通常逐渐进展、反复多变。约20%的患者有自限性疾病[110]，其余患者则需要长期免疫抑制治疗。尽管进行了药物治疗，但仍有相当多的患者病情会反复发作。一项研究表明(30例患者，中位随访时间3年)，约90%的患者会复发，其中2/3的复发发生在免疫抑制期间[111]。5年和10年生存率分别为91%~93%和84%~87%[112]，主要取决于是否合并并发症及其严重程度。Ishikawa报道了4例临床组患者，严重程度越来越高，其长期生存率详见表43.1[113]。

心力衰竭是TA患者最常见的死亡原因，高血压和心脏并发症的严重程度对疾病自由生存率有不利影响，而发病年龄、性别和解剖位置对疾病自由生存率无影响。

分型

TA可根据其并发症(表43.1)，潜在的动脉病变(狭窄或动脉瘤)和病变解剖位置分布(表43.2[114])进行分类。V型是最常见的病变类别，而在中国和韩国，I型病变最为常见。

临床表现

在有症状的患者中(10%在诊断时无症状)，根据组织病理学变化，TA进展可分为两个阶段。第一阶段以急性炎症性病变为主要特征，主要表现为乏力(29%~65%)、头痛(18%~57%)、关节疼痛(16%~53%)、头晕(18%~49%)、发热(9%~40%)和体重下降(4%~22%)[115]。

第二阶段(发病数周/年后)以动脉狭窄病变为主要特征。57%~96%的患者可出现无脉症状，尤其是上肢，并且上肢活动后疼痛发生率比下肢跛行更高。80%的患者可闻及血管杂音，通常位于颈动脉分叉部上方，约一半的患者可出现脑血管事件，如TIA(3%~7%)、脑卒中(5%~10%)、神经眼科症状(12%~36%)[116]和罕见的并发症，如烟雾病(Moya-moya综合征)。另外，据报道14%~32%的患者可发生颈动脉疼痛。

表43.1 5年和10年生存相关的并发症数量和严重程度[11]

组别	临床表现	5年生存率	10年生存率
1	无并发症TA±肺动脉涉及	100%	97%
2a	TA+1个并发症(轻/中)：视网膜病变、2级高血压、主动脉反流、主动脉或动脉瘤	100%	97%
2b	TA+1个并发症(重)	70%~80%	39%
3	TA+2个或更多并发症	70%~80%	39%

Source: data from Ishikawa K, Natural history and classification of occlusive thromboaortopathy (Takayasu's disease), Circulation, Volume 57, Issue 1, pp.27-35, Copyright © 1978 American Heart Foundation.

表43.2 TA的解剖分型[11]

类型	病变分布
Ⅰ	主动脉弓分支
Ⅱa	降主动脉、主动脉弓及其分支
Ⅱb	降主动脉、主动脉弓及其分支、胸主动脉
Ⅲ	胸主动脉、腹主动脉和(或)肾动脉
Ⅳ	腹主动脉和(或)肾动脉
Ⅴ	降主动脉、主动脉弓及其分支、胸主动脉、腹主动脉和(或)动脉

From Moriwaki R et al., Clinical manifestations of Takayasu arteritis in India and Japan—new classification of angiographic findings, Angiology, Volume 48, Issue 5, pp. 369-79, Copyright © 2007 Sage Publications. Reprinted by permission of SAGE Publications.

30%~75%的患者可发生高血压，主要是由于主动脉弹性降低，肾血管疾病(25%~38%)或主动脉根部扩张引起的主动脉瓣关闭不全(8%~24%)。TA的心脏表现包括心绞痛(6%~16%)、充血性心力衰竭(7%~28%)、心包炎(8%)和心肌梗死(3%)[117]。日本70%的TA患者血管造影显示存在肺动脉受累，可表现为肺动脉高压、胸痛、呼吸困难或咯血[118]。TA的皮肤表现包括结节性红斑、下肢溃疡性结节和坏疽性脓皮病[119]。病理学检查发现的肉芽肿虽然常常远离血管炎性部位，但肉芽肿却是最常见的发病机制[104]。如果患者出现美国风湿病学会诊断标准(表43.3)中的3条或以上的症状，则可临床诊断TA[120]。

检查

红细胞沉降率(ESR)和C-反应蛋白(CRP)水平不能明确地鉴别活动性TA患者与健康人[121]。而轻度贫血和白细胞计数升高在TA患者中很常见。表43.4总结了TA的影像学特征。

治疗

TA可增加动脉粥样硬化的发病率，严格控制心血管危险因素至关重要。高血压患者需要评估肾动脉。当出现锁骨下动脉病变时，应记录四肢的血压，但当四肢都受到影响时，监测血压可能很困难。TA可促进血栓形成，因此建议服用低剂量阿司匹林。虽然他汀类药物可能会抑制疾病活动，但尚无证据表明脂质正常的患者使用他汀类药物的疗效。

药物治疗

控制急性炎症期时可采用持续1个月的泼尼松龙(每天0.5~1mg/kg)治疗，然后逐渐减量。大多数患者采用此方案可获得缓解，但当泼尼松龙减少至每天<10mg时，>70%的患者将在6个月内复发[111]，并且需要更大剂量的泼尼松龙或加用保留激素的免疫抑制剂治疗。在一项研究中，低剂量的甲氨蝶呤和激素药物使81%的难治性TA患者得到缓解，50%的患者在18个月时仍无复发[129]。硫唑嘌呤是代替甲氨蝶呤的另一选择，但环磷酰胺由于毒性时间较长，

表43.3 大动脉炎及巨细胞动脉炎的美国风湿病学会诊断标准[120,154]

大动脉炎[120](≥3个)	巨细胞动脉炎[154](≥3个)
发病年龄<40岁	发病年龄≥50岁
上肢或下肢活动后疼痛	新发的局灶性头痛
肱动脉搏动减弱	颞动脉压痛±颞动脉搏动减弱
双上肢血压差>10mmHg	红细胞沉降率≥50 mm/h
锁骨下动脉或主动脉杂音	颞动脉穿刺活检阳性
主动脉狭窄或闭塞，主动脉主要分支或上肢或下肢近端动脉狭窄，且未发现其他病因	

Takayasu arteritis criteria adapted with permission from Arend WP et al., The American College of Rheumatology 1990 criteria for the classification of Takayasu arteritis, Arthritis and Rheumatology, Volume 33, Issue 8, pp.1129–34, Copyright © 1990 John Wiley & Sons, Inc. Giant Cell Arteritis Criteria adapted with permission from Hunder GG et al., The American College of Rheumatology 1990 criteria for the classification of giant cell arteritis, Arthritis and Rheumatology, Volume 33, Issue 8, pp.1129–34, Copyright © 1990 John Wiley & Sons, Inc.

表43.4 影像学检查在大动脉炎中的作用

影像学类型	与TA关联性
胸部X线检查[122]	升主动脉增宽 降主动脉轮廓不规则 肋骨缺口(主动脉或锁骨下动脉狭窄) 局灶性或弥散性主动脉狭窄处节段性钙化
超声[123,124]	在横断面上动脉壁长形、平滑、均匀性同心圆形增厚，“通心粉征”
DSA[125]	“金标准” 可行中心动脉压力测量和冠脉造影 通过全身静脉造影评估肺动脉 缺乏血管内膜显像可导致疾病早期假阴性 血管严重钙化可导致动脉穿刺困难和缺血并发症
MRA[126]	同时评估血管内膜及管腔改变 造影剂延迟显影可以检测微小的早期变化 主动脉及其主要分支造影与DSA有相同的敏感性 小动脉敏感性较DSA低，可能会过度评估狭窄
CTA[127]	可早期识别血管内膜增厚
FDG-PET[128]	可识别葡萄糖高代谢区域(炎症部位)

仅用于危及生命的严重疾病。抗TNF治疗也获得了良好的结果。英夫利昔单抗和依那西普均可使60%的难治性TA患者缓解,而不采用泼尼松龙[130,131]。对于慢性非活动性TA,免疫抑制的副作用可能超过其治疗效果,因此治疗时应侧重于并发症的治疗。

干预治疗

血管干预治疗的指征与动脉粥样硬化没有区别,但如果疾病处于静息状态,治疗效果可能会更好。一般来说,对于血管闭塞和长段狭窄优先选择自体血管进行搭桥治疗,而血管腔内治疗更适合较短的血管病变。TA引起的血管狭窄比较坚硬,顺应性较差,常常需要更高的球囊扩张压力[132]。TA患者发生脑卒中或TIA通常是血流动力学导致的,而不是栓塞。由于血管壁全层的纤维化和受影响动脉较长,对于TA病变通常不适用采用动脉内膜剥脱术。然而,95%患者的颈内动脉是通畅的[133],因此治疗时可采取主动脉-颈动脉搭桥(使用自体静脉)。

干预治疗效果

最近的一项研究(104例搭桥,62例血管腔内治疗)报道,搭桥组10年无并发症生存率为57%,血管腔内治疗组为29%,而再狭窄率分别为17%和32%[134]。虽然聚四氟乙烯血管缝合线可以降低吻合假性动脉瘤发生风险,但搭桥手术治疗TA后吻合假性动脉瘤的发生率依然较高(20年时发生率为14%[135])。

巨细胞动脉炎

概述

巨细胞动脉炎(GCA)是另一种影响大动脉、中动脉的慢性肉芽肿性血管炎,常常影响颈外动脉分支。GCA最早由Hutchinson报道,1890年时其报道了一位因颞动脉炎而无法戴帽子的老年人[136]。1960年,有研究证实了GCA与风湿性多肌痛(PMR)之间的密切关系[137],经活检证实的GCA患者超过一半合并有PMR[138]。

流行病学

GCA在18世纪纪时发病率最高[139],英国患病率为2.2/10 000[140]。年龄<50岁的患者罕见,女性发病率为男性的2~4倍。与TA不同,GCA主要影响白种人,尤其是斯堪的维亚血统的患者[141]。

病因和发病机制

GCA以动脉壁中的肉芽肿性炎症反应为特征。没有证据表明GCA是一种感染性血管炎,尽管其周期性的发病高峰与细小病毒B19的流行相关[142]。GCA的一个主要特征是血管外膜树突状细胞的激活[143]和CD4+ T细胞的募集,导致干扰素-γ(IFN-γ)的产生[139],进而刺激巨噬细胞的分化和迁移,以及巨细胞的形成。外膜中的巨噬细胞释放促炎细胞因子(IL-1β和IL-6),这可以解释GCA的非特异性症状。此外,中膜中的巨噬细胞可产生破坏血管弹性层的金属蛋白酶,释放生长因子(如血小板衍生生长因子),促进内膜增生和管腔狭窄,导致终末器官缺血[141]。可通过一级亲属判定GCA的基因组成[144,145],并且与HLA相关,同时还与早期绝经和低雌激素水平相关。

自然病史

无法很好地描述GCA的自然病史,因为几乎所有患者最终都接受了治疗。尽管早期经验表明GCA为自限性疾病,在1~3年内持续发作后便可缓解,但治疗不当可导致不可逆的失明(缺血性视神经炎:5%~15%)[146]和脑卒中(2.8%)[147]。虽然胸主动脉瘤和夹层在GCA患者中较为常见[148],但与小血管疾病患者相比,大动脉受累本身并未降低患者生存率,并且与年龄和性别匹配的对照组相比,GCA并未增加患者死亡率[149]。

分型

GCA没有分型系统。

临床表现

主要分为以下4种临床表型,但其经常重叠。

颅内动脉炎:90%的GCA患者主诉持续性头痛[150],通常局限于颞区,并可能伴有头皮压痛。如果不及时治疗GCA,约一半的患者会出现视力丧失(眼动脉或后睫状动脉受累),甚至失明。其他症状包括颌骨和舌头活动困难。体格检查可表现为颞动脉肿胀、无脉,但无以上症状时并不能排除诊断。

非特异性炎性疾病：在>65岁的患者中，GCA占不明原因发热的16%[151]。低热时还可伴有萎靡、疲劳、厌食、体重减轻和盗汗。

PMR：50%的GCA患者伴有PMR症状（肩部和臀部对称性疼痛伴有晨僵）。

大动脉血管炎：GCA越来越被认为是一种可影响主动脉及其一级分支的全身性血管疾病[152]。病变可无症状，也可引起主动脉瘤或缺血（颈动脉、锁骨下动脉、髂股动脉）。大血管炎性GCA的发生率未知，但放射学证据表明其可能发生在2/3的GCA患者中[153]。美国风湿病学会GCA的诊断标准详见表43.3[154]。

检查

与单独测量相比，联合ESR和CRP诊断GCA时具有更高的敏感性，而IL-6水平对于监测疾病活动更加敏感[155]。表43.5详述了GCA影像学检查的作用和发现。

治疗

当怀疑GCA但没有组织学确认时，应开始口服泼尼松龙治疗[1mg/(kg·d)，但不>60mg/d]，在1个月后减量[156]。当出现缺血性并发症（如脑卒中、视力丧失）时，应静脉注射甲泼尼龙（0.5~1g/d）3天，然后口服激素治疗。在最初的2年内，30%~50%的患者易出现复发，此时需要再次进行激素治疗或增加激素剂量。GCA平均治疗时间为2年。当需要延长治疗时，甲氨蝶呤作为类固醇激素减量药，具有最好的收益。长期使用类固醇类激素治疗的患者应预防骨质疏松（可服用钙、维生素D3、双膦酸盐）。对所有GCA患者均建议使用低剂量阿司匹林（75~150mg/d），以降低缺血事件的风险[157]。

表43.5 影像学检查在巨细胞性动脉炎中的作用

辅助检查	与GCA关联性
颞动脉活检	开始使用激素治疗14天内进行 症状部位最少1.5cm的标本 10%患者活检阴性时取对侧TAB+ve[53]
超声	"光晕征"：同心圆节段性增厚（特异性79%~100%，敏感性40%~90%）[72] 主动脉瘤监测
MRA/CTA	诊断价值有限 大血管损伤评估，动脉瘤评估
FDG-PET	动脉粥样硬化的发生导致评估困难

Source: data from Corrin LS et al., Cerebral ischemic events in patients with carotid artery fibromuscular dysplasia, Archive of Neurology, Volume 38, Issue 10, pp.616-8, Copyright ©1981; and Gassman A. Zur histology der röntgenulcera, Fortschr Geb Roentgenstr, Volume 2, pp.199-207, Copyright © 1899.

治疗效果

关于大血管GCA血运重建治疗结果的数据很少。Both等人报道了一组30例血管成形术（10例患者），技术上所有患者都是成功的。然而，在中位随访时间5个月时，半数患者发生再狭窄[158]。相反，在病例更少（4例患者，13个病灶）的一组中，2年内并未报道再狭窄[159]。

（刘洋 熊飞 译 杨轶 审校）

参考文献

1. Fisher CM, Ojemann RG, Roberson GH. (1978). Spontaneous dissection of cervico-cerebral arteries. *Canadian Journal of Neurological Science* **5** (1), 9–19.
2. Bogousslavsky J, Pierre P. (1992). Ischemic stroke in patients under age 45. *Neurologic Clinics* **10**(1), 113–24.
3. Redekop G. Extracranial carotid and vertebral artery dissection: a review. *Canadian Journal of Neurological Science* 2008 May; 35 (2): 146–52.
4. Schievink WI, Wijdicks EF, Kulper JD. (1998). Seasonal pattern of spontaneous cervical artery dissection. *Journal of Neurosurgery* **89**(1), 101–3.
5. Schievink WI, Mokri B, O'Fallon WM. (1994). Recurrent spontaneous cervical-artery dissection. *New England Journal of Medicine* **330**(6), 393–7.
6. Baker WE, Wassermann J. (2004). Unsuspected vascular trauma: blunt arterial injuries. *Emergency Medical Clinics of North America* **22**(4), 1081–98.
7. Rao AS, Makaroun MS, Marone LK, et al. (2011). Long-term outcomes of internal carotid artery dissection. *Journal of Vascular Surgery* **54**(2), 370–4.
8. Lucas C, Moulin T, Deplanque D, Tatu L, Chavot D. (1998). Stroke patterns of internal carotid artery dissection in 40 patients. *Stroke* **29**(12), 2646–8.
9. Badawi RA, Birns J, Ramsey DJ, Kalra L. (2004). Hiccups and bilateral carotid artery dissection. *Journal of the Royal Society of Medicine* **97**(7), 331–2.
10. Micheli S, Paciaroni M, Corea F, et al. (2010). Cervical artery dissection: emerging risk factors. *Open Neurology Journal* **4**, 50–5.
11. Schievink WI. (2001). Spontaneous dissection of the carotid and vertebral arteries. *New England Journal of Medicine* **344**(12), 898–906.
12. Pezzini A, Del Zotto E, Archetti S, et al. (2002). Plasma homocysteine concentration,C677T MTHFR genotype, and 844ins68bp CBS genotype in young adults with spontaneous cervical artery dissection and atherothrombic stroke. *Stroke* **33**(3), 664–9.
13. Raser JM, Mullen MT, Kasner SE, Cucchiara BL, Messé SR. (2011). Cervical carotid artery dissection is associated with styloid process length. *Neurology* **77**(23), 2061–6.
14. Thanvi B, Munshi SK, Dawson SL, Robinson TG. (2005). Carotid and vertebral artery dissection syndromes. *Postgraduate Medical Journal* **81**(956), 383–8.
15. Smith MJ, Santillan A, Segal A, Patsalides A, Gobin YP. (2010). Interventional management for secondary intracranial exten-

sion of spontaneous cervical arterial dissection. *Surgical Neurology International* **1**, 82.

16. Biousse V, D'Anglejan-Chatillon J, Touboul PJ, Amarenco P, Bousser MG. (1995). Time course of symptoms in extracranial carotid artery dissections. A series of 80 patients. *Stroke* **26**(2), 235–9.
17. Sturzenegger M. (1995). Spontaneous internal carotid artery dissection: Early diagnosis and management in 44 patients. *Journal of Neurology* **242**(4), 231–8.
18. McKevitt E, Kirkpatrick A, Vertesi L, Granger R, Simons R. (2002). Blunt vascular neck injuries: diagnosis and outcomes of extracranial vessel injury. *Journal of Trauma* **53**(3), 472–6.
19. Biffl W, Moore E, Offner P, et al. (1999). Blunt carotid injuries: implications of a new grading scale. *Journal of Trauma* **47**(5), 845–66.
20. Biousse VD, Anglejan-Chatillon J, Massion H, et al. (1994). Head pain in nontraumatic carotid artery dissection: a series of 65 patients. *Cephalagia* **14**(1), 33–6.
21. Mokri B, Sundt TMJr, Houser OW, Piepgras DG. (1986). Spontaneous dissection of the cervical internal carotid artery. *Annals of Neurology* **19**(2), 126–38.
22. Mokri B, Silbert PL, Schievink WI, Piepgras DG. (1996). Cranial nerve palsy in spontaneous dissection of the extracranial internal carotid artery. *Neurology* **46**(2), 356–9.
23. Rodallec MH, Marteau V, Gerber S, Desmottes L, Zins M. (2008). Craniocervical arterial dissection: spectrum of imaging findings and differential diagnosis. *Radiographics* **28**(6), 1711–28.
24. Suzuki R, Koga M, Toyoda K, et al. (2012). Identification of internal carotid artery dissection by transoral carotid ultrasonography. *Cerebrovascular Diseases* **33**(4), 369–77.
25. Houser OW, Mokri B, Sundt TMJr, Baker HLJr, Reese DF. (1984). Spontaneous cervical cephalic arterial dissection and its residuum: angiographic spectrum. *American Journal of Neuroradiology* **5**(1), 27–34.
26. Johnston DC, Chapman KM, Goldstein LB. (2001). Low rate of complications of cerebral angiography in routine clinical practice. *Neurology* **57**(11), 2012–14.
27. Provenzale JM, Sarikaya B. (2009). Comparison of test performance characteristics of MRI, MR angiography, and CT angiography in the diagnosis of carotid and vertebral artery dissection: a review of the medical literature. *American Journal of Roentgenology* **193**(4), 1167–74.
28. CADISS trial investigators, Markus HS, Hayter E, Levi C, et al.(2015). Antiplatelet treatment compared with anticoagulation treatment for cervical artery dissection (CADISS): a randomised trial.*Lancet. Neurology* **14**(4), 361–7.
29. Caplan LR. (2006). Anticoagulants to prevent stroke occurrence and worsening. *Israel Medical Association Journal* **8**(11), 773–8.
30. Sturzenegger M, Mattle HP, Rivoir A, Baumgartner RW. (1995). Ultrasound findings in carotid artery dissection: analysis of 43 patients. *Neurology* **45**(4), 691–8.
31. Górriz-Gomez E, Carreira JM, González Garcia A, Mayol-Deyá A. (2005). Internal carotid artery pseudoaneurysm and stenosis: treatment with stents and coils. *Neurocirugia (Asturias, Spain)* **16**(6), 528–32.
32. Edgell RC, Abou-Chebl A, Yadav JS. (2005). Endovascular management of spontaneous carotid artery dissection. *Journal of Vascular Surgery* **42**(5), 854–60.
33. Scovell SD, Masaryk T. (2002). Carotid artery dissection. *Seminars in Vascular Surgery* **15**(2), 137–44.
34. Naylor AR, Moir A. (2009). An aid to accessing the distal internal carotid artery. *Journal of Vascular Surgery* **49**(5), 1345–7.
35. Fortes FS, da Silva ES, Sennes LU. (2007). Mandibular subluxation for distal cervical exposure of the internal carotid artery. *Laryngoscope* **117**(5), 890–3.
36. Kumins NH, Tober JC, Larsen PE, Smead WL. (2001). Vertical ramus osteotomy allows exposure of the distal internal carotid artery to the base of the skull. *Annals of Vascular Surgery* **15**(1), 25–31.
37. Kadkhodayan Y, Jeck DT, Moran CJ, Derdeyn CP, Cross DTIII. (2005). Angioplasty and stenting in carotid dissection with or without associated pseudoaneurysm. *American Journal of Neuroradiology* **26**(9), 2328–35.
38. Müller BT, Luther B, Hort W, et al. (2000). Surgical treatment of 50 carotid dissections: indications and results. *Journal of Vascular Surgery* **31**(5), 980–8.
39. Leadbetter WF, Burkland CE. (1938). Hypertension in unilateral renal disease. *Journal of Urology* **39**, 611–26.
40. Palubinskas AJ, Ripley HR. (1964). Fibromuscular hyperplasia in extrarenal arteries. *Radiology* **82**, 451–5.
41. Olin JW, Froehlich J, Gu X, et al. (2012). The United States Registry for Fibromuscular Dysplasia: results in the first 447 patients. *Circulation* **125**(25), 3182–90.
42. Meyers K, Mace P. *Fibromuscular dysplasia in children*. Available athttp://www.fmdsa.org/dynamic/files/ PED%20Final%202011%20pdf.pdf. Accessed 1 October 2012.
43. Wesen CA, Elliott BM. (1986). Fibromuscular dysplasia of the carotid arteries. *American Journal of Surgery* **151**(4), 448–51.
44. Mettinger KL, Ericson K. (1982). Fibromuscular dysplasia and the brain. Observations on angiographic, clinical and genetic characteristics. *Stroke* **13**(1), 46–52.
45. Curry TK, Messina LM. (2003). Fibromuscular dysplasia: when is intervention warranted? *Seminars in Vascular Surgery* **16**(3), 190–9.
46. Olin JW. (2007). Recognizing and managing fibromuscular dysplasia. *Cleveland Clinic Journal of Medicine* **74**(4), 273–4, 277–82.
47. Stanley JC, Gewertz BL, Fry WJ. (1976). Renal: systemic renin indices and renal vein renin ratios as prognostic indicators in remedial renovascular hypertension. *Journal of Surgical Research* **20**(3), 149–55.
48. Rushton AR. (1980). The genetics of fibromuscular dysplasia. *Archives of Internal Medicine* **140**(2), 233–6.
49. Lüscher TF, Lie JT, Stanson AW, et al. (1987). Arterial fibromuscular dysplasia. *Mayo Clinic Proceedings* **62**(10), 931–52.
50. de Mendonca WC, Espat PA. (1981). Pheochromocytoma associated with arterial fibromuscular dysplasia. *American Journal of Clinical Pathology* **75**(5), 749–54.
51. Gray BH, Young JR, Olin JW. (1996). Miscellaneous arterial diseases. In: *Peripheral Vascular Diseases*, 2nd edn, pp. 425–40. St. Louis: Mosby-Yearbook.
52. Schievink WI, Meyer FB, Parisi JE, Wijdicks EF. (1998). Fibromuscular dysplasia of the internal carotid artery associated with alpha1-antitrypsin deficiency. *Neurosurgery* **43**(2), 229–33.
53. Corrin LS, Sandok BA, Houser OW. (1981). Cerebral ischemic events in patients with carotid artery fibromuscular dysplasia. *Archives of Neurology* **38**(10), 616–18.
54. StewartMT, Moritz MW, Smith RB 3rd, Fulenwider JT, Perdue GD. (1986). The natural history of carotid fibromuscular dysplasia. *Journal of Vascular Surgery* **3**(2), 305–10.
55. Harrison EGJr, McCormack LJ. (1971). Pathologic classification of renal arterial disease in renovascular hypertension. *Mayo Clinic Proceedings* **46**(3), 161–7.
56. Begelman SM, Olin JW. (2000). Fibromuscular dysplasia.*Current Opinions in Rheumatology* **12**(1), 41–7.
57. Osborn AG, Anderson RE. (1977). Angiographic spectrum of cervical and intracranial fibromuscular dysplasia. *Stroke* **8**(5), 617–26.
58. Cloft HJ, Kallmes DF, Kallmes MH, et al. (1998). Prevalence of cerebral aneurysms in patients with fibromuscular dysplasia: a reassessment.*Journal of Neurosurgery* **88**(3), 436–40.
59. Arning C, Grzyska U. (2004). Color Doppler imaging of cervicocephalic fibromuscular dysplasia. *Cardiovascular Ultrasound* **2**, 7.
60. Olin JW, Sealove BA. (2011). Diagnosis, management and future developments of fibromuscular dysplasia. *Journal of Vascular Surgery* **53**(3), 826–36.
61. Rinkel GJ, Djibuti M, Algra A, van Gijn J. (1998). Prevalence and risk of rupture of intracranial aneurysms: a systematic review. *Stroke* **29** (1), 251–6.
62. Brown MM. (1992). Balloon angioplasty for cerebrovascular disease. *Neurological Research* **14**(2 Suppl), 159–63.
63. Chiche L, Bahnini A, Koskas F, Kieffer E. (1997). Occlusive fibromuscular disease of arteries supplying the brain: results of surgical treatment. *Annals of Vascular Surgery* **11**(5), 496–504.
64. Takigami M, Baba T, Saitou K. (2002). Percutaneous transluminal angioplasty in fibromuscular dysplasia of the internal carotid artery: case report. *No Shinkei Geka* **30**(3), 301–6.
65. Finsterer J, Strassegger J, Haymerle A, Hagmüller G. (2000). Bilateral stenting of symptomatic and asymptomatic internal carotid artery stenosis due to fibromuscular dysplasia. *Journal of Neurology, Neurosurgery, and Psychiatry* **69**(5), 683–6.
66. Assadian A, Senekowitsch C, Assadian O, et al. (2005). Combined open and endovascular stent grafting of internal carotid artery fibromuscular dysplasia: long term results. *European Journal of Vascular and Endovascular Surgery* **29**(4), 345–9.
67. Cheng SW, Ting AC, Lam LK, Wei WI. (2000). Carotid steno-

sis after radiotherapy for nasopharyngeal carcinoma. *Archives of Otolaryngology—Head and Neck Surgery* **126**(4), 517–21.
68. Protack CD, Bakken AM, Saad WE, et al. (2007). Radiation arteritis: a contraindication to carotid stenting? *Journal of Vascular Surgery* **45**(1), 110–17.
69. Brown PD, Foote RL, McLaughlin MP, et al. (2005). A historical prospective cohort study of carotid artery stenosis after radiotherapy for head and neck malignancies. *International Journal of Radiation Oncology, Biology, Physics* **63**(5), 1361–7.
70. Steele SR, Martin MJ, Mullenix PS, et al. (2004). Focused high-risk population screening for carotid arterial stenosis after radiation therapy for head and neck cancer. *American Journal of Surgery* **187**(5), 594–8.
71. Carmody BJ, Arora S, Avena R, et al. (1999). Accelerated carotid artery disease after high-dose head and neck radiotherapy: is there a role for routine carotid duplex surveillance? *Journal of Vascular Surgery* **30**(6), 1045–51.
72. Gassman A. (1899). Zur histology der röntgenulcera. *Fortschritte auf dem Gebiete der Roentgenstrahlen und der Nuklearmedizin* **2**, 199–207.
73. Lindsay S, Kohn HI, Dakin RL, Jew J. (1962). Aortic arteriosclerosis in the dog after localized aortic x-irradiation. *Circulation Research* **10**, 51–60.
74. Fokkema M, den Hartog AG, van Lammeren GW, et al. (2012). Radiation-induced carotid stenotic lesions have a more stable phenotype than de novo atherosclerotic plaques. *European Journal of Vascular and Endovascular Surgery* **43**(6), 643–8.
75. Plummer C, Henderson RD, O'Sullivan JD, Read SJ. (2011). Ischemic stroke and transient ischemic attack after head and neck radiotherapy: a review. *Stroke* **42**(9), 2410–18.
76. Weintraub NL, Jones WK, Manka D. (2010). Understanding radiation-induced vascular disease. *Journal of the American College Cardiology* **55** (12), 1237–9.
77. Cheng SW, Ting AC, Ho P, Wu LL. (2004). Accelerated progression of carotid stenosis in patients with previous external neck irradiation. *Journal of Vascular Surgery* **39**(2), 409–15.
78. Muzaffar K, Collins SL, Labropoulos N, Baker WH. (2000). A prospective study of the effects of irradiation on the carotid artery. *Laryngoscope* **110**(11), 1811–14.
79. Butler MJ, Lane RHS, Webster JHH. (1980). Irradiaition injury to large arteries. *British Journal of Surgery* **67**(5), 341–3.
80. Modrall GJ, Sadjadi J. (2003). Early and late presentations of radiation arteritis. *Seminars in Vascular Surgery* **16**(3), 209–14.
81. Dorresteijn LD, Kappelle AC, Boogerd W, et al. (2002). Increased risk of ischaemic stroke after radiotherapy on the neck in patients younger than 60 years. *Journal of Clinical Oncology* **20**(1), 282–8.
82. Powitzky R, Vasan N, Krempl G, Medina J. (2010). Carotid blowout in patients with head and neck cancer. *Annals of Otology, Rhinology, and Laryngology* **119**(7), 476–84.
83. Rogers LR, Leary MC, Saver JL. (2008). Cerebrovascular complications of cancer. In: Schiff D, Kesari S, Wen P (eds) *Cancer Neurology in Clinical Practice: Neurologic Complications of Cancer*, 2nd edn, p. 227. Totowa, NJ: Humana Press.
84. Halak M, Fajer S, Ben-Meir H, et al. (2002). Neck irradiation: a risk factor for occlusive carotid artery disease. *European Journal of Vascular and Endovascular Surgery* **23**(4), 299–302.
85. Lam WW, Liu KH, Leung SF, et al. (2002). Sonographic characterisation of radiation-induced carotid artery stenosis. *Cerebrovascular Diseases* **13**(3), 168–73.
86. Shichita T, Ogata T, Yasaka M, et al. (2009). Angiographic characteristics of radiation-induced carotid arterial stenosis. *Angiology* **60**(3), 276–82.
87. Elderling SC, Fernandez RN, Grotta JC, et al. (1981). Carotid artery disease following external cervical irradiation. *Annals of Surgery* **194**, 609–15.
88. Houdart E, Mounayer C, Chapot R, Saint-Maurice JP, Merland JJ. (2001). Carotid stenting for radiation-induced stenoses: a report of 7 cases. *Stroke* **32** (1), 118–21.
89. Atkinson JL, Sundt TMJr, Dale AJ, Cascino TL, Nichols DA. (1989). Radiation-associated atheromatous disease of the cervical carotid artery: report of seven cases and review of the literature. *Neurosurgery* **24**(2), 171–8.
90. Friedell ML, Joseph BP, Cohen MJ, Horowitz JD. (2001). Surgery for carotid artery stenosis following neck irradiation. *Annals of Vascular Surgery* **15**(1), 13–18.
91. Phillips GR 3rd, Peer RM, Upson JF, Ricotta JJ. (1992). Late complications of revascularization for radiation-induced arterial disease. *Journal of Vascular Surgery* **16**(6), 921–4.
92. Rockman CB, Riles TS, Fisher FS, Adelman MA, Lamparello PJ. (1996). The surgical management of carotid artery stenosis in patients with previous neck irradiation. *American Journal of Surgery* **172**(2), 191–5.
93. Harrod-Kim P, Kadkhodayan Y, Derdeyn CP, Cross DTIII, Moran CJ. (2005). Outcomes of carotidangioplasty and stenting for radiation-associatedstenosis. *American Journal of Neuroradiology* **26**(7), 1781–8.
94. Silva J, Oliveira H, Camacho M, Pais J, Leitao-Marques A. (2011). Carotid stenting for radiation-induced carotid artery stenosis: a challenge? *Revista Portuguesa de Cardiologia* **1**, 73–80.
95. Lesèche G, Castier Y, Chataigner O, et al. (2003). Carotid artery revascularization through a radiated field. *Journal of Vascular Surgery* **38**(2), 244–50.
96. Kashyap VS, Moore WS, Quinones-Baldrich WJ. (1999). Carotid artery repair for radiation-associated atherosclerosis is a safe and durable procedure. *Journal of Vascular Surgery* **29**(1), 90–6.
97. Tallarita T, Oderich GS, Lanzino G, et al. (2011). Outcomes of carotid artery stenting versus historical surgical controls for radiation-induced carotid stenosis. *Journal of Vascular Surgery* **53**(3), 629–36.
98. Fokkema M, den Hartog AG, Bots ML, et al. (2012). Stenting versus surgery in patients with carotid stenosis after previous cervical radiation therapy: systematic review and meta-analysis. *Stroke* **43**(3), 793–801.
99. Takayasu M. (1908). A case with peculiar changes of the retinal central vessels. *Acta Societatis Ophthalmological Japonicae* **12**, 554–5.
100. Watts R, Al-Taiar A, Mooney J, Scott D, MacGregor A. (2009). The epidemiology of Takayasu arteritis in the UK. *Rheumatology (Oxford)* **48**(8), 1008–11.
101. Sharma BK, Jain S. (1998). A possible role of sex in determining distribution of lesions in Takayasu arteritis. *International Journal of Cardiology* **66** (Suppl 1), S81–4.
102. Weiss PF, Corao DA, Pollock AN, Finkel TH, Smith SE. (2008). Takayasu arteritis presenting as cerebral aneurysms in an 18 monthold: A case report. *Pediatric Rheumatology Online Journal* **6**, 4.
103. Seko Y, Minota S, Kawasaki A, et al. (1994). Perforin-secreting killer cell infiltration and expression of a 65-kD heat-shock protein in aortic tissue of patients with Takayasu's arteritis. *Journal of Clinical Investigation* **93**(2), 750–8.
104. Kobayashi Y. Takayasu's arteritis. (2008). In: Ball GV, Bridges SLJr (eds) *Vasculitis*, 2nd edn. Oxford: Oxford University Press.
105. Matsuyama A, Sakai N, Ishigami M, et al. (2003). Matrix metalloproteinases as novel disease markers in Takayasu arteritis. *Circulation* **108**(12), 1469–73.
106. Andrews J, Mason JC. (2007). Takayasu's arteritis—recent advances in imaging offer promise. *Rheumatology* **46**, 6–15.
107. Reny JL, Paul JF, Lefebvre C. (2003). Association of Takayasu's arteritis and Crohn's disease. Results of a study on 44 Takayasu patients and review of the literature. *Annales de Medecine Interne*. **54**, 75–6.
108. Numano F, Isohisa I, Kishi U, Arita M, Maezawa H. (1978). Takayasu's disease in twin sisters. Possible genetic factors. *Circulation* **58**(1), 173–7.
109. Kobayashi Y, Numano F. (2002). Takayasu arteritis. *Internal Medicine (Tokyo, Japan)* **41**(1), 44–6.
110. Kerr GS, Hallahan CW, Giordano J, et al. (1994). Takayasu arteritis. *Annals of Internal Medicine* **120**(11), 919–29.
111. Maksimowicz-McKinnon K, Clark TM, Hoffman GS. (2007). Limitations of therapy and a guarded prognosis in an American cohort of Takayasu arteritis patients. *Arthritis and Rheumatism* **56**(3), 1000–9.
112. Park MC, Lee SW, Park YB, Chung NS, Lee SK. (2005). Clinical characteristics and outcomes of Takayasu's arteritis: analysis of 108 patients using standardized criteria for diagnosis, activity assessment, and angiographic classification. *Scandinavian Journal of Rheumatology* **34**(4), 284–92.
113. Ishikawa K. (1978). Natural history and classification of occlusive thromboaortopathy (Takayasu's disease). *Circulation* **57**(1), 27–35.
114. Moriwaki R, Noda M, Yajima M, Sharma BK, Numano F. (1997). Clinical manifestations of Takayasu arteritis in India and Japan—new classification of angiographic findings. *Angiology* **48**(5), 369–79.
115. Vanoli M, Daina E, Salvarani C, et al. (2005). Takayasu's arteritis: A study of 104 Italian patients. *Arthritis and Rheumatism* **53**(1), 100–7.
116. Soto ME, Espinola N, Flores-Suarez LF, Reyes PA. (2008). Takayasu

arteritis: clinical features in 110 Mexican Mestizo patients and cardiovascular impact on survival and prognosis. *Clinical and Experimental Rheumatology* **26**(3 Suppl 49), S9–15.
117. Lupi-Herrera E, Sánchez-Torres G, Marcushamer J, et al. (1977). Takayasu's arteritis: clinical study of 107 cases. *American Heart Journal* **93**(1), 94–103.
118. Yamada I, Shibuya H, Matsubara O, et al. (1992). Pulmonary artery disease in Takayasu's arteritis: angiographic findings. *American Journal of Roentgenology* **159**(2), 263–9.
119. Francès C, Boisnic S, Blétry O, et al. (1990). Cutaneous manifestations of Takayasu arteritis. A retrospective study of 80 cases. *Dermatologica* **181**(4), 266–72.
120. Arend WP, Michel BA, Bloch DA, et al. (1990). The American College of Rheumatology 1990 criteria for the classification of Takayasu arteritis. *Arthritis and Rheumatism* **33**(8), 1129–34.
121. Hoffman GS, Ahmed AE. (1998). Surrogate markers of disease activity in patients with Takayasu arteritis. A preliminary report from The International Network for the Study of the Systemic Vasculitides (INSSYS). *International Journal of Cardiology* **66** (Suppl 1), S191–4.
122. Berkmen YM, Lande A. (1975). Chest roentgenography as a window to the diagnosis of Takayasu's arteritis. *American Journal of Roentgenology, Radium Therapy, and Nuclear Medicine* **125**(4), 842–6.
123. Cantú C, Pineda C, Barinagarrementeria F, et al. (2000). Noninvasive cerebrovascular assessment of Takayasu arteritis. *Stroke* **31**(9), 2197–202.
124. Chaubal N, Dighe M, Shah M. (2004). Sonographic and color doppler findings in aortoarteritis (Takayasu arteritis). *Journal of Ultrasound Medicine* **23**(7), 937–44.
125. Gotway MB, Araoz PA, Macedo TA, et al. (2005). Imaging findings in Takayasu's arteritis. *American Journal of Roentgenology* **184**(6), 1945–50.
126. Yamada I, Nakagawa T, Himeno Y, et al. (2000). Takayasu arteritis: diagnosis with breath-hold contrast-enhanced three-dimensional MR angiography. *Journal of Magnetic Resonance Imaging* **11**(5), 481–7.
127. Yamada I, Nakagawa T, Himeno Y, Numano F, Shibuya H. (1998). Takayasu arteritis: evaluation of the thoracic aorta with CT angiography. *Radiology* **209**(1), 103–9.
128. Andrews J, Al-Nahhas A, Pennell DJ, et al. (2004). Non-invasive imaging in the diagnosis and management of Takayasu's arteritis. *Annals of Rheumatic Disease* **63**(8), 995–1000.
129. Hoffman GS, Leavitt RY, Kerr GS, et al. (1994). Treatment of glucocorticoid-resistant or relapsing Takayasu arteritis with methotrexate. *Arthritis and Rheumatism* **37**(4), 578–82.
130. Molloy ES, Langford CA, Clark TM, Gota CE, Hoffman GS. (2008). Anti-tumour necrosis factor therapy in patients with refractory Takayasu arteritis: long-term follow-up. *Annals of Rheumatic Disease* **67**(11), 1567–9.
131. Quartuccio L, Schiavon F, Zuliani F, et al. (2012). Long-term efficacy and improvement of health-related quality of life in patients with Takayasu's arteritis treated with infliximab. *Clinical and Experimental Rheumatology* **30**(6), 922–8.
132. Ogino H, Matsuda H, Minatoya K, et al. (2008). Overview of late outcome of medical and surgical treatment for Takayasu arteritis. *Circulation* **118**, 2738–47.
133. Gu YQ, Wang ZG. (2001). Surgical treatment of cerebral ischaemia caused by cervical arterial lesions due to Takayasu's arteritis: preliminary results of 49 cases. *Australian and New Zealand Journal of Surgery* **71**(2), 89–92.
134. Saadoun D, Lambert M, Mirault T, et al. (2012). Retrospective analysis of surgery versus endovascular intervention in Takayasu arteritis. *Circulation* **125**, 813–19.
135. Miyata T, Sato O, Koyama H, Shigematsu H, Tada Y. (2003). Long-term survival after surgical treatment of patients with Takayasu's arteritis. *Circulation* **08**(12), 1474–80.
136. Hutchinson J. (1890). On a peculiar form of thrombotic arteritis of the aged which is sometimes productive of gangrene. *Archives of Surgery* **1**, 323–9.
137. Paulley JW, Hughes JP. (1960). Giant-cell arteritis, or arteritis of the aged. *British Medical Journal* **2**, 1562–7.
138. Salvarani C, Cantini F, Hunder GG. (2008). Polymyalgia rheumatica and giant-cell arteritis. *Lancet* **372**(9634), 234–45.
139. Gonzalez-Gay MA, Vazquez-Rodriguez TR, Lopez-Diaz MJ, et al. (2009). Epidemiology of giant cell arteritis and polymyalgia rheumatica. *Arthritis and Rheumatism* **61**(10), 1454–61.
140. Smeeth L, Cook C, Hall AJ. (2006). Incidence of diagnosed polymyalgia rheumatica and temporal arteritis in the United Kingdom, 1990–2001. *Annals of Rheumatic Disease* **65**(8), 1093–8.
141. Nordborg E, Nordborg C. (2003). Giant cell arteritis: epidemiological clues to its pathogenesis and an update on its treatment. *Rheumatology (Oxford)* **42**(3), 413–21.
142. Salvarani C, Crowson CS, O'Fallon WM, Hunder GG, Gabriel SE. (2004). Reappraisal of the epidemiology of giant cell arteritis in Olmsted County, Minnesota, over a fifty-year period. *Arthritis and Rheumatism* **51**(2), 264–8.
143. Weyand CM, Ma-Krupa W, Pryshchep O, et al. (2005). Vascular dendritic cells in giant cell arteritis. *Annals of the New York Academy of Science* **1062**, 195–208.
144. Mathewson JA, Hunder GG. (1986). Giant cell arteritis in two brothers. *Journal of Rheumatology* **13**(1), 190–2.
145. Wernick R, Davey M, Bonafede P. (1994). Familial giant cell arteritis: report of an HLA-typed sibling pair and a review of the literature. *Clinical and Experimental Rheumatology* **12**(1), 63–6.
146. González-Gay MA, García-Porrúa C, Llorca J, et al. (2000). Visual manifestations of giant cell arteritis. Trends and clinical spectrum in 161 patients. *Medicine (Baltimore)* **79**(5), 283–92.
147. Gonzalez-Gay MA, Vazquez-Rodriguez TR, Gomez-Acebo I, et al. (2009). Strokes at time of disease diagnosis in a series of 287 patients with biopsy-proven giant cell arteritis. *Medicine (Baltimore)* **88**(4), 227–35.
148. Evans JM, O'Fallon WM, Hunder GG. (1995). Increased incidence of aortic aneurysm and dissection in giant cell (temporal) arteritis: a population based study. *Annals of Internal Medicine* **122**(7), 502–7.
149. Ninan J, Nguyen AM, Cole A, et al. (2011). Mortality in patients with biopsy-proven giant cell arteritis: a south Australian population-based study. *Journal of Rheumatology* **38**(10), 2215–17.
150. Ward TN, Levin M, Wong RL. (2004). Headache caused by giant cell arteritis. *Current Treatment Options in Neurology***6**(6), 499–505.
151. Hellmann D. *Giant Cell Arteritis*. Available at http://www.hopkinsvasculitis.org/types-vasculitis/giant-cell-arteritis. Accessed 12 February 2013.
152. Grayson PC, Maksimowicz-McKinnon K, Clark TM, et al. (2012). Distribution of arterial lesions in Takayasu's arteritis and giant cell arteritis. *Annals of Rheumatic Disease* **71**(8), 1329–34.
153. Prieto-Gonzalez S, Arguis P, Garcia-Martinez A, et al. (2012). Large vessel involvement in biopsy-proven giant cell arteritis: prospective study in 40 newly diagnosed patients using CT angiography. *Annals of Rheumatic Disease* **71**, 1170–6.
154. Hunder GG, Bloch DA, Michel BA, et al. (1990). The American College of Rheumatology 1990 criteria for the classification of giant cell arteritis. *Arthritis and Rheumatism* **33**(8), 1122–8.
155. Weyand CM, Fulbright JW, Hunder GG, Evans JM, Goronzy JJ. (2000). Treatment of giant cell arteritis: interleukin-6 as a biologic marker of disease activity. *Arthritis and Rheumatism* **43**(5), 1041–8.
156. Mukhtyar C, Guillevin L, Cid MC, et al. (2009). EULAR recommendations for the management of large vessel vasculitis. *Annals of Rheumatic Disease* **68**(3), 318–23.
157. Nesher G, Berkun Y, Mates M, et al. (2004). Low-dose aspirin and prevention of cranial ischemic complications in giant cell arteritis. *Arthritis and Rheumatism* **50**(4), 1332–7.
158. Both M, Aries PM, Müller-Hülsbeck S, et al. (2006). Balloon angioplasty of arteries of the upper extremities in patients with extracranial giant-cell arteritis. *Annals of Rheumatic Disease* **65**(9), 1124–30.
159. Amann-Vesti BR, Koppensteiner R, Rainoni L, Pfamatter T, Schneider E. (2003). Immediate and long-term outcome of upper extremity balloon angioplasty in giant cell arteritis. *Journal of Endovascular Therapy* **10**(2), 371–5.

第44章
颈动脉体瘤

Ross Milner, Trissa Babrowski

颈动脉体瘤简介

颈动脉体是副神经节系统的一部分，由神经外胚层组织组成，与从颅底至纵隔走行的迷走神经关系密切[1]。这些胚胎来源的神经嵴细胞集中于颈动脉分叉部的后内侧外膜。颈动脉体作为一种化学感受器，能够在低氧、高碳酸血症和酸中毒的刺激下，对人体血压、心率和呼吸进行调控。在正常状态下，颈动脉体直径为2~6mm，重量<15mg，血供来源为Mayer韧带里的咽升动脉分支，神经支配为起源于颈静脉孔远端约1.5cm处的舌咽神经分支——Hering神经[2]。颈动脉体瘤（CBT）虽然非常罕见，仅占所有肿瘤的0.03%和头颈部肿瘤的0.6%[3]，但在头颈部副神经节肿瘤中可占65%[4]。CBT也被称为颈动脉体化学感受器肿瘤或血管球瘤，属于富血供肿瘤，通常为良性，其发病率很低，但有时也会作为遗传综合征的症状出现，如Carney三联症（胃肠道间质瘤、肺软骨瘤、副神经节瘤）、Ⅰ型多发性神经纤维瘤、多发性内分泌肿瘤-2或von Hippel-Lindau综合征（嗜铬细胞瘤、脊髓血管网状细胞瘤和副神经节瘤）。

流行病学

CBT的发病率约为1/30 000。先前的研究认为，该疾病女性的发病率是男性的2倍[5]，但最近两项相关研究却报道了不同的结果。一项研究发现其发病率在男性和女性中的比例为2.2:1[6]，另一项研究则发现98%的患者均为女性[7]。有迹象表明，上述差异可能是因为被研究者所处海拔不同，高海拔地区的女性更易罹患CBT[8]。患者平均发病年龄为55岁（18~94岁[4]），遗传性副神经节瘤的患者发病年龄相对较早，通常为20~40岁[9]。恶性CBT占比<10%[10]，功能性CBT占比<1%。功能性CBT以心悸、心动过速为主要表现，同时伴有因儿茶酚胺释放增多所导致的高血压。美国国家癌症数据库数据显示，59例局部转移患者5年生存率为60%，远处转移患者的预后更差。

发病机制

CBT可分为以下3种类型：家族性、散发性及增生性。其中，散发性CBT最为常见，约占85%。增生性CBT更常见于患有慢性缺氧的人群[慢性阻塞性肺疾病、发绀型先天性心脏病或生活在海拔5000英尺以上（1英尺≈0.3048米）的人群][5]。在这些情况下，颈动脉体会因缺氧而发生肥大和增生。家族性CBT通常见于年轻患者，且更可能为恶性。遗传性CBT占10%~25%，多为双侧和多灶性（比例高达78%），而散发性CBT有23%为多灶性肿瘤[11]。

基因分析结果表明，家族性副神经节瘤与11q23、11q13和1q21染色体琥珀酸脱氢酶B、C或D亚基发生突变有关[12]。琥珀酸脱氢酶是一种能够在氧化磷酸化和细胞内氧感应和信号传导中起重要作用的线粒体酶复合体。染色体亚基的突变导致基因产物功能失效，导致组织缺氧介质和血管内皮生长因子（VEGF）的胞内浓度升高，进而导致组织增生、血管生成和肿瘤发生，最终形成副神经节瘤[13]。琥珀酸脱氢酶D亚基突变与头颈部副神经节瘤的发病率明显相关，而琥珀酸脱氢酶B亚基突变与副神经节瘤的恶性程度明显相关。副神经节瘤表现为具有可变外显率和表达特征的显性常染色体遗传模式[14]。不同的基因突变与不同的流行病学、侵袭性和恶性潜能明显相关,因此建议对每位患者进行检查,以明确是否携带琥珀酸脱氢酶的亚基突变[15]。

病理学

大多数CBT为良性肿瘤。由于尚未建立细胞诊断标准,所以目前主要根据其临床表现来确定恶性病变,而不是组织学特征。CBT具有一定的局部浸润性,也可以转移到非神经内分泌组织,如颈部淋巴结、肺、肝和皮肤[10]。显微镜下,CBT外观为棕色卵球形肿块,具有分叶状的薄壁血管和薄的纤维包膜,大多数病变伴包膜受累。

CBT由颗粒状上皮样主细胞(Ⅰ型细胞)和支持细胞(Ⅱ型细胞)组成。其中,Ⅰ型细胞占主导地位,形成Zellballen或细胞球的团簇。Ⅰ型细胞为多边形或纺锤形,具有不同程度的分化能力或核异型,然而这与临床表现无明显相关。CBT属于富血供型肿瘤,周围存在广泛的血管窦[16]。与所有神经外胚层衍生的嗜铬细胞一样,副神经节瘤也能够产生神经肽。然而,与肾上腺髓质不同的是,位于头颈部的副神经节瘤缺少将去甲肾上腺素转化为肾上腺素的酶[17]。因此,CBT可出现去甲肾上腺素的累积,同时也可产生5-羟色胺、血管活性肠肽和神经元特异性烯醇化酶[18]。

临床特征

CBT的生长速度相对较慢,其倍增时间中位数约为4年,预计生长速度为每年0.5cm。由于CBT大多数是非功能性肿瘤,因此90%以上的CBT患者表现为生长缓慢、无症状性的颈部肿块。体格检查时,CBT可出现震颤感,70%的患者中可闻及颈部血管杂音。CBT通常无明显压痛,但可为搏动性肿块,这是邻近颈动脉或肿瘤固有的血管所产生的搏动所致。其中,Fontaine征(附着于颈动脉分叉部的在垂直方向固定但在水平方向移动的肿块)也可能存在。

其他症状主要由肿瘤对邻近组织结构产生压迫所致,包括颈部疼痛、发音困难、声音嘶哑、吞咽困难、下巴僵硬或喉咙疼痛等。17%以上的患者术前会出现脑神经受累症状,包括舌下神经、喉返神经、脊髓副神经、交感神经链(Horner综合征)[19]。发热症状并不常见,但也有一定比例的患者可出现原因不明的发热[20]。疑为CBT的患者如果出现头痛、心悸、脸红、出汗等症状和高血压,除非有明确病因,否则应被视为功能性肿瘤。如果出现上述症状,则应进行24小时尿液生化分析,测量去甲肾上腺素及其代谢物、3-甲氧-4-羟苦杏仁酸和异丙肾上腺素的浓度。

诊断

对于疑似CBT病变,应通过影像学检查对其进行证实。CBT病变活检容易出血,因此并不建议进行组织活检。一些医疗中心会常规检查尿儿茶酚胺水平,如果水平升高,则可以排除肾上腺嗜铬细胞瘤。如果同时检测到嗜铬细胞瘤,则应在切除颈动脉副神经节瘤之前将其切除。生殖细胞系突变携带者从10岁开始应定期进行MRI、腹部超声和尿儿茶酚胺水平检查。

B超联合彩色多普勒超声具有非创伤性、操作简单、成本低廉等优点,通常是首选的检查方法。典型表现为颈动脉分叉部的界限清晰的低回声实质性占位。颈外动脉常向前移位,而颈内动脉和颈内静脉常向后移位。单纯的B超无法明确诊断,因为其不能区分占位为CBT还是良性病变,如肿大的淋巴结。CBT属于富血供型肿瘤,所以可以采用彩色多普勒超声对其进行进一步的检查。然而血管不丰富并不能完全排除CBT,因为有研究发现18%的CBT未出现血管增生[21]。

对于其他的检查方式,先前的研究并未达成共识。头颈部CT扫描通常用来显示头颈部的血管形态和肿瘤边界,并判断是否合并双侧病变。如果存在CBT,通常表现为位于颈外动脉和颈内动脉之间的多血管性肿瘤(图44.1)。

CBT在MRI T2加权时常表现为高信号,T1加权时表现为显著增强("盐和胡椒"外观[22])。MRI通常被认为是排除隐匿性、多灶性肿瘤的最佳方法,因为该技术能够检测到直径0.8cm的微小病灶。结合易感家系的基因检测,MRI有助于早期发现多灶性肿瘤。MRA也可以作为MRI的一种辅助手段,有助于进一步了解肿瘤的血供情况及其供血血管情况。

间碘苄胍显像偶尔被用于功能性病变的检查，但其对于检查CBT作用有限。最近的一项研究显示，该方法存在很高的假阴性率(6/14)[23]。其他成像技术包括^{18}F-二羟基苯丙氨酸正电子发射体层成像(^{18}F-DOPA-PET显像)，在检查直径<1cm的肿瘤方面很有效[24]。全身奥曲肽闪烁扫描法是筛选家族性副神经节瘤的有效方法，可发现直径>1.5cm的头颈部原发灶和转移性肿瘤[25]。

在非侵入性检查方法出现之前，术前血管造影被认为是确诊CBT和提供肿瘤供血情况的黄金标准。血管造影结果能够帮助外科医生识别相关的血管异常，能够清楚地观察到造影后期阶段静脉血流出情况，以减少术中出血[26]。在血管造影期间，也可以进行球囊闭塞试验(MATAS试验)，以评估患者在手术期间进行颈动脉阻断(或颈动脉结扎)时的耐受性。

血管造影还有助于实施术前栓塞术，以最大限度地减少出血，减少25%肿瘤体积，便于切除肿瘤，减少脑神经损伤[27]。术前栓塞术通常采用选择性微导管植入固体微粒栓子，栓塞肿瘤供血血管，多为颈外动脉分支(通常是咽升支)。该介入性手术需要由经验丰富的医生来实施，以确保近端大血管及远端血管不会发生栓塞，否则易导致短暂性缺血、脑卒中或死亡[28]。肿瘤栓塞可选择多种材料，如聚乙烯醇、氰基丙烯酸酯胶、覆膜支架和弹簧圈[6]。栓塞目标主要是减小肿瘤体积。

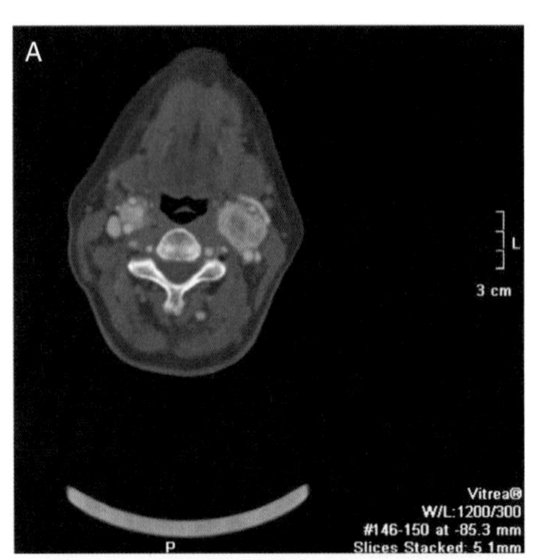

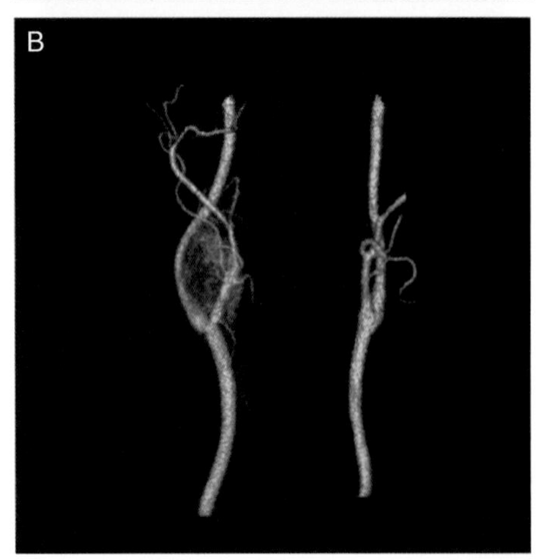

图44.1 (A)双侧CBT的CT横断面图；(B)CT三维重建显示右侧CBT，位于颈内动脉和颈外动脉之间的颈动脉分叉部。

术前常规血管造影的主要并发症包括脑卒中(一些研究报道发生率高达17%)[29]、穿刺点损伤、肾功能不全等[6]。功能性肿瘤患者也有因导管操作而引发高血压危象的风险，因此，建议在血管造影之前测量尿儿茶酚胺的水平。目前，术前介入栓塞术仍然存在争议，相关研究也未达成共识。有研究发现接受术前栓塞的患者在失血量和围术期并发症方面没有任何差异，而另有回顾性研究显示，接受术前栓塞的患者失血量、手术时间和住院时间显著减少[30]。如果要进行术前栓塞[6]，应在栓塞24~48小时后再行择期手术，以避免出现血管再通、局部炎症或水肿。

分类

1971年以来，CBT就一直采用Shamblin分类标准，该分类标准分为3级，有助于预测肿瘤切除的困难程度(图44.2)。

Ⅰ类肿瘤与颈动脉分叉部无明显粘连，易于分离。Ⅱ类肿瘤通常体积较大，更多地附着于颈动脉外膜，并部分包绕颈动脉分叉部。Ⅲ类肿瘤与颈动脉附着紧密，几乎完整包绕颈动脉。据报道，72%以上的CBT为Ⅱ类和Ⅲ类肿瘤[31]。

Shamblin分类标准仍存在着一定的局限性，其无法评估肿瘤对颈动脉壁的浸润程度，这决定着是否保留血管以及保留多少血管。Luna-Ortiz建议对该分类标准进行修订，增加Ⅲb类肿瘤。Ⅲb类肿瘤指有外膜浸润的肿瘤，不考虑肿瘤大小及其与颈动脉的关系。应用这一修订方案时，100%的Ⅲb病变和0%的Ⅲa病变可出现血管损伤[7]。

临床治疗

CBT的治疗策略包括观察、手术及放疗。尽管

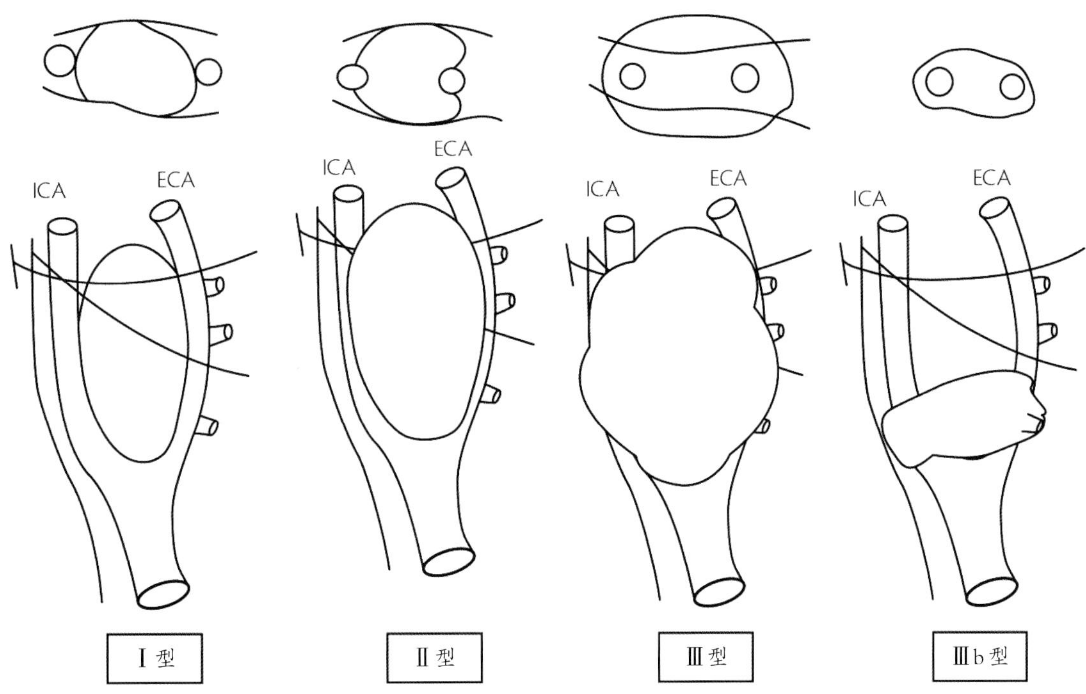

图44.2 Shamblin分类标准有助于预测肿瘤手术切除的困难程度。Ⅰ型：肿瘤周围未累及颈动脉。Ⅱ型：肿瘤附着于颈动脉或部分包绕颈动脉；Ⅲ型：肿瘤完全包绕局部颈动脉。Shamblin分类标准示意图，分为Ⅰ、Ⅱ、Ⅲ和Ⅲb型（Luna-Ortiz等人修订的Shamblin分类标准[7]）。分型标准主要基于肿瘤与颈动脉（包括颈内动脉和颈外动脉）的关系。Ⅲb型肿瘤指与颈动脉紧密粘连的任何大小的肿瘤，斜线表示第Ⅹ和Ⅻ对脑神经，脑神经与肿瘤关系密切，手术时必须同颈动脉一起仔细分离。（Reproduced with permission from Aryaa S et al., Carotid body tumors: objective criteria to predict the shamblin group on MR imaging, American Journal of Neuroradiology: AJNR, Volume 29, pp.1349-54, Copyright © 1980 American Society of Neuroradiology.）

文献报道手术切除术后的复发率和死亡率均较高，但目前其仍是主要的治疗手段，同时还可判断是否为恶性肿瘤，是否出现转移。外科手术很有挑战性，因为需要在复杂结构内切除体积巨大且血管丰富的肿瘤。为了确保手术能够达到最佳效果，一些医学中心提倡多学科合作，即血管外科、耳鼻喉科和神经放射科进行合作[32]。手术注意事项与颈动脉内膜剥脱术相似。术前应对患者进行全面的颅神经检查，以确定患者术前是否合并脑神经异常。确诊功能性肿瘤的患者在术前应服用足够的α和β阻断药物。

大多数患者接受全身麻醉，但在某些情况下也可考虑进行局部麻醉和镇静。经鼻气管插管有利于更好地暴露颈内动脉远端，正式开始前应明确是否需要下颌骨半脱位，因为一旦手术开始就不能进行该操作。

患者取仰卧位，颈部过伸并偏向健侧，以暴露手术部位。如果需要血管重建，则可采用由聚四氟乙烯材料（PTFE）制成的人工血管，或液氮保存的血管，或患者自身的大隐静脉（最好来自腹股沟处）。标准的暴露方法为沿胸锁乳突肌前缘的直线切口，可从下颌骨向下巴和头侧以及外耳道内侧做一颈下皮瓣来扩大切口。术中应探查所有的神经血管，以减少脑神经损伤。在肿瘤切除前，应尽可能控制颈内动脉、颈外动脉和颈总动脉的近端及远端。

术中应从颈动脉远端开始剥离肿瘤外膜，一直向近端剥离至颈动脉分叉部，颈动脉与肿瘤之间可能紧密粘连，无明显间隙，此时被称为白线或者Gordon平面。颈动脉分叉部的颈动脉窦后部是最难剥离的区域。CBT往往到达颅底，因此远端区域的剥离十分困难，可能无法完整切除和出现脑神经损伤。

在术前，应仔细考虑双侧病变的手术方案，较高的手术并发症发生率可导致患者双侧脑神经损伤。由于神经损伤的风险相对较高，因此应在二次干预前对患者的发声功能和吞咽功能进行评估。双侧病变患者应尽量保留至少一条迷走神经及喉返神经。除此之外，还应注意术后发生压力反射衰竭综合征的风险。双侧CBT切除后，颈动脉窦失去神经支配，压力感受器反射传入阻滞,可导致恶性高血压[19]。

对于特殊的患者群体(如老年人、肿瘤较小或伴有严重并发症的患者)可以进行保守治疗,并定期进行超声检查和临床评估。对于无法接受手术切除及出现复发或转移的患者,若其治疗意愿强烈,则可以考虑进行放疗。然而,大多数患者对放疗并不敏感,因此将放疗作为主要治疗手段并不能显著改善患者病情。对于计划进行手术切除的患者,不应对其进行放疗,因为放疗会导致肿瘤纤维化,不利于手术切除。目前最常见的放疗推荐剂量为45Gy,持续5周。

荟萃分析显示,放疗的局部控制率为65%~100%,疾病特异性生存率为90%~100%[32]。放疗的主要目的是减缓或阻止肿瘤进展,但尚无文献证明其有效性。目前具有应用前景的新型技术为立体定向放射治疗,该技术能够对肿瘤区域进行集中照射。虽然初步研究显示立体定向放射治疗具有一定的效果,但目前仍建议对可切除的病变行手术切除(图44.3)。

A

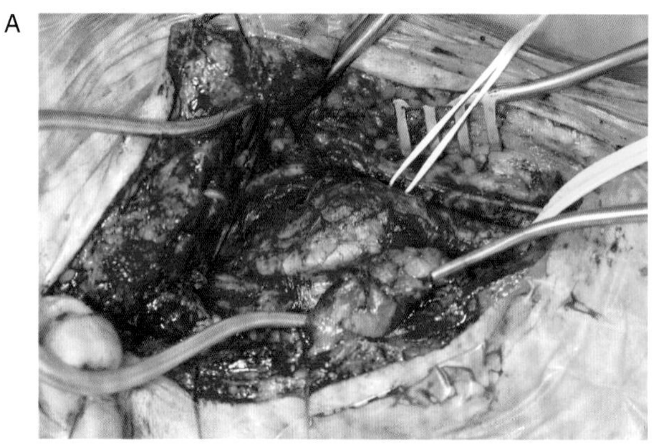

B

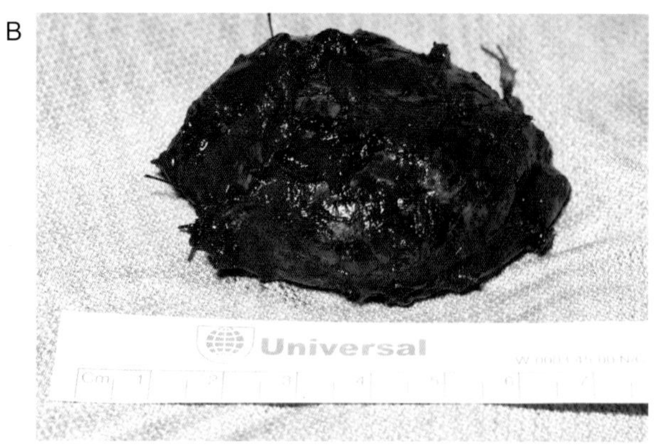

图44.3 (A)右侧CBT的术中暴露。黄色血管牵引带环绕颈总动脉,白色血管牵引带控制甲状腺上动脉,二腹肌已被离断;(B)完整切除的CBT。

结果

手术技术和围术期护理的进步显著降低了CBT切除相关的死亡率和脑卒中发生率。尽管如此,手术相关并发症的发生率仍然很高,尤其是术中出血和脑神经损伤(10%~55%)。最近的一篇综述指出,CBT患者术后死亡率为0~3%,脑卒中发生率为0~8%,脑神经损伤高达49%。其他手术并发症包括短暂性脑缺血发作、伤口血肿、皮神经损伤、血栓形成和Horner综合征。

脑神经麻痹是CBT术后最常见的一种并发症,但在短期内能够迅速缓解。最近有研究报道了95例患者,19%的患者在术后第1天出现脑神经损伤症状,3%的患者在术后半年内仍持续存在,后期随访时逐渐减少至<1%[5]。迷走神经是最常受累的神经,高达7%的患者肿瘤切除术后可合并永久性迷走神经麻痹。此外,肿瘤直径>4cm与术后迷走神经损伤也存在一定的相关性。

(刘洋 杜晓炯 译 杨轶 审校)

参考文献

1. Makeieff M, Raingeard I, Alric P, et al. (2008). Surgical management of carotid body tumors. *Annals of Surgical Oncology* **15**, 2180–6.
2. Day TA, Joe, JK. (2005). Primary Neoplasms of the neck. In: *Cum mings: Otolaryngology: Head & Neck Surgery*, 4th edn, p. 113. St Louis: Elsevier-Mosby.
3. Bakoyiannis KC, Georgopoulos SE, Klonaris CN, et al. (2006). Surgical treatment of carotid body tumors without embolization. *International Angiology* **25**, 40–5.
4. Athanasiou A, Liappis CD, Rapidis AD, et al. (2007). Carotid body tumor: review of the literature and report of a case with a rare sensorineural symptomatology. *Journal of Oral and Maxillofacial Surgery* **65**, 1388–93.
5. Sajid MS, Hamilton G, Baker DM. (2007). A multicenter review of carotid body tumour Management. *European Journal of Vascular and Endovascular Surgery* **34**, 127–30.
6. Zhang TH, Jiang WL, Li YL, et al. (2012). Perioperative approach in the surgical management of carotid body tumors. *Annals of Vascular Surgery* **26**, 775–82.
7. Luna-Ortiz K, Rascon-Ortiz M, Villavicencio-Valencia V, et al. (2006). Does Shamblin's classification predict postoperative morbidity in carotid body tumors? A proposal to modify Shamblin's classification. *European Archives of Otorhinolaryngology* **263**, 171–5.
8. Barnes L, Tse LLY, Hunt JL. (2005). Carotid body paragangliomas. In: Barnes L, Eveson JW, Reichart P, Sidransky P (eds) *Classification of Tumours: Pathology and Genetics of Head and Neck Tumours*, pp. 364–5. Lyon: IARC Press.
9. Jani P, Qureshi AA, Verma S, et al. (2008). Familial carotid body tumours: is there a role for genetic screening? *Journal of Laryngology and Otology* **122**, 978–82.
10. Lee JH, Barich F, Karnell LH, et al. (2002). National Cancer Data Base report on malignant paragangliomas of the head and neck. *Cancer* **94**, 730–7.
11. Netterville JL, Jackson CG, Miller FR, et al. (1998). Vagal paraganglioma: a review of 46 patients treated during a 20-year period. *Archives of Otolaryngology—Head and Neck Surgery* **124**, 1133–40.

12. Fisch JH, Klein-Weigel P, Biebl M, et al. (2007). Systematic screening and treatment evaluation of hereditary neck paragangliomas. *Head and Neck* **29**, 864–73.
13. Sevilla Garcia MA, Llorente Pendas JL, et al. (2007). [Head and neck paragangliomas: revision of 89 cases in 73 patients]. *Acta Otorrinolaringológica Española* **58**, 94–100.
14. Pawlu C, Bausch B, Neumann HP. (2005). Mutations of the SDHB and SDHD genes. *Familial Cancer* **4**, 49–54.
15. Avgerinos ED, Moulakakis K, Brountzos E, et al. (2011). Advances in assessment and management of carotid body tumors. *Vascular* **19**, 250–6.
16. Shamblin WR, ReMine WH, Sheps SG, et al. (1971). Carotid body tumor (chemodectoma). Clinicopathologic analysis of ninety cases. *American Journal of Surgery* **122**, 732–9.
17. Myssiorek D. (2001). Head and neck paragangliomas: an overview. *Otolaryngologic Clinics of North America* **34**, 829–36.
18. McCaffrey TV, Myssiorek D, Marrinan M. (2000). Head and neck paragangliomas: physiology and biochemistry. *Otolaryngologic Clinics of North America* **34**, 837–44.
19. Wang SJ, Wang MB, Barauskas TM, et al. (2000). Surgical management of carotid body tumors. *Otolaryngology—Head and Neck Surgery* **123**, 202–6.
20. Ghoreishi M, Akbar-Beigi A, Tahery D, et al. (2008). Fever as the main presenting symptom of a carotid body tumor. *Archives of Iranian Medicine* **11**, 214–17.
21. Stoeckli SJ, Schuknecht B, Alkadhi H, et al. (2002). Evaluation of paragangliomas presenting as a cervical mass on color-coded doppler sonography. *Laryngoscope* **112**, 143–6.
22. Hoegerle S, Ghanem N, Altehoefer C, et al. (2003). ^{18}F-Dopa positron emission tomography for the detection of glomus tumors. *European Journal of Nuclear Medicine and Molecular Imaging* **30**, 689–94.
23. Bhatia KS, Ismail MM, Sahdev A, et al. (2008). ^{123}I-metaiodobenzylguanidine (MIBG) scintigraphy for the detection of adrenal and extra-adrenal phaeochromocytomas: CT and MRI correlation. *Clinical Endocrinology (Oxford).* **69**, 181–8.
24. Boedeker CC, Ridder GJ, Schipper J. (2005). Paragangliomas of the head and neck: diagnosis and treatment. *Familial Cancer* **4**, 55–9.
25. Whiteman ML, Serafini AN, Telischi FF. (1997). ^{111}In octreotide scintigraphy in the evaluation of head and neck lesions. *American Journal of Neuroradiology* **18**, 1073–80.
26. Persky MS, Setton A, Niimi Y, et al. (2002). Combined endovascular and surgical treatment of head and neck paragangliomas—a team approach. *Head and Neck* **24**, 423–31.
27. Kafie FE, Freischlag JA. (2001). Carotid body tumors: the role of preoperative embolization. *Annals of Vascular Surgery* **15**, 237–42.
28. Zeitler DM, Glick J, Har-El G. (2010). Preoperative embolization in carotid body tumor surgery: is it required? *Annals of Otology, Rhinology, and Laryngology* **119**, 279–83.
29. Westerband A, Hunter GC, Cintora I, et al. (1998). Current trends in the detection and management of carotid body tumors. *Journal of Vascular Surgery* **28**, 84–92.
30. Litle VR, Reilly LM, Ramos TK. (1996). Preoperative embolization of carotid body tumors: when is it appropriate? *Annals of Vascular Surgery* **10**, 464–8.
31. Kasper GC, Welling RE, Wladis AR, et al. (2007). A multidisciplinary approach to carotid paragangliomas. *Vascular and Endovascular Surgery* **40**, 467–74.
32. Hu K, Persky MS. (2003). The multidisciplinary management of paragangliomas of the head and neck, Part 2. *Oncology (WillistonPark)* **17**, 1143–54, 1158, 1161.

第45章

颅外段颈动脉瘤

Gert J. de Borst, Jantien C. Welleweerd, Frans L. Moll

颅外段颈动脉瘤简介

尽管非常少见，但颅外段颈动脉瘤（ECAA）的识别和治疗非常重要。ECAA定义为颈动脉直径扩张至正常（未受累）颈内动脉（ICA）或者颈总动脉（CCA）的150%。ECAA大多数位于颈内动脉，可能是局灶性和囊性的（图45.1）或者长段梭形的（图45.2）。

ECAA的自然病程尚不清楚（很可能因为少见且大多已行治疗），但是通常认为动脉瘤不会保持原样[1]。如果不治疗，ECAA可能引起颈部压迫症状，也可能引起水肿，疼痛及脑神经麻痹等。尽管动脉瘤破裂的风险很小，但动脉瘤附壁血栓栓塞可能导致脑梗死。

流行病学

颅内动脉瘤更常见（相对于ECAA），本章不再讨论。17世纪晚期首次报道颅外颈动脉瘤样扩张。一份最新荟萃分析纳入了255份研究，共包括1279例患者，ECAA占所有颈动脉手术的0.6%~3%[1,3]，但仅占

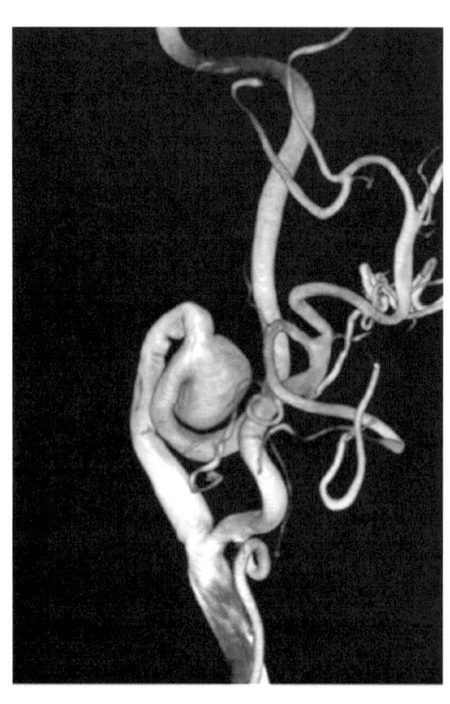

图45.1 颈内动脉囊性动脉瘤的3D CTA图像显示血管明显迂曲。可以通过切除治疗这类动脉瘤，直接端端吻合颈内动脉或将远端颈内动脉与横断的颈外动脉主干吻合。

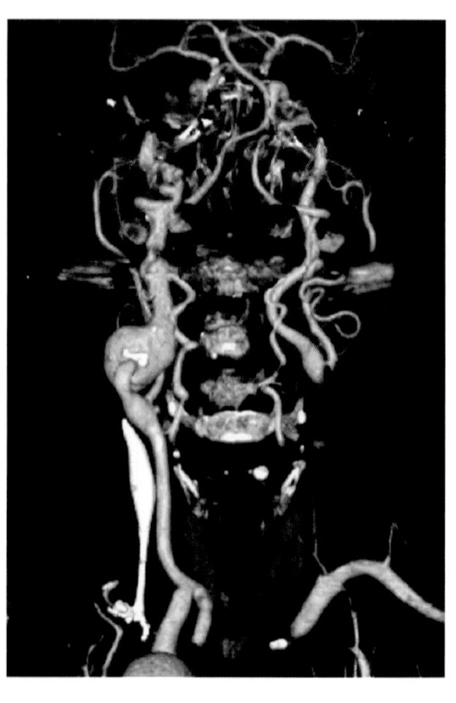

图45.2 大范围的梭形动脉瘤几乎累及所有的颈内动脉，直至颅底。对于这类ECAA，不适合行开放手术切除和血管间置，也不适合行腔内手术。

所有外周动脉瘤的0.4%。但是没有证据显示ECAA发生率增长，由于对各种头颈部病变患者检查时，广泛应用CTA和MRA，越来越多的ECAA得以被诊断（相对于未被发现）（图45.3）。

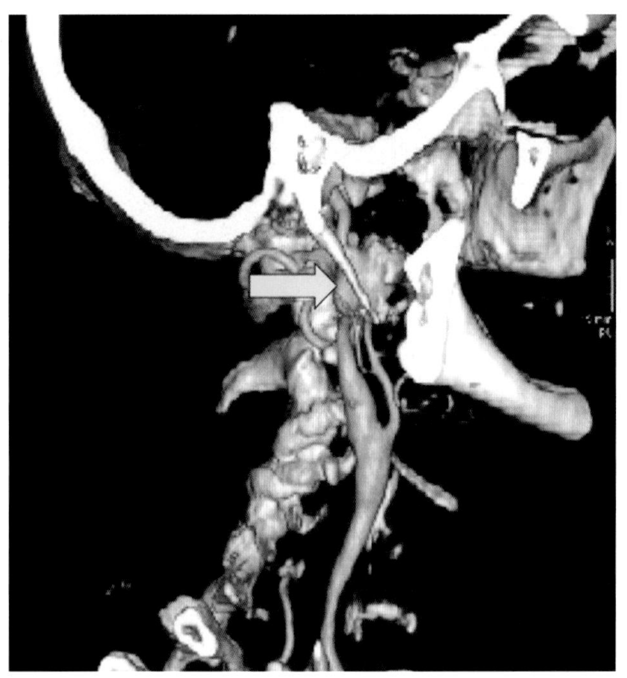

图45.3 该患者12年前行右侧颈动脉内膜剥脱病变成形术。后来因出现有症状的左侧颈动脉狭窄，CTA偶然发现补片成形上方右侧颈内动脉上段假性动脉瘤形成。

病因学及病理生理

与其他部位动脉瘤类似，ECAA也可能是真性或者假性的[3-5]。ECAA的主要病因包括动脉粥样硬化（见图45.1）、感染（结核、HIV、梅毒和伤寒）、大动脉炎、肌纤维发育不良、马方综合征及中膜退化。ECAA假性动脉瘤最常见的原因包括医源性因素（图45.4），颈动脉内膜剥脱术后，创伤后或者夹层后（见图45.2）。

双侧ECAA可见于约13%的患者[3]，据报道，ECAA患者中15%~20%同时合并多发动脉瘤（特别是颅内动脉瘤）。一小宗病例研究中，ECAA的病理检查发现两种主要类型：夹层（中膜突然中断）和退变（中膜弹力纤维的大量丢失）。相较于夹层引起的动脉瘤，在退行性动脉瘤血管壁中发现更多炎症[6]。

临床特点

ECAA在男性中比女性多见，男女发病比例约2:1。男性比例比腹主动脉瘤（10:1）低，报道病例的平均年龄是50岁左右（35~68岁）[3]。

ECAA的自然病程知之甚少，一部分人建议无症状的小ECAA可以保守治疗[1]，但是由于大多数肿瘤

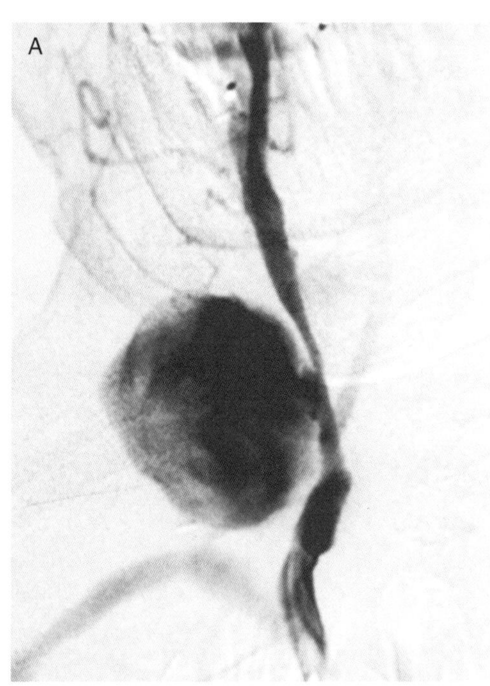

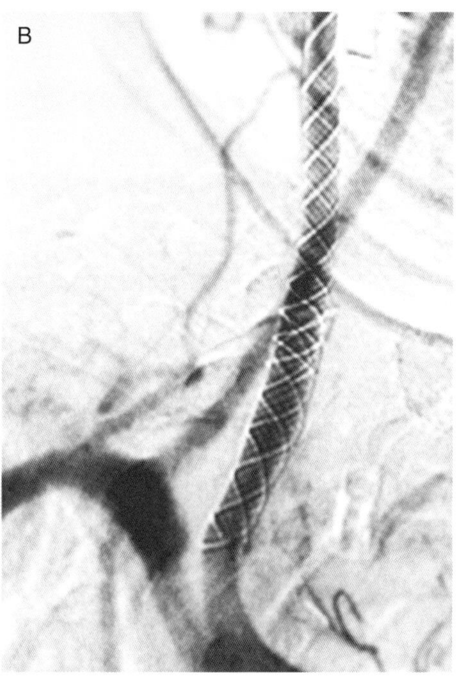

图45.4 （A）巨大医源性颈总动脉假性动脉瘤，因迅速扩大引起严重颈部疼痛；（B）通过置入覆膜支架进行治疗。

不会保持不变，如果放任不治疗，几乎都会出现症状（脑卒中发生率50%）或死亡（60%~70%）[7,8]。

临床表现取决于其病因、位置和大小，症状包括搏动性包块、TIA/脑卒中（动脉瘤血栓或者栓塞）、颈动脉杂音或震颤、脑神经麻痹（直接压迫所致）、喘鸣和声音变化（喉返神经压迫，直接喉压迫）、破裂（少见）、Horner综合征（交感神经压迫）和吞咽问题。相对于假性动脉瘤患者，动脉瘤血栓栓塞在真性动脉瘤患者中更为常见[9]。

诊断性评估

影像学检查的目的是：①明确诊断；②明确ECAA的类型（真性/假性）和其可能病因；③评估动脉瘤的解剖和范围以制订手术方案[7]。大多数动脉瘤通过多普勒超声诊断。但是，需要确证性CTA以提供动脉瘤范围等有价值的信息来确定干预是否合适。图45.2显示的是多年前一例颈动脉夹层发展成长段ECAA的CTA三维图像。多普勒超声显示动脉瘤是相对局限性的。CTA清晰地显示动脉瘤病变延伸至颅底（因此无法通过传统的开放和腔内手术进行治疗）。CTA的不足包括对颅底及造影剂充填的海绵窦段颈动脉病变相对缺乏敏感性。对这类患者推荐选用MRA。

多种ECAA分类都基于动脉瘤的解剖定位。在Bouthillier分类中，颈段定义为C1，岩段定义为C2，颅内段定义为C3~C7[10]。Attigah[11]和Malikov[12]等人利用乳突至下颌角的虚拟线——Blaisdell线分类，在此线以上的颈动脉被认为相对难以通过标准的手术方式治疗，可能需要其他的暴露技术和（或）腔内技术辅助。

手术指征

对于无症状的小ECAA可以考虑选择保守治疗。一般来说，对于有症状的ECAA应该考虑侵入性治疗[13,14]。治疗目的是缓解症状和（或）预防并发症，如脑神经麻痹或咽部压迫。肿瘤破裂是立即干预的指征。尽管病因和临床表现类似，但ECAA的治疗策略在过去50年发生了相当大改变。不幸的是，大多数现有的证据都来自小宗病例报道，因此ECAA干预的循证依据可能不足。

处理

在1805年，Astley Cooper医生第一次通过结扎处理一例有症状的ECAA患者，该患者术后因脑卒中死亡。目前的处理基于临床表现的形式，外科医生/介入医生的经验，动脉瘤的位置/可及性和病因。目前有两种主要处理方式。第一种是保守治疗（抗血小板、他汀、控制血压治疗），这可能适用于部分患者（例如，有小且无症状的动脉瘤，并存在其他严重危及生命疾病的患者确实无法手术）。第二种是通过开放手术或单纯介入手术处理。还有第三种方法，通过开放/腔内杂交手术方式。目前，开放手术探查，动脉瘤切除并直接修补或移植物间置仍是金标准[1,5,7]。相对于开放手术，腔内ECAA修复术是一个有效且微创的替代手术方案，但目前只有少数病例报道发表[15]。但是，对于某些患者，植入覆膜支架可能是挽救生命的干预方案（图45.4）。

手术及腔内干预技巧

术前准备

术前规划对于治疗ECAA很有必要。需通过临床表现和影像诊断评估病变的可及性。如果手术触及颈内动脉近端有困难，手术医生需决定（在术前）是否采用额外的措施（例如，下颌半脱位）。因为手术一旦开始，这项技术就无法采用了。

大多数术者行颈动脉瘤手术更喜欢使用全身麻醉，但是局部麻醉（偶尔）也能成功完成手术。患者颈部需要轻度伸展且外旋。接下来解剖颈动脉分叉，颈内静脉及颈内动脉，需要特别注意保护并保留迷走和舌下神经。通过血管阻断钳控制颈动脉近端和远端，但是有时动脉瘤向远端延续较长，可能需要Fogarty导管辅助。阻断动脉前，应对患者全身肝素化以防止血栓堵塞。

手术治疗

手术方式包括：①结扎颈内动脉近端和远端；②搭桥但不切除动脉瘤；③动脉瘤切除，直接或间接搭桥[13]。对于高度选择的少数病例，如肿瘤破裂或感染性颅外动脉瘤，结扎仍是可以选择的。尽管导致脑卒中的风险明显增高(可能50%),有些医生认为只要颈动脉残端压力超过70mmHg[7]或者平均大脑中动脉血流速度超过20cm/s,结扎就是安全的。但是,即使结扎术后初期看起来是成功的,几天后仍可能发生脑梗死。

动脉瘤切除后,有多种方式重建颈内动脉。当ECAA近端和远端有冗余的颈动脉时(见图45.1),常常可以切除动脉瘤并直接端端吻合,或用颈外动脉近端行近端转位吻合[7]。否则,可选择自体大隐静脉做间置搭桥。如没有静脉可用,可选择聚四氟乙烯(PEFT)或者涤纶(Dacron)移植物。

有时动脉瘤过大,延伸至颅底(见图45.2),或与周围组织粘连严重,无法切除或搭桥。这时可通过球囊阻断远端颈内动脉,行颅外—颅内颈动脉搭桥。对于有些病例可以选择部分切除动脉瘤,直接缝合残余瘤壁或补片成形。这应该作为最后的选择,因为遗留了病变的动脉瘤壁依然可能继续扩张导致血栓堆积。

腔内治疗

术前准备

腔内治疗绝大多数在局部麻醉下进行,经皮穿刺股总动脉建立入路。另一种入路可选择手术探查后直接穿刺颈总动脉近端。术前给予患者负荷剂量为300mg的氯吡格雷。可能需在颈内动脉远端置入脑保护装置,以避免病变导致远端栓塞。

腔内支架置入术

支架必须覆盖整个动脉瘤,且两侧的锚定区必须是没有病变的动脉壁,以保证桥接两侧为健康的血管。支架的选择取决于动脉的解剖和动脉瘤的特点。支架的选择面很广,包括球扩支架、自膨式支架、金属裸支架(BMS)、覆膜支架、锥形或非锥形的支架。

BMS是常用于治疗ECAA的支架。通过改变动脉血流,从而导致动脉瘤内血栓形成,同时保持动脉通畅性。如果动脉瘤内血栓化不完全,可以结合弹簧圈栓塞治疗。微导管穿过裸支架缝隙进入动脉瘤内,并置入可解脱弹簧圈。弹簧圈改变动脉瘤的血流并促进血栓形成。

覆膜支架是无分支动脉瘤、宽颈动脉瘤,以及颈动脉手术或外伤后假性动脉瘤的另一种治疗方案(见图45.4)。应用覆膜支架可降低支架置入时栓塞的风险,因为残留于动脉瘤内的血栓将不会通过支架的孔隙进入远端。覆膜支架最重要的缺点是需要更大的输送系统,这使得操作技术难度更高。

有时,杂交手术可能很有帮助。比如,开放手术暴露近端颈总动脉或者切断进入动脉瘤的回路(再行直接动脉端端吻合),可以更安全地释放覆膜支架用于治疗位置更高的ECAA[16]。

如果动脉瘤位于分叉处或者同时累及颈总动脉及颈内动脉,可能出现血管近端和远端不匹配。15%的ECAA患者可能出现这种情况,可以通过置入锥形支架来解决。这些新型支架近端和远端直径不同,从而实现颈总动脉至颈内动脉平滑的过渡[17]。

腔内支架栓塞术

弹簧圈栓塞很少用于ECAA的一线治疗,因为其技术难度很高,微导管需要通过动脉瘤瘤颈,从而有导致远端弹簧圈移位的风险,因此弹簧圈主要结合裸支架使用。通过经皮穿刺注射凝血酶治疗栓塞动脉瘤仍被认为过于危险,因为血栓可能蔓延导致脑栓塞。

分流支架

分流支架是最近的新技术,其用于改变动脉瘤内血流,使血流趋向于轴向,这样就可以改变动脉瘤血流流入及流出特点,并促进血栓形成[18]。

并发症及结果

一份最新的荟萃分析中,约6%患者出现了围术期重大事件(2.2%死亡率,4.4%脑卒中)[3]。腔内治疗的患者脑卒中率更低(1.1%),但是30天死亡率类似(2.3%)。一份纳入224例ECAA腔内治疗患者的临床研究中[15],手术成功率为92%,脑卒中率为1.8%,但是院内死亡率为4%,脑神经损伤率为0.5%。不幸的是,所有的研究均无晚期结果。

结论

缺乏循证依据(和经验)的治疗原则意味着临床

医生需要制订个体化治疗策略。在很多情况下，推荐非急诊患者前往三级医疗中心行有创干预，因为此种方式会更安全。当应该治疗时，ECAA的可及性是最关键的。切除动脉瘤并重建血流仍被认为是金标准，其手术风险可接受且脑卒中风险低。与其他血管手术治疗相同，也应评估微创腔内技术的可行性。不幸的是，目前少有或没有长期随访资料确定这些新兴腔内技术在治疗ECAA中的效果。

关键点

- 颅外颈动脉瘤很少见，目前认为其致病率及致死率高。
- 动脉瘤切除并重建颈动脉是金标准。
- 颈动脉的可及性及动脉瘤的位置将影响治疗策略，需考虑腔内技术是否可行。
- 目前有新型开放手术、腔内及杂交技术，可能降低手术风险。

（熊飞 杨轶 译 杨轶 审校）

参考文献

1. McCollum CH, Wheeler WG, Noon GP, DeBakey ME. (1979). Aneurysms of the extracranial carotid artery: twenty-one years' experience. *American Journal of Surgery* **137**, 196–200.
2. Chedgy ECP, Ward RD, Lagattolla NF. (2010). Synchronous saccular and fusiform extracranial internal carotid artery aneurysms with ipsilateral cerebral embolism. *Annals of Vascular Surgery* **24**, 950.e1–950.e2.
3. Welleweerd JC, de Ruijter HM, Nelissen BG, et al. (2015). Management of external carotid artery aneurysms. *European Journal of Vascular and Endovascular Surgery* **50**(2), 141–7.
4. El-Sabrout R, Cooley DA. (2000). Extracranial carotid artery aneurysms: Texas Heart Institute experience. *Journal of Vascular Surgery* **31**(4), 702–12.
5. Donas KP, Schulte S, Pitoulias GA, Siebertz S, Horsch S. (2009). Surgical outcome of degenerative versus postreconstructive extracranial carotid artery aneurysms. *Journal of Vascular Surgery* **49**(1), 93–8.
6. Welleweerd JC, Nelissen BG, Koole D, et al. (2015). Histological analysis of extracranial carotid artery aneurysm. *PLoS One* **10**(1), e0117915.
7. Choudhary AS, Evans RJ, Naik DK, Tripathi RK, Wickremesekera JK. (2009). Surgical management of extracranial carotid artery aneurysms. *Australian and New Zealand Journal of Surgery* **79**, 281–7.
8. Longo GM, Kibbe MR. (2005). Aneurysms of the carotid artery. *Seminars in Vascular Surgery* **18**, 178–83.
9. Radak D, Davidovic L, Vukobratov V, et al. (2007). Carotid artery aneurysms: Serbian Multicentric Study. *Annals in Vascular Surgery* **21**, 23–9.
10. Bouthillier A, van Loveren HR, Keller JT. (1996). Segments of the internal carotid artery: a new classification. *Neurosurgery* **38**(3), 425–32; discussion 432–3.
11. Attigah N, Kulkens S, Zausig N, et al. (2009). Surgical therapy of extracranial carotid artery aneurysms: long-term results over a 24-year period. *European Journal of Vascular and Endovascular Surgery* **37**(2), 127–33.
12. Malikov S, Thomassin JM, Magnan PE, et al. (2010). Open surgical reconstruction of the internal carotid artery aneurysm at the base of the skull. *Journal of Vascular Surgery* **51**(2), 323–9.
13. Welleweerd JC, Moll FL, de Borst GJ. (2012). Technical options for the treatment of extracranial carotid aneurysms. *Expert Review of Cardiovascular Therapy* **10**, 925–31.
14. Zwolak RM, Whitehouse WM Jr, Knake JE, et al. (1984). Atherosclerotic extracranial carotid artery aneurysms. *Journal of Vascular Surgery* **1**(3), 415–22.
15. Li Z, Chang G, Yao C, et al. (2011). Endovascular stenting of extracranial carotid artery aneurysm: a systematic review. *European Journal of Vascular Endovascular Surgery* **42**, 419–26.
16. Trinidad-Hernandez M, Introcaso JH, White JV. (2006). Combined open and endovascular treatment of a saccular aneurysm and redundant loop of the internal carotid artery. *Journal of Vascular Surgery* **44**(3), 642–6.
17. Bosiers M, Deloose K, Verbist J, Peeters P. (2005). Carotid artery stenting: which stent for which lesion? *Vascular* **13**(4), 205–10.
18. Fischer S, Vajda Z, Aguilar Perez M, et al. (2011). Pipeline embolization device (PED) for neurovascular reconstruction: initial experience in the treatment of 101 intracranial aneurysms and dissections. *Neuroradiology* **54**(4), 369–82.

第7部分 腹主动脉瘤

Lan Loftus

第46章
腹主动脉瘤:基本概念

Lan M. Nordon

腹主动脉瘤简介:基本概念

腹主动脉瘤(AAA)(图46.1)是腹主动脉永久的局部扩张。AAA通常发生在肾下腹主动脉至腹主动脉分叉之间。腹主动脉通常定义为最大动脉直径>3cm,或者最大直径超过正常部分直径的50%[1]。退行性的腹主动脉瘤形成的病理过程包括蛋白水解途径、凋亡、氧化应激、炎症的上调,以及动脉壁基质的缺失[2]。过去认为AAA是动脉粥样硬化进展的结果。然而,有证据表明AAA是系统性疾病的局部表现[2,3]。AAA的自然进展是逐渐增大并伴有相应升高的破裂风险。对于动脉瘤的发病机制的研究已经表明了AAA患者的分子生化变化,这也许能够作为疾病的标志物。这些变化也是管理AAA从而限制增长,减少破裂风险的医疗决策的关注重点。但到目前为止,这些分子生化的变化还没有转化为临床应用。

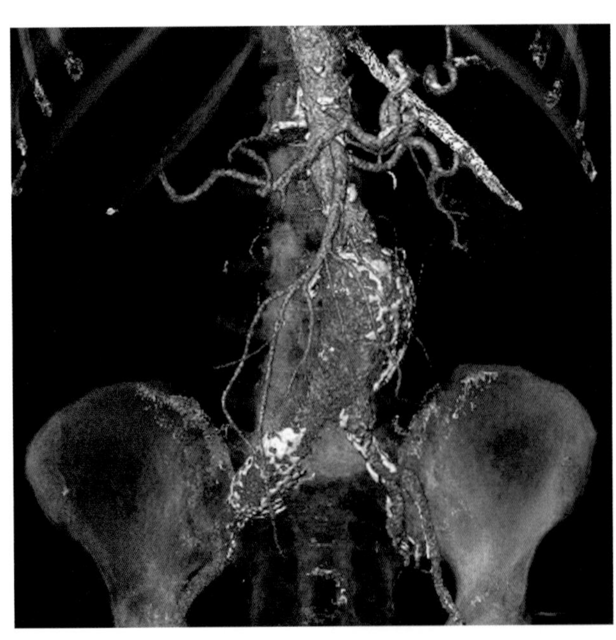

图46.1 肾下腹主动脉瘤的三维重建CT图像。

流行病学

大部分早期描述AAA发生率的研究基于尸检结果或以人群为基础的临床病例分析。这些研究估计AAA的发病率在特定人群里约为6%。白人男性的动脉瘤发生率更高,死亡率随着年龄增大而上升。人群筛查项目被用于描述AAA的发生率(表46.1)。在65~80岁的男性中,筛查研究报道AAA的发生率为4%~8%[4-7]。男性发病率约为女性6倍。然而,有证据表明,女性的AAA发生率在缓慢升高,并且占破裂腹主动脉瘤患者的1/3[8]。这一趋势的原因尚不清楚。一个解释是AAA发生的增加趋势反映了女性吸烟率的时代变化,其在1950—1970年有所升高,而这一变化比男性吸烟比例升高晚了几十年[9]。

在西方人群中,平均每年的新诊断AAA的发生率为0.4%~0.67%[10-12]。亚洲人群的发生率低了10倍[13]。破裂腹主动脉瘤的发生率正在增加,在美国每年大约有7000人因此死亡(每10万人中约有11人),占所有死亡的1%~2%[14]。瑞典的人口数据表明,尽管择期AAA手术量翻倍,但是AAA破裂的发生率从1971—1986年的5.6/100 000(95%CI 4.9~6.3)升至2000—2004年的10.6/100 000(95%CI 8.9~12.4)[15]。对于这种现象的一种可能的解释是心脏疾病的死亡率下降,意味着人们能够比以前活得更久,从而给

AAA增长甚至破裂提供机会。然而,近期数个国家的入院数据表明,该增长已呈现反向趋势。特别是尸检的数量下降,导致与主动脉破裂相亡的真实死亡率有可能被低估。

基于4个大型试验,特别是MASS试验,英国已经开展了筛查项目。筛查项目的早期研究者发现,AAA的发生率要比预想中的低。在伦敦南部,第1年的筛查阳性率为1.5%[16]。低检出率由多种原因造成,特别是新的筛查人群比之前参加试验的人群更年轻。也有证据证明AAA的发生率在随时间下降[17],但需要更多的流行病学资料来证实此说法。英国的医院统计数据显示AAA的死亡率、破裂AAA的入院率,以及AAA急诊修复术在2001—2009年的下降趋势。在此期间,择期腹主动脉瘤修复的量仍保持相对稳定。AAA大多表现在高龄人群,这需要被考虑进筛查项目中[18]。

对于AAA,首要的流行病学问题是随着与心血管危险因素相关的初级保健的改善,以及冠脉介入的结果越来越好,心血管疾病患者存活时间更长。这不可避免地导致了有更多的老年人患有AAA并需要接受干预治疗。

腹主动脉瘤发展的危险因素

对AAA危险因素最好的认识来自流行病学筛查研究。有证据表明,动脉瘤患者的整个血管网是异常的。在尸检中,大约有40%的男性胸主动脉瘤患者存在并发的AAA、髂动脉瘤或股动脉瘤,有30%的腘动脉瘤患者同时患有AAA。在血管网特定部位的动脉瘤的发病率存在相关性,虽然原因尚不清楚,但是其大多发生在大的弹性动脉。

年龄和性别

AAA的发病率随年龄增加而增加,65岁以下的患者很少因为动脉瘤破裂而死亡。男性是AAA最大的危险因素,男性AAA的发生率是女性的6倍;65岁以后每5年发病风险增加40%[19]。

种族

AAA是高加索人的主要疾病。种族研究主要源于美国并针对非裔美国人及高加索人发病率的差异。相对于白人来说,非裔美国人的AAA发病率更低[比值比(OR)0.29][20]。这种差异是否与种族、基因或糖尿病的分布有关仍未知。一个相似的研究对比了英国的亚裔移民和高加索人。在英国种族多样的Bradford地区,7年多以来发现了233例AAA病例,其中没有亚洲人[21]。

家族史

家族史是独立于动脉粥样硬化以外的AAA危险因素[22]。自1977年Clifton第一次报道AAA的家族性倾向以来[23],有数项研究报道了AAA患者兄弟姐妹的高AAA发生率。基于人群的研究发现,腹主动脉瘤家族史阳性意味着腹主动脉瘤风险翻倍[24]。在一项有98例AAA患者和102例对照病例的对照研究中,家族史阳性与腹主动脉瘤风险升高相关(OR 4.77,95% CI 1.26~18.1)[22]。相关患者的并发症和性别因素不改变与家族史相关的相对风险。

吸烟

吸烟是AAA发生和进展的高危险因素[25]。吸烟使得AAA发生的风险增加了7.6倍[26]。与从不吸

表46.1 筛查人群中的腹主动脉瘤发病率

研究	筛查人群	筛查数	腹主动脉瘤数量*	腹主动脉瘤发病率(%)
Ashton等,多中心腹主动脉瘤筛查项目(英国)[4]	65~74岁男性	27 204	1334	4.9
Ashton等(英国奇切斯特)[5]	65~80岁男性	2216	170	7.7
Norman等(西澳大利亚)[6]	65~79岁男性	12 203	875	7.2
Lindholt等(丹麦维堡)[7]	65~73岁男性	4816	191	4.0
Scott等(英国奇切斯特)[8]	65~80岁女性	3052	40	1.3

*腹主动脉瘤的定义是最大主动脉直径>3cm。

烟的人相比，每天吸超过25支烟的人有15倍的AAA风险[风险比(HR)14.6，95% CI 9.6~22][27]。每天吸烟的量与AAA风险相关，但更重要的是吸烟史的持续时间[28]。每1年吸烟史相对增加4%的AAA风险(95% CI 2%~5%)[26]。持续吸烟者的动脉瘤扩张速度更快[29,30]。吸烟者的AAA发生风险在戒烟后至少会持续10年。迄今为止，吸烟导致AAA形成的因果联系尚未被证实。其机制被证明与动脉粥样硬化不同。理论包括破坏胶原合成、改变金属蛋白酶的表达，以及氧化应激反应[31]。有证据表明，在AAA的形成过程中，血管壁内的蛋白水解活性和抗蛋白水解活性稳态是失衡的。而吸烟正是影响这两者失衡的因素[32]。

脂质

血脂水平和AAA之间的联系较复杂。在一项研究中，显著的血胆固醇升高(>6.2mmol/L)与AAA的发生相关(OR 2.82，95% CI 2.13~3.72)[33]。然而，类似的研究没有能够重复这样的发现，而是发现了升高的血清HDL的保护效应[34]。针对AAA患者，他汀类药物的作用已被证实。回顾性研究表明，他汀类药物可延缓动脉瘤的增长[35]，然而这还没有被前瞻性研究所证实。Tromso研究的数据表明，他汀类药物增加了AAA形成的风险，但这可能是一个混杂因素，并强调了队列研究的局限性[28]。

高血压

血压升高通常被认作是AAA的危险因素，然而相关性较弱。仅对女性群体，显著的高血压(收缩压>160mmHg，舒张压>95mmHg)与AAA危险因素相关[28]。平均动脉压升高被视为AAA破裂的独立危险因素。这反映了动脉壁上持续的血流动力学负担，导致动脉壁薄弱[36]。在动物实验中，高血压被证实可加速AAA增长，但缺乏人体实验的研究证据[37]。

糖尿病

糖尿病是动脉粥样硬化的危险因素，但糖尿病却被认为是防止AAA发展的保护性因素[22,38]。一项荟萃分析表明，AAA患者与对照组相比有着较低的糖尿病发生率(OR 0.65，0.6~0.7，P<0.001)[39]。同时，糖尿病也与AAA的慢速增长相关[40]。有关糖尿病保护效果的机制包括高胰岛素血症、高糖血症，以及糖尿病治疗药物的作用。这些可以稳定附壁血栓，增加动脉壁的硬度，并抑制全身的炎症[40-2]。

肥胖

向心性肥胖与AAA独立相关。一项筛查了12203人的前瞻性男性健康调查发现肥胖与AAA的发生相关(Western Australia)，具体的人体测量数据，特别是腰围(OR 1.14，95% CI 1.06~1.22)及腰臀比(OR 1.22，95% CI 1.09~1.37)与AAA独立相关[43]。一项针对冠脉疾病患者(n=306)的队列研究得出了相似的结论，肥胖与主动脉动脉瘤独立相关(OR 2.0，95% CI 1.2~3.4)[44]。

其他因素

过量饮酒(>30g/d)与AAA发生风险的增高相关(OR 1.65，95% CI 1.03~2.64)[27]。微量金属暴露与腹主动脉瘤之间的关系已经过探索，但尚未有确切的发现。社会经济贫困及地理来源也被认为是AAA发展的危险因素[45]。然而，这些因素可能是吸烟、住院率以及基因因素的代替标志。

腹主动脉瘤破裂的危险因素

对肿瘤破裂的预测在判断患者是否能从修复手术获益时至关重要。破裂风险只能使用当前的指标来预测，一些自然病史的数据较难解读。一些动脉瘤也许终生也不会破裂，但与此同时，一些小的动脉瘤(<5.5cm)会发生破裂(图46.2)。最常见的AAA破裂的预测因素是动脉瘤的最大横径。关于生物标志物及生物力学的研究，特别是有限元分析显示出了希望，但这些技术仍缺乏足够的特异性以运用于临床实践。对于手术高风险患者来说，手术通常被推迟，直到AAA直径增大到破裂风险高于手术风险。大动脉瘤破裂风险的数据很少。英国小动脉瘤试验表明，对于直径4~5.5cm的AAA来说，1年的破裂风险为1%[46]。更多来自不适于择期手术患者的证据表明，AAA的1年破裂风险，在直径5.5~5.9cm时为9.4%，直径6.0~6.9cm时为10.2%，直径>7.0cm时为32.5%[47]。

动脉瘤增长率对破裂风险有独立的影响。在小动脉瘤试验中，每年>1cm的扩张被视为AAA修

A
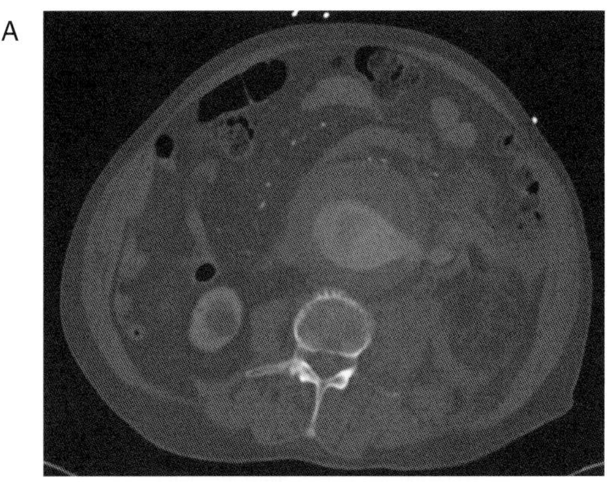
B
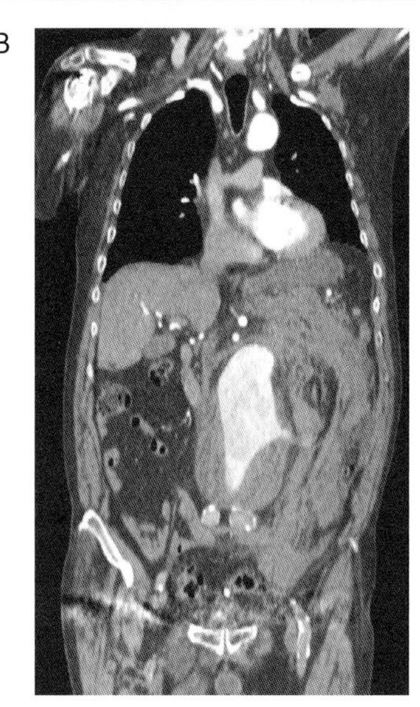

图46.2 CT扫描显示造影剂活动性的外漏,表明腹主动脉瘤破裂[(A)轴位和(B)冠状位的最大密度投影图像]。

复的独立指征。每年增长率>2mm与AAA相关的事件有关,然而动脉瘤增长每年<1.5mm则不太具有显著临床意义[48]。

研究表明,其他与破裂风险独立、显著相关的因素是女性(OR 4.5,95% CI 1.98~10.2)、主动吸烟(OR 2.1,95% CI 0.95~4.67),以及较高的平均血压(OR 1.04,95% CI 1.02~1.07)[36]。

虽然支持此理论的文献证据很少,但许多血管专科医生依然认为囊状的动脉瘤比典型的纺锤状的动脉瘤有更恶性的自然病程。通常,有症状性囊状动脉瘤需要迅速修复,而对于无症状患者,因其特殊形状有破裂倾向,也提倡迅速修复[49]。在这个领域使用有限元分析可能是有用的。

进行开腹手术会增加AAA患者在术后早期的破裂风险[50]。这强调了当患者存在2个腹腔内病变时的治疗优先顺序。在这种情况下的破裂机制还未知。有假说提出,有可能是术后恢复期系统性升高的胶原酶或MMP活性导致了主动脉壁的薄弱[50]。一些学者在这个方向进一步探索[51],却只发现与大动脉瘤相关。

遗传学

来自于家庭病例系列及孪生研究的证据表明遗传因素对动脉瘤的形成起了很大作用。这引起了学者对导致疾病进程的遗传因素进行探索。然而,AAA与遗传因素的关系较复杂。同卵双生的双胞胎里,如果一个有AAA,另一个患动脉瘤的风险为24%[52]。

大家一致认为,AAA不太可能源自单基因的突变,而是与多个基因有关[53]。易感基因可能是重要的基因,尤其是管理炎症调节、组织蛋白酶,以及平滑肌细胞生理的基因。

基于假设的研究探索了候选基因与动脉瘤发生之间的联系,并表明一些常见的基因突变有中等的风险,如血管紧张素转化酶基因[相对风险(RR)1.33,95%CI 1.20~1.48],亚甲基四氢叶酸还原酶基因(RR 1.14,95%CI 1.08~1.210),以及金属基质蛋白酶-9基因(RR 1.09,95%CI 1.01~1.180)[54]。不同实验室及患者人群有着不一致的结果,这限制了将这些发现转换为临床应用的可能。

全基因组相关研究

全基因组相关研究(GWAS)使用基于排列的平台,有极大的希望阐明AAA发展的基因组成。一项最近的来自冰岛的GWAS检查了1292例AAA患者及30 503例对照者,发现了在染色体9q33上的rs 7025486等位基因与腹主动脉瘤有关(OR 1.21,$P=4.6\times10^{-10}$)[55]。由"动脉瘤联合组织"进行的另一个类似研究分析了来自英国、新西兰和澳大利亚人群的DNA,发现腹主动脉瘤与低密度脂蛋白受体相关性蛋白1(LRP1)的变体有关。这项GWAS研究纳入了1866例腹主动脉瘤患者,并发现了一个与腹主动脉瘤强相关的点,即位于LRP1内含子1的rs1466535(P=0.0042)[56]。

在一个全球性冠心病的GWAS亚组分析中,染色体9p21上的单核苷酸多态性(SNP)被证明与腹主动脉瘤相关(RR 1.3)[57]。这一发现近期被澳大利亚的一项单独的队列研究重现,并证明了在腹主动脉瘤的位置有长散在重复序列1(LINE-1)的上调[58]。

结缔组织疾病

马方综合征患者有很多胸主动脉夹层所形成的动脉瘤,真性的腹主动脉瘤相对少见。遗传性的结缔组织异常确实使患者存在异常的血管扩张倾向,但是,更为常见的是主动脉损伤,而不是腹主动脉局部退行性变。

发病机制

动脉瘤退行性变是一个复杂的过程,包括受影响段动脉壁的结缔组织破坏性重塑。大量的内相关的因素影响这个进程。包括慢性炎症、促炎细胞因子的升高、基质分解蛋白酶的局部过量产生及失调、结构基质蛋白的进行性破坏,以及中层平滑肌细胞的耗竭。一旦开始,动脉瘤退行性变的过程被认为是持续的,并由于与局部免疫炎症反应相关的特定的细胞因子和趋化因子表达的升高而加快[59]。

影响AAA表型的三个重要因素是蛋白水解、(弹力蛋白降解)炎症反应,以及平滑肌细胞凋亡[60]。对于启动动脉瘤退行性变因子,以及将轻微扩张的动脉(3.0~3.9cm)转换为临床相关的腹主动脉瘤(>4.0cm)的理解至关重要,但目前仍难以理解(图46.3)。AAA被定义为由弹力蛋白缺失、平滑肌细胞凋亡、补偿性的胶原沉积所导致的动脉壁全层的扩张[61]。

过去AAA的形成被认为是进展的动脉粥样硬化的局部表现[62]。但有证据表明AAA患者的整个血管网都存在异常,这挑战了这一传统的说法。有观点指出,动脉瘤内的粥样硬化由改变了的腔内血流导致,而不是产生AAA的因素。

很明显没有单一机制可以产生腹主动脉瘤。最近有一学说提出,胎儿时期的动脉弹力蛋白生成受损可使个体在成年后更易患AAA。妊娠后期是腹主动脉弹力蛋白产生的重要时期,既有弹力蛋白沉积,也有动脉直径随着血流增大[63]。腹主动脉的弹力蛋白合成在出生时基本停止。正常或异常的胚胎形成可能对形成正常动脉或动脉瘤疾病存在影响[2]。

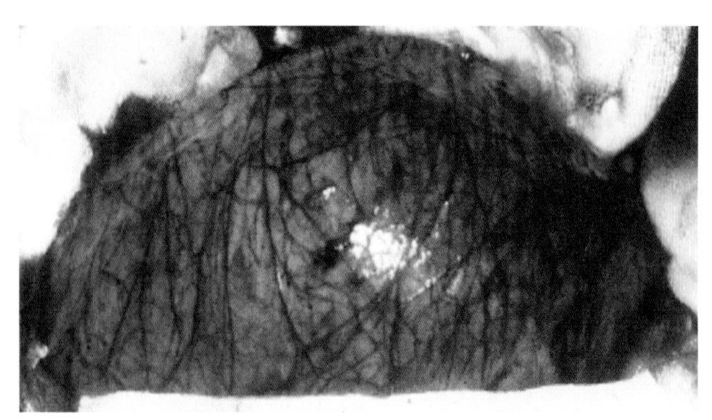

图46.3 肾下巨大腹主动脉瘤(开放修复时拍摄的图像)。

肾下腹主动脉的敏感性

在先前完整的动脉中形成动脉瘤意味着局部动脉壁不能承受由脉动性血液柱的膨胀压力所施加的拉伸应力[64]。

肾下腹主动脉的组织学存在许多基本差异,这可能导致动脉瘤的形成。正常的人主动脉干重由45.5%胶原(60% Ⅰ型,22% Ⅲ型)、30.1%弹性蛋白和22%平滑肌组成[65]。相对于胸主动脉,腹主动脉的内层包含较少的"内侧片状单位",其包括平滑肌、弹性蛋白和胶原。这些单位的数目通常与主动脉半径、壁厚和培养基中的切向张力成正比。人腹主动脉只有28层片状单位[64],尽管其直径和壁张力表明应该有更多的片状单位[66]。直径为16mm、壁厚为0.8mm的主动脉应包含大约50个片状单位[67]。

肾下腹主动脉壁的营养全部来源于腔内血流。与胸主动脉不同,腹主动脉无血管内动脉[66]。腹主动脉的营养很容易受到内膜增厚或腔内血栓的影响,而在没有血管内动脉进行补偿的情况下,内膜增厚或腔内血栓可能导致主动脉中膜的严重萎缩[68]。

一般来说,随着患者年龄的增长,腹主动脉直径增加,顺应性降低,但这一结果在AAA的观察中被夸大了。远端主动脉的压力-直径关系是非线性的,与对照组相比,动脉瘤性疾病中,弹性模量和弹性值范围不均匀[69]。随着年龄的增长,动脉瘤性疾病的风险增加可能与这些变性改变有关。

生物力学

AAA的形成在一定程度上是由于机械力和血流动力学的作用。由分叉产生的力似乎使肾下段易于扩张[71]。主动脉分叉引起压力波的反弹,其振幅取决于母血管与子血管的横截面积之比[30]。压力波从主动脉根部到分叉部逐渐增加[72]。

腹主动脉受限于肾动脉分支和髂动脉分叉之间。高压力迫使受限主动脉延长,如果压力过大,则导致主动脉屈曲[73]。弹性蛋白是抵抗这种变形的一个必要成分。然而,腹主动脉先天缺乏弹性蛋白,其相对比例随年龄增长而降低。随着年龄的增长,腹主动脉的变形力也增加,对腹主动脉产生特定影响。与年龄相关的收缩压增加主要是由于近端主动脉顺应性降低,这改变了作用于远端主动脉的压力波,增加了动脉瘤形成的易感性。这种伸长解释了AAA患者颈部角化及肾动脉-主动脉分叉距离增加的原因。

远端迂曲、动脉瘤或闭塞性疾病可进一步改变血流动力学并增加腹主动脉对退行性变的易感性。极端的例子包括AAA与膝上截肢和脊髓损伤的关联性增加[75]。对于截肢,这种关联被认为是主动脉分叉处不对称血流动力学的结果;截肢处越高,血流动力学改变越大,动脉瘤发生的风险也越大。在慢性脊髓损伤患者中也可以看到改变的血流动力学,其中较慢的主动脉压力衰减和减少的壁切应力被认为易导致动脉瘤样变性[76]。

血液引起的剪切应力是动脉粥样硬化的一个基本特征[77]。结合全身血管因子的影响,在受血流紊乱和血管分叉区域调节血管壁会促进慢性纤维炎症反应导致的动脉损伤。如前所述,AAA中普遍存在动脉粥样硬化可能是动脉瘤中层流血丧失和主动脉分叉处剪切应力改变的结果。

从力学角度看,当作用于壁上的应力超过其强度时,就会发生主动脉破裂。用有限元方法对AAA进行应力分析(图46.4)。这些有限元模型提供了关于壁应力模式,以及动脉瘤大小、不对称性和腔内血栓如何影响它们的信息。虽然动脉瘤壁内的应力值很重要,但应注意,AAA中的血流模式会发生变化。已经发现,血流动力学变得更加复杂,包括在动脉瘤的近端和远端的强烈二次血流模式和高剪切应力。

异常蛋白水解

弹性纤维负责主动脉的顺应性,而特定的胶原蛋白(Ⅰ型和Ⅲ型)负责拉伸强度。与正常主动脉相

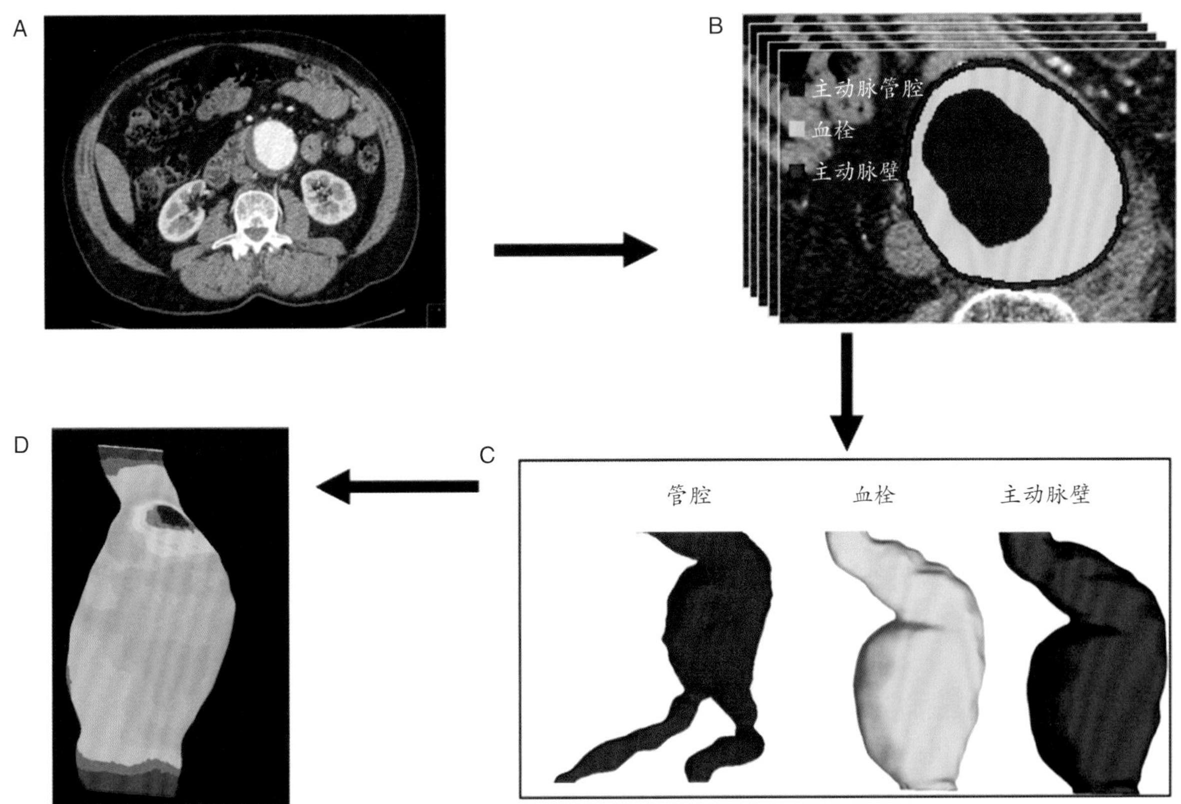

图46.4 有限元分析过程的图形演示:(A)轴向图像;(B)识别管腔、血栓和主动脉壁;(C)动脉瘤各组成部分的3D建模;(D)应力图(高壁应力标记为红色,低壁应力标记为蓝色)。

比,腹主动脉瘤的弹性蛋白:胶原比值降低[78,79]。这导致主动脉壁弹性的丧失和减弱。这可能不仅仅是弹性蛋白降解增加的结果,AAA壁中的总弹性蛋白实际上可能增加,但是胶原的相应增加要大得多[80]。弹性蛋白纤维的损失被认为是AAA的起始事件,而持续的弹性蛋白降解导致膨胀。胶原的丢失可能与AAA破裂有关[81]。这激发了对导致细胞外基质不受调控破坏的酶的深入研究。

金属蛋白酶和丝氨酸蛋白酶被认为是引起AAA形成的主要酶类。基质金属蛋白酶(MMP)是一大类酶(迄今已鉴定为33种),对细胞外基质元素具有相对选择性,其特征为活性部位存在锌原子。MMP-2、MMP-9和MMP-12对弹性蛋白底物具有最高的亲和力,并且许多MMP与动脉瘤发病的不同阶段有关。

MMP-2(明胶酶A)是小型腹主动脉瘤的主要弹性蛋白酶,MMP-2在血管平滑肌细胞中的过度表达可能是动脉瘤发生的主要病因[82]。MMP-9(明胶酶B)在中性粒细胞激活的早期分泌,在NFκB激活后由巨噬细胞合成。AAA患者血浆中MMP-9水平升高,AAA修复后恢复正常[83]。在人AAA组织中均检测到3种弹性溶解MMP[83]。此外,在主动脉破裂部位检测到MMP-9水平的升高[84],其表达由局部间充质细胞介导。

虽然在AAA中已经检测到MMP,但其如何参与疾病过程需要了解其生物活性的调节,部分取决于其内源性抑制剂[金属蛋白酶组织抑制剂(TIMP)]的浓度。TIMP可由平滑肌细胞合成和分泌。

纤溶酶是丝氨酸蛋白酶。纤溶酶是参与MMP激活、单核-巨噬细胞激活和黏附糖蛋白降解的主要蛋白酶之一。纤溶酶原与SMC的结合导致纤溶酶形成并诱导SMC分离和凋亡[85]。

虽然MMP肯定与AAA发病有关,但迄今为止确切的机制还不清楚。然而,细胞外基质的进一步降解代表了导致主动脉扩张和壁破裂的最终生物途径,并且人们普遍认为MMP至少在这个过程中起部分作用。

除了MMP,中性粒细胞释放弹性蛋白酶和组织蛋白酶,也具有强大的蛋白酶性质。组织蛋白酶及其抑制剂胱抑素也与动脉瘤扩张有关[86]。在AAA研究中,半胱氨酸和半胱氨酸抑素相互作用的遗传机制已被提出[87]。

炎症

炎症是所有动脉瘤的特征性表现,而不仅是那些被描述为"炎症性"或霉菌性的动脉瘤。透壁炎症是AAA的主要组织学特征之一,主要由单核吞噬细胞、淋巴细胞和浆细胞组成。致密的炎性渗透通常聚集于血管外中膜和外膜。长期存在的慢性炎症和主动脉外壁的异常定位提示免疫反应可能参与动脉瘤样变性的病理生理过程。1990年的一项研究显示,AAA中的免疫细胞包括T淋巴细胞、B淋巴细胞及巨噬细胞。这些细胞类型在AAA与动脉粥样硬化闭塞性疾病中的分布有显著差异[88]。

自身免疫和T细胞反应在AAA的发生过程中出现[2]。已证实动脉瘤性主动脉壁存在促炎细胞因子。与动脉粥样硬化和正常对照组相比,AAA壁中IL-6和干扰素-γ明显升高。

在探讨吲哚美辛在AAA治疗中的作用的研究中进一步证实了吲哚美辛的作用。1996年,吲哚美辛在大鼠/弹性蛋白酶灌注模型中抑制了动脉瘤的发展。作者得出结论,这至少部分由于MMP-9表达减少[89]。同一组继续阐明吲哚美辛的抑制作用是通过环氧合酶-2(COX-2)表现出来的。随后的病例对照研究显示吲哚美辛治疗小腹主动脉瘤患者的扩张减少。吲哚美辛体外培养血管平滑肌细胞可消除前列腺素E2(PGE2)的分泌,显著降低IL-1β和IL-6的分泌[90]。

慢性炎症伴随血管生成反应,因此,人体AAA组织内膜新生血管也显著增加。由于肾下主动脉通常没有血管,新生血管可能发挥重要作用,通过募集炎症细胞和提供微血管通路,富巨噬细胞渗透可以通过此聚集在主动脉外壁。

AAA壁内免疫球蛋白G(IgG)的鉴定为炎症提供了进一步的证据。目前的挑战是确定推测的自身抗原,并且很难确定可能导致动脉瘤形成过程的因素,而不是其外在表现[91]。

向弹性介质和外膜中募集炎症细胞似乎是AAA形成早期的关键步骤。对于炎症细胞进入主动脉和启动基质降解的刺激仍然不清楚,但是存在许多假设。

自身免疫

有血清学和组织学证据表明自身免疫在AAA的

发病机制中可能起作用,尽管其诱因仍不清楚[92]。AAA壁的组织学检查显示自身免疫的标志,即Russell体[93]。这些是浆细胞内含有大量均匀免疫球蛋白的包涵体。在AAA中存在含有CD3+T细胞的单核细胞流入物[94],并且有证据表明AAA是部分特异性抗原驱动的T细胞疾病。AAA组织基因表达谱分析显示免疫应答途径中的关键因子过度表达[95]。相反,在动物模型中已经显示免疫抑制药物可以降低动脉瘤扩张的速度[96,97]。日本已经研究了HLA单倍型与动脉瘤发病率的关系。HLA-DR2(15)抗原在AAA患者中的检出率是对照组的2倍[98]。

自身免疫机制已被视为免疫调节机制的崩溃,或共同的抗原表位在微生物和自身抗原之间共享的分子模拟。肺炎衣原体就是一个引子,它与AAA的生长有关[99]。AAA壁存在肺炎衣原体和肺炎衣原体特异性T淋巴细胞。这些微生物可引发宿主传播的免疫应答,从而在微生物被清除后长期导致临床疾病[100]。肺炎衣原体感染也与动脉粥样硬化性疾病有关。感染的系统性表现可通过促进细胞因子产生促进动脉粥样硬化的发生。抗生素在AAA和动脉粥样硬化中的作用已被探讨。多西环素通过降低MMP-1的表达来稳定动脉粥样硬化斑块[101],并且降低AAA患者的血浆MMP-9。然而,尚未证实抗生素对AAA扩张有任何作用[102]。

氧化应激

活性氧簇(ROS)的作用与许多疾病过程有关,包括动脉粥样硬化。越来越多的证据表明,ROS和活性氮簇(RNS)可能导致AAA发病机制中隐含的进行性细胞和组织损伤[103]。如前所述,基质金属蛋白酶可能在动脉瘤发展中起作用[104,105],氧化应激是基质金属蛋白酶活性的关键调节因子[106]。ROS和RNS可潜在激活蛋白酶诱导血管重塑。亲环素A(Cyp A)是结合环孢素的伴侣蛋白,在VSMC中大量表达。最近已经证明Cyp A增强血管氧化应激和(血管紧张素Ⅱ诱导的)AAA的发展[107]。

为了抑制AAA的发展,正在研究限制ROS产生的疗法。然而,抗氧化疗法在预防或治疗人类动脉粥样硬化方面尚未被证明有效。维生素E,一种氧化剂清除剂,在动物模型中已被证明可以减少AAA的大小并降低破裂的发生率,但对动脉粥样硬化的程度没有影响[108]。

自然病史

对AAA的自然病史的理解来自于纵向研究和筛选方案。一般认为,所有AAA的自然病史都是逐渐膨胀并最终破裂的。大型系列研究已经表明,情况并非如此。动脉瘤扩张不符合Laplace定律[109]。在患者的一生中并非所有的动脉瘤都会破裂。只有32.6%的MASS研究队列和27.2%的Chichester筛查研究队列在长期监测期间最终需要AAA修复。选择将破裂的动脉瘤对个体患者来说是一个重大的挑战。

经过长时间的研究,目前人们对直径<5.5cm的小动脉瘤的生长有了更深入的了解,该大小是目前治疗的阈值。对于直径>5.5cm的动脉瘤则了解不足,这是由于大多数大的动脉瘤都已接受过提前治疗。有关大动脉瘤活动的现有证据来自被认为不适合手术的患者。没有确凿的证据表明大动脉瘤的破裂风险相比于其他肿瘤更高。筛选研究已经估计了小动脉瘤的破裂风险,结论是小AAA(3.0~4.4cm)的最大潜在破裂率(实际破裂率加选择性手术率)是每年2.1%[110]。

腹主动脉瘤增长率

对AAA扩张的研究具有很高的挑战性。AAA的增长是缓慢且非线性的,而且一定比例的增长将永远失去监控。简单的增长评估通常夸大了肿瘤实际扩张速度,例如,采用贝叶斯多级随机效应模型等技术的评估[111,112]。

肿瘤直径的测量误差也存在差异,具体取决于所使用的方法。超声测量主动脉肿瘤的误差范围是2~3mm,这个误差范围甚至比许多小型AAA的年度扩张范围还要大[113]。平均来说,直径为3.5cm的AAA需要6.2年才能扩大到5.5cm的直径,而直径为4.5cm的AAA只需要2.3年就能同样扩大到5.5cm的直径。然而,必须重申的是,这种扩张速度不是线性增长的,而且目前所报告的不同的小AAA的生长速度也存在相当大的变化,这一现象已经超出了目前理论可以解释的范畴[114]。

最近的荟萃分析表明,每年2.21mm的平均动脉瘤增长率与患者的年龄和性别无关。肿瘤生长率在吸烟者中增加,为每年0.35mm,在糖尿病患者中降低,为每年0.51mm。平均动脉压没有受到影响,而降压药或其他心脏保护药物只有小的、无意义的影响。女性患者的肿瘤破裂率几乎是男性的4倍(P<0.001),现吸烟者翻倍(P=0.001),并且随着血压升高而增加(P=0.001)[115]。肾下主动脉血栓体积与心血管事件的发生率以及AAA进展相关[116]。

手术修复后

AAA修复成功的患者的预期寿命低于同年龄和性别的一般人群,5年生存率分别为70%和90%[117]。患者的死因很少与主动脉有关。接受破裂AAA治疗的患者似乎比选择病例具有更差的长期预后,并且容易发生晚期血管并发症[118]。AAA修补术后长期存活的主要决定因素是手术时的年龄、是否并发心血管疾病和是否发生慢性肾损害[119,120]。围术期及术后并发心血管疾病的最佳治疗是提高AAA修复患者预期寿命的关键。

腹主动脉瘤相关的进一步血管生物学研究

腔内血栓

75%的AAA有腔内血栓形成(ILT)。其代表了一种生物活性层状结构。其含有几种具有不同降解水平和活性的纤维蛋白凝块。ILT被认为是腔内血液与血管壁之间的动态生物平衡,可能与AAA破裂有关。AAA的膨胀与ILT载荷有关,而ILT的厚度与破裂风险有关[121]。

ILT的腔内层具有高度生物活性,以红细胞(RBC)血凝为特征。其还负责组织-纤溶酶原激活剂和纤溶酶原保留,以及白细胞保留。离腔较远的层血液成分不太丰富[122]。

ILT的存在与较薄的动脉壁、更广泛的弹性溶解、中层平滑肌的低密度以及外膜中高水平的免疫氨化有关,表明蛋白酶活性的一个重要部分来源于ILT,而不是在AAA壁内产生[123]。

ILT有助于局部氧化应激。血液界面含有活化的血小板,释放微粒并暴露磷脂。红细胞迅速降解,释放出游离血红蛋白,一种强大的抗氧化介质。血液基团参与化学反应和自由基的产生,进一步促进局部氧化应激。

中性粒细胞在血栓中的含量是循环血的12倍。其是结合后凋亡的终末分化细胞。中性粒细胞在ILT中的定位与MMP-9和弹性蛋白酶水平的升高有关[124]。中性粒细胞蛋白酶可降解所有基质原纤维蛋白,易导致动脉壁破裂。中性粒细胞在ILT中的滞留损害了间充质祖细胞定植血栓的能力,抑制了内源性愈合过程[125]。

平滑肌细胞耗竭/凋亡

主动脉的弹性介质通常密集分布着平滑肌细胞(SMC)。SMC对于维持内层结构和动脉壁基质重塑是必不可少的。动脉瘤组织中SMC缺失伴有与SMC凋亡一致的生化、形态和分子改变。AAA中SMC凋亡的确切机制尚有待阐明,但目前的证据表明p53和p21的细胞生成增加[126]。凋亡可能导致AAA细胞减少,并损害动脉细胞外基质的修复和维持。主动脉壁内的巨噬细胞和T淋巴细胞通过产生细胞毒性介质(包括细胞因子、一种叫作穿孔素的细胞溶解蛋白和Fas/FasL)而起作用。这些活化免疫细胞的促凋亡产物可能有助于在AAA发病过程中消除SMC,SMC是弹性蛋白和胶原的主要来源[127]。

生物标志物

生物标志物是疾病特征(危险因素或标记)、疾病状态(临床前或临床)和疾病进展的指标[128]。其也可以作为替代终点,用作评估治疗效果的结果指标。识别能够标志进展和破裂风险的基于血液的生物标记物和个体分层进展,将大幅提升AAA患者护理水平。

基于目前对AAA发病机制的认识,对候选生物标志物进行了研究。动脉瘤样主动脉壁活检的组织学检查显示一系列的病理过程,包括内膜动脉破坏、内氨细胞聚集、弹性蛋白碎裂、蛋白水解细胞因子浓度增加和原位血栓。因此,研究者已经基于这些功能探索了系统酶、蛋白质和细胞因子的变化。这种方法存在一个明显的局限性,因为这些因素代表AAA发育的终末阶段,并且可能不指示启动AAA发育或刺激生长的因素。

另一种“假设生成”方法已经应用于AAA生物标志物发现。应用基因组和蛋白质组阵列技术,对AAA患者和对照者的体液和血管组织进行了比较。这些研究已经提出了AAA的新的潜在循环生物标志物。

循环细胞外基质标志物

许多与AAA细胞外基质变化相关的循环标志物已被描述。胶原碎片通常存在于AAA壁活组织检查中。这与合成新的Ⅰ型胶原和Ⅲ型胶原有关。在胶原合成过程中，前体分子的羧端和氨基末端都被释放。这两个片段代表了增加细胞外基质重塑和形成AAA的候选生物标志物。用放射免疫分析法对这些肽片段进行的小病例对照研究已报道与AAA有关。然而，目前的系列试验却未能在更多的人群中重复这些发现[129]。

肌腱蛋白X（TNX）因其在Ehlers-Danlos综合征中的意义被认定为候选生物标志物，其患者容易发生主动脉夹层和动脉瘤形成。与对照组相比，AAA患者血清TNX升高（n=87）。值得注意的是，血清TNX浓度的最高四分位数与AAA风险增加5倍相关（OR 5.5，95% CI 2.0~13.8）[130]。

血清弹性蛋白肽（SEP）是弹性蛋白的降解产物。SEP作为生物标志物的作用已经在两个独立的队列中被探讨，Viborg动脉瘤筛选队列和来自Chichester筛选队列中的不适合手术的患者。SEP与动脉瘤生长率相关（r=0.4）[131]。在症状性AAA患者和继发破裂的患者中也发现SEP升高[132]。然而，这项研究未能识别具有统计学意义的生物标志物。

基质降解酶

随着弹性蛋白酶和MMP活性的增加，细胞外基质的断裂引发了对系统性相关生物标志物的研究。特别是MMP-9在AAA中大量表达，被认为在发病机制中起着关键作用，并且在病例对照研究中被探索作为一种可能的生物标志物。大多数研究证实，AAA患者与健康对照组或闭塞性动脉粥样硬化患者相比循环MMP-9浓度升高[133,134]。对这些数据的汇总分析证实了这种联系[135]，然而，在鉴定、样品处理和分析中的变异性突出了在生物标志物发现的初步验证中的主要挑战。

替代弹性蛋白酶也被作为血清生物标志物进行探索。小规模的研究（n<50）已提高了α-1抗胰蛋白酶[136]和p-弹性蛋白酶[137]作为动脉瘤生长的血清生物标志物的可能性。它们没有在更大的研究队列中重复，也没有转化为预测破裂风险或预测手术需要的工具。

管腔内血栓形成相关蛋白

如前所述，在AAA中常见的腔内血栓的作用尚待充分理解。对这种血栓的检查已经发现许多可能与AAA进展相关的蛋白酶。因此，与血栓形成相关的蛋白质被认为是生物标志物。这些蛋白可能代表信号传导途径的末端，或者是降解的副产品。已经评估的主要标记物是凝血级联反应中隐含的纤维蛋白原、D-二聚体、同型半胱氨酸和蛋白质复合物。

血浆纤维蛋白原浓度与AAA直径呈正相关（r=0.323）[138]。吸烟与AAA之间的联系是确定的，吸烟可引起血浆纤维蛋白原升高。这种关联可能只是吸烟的结果，而血纤维蛋白原升高尚未被证明与吸烟无关。

D-二聚体水平是临床上常用的排除深静脉血栓的有效方法。血浆D-二聚体的浓度反映了这个循环中的纤维改变。在一个大型队列中（1260 337例AAA）AAA年均增长与D-二聚体水平呈显著正相关[139]。这项研究进一步提出了AAA可能的诊断切面值，提示D-二聚体作为筛选工具的可能作用。在研究人群中，对于腹主动脉瘤存在的风险，D-二聚体的水平>400ng/mL意味着12.1（95% CI，7.1~20.5）的OR，超过900ng/mL意味着24.7（95% CI，13.7~44.6）的OR。D-二聚体结合额外的临床风险分层在AAA风险评估中也有价值。

高同型半胱氨酸血症是心血管疾病的重要危险因素。这些发现来自对于冠心病和脑卒中的研究。病例对照研究的回顾发现所有系列报告AAA患者同型半胱氨酸升高[140]。然而，这种关联性很弱，不能解释同型半胱氨酸与AAA发展的因果关系。AAA患者高同型半胱氨酸更有可能反映饮食变异或肾脏清除，而不是动脉瘤本身。

与腔内血栓相关的生物标记物不太可能转化为AAA的通用临床工具。其主要问题是并非所有的AAA都含有血栓。同样的，原位血栓是动态的基质，来自小研究的结果可能仅暂时有效，并不能在整个疾病过程中持续。

炎症标记物

CRP是心血管疾病中最常用的生物标志物。CRP是一种炎症作用中的急性期蛋白，特指在细胞死亡中激活补体级联。其升高与包括白细胞介素(IL-6)和巨噬细胞活化在内的其他炎症细胞因子密切相关。CRP水平在大动脉瘤(40~54mm)中升高,但与AAA扩张与否无关[141]。

有人提出,AAA本身是循环IL-6的来源。AAA患者循环血浆中这种炎症细胞因子的水平比对照组高(所有病例,n<100)。此外,血浆IL-6与无AAA患者的主动脉直径相关[142]。这些发现有助于理解AAA病理生理学,支持炎症和巨噬细胞在AAA进展中的作用。目前缺乏可用于临床的生物标志物。

其他候选研究包括骨桥蛋白(OPN)、骨保护素(OPG)和抵抗素。基于AAA发展的病理生理学和流行病学选择了这些候选因子。OPN和OPG都是与巨噬细胞活性相关的细胞因子。血清OPN水平与AAA生长呈独立关系,但相关性较差(r=0.24)[143]。OPG也有类似的表现,在包括146例AAA的较小的男性队列中,连续3年随访,血清OPG与AAA生长率呈显著相关,但相关性较弱(r=0.2)[144]。AAA与肥胖相关的高风险引发了对抵抗素作为推测的生物标志物的探索。血清抵抗素浓度与AAA(OR 1.53,95%CI 1.32~1.76)和主动脉直径(r=0.19,P<0.0001)独立相关[43]。

腹主动脉瘤破裂的生物标志物

能够预测AAA破裂的生物标志物能提供最大的临床价值。除非患者不能承受选择性修复或拒绝对疾病进行干预,否则不应等观察到AAA破裂再进行手术,这是不可取的。由于小动脉瘤的破裂是罕见的事件,很少有基于超声的研究评估生物标志物水平的增加与破裂之间的关系。在英国的小动脉瘤试验中,报道了可替宁与后来的AAA破裂的关系[145]。这是吸烟的标志,而不是任何特定的病理生理过程。

与选择性非破裂人群相比,破裂AAA患者血浆中MMP-9水平升高[146]。与手术存活的患者相比,队列中血浆MMP-9升高4倍与30天无存活相关。MMP-9在破裂的发病机制中是否重要,或者是否仅是急性过程的标志尚不清楚。

生物标志物:总结

生物标志物将在未来增加实用性。迄今为止,还没有血源性AAA生物标志物被转化为临床实践。将来,对扩张的主动脉进行手术的决定可能由患者血清中特定蛋白或标志物的存在来指导,而不再仅仅是病变的形态。

腹主动脉瘤的药物治疗

对AAA发病机制的研究已经显著增加,大量的研究是在临床前(动物和人体组织,体外)模型上进行的。这种研究已经转化为一系列临床试验来评估限制AAA进展的策略。药物治疗不仅能限制小动脉瘤的扩大,也能减少动脉瘤病患者心血管事件的发生率,减少或消除小AAA生长的药物治疗可降低与该疾病相关的发生率和死亡率。对AAA的药物治疗的主要挑战是快速确定治疗的队列,其次是提供没有副反应的,一般无症状患者能够耐受的治疗。

AAA有3个重要特征适合于药物治疗。有廉价和准确的AAA检测方法,可以在干预之前进行长时间的监测,并且受干预的人群的预期寿命相对较长。筛查程序正在建立,90%在筛查时发现的动脉瘤低于干预阈值。动脉瘤增长率下降50%可以推迟手术,并减少相关的干预并发症[147]。

戒烟

50%的小动脉瘤患者是吸烟者[25]。吸烟是AAA最重要的可改变的危险因素。在UKSAT(英国小动脉瘤试验)中,持续吸烟预示最大主动脉直径更快增加[112]。戒烟还可能降低AAA患者发生心血管事件的风险。目前尚无试验证明戒烟对AAA生长或总死亡率的影响。然而,很明显,所有被诊断为AAA的吸烟者都应戒烟。

锻炼

应鼓励AAA患者进行积极的健康行为。在AAA动物模型中有证据表明,主动脉血流增加导致AAA扩张减少[148]。横断面成像研究显示,运动可增加AAA患者的腹主动脉血流,因此可能具有抑制AAA进展的潜力[149]。远端主动脉血流动力学条件的计算机模拟研究提示,长期静坐引起的低血压可能促进动脉瘤性疾病的发生[150]。这一现象目前已被纳入研究,该研究为针对AAA生长进行结构性锻炼的临床随机对照研究[151]。早期的结果表明,运动会降低CRP水平。这可能是降低心血管疾病发病率的替代指标。运动是否在小型AAA管理中起作用值得商榷。同样，这些项目的成本效益也难以证明。

他汀类药物治疗

他汀类药物（HMG-CoA还原酶抑制剂）通过抑制HMG-CoA还原酶来降低胆固醇水平，该酶在肝脏中胆固醇的生成中起中心作用。胆固醇水平的升高与一系列心血管疾病有关。

对他汀类药物在小AAA治疗中的作用的研究成果来自动物研究，表明包括抗内分泌特性在内的多效性因子可能限制AAA的扩展[152]。在两种AAA动物模型中，辛伐他汀可抑制动脉瘤的形成。在这两种情况下，中层弹性蛋白和血管平滑肌细胞都被保存，而胆固醇水平没有改变，表明辛伐他汀的益处与其降低胆固醇的作用无关[153,154]。所提出的有益机制包括抑制MMP-9的分泌和抑制蛋白原氨化基因。这些发现已导致人类研究长期他汀类药物治疗对AAA生长的影响。但目前没有前瞻性随机试验。然而，一系列的观察性研究已经进行了荟萃分析。最新的荟萃分析结合了超过11个研究群体的4647例有小动脉瘤的患者得出结论，他汀类药物治疗可能对预防小AAA的生长起作用，并且随着基线直径的增加可能更有益[155]。考虑到他汀类药物对血管病患者心血管的额外益处，任何前瞻性RCT都不太可能合乎伦理。

β受体阻滞剂

普萘洛尔是一种β受体阻滞剂，是成功抑制AAA动物模型发展的首选药物之一[156]。这一结果提示，降低心率和主动脉壁上的血流动力学应激可以防止AAA的形成。不幸的是，普萘洛尔治疗小AAA患者的两项大型前瞻性随机对照试验（其中只有一个报告完全）中没有出现这种现象[157]。这些试验很难招募到患者，一旦招募到，服药依从性是一个问题，随机加入普萘洛尔的患者中有42%由于副作用而停药。此外，使用SF-36生活质量工具评估身体功能、身体作用和活力，接受普萘洛尔的患者明显更差。

虽然β阻滞剂在限制动脉瘤生长方面可能没有任何作用，但有大量证据表明其在围术期有用。RCT的荟萃分析表明，在手术期间接受β受体阻滞剂的患者非致命性心肌梗死的风险降低（OR 0.6）[158]。

血管紧张素途径抑制

血管紧张素转换酶（ACE）抑制剂广泛用于治疗高血压、充血性心力衰竭和其他心血管疾病。ACE抑制剂在预防AAA发生中的作用的第一个证据来自动物研究。卡托普利、利西诺普利和依那普利已被证明可以防止AAA的发生，并减缓中层弹性蛋白的降解，而不会减弱炎症反应；这种效应与血流动力学中的任何系统性改变无关[159]。

ACE抑制剂在小AAA患者中的作用尚不清楚。对UKSAT队列进行分析后发现，服用ACE抑制剂的患者AAA生长速度比不服用药物的患者快（每年3.33mm对每年2.77mm；P=0.009）[160]。这与来自加拿大的一个大型数据库（n=15326）的证据形成对比，该数据库报告在入院前接受ACE抑制剂的患者与没有接受ACE抑制剂的患者相比，出现主动脉瘤破裂（OR 0.82，95%CI 0.74~0.90）的可能性显著降低[161]。AARDVARK试验目前正在评估ACE抑制剂对小动脉瘤生长的影响。这是一项前瞻性随机对照试验，将有小动脉瘤的患者随机分成培哚普利组、氨氯地平组或安慰剂组。这项试验将跟踪患者3年，并可能提供ACE抑制剂对小动脉瘤生长影响的更有力的证据。

抗生素

怀疑肺炎支原体可能在AAA发病中起致病作用。这是在一项流行病学研究中首次发现的，其中抗肺炎克雷伯菌抗体的存在与AAA扩大有关[162]。肺炎衣原体在AAA的壁上被发现[163]。这些发现引导出了小的RCT（由同一组执行），患者接受为期1个月的罗红霉素或安慰剂疗程。与安慰剂相比，研究治疗组的患者AAA扩张减少（每年1.56mm对每年2.75mm）[164]。这一研究受到小队列大小（n=92）的显著限制。由于衣原体滴度与抑制动脉瘤扩张没有相关性，这项研究也未能阐明这个效应的作用机制。

四环素类抗生素由于其对基质金属蛋白酶的已知抑制作用而得到广泛研究。在动物研究中，多西环素已经显示出抑制主动脉壁MMP活性、弹性蛋白降解和AAA形成[165]。对许多患者研究表明，多西环素能抑制动脉瘤组织中的基质金属蛋白酶[166]。随后进行小规模的前瞻性随机对照试验，患者随机接受15mg/d的多西环素治疗3个月，或服用安慰剂。随访期为18个月。与安慰剂相比，多西环素组AAA扩张减少（每年1.5mm对每年3.0mm；NS）[167]。目前，两项更大的RCT正在研究多西环素在小型AAA患者中的有效性，其中一项研究预计在2014年报告。

非甾体抗炎药

慢性炎症是AAA发展的关键过程。这引发了一系列关于抗炎药物对AAA影响的研究。吲哚美辛，一种非特异性环氧合酶抑制剂，在动物模型中已显示出对动脉瘤生长的抑制。这与MMP-9表达降低和弹性片层的保存有关[168]。一项体外人体研究还报道了非甾体抗氨药物（非甾体抗炎药：吲哚美辛和甲泛酸）消除了PGE2的分泌，显著降低了培养的人AAA外植体分泌IL-1β和IL-6，这与AAA生长速度的降低有关[90]。这类药物可能具有潜力，但受长期使用所产生的相当大的副作用限制。

除非有禁忌证，否则所有AAA患者都应使用阿司匹林，作为降低心血管风险的方法。阿司匹林在限制AAA进展方面还可能存在次要益处。AAA内血栓体积与最大AAA直径密切相关。这种血栓包含一种有效的炎性细胞、促炎细胞因子和蛋白水解酶的混合物。抗血小板药物，如阿司匹林，可以减少血栓的体积，从而限制AAA的进展。尽管有报道指出抗血小板药物在限制AAA进展有关，但其中的作用尚未经RCT证实[169]。鉴于小剂量阿司匹林已知的心血管益处，由于招募合适的受试者的挑战，阿司匹林用于AAA生长的前瞻性RCT不太可能。

免疫抑制

巨噬细胞、淋巴细胞和中性粒细胞通常存在于AAA壁和腔内血栓的炎症性浸润中。在动物模型中，抑制这些炎症细胞已显示出抑制AAA发展[170]。小AAA患者非选择性免疫抑制的主要挑战是恶性肿瘤和感染性疾病风险增加。

肥大细胞是AAA细胞壁中的炎性细胞类型之一。由于肥大细胞的激活导致前内源性氨化细胞因子（IL-6和IFN-γ）的释放，其可能影响AAA的发病机制。在动物模型中，使用甘油二钠（DSCG）稳定肥大细胞显著减少AAA扩大。DSCG对AAA发育的抑制作用与保留弹性层、减少肥大细胞浸润、降低MMP活性有关，提示DSCG对AAA的作用超出了肥大细胞的稳定作用，可能与抗氨作用有关[171]。

抗氧化剂

ROS氧化应激与AAA的形成相关。假设自由基清除剂可以减轻血管氧化应激并抑制AAA的形成。依达拉奉已被证明在动物模型中抑制ROS并防止AAA的形成和扩展[172]。类似地，在动物模型中，维生素E改善AAA，减少致命和非致命性主动脉破裂的复合终点[108]。

细胞内信号传导抑制剂

广泛免疫抑制的挑战已促使研究人员探索特异性细胞内信号途径抑制。在动物研究中，Rho/Rho-激酶、NF-κB和JNK通路的药理学抑制在治疗AAA实验中均起作用[173-175]。最令人兴奋的结果之一是用SP600125（一种特异的JNK抑制剂）处理已形成的AAA，导致AAA直径的明显减小和弹性层的恢复。这是首个证明AAA形成后的药理学回归的研究，表明JNK抑制可促进组织结构的修复。

其他药物治疗剂

由于女性对AAA的敏感性较低，雌激素的调节作用已被探讨。选择性雌激素受体调节剂三苯氧胺可抑制雄性大鼠AAA的形成。这与抑制MMP-9表达和中性粒细胞浸润有关[176]。

钙离子通道阻滞剂与AAA进展的抑制有关，但其机制和程度尚不清楚。硝苯地平等药物的降压作用可能与其相关，也可能通过抑制NF-κB和MMP-9活性发挥直接作用[177]。

总结

流行病学研究表明，戒烟和控制胆固醇和血压应该能够减少患AAA的人数。自然史研究表明，戒烟应该能够降低AAA的进展速度。目前尚缺乏明确的1级药物治疗证据。然而，动物和人的体外研究表明，以降低炎症和蛋白水解为目标的药物最有可能是有益的。支持他汀类药物、血管紧张素Ⅱ抑制剂和大环内酯类药物作为动脉瘤发病机制的直接抑制剂使用的数据有限。增加对患者临床、血清和基因型标志物的理解的工作可以增加对AAA进展的认识。最终，这项工作的目的是选择最有可能从早期干预中受益的患者亚组。精心设计的大型多中心随机对照试验可指导AAA的最佳药物治疗[111]。

结论

AAA是血管系统性疾病的局部表现。尽管疾病过程不同,动脉瘤发展的危险因素与动脉粥样硬化的危险因素相似,包括年龄增加、男性、吸烟和高胆固醇血症。可能有遗传因素导致发病,但疾病表型似乎受环境控制。发病机制有4个主要组成部分。有证据表明,主动脉壁结缔组织蛋白水解降解、局部氨化、生化壁应力和分子遗传关联。目前人们对AAA生长和破裂风险的新的生物标志物存在大量的兴趣,并且根据本研究,探索调节AAA生长的药理学方法。目前,这项研究尚未转化为新的诊断或治疗策略,但仍然是未来潜在的研究方向。

(向宇威 杜晓炯 杨轶 译 杨轶 审校)

参考文献

1. Johnston KW, Rutherford RB, Tilson MD. (1991). Suggested standard for reporting on arterial aneurysms. *Journal of Vascular Surgery* **13**, 444–50.
2. Norman PE, Powell JT. (2010). Site specificity of aneurysmal disease. *Circulation* **121**(4), 560–8.
3. Nordon IM, et al. (2009). Review of current theories for abdominal aortic aneurysm pathogenesis. *Vascular* **17**(5), 253–63.
4. Ashton HA, et al. (2002). The Multicentre Aneurysm Screening Study (MASS) into the effect of abdominal aortic aneurysm screening on mortality in men: a randomised controlled trial. *Lancet* **360**(9345), 1531–9.
5. Ashton HA, et al. (2007). Fifteen-year follow-up of a randomized clinical trial of ultrasonographic screening for abdominal aortic aneurysms. *British Journal of Surgery* **94**(6), 696–701.
6. Norman PE, et al. (2004). Population based randomised controlled trial on impact of screening on mortality from abdominal aortic aneurysm. *British Medical Journal* **329**(7477), 1259.
7. Lindholt JS, et al. (2005). Screening for abdominal aortic aneurysms: single centre randomised controlled trial. *British Medical Journal* **330**(7494), 750.
8. Scott RA, Bridgewater SG, Ashton HA. (2002). Randomized clinical trial of screening for abdominal aortic aneurysm in women. *British Journal of Surgery* **89**(3), 283–5.
9. Norman PE, Powell JT. (2007). Abdominal aortic aneurysm: the prognosis in women is worse than in men. *Circulation* **115**(22), 2865–9.
10. Forsdahl SH, et al. (2009). Risk factors for abdominal aortic aneurysms: a 7-year prospective study: the Tromso Study, 1994-2001. *Circulation* **119**(16), 2202–8.
11. Vardulaki KA, et al. (2000). Quantifying the risks of hypertension, age, sex and smoking in patients with abdominal aortic aneurysm. *British Journal of Surgery* **87**(2), 195–200.
12. Lederle FA, et al. (2000). Yield of repeated screening for abdominal aortic aneurysm after a 4-year interval. Aneurysm Detection and Management Veterans Affairs Cooperative Study Investigators. *Archives of Internal Medicine* **160**(8), 1117–21.
13. Salem MK, et al. (2009). Should Asian men be included in abdominal aortic aneurysm screening programmes? *European Journal of Vascular and Endovascular Surgery* **38**(6), 748–9.
14. Blanchard JF. (1999). Epidemiology of abdominal aortic aneurysms. *Epidemiologic Reviews* **21**(2), 207–21.
15. Acosta S. et al. (2006). Increasing incidence of ruptured abdominal aortic aneurysm: a population-based study. *Journal of Vascular Surgery* **44**(2), 237–43.
16. Conway AM, et al. (2012). First-year results of a national abdominal aortic aneurysm screening programme in a single centre. *British Journal of Surgery* **99**(1), 73–7.
17. Darwood R, et al. (2012). Twenty-year review of abdominal aortic aneurysm screening in men in the county of Gloucestershire, United Kingdom. *Journal of Vascular Surgery* **56**(1), 8–13.
18. Choke E, et al. (2012). Changing epidemiology of abdominal aortic aneurysms in England and Wales: older and more benign? *Circulation* **125**(13), 1617–25.
19. Nordon IM, et al. (2011). Pathophysiology and epidemiology of abdominal aortic aneurysms. *Nature Reviews: Cardiology* **8**(2), 92–102.
20. LaMorte WW, Scott TE, Menzoian JO. (1995). Racial differences in the incidence of femoral bypass and abdominal aortic aneurysmectomy in Massachusetts: relationship to cardiovascular risk factors. *Journal of Vascular Surgery* **21**(3), 422–31.
21. Spark JI, et al. (2001). Epidemiology of abdominal aortic aneurysms in the Asian community. *British Journal of Surgery* **88**(3), 382–4.
22. Blanchard JF, Armenian HK, Friesen PP. (2000). Risk factors for abdominal aortic aneurysm: results from a case-control study. *American Journal of Epidemiology* **151**(6), 575–3.
23. Clifton MA. (1977). Familial abdominal aortic aneurysms. *British Journal of Surgery* **64**(11), 765–6.
24. Larsson E, et al. (2009). A population-based case-control study of the familial risk of abdominal aortic aneurysm. *Journal of Vascular Surgery* **49**(1), 47–51.
25. Lederle FA, Nelson DB, Joseph AM. (2003). Smokers' relative risk for aortic aneurysm compared with other smoking-related diseases: a systematic review. *Journal of Vascular Surgery* **38**(2), 329–34.
26. Wilmink TB, Quick C, Day NE. (1999). The association between cigarette smoking and abdominal aortic aneurysms. *Journal of Vascular Surgery* **30**(6), 1099–105.
27. Wong DR, Willett WC, Rimm EB. (2007). Smoking, hypertension, alcohol consumption, and risk of abdominal aortic aneurysm in men. *American Journal of Epidemiology* **165**(7), 838–45.
28. Forsdahl SH, et al. (2009). Risk factors for abdominal aortic aneurysms, a 7-year prospective study: the Tromso study, 1994-2001. *Circulation* **119**, 2202–8.
29. MacSweeney ST, et al. (1994). Smoking and the growth rate of small abdominal aortic aneurysms. *Lancet* **344**, 319–21.
30. MacSweeney ST, Powell JT, Greenhalgh RM. (1994). Pathogenesis of abdominal aortic aneurysm. *British Journal of Surgery* **81**(7), 935–41.
31. Knuutinen A, et al. (2002). Smoking affects collagen synthesis and extracellular matrix turnover in human skin. *British Journal of Dermatology* **146**(4), 588–94.
32. Kakafika AI, Mikhailidis DP. (2007). Smoking and aortic diseases. *Circulation Journal* **71**(8), 1173–80.
33. Iribarren C, et al. (2007). Traditional and novel risk factors for clinically diagnosed abdominal aortic aneurysm: The kaiser Multiphasic Health Check-up Cohort Study. *Annals of Epidemiology* **17**, 669–78.
34. Pleumeekers HJ, et al. (1995). Aneurysms of the abdominal aorta in older adults: the Rotterdam study. *American Journal of Epidemiology* **142**, 1291–9.
35. Schouten O, et al. (2006). Statins are associated with a reduced infrarenal abdominal aortic aneurysm growth. *European Journal of Vascular and Endovascular Surgery* **32**(1), 21–6.
36. Brown LC, Powell JT. (1999). Risk factors for aneurysm rupture in patients kept under ultrasound surveillance. *Annals of Surgery* **230**(3), 289–97.
37. Gadowski GR, et al. (1993). Hypertension accelerates the growth of experimental aortic aneurysms. *Journal of Surgical Research* **54**(5), 431–6.
38. Lederle FA, Johnson GR, Wilson SE. (1997). Prevalence and association of abdominal aortic aneurysm detected through screening: Aneurysm Detection and Management (ADAM) Veterans affairs cooperative study group. *Annals of Internal Medicine* **126**, 441–9.
39. Shantikumar S, et al. (2010). Diabetes and abdominal aortic aneurysm. *European Journal of Vascular and Endovascular Surgery* **39**(2), 200–7.
40. Golledge J, et al. (2008). Reduced expansion rate of abdominal aortic

aneurysms in patients with diabetes may be related to aberrant monocyte-matrix interactions. *European Heart Journal* **29**, 665–72.
41. Norman PE, et al. (2007). Matrix biology of abdominal aortic aneurysms in diabetes: mechanisms underlying the negative association. *Connective Tissue Research* **48**(3), 125–31.
42. Astrand H, et al. (2007). Reduced aortic wall stress in diabetes mellitus. *European Journal of Vascular and Endovascular Surgery* **33**(5), 592–8.
43. Golledge J, et al. (2007). Obesity, adipokines, and abdominal aortic aneurysm; Health in Men study. *Circulation* **116**, 2275–9.
44. Long A, et al. (2010). Prevalence of abdominal aortic aneurysm and large infrarenal aorta in patients with acute coronary syndrome and proven carotid stenosis: a prospective monocentre study. *Annals of Vascular Surgery* **24**(5), 602–8.
45. Badger SA, et al. (2008). Risk factors for abdominal aortic aneurysm and the influence of social deprivation. *Angiology* **59**(5), 559–66.
46. The UK small aneurysm trial participants. (1998). Mortality results for randomised controlled trial of early elective surgery or ultrasonographic surveillance for small abdominal aortic aneurysms. *Lancet* **9141**, 1649–55.
47. Lederle FA, et al. (2002). Rupture rate of large abdominal aortic aneurysms in patients refusing or unfit for elective repair. *Journal of the American Medical Association* **287**(22), 2968–72.
48. Thompson AR, et al. (2010). Growth rates of small abdominal aortic aneurysms correlate with clinical events. *British Journal of Surgery* **97**(1), 37–44.
49. Taylor BV, Kalman PG. (1999). Saccular aortic aneurysms. *Annals of Vascular Surgery* **13**(6), 555–9.
50. Swanson RJ, et al. (1980). Laparotomy as a precipitating factor in the rupture of intra-abdominal aneurysms. *Archives of Surgery* **115**(3), 299–304.
51. Durham SJ, et al. (1991). Probability of rupture of an abdominal aortic aneurysm after an unrelated operative procedure: a prospective study. *Journal of Vascular Surgery* **13**(2), 248–51; discussion 251–2.
52. Wahlgren CM, et al. (2010). Genetic and environmental contributions to abdominal aortic aneurysm development in a twin population. *Journal of Vascular Surgery* **51**(1), 3–8.
53. Bown M, the Aneurysm Consortium (2008). Genome wide association studies: Identifying the genes that determine the risk of abdominal aortic aneurysm. *European Journal of Vascular and Endovascular Surgery* **36**, 395–6.
54. Thompson AR, et al. (2008). Candidate gene association studies in abdominal aortic aneurysm disease: a review and meta-analysis. *European Journal of Vascular and Endovascular Surgery* **35**(1), 19–30.
55. Gretarsdottir S, et al. (2010). Genome-wide association study identifies a sequence variant within the DAB2IP gene conferring susceptibility to abdominal aortic aneurysm. *Nature Genetics* **42**(8), 692–7.
56. Bown, M.J., et al., Abdominal aortic aneurysm is associated with a variant in low-density lipoprotein receptor-related protein 1. Am J Hum Genet, 2011. **89**(5), 619–27.
57. Helgadottir, A., et al., The same sequence variant on 9p21 associates with myocardial infarction, abdominal aortic aneurysm and intracranial aneurysm. *Nature Genetics* 2008. **40**(2), 217–24.
58. Biros E, et al. (2010). Association of an allele on chromosome 9 and abdominal aortic aneurysm. *Atherosclerosis* **212**(2), 539–42.
59. Newman KM, et al. (1994). Cytokines that activate proteolysis are increased in abdominal aortic aneurysms. *Circulation* **90**(5 Pt 2), II224–7.
60. Powell JT. (2007). Remodelling and AAA. In: Fitridge R, Thompson MM (Eds) *Mechanisms of Vascular Disease*, pp. 226–34. Cambridge University Press: Cambridge.
61. Ailawadi G, Eliason JL, Upchurch GRJr. (2003). Current concepts in the pathogenesis of abdominal aortic aneurysm. *Journal of Vascular Surgery* **38**(3), 584–8.
62. Patel MI, Hardman DTA, Fisher CM. (1995). Current views on the pathogenesis of abdominal aortic aneurysms. *Journal of the American College of Surgeons* **185**, 371–82.
63. Bendeck MP, Keeley FW, Langille BL. (1994). Perinatal accumulation of arterial wall constituents: relation to hemodynamic changes at birth. *American Journal of Physiology* **267**(6 Pt 2), H2268–79.
64. Zatina MA, et al. (1984). Role of medial lamellar architecture in the pathogenesis of aortic aneurysms. *Journal of Vascular Surgery* **1**, 442–8.
65. He CM, Roach MR. (1994). The composition and mechanical properties of abdominal aortic aneurysms. *Journal of Vascular Surgery* **20**, 6–13.
66. Wolinsky H, Glagov S. (1967). Nature of species differences in the medial distribution of aortic vasa vasorum in mammals. *Circulation Research* **20**(4), 409–21.
67. Anidjar S, Kieffer E. (1992). Pathogenesis of acquired aneurysms of the abdominal aorta. *Annals of Vascular Surgery* **6**(3), 298–305.
68. Kazi M, et al. (2003). Influence of intraluminal thrombus on structural and cellular composition of abdominal aortic aneurysm wall. *Journal of Vascular Surgery* **38**, 1283–92.
69. Lanne T, et al. (1994). Differences in mechanical properties of the common carotid artery and abdominal aorta in healthy males. *Journal of Vascular Surgery* **20**(2), 218–25.
70. Laustsen J, et al. (1995). Dynamic quantification, visualisation and animation of blood velocities and flow in infra-renal aortic aneurysms in-vivo by three dimensional MR phase velocity encoding. *European Journal of Vascular and Endovascular Surgery* **9**, 383–8.
71. Gosling RG, et al. (1971). The area ratio of normal aortic junctions. Aortic configuration and pulse-wave reflection. *British Journal of Radiology* **44**, 850–3.
72. McDonald DA. (1968). Regional pulse-wave velocity in the arterial tree. *Journal of Applied Physiology* **24**(1), 73–8.
73. Dobrin PB, Schwarcz TH, Baker WH. (1988). Mechanisms of arterial and aneurysmal tortuosity. *Surgery* **104**(3), 568–71.
74. Cameron JD, et al. (2003). The aging of elastic and muscular arteries. *Diabetes Care* **26**, 2133–8.
75. Vollmar JF, et al. (1989). Aortic aneurysms as late sequalae of above-knee amputation. *Lancet* **ii**, 834–5.
76. Yeung JJ, et al. (2006). Aortoiliac hemodynamic and morphologc adaptation to chronic spinal cord injury. *Journal of Vascular Surgery* **44**(6), 1254–65.
77. Cunningham KS, Gotlieb AI. (2005). The role of shear stress in the pathogenesis of atherosclerosis. *Laboratory Investigation* **85**, 9–23.
78. Satta J, Laurila A, Paakko P. (1998). Chronic inflammation and elastin degradation in abdominal aortic aneurysm disease: an immunohistochemical and electron microscopic study. *European Journal of Vascular and Endovascular Surgery* **15**(4), 313–19.
79. Dobrin PB, et al. (1996). Inflammatory aspects of experimental aneurysms. Effect of meythylprednisolone and cyclosporine. *Annals of the New York Academy of Science* **800**(1), 74–88.
80. Minion DJ, et al. (1994). Elastin is increased in abdominal aortic aneurysms. *Journal of Surgical Research* **57**(4), 443–6.
81. Daugherty A, Cassis LA. (2002). Mechanisms of abdominal aortic aneurysm formation. *Current Atherosclerosis Reports* **4**(3), 222–7.
82. Goodall S, et al. (2001). Ubiquitous elevation of matrix metalloproteinase-2 expression in the vasculature of patients with abdominal aneurysms. *Circulation* **104**(3), 304–9.
83. McMillan WD, Pearce WH. (1999). Increased plasma levels of metalloproteinase-9 are associated with abdominal aortic aneurysms. *Journal of Vascular Surgery* **29**(1), 122–7; discussion 127–9.
84. Wilson WR, et al. (2006). Matrix metalloproteinase-8 and -9 are increased at the site of abdominal aortic aneurysm rupture. *Circulation* **113**(3), 438–45.
85. Meilhac O, et al. (2003). Pericellular plasmin induces smooth muscle cell anoikis. *FASEB Journal* **17**(10), 1301–3.
86. Lindholt JS, Erlandsen EJ, Henneberg EW. (2001). Cystatin C deficiency is associated with the progression of small abdominal aortic aneurysms. *British Journal of Surgery* **88**(11), 1472–5.
87. Eriksson P, et al. (2004). Genetic approach to the role of cysteine proteases in the expansion of abdominal aortic aneurysms. *British Journal of Surgery* **91**(1), 86–9.
88. Koch AE, et al. (1990). Human abdominal aortic aneurysms. Immunophenotypic analysis suggesting an immune-mediated response. *American Journal of Pathology* **137**(5), 1199–213.
89. Holmes DR, et al. (1996). Indomethacin prevents elastase-induced abdominal aortic aneurysms in the rat. *Journal of Surgical Research* **63**(1), 305–9.
90. Walton LJ, et al. (1999). Inhibition of prostaglandin E2 synthesis in abdominal aortic aneurysms: implications for smooth muscle cell viability, inflammatory processes, and the expansion of abdominal aortic aneurysms. *Circulation* **100**(1), 48–54.
91. Gregory AK, et al. (1996). Features of autoimmunity in the abdominal aortic aneurysm. *Archives of Surgery* **131**(1), 85–8.
92. Hirose H, Tilson MD. (2001). Abdominal aortic aneurysm as an autoimmune disease. *Annals of the New York Academy of Science* **947**, 416–18.

93. Brophy CM, et al. (1991). The role of inflammation in nonspecific abdominal aortic aneurysm disease. *Annals of Vascular Surgery* **5**, 229–33.
94. Pearce WH, Koch AE. (1996). Cellular components and features of immune response in abdominal aortic aneurysms. *Annals of the New York Academy of Science* **800**, 175–85.
95. Lenk GM, et al. (2007). Whole genome expression profiling reveals a significant role for immune function in human abdominal aortic aneurysms. *BMC Genomics* **8**, 237.
96. Lawrence DM, et al. (2004). Rapamycin suppresses experimental aortic aneurysm growth. *Journal of Vascular Surgery* **40**, 334–8.
97. Dobrin PB, et al. (1996). Inflammatory aspects of experimental aneurysms: effect of methylprednisolone and cyclosporine. *Annals of the New York Academy of Science* **800**, 74–88.
98. Hirose H, et al. (1998). Genetic risk factor for abdominal aortic aneurysm: NLA-DR2(15), a Japanese study. *Journal of Vascular Surgery* **27**(3), 500–3.
99. Platsoucas CD, et al. (2006). Abdominal aortic aneurysm is a specific antigen-driven T cell disease. *Annals of the New York Academy of Science* **1085**, 224–35.
100. Kuivaniemi H, Platsoucas CD, Tilson MD3rd. (2008). Aortic aneurysms: an immune disease with a strong genetic component. *Circulation* **117**(2), 242–52.
101. Axisa B, et al. (2002). Prospective, randomised, double-blind trial investigating the effect of doxycycline on matrix metalloproteinase expression within atherosclerotic carotid plaques. *Stroke* **33**, 2858–64.
102. Baxter BT, et al. (2002). Prolonged administration of doxycyline in patients with small abdominal aortic aneurysms: Report of a prospective (phase 2) multicentre study. *Journal of Vascular Surgery* **36**(1), 1–12.
103. McCormick ML, Gavrila D, Weintraub NL. (2007). Role of oxidative stress in the pathogenesis of abdominal aortic aneurysms. *Arteriosclerosis, Thrombosis, and Vascular Biology* **27**(3), 461–9.
104. Freestone T, et al. (1995). Inflammation and matrix metalloproteinases in the enlarging abdominal aortic aneurysm. *Arteriosclerosis, Thrombosis, and Vascular Biology* **15**(8), 1145–51.
105. Alexander JJ. (2004). The pathobiology of aortic aneurysms. *Journal of Surgical Research* **117**(1), 163–75.
106. Rajagopalan S, et al. (1996). Reactive oxygen species produced by macrophage-derived foam cells regulate the activity of vascular matrix metalloproteinases in vitro. Implications for atherosclerotic plaque stability. *Journal of Clinical Investigation* **98**(11), 2572–9.
107. Satoh K, et al. (2009). Cyclophilin A enhances vascular oxidative stress and the development of angiotensin II-induced aortic aneurysms. *Nature Medicine* **15**(6), 649–57.
108. Gavrila D, et al. (2005). Vitamin E inhibits abdominal aortic aneurysm formation in angiotensin II-infused apolipoprotein E-deficient mice. *Arteriosclerosis, Thrombosis, and Vascular Biology* **25**(8), 1671–7.
109. Vardulaki KA, et al. (1998). Growth rates and risk of rupture of abdominal aortic aneurysms. *British Journal of Surgery* **85**(12), 1674–80.
110. Scott RA, et al. (1998). Abdominal aortic aneurysm rupture rates: a 7-year follow-up of the entire abdominal aortic aneurysm population detected by screening. *Journal of Vascular Surgery* **28**(1), 124–8.
111. Golledge J, et al. (2006). Abdominal aortic aneurysm: pathogenesis and implications for management. *Arteriosclerosis, Thrombosis, and Vascular Biology* **26**(12), 2605–13.
112. Brady AR, et al. (2004). Abdominal aortic aneurysm expansion: risk factors and time intervals for surveillance. *Circulation* **110**(1), 16–21.
113. Lederle FA, et al. (1995). Variability in measurement of abdominal aortic aneurysms. Abdominal Aortic Aneurysm Detection and Management Veterans Administration Cooperative Study Group. *Journal of Vascular Surgery* **21**(6), 945–52.
114. Powell JT, et al. (2011). Systematic review and meta-analysis of growth rates of small abdominal aortic aneurysms. *British Journal of Surgery* **98**(5), 609–18.
115. Sweeting MJ, et al. (2012). Meta-analysis of individual patient data to examine factors affecting growth and rupture of small abdominal aortic aneurysms. *British Journal of Surgery* **99**(5), 655–65.
116. Parr A, et al. (2011). Thrombus volume is associated with cardiovascular events and aneurysm growth in patients who have abdominal aortic aneurysms. *Journal of Vascular Surgery* **53**(1), 28–35.
117. Batt M, et al. (1999). Late survival after abdominal aortic aneurysm repair. *European Journal of Vascular and Endovascular Surgery* **17**(4), 338–42.
118. Cho JS, et al. (1998). Long-term survival and late complications after repair of ruptured abdominal aortic aneurysms. *Journal of Vascular Surgery* **27**(5), 813–19; discussion 819–20.
119. Koskas F, Kieffer E. (1997). Long-term survival after elective repair of infrarenal abdominal aortic aneurysm: results of a prospective multicentric study. Association for Academic Research in Vascular Surgery (AURC). *Annals of Vascular Surgery* **11**(5), 473–81.
120. Schlosser FJ, et al. (2010). Mortality after elective abdominal aortic aneurysm repair. *Annals of Surgery* **251**(1), 158–64.
121. Satta J, Laara E, Juvonen T. (1996). Intraluminal thrombus predicts rupture of an abdominal aortic aneurysm. *Journal of Vascular Surgery* **23**(4), 737–9.
122. Houard X, et al. (2007). Topology of the fibrinolytic system within the mural thrombus of human abdominal aortic aneurysms. *Journal of Pathology* **212**(1), 20–8.
123. Michel JB, et al. (2011). Novel aspects of the pathogenesis of aneurysms of the abdominal aorta in humans. *Cardiovascular Research* **90**(1), 18–27.
124. Touat Z, et al. (2006). Renewal of mural thrombus releases plasma markers and is involved in aortic abdominal aneurysm evolution. *American Journal of Pathology* **168**(3), 1022–30.
125. Fontaine V, et al. (2004). Role of leukocyte elastase in preventing cellular re-colonization of the mural thrombus. *American Journal of Pathology* **164**(6), 2077–87.
126. Thompson RW, Liao S, Curci JA. (1997). Vascular smooth muscle cell apoptosis in abdominal aortic aneurysms. *Coronary Artery Disease* **8**(10), 623–31.
127. Henderson EL, et al. (1999). Death of smooth muscle cells and expression of mediators of apoptosis by T lymphocytes in human abdominal aortic aneurysms. *Circulation* **99**(1), 96–104.
128. Fox N, Growdon JH. (2004). Biomarkers and surrogates. *Neuro Rx* **1**, 181.
129. Eugster T, et al. (2005). Aminoterminal propeptide of type III procollagen and matrix metalloproteinases-2 and -9 failed to serve as serum markers for abdominal aortic aneurysm. *European Journal of Vascular and Endovascular Surgery* **29**(4), 378–82.
130. Zweers MC, et al. (2006). Abdominal aortic aneurysm is associated with high serum levels of tenascin-X and decreased aneurysmal tissue tenascin-X. *Circulation* **113**(13), 1702–7.
131. Lindholt JS, et al. (1997). Serum elastin peptides as a predictor of expansion of small abdominal aortic aneurysms. *European Journal of Vascular and Endovascular Surgery* **14**(1), 12–16.
132. Lindholt JS, et al. (2001). Serum elastin peptides in the preoperative evaluation of abdominal aortic aneurysms. *European Journal of Vascular and Endovascular Surgery* **22**(6), 546–50.
133. Lindholt JS, et al. (2000). The plasma level of matrix metalloproteinase 9 may predict the natural history of small abdominal aortic aneurysms. A preliminary study. *European Journal of Vascular and Endovascular Surgery* **20**, 281–5.
134. McMillan WD, Pearce WH. (1999). Increased levels of metalloproteinase-9 are associated with abdominal aortic aneurysms. *Journal of Vascular Surgery* **29**(2), 122–7.
135. Takagi H, et al. (2009). Circulating matrix metalloproteinase-9 concentrations and abdominal aortic aneurysm presence: a meta-analysis. *Interactive Cardiovascular and Thoracic Sugery* **9**(3), 437–40.
136. Vega de Ceniga M, et al. (2009). Search for serum biomarkers associated with abdominal aortic aneurysm growth—pilot study. *European Journal of Vascular and Endovascular Surgery* **37**(3), 297–9.
137. Lindholt JS, et al. (2003). Systemic levels of Cotinine and Elastase, but not pulmonary function, are associated with the progression of small abdomonal aortic aneurysms *European Journal of Vascular and Endovascular Surgery* **26**, 418–22.
138. Al-Barjas HS, et al. (2006). Raised plasma fibrinogen concentration in patients with abdominal aortic aortic aneurysm. *Angiology* **57**(5), 607–14.
139. Golledge J, et al. (2011). Evaluation of the diagnostic and prognostic value of plasma D-dimer for abdominal aortic aneurysm. *European Heart Journal* **32**(3), 354–64.
140. Moroz P, Le MT, Norman PE. (2007). Homocysteine and abdominal aortic aneurysms. *Australian and New Zealand Journal of Surgery* **77**(5), 329–32.
141. Norman PE, et al. (2004). C-reactive protein levels and the expansion of screen detected abdominal aortic aneurysms in men. *Circulation* **110**(7), 862–6.
142. Rohde LE, et al. (1999). Plasma concentrations of interleukin-6 and

abdominal aortic diameter among subjects without aortic dilatation *Arteriosclerosis, Thrombosis, and Vascular Biology* **19**(7), 1695–9.

143. Golledge J, et al. (2007). Association between osteopontin and human abdominal aortic aneurysm. *Arteriosclerosis, Thrombosis, and Vascular Biology* **27**(3), 655–60.
144. Moran CS, et al. (2005.) Association of osteoprotegerin with human abdominal aortic aneurysm progression. *Circulation* **111**(23), 3119–25.
145. The UK Small Aneurysm Trial Participants. (2000). Smoking, lung function and the prognosis of abdominal aortic aneurysm. *European Journal of Vascular and Endovascular Surgery* **19**, 636–42.
146. Wilson WRW, et al. (2008). Elevated plasma MMP1 and MMP9 are associated with abdominal aortic aneurysm rupture. *European Journal of Vascular and Endovascular Surgery* **35**(5), 580–4.
147. Golledge J, Norman PE. (2011). Current status of medical management for abdominal aortic aneurysm. *Atherosclerosis* **217**(1), 57–63.
148. Nakahashi TK, et al. (2002). Flow loading induces macrophage antioxidative gene expression in experimental aneurysms. *Arteriosclerosis, Thrombosis, and Vascular Biology* **22**(12), 2017–22.
149. Tenforde AS, et al. (2010). Quantifying in vivo hemodynamic response to exercise in patients with intermittent claudication and abdominal aortic aneurysms using cine phase-contrast MRI. *Journal of Magnetic Resonance Imaging* **31**(2), 425–9.
150. Yeung JJ, et al. (2006). Aortoiliac hemodynamic and morphologic adaptation to chronic spinal cord injury. *Journal of Vascular Surgery* **44**(6), 1254–65.
151. Myers JN, et al. (2010). Effects of exercise training in patients with abdominal aortic aneurysm: preliminary results from a randomized trial. *Journal of Cardiopulmonary Rehabilitation and Prevention* **30**(6), 374–83.
152. Golledge J, et al. (2010). Efficacy of simvastatin in reducing aortic dilatation in mouse models of abdominal aortic aneurysm. *Cardiovascular Drugs and Therapy* **24**(5–6), 373–8.
153. Steinmetz EF, et al. (2005). Treatment with simvastatin suppresses the development of experimental abdominal aortic aneurysms in normal and hypercholesterolemic mice. *Annals of Surgery* **241**(1), 92–101.
154. Kalyanasundaram A, et al. (2006). Simvastatin suppresses experimental aortic aneurysm expansion. *Journal of Vascular Surgery* **43**(1), 117–24.
155. Takagi H, et al. (2012). Effects of statin therapy on abdominal aortic aneurysm growth: a meta-analysis and meta-regression of observational comparative studies. *European Journal of Vascular and Endovascular Surgery* **44**(3), 287–92.
156. Brophy C, Tilson JE, Tilson MD. (1988). Propranolol delays the formation of aneurysms in the male blotchy mouse. *Journal of Surgical Research* **44**(6), 687–9.
157. Propranolol Aneurysm Trial Investigators. (2002). Propranolol for small abdominal aortic aneurysms: results of a randomized trial. *Journal of Vascular Surgery* **35**(1), 72–9.
158. Bangalore S, et al. (2008). Perioperative beta blockers in patients having non-cardiac surgery: a meta-analysis. *Lancet* **372**(9654), 1962–76.
159. Liao S, et al. (2001). Suppression of experimental abdominal aortic aneurysms in the rat by treatment with angiotensin-converting enzyme inhibitors. *Journal of Vascular Surgery* **33**(5), 1057–64.
160. Sweeting MJ, et al. (2010). Use of angiotensin converting enzyme inhibitors is associated with increased growth rate of abdominal aortic aneurysms. *Journal of Vascular Surgery* **52**(1), 1–4.
161. Hackam DG, Thiruchelvam D, Redelmeier DA. (2006). Angiotensin-converting enzyme inhibitors and aortic rupture: a population-based case-control study. *Lancet* **368**(9536), 659–65.
162. Lindholt JS, et al. (1999). Immunoglobulin A antibodies against Chlamydia pneumoniae are associated with expansion of abdominal aortic aneurysm. *British Journal of Surgery* **86**(5), 634–8.
163. Lindholt JS, Ashton HA, Scott RA. (2001). Indicators of infection with Chlamydia pneumoniae are associated with expansion of abdominal aortic aneurysms. *Journal of Vascular Surgery* **34**(2), 212–15.
164. Vammen S, et al. (2001). Randomized double-blind controlled trial of roxithromycin for prevention of abdominal aortic aneurysm expansion. *British Journal of Surgery* **88**(8), 1066–72.
165. Petrinec D, et al. (1996). Suppression of experimental aneurysmal degeneration with chemically modified tetracycline derivatives. *Annals of the New York Academy of Science* **800**, 263–5.
166. Baxter BT, et al. (2002). Prolonged administration of doxycycline in patients with small asymptomatic abdominal aortic aneurysms: report of a prospective (Phase II) multicenter study. *Journal of Vascular Surgery* **36**(1), 1–12.
167. Mosorin M, et al. (2001). Use of doxycycline to decrease the growth rate of abdominal aortic aneurysms: a randomized, double-blind, placebo-controlled pilot study. *Journal of Vascular Surgery* **34**(4), 606–10.
168. Miralles M, et al. (1999). Indomethacin inhibits expansion of experimental aortic aneurysms via inhibition of the cox2 isoform of cyclooxygenase. *Journal of Vascular Surgery* **29**(5), 884–92; discussion 892–3.
169. Lindholt JS, et al. (2008). Low-dose aspirin may prevent growth and later surgical repair of medium-sized abdominal aortic aneurysms. *Vascular and Endovascular Surgery* **42**(4), 329–34.
170. Pagano MB, et al. (2009). Complement-dependent neutrophil recruitment is critical for the development of elastase-induced abdominal aortic aneurysm. *Circulation* **119**(13), 1805–13.
171. Sun J, et al. (2007). Mast cells modulate the pathogenesis of elastase-induced abdominal aortic aneurysms in mice. *Journal of Clinical Investigation* **117**(11), 3359–68.
172. Morimoto K, et al. (2012). Free-radical scavenger edaravone inhibits both formation and development of abdominal aortic aneurysm in rats. *Journal of Vascular Surgery* **55**(6), 1749–58.
173. Yoshimura K, et al. (2005). Regression of abdominal aortic aneurysm by inhibition of c-Jun N-terminal kinase. *Nature Medicine* **11**(12), 1330–8.
174. Wang YX, et al. (2005). Fasudil, a Rho-kinase inhibitor, attenuates angiotensin II-induced abdominal aortic aneurysm in apolipoprotein E-deficient mice by inhibiting apoptosis and proteolysis. *Circulation* **111**(17), 2219–26.
175. Parodi FE, et al. (2005). Suppression of experimental abdominal aortic aneurysms in mice by treatment with pyrrolidine dithiocarbamate, an antioxidant inhibitor of nuclear factor-kappaB. *Journal of Vascular Surgery* **41**(3), 479–89.
176. Grigoryants V, et al. (2005). Tamoxifen up-regulates catalase production, inhibits vessel wall neutrophil infiltration, and attenuates development of experimental abdominal aortic aneurysms. *Journal of Vascular Surgery* **41**(1), 108–14.
177. Tomita N, et al. (2008). Inhibition of experimental abdominal aortic aneurysm progression by nifedipine. *International Journal of Molecular Medicine* **21**(2), 239–44.

第47章

腹主动脉瘤筛查

Jonothan Earnshaw

腹主动脉瘤筛查简介

虽然血管外科医师的专业化程度在不断进展，急诊的血管内修复术也逐渐成熟，但是在过去的数十年里AAA破裂的死亡率却依然居高不下[1]。虽然更加丰富的诊断技术，如CT和超声，增加了疾病的偶然发现率，但是同样的，在过去的数十年中，AAA破裂的死亡率也几乎没有改变。动脉瘤破裂导致死亡的患者大多数是发病之前未被发现、诊断的个体。而这则是推动动脉瘤破裂前筛查发现工作的最根本原因，即在AAA是可以治疗，破裂是可以预防的阶段发现动脉瘤的存在。然而，20多年来都不曾停歇的关于乳腺筛查的持续争议提示所有的筛查方案都会带来伤害[2]。因此，在决定推行任何人群筛查方案前都需要进行详尽的考量。

筛查原则

WHO已经定义了筛查适用于何种情形[3]。以下章节描述了AAA的筛查如何符合这一定义。利用1990年开始的实验数据，英国国家筛查委员会(NSC)收集了关于AAA筛查的潜在好处的信息。当然，这些信息稍显陈旧。

1.这应该是严重的健康问题。20世纪90年代，英格兰和威尔士每年有6000~8000人因AAA破裂导致死亡，这是老年男性的常见死亡原因之一[4]。

2.应该了解自然病史。引起动脉瘤扩张的退行性过程现在已经被了解。AAA最常见于65岁以上的男性(平均破裂年龄为75岁)，尤其是有其他动脉粥样硬化疾病的男性患者和吸烟者[5]。

3.应该有一个早期或者潜在的阶段。主动脉瘤需要很多年才能发展到有显著破裂风险的水平[6]。

4.早期治疗要比后期治疗更有益。AAA破裂的死亡率约为85%，因为许多患者在到达医院之前死亡。对于能活着到医院接受治疗的患者来说，死亡率保持在50%左右[1]。择期AAA修复术围术期死亡率在大多数血管外科中心可以低至2%~5%。择期治疗后的患者发生远期AAA破裂的风险极低。

5.应该有一种合适的检查手段。AAA很容易通过腹部超声成像诊断，这是无痛并且无风险的，而且假阳性率和假阴性率都很低。

6.检查应为大众所接受。初步研究表明，如果收到邮件邀请，70%~80%的65岁男性将参加动脉瘤筛查[7]。

7.每隔一段时间就应进行重复筛查。65岁时进行一次腹部超声扫描可以发现明显的动脉瘤并适时干预[8]。中小直径的AAA患者进入监测项目，在AAA直径达到5.5cm之前，监测随访和早期干预都很安全[9]。

8.医院应该有诊断及治疗手段。AAA的诊疗在血管外科进行，这是其中一种常见血管手术，提高血管外科的AAA择期手术量可降低该单位的并发症发生率和死亡率[10,11]。

9.带来伤害的概率应小于获益的概率。在已经发表的随机试验荟萃分析中，每筛查238名男性，即可预防未来10年中1人死于AAA破裂[12]。

10.筛查应是具有成本效益的。最近的理论模型研究表明，即使AAA的患病率降至1%，筛查仍然将是有效益的[13]。

可见AAA是适合进行筛查的一种疾病。早期检测无症状的AAA时应当选择人群筛查,对每个人都进行一次扫描,或者邀请特定的高危人群进行定点筛查。几乎所有的AAA破裂都发生于65岁以上男性,因此,这将是一个理想的目标群体。最高危的是患有动脉粥样硬化疾病、既往吸烟或者有AAA家族史的男性。邀请一组高风险男性进行筛查将出现较高的AAA患病率,并能够大量诊断。当然,如果对整个男性人群进行筛查,65岁以上男性中AAA检出率最高。对于无法进行人群筛查的临床医生,合适的选择包括:针对高血压和吸烟的男性筛查;对所有就诊患者筛查(机会主义筛查);对有很强家族史的人进行筛查(AAA患者的一级亲属,尤其是其亲属在65岁以下就发现AAA)[14,15]

支持腹主动脉瘤筛查的证据

如果要让AAA的人群筛查的潜在优势变得明显,就需要一个坚实的证据基础。在英国,国家安全委员会向英国卫生部(DH)建议投资全国人口筛查项目之前,需要进行大规模随机临床试验和试点研究。20世纪90年代,一项名为多中心动脉瘤筛查研究(MASS)的大型随机筛查试验招募了近70 000人[16]。澳大利亚和丹麦也进行了类似但规模较小的试验[17,18]。最终的MASS试验在随机分组13年后报告结果,并显示AAA相关死亡率降低了近50%。而全因死亡率的变动很小(框47.1)[19]。对所有现有研究的荟萃分析显示,65~74岁男性单次超声扫描降低了AAA相关死亡率:OR值0.55;95% CI为0.3~0.86;需筛查人数为238。研究还显示,其全因死亡率降低(OR值0.98;95%CI 0.96~1.0;需筛查人数为217)[12]。在大规模试验中进行的成本效益分析表明,筛查对65~74岁的男性有效,AAA患病率为4.97%,增加成本效益比(ICER)为每治愈1例,年增加7600英镑[16]。

1990年在格洛斯特郡开始了一项早期的AAA筛查试验[7]。65岁男性在生日时被邀请进行一次腹部超声扫描。先前在格洛斯特郡进行的一项小型试验发现,大多数65岁男性的主动脉直径为2.5cm或以下[20]。因此,选择腹主动脉直径为2.6cm或以上的男性进行超声监测,而其余患者则出院。当他们的AAA直径达到5~5.5cm时,接受监测的患者将进行修复手术。在接下来的20年里,格洛斯特郡的动脉瘤破裂率显著降低(框47.2)。当每一组男性年龄均达到65岁时,筛查才开始缓慢进行,因此血管外科并没有承受太大压力。这就意味着从最开始所有65岁以上的男性从未接受过筛查,直到所有65岁以上男性都接受AAA筛查,这花了20年时间[7]。

框47.1 多中心动脉瘤筛查研究(MASS)

首席调查员:Alan Scott

受试者:67 770名65~74岁男性

分配:根据全科医生惯例,通过邮件方式邀请进行筛查,或不邀请进行筛查。

干预:移动筛查组超声筛查

结果:13年后的最终结果

- 1334名男性检测到主动脉3cm或更大
- 600次择期AAA修复(死亡率4.2%)
- AAA相关死亡:受邀组224例,对照组381例(危险比0.58,95%CI0.49~0.69)
- 全因死亡率降低3%(危险比0.97,95% CI 0.95~0.99)
- 防止AAA死亡所需的筛查数量:238
- 增量成本效益比率=每治愈1例年增加7600英镑

结论:13年后,随机邀请筛查降低了42%的AAA相关死亡率,65~74岁男性总死亡率降低了3%

Source: data from Thompson SG et al., Screening men for abdominal aortic aneurysm: 10 year mortality and cost effectiveness results from the randomised Multicentre Aneurysm Screening Study, British Medical Journal, Volume 338, Number 7710, pp. 1538-41, Copyright © 2009, British Medical Journal Publishing Group; and Thompson SG et al. on behalf of the Multicentre Aneurysm Screening study, Final follow-up of the Multicentre Aneurysm Screening Study randomized trial of abdominal aortic aneurysm screening, British Journal of Surgery, Volume 99, Issue 12, Copyright © 2012 British Journal of Surgery Society Ltd. Published by John Wiley & Sons, Ltd.

在英国,英国国家筛查委员会负责就筛查问题向英国卫生部提供建议。在讨论了现有证据(包括大规模试验)之后,成立了一个工作组,为国家AAA筛查方案预先制订一个标准操作程序(SOP)。该标准操作程序使用了类似于大规模试验的框架,以确保证据充足。从2008年开始,英国卫生部同意使用标准操作规程为英格兰的国家筛查计划并提供资金,并实行5年以上(NHS AAA筛查计划)。

在考虑实施AAA筛查的同时,英国的择期AAA

手术死亡率较高[21]。经英国卫生部批准，英国和爱尔兰血管学会（VSGBI）引入了一个质量改进体系（QIF），该体系为进行择期AAA手术的血管外科单位制订了最低标准[22]。由于其中一个标准是最小手术量，这就产生了将AAA手术从零散的手术转变为集中手术或血管外科专科手术的过程[23]。在政策方面，这类似于以前的癌症计划，在该计划中，各种零散病例和高危手术将转运到高级别医院医治[24]。

框47.2 格洛斯特郡动脉瘤筛查方案

首席研究员：Brian Heather

受试者：英国格洛斯特郡65岁男子（人口54万）

分配：邮寄邀请在当年年满65岁的男性

干预：移动团队在全科手术中进行超声筛查

结果：20年后的结果

有52 690名男性参加（占85%）

- 2560名男性主动脉直径≥2.6cm
- 631次选择性AAA修复（死亡率3.9%）
- 超过20年，平均主动脉直径从21mm降低至17mm
- 第一次扫描时主动脉≥3cm的男性比例从4.78%下降到1.11%
- 在格洛斯特郡，20年间因AAA破裂接受治疗的男性人数下降了（$P<0.0001$）

结论：20年来，筛查降低了格洛斯特郡AAA破裂率

Source: data from Darwood et al., Twenty-year review of abdominal aortic aneurysm screening in men in the county of Gloucestershire, United Kingdom, The Journal of Vascular Surgery, Volume 56, Issue 1, pp.8-13, Copyright © 2012 by the Society for Vascular Surgery; Crow P et al., A single normal ultrasonographic scan at age 65 rules out significant aneurysm disease for life in men, British Journal of Surgery, Volume 88, Issue 7, pp.941-4, Copyright © 2001 British Journal of Surgery Society Ltd; and Lucarotti ME, et al., Distribution of aortic diameter in a screened male population, British Journal of Surgery, Volume 79, Issue 7, pp.641-2, Copyright ©1992 British Journal of Surgery Society Ltd.

NHS AAA筛查项目（NAAASP）

NAAASP的目的是通过在男性65岁时进行一次腹部超声扫描来降低其AAA破裂的死亡率。以下是该方案主要组成部分的概要。

- 从全科医生患者名单选出男性，并发送一份标准的邮政邀请函，其中包括描述AAA筛查风险和好处的宣传。
- 使用移动式超声设备，在尽可能靠近被筛查者住址的地方进行超声检查。
- 筛查可由无经验但经过正式培训的超声技术人员进行，以内壁间最大距离作为（如MASS中所用）筛查的评估标准。
- 主动脉直径<3cm的男性患者可以安心出院。腹主动脉瘤直径3~4.4cm的男性则需每年门诊接受超声波监测。AAA直径为4.5~5.4cm的男性每3个月行超声复查。AAA直径为5.5cm或更高（初次扫描或监测）的男性则转入血管外科，并告知负责该患者的全科医生。
- 所有主动脉直径≥3cm的男性均预约护理，以讨论风险因素管理和生活方式建议。
- 所有为确诊AAA患者治疗的血管外科单位均需通过质量验证，以确保达到QIF的最低标准。
- 超声筛查通过地方计划协调，要求当地最低人口为80万。筛查在4年内在整个英国实施。
- 国家计划小组协调和管理地方方案，并进行质量保证。

标准及关键性指标

通过使用定制的IT系统（AAA SMaRT）从全国范围内获取数据，该系统负责管理电话并通知动脉瘤的复查。AAA SMaRT包含所有扫描和结果的信息。NAAASP的关键指标包括受邀65岁男性的百分比，以及在推荐日期后6周内参加超声成像接受筛查男性的百分比。其他方案标准包括接受邀请的65岁男性的百分比，以及接受确诊患者血管单位AAA择期手术死亡率。在过去连续100次动脉瘤修复中，死亡人数应少于6人。在实施之后，将综合所有的筛查方案共同制订一套更为全面的质量指标。

国际范围的腹主动脉瘤筛查

在美国，美国预防服务特别工作组建议对AAA进行筛查，而“AAA高效筛查”（SAAVE）计划已活跃多年[25]。从本质上讲，该计划是对65岁的男性和女性进行筛查，这些男性和女性都是拥有医疗保险的烟民。因此，这并不是真正的人口筛查，因为其是以参加医疗保险为基础的，而且该方案的有效性最近受到质疑[26]。在苏格兰、北爱尔兰和威尔士，已经实

施了与NAAASP非常相似的方案。所有4个国家都定期开会讨论AAA筛查的标准和政策，从2013—2014年起，英国所有65岁男性都将接受类似标准的AAA筛查。在瑞典，AAA筛查已采用标准化程序，但目前没有中心组织来管理，该国的3个地区中的筛查人员都是独立的，几乎没有协调性[27]。其他斯堪的纳维亚半岛国家和澳洲国家对启动筛查的前景十分感兴趣，荷兰和挪威的团队完成了对其自身环境的成本效益调查[13]。

筛查结果

NAAASP的筛查结果每年公布1次，可在网上查阅。自2013年4月全面实施以来，每年约有30万名英国男性被邀请进行筛查。自2009年以来，约130万名65岁男性受邀接受筛查，扫描1 019 480例（占79.5%）。直径>2.9cm的AAA的患病率为1.3%（从2009—2010年的1.7%降至2015年的1.1%）。共有11 972名男性患有小（3~4.5cm）或中等（4.5~5.4cm）AAA，并接受监测，其中13例死于AAA破裂。约1025名初始主动脉直径>5.4cm的男性，以及898名在监测中AAA生长的男性被推荐考虑择期行AAA修复。接受治疗的男性择期手术死亡率为0.91%。

目前腹主动脉瘤筛查中的问题

主动脉测量方法

显然，主动脉就算没有大小的改变，但是测量主动脉直径的技术可以产生大不相同的结果。例如，CT测量的主动脉直径通常比超声成像大10mm[28]。NAAASP中使用的筛查方法是内壁到内壁（ITI）方法，这会导致记录的直径可能偏小，因为主动脉壁的厚度被排除在外。这是因为该方法是被大量使用的方法，所以是基于循证医学的。其他人认为这可能会使男性处于危险之中，因为使用ITI方法的AAA直径为5.4cm的男性在CT上可能达到6cm，具有较高的破裂风险[29]。到目前为止，在NAAASP的受监测男性中，AAA破裂率几乎为0，但这一情况仍在密切审查中。经NAAASP培训的技术人员证明，ITI方法具有高度的可重复性[30]。ITI测量方法也可能会对65岁、主动脉直径为2.6~2.9cm、从NAAASP排除的人不利，尽管在这一水平上，主动脉壁的厚度通常是很小的。包括格洛斯特郡AAA筛查项目在内的其他研究表明，这些主动脉动脉瘤样扩张的男性在10~15年后有很高的AAA持续增长率，许多达到5.5cm并需要接受干预[7,31,32]。然而，不经治疗，这些小动脉瘤在短时间内是否会有显著的破裂率尚不清楚。

65岁男性的腹主动脉瘤患病率

1999年，在MASS和格洛斯特郡动脉瘤筛查项目中，AAA（>3cm主动脉直径）的检出率接近5%。尽管到2012年底，NAAASP只覆盖了英格兰40%的人口，但自国家方案启动以来，65岁男性中的AAA患病率已大致稳定在1.7%。在格洛斯特郡，项目在20年内筛查了52 000名男性，使患病率从4.4%下降到1.1%（图47.1）[7]。瑞典、澳大利亚和新西兰发现男性AAA患病率也有类似下降[33-35]。这与Anjun等人使用国家数据得出的结论一致，即20世纪90年代，死亡原因为AAA破裂的患者数量在英格兰和威尔士持续上升，在2000年达到顶峰，现在正在迅速下降[36]。这种迅速下降的原因可能是多因素的。与AAA患病率下降最为密切相关的是吸烟习惯的减少，但总体健康状况的改善、药物（降压药和他汀类药物）使用的增加，以及糖尿病（具有保护作用）的增加都可能起到一定作用[37]。在格洛斯特郡，20多年内65岁男性的平均主动脉直径已从21mm降至17mm，所有主动脉直径均在减小（图47.1）。与其他心血管疾病相似，随着主动脉直径减小，AAA患病率也在下降。

成本效益

在英国，NICE建议每治愈一例AAA患者所产生的年度干预资金应低于20 000英镑。

利用来自MASS的数据，65岁男性的AAA筛查的成本效益在可负担的范围内[16]。目前患病率下降导致了AAA筛查的成本效益降低：增加的成本效益比具体到每名患者每年增加了5758英镑［每个生活质量调整年（QALY）为7370英镑］[39]，不过这仍然在可承受的范围内。在荷兰和挪威进行了类似的成本效益计算，表明患病率约为1%时筛查仍然具有成本效益[13]，而在英国为0.3%[39]。

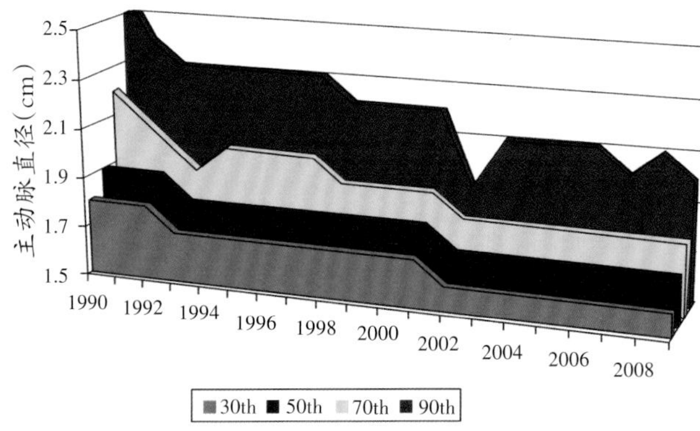

图47.1 1991—2009年在格洛斯特郡动脉瘤筛查项目中首次进行超声筛查的65岁男性的平均主动脉直径。(Source: data from Darwood et al., Twenty-year review of abdominal aortic aneurysm screening in men in the county of Gloucestershire, United Kingdom, The Journal of Vascular Surgery, Volume 56, Issue 1, pp.8-13, Copyright © 2012 by the Society for Vascular Surgery.)

筛查的优化

最佳筛查方案可以最大限度地提高诊断数量，同时最大限度地降低成本。动脉瘤筛查有许多方法可能可以在未来得到优化。

1.筛查年龄。有人认为，由于65岁时的发病率正在下降，因此对筛查的邀请可以推迟到68岁或70岁。这种情况的影响还不清楚，但该方法会漏筛在因年龄达不到筛查标准而导致AAA破裂的男性。人们一直认为，这个年龄段的群体从早期发现AAA中获益最多。在一个瑞典队列中测试了将首次筛查邀请推迟到70岁的结果，该队列的患病率低于预期[40]。

2.重复筛查。群体研究的最新结果表明，筛查的保护作用在10年后开始减弱[19]。可选择重复邀请70岁或75岁的男性。模拟两次邀请的结果显示，这将提高检测到的AAA数量，但成本也将增加[41]。

3.改变监测阈值。降低男性被邀请接受监测的门槛(3cm)可能会人为地增加AAA的患病率。如果对动脉瘤下主动脉(2.6~2.9cm)的男性提供监测，这将显著增加接受监测的男性人数，因此会增加成本，尽管他们可能会将监测延缓5年。尽管在10~15年后，一些70~80岁的患者或许已经不适合干预，但最终还是将出现更多的择期AAA手术。最近的一项研究表明，65岁的主动脉小动脉瘤男性在未来几年中心血管死亡率很高。如果这些人没有被纳入监测计划，他们肯定是二级预防的目标群体[42]。

4.改变监测间隔。最佳的监测间隔时间还不清楚；目前的时间表是从大量数据中提取的。最近的分析表明，在不增加破裂风险的情况下，监测间隔可以延长[42,43]。这将显著减少监测扫描的数量和成本，也可以为小动脉瘤患者专门设计一个间隔时间。

5.着眼于65岁以上的男性。目前，英国65岁以上的男性不会被邀请接受检查，但他们能够自行参加并进行检查。到目前为止，NAAASP中约有2%的扫描是在自荐的男性身上进行的。这些男性现在是暂未被发现的AAA的最大潜在对象，一个有针对性的国家信息项目会提高65岁以上男性的AAA关注度，特别是针对高风险人群，如吸烟者或有家族史的人，这可能会降低这一群体的AAA破裂率。

6.筛查女性。这一直是有争议的，而且据说只有男人被邀请这一事实会使女性处于不利地位。之前的一项随机试验表明，筛查女性并不具有成本效益，但其实验规模很小，且事件发生率很低[45]。理论上，如果男性的AAA患病率继续下降，那么其可能与之前在女性中记录的相同(1%)。尽管英格兰和威尔士的AAA破裂率在女性中的下降速度不如男性快[36]，但瑞典最近的一项研究表明，女性AAA患病率也在下降，而对从未吸烟的女性进行筛查是徒劳的[46]。故作者得出结论，女性只适合接受选择性或有针对性的筛查。

筛查的其他益处

实施国家级筛查方案带来了各种其他益处。例如，开始乳腺癌和肠癌筛查计划，提高了有症状肿瘤患者的医疗水平。同样，通过NAAASP的实施前质量保证程序，改进了英国择期AAA手术较差的现状，提升了英国血管医疗水平[24]。该程序使用了VSGBI成员认可的QIF，其效果是使英国选择性AAA手术死亡率在过去10年中从7.5%降至1.5%[47]。此外，我们很清楚，筛查出的AAA男性患者预后优于偶然发现的择期AAA治疗患者生存率[48]。

即使AAA的患病率继续下降，NAAASP仍将收集大量有中小型AAA的男性患者并予以持续监测。这些男性也有其他心血管并发症的高风险，他们也可通过筛查项目的关怀获得最佳医疗治疗的建议。

全科医生们也将意识到这一问题，用积极的生活方式干预这一群体可降低其他心血管疾病的死亡率。戒烟可能在降低AAA患病率方面发挥了重要作用，继续对吸烟的男性(无论有无AAA疾病)施加压力将继续产生健康效益。

最后，AAA智能IT系统将成为研究AAA自然流行病学史和中小型AAA增长率的绝佳资源。项目中的患者数据也可用于研究，他们一开始就同意接触有关研究项目的信息。目前正在邀请所有接受筛查的男性为AAA发育和生长的基因研究提供唾液样本。被监测的男性将被纳入可能降低AAA增长的潜在因素的研究中。一种显著节约成本的方法是使用医疗管理减缓小型AAA的增长，从而减少需要行择期AAA手术修复的男性人数[49]。

结论

尽管AAA筛查仍存在一些争议，但包括英国在内的一些西方国家在经过仔细及彻底的检测后，选择对老年男性人群进行筛查[50,51]。其他国家尚未做出决定，部分原因是有证据表明AAA患病率有所下降。应当指出的是，筛查的害处尚不明了，但获益却确实存在[52]，另一个重点是应使用客观的信息来让人们明白参与筛查的利害[53]。

学界一致认为，英国的NHS AAA筛查计划将按照单一标准实施，因此短期内，标准操作程序和方法逻辑将保持不变。然而，正如其他国家将审查最新的证据一样，NAAASP将需要对项目进展中的反馈作出反应和调整[54]。未来的AAA筛查计划很可能会利用新兴的临床和成本数据进行调整。具有讽刺意味的是，NAAASP开始于AAA的危险性似乎比10年前降低的时期，然而在可预见的未来，许多男性将继续受益于筛查计划。

（苗天雨 熊飞 译 杨轶 审校）

参考文献

1. Hoornweg LL, Storm-Versloot MN, Ubbink DT, et al. (2008). Meta-analysis on mortality of ruptured abdominal aortic aneurysms. *European Journal of Vascular and Endovascular Surgery* **35**, 558–70.
2. McPherson K. (2010). Screening for breast cancer—balancing the debate. *British Medical Journal* **340**, c3106.
3. Wilson JMG, Junger G. (1968). *Principles and practice of screening for disease*. World Health Organisation, New York.
4. Office of Popluation Census and Surveys. (1995). *Mortality Statistics: Cause, England and Wales 1993*. London: HMSO.
5. Nordon IM, Hinchliffe RJ, Loftus IM, Thompson MM. (2011). Pathophysiology and epidemiology of abdominal aortic aneurysms. *Nature Reviews: Cardiology* **8**, 91–102.
6. Sweeting MJ, Thompson SG, Brown LC, Powell JT. (2012). Meta-analysis of individual patient data to examine factors affecting growth and rupture of small abdominal aortic aneurysms. *British Journal of Surgery* **99**, 655–65.
7. Darwood RJ, Earnshaw JJ, Turton G, et al. (2012). Twenty year review of abdominal aortic aneurysm screening in men in the county of Gloucestershire, UK. *Journal of Vascular Surgery* **56**, 8–13.
8. Crow P, Shaw E, Earnshaw J, et al. (2001). A single normal ultrasonographic scan at age 65 rules out significant aneurysm disease for life in men. *British Journal of Surgery* **88**, 941–4.
9. United Kingdom Small Aneurysm Trial Participants. (2002). Long term outcomes of immediate repair compared with surveillance of small abdominal aortic aneurysms. *New England Journal of Medicine* **346**, 1445–52.
10. Young EL, Holt PJ, Poloniecki JD, Loftus IM, Thompson MM. (2007). Meta-analysis and systematic review of the relationship between surgeon annual caseload and mortality for elective open abdominal aortic aneurysm repairs. *Journal of Vascular Surgery* **46**, 1287–94.
11. Holt PJ, Karthikesalingam A, Hofman D, et al. (2012). Provider volume and long term outcome after elective abdominal aortic aneurysm repair. *British Journal of Surgery* **99**, 666–72.
12. Takagi H, Goto S-N, Matsui M, Manabe H, Umemoto T. (2010). A further meta-analysis of population-based screening for abdominal aortic aneurysm. *Journal of Vascular Surgery* **52**, 1103–8.
13. Spronk S, van Kempen BJH, Boll APM, et al. (2011). Cost-effectiveness of screening for abdominal aortic aneurysm in the Netherlands and Norway. *British Journal of Surgery* **98**, 1546–55.
14. Wolf YG, Otis SM, Schwend RB, Bernstein EF. (1995). Screening for abdominal aortic aneurysms during lower extremity arterial evaluation in the vascular laboratory. *Journal of Vascular Surgery* **22**, 417–23.
15. Linne A, Lindstrom D, Hultgren R. (2012). High prevalence of abdominal aortic aneurysms in brothers and sisters of patients despite a low prevalence in the population. *Journal of Vascular Surgery* **56**, 305–10.
16. Thompson SG, Ashton HA, Gao L, Scott RA, MASS Study Group. (2009). Screening men for abdominal aortic aneurysm: 10 year mortality and cost effectiveness results from the randomised Multicentre Aneurysm Screening Study. *British Medical Journal* **338**, b2307.
17. Norman P, Jamrozik K, Lawrence-Brown M, et al. (2004). Population based randomised controlled trial on impact of screening on mortality from abdominal aortic aneurysm. *British Medical Journal* **329**, 1259.
18. Lindholt JS, Sorensen J, Sogaard R, Henneberg EW. (2010). Long term benefit and cost effectiveness analysis of screening for abdominal aortic aneurysms from a randomized trial. *British Journal of Surgery* **97**, 826–34.
19. Thompson SG, Ashton HA, Gao L, Buxton MJ, Scott RAP on behalf of the Multicentre Aneurysm Screening Study. (2012). Final follow-up of the Multicentre Aneurysm Screening Study randomized trial of abdominal aortic aneurysm screening. *British Journal of Surgery* **99**, 1649–56.
20. Lucarotti ME, Shaw E, Heather BP. (1992). Distribution of aortic diameter in a screened male population. *British Journal of Surgery* **79**, 641–2.
21. Gibbons C, Bjorck M, Jensen LP, et al. (2008). Second vascular surgery database report 2008. European Society of Vascular Surgery.
22. Vascular Society of Great Britain and Ireland. Framework for improving the results of elective AAA repair. Available at http://www.vascularsociety.org.uk/library/quality-improvement.html
23. Vascular Society of Great Britain and Ireland. Provision of service for patients with vascular disease 2012. Availabe at http://www.vascularsociety.org.uk/library/quality-improvement.html
24. Earnshaw JJ, Mitchell DC, Wyatt MG, Lamont PM, Naylor AR. (2012). Remodelling of vascular (surgical) services in the UK. *European Journal of Vascular and Endovascular Surgery* **44**, 465–7.
25. Fleming C, Whitlock EP, Beil TL, Lederle FA. (2005). Screening for abdominal aortic aneurysm: a best evidence systematic review for the US Preventive Services Task Force. *Annals of Internal Medicine* **142**, 203–11.
26. Schreibati JB, Baker LC, Hiatky MA, Mell MW. (2012). Impact of the Screening Abdominal Aortic Aneurysms Very Efficiently (SAAAVE) Act on abdominal ultrasonography use among Medicare beneficiaries. *Archives of Internal Medicine* **172**, 1456–62.
27. Wanhainen A, Bjorck M. (2011). The Swedish experience of screening for abdominal aortic aneurysm. *Journal of Vascular Surgery* **53**, 1164–5.
28. Foo FJ, Hammond CJ, Goldstone AR, et al. (2011). Agreement between

computed tomography and ultrasound on abdominal aortic aneurysms and implications on clinical decisions. *European Journal of Vascular and Endovascular Surgery* **42**, 608–14.

29. Beales L, Wolstenhulme S, Evans JA, West R, Scott DJ. (2010). Reproducibility of ultrasound measurement of the abdominal aorta. *British Journal of Surgery* **98**, 1517–25.
30. Hartshorne TC, McCollum CNC, Earnshaw JJ, Morris J, Nasim A. (2011). Ultrasound measurement of aortic diameter in a national screening programme. *European Journal of Vascular and Endovascular Surgery* **42**, 195–9.
31. Hafez H, Druce PS, Ashton HA. (2008). Abdominal aortic aneurysm development in men following a 'normal' aortic ultrasound scan. *European Journal of Vascular and Endovascular Surgery* **36**, 553–8.
32. Wild J, on behalf of the Subaneurysmal Aortic Dilatation Study Group. (2012). Should we follow up men with screening-detected aortas 2.5–2.9cm? *British Journal of Surgery* **99**(S3), 1–16.
33. Sandiford P, Mosquera D, Bramley D. (2011). Trends in incidence and mortality from abdominal aortic aneurysm in New Zealand. *British Journal of Surgery* **98**, 645–51.
34. Svensjo S, Bjorck M, Gurtelschmid M, et al. (2011). Low prevalence of abdominal aortic aneurysm among 65-year-old Swedish men indicates a change in the epidemiology of the disease. *Circulation* **124**, 1118–23.
35. Norman PE, Spilsbury K, Semmens JB. (2011). Falling rates of hospitalization and mortality from abdominal aortic aneurysm in Australia. *Journal of Vascular Surgery* **53**, 274–7.
36. Anjum A, von Allmen R, Greenhalgh R, Powell JT. (2012). Explaining the decrease in mortality from abdominal aortic aneurysm rupture. *British Journal of Surgery* **99**, 637–45.
37. Thompson A, Cooper JA, Fabricius M, et al. (2010). An analysis of drug modulation of abdominal aortic aneurysm growth through 25 years of surveillance. *Journal of Vascular Surgery* **52**, 55–61.
38. Capewell S, O'Flaherty M. (2009). Trends in cardiovascular disease: are we winning the war? *CMAJ* **180**, 1285–6.
39. Glover MJ, Kim LG, Sweeting MJ, Thompson SG, Buxton MJ. (2014). Cost-effectiveness of the National Health Service abdominal aortic aneurysm screening programme in England. *British Journal of Surgery* **101**, 976–82.
40. Hagar J, Lanne T, Carlsson P, Lundgren F. (2013). Lower prevalence than expected when screening 70-year old men for abdominal aortic aneurysm. *European Journal of Vascular and Endovascular Surgery* **46**, 453–9.
41. Sogaard R, Laustsen J, Lindholt JS. (2012). Cost effectiveness of abdominal aortic aneurysm screening and rescreening in men in a modern context: evaluation of a hypothetical cohort using a decision analytical model. *British Medical Journal* **345**, e4276.
42. Duncan JL, Harrild KA, Iverson L, Lee AJ, Godden DJ. (2012). Long term outcomes in men screened for abdominal aortic aneurysm: prospective cohort study. *British Medical Journal* **344**, e2958.
43. McCarthy RJ, Shaw E, Whyman MR, et al. (2003). Recommendations for screening intervals for small aortic aneurysms. *British Journal of Surgery* **9**, 821–6.
44. Thompson SG, Brown LC, Sweeting MJ, et al., and the RESCAN Collaborators. (2013). Systematic review and meta-analysis of the growth and rupture rates of small abdominal aortic aneurysms: implications for surveillance intervals and their cost effectiveness. *Health Technol Assess* **17**, 1–118.
45. Scott RA, Bridgewater SG, Ashton HA. (2002). Randomized clinical trial of screening for abdominal aortic aneurysm in women. *British Journal of Surgery* **89**, 283–5.
46. Svensjo S, Bjorck M, Wanhainen A. (2013). Current prevalence of abdominal aortic aneurysm in 70 year old women. *British Journal of Surgery* **100**, 367–72.
47. The vascular Society. (2015). National Vascular Registry. 2015 Annual Report. Available at: http://www.vsqip.org.uk.
48. Lindholt JS, Norman PE. (2011). Meta-analysis of postoperative mortality after elective repair of abdominal aortic aneurysms detected by screening. *British Journal of Surgery* **98**, 619–22.
49. Cooper DG, King JA, Earnshaw JJ. (2009). Role of medical intervention in slowing the growth of small abdominal aortic aneurysms. *Postgraduate Medical Journal* **85**, 688–92.
50. Davis M, Harris M, Earnshaw JJ. (2013). Implementation of the national Health Service Abdominal Aortic Aneurysm Screening Program in England. *Journal of Vascular Surgery* **57**, 1440–5.
51. Schermerhorn M. (2009). A 66-year old man with an abdominal aortic aneurysm: review of screening and treatment. *JAMA* **302**, 2015–22.
52. Prasad V. (2012). An unmeasured harm of screening. *Archives of Internal Medicine* **172**, 1442–3.
53. Bailey MA, Coughlin PA, Sohrabi S, et al. (2012). Quality and readability of online patient information for abdominal aortic aneurysms. *Journal of Vascular Surgery* **56**, 21–6.
54. Ferket BS, Grootenboer N, Colkesen EB, et al. (2012). Systematic review of guidelines on abdominal aortic aneurysm screening. *Journal of Vascular Surgery* **55**, 1296–304.

第48章

腹主动脉瘤手术的临床特征及适应证

Stuart W. Grant, Charles N. McCollum

腹主动脉瘤手术的临床特征及适应证简介

过去40年来,AAA的临床表现、诊断和治疗方式发生了重大变化。40年前,大多数AAA只有在出现症状或破裂时才被发现并确诊。随着腹部成像方式越来越先进,更多的AAA是偶然被发现的。大多数AAA患者现在要么尚无临床症状,要么已经接受监测。在过去的40年里,AAA的诊断已经从简单的触诊和利用超声成像粗略测量侧壁间距发展到三维重建的螺旋CT成像。本章将重点介绍AAA的临床特点、手术适应证,以及AAA患者的术前评估和管理。

临床特征

无症状腹主动脉瘤

大多数AAA患者无症状。无症状性AAA通常是在AAA筛查项目被诊断的,或由于其他原因在腹部影像学结果中偶然发现。肥胖患者在临床体格检查中发现AAA的可能性较低,但大多数患者的上腹可触及搏动性包块。AAA触诊是安全的,通常无痛感[1]。AAA触诊的触痛可能发生在AAA破裂前几个月。如果在临床检查中怀疑有AAA,检查股动脉和腘动脉很重要,因为其可能合并有动脉瘤[2]。AAA形成的危险因素包括男性、AAA家族史、年龄增长、吸烟史、高血压和高胆固醇血症,在临床判断中,患者存在以上因素时应更加怀疑AAA的出现[3-5]。

炎症性和感染性腹主动脉瘤

炎症性AAA约占所有主动脉瘤的5%。患者通常会出现腹部背痛、主动脉触诊压痛、体重减轻、低热、炎症标志物(如CRP和ESR)升高等症状。与炎症性动脉瘤相比,由AAA内血栓的继发性感染或主动脉壁的原发性感染(如沙门菌)引起的感染性AAA并不常见。

感染性动脉瘤的临床表现可能是腹部包块、萎靡、体重减轻、夜间出汗。然而,炎症性和真菌性AAA的临床特征非常相似,即使在进行影像学检查后也很难区分。炎症性AAA的CT表现包括主动脉周围的炎性外皮、邻近腹膜后纤维化和十二指肠等邻近结构的粘连。输尿管内偏是典型的腹膜后纤维化特征。真菌性动脉瘤CT表现为:包括囊性或多叶AAA、壁内气泡、腰椎侵蚀、腰椎间盘感染、血管周围液体或气体,以及主动脉周围软组织炎症。

症状性腹主动脉瘤

AAA最常见症状是疼痛或腹部搏动感。与AAA相关的疼痛通常发生在腰部中部或下部,但可能会辐射到腹股沟、臀部或下肢。AAA疼痛常被误以为来自肌肉骨骼系统,需要临床高度警惕。与肌肉骨骼疼痛不同,AAA疼痛通常不受从椅子上站起或弯腰等运动的影响。新发的、逐渐加重的或急性疼痛发作应被视为即将破裂的迹象,对于这些患者应安排急诊检查或酌情进行手术修复。

动脉瘤压迫或侵蚀周围结构所导致的临床特征并不常见。十二指肠受压或受浸润都可能导致易饱胀或恶心,偶尔形成主动脉肠瘘导致上消化道出血。

膀胱受压可能引起尿频,AAA侵蚀邻近椎骨,通常会导致严重的背痛。较为罕见的是AAA破裂至下腔静脉,导致主动脉-腔静脉瘘和高输出量心力衰竭。动脉瘤囊内血栓常见,但其导致的远端栓塞的发生率却非常低。AAA很少会出现完全血栓形成,导致双侧下肢缺血。极少数情况下,AAA中大量血栓的形成可导致弥散性血管内凝血,导致远端出血。

评估和调查

体格检查和实验室调查

检查腹主动脉时,患者应取仰卧位,平卧,腹部放松,充分暴露。然后在中线左侧的剑突和脐之间轻轻触诊腹部,以确定主动脉的左外侧壁。大多数患者在深部触诊时会感到轻微的不适。与AAA壁相关的严重压痛可能表明扩张、炎性或感染性的AAA。

腹部常规检查应包括腹部主动脉的触诊。正常的主动脉在第4腰椎的水平上分叉,在大多数患者中,这与脐带的水平相对应。因此,AAA的触诊应在脐以上,尽管长的或曲折的AAA可能会扩展到脐以下,髂窝内可触及髂总动脉瘤。临床检查发现AAA的检出率随主动脉直径和患者身体特性不同而不同[1,6]。显著的腹主动脉搏动,特别是在较瘦的患者中,常被误认为是AAA。

对于所有疑似AAA患者,应进行完整的外周动脉检查,因为在大约15%的AAA患者中发现了合并的髂动脉、股动脉或腘动脉瘤[2]。通常只需要2次实验室检查作为进行AAA修复患者术前工作的一部分。对于有全身炎症症状的患者,应进行全血计数、CRP、ESR、血液培养和沙门菌抗体检测。

成像

应用超声测量确诊AAA,并测量AAA直径。对于小于修复阈值的小AAA,超声波仍然是继续监测和测量AAA直径的理想方法。然而,当AAA直径达到5.0cm时,详细的影像学成像可用于确定主动脉形态和确定主动脉直径。

腹部超声

腹部超声检查是最常见的诊断、筛选和连续监测AAA的辅助检查手段。该方法无创,价格低廉,对患者没有风险。其对AAA的检测是敏感和特异的,在训练有素的从业者中的准确率为99%[7]。然而,腹部超声依赖于操作者,在一些患者中,由于上腹的肠道气体或肥胖,腹主动脉无法被观察到。腹部超声的检查项目应包括前后(AP)、纵向和横向主动脉直径的测量。AP直径是最可靠的,尤其是在超声波反射在介质内表面或AAA前后壁的前反射之间的距离(图48.1)[8]。在这种情况下,再现性非常好。通过超声图像的ECG门控可以更精确地测量主动脉直径,因为主动脉壁搏动可导致收缩和舒张之间的主动脉直径差异高达4~5mm。相比之下,增强超声对AAA的诊断作用不大,但在血管内AAA修复术后的监测中作用越来越重要。

CT血管造影

与腹部超声相比,标准轴向CTA成像通常测量的AAA直径大10%。CTA的优点在于其显示了AAA的病变累及范围,以及与内脏血管的关系。也可以

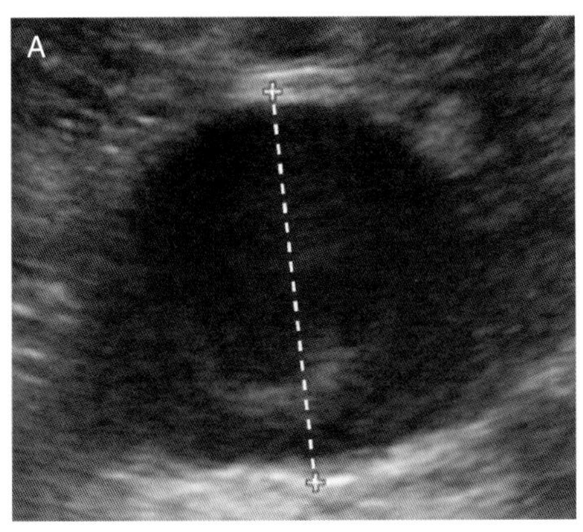

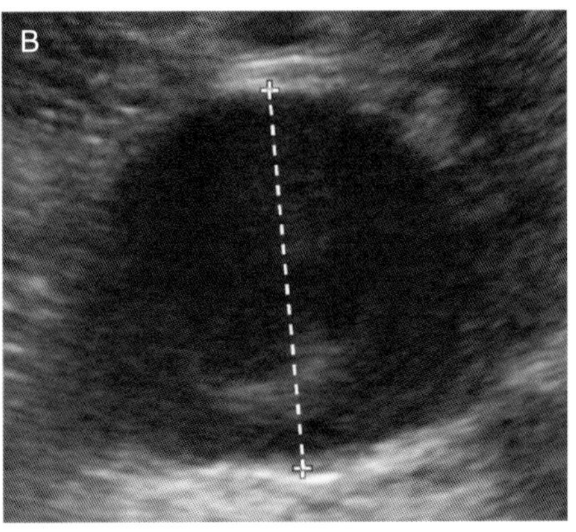

图48.1 测量AAA直径的不同方法:(A)从外到外;(B)从内到内。

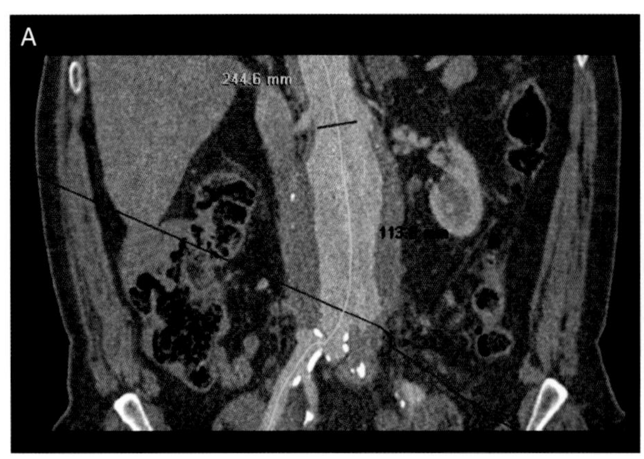

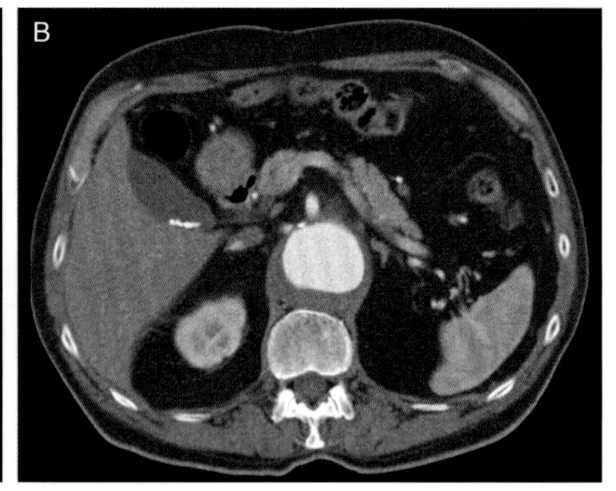

图48.2 通过CTA血管造影信息来制订AAA修复方案。(A)对于显示短瘤颈并制订EVAR治疗方案,CT扫描重建至关重要。黄色线代表中心管腔线,红色线用于计算移植长度;(B)肾上AAA的横向CT扫描,对于制订开放性AAA修复手术方案至关重要。

对周围腹部结构进行更详细的评估。

对于接受开放式AAA修复术的患者,CT成像可让外科医生确定与其病变区域与肾动脉之间的潜在夹持部位。这样可以避免钙化斑块,并计划一个近端吻合点。CTA图像的后处理能获得中心管腔线(CLL)和三维重建,这两者提供了有价值的信息,可用于评估主动脉角度和血管内AAA修复(EVAR)的适用性(图48.2)。基于这些原因,对比增强CTA对于择期手术的术前计划至关重要。CTA的缺点是需要使用具有肾毒性的静脉造影剂,并涉及电离辐射。基于这些原因,CTA不是长期AAA监控的首选方案。

磁共振血管成像

磁共振血管成像(MRA)可能在特定的患者中发挥作用。MRI技术的改进使肾动脉成像更加准确,因此MRA可用于术前评估肾动脉的情况。MRA是无创的,产生高软组织对比度的图像,清晰显示主动脉壁和管腔。造影剂通常是钆的螯合物,可以增强MRA获得的图像。MRA通常产生与CT相似的主动脉直径。使用MRA的一个指征是监测胸部和胸腹主动脉瘤,而这项任务对于超声检查来说是不可能完成的。

手术指征

无症状腹主动脉瘤

无症状AAA的患者从择期AAA手术修复中获益最大,但动脉瘤破裂的风险也最大。因此,AAA修复应主要遵循平衡AAA手术风险和破裂风险的原则。患者AAA的手术指征目前主要基于AAA最大直径。这是因为动脉瘤破裂的风险会随着动脉直径的增加而增加。评估动脉破裂风险时,其他与AAA破裂风险增加的相关因素,如吸烟、女性和年龄,相比于主动脉直径具有次一等的重要性。目前公认的做法是,当AAA直径达到5.5cm时,考虑对男性进行修复;对女性而言,阈值可能更低(5cm)[9,10]。无症状且AAA扩张迅速(每年扩张>1cm)的患者更容易发生破裂,因此应考虑予以手术治疗。

症状性腹主动脉瘤

对于有可能由AAA引起临床症状的患者应考虑进行急诊AAA修复,因为此类症状可能代表AAA壁存在渗漏或拉伸,表明即将破裂。如果患者存在严重的急性疼痛,则表明AAA破裂的风险更高,情况更紧急。除非有充分的理由延迟,否则这些患者应在症状出现后24小时内接受AAA修复。

腹主动脉瘤修复术风险

AAA修复手术的风险差异很大,这取决于个体患者和手术术式的选择。已发现与开放手术术后死亡率增加相关的患者特征包括高龄、女性、糖尿病、肾功能不全,以及呼吸系统、心脏和脑血管疾病。大量风险预测模型可以用来评估患者行开放式AAA修复术后死亡率的风险。在当代实践中,不建议使用旧的模型,如格拉斯哥动脉瘤评分(GAS)、血管生化和血液学结果模型(VBHOM),以及利用血管生理和手术严重程度评分(V-POSSUM)的生理成分来计算死亡率，这主要是由于近些年来大多数患者都接受EVAR手术[14]。然而，最近开发的模型，如医疗保险[15]、西北血管管理（VGNW）[16]模型和英国动脉瘤修复评分[17]，评估效果更好。其他评估术后死亡率风险的潜在方法包括压力超声心动图、心肺运动试验（CPET）和脑钠尿肽（BNP）。

目前，开放修复术后的死亡率为3.5%~5%，同时EVAR术后的死亡率为1%~2%。对于接受开放式AAA修补术的患者，由粘连导致小肠梗阻等并发症，有进行切口疝气修补或再次开腹的风险。EVAR则会面临移植物相关的并发症和术后主动脉破裂的风险。尽管手术策略之间的风险存在差异，但接受开放式AAA修复术的患者和接受AAA修复术后2~5年的后遗症患者的全因死亡率没有差异（见第49章）。[18,19]

小腹主动脉瘤

AAA通常定义为最大主动脉直径>3.0cm。在主动脉直径在3.0~3.9cm的非常小的动脉瘤中，破裂的风险非常低，因此不建议修复这些AAA，因为AAA修复的风险会超过AAA破裂的风险[9,10]。这些患者应接受医疗管理以降低心血管风险，并接受监测。

一段时间以来，小AAA（4.0~5.5cm）患者的治疗一直存在争议。为解决临床不确定性，对早期开放性选择性手术与监测进行了2项大型多中心随机对照试验。UKSAT随机抽取1090例AAA患者（4.0~5.5cm）进行6个月的超声监测或早期开放性动脉瘤修复[20]。早期手术组的30天死亡率为5.8%，该组的短期生存率较差。然而，中期结果发现，随机分组后2、4和6年的全因死亡率没有显著差异。在12年的随访中，研究的最终结果再次表明，早期修复和监测之间的全因死亡率没有显著差异[21]。监测组的动脉瘤破裂率为每年1%，监测组70%以上的患者最终因动脉瘤增大接受AAA修复术。早期手术组的治疗费用高出17%。

动脉瘤检测和管理（ADAM）试验与UKSAT设计相似，1136例患者的年龄在50~79岁，AAAS为4.0~5.5cm，随机接受早期手术或监测[22]。平均随访4.9年，监测组动脉瘤破裂率为0.6%。早期开放修复组的手术死亡率为2.7%，超过60%的监测组由于动脉瘤扩大最终接受AAA修复。与监测组相比，立即修复组与AAA相关的死亡人数没有减少。对UKSAT和ADAM试验的综合分析表明，小AAA早期手术没有任何益处[23]。基于这些试验，世界范围内广泛采用对4.0~5.5cm的AAA进行监测而非早期手术的治疗方案。

UKSAT和ADAM都在广泛采用EVAR之前对开放式AAA修复进行了调查。对于EVAR，在小动脉瘤修复（CAESAR）试验的监测与主动脉内移植的比较，以及血管内选择对动脉瘤早期（PIVOTAL）试验的积极影响中，讨论了是否修复小AAA的问题[24,25]。CAESAR试验将360例直径4.1~5.4cm的动脉瘤患者随机分为监视组和早期EVAR组。早期修复组30天死亡率为0.6%。中位随访32.4个月时，监测组1.1%的患者发生AAA破裂，54个月时估计需要行手术修复的患者概率为84.5%。54个月时，两组的全因死亡率无显著差异。该关键试验将728例直径4.0~5.0cm的AAA患者随机分为早期修复组和监测组。早期手术组30天死亡率为0.6%。随访3年后，两组间动脉瘤破裂、动脉瘤相关死亡率或全因死亡率无差异。因此，这两个试验对4.0~5.5cm的AAA患者的监测策略没有影响。

尽管有很好的证据表明，对小AAA患者进行监测的管理策略是安全的，但所有4项研究都将不同年龄段和不同AAA大小的患者随机分组。在UKSAT和ADAM试验中，年轻患者和大动脉瘤患者早期手术的都有有益效果的趋势（表48.1）。这两项研究的目的都不是为了检查早期手术是否对年轻、健康的患者或AAA直径5.0~5.4cm的患者有益。这些试验也包括极少数女性患者。由于女性是AAA破裂的危险因素，女性更容易在直径较小的AAA处发生动脉瘤破裂，许多临床医生和美国和欧洲指南建议考虑对直径<5.5cm的女性患者进行AAA修复[9,10]。AAA修复主要是一种预防性手术，因此关键是要根据AAA破裂的风险和AAA修复的风险为每一例患者优化手术时机，并且很可能在未来，将使用额外的数据来权衡AAA修复术的指征。

大腹主动脉瘤

一般认为，直径>5.5cm的AAA患者应接受AAA修复，除非其手术风险过高。这是由于≥5.5cm的AAA有高破裂率。大动脉瘤的具体破裂率很难量化，因为大多数有≥5.5cm AAA的患者将接受手术。然而，相关研究表明，直径在5.5~5.9cm的AAA的年破裂率为9.4%，直径在6.0~6.9cm的AAA的年破裂

表48.1 英国小动脉瘤试验的亚组分析，年轻患者和大动脉瘤患者早期手术的生存效益趋势

年龄(岁)	死亡/100人-年	
	监测	早期手术
60~66	5.8	4.7
67~71	8.9	6.8
72~76	7.6	9.5
	死亡/100人-年	
AAA直径(cm)	监测	早期手术
4.0~4.4	6.5	7.4
4.5~4.8	6.8	6.3
4.9~5.5	9.5	7.4

Adapted from The Lancet, Volume 352, Number 9141, Powell JT et al., Mortality results for randomised controlled trial of early elective surgery or ultrasonographic surveillance for small abdominal aortic aneurysms, pp.1649-55, Copyright © 1998 Elsevier Ltd, with permission from Elsevier, http://www.sciencedirect.com/science/journal/01406736.

率为10.2%，直径在7.0cm以上的AAA的年破裂率为32.5%[26]。

荟萃分析发现，AAA>6.0cm的患者的破裂率为18.2/100人/年，其破裂率是AAA直径5.0~6.0cm[27]的患者的2.5倍。显然，只有对于并发症发生率高、死亡风险较大或者在AAA修复后预期寿命有限的患者，才不建议进行AAA修复。

手术准备

术前评估

在AAA监测下偶然发现的AAA患者很有可能是老年人，并且患者大概率存在多种合并症。众所周知，高龄和存在合并症这两个因素对AAA修复后的死亡率有显著影响，因此在为患者制订个体化治疗策略之前，必须仔细评估。当患者进入AAA监测时，医护人员也应对患者进行医疗指导。对于需要立即行AAA修复术的患者，应由血管外科团队启动手术。对于AAA较小的患者，初级保健医师可以通过建议患者锻炼、改善饮食和戒烟来帮助改善健康状况。高血压、糖尿病和心脏病也应积极治疗。

在进行选择性AAA修复之前，应尽早进行全面的术前评估，以筛选出有高并发症发生率和高死亡率风险的患者，并确保医疗管理得到优化。医疗团队应对患者病史、检查和基本情况进行完整了解，以确定重大风险因素。运动耐力是评估心血管和呼吸健康的一种简单方法：在过去，可以上2层楼的患者被认为适合进行开放式AAA修复，但现在已经建议将CPET作为评估AAA修复前心肺健康的一种方法[28,29]。CPET通常在自行车上进行测试，对患者进行呼吸气体分析和同步心电图检测。该方法是安全的，可以评估一些参数，包括无氧阈值(AT)的耗氧量(VO_2)、VO_2峰值和二氧化碳的通气当量(分钟通气量与二氧化碳消除量之比，VE/VCO_2)。这些措施可用于详细评估每例患者的呼吸能力和心肺生理储备。

心脏病

术后心肌梗死与死亡率增加显著相关，这意味着检测和适当管理潜在的心脏病是优先事项[30]。严重的心脏病包括不稳定性或严重的心绞痛、近期发生心肌梗死、失代偿性心力衰竭、显著的心律失常或严重的瓣膜性心脏病。所有这些都应在AAA修复前进行确诊和积极治疗。作为术前评估的一部分，所有患者均应进行12导联心电图检查。疑似冠状动脉疾病的患者应接受心脏负荷试验，如果阳性，则应接受冠状动脉造影。呼吸困难、缺血性心脏病、心力衰竭或心脏杂音患者应接受超声心动图检查。

呼吸系统疾病

吸烟是AAA生长和破裂的一个重要危险因素，在AAA患者中常见。约30%接受选择性AAA修复的患者有一定程度的呼吸系统疾病，呼吸系统并发症是术后发病的主要原因。呼吸系统疾病的存在，特别是1秒钟用力呼气量减少的患者，与开放性外科修复术后不良的术后结局有关。

对于呼吸系统疾病患者，术前呼吸功能的优化至关重要。应首先进行正式的肺功能测试和胸部X光检查，以评估呼吸功能障碍的程度，也可使用动脉血气。对于中度或重度呼吸系统疾病的患者，应请呼吸内科医师指导围术期的管理。手术前4周戒烟可以改善呼吸功能[31]，最好在监测期间实现戒烟。严重呼吸功能障碍的患者可在AAA修复前48小时入院接受强化理疗和支气管扩张治疗[10]。

肾脏疾病

术前肾功能不全是开放性AAA修复术和EVAR的重要危险因素。应通过测量术前血清肌酐和肾肌酐清除率(EGFR)来评估肾功能,并在可能的情况下进行治疗[9]。约20%接受择期AAA修复术的患者,术前血清肌酐>120μmol/L,EGFR减少的患者比例甚至更多。如果有术前肾功能不全,应安排肾内科医师进行会诊。并尽可能不使用有潜在肾毒性的常规药物,如非甾体抗炎药治疗和血管紧张素转换酶(ACE)抑制剂。

对于所有肾功能不全的患者,建议术前扩容。这对因造影剂肾病(CIN)风险而接受EVAR的患者尤其重要。建议尽量减少EVAR过程中使用的低渗或等渗对比剂的量,有一些证据表明围术期使用N-乙酰半胱氨酸和抗坏血酸可能对患者有好处[10]。这些患者的AAA修复手术只应在具备24小时血液过滤或血液透析能力的医疗中心进行。

血管疾病

合并血管疾病在AAA患者中很常见。择期AAA修复术后脑卒中的风险为1%~2%。有脑缺血病史的患者应接受术前颈动脉成像。如果发现明显的狭窄,可以考虑术前颈动脉手术,尽管这是有争议的。肾动脉和肠系膜动脉疾病在AAA患者中并不少见,但很少需要治疗。对于控制不佳的高血压或肾功能不全的患者,应考虑肾动脉狭窄的治疗。无症状肠系膜动脉疾病通常不需要治疗,除非打算在AAA修复术中封堵两条髂内动脉。有症状的外周血管疾病患者应接受术前影像学检查。

糖尿病

约10%接受择期AAA修复的患者同时患有糖尿病。对于糖尿病患者,术前应测量血糖和糖化血红蛋白,对于接受AAA修复的糖尿病患者,建议严格地控制围术期血糖,并根据需要使用动态监测量表。

药物治疗

许多研究表明,短期的他汀类药物治疗可在血管手术后30天内降低心脏发病率和死亡率[32-34]。一项围术期氟伐他汀的试验显示,约半数接受AAA修复术的患者术后心肌缺血、非致命性心肌梗死和心血管死亡显著减少[33]。

在有心血管危险因素的血管手术患者中,术前1个月使用比索洛尔也有类似的益处[35]。在药物压力测试中发现,存在可诱导性缺血的患者如果服用β-受体阻滞剂会有改善效果。如果在更早的时候服用比索洛尔,中危患者的心血管发病风险会降低。然而,在一些临床试验中,β-阻滞剂仅在手术前几天开始使用,并发现该策略没有任何益处甚至是有危害的[36-38]。因此,仅建议在AAA修复前至少1个月对心脏高危患者使用β-阻滞剂。这种疗法在EVAR中的作用尚不清楚。

对于血管疾病患者,低剂量阿司匹林可以降低主要冠状动脉事件和脑卒中的风险。目前尚无具体证据表明其在AAA患者围术期心血管事件的预防中的作用。在AAA诊断时,患者应开始服用阿司匹林。由于大出血的风险很低,阿司匹林可以在整个围术期持续使用。服用华法林的患者应在AAA修复术前停止服用。如果进行开放性修复手术,最好在手术前5~7天停止使用替卡格雷或氯吡格雷等抗血小板药物,以降低出血风险。

手术方案

成像技术的进步意味着可以在手术前规划手术方案,无论是开放修复还是EVAR。由于发病率和死亡率的高风险,一些患者可能不适合开放式AAA修复术,而另一些患者由于需要考虑解剖则可能不适合EVAR。在决定修复方式之前,应仔细权衡每个手术方案的风险和益处,并与患者讨论。

手术方案最重要的决定因素是动脉瘤与肾动脉的关系。肾旁动脉瘤发生在肾动脉附近或累及1个或2个肾动脉的起源,肾上动脉瘤累及肾动脉以上的主动脉,一般不适用于常规的EVAR。如果这样的患者同样不适合开放手术,开窗或扇形内移植物以适应内脏动脉也是一种选择。肾上动脉瘤或胸腹主动脉瘤不适合EVAR开窗手术,现在也可以通过分支支架来治疗。目前还没有随机试验来支持这些技术的常规应用,但大型队列研究表明,对于复杂的动脉瘤,开放式修复手术具有更好的效果。

对于接受开放式AAA修复术的患者,CT成像结果还决定了人工血管的配置和手术方案。对于髂动脉瘤或动脉闭塞性疾病患者，通常需要分叉人工血管。这会增加手术时间，同时增加失血、输尿管、髂静脉或副交感神经损伤的风险，因此最好使用普通人工血管。应尽可能保留至少一条髂内动脉，以降低并发症的风险，如结肠缺血、勃起功能障碍和臀部跛行。

对于接受EVAR手术的患者，应根据主动脉和内脏动脉解剖选择腔内移植物（图48.2）。有多种不同的支架可供选择，包括模块化、支架设计、多孔性和主动脉固定方法的不同。

破裂腹主动脉瘤

临床特征

破裂几乎总是与急性症状相关，至少50%的破裂AAA患者会立即死亡或无法活着到达医院。在这些患者中，通常是主动脉前壁破裂导致出血进入腹腔。在活着到达医院的患者中，更可能发生的是主动脉后侧破裂伴腹膜后临时填塞。症状通常包括突发性腹痛或背痛、休克和搏动性腹部肿块。然而，这种典型的三重症状只出现在大约30%的破裂患者中。AAA破裂的症状通常类似其他急性情况，如肾或胆道绞痛、胰腺炎或肠系膜缺血，临床医生要保持高度警惕。通常情况下，患者表现出的症状可能只是突然的晕倒或晕厥，对于AAA患者，应将其视为破裂的可能后果。

评估和成像

AAA破裂的患者通常会出现一定程度的休克。精神状态改变或意识水平降低、四肢冰凉、出汗、毛细血管再充盈时间延长、周围脉搏微弱、心动过速、低血压和脉压变窄（<25mmHg）都很常见。腹部检查通常显示腹胀和搏动性腹部肿块。AAA后部破裂的患者，侧腹（Grey-Tuner征）、脐周区（Cullen征）或腹股沟瘀斑是晚期特征。应检查四肢脉搏，因为不对称的脉搏可能表明主动脉夹层。应采集静脉血进行紧急检验，包括全血计数、尿素和电解质、淀粉酶、凝血曲线，以及至少6个单位的红细胞的合血。通常还需要一个带有血小板和新鲜冰冻血浆的大出血救治包。

对于怀疑AAA破裂且血流动力学不稳定患者，术前成像是可取的，但并不总是必要的。对于怀疑AAA破裂但不能确诊AAA破裂的患者，可在急诊室进行超声心动图（快速）扫描，以评估主动脉直径。如果主动脉直径正常，则不太可能诊断为AAA破裂。患者复苏期间应始终进行快速扫描，如有明确征象，不应延迟急诊手术修复。对于血流动力学稳定的AAA破裂患者，应进行紧急腹部CT扫描以确认破裂，并计划进行EVAR或开放修复。该方法还提供了一个更详细的腹部评估，并可能确定患者的腹部病理变化。在现在的临床工作中，由于确诊和计划手术修复的重要性，CTA被应用于大多数疑似AAA破裂的患者。

手术适应证

AAA破裂是发达国家患者死亡的主要原因之一。约50%的AAA破裂患者在入院前死亡，50%的入院存活患者没有活到进入手术室[39]。那些存活足够长时间到达手术室并接受修复的患者的手术死亡率为30%~50%。急诊修复手术对于破裂AAA是必要的，否则后果是致命的。一些患者可能会拒绝修复破裂的AAA，而其他患者的生活质量可能很差，对于这类患者不应尝试紧急AAA修复，比如可能包括晚期疾病、多种严重并发症、弥漫性恶性肿瘤或功能或心肺储备非常有限的患者。在这种情况下，患者手术后出院或获得合理生活质量的可能性很小。此类情况必须在医生与患者或家人进行详尽的沟通后，由患方独立做出决定。如果决定不进行急诊手术，则应开始姑息治疗。

手术方案

直到最近，怀疑AAA破裂的患者将尽快转移到手术室进行开放性AAA修复手术，通常没有术前成像。随着EVAR越来越多地被用于破裂的AAA，治疗方案也在改变，更多的患者可能会被考虑进行干预。

AAA破裂的开放性修复手术需要长期的重症监护和住院。恢复可能需要6个月。有证据表明，采用EVAR治疗的AAA破裂的死亡率和发病率低于开放式AAA修复的死亡率和发病率[40]。通过EVAR治疗破裂的动脉瘤也可能更具成本效益。然而，许多AAA破裂的患者在解剖学上不适合进行EVAR，而进行AAA破裂EVAR的手术方案需要专用的设备、协议、血管造影套件和工作人员来获得最佳的治疗效果。AAA破裂患者的多中心即时治疗：开放性与血管内修复（改善）试验将患者随机分为EVAR或直接开放性外科修复，以研究优先评估破裂AAA的EVAR方案是否有益于患者或医生。EVAR修复并没有在30天死亡率或成本降低上表现出优势[42]。然而，似乎某些亚组将更适合血管内修复方案。

结论

在过去的40年中，AAA患者的临床表现和治疗发生了显著变化，这些变化将持续下去。在未来，更多的AAA患者将通过筛查方案被发现。患者的治疗将在监测期间开始，确保修复后的结果继续改善。随着新技术的发展，更多的患者将成为修复的候选者。AAA修复的指征已经从症状性动脉瘤的治疗转向破裂的预防，未来很可能会针对每个患者单独制订修复指征，以进一步优化生存率和生活质量。随着技术的进步，以及成本效益和临床结果变得越来越重要，未来10年给AAA患者的治疗方案将不可避免地发生重大的变化。

（苗天雨 熊飞 译 杨轶 审校）

参考文献

1. Lederle FA, Simel DL. (1999). Does this patient have abdominal aortic aneurysm? *Journal of American Medical Association* **281**(1), 77–82.
2. Diwan A, Sarkar R, Stanley JC, Zelenock GB, Wakefield TW. (2000). Incidence of femoral and popliteal artery aneurysms in patients with abdominal aortic aneurysms. *Journal of Vascular Surgery* **31**(5), 863–9.
3. Lederle FA, Johnson GR, Wilson SE, et al. (2000). The aneurysm detection and management study screening program—validation cohort and final results. *Archives of Internal Medicine* **160**(10), 1425–30.
4. Singh K, Bonaa KH, Jacobsen BK, Bjork L, Solberg S. (2001). Prevalence of and risk factors for abdominal aortic aneurysms in a population-based study–the Tromso study. *American Journal of Epidemiology* **154**(3), 236–44.
5. Vardulaki KA, Walker NM, Day NE, et al. (2000). Quantifying the risks of hypertension, age, sex and smoking in patients with abdominal aortic aneurysm. *British Journal of Surgery* **87**(2), 195–200.
6. Fink HA, Lederle FA, Roth CS, et al. (2000). The accuracy of physical examination to detect abdominal aortic aneurysm. *Archives of Internal Medicine* **160**(6), 833–6.
7. Lindholt JS, Vammen S, Juul S, Henneberg EW, Fasting H. (1999). The validity of ultrasonographic scanning as screening method for abdominal aortic aneurysm. *European Journal of Vascular and Endovascular Surgery* **17**(6), 472–5.
8. Hartshorne TC, McCollum CN, Earnshaw JJ, Morris J, Nasim A. (2011). Ultrasound Measurement of Aortic Diameter in a National Screening Programme. *European Journal of Vascular and Endovascular Surgery* **42**(2), 195–9.
9. Chaikof EL, Brewster DC, Dalman RL, et al. (2009). The care of patients with an abdominal aortic aneurysm: The Society for Vascular Surgery practice guidelines. *Journal of Vascular Surgery* **50**, 2S–49S.
10. Moll FL, Powell JT, Fraedrich G, et al. (2011). Management of Abdominal Aortic Aneurysms Clinical Practice Guidelines of the European Society for Vascular Surgery. *European Journal of Vascular and Endovascular Surgery* **41**, S1-S58.
11. Samy AK, Murray G, MacBain G. (1994). Glasgow aneurysm score. *Cardiovascular Surgery* **2**(1), 41–4.
12. Tang T, Walsh SR, Prytherch DR, et al. (2007). VBHOM, a data economic model for predicting the outcome after open abdominal aortic aneurysm surgery. *British Journal of Surgery* **94**(6), 717–21.
13. Prytherch DR, Ridler BMF, Beard JD, Earnshaw JJ. (2001). A model for national outcome audit in vascular surgery. *European Journal of Vascular and Endovascular Surgery* **21**(6), 477–83.
14. Grant SW, Grayson AD, Mitchell DC, McCollum CN. (2012). Evaluation of five risk prediction models for elective abdominal aortic aneurysm repair using the UK National Vascular Database. *British Journal of Surgery* **99**(5), 673–9.
15. Giles KA, Schermerhorn ML, O'Malley AJ, et al. (2009). Risk prediction for perioperative mortality of endovascular vs open repair of abdominal aortic aneurysms using the Medicare population. *Journal of Vascular Surgery* **50**(2), 256–62.
16. Grant SW, Grayson AD, Purkayastha D, Wilson SD, McCollum CN. (2011). Logistic risk model for mortality following elective abdominal aortic aneurysm repair. *British Journal of Surgery* **98**(5), 652–8.
17. Grant SW, Hickey GL, Grayson AD et al. National risk prediction model for elective abdominal aortic aneurysm repair. (2013). *British Journal of Surgery* **100**(5), 645–53.
18. Greenhalgh RM, Brown LC, Powell JT, et al. (2010). Endovascular versus Open Repair of Abdominal Aortic Aneurysm. *New England Journal of Medicine* **362**(20), 1863–71.
19. De Bruin JL, Baas AF, Buth J, et al. (2010). Long-Term Outcome of Open or Endovascular Repair of Abdominal Aortic Aneurysm. *New England Journal of Medicine* **362**(20), 1881–9.
20. Powell JT, Brady AR, Brown LC, et al. (1998). Mortality results for randomised controlled trial of early elective surgery or ultrasonographic surveillance for small abdominal aortic aneurysms. *Lancet* **352**(9141), 1649–55.
21. Powell JT, Brown LC, Forbes JF, et al. (2007). Final 12-year follow-up of surgery versus surveillance in the UK small aneurysm trial. *British Journal of Surgery* **94**(6), 702–8.
22. Lederle FA, Wilson SE, Johnson GR, et al. (2002). Immediate repair compared with surveillance of small abdominal aortic aneurysms. *New England Journal of Medicine* **346**(19), 1437–44.
23. Ballard DJ, Filardo G, Fowkes G, Powell JT. (2008). Surgery for small asymptomatic abdominal aortic aneurysms. *Cochrane Database System Reviews* **2008**(4), 19.
24. Cao P, De Rango P, Verzini F, et al. (2011). Comparison of Surveillance Versus Aortic Endografting for Small Aneurysm Repair (CAESAR): Results from a Randomised Trial. *European Journal of Vascular and Endovascular Surgery* **41**(1), 13–25.
25. Ouriel K, Clair DG, Kent KC, Zarins CK. (2010). Endovascular repair compared with surveillance for patients with small abdominal aortic aneurysms. *Journal of Vascular Surgery* **51**(5), 1081–7.
26. Lederle FA, Johnson GR, Wilson SE, et al. (2002). Rupture rate of large abdominal aortic aneurysms in patients refusing or unfit for elective repair. *Journal of American Medical Association* **287**(22), 2968–72.
27. Powell JT, Brown LC, Greenhalgh RM, Thompson SG. (2008). The rupture rate of large abdominal aortic aneurysms–is this modified by anatomical suitability for endovascular repair? *Annals of Surgery* **247**(1), 173–9.
28. Carlisle J, Swart M. (2007). Mid-term survival after abdominal aortic aneurysm surgery predicted by cardiopulmonary exercise testing. *British Journal of Surgery* **94**(8), 966–9.
29. Hartley RA, Pichel AC, Grant SW, et al. (2012). Preoperative cardiopulmonary exercise testing and risk of early mortality following abdominal aortic aneurysm repair. *British Journal of Surgery* **99**(11), 1539–46.
30. Fleisher LA, Beckman JA, Brown KA, et al. (2007). ACC/AHA 2007 guidelines on Perioperative cardiovascular evaluation and care for noncardiac surgery. *Circulation* **116**(17), E418–E499.
31. Lindstrom D, Azodi OS, Wadis A, et al. (2008). Effects of a perioperative smoking cessation intervention on postoperative complications: a randomized trial. *Annals of Surgery* **248**(5), 739–45.
32. Durazzo AES, Machado FS, Ikeoka DT, et al. (2004). Reduction in cardiovascular events after vascular surgery with atorvastatin: a randomized trial. *Journal of Vascular Surgery* **39**(5), 967–75.

33. Welten G, Chonchol M, Hoeks SE, et al. (2007). Statin therapy is associated with improved outcomes in vascular surgery patients with renal impairment. *American Heart Journal* **154**(5), 954–61.
34. Schouten O, Boersma E, Hoeks SE, et al. (2009). Fluvastatin and perioperative events in patients undergoing vascular surgery. *New England Journal of Medicine* **361**(10), 980–9.
35. Poldermans D, Boersma E, Bax JJ, et al. (1999). The effect of bisoprolol on perioperative mortality and myocardial infarction in high-risk patients undergoing vascular surgery. *New England Journal of Medicine* **341**(24), 1789–94.
36. Brady AR, Gibbs JSR, Greenhalgh RM, Powell JT, Sydes MR. (2005). Perioperative beta-blockade (POBBLE) for patients undergoing infrarenal vascular surgery: results of a randomized double-blind controlled trial. *Journal of Vascular Surgery* **41**(4), 602–9.
37. Yang H, Raymer K, Butler R, Parlow J, Roberts R. (2006). The effects of perioperative beta-blockade: results of the Metoprolol after Vascular Surgery (MaVS) study, a randomized controlled trial. *American Heart Journal* **152**(5), 983–90.
38. Devereaux PJ, Yang H, Yusuf S, et al. (2008). Effects of extended-release metoprolol succinate inpatients undergoing non-cardiac surgery (POISE trial): a randomised controlled trial. *Lancet* **371**(9627), 1839–47.
39. Bown MJ, Sutton AJ, Bell PRF, Sayers RD. (2002). A meta-analysis of 50 years of ruptured abdominal aortic aneurysm repair. *British Journal of Surgery* **89**(6), 714–30.
40. Mastracci TM, Garrido-Olivares L, Cina CS, Chir S, Clase CM. (2008). Endovascular repair of ruptured abdominal aortic aneurysms: a systematic review and meta-analysis. *Journal of Vascular Surgery* **47**(1), 214–21.
41. Powell JT, Thompson SG, Thompson MM, et al. (2009). The Immediate Management of the Patient with Rupture: Open Versus Endovascular repair (IMPROVE) aneurysm trial—ISRCTN 48334791 IMPROVE trialists. *Acta Chirurgica Belgica* **109**(6), 678–80.
42. IMPROVE Trial Investigators, Powell JT, Sweeting MJ, Thompson MM, et al. (2014). Endovascular or open repair strategy for ruptured abdominal aortic aneurysm: 30 day outcomes from IMPROVE randomised trial. *British Medical Journal* **348**, f7661.

第49章
腹主动脉瘤修复术技术要点

Paul Hayes, Manj Gohel, Patrick Coughlin

腹主动脉瘤修复术技术要点简介

本章将就与AAA修复过程相关的一些技术进行讨论，其中包括修复方案的制订、麻醉的实施，以及手术期间对主动脉的处理方法。开放和血管腔内入路的证据基础，这里将不再详细讨论。是否采取开放性或血管腔内入路取决于复杂的解剖学知识和患者因素，并且应由患者和多学科主动脉专家团队共同决定。

择期开放修复

血管腔内技术时代开启之后，主动脉开放手术数量逐渐减少。然而，EVAR试验的最新研究成果提高了人们对支架移植物的长期耐用性和破裂风险的认识[1]。当今，大多数主动脉外科医生会为不适合进行EVAR的患者、特定年轻患者，以及倾向于进行开放式手术的患者保留进行开放式修复手术这一选项。仔细计划所有择期主动脉手术，无论是EVAR还是开放修复术，都是至关重要的。

择期开放式手术的术前准备

所有接受AAA修复术的患者术前均应对整条主动脉进行CT扫描。在具有明显肾下病变的患者中，有相当比例的患者会伴有胸主动脉和其他病理改变，这应在术前评估阶段得到确认。

第51章对关于进行EVAR的适应性评估、风险评分和解剖形态适宜性进行了详细讨论。由于大多数的AAA患者是在全身麻醉下进行手术的，血管手术麻醉经验丰富的麻醉医师的参与在手术的规划阶段是必不可少的。患者所接受的手术前检查的范围有很大差异，现今，许多医院都有围术期管理模式或AAA患者的标准操作规程。基线检查一般应包括基本血液学和生物化学，特别是评估肾功能、肺功能测试和静态超声心动图。

大多数外科医生会为接受复杂开放手术或具有明确心脏问题的患者开具更多的心脏检查，因为这可能会影响手术的结果。医生偶尔会对所有考虑进行开放主动脉手术的患者进行常规负荷超声心动图检查，对负荷超声心动图异常的患者进行选择性冠状动脉造影。运动心肺功能(CPEX)试验在确定开放主动脉手术适宜性方面的作用具有一定的争议，需要通过前瞻性研究加以验证[2]。目前尚无证据表明包括CPEX试验在内的任何特殊类型的术前准备在预防患者进行AAA修复术术后死亡方面具有更好的效果。

开放修复手术的实施需要对许多特定因素进行考虑。极大比例的AAA患者会服用抗血小板药物。除此之外，小部分患者会口服抗凝剂。当两种药物中的任何一种被停用时，需要权衡出血风险和血栓栓塞并发症潜在风险。腹主动脉的解剖形态应与相关的医学问题一起考虑。显然，尽管无法列出所有可能的情况，但大多数外科医生术前避免使用抗血小板药物或高剂量的抗凝剂，这也可能影响主动脉手术中对患者全身肝素化的决定。

当前，对于在开放动脉瘤手术前常规使用β-受体阻滞剂(常规摄入很慢)[3]可以降低患者心脏不良事件的发生率仍存在一些争议，一些人采用质量改进的途径来增加摄取，但其在临床预后方面的益处依旧有限[4]。

根据患者健康水平及对EVAR的不适用性，一旦做出符合患者最大利益的决定（进行开放修复手术），那么手术应当在适当的环境下进行，需要有足够的照明环境，经验丰富的外科医生及血管外科方面的麻醉团队。对患者应经静脉至少给予单一剂量的广谱抗生素，术后建议使用双倍剂量。同时应使用血液回收技术，因为良好的临床数据证实，该技术能够减少患者对输血的需求[5]。

为更好地进行手术，需要通过主动脉CTA对复杂的解剖因素进行评估。

病变主动脉解剖结构的CT特征

应仔细研究腹主动脉瘤瘤颈，以确定合适的肾下阻断部位，在大多数情况下，对于可能阻碍主动脉阻断的因素是可以确定的。

还需要注意在手术时仔细检查主动脉，因为主动脉瘤颈部钙化等病变很难在CT上呈现。理想情况下，阻断部位应在肾动脉下方。自采用血管腔内技术以来，许多主动脉瘤颈形态合适的患者接受了EVAR治疗，因此在大多数医疗研究中心，瘤颈形态良好的患者接受开放手术的比例有所下降，使开放修复在技术上更具挑战性。

选择肾下阻断的好处是显而易见的，能够在一段时间内防止出现肾缺血。然而，如果确定了可能使阻断困难的因素，则应考虑其他的解决办法。这些包括瘤颈早期瘤样扩张。当瘤颈较短时，将人工血管吻合到病变主动脉瘤颈可能是徒劳的。特别是当试图将人工血管与出现严重钙化或薄壁的动脉瘤组织吻合时，可能导致人工血管在阻断移除时发生部分撕裂。长时间进行主动脉修复手术可能会导致大量失血，进而导致患者出现凝血功能紊乱和低血压症状。这种危险的情况通常可以通过仔细制订手术方案，预先解剖肾上阻断部位，以及在遇到出血或吻合术困难时尽早重新定位肾上阻断部分来进行预防。

虽然采用肾上阻断使患者易出现肾缺血症状，但有时这是一个更为安全的选择。在一条或两条肾动脉上方选择合适的阻断位点可能会更容易进行动脉修复，而且对于大多数患者而言，短时间肾缺血并不会造成严重后果。如果考虑高阻断部位，腹膜后入路可能更为合适。

当腹主动脉瘤颈中存在大量血栓时，也需要考虑类似的问题（图49.1）。在血栓存在的情况下进行动脉阻断可能容易导致远端或肾栓塞的发生（图49.2）。大量的研究已经就在近端阻断之前进行远端阻断能否降低这种风险展开了探索，但是尚无证据支持这一点，一些证据表明，首先应用远端阻断可能会增加出现肾脏和内脏栓塞的风险[6,7]。肝素化在微粒栓塞方面也几乎不起作用，因此，选择合适的阻断位置是最好的预防措施。

在进行手术之前还应对患者腹主动脉瘤颈的钙化程度进行检查。无论是在主动脉阻断还是人工血管吻合术中，轻度钙化很少会造成严重问题。但是，较大的钙化斑块，尤其是环向钙化，则会产生一些问题，特别是当其向上和向下延伸至距主动脉有一段距离时。除了使穿针困难外，其还能阻碍人工血管对主动脉壁的贴附，这会就出现难以止血等问题。同心环钙化将造成阻断困难，也会带来潜在危险。即使在使用夹钳时可以获得控制，但主动脉也可能在夹钳松开时发生断裂，控制出血可能非常困难，这需要一个更近端的阻断位置。术前CT扫描能够发

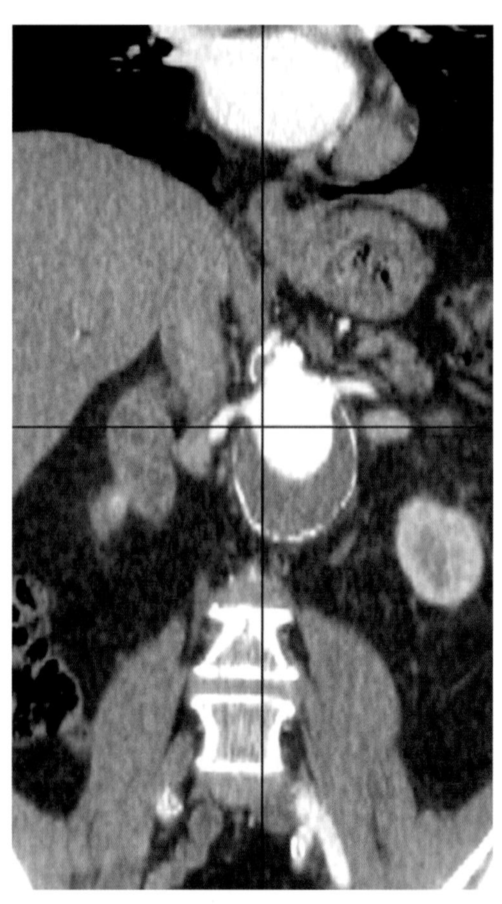

图49.1 瘤颈钙化的显著CT表现。

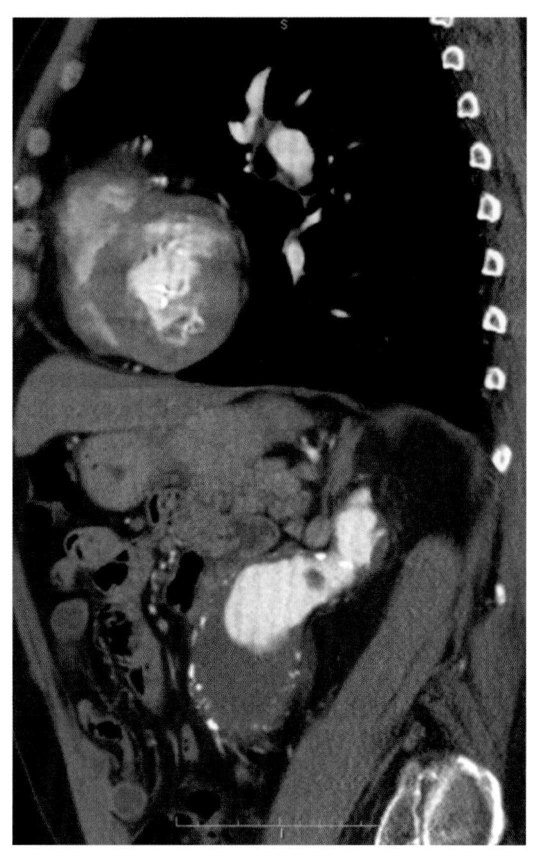

图49.2 CT图像显示瘤颈有明显血栓，在阻断主动脉时应避免选择该部位。

现腹主动脉瘤颈周围钙化的存在，但其可能会被低估。更常见的是，主动脉分叉处的广泛钙化会被低估，并且在远端吻合过程中也会出现类似的困难。显然，远端控制更加容易，但将已经准备好的直主动脉人工血管转换成分叉人工血管可能需要很长的时间。经过仔细地计划，在主动脉远端解剖病变存在的情况下，选择性地进行主动脉双髂入路可能会使手术时间缩短，同时减少失血量。

虽然相对少见（约占患者的3%），但如果在手术时遇到主动脉后方左肾静脉，而没有通过术前CT对其进行方案制订，则会导致严重的问题。潜在的危险在于进行主动脉阻断时，主动脉钳可能被放置于肾静脉之上，甚至会穿过肾静脉。这时，任何不当操作都可能导致大出血的发生。鉴于出血迅速且难以控制，对其修复技术的要求很高。

最后，如果在最初的检查中有任何迹象表明患者可能有腘窝动脉瘤，则应进行下肢彩超检查。如果确诊，且需要修复，则应考虑在主动脉阻断期间进行预防性修复以防止血栓过多。

开放手术技术要点

切口及入路

最早的决定之一是通过中线（正中）切口或横向切口进行手术。这两种方法具有各自的优点。中线切口通常比横向切口打开和闭合更快。进行保守的中线切口较为容易，然后可以根据需要向上或向下延伸（图49.3）。标准的经腹膜入路的主要限制可能是其会阻碍进入主动脉肾周段。位置良好的横向切口可以更好地进入肾周主动脉，但会使远端髂骨入路更加困难。髂总动脉通常可以很容易地通过横向切口进入，但髂动脉分叉部位暴露可能较为有限。横向入路可以减少患者术后疼痛和肺部并发症的发生，但非常有限的证据能够证明其可以使患者临床预后得到改善[8]。一项小规模随机试验表明，横向入路可以减少长期切口疝的形成[9]，但同样缺乏良好的证据。

进一步需要考虑的是采取经腹膜入路或腹膜后入路。在瘤颈解剖形态不佳的情况下，腹膜后入路的好处是公认的，如果可能需要进行肾上阻断，则应

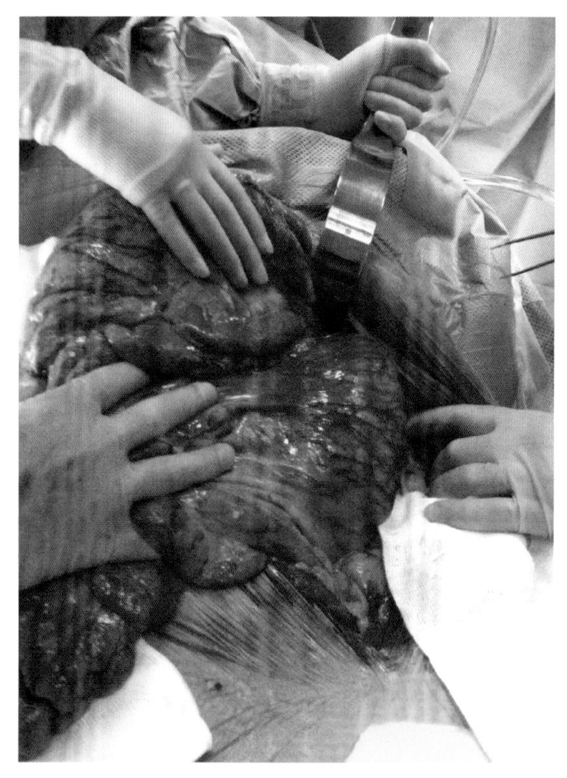

图49.3 腹中线切口可为肾下动脉瘤的开放修复术提供良好暴露。

考虑腹膜后入路[10]。一些证据表明,左腹膜后入路可以减少患者出现术后肠梗阻、肺部并发症的风险,并可能减少住院时间。这种入路方式以前一直被认为是一种对大多数肾下AAA有利的技术,但尚未得到证据支持。对于许多外科医生来说,使用这种方法所花费的额外时间意味着他们会选择用时较短的经腹膜切口,为困难的颈部解剖保留腹膜后入路部位[11]。在另外两种特殊情况下,应考虑采用腹膜后入路:

(1)因既往手术出现严重腹膜内粘连,如因疏忽而引起未被察觉的小肠损伤可能会导致主动脉人工血管受到污染及感染。

(2)在处理孤立性髂动脉瘤时,腹膜后入路能很好地显露所有,即3个髂动脉段,并通过使小肠更易于控制而辅助手术进入。然而,使用左侧腹膜后入路将使进入右侧髂动脉系统变得困难。

近年来,几个医疗中心使用专门设计的夹钳和牵开器进行了微创开放修复手术,并已取得了很好的结果,但尚未得到广泛适用性的证实。同样,腹腔镜AAA修复术也是可行的,有几个中心报道了其良好的效果。同样未得到广泛适用性的证实。目前,通过结扎肠系膜下动脉和腰动脉可治疗持续性Ⅱ型内漏,同样也是治疗血管腔内修复并发症的有效方法。

瘤颈及阻断部位

要想顺利到达腹主动脉瘤颈,就需要对动脉瘤旁的十二指肠进行仔细游离,特别注意如果十二指肠附着在主动脉上,要确保不会对其造成损害。肠系膜下静脉可以结扎和离断,并进行解剖以方便识别左肾静脉(图49.4)。

当瘤颈较长时,就无须进行肾静脉的分离。然而,自从EVAR出现以来,很大一部分开放性AAA手术将涉及相对较短的肾下阻断部位。有时可以简单地移动静脉,将其向上悬吊以进行解决。当上述入路受阻时,离断肾静脉不仅可以使主动脉垂直暴露,而且还可以使更多组织向远离主动脉的侧面牵拉。当离断肾静脉时,应注意保留左肾上腺、性腺和腰静脉属支,以便肾脏静脉血通过这些大的侧支回流。因此,肾静脉应在左肾上腺静脉的下腔静脉侧离断。大多数外科医生会游离至少4cm的静脉,然后将其结扎,然后在根部用4-0 prolene线加固缝合。当静

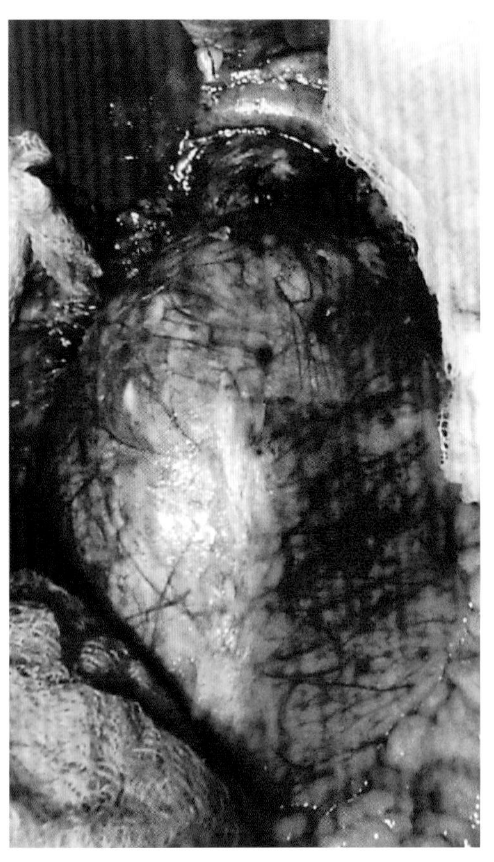

图49.4 应解剖合理长度的动脉颈,包括移动左肾静脉,以提供一个良好的阻断部位。

脉完全离断时,右侧残端通常会向下腔静脉缩回;连续重叠缝合可以防止意外出血的发生。

仅有极少数证据表明,左肾静脉离断除了能够引起肾功能的短暂恶化外,还会导致其他疾病[12,13],不过目前还没有随机试验能够对其进行验证。相反,不能进入主动脉相对健康部位进行阻断可能导致吻合难以实施,进而增加发生吻合口并发症的风险。除此之外,如果将阻断位置放在肾动脉上方,更好进入可能会导致更快的吻合,同时肾缺血时间也会更短。这两点可能比保留左肾静脉更为有效地保护肾功能。有一些观点支持离断左肾静脉,然后在手术结束时对其进行修复,但尚无证据支持这一技术。此外,还有一种方法是通过离断左肾静脉主要分支而保留并最大程度游离左肾静脉,这种方法可以很好地进入腹主动脉瘤颈,但因缺少侧支循环而限制了随后进一步游离左肾静脉的可能。

下一步就是准备行腹主动脉阻断。当采用经腹膜入路时,大多数外科医生会选择从主动脉前方从垂直方向放置背驼钳。一些医生则习惯完全游离肾

下主动脉瘤颈，这样可以方便从侧方应用弯曲的Satinsky钳。除非腹主动脉瘤颈能够充分游离，否则该方法将会增加腰动脉损伤出血的风险。然而，在游离腹主动脉瘤颈后，可以使用从侧方放置的阻断钳将腹主动脉瘤颈转向腹壁切口，以便于行吻合术。根据作者的经验，这种方法在腹主动脉瘤颈较长的情况下效果更好。试图充分游离长度较短且控制困难的瘤颈对于进行最后的吻合术是没有帮助的。

在远端同样需要控制髂动脉。一些外科医生更倾向于充分游离髂动脉，以便悬吊，并且在任何时候都能完全控制髂动脉。在此基础上，还需要游离附着在髂动脉后方的髂静脉。反之，如果没有充分游离，可能会在放置或松开阻断钳的过程中损伤髂静脉。不管是哪种情况，都需要注意细节，因为髂静脉出血通常很多，且难以控制。除此之外，与近端主动脉一样，应确定一个合适的阻断部位，这一部位应避免动脉瘤样扩张和过度钙化区域。当髂动脉有广泛的动脉瘤样扩张时，就可能需要重新制订手术入路方案。多种形式的分叉重建是可能的，但一般情况下，动脉瘤修复时应保留一条髂内动脉或肠系膜下动脉，以减轻结肠缺血的风险。

肝素化

在放置阻断钳之前，需要决定是否使用肝素来预防手术中动脉血栓栓塞并发症，并降低冠状动脉血栓形成的风险。这需要与给予肝素对增加失血量的潜在有害影响进行权衡。在选择性开放修复过程中肝素化的文献证据是相互矛盾的。最近的一篇综述表明，目前还没有令人信服的证据，一些人则认为需要随机对照试验来对其作用加以证实[14,15]。在缺乏令人信服的证据的情况下，作者建议在个案的基础上，根据手术的复杂性和并发症情况做出决定。

许多外科医生只是简单地给患者使用5000单位标准剂量的普通肝素，而另一些外科医生则倾向于采用更为科学的方法，给予患者70U/kg的剂量。另一个需要考虑的因素是抗血小板药物或抗凝血剂的服用是否需要一直持续到手术日期。结缔组织疾病的存在也可能对其决策产生影响。如果需要肾上钳夹阻断，则需要考虑尽快缩短阻断时间和快速止血的必要性。推荐初始给予较小剂量的肝素，近端阻断钳重新放置在肾动脉下方后，再给予第二剂量。由于髂动脉及其远端血栓形成的风险最大，一些外科医生选择先给予较小剂量的肝素，然后用肝素化盐水冲洗髂动脉，然后再行阻断。不过，在此之前，要仔细检查血管腔，以确保无血栓存在，否则会将血栓冲入远端下肢动脉中。

腹主动脉近端阻断

在行夹钳阻断之前，重要的是要通知麻醉和手术小组，腹主动脉准备进行阻断，以便为阻断和打开动脉瘤腔后发生的重要血流动力学变化做好准备。应在此阶段检查血液回收装置，以确保其正常运作。还要检查洗手护士的准备情况，要求其准备好在AAA腔被打开之后缝扎腰动脉的缝线。

应按一定顺序依次阻断近端瘤颈和远端髂动脉，再次注意每个阻断部位的位置。应用手指触摸主动脉，以确保动脉瘤已停止搏动。如果在动脉瘤表面有明显的肠系膜下动脉，一些外科医生倾向于在这一阶段对其进行结扎，以防止动脉瘤开放后出现明显出血。然后可以利用刀片或电刀打开动脉瘤腔，直到露出长度合适的动脉瘤颈，然后部分横向离断腹主动脉，要离断周长一半长度的主动脉。根据腰动脉出血量，可以在远端进行类似的处理。如果存在腔内附壁血栓，应取出血栓，并缝扎腰动脉、肠系膜下动脉和骶正中动脉(图49.5)。

然后决定人工血管的大小，以及是使用管状人工血管还是使用分叉型人工血管。需要注意的是，暴露在动脉压力下的主动脉会发生扩张，因此，人工血管的尺寸不宜过小。除此之外，还需要考虑远端所需人工血管的大小，通常情况下，此处人工血管要大于腹主动脉瘤颈。最后，应注意在修剪人工血管

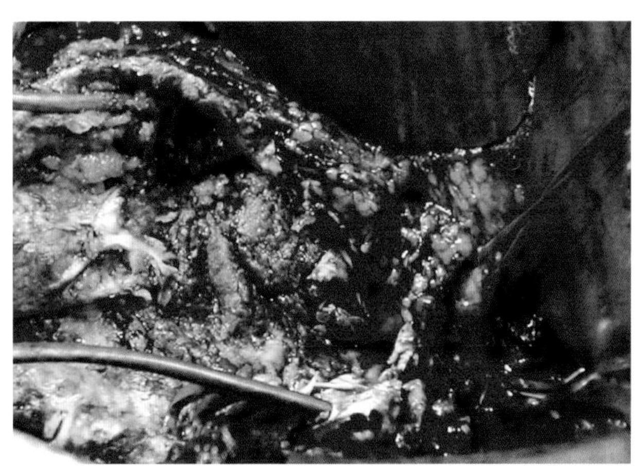

图49.5 动脉瘤已被打开，血栓去除后，血管被覆盖。

前将拉其伸至完全长度，因为如果人工血管长度过长将发生变形。将涤纶主动脉人工血管与利福平黏合是常见的做法。许多证据来自动物模型，其已经证明该方法能够对感染产生很强的抵抗力[16]。在尚无直接证据表明人类的预后有所改善的情况下，考虑到主动脉人工血管感染的严重性，尽管其益处可能很小，但依旧值得一试。

吻合术技巧

目前有很多能够将人工血管与动脉缝合到位的技术，外科医生选择哪种技术仅仅取决于其个人偏好，这些技术之间并不存在明显的优劣差异。采用近端吻合的其中一个目的是在后壁缝出一道结实的组织脊，这样可以加强后壁吻合口。虽然血管外科一般不推荐血管壁从外到内缝合动脉，但在进行主动脉近端吻合术时，这种方式可以使外科医生获得尽可能深的组织“咬合”。缝合线开始位置的两个主要选择是在后壁的中间位置或在3点钟方向的位置。在这种情况下通常不需要进行降落伞缝合。较好的做法是用血管镊将人工血管放置到位，而不是用缝线将其拖到合适的位置，避免对组织的切割。同时还要确保助手在拉线时提供足够的张力以防止缝线松动，同时还要避免将人工血管在主动脉壁缝合到位后扯脱。如果血管壁很薄或发生病变，则应在主动脉壁外侧放置一条Teflon补片，以支撑其所在位置的缝合线。在进行近端吻合之前，需要检查血压是否在合理的水平。在释放阻断钳之前，最好解决吻合口背面存在的问题，最好是在进行远端吻合之前，因为控制吻合口后侧的出血可能会非常困难。

远端吻合有时比近端更加困难。主动脉远端吻合口后壁常有钙化而难以进针，缝合时需从髂动脉由内向外进针，以便于出针。将斑块留在原位可能导致开放循环后难以止血，但动脉内膜剥脱又可能导致血管变得脆弱，需要使用分叉型人工血管。如果钙化特别严重，且针头不可能穿过斑块，则可使用21G绿色微穿针在斑块上钻孔，可能有助于缝合的进行。

在松开最后一个阻断钳之前，务必对髂血管流入道及流出道进行充分冲洗。需要注意的是，要对最后几针缝线适当放松，以形成一个大小适中的空隙，这样可以使可能形成的凝血块顺利冲出。同时，要确保两条髂外动脉均回流良好。如果一侧回流情况较差，则应对血管进行进一步的冲洗。直接压迫腹股沟可能就足以迫使血栓流出。如果做不到这一点，有时可以通过一根大口径的小儿饲管施加负压吸栓，或者通过取栓导管取栓。

在准备松开夹钳时，最好先移除其中一个髂动脉阻断钳，对主动脉人工血管加压，通过人工血管或缝合孔排出可能残留的气体。这样可以确保不会遗漏任何严重出血点，同时又不必松开并重新阻断主动脉。该阶段中发现的任何出血点都需要在松开阻断钳前进行进一步的修补。检查血压后，应缓慢松开主动脉阻断钳，使人工血管以稳定的速度扩张。直接施加在吻合口上的外部压力将使缝合张力的变化逐渐达到平衡，从而减少缝合撕裂主动脉壁的可能性。

在松开远端阻断钳之前，应与麻醉师进行反复确认。血管分支的再灌注可导致血压显著下降，并且需要依次进行。尽管如此，如果患者出现严重低血压症状，应重新进行阻断处理，以使患者血压保持稳定。当阻断钳完全松开时，不可避免地会出现一定程度的出血，如果出现一个明显的出血点，那么需要使用纱布压迫或加针修补。建议在用双针对主动脉和人工血管的吻合口进行修补之前重新阻断腹主动脉。如果还有血液渗出，可对其施加一定的压力，压力不要太大，通常需要持续5~10分钟。如果该区域在直接压力下不会再有血液渗出，但取出纱布后又开始渗血，那么需要在完成远端吻合时施加一定的压力，然后彻底关闭主动脉囊。在这种情况下，吻合过程中的额外加压通常会阻止轻微渗血。

如果患者吻合口存在持续性出血，且出血量较大，那么就需要另一种方法进行处理。如果主动脉和人工血管上的所有针孔都在出血，表明患者存在凝血问题，可以对患者使用凝血剂，并对该部分进行压迫止血。需要注意的是，该策略对活动性出血并不适用。因为在活动性出血时，该方案不会起到快速止血的作用，并且还可能会掩盖一些出血部位。本章对可用的止血剂不做全面讨论。

如果主动脉壁出血，可以采用以下两种处理方案，其一，可以使用长条状Teflon补片包绕血管壁，并修补加固最初的吻合部位。其二，选取一个更近端的阻断部位，重新吻合。如果在阻断前没有解剖出肾上阻断部位，实行该方案就可能变得非常困难，因为其需要良好的术野暴露和血管控制，但如果有良好的术前评估,这些困难应该是可以避免的。

一旦人工血管近远端均完成缝合,吻合口背面的活动性出血将很难处理。将人工血管拉向一侧来观察出血点会进一步撕脱主动脉壁,需要注意力度。操作不当会导致出血更加严重,引起凝血紊乱及更大范围的出血。对于无法控制的背面出血,一种可行的方式是将人工血管横向离断,从而便于观察整个吻合口。这样可以很好地干预出血点。但显然,在人工血管断端重新吻合之前,无法在全动脉压下测试远端吻合口是否渗血。

尽管如此,如果出现远端吻合口存在巨大钙化斑块阻碍止血的情况,应考虑对患者行主动脉-双髂动脉人工血管置换。对于近端吻合口出现的最坏情况,特别是当主动脉壁较脆非常容易撕裂时,就可能需要行胸腹联合切口入路进行腹腔干动脉上方阻断。在极端情况下,最后的选择是结扎肾动脉下方的主动脉及远端腹主动脉,然后行腋动脉-双股动脉人工血管搭桥恢复下肢灌注。这显然是一个高风险的治疗方案,但在困难的情况下却可能是唯一的解决办法。

手术完成及术后护理

在确保实现止血和下肢灌注之后,应闭合AAA腔以包裹人工血管,这样才会保证人工血管不与肠道直接接触(图49.6)。这对于近端吻合而言尤其重要,其能够防止形成主动脉十二指肠瘘。目前还没有证据表明,需要用网膜完全覆盖动脉瘤,只要腹主动脉瘤腔能够充分覆盖人工血管。只要腹壁没有张力,即可常规关腹(无须放置腹腔引流)。如果出现手术时间长且困难,并伴有大量出血,则应考虑让患者腹部开放24小时,以防止腹腔间隔室综合征的发生[17]。选择性开放性动脉瘤患者应在术后早期接受危重护理,特别需要注意尿量、下肢灌注情况,并留意任何可能提示间隔室综合征的生理恶化迹象。

择期腹主动脉瘤腔内修复术

概述

EVAR已迅速成为大部分肾下AAA患者的主要治疗手段。其优势包括住院时间较短、康复更快,以

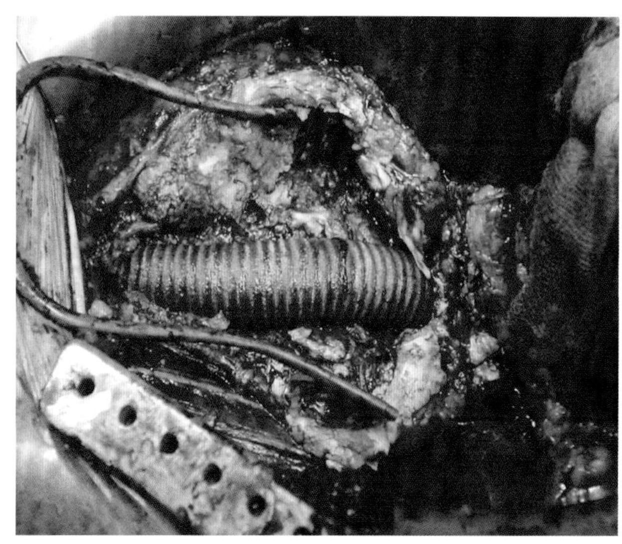

图49.6 用于修复肾下腹主动脉瘤的嵌入式覆膜支架植入完成,将被动脉瘤袋的闭合所覆盖。

及能够更早地恢复正常活动[18]。最重要的是,随机试验结果表明该方案患者短期死亡率明显低于开放修复术[19]。

EVAR的一个重要组成环节是术前准备工作,这需要多学科之间的相互协作。多排螺旋CT成像提供高质量的图像,其能够为相关工作提供一定的帮助。理想情况下,软件能够提供厚薄为1mm的切片,以便进行精确的测量和设备选择。CT成像需要静脉注射造影剂,对于肾功能不全,以及服用二甲双胍的糖尿病患者需要适当进行水化,以防止其肾功能发生恶化。

术前评估

传统未重建的轴位图像对EVAR手术的帮助不大。即使在相对简单的解剖结构中,也要求对图像进行三维重建,同时通过中心线对距离和直径进行测量(图49.7)[20]。在电脑影像工作站上进行评估还可以对动脉成角进行详细计算,以便最好地确认肾动脉和髂内动脉的起始部,从而减少手术时间和辐射剂量。还有一种更详细的术前CTA扫描与术中造影的"融合"成像,适用于较复杂情况,特别是需要进行开窗或分支支架植入的腔内修复术。

就目前这一代支架人工血管而言,与AAA颈直径相比,近端支架直径选取应增加10%~20%。不同制造商产品的扩大程度和直径测量方法(内径或外径)各不相同,因此熟悉使用说明(IFU)至关重要。

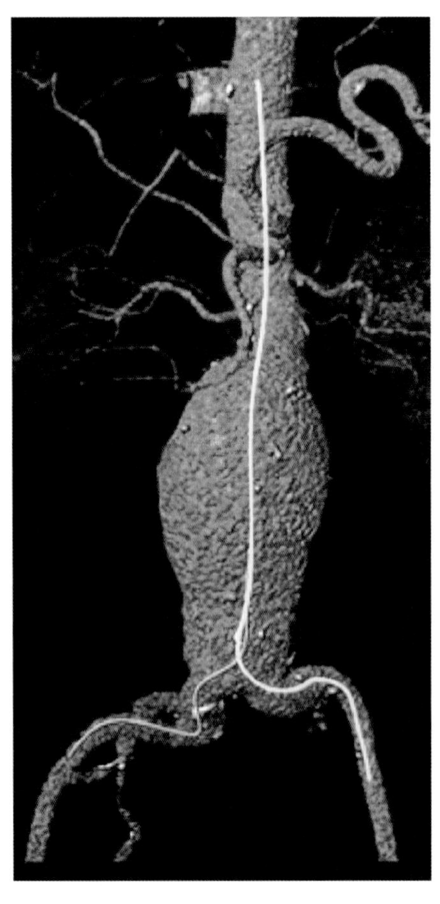

图49.7 中心线测量对血管腔内修复术的准确规划至关重要。

当对腔内覆膜支架进行选择时，应合理考虑AAA颈的长度和直径。然而，还有许多其他因素也需要加以考虑。腹主动脉总长度必须足够长，主体对侧短支开口才没有限制。通水腹主动脉分叉部也需要足够的直径，以及适当长度和直径的髂动脉。髂外动脉直径应足够大，且不合并明显的同心性钙化或弯曲，以便于支架输送系统能够实现无创伤性入路。

支架选择

尽管覆膜支架的设计已有很大改进，但对于所有动脉瘤而言，现今并不存在理想的支架。选择合适支架的指导方针是其能够实现稳定的血管腔内密封。特定支架的选择不仅受测量结果的影响，而且还与设备熟悉程度和可用性，以及其他不利的解剖特征有关，如瘤颈角度和入路血管的病变情况。对于情况特别复杂的患者，选择使用一种未得到临床研究验证的新型支架可能并不明智，最好的方法是在一些不太具有挑战性的病例中积累有关新型支架最初性能的经验。建议熟悉使用多个支架以实现最佳支架选择。由于缺乏对特定支架的使用经验而导致的不理想的支架植入，在结局方面与支架选择同样重要[21]。

对于近端设计而言，近端锚定对于防止腔内覆膜支架出现移位非常重要。同时，密封性对于防止出现ⅠA型内漏也是一个关键性因素。血管腔内血栓或血管壁钙化的存在可能干扰这一过程（图49.8）。不完全的错位和移位与ⅠA型内漏和远期动脉瘤破裂发生率存在密切的相关性。虽然借助覆膜支架近端裸支架锚定钩的主动锚定方式在防止覆膜支架发生移位方面似乎优于单纯横向径向支撑力，但其相对于肾动脉的锚定水平仍存在争议[22]。肾上锚定的倡导者强调了锚定在主动脉壁是“正常”的，以及不太可能发生动脉瘤性扩张的部位的重要性。一些人则认为使用肾下锚定的支架会更符合要求。支持肾下锚定支架的其他原因还包括成角瘤颈的更好对位和后期取出覆膜支架的难度降低[23]。到目前为止，还没有强有力的证据能够证明，在短瘤颈的腹主动脉瘤中，使用肾下锚定和肾上锚定的支架之间的结果存在显著性差异。

在术前评估中，血管入路也可以发挥重要的作用。对于非常细的髂血管，特别是存在大量钙化的髂动脉，需要使用直径较小的输送系统。许多支架制造商已经转向亲水性强、剖面高度较低的设计，减

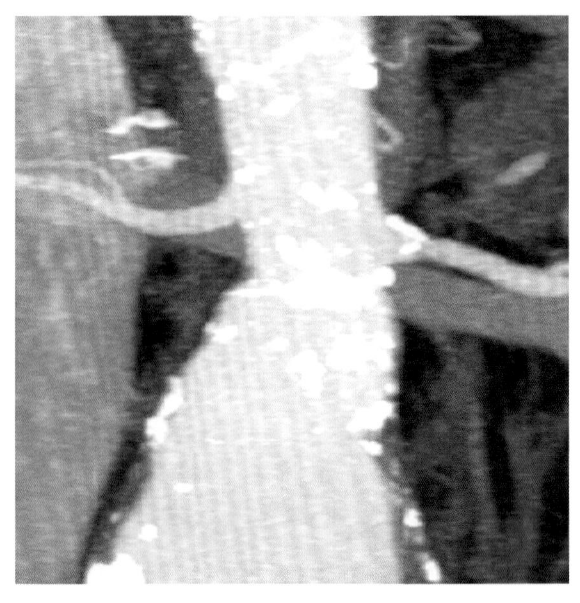

图49.8 不良的瘤颈解剖结构可以在很大程度上阻碍实现动脉瘤密封和防止支架移位。

少了入路并发症发生的概率。

腹主动脉分叉的直径也可能影响对支架的选择(图49.9)。大多数支架都能在AAA腔内打开分叉部。而在直径<20mm的腹主动脉分叉中,可能会存在使覆膜支架分叉部分受压的风险,进一步可能导致血流紊乱和血栓闭塞。因此,覆膜支架分叉部越大,腹主动脉分叉直径也就需要越大。另一种方法是使用主动脉-单侧髂动脉支架(AUI)(图49.10),或使用球囊扩张支架对分叉部进行血管成形术。使用单侧髂动脉支架系统的缺点是,几乎总是需要股-股动脉搭桥来维持对侧肢体的灌注,而这与手术相关的并发症发生率增加,住院时间延长,以及远期覆膜支架相关的并发症发生率增加有关[24]。对于主动脉分叉处狭窄的患者,可以选择一体式分叉型覆膜支架。

择期EVAR技术细节

一般情况下,EVAR术前评估与开放AAA修复术前评估相类似。风险评分系统的使用已在其他地方讨论过,现在有数据表明,EVAR特有的解剖形态学标准可用来评估EVAR的个体风险[20]。但未来还需要更多的前瞻性研究,以验证这些风险评分系统在日常实践中的效用。

进行EVAR手术需要无菌且配备有血管造影成像系统的手术室。英国药品和医疗保健产品监管机构(MHRA)指南规定所有血管腔内动脉瘤的修复手术都应在血管杂交手术室内进行。

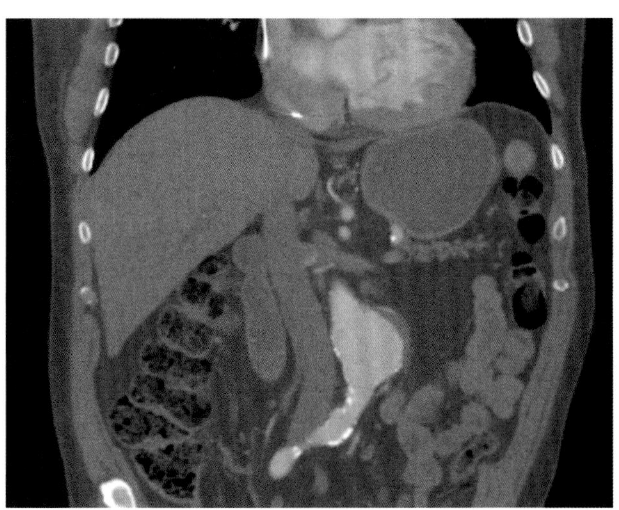

图49.9 远端主动脉非常狭窄会阻碍在EVAR期间使用分叉支架。

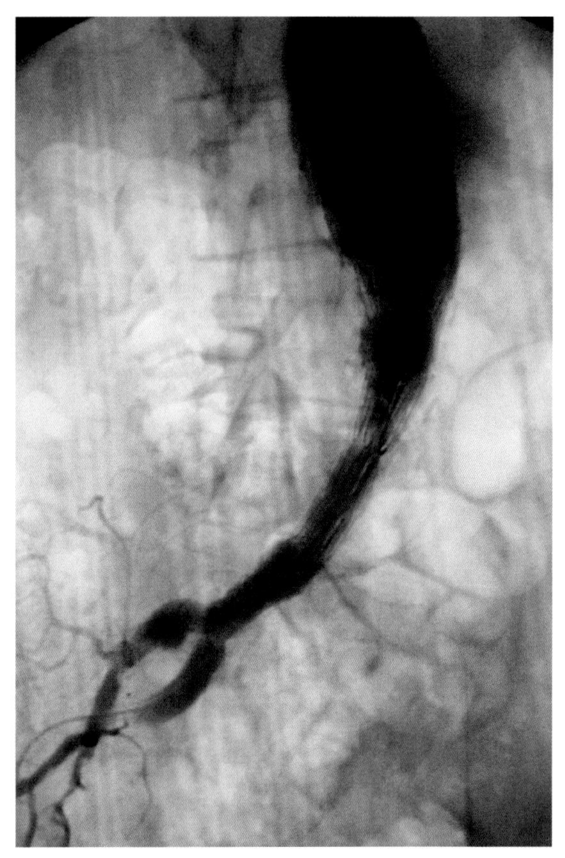

图49.10 腹主动脉远端狭窄动脉瘤的髂动脉修复术。

血管腔内手术团队通常会在患者右侧进行手术,同时手术室内的相关布局也需要为此提供便利。手术台是半透明的,成像C臂需要从患者左侧进入,使操作者能够从主动脉弓向下到股总动脉分叉进行成像。由于某些动脉瘤颈具有明显的前后角度,需要有足够的空间将成像C臂置于头尾向,以优化近端支架的放置位置。

可对患者进行全身麻醉或局部麻醉。在英国,通常对患者采取全身麻醉。不过,一些证据表明,局部麻醉在患者康复和缩短住院时间方面可能更有优势[25]。但是,局部麻醉也存在明显的弊端,特别是患者会感觉到明显的疼痛,可能与肢体缺血相关。因此,当患者手术时间较长或髂动脉直径较小时,建议不要使用局部麻醉。除此之外,使用全身麻醉时允许暂停呼吸机供氧,这在困难瘤颈解剖中是必不可少的,因为这样可以精确地放置近端支架。长时间的屏气对患者来说比较困难,特别是对于有重大气道疾病的患者,这通常是避免全身麻醉的原因。在这些情况下,外科医生和麻醉师之间应进行仔细的讨论和评估,以确定最佳麻醉方法。

支架输送

支架组件通常通过股总动脉进行输送。传统入路需要行斜向切口以暴露股动脉。股动脉内膜切除术可能需要纵向切口，或当输送主动脉-单髂动脉支架需要股-股人工血管搭桥时，可能需要纵向切口。Swinnen等人进行了一项随机对照试验，对原发性腹股沟手术入路进行了比较，结果显示，横向切口的并发症发生率相对较低(47.5%对12.7%；P<0.001)[26]。具体来说，虽然总体伤口并发症的发生率远高于其他系列报道的伤口并发症，但淋巴漏的发生率较低。

部分医院如今更喜欢行完全经皮穿刺入路[27]。同时要对患者情况进行实时监控，手术时需要对股总动脉进行造影或超声检查。影响手术成功的因素包括外科医生手术经验、术前肾衰竭、股总动脉深度和直径[28]。经皮入路的相关禁忌证包括明显的动脉粥样硬化斑块、大量钙化，特别是在股总动脉前壁，以及高水平股总分叉。经皮血管缝合系统包括Perclose和Prostar装置(Abbott Laboratories，伊利诺伊州，美国)。经皮入路的成本和临床效果目前依旧存在一定的争议。系统性文献综述结果表明，经皮入路在手术时间、卧床时间和减少伤口并发症方面具有显著的优势[29]。

支架植入步骤会随制造商不同而不同，但大多数模块化系统遵循一种相当常见的方法。一旦通过导丝建立通路，便通过股总动脉置入7~9F的鞘管，然后将一根0.035的亲水性导丝穿过髂动脉送至肾上主动脉。在同侧，亲水性导丝可以由超硬导丝来替代(例如，Lunderquist导丝)。

髂动脉解剖条件可显著影响器械输送，尤其是直径小、弯曲或出现钙化的髂动脉。对于这些情况，可以通过球囊对其进行适当的扩张，但在更为严重的情况下，则可能需要植入裸支架。其他选择包括在更近端、直径更大、血管条件更好的髂外动脉通过人工血管辅助入路(图49.11)或直接穿刺。经腹膜后途径暴露的髂动脉通常可在髂总动脉通过端侧吻合桥接一段直径为10mm的人工血管。为便于支架通过人工血管，覆膜支架可以按解剖径线常规穿刺进入腹股沟。需要注意髂总动脉长度需足够，这样可以便于选择合适的远端锚定区。其次，本部分还介绍了经腹膜后直接穿刺髂动脉的方法。在动脉壁预置两针荷包缝合，并在两针缝合的中心进行穿刺。在完成手术后，这些荷包缝线可以使动脉较为简单地闭合。由于覆膜支架设计和外形的进步，通过髂动脉入路来方便覆膜支架进入的情况正越来越少。

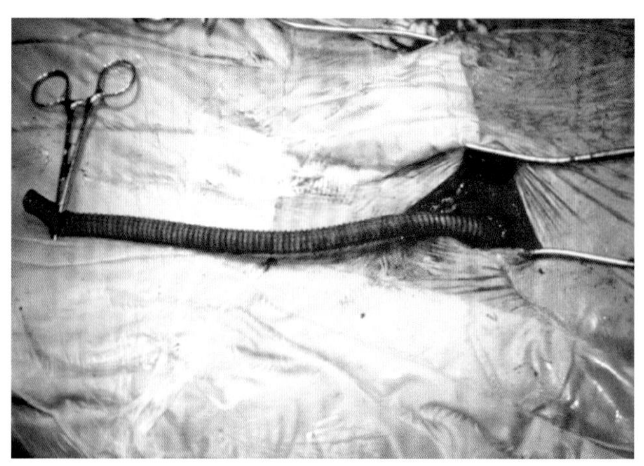

图49.11 一种能够协助覆膜支架进入的假肢导管。

需要对EVAR支架主体输送外鞘用生理盐水彻底冲洗，在具有亲水性外涂层的支架中，湿润支架外部可使其通过髂动脉的通道变得轻松。在输送支架前需要全身肝素化。输送支架时需要在透视下通过髂动脉。选取哪条髂动脉输送支架取决于血管直径、髂动脉弯曲度和钙化程度，同时还需要考虑对侧髂动脉的扭曲对套腿的影响。主体支架通常是通过更直的髂动脉输送，尽管这可能会导致难以在对侧弯曲的髂动脉套腿。明显的血管扭曲可能会使支架偏离正确的位置，造成主体分叉部分发生交叉，增加对侧套腿的难度。如果支架确实在无意中旋转，则最好是完全撤回并重新插入，同时再次进入时应考虑到上次尝试时所出现的角度偏转。

在极少情况下，如果髂动脉发生严重扭曲，特别是伴有明显的动脉粥样硬化，可能需要计划使用牵张导丝。从解剖学上看，从导丝通过的难易程度而言，牵张导丝从左锁骨下动脉建立轨道相比于头臂干更好，尽管这需要对患者和支架重新定位。如果从右臂建立入路通过头臂干牵张，导丝通过锐角到达主动脉在技术上是很困难的。虽然通过牵张导丝可以克服大多数弯曲度，但应该认识到，使用牵张导丝可能会增加风险，特别是主动脉弓分支的创伤和主动脉弓分支导丝操作相关脑卒中风险。

不同的覆膜支架有不同的定位方式及不透X线标志物的外观，这些特征能够起到一定的定位指导作用。不同支架精确定位肾动脉方式将会有所不同，因此需要对各种支架有透彻的了解。一些覆膜支架在最上方的标记物上有一小部分覆膜支架结构。然而，在大多数支架中，覆膜支架主体的最近端需要放置在肾动脉水平以下。根据CT扫描与椎体的关系，可以大致判断肾动脉的位置。通过猪尾导管进行造影再次确认，再准确地放置覆膜支架。大多数医生偏向于先部分释放覆膜支架，复查造影确定其相对于肾动脉的位置，然后完成主体近端完全释放。

主体套腿

除了保留肾分支外，在主体释放过程中还需要考虑的另一个重要因素是对侧短臂是否释放在瘤体内，而避免被卡在瘤颈或髂动脉中。当输送对侧腿支时，保持同侧肢体受约束，为装置提供了一定的支撑，并且可以防止在输送过程中，对侧腿支套接主体短臂时推挤主体向近端移位。

超选主体短支通常是直接明了的，但在解剖条件不佳或瘤体较大的患者中可能较为困难。套腿时需要将导管的尖端靠近主体短支并朝向开口处。然后使用一根亲水性导丝超选穿过开口，穿过覆膜支架并到达支架近心端，再继续跟进导管。套腿这一过程通常需要时间和耐心，需要重复地定位导管尖端和导丝通道。为了辅助套腿，常常需要调整C臂角度以获得不同斜面图像，从而帮助重新定位。一旦导管成功置于覆膜支架内，就可以撤出导丝。一定注意必须确认导管是否在覆膜支架内。为了确定导管位置，应该看到导管可在支架范围内自由旋转，另外手推造影剂也有助于确定合适的注射位置。

如果超选主体短支极为困难，可考虑使用抓捕器进行辅助。将一根260cm长的亲水性导丝通过同侧腿支，跨过分叉部和对侧腿支开口至对侧腿支开口外。然后经对侧将抓捕器置于瘤腔或髂动脉内。将该导丝抓捕后，经对侧股动脉穿刺鞘中引出。随后，通过该导丝，将一导管安全的引入支架内。其他较少使用的技术，包括经上肢入路引入导丝，或在最差情况下转为使用AUI支架系统。

病变腹主动脉瘤颈解剖构造

动脉颈严重扭曲变形对于EVAR而言极为不利[30]。原因有二，首先，这会导致支架在肾动脉中很难精确展开。其次，可能会造成覆膜支架与动脉颈不匹配。虽然刚性导丝能够为支架放置提供一定的协助，但一旦释放顶部抑制帽，覆膜支架往往会向一侧下降，因其需要与AAA颈角度保持一致，这就会导致密封区长度发生一定程度的缩短。手术前对CT图像进行三维重建将使人们更好地了解支架在释放后是如何放置的，但支架的绝对位置可能无法精确预测(图49.12)。现在有许多可供使用的覆膜支架，可以将支架的顶部放置并重新捕获，以便重新定位(Gore，弗拉格斯塔夫，亚利桑那州，美国；Altura，Lombard Medical，英国)。

如果无法通过术前影像得到相关信息，动脉颈前后(AP)倾斜角将会带来一些麻烦。通过真实AP平面中的图像增强器可以看出，如果动脉颈存在明显AP角度，那么其到肾动脉的距离会明显缩短。这会导致支架放置的位置比预期的远得多，进而增加了ⅠA型内漏的可能性(图49.13)。为了克服这一问题，在以适当程度的头尾向成角重新成像之前，应将支架插入肾动脉在真实AP平面的近似位置。术前

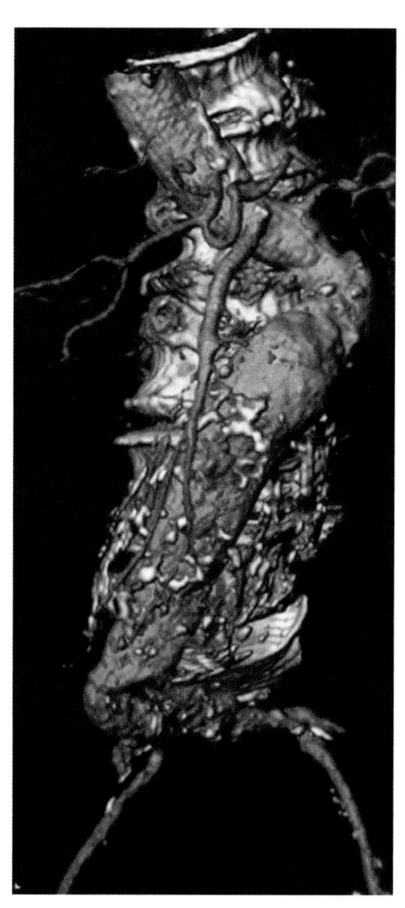

图49.12 3D CT重建能较好地反映血管成角程度。

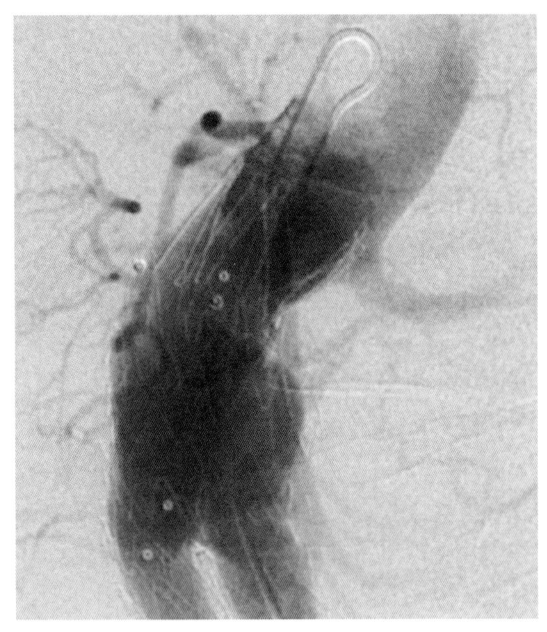

图49.13 支架在成角的动脉颈较低位置展开,该部分出现Ⅰ型内漏。

CT扫描的血管造影图像和重建软件常可预估动脉颈弯曲程度。如果有部分释放顶部支架的可能,则可进一步调整头尾向角度和倾角大小,使所有近端不透X线标志物对齐。在最后一次置放之前,应该做进一步的血管造影,通常是放大局部进行观察,以重新检查支架相对于肾动脉开口的位置。

在确定动脉颈弯曲的影响时,需要决定的是使用哪条髂动脉进行主体输送,以使支架在AAA颈的角度内放置时更好地对齐。新一代的支架比上一代更加灵活,而且会在曲折结构中进行更好的移动调整。新型支架也有较短的支架部分和更符合的角度。对于弯曲严重的动脉颈而言,即使使用的是合适的支架,其也可能出现ⅠA型内漏。在这种情况下,可以放置Palmaz支架,部分原因是为了拉直弯曲倾斜的AAA颈,同时也是为了改善支架与主动脉壁的贴合程度(图49.14)。

较短的肾下动脉颈

随着支架移植经验不断丰富,外科医生认为适宜实施手术的近端AAA颈的长度发生了缩短。一些新一代的覆膜支架被设计和批准用于较短的AAA颈。然而,对于AAA颈<10mm的患者,一般考虑开放修复或使用开孔窗的支架。很明显,如果常规支架部署在IFU之外,简言之,就是不能进行再介入,那么效果就会更糟。

EUROSTAR合作者发现AAA颈长度与晚期ⅠA型内漏之间存在直接关联性。在为期48个月的随访中,长度>15mm的AAA颈近端内漏发生率为3.4%;长度11~15mm的AAA颈近端内漏发生率为9.6%,长度≤10mm的AAA颈的近端内漏发生率为11.3%[31]。最近,在EEVAR IFU以外治疗的一大组患者中发现,AAA颈结构异常可预测主动脉扩张的长期风险[32]。

大多数腔内覆膜支架都可在最小动脉颈近端长度为15mm的AAA中使用。Medtronic异位腔内覆膜支架(Medtronic Inc.,明尼苏达州,美国)已获准用于最小近端颈长为10mm且肾下动脉颈角度<65°的动脉瘤。对于平均近端长度为10.6mm的动脉瘤,使用该支架的早期结果令人满意,在30天内未检测到ⅠA型内漏[33,34]。对于近端AAA颈较短的AAA患者,需要其长期数据来确定血管腔内修复的位置。

Zenith Flex的IFU支架只可用于最小长度为15mm的动脉颈。然而,丰富的经验加上这种覆膜支架的长期数据,再加上大的覆膜支架直径、肾上裸金属支架的可用性,以及便于精确部署的输送系统,增加了治疗动脉瘤的信心。对使用Zenith支架进行EVAR进行的5年随访结果显示,对于短颈(5~15mm)动脉瘤,内漏和再介入的发生率与瘤颈长度>15mm的动脉瘤相似[35]。不良结果与不良瘤颈特征(如过度倾斜和短颈)之间并不存在显著相关性。

Ovation支架具有可进行调节的聚合物充气环,并已被用于短颈动脉瘤的治疗。IFU显示,其可用

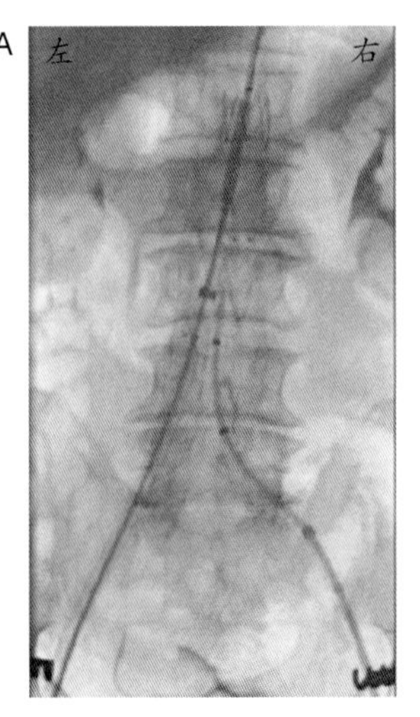

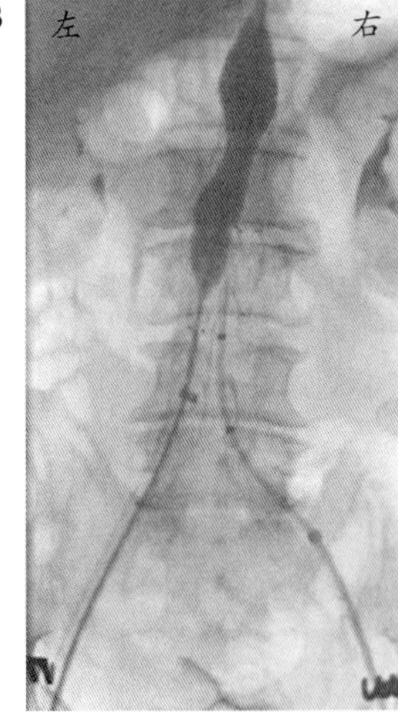

图49.14 (A)为治疗Ⅰ型内漏而放置于瘤颈中的Palmaz支架的定位;(B)Palmaz支架在瘤颈发生膨胀。

于长度仅为7mm的AAA颈,只要其成角程度<45°即可。

AFX支架需要被放置在腹主动脉分叉部位,以防止发生移位。首先插入主分叉小体,远端有较长重叠的近端袖套位于肾动脉开口正下方。早期应用结果已经证实,其可用于动脉瘤颈较短的患者[36]。Nellix支架是一个新颖的概念,其使用两个大的聚合物填充袋来密封动脉瘤。这些袋子附着在两个可膨胀的气球支架上,并围绕着它们。目前的IFU显示其适合长度至少为10mm的AAA颈。对于AAA颈结构异常的动脉瘤,该支架的早期结果令人满意[37]。因此,其具有一定的应用前景。

一些人提倡使用"chimney"技术,通过将肾支架放置在常规EVAR支架旁边,实现在较短的动脉近瘤颈位进行密封[38]。这种技术比标准的EVAR更昂贵和复杂,但比定制的支架更便宜,并且使用了一系列标准的血管腔内构件。但是,存在支架发生断裂的风险,同时部件之间空隙可能会引起内漏的发生。Nellix支架的聚合物填充内袋,加上"chimney"支架,能够降低内漏的发生率。由于缺乏长期临床数据,因此其耐用性可能是一个令人担忧的问题。

解决动脉颈较短问题的另一方案是考虑进行单个肾动脉的覆盖。在存在多条肾动脉的情况下,分支的覆盖可能比覆盖主肾动脉的影响要小。需要仔细考虑这一方案会增加多少AAA颈长度。需要考虑患者的整体肾功能,评估肾小球滤过率(EGFR)和分侧肾功能是必不可少的一个环节。从肱动脉入路进入肾口可以在血管被主体部分关闭时放置肾支架。

髂内动脉的管理

进行髂肢部位的手术依赖于许多形态学和解剖学因素。总体而言说,所做的一切都是旨在尽可能保护髂内动脉,防止支架置入时出现的技术问题(如扭结),并通过确保在合理的髂动脉内放置适当长度的正确大小的支架来提供一个长久解决方案。通过明确的解剖,髂内动脉的保存是通过鞘注入少量造影剂和适当的成像支架角度来实现的。这都需要术前CT重建软件来确定。关于髂总动脉需要多大程度的覆盖这一问题目前仍存有争议。所有支架IFU中均包含一个最小长度。理想情况下,在不危及髂内动脉的前提下,应尽可能多的覆盖血管。具体方案因人而异。

如果髂动脉被包含到动脉瘤之中(图49.15),为了防止出现这种情况,有许多解决方案。覆膜支架可以向下延伸到髂外动脉,可以主动覆盖髂内动脉,也可以使用分支支架维持髂内动脉的灌注。对于可以进行手术介入的髂动脉瘤的大小,目前尚无共识。然而,大多数支架移植系统只适用于直径<26mm的髂内血管,一般情况下,如果患者已经接受AAA治疗,大多数外科医生则会考虑在髂动脉瘤达到3cm时对其进行介入治疗。

髂内动脉的覆盖

如果髂内动脉被主动覆盖,大多数外科医生会通过线圈栓塞或放置闭塞塞子来对分支血管进行主动阻断,以防止髂内动脉发生Ⅱ型内漏(图49.16)[39]。然而,有观点建议保留髂内动脉的通畅性,仅用覆膜支架覆盖,暗示了大多数Ⅱ型内漏的良性本质。不过,这种方法的内在风险是,如果严重的Ⅱ型内漏导致动脉瘤扩张,那么进入血管将变得极具挑战性。一些人主张使用新颖的"烟囱"或"潜望镜"技术,将髂内支架从髂骨近端或远端沿主髂动脉延伸放置[40]。虽然初步技术上取得了良好的效果,但长期数据并不能说明这是一个耐用的解决方案。因此,对于大多数外科医生来说,进行主动髂内阻断和覆盖或使用分支支架来维持灌注是目前主要的解决方案。

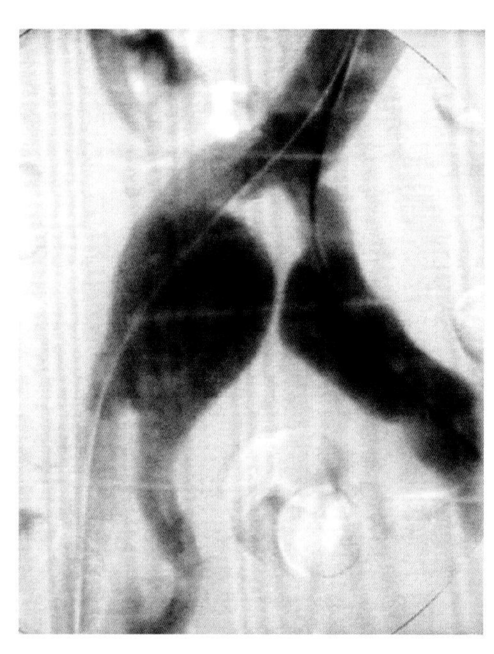

图49.15 右髂总动脉瘤。

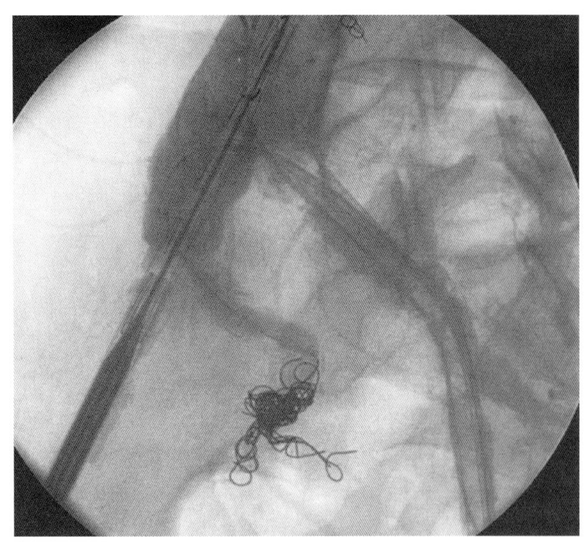

图49.16 在通过内覆膜支架进行主动覆盖后，进行右髂内动脉栓塞以防止出现Ⅱ型内漏。

对于行主动髂内血管阻断的后果，目前仍存在很大的争论。大多数系列研究显示100%的技术成功率，且早期严重并发症很少，但具有一定的破坏性，其中包括截瘫、结肠缺血和臀部坏死[41]。臀部跛行更为常见，其发生率为16%~55%。总体来说，在文献系统综述显示，其整体发病率为26%[41]。大多数研究表明，跛行的严重程度随着时间的推移而减弱，在12个半月后依旧存在明显症状的患者比例相对较小。作为一种并发症，个体之间的跛行严重程度也具有显著差异。髂内血管阻断的另一个相对常见后遗症是性功能障碍，其整体发生率为17%，但似乎并未被报道[41]。

髂内动脉闭塞预后较差的预测因素包括对侧髂间动脉70%狭窄[42]，但有趣的是，相关文献显示双侧髂内动脉主动闭塞并不会增加患者发生骨盆缺血的风险[41]。其他因素包括动脉分支闭塞数量>3条，以及股动脉无升支。较小的年龄和较差的左心室功能与臀部跛行的发生之间存在直接相关性。可以采取一些措施来降低患者发生髂内动脉闭塞的风险。

对患者行保留分支的近端栓塞具有一定的益处。双侧髂内动脉的分阶段栓塞（如果两者都需要覆盖）似乎非常有效，其可以形成侧支循环，尽管有证据表明在结果上并无差异[41]。

髂内动脉分支支架

虽然最有可能通过保留髂内动脉灌注获益的患者队列仍有待确定，但一些观点主张自由使用分支覆膜支架作为血管腔内解决方案的一部分（图49.17）。如果病变位置位于髂分叉处，虽然在大多数情况下，覆膜支架可以直接吻合到髂分叉，但是开放手术解决方案将更为复杂。替代方法包括髂外至髂内覆膜支架、喇叭形覆膜支架的使用，以及行髂内移位术。髂支覆膜支架代表了一种新的髂骨延伸分支，其侧支可植入髂内，该覆膜支架能够为维持髂内灌注提供一种完美的解决方案。目前，最广泛使用的是直型“Zenith”分支和螺旋分支支架。由于存在着解剖学上的限制，引起其阻碍了分支支架的普遍应用。被广泛引用的建议包括[44]：

(1)髂总直径>16mm。

(2)髂外动脉远端锚定区长度>15mm。

(3)髂外动脉直径为8~12μmm。

(4)髂内锚定区长度>10mm。

(5)髂内直径为5~9mm。

(6)主动脉分叉处与髂动脉分叉处的长度为>5cm。

虽然这些限制可以排除超过50%的情况，其他人建议将使用范围扩大到这些建议之外[45]。例如，可以通过从臂部进入分支来克服髂总动脉长度较短这一问题。

分支覆膜支架的结果是不同的，这与外科医生的经验和在主动脉病理的其他方面分支技术的使用增加有关。初步报告显示，技术成功率高达100%，

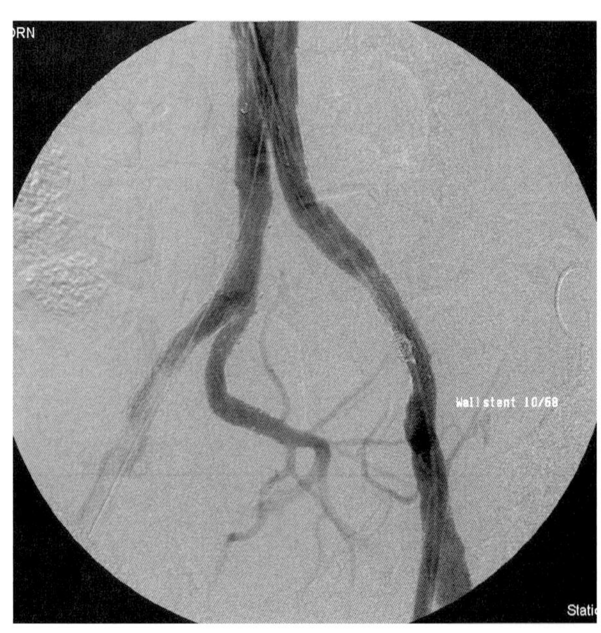

图49.17 髂支移植维持髂内动脉灌注。

远期(5年)[44]通畅率为80%~90%。对9个系列研究(196例患者)的二次系统性综述结果显示其技术成功率>85%,并由24个分支闭塞,大部分发生在术后早期[44]。其中50%的患者出现跛行后遗症。

当计划修复累及髂动脉的动脉瘤时,具体方案需要考虑患者个体因素。一种简单的、主动式覆盖血管腔内的解决方案(进行或不进行预先栓塞髂内动脉)将适用于某些患者,尤其是有明显并发症的患者。其他患者,特别是年轻患者和双侧病变患者,可能更适合于分支髂骨支架或开放手术以维持髂内灌注。如果患者已经或可能有相当长的主动脉被覆盖,那么必须尽可能进行髂内灌注,以降低患者出现截瘫的风险。

髂支分支支架的技术要点

髂支支架是一个需要在对患者行EVAR期间首先部署的模块化系统。在髂骨分叉周围注射造影剂时,该支架被插在一根刚性导丝之上,并使用标记物沿着分支的一侧进行定位。然后,一个长达8F的外鞘可以通过腹主动脉分叉进入髂内动脉的近端分支,并通过该分支进入髂内。一旦使用刚性导丝获得安全通路之后,就会放置一个覆膜支架连接分支与血管之间的间隙,注意保护分支,并确保分叉后髂内的良好覆盖。在该阶段之前,贯通导丝会一直停留在此位置,此时分支已完全展开。覆膜支架通常由裸露的自膨式支架加强。可以继续完成余下的手术部分,但必须注意不要取出分支覆膜支架,因为在主要支架和桥式支架展开之前,分支覆膜支架仍然相对不安全。

完成

一旦所有支架都已展开,大多数观点主张在近端锚定区、支架之间的连接处和远端锚定区对气囊进行充气(图49.18)。需要注意不要在织物的限制之外膨胀,因为这会显著增加血管破裂的风险。当AAA颈内出现大量血栓时,气囊扩张可能不是在近端锚定区的适当操作,因为这有可能使血栓栓塞到肾动脉。

一旦球囊扩张完成,猪尾导管应被放置在肾动脉的水平,并取出刚性导丝,使覆膜支架能够放置在其“自然”的位置。手术台的位置应允许显示肾动脉和髂外动脉的近侧。如果髂内动脉已被覆盖,

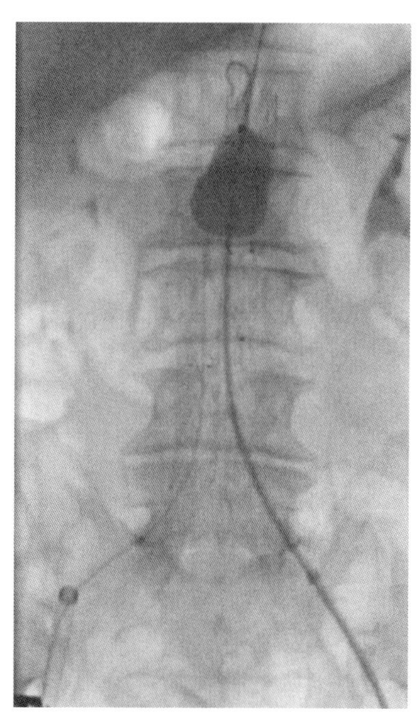

图49.18 在近端动脉颈处使用闭塞球囊。

则应从外鞘中抽吸血液,以便于造影剂通过支架。血管造影需要在造影剂最初通过支架后持续一段时间,以便识别晚期Ⅱ型内漏。如果存在Ⅰ型或Ⅲ型内漏,则首先需要重新膨胀适当的密封区域。如果做不到这一点,根据内漏的来源,近端或远端可能需要加长袖口。如果球囊扩张后ⅠA型内漏持续存在,且移植材料位于肾动脉起始处,则在腹主动脉瘤颈放置Palmaz支架可促进支架良好的贴附于主动脉血管壁。

完成血管造影时要考虑的第二点是髂骨扭结的识别。如果在血管造影过程中刚性导丝未能取出,这些可能会被遗漏。当髂肢通过狭窄的主动脉分叉时,特别是当有钙化时,可能会发生血管扭结。可能需要使用自膨式支架。而支架远端与髂内血管的对齐常被忽视。这并不罕见,特别是在EIA中锚定时,可以看到支架在动脉的弯曲部分终止,然后支架的末端部分在血管壁上发生闭合。现在大多数外科医生建议,当血管腔内支架延伸到髂外动脉时,应常规放置自扩张支架,以防止肢体血栓形成[46]。

一些医疗单位建议使用包括DYNA-CT在内的3D计算机旋转造影术,因为这类技术能够在手术完成时对EVAR进行更为全面的评估。这表明该技术在手术完成之前确定可纠正的问题(包括Ⅰ和Ⅲ型内漏和分叉体限制/狭窄)有很高的准确性,但需要进

一步的辐射和对比负荷[47]。最低限度的双平面血管造影将发现大多数技术问题。

术后护理

在大多数血管腔内疾病医疗单位中，大多数经选定的患者在EVAR后接受重症监护。目前，一些观点认为，延长日常护理时间对该类患者是较为适合的。肢体灌注应在术后早期进行监测，许多人主张在出院前将早期双功超声或CT作为程序后监测程序的一部分。

急诊开放腹主动脉瘤修复术

前言

尽管开放手术治疗选择性主动脉瘤和破裂主动脉瘤(rAAA)在技术上有许多相似之处，但在治疗方法上存在着根本的差异，在紧急情况下更多地强调患者路径和有效的团队沟通。具体地说，术前决策和管理对于rAAA而言是极为重要的。外科医生应从转诊的那一刻起，就在整个治疗过程中发挥积极的作用。

最佳救治流程的构成要素

虽然对理想医治流程的详细描述超出了本章的范围，但在评估和管理疑为rAAA患者的过程中，有一些准备和应急计划可以显著提高团队效率和患者护理情况[48]。虽然在个别情况下，大多数决定以专家的临床判断为指导，但医院和部门最好考虑到：

• 转诊的患者的最佳转诊途径(通过急诊科，由普通/血管实习生或血管外科医师会诊)。

• 接收和评估疑似rAAA患者的场所(例如，急诊复苏室或手术恢复室)。

• 诊断计划(快速扫描与放射学、超声波与CT)；在不同医院进行成像的情况下，应有获取相应图像的方法。

• 需要准备用于交叉配合的血液制品的量(参考“破裂动脉瘤”或“大量出血”治疗规范)。

• 地点与手术室间的最佳转移路线。

• 最合适的手术室和理想的手术团队成员组合。

• 合适的设备，可能与择期开放手术的设备不同。

• 是否可采用自体血液回输。

初步评估和允许性低血压

在对疑似rAAA患者进行初步评估时，临床团队的两大关键目标：

1.确认诊断。

2.适当复苏患者以优化治疗效果。

由于rAAA患者评估常处于时间紧迫的情况下，故此时需要一个在有力领导下的有效团队协作方案。这一关键时期的决策对临床结果的影响可能比手术技术更为重要。患者可能已经在转诊医院接受了影像学检查，并得到了确诊，此时应通过合理途径来获取这些图像。对没有进行影像学检查的患者，是否进行检查和选择哪种检查取决于患者的稳定性和当地条件。然而，随着CT成像的普及，且扫描可以在几分钟内快速完成，除非患者血流动力学明显恶化，否则术前CT应作为常规检查(图49.19)。影像学检查的优势是确诊(或排除)rAAA，以及明确识别异常和解剖困难，特别是对于在形态上表现为近肾动脉瘤或胸腹联合动脉瘤的病例。

无法测出血压或意识丧失的患者，有时被认为过于不稳定而不能接受CT扫描。当有足够的临床证据(已知患有AAA，出现可触及的搏动性扩张性肿块，并有影像学证据支持)时，外科医生可将患者直接送入手术室。但对于存在不确定因素时，由于超

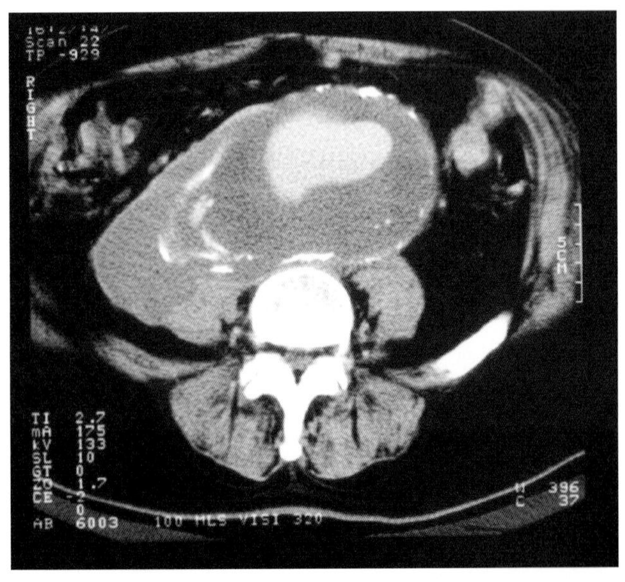

图49.19 CT扫描以确诊动脉瘤破裂。

声检查常可识别较大的动脉瘤，如果情况允许，急诊科应对患者进行超声检查[48]。

近年来，越来越多的人认为，与更积极的复苏实践相比，允许性低血压（或“低血压复苏”）可能改善rAAA患者的预后[49]。该证据主要从创伤或军事环境中的研究推断而来，虽然没有一级证据支撑，但在包绕有血肿的腹主动脉的局部保持系统性低血压似乎是符合逻辑的。

手术准备

在可能的情况下，外科医生应常规对照清单执行术前检查。特别是对于手术经验不足的团队，一次简短的术前演练可能会有所帮助。外科医生应做充足的准备，并核实是否有合适的器械，特别是大血管阻断钳、手术框架，如Omni框架拉钩（Omni-Tract Surgical，明尼苏达州，美国），以及一系列不同尺寸的直型或分叉型人工血管。其他的相关器材，如Foley导管或主动脉阻断球囊，或一种用于压迫近端主动脉的无菌木勺。患者应在清醒情况下被转移至手术台上，暴露腹部，覆盖其他部位。因麻醉诱导可能会减少腹压、加速血液丢失和循环衰竭，故在理想情况下，麻醉应在手术准备完成后开始。不应因连接监护设备而延迟手术开始时间，且需根据具体情况，并通过临床团队间的有效沟通来决定准备速度。

一旦完成气管插管，麻醉小组即刻通知外科医生可开始切开皮肤。

主动脉近端控制

因为经正中切口可迅速进入腹腔，人们普遍认为腹正中切口是暴露rAAA的最佳选择（图4.20）。一旦进入腹腔，外科医生可能会遇到大量活动性出血或巨大腹膜后血肿。根据外科医生的经验或偏好，以及患者的临床状况，有不同的方法来控制近端主动脉。

因为多数rAAA有肾下瘤颈，所以许多外科医生选择直接处理肾下主动脉。这通常包括打开腹膜后血肿辨别主动脉前壁，以及向近端游离以识别瘤颈。尽管直接游离肾下主动脉可能是控制血流的最快方法，但其缺点是打开腹膜后血肿可能会导致大量出血。此外，在快速解剖和放置阻断钳的过程中，可能损伤左肾静脉、肾动脉和十二指肠。游离瘤颈的错误技术及合并的静脉损伤（肾、腰椎或肠系膜下静脉）与预后不良相关。因此，应在直视下仔细游离瘤颈，且此时放置阻断钳的空间较小。

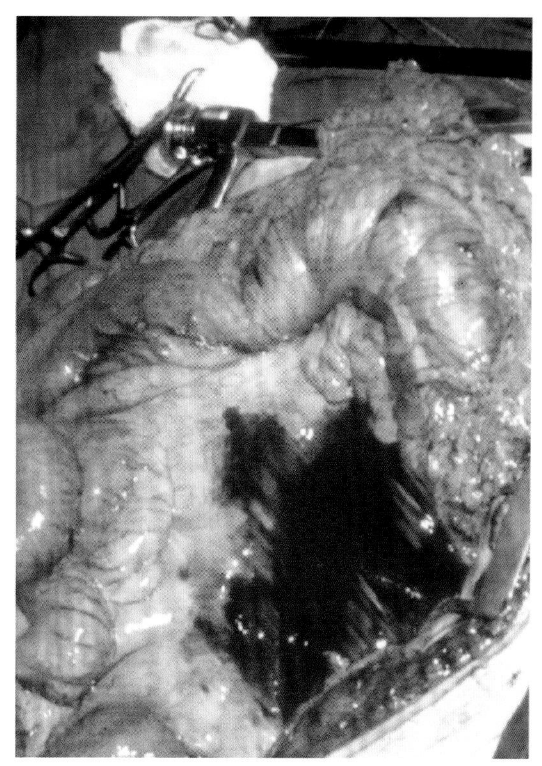

图49.20 动脉瘤破裂伴巨大腹膜后血肿。

另一种方法是显露腹腔干上方主动脉：向下牵拉胃，并打开小网膜（避免游离缘）游离主动脉。虽然主动脉常易被触及搏动，但仍需游离主动脉周围组织或膈肌脚，为放置阻断钳提供空间。对于相对稳定的患者，可使用阻断钳控制。然后在显露肾下瘤颈的过程中，一旦发生出血即可阻断近端主动脉。控制髂动脉流出道的方法应与择期开放手术的相同。目前术中是否肝素化存有争议，且指南也未提出相关意见。需综合衡量其出血风险与肢体血栓风险，及潜在的心脏保护作用。近期的一篇系统评价指出术中肝素化的一些优势，但证据质量和数量都较低[50]。

手术策略

一旦控制近端和远端后，手术方式应与择期开放手术相似。在不稳定的患者中，应尽可能缩短手术时间和缺血时间。实际上，这意味着需要在尽可能短的近端阻断时间内，完成人工血管的吻合。

其再灌注的生理反应可能比择期手术更显著。术中，手术医生、麻醉师和其他成员之间应该密切沟通，特别是在阻断和开放阻断钳的时候。由于长时间低血压或心脏停搏可导致严重肢体缺血，外科医生还应警惕下肢间隔室综合征，其在开放rAAA术后更为常见。腹腔间隔室综合征也是rAAA术后常见的一种并发症[51]，如果术后存在关腹困难，应考虑腹腔造口或VAC暂时关闭腹腔。

术后管理

在rAAA术后，所有患者都应在ICU进行监护。术后患者出现器官功能障碍、再出血和肢体并发症的风险较高。尤其需警惕术后可能出现腹腔间隔室综合征。进行性的器官功能障碍，特别是尿量减少和血气结果恶化，可能是腹内压力升高的征兆。rAAA术后，应通过尿管和压力传感器对腹内压进行常规监测。当压力>25mmHg时应再次开腹探查，而在生理指标恶化的情况下，即使压力较低也应考虑进行再干预[17]。

破裂腹主动脉瘤（rAAA）的EVAR

概述

在过去10年左右的时间里，对于择期或急诊AAA和rAAA均越来越多地采用EVAR术。直观地讲，由于rAAA患者存在严重的生命危险，具有微创性的EVAR似乎是治疗该类患者的理想选择。但目前尚无RCT研究证实该观点，EVAR是否作为首选仍存有争议。针对rAAA的大样本前瞻性（IMPROVE）研究[52]，可更清晰地比较OR与EVAR的优劣。然而，并不是所有的患者都适合这两种治疗方法[53]。在选择rAAA的治疗方式时，有诸多重要因素需要考虑。

腔内治疗的准备

为rAAA提供全天候EVAR治疗对后勤保障极具挑战，首先需要大量受过良好腔内技能培训的专业人员，且其应充满工作热情并怀有奉献精神。急诊EVAR需要大量的设备和耗材，包括全套的腔内设备。此外，其还需要更详细的流程，涵盖评估、干预、液体通道管理、再介入和监测等方面。在随机对照研究中发现，即使有丰富经验的腔内治疗中心也很难为rAAA提供全天候EVAR治疗[52,53]。

术前影像

因为需完善术前CT评估，故可能会延长EAVR的准备时间。当然，患者术前也需要接受全面的适应性评估。对不稳定的患者而言，任何可能的延误都是不合适的。详细的螺旋CT图像可做三维重建，因此，其可作为稳定患者术前评估的金标准。也有人主张以术中造影或术中3D成像来进行评估，其优点在于评估后可立即行腔内治疗，从而避免延误病情。然而，该方法所提供的信息较CT要少。

瘤体形态学

Nottingham研究团队对rAAA的解剖结构进行了研究。该研究纳入363例未破裂AAA和46例rAAA患者。rAAA患者的动脉瘤瘤体更大，而瘤颈长度更短、直径更细。显然，未破裂动脉瘤在形态学上更适合于采用EVAR治疗［78%对43%（rAAA），$P<0.001$］[54]。由于rAAA的解剖条件更复杂，因此可采用择期EVAR中与短瘤颈相关的一些技术。设备说明书已明确指出其适应证，而超适应证的EVAR可能导致术后再干预[32]。这些限制可能也适用于rAAA。然而，目前英国rAAA患者被拒绝手术的比例很高，由于其解剖学上具有挑战性，不适合行EVAR，但EVAR可使rAAA治疗多一种选择。

然而，rAAA中EVAR的适应证通常与择期AAA类似。虽然超适应证的EVAR在临床中取得良好的效果，如烟囱支架等辅助技术，但其结果并未达到广泛的证实。因此，大多数中心的EVAR方案应有严格的解剖标准。急诊EVAR可更多地考虑AUI术式，且这会扩大其在合并髂股病变患者的适用性。某些程度的妥协似乎是合理的，包括为快速完成EVAR，在没有预先栓塞的情况下直接覆盖髂内动脉。栓塞髂内动脉可能费力费时，因而对不稳定患者可能有害。

手术室准备

与rAAA的开放手术相似，EVAR围术期管理的重点之一是维持允许性低血压[49]。因为扩容治疗可能对此类患者的预后有害，所以只要患者能够适当地交谈，就无须采用扩容措施。意识状态和出现心律失常应是最可靠的临床复苏指征。

与OR一样，应尽量避免全身诱导。因EVAR可采用局部麻醉,故可完全避免这种情况,从而在术中使患者保持一定紧张度。但如果患者变得烦躁或非常不适,就可能需要全身麻醉。

患者应做好接受开放手术的准备,包括为腹部切口准备消毒铺巾,以便术中转换手术方式。许多人主张在手术开始时,最好采取经皮穿刺入路。超声可辅助完成该操作。缝合器可在手术结束后使用,或在稳定患者中预置。

EVAR最好在杂交手术室完成,包括具备无菌环境、高质量显影图像、全套手术和麻醉设备。此外,良好的照明条件是必不可少的,特别是在行股股动脉搭桥时。

覆膜支架的选择

rAAA治疗的关键之一是能在短时间内获取合适的设备。这意味着需在手术室内设立一个专门存放一批可随时使用的各型覆膜支架的区域。因使用熟悉的急诊覆膜支架系统有明显的优势,故大多数中心在急诊和择期术中均选择相同设备。如果选择EVAR的患者数量较大,那么熟悉可用于急诊的两种不同系统也有好处。虽然无法备齐一个公司的全系产品,但应从各个大小中选择合适的支架,包括一系列延长套囊和腿支。

在rAAA的腔内治疗中[55],选择分叉型支架还是AUI有较大争议。任何治疗方案的关键均为快速隔绝动脉瘤。随着经验的积累,越来越多的外科医生主张采用类似于择期EVAR的方案,即优先使用分叉支架。由于对侧套腿需要时间,故其有增加出血的风险。如果套腿耗费时间较长,应早期使用抓捕器协助操作。因此,许多术者习惯上倾向于选择AUI。其缺点是需要行股股搭桥,且预后相对较差。

主动脉球囊阻断

若患者血流动力学不稳定,可考虑行主动脉球囊阻断[56],其可通过经肱动脉或股动脉入路放置。由于经肱动脉入路放置球囊更稳定,而不容易滑向远端,故有人倾向于选择肱动脉入路。然而,其存在弓部栓塞风险,且入路较为困难。无论哪种方法,球囊应尽量放于肾下主动脉,避免长时间阻断所致的内脏缺血。显然,在覆膜支架定位和释放,特别是采用股动脉入路时,需要放开球囊阻断,但如果患者变得不稳定,则可以立即充气并间断地充放气。如果采用股动脉入路,球囊需要鞘的支撑,避免出现其尾端移位。通常在绝大多数情况下,无须插入主动脉球囊。

完成手术

虽然在手术程序上与择期EVAR相似,但急诊EVAR术后存在显著内漏可能造成更严重后果。至少需行两个平面的造影,包括前后位和侧位。对任何内漏都应积极处理,若存在复杂瘤颈,可扩宽指征放置Palmaz球扩支架。

如果内漏分型难以确定,则应将猪尾导管退回至支架内,并进一步行血管造影。任何Ⅱ型内漏都将持续存在,即使在rAAA环境中,通常也可保守治疗。

术后护理

因为rAAA患者在EVAR术后可能出现与OR术后类似的生理障碍,患者术后同样应在ICU进行的监护治疗。患者出现任何生理状况恶化情况都应考虑腹腔室隔综合征,并建议于早期行开腹手术[57]。

孤立性髂动脉瘤

概述

与肾下主动脉瘤相比,孤立性髂动脉瘤并不常见,故其手术指征尚无确切的定义。尽管尸检发现其发病率较低,而在英格兰和威尔士髂动脉瘤破裂所致死亡的比例约为0.2%[58]。其发病率与性别(男性)和年龄增长之间存在显著的相关性,其中80岁以上的男性是高发群体。髂外动脉很少受累,其原因尚不清楚。其中,近90%的髂动脉瘤累及髂总动脉,10%累及髂内动脉,而不到1%累及髂外动脉[59]。尽管髂动脉瘤并不常见,但其治疗却具有挑战性。首先,在动脉瘤筛查中,没有明确的手术指征防止破裂。其次,孤立性髂动脉瘤在破裂前很少会引起症状。第三,髂动脉瘤破裂死亡率高。有建议为其制订干预指征[60],以及分类标准[61]来指导是否可行腔内治疗。虽然腔内技术已被广泛采用,但为保证良好的远期预后,需仔细规划治疗方案。

自然病程

尽管多数研究表明,孤立性髂动脉瘤扩张速度与主动脉瘤相似,其增长率为4毫米/年,但有关其自然病程的资料有限。然而,其扩展速度与发现时的大小成正比。直径<30mm动脉瘤的扩张速度为1毫米/年,而3~5cm动脉瘤的扩张速度则为3毫米/年[62]。直径很少有研究给出不同大小动脉瘤的破裂风险,因此无法给出择期手术最合适的指征。虽然多数外科医生将40mm作为干预标准,但其缺乏可靠的数据支持。一篇拥有最大样本量的文献报道了538例患者存在的715个动脉瘤,其中直径<38mm的动脉瘤均未发生破裂[63]。

术前管理和监测

无论是择期是急诊手术,患者的术前处理都应与肾下AAA相同。随着筛查的普及和CT、MRI的广泛使用,越来越多的髂动脉瘤得以确诊。对于适当的患者,可将4cm作为髂动脉瘤的介入指征,但需根据患者的个体情况进行综合考虑。鉴于3cm以下动脉瘤的扩张率较低,建议其每年行超声或CT监测。无论开放或腔内治疗,术前CT都是必要的环节。

开放手术

据报道,髂动脉瘤开放手术的30天死亡率近10%,显著高于肾下动脉瘤。这导致腔内治疗被作为首选治疗手段[64]。对于单侧髂动脉瘤可选择腹膜外途径,而双侧则需经腹腔途径。对于单侧髂总动脉瘤可使用直型人工血管,其远端吻合至髂总分叉部。术中游离时,需注意避免损伤深面的髂静脉或输尿管。如果在刚开始游离髂血管时发生静脉出血,最好尽早阻断动脉并将其完全游离,从而方便修补深面的静脉损伤。对于双侧髂动脉瘤或伴主动脉远端病变的动脉瘤,建议最好采用主髂动脉修复。

髂内动脉瘤的开放手术较为困难。单纯近端结扎可能导致动脉瘤持续扩张和破裂。远端分支和近端主干分别结扎是主要的治疗手段,但其位于骨盆深面而难以显露。因此,腔内治疗可作为优先选择。

开放手术和术后管理原则与本章所描述的AAA开放手术非常相似。

血管腔内手术管理

孤立性髂动脉瘤的腔内治疗方案需谨慎制订,其关键是动脉瘤的解剖形态。对于髂总动脉瘤,其最重要的因素是近端和远端锚定区的长度和直径。至少需要10mm长的瘤颈作为锚定区,若缺乏充分锚定则可能使得传统EVAR腿支移位。最近,具有近端倒钩的定制器械展现出良好的初步结果[65]。

髂总动脉和髂外动脉的直径也可能存在明显差异,使得有时需翻转放置腿支[66],或从对侧放置支架。

如果髂内动脉受累,需考虑采用髂支支架来维持其血流,或用弹簧圈栓塞远端。本章前面部分已对其进行讨论,故此处不再赘述。但需要注意的是,大多数髂支支架的使用经验来自主髂动脉修复术。然而,孤立髂内动脉瘤可对其主动栓塞来成功治疗,常结合传统的髂支支架覆盖其开口处。

腔内治疗的结果

有关孤立性髂动脉瘤腔内治疗的大样本研究很少,且在缺乏公认的报告标准、长期随访数据和随机试验的情况下,很难对文献进行解读。部分病例的早中期结果较好,但需要长期监测和明确再干预的方案。如某篇具有代表性的文献报道,其最初的技术成功率为100%,而36个月的一期通畅率为95%,Ⅱ型内漏率为12%[67]。在另一包含91例患者的研究中,技术成功率最低的是孤立性髂内动脉瘤(80%),且20%的患者出现肢体血栓、Ⅰ型内漏和臀肌跛行等并发症[68]。在40例中位随访时间为27个月的患者中,再干预的指征为近远端锚定区直径>24mm[69]。虽然该研究样本量较前述研究小,但接受两种手术方式的患者预后相似[70,71]。

结论

孤立性髂动脉瘤的治疗仍存有争议,其既缺乏明确的干预指征,也没有开放或腔内治疗的选择标准。多数研究的样本量较小,反映了孤立性髂动脉瘤并不常见。接受急诊手术患者的预后历来较差,而在择期开放手术中,孤立性髂动脉瘤比肾下AAA的手术风险更高。虽然腔内治疗的短期预后较好,但需要长期随访,且存在再干预风险。

总结

对于择期手术，肾下动脉瘤患者应行多学科评估，并权衡比较开放和腔内治疗对患者的利弊。无论是开放或腔内治疗，都必须做好规划，包括详细的术前主动脉CT等。

在开放手术中，应特别注意选择适当的阻断位置。许多潜在危险可通过周密的计划来避免。术后早期所有患者均应在ICU进行监护。

在急诊情况下，当动脉瘤具有合适的解剖形态时，越来越多的研究支持优先选择EVAR。当然，在假定腔内治疗的预后更好的情况下，该选择似乎是明智的。然而在任何时候，仔细规划与团队协作都是成功的关键，且急诊EVAR需要强大的后勤保障。

（王铁皓 袁丁 译 王铁皓 审校）

延伸阅读

Brooke BS, Perler BA, Dominici F, Makary MA, Pronovost PJ. (2008). Reduction of in-hospital mortality among California hospitals meeting Leapfrog evidence-based standards for abdominal aortic aneurysm repair. *Journal of Vascular Surgery* **47**(6), 1155–6.

Hobo R, Kievit J, Leurs LJ, Buth J; EUROSTAR Collaborators. (2007). Influence of severe infrarenal aortic neck angulation on complications at the proximal neck following endovascular AAA repair: a EUROSTAR study. *Journal of Endovascular Therapy* **14**(1), 1–11.

IMPROVE trialists. (2009). The Immediate Management of the Patient with Rupture: Open Versus Endovascular repair (IMPROVE) aneurysm trial—ISRCTN 48334791. *Acta Chirurgica Belgica* **109**(6), 678–80.

Karthikesalingam A, Hinchliffe RJ, Holt PJ, et al. (2010). Endovascular aneurysm repair with preservation of the internal iliac artery using the iliac branch graft device. *European Journal of Vascular and Endovascular Surgery* **39**(3), 285–94.

Loftus IM, Thompson MM. (2003). The abdominal Compartment Syndrome. *European Journal of Vascular and Endovascular Surgery* **25**(2), 97–109.

Malkawi AH, Hinchliffe RJ, Holt PJ, Loftus IM, Thompson MM. (2010). Percutaneous access for endovascular aneurysm repair: a systematic review. *European Journal of Vascular and Endovascular Surgery* **39**(6), 676–82.

Rayt HS, Bown MJ, Lambert KV, et al. (2008). Buttock claudication and erectile dysfunction after internal iliac artery embolization in patients prior to endovascular aortic aneurysm repair. *Caradiovascular and Interventional Radiology* **31**(4), 728–34.

Reimerink JJ, Hoornweg LL, Vahl AC, et al. (2013). Endovascular repair versus open repair of ruptured abdominal aortic aneurysms: a multicenter randomized controlled trial. *Annals of Surgery* **258**, 248–56.

Schanzer A, Greenberg RK, Hevelone N, et al. (2011). Predictors of abdominal aortic aneurysm sac enlargement after endovascular repair. *Circulation* **123**(24), 2848–55.

United Kingdom EVAR Trial Investigators; Greenhalgh RM, Brown LC, Powell JT, et al. (2010). Endovascular versus open repair of abdominal aortic aneurysm. *New England Journal of Medicine* **362**(20), 1863–71.

参考文献

1. Brown LC1, Powell JT, Thompson SG, et al. (2012). The UK EndoVascular Aneurysm Repair (EVAR) trials: randomised trials of EVAR versus standard therapy. *Health Technology Assessment* **16**(9), 1–218.
2. Young EL1, Karthikesalingam A, Huddart S, et al. (2012). A systematic review of the role of cardiopulmonary exercise testing in vascular surgery. *European Journal of Vascular and Endovascular Surgery* **44**(1), 64–71.
3. Scali S, Patel V, Neal D, et al. (2015). Preoperative β-blockers do not improve cardiac outcomes after major elective vascular surgery and may be harmful. *Journal of Vascular Surgery* **62**(1), 166–76.e2.
4. Bush RL, DePalma RG, Itani KM, et al. (2009). Outcomes of care of abdominal aortic aneurysm in Veterans Health Administration facilities: results from the National Surgical Quality Improvement Program. *American Journal of Surgery* **198**(5 Suppl), S41–8.
5. Pasternak J, Nikolic D, Milosevic D, Popovic V, Markovic V. (2014). An analysis of the influence of intra-operative blood salvage and autologous transfusion on reducing the need for allogeneic transfusion in elective infrarenal abdominal aortic aneurysm repair. *Blood Transfusion* **12**(Suppl 1), s182–6.
6. Webster SE, Smith J, Thompson MM, et al. (2004). Does the sequence of clamp application during open abdominal aortic aneurysm surgery influence distal embolisation? *European Journal of Vascular and Endovascular Surgery* **27**(1), 61–4.
7. Lipsitz EC, Veith FJ, Ohki T, Quintos RT. (1999). Should initial clamping for abdominal aortic aneurysm repair be proximal or distal to minimise embolisation? *European Journal of Vascular and Endovascular Surgery* **17**(5), 413–18.
8. Grantcharov TP, Rosenberg J. (2001). Vertical compared with transverse incisions in abdominal surgery. *European Journal of Surgery* **167**(4), 260–7.
9. Fassiadis N, Roidl M, Hennig M, South LM, Andrews SM. (2005). Randomized clinical trial of vertical or transverse laparotomy for abdominal aortic aneurysm repair. *British Journal of Surgery* **92**(10), 1208–11.
10. Twine CP, Humphreys AK, Williams IM. (2013). Systematic review and meta-analysis of the retroperitoneal versus the transperitoneal approach to the abdominal aorta. *European Journal of Vascular and Endovascular Surgery* **46**(1), 36–47.
11. Wahlgren CM, Piano G, Desai T, Shaalan W, Bassiouny H. (2007). Transperitoneal versus retroperitoneal suprarenal cross-clamping for repair of abdominal aortic aneurysm with a hostile infrarenal aortic neck. *Annals of Vascular Surgery* **21**(6), 687–94.
12. Mehta T, Wade RG, Clarke JM. (2010). Is it safe to ligate the left renal vein during open abdominal aortic aneurysm repair? *Annals of Vascular Surgery* **24**(6), 758–61.
13. Samson RH, Lepore MRJr, Showalter DP, Nair DG, Lanoue JB. (2009). Long-term safety of left renal vein division and ligation to expedite complex abdominal aortic surgery. *Journal of Vascular Surgery* **50**(3), 500–4; discussion 504.
14. Wiersema AM, Jongkind V, Bruijninckx CM, et al.; CAPPAStudy Group Consensus on Arterial PeriProcedural Anticoagulation. (2012). Prophylactic perioperative anti-thrombotics in open and endovascular abdominal aortic aneurysm (AAA) surgery: a systematic review. *European Journal of Vascular and Endovascular Surgery* **44**(4), 359–67.
15. Biancari F. (2012). To use or not to use heparin during abdominal aortic aneurysm repair? *European Journal of Vascular and Endovascular Surgery* **44**(4), 368.
16. Gao H, Sandermann J, Prag J, Lund L, Lindholt JS. (2012). Rifampicin-soaked silver polyester versus expanded polytetrafluoro-ethylene grafts for in situ replacement of infected grafts in a porcine randomised controlled trial. *European Journal of Vascular and Endovascular Surgery* **43**(5), 582–7.
17. Papavassiliou V, Anderton M, Loftus IM, et al. (2003). The physiological effects of elevated intra-abdominal pressure following aneurysm repair. *European Journal of Vascular and Endovascular Surgery* **26**(3), 293–8.
18. Brown LC, Powell JT, Thompson SG, et al. (2012). The UK EndoVascular Aneurysm Repair (EVAR) trials: randomised trials of EVAR versus standard therapy. *Health Technology Assessment* **16**(9), 1–218.
19. Paravastu SC, Jayarajasingam R, Cottam R, et al. (2014). Endovascular repair of abdominal aortic aneurysm. *Cochrane Database System Review* 1:CD004178.
20. Sobocinski J, Chenorhokian H, Maurel B, et al. (2013). The benefits of EVAR planning using a 3D workstation. *European Journal of Vascular and Endovascular Surgery* **46**(4), 418–23.
21. Bryce Y, Rogoff P, Romanelli D, Reichle R. (2015). Endovascular repair of abdominal aortic aneurysms: vascular anatomy, device selection,

procedure, and procedure-specific complications. *Radiographics* **35**(2), 593–615.

22. Noorani A, Walsh SR, Boyle JR. (2011). Long-term effects of EVAR: suprarenal versus infrarenal fixation. *Journal of Cardiovascular Surgery (Torino)* **52**(2), 199–203.
23. Hager ES, Cho JS, Makaroun MS, et al. (2012). Endografts with suprarenal fixation do not perform better than those with infrarenal fixation in the treatment of patients with short straight proximal aortic necks. *Journal of Vascular Surgery* **55**(5), 1242–6.
24. Tang T, Sadat U, Walsh S, Hayes PD; ENGAGE Investigators. (2013). Comparison of the endurant bifurcated endograft vs. aortouni-iliac stent-grafting in patients with abdominal aortic aneurysms: experience from the ENGAGE registry. *Journal of Endovascular Therapy* **20**(2), 172–81.
25. Sadat U, Cooper DG, Gillard JH, Walsh SR, Hayes PD. (2008). Impact of the type of anesthesia on outcome after elective endovascular aortic aneurysm repair: literature review. *Vascular* **16**(6), 340–5.
26. Swinnen J, Chao A, Tiwari A, et al. (2010). Vertical or transverse incisions for access to the femoral artery: a randomized control study. *Annals of Vascular Surgery* **24**(3), 336–41.
27. Bensley RP, Hurks R, Huang Z, Pomposelli F, et al. (2012). Ultrasound-guided percutaneous endovascular aneurysm repair success is predicted by access vessel diameter. *Journal of Vascular Surgery* **55**(6), 1554–61.
28. Mousa AY, Campbell JE, Broce M, et al. (2013). Predictors of percutaneous access failure requiring open femoral surgical conversion during endovascular aortic aneurysm repair. *Journal of Vascular Surgery* **58**(5), 1213–19.
29. Buck DB, Karthaus EG, Soden PA, et al. (2015). Percutaneous versus femoral cutdown access for endovascular aneurysm repair. *Journal of Vascular Surgery* **62**(1), 16–21.
30. de Vries JP. (2012). The proximal neck: the remaining barrier to a complete EVAR world. *Seminars in Vascular Surgery* **25**(4), 182–6.
31. Leurs LJ, Kievit J, Dagnelie PC, Nelemans PJ, Buth J; EUROSTAR Collaborators. (2006). Influence of infrarenal neck length on outcome of endovascular abdominal aortic aneurysm repair. *Journal of Endovascular Therapy* **13**(5), 640–8.
32. Stather PW, Wild JB, Sayers RD, Bown MJ, Choke E. (2013). Endovascular aortic aneurysm repair in patients with hostile neck anatomy. *Journal of Endovascular Therapy* **20**(5), 623–37.
33. Böckler D, Fitridge R, Wolf Y, et al.; ENGAGE Investigators. (2010). Rationale and design of the Endurant Stent Graft Natural Selection Global Postmarket Registry (ENGAGE): interim analysis at 30 days of the first 180 patients enrolled. *Journal of Cardiovascular Surgery (Torino)* **51**(4), 481–91.
34. Stokmans RA, Teijink JA, Forbes TL, et al. (2012). Early results from the ENGAGE registry: real-world performance of the endurant stent graft for endovascular AAA repair in 1262 patients. *European Journal of Vascular and Endovascular Surgery* **44**(4), 369–75.
35. Mertens J, Houthoofd S, Daenens K, et al. (2011). Long-term results after endovascular abdominal aortic aneurysm repair using the Cook Zenith endograft. *Journal of Vascular Surgery* **54**(1), 48–57.e2.
36. Welborn MB 3rd, McDaniel HB, Johnson RC, et al. (2014). Clinical outcome of an extended proximal seal zone with the AFX endovascular aortic aneurysm system. *Journal of Vascular Surgery* **60**(4), 876–83; discussion 883–4.
37. Böckler D, Holden A, Thompson M, et al. (2015). Multicenter Nellix EndoVascular Aneurysm Sealing system experience in aneurysm sac sealing. *Journal of Vascular Surgery* **62**(2), 290–8.
38. Lindblad B, Bin Jabr A, Holst J, Malina M. (2015). Chimney grafts in aortic stent grafting: hazardous or useful technique? Systematic review of current data. *European Journal of Vascular and Endovascular Surgery* pii: S1078-5884(15)00600-0.
39. Chun JY, Mailli L, Abbasi MA, et al. (2014). Embolization of the internal iliac artery before EVAR: is it effective? Is it safe? Which technique should be used? *Caradiovascular and Interventional Radiology* **37**(2), 329–36.
40. Lobato AC, Camacho-Lobato L. (2013). The sandwich technique to treat complex aortoiliac or isolated iliac aneurysms: results of midterm follow-up. *Journal of Vascular Surgery* **57**(2 Suppl), 26S–34S.
41. Rayt HS, Bown MJ, Lambert KV, et al. (2008). Buttock claudication and erectile dysfunction after internal iliac artery embolization in patients prior to endovascular aortic aneurysm repair. *Caradiovascular and Interventional Radiology* **31**(4), 728–34.
42. Bratby MJ, Munneke GM, Belli AM, et al. (2008). How safe is bilateral internal iliac artery embolization prior to EVAR? *Caradiovascular and Interventional Radiology* **31**(2), 246–53.
43. Park KM, Yang SS, Kim YW, et al. (2014). Clinical outcomes after internal iliac artery embolization prior to endovascular aortic aneurysm repair. *Surgery Today* **44**(3), 472–7.
44. Karthikesalingam A, Hinchliffe RJ, Holt PJ, et al. (2010). Endovascular aneurysm repair with preservation of the internal iliac artery using the iliac branch graft device. *European Journal of Vascular and Endovascular Surgery* **39**(3), 285–94.
45. Paraskevas KI, Möllendorf C, Fernandes E, et al. (2012). EVAR for aortoiliac aneurysms, including iliac branched grafts. *Journal of Cardiovascular Surgery (Torino)* **53**(1 Suppl 1), 67–72.
46. Conway AM, Modarai B, Taylor PR, et al. (2012). Stent-graft limb deployment in the external iliac artery increases the risk of limb occlusion following endovascular AAA repair. *Journal of Endovascular Therapy* **19**(1), 79–85.
47. Bruschi A, Michelagnoli S, Chisci E, et al. (2015). A comparison study of radiation exposure to patients during EVAR and Dyna CT in an angiosuite vs. an operating theatre. *Radiation Protection Dosimetry* **163**(4), 491–8.
48. Van Herzeele I, Sevdalis N, Lachat M, et al. (2014). Team training in ruptured EVAR. *Journal of Cardiovascular Surgery (Torino)* **55**(2), 193–206.
49. Hamilton H, Constantinou J, Ivancev K. (2014). The role of permissive hypotension in the management of ruptured abdominal aortic aneurysms. *Journal of Cardiovascular Surgery (Torino)* **55**(2), 151–9.
50. Graham AP, Fitzgerald O'Connor E, Hinchliffe RJ, et al. (2012). The use of heparin in patients with ruptured abdominal aortic aneurysms. *Vascular* **20**(2), 61–4.
51. Mayer D, Rancic Z, Veith FJ, et al. (2014). How to diagnose and treat abdominal compartment syndrome after endovascular and open repair of ruptured abdominal aortic aneurysms. *Journal of Cardiovascular Surgery (Torino)* **55**(2), 179–92.
52. IMPROVE Trial Investigators. (2015). Endovascular strategy or open repair for ruptured abdominal aortic aneurysm: one-year outcomes from the IMPROVE randomized trial. *European Heart Journal* **36**(31), 2061–9.
53. van Beek SC, Conijn AP, Koelemay MJ, Balm R. (2014). Editor's Choice—Endovascular aneurysm repair versus open repair for patients with a ruptured abdominal aortic aneurysm: a systematic review and meta-analysis of short-term survival. *European Journal of Vascular and Endovascular Surgery* **47**(6), 593–602.
54. Hinchliffe RJ, Bruijstens L, MacSweeney ST, Braithwaite BD. (2006). A randomised trial of endovascular and open surgery for ruptured abdominal aortic aneurysm—results of a pilot study and lessons learned for future studies. *European Journal of Vascular and Endovascular Surgery* **32**(5), 506–13; discussion 514–15.
55. Badger S, Bedenis R, Blair PH, et al. (2014). Endovascular treatment for ruptured abdominal aortic aneurysm. *Cochrane Database System Review* 7:CD005261.
56. Larzon T, Skoog P. (2014). One hundred percent of ruptured aortic abdominal aneurysms can be treated endovascularly if adjunct techniques are used such as chimneys, periscopes and embolization. *Journal of Cardiovascular Surgery (Torino)* **55**(2), 169–78.
57. Makar RR, Badger SA, O'Donnell ME, et al. (2009). The effects of abdominal compartment hypertension after open and endovascular repair of a ruptured abdominal aortic aneurysm. *Journal of Vascular Surgery* **49**(4), 866–72.
58. Armoncorrespondence MP, Wenham PW, Whitaker SC, Gregson RHS, Hopkinson BR. (1998). Common iliac artery aneurysms in patients with abdominal aortic aneurysms. *European Journal of Vascular and Endovascular Surgery* **15**(3), 255–7.
59. Huang Y, Gloviczki P, Duncan AA, et al. (2008). Common iliac artery aneurysm: expansion rate and results of open surgical and endovascular repair. *Journal of Vascular Surgery* **47**(6), 1203–10; discussion 1210–11.
60. Uberoi R, Tsetis D, Shrivastava V, Morgan R, Belli AM; Subcommittee on Reporting Standards for Arterial Aneurysms of the Society for Vascular Surgery. (2011). Standard of practice for the interventional management of isolated iliac artery aneurysms. *Caradiovascular and Interventional Radiology* **34**(1), 3–13.
61. Melas N, Saratzis A, Dixon H, et al. (2011). Isolated common iliac artery aneurysms: a revised classification to assist endovascular repair.

Journal of Endovascular Therapy **18**(5), 697–715.

62. Santilli SM, Wernsing SE, Lee ES. (2000). Expansion rates and outcomes for iliac artery aneurysms. *Journal of Vascular Surgery* **31**, 114–21.
63. Huang Y, Gloviczki P, Duncan AA, et al. (2008). Common iliac artery aneurysm: Expansion rate and results of open surgical and endovascular repair. *Journal of Vascular Surgery* **47**(6), 1203–11.
64. Richardson JW, Greenfield LJ. (1988). Natural history and management of iliac aneurysms. *Journal of Vascular Surgery* **8**, 165–71
65. Baird DL, Mani K, Sabharwal T, Taylor PR, Zayed HA. (2013). Endovascular treatment of isolated iliac artery aneurysms using a custom-made stent graft with proximal barb fixation: early outcome. *Vascular* **21**(2), 92–6.
66. Klonaris C, Verikokos C, Avgerinos ED, et al. (2009). Stent-graft repair of isolated iliac aneurysms with wide or ectatic necks with use of inverted zenith device legs. *Journal of Vascular and Interventional Radiology* **20**(3), 403–6.
67. Stather PW, Rhema IA, Sidloff DA, et al. (2015). Short-term outcomes of management of endovascular aneurysm repair in patients with dilated iliacs. *Vascular and Endovascular Surgery* **49**(3–4), 75–8.
68. Chemelli A, Hugl B, Klocker J, et al. (2010). Endovascular repair of isolated iliac artery aneurysms. *Journal of Endovascular Therapy* **17**(4), 492–503.
69. Zayed HA, Attia R, Modarai B, et al. (2011). Predictors of reintervention after endovascular repair of isolated iliac artery aneurysm. *Caradiovascular and Interventional Radiology* **34**(1), 61–6.
70. Chaer RA, Barbato JE, Lin SC, et al. (2008). Isolated iliac artery aneurysms: a contemporary comparison of endovascular and open repair. *Journal of Vascular Surgery* **47**(4), 708–13.
71. Katsargyris A, Oikonomou K, Klonaris C, et al. (2015). Common iliac and hypogastric aneurysms: open and endovascular repair. *Journal of Cardiovascular Surgery (Torino)* **56**(2), 249–55.

第50章
复杂腹主动脉瘤外科手术技术

Ian Loftus

复杂腹主动脉瘤外科手术技术简介

与典型肾下腹主动脉瘤相比，复杂腹主动脉瘤的手术处理难度更大，从而有着不同的风险/获益和更大的围术期风险。

已有充分的证据表明动脉瘤手术中存在着中心容量与结果的关系[1,2]。所以有些医疗系统会将血管外科服务权限集中到少量医疗中心。而诊治复杂腹主动脉瘤患者需要包括血管外科、放射介入科、胸心血管外科和其他相关科室的多学科参与，故此类患者的数量与结果倾向更为明显。复杂腹主动脉瘤的诊治应由有大量主动脉手术病例且经证实疗效明确的中心进行。

此外，每例患者都应接受个体化的评估。医师也应谨慎权衡开放手术、血管腔内介入手术和保守治疗等选择间的风险/获益。近年来，得益于开窗和分支型腔内移植物的发展，更多同类患者得到了治疗，并且部分患者能更多地从腔内介入手术中获益[3]。已有大型病例分析展示利用腔内介入技术治疗复杂腹主动脉瘤患者效果良好，但仍缺乏相关临床试验[4,5]。治疗时亦应准确评估患者的解剖特点和生理状态。

破裂的肾上型腹主动脉瘤的治疗尤为复杂，且死亡率高于破裂的肾下型腹主动脉瘤。在急救时有少量腔内介入方案可供选择。

近肾腹主动脉瘤

定义

近肾腹主动脉瘤（JRA）指邻近或者包含肾动脉分支处下缘的肾下型腹主动脉瘤[6]。一般认为JRA的瘤颈位于肾动脉分支处下缘10mm以内（图50.1）。跨越肾动脉分支处的腹主动脉瘤应被称作肾上型腹主动脉瘤，若瘤颈达腹主动脉起点则应被称为胸-腹主动脉瘤。由于解剖定义尚不明确，目前仍缺乏JRA的准确流行病学数据，但据估计，JRA病例占全部腹主动脉瘤病例的2%~20%[7]。与其他肾下型腹主动脉瘤相比，JRA发生率并无明显性别差异，这一特点与胸主动脉瘤类似。

新提出的分类系统建议将JRA细分为3个亚组：①恰好达到肾间腹主动脉水平以上的腹主动脉瘤；②肾间腹主动脉正常，但动脉瘤侵及肾动脉分支处；③肾间腹主动脉正常，且未侵及肾动脉的JRA[8]。在血管腔内介入治疗时代，任何JRA的新定义方法都应包含位置、长度、直径、动脉瘤颈成角情况等信息[9]。在分类时亦应考虑修复过程中需要处理的血管开口数目、外周血管硬化情况和血管入路情况，并对其进行评分，如此才可能形成一套具有临床实用价值的分类系统。

评估

增强多层螺旋CT（层厚≤2mm）可实现对JRA的准确解剖评估。除关注肾下腹主动脉长度以外，评估过程中要同时注意腹部、肾脏、肠系膜血管的情况。这一过程需通过准确的3D重建实现（图50.2）。对分支血管疾病、动脉瘤直径、毗邻关系和成角情况的进一步评估可辅助决定是否可进行腔内介入治疗[10]。对患者耐受性的体格检查应包括泌尿、呼吸和循环功能的基本评估。术前是否需进行运动心肺功能测试这一问题尚存在争议，目前鲜有证据支持将其作为常规检查[11]。利用评分系统估计围术期风险这一做法亦存在争议[12]，将其用于复杂腹主动脉瘤患者时应更加谨慎。

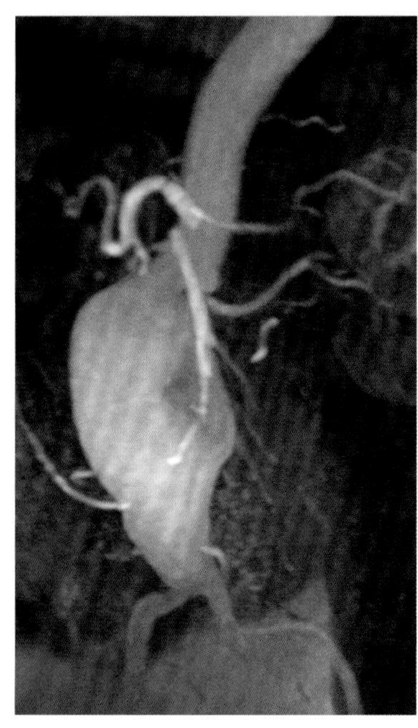

图50.1 瘤颈位于肾动脉分支处10mm以内的肾旁腹主动脉瘤的CT影像。

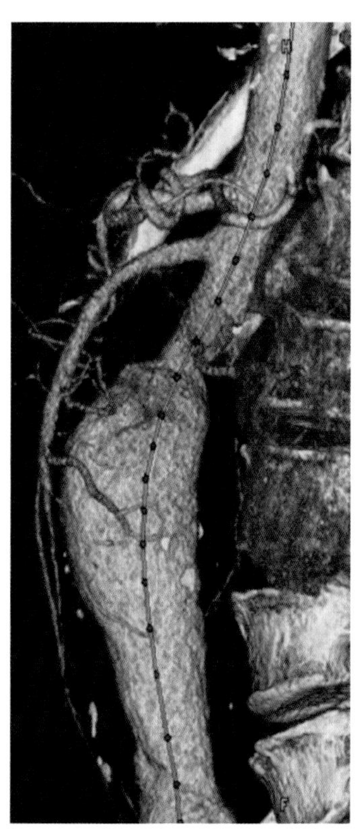

图50.2 肾旁腹主动脉瘤的CT重建影像。开放手术和腔内介入手术前都应仔细分析所有解剖成分。

开放手术

JRA的经典治疗方式为开放手术，但其手术难度明显高于肾下腹主动脉瘤，术后并发症发生率及死亡率亦更高[13,14]。JRA开放手术过程中需要阻断单侧或双侧肾动脉以上的主动脉，有时阻断平面需达肠系膜血管以上。原因是肾动脉分支处和肠系膜动脉分支处之间的主动脉长度很短，故在行肾旁腹主动脉吻合过程中出现问题时很难避过肠系膜血管。

手术造成的心脏后负荷增加和心输出量降低可能导致心肌缺血，并且阻断肠系膜或肾血管以上水平的腹主动脉可能导致相应器官缺血，两者共同作用导致了患者术后长期生存率下降[15]。

JRA手术中的主要挑战包括：病变部位暴露，近端主动脉控制部位的选取，以及减少肾脏和其他脏器缺血风险。必须依据患者实际情况个性化地选择手术入路，选项包括伴或不伴内脏内翻的经腹膜入路，或与治疗胸-腹主动脉瘤类似的左侧腹膜后入路。

决定手术入路选择的最重要因素是近端阻断部位的暴露。阻断部位与肠系膜上动脉（SMA）和肾动脉起源最高处之间必须有至少10mm的、没有钙化的健康主动脉。有时阻断部位可能位于双侧肾动脉分支处之间。当患者合并有肾旁动脉硬化，或SMA分支处接近肾动脉分支处时，会加大手术难度。在阻断位于肾上水平的瘤颈，特别是瘤颈中存在血栓时，这些斑块或血栓会加大出现肾衰竭的风险（图50.3）。目前已有大量关于微小血栓对肾功能的影响的研究，其结论指向术中应尽量避免夹闭病变主动脉节段[16]。在采用经腹膜入路时，若术中发现肾上腹主动脉阻断部位不理想，还可转为经腹的正中或水平切口。

经腹膜入路

与肾下腹主动脉瘤开放手术类似，选择经腹膜入路治疗JRA时，应分离肠系膜下静脉以暴露动脉瘤。术中应注意辨识左肾静脉的主干、生殖静脉及肾上分支并将其充分游离。术中辨认出瘤颈后，可将左肾静脉向中线的分支处分离，以便实现充分的侧支静脉引流（图50.4）。虽然小部分患者术后早期会因此操作出现一过性的血肌酐增高，但部分大型

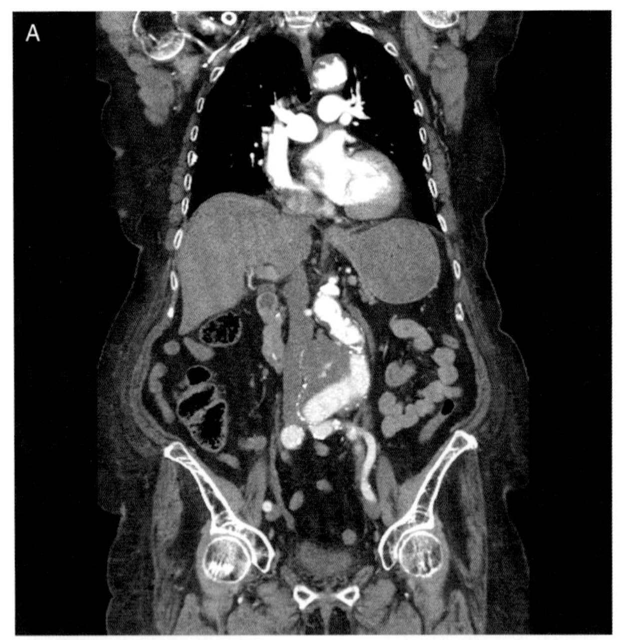

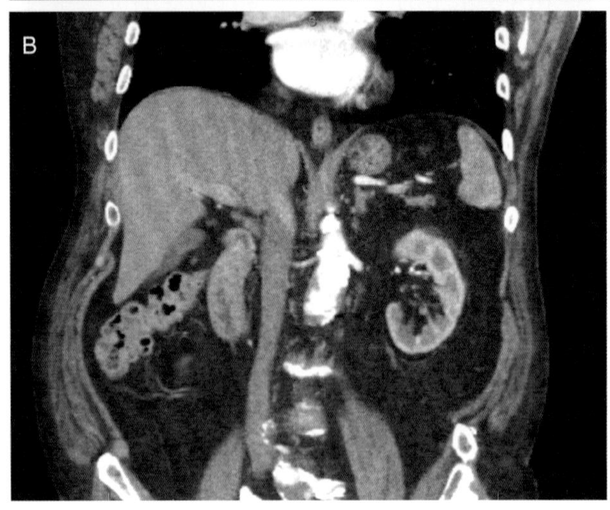

图50.3 (A)和(B)展示了病变腹主动脉瘤颈中肾动脉水平的血栓。

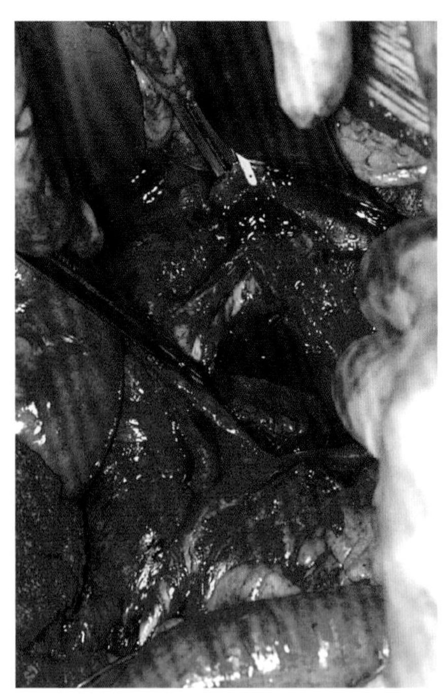

图50.4 在瘤颈未被累及时,牵拉左肾静脉有利于肾上主动脉段的切开及夹闭。正式的左肾静脉结扎及分离可进一步暴露术野。

队列研究结果显示此操作对远期肾脏功能并无影响[17,18]。分离后的静脉应当被充分固定。术中亦应注意辨认肾动脉分支处并对其进行控制,一般不需要阻断肾动脉。

阻断近端及远端主动脉后应切开主动脉瘤及腰椎血管,并进行缝扎。近端血管吻合往往涉及单侧或双侧的肾动脉开口,操作时应注意不要造成其缩窄。当背侧出血影响血管吻合时,可在肾动脉开口处使用小型取栓球囊导管以控制出血。

腹膜后入路

由于向内内脏旋转法可显露腹腔水平以上的主动脉,故在难以确认主动脉阻断水平时推荐使用此方法。此法可配合正中切口使用,但在配合左侧腹膜后入路时较好。取腹膜后入路时,患者应处于右侧卧位,取延伸至第十肋间隙的左侧斜切口。解剖平面应位于结肠侧方、肾脏前方,并应向前方游离肾脏及输尿管。术中辨认及分离左侧膈脚时,注意不要损伤其后方的主动脉,且应注意仔细结扎和分离主动脉周围的大量淋巴组织。同时应特别注意结扎并游离左肾静脉的腰部分支(图50.5)。经过上述处理,可在保留肾静脉的同时,充分显露大段的腹腔上主动脉并安全地控制其近端。此入路的缺点在于术中难以接近右侧肾动脉及髂动脉。虽然可通过球囊导管控制背侧出血,但中线入路较本方法更适用于相应血管被动脉瘤侵及并需要修补的情形。

动脉瘤修补术后,可立刻将人造血管吻合至肾动脉水平以下,或将其斜行修剪以适应两端的形状(图50.6)。若腹腔上平面主动脉夹闭时间<30分钟,则术后明显内脏缺血事件发生率较低[19]。此外,尚无证据支持肾脏保护措施的使用价值[20],但显而易见的是,术中应将肾上主动脉阻断时间降至最低。若移除近端血管阻断钳后血流动力学状态稳定,则可阻断人造血管以进行远端吻合。

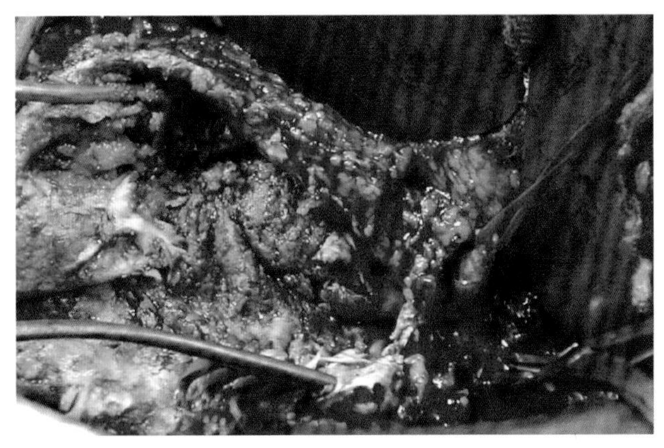

图50.5 腹膜后入路可充分暴露内脏血管水平以上的主动脉部分，但术中需小心切开并分离腰部血管。

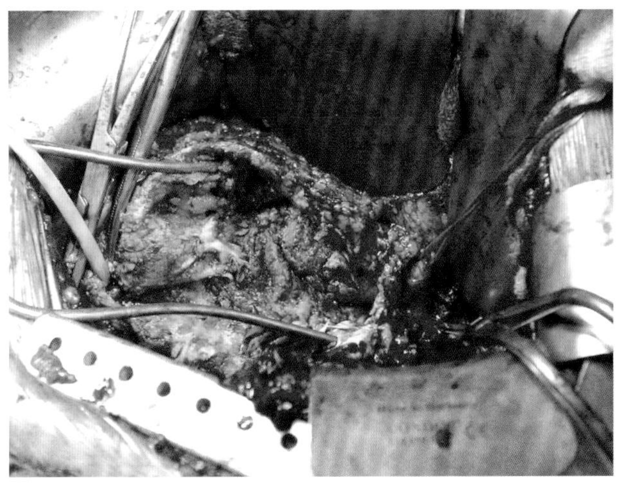

图50.6 开放性肾旁动脉瘤修复：将左肾动脉悬吊，主动脉颈可见右肾动脉开口。

开窗覆膜支架血管腔内介入修复

EVAR在解剖结构合适的患者中有着较低的围术期并发症发生率和死亡率[21,22]。多达75%的患者可通过传统EVAR进行治疗[23]。JRA的血管腔内介入修复选择包括传统腔内介入设备的超适应证应用或杂交方案（逆行内脏血运重建术和传统非开窗EVAR），通常，后者仅推荐用于胸-腹主动脉瘤患者。但杂交手术有时可作为没有行开窗EVAR条件并且没有合适主动脉夹闭部位时的挽救措施[24]。传统腔内介入治疗可用于缺少充足肾下段主动脉锚定区的病例，但经此法治疗后的植入物耐久度较差，且内漏及再次手术发生率高[25]。

得益于腔内介入技术的发展，开窗覆膜支架的近端锚定区已由肾下段延伸至肾上段腹主动脉，术中可通过支架上的开口处理内脏血管。经典的开窗覆膜支架设计包括对应双侧肾动脉开口的两个窗，以及一个对应SMA开口的扇形孔（图50.7）。在实际操作中，可依据动脉瘤形态复杂度自主调节开窗个数，但这一做法也会相应地增加支架放置的难度。开窗覆膜支架血管腔内介入修复（f-EVAR）不但保留了腔内介入治疗的优点，而且规避了复杂病例开放手术的风险[26]。

Lawrence-Brown及其同事于1999年率先应用了开窗覆膜支架，并指导了其早期发展[27,28]。Zenith开窗覆膜支架（Cook Medical，布卢明顿，印第安纳州，美国）已被广泛用于临床，并接受基于患者动脉瘤及内脏血管形态的个性化定制[29]。但是，当前还有一些可减少个性化定制需求及随后的诊断、治疗间的时间间隔的“成品”开窗覆膜支架正处于临床研究阶段[30]。

支架设计

本书即将写作完成时，Zenith开窗覆膜支架仍是最常用的设备。但本领域技术进展实属迅速，其他医疗器械公司亦已推出了各自的开窗覆膜支架以供选择。本章将以Zenith系统为例介绍技术细节及手术方案。

Zenith开窗器械的近端由一管状覆膜结构构成，远端则为一用以分隔动脉瘤的双分支支架[31]。该系统通过22~24F的鞘管实现递送。递送系统包括一根用以辅助靶血管穿入的后方限制导线，以及一根在支架完全释放前帮助支架附着于递送系统的固定导线。这一器械的设计与Zenith双分支器械类似，主要由覆膜Gianturco支架提供径向支撑力，其近端附着有带倒钩锚定支架以实现主动固定（见图50.7）。该支架直径17~22mm，其封闭式设计有利于长期稳定发挥功能。支架远端组分并无主动固定功能，故手术准备阶段应设计出大段的支架重叠区域。

每个覆膜支架都依据CTA多层面重建结果进行了个体化设计。锚定区应位于正常主动脉部分。术前血管造影时取钟面3点钟方向进行校正角度的距离测定，以此为开口定位的依据。覆膜支架的开口通过镍钛合金环加固，并在周围设有不透射线的标志以方便术中血管造影定位（图50.8）。由于开口的大小及位置方面仍存一定限制，部分患者无法满足接受定制支架的条件[31]。值得一提的是，选取加固开口的位置时应充分考虑到作为Zenith支架复合体主体部分的Gianturco支架的正常结构。且如前所述，由于该手术存在较多限制条件，主动脉颈成角情况也限制了f-EVAR技术的应用[32]。

为保证SMA和腹腔干的灌注，可在近端覆膜支架中加入扇形孔。肾动脉窗口常高6mm，直径为6~8mm，其功能为辅助覆膜肾动脉支架定位，以及防止近期支架放置后或远期因动脉瘤形态改变造成的肾动脉开口遮蔽。

患者适用性

目前尚无关于JRA患者队列中比较f-EVAR及开放手术的随机对照试验。在缺乏长期数据的情况下，部分中心仍将f-EVAR作为不适宜接受开放手术患者的备选方案。还有部分中心对f-EVAR技术的应用无明确限制。低龄为f-EVAR的相对禁忌证，复杂的动脉瘤颈结构和入路血管解剖为f-EVAR的主要排除指标[32]。需要特别指出的是，复杂的动脉瘤的部位、大小、靶血管病变，以及动脉瘤颈成角情况（Cook公司产品使用说明书中定义为>45°）使得相当比例的患者不适合接受f-EVAR治疗。同理，髂部血管的过度钙化和曲折度亦不利于f-EVAR的顺利进行。

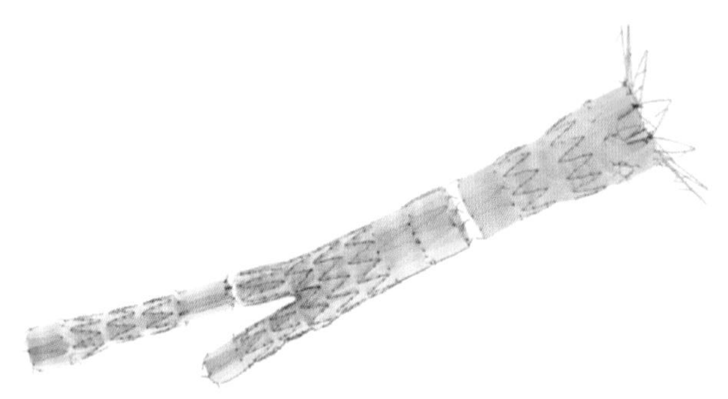

图50.7 开窗支架，其2个窗口对应双侧肾动脉，扇形孔对应SMA。

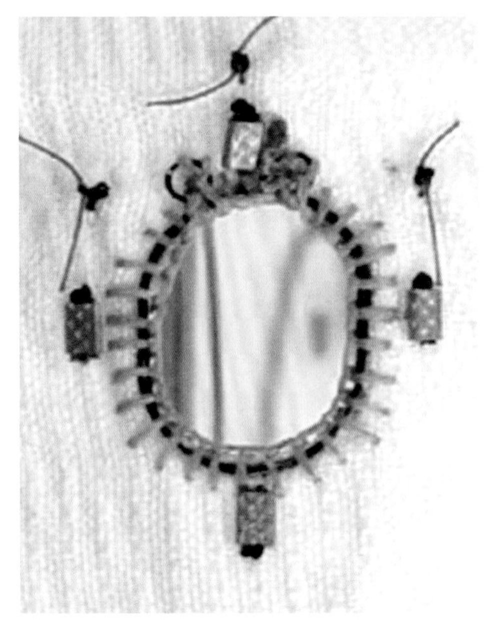

图50.8 带有镍钛合金加固环和不透射线标志的肾动脉窗口。

现有研究结果表明，60%~70%的患者符合定制支架或“成品”支架设计多种变体的使用适应证[33,34]。主动脉成角情况、靶血管疾病和入路问题是不适用f-EVAR的主要原因。

f-EVAR操作技巧

与传统EVAR手术相比，f-EVAR通常耗时更长且需在全身麻醉下进行。全身麻醉下可进行辅助通气，该操作有利于控制精确的血管造影。由于f-EVAR对图像质量的要求较高，故该操作通常需在结合手术室无菌环境且安装有固定血管造影设备的“混合”手术间中进行。术中为精确放置开窗支架所需的透视时间也较传统EVAR更长[35]。

在置入开窗器械前需对其进行验视，以熟悉不透射线标志的位置。随后，可通过经皮穿刺或开放腹股沟切口，用一根长硬导丝将器械置入股动脉。为方便从右侧向靶血管置入导管，一般选择从左侧置入开窗主体。置入时应注意避免旋转器械。一般在对侧通过大鞘或另作动脉穿刺将造影导管放置在肾旁腹主动脉处。应注意，解剖结构越复杂的动脉瘤术中所需造影剂剂量越大。由于f-EVAR术后肾功能不全发生率相对更高[36]，行内脏血管导管置入时需用稀释造影剂多次造影。

在动脉造影下仔细地将支架上的标志与靶血管对齐后，可部分释放支架（图50.9）。该操作可通过CT叠加技术和（或）支架释放前选择性靶血管置管加以辅助。准确的旋转对线是成功进行靶血管置管和支架释放的必需条件。因存在降径限制，故在支架释放的第一阶段只能部分释放覆膜支架，因此这一阶段仍可进一步进行支架旋转和移动。

当支架头端就位且覆膜支架仍处在束径带限制中时，应固定递送系统，避免过度移位。随后在对侧

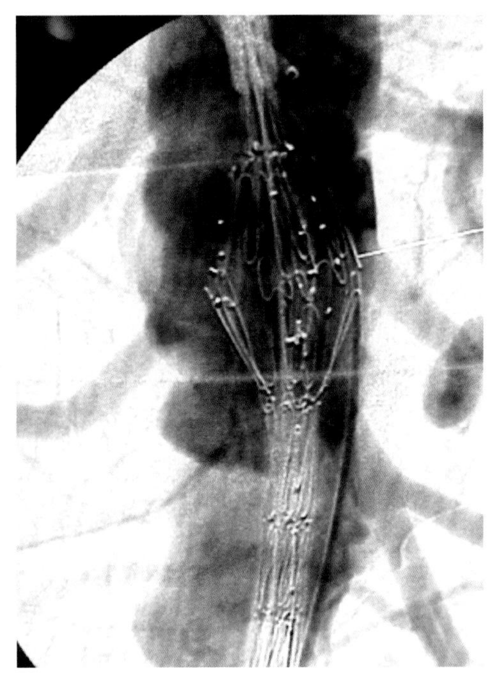

图50.9 支架部分释放有利于进一步根据目标分支血管的开口调整位置。图中清晰可见支架前后壁上的标志及开窗部位。

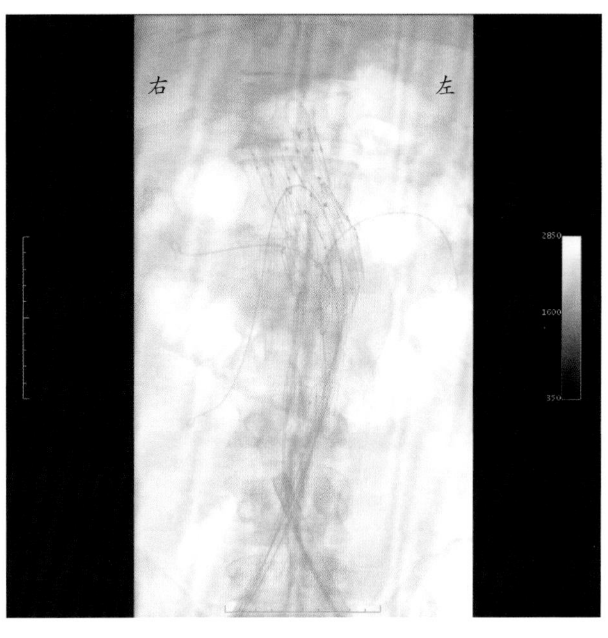

图50.10 双侧肾血管成功置管后的影像。

向开窗器械的远端插入导管，并将硬导丝插入支架中。该导丝的作用是将一长30cm，20~24F的鞘管导入支架远端。若支架上开有3~4个窗口，则需使用更大的鞘管。造影导管可能需要通过单独的动脉入路置入。

其后，通过对侧鞘管的单独穿刺行靶血管置管（图50.10）。这一步骤可通过多种技巧实现，但器械的精确定位是该步骤顺利进行的重要条件。若操作困难，需行血管造影观察器械是否发生移位或旋转。若支架与主动脉壁直接接触，特别是在动脉颈部存在成角时，导管插入的难度会进一步增加。支架窗口定位的微小偏差都会增大导管插入难度。由于开窗覆膜支架的形态被设计为可刚好维持动脉瘤附近内脏动脉分支的灌注，故在释放支架时的主要风险为靶血管开口阻塞。选择性靶血管置管可降低阻塞风险。在对这些血管进行器械置入时需谨慎操作以避免微栓塞、夹层和（或）肾包膜穿孔等并发症。

经过前期的细致定位和计划，将塑形“眼镜蛇”或类似导管递送至靶血管的难度相对更低。通过开窗部位导管送入近端主动脉的操作，术者可以递送向下形状的导管并从靶血管上方插管，该方法尤其适用于方向朝下的肾动脉。在特定情况下，该方法比通过开窗部位直接将导管送入靶血管更具优势。手术过程中可将图像显影增强，以将每根靶血管与其对应开口标志完全对齐。

操作后应通过注射小剂量造影剂确认置管成功。随后将一根短头硬导丝放置于靶血管中，再通过亲水硬导丝等器械将导管向主要靶血管分支推进一定的距离。然后使用硬导丝通过窗口将7F的鞘管分别放入靶血管。随后通过开窗部位将球囊扩张支架分别放入靶血管，但此时仍应将支架留在鞘管内（图50.11）。

在所有靶血管均被插入导管，且做好了释放支架的准备后，可推进顶盖释放裸支架，移除降直径及保险导丝后将近端支架完全释放。此阶段可在取出递送设备后于髂外动脉放置18F的鞘管，但应注意避免移动靶血管鞘管或器械主体。

随后，依次退出各靶血管中的鞘管以释放支架。操作时注意确保对齐每根血管的开口。在确定每个支架的大小及位置时，应预留出伸入器械主体的5mm长度，为释放支架后使用10~12mm球囊扩张加固的安全开展创造条件。球囊扩张操作后需向每个支架内再次插入导管并注射小剂量造影剂，以确保每根靶血管均有好的血管造影结果。

取出鞘管和导丝，并完成对远端设备和下肢入路的处理后即可结束修复过程（图50.12）。若在手术操作的第一阶段出现困难，可在手术的第二阶段

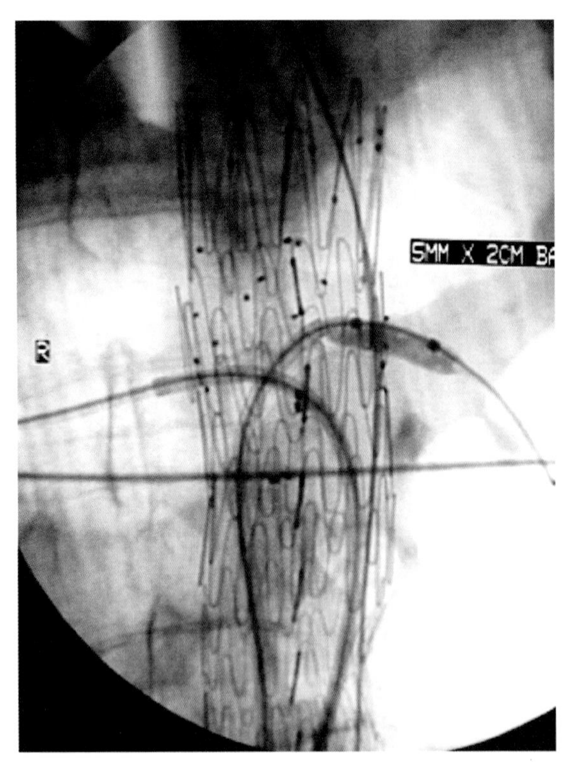

图50.11 释放顶盖后释放肾血管支架。

完成对剩余组件的处理。

术后常规将患者送入密切观察病房或重症监护室进行监护，术后最初的48小时应特别注意保障肾功能及观察尿量。所有患者出院后都应接受正规随访，推荐检查方式为CT，但亦可选择多普勒超声[37]。

炎性动脉瘤

与其他肾下型腹主动脉瘤不同，炎症性动脉瘤的主要特征包括较短的腹痛和(或)背痛病史，以及动脉瘤周纤维化及炎性增厚的病理改变[38]。与非炎症性动脉瘤相比，目前对炎症性动脉瘤的流行病学特征及病理演进过程的了解相对更少，但患者整体年龄更低，男性吸烟者发病率更高[39]。在极少数情况下，该病可能与包括白塞病在内的全身型血管炎相关[40]。

炎症的严重程度各有不同。约5%的肾下型腹主动脉瘤病例中会出现与腹膜后广泛纤维化相关的显著动脉瘤炎症[41]。在严重病例中，炎症除阻塞输尿管、压迫下腔静脉以外，还可造成邻近结构，特别是十二指肠和小肠，与主动脉前壁间的粘连，增加开

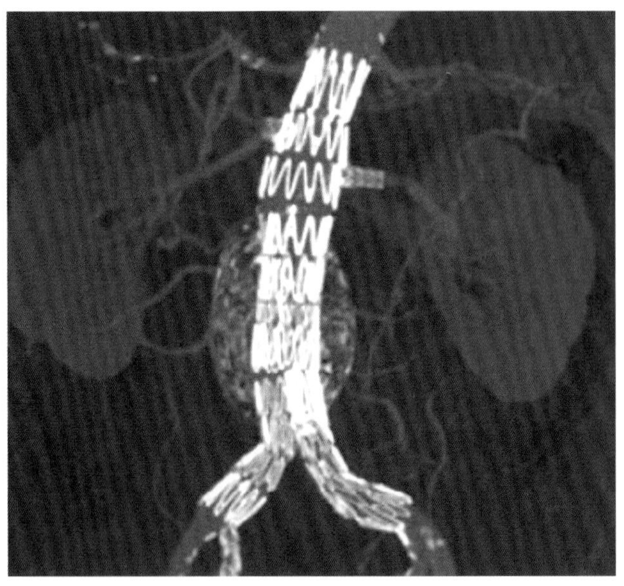

图50.12 手术完成后，影像学检查显示支架定位准确且完全分隔了动脉瘤囊。

放手术的难度[41]。但是主动脉后壁往往不受累。

现认为主动脉壁显著增厚的原因为病变血管壁组分引起的，以T淋巴细胞和单核细胞为主的免疫反应，但具体机制和病因尚不明确[42]。这一过程可被理解为失控的炎性反应，在退行性炎症性动脉瘤中较为典型。因大多数炎症性动脉瘤患者的炎症改变在接受包括EVAR等治疗后好转，故目前对该疾病的炎症究竟属“因”还是属“果”这一问题尚存争议[43,44]。

此类动脉瘤的临床表现相对更温和，且常表现出发热、体重减轻、食欲减退等全身性疾病症状。实验室检查可见血清炎性指标升高，其中红细胞沉降率改变尤为明显[45]。超声检查对诊断炎性成分的意义不大。但在以CT扫描为代表的横断面成像中，可见动脉周围炎症组织表现出明显的“光环”征(图50.13)[46]。CT还有利于确定解剖结构和EVAR手术适应性，外加鉴别动脉瘤的炎症和破裂。MRI的成像质量更高，在T1加权像下可展示出分层交替排列的高低信号密度影[47]。为鉴别特发性腹膜后纤维化和肿瘤转移，建议小炎症性动脉瘤患者接受MRI扫描。炎症性改变的影像学特征表现为沿髂动脉延伸至腰大肌的信号影。

^{18}F-氟代脱氧葡萄糖(^{18}F-FDG)正电子发射断层造影下，炎症性动脉瘤的^{18}F-FDG摄取率增高。这一特征被用于炎症性和感染性动脉瘤的鉴别诊断[48]。

A
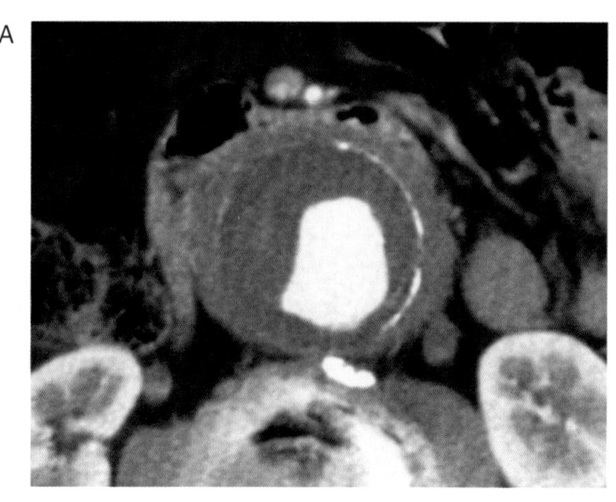
B
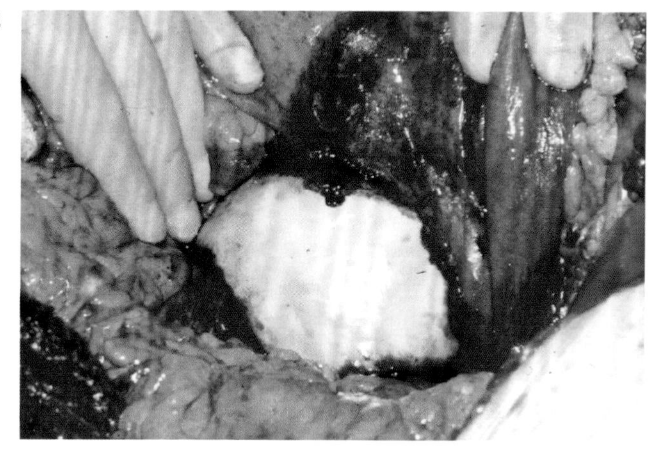

图50.13 (A)肾下型炎症性动脉瘤的CT影像;(B)术中所见。

炎症性动脉瘤的治疗

炎症性动脉瘤的传统治疗方式为开放手术,但近来许多中心倾向于通过血管腔内介入方式进行干预以避免切开炎症组织。对于EVAR是否可完全终止炎症过程这一问题尚无定论。但是,炎症性动脉瘤的开放手术风险确实高于非炎症性动脉瘤。在一非随机对照性系列研究中,开放手术组中37%的患者术后出现了严重并发症,而EVAR组术后未出现严重并发症[49]。有一系统回顾发现,开放手术组的围术期死亡率与1年全因死亡率分别为6%和14%,而在EVAR组中这两项数据均为2%[50]。EVAR组中的炎症消退水平略低,但差异不具统计学意义。故作者建议对大部分解剖结构合适的患者行血管腔内介入治疗。介入治疗的步骤与非炎症性动脉瘤类似,但可能需要额外放置输尿管支架。

本病的开放手术治疗也有一些技术考量。首先,可选择经腹膜和左侧腹膜后两种入路。当动脉后壁未受累或动脉前壁炎症侵及肾脏或内脏血管时,左侧腹膜后入路更具优势。

术前应规划好动脉夹闭部位。腹上主动脉段阻断常用于主动脉近端炎症范围广泛的患者,且常配合腹膜后入路使用。手术初期,以小切口切开动脉瘤后,应注意近端控制以避免损伤周围结构。最后,当炎症侵及输尿管周围区域,特别是伴有输尿管阻塞或肾功能不全时,应在术前放置输尿管支架。这些操作可在等待腹膜后炎症消退的恢复早期进行。

本病的类固醇治疗价值尚存争议。对腹膜后纤维化消退不良,特别是伴随输尿管受累的患者,术后保留类固醇治疗方案。此前,有人认为类固醇治疗减轻了术前动脉周围炎症程度,但增加了动脉破裂的风险。一项对主动脉瘤合并系统性红斑狼疮患者的小型系列研究显示,类固醇治疗时间延长与中膜弹性纤维降解加剧相关[52]。目前尚无证据表明类固醇治疗可减缓动脉瘤增大、避免动脉瘤进展或降低治疗风险。

感染性/霉菌性动脉瘤

与炎症性动脉瘤不同,感染性/霉菌性动脉瘤患者的主动脉炎症及退行性变由主动脉壁感染直接造成,而非继发于原位免疫反应[53]。本病病因多为原发性主动脉壁感染,偶见继发于已有动脉瘤者。动脉瘤合并皮肤菌群定植更为多见,但临床意义不大,且不会增加移植物或支架感染风险[54]。

感染性动脉瘤的进展速度快于炎症性动脉瘤且常导致致命后果。此外,诊断延误,以及类固醇或免疫抑制剂的不当应用可能会加速病原体繁殖,导致临床情况恶化。因此,虽然感染性与炎症性动脉瘤的鉴别诊断难度较大,但早期的准确诊断意义非凡。

1%的感染性动脉瘤由败血症进展而来,目前对此病理过程定义不明[55]。此类感染性动脉瘤可影响主动脉全段。多种病原体与感染性动脉瘤有关,但往往只能在进行开放手术和微生物学检查后方可明确病原体种类。在抗生素被广泛使用前,梅毒和感染性心内膜炎来源的栓子为主动脉感染的最常见病因。如今,造成主动脉感染最常见的病原体为沙门菌、金黄色葡萄球菌和假单胞菌[56]。

与炎症性动脉瘤类似，感染性动脉瘤常表现出发热、腹痛和(或)背痛症状。血液炎性指标常增高，包括C反应蛋白水平增高和红细胞沉降率加快。应进行血液培养，但结果往往为阴性。CT对该病的诊断必不可少，且有利于判断疾病的进展程度(图50.14)。可能同时存在多个动脉退行性变病灶，故需对整个动脉树进行CT扫描。动脉瘤的形态多不规则，有时可为囊状。

^{18}F-FDG正电子发射断层造影下，感染性动脉瘤的^{18}F-FDG摄取率亦可增高，但这一结果对自身免疫和微生物感染造成的炎症没有鉴别诊断价值。

感染性动脉瘤的手术治疗

感染性动脉瘤的手术治疗方案主要取决于动脉病变的节段和患者的一般状况。传统手术治疗方式为切除感染主动脉节段并对周围炎症组织进行清创后，分别在远近端闭合主动脉[57]。在切开病变主动脉节段前需构建腋动脉-双侧股动脉等解剖外旁路以维持下肢血液灌注，并避免对旁路造成污染。这一方法仍为处理开放性化脓性主动脉病灶合理方案，但也存在着很高的主动脉残端破裂风险。

还有一些医师推荐使用冷冻保存同种异体移植和自体静脉(股浅静脉)移植等方法置换病变主动脉节段[58,59]。虽然结合利福平的银制移植物在翻修术中再感染率更高，但仍有一部分人倾向于使用该移植物[60]。在本病的翻修术中，需对发生感染的移植物进行替换，并且越来越多的证据表明原位重建术的结果优于切除后构建解剖外旁路[61]，对主动脉原发性感染治疗而言结果亦然。

若大小合适且未受累，股静脉可被用于构建主动脉移植物。但这一操作难度大、耗时长，且容易出现不匹配的情况。供体肢体出现静脉高压等并发症的概率也很高，可能需要接受筋膜切开术[62]。另一备选项为使用新鲜同种移植物或捐献的冷冻保存同种异体移植物[63]。上述移植物的缝合过程与人造移植物类似，并且可通过静脉或自体动脉进行延伸。这些移植物可能是治疗延伸至肾上主动脉节段病变的最优选，术后也可达成最佳主动脉吻合情况，但其价格过于昂贵、可及性较低。

而对解剖结构合适的患者而言，血管腔内介入治疗的早期风险明显更低[64]，但仍存在腔内移植物远期感染风险。腔内介入治疗的缺点是无法对主动脉取样和进行微生物培养，并且无阳性微生物培养结果的患者应接受长期广谱抗生素治疗。但该手段亦可作为根治术前的桥接治疗，在存在全身性感染时其意义尤为突出(图50.15)。手术时存在发热和存在动脉瘤破裂证据的患者的治疗效果更差[65]。现已发表的小型病例系列研究，尚不足以给出有关本病血管腔内介入治疗的远期效果的结论，但已知的是本病相关死亡率和相关发病率较高[66]。

原发性主动脉瘘

主动脉和邻近结构间形成的直接瘘管常继发于

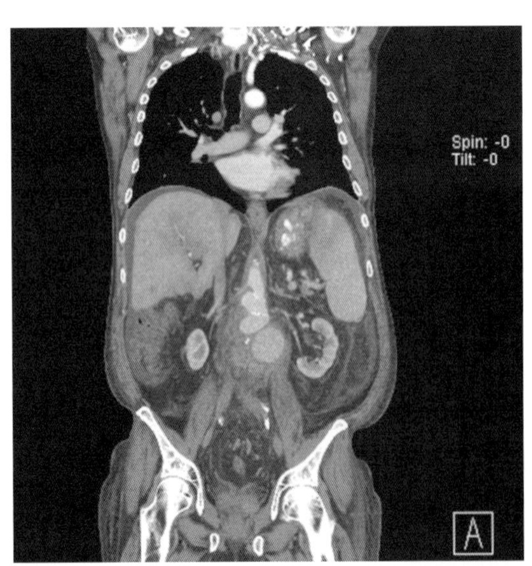

图50.14 一继发于沙门菌败血症的多发主动脉瘤患者的感染性近肾腹主动脉瘤影像。

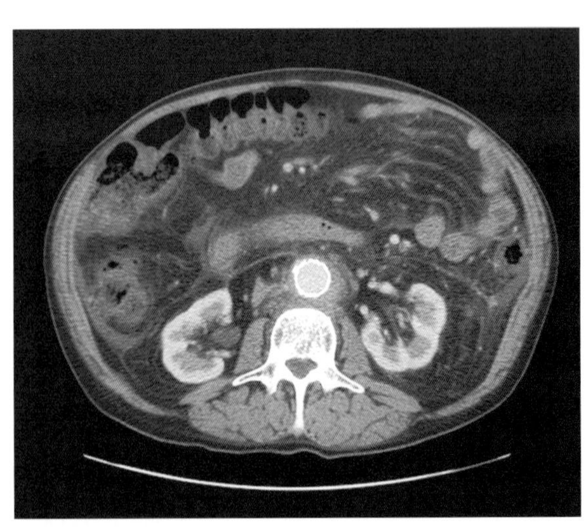

图50.15 介入治疗后成功分隔局限性肾下型感染性主动脉瘤后的影像。

开放手术,特别是移植物近端吻合处。但在极少数情况下,原发性瘘管可形成于动脉瘤和下腔静脉、左肾静脉或小肠(特别是十二指肠第4段)之间。

主动脉-静脉瘘

原发性主动脉-静脉瘘常与大动脉瘤相关,并可表现出急性循环功能障碍和剧烈腹痛症状。极少数患者会出现以下肢静脉高压和(或)心力衰竭为代表的慢性症状。通常经CT扫描或在疑诊动脉瘤破裂的急诊手术过程中进行对本病的诊断。但是,在详细查体过程中可能出现的典型机械性杂音表明可能存在瘘管。静脉高压可能造成会阴静脉和痔静脉曲张、阴囊水肿和血尿[67]。

开放手术,特别是腔静脉的开放手术修补的风险很高,故推荐通过血管腔内介入治疗方法处理主动脉-静脉瘘[68,69]。无论是进行开放手术还是介入治疗,患者术前都应接受包括超声心动图在内的全面的心功能评估以对心力衰竭程度进行分级。高质量的术前CT评估亦不可少。

开放手术过程中需小心控制瘘管的静脉部分,死亡率和并发症发生率较高,主要与术中大量失血相关。术前应考虑到术中大量失血可能并做好血液回收准备。术中的分离操作(特别是处理腔静脉时)难度较大,因为腔静脉瘘与主动脉接触紧密。控制腔静脉近端及远端时常伴有较大风险,故推荐通过来自动脉瘤囊内的压力直接对腔静脉进行控制。血管腔内介入修补可避免直接修补瘘管,但易造成动脉瘤囊的持续灌注和内漏(图50.16)。但在起病急骤时,介入修补对解剖结构适宜的患者而言更为安全。现已有少量同类系列研究发表,并且近期的一篇综述文章提议,建立病例数据库能为开放手术和血管腔内介入手术提供更好的结果数据[70]。

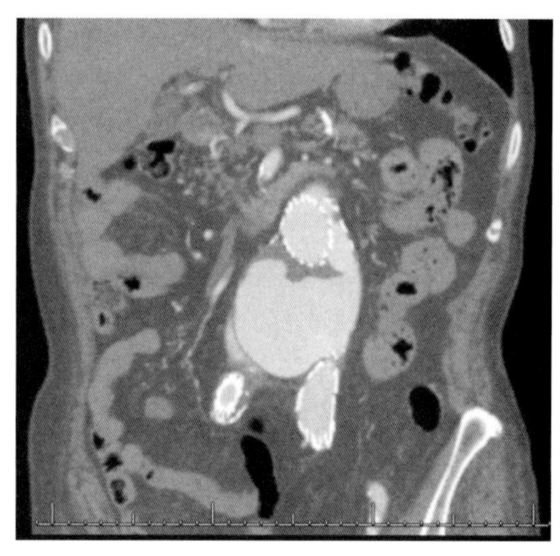

图50.16 肾下型大动脉瘤合并主动脉-腔静脉瘘介入治疗后结果。可见动脉瘤囊内持续性静脉灌注。

主动脉-肠瘘

与主动脉-静脉瘘类似,主动脉-肠瘘常与大动脉瘤相关[71]。临床多表现为消化道出血,初期症状可能并不明显。少量出血多为呕血和休克等严重出血事件的前兆。在致命性出血事件发生前进行早期诊断有利于规划安全、受控的干预方案。但也应注意主动脉瘤合并消化道出血患者的出血点往往不来源于主动脉,需要通过内镜进行排查。当存在主动脉瘤但未见明显消化道出血点时,应行急诊CT扫描。但即使是在高分辨率CT成像下也不容易发现瘘管[72]。有时可发现主动脉和十二指肠间存在不明显的局限性小炎症病灶。偶见主动脉内造影剂外渗。血管造影对本病的诊断意义一般不大,仅应在高度怀疑本病时进行。

本病的处理方式包括开放手术修复瘘管后的血管腔内介入修复[73]。在颈动脉长度很短时可在肾动脉处联合使用烟囱支架[74]。动脉瘤血管腔内介入修复和瘘管开放手术修复可分期进行。现已发表的少量病例系列研究结论认为分期手术可能比直接开放手术更安全[73,75]。

主要有两种传统开放手术方式。第一种术式的过程为通过直接结扎主动脉修复瘘管,随后分隔动脉瘤并构建解剖外旁路。第二种术式的过程与感染性主动脉瘤治疗类似,需进行原位主动脉修复。

发育性肾脏畸形

血管畸形

发育性肾动脉畸形(特别是多肾动脉畸形)很常见,可见于30%的人群[76]。但此畸形会加大动脉瘤开放手术和血管腔内介入修复的难度。准确的CT评估可展示大部分肾动脉的细节,应基于此计划手术并尝试保留可能为肾实质主要供血血管的分支,对已存在肾脏损伤的患者而言,此举意义很大。已有多个系列的多肾动脉畸形患者(血管直径>3mm)

成功接受了特别定制的开窗分支腔内支架治疗[77]。与此类似，开放手术过程中也应通过将直径≥3mm的血管整合进近端吻合口或重新植入主动脉移植物来对其进行保留。这一步骤可通过切下主动脉周围环状组织构建“Carrel补片”完成[78]。

动脉瘤开放手术修复前亦应注意识别相对常见的肾静脉畸形。2%~3%的人体内存在肾动脉畸形，最常见的是环主动脉前后肾静脉畸形和主动脉后位左肾静脉畸形[79]。若术前未能识别该情况，可能会导致钳夹损伤和严重的静脉出血，此类情况可能难以控制。左侧或重复的腔静脉很少被发现。

马蹄肾畸形

马蹄肾、肾脏盆腔异位和多输尿管畸形等更复杂的肾脏畸形则更少见于动脉瘤患者。马蹄肾的人群发病率为1:500，合并此畸形时，动脉瘤开放手术和腔内介入修复难度均会极大增加（图50.17）[80]。发育过程中肾组织相互融合阻止了肾脏的正常旋转是本病的成因。该畸形中两个独立的收集系统和输尿管通常都跨过峡部。肾实质常由从动脉颈、动脉瘤或髂动脉上的多个部位发出的多条肾动脉提供血液灌注。开窗分支腔内支架已被成功应用于维持大分支血管的灌注[77]。另有一些研究肯定了传统覆膜支架维持肾脏灌注以避免透析的价值，在急诊情况下此优点尤为突出[81,82]。

动脉瘤合并马蹄肾开放手术前需进行仔细规划。腹膜后入路通常更具优势，因为手术过程中无须切开肾脏峡部便可暴露主动脉夹闭部位[83]。马蹄肾峡部血供丰富，通常位于主动脉下段前方，术中不应对其进行分离。修复术后可将肾脏主要血管分支再植入移植物。

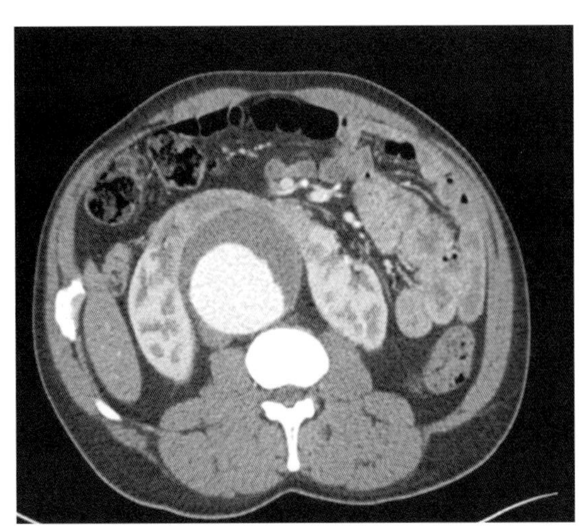

图50.17 马蹄肾畸形并发主动脉瘤的CT表现。

肾脏盆腔异位

异位肾脏最常出现的部位是肾脏，该畸形常位于单侧且异位肾脏多由多条肾动脉供血，人群发病率为1:3000~1:500[84]。术前CT检查和有时进行的传统血管造影有助于血管腔内介入治疗和开放手术的顺利进行。如前所述，开放手术过程中需将主要肾脏供血动脉再植于Carrel补片上。

肾移植术后盆位肾脏并发动脉瘤可能更为常见。维持移植肾的血液灌注至关重要且难度不大。介入修复时，应仔细规划支架长度以避免阻塞肾动脉，并且大多数器械操作应从对侧进行[85]。定制支架亦被用于维系肾脏血液灌注[86]。开放手术过程中，可通过分流术或选择性低温灌注下修复术维持肾脏血供[87]。

结论

复杂主动脉瘤的治疗需多学科合作，并且与非复杂主动脉瘤相比治疗风险更大。虽然目前尚缺乏相关随机试验数据，但血管腔内介入治疗似乎是近肾腹主动脉瘤和其他解剖变异开放手术的安全替代方案。目前仍需相关的远期数据和成本-效益数据。介入手术亦可用于治疗炎症性和霉菌性动脉瘤。建议将复杂动脉瘤患者送往大型医疗中心，交由主动脉疾病的专家进行诊治。

（郭强 译 袁丁 审校）

参考文献

1. Karthikesalingam A, Hinchliffe RJ, Loftus IM, Thompson MM, Holt PJ. (2010). Volume-outcome relationships in vascular surgery: the current status. *Journal of Endovascular Therapy* **17**(3), 356–65.
2. Holt PJ, Karthikesalingam A, Hofman D, et al. (2012). Provider volume and long-term outcome after elective abdominal aortic aneurysm repair. *British Journal of Surgery* **99**(5), 666–72.
3. Liao JM, Bakaeen FG, Cornwell LD, et al. (2012). Nationwide trends and regional/hospital variations in open versus endovascular repair of thoracoabdominal aortic aneurysms. *Journal of Thoracic and Cardiovascular Surgery* **144**(3), 612–16.
4. Greenberg RK, Sternbergh WC 3rd, Makaroun M, et al.; Fenestrated Investigators. (2009). Intermediate results of a United States multicenter trial of fenestrated endograft repair for juxta-renal abdominal aortic aneurysms. *Journal of Vascular Surgery* **50**(4), 730–7.
5. British Society for Endovascular Therapy and the Global Collaborators on Advanced Stent-Graft Techniques for Aneurysm Repair

(GLOBALSTAR) Registry. (2012). Early results of fenestrated endovascular repair of juxtarenal aortic aneurysms in the United Kingdom. *Circulation* **125**(22), 2707–15.

6. Agus GB, Mondani P, Santuari D, Cappelletti M. (2004). Pararenal aortic aneurysms: definition, classification, directions for surgery. *Annali italiani di chirurgia* **75**(2), 137–41.
7. Jongkind V, Yeung KK, Akkersdijk GJ, et al. (2010). Juxtarenal aortic aneurysm repair. *Journal of Vascular Surgery* **52**(3), 760–7.
8. Ayari R, Paraskevas N, Rosset E, Ede B, Branchereau A. (2001). Juxtarenal aneurysm. Comparative study with infrarenal abdominal aortic aneurysm and proposition of new classification. *European Journal of Vascular and Endovascular Surgery* **22**, 169–74.
9. Nordon IM, Hinchliffe RJ, Holt PJ, Loftus IM, Thompson MM. (2009). Modern treatment of juxtarenal abdominal aortic aneurysms with fenestrated endografting and open repair--a systematic review. *European Journal of Vascular and Endovascular Surgery* **38**(1), 35–41.
10. Nordon IM, Hinchliffe RJ, Manning B, et al. (2010). Toward an 'off-the-shelf' fenestrated endograft for management of short-necked abdominal aortic aneurysms: an analysis of current graft morphological diversity. *Journal of Endovascular Therapy* **17**(1), 78–85.
11. Young EL, Karthikesalingam A, Huddart S, et al. (2012). A systematic review of the role of cardiopulmonary exercise testing in vascular surgery. *European Journal of Vascular and Endovascular Surgery* **44**(1), 64–71.
12. Patterson BO, Holt PJ, Hinchliffe R, Loftus IM, Thompson MM. (2008). Predicting risk in elective abdominal aortic aneurysm repair: a systematic review of current evidence. *European Journal of Vascular and Endovascular Surgery* **36**(6), 637–45.
13. Donas KP, Eisenack M, Panuccio G, et al. (2012). The role of open and endovascular treatment with fenestrated and chimney endografts for patients with juxtarenal aortic aneurysms. *Journal of Vascular Surgery* **56**(2), 285–90.
14. Bruen KJ, Feezor RJ, Daniels MJ, Beck AW, Lee WA. (2011). Endovascular chimney technique versus open repair of juxtarenal and suprarenal aneurysms. *Journal of Vascular Surgery* **53**(4), 895–904.
15. Beck AW, Goodney PP, Nolan BW, et al.; Vascular Study Group of Northern New England. (2009). Predicting 1-year mortality after elective abdominal aortic aneurysm repair. *Journal of Vascular Surgery* **49**(4), 838–43.
16. Boules TN, Stanziale SF, Chomic A, et al. (2007). Predictors of diffuse renal microembolization following endovascular repair of abdominal aortic aneurysms. *Vascular* **15**(1), 18–23.
17. Samson RH, Lepore MR Jr, Showalter DP, Nair DG, Lanoue JB. (2009). Long-term safety of left renal vein division and ligation to expedite complex abdominal aortic surgery. *Journal of Vascular Surgery* **50**(3), 500–4.
18. Mehta T, Wade RG, Clarke JM. (2010). Is it safe to ligate the left renal vein during open abdominal aortic aneurysm repair? *Annals of Vascular Surgery* **24**(6), 758–61.
19. Doenst T, Borger MA, Weisel RD, et al. (2008). Relation between aortic cross-clamp time and mortality--not as straightforward as expected. *European Journal of Cardiothoracic Surgery* **33**(4), 660–5.
20. Kudo FA, Nishibe T, Miyazaki K, et al. (2004). Postoperative renal function after elective abdominal aortic aneurysm repair requiring suprarenal aortic cross-clamping. *Surgery Today* **34**(12), 1010–13.
21. EVAR trial participants. (2005). Endovascular aneurysm repair versus open repair in patients with abdominal aortic aneurysm (EVAR trial 1): randomised controlled trial. *Lancet* **365**(9478), 2179–86.
22. Nordon I, Thompson MM, Loftus IM. (2012). Endovascular aortic aneurysm repair--still a failed experiment? *European Journal of Vascular and Endovascular Surgery* **43**(6), 623–4.
23. Keefer A, Hislop S, Singh MJ, Gillespie D, Illig KA. (2010). The influence of aneurysm size on anatomic suitability for endovascular repair. *Journal of Vascular Surgery* **52**(4), 873–7.
24. Black SA, Loftus IM, Thompson MM. (2011). Staged visceral bypass with aortic relining for thoracoabdominal aneurysms: future perspectives. *Perspectives in Vascular Surgery and Endovascular Therapy* **23**(3), 154–60.
25. Schanzer A, Greenberg RK, Hevelone N, et al. (2011). Predictors of abdominal aortic aneurysm sac enlargement after endovascular repair. *Circulation* **123**(24), 2848–55.
26. Cross J, Gurusamy K, Gadhvi V, et al. (2012). Fenestrated endovascular aneurysm repair. *British Journal of Surgery* **99**(2), 152–9.
27. Browne TF, Hartley D, Purchas S, et al. (1999). A fenestrated covered suprarenal aortic stent. *European Journal of Vascular and Endovascular Surgery*. **18**, 445–9.
28. Faruqi RM, Chuter TA, Reilly LM, et al. (1999). Endovascular repair of abdominal aortic aneurysm using a pararenal fenestrated stent-graft. *Journal of Endovascular Surgery* **6**, 354–8.
29. Verhoeven EL, Bos WT, Tielliu IG, et al. (2006). The Cook Zenith endovascular graft. *Journal of Cardiovascular Surgery (Torino)* **47**(3), 261–8.
30. Mertens R, Bergoeing M, Mariné L, et al. (2012). Ventana fenestrated stent-graft system for endovascular repair of juxtarenal aortic aneurysms. *Journal of Endovascular Therapy* **19**(2), 173–8.
31. Scurr JRH, McWilliams RG. (2007). Fenestrated aortic stent grafts. *Seminars in Interventional Radiology* **24**(2), 211–20.
32. Chisci E, Kristmundsson T, de Donato G, et al. (2009). The AAA with a challenging neck: outcome of open versus endovascular repair with standard and fenestrated stent-grafts. *Journal of Endovascular Therapy* **16**(2), 137–46.
33. Rodd CD, Desigan S, Cheshire NJ, Jenkins MP, Hamady M. (2011). The suitability of thoraco-abdominal aortic aneurysms for branched or fenestrated stent grafts--and the development of a new scoring method to aid case assessment. *European Journal of Vascular and Endovascular Surgery* **41**(2), 175–85.
34. Sobocinski J, d'Utra G, O'Brien N, et al. (2012). Off-the-shelf fenestrated endografts: a realistic option for more than 70% of patients with juxtarenal aneurysms. *Journal of Endovascular Therapy* **19**(2), 165–72.
35. Howells P, Eaton R, Patel AS, Taylor P, Modarai B. (2012). Risk of radiation exposure during endovascular aortic repair. *European Journal of Vascular and Endovascular Surgery* **43**(4), 393–7.
36. Haddad F, Greenberg RK, Walker E, et al. (2005). Fenestrated endovascular grafting: the renal side of the story. *Journal of Vascular Surgery* **41**, 181–90.
37. Scurr JR, McWilliams RG, How TV. (2012). How secure is the anastomosis between the proximal and distal body components of a fenestrated stent-graft? *European Journal of Vascular and Endovascular Surgery* **44**(3), 281–6.
38. Rutherford RB. (1994). Surgical techniques in the repair of inflammatory aneurysms. In: Yao JST, Pearce WH (eds), *Aneurysms: New Findings and Treatments*. Connecticut: Appleton and Lange.
39. Moosa HH, Peitzman AB, Steed DL, et al. (1989). Inflammatory aneurysms of the abdominal aorta. *Archives of Surgery* **124**(6), 673–5.
40. Goksel OS, Torlak Z, Çınar B, et al. (2012). Midterm results with endovascular approach to abdominal aortic pathologies in Behçet's disease. *Annals of Vascular Surgery* **26**(2), 277.
41. Parums DV. (1990). The spectrum of chronic periaortitis. *Histopathology* **16**(5), 423–31.
42. Haug ES, Skomsvoll JF, Jacobsen G, et al. (2003). Inflammatory aortic aneurysm is associated with increased incidence of autoimmune disease. *Journal of Vascular Surgery* **38**(3), 492–7.
43. Coppi G, Rametta F, Aiello S, et al. (2010). Inflammatory abdominal aortic aneurysm endovascular repair into the long-term follow-up. *Annals of Vascular Surgery* **24**(8), 1053–9.
44. Eagleton MJ. (2012). Inflammation in abdominal aortic aneurysms: cellular infiltrate and cytokine profiles. *Vascular* **20**(5), 278–83.
45. Tang T, Boyle JR, Dixon AK, Varty K. (2005). Inflammatory abdominal aortic aneurysms. *European Journal of Vascular and Endovascular Surgery* **29**(4), 353–62.
46. Arrive L, Correas JM, Leseche G, Ghebonti L, Tubiana JM. (1995). Inflammatory aneurysms of the abdominal aorta: CT findings. *American J Roentology* **165**, 1481–4.
47. Choe YH, Han BK, Koh EM, et al. (2000). Takayasu's arteritis: assessment of disease activity with contrast-enhanced MR imaging. *American J Roentology* **175**(2), 505–11.
48. Restrepo CS, Ocazionez D, Suri R, Vargas D. (2011). Aortitis: imaging spectrum of the infectious and inflammatory conditions of the aorta. *Radiographics* **31**, 435–51.
49. Stone WM, Fankhauser GT, Bower TC, et al. (2012). Comparison of open and endovascular repair of inflammatory aortic aneurysms. *Journal of Vascular Surgery* **56**(4), 951–6.
50. Paravastu SC, Ghosh J, Murray D, et al. (2009). A systematic review of open versus endovascular repair of inflammatory abdominal aortic aneurysms. *European Journal of Vascular and Endovascular Surgery* **38**(3), 291–7.

51. Spirnak JP, Hampel N, Resnick MI. (1986). Ureteral injuries complication vascular surgery: is repair indicated? *Journal of Urology* **141**(1), 13–14.
52. Ohara N, Miyata T, Kurata A, et al. (2000). Ten years' experience of aortic aneurysm associated with systemic lupus erythematosus. *European Journal of Vascular and Endovascular Surgery* **19**(3), 288–93.
53. Valentine RJ, Chung J. (2012). Primary vascular infection. *Current Problems in Surgery* **49**(3), 128–82.
54. Ernst CB, Campbell HC Jr, Daugherty ME, Sachatello CR, Griffen WOJr. (1977). Incidence and significance of intra-operative bacterial cultures during abdominal aortic aneurysmectomy. *Annals of Surgery* **185**(6), 626–33.
55. Ishizaka N, Sohmiya K, Miyamura M, et al. (2012). Infected aortic aneurysm and inflammatory aortic aneurysm--in search of an optimal differential diagnosis. *Journal of Cardiology* **59**(2), 123–31.
56. Johansen K, Devin J. (1983). Mycotic aortic aneurysms. A reappraisal. *Archives of Surgery* **118**(5), 583–8.
57. Schmitt DD, Seabrook GR, Bandyk DF, Towne JB. (1990). Graft excision and extraanatomic revascularisation; the treatment of choice for the septic aortic prosthesis. *Journal of Cardiovascular Surgery* **31**, 327–32.
58. Daenens K, Fourneau I, Nevelsteen A. (2003). Ten-year experience in autogenous reconstruction with the femoral vein in the treatment of aortofemoral prosthetic infection. *European Journal of Vascular and Endovascular Surgery* **25**, 240–5.
59. Nevelsteen A, Lacroix H, Suy R. (1995). Autogenous reconstruction with the lower extremity deep veins: an alternative treatment of prosthetic infection after reconstructive surgery for aortoiliac disease. *Journal of Vascular Surgery* **22**, 129–34.
60. Batt M, Magne JL, Alric P, et al. (2003). In situ revascularization with silver-coated polyester grafts to treat aortic infection: early and mid-term results. *Journal of Vascular Surgery* **38**, 983–9.
61. O'Connor S, Andrew P, Batt M, Becquemin JP. (2006). A systematic review and meta-analysis of treatments for aortic graft infection. *Journal of Vascular Surgery* **44**, 38–45.
62. Modrall JG, Sadjadi J, Ali AT, et al. (2004). Deep vein harvest: predicting need for fasciotomy. *Journal of Vascular Surgery* **39**, 387–94.
63. Bisdas T, Bredt M, Pichlmaier M, et al. (2010). Eight-year experience with cryopreserved arterial homografts for the in situ reconstruction of abdominal aortic infections. *Journal of Vascular Surgery* **52**(2), 323–30.
64. Kan CD, Lee HL, Luo CY, Yang YJ. (2010). The efficacy of aortic stent grafts in the management of mycotic abdominal aortic aneurysm-institute case management with systemic literature comparison. *Annals of Vascular Surgery* **24**(4), 433–40.
65. Kan CD, Lee HL, Yang YJ. (2007). Outcome after endovascular stent graft treatment for mycotic aortic aneurysm: a systematic review. *Journal of Vascular Surgery* **46**(5), 906–12.
66. Sedivy P, Spacek M, El Samman K, et al. (2012). Endovascular treatment of infected aortic aneurysms. *European Journal of Vascular and Endovascular Surgery* **44**(4), 385–94.
67. Salo JA, Verkkala KA, Ala-Kulju KV, Heikkinen LO, Luosto RV. (1990). Hematuria is an indication of rupture of an abdominal aortic aneurysm into the vena cava. *Journal of Vascular Surgery* **12**(1), 41–4.
68. Akwei S, Altaf N, Tennant W, MacSweeney S, Braithwaite B. (2011). Emergency endovascular repair of aortocaval fistula--a single center experience. *Vascular and Endovascular Surgery* **45**(5), 442–6.
69. Davidovic L, Dragas M, Cvetkovic S, et al. (2011). Twenty years of experience in the treatment of spontaneous aorto-venous fistulas in a developing country. *World Journal of Surgery* **35**(8), 1829–34.
70. Brightwell RE, Pegna V, Boyne N. (2013). Aortocaval fistula: current management strategies. *ANZ Journal of Surgery* **83**(1–2), 31–5.
71. Thomson VS, Gopinath KG, Joseph E, Joseph G. (2009). Primary aorto-enteric fistula: a rare complication of abdominal aortic aneurysm. *Journal of Postgraduate Medicine* **55**(4), 267–9.
72. Raman SP, Kamaya A, Federle M, Fishman EK. (2013). Aortoenteric fistulas: spectrum of CT findings. *Abdominal Imaging* **38**(2), 367–75.
73. Batt M, Jean-Baptiste E, O'Connor S, et al. (2011). Early and late results of contemporary management of 37 secondary aortoenteric fistulae. *European Journal of Vascular and Endovascular Surgery* **41**(6), 748–57.
74. Tan GW, Wong D, Punamiya S, et al. (2012). Aortoenteric fistula treated with endovascular aortic stent-graft and bilateral chimney stent-grafts to renal arteries. *Annals of Vascular Surgery* **26**(3), 422.
75. Lawlor DK, DeRose G, Harris KA, Forbes TL. (2004). Primary aorto/iliac-enteric fistula-report of 6 new cases. *Vascular and Endovascular Surgery* **38**(3), 281–6.
76. Aragão JA, de Oliveira Pacheco JM, Silva LA, Reis FP. (2012). Frequency of multiple renal arteries in human fetuses. *Surgical and Radiologic Anatomy* **34**(2), 133–6.
77. Spear R, Maurel B, Sobocinski J, et al. (2012). Technical note and results in the management of anatomical variants of renal vascularisation during endovascular aneurysm repair. *European Journal of Vascular and Endovascular Surgery* **43**(4), 398–403.
78. Ilic NS, Koncar I, Dragas M, et al. (2010). Technical considerations for transabdominal aortic reconstruction with renal fusion and ectopia: case series. *Vascular* **18**(5), 269–74.
79. Apisarnthanarak P, Suvannarerg V, Muangsomboon K, Taweemonkongsap T, Hargrove NS. (2012). Renal vascular variants in living related renal donors: evaluation with CT angiography. *Journal of the Medical Association of Thailand* **95**(7), 941–8.
80. Basar H, Basar R, Basar MM, Erbil M. (1999). The comparison of the incidence of horseshoe kidney in autopsy cases versus urologic patient population. *Okajimas Folia Anatomica Japonica* **76**(2–3), 137–9.
81. Chan YC, Qing KX, Ting AC, Cheng SW. (2011). Endovascular infrarenal aneurysm repair in patients with horseshoe kidneys: case series and literature review. *Vascular* **19**(3), 126–31.
82. Loftus IK, Thompson MM, Fishwick G, Boyle JR, Bell PR. (1998). Endovascular repair of aortic aneurysms in the presence of a horseshoe kidney. *Journal of Endovascular Surgery* **5**(3), 278–81.
83. Frego M, Bianchera G, Angriman I, et al. (2007). Abdominal aortic aneurysm with coexistent horseshoe kidney. *Surgery Today* **37**(7), 626–30.
84. McCarthy WJ, Schneider JR, Shah P, Yao JST. (1994). Management of aortic aneurysm and associated urological problems. In: Yao JST, Pearce WH (eds), *Aneurysms: New Findings and Treatments*. Connecticut: Appleton and Lange.
85. Poon H, Duddy MJ, Tiwari A, Hopkins JD. (2012). Modification of a bifurcated stent graft for aortouniiliac endovascular aneurysm repair in a renal transplant patient. *Vascular and Endovascular Surgery* **46**(5), 405–9.
86. Morales JP, Greenberg RK. (2009). Customised stent graft for complex thoraco-abdominal aneurysm associated with congenital pelvic kidney. *European Journal of Vascular and Endovascular Surgery* **37**(5), 557–9.
87. Marone EM, Tshomba Y, Brioschi C, Calliari FM, Chiesa R. (2008). Aorto-iliac aneurysm associated with congenital pelvic kidney: a short series of successful open repairs under hypothermic selective renal perfusion. *Journal of Vascular Surgery* **47**(3), 638–44.

第51章

腹主动脉瘤:择期手术的结果

Alan Karthikesalingam, Peter Holt

腹主动脉瘤简介:择期手术的结果

腹主动脉瘤(AAA)修复的决定和修复方法的选择往往是复杂的。其需要考虑非手术破裂的风险、围术期死亡或主要发病率的感知风险、预期寿命、生活质量和患者的倾向性。由于AAA修复术的目的是通过预防破裂来延长生命,因此,只有在那些预期寿命足够长以获得长期益处的患者中,在没有手术的破裂风险与围术期的手术风险相权衡的情况下,才应该进行手术[1,2]。

尽管吸烟、高血压、女性和慢性阻塞性肺疾病与破裂风险相关并且增加破裂风险,但动脉瘤破裂最重要的预测因素是瘤体最大直径[2-4]。尽管对于准确预测动脉瘤破裂,自然病程证据有限,但公认破裂风险随动脉瘤直径大小呈指数级增加,直径<5.5cm的动脉瘤每年仅约有1%破裂,但直径>5.5cm的动脉瘤每年可能有10%发生破裂[5,6]。动脉瘤壁应力被认为是更准确的破裂风险预测指标,但这一评估方式不适用于常规临床应用。

4项比较保守治疗与早期手术修复的随机对照试验表明,手术治疗在动脉瘤直径<5.5cm的患者中没有优势[5,7-9],对于破裂风险较大的AAA,当男性动脉瘤直径>5.5cm或女性动脉瘤直径>5cm时,通常会考虑进行外科干预[10]。

动脉瘤手术预后的定义

动脉瘤修复的主要目的是预防动脉瘤破裂导致的死亡,因此,死亡率是开放性手术和腔内修复的最常见结局指标。各个研究中死亡率统计值分为30天死亡率、动脉瘤相关死亡率和全因死亡率。动脉瘤相关死亡率通常定义为任何在与动脉瘤相关干预的30天内的死亡及破裂导致的死亡[11]。在开放动脉瘤修复中重要的次要预后指标与其他重大外科手术相似,包括术中失血、输血量、在重症监护室入住天数、呼吸机使用时间、肾衰竭和心肌梗死的发生率、外科再次干预率和住院时间。由于缺乏历史监测或长期随访,接受开放手术修复患者的长期并发症和手术再次干预率经常被低估,包括发生吻合口周围假性动脉瘤、粘连性肠梗阻和切口疝[12-15]。

腔内动脉瘤修复术(EVAR)的报告标准于1997年首次被提出[16],随后随着注意力集中在需要重新干预的EVAR术后的并发症上,EVAR的报告标准得到了完善[17]。介入材料的成功定位释放,在无手术死亡、无中转开放手术、无支架腿支血栓形成或Ⅰ型或Ⅲ型内漏的情况下,支架隔绝动脉瘤被认为是“技术成功”[17]。内漏,即动脉瘤腔的持续灌注[18],是一个常见问题,占EVAR术后再次干预原因的50%[19]。Ⅱ型内漏是主动脉侧支逆行所致,通常被认为是一种相对良性的“低压”内漏,一般认为在没有动脉瘤继续扩大的情况下,大多数Ⅱ型内漏不需要再次干预。相反,“高压”的Ⅰ型或Ⅲ型内漏是由于支架移植物和主/髂动脉之间或支架移植物各组件之间存在渗漏引起的,由于其存在使动脉瘤扩张和破裂的风险,因此,必须再次干预[20,21]。除了技术上的成功,“临床成功”也应被报道,包括技术成功且无动脉瘤相关死亡、Ⅰ型或Ⅲ型内漏、移植物移位、感染或血栓形成、动脉瘤扩张(直径>5mm,或体积>5%)、动脉瘤破裂或中转开放手术。

较新的报告标准承认动脉瘤形态学、CT图像的三维(3D)后处理技术、设备演变及开窗和分支支架移植物的更大可用性的重要性[22-25]。现代研究应遵循英国血管腔内治疗学会起草的最新实用腔内修复报告标准[20],并定期报道使用3D重建图像测量的形态学属性(如动脉瘤颈长度和最大瘤腔直径)和技术因素(如髂总动脉分叉以远的支架长度)。

文献综述:动脉瘤修复的结局

开放修复和EVAR修复的可靠结果数据已在英国、美国、荷兰和法国的大规模人群研究、系统综述、荟萃分析和多中心随机对照试验中得到报道。围术期死亡率是最常见的报道结果,但必须与其他结果指标一起解释,以真实反映干预的质量。

基于人群的研究和动脉瘤修复的结果

基于人群的研究往往比随机试验显示出更高的动脉瘤手术死亡率。在英国,可以从医院流行病学统计中获得数据,这些数据被用来报道2000—2005年26 822例选择性修复的结果。这些数据报道开放AAA修补术的住院死亡率为7.4%[26]。VascuNet国际注册中心报道的1994—2006年英国3115例择期动脉瘤修复术的住院死亡率为7.9%,英国报道的数据与其一致。但这一数值明显高于其他9个参与国,他们的死亡率在1.9%~4.5%波动[27]。英国动脉瘤开放修复后的持续性高死亡率导致了英国医疗服务的重新配置和质量改进举措的提出,旨在2013年将开放腹主动脉瘤修复的死亡率减半[28]。

来自美国的全国住院患者样本的同期人口数据报道了1993—2003年开放动脉瘤修复术的结果。这些数据表明在美国择期开放式动脉瘤修复的住院死亡率为5%[29],并被一项研究所证实。该项研究分析得出2001—2004年接受择期动脉瘤开放修复术的22 830例医疗保险患者的住院死亡率为4.8%。

开放修复与腔内修复的兴起

自1989年以来,英国动脉瘤修复的择期入院率稳步上升,2009年达每10万人/年的择期入院率为44.7%[30]。英国医院事件统计报告显示,2005—2007年,英国共有57 587例被诊断为AAA的患者入院,共有11 574例接受动脉瘤修复,其中7313例为择期手术。所有行腹主动脉瘤择期修复患者的住院死亡率为5.63%,其中开放修复有更高的死亡率(开放性手术和腔内修复死亡率分别为6.18%和3.77%)[31]。

自1991年首次报道EVAR以来[32],在美国接受EVAR治疗的患者比例稳步上升[29]。英国也出现类似趋势[31,33]。医院事件统计数据显示,2005—2007年英国进行的择期腹主动脉瘤修复中有5668/7313(78%)次采用开放修复。相比之下,最近一次对英国国家血管数据库的审计显示,2010年超过50%的患者接受了EVAR(2589例EVAR对2142例开放修复)。尽管英国国家血管数据库依赖于外科医生提交的数据,在2010年医院事件统计中列出的所有AAA修复中只有66.3%被记录在案,但这些数据强调在英国EVAR相对于开放修复在AAA修复中的主导地位越来越显著。

美国[34]和英国[31]的人口数据显示,在利用现有的人口学统计和合并症数据对病例组合进行调整后,与开放修补相比,EVAR术后围术期死亡率显著降低。(英国为6.18%对3.77%,美国为4.8%对1.6%)。可见对于主动脉修复来说,EVAR是一种微创的选择。其优点包括避免主动脉阻断,血流动力学变化影响小,亚临床心肌缺血的发生率较低[35,36]。然而,由于EVAR选择适宜的解剖条件引起的选择性偏移,EVAR和开放修复比较的回归性数据无法调整。一些随机对照试验提供了更多可靠数据。

适合开放手术患者的腔内修复与开放修复的随机对照试验

4项随机对照试验比较了AAA开放和EVAR修复,本文将会对他们依次进行讨论。英国的EVAR试验是第一个招募和公布结果的试验。EVAR-1试验在1999—2004年纳入1252例AAA直径>5.5cm的患者,分为每组626例[11]。试验报道EVAR组30天死亡率显著降低(1.8%对4.3%,P=0.02),EVAR组较开放修复组在重症监护室时间更短,住院时间更短,失血量更少。但随访2年后,EVAR组最初的绝对生存优势消失,此时两组的生存曲线趋于一致。到8年随访结束时,两组的生存曲线仍然趋于一致,两组的全因死亡率无显著差异(HR 1.03;95%CI 0.86~1.23;

P=0.72）（图51.1）。

与开放修复术相比，EVAR组术后再干预更为常见。8年随访结束时，EVAR组术后无再干预发生率为48%，开放修复组术后无再干预发生率为85%（P<0.001）。最常见的腔内移植物相关并发症是无瘤腔扩张的Ⅱ型内漏（626例患者中有122例Ⅱ型内漏）。其他并发症包括Ⅰ型内漏（n=62）、Ⅲ型内漏（n=28）、移植物移位（n=48）、瘤腔扩张（n=46）和支架内血栓形成（n=41）。根据现代实践指南，如欧洲血管外科学会的指南[10]，这些并发症将要求立即再干预。在没有瘤腔扩张的情况下，Ⅱ型内漏一般不考虑再次干预。然而，EVAR-1试验是在达成以上共识之前进行的，因此，该试验必须在当代的实践条件下进行解释。

开放修复和EVAR之间全因死亡率的回升在很大程度上归因于EVAR后晚期动脉瘤破裂[37]，这在一定程度上反映了人们对血管内相关并发症的历史态度。尽管在对8年数据的总体分析中，动脉瘤相关死亡率无显著差异（EVAR组为1.0/100人/年，开放修复组为1.2/100人/年，P=0.73），但在最初6个月内，EVAR组的动脉瘤相关死亡率明显低于开放修复组（HR 0.47，P=0.03）。术后4年，EVAR组患者的死亡率明显增加（HR 4.85，P=0.05）。

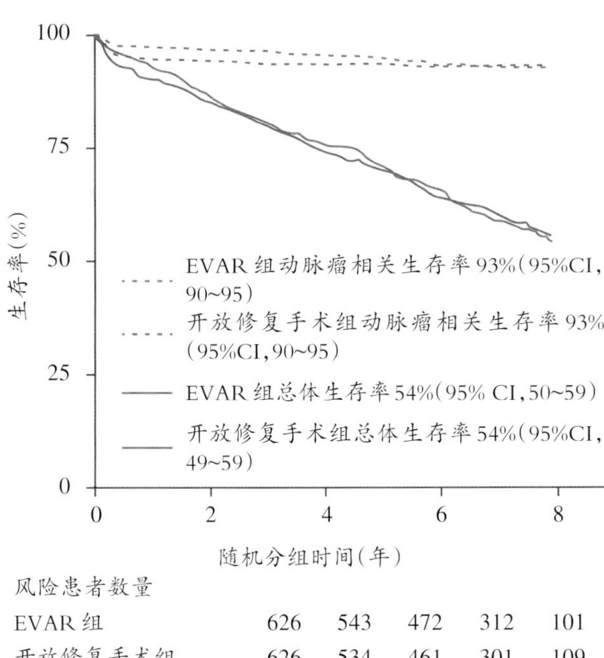

图51.1 EVAR-1试验8年随访结果，对EVAR或开放修复后的总体生存率和动脉瘤相关生存率行Kaplan-Meier生存分析。该随机对照试验显示，与开放修复术相比，EVAR术围术期死亡率显著降低（1.8%对4.3%）。在8年随访结束时，两组全因死亡率（HR 1.03；95%CI，0.86~1.23；P=0.72）或动脉瘤相关死亡率（HR 0.92；95%CI，0.57~1.49；P=0.73）无显著差异。（From The United Kingdom EVAR Trial Investigators，Endovascular versus Open Repair of Abdominal Aortic Aneurysm，New England Journal of Medicine，Volume 362，Number 20，pp.1863-1871，Copyright © 2012，Massachusetts Medical Society. Reprinted with permission from Massachusetts Medical Society.）

EVAR组动脉瘤相关死亡率上升的部分原因是未纠正的移植物并发症发生率高，包括导致晚期动脉瘤破裂的Ⅰ型和Ⅲ型内漏。随访期间，在EVAR-1和EVAR-2试验中接受腔内修复的患者中有27例发生动脉瘤破裂，其中17例（63%）有不能治疗的并发症，包括瘤腔扩张、Ⅰ型内漏或移植物移位。在当代实践中，或许这些死亡是可以预防的。现在欧洲血管外科学会（ESVS）实践指南[10]和血管外科学会（SVS）实践指南[38]中均强调尽快再干预Ⅰ型内漏、Ⅲ型内漏、移植物移位或严重瘤腔扩张的必要性。

EVAR-1在当代实践中的适用性受到了质疑，因为在过去10年中，人们对再干预的适应证、支架植入技术的改进及术者操作经验储备等方面越来越多地达成共识[39]。特别是根据目前的指南[10]，对术后并发症的早期再干预可能预防了晚期破裂，改善了EVAR-1中腔内修复组的长期结局。

2002—2008年，北美开放与腔内修复试验（OVER）[40]对美国42个中心的881例患者进行随机分组，并在平均随访5.2年后报道了腔内或开放修复的结果。试验的入选标准为迅速增长的最大直径为5cm或4.5cm的动脉瘤，且形态学参数与移植物使用说明一致。与荷兰随机腔内动脉瘤管理试验（DREAM）和EVAR-1试验一样，随机接受EVAR治疗的患者30天死亡率较低（0.5%对3%，P=0.004）。与早期的试验相比，这种优势持续时间更长，在术后3年内仍具有显著性（EVAR术后3年HR 0.72；95%CI 0.51~1.00；P=0.05）。两组在5年生存率（P=0.13）、9年生存率（P=0.65）或再干预需求（P=0.26）无显著差异（图51.2）。然而，EVAR术后再干预大多是腔内主动脉手术（100/148），开放修复术后的再干预包括腹部大手术或截肢（48例切口疝修补术，11例肠缺血或梗阻剖腹手术，7例截肢术）。研究者们认为，与英国试验相比，EVAR术后围术期死亡率的改善，以及中期动脉瘤破裂发生率的降低，可能是由于移植技术的改

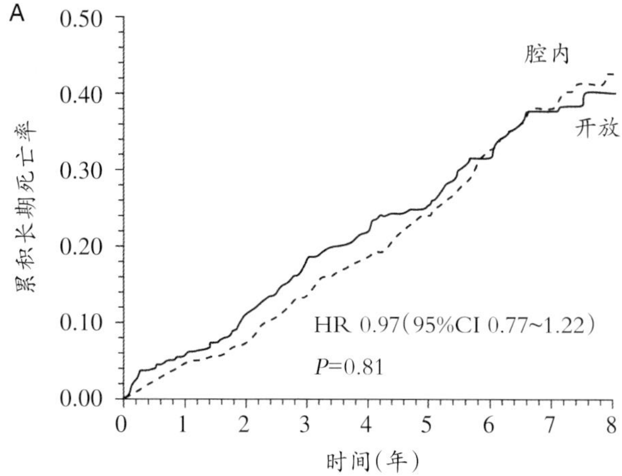

风险患者数量

开放	437	410	386	354	329	266	169	102	35
腔内	444	423	410	381	347	265	159	94	34

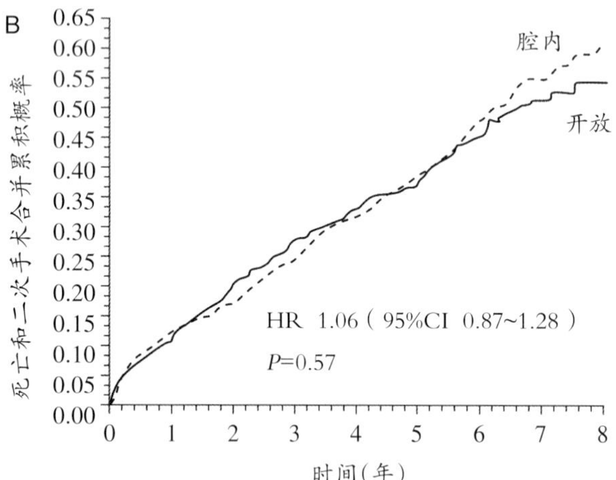

风险患者数量

开放	437	385	347	314	284	222	133	79	28
腔内	444	389	366	334	292	217	123	69	23

图51.2 OVER试验中死亡或二次手术的累积概率。开放修复和EVAR术后累积长期死亡率(A)(HR 0.97,95%CI 0.77~1.22,P=0.81)或死亡和二次手术合并累积概率(B)(HR 1.06,95%CI 0.87~1.28,P=0.57)无显著差异。(From Frank A. Lederle et al., Long-Term Comparison of Endovascular and Open Repair of Abdominal Aortic Aneurysm, New England Journal of Medicine, Volume 367, Number 21, pp. 1988-97, Copyright © 2012, Massachusetts Medical Society. Reprinted with permission from Massachusetts Medical Society.)

进和临床操作经验的提高[39]。

2003年,法国AAA开放修复对腔内治疗试验(ACE)开始进行,但EVAR-1和DREAM试验30天的有利结果阻碍了受试者招募[41,42]。截至2008年招募结束时,共招募306例患者。入选标准关键在于动脉瘤形态,男性动脉瘤直径至少5cm,女性至少4.5cm,动脉瘤颈长度>15mm,颈部成角<60°。在所选人群中,围术期死亡率非常低,且两组之间无显著差异(开放修复组和腔内修复组分别为0.6%和1.3%)。在3年的中位随访期中,全因生存率无差异,但EVAR组再次显示出较高的再干预率(2.4%对16%,P<0.0001)。

2000—2003年,DREAM试验共招募351例患者[43],与EVAR-1试验不同的是,规定入选标准为患者动脉瘤最大直径为5cm,且预期寿命至少2年。共有178例患者接受了开放修复,173例患者接受了EVAR治疗,30天死亡率与EVAR-1试验相似(4.6%对1.2%)。在6年的随访期中,全因生存率(69.9%对68.9%,P=0.97)无显著差异,值得注意的是,EVAR术后无晚期破裂发生。再干预在EVAR组更为常见(开放修复组和EVAR组无再干预率为81.9%对70.4%,P=0.03)。

在EVAR-1、OVER、DREAM和ACE试验中的短期和长期死亡率非常一致;尽管OVER试验最新的试验结果显示EVAR组的优势持续了3年之久。汇总数据以随机效应模型荟萃分析显示(图51.3),EVAR组术后围术期死亡率明显低于开腹修复组(合并OR=0.33,95%CI 0.17~0.64,P<0.001),差异性较小(I^2=14.2%,Cochran Q检验P=0.321)。在无显著异质性(I^2=0%,Cochran Q检验P=0.794)的情况下,EVAR和开放修复术后的长期死亡率相等(合并OR=0.99,95%CI 0.84~1.16,P=0.878)。

尽管两组间的长期死亡率相当,但EVAR-1、ACE和DREAM均提示EVAR术后再干预可能性更大。然而,这些试验的二次分析并未记录开腹手术相关并发症或开腹修补后的切口疝,在计算相对再干预率方面引入了相当大的偏差。这是一个重要的疏忽,因为在长期的随访中,有10%的患者在开放修补后发生了与剖腹手术相关的再干预[44]。在这方面,OVER试验[40]的长期结果提供了关键证据。OVER试验的一个关键特点是,其记录了随机接受开放修复的患者的再干预情况,并报道两组患者有相同的再干预率(见图51.2)。仔细审查ACE试验发现,ACE正式报道中150例EVAR术后有24例行再干预,150例开放修复后有4例行再干预(P=0.006),但在其分析中没有考虑38例发生开放修复后的"切口并发症"。这些数据的加入将消除两组之间再干

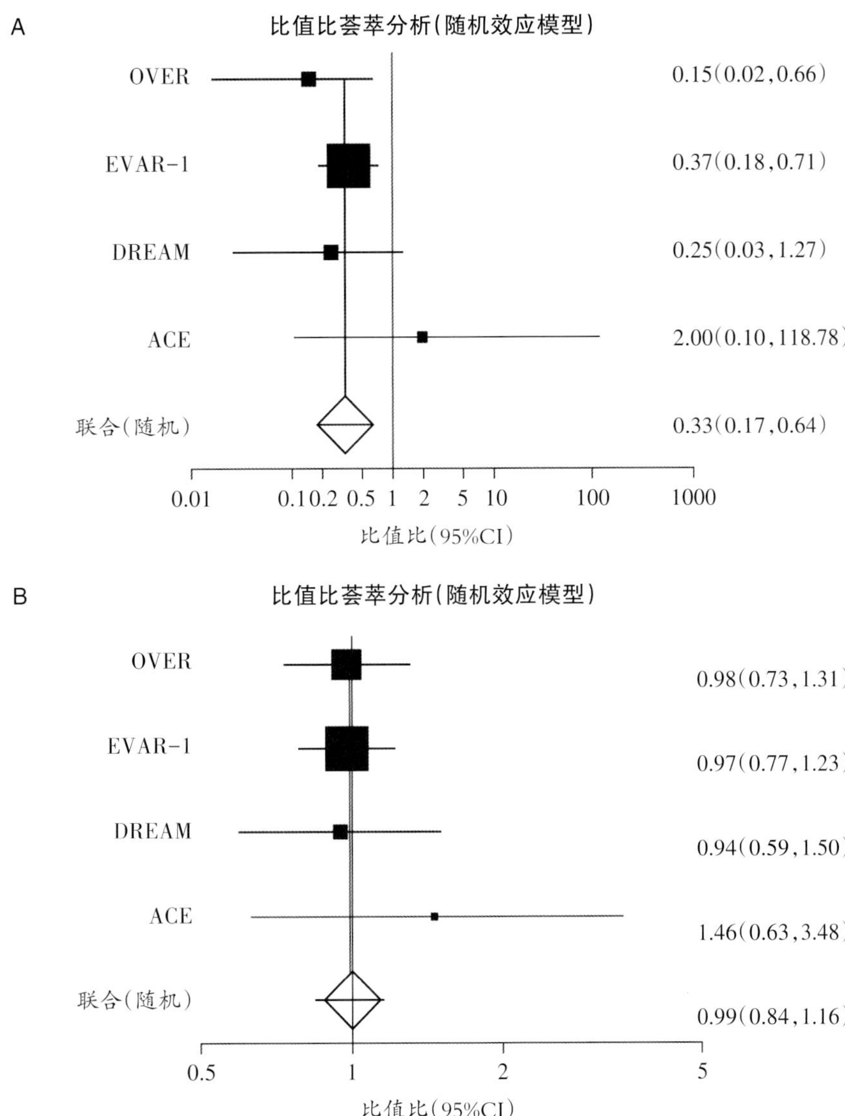

图51.3 4项随机试验中肾下腹主动脉瘤腔内或开放修复术后围术期死亡率和全因死亡率。(A)腔内与开放修复手术相比,围术期全因死亡率合并比值比森林图。比值比以95%CI显示,其值<1,则EVAR更有利。(B)在4项随机试验的最终报告中,腔内与开放修复手术相比长期全因死亡率合并比值比森林图。比值比以95%CI显示,其值<1,则EVAR更有利。(Reproduced with permission from Alan Karthikesalingam and Matthew M. Thompson, Vascular disease: Repair of infrarenal aortic aneurysm—the debate is OVER, Nature Reviews Cardiology, Volume 10, pp.122-124, Copyright © 2013, rights managed by Nature Publishing Group.)

预率的明显差异,显示出相同的再干预率,并得以验证OVER试验的结论。这些证据使人相信开放修复术后的再干预率被低估,加大了解释试验结果的难度。

EVAR的成本效益分析

根据EVAR-1试验的8年随访数据,EVAR比开放修复更昂贵[平均费用为15 303英镑(1英镑≈9元)和12 284英镑]。然而,这些结果应结合腔内治疗临床实践的变化而考虑。这项试验在整个英国进行时,是EVAR在全英推广早期,术后接受重症监护或高级支持措施也更为常见。ITU平均住院时间为(0.59±3.68)天,HDU平均住院时间为(0.83±2.02)天,平均术后住院时间为(6.53±12.33)天,这些都比现在报道的时间更长。现在在适宜患者中使用经皮闭合装置使EVAR作为日间手术成为可能,已有术后中位住院时间2天的报道[45]。EVAR试验的成本包括再干预,再次出现难以解释的不断变化的临床实践问题及尚未报道的开腹相关并发症。虽然许多Ⅱ型内漏的患者现在可以保守治疗，但其他与不太良好的支架相关问题将接受紧急再干预，以防止晚期破裂[10,21,38]。

此外，EVAR-1的卫生经济学分析包括EVAR组1个月、3个月和此后每年的门诊检查和CT监测费用；尽管现代随访方案存在相当大的差异，这也超过了大多数当代临床的随访频率[46]。术后监测和再干预的性质改变了EVAR试验的成本效益分析。英国卫生质量标准署（NICE）对相同数据进行评估，认为自EVAR-1试验以来，当前结局（再干预和动脉瘤相关死亡率）可能有所改善，这些改善可能使EVAR更具成本效益。另外，从CT到超声监测的转变每年将节省142英镑/患者，进一步影响EVAR的成本效益[47]。

OVER试验比EVAR-1进行得更晚，其显示2年后两组之间的成本费用没有显著差异。这在很大程度上归因于当代临床实践的改变，包括对术后随访和再干预的不同态度，尤其是较短的住院时间（OVER试验中位住院时间为3天，而EVAR-1为6.53天）。在OVER试验中，最初入院时，EVAR的费用低于开放修复，因为与开放修复相比，EVAR患者较短的住院时间平衡了较高的移植物成本（37 068美元与42 970美元，1美元≈7元，P=0.04）。此外，OVER试验中卫生经济分析包括开放修复组的切口疝修补费用。

不适合开放手术患者的血管内修复与保守治疗

EVAR-1、DREAM、OVER和ACE的结果证实，在合适的患者中，EVAR比开放修复拥有更低的30天死亡率。然而，不适合行开放修复的患者才是可能从腔内手术中获益最多的，因为对于此类人群既往采用的保守治疗。EVAR-2旨在评估在高风险患者中EVAR是否比保守观察更具益处。其在每个研究中心根据全方位的心脏、呼吸和肾功能指南[48]确定患者不适合行开放修复的临界指标，从而将患者招募到EVAR-2而不是EVAR-1。（例如，3个月内出现心绞痛或心肌梗死、夜间或休息时不稳定心绞痛、严重瓣膜病或严重心律失常、不受控制的心力衰竭、上楼梯时呼吸困难或PO_2<8kPa，或血清肌酐>200μmol/L。）

EVAR-2是一个比EVAR-1小得多的试验：其在33个中心招募了338例患者，平均年龄为（76.8±6.5）岁，其中166例患者被随机分为EVAR组，172例患者分为保守治疗组。采用意向性分析报道死亡率，并受到70例患者的影响，这些患者从最初的随机分组到保守治疗，再到EVAR，要么是由于健康状况的改善，要么是因为临床上对动脉瘤直径增大的担忧。EVAR组30天死亡率为7.3%，6年后免于动脉瘤相关死亡的比例显著增加（EVAR组无动脉瘤相关死亡率为86%，保守治疗组为26%）。总的来说，6年的全因死亡率没有显著差异（EVAR组生存率为30%，保守治疗组为26%）。意料之中的是EVAR相对于保守治疗费用更高，但在12个月时由EQ-5D视觉指数评定，接受EVAR治疗的患者的生活质量更好（P=0.02）。

值得注意的是，对6年全因死亡率进行的单方案分析显示出倾向于行EVAR术的趋势（HR 0.82，P=0.14）。因此，EVAR对长期死亡率没有改善的结论必须根据大量患者在最初随机接受保守治疗后转到EVAR来解释。此外，单方案分析对该试验的效力不足，倾向于行EVAR的结论有可能是2型错误，因为转而分配至EVAR组并行择期修复的患者围术期死亡率非常低（64例择期修复患者的死亡率为1.6%，包括接受急诊修复的患者则为2.9%）。

其他非随机研究也提供了支持高风险组行EVAR的证据[49,50]。在一项对788例接受EVAR的患者和1580例接受开放修复的患者进行配对分析的研究中，根据与EVAR-2试验相似的标准，那些被认为是开放式修复的“高风险”的患者接受了择期EVAR，并且较开放修复患者明显有更低的30天死亡率（3.4%对5.2%，P=0.047）和1年死亡率（9.5%对12.4%，P=0.038）[50]。据报道1年内直径>7cm动脉瘤的破裂率为32.5%[51]。当将EVAR-2结果应用于临床实践时，需要对这些当代研究结果和自然史数据进行评估。

EVAR在小腹主动脉瘤中的应用

两项主要的随机试验表明，开放修复并不适用于小AAA，即英国小动脉瘤试验（UKSAT）和动脉瘤检测和管理试验（ADAM）。在1991—1995年，UK-SAT共招募了1090例腹主动脉瘤患者，其AAA直径为4~5.4cm。在平均随访时间为4.6年或12年时,早期修复或保守治疗的死亡率没有显著差异[7]。然而,手术死亡率高于预期(随机接受早期手术的患者死亡率为5.8%,非手术患者为7.2%)。相比之下,ADAM研究,将1163例美国患者随机分为开放修复组或保守治疗组,其中随机接受早期修复组的手术死亡率为2.7%,最初接受保守治疗组的手术死亡率为2.1%[5]。尽管死亡率较低,但ADAM的结果支持了UKSAT对早期开放修复对4~5.4cm的AAA患者无益的结论。值得注意的是,在每项试验中,75%的保守治疗组在试验结束前接受了动脉瘤修复(见第7部分第48章)。

尽管一致认为小AAA不宜进行开放修复,但仍有讨论,考虑到试验中大多数患者最终接受了修复,EVAR术较低的围术期死亡率是否可能影响早期治疗。此外,较小的动脉瘤直径有更好的腔内介入治疗的形态学适用性,更符合支架移植物的使用说明。然而2项随机试验均未能证明早期EVAR较动脉瘤保守治疗有任何益处。

2004—2008年进行了小AAA保守治疗与腔内治疗的比较试验(CAESAR),将360例动脉瘤直径为4.1~5.4cm的患者随机分为早期EVAR组和在规定的临界事件前进行保守治疗(直径增长到5.5cm以上,动脉瘤扩大超过1cm/a,症状进展)。围术期死亡率为0.55%,远低于比较开放修复和小AAA的保守治疗的试验组[5,7]。尽管如此,在54个月的中位随访中,两组之间的全因死亡率或动脉瘤相关死亡率没有差异(14.5%对10.1%,EVAR对保守治疗)。

美国早期腔内治疗AAA的积极影响试验(PIVOTAL)[9]与CAESAR的发现相对应。在40~90岁且肾下AAA直径为4~5cm的患者中,保守治疗组患者在动脉瘤出现症状、直径达到5.5cm或动脉瘤在6个月评估期内扩大至少0.5cm时进行了动脉瘤修复。322例接受早期EVAR的患者30天死亡率为0.6%。而30%的保守治疗组在随机分组后3年内接受了EVAR,这可能降低该组的破裂率。保守治疗组中70.6%患者动脉瘤增长、11.0%(12例)患者因焦虑和个人意愿而行干预,7.4%(8例)患者出现症状。总的来说,平均随访(20±12)个月后,与保守治疗相比EVAR死亡率的HR=1.01(95%CI 0.49~2.07,P=0.98)。研究者们得出的结论是,需要更多的长期数据来证实尽管EVAR手术死亡率很低,但小动脉瘤早期行EVAR没有益处。

EVAR术后再入院,并发症及再干预

开放修复和EVAR术后再入院很常见,主要是由于非血管原因。对英国医院事件统计数据的分析纳入2003—2008年的18 060例择期AAA修复患者(14 141例开放修复和3919例EVAR),显示1年再入院率无显著差异(分别为13%和12%)。然而,与EVAR相比开放修复术后因进一步血管手术再入院并不常见(2.0%对7.1%,OR=28,P<0.001)。

再干预在EVAR后比较常见。一项纳入32项研究中17 987例患者的系统回顾报道了EVAR术后二次干预率大致为每年6%[19]。可从14项试验中获得数据,并结合加权汇总分析得出累积无干预生存率估计值,显示EVAR术后无干预生存率的线性下降,分别有94%、89.9%、86.9%、84.9%和81.5%的患者在1年、2年、3年、4年和5年内无再干预。

无论是否有支架移位,内漏仍是最常见的支架相关并发症[18]。支架扭曲或闭塞次之。在EUROSTAR研究的8年随访中,有3.7%的患者被报道了血流动力学意义上的支架扭曲[52],尽管新一代支架发生率较低[53]。除了Ⅰ型和Ⅲ型内漏外,支架扭曲还容易导致髂肢闭塞(在EVAR-1试验中有2.3%的患者发生[11])。还没有明确的预测阈值来预防肢体扭结或闭塞[54],尽管髂支支架延伸至髂外动脉被认为容易导致后续髂支血栓形成可能[55]。在这种情况下,置入金属裸支架以降低该风险是现在的标准方式[56,57]。没有证据表明有腿支并发症的患者长期生存率有所降低。此外,大量研究表明,大部分EVAR术后再干预采用腔内治疗,相关死亡率较低(<2%),与未进行再干预的患者相比,再干预不会对5年生存率产生不利影响[58-60]。

相比之下,开放手术术后30天内的并发症确实会对生存率产生长期影响。调整基线特征差异后,术后30天出现内科并发症的患者长期生存率显著降低[61],其中心肌梗死、急性肾损伤、肺炎和伤口并发症的有害影响可持续到术后5年。大手术后并发症对预后的重要性使人们认识到其作为护理质量标志的重要性[62]。在临床实践中,每一项处理都旨在迅速识别和治疗并发症,以尽量减少长期后遗症。

患者对大腹主动脉瘤的治疗意愿

在确定患者对AAA修复方式的偏好时，患者对围术期死亡率的理解是最重要的因素。两项对小AAA患者的研究[63,64]表明，在患者选择偏好方面，开放修复的较高并发症率和死亡率超过了EVAR术后需要长期监测和再干预的影响。患者认为切口类型、辐射暴露和性功能障碍的风险为低优先考虑因素，总体上患者明显倾向于行EVAR。围术期死亡率的重要性也超过了提供服务的便利性：一项在伦敦行AAA筛查的项目中对262例患者的研究报道显示，92%的患者会在距最近的医院外1小时的医院就诊，以便获得在EVAR术时<5%的围术期死亡率[65]。

PREFER研究是在意大利9个中心进行的一项独立选择实验[66]，报道了160例大直径AAA患者、102名亲属和30名外科医生对EVAR和开放修复的各方面特点对手术选择的重要性。对患者及其亲属来说，手术选择最重要的指标是围术期死亡率（倾向于EVAR）。其次再干预风险（倾向于开放修复）。外科医生并不关心EVAR费用。

现有研究的一个局限性是，其结论只能推广到参与本次研究的人群中。理想情况下，死亡率和长期再干预率对患者手术方式的影响应定期在当地目标人群中进行评估。

80岁及90岁以上老年患者的治疗

老年人群AAA发病似乎越来越多[67]，管理数据表明，过去10年住院患者择期AAA修复人数的增加（从每10万人中有40人增加到每10万人中有45人）完全归因于对75岁及75岁以上人群的治疗的增加（P<0.001）。与年轻患者相比，对于80岁以上患者是否可以从手术中获益这一问题更需深思熟虑，因为与年轻患者相比，该组患者围术期死亡率更高，预期寿命更短，从而提高了外科干预的门槛。

没有有效的对老年患者行亚组分析的随机对照试验，故比较80岁以上老年患者的EVAR和开放修复的证据只能从观察性研究中获得。一项纳入6个观察性研究（13 419例患者）的系统评价显示，与EVAR相比，开放修复和EVAR术后早期术后死亡率的RR=3.87（95%CI 3.19~4.68），尽管两种手术后3年生存率相似（RR=1.10，95%CI 0.77~1.57）。该结果主要受限于观察性研究不能排除两组之间的混杂因素的影响。

美国一项大型医疗倾向性评分研究报道了一项对85岁以上患者行亚组分析的EVAR与开放修复的比较研究[44]。与开放修复相比，在85岁以上患者与67~69岁患者中EVAR术后绝对风险降低率分别为8%和2.1%，在85岁以上患者EVAR术后显著的生存优势可持续4年，而年轻患者的生存曲线在1年后趋于一致。因此，在部分适宜手术的老年患者中，EVAR可被视为一项安全的操作，在技术上可行的情况下，其似乎比开放修复更具优势。

局部麻醉与EVAR

尽管与开放修复相比，EVAR的30天死亡率较低[68]，但随机数据显示两者术后心脏不良事件的发生率无差异[35,69]。理论上讲，EVAR在局部麻醉下进行，有可能减少生理影响从而可能降低主要不良事件的发生率。对局部麻醉下的EVAR与全身麻醉下的EVAR进行系统评价，纳入10项研究，共计13 459例患者[70]，在这些非随机研究中，行局部麻醉的患者年龄较大，不太适合ASA分级，并存的心肺疾病负担增加。尽管有选择偏倚存在，但据报道，与全身麻醉相比局部麻醉下的EVAR手术时间更短，对于术中补液的需求更少，血管并发症也更少。局部麻醉患者的住院时间和重症监护时间明显缩短，术后并发症也更少。虽然这些研究结果在研究人群中看起来有希望，但该结论受到手术过程和选择偏倚的限制，阻碍了关于因果关系的任何推论。手术时间和血管并发症的减少可能是由患者选择上的差异（例如，肥胖、复杂AAA、腹股沟手术史、血管入路复杂的患者大都选择全身麻醉）造成的，仍需要进一步的研究来解释这些混杂因素。

经皮入路与EVAR

EVAR中与股动脉切开相关的并发症不是无关紧要的，2%~26%的患者报道了该并发症[71]。完全经皮血管内动脉瘤修补术（pEVAR）是一种有吸引力的选择，有可能降低局部伤口发病率，特别是对于有肥胖、糖尿病或腹股沟瘢痕等危险因素的患者。经皮血管闭合最初被报道用于小血管鞘(<10F),但"预闭合器"技术,即Prostar XL(Abbott,Santa Clara,CA,USA)或其他经皮缝合介导的闭合装置在进入鞘位之前被预放置)的发展已扩展到EVAR。3项进行了有限荟萃分析的系统评价报道了关键参数,如手术成功率、并发症发生率、手术时间、下床时间和术后住院时间,显示结果良好[71-73]。Malkawi等人分析了纳入1087例患者的22项研究,其中92%(90.1%~93.9%)的患者腹股沟入路成功,79%(74.9%~83.1%)的患者成功避免了双侧股动脉切开[71]。Haulon报道[72]在3项研究中,与股动脉切开相比,pEVAR手术时间显著缩短了62.4分钟(27.8~92.1分钟)。其他结果表明,与开腹手术相比,下床时间和住院时间可能会缩短;但这些数据不符合荟萃分析,可能受到观察者偏倚的影响[72]。Georgiadis等人报道了一项对1440例患者的荟萃分析,该分析表明较小的鞘(<18F)比较大的鞘(>20F)有更高的手术成功率(OR 1.78,95%CI 1.24~2.54,P=0.002)。尽管许多pEVAR队列排除了肥胖、瘢痕或显著股骨钙化的患者,但在未经选择(和随机)的患者中,可以尝试安全地将pEVAR作为一线策略日渐形成共识[45,71]。随着闭合设备技术的发展以提高股动脉切开部位的成功率,以及支架-移植物输送系统技术允许EVAR通过较小直径的鞘,pEVAR的使用量可能会增加。

结局的决定因素

开放修复动脉瘤——生理情况和合并症

对AAA修复进行可重复的准确风险评分有助于选择患者,更好地对开放修复或EVAR患者进行个性化指导。但是尽管进行了大量研究,依然没有得出一套成熟的评分系统。一项研究对10个预测EVAR和开放修复动脉瘤术后围术期死亡率的风险评分系统进行了系统评价,总结得出大多数患者没有得到一致评估,手术方式不一致,或临床应用不符合实际[74]。

高龄、女性、心脏病、肾功能不全和慢性阻塞性肺病一直被纳入风险计算公式,将其视为影响开放修复术后死亡率的关键独立预测因素[75-78]。因此,开放修复前,对并存的心脏疾病、肾功能不全和慢性阻塞性肺病进行评估和优化至关重要,同时,还需仔细考虑围术期冠状动脉功能。

一项对英国国家血管数据库的研究评估了5种常用风险评估模型在预测英国AAA修复后死亡率方面的性能,包括格拉斯哥动脉瘤评分。得到10 891例患者的数据,并证明只有VGNW和医疗保险模型具有足够辨别效力。这项研究的局限性很大程度上与数据质量有关,该研究是对数据的回顾性研究。国家血管数据库是自我报道的,选择偏见可能会降低推广到全国实践的能力。缺失的数据影响了10%的患者,所以,在计算风险评分时做了许多假设,包括假设每个接受抗血小板治疗的患者都有脑血管疾病。尽管这些局限性阻碍了开放修复风险评分模型在临床实践中的直接应用,但在计划手术方式时,仔细评估和考虑患者的生理和合并症显然是必不可少的。

EVAR与动脉瘤形态

在事件发生率方面,EVAR术后围术期死亡率的统计模型是开放修复的20%,这也限制了该模型作为EVAR结果指标的临床相关性。为预测开放修复的结果而建立的生理模型不能预测EVAR术后围术期死亡率[79]。由于EVAR术后围术期死亡率很低,因此,临床医生和患者更关心发生腔内移植物相关并发症的风险,因为EVAR术后5年内多达41%的患者发生动脉瘤扩张[80],20%的患者需要再干预[11]。

在评估EVAR术后的结果时,形态学比生理学更重要。对于主动脉形态的各个方面所起作用的研究证据,结果不一致而且质量参差不齐。研究瘤颈部血栓[81,82]、瘤颈长度[80,83-86]、瘤颈成角[81,84]与钙化[81,83,86]的所起作用的结果相互矛盾,并推测髂支扭曲、钙化和血栓体积[81]可预测再干预。然而,现有证据的质量是有限的,因为大多数研究都是孤立地考虑每个形态学方面,缺乏形态学测量的观察者间和观察者内变化性的证据[80]。此外,角度和钙化很难重复量化[22]。根据澳大利亚国家审计数据,建立了一个包含动脉瘤直径和肾下颈部长度的模型,并进行了内部验证[87],但应用于英国数据时未能成功预测中期再干预率[88]。

最有力的证据来自EUROSTAR和EVAR-1试验,这两个实验数据都表明,动脉瘤直径增加[89-92]和髂总动脉直径[80,90,93]可预测需要再干预的移植物相关并发症的发生。主动脉直径可能是动脉瘤形态学复杂时的替代指标。有人认为,动脉瘤直径的增加会降低EVAR的可行性[94],较小的AAA解剖结构不太复杂,颈部明显较长较直,与较大的AAA相比,其髂总动脉锚定区也更长[95]。有人提出,更大的最大直径会增加侧壁应力,从而对形态学产生不利影响[96]。髂总动脉直径也被证明是术后动脉瘤扩张的独立预测因素[80]。

手术结局与手术病例数的关系

已经反复证明,年均AAA修复病例数越大,死亡率越低。这种相关性在其他动脉外科手术中同样存在[97],大医院中经验丰富的专业血管外科医生进行的手术具有最佳手术效果[98]。在英国,手术量与手术结果之间有密切的关系,即每年择期AAA手术修复病例数高于74例的机构中,择期手术修复手术死亡率可降低到5%以下[31]。这种关系十分复杂,死亡率的降低已在大量的病例中得出[99]。一项对国际死亡率数据的系统评价确定了不同医疗系统每年43例AAA修复的加权安全阈值(图51.4)。在这个临界点死亡率的比值比是0.66,该值与英国的相似[26]。

尽管美国数据中对“大手术量”中心的定义存在差异,但这种手术量与死亡率的关系对EVAR同样适用[101,102]。在英国,每年进行EVAR<8次的医院的死亡率明显较高(6.88 %对3.02%,OR 2.370,95%CI 1.397~4.032,P=0.003)[31]。尽管与欧洲相比北美医院的手术量较高,就开放修复的结果而言,英国和美国数据一致。

动脉瘤手术的组织结构、过程与结局

大中心的治疗效果的进步也得益于非手术因素的影响(包括专业血管麻醉师、重症监护室员工、医疗设施及对设备的恰当使用)[103]。有一个强有力的论据支持动脉手术的集中化,以提供最佳的结果,包括复杂动脉瘤和胸部病理的治疗[104]。在医疗领域,实现最佳治疗效果的其他重要方面可能还包括病房人员水平和专业知识、一级护理与二级护理床位的比例和可用性,以及参与血管手术患者围术期管理的所有工作人员的专业性。

动脉瘤修复的拒绝比率

较少有研究关注拒绝手术的患者比例,尽管这

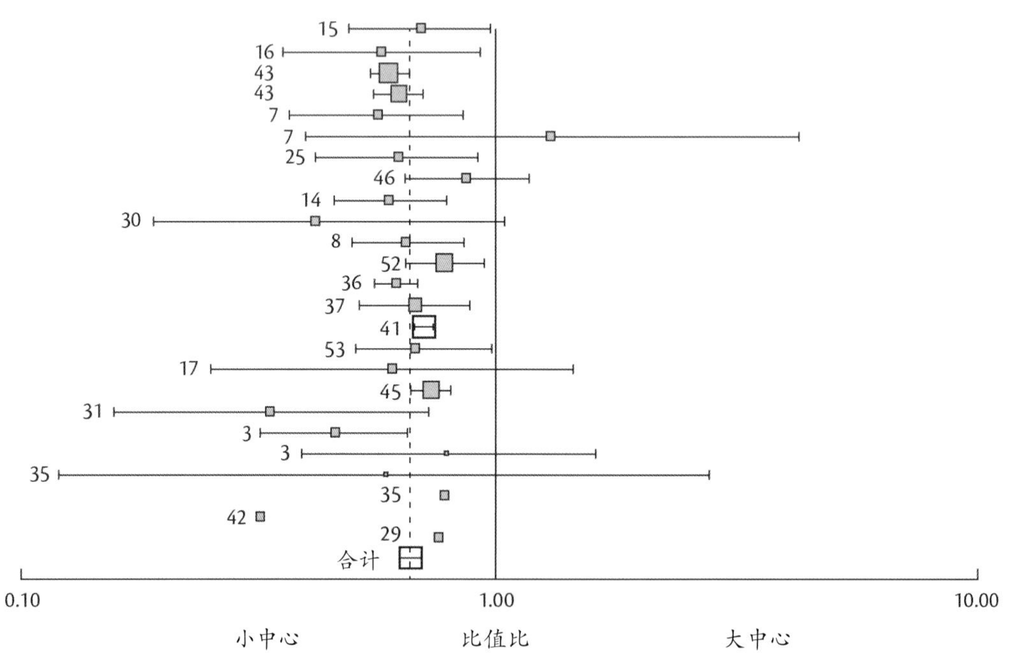

图51.4 对421 299例AAA择期修复的系统回顾和荟萃分析,比较大中心和小中心围术期死亡率的森林图。森林图以95%CI显示每项研究的比值比。总体而言,荟萃分析显示,在大中心行AAA修复后,死亡率显著降低[加权比值比为0.66(0.65~0.67),每年43例AAA手术修复可定义为大中心]。(Reproduced with permission from Holt, P. J. E. et al., Meta-analysis and systematic review of the relationship between volume and outcome in abdominal aortic aneurysm surgery, British Journal of Surgery, Volume 36, pp.395-403, Copyright © 2008 John Wiley & Sons, Ltd.)

些数据是考虑围术期死亡率所必须纳入的。根据拒绝手术的标准,本组预后可能较差,2年生存率低至35%[105]。未经修复的大AAA患者的破裂率十分显著,因此,在出于生理原因未行手术治疗时需要慎重考虑,尤其是当动脉瘤在形态上适合于EVAR时。>8cm的动脉瘤保守治疗下6个月内破裂率为26%,>7cm的动脉瘤在1年内破裂率为32.5%[51]。由于大AAA的破裂风险增加,常常改变修复阈值,EVAR-2试验组间的交叉就证明了这一点。由于较少报道拒绝率,选择偏倚对许多结果的影响程度难以量化。因此,理想情况下,应将拒绝率与动脉瘤直径和拒绝手术的主要原因一同报道[105]。

待解决问题及未来研究方向

年轻患者的最佳治疗/筛检AAA

正如各种随机试验所证明的那样,EVAR相对于开放修复的主要好处是围术期死亡率显著降低[11,43]。年轻患者开放修复的围术期风险较低,从而削弱了其优势,而较长的预期寿命则增加了晚期再干预的重要性。对于这一组的最佳治疗方法仍存在争议[10,47]。患者的偏好必须根据当前机构对于围术期风险和再干预率的数据进行考虑。

EVAR术后的最佳随访

由于对最佳手术时机和手术方式的不确定,术后随访方案仍然存在差异[106]。尽管有证据表明CT使患者暴露于肾损伤风险[109]和辐射[110]中,而超声在检测移植物相关并发症方面具有安全性[107]和准确性[108],但许多中心仍在常规行CT监测。

然而,大多数并发症发生在随访时有症状的患者身上[111-113]。每例患者的风险不同[113],个体风险可以通过动脉瘤的形态来预测[81,113,114],尤其是动脉瘤直径和髂动脉直径[90]。对那些风险最大的患者,术后监测的目标需要更多研究确定[92]。

结论

择期动脉瘤修复的结果受多种因素影响而不同,重要影响因素包括修复方式(开放或腔内修复)、患者合并症及医疗环境。传统的开放动脉瘤修复在围术期死亡率和发病率方面风险显著,但在专业血管外科中心,围术期死亡率<5%。相比较而言,腔内修复围术期并发症发病率和死亡率则非常低。

腔内修复的低手术死亡率需与适当的术后监测和及时再干预相结合,以防止晚期主动脉破裂。如果及时发现,腔内治疗通常可以实现最低的并发症发生率。在美国和欧洲,腔内修复现在比开放式修复更常见,研究表明,患者首选腔内修复(框51.1)。

框51.1 EVAR和AAA开放修复的随机试验

- 比较EVAR和AAA开放修复的4项随机试验:EVAR-1、OVER、DREAM和ACE
  - 1999—2004年,EVAR-1试验在英国招募了1252例AAA直径为5.5cm的患者,并以6年为中位随访期进行报道。2002—2008年,OVER试验在美国招募了881例患者,平均中位随访期为5.2年
  - ACE和DREAM是小型试验:2003—2008年,ACE在法国招募了306例患者,2000—2003年,DREAM在荷兰招募了351例患者
- 围术期死亡率
  - EVAR-1、OVER、DREAM试验证明了EVAR围术期死亡率明显低于开放手术修复。ACE试验表明围术期死亡率在各组之间没有差异,但其是选择性招募低风险和中等风险患者的小型试验
- 长期死亡率
  - 在4项试验中,长期生存率无明显差异。在EVAR-1和DREAM试验中,随机分配至EVAR组患者的优势持续至术后2年,此后与开放手术修复相当。OVER试验中EVAR组的生存优势持续至术后3年
- 长期再干预率
  - EVAR-1、ACE、DREAM表明EVAR相比于开放修复,再干预的需求显著升高。然而,这些试验的二次分析并未记录开腹手术相关并发症或开腹术后切口疝气等,这在比较再干预率方面引入了相当大的偏差
  - OVER试验使得公正比较EVAR和开放式修复术后再干预率成为可能,因为其记录了随机接受对开放式手术患者切口疝和开腹相关并发症的再干预。作者报道两组患者对于再次干预需求相同
- 动脉瘤相关死亡率和EVAR术后动脉瘤破裂
  - EVAR-1试验组中长期死亡率的"追赶"归因于后期动脉瘤再灌注和破裂的患者。这些患者大多都是由于未能及时治疗已知的内漏。这些数据在当代实践中的适用性一直存在争议,因为在过去10年中,人们越来越一致认为应迅速干预这些并发症,改善腔内移植物技术和手术经验

(马金曼 译 袁丁 审校)

参考文献

1. Brewster DC, Cronenwett JL, Hallett JW Jr, et al. (2003). Guidelines for the treatment of abdominal aortic aneurysms. Report of a subcommittee of the Joint Council of the American Association for Vascular Surgery and Society for Vascular Surgery. *Journal of Vascular Surgery* **37**(5), 1106–17.
2. Brady AR, Thompson SG, Fowkes FG, Greenhalgh RM, Powell JT. (2004). Abdominal aortic aneurysm expansion: risk factors and time intervals for surveillance. *Circulation* **110**(1), 16–21.
3. Brown LC, Powell JT. (1999). Risk factors for aneurysm rupture in patients kept under ultrasound surveillance. UK Small Aneurysm Trial Participants. *Annals of Surgery* **230**(3), 289–96; discussion 96–7.
4. Szilagyi DE, Smith RF, DeRusso FJ, Elliott JP, Sherrin FW. (1966). Contribution of abdominal aortic aneurysmectomy to prolongation of life. *Annals of Surgery* **164**(4), 678–99.
5. Lederle FA, Wilson SE, Johnson GR, et al. (2002). Immediate repair compared with surveillance of small abdominal aortic aneurysms. *New England Journal of Medicine* **346**(19), 1437–44.
6. United Kingdom Small Aneurysm Trial Participants. (2002). Long-term outcomes of immediate repair compared with surveillance of small abdominal aortic aneurysms. *New England Journal of Medicine* **346**(19), 1445–52.
7. Powell JT, Brown LC, Forbes JF, et al. (2007). Final 12-year follow-up of surgery versus surveillance in the UK Small Aneurysm Trial. *British Journal of Surgery* **94**(6), 702–8.
8. Cao P, De Rango P, Verzini F, et al. (2011). Comparison of surveillance versus aortic endografting for small aneurysm repair (CAESAR): results from a randomised trial. *European Journal of Vascular and Endovascular Surgery* **41**(1), 13–25.
9. Ouriel K, Clair DG, Kent KC, Zarins CK. (2010). Endovascular repair compared with surveillance for patients with small abdominal aortic aneurysms. *Journal of Vascular Surgery* **51**(5), 1081–7.
10. Moll FL, Powell JT, Fraedrich G, et al. (2011). Management of abdominal aortic aneurysms clinical practice guidelines of the European society for vascular surgery. *European Journal of Vascular and Endovascular Surgery* **41**, S1–S58.
11. Greenhalgh RM, Brown LC, Powell JT, et al. (2010). Endovascular versus open repair of abdominal aortic aneurysm. *New England Journal of Medicine* **362**(20), 1863–71.
12. Adam DJ, Fitridge RA, Raptis S. (2006). Late reintervention for aortic graft-related events and new aortoiliac disease after open abdominal aortic aneurysm repair in an Australian population. *Journal of Vascular Surgery* **43**(4), 701–5.
13. Allen RC, Schneider J, Longnecker L, Smith RB, Lumsden AB. (1993). Paraanastomotic aneurysms of the abdominal aorta. *Journal of Vascular Surgery* **18**, 424–32.
14. Biancari F, Ylonen F, Anttila V, et al. (2002). Durability of open repair of infrarenal abdominal aortic aneurysm: a 15-year follow-up study. *Journal of Vascular Surgery* **35**, 87–93.
15. Curl GR, Faggioli GL, Stella A, D'Addato M, Ricotta JJ. (1992). Aneurysmal change at or above the proximal anastomosis after infrarenal aortic grafting. *Journal of Vascular Surgery* **16**, 855–60.
16. Ahn SS, Rutherford RB, Johnston KW, et al. (1997). Reporting standards for infrarenal endovascular abdominal aortic aneurysm repair. Ad Hoc Committee for Standardized Reporting Practices in Vascular Surgery of the Society for Vascular Surgery/International Society for Cardiovascular Surgery. *Journal of Vascular Surgery* **25**(2), 405–10.
17. Chaikof EL, Blankensteijn JD, Harris PL, et al. (2002). Reporting standards for endovascular aortic aneurysm repair. *Journal of Vascular Surgery* **35**(5), 1048–60.
18. White GH, Yu W, May J, Chaufour X, Stephen MS. (1997). Endoleak as a complication of endoluminal grafting of abdominal aortic aneurysms: classification, incidence, diagnosis, and management. *Journal of Endovascular Surgery* **4**(2), 152–68.
19. Nordon IM, Karthikesalingam A, Hinchliffe RJ, et al. (2010). Secondary interventions following endovascular aneurysm repair (EVAR) and the enduring value of graft surveillance. *European Journal of Vascular and Endovascular Surgery* **39**(5), 547–54.
20. Boyle JR, Thompson MM, Vallabhaneni SR, et al. (2011). Pragmatic minimum reporting standards for endovascular abdominal aortic aneurysm repair. *Journal of Endovascular Therapy* **18**(3), 263–71.
21. Karthikesalingam A, Thrumurthy SG, Jackson D, et al. (2012). Current evidence is insufficient to define an optimal threshold for intervention in isolated type II endoleak after endovascular aneurysm repair. *Journal of Endovascular Therapy* **19**, 200–8.
22. Ghatwary T, Patterson BO, Karthikesalingam A, et al. St George's Vascular Institute Protocol: an accurate and reproducible methodology to enable comprehensive characterisation of infrarenal abdominal aortic aneurysm morphology in clinical and research applications. *Journal of Endovascular Therapy* **19**, 400–14.
23. Ghatwary TM, Patterson BO, Karthikesalingam A, et al. (2013). A systematic review of protocols for the three-dimensional morphologic assessment of abdominal aortic aneurysms using computed tomographic angiography. *Cardiovascular and Interventional Radiology* **36**, 14–24.
24. Patterson BO, Hinchliffe RJ, Holt PJ, Loftus IM, Thompson MM. (2010). Importance of aortic morphology in planning aortic interventions. *Journal of Endovascular Therapy* **17**(1), 73–7.
25. Patterson BO, Karthikesalingam A, Hinchliffe RJ, et al. (2011). The Glasgow Aneurysm Score does not predict mortality after open abdominal aortic aneurysm in the era of endovascular aneurysm repair. *Journal of Vascular Surgery* **54**(2), 353–7.
26. Holt PJ, Poloniecki JD, Loftus IM, Michaels JA, Thompson MM. (2007). Epidemiological study of the relationship between volume and outcome after abdominal aortic aneurysm surgery in the UK from 2000 to 2005. *British Journal of Surgery* **94**(4), 441–8.
27. European Society for Vascular Surgery. (2008). 2nd Vascunet Report.
28. Vascular Society of Great Britain and Ireland. (2009). Framework for improving the results of elective AAA repair. Availabe at http://www.vascularsociety.org.uk/library/quality-improvement.html.
29. Cowan JA Jr, Dimick JB, Henke PK, et al. (2006). Epidemiology of aortic aneurysm repair in the United States from 1993 to 2003. *Annals of the New York Academy of Sciences* **1085**, 1–10.
30. Anjum A, Powell JT. (2012). Is the incidence of abdominal aortic aneurysm declining in the 21st century? Mortality and hospital admissions for England & Wales and Scotland. *European Journal of Vascular and Endovascular Surgery* **43**(2), 161–6.
31. Holt PJ, Poloniecki JD, Khalid U, et al. (2009). Effect of endovascular aneurysm repair on the volume-outcome relationship in aneurysm repair. *Circulation: Cardiovascular Quality and Outcomes* **2**(6), 624–32.
32. Parodi JC, Palmaz JC, Barone HD. (1991). Transfemoral intraluminal graft implantation for abdominal aortic aneurysms. *Annals of Vascular Surgery* **5**(6), 491–9.
33. Anjum A, von Allmen R, Greenhalgh R, Powell JT. (2012). Explaining the decrease in mortality from abdominal aortic aneurysm rupture. *British Journal of Surgery* **99**(5), 637–45.
34. Schermerhorn ML, Giles KA, Sachs T, et al. (2011). Defining perioperative mortality after open and endovascular aortic aneurysm repair in the US Medicare population. *Journal of the American College of Surgeons* **212**(3), 349–55.
35. Cuypers PW, Gardien M, Buth J, et al. (2001). Randomized study comparing cardiac response in endovascular and open abdominal aortic aneurysm repair. *British Journal of Surgery* **88**(8), 1059–65.
36. Abraham N, Lemech L, Sandroussi C, Sullivan D, May J. (2005). A prospective study of subclinical myocardial damage in endovascular versus open repair of infrarenal abdominal aortic aneurysms. *Journal of Vascular Surgery* **41**(3), 377–80; discussion 80–1.
37. Wyss TR, Brown LC, Powell JT, Greenhalgh RM. (2010). Rate and predictability of graft rupture after endovascular and open abdominal aortic aneurysm repair: data from the EVAR Trials. *Annals of surgery* **252**(5), 805–12.
38. Chaikof EL, Brewster DC, Dalman RL, et al. (2009). SVS practice guidelines for the care of patients with an abdominal aortic aneurysm: executive summary. *Journal of Vascular Surgery* **50**(4), 880–96.
39. Starnes BW, Kwolek CJ, Parodi JC, Veith FJ. (2011). Influence and critique of the EVAR 1 trial. *Seminars in Vascular Surgery* **24**(3), 146–8.
40. Lederle FA, Freischlag JA, Kyriakides TC, et al. (2012). Long-term comparison of endovascular and open repair of abdominal aortic aneurysm. *New England Journal of Medicine* **367**(21), 1988–97.
41. Becquemin JP, Pillet JC, Lescalie F, et al. (2011). A randomized controlled trial of endovascular aneurysm repair versus open surgery for abdominal aortic aneurysms in low- to moderate-risk patients. *Journal of Vascular Surgery* **53**(5), 1167–73.
42. Becquemin JP. (2009). The ACE trial: a randomized comparison of open versus endovascular repair in good risk patients with abdominal aortic aneurysm. *Journal of Vascular Surgery* **50**(1), 222–4;

discussion 24.

43. De Bruin JL, Baas AF, Buth J, et al. (2010). Long-term outcome of open or endovascular repair of abdominal aortic aneurysm. *New England Journal of Medicine* **362**(20), 1881–9.
44. Schermerhorn ML, O'Malley AJ, Jhaveri A, et al. (2008). Endovascular vs. open repair of abdominal aortic aneurysms in the Medicare population. *New England Journal of Medicine* **358**(5), 464–74.
45. Metcalfe MJ, Brownrigg JR, Black SA, et al. (2012). Unselected percutaneous access with large vessel closure for endovascular aortic surgery: experience and predictors of technical success. *European Journal of Vascular and Endovascular Surgery* **43**(4), 378–81.
46. Karthikesalingam A, Page AA, Pettengell C, et al. (2011). Heterogeneity in surveillance after endovascular aneurysm repair in the UK. *European Journal of Vascular and Endovascular Surgery* **42**(5), 585–90.
47. National Institute for Health and Clinical Excellence. (2009). Endovascular stent-grafts for the treatment of abdominal aortic aneurysms. NICE technology appraisal guidance 167.
48. Brown L, Powell J, Thompson S, et al. (2012). The UK EndoVascular Aneurysm Repair (EVAR) trials: randomised trials of EVAR versus standard therapy. *Health Technology Assessment* **16**(9), 1–218.
49. Buth J, van Marrewijk CJ, Harris PL, et al. (2002). Outcome of endovascular abdominal aortic aneurysm repair in patients with conditions considered unfit for an open procedure: a report on the EUROSTAR experience. *Journal of Vascular Surgery* **35**(2), 211–21.
50. Bush RL, Johnson ML, Hedayati N, et al. (2007). Performance of endovascular aortic aneurysm repair in high-risk patients: results from the Veterans Affairs National Surgical Quality Improvement Program. *Journal of Vascular Surgery* **45**(2), 227–33; discussion 33–5.
51. Lederle FA, Johnson GR, Wilson SE, et al. (2002). Rupture rate of large abdominal aortic aneurysms in patients refusing or unfit for elective repair. *JAMA* **287**(22), 2968–72.
52. Fransen GA, Desgranges P, Laheij RJ, Harris PL, Becquemin JP. (2003). Frequency, predictive factors, and consequences of stent-graft kink following endovascular AAA repair. *Journal of Endovascular Therapy* **10**(5), 913–18.
53. van Marrewijk CJ, Leurs LJ, Vallabhaneni SR, et al. (2005). Risk-adjusted outcome analysis of endovascular abdominal aortic aneurysm repair in a large population: how do stent-grafts compare? *Journal of Endovascular Therapy* **12**(4), 417–29.
54. Karthikesalingam A, Kumar S, Anandarajah JJ, et al. (2012). Predictive value of peak systolic velocity for the development of graft limb complications after endovascular aneurysm repair. *Journal of Endovascular Therapy* **19**, 428–33.
55. Conway AM, Modarai B, Taylor PR, et al. (2012). Stent-graft limb deployment in the external iliac artery increases the risk of limb occlusion following endovascular AAA repair. *Journal of Endovascular Therapy* **19**(1), 79–85.
56. Massoni CB, Gargiulo M, Giovanetti F, et al. (2011). Adjunctive stenting of endograft limbs during endovascular treatment of infrarenal aortic and iliac aneurysms according to 3-projection completion angiography. *Journal of Endovascular Therapy* **18**(4), 585–90.
57. Sivamurthy N, Schneider DB, Reilly LM, et al. (2006). Adjunctive primary stenting of Zenith endograft limbs during endovascular abdominal aortic aneurysm repair: implications for limb patency. *Journal of Vascular Surgery* **43**(4), 662–70.
58. Conrad MF, Adams AB, Guest JM, et al. (2009). Secondary intervention after endovascular abdominal aortic aneurysm repair. *Annals of Surgery* **250**(3), 383–9.
59. Mehta M, Sternbach Y, Taggert JB, et al. (2010). Long-term outcomes of secondary procedures after endovascular aneurysm repair. *Journal of Vascular Surgery* **52**(6), 1442–9.
60. Cochennec F, Becquemin JP, Desgranges P, et al. (2007). Limb graft occlusion following EVAR: clinical pattern, outcomes and predictive factors of occurrence. *European Journal of Vascular and Endovascular Surgery* **34**(1), 59–65.
61. Khuri SF, Henderson WG, DePalma RG, et al. (2005). Determinants of long-term survival after major surgery and the adverse effect of postoperative complications. *Annals of Surgery* **242**(3), 326–41; discussion 41–3.
62. Ghaferi AA, Birkmeyer JD, Dimick JB. (2009). Complications, failure to rescue, and mortality with major inpatient surgery in medicare patients. *Annals of Surgery* **250**(6), 1029–34.
63. Winterborn RJ, Amin I, Lyratzopoulos G, et al. (2009). Preferences for endovascular (EVAR) or open surgical repair among patients with abdominal aortic aneurysms under surveillance. *Journal of Vascular Surgery* **49**(3), 576–81.
64. Reise JA, Sheldon H, Earnshaw J, et al. (2010). Patient preference for surgical method of abdominal aortic aneurysm repair: postal survey. *European Journal of Vascular and Endovascular Surgery* **39**(1), 55–61.
65. Holt PJ, Gogalniceanu P, Murray S, et al. (2010). Screened individuals' preferences in the delivery of abdominal aortic aneurysm repair. *British Journal of Surgery* **97**(4), 504–10.
66. Faggioli G, Scalone L, Mantovani LG, Borghetti F, Stella A. (2011). Preferences of patients, their family caregivers and vascular surgeons in the choice of abdominal aortic aneurysms treatment options: the PREFER study. *European Journal of Vascular and Endovascular Surgery* **42**(1), 26–34.
67. Choke E, Vijaynagar B, Thompson J, et al. (2012). Changing epidemiology of abdominal aortic aneurysms in England and Wales: older and more benign? *Circulation* **125**(13), 1617–25.
68. EVAR Trial Participants. (2005). Endovascular aneurysm repair versus open repair in patients with abdominal aortic aneurysm (EVAR trial 1): randomised controlled trial. *The Lancet* **365**, 2179–86.
69. Brown LC, Thompson SG, Greenhalgh RM, Powell JT. (2011). Incidence of cardiovascular events and death after open or endovascular repair of abdominal aortic aneurysm in the randomized EVAR trial 1. *British Journal of Surgery* **98**(7), 935–42.
70. Karthikesalingam A, Thrumurthy SG, Young EL, et al. (2012). Locoregional anesthesia for endovascular aneurysm repair. *Journal of Vascular Surgery* **56**, 510–19.
71. Malkawi AH, Hinchliffe RJ, Holt PJ, Loftus IM, Thompson MM. (2010). Percutaneous access for endovascular aneurysm repair: a systematic review. *European Journal of Vascular and Endovascular Surgery* **39**(6), 676–82.
72. Haulon S, Hassen Khodja R, Proudfoot CW, Samuels E. (2011). A systematic literature review of the efficacy and safety of the Prostar XL device for the closure of large femoral arterial access sites in patients undergoing percutaneous endovascular aortic procedures. *European Journal of Vascular and Endovascular Surgery* **41**(2), 201–13.
73. Georgiadis GS, Antoniou GA, Papaioakim M, et al. (2011). A meta-analysis of outcome after percutaneous endovascular aortic aneurysm repair using different size sheaths or endograft delivery systems. *Journal of Endovascular Therapy* **18**(4), 445–59.
74. Patterson BO, Holt PJ, Hinchliffe R, Loftus IM, Thompson MM. (2008). Predicting risk in elective abdominal aortic aneurysm repair: a systematic review of current evidence. *European Journal of Vascular and Endovascular Surgery* **36**(6), 637–45.
75. Samy AK, Murray G, MacBain G. (1996). Prospective evaluation of the Glasgow Aneurysm Score. *Journal of the Royal College of Surgeons of Edinburgh* **41**(2), 105–7.
76. Grant SW, Grayson AD, Mitchell DC, McCollum CN. (2012). Evaluation of five risk prediction models for elective abdominal aortic aneurysm repair using the UK National Vascular Database. *British Journal of Surgery* **99**(5), 673–9.
77. Giles KA, Schermerhorn ML, O'Malley AJ, et al. (2009). Risk prediction for perioperative mortality of endovascular vs open repair of abdominal aortic aneurysms using the Medicare population. *Journal of Vascular Surgery* **50**(2), 256–62.
78. Brady AR, Fowkes FG, Greenhalgh RM, et al. (2000). Risk factors for postoperative death following elective surgical repair of abdominal aortic aneurysm: results from the UK Small Aneurysm Trial. On behalf of the UK Small Aneurysm Trial participants. *British Journal of Surgery* **87**(6), 742–9.
79. Patterson BO, Holt PJ, Hinchliffe R, et al. (2010). Existing risk prediction methods for elective abdominal aortic aneurysm repair do not predict short-term outcome following endovascular repair. *Journal of Vascular Surgery* **52**(1), 25–30.
80. Schanzer A, Greenberg RK, Hevelone N, et al. (2011). Predictors of abdominal aortic aneurysm sac enlargement after endovascular repair. *Circulation* **123**(24), 2848–55.
81. Wyss TR, Dick F, Brown LC, Greenhalgh RM. (2011). The influence of thrombus, calcification, angulation, and tortuosity of attachment sites on the time to the first graft-related complication after endovascular aneurysm repair. *Journal of Vascular Surgery* **54**(4), 965–71.
82. Bastos Goncalves F, Verhagen HJ, Chinsakchai K, et al. (2012). The influence of neck thrombus on clinical outcome and aneurysm morphology after endovascular aneurysm repair. *Journal of Vascular Surgery* **56**, 36–44.

83. Hoshina K, Hosaka A, Takayama T, et al. (2011). Outcomes after open surgery and endovascular aneurysm repair for abdominal aortic aneurysm in patients with massive neck atheroma. *European Journal of Vascular and Endovascular Surgery* **43**(3), 257–61.
84. Grisafi JL, Rahbar R, Nelms J, et al. (2011). Challenging neck anatomy is associated with need for intraoperative endovascular adjuncts during endovascular aortic aneurysm repair (EVAR). *Annals of Vascular Surgery* **25**(6), 729–34.
85. Freyrie A, Gargiulo M, Gallitto E, et al. (2012). Abdominal aortic aneurysms with short proximal neck: comparison between standard endograft and open repair. *Journal of Cardiovascular Surgery* **53**, 617–23.
86. Aburahma AF, Campbell JE, Mousa AY, et al. (2011). Clinical outcomes for hostile versus favorable aortic neck anatomy in endovascular aortic aneurysm repair using modular devices. *Journal of Vascular Surgery* **54**(1), 13–21.
87. Barnes M, Boult M, Maddern G, Fitridge R. (2008). A model to predict outcomes for endovascular aneurysm repair using preoperative variables. *European Journal of Vascular and Endovascular Surgery* **35**(5), 571–9.
88. Barnes M, Boult M, Thompson MM, Holt PJ, Fitridge RA. (2010). Personalised predictions of endovascular aneurysm repair success rates: validating the ERA model with UK Vascular Institute data. *European Journal of Vascular and Endovascular Surgery* **40**(4), 436–41.
89. Zarins CK, Crabtree T, Bloch DA, et al. (2006). Endovascular aneurysm repair at 5 years: Does aneurysm diameter predict outcome? *Journal of Vascular Surgery* **44**(5), 920–9; discussion 29–31.
90. Brown LC, Greenhalgh RM, Powell JT, Thompson SG. (2010). Use of baseline factors to predict complications and reinterventions after endovascular repair of abdominal aortic aneurysm. *British Journal of Surgery* **97**(8), 1207–17.
91. Frego M, Lumachi F, Bianchera G, et al. (2007). Risk factors of endoleak following endovascular repair of abdominal aortic aneurysm: a multicentric retrospective study. *In Vivo* **21**(6), 1099–102.
92. Peppelenbosch N, Buth J, Harris PL, van Marrewijk C, Fransen G. (2004). Diameter of abdominal aortic aneurysm and outcome of endovascular aneurysm repair: does size matter? A report from EUROSTAR. *Journal of Vascular Surgery* **39**(2), 288–97.
93. Hobo R, Sybrandy JE, Harris PL, Buth J. (2008). Endovascular repair of abdominal aortic aneurysms with concomitant common iliac artery aneurysm: outcome analysis of the EUROSTAR Experience. *Journal of Endovascular Therapy* **15**(1), 12–22.
94. Sweet MP, Fillinger MF, Morrison TM, Abel D. (2011). The influence of gender and aortic aneurysm size on eligibility for endovascular abdominal aortic aneurysm repair. *Journal of Vascular Surgery* **54**(4), 931–7.
95. Welborn MB 3rd, Yau FS, Modrall JG, et al. (2005). Endovascular repair of small abdominal aortic aneurysms: a paradigm shift? *Vascular and Endovascular Surgery* **39**(5), 381–91.
96. Scotti CM, Jimenez J, Muluk SC, Finol EA. (2008). Wall stress and flow dynamics in abdominal aortic aneurysms: finite element analysis vs. fluid-structure interaction. *Comput Methods Biomech Biomed Engin* **11**(3), 301–22.
97. Karthikesalingam A, Hinchliffe RJ, Loftus IM, Thompson MM, Holt PJE. (2010). Volume-outcome relationships in vascular surgery: the current status. *Journal of Endovascular Therapy* **17**, 356–65.
98. Holt PJ, Poloniecki JD, Gerrard D, Loftus IM, Thompson MM. (2007). Meta-analysis and systematic review of the relationship between volume and outcome in abdominal aortic aneurysm surgery. *British Journal of Surgery* **94**(4), 395–403.
99. Troeng T. (2008). Volume versus outcome when treating abdominal aortic aneurysm electively—is there evidence to centralise? *Scandinavian Journal of Surgery* **97**(2), 154–9; discussion 159–60.
100. Young EL, Holt PJ, Poloniecki JD, Loftus IM, Thompson MM. (2007). Meta-analysis and systematic review of the relationship between surgeon annual caseload and mortality for elective open abdominal aortic aneurysm repairs. *Journal of Vascular Surgery* **46**(6), 1287–94.
101. Dimick JB, Upchurch GR Jr. (2008). Endovascular technology, hospital volume, and mortality with abdominal aortic aneurysm surgery. *Journal of Vascular Surgery* **47**(6), 1150–4.
102. Egorova N, Giacovelli JK, Gelijns A, et al. (2009). Defining high-risk patients for endovascular aneurysm repair. *Journal of Vascular Surgery* **50**(6), 1271–9.
103. Holt PJ, Poloniecki JD, Khalid U, et al. (2009). Effect of endovascular aneurysm repair on the volume outcome relationship in aneurysm repair. *Circulation Cardiovascular Quality and Outcomes* **2**, 624–32.
104. Holt PJ, Michaels JA. (2007). Does volume directly affect outcome in vascular surgical procedures? *European Journal of Vascular and Endovascular Surgery* **34**(4), 386–9.
105. Karthikesalingam A, Nicoli TK, Holt PJ, et al. (2011). The fate of patients referred to a specialist vascular unit with large infra-renal abdominal aortic aneurysms over a two-year period. *European Journal of Vascular and Endovascular Surgery* **42**, 295–301.
106. Karthikesalingam A, Page AA, Pettengell C, et al. (2011). Heterogeneity in surveillance after endovascular aneurysm repair in the UK. *European Journal of Vascular and Endovascular Surgery* **42**, 585–90.
107. Harrison GJ, Oshin OA, Vallabhaneni SR, et al. (2011). Surveillance after EVAR based on duplex ultrasound and abdominal radiography. *European Journal of Vascular and Endovascular Surgery* **42**(2), 187–92.
108. Karthikesalingam A, Al-Jundi W, Jackson D, et al. (2012). Systematic review and meta-analysis of duplex ultrasonography, contrast-enhanced ultrasonography or computed tomography for surveillance after endovascular aneurysm repair. *British Journal of Surgery* **99**, 1514–23.
109. Walsh SR, Tang TY, Boyle JR. (2008). Renal consequences of endovascular abdominal aortic aneurysm repair. *Journal of Endovascular Therapy* **15**, 73–82.
110. Weerakkody RA, Walsh SR, Cousins C, Goldstone KE, Gaunt ME. (2008). Radiation exposure during endovascular aneurysm repair. *British Journal of Surgery* **95**(6), 699–702.
111. Black SA, Carrell TW, Bell RE, Waltham M, Reidy J, Taylor PR. (2009). Long-term surveillance with computed tomography after endovascular aneurysm repair may not be justified. *British Journal of Surgery* **96**(11), 1280–3.
112. Dias NV, Riva L, Ivancev K, et al. (2009). Is there a benefit of frequent CT follow-up after EVAR? *European Journal of Vascular and Endovascular Surgery* **37**(4), 425–30.
113. Karthikesalingam A, Holt PJ, Hinchliffe RJ, et al. (2010). Risk of reintervention after endovascular aortic aneurysm repair. *British Journal of Surgery* **97**(5), 657–63.
114. Schanzer A, Greenberg RK, Hevelone N, et al. (2010). Predictors of abdominal aortic aneurysm sac enlargement after endovascular repair. *Circulation* **123**, 2848–55.

第52章

腹主动脉瘤：急诊手术结局

Alan Karthikesalingam, Peter Holt

腹主动脉瘤简介

腹主动脉瘤(AAA)在其迅速扩张或破裂前是无症状的。因此,破裂的动脉瘤代表动脉瘤疾病进展到末期。总体而言,破裂腹主动脉瘤(rAAA)的死亡率约为80%,院外rAAA患者只有50%可存活至医院接受手术,而接受手术的患者中有50%未存活至出院。

因此,目前通过早期筛查在动脉瘤破裂之前检测出AAA[1]。这有利于择期手术修复,并且与动脉瘤破裂后手术修复相比,其死亡率较低。然而,一些患者难以避免需要急诊手术干预。为了进一步改善此类患者术后结局,需要详细地规划患者的治疗策略及术后管理。

本章回顾了目前关于疑似rAAA患者的院前管理及转运、术后结局及影响患者预后的特定手术并发症的研究。讨论了rAAA患者管理中存在争议和尚未解决的问题。

破裂腹主动脉瘤的临床表现

有症状的动脉瘤患者的急性表现包括从突然发作的腹痛、腰痛或腰腹痛到有破裂的临床表现(即低血压、心动过速和虚脱/晕厥,伴或不伴腹部包块)[2],再到发生猝死。最近一项患者层面的小动脉瘤监测研究的荟萃分析(RESCAN研究)结果表明,女性(高出4倍)、现吸烟者和血压较高的个体的破裂率较高[3]。

rAAA通常与泌尿外科或普外科急腹症混淆。最常见的鉴别诊断是急性肾绞痛,其表现为急性腰痛、背痛或腹股沟区痛。出现这些情况可能延误诊治从而导致患者死亡。因此,对于50岁以上出现腹痛的患者,尤其是伴有晕厥或失血性休克者,应当考虑动脉瘤破裂的可能。

破裂腹主动脉瘤早期管理

患者转运、住院治疗和血管专科化管理

如果怀疑rAAA,应将患者紧急转运至拥有专业的血管外科设备及重症监护的最近的医院。手术结果证明有血管外科专科医院的治疗率高于非专科医院[4,5]。

在一项分析了英国5年内8139例有急诊临床表现的AAA患者大型研究中,4414例患者因rAAA而接受手术治疗,术后死亡率为46.3%。结果表明,动脉瘤病例量较大(择期、急诊和破裂)的医院对破裂动脉瘤的治疗率较高。手术量最高的医院的破裂动脉瘤死亡率<25%,而手术量最低的医院则>55%。此外,无论是开放手术修复(OSR),还是EVAR,在择期和急诊动脉瘤修复手术量大的专科医院中,其手术结果更优($P<0.001$)。

截至目前,关于紧急转运对动脉瘤破裂患者预后的影响的大型研究将在本章概述。现有证据显示,在医院之间转运的患者在最初的24小时内死亡人数似乎较多,但与直接就诊于血管专科中心的患者相比,总体生存率没有明显差异。

虽然相关研究数据有限,但早在1990年,Lothian的经验就表明,rAAA患者被转运至血管专科中心

后，其预后更好[6]。这项研究表明，转运至血管专科中心的患者死亡率为36%，而由当地非血管专科中心救治的患者死亡率为66%。显然，这项研究的主要结果表明血管专科诊治可获得更好的结果。次要结果提示即便患者安全转运需要相对较长的距离/时间，但与由当地非血管专科医生治疗相比，其结局更好。

最近，加拿大一个血管中心的一项研究报道了3年内81例rAAA患者行OSR治疗的结果[7]。其中24例患者（29.6%）直接到医院就诊，而余下57例（70.4%）是从其他医院转运而来。总死亡率为53%。尽管转诊患者到达手术室的时间是直接就诊患者的2倍（6.3小时对3.2小时，P=0.03），但两组之间死亡率没有差异（50%对54%，P=ns）。然而，与直接就诊患者相比，转诊患者死亡较多发生在术后24小时内（40%对33%，P<0.05）。两组的平均重症监护病房住院时间（5.8天对8.1天）和总住院时间（20.9天对18.8天）均无差异。近期得到来自三级转诊中心的单中心病例数据的支持[8,9]，结果再次表明，转诊患者和直接就诊患者之间结局没有显著区别。

最近在与英国IMPROVE随机临床试验相关的Delphi共识研究中讨论了患者转运的话题，该试验对比了破裂动脉瘤OSR与EVAR的疗效差异[10]。此次会议的目的是让主动脉瘤破裂有丰富诊治经验的临床医生就患者是否转运达成一致。尚有争议的议题将作为未来研究的目标。经专家讨论后得出结论，除去不稳定患者（身体虚弱、无意识/插管的患者及有严重全身性疾病的已住院患者）外的所有患者都可转院。有心脏骤停或心肺复苏记录的患者不适合转运。

转运和专科评估尤为关键，因为接受rAAA手术干预的患者比例是动脉瘤相关死亡的重要影响因素[11]，并且诸多非手术因素与rAAA患者的住院生存率相关。英国11 986例rAAA患者与美国23 838例rAAA患者进行对比，发现英国rAAA患者院内死亡率更高（65.90%对53.05%，P<0.001）。这主要归因于英国未接受手术治疗的患者比例较高，并且未接受手术治疗的患者大多死亡。在美国接受手术干预的患者比例较高（80.43%对58.45%，P<0.001），但是两者的手术相关死亡率无明显差异。在匹配了年龄/性别的人群中结果仍保持一致。在这两个国家，较低的死亡率与EVAR、较多的rAAA患者诊治量、病床容量和教学状况相关。未能为rAAA患者实施手术干预是致命的，这种情况在非血管专科中心更为常见。这证实了在拥有大量病例数、可同时提供OSR和EVAR的血管专科中心对rAAA进行专科评估的重要性。

SWIFT试验将着重探究从诊断到干预的时间长短与rAAA的手术相关死亡是否存在关联。虽然有待进一步的研究提供更为可靠的数据，但基于现有数据，强烈建议将疑似或已证实的主动脉破裂的患者转运至最近的血管专科医院进行治疗。

允许性低血压

在明确手术干预前，现有证据提示可将允许性低血压（低血压止血法）用于rAAA患者。虽然缺乏明确的证据，但这种方法已被证明在rAAA患者中是可行的，并且可以提高患者总生存率。

荷兰一项单中心前瞻性研究结果表明，对于多数病例，将患者入院前静脉输液量限制在500mL，在入院后将收缩压维持在50~100mmHg的范围内，并且在必要时使用硝酸酯类药物的治疗措施是可行的[12]。在77例明确诊断的rAAA的患者中，36%的患者由于难以控制的低血压而急诊行OSR治疗。在行EVAR治疗的破裂动脉瘤患者中，46%的患者的收缩压调控至理想的范围，其余患者的收缩压>100mmHg且持续时间>60分钟。EVAR组的死亡率为25%，而OSR组的死亡率为49%。两组间的差异显而易见，比如循环不稳定的患者直接进行OSR治疗。来自美国包括102例患者的单中心回顾性病例分析证明上述治疗措施安全可行，但尚未发现其对患者生存有益[13]。

此前提到的IMPROVE小组在Delphi共识研究中讨论了低血压复苏[10]。专家小组认为，除非患者病情急转直下，在未静脉补液的情况下，如患者收缩压≥70mmHg，院际间转运并拟行手术干预是可以接受的。关于使用硝酸酯类药物以降低血压尚未达成共识。然而，IMPROVE试验的数据表明，与创伤人群相比，rAAA人群因年龄较大并且生理储备较差，70mmHg作为允许性低血压阈值下限可能过低[14]。在IMPROVE试验中，最低收缩压是30天死亡率的独立预测因素，51%的血压<70mmHg的患者在30天内死亡。因此，允许性低血压在rAAA中的使用仍然存在争议，并且需要进一步地研究。在获得更明确的

数据之前,应采取个体化的治疗方法,并且临床医生应意识到在IMPROVE试验中,观察到收缩压<70mmHg的患者死亡风险提高。

CT扫描和EVAR的形态学适合性

EVAR目前已常规用于AAA择期手术治疗,并且急诊手术干预的应用也逐渐增加,因此,在安全可行的情况下,患者在急诊科进行初步评估后应完善动脉相增强CT检查。这提供了关于明确主动脉破裂的诊断,动脉瘤的解剖学形态,以及用于评估对EVAR的形态学适合性的精准信息。

目前的数据表明,约50%的rAAA在形态上适合EVAR治疗[15]。一项单中心回顾性研究分析了43例动脉瘤破裂患者的CT扫描结果。形态学评估表明49%的患者适合EVAR治疗。该队列中EVAR治疗的排除标准如下:73%的瘤颈过短,23%的髂动脉入路不合适,18%的瘤颈直径过大,以及14%的瘤颈严重成角。

与院际间转运一样,为了获取CT提供的信息以明确诊断,适当的延迟最终治疗是可以接受的,并且不会增加手术相关死亡率[12,16]。

结局的风险评估及预测因素

并非所有rAAA急诊患者都适合手术治疗。虽然无法准确地预测手术结局,但已经构建并且验证过的预测模型可以进行初步的风险评估。对于rAAA,哈德曼指数(Hardmann Index)和格拉斯哥动脉瘤评分(GAS)是最广泛使用的风险评估工具。

Hardman等人于1996年在澳大利亚进行的一项研究,该研究对来自一组年龄大多>65岁的154例动脉瘤破裂患者的数据进行Logistic回归分析,明确了5项与死亡率相关的独立术前预测因素。这些因素包括年龄>76岁、肌酐>190mmol/L、意识丧失、血红蛋白<9g/L,以及心电图提示心肌缺血。出现3个及3个以上风险因素提示100%的死亡风险。0个、1个或2个风险因素分别对应16%、37%和72%的死亡风险[17]。

另一种评分系统是GAS[18]。GAS首次描述于1994年,其通过年龄(以年为单位),以及当患者合并休克则+17分,合并心肌疾病+7分,合并脑血管疾病+10分,合并肾脏疾病+14分,来计算rAAA的死亡风险。对368例手术患者进行分析,以确定哪些因素对结果的影响最大。休克是最重要的预后指标。在第二项前瞻性研究中,GAS为95分提示患者存在80%的死亡风险[19]。

诸多其他研究重复了这些研究方式,并尝试改善评估工具,或确定两种评估工具中哪一种更为准确。虽然尚未得出确切的结论,但建议在术前对患者进行风险分层以预测术后死亡风险。这两项评分系统都使用易于收集的术前数据,并且在患者床旁即可完成,也可以在患者转运时通过电话完成。

破裂腹主动脉瘤的发病率及术后结局

荟萃分析及基于人群的研究

因动脉瘤破裂导致的死亡率逐渐下降反映了AAA的患病率呈现下降趋势[20]。这与戒烟及更为规范的风险因素管控有关,包括常规使用他汀类药物和良好地控制高血压[21]。对完整的AAA进行更积极的管理,特别是在75岁以上的人群中EVAR的应用逐渐增多,也有助于降低死亡率[22]。这些事实反映在英国因动脉瘤破裂入院的人数从每10万人中的18.6人减少到13.5人,但这些急诊入院患者接受手术或存活下来的比例没有发生变化。

Bown等人系统回顾了大量文献以确定rAAA患者既往和最近的临床结局[23]。该研究分析171篇文章包括了21 523例患者。研究最主要的发现是在首次报道rAAA手术修复的1955—1998年,平均围术期死亡率为48%(95%CI 46%~50%)。回归分析显示,随着时间推移,围术期死亡率每10年降低3.5%,预计到2000年围术期死亡率为41%。术中死亡率为15%(13%~17%),并且没有随着时间的推移而变化,这表明围术期死亡率的降低与手术改进以外的因素相关,如围术期重症监护管理。这是迄今为止rAAA患者行OSR治疗样本量最大且最为详细的临床结局评估研究。

该研究还表明向老年人群(≥75岁)的转变可能会影响破裂动脉瘤的手术策略。过去的20年间,EVAR已被证实在用于无症状AAA,其可有效减少术后早期和中期并发症和死亡。一些人因此考虑将EVAR作为破裂动脉瘤OSR治疗的主要替代方案。这两种手术干预措施的结果已通过大型研究和随机对照试验进行了比较。

Takagi和Umemoto在最近的随机对照试验之前进行了一项系统评价研究[24]。截至2011年4月，纳入了一项初步随机对照试验[25]和10项风险因素调整的观察性研究。未进行风险因素调整的研究由于其可能会在分析中引入偏倚而未被纳入。对纳入的11项研究（42 888例患者）的汇总分析结果表明，EVAR的死亡率显著低于OSR（OR 0.49；95%CI 0.35~0.69；P<0.0001）。将5项基于人群和6项基于住院人群研究的数据分别汇总，在人群研究中，EVAR的死亡率显著低于OSR（42 221例患者；随机效应OR 0.66；95%CI 0.60~0.73；P<0.00001）；在住院人群研究中，由于样本量较少，结果显示EVAR有降低死亡率的趋势（667例患者；OR 0.27；95%CI 0.06~1.15；P=0.08）。

已发表的荟萃分析有一个共同的缺陷，患者数量和文章数量的绝大多数数据来自行政管理数据。虽然这些数据可能已经进行了适当的风险调整，但其只解释了术后结局差异，而没有考虑选择偏倚。一些研究尝试通过统计学方法来减少选择偏倚，如倾向评分匹配法，可以将患者根据设置标准进行匹配，如是否为外科医院、患者年龄、性别和合并症[4]。这在某种程度上可以减少选择偏倚，但仍然是一个不完美的方法。也就是说，基于人群的大型研究都报道了相似的效应估计，没有证据表明荟萃分析存在异质性。

随机对照研究

随着人们对EVAR治疗rAAA的兴趣增加，一些研究小组同时发表了对比数据的系统评价，并对数据进行了荟萃分析[26-31]。一项大型荟萃分析结果表明，与直型支架相比，使用分叉型支架的围术期死亡率较低[32]。该手术的更多技术要点将在其他部分介绍。

在直接比较OSR和EVAR处理rAAA的术后结局方面，目前已经进行了3项大型的随机对照试验（IMPROVE、AJAX和ECAR），加入了早期的初步随机对照试验（图52.1）。并对3项大型随机对照试验进行了个体患者数据的荟萃分析[33]，这些都将在后续段落中进行讨论。Hinchliffe等人在2006年报道了在一家医院进行的一项小型临床试验的术后30天结局，此研究支持后续的大型随机对照试验[25]。研究主要发现在患者对治疗选择存在倾向的基础上，

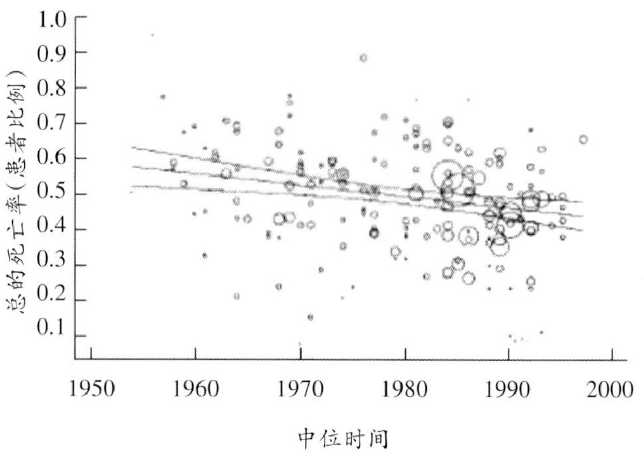

图52.1 IMPROVE、AJAX和ECAR研究中个体患者1年死亡率数据的荟萃分析。在EVAR中1年死亡率较低，但合并的结果差异无统计学意义。(Reprinted from European Journal of Vascular and Endovascular Surgery, Volume 50, Issue 3, Sweeting MJ et al., 'Ruptured Aneurysm Trials: The Importance of Longer-term Outcomes and Meta-analysis for 1-year Mortality', pp. 297-302, Copyright © 2015 European Society for Vascular Surgery, with permission from Elsevier, http://www.sciencedirect.com/science/journal/10785884.)

EVAR组的30天死亡率为53%，OSR组为53%。EVAR组的中重度手术并发症率为77%，OSR组为80%。EVAR组的中位总住院时间为10天（IQR 6~28），OSR组为12天（IQR 4~52）。EVAR组的诊断和手术之间的中位时间为75分钟（64~126分钟），OSR组为100分钟（48~138分钟）。

同一作者发表了该试验的中长期结果[34]。总体而言，EVAR组的3年和5年生存率分别为36%和26%。他们得出的结论是，与OSR公开结果相比，EVAR在中长期结局中没有任何总体生存优势[25]。然而，该试验样本较少，被认为是一项初步研究。

荷兰AJAX试验在2004年4月至2011年2月将116例患者随机分配到阿姆斯特丹地区多个试验中心的EVAR或OSR组。在rAAA的诊断明确后，试验者仅随机分配适合EVAR或OSR治疗的患者。结果显示，以30天死亡和严重并发症作为主要终点指标，EVAR组的发生率为42%，OSR组的发生率为47%（ARR 5.4%；95%CI −13%~+23%）。在重症监护住院时间、住院时间、术中失血量和术后呼吸机使用等次要结局指标方面，EVAR组的表现优于OSR组。EVAR组的30天死亡率为21%，而OSR组为25%

(ARR 4.4%;95%CI -11%~+20%),差异无统计学意义。这些结果可能的原因包括排除了血流动力学不稳定的患者,以及患者在完成CT后进行随机分配,提示试验仅纳入了形态学上适合EVAR的患者,而这类患者进行OSR手术难度是最小的。

法国ECAR试验的研究设计与AJAX相似,患者在完善CT后进行随机分配。ECAR自2008年1月—2013年1月在14个试验中心的13个中心随机分配了107例患者。EVAR在术后并发症和医院资源使用的次要终点方面,其表现优于OSR,但在30天或1年死亡率方面,两者无显著性差异(EVAR组30天死亡率为18%,OSR组为24%,1年死亡率分别为30%和35%)。EVAR组的总呼吸支持时间低于OSR组(59.3小时对180.3小时;P=0.007),肺部并发症(15.4%对41.5%;P=0.050)、总输血量(6.8对10.9;P=0.020)和重症监护住院时间(7天对11.9天;P=0.010)。

鉴于两者的死亡率结果均好于预期,ECAR和AJAX可能都不足以证明EVAR和OSR术后死亡率之间的真实差异。相比之下,IMPROVE试验具有独特的试验设计,将所有疑似破裂的AAA患者随机化,并纳入了600多例患者进行随机对照。效能计算允许误诊率和姑息率。该试验设计的优势在于,其评估了医院之间患者转运及院内管理措施是否合理,包括完善CT是否增加了延误病情的风险,允许性低血压在rAAA患者中是否适用,以及患者接受EVAR治疗是否更为合适。

IMPROVE是一个多中心(29个英国医疗中心,1个加拿大医疗中心)包括613例临床诊断为rAAA患者的研究,患者被随机分配至EVAR优先组(该组患者发现形态学不适于EVAR,可以选择OSR)或OSR组。EVAR优先组与OSR组30天死亡率无明显差异,但在女性亚组中EVAR组30天死亡率较低[35]。EVAR优先组患者出院回家(相较于出院至疗养院)的比例更高(其对生活质量的影响被IMPROVE的1年数据证实)。EVAR优先组的30天死亡率为35.4%(112/316),OSR组为37.4%(111/297)(OR 0.92;95% CI 0.66~1.28;P=0.62)。女性从EVAR优先治疗策略中获益多于男性(OR 0.44;95%CI 0.22~0.91对OR 1.18;95%CI 0.80~1.75)。EVAR优先组多达94%的患者直接出院,而OSR组为77%(P<0.001)。

IMPROVE的1年随访数据表明,EVAR优先治疗策略在生活质量、医院资源利用和成本方面有着明显优势[36]。EVAR优先组的1年全因死亡率为41.1%,OSR组为45.1%(OR 0.85;95%CI 0.62~1.17,P=0.325),两组的再干预率相似(见图52.1)。EVAR优先组和OSR组的平均总住院天数分别为17天和26天,P<0.001。与OSR组相比,EVAR优先组中幸存的患者在术后3个月和12个月时有更高的EQ-5D平均评分(平均差异为0.087;95%CI 0.017~0.158对平均差异为0.068;95%CI 0.004~0.140)。

IMPROVE数据的二次分析结果为临床实践提供了明确的依据,包括局部麻醉下行EVAR手术、收缩压<70mmHg的潜在危险,以及动脉瘤形态在确定OSR和EVAR的总死亡率中的重要性[14,37]。瘤颈长度(23.3,SD 16.1mm)与死亡率呈负相关:长度每增加16mm,调整后的OR值变化0.72(95%CI 0.57~0.92)[37]。目前没有明确的形态学指标与再干预存在关联,但这些数据强调了对于短瘤颈的rAAA血管腔内技术的开发是十分必要的,以在动脉瘤破裂的情况下提供一种创伤较小且术后风险较低的治疗选择。

IMPROVE、ECAR和AJAX的主要作者汇总了个体患者数据进行荟萃分析[33],结果表明,在3项随机对照试验中,EVAR组的死亡率为38.6%,而OSR组的死亡率为42.8%[汇总OR 0.84(95%CI 0.63~1.11);P=0.209]。这明确了EVAR降低rAAA患者死亡率。结合生活质量、院内并发症率、医院资源利用率和患者治疗选择倾向的数据,这些随机对照试验的证据表明EVAR是rAAA的首选治疗策略,可更广泛地使用。

术后管理及腹腔间室综合征

早在1989年就有报道称,一些rAAA患者在术后不能耐受腹壁闭合,表现为通气压增加、氧合减少和尿量减少[38]。这就是腹腔间室综合征。

有学者系统回顾了相关数据并且得出结论,打开腹壁伤口或延迟闭合可能会缓解少尿并改善氧合,这可能会改善术后结局[39]。监测腹内压可以及时治疗腹腔间室综合征,并且对于腹腔间室综合征高危患者应及早预防性治疗以降低危害。这些疗法包括对患者进行药物麻痹以降低腹内压,但更为合理的是患者应返回手术室进行剖腹手术。

一项来自大学附属医院的单中心回顾性研究显示，腹内压≥15mmHg的患者器官功能障碍的生理指标[pH值(P=0.027)、碱过量(P=0.005)、吸气峰压(P=0.0015)、中心静脉压(CVP)和尿量(P=0.0029)]显著低于腹内压较低患者。腹内压与心脏(CVP，P=0.038)、呼吸(PaO_2/FiO_2，P=0.026)和肾功能指数(尿量，P=0.046)显著相关[40]。

rAAA术后出现腹腔间室综合征的患者的死亡率高于正常腹内压患者数倍[41-43]。文献显示在OSR和EVAR中，约20%的患者因腹腔间室综合征需要剖腹手术以降低腹内压。由于腹腔间室综合征的发病率高且危害极大，术后应常规检查腹内压以诊断。现有证据显示，当腹内压为20mmHg或15mmHg且存在器官功能障碍时，应及时进行剖腹手术。

破裂腹主动脉瘤患者随访

来自1990年加拿大动脉瘤前瞻性研究的数据显示，约15%接受择期OSR治疗的患者术后随访可监测到另一个胸腔或腹腔内动脉瘤；行直型人工血管治疗的AAA患者术后也出现相似比例的髂动脉瘤。这些研究发现也建议术后5年内应定期完善胸部至盆腔的CT随访检查。

结论

rAAA是一种死亡率较高的疾病。尽管重症监护有所改善，但诸多大型研究报道手术死亡率仍接近50%。希望未来治疗策略的改进可以把风险降低到可接受的水平。这些策略包括对专科血管病房的患者进行管理，在那里既关注临床结果，也关注急诊和择期手术的转换率，以及使用允许性低血压。EVAR在患者术后1年的生活质量和医院资源利用方面展现出的前景优于OSR，并有更好的生存趋势(框52.1)。

框52.1 破裂腹主动脉瘤——要点

早期治疗

- 专科、高病例量的血管中心保守治疗的患者较少，手术结局较好。保守治疗患者比例国际上存在差异，这与死亡率密切相关。患者应紧急转送到最近的、拥有血管专科设备，以及重症监护的医院。所有患者都应考虑到血管专科中心接受手术治疗
- 除最为危重的患者外，所有患者都应转运至最近的血管专科中心。不适合转运的患者包括身体虚弱、无意识/插管的患者和有严重全身性疾病的患者，以及有心脏骤停或心肺复苏记录的患者
- 允许性低血压，即收缩压<70mmHg，其治疗策略可能是不明智的
- 在实际患者管理中，完善CT的益处高于延误病情的风险。这些益处主要包括可以明确诊断、获取动脉瘤解剖信息及评估动脉瘤EVAR治疗的形态学适用性

流行病学

- 患病率逐渐下降：英国因rAAA入院的人数从每10万人中的18.6人下降至13.5人
- 接受手术或存活下来的患者比例未发生变化
- 自1955年以来，手术死亡率每10年下降3.5%，2000年为41%

血管腔内修复或开放手术修复的依据

- 基于观察性研究的荟萃分析结果显示，与OSR相比，EVAR的死亡率显著降低(OR 0.49；95%CI 0.35~0.69；P<0.0001)，但一个主要的缺陷是没有考虑选择偏倚、发表偏倚和保守治疗患者的比例
- 基于3项随机对照研究(IMPROVE、AJAX和ECAR)的荟萃分析结果显示"血管腔内治疗策略"对于疑似rAAA(IMPROVE)或者EVAR对于明确诊断的rAAA(AJAX和ECAR)与OSR相比，有降低1年死亡率的趋势。EVAR在生活质量、出院回家而不是疗养院方面具有优势，并且其住院时间较短，院内并发症率较低

术后治疗及随访

- EVAR和OSR术后约20%的患者出现腹腔间室综合征，并且需要剖腹手术治疗
- 术后应常规检查腹内压以诊断。现有证据显示，当腹内压为20mmHg或15mmHg且存在器官功能障碍，应及时进行剖腹手术

(韩茂男 译 袁丁 审校)

参考文献

1. Ashton HA, Buxton MJ, Day NE, et al. (2002). The Multicentre Aneurysm Screening Study (MASS) into the effect of abdominal aortic aneurysm screening on mortality in men: a randomised controlled trial. *Lancet* **360**(9345), 1531–9.
2. Azhar B, Patel SR, Holt PJ, et al. (2014). Misdiagnosis of ruptured abdominal aortic aneurysm: systematic review and meta-analysis. *Journal of Endovascular Therapy* **21**(4), 568–75.
3. Sweeting MJ, Thompson SG, Brown LC, Powell JT. (2012). Meta-analysis of individual patient data to examine factors affecting growth and rupture of small abdominal aortic aneurysms. *British Journal of Surgery* **99**(5), 655–65.
4. Holt PJ, Karthikesalingam A, Poloniecki JD, et al. (2010). Propensity scored analysis of outcomes after ruptured abdominal aortic aneurysm. *British Journal of Surgery* **97**(4), 496–503.
5. McPhee J, Eslami MH, Arous EJ, Messina LM, Schanzer A. (2009). Endovascular treatment of ruptured abdominal aortic aneurysms in the United States (2001-2006): a significant survival benefit over open repair is independently associated with increased institutional volume.

Journal of Vascular Surgery **49**(4), 817–26.
6. Meddings RN, McCormick JS, Mannam GC. (1991). Abdominal aortic aneurysm in south-west Scotland. *Journal of the Royal College of Surgeons Edinburgh* **36**(1), 6–10.
7. Hames H, Forbes TL, Harris JR, et al. (2007). The effect of patient transfer on outcomes after rupture of an abdominal aortic aneurysm. *Canadian Journal of Surgery* **50**(1), 43–7.
8. Azizzadeh A, Miller CC 3rd, Villa MA, et al. (2009). Effect of patient transfer on outcomes after open repair of ruptured abdominal aortic aneurysms. *Vascular* **17**(1), 9–14.
9. Vogel TR, Nackman GB, Brevetti LS, et al. (2005). Resource utilization and outcomes: effect of transfer on patients with ruptured abdominal aortic aneurysms. *Annals of Vascular Surgery* **19**(2), 149–53.
10. Hinchliffe RJ, Ribbons T, Ulug P, Powell JT. (2012). Transfer of patients with ruptured abdominal aortic aneurysm from general hospitals to specialist vascular centres: results of a Delphi consensus study. *Emergency Medical Journal* **30**, 483–6.
11. Karthikesalingam A, Holt PJ, Vidal-Diez A, et al. (2014). Mortality from ruptured abdominal aortic aneurysms: clinical lessons from a comparison of outcomes in England and the USA. *Lancet* **383**(9921), 963–9.
12. van der Vliet JA, van Aalst DL, Schultze Kool LJ, Wever JJ, Blankensteijn JD. (2007). Hypotensive hemostatis (permissive hypotension) for ruptured abdominal aortic aneurysm: are we really in control? *Vascular* **15**(4), 197–200.
13. Mayer D, Pfammatter T, Rancic Z, et al. (2009). 10 years of emergency endovascular aneurysm repair for ruptured abdominal aortoiliac aneurysms: lessons learned. *Annals of Surgery* **249**(3), 510–15.
14. Improve Trial Investigators, Powell JT, Hinchliffe RJ, Thompson MM, et al. (2014). Observations from the IMPROVE trial concerning the clinical care of patients with ruptured abdominal aortic aneurysm. *British Journal of Surgery* **101**(3), 216–24; discussion 224.
15. Slater BJ, Harris EJ, Lee JT. (2008). Anatomic suitability of ruptured abdominal aortic aneurysms for endovascular repair. *Annals of Vascular Surgery* **22**(6), 716–22.
16. Salhab M, Farmer J, Osman I. (2006). Impact of delay on survival in patients with ruptured abdominal aortic aneurysm. *Vascular* **14**(1), 38–42.
17. Hardman DT, Fisher CM, Patel MI, et al. (1996). Ruptured abdominal aortic aneurysms: who should be offered surgery? *Journal of Vascular Surgery* **23**(1), 123–9.
18. Samy AK, Murray G, MacBain G. (1994). Glasgow aneurysm score. *Cardiovascular Surgery* **2**(1), 41–4.
19. Samy AK, Murray G, MacBain G. (1996). Prospective evaluation of the Glasgow Aneurysm Score. *Journal of the Royal College of Surgeons Edinburgh* **41**(2), 105–7.
20. Anjum A, Powell JT. (2012). Is the incidence of abdominal aortic aneurysm declining in the 21st century? Mortality and hospital admissions for England & Wales and Scotland. *European Journal of Vascular and Endovascular Surgery* **43**(2), 161–6.
21. Anjum A, von Allmen R, Greenhalgh R, Powell JT. (2012). Explaining the decrease in mortality from abdominal aortic aneurysm rupture. *British Journal of Surgery* **99**(5), 637–45.
22. Choke E, Vijaynagar B, Thompson J, et al. (2012). Changing epidemiology of abdominal aortic aneurysms in England and Wales: older and more benign? *Circulation* **125**(13), 1617–25.
23. Bown MJ, Sutton AJ, Bell PR, Sayers RD. (2002). A meta-analysis of 50 years of ruptured abdominal aortic aneurysm repair. *British Journal of Surgery* **89**(6), 714–30.
24. Takagi H, Umemoto T. (2011). A meta-analysis of randomized and risk-adjusted observational studies of endovascular versus open repair for ruptured abdominal aortic aneurysm. *Vascular and Endovascular Surgery* **45**(8), 717–19.
25. Hinchliffe RJ, Bruijstens L, MacSweeney ST, Braithwaite BD. (2006). A randomised trial of endovascular and open surgery for ruptured abdominal aortic aneurysm—results of a pilot study and lessons learned for future studies. *European Journal of Vascular and Endovascular Surgery* **32**(5), 506–13; discussion 14–15.
26. Sadat U, Boyle JR, Walsh SR, et al. (2008). Endovascular vs open repair of acute abdominal aortic aneurysms--a systematic review and meta-analysis. *Journal of Vascular Surgery* **48**(1), 227–36.
27. Mastracci TM, Garrido-Olivares L, Cina CS, Clase CM. (2008). Endovascular repair of ruptured abdominal aortic aneurysms: a systematic review and meta-analysis. *Journal of Vascular Surgery* **47**(1), 214–21.
28. Harkin DW, Dillon M, Blair PH, Ellis PK, Kee F. (2007). Endovascular ruptured abdominal aortic aneurysm repair (EVRAR): a systematic review. *European Journal of Vascular and Endovascular Surgery* **34**(6), 673–81.
29. Lovegrove RE, Javid M, Magee TR, Galland RB. (2008). A meta-analysis of 21,178 patients undergoing open or endovascular repair of abdominal aortic aneurysm. *British Journal of Surgery* **95**(6), 677–84.
30. Karkos CD, Harkin DW, Giannakou A, Gerassimidis TS. (2009). Mortality after endovascular repair of ruptured abdominal aortic aneurysms: a systematic review and meta-analysis. *Archives of Surgery* **144**(8), 770–8.
31. Dillon M, Cardwell C, Blair PH, et al. (2007). Endovascular treatment for ruptured abdominal aortic aneurysm. *Cochrane Database of Systematic Reviews*(1), CD005261.
32. Karkos CD, Sutton AJ, Bown MJ, Sayers RD. (2011). A meta-analysis and metaregression analysis of factors influencing mortality after endovascular repair of ruptured abdominal aortic aneurysms. *European Journal of Vascular and Endovascular Surgery* **42**(6), 775–86.
33. Sweeting MJ, Ulug P, Powell JT, Desgranges P, Balm R; Ruptured Aneurysm Trialists. (2015). Ruptured Aneurysm Trials: The importance of longer-term outcomes and meta-analysis for 1-year mortality. *European Journal of Vascular and Endovascular Surgery* **50**(3), 297–302.
34. Hinchliffe RJ, Braithwaite BD. (2007). Ruptured abdominal aortic aneurysm: endovascular repair does not confer any long-term survival advantage over open repair. *Vascular* **15**(4), 191–6.
35. IMPROVE Trial Investigators, Powell JT, Sweeting MJ, Thompson MM, et al. (2014). Endovascular or open repair strategy for ruptured abdominal aortic aneurysm: 30 day outcomes from IMPROVE randomised trial. *British Medical Journal* **348**, f7661.
36. Braithwaite B, Cheshire NJ, Greenhalgh RM, et al., IMPROVE Trial Investigators. (2015). Endovascular strategy or open repair for ruptured abdominal aortic aneurysm: one-year outcomes from the IMPROVE randomized trial. *European Heart Journal* **36**(31), 2061–9.
37. Anjum J, Thompson L, Azhar B, et al., IMPROVE Trial Investigators. (2015). The effect of aortic morphology on peri-operative mortality of ruptured abdominal aortic aneurysm. *European Heart Journal* **36**(21), 1328–34.
38. Fietsam RJr, Villalba M, Glover JL, Clark K. (1989). Intra-abdominal compartment syndrome as a complication of ruptured abdominal aortic aneurysm repair. *The American Surgeon* **55**(6), 396–402.
39. Loftus IM, Thompson MM. (2003). The abdominal compartment syndrome following aortic surgery. *European Journal of Vascular and Endovascular Surgery* **25**(2), 97–109.
40. Papavassiliou V, Anderton M, Loftus IM, et al. (2003). The physiological effects of elevated intra-abdominal pressure following aneurysm repair. *European Journal of Vascular and Endovascular Surgery* **26**(3), 293–8.
41. Acosta S, Lindblad B, Zdanowski Z. (2007). Predictors for outcome after open and endovascular repair of ruptured abdominal aortic aneurysms. *European Journal of Vascular and Endovascular Surgery* **33**(3), 277–84.
42. Mayer D, Rancic Z, Meier C, et al. (2009). Open abdomen treatment following endovascular repair of ruptured abdominal aortic aneurysms. *Journal of Vascular Surgery* **50**(1), 1–7.
43. Mehta M, Darling RC3rd, Roddy SP, et al. (2005). Factors associated with abdominal compartment syndrome complicating endovascular repair of ruptured abdominal aortic aneurysms. *Journal of Vascular Surgery* **42**(6), 1047–51.

第53章
主动脉重建术后并发症的处理

Edward Choke, Robert S. M. Davies, Robert Sayers

主动脉重建术后并发症处理简介

肾下AAA患者接受择期开放修复术的手术相关死亡率为3%~10%[1-5]。大多数围术期死亡是由组织损伤和缺血再灌注损伤，导致广泛和不受控制的炎症反应与微血管和大血管血栓形成，这些病理反应可能导致多器官衰竭(MOF)[6,7]。

尽管与剖腹手术相关的并发症要常见得多，开放修复AAA术后晚期主动脉并发症较少见，报道的发生率为0.4%~7%，其中40%发生在术后5年以上[8,9]。最常见的移植物并发症是吻合口旁动脉瘤(P-AA)形成和移植物感染。虽然不常见，但AAA开放修复术后的并发症可能是毁灭性的，通常需要复杂和及时的再干预，这与其并发症率和死亡率显著相关。

自从1990年Juan Parodi首次报道腔内肾下腹主动脉瘤修复术(EVAR)后，EVAR作为AAA传统开放修复术的一种更小、更安全的替代治疗方法得到了广泛的推广。现已证实，与开放手术相比，对于合适且解剖学上满足的腔内治疗的患者，选择腔内修复术可使围术期死亡率降低3%[10-13]。支持者认为，这些早期手术死亡率的好处被晚期移植物相关并发症(包括内漏、移行和晚期破裂)所导致的长期并发症所抵消[14]。

本章回顾了AAA的开放修复和腔内修复相关并发症的发病机制、诊断和处理。

开放修复AAA的并发症

移植物感染

主动脉重建后人工血管感染的发生率为0.15%~2%，在急诊手术和(或)远端吻合术涉及股动脉(主动脉-双股动脉搭桥术)时更常见[8,15,16](图53.1)。主动脉人工血管感染(AGI)是毁灭性的，可能表现为继发于主动脉十二指肠瘘或败血症引起的胃肠道出血，即使得到及时和适当的治疗，移植物感染与围术期死亡率和大截肢率的相关性也分别超过25%和30%[15,17,18]。

移植物感染的发病机制

移植物感染始于人工血管材料的微生物黏附和定植。当植入人工血管移植物时，周围组织和血浆会形成一个包围蛋白的膜，这是局部炎症反应的一部分。这改变了移植物表面特性，并且可以促进微生物接种，使微生物表面成分识别膜内的黏合剂基

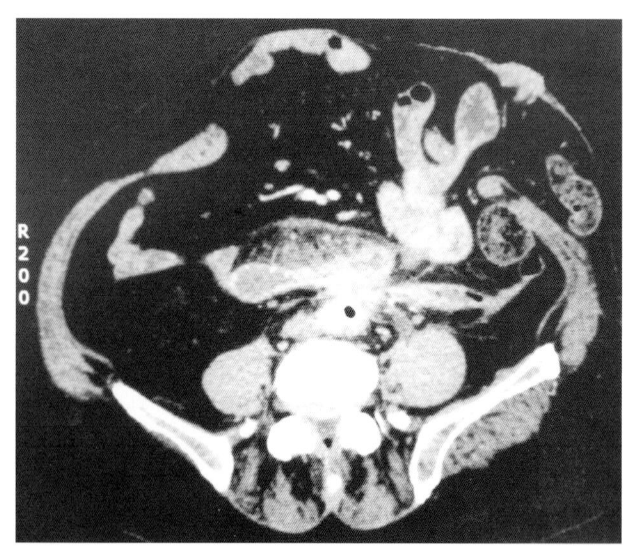

图53.1 主动脉分叉开放重建术后移植物感染。移植物周围有广泛的炎性改变，囊腔内存在空气。

质分子[19]。附着的微生物形成一种免疫原性生物膜,包含分泌多糖基质中的细菌微菌落。宿主防御系统的激活引起移植物周围的炎症反应,可能导致脓肿形成、吻合口假性动脉瘤或移植物肠瘘的形成。

大多数移植物感染是由围术期污染所致,包括继发于人工血管植入时微生物直接接种移植物材料或手术伤口感染引起的细菌传播或其他移植物周围感染过程(如憩室炎)。远程微生物也可能通过血液或淋巴传播在移植物中接种。围术期并发症包括伤口感染、肺炎和尿路感染,将大大增加AGI的风险。预防性消毒措施,包括围术期常规应用抗菌药物,加上精细的手术技术和术后伤口护理,对于最大限度降低AGI风险至关重要。

从历史上看,金黄色葡萄球菌(早期感染)和表皮葡萄球菌(晚期感染)是人工血管移植物感染中最常见的病原体,占所有主动脉-双股移植物感染的60%。革兰阴性杆菌,特别是大肠杆菌、克雷伯菌和肠杆菌属,约占所有主动脉和主动脉移植物感染的50%[20]。在革兰阴性杆菌感染后,毒力增强和产生蛋白酶的能力增加了结构衰竭、主动脉肠瘘和(或)吻合口假性动脉瘤的发生率[21]。人工血管移植物的真菌感染较少见,但可能由免疫功能低下患者的机会性感染引起。

移植物感染的诊断

AGI的诊断复杂,血管外科医生应该高度警惕。患者可能会出现全身不适的征象,包括发热、嗜睡和循环不稳定等。这些可能单独发生或与移植物结构故障的征象同时发生,例如,背痛、腰痛、搏动性腹股沟区肿胀、肠梗阻和呕血。重要的是要注意,任何主动脉移植物修复术后出现呕血±便血的患者都应被推测为有主动脉肠瘘,直到确定性检查(例如,胃十二指肠镜检查)证明其他病因病理学。

血液学和生化指标通常会随着红细胞沉降率(ESR)升高和白细胞增多而紊乱,尤其是当金黄色葡萄球菌或革兰阴性杆菌为致病病原体时。表皮葡萄球菌感染由于毒力低,可能不会引起全身不适,因此,经常发生在后期随访期间(>1年)。在微生物与生物膜分离的情况下可能会出现血培养阳性结果,但不能孤立地因为血培养结果确诊或排除AGI。此外,许多移植物感染是继发于多种微生物的,生物膜释放的微生物可能不是主要的感染病原体[22]。

准确的放射成像对于诊断移植物感染和规划其治疗至关重要。双工多普勒超声(DDU)可显示吻合口旁动脉瘤(P-AA)、移植物周围气体形成和无回声积液[23]。然而,由于继发于身体体位或肠内气体干扰的视野通常有限,因此,需要进行进一步的检查。

增强CT被广泛认为是疑似主动脉移植物感染的金标准检查。特征性特点包括移植物周围积液和(或)手术后3个月以上的软组织衰减>5mm、假性动脉瘤、骨髓炎和移植物周围气体有助于诊断,但没有特异性[24,25]。局灶性肠壁增厚伴异位气体通常提示主动脉肠瘘的存在[26]。尽管对于高度暴发性移植物感染高度敏感和特异(>90%),但使用CT来识别低度或围术期感染更具挑战性,据报道敏感率为50%[27]。如果诊断可疑,可以在CT引导下同时进行移植物周围液体的抽吸以进行微生物分析。

MRI可用作CT的替代方法,其额外好处是能够准确区分移植物周围积液和纤维化[23]。然而,据报道,在区分正常的术后变化和围术期感染方面,CT也有类似的局限性。包括白细胞闪烁扫描在内的核医学成像技术已被用于调查可疑的主动脉移植物感染,结果各不相同。务实地讲,当怀疑轻度感染时,将其与CT或MRI结合使用是有益的。

移植物感染的处理

传统上,治疗包括解剖旁路搭桥(如腋窝双股动脉搭桥)联合切除感染的主动脉移植物、广泛的局部清创和延长抗菌治疗时间。然而,尽管隔离了感染主动脉床的解剖外重建,但据报道,再感染率高达20%[28]。手术时间长、技术困难(包括主动脉残端闭合失败或延迟破裂),以及血栓从主动脉残端扩散到肾动脉或肠系膜动脉等原因使报道的围术期死亡率为20%[29]。

近年来,感染的移植物切除联合抗感染管道的原位替换已越来越受到人们青睐。各种材料,包括自体股静脉、冷冻保存的同种动脉移植物和抗生素结合或镀银的人工血管移植物,已经进行了试验,取得了令人鼓舞的结果。O'Connor等人的一项大型荟萃分析报道,与解剖外旁路术相比,原位重建术的结果更好[29]。此外,亚组分析显示,利用自体静脉进行原位重建的再感染率最低,但管道失效和截肢的风险最高。英国当代最大的一项研究报道,使用一侧或双侧股静脉作为管道的48例主动脉重建术后(16

例主动脉移植物感染，6%的围术期死亡率）的围术期死亡率为4%。11%的患者发生吻合口或移植物肢体狭窄，主要是在主动脉吻合口近端。5年时肢体保留率为96%[30]。

在主动脉-双股动脉旁路感染的病例中，并不总是需要更换整个移植物。单纯性腹股沟下移植物感染导致股动脉吻合口假性动脉瘤，可以通过从健侧或对侧新髂动脉向股浅动脉或股深动脉植入桥接移植物，并结合广泛的腹股沟清理术来治疗。作者倾向于将自体静脉从解剖外的通道穿过闭孔管道，从而将桥接移植物从感染区域中分离出来。骨盆内很容易辨认出闭孔隧道；然而，由于远端隧道的偏远性质，当试图从隧道远端进入下肢部分时，必须注意避免意外进入股管。

主动脉移植物感染的管理在其方案和后续执行方面都较复杂。通常，术中发现的感染过程比最初预期的更为复杂。必须在术前对整个动脉分支进行充分地成像，以便在开始这些困难的开放手术之前，制订首要治疗方案和后备/补救方案。

最近，已经报道了使用血管腔内技术治疗主动脉移植物感染。报道称，对于出现移植物肠瘘或假性动脉瘤破裂的不稳定患者，在明确的开放手术之前，可以使用覆膜支架作为搭桥措施。然而，对于未破裂的假性/霉菌性动脉瘤和先兆出血的移植物肠瘘，是否使用覆膜支架作为确定的方法仍然存在争议。最令人担忧的是持续感染和最终感染过程向病变远端和近端扩散，导致无法挽救的情况[31]（图53.2）。

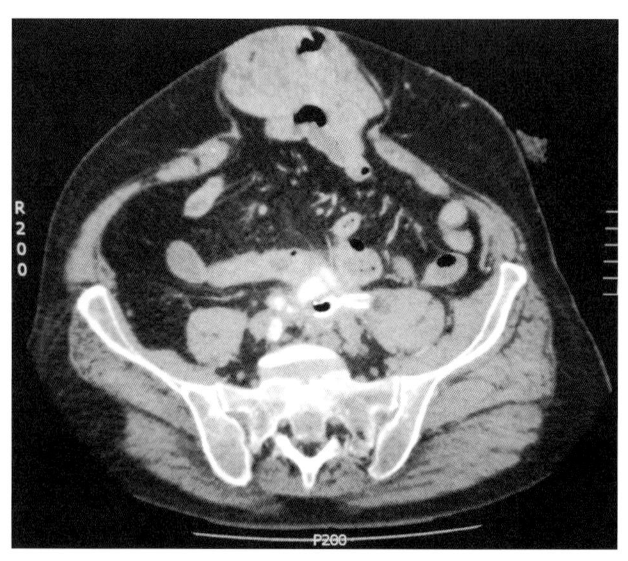

图53.2 开放修复AAA后用覆膜支架血管腔内治疗的主动脉肠瘘。覆膜支架内存在腔内空气是提示持续感染的证据。

缺血并发症

下肢缺血

AAA修复后的急性下肢缺血可能是由动脉粥样硬化斑块栓塞、移植物血栓形成或本身动脉夹层/血栓形成所致。AAA修复后发生远端栓塞是一种相对罕见的事件，据报道在手术中发生率<5%[32-34]。大多数主髂动脉瘤的特点是附壁血栓的存在与AAA的最大直径成正比[35]。这种层积的动脉血栓可能在动脉瘤游离或主髂动脉钳夹过程中脱离，导致远端栓塞至足部或足底血管，从而导致斑片状的缺血/梗死，导致“垃圾足”。几位作者已经描述了在应用近端主动脉钳夹之前，钳夹住主动脉或髂动脉远端的技术，以此作为最小化远端栓塞风险的一种手段[36,37]。Imparato报道，在700例AAA修复术中，在使用该技术后仅有4例患者出现危及肢体的缺血[37]。

“垃圾足”与严重的发病率和死亡率有关，多达1/3的患者需要进行大范围截肢[33]。治疗比较困难，因为栓子（微栓子）通常太小，无法进行标准的外科栓子清除术。Mahmood等人描述使用微胫动脉栓子清除术清除“垃圾足”患者的下肢和足底血管中的栓子，7条肢体中有6条被成功保肢[38]。血管腔内技术包括抽吸血栓、机械清除血栓和单独的局部溶栓已有报道，但成功率各不相同[39,40]。足/趾坏疽的发展最初可以保守治疗，但当同时发生感染时，需要迅速治疗以尽量减少菌血症和人工血管移植物感染的风险。

AAA与促血栓形成因素相关，这种因素在开放修复术后即刻的围术期被夸大[41]。这种促血栓状态结合移植物流入/流出受阻，可能导致围术期移植物血栓形成。钳夹时髂动脉壁损伤，特别是严重钙化的“瓷质”血管，在血流重新建立时增加了血管夹层和血栓形成的风险。如果术中确认上述情况，作者首选的重建方法是超出夹层的血管横断面与移植物行端端吻合。当双侧髂动脉夹层超过髂动脉分叉处时，建议在至少一条髂内动脉与移植物重建，以最大限度地降低骨盆缺血的风险。术后继发于髂动脉夹层/血栓形成的缺血可采用血管腔内支架置入术联合血管腔内或外科血栓清除术处理。或者，可能需要进行解剖外旁路以重新建立流入下肢的血流。在这些并发症影响的患者中，尽管再开放手术理论上具有治疗有效，但其与相当大的并发症率和死亡率相关，应该避免。

缺血性结肠炎

在开放修复AAA中，缺血性结肠炎的发生率为1%~3%，是AAA修复后术后死亡的最常见原因，相关死亡率高达67%[42-44]。在边缘动脉缺乏足够侧支的情况下，肠系膜下动脉（IMA）的阻断可能导致结肠缺血。通常涉及直肠乙状结肠交界处或脾曲处的血管分水岭区域。术中低血压、失血增加、主动脉阻断时间延长和腹膜后血肿与围术期缺血性结肠炎风险增加有关[43,44]。围术期大量液体转移至腹腔导致腹内压>12mmHg可能导致肠系膜灌注压病理性降低，特别是在平均动脉压低的患者中[45]。既往接受过结肠切除术和（或）放射治疗，或合并有动脉粥样硬化闭塞性疾病的患者也面临更高的风险[43,46]。

肠缺血梗死导致的可怕结局，意味着预防是对其最好的治疗方法。在正常标准操作过程中，经常发现慢性闭塞的IMA不需要重建或保护。然而，在肾下腹主动脉阻断后，通畅的IMA无返流血，则应考虑IMA重建。IMA重建是一种简单的手术，不会显著延长手术时间，但可以防止严重的术后并发症。外科医生还必须注意避免动脉栓塞到通畅的IMA，一些外科医生主张在进行动脉瘤切除术之前应用沟通钳阻断IMA近端。

缺血性结肠炎的临床诊断是多种多样的，它与缺血性肠管的体积和是否累积黏膜以外有关。如果发生肠穿孔，症状和体征可能从轻度腹痛和腹泻到腹膜炎和感染性休克不等。临床医生必须对手术后进展不佳或突然需要增加生理支持的患者保持高度怀疑。柔软乙状结肠镜检查可能是诊断性的，但由于穿孔和全身性菌血症的高风险，应避免确诊性的活检。CT血管造影可能有助于确定缺血的程度和并发症，但不应延误剖腹探查，因为对于突然的生理恶化和伴随的代谢性酸中毒患者，几乎都是需要剖腹探查的。

腹腔间室综合征的治疗将在第9章详细介绍。

吻合口旁动脉瘤

吻合口旁动脉瘤（P-AA）是AAA手术修复后最常见的晚期并发症，术后8年有10%的病例发生[47]。真性动脉瘤可累及动脉壁的三层（内膜、中膜、外膜）；然而，大多数吻合动脉瘤是假性动脉瘤，其结构由纤维性假性囊组成。当全身血压升高时，这种薄弱的假包膜可能会逐渐扩张，导致局部压迫和（或）邻近结构的侵袭，远端栓塞或破裂。

P-AA的发生率在文献中有很大的差异，并取决于许多因素，包括手术技术、患者生存、解剖位置、移植物感染、随访时间和监测方案[8,9,47-50]（表53.1）。大型回顾性研究报道累积发病率为0.1%~11.5%。然而，当局限于方法研究时，包括放射学评估，范围缩小到2.9%~11.5%。据报道，股动脉吻合会增加P-AA的风险。Ernst等人报道，在1771例因动脉瘤或动脉粥样硬化疾病而接受主动脉-双股动脉搭桥重建的患者中，11%需要对吻合口旁的股动脉瘤样改变进行手术修复[51]。此外，43例（22%）患者由于P-AA复发需要二次修复。吻合数目对应的比率比病例数目对应比率更能反映P-AA的发生率。Plate等人报道中位随访6年，8.5%的股动脉吻合术和3%的主动脉吻合术并发吻合口的动脉瘤病变[50]。随访时间的长短同样重要，Edwards等人报道，在USS随访患者中，主髂P-AA的总发生率为8年5%，15年27%[52]。

P-AA发病机制

吻合口周围动脉瘤的病因可大致分为技术失败、移植物或缝合材料失败及包括感染在内的动脉自身因素。这些病因可能单独发生或同时存在。

动脉壁破坏是P-AA的最常见原因，可能是由动脉壁固有的结构异常引起的原发性破坏，或由通过移植物动脉吻合术破坏正常动脉壁而导致的继发性破坏[53]。许多研究报道了在植入人工血管与本身动脉吻合处形成真性动脉瘤[8,52]。Edwards等人报道了8%的主动脉吻合口并发原动脉的真性动脉瘤形成。感染是导致吻合口破裂的重要原因，所有早期（2年内）吻合动脉瘤形成的患者，即使没有感染的临床征象，也应考虑感染[53]（见本章开头的“移植物感染”）。

自从聚丙烯问世以来，缝线断裂已经变得越来越罕见。丝线和尼龙线的抗拉强度会被吞噬，而聚丙烯是不可生物降解的。然而，聚丙烯处理不当可能会导致单丝结构的微观或宏观断裂，从而增加缝

表53.1 吻合口旁动脉瘤的发生率和解剖分布

作者	年份	人数	中位随访时间(月)	影像学随访	假性动脉瘤数目(吻合口数目)				
					主动脉近端	主动脉远端	髂动脉	股动脉	总百分比(吻合口百分比)
Hertzer 等[9]	1989—1999	1135	57	否	0(1135)	0(337)	0(1494)	1(102)	<0.1%(<0.1%)
Biancari 等[47]	1979—1990	1087	63	否	14(>2174)				1.3%(<1%)
Hallett 等[8]	1957—1990	816	54	否	23(>1632)				2.8%(<1.4%)
Crawford 等[49]	1955—1980	533	60	否	3例死于假性动脉瘤(>1066)				N/a
Johnston 等[16]	1986	307	73	否	3(307)	0(91)	6(324IA+102FA)		2.9%(1.1%)
Plate 等[50]	1970—1976	208	72	否	6(208)	1(24)	0(163)	17(203)	11.5%(4%)

合失败的风险。在吻合过程中保持恒定均匀的缝线张力对于降低缝线失效的风险也是至关重要的。

现代工业工艺的出现意味着移植物材料失效是吻合口动脉瘤形成的罕见原因,尽管既往的报道显示移植物扩张高达35%[8]。据报道,与聚四氟乙烯(PTFE)移植物相比,涤纶移植物,特别是编织的移植物,增加了P-AA形成的风险[53]。由于更高的切应力和更大的缝合线壁张力,移植物动脉端侧吻合术与P-AA的风险比端端吻合术更高[52]。

P-AA诊断

P-AA的诊断依赖于其大小和位置。腹腔内吻合口动脉瘤在临床上可能是隐匿性的,直到它们的大小足以触及、压迫和(或)侵犯邻近的解剖结构或破裂。股动脉吻合口动脉瘤可能表现为腹股沟搏动性包块,可能伴或不伴疼痛。瘤体增大可能导致邻近股神经或静脉受压,从而导致感觉异常或静脉高压症状/体征。腹腔内和股动脉吻合动脉瘤均可通过血栓栓塞引起肢体缺血。

临床迹象或怀疑吻合口动脉瘤需要对所有吻合口进行放射学检查;36%的患者同时存在近端或远端吻合口动脉瘤[54]。只要腹腔内视图不受肠道气体或肥胖的影响,多普勒USS是一种可选择的监测方式。然而,一旦发现,所有P-AA都需要CTA或MRA成像来调查病因和术前计划。

P-AA治疗

无症状和有症状的主动脉和髂动脉吻合假性动脉瘤应考虑作为择期手术治疗,因为它们对生命构成重大威胁。Treiman等人报道,1/3的主髂动脉假性动脉瘤在诊断时破裂[55]。然而,由于缺乏对大量受影响患者的长期随访,真实的破裂率尚不清楚。克利夫兰诊所在中位随访时间为4.5年的1047例主动脉瘤修复术中没有发现主髂动脉假性动脉瘤破裂或介入的病例;因此,保守治疗可能会起到一定作用,特别是在生理障碍的患者中[9]。

一般认为,所有身体状况良好的有症状的股部P-AA患者都应该考虑进行择期修复,有出血或肢体缺血迹象的应急诊治疗,对无症状股部P-AA的治疗仍存在争议。保守治疗策略的支持者认为动脉瘤大小与并发症发生之间缺乏证据;在2年的随访中保守治疗的无症状动脉瘤发生肢体威胁性并发症的风险<5%[56]。另一种选择是,早期干预的支持者指出,无症状动脉瘤继发并发症的肢体损失率≥15%。在实践中,对于任何直径>2.5 cm或持续扩大的股动脉瘤都应考虑择期修复。

开放手术修复被认为是治疗的黄金标准。开放修复的方法应根据潜在的病因、术中发现和患者生理状况进行调整。在发生单纯缝合失败的情况下,可考虑进行一次修复。当动脉壁或较少发生移植物材料变性时,切除健康动脉和(或)完整移植物并植入移植物替换是首选技术。主动脉P-AA择期和急诊修复后的围术期死亡率分别为4.5%~17%和24%~100%[57]。感染性病因的P-AA需要复杂的重建,而且预后不良(参见本章开头的"移植物感染")。

血管腔内治疗已日益成为开放性手术重建P-AA的替代方法。文献中广泛报道了经皮腔内移植物治疗伴或不伴感染性主动脉和髂动脉P-AA[58-67]。(表53.2)。在股动脉水平使用腔内移植物是有争议的,因为与非关节周围血管相比,放置在关节周围血

表53.2 开放性和血管内介入治疗移植物感染的结果

作者	年份	随访时间（月）	患者人数	位置	是否感染	技术成功率	结果					
							围术期死亡率	围术期并发症发生率	中位住院时间（天）（范围）	转开放手术发生率	再次干预率	通畅率
开放手术修补												
Mulder 等[63]	1998	N/a	135	主动脉、髂动脉、股动脉	否	91%	16%	53%	N/a	/	14%（住院期间）	N/a
Allen 等[64]	1993	32	29	主动脉	是	N/a	21%	73%	N/a	/	26%	N/a
Locati 等[62]	2000	48	24	主动脉、髂动脉	是	92%	38%	53%	N/a	/	7%	N/a
血管腔内修补												
Bosch 等[60]	2011	41	58	主动脉、髂动脉	是	95%	3%	N/a	3(1~122)	7%	27%	N/a
Sachdev 等[65]	2007	18	53	主动脉、髂动脉	是	98%	4%	17%(2例转为开放手术)	2.9(1~82)	9%	23%	94%
Faries 等[66]	2003	11	33	主动脉、髂动脉	否	100%	0%	11%	N/a	0%	N/a	N/a
Laganà 等[59]	2007	20	21	主动脉、髂动脉	否	100%	0%	3%	N/a	5%	10%	91%
Piffaretti 等[61]	2007	16	19	主动脉、髂动脉	否	100%	0%	5%	9(3~45)	0%	5%	96%
Curti 等[67]	2001	28	13	髂动脉	是	92%	0%	N/a	3(2~5)	23%	15%	100%
Mitchell 等[57]	2007	N/a	8	髂动脉（$n = 5$），主动脉（n=4），主动脉（n=1）	是	100%	0%	13%	N/a	N/a	N/a	N/a

管的支架可能增加新内膜增生或骨折的风险[68,69]。Stricker等人报道了33条严重肢体缺血接受CFA血管成形术的患者常规使用支架；技术成功率为100%，3年动脉通畅率为83%[70]。Derom和Nout报道了7例未感染的股动脉吻合口周围假性动脉瘤经皮植入腔内移植物治疗；动脉瘤隔绝率和移植物通畅率为100%，中位随访时间为18.6个月[71]。据报道，使用杂交技术治疗感染的股动脉P-AA也取得了令人鼓舞的结果。

血管腔内修复AAA的并发症

内漏

EVAR最常见的并发症是内漏，即动脉瘤囊持续灌注。内漏可分为5类——Ⅰ型、Ⅱ型、Ⅲ型和Ⅳ型内漏和内张力[73]（表53.3）。尽管腔内移植物技术有所进步，但EVAR后内漏的患病率保持不变。在EUROSTAR登记处，平均15.4个月随访期间内漏的总患病率为20%[74]。其中8%为Ⅱ型内漏，12%为Ⅰ型、Ⅲ型或多发性内漏。大约2/3的内漏是在术后30天内通过晚期影像学监测发现，目前，对所有EVAR患者进行终生随访是合理的。

内漏的诊断

CT扫描是目前诊断内漏的金标准。然而，CT成像用于EVAR术后终身监测潜在的缺点包括成本高、重复辐射暴露和造影剂肾毒性相关的并发症等。由于这些原因，许多EVAR病例数多的单位现在使用DDU作为检测内漏的初始诊断工具，然后使用CT扫描对阳性发现进行更详细的描述。比较DDU和CT监测EVAR的研究已经报道，DDU检测内漏的敏感性和特异性分别为80%~100%和74%~100%[73]。操作者依赖性和技术限制可能会限制DDU的用途，因此，必须有足够的培训和经验，以及标准化的方法。其他选择包括磁共振血管造影（MRA）和选择性血管造影。使用血管造影作为金标准，钆增强MRA检测Ⅱ型内漏的敏感性为94%[75]。因此，当CT或DDU未确定扩张原因时，MRA可用于检测动脉瘤囊扩张患者的内漏。选择性血管造影是一种侵入性手术，具有与穿刺入路相关的风险和对比剂肾毒性，但具有在内漏检测同时治疗的优点。

表53.3 内漏和内张力的分型

内漏分型	内漏来源
Ⅰ	移植物锚定区漏†
A	血液经腔内移植物近端流入
B	血液经腔内移植物远端流入
C	血液经髂动脉封堵器（塞）（AUI时，髂总动脉栓塞部位反流流入）
Ⅱ	分支动脉反流内漏‡（非支架连接部位）
A	简单型，只有单一流入道而无流出道
B	复杂型，有多条流入道和流出道
Ⅲ	移植物缺损†
A	连接部漏或支架脱节
B	覆膜破裂（覆膜支架中段孔洞）
	小破口（<2mm，例如，缝针孔）
	大破口（>2mm）
Ⅳ	移植物孔隙过大引起的内漏（支架植入术后的30天内）
内张力§	
分型	
A	无内漏
B	封闭性内漏（真实内漏）
C	有Ⅰ、Ⅱ型内漏‖
D	有Ⅱ型内漏

†：一些Ⅰ型和Ⅲ型内漏也可能存在开口于AAA囊腔的通畅分支，为内漏提供流出道。
‡：从腰椎动脉，肠系膜下动脉，胃下动脉，肾动脉或其他动脉。
§：在延迟CT扫描中未见内渗现象的情况下，腔内压力增高。
‖：只有打开的动脉瘤囊才能发现。

Ⅰ型内漏

当支架移植物的近端（图53.3）或远端密封不完全时，就会发生Ⅰ型内漏。Ⅰ型内漏的危险因素包括不利的解剖情况，如短瘤颈或瘤颈成角，以及钙化或曲折的锚定区[76]。Ⅰ型内漏与动脉瘤破裂有关，因此，与二次介入和手术需求增加有内在联系[77]。来自Eurostar登记处的术后破裂分析证实了近端Ⅰ型内漏的危险及血管腔内或开放性二次干预的紧迫性[78]。由于动脉瘤囊内压力较低，远端锚部位内漏被认为是不太重要的破裂危险因素。然而，来自

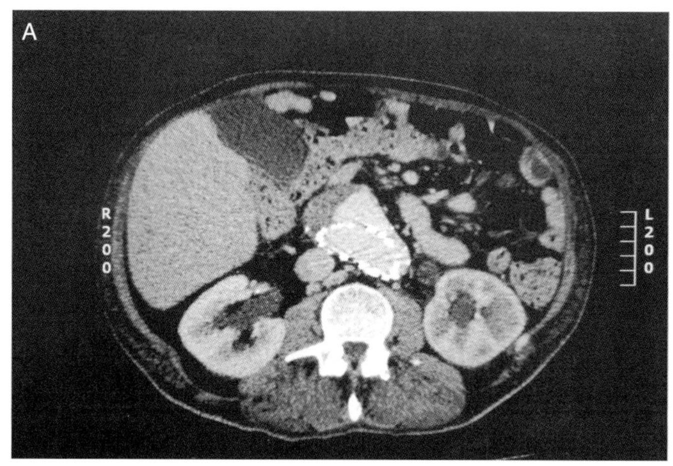

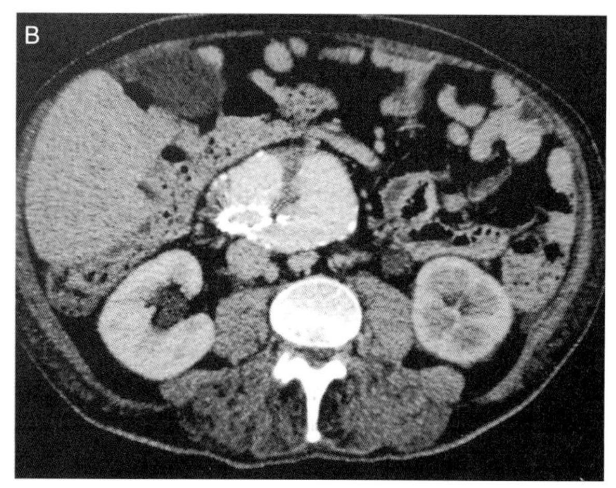

图53.3 (A)由支架移植物近端密封不完全引起的大型ⅠA型内漏。(B)不排除由ⅠA型内漏导致囊腔内充填大量造影剂。

EVAR-1试验的事后分析显示近端和远端Ⅰ型内漏均与EVAR后破裂有关[77]。

普遍的共识是,如果在完成血管造影时检测到Ⅰ型内漏,应该同期处理内漏。除非是尝试所有封闭内漏处理后仍持续存在的小流量Ⅰ型内漏,可能会被密切随访关注。大多数的小流量Ⅰ型内漏在术后第一次复查时发现已自发封闭。必须记住的是,虽然Ⅰ型内漏的自发消退被广泛地报道了,但它可能只是暂时的,20%的Ⅰ型内漏会在12~18个月后被重新检测到[78,79]。此外,还有理论上的担忧,即压力仍可能通过动脉瘤中的血栓传递[80]。

Ⅰ型内漏的一线治疗应该是腔内治疗,而血管腔内治疗的方式又取决于内漏的原因。一些近端和远端内漏处理可通过顺应性球囊将支架简单地向气囊膨胀增加支架贴附效果。持续性远端Ⅰ型内漏通常采用远端延伸支架治疗。对于近端Ⅰ型内漏,当近端支架位置已被认为是最佳时,可植入Palmaz支架以改善锚定和扩张。使用顺应性低的球囊来改善移植物与主动脉颈的贴合。如果移植物发生移位或者移植物在主动脉颈部位置太低,则使用Cuff支架(图53.4)。这需要有足够的主动脉本身来提供锚定区以支持额外的支架。与重要的内脏分支相邻的移植物禁止Cuff或覆膜支架。如果是这种情况,可以使用开窗Cuff,如果这些操作都不成功,弹簧圈或胶水栓塞提供了根除渗漏源头的替代选择。弹簧圈栓塞后可能发生再通,严重的伪影可能会影响后续的成像,并且通过弹簧圈的全身血压压力传递仍然是可能的[81]。使用液体黏合剂或"胶黏剂"氰基丙烯酸正丁酯(n-BCA)的成功率为92%,对于解剖学上不适合放置Cuff的Ⅰ型内漏患者来

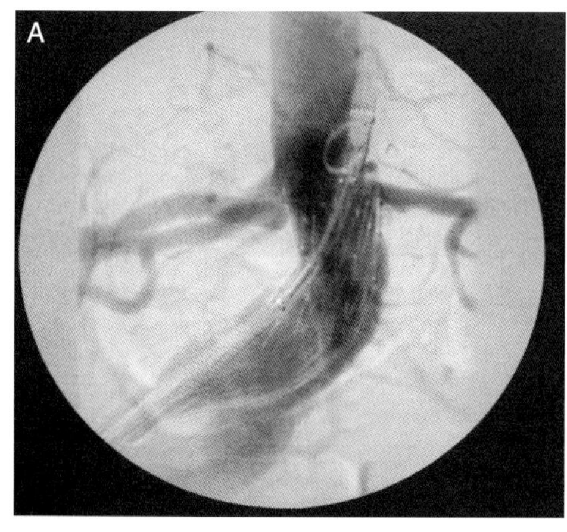

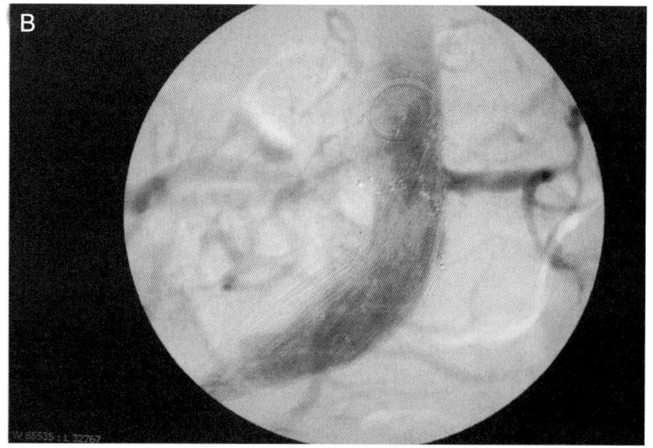

图53.4 近端延长锚定治疗大型ⅠA型内漏。在这种情况下,已经发生了支架移位,需要有足够的主动脉本身来提供锚定区以支撑额外的支架。

说，这可能是有用的治疗方法[81]。这种栓塞治疗的潜在并发症包括非靶器官栓塞造成的缺血性损伤。因此，如果有流出道，则在囊内或内漏处注射n-BCA之前，应先进行弹簧圈栓塞处理。另一个问题是，如果发生过早聚合或延迟拔出输送导管，导管尖端可能会粘在某一位置。如果血管腔内介入治疗失败，可能需要剖腹开放手术或腹腔镜放置主动脉周围结扎线。虽然主动脉阻断不是必须，但仍有很高的发病率和死亡率。

Ⅱ型内漏

Ⅱ型内漏是最常见的内漏，是腰动脉或肠系膜下动脉逆行灌注瘤腔的结果。虽然Ⅱ型内漏很常见，但由于随访不充分、识别Ⅱ型内漏的影像敏感性不同及对“明显的”Ⅱ型内漏的定义存在差异，Ⅱ型内漏的自然病程仍不明确。到目前为止，文献报道的分析一直很困难，因为一些人忽略了在随后的随访中已经解决的Ⅱ型内漏，而另一些人则报道了任何内漏，而不考虑诊断的时间。

Ⅱ型内漏的治疗方法仍然存在争议。最近的一项系统回顾和荟萃回归得出结论，没有足够的信息支持对Ⅱ型内漏进行干预的任何一个阈值，目前，患者和医生的偏好仍然是关键。认为Ⅱ型内漏是良性过程的医生会提倡保守治疗，而其他担心破裂的潜在风险的医生则会坚持早期干预。一般的折中方案是在瘤腔扩张的情况下治疗Ⅱ型内漏，但这种方法缺乏强有力的支持证据。保守干预与早期干预的风险-效益分析应考虑患者的年龄、动脉瘤的大小、所涉及的血管及预期的治疗效果。

保守治疗Ⅱ型内漏的理论基础

由于有利的血流动力学，Ⅱ型内漏很有可能自发消退。随着动脉瘤腔在手术后重塑，流出道血管通常会扭结并形成血栓，导致动脉瘤腔内形成血栓环境和自发性封闭。IMA反流血引起的内漏被认为自发消退的可能性较小[82]。尽管有继发于Ⅱ型内漏的延迟破裂的报道，但这种并发症仍然很少见。各种文献报道表明，即使存在瘤腔扩张，Ⅱ型内漏的保守方法也是安全的[83]。鉴于Ⅱ型内漏的长期自然进程仍然未知，因此，在管理Ⅱ型内漏的保守方法中建议进行密切监测。即使在内漏自行缓解之后，动脉瘤腔重塑或瘤颈伸长仍然可能导致封闭处重新开放形成内漏。仔细监测的第二个原因是隐匿的Ⅰ型和Ⅲ型内漏可能伪装成Ⅱ型内漏，并且只有多次检测才能发现。

瘤腔扩张作为Ⅱ型内漏干预指标的证据

EUROSTAR注册研究的作者认为瘤腔扩张可能是瘤腔内压力升高的迹象[74]。一些EVAR术后破裂的观察性证据支持采用动脉瘤腔扩大作为治疗Ⅱ型内漏的指标[84,85]。只有在一段时间的随访后，才能明确瘤腔大小的增加，而且随访期间破裂的可能性仍然存在。5mm的扩张阈值通常被认为是真正的瘤腔扩张，因为这已经被证明代表了动脉瘤的实际变化，而不是观察者间或观察者内的可变性测量误差[86]。

Ⅱ型内漏与动脉瘤腔扩张的关系尚不清楚，文献中有不同的报道。一些学者认为与无内漏的患者相比，Ⅱ型内漏的瘤腔体积增加的发生率更高，而另一些人则报道与主动脉内径改变没有显著关系[87-90]。这些相互矛盾的发现反映了Ⅱ型内漏治疗的差异和主观性，一些在动脉瘤扩张之前仅根据Ⅱ型内漏检测进行干预，而另一些则更喜欢附加的指征，如动脉瘤大小的增加、持续性内漏，或干预前的症状。

有证据表明，在瘤腔扩张的基础上进行干预可能不会产生临床益处。一项研究报道，持续性/复发性内漏频繁出现对动脉瘤腔生长没有影响[91]。然而，这种方法的价值在于，诊断性血管造影评估可以发现意外的Ⅰ型和Ⅲ型内漏，随后对先前隐匿的Ⅰ型和Ⅲ型内漏进行最终治疗可以防止延迟性破裂[91]。

Ⅱ型内漏早期干预的基本原理

曾有关于动脉瘤破裂完全与Ⅱ型内漏有关的报道激励了一些人进行早期再干预[92]。这种方法的支持者还认为，虽然动脉瘤腔增大应该被视为一个令人担忧的发现，但没有增大并不一定意味着动脉瘤被完全排除。在一半破裂的患者中，动脉瘤最大内径在破裂前没有变化或减小，进一步降低了依赖瘤径增大作为再介入指标的依据[92]。此外，动物和力学模型及体内研究表明，Ⅱ型内漏与动脉瘤腔的平均压力和脉压相关，是积极尝试根除所有Ⅱ型内漏的动机。一些人会在支架植入后一段时间让侧支血管血栓形成，可能是30天，然后再进行干预[93-95]。

有一种可能性是Ⅱ型内漏可能导致Ⅰ型内漏的发展。对83例患者的回顾性研究显示，7例Ⅱ型内漏患者随后发生Ⅰ型内漏，DDU证实是经腰动脉或肠系膜下动脉血流反流（Ⅰ型内漏发展后血液进入并随后离开AAA瘤腔）[96]。一种可能的解释是，在活跃的Ⅱ型内漏造成的瘤腔内压高的情况下，无支撑的腔内移植物腿支可能无法与动脉壁充分接触。也有可能随着囊的扩张，瘤颈也会扩张，导致近端封闭不完全。

Ⅱ型内漏的治疗

根除Ⅱ型内漏具有难度。通过经动脉逆性导管弹簧圈或“胶”栓塞术治疗Ⅱ型内漏的供血动脉，包括腰动脉和肠系膜下动脉的结果是令人鼓舞的[97]。一些报道称，使用导管超选结合大剂量动脉内血管扩张剂，然后用生物胶和碘油混合物或微圈栓塞的技术，成功率为94.4%（18例患者中有17例成功）[98]。经动脉栓塞治疗的长期持久性仍然是一个值得关注的问题，11%的患者观察到新的侧支内漏，60%~90%的患者复发，这表明单纯栓塞治疗Ⅱ型内漏是不够的。可能需要多种模式的治疗来实现和维持动脉瘤腔隔离[98-100]。有证据表明，单支血管栓塞通常是无效的，虽然可以使初始来源的血管持续血栓形成，但增加额外的动脉供血可能导致治疗失败[101]。

经腰椎穿刺动脉栓塞术使用胶水或弹簧圈栓塞整个动脉瘤腔已被证明有92%的成功率，持久的结果可持续到254天的中位随访期。当内漏需要积极地处理时，这可能是首选的治疗方法。当存在多条未闭腰动脉，动脉栓塞术治疗失败或不可行的情况下，腹腔镜腹膜后结扎主动脉分支是另一种选择。

Ⅲ型内漏

Ⅲ型内漏是由移植物连接处断裂（Ⅲa型）和移植物破裂（Ⅲb型）引起的，前者更为常见。Ⅲ型内漏与随后的动脉瘤破裂风险相关，使破裂风险增加9倍[77,78]。最初的失败与第一代血管内移植支架有关，并且随着移植物技术的改进，发生率已经降低。支架连接处的断开可能是在连接处撑开的摩擦力不足、支架组件之间重叠不足或移植物畸形（通常是尾部移位的结果）造成的。

Ⅲ型内漏的常规治疗方法是通过血管腔内途径，使用另一种覆膜支架重新覆盖失败的移植物。只有当腔内介入由于形态学特征而不可行，或者移植物已经变得过于扭曲时，才选择传统的开放修复。

Ⅳ型内漏

Ⅳ型内漏是薄壁移植物中覆膜材料孔洞的结果。通过多孔移植物材料的血液渗出通常是自限性的，预计在1个月内会自发消退[102]。因此，Ⅳ型内漏被认为是良性的，但一些薄壁移植物的长期耐久性仍有待确定，因为多孔内移植物（钽-涤纶）的台架模型试验显示，全身压力仍然可以传递到动脉瘤囊[103]。与Ⅳ型内漏相关的主要挑战是在血管造影出现动脉出血的情况下，如何自信地排除任何其他重要的内漏来源。这本质上是一种排除性的诊断。通常，Ⅳ型内漏只有在完成EVAR时血管造影才被考虑。随访影像中发现的任何内漏都不应被认为是Ⅳ型内漏。

内张力

一些动脉瘤囊在没有内漏的情况下继续扩大，这是“内张力”一词的来源。内张力是指EVAR术后动脉瘤腔内压力增加的一种状态[104]。EUROSTAR注册研究显示，采用8mm作为动脉瘤腔大小增加的阈值标准，内张力患病率为5.4%[78]。无内漏的AAA瘤腔增大的患者仍然有动脉瘤破裂的风险，这支持内张力作为一个过程的存在[105]。

内张力的产生可能来自以下的压力传导：

1）在移植物端部周围血管壁和移植物之间存在分层的血栓，包括封闭的Ⅰ型内漏，移植物移位暴露瘤颈部血栓，或未检测到的内漏。

2）移植物的孔隙。

3）血栓闭塞的分支血管。

4）由于移植物感染、血栓纤维蛋白溶解、水囊瘤、遗传调节或酶活性导致的瘤腔内容物积聚而形成压力[106]。

共识认为，如果不及时治疗，内张力是动脉瘤破裂的危险因素。通过二期的Cuff或延长支架进行内张力治疗的长期结果仍然未知。具有低多孔移植物的修复装置可以阻止瘤腔进一步生长或使瘤腔缩小。有时，可能需要移出并转换为开放修复。动脉瘤腔压力的记录显示，尽管动脉瘤腔内没有血流，但由于持续性内张力而从血管腔内修复转为开放修复的情况下，动脉瘤腔内压力的记录显示了全身血压水平[105]。由于这是一种排除性诊断，因此，使用包括选择性血管造影在内的各种成像手段排除内漏或支架移位是很重要的。由于腔内移植物的发展，血管内张力的患病率似乎在下降。

移植物感染

EVAR术后移植物感染的发生率是罕见的。然而，它是一种灾难性的并发症，并与高死亡率和发病率相关。移植物感染可由植入时的感染引起，也可由晚期血源途径引起[107]。医院感染是早期发生主动脉移植物感染的一个危险因素，在发生院内败血症和手术部位感染的患者中，2年的移植物感染率明显更高[108]。EVAR术后的额外手术也被确定为移植物感染的潜在危险因素[107]。

包括EUROSTAR注册中心在内的大型注册研究报道，在5年的随访中，移植物感染率约为0.1%[109]。一项荟萃分析报道，接受EVAR的患者2年主动脉移植物感染率为0.16%[108]。直观地说，EVAR术后移植物感染的发生率应该会低于开放修复术。这与植入相关感染的风险较低有关，因为不需要内脏解剖，移植物是通过封闭系统输送的。然而，来自EVAR-1试验的4年随访数据显示，开放修复术和EVAR的移植物感染发生率相似[110]。同样，在一组61 598例医疗保险受益者中，29 542例接受了EVAR，移植物感染或主动脉-肠瘘接受再干预率EVAR为0.2%，开放修复为0.3%[111]。

EVAR术后移植物感染的表现包括全身脓毒症、腹股沟感染、隐痛。这些非特异性症状对迅速诊断移植物感染提出了挑战，必须与EVAR术后常见的植入后综合征（发热、合并白细胞增多和疼痛）区分开来，后者是由于局部炎症反应而不是细菌感染。移植物感染的后遗症是瘘管进入邻近的空腔脏器，导致主动脉肠瘘（AEF）。即使移植物与肠壁之间没有连续性，也没有进行动脉与移植物之间的吻合，EVAR患者也不能避免AEF的发生。

EVAR术后瘘管形成的根本原因尚不清楚。有真菌性或炎性动脉瘤EVAR术后移植物感染的病例报道，提示预先存在的局部感染可导致肠坏死，并在动脉瘤和肠壁之间形成瘘。以前报道的AEF的发生归因于内张力继发的压力性肠壁坏死和诸如移植物移位和扭结、广泛的瘤腔栓塞和移植物缝合断裂等并发症[112-115]。

金黄色葡萄球菌是一种常见的皮肤共生菌，已被报道为腔内移植物感染中最常见的独立微生物。其他致病微生物包括链球菌、阴沟肠杆菌、大肠杆菌、铜绿假单胞菌和单核增生李斯特菌[116]。诊断通常基于几个因素，包括临床表现、培养和影像学检查。外周血液感染指数通常升高。CT扫描通常是首选检查，提供有关感染程度的信息。CT扫描异常包括移植物周围与主动脉间存在气体和液体。特别是在没有培养出微生物可疑感染病例中，FDG-PET提供了一个有用的诊断方法，FDG-PET扫描的阳性结果是移植物部位摄取增加。

移植物感染的治疗传统上认为包括切除所有感染的移植材料，然后进行解剖外旁路重建。然而，即使进行该治疗，死亡率和截肢率也很高，预后很差。在文献中，总死亡率为18%~50%，保守治疗患者的总死亡率为36%~100%[117]。有一种观点认为，在特定的病例中，即使患者身体足够适合进行手术干预，也应该采取保守的抗生素治疗策略。在采用这种策略的一个中心系列病例报道中，12例移植物感染患者的总死亡率仅为3/12。在6例保守治疗的患者中，有2例死亡[117]。这些结果表明，可能并不总是有必要清除所有受感染的移植物，并表明在某些情况下保守治疗可能会取得满意的效果。如果考虑手术治疗，有不同的治疗方式，每种方式都有不同的成功率。分期手术可以限制生理损伤。可以先进行解剖外旁路重建，然后对感染区域进行分阶段切除和清创。在污染有限的患者中，可以选择使用股静脉、银质或抗生素浸渍的移植物，或同种动脉移植物进行原位重建。腔内移植物移出将取决于该器械的设计结构。在肾上倒钩固定的支架移植物中，移出时需要在腹腔干平面以上控制，而肾下锚定的移植物则只需要较低的阻断控制位置就足够了。术后抗生素治疗应根据术中样本的培养和敏感性进行调整。

腿支闭塞

EVAR术后腿支闭塞发生率为2.6%~3.7%（图53.5）[118,119]。在EVAR-1试验中，观察到这种并发症在EVAR术后比开放修复后更常见。Eurostar注册研究报道，腿支血栓形成是解剖外旁路手术最常见的指征[109]。

动脉流出道情况是移植物血栓形成的主要决定

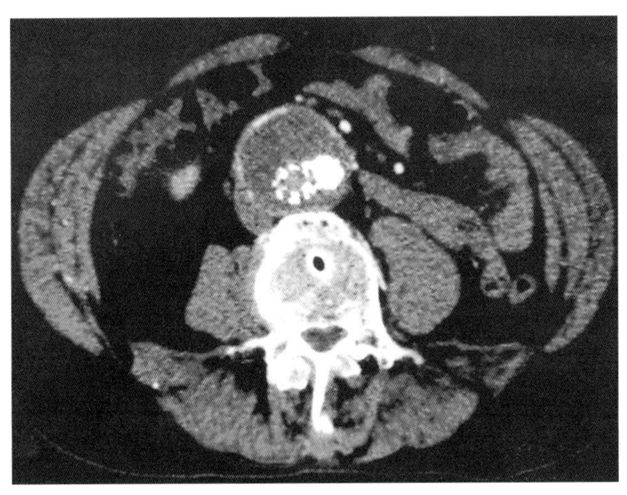

图53.5 EVAR术后右侧腿支闭塞。

因素。因此,支架植入前存在的狭窄,特别是钙化的小直径主动脉分叉,以及病变的、成角度的或扭曲的髂动脉被认为是易发生腿支血栓的潜在危险因素。腿支血栓形成在支架延伸到髂外动脉中更为常见[118,119]。无支撑的腔内移植也有较高的腿支闭塞风险。其他公认的腿支血栓形成危险因素包括支架重叠导致的支架内管腔不一致,支架间扭结,血栓引起的支架内折和外部压迫[119]。

在26条腿支闭塞(702条风险腿支)中,半数在手术后30天内发生腿支血栓形成[119]。作者将此归因于术中技术因素和手术时存在的判断错误,这些错误与放置在扭曲或狭窄的髂动脉有关。大约1/3的患者可以保守治疗,因为他们只有轻微的跛行症状[119]。如果EVAR术后闭塞的肢体需要治疗,这可以选择二次腔内支架溶栓治疗,也可以选择解剖外搭桥,如股-股或腋下-股旁路。由于担心支架移位或破坏密封区,一般不推荐机械球囊取栓术,但如果使用"导丝引导"取栓技术,这可能是可行的。通过成功的干预,大多数患者症状得到缓解,预后良好,无永久性后遗症[118,119]。

支架移位

大约25%的支架移位患者会发生Ⅰ型或Ⅲ型内漏[120]。在1年内支架移位的发生率约为3.6%,但由于其定义和用于测量移位的技术不同,这一比例差异很大。据报道,使用AneuRx装置系统的支架移位率要高得多(3年27%,其中47%需要二次干预)[121]。其他报道的移位率在1年为7%,2年为20%,3年为42%[120]。支架移位通常是无症状的,但如果它与近端的Ⅰ型内漏同时发生,它可能容易导致动脉瘤腔再增压和破裂。另一种类型的移位是髂肢远端锚定区向头部移位,导致动脉瘤腔增压类似的效果。

支架移位的重要预测因素包括支架在肾动脉以下的低释放,近端锚定长度短,瘤颈部扩大>10%,术前主动脉内径>5.5cm[121,122]。移植物近端>20%的支架型号过大可能会加速晚期瘤颈扩张,这容易发生迁移[120]。因此,支架移植物释放技术,最佳瘤颈部解剖的选择,以及密切的CT监测(如果在随访中发现主动脉颈直径扩张)是预防移植物移位的关键因素。

支架设计和手术技术可在最小化移植物移位风险方面发挥作用。具有倒钩或钩固定的移植物设计被认为有较小的支架移位风险,因为近端的倒钩或钩可以显著增加移植物移位所需的移位力。也有证据表明,将支架向下延伸至髂总动脉分叉处可能会将后续移植物移位的风险降至最低。

移植物近端移位通常可通过近端延长Cuff得到满意的治疗。锚定区的最佳切面应通过适当的放大和C形臂的角度来获得,以允许近端贴附部分的展开尽可能靠近最低肾动脉的下缘。如果移位不足以放置标准Cuff,则可以探索开窗解决方案。

EVAR术后动脉瘤破裂

EVAR的主要目标是预防动脉瘤破裂所致的死亡;然而,晚期动脉瘤破裂仍然是所有支架装置的潜在风险(图53.6)。EVAR试验报道了EVAR-1和EVAR-2队列的848例患者,在4.8年后发生27例(3.2%)破裂。美国FDA对三种商用设备(Excluder、Zenith和AneuRx)进行的临床试验显示,5年内动脉瘤破裂的发生率分别为100%、96.8%和100%[123,124]。

EVAR-1试验中动脉瘤开放修复术和血管腔内修复术之间动脉瘤相关死亡率趋同的原因可能是EVAR术后破裂后的死亡率[125]。破裂的风险与并发症有关,如Ⅰ型内漏、Ⅱ型内漏伴瘤腔扩张、Ⅲ型内漏、支架移位或扭曲。移植物破裂后的死亡率很高,EVAR-1试验观察到,即使在遵循了最佳的监测方案后,也仍然有极少数的患者在没有预警的情况下发生了破裂。

预防EVAR术后破裂的关键是选择合适的患者。违反推荐的形态学指南,特别是近端瘤颈指南,

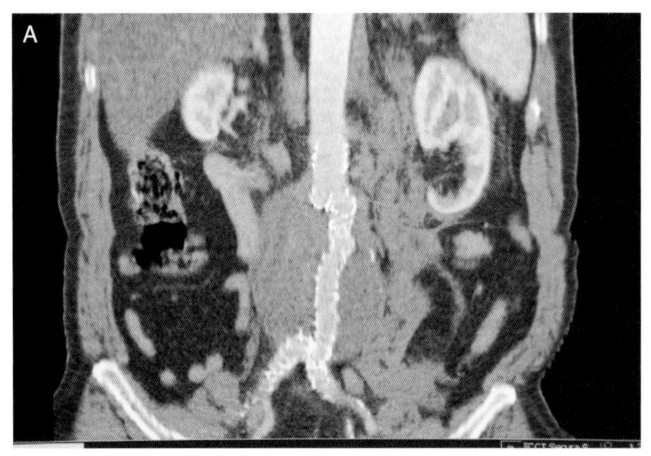

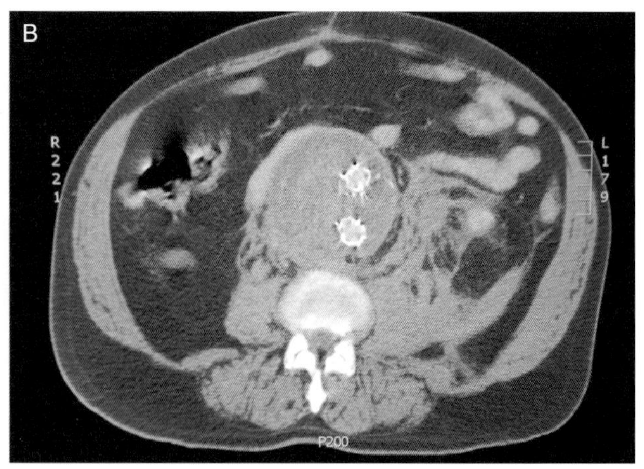

图53.6 EVAR术后支架断裂。一个分叉形的主动脉移植物支架延伸到两侧髂总动脉。存在广泛的腹膜后出血，主要累及左侧腹部，导致左肾向前移位。

可能导致近端内漏风险增加4倍[126]。最近对1万多例患者进行的一项多中心观察研究报道显示，EVAR设备指南的遵从性较低，EVAR后动脉瘤腔扩大程度较高，这引发了人们对动脉瘤破裂的长期风险的担忧。内漏、年龄≥80岁、主动脉颈直径≥28 mm、主动脉瘤颈角>60°、髂总动脉直径>20 mm是预测EVAR术后腹主动脉瘤腔扩大的独立危险因素。

如果遵循严格的形态学标准，只有50%~62%的AAA患者适合腔内修复，而不合适的动脉瘤大多数是近端瘤颈形态不良[127]。约30%的动脉瘤患者瘤颈长度不足[127]。因此，只向符合形态学标准的患者提供EVAR的政策将剥夺大量患者接受EVAR的选择；而与开放修复相比，EVAR早期死亡率更低。

关于EVAR形态学标准化的建议很难实现，也不实用，因为在很大程度上，EVAR是否适合与支架的选择有关。随着技术的进步，EVAR的可行性也将增加，允许更多传统上“不适合”的动脉瘤接受腔内治疗。普遍的共识是，每个患者都应该在个体的基础上进行考虑，考虑到病前的医疗条件和动脉瘤破裂的风险。如果腔内途径被认为符合患者的最佳利益，在存在不良形态学特征的情况下，“不完美”的EVAR仍然可以接受。

为了将破裂的风险降到最低，必须在EVAR术后进行长期随访，以监测动脉瘤腔扩张、内漏、支架移位或结构性损坏。然而，EVAR术后的一些破裂似乎确实是自发发生的，这使人们思考目前的监测和成像方法是否是最佳方法[77]。

毫无疑问，EVAR术后动脉瘤破裂是一种外科急症，必须通过腔内或开放修复迅速治疗。在EVAR试验中，12例患者接受了治疗，15例患者在尝试动脉瘤修复前死亡。7例患者（58%）采用开放修复，其中5例存活超过30天。5例患者（42%）采用了腔内修复（3例支架延长，1例Cuff植入，1例失败），其中4例存活超过30天。因此，总生存率为75%。

结论

肾下腹主动脉瘤的开放和腔内修复术都伴随着各种常见的并发症（移植物血栓形成、感染）和独特的并发症（EVAR后的内漏）。开放修复术被广泛报道为一种比EVAR更持久的治疗方法，开放修复术与晚期移植物并发症的发生有关，这种并发症的发生率从首次手术后开始随着时间的推移而稳步增加。改进的技术、移植缝合材料和围术期护理都有助于提高围术期存活率，减少术后移植物并发症。然而，尽管移植物相关并发症的发生率在下降，但由于患者预期寿命的提高，患病率可能会稳步上升；Hertzer等人报道，50%的患者在开放修复后10年仍然存活[9]。同时，在本世纪初接受EVAR的患者可能现在才开始出现晚期移植物相关并发症。因此，现代血管外科医生不仅可能面临越来越多的复杂移植物相关并发症，而且发生这些并发症的人群也越来越老龄化。

（侯丽 译 袁丁 审校）

延伸阅读

Malbrain ML, Cheatham ML. (2011). Definitions and pathophysiological implications of intra-abdominal hypertension and abdominal compartment syndrome. *American Surgery* 77(Suppl 1), S6–11.

参考文献

1. Dardik A, Lin JW, Gordon TA, Williams GM, Perler BA. (1999). Results of elective abdominal aortic aneurysm repair in the 1990s: a population-based analysis of 2335 cases. *Journal of Vascular Surgery* **30**(6), 985–95.
2. Bradbury AW, Adam DJ, Makhdoomi KR, et al. (1998). A 21-year experience of abdominal aortic aneurysm operations in Edinburgh. *British Journal of Surgery* **85**(5), 645–7.
3. Kazmers A, Jacobs L, Perkins A, Lindenauer SM, Bates E. (1996). Abdominal aortic aneurysm repair in Veterans Affairs medical centers. *Journal of Vascular Surgery* **23**(2), 191–200.
4. Sayers RD, Thompson MM, Nasim A, et al. (1997). Surgical management of 671 abdominal aortic aneurysms: a 13 year review from a single centre. *European Journal of Vascular and Endovascular Surgery* **13**(3), 322–7.
5. Dueck AD, Kucey DS, Johnston KW, Alter D, Laupacis A. (2004). Long-term survival and temporal trends in patient and surgeon factors after elective and ruptured abdominal aortic aneurysm surgery. *Journal of Vascular Surgery* **39**(6), 1261–7.
6. Adam DJ, Ludlam CA, Ruckley CV, Bradbury AW. (1999). Coagulation and fibrinolysis in patients undergoing operation for ruptured and nonruptured infrarenal abdominal aortic aneurysms. *Journal of Vascular Surgery* **30**(4), 641–50.
7. Galle C, De Maertelaer V, Motte S, et al. (2000). Early inflammatory response after elective abdominal aortic aneurysm repair: a comparison between endovascular procedure and conventional surgery. *Journal of Vascular Surgery* **32**(2), 234–46.
8. Hallett JWJr, Marshall DM, Petterson TM, et al. (1997). Graft-related complications after abdominal aortic aneurysm repair: reassurance from a 36-year population-based experience. *Journal of Vascular Surgery* **25**(2), 277–84.
9. Hertzer NR, Mascha EJ, Karafa MT, et al. (2002). Open infrarenal abdominal aortic aneurysm repair: the Cleveland Clinic experience from 1989 to 1998. *Journal of Vascular Surgery* **35**(6), 1145–54.
10. EVAR trial participants. (2005). Endovascular aneurysm repair versus open repair in patients with abdominal aortic aneurysm (EVAR trial 1): randomised controlled trial. *Lancet* **365**(9478), 2179–86.
11. Greenhalgh RM, Brown LC, Kwong GP, Powell JT, Thompson SG; EVAR trial participants. (2004). Comparison of endovascular aneurysm repair with open repair in patients with abdominal aortic aneurysm (EVAR trial 1), 30-day operative mortality results: randomised controlled trial. *Lancet* **364**(9437), 843–8.
12. EVAR trial participants. (2005). Endovascular aneurysm repair and outcome in patients unfit for open repair of abdominal aortic aneurysm (EVAR trial 2): randomised controlled trial. *Lancet* **365**(9478), 2187–92.
13. Prinssen M, Verhoeven EL, Buth J, et al. (2004). A randomized trial comparing conventional and endovascular repair of abdominal aortic aneurysms. Dutch Randomized Endovascular Aneurysm Managemtn (DREAM) Trial Group. *New England Journal of Medicine* **351**, 1607.
14. Michaels JA, Drury D, Thomas SM. (2005). Cost-effectiveness of endovascular abdominal aortic aneurysm repair. *British Journal of Surgery* **92**(8), 960–7.
15. Lorentzen JE, Nielsen OM, Arendrup H, et al. (1985). Vascular graft infection: an analysis of sixty-two graft infections in 2411 consecutively implanted synthetic vascular grafts. *Surgery* **98**, 1981–6.
16. Johnston KW. (1989). Multicenter prospective study of nonruptured abdominal aortic aneurysm. Part II. Variables predicting morbidity and mortality. *Journal of Vascular Surgery* **9**(3), 437–47.
17. Batt M, Magne JL, Alric P, et al. (2003). In situ revascularization with silver-coated polyester grafts to treat aortic infection: early and mid-term results. *Journal of Vascular Surgery* **38**(5), 983–9.
18. Bisdas T, Bredt M, Pichlmaier M, et al. (2010). Eight-year experience with cryopreserved arterial homografts for the in situ reconstruction of abdominal aortic infections. *Journal of Vascular Surgery* **52**(2), 323–30.
19. Darouiche RO. (2001). Device-associated infections: a macroproblem that starts with microadherence. *Clinical Infectious Diseases* **33**(9), 1567–72.
20. Herscu G, Wilson SE. (2009). Prosthetic infection: lessons from treatment of the infected vascular graft. *Surgical Clinics of North America* **89**(2), 391–401.
21. Wilson SE. (2001). New alternatives in management of the infected vascular prosthesis. *Surgical Infections* **2**(2), 171–5.
22. Watnick P, Kolter R. (2000). Biofilm, city of microbes. *Journal of Bacteriology* **182**(10), 2675–9.
23. Perera GB, Fujitani RM, Kubaska SM. (2006). Aortic graft infection: update on management and treatment options. *Vascular and Endovascular Surgery* **40**, 1–10.
24. Ball E, Morris-Stiff G, Coxon M. (2007). Perigraft air is not always pathological: a case report. *Journal of Medical Case Reports* **1**, 63.
25. Williamson MR, Boyd CM, Shah HR. (1989). Prosthetic vascular graft infections: diagnosis and treatment.*Critical Reviews in Diagnostic Imaging* **29**, 181–213.
26. Low RN, Wall SD, Jeffrey RB, et al. (1990). Aortoenteric fistula and perigraft infection: evaluation with CT. *Radiology* **175**, 157–162.
27. Bruggink JL, Slart RH, Pol JA, Reijnen MM, Zeebregts CJ. (2011). Current role of imaging in diagnosing aortic graft infections. *Seminarsin Vascular Surgery* **24**(4), 182–90.
28. O'Connor S, Andrew P, Batt M, Becquemin JP. (2006). A systematic review and meta-analysis of treatments for aortic graft infection. *Journal of Vascular Surgery* **44**, 38–45.
29. Naylor AR. (1999). Aortic prosthetic infection. *British Journal of Surgery* **86**(4), 435–6.
30. Ehsan O, Gibbons CP. (2009). A 10-year experience of using femoro-popliteal vein for re-vascularisation in graft and arterial infections. *European Journal of Vascular and Endovascular Surgery* **38**(2), 172–9.
31. Kan CD, Lee HL, Luo CY, Yang YJ. (2010). The efficacy of aortic stent grafts in the management of mycotic abdominal aortic aneurysm-institute case management with systemic literature comparison. *Annals of Vascular Surgery* **24**(4), 433–40.
32. Starr DS, Lawrie GM, Morris GCJr. (1979). Prevention of distal embolism during arterial reconstruction. *American Journal of Surgery* **138**(6), 764–9.
33. Kuhan G, Raptis S. (1997). 'Trash foot' following operations involving the abdominal aorta. *Australianand New Zealand Journal of Surgery* **67**(1), 21–4.
34. Thompson MM, Smith J, Naylor AR, et al. (1997). Microembolization during endovascular and conventional aneurysm repair. *Journal of Vascular Surgery* **25**(1), 179–86.
35. Golledge J, Wolanski P, Parr A, Buttner P. (2008). Measurement and determinants of infrarenal aortic thrombus volume. *European Radiology* **18**(9), 1987–94.
36. Strom JA, Bernhard VM, Towne JB. (1984). Acute limb ischaemia following aortic reconstruction: a preventable cause of in- creased mortality. *Archives of Surgery* **119**, 470–3.
37. Imparato AM. (1983). Abdominal aortic surgery: prevention of lower limb ischaemia. *Surgery* **93**, 112–16.
38. Mahmood A, Hardy R, Garnham A, et al. (2003). Microtibial embolectomy. *European Journal of Vascular and Endovascular Surgery* **25**(1), 35–9.
39. Bakoyiannis CN, Kafeza M, Economopoulos KP, et al. (2011). Manual high-dose regional intraoperative thrombolysis of lower extremity emboli after open repair of a ruptured abdominal aortic aneurysm. *Annals of Vascular Surgery* **25**(7), 981.e13–16.
40. Ali AT, Kalapatapu VR, Bledsoe S, et al. (2005). Percutaneous isolated limb perfusion with thrombolytics for severe limb ischemia. *Vascular and Endovascular Surgery* **39**, 491–7.
41. Davies RS, Abdelhamid M, Wall ML, et al. (2011). Coagulation, fibrinolysis, and platelet activation in patients undergoing open and endovascular repair of abdominal aortic aneurysm. *Journal of Vascular Surgery* **54**(3), 865–78.
42. Järvinen O, Laurikka J, Salenius JP, Lepäntalo M. (1999). Mesenteric infarction after aortoiliac surgery on the basis of 1752 operations from the National Vascular Registry. *World Journal of Surgery* **23**(3), 243–7.
43. Neary P, Hurson C, Briain DO, et al. (2007). Abdominal aortic aneurysm repair and colonic infarction: a risk factor appraisal. Colorectal Dis. **9**(2), 166–72.

44. Sandison AJ, Panayiotopoulos Y, Edmondson RC, Tyrrell MR, Taylor PR. (1996). A 4-year prospective audit of the cause of death after infrarenal aortic aneurysm surgery. *British Journal of Surgery* **83**(10), 1386–9.
45. Björck M, Wanhainen A, Djavani K, Acosta S. (2008). The clinical importance of monitoring intra-abdominal pressure after ruptured abdominal aortic aneurysm repair. *Scandinavian Journal of Surgery* **97**(2), 183–90.
46. Israeli D, Dardik H, Wolodiger F, et al. (1996). Pelvic radiation therapy as a risk factor for ischemic colitis complicating abdominal aortic reconstruction. *Journal of Vascular Surgery* **23**(4), 706–9.
47. Biancari F, Ylönen K, Anttila V, et al. (2002). Durability of open repair of infrarenal abdominal aortic aneurysm: a 15-year follow-up study. *Journal of Vascular Surgery* **35**(1), 87–93.
48. Johnston KW. (1994). Nonruptured abdominal aortic aneurysm: six-year follow-up results from the multicenter prospective Canadian aneurysm study. Canadian Society for Vascular Surgery Aneurysm Study Group. *Journal of Vascular Surgery* **20**(2), 163–70.
49. Crawford ES, Saleh SA, Babb JW 3rd, et al. (1981). Infrarenal abdominal aortic aneurysm: factors influencing survival after operation performed over a 25-year period. *Annals of Surgery* **193**(6), 699–709.
50. Plate G, Hollier LA, O'Brien P, et al. (1985). Recurrent aneurysms and late vascular complications following repair of abdominal aortic aneurysms. *Archives of Surgery* **120**(5), 590–4.
51. Ernst CB, Elliott JP Jr, Ryan CJ, et al. (1988). Recurrent femoral anastomotic aneurysms. A 30-year experience. *Annals of Surgery* **208**(4), 401–9.
52. Edwards JM, Teefey SA, Zierler RE, Kohler TR. (1992). Intraabdominal paraanastomotic aneurysms after aortic bypass grafting. *Journal of Vascular Surgery* **15**(2), 344–50; discussion 351–3.
53. Gaylis H, Dewar G. (1990). Anastomotic aneurysms: facts and fancy. *Surgery Annual* **22**, 317–41.
54. van den Akker PJ, Brand R, van Schilfgaarde R, van Bockel JH, Terpstra JL. (1989). False aneurysms after prosthetic reconstructions for aortoiliac obstructive disease. *Annals of Surgery* **2010**(5), 658–66.
55. Treiman GS, Weaver FA, Cossman DV, et al. (1988). Anastomotic false aneurysms of the abdominal aorta and the iliac arteries. *Journal of Vascular Surgery* **8**(3), 268–73.
56. Graham LM, Zelenock GB, Whitehouse WM Jr, et al. (1980). Clinical significance of arteriosclerotic femoral artery aneurysms. *Archives of Surgery* **115**(4), 502–7.
57. Mitchell JH, Dougherty KG, Strickman NE, Mortazavi A, Krajcer Z. (2007). Endovascular repair of paraanastomotic aneurysms after aortic reconstruction. *Texas Heart Institute Journal* **34**(2), 148–53.
58. Davies RS, Henderson JM, Scriven MJ, Adam DJ. (2009). Hybrid open endovascular repair of para-anastomotic common iliac artery aneurysm in the presence of bilateral external iliac artery occlusions. *Annals of Vascular Surgery* **23**(3), 410.e13–16.
59. Laganà D, Carrafiello G, Mangini M, et al. (2007). Endovascular treatment of anastomotic pseudoaneurysms after aorto-iliac surgical reconstruction. *Cardiovascular and Interventional Radiology* **30**(6), 1185–91.
60. Ten Bosch JA, Waasdorp EJ, de Vries JP, et al. (2011). The durability of endovascular repair of para-anastomotic aneurysms after previous open aortic reconstruction. *Journal of Vascular Surgery* **54**(6), 1571–8.
61. Piffaretti G, Tozzi M, Lomazzi C, et al. (2007). Endovascular treatment for para-anastomotic abdominal aortic and iliac aneurysms following aortic surgery. *Journal of Cardiovascular Surgery(Torino)* **48**(6), 711–17.
62. Locati P, Socrate AM, Costantini E. (2000). Paraanastomotic aneurysms of the abdominal aorta: a 15-year experience review. *Cardiovascular Surgery* **8**(4), 274–9.
63. Mulder EJ, van Bockel JH, Maas J, van den Akker PJ, Hermans J. (1998). Morbidity and mortality of reconstructive surgery of noninfected false aneurysms detected long after aortic prosthetic reconstruction. *Archives of Surgery* **133**(1), 45–9.
64. Allen RC, Schneider J, Longenecker L, Smith RB3rd, Lumsden AB. (1993). Paraanastomotic aneurysms of the abdominal aorta. *Journal of Vascular Surgery* **18**(3), 424–31.
65. Sachdev U, Baril DT, Morrissey NJ, et al. (2007). Endovascular repair of para-anastomotic aortic aneurysms. *Journal of Vascular Surgery* **46**(4), 636–41.
66. Faries PL, Won J, Morrissey NJ, et al. (2003). Endovascular treatment of failed prior abdominal aortic aneurysm repair. *Annals of Vascular Surgery* **17**(1), 43–8.
67. Curti T, Stella A, Rossi C, et al. (2001). Endovascular repair as first-choice treatment for anastomotic and true iliac aneurysms. *Journal of Endovascular Therapy* **8**(2), 139–43.
68. Rosenfield K, Schainfeld R, Pieczek A, Haley L, Isner JM. (1997). Restenosis of endovascular stents from stent compression. *Journal of the American Collegeof Cardiology* **29**(2), 328–38.
69. Andrews RT, Venbrux AC, Magee CA, Bova DA. (1999). Placement of a flexible endovascular stent across the femoral joint: an in vivo study in the swine model.*Journal of Vascular and Interventional Radiology* **10**(9), 1219–28.
70. Stricker H, Jacomella V. (2004). Stent-assisted angioplasty at the level of the common femoral artery bifurcation: midterm outcomes. *Journal of Endovascular Therapy* **11**(3), 281–6.
71. Derom A, Nout E. (2005). Treatment of femoral pseudoaneurysms with endograft in high-risk patients.*European Journal of Vascular and Endovascular Surgery* **30**(6), 644–7.
72. Klonaris C, Katsargyris A, Vasileiou I, et al. (2009). Hybrid repair of ruptured infected anastomotic femoral pseudoaneurysms: Emergent stent-graft implantation and secondary surgical debridement. *Journal of Vascular Surgery* **49**(4), 938–45.
73. Choke E, Thompson M. (2004). Endoleak after endovascular aneurysm repair: current concepts. *Journal of Cardiovascular Surgery (Torino)* **45**(4), 349–66.
74. Veith FJ, Baum RA, Ohki T, et al. (2002). Nature and significance of endoleaks and endotension: summary of opinions expressed at an international conference. *Journal of Vascular Surgery* **35**(5), 1029–35.
75. Haulon S, Lions C, McFadden EP, et al. (2001). Prospective evaluation of magnetic resonance imaging after endovascular treatment of infrarenal aortic aneurysms. *European Journal of Vascular and Endovascular Surgery* **22**(1), 62–9.
76. Chaikof EL, Brewster DC, Dalman RL, et al. (2009). The care of patients with an abdominal aortic aneurysm: the Society for Vascular Surgery practice guidelines. *Journal of Vascular Surgery* **50**(4 Suppl), S2–49.
77. Wyss TR, Brown LC, Powell JT, Greenhalgh RM. (2010). Rate and predictability of graft rupture after endovascular and open abdominal aortic aneurysm repair: data from the EVAR Trials. *Annals of Surgery* **252**(5), 805–12.
78. Harris PL, Vallabhaneni SR, Desgranges P, et al. (2000). Incidence and risk factors of late rupture, conversion, and death after endovascular repair of infrarenal aortic aneurysms: the EUROSTAR experience. European Collaborators on Stent/graft techniques for aortic aneurysm repair. *Journal of Vascular Surgery* **32**(4), 739–49.
79. Mialhe C, Amicabile C, Becquemin JP. (1997). Endovascular treatment of infrarenal abdominal aneurysms by the Stentor system: preliminary results of 79 cases. Stentor Retrospective Study Group. *Journal of Vascular Surgery* **26**(2), 199–209.
80. Schurink GW, van Baalen JM, Visser MJ, van Bockel JH. (2000). Thrombus within an aortic aneurysm does not reduce pressure on the aneurysmal wall. *Journal of Vascular Surgery* **31**(3), 501–6.
81. Maldonado TS, Rosen RJ, Rockman CB, et al. (2003). Initial successful management of type I endoleak after endovascular aortic aneurysm repair with n-butyl cyanoacrylate adhesive. *Journal of Vascular Surgery* **38**(4), 664–70.
82. Baum RA, Carpenter JP, Tuite CM, et al. (2000). Diagnosis and treatment of inferior mesenteric arterial endoleaks after endovascular repair of abdominal aortic aneurysms. *Radiology* **215**(2), 409–13.
83. Rayt HS, Sandford RM, Salem M, et al. (2009). Conservative management of type 2 endoleaks is not associated with increased risk of aneurysm rupture. *European Journal of Vascular and Endovascular Surgery* **38**(6), 718–23.
84. Hinchliffe RJ, Singh-Ranger R, Davidson IR, Hopkinson BR. (2001). Rupture of an abdominal aortic aneurysm secondary to type II endoleak. *European Journal of Vascular and Endovascular Surgery* **22**(6), 563–5.
85. Politz JK, Newman VS, Stewart MT. (2000). Late abdominal aortic aneurysm rupture after AneuRx repair: a report of three cases. *Journal of Vascular Surgery* **31**(3), 599–606.
86. Lederle FA, Wilson SE, Johnson GR, et al. (1995). Variability in measurement of abdominal aortic aneurysms. Abdominal Aortic Aneurysm Detection and Management Veterans Administration Cooperative Study Group. *Journal of Vascular Surgery* **21**(6), 945–52.
87. Parry DJ, Kessel DO, Robertson I, et al. (2002). Type II endoleaks: predictable, preventable, and sometimes treatable? *Journal of Vascular Surgery* **36**(1), 105–10.
88. Tuerff SN, Rockman CB, Lamparello PJ, et al. (2002). Are type II

(branch vessel) endoleaks really benign? *Annals of Vascular Surgery* **16**(1), 50–4.
89. Resch T, Ivancev K, Lindh M, et al. (1998). Persistent collateral perfusion of abdominal aortic aneurysm after endovascular repair does not lead to progressive change in aneurysm diameter. **28**(2), 242–9.
90. Pollock JG, Travis SJ, Whitaker SC, et al. (2002). Endovascular AAA repair: classification of aneurysm sac volumetric change using spiral computed tomographic angiography. *Journal of Endovascular Therapy* **9**(2), 185–93.
91. Aziz A, Menias CO, Sanchez LA, et al. (2012). Outcomes of percutaneous endovascular intervention for type II endoleak with aneurysm expansion. *Journal of Vascular Surgery* **55**(5), 1263–7.
92. Bernhard VM, Mitchell RS, Matsumura JS, et al. (2002). Ruptured abdominal aortic aneurysm after endovascular repair. *Journal of Vascular Surgery* **35**(6), 1155–62.
93. Schurink GW, Aarts NJ, van Baalen JM, Kool LJ, van Bockel JH. (2000). Experimental study of the influence of endoleak size on pressure in the aneurysm sac and the consequences of thrombosis. *British Journal of Surgery* **87**(1), 71–8.
94. Parodi JC, Berguer R, Ferreira LM, La MR, Schermerhorn ML. (2001). Intra-aneurysmal pressure after incomplete endovascular exclusion. *Journal of Vascular Surgery* **34**(5), 909–14.
95. Baum RA, Carpenter JP, Cope C, et al. (2001). Aneurysm sac pressure measurements after endovascular repair of abdominal aortic aneurysms. *Journal of Vascular Surgery* **33**(1), 32–41.
96. Parent FN, Meier GH, Godziachvili V, et al. (2002). The incidence and natural history of type I and II endoleak: a 5-year follow-up assessment with color duplex ultrasound scan. *Journal of Vascular Surgery* **35**(3), 474–81.
97. Gorich J, Rilinger N, Sokiranski R, et al. (2000). Embolization of type II endoleaks fed by the inferior mesenteric artery: using the superior mesenteric artery approach. *Journal of Endovascular Therapy* **7**(4), 297–301.
98. Haulon S, Tyazi A, Willoteaux S, et al. (2001). Embolization of type II endoleaks after aortic stent-graft implantation: technique and immediate results. *Journal of Vascular Surgery* **34**(4), 600–5.
99. Chuter TA, Faruqi RM, Sawhney R, et al. (2001). Endoleak after endovascular repair of abdominal aortic aneurysm. *Journal of Vascular Surgery* **34**(1), 98–105.
100. Solis MM, Ayerdi J, Babcock GA, et al. (2002). Mechanism of failure in the treatment of type II endoleak with percutaneous coil embolization. *Journal of Vascular Surgery* **36**(3), 485–91.
101. Baum RA, Carpenter JP, Golden MA, et al. (2002). Treatment of type 2 endoleaks after endovascular repair of abdominal aortic aneurysms: comparison of transarterial and translumbar techniques. *Journal of Vascular Surgery* **35**(1), 23–9.
102. Zarins CK, White RA, Schwarten D, et al. (1999). AneuRx stent graft versus open surgical repair of abdominal aortic aneurysms: multicenter prospective clinical trial. *Journal of Vascular Surgery* **29**(2), 292–305.
103. Cuypers P, Buth J, Harris PL, Gevers E, Lahey R. (1999). Realistic expectations for patients with stent-graft treatment of abdominal aortic aneurysms. Results of a European multicentre registry. *European Journal of Vascular and Endovascular Surgery* **17**(6), 507–16.
104. Gilling-Smith G, Brennan J, Harris P, et al. (1999). Endotension after endovascular aneurysm repair: definition, classification, and strategies for surveillance and intervention. *Journal of Endovascular Surgery* **6**(4), 305–7.
105. White GH, May J, Petrasek P, et al. (1999). Endotension: an explanation for continued AAA growth after successful endoluminal repair. *Journal of Endovascular Surgery* **6**(4), 308–15.
106. Dubenec SR, White GH, Pasenau J, et al. (2003). Endotension. A review of current views on pathophysiology and treatment. *Journal of Cardiovascular Surgery(Torino)* **44**(4), 553–7.
107. Chaikof EL, Brewster DC, Dalman RL, et al. (2009). SVS practice guidelines for the care of patients with an abdominal aortic aneurysm: executive summary. *Journal of Vascular Surgery* **50**(4), 880–96.
108. Vogel TR, Symons R, Flum DR. (2008). The incidence and factors associated with graft infection after aortic aneurysm repair. *Journal of Vascular Surgery* **47**(2), 264–9.
109. Hobo R, Buth J. (2006). Secondary interventions following endovascular abdominal aortic aneurysm repair using current endografts. A EUROSTAR report. *Journal of Vascular Surgery* **43**(5), 896–902.
110. EVAR trial participants. (2005). Endovascular aneurysm repair versus open repair in patients with abdominal aortic aneurysm (EVAR trial 1): randomised controlled trial. *Lancet* **365**(9478), 2179–86.
111. Schermerhorn ML, O'Malley AJ, Jhaveri A, et al. (2008). Endovascular vs. open repair of abdominal aortic aneurysms in the Medicare population. *New England Journal of Medicine* **358**(5), 464–74.
112. Hausegger KA, Tiesenhausen K, Karaic R, Tauss J, Koch G. (1999). Aortoduodenal fistula: a late complication of intraluminal exclusion of an infrarenal aortic aneurysm. *Journal of Vascular and Interventional Radiology* **10**(6), 747–50.
113. Janne dB, Soula P, Otal P, et al. (2000). Aortoduodenal fistula after endovascular stent-graft of an abdominal aortic aneurysm. *Journal of Vascular Surgery* **31**(1 Pt 1), 190–5.
114. Bertges DJ, Villella ER, Makaroun MS. (2003). Aortoenteric fistula due to endoleak coil embolization after endovascular AAA repair. *Journal of Endovascular Therapy* **10**(1), 130–5.
115. Norgren L, Jernby B, Engellau L. (1998). Aortoenteric fistula caused by a ruptured stent-graft: a case report. *Journal of Endovascular Surgery* **5**(3), 269–72.
116. Saratzis N, Saratzis A, Melas N, Ktenidis K, Kiskinis D. (2008). Aortoduodenal fistulas after endovascular stent-graft repair of abdominal aortic aneurysms: single-center experience and review of the literature. *Journal of Endovascular Therapy* **15**(4), 441–8.
117. Cernohorsky P, Reijnen MM, Tielliu IF, et al. (2011). The relevance of aortic endograft prosthetic infection. *Journal of Vascular Surgery* **54**(2), 327–33.
118. Conway AM, Modarai B, Taylor PR, et al. (2012). Stent-graft limb deployment in the external iliac artery increases the risk of limb occlusion following endovascular AAA repair. *Journal of Endovascular Therapy* **19**(1), 79–85.
119. Carroccio A, Faries PL, Morrissey NJ, et al. (2002). Predicting iliac limb occlusions after bifurcated aortic stent grafting: anatomic and device-related causes. *Journal of Vascular Surgery* **36**(4), 679–84.
120. Conners MS, III, Sternbergh WC, III, Carter G, et al. (2002). Endograft migration one to four years after endovascular abdominal aortic aneurysm repair with the AneuRx device: a cautionary note. *Journal of Vascular Surgery* **36**(3), 476–84.
121. Cao P, Verzini F, Zannetti S, et al. (2002). Device migration after endoluminal abdominal aortic aneurysm repair: analysis of 113 cases with a minimum follow-up period of 2 years. *Journal of Vascular Surgery* **35**(2), 229–35.
122. Zarins CK, Bloch DA, Crabtree T, et al. (2003). Stent graft migration after endovascular aneurysm repair: importance of proximal fixation. *Journal of Vascular Surgery* **38**(6), 1264–72.
123. Greenberg RK, Chuter TA, Cambria RP, Sternbergh WC, III, Fearnot NE. (2008). Zenith abdominal aortic aneurysm endovascular graft. *Journal of Vascular Surgery* **48**(1), 1–9.
124. Peterson BG, Matsumura JS, Brewster DC, Makaroun MS. (2007). Five-year report of a multicenter controlled clinical trial of open versus endovascular treatment of abdominal aortic aneurysms. *Journal of Vascular Surgery* **45**(5), 885–90.
125. Greenhalgh RM, Brown LC, Powell JT, et al. (2010). Endovascular versus open repair of abdominal aortic aneurysm. *New England Journal of Medicine* **362**(20), 1863–71.
126. Armon MP, Yusuf SW, Latief K, et al. (1997). Anatomical suitability of abdominal aortic aneurysms for endovascular repair. *British Journal of Surgery* **84**(2), 178–80.
127. Bayle O, Branchereau A, Rosset E, et al. (1997). Morphologic assessment of abdominal aortic aneurysms by spiral computed tomographic scanning. *Journal of Vascular Surgery* **26**(2), 238–46.

第8部分
胸主动脉和胸腹主动脉病理学

Matt Thompson

第54章 胸升主动脉动脉瘤和动脉夹层的遗传学特征

Anne H. Child, Jose Aragon-Martin, Y. B. Alexander Wan

胸升主动脉动脉瘤和动脉夹层的遗传学特征简介

马方综合征（MFS）是一种潜在的致命的显性遗传，1991年，人们发现原纤维蛋白-1基因是MFS的病因[1]。升主动脉瘤、晶状体脱位和脊柱侧弯伴肢体瘦长等这些令人费解的表现首次被解释为微纤原纤维-1不足所致，这种纤维广泛存在于全身结缔组织中。

最近进一步发现的主动脉介质结构成分的遗传基因编码说明了需要手术修复的动脉瘤的发病机制。

在合理接受医疗和手术治疗后，综合征性胸升主动脉动脉瘤（TAA）患者的预期寿命应该接近普通人群的寿命。目前，还没有专门针对主动脉的药物治疗方法。然而，β-受体阻滞剂可以降低主动脉的血流压力。对于MFS患者，当升主动脉的年扩张率>0.5cm时，或者当主动脉直径接近5.0cm时，需要行预防性手术干预[2]。然而，每个病例的预后情况取决于其各自的家族史和致病基因[3]。正如下文所述，对于基因*TGFBR1*和*TGFBR2*[4]、*MYH11*或*ACTA2*[5]的突变的较小直径（4.5cm）的升主动脉需要进行手术干预，因为这些基因会导致出现直径<5cm的动脉夹层。TAA综合征手术干预的相关数据大都与升主动脉修复术有关。然而，影响胸降主动脉的动脉瘤越来越受到关注，我们可以在这两个解剖位置之间推断出一些原理。

本章描述了TAA相关的常见综合征条件的遗传缺陷，并重点介绍升主动脉的治疗。

组织病理学与发病机制

动脉瘤主要是由遗传性疾病导致的，其特征是中层变性伴弹性纤维断裂和丢失，以及蛋白多糖沉积增多[5]。较为典型的特征是，存在平滑肌肉细胞减少的区域伴有炎性细胞浸润。与*MYH11*和*ACTA2*基因突变有关的主动脉病理表现为平滑肌细胞增生反应，缺乏与主动脉腔平行的结构化定向。

转化生长因子β（TGF-β）途径相关基因的突变导致TGF-β表达上调，导致细胞坏死、炎症和进行性组织降解（图54.1）。

破坏平滑肌细胞（SMC）收缩功能的突变激活SMC拉伸和应力通路，导致中层变性，部分通过增加MMP2和MMP9进行介导。随着*MYH11*和*ACTA2*突变，主动脉SMCS会增加IGF-1表达，增强收缩蛋白表达，以弥补这一缺陷。

主动脉成像技术

主动脉的测量方法应综合考虑患者的年龄和体表面积，通常采用经胸超声心动图检查进行测量。不考虑身高因素，Valsalva窦内的主动脉根部检测值的正常上限均不应超过4cm[6]。根据1年3次的测量评估，胶原缺乏症患者，如Ehlers-Danlos Ⅲ，可能表现出Valsalva窦内主动脉根部静态轻度增大至4.2cm。如患者未出现高血压，则无须接受治疗，但此后每2年要检查1次超声心动图，以确诊并确定正确的治疗方法。

对于已证实的由基因突变引起的升主动脉瘤，

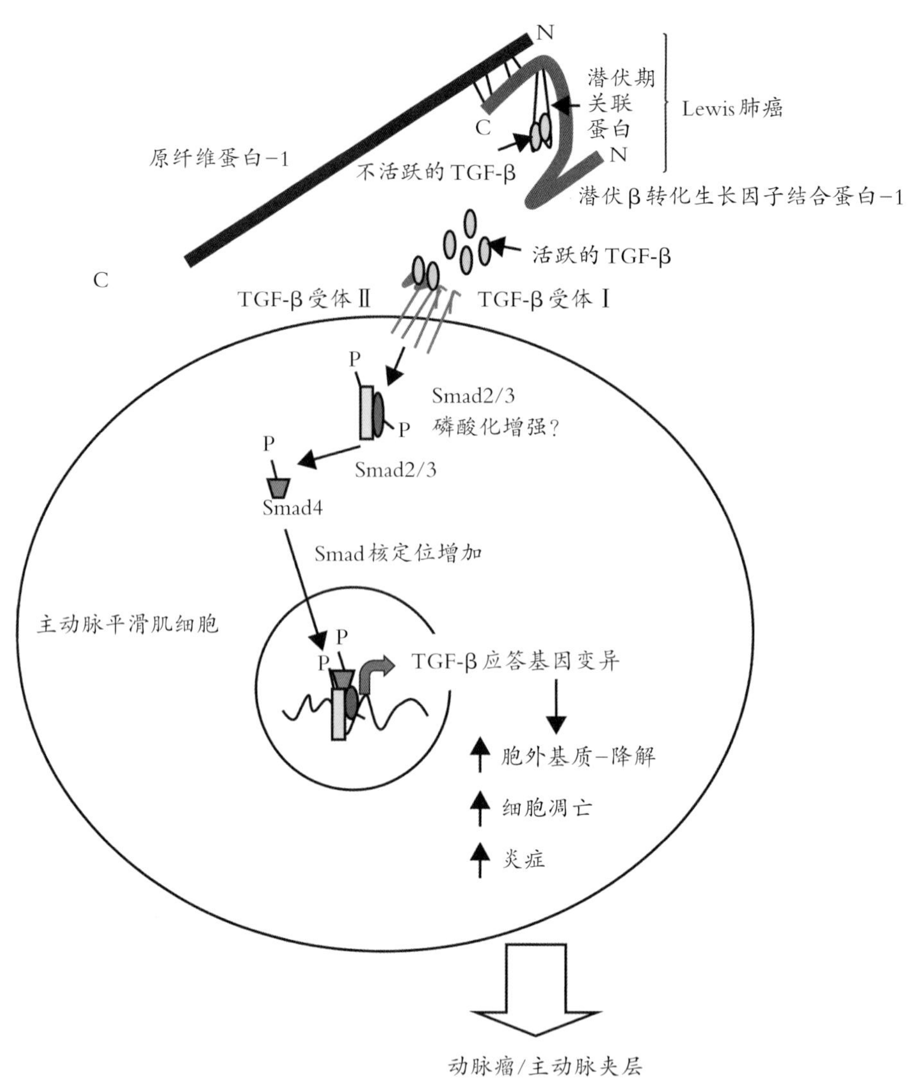

图54.1 TGF-β信号通路表明原纤维蛋白-1、*TGFBR 1*和2，以及*SMAD3*在该通路中发挥的作用。(Reproduced with permission from Pannu H et al., Genetic basis of thoracic aortic aneurysms and aortic dissections, American Journal of Medical Genetics, Volume 139C, Issue 1, pp.10-16, Copyright © 2005 Wiley and Sons Ltd.)

应从直径为3.9cm(略高于允许的正常上限3.8cm)的主动脉根部开始实施药物治疗。

TAAD的遗传学病因

1991年，科学家首次对MFS基因进行鉴定[1]，人们第一次了解到原纤维蛋白-1不足是弹力蛋白纤维异常和早期变性的原因。国际上有关基因突变的报道已超过3000个[7]。集群突变导致晶状体异位和新生儿MFS，严重突变与发生主动脉瘤和夹层的风险存在相关性[8]。定义患者的原纤维蛋白-1突变可以确认诊断，有助于预测预后和选择治疗方法，筛查近亲的基因突变，进行产前或胚胎植入前的基因诊断，以防止患者的后代遗传该疾病[9](表54.1)。

预防性治疗方法包括早期诊断和使用β-受体阻滞剂(如果患者可耐受)来减缓心率和降低血压，从而缓解升主动脉过度的压力。20%的MFS患者有哮喘，很多患者由于先天性低血压，只能耐受低剂量的β-受体阻滞剂。患者收缩压<110mmHg会出现头晕症状。目前，氯沙坦/厄贝沙坦正在接受6项国际试验的测试，测试目的是确定这些药物是否能够更有效地预防主动脉扩张。全部结果将于2018年公布[10]。

应鼓励定期进行适度的体育运动，例如，游泳、散步和在平地上骑自行车。禁止举重运动和长跑。应避免长时间重负荷工作，也应避免直接胸部用力或过度用眼。患者在运动时可以说话。

表54.1 与FTAAD有关的选定遗传突变的基因型与表型的相关性

基因(蛋白质)	表型特征	通路
细胞外矩阵蛋白质		
FBN1(原纤维蛋白-1)	MFS;高度渗透性升主动脉瘤;晶状体异位;脊柱侧弯(马方综合征体质)	TGF-β
COL 3A1[胶原蛋白α-(Ⅲ)]	4型EDS;动脉夹层伴少见动脉瘤;皮肤薄;大眼睛:喙状鼻子;嘴唇薄,耳朵无叶;肢端畸形(四肢老化)	胶原蛋白代谢
跨膜蛋白		
TFGBR1(Ⅰ型TGF-β受体)	LDS;TAAD伴其他动脉受累(脑、颈动脉、腹部)马方综合征,但无眼部疾病。发病年龄早(30岁左右)。悬雍垂裂:高度近视:颅缝闭合;先天性心脏缺陷;智力低下	TGF-β
胞质蛋白		
SMAD3(SMAD家族成员3)	LDS;TAAD伴骨关节炎(AOS)。大脑动脉可能受累,整个主动脉延伸至髂动脉	TGF-β
ACTA2(α-平滑肌肌动蛋白)	与PDA、BAV、早期冠心病、脑卒中、网状青斑、虹膜小叶平滑肌细胞功能障碍有关,导致肠梗阻不动。肺动脉高血压	IGF-1,Ang Ⅱ
MYH11(平滑肌特异性肌球蛋白)	PDA相关	IGF-1,Ang Ⅱ

职业选择可能会受到身体条件限制和容易疲劳的影响。对年长的患者而言,因健康欠佳而从事兼职工作或提早退休,可减轻职业压力[12]。

组建团队来治疗MFS患者至关重要,在治疗过程中根据受影响的系统,经验丰富的遗传学家、心脏病专家、眼科医生、血管外科医生、牙科医生、风湿病医生、骨科医生、视觉矫正师和理疗师都可以发挥作用,而其他人,如神经科医生,则较为少见。

75%的MFS患者有严重心脏疾病、眼睛疾病或骨骼常染色体显性遗传病家族史,对男性和女性都有影响。25%的患者受新突变的影响,无家族病史。每例受影响患者的后代遗传主动脉瘤易感体质的风险率为50%。

如果患者主动脉根部直径达到4.8cm,应由经验丰富的外科医生进行主动脉根部置换术,保留主动脉瓣[2]。这是因为,在没有特定手术禁忌证的患者中,主动脉夹层的风险相当于直径为4.8cm的主动脉根部手术的死亡率(1%~3%)。很少有家庭会选择在主动脉根直径<4.5cm处进行解剖。如经手术或尸检报告证明,则家庭中其他受影响的成员应尽早接受手术,应选择直径为4.5cm的主动脉根部进行手术治疗。

MFS的阳性临床诊断以修订的Ghent标准为指导[13,14]。总的来说,需要2/3的重要系统(眼睛、心脏、骨骼)出现主要临床表现,伴或不伴有家族病史,但在97%典型的MFS病例中,致病性原纤维蛋白-1突变的发现证实了这一点。由于非特异性,硬脑膜扩张已降级为次要表现。相关经费应该用于寻找致病性的突变,这也可以用来筛查其他家庭成员。

近年来,在无MFS的TAAD家族中发现的基因突变可解释约30%的升主动脉瘤(见图54.1和表54.1)。

Loeys-dietz综合征(LDS)的基因*TGFBR1/TGF-BR2*和动脉瘤-骨关节炎综合征(AOS)[15,16]的基因*SMAD3*与原纤维蛋白-1处于同一通路。基因*ACTA2*[17,18]和*MYHH11*[19]是主动脉介质中平滑肌细胞异常的病因。不同的机制却有相同的结果。后两种情况没有特定的药物治疗方法,但用于MFS的药物可能对其治疗有效。

Ehlers-Danlos综合征

Ehlers-Danlos综合征Ⅳ型(EDS)是一种血管型疾病,由于Ⅲ型前胶原(3AI)突变,在没有动脉瘤的情况下可能会出现主动脉夹层[20,21]。这也许是严重的常染色体隐性遗传模式,也可能是稍温和的常染色体显性遗传模式。因为存在不能很好愈合的易碎组织,所以,手术修复动脉的尝试通常较为复杂。弥漫性血管疾病和修复过程中遇到的困难会导致患者过早死亡；血管型EDS患者的平均寿命为48岁[21]。这些患者的皮肤薄而半透明，伤口愈合不良，会出现萎缩性瘢痕，肠道和子宫破裂的风险较高[22]。有趣的是，这些并发症与LDS患者的并发症相似。EDS的临床特征如表54.2所示。

表54.2 EDS诊断标准

遗传模式	常染色体显性遗传（隐性遗传少见）
主要诊断标准	皮肤薄而半透明
	动脉/肠/子宫脆弱或破裂
	大面积瘀伤
	特征性面部外观
次要诊断标准	肢端早老症
	小关节活动过度
	肌腱和肌肉断裂
	马蹄内翻足
	早发性静脉曲张
	动静脉/颈动脉海绵窦瘘
	气胸/血气胸
	牙龈萎缩
	阳性家族史，近亲属猝死

Loeys-Dietz综合征（LDS）

TGF-β1型受体基因（*TGFBR1*）或*TGFBR2*基因突变均可引起LDS，其特征表现为TAAD、动脉瘤和动脉扭曲、颅缝闭合、腭裂、悬雍垂裂、先天性心脏病和皮肤变薄而半透明[15,16]。

主动脉破裂或夹层通常发生在年轻时期，以及主动脉直径<5.0cm时，这是避免出现主动脉夹层的手术干预的常规截止点。这些年轻的LDS患者通常耐受良好，必须尽早积极进行手术干预，更换所有夹层主动脉[23]，并且终生每年（整个主动脉）都要接受影像学监测。

引起LDS的大多数突变是错义突变，会影响受体细胞内激酶结构域的氨基酸。许多致病的*TGF-BR2*错义突变会降低对TGF-β结合物的受体信号传导活性。然而，LDS患者的主动脉组织内的中层细胞显示胶原和结缔组织生长因子的表达增加，以及核磷酸化Smad2富集，两项发现均提示TGF-β细胞信号传导增强。

因此，MES小鼠模型和携带*TGFBR2*和*TGFBR1*突变个体组织的数据表明，TGF-β信号传导增强是MFS和LDS相关的胸主动脉疾病的一个共同原因。MFS小鼠模型的药理学研究旨在评估氯沙坦的疗效，氯沙坦是一种血管紧张素Ⅰ型受体抑制剂，同时抑制TGF-β信号传导，得出的结论是在成功治疗这些小鼠的肺和主动脉异常方面，氯沙坦治疗比β-受体阻滞剂更有效[24]。目前，正在进行随机临床试验，以评估氯沙坦和β-受体阻滞剂治疗在预防MES患者主动脉根部扩张和改善其他心血管疾病预后方面的疗效比较[10,11]。

每个基因都有共同的临床特征（见表54.1）。特别值得注意的是*ACTA2*和*MYH11*与未闭动脉导管或二尖瓣主动脉瓣关系。夹层通常出现在直径为5.0cm的主动脉根部的下方，因此，建议在4.5cm扩张处执行动脉瘤修复手术。

在原发病患和其他受影响的家庭成员中，*SMAD3*通常与早期骨关节炎相关[25]。这些相关特征有助于优先寻找可能的致病基因突变，从而节省时间和筛查资金（表54.3）。

表54.3 马方综合征（MFS）、Loeys-Dietz综合征（LDS）1型和2型，以及血管型Ehlers-Danlos综合征（EDS Ⅳ型）的主要临床特征

	MFS	LDS1	LDS2	EDS Ⅳ
血管				
主动脉瘤/夹层	++	+++	+++	+++
主动脉弯曲	—	+++	+++	—
邻近节段退行性病变	—	+	+	—
骨骼				
蜘蛛指征[a]	+++	++	++	—
瘦长肢体征[b]	++	+		—
胸中异常	++	++	++	—
关节松弛	++	++	+++	+（小关节）
马蹄内翻足[c]	—	+		+
面部				
颅缝早闭[d]	—	+/++	—	—

（待续）

表54.3（续）

	MFS	LDS1	LDS2	EDS Ⅳ
眶距增宽症[e]	—	+++	—	—
腭裂/悬雍垂裂	—	+++	+	—
皮肤				
线条过多	+	—	—	—
容易有瘀伤	—		+++	++
柔软、天鹅绒般、半透明	—	+	++/+++	+++
眼睛				
晶体异位	++	—	—	—
其他				
大器官破裂	—	—	+/++	++

-，很少；+，25%~50%；++，50%~75%；+++，>75%。

[a]手指细长。

[b]体质瘦，四肢长。

[c]畸形足。

[d]颅缝早闭。

[e]瞳距增加。

[f]晶状体半脱位。

Adapted from Aalberts J. et al., The many faces of aggressive aortic pathology: Loeys-Dietz syndrome, Netherlands Heart Journal, Volume 16, Number 9, pp. 299-304, Copyright © 2009. With kind permission of Springer Science and Business Media.

家庭成员筛查

在常染色体显性遗传病中，如果父母在世，应该首先对其进行筛查。如果任何一方携带基因突变，那么，应该对该原发病患者的所有兄弟姐妹及子女进行筛查。

一旦发现致病突变，应在妊娠11周时通过绒毛活检进行产前诊断，如果发现胎儿受影响，则可以选择终止妊娠[9]。如果夫妻双方不想停止妊娠，也可以选择胚胎移植，移植前先进行诊断，通过创建早期胚胎和测试，在母亲的子宫植入一个或两个未受影响的早期胚胎。对于35岁以下的夫妇来说，第一次尝试胚胎移植的成功率为40%。

妊娠管理

对于MFS患者，如果在妊娠前主动脉根部直径为4.2cm或更大，则出现夹层的风险率不低于10%，不宜妊娠[26]。相反，主动脉根部应置换，然后经过1年的疗养后再尝试妊娠。

如果主动脉根直径<4.2cm，则每个妊娠期和产后3个月应接受超声心动图检查以监测主动脉根的扩张情况。由于有胎儿并发症，因此，妊娠期间应停用氯沙坦，但可继续使用β-受体阻滞剂。如果患者处于主动脉根置换术的术后阶段，妊娠期间则应停用华法林，并进行替换。

如果在妊娠期间发现主动脉根扩张，则需要在妊娠期间或剖宫产后进行手术。如果没有发现主动脉扩张，则可以选择正常分娩，第二阶段分娩期较短，应采用直立姿势分娩。辅助分娩可能会有所帮助。产后出血可能是由子宫血管无法正常收缩而引起的并发症。

术后管理

主动脉手术后，建议改变生活方式。年轻患者可以选择一份脑力为主的工作，避免过多体力负荷。术后恢复期，前6个月可以选择兼职或在家工作，然后逐步恢复正常工作。

任何时候都应谨慎选择体育活动。不要进行长跑和举重运动，我们会向每位患者提供一份运动清单，列出适合的运动范围，说明哪些运动可以做，哪些运动不能做[27]。MFS患者的一个特征是容易疲劳，可能会导致健康欠佳(尤其是在心脏直视手术后)，需要提前退休。

最新研究

进一步的研究将包括升主动脉瘤的其他基因，探究85%的TAAD家庭无致病基因的原因(图54.2)。每例患者都应仔细记录家族和个人病史，并进行体格检查，以确定表型特征与健康的关联。事实证明，外显子组测序技术与大家族谱系中较旧的联动技术相结合是非常有效的鉴定致病基因的方式[25]。与MFS(小鼠模型)相同，之后将创建特定的动物模型，并测试基因特异性治疗方法[24]。未来应针对每个遗传亚群提供特殊用药，以延缓主动脉瘤的进展。

升主动脉和降主动脉综合征

关于MFS、LDS和EDS患者主动脉治疗的大部

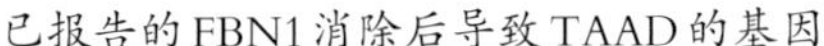

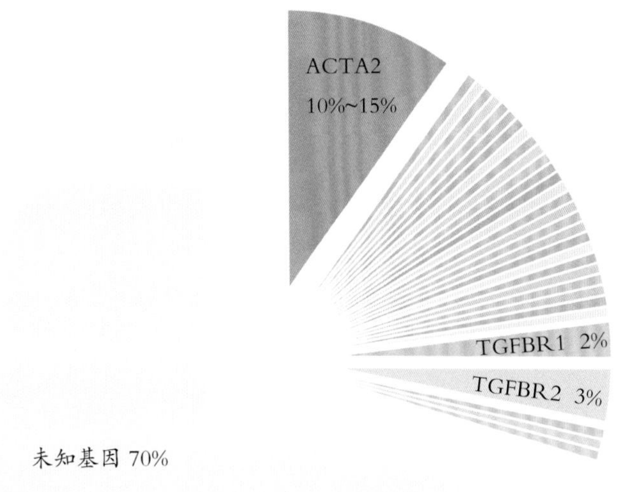

图54.2 在研究人群中,已发表的致病基因解释了TAAD患者的百分比,而仍有70%的原因无法解释。(Source: data from Milewicz DM and Regalado E, Thoracic Aortic Aneurysms and Aortic Dissections, GeneReviews®, University of Washington, Seattle, Washington, USA, Copyright © 1993—2015 University of Washington, Seattle. All rights reserved. Available from http://www.ncbi.nlm.nih.gov/books/NBK1120/?report=reader.)

分数据都与升主动脉有关。随着升主动脉治疗方法的改进,有此综合征的患者在疾病后期可能会出现降主动脉和腹主动脉疾病。这些患者的治疗方法将在其他章节中予以讨论,但从根据这些综合征相关知识可以推断出几条原理:

• 与退行性"动脉粥样硬化"病因患者相比,基因突变患者治疗的主动脉直径阈值更低。有数据表明,遗传病患者在主动脉直径较低时,其降主动脉更容易发生破裂。大多数临床医生会考虑在胸降主动脉直径为4.5~5cm时进行主动脉置换术。

• 遗传病患者通常年龄较小,这些患者在接受传统外科手术治疗后似乎病情恢复良好,与接受退行性TAA手术的年长患者相比,死亡率明显较低。

• 主动脉腔内介入治疗TAA综合征已有报道[28],退行性A型主动脉夹层发生率和治疗失败率均较高[29,30]。将来血管腔内治疗技术可能在治疗这些综合征中发挥作用,但应仔细计划血管内移植物的锚定区。最合适的锚定区位于已有的假体移植物中。

结论

胸主动脉瘤和动脉夹层的遗传易感性主要是常染色体显性遗传,涉及多种单一基因。主动脉介质中必需的弹性蛋白和平滑肌细胞相关缺陷似乎是导致主动脉壁变弱、延伸和最终撕裂的主要原因,死亡率很高,但主动脉根部直径为4.5~5.0cm时进行择期手术的成功率很高,死亡率较低。新的特效药尚在测试中,随着每一种新基因的鉴定,这些药物都会用到。应向患者的一级亲属提供超声心动图检查和家族基因突变筛查,以实现预防性药物治疗,随后进行择期手术。

(朱文江 李艺媛 译 黄斌 审校)

延伸阅读

Milewicz DM, Regalado E. Thoracic Aortic Aneurysms and Aortic Dissections. Available at http://www.ncbi.nlm.nih.gov/books/NBK1120/

参考文献

1. Dietz HC, Cutting GR, Pyeritz RE, et al. (1991). Marfan syndrome caused by a recurrent de novo missense mutation in the fibrillin-1 gene. *Nature* **352**, 337–9.
2. David T. (2012). Aortic valve sparing operations: a review. *Korean Journal of Thoracic and Cardiovascular Surgery* **45**(4), 205–12.
3. Lindsay ME, Dietz HC. (2011). Lessons on the pathogenesis of aneurysm from heritable conditions. *Nature* **473**, 308–16.
4. Tran-Fadulu V, Pannu H, Kim DH, et al. (2009). Analysis of multigenerational families with thoracic aortic aneurysms and dissections due to TGFBR1 or TGFBR2 mutations. *Journal of Medicine and Genetics* **46**, 607–13.
5. Milewicz D, Guo DC, Tran-Fadulu V, et al. (2008). Genetic basis of thoracic aortic aneurysms and dissections: focus on smooth muscle cell contractile dysfunction. *Annual Review of Genomics and Human Genetics* **9**, 283–302.
6. Roman MJ, Devereux RB, Kramer-Fox R, et al. (1989). Two-dimensional echocardiographic aortic root dimensions in normal children and adults. *American Journal of Cardiology* **64**, 507–12.
7. Faivre L, Collod-Beroud G, Child AH, et al. (2008). Contribution of molecular analyses in diagnosing Marfan syndrome and type I fibrillinopathies: an international study of 1009 probands. *Journal of Medicine and Genetics* **45**(6), 383–90.
8. Comeglio P, Johnson P, Arno G, et al. (2007). The importance of mutation detection in Marfan syndrome and Marfan-related disorders: Report of 193 FBR1 mutations. *Human Mutation* **28**(9), 928.
9. Loeys B, Nuytinck L, Van Acker P, et al. (2002). Strategies for prenatal and preimplantation genetic diagnosis in Marfan syndrome (MFS). *Prenatal Diagnosis* **22**, 22–8.
10. Mullen M, Flather M, Jin XY, et al. (2013). A prospective, randomized, placebo controlled double blind, multicentre study of the effects of Irbesartan on aortic dilatation in Marfan syndrome, the AIMS Trial: study protocol. *Trials* **14**, 408.
11. Lacro RV, Dietz HC, Wruck LM, et al. (2007). Rationale and design of a randomized clinical trial of beta blocker therapy (atenolol) vs. angiotensin II receptor blocker therapy (losartan) in individuals with Marfan syndrome. *American Heart Journal* **154**(4), 624–31.
12. Hasan A, Poloniecki J, Child AH. (2007). Ageing in Marfan syndrome. *International Journal of Clinical Practice* **61**(8), 1308–20.
13. Loeys B, Dietz H, Braverman A, et al. (2010). The revised Ghent nosology for the Marfan syndrome. *Journal of Medicine Genetics* **47**, 476–85.
14. Faivre L, Collod-Beroud G, Ades L, et al. (2012). The new Ghent criteria for Marfan syndrome: what do they change? *Clinical Genetics* **81**(5), 433–42.
15. Loeys BL, Chen J, Neptune ER, et al. (2005). A syndrome of altered cardiovascular, craniofacial, neurocognitive and skeletal development caused by mutations in TGFBR1 or TGFBR2. *Nature Genetics* **37**, 275–81.
16. Stheneur C, Collod-Béroud G, Faivre L, et al. (2008). Identification of 23 TGFBR2 and 6 TGFBR1 gene mutations and genotype-phenotype investigations in 457 patients with Marfan syndrome type I and II, Loeys-Dietz syndrome and related disorders. *Human Mutation* **29**(11), E284–95.
17. Milewicz D, Ostergaard J, Ala-Kokko L, et al. (2010). De novo ACTA2 mutation causes a novel syndrome of multisystemic smooth muscle dysfunction. *American Journal of Genetics A* **152**(10), 2437–43.
18. Disabella E, Grasso M, Gambarin F, et al. (2011). Risk of dissection in thoracic aneurysms associated with mutations of smooth muscle alpha-actin2 (ACTA2). *Heart* **97**(4), 321–6.
19. Renard M, Callewaert B, Baetens M, et al. (2013). Novel MYH11 and ACTA2 reveal a role for enhanced TGFβ signalling in FTAAD. *International Journal of Cardiology* **165**(2), 314–21.
20. Superti-Furga A, Gugler E, Giltzelmann R, Steinmann B. (1988). Ehlers-Danlos syndrome type IV: a multi-exon deletion in one of the two COL3A1 alleles affecting structure, stability, and processing of type III procollagen. *Journal of Biology and Chemistry* **263**, 6226–32.
21. Chun S, Pedro P, Yu M, Takanishi D. (2011). Type IV Ehlers-Danlos syndrome: a surgical emergency? A case of massive retroperitoneal haemorrhage. *Open Cardiovascular Medicine Journal* **5**, 210–11.
22. Germain D. (2007). Ehlers-Danlos syndrome type IV. *Orphanet Journal of Rare Diseases* **2**, 32.
23. Hughes GC. (2011). Aggressive aortic replacement for Loeys-Dietz syndrome. *Texas Heart Institute Journal* **38**(6), 663–6.
24. Habashi JP, Judge DP, Holm TM, et al. (2006). Losartan, an AT1 antagonist, prevents aortic aneurysm in a mouse model of Marfan syndrome. *Science (NY)* **312**(5770), 117–21.
25. Regalado ES, Guo DC, Villamizar C, et al. (2011). Exome sequencing identifies SMAD3 mutations as a cause of familial thoracic aortic aneurysm and dissection with intracranial and often arterial aneurysms. *Circulation Research* **109**(6), 680–6.
26. Lipscombe KJ, Smith JC, Clarke B, Donnai P, Harris R. (1997). Outcome of pregnancy in women with Marfan's syndrome. *British Journal of Obstetrics and Gynaecology* **104**, 201–6.
27. Davies B, Child A. (2009). Exercise in Marfan syndrome. Available at http://www.marfantrust.org
28. Gagne-Loranger M, Voisine P, Dagenais F. (2016). Should Endovascular Therapy Be Considered for Patients With Connective Tissue Disorder? *Can J Cardiol.* 32(1):1–3.
29. Roselli EE, Idrees JJ, Lowry AM, et al. (2016). Beyond the Aortic Root: Staged Open and Endovascular Repair of Arch and Descending Aorta in Patients With Connective Tissue Disorders. *Ann Thorac Surg.* 101(3):906–12.
30. Waterman AL, Feezor RJ, Lee WA, et al. (2012) Endovascular treatment of acute and chronic aortic pathology in patients with Marfan syndrome. *J Vasc Surg.* 55:1234–41.

第55章

胸主动脉瘤

Rizwan Attia ,Rachel E. Clough ,Peter R. Taylor

胸主动脉瘤简介

真实动脉瘤的定义为动脉呈现永久病理性的扩张，且直径达正常扩张的1.5倍以上。真正的动脉瘤涉及动脉的所有层次（内膜、中膜和外膜）。在英国，胸主动脉瘤（TAA）的发病率（5~10例/10万人）和患病率（在>65岁人群中为3%~4%）均在增加[1,2]。确诊时的年龄为59~69岁[3]。TAA在男性中更为常见［男女比例为（2~4）:1］，且发病更早[4]。主动脉直径是TAA结局的最主要预测因子。TAA患者的5年生存率为39%，而胸腹主动脉瘤患者为23%[5]。发生破裂的患者仅有不到50%能够被送至医院，其中97%经保守治疗的患者最终死亡（通常在入院6小时内）。TAA的相关危险因素包括高血压、吸烟、慢性阻塞性肺疾病和一系列遗传疾病。其中多达13%的患者有多发性动脉瘤，20%有巨大胸主动脉瘤的患者同时有AAA[6]。根据致病类型，TAA可以被分为以下3类：

（1）患有遗传综合征的人。这包括马方综合征、Ehlers-Danlos综合征，以及Loeys-Dietz综合征[7-10]。除此还有相对罕见的疾病，如弹力纤维性假黄瘤、Noonan综合征、Turner综合征、常染色体显性遗传性多囊肾病相关的突变及先天性挛缩性蜘蛛样指综合征。

（2）家族性非综合征型动脉瘤。最近，家族聚集性研究确定了胸动脉瘤的遗传基础，发现约15%的患者的一级亲属受影响[11-13]。其中包括伴有主动脉病变及主动脉壁退化性病变先天易感性的二尖瓣或单瓣膜疾病的患者[13]。

（3）主动脉壁退化性疾病。该组包括一系列感染、炎性疾病及稍后讨论的其他疾病。

胸主动脉被分为4个部分：

• 主动脉根部，包括主动脉瓣环、主动脉瓣尖部和主动脉窦。

• 从窦管交界处延伸至头臂干起点的升主动脉。

• 起自头臂干的主动脉弓包括颈动脉和左锁骨下动脉。

• 胸降主动脉，起于左锁骨下动脉和动脉韧带之间的峡部，止于横膈膜。

除了根据解剖位置区分胸动脉瘤（胸-腹动脉瘤将在第8部分第62章讨论），以上分类方式对可能的病因、干预的适应证、手术治疗方法和结局提供了指导。

发病机制及血管生物学

概述

主动脉的拉伸强度是由45~55个薄片状弹性蛋白单位、胶原、平滑肌细胞和基质组成的中膜所产生的。弹性蛋白含量在升主动脉最高，胸降主动脉较低。主动脉壁是一个具有生物活性的动态结构。平滑肌细胞在复杂的免疫控制下，合成和降解胶原蛋白、弹性蛋白、肽聚糖和基质成分[14,15]。在动脉瘤发展过程中，主动脉壁的内稳态受到了干扰。在TAA的发展中，代谢活动呈现出间歇暴发性，这些在主动脉的功能显像中得到证实，并与动脉瘤生长相关[16,17]。

家族性动脉瘤

家族聚集性研究表明，11%~19%的TAA患者的一级亲属有胸主动脉疾病[3,18]。没有特定的民族或种族呈现易感性。具有胸主动脉疾病家族史的患者平均年龄为56岁,明显小于非家族性散发性胸动脉瘤的64岁[19]。在多个家族成员共同患病的情况下,该病表现为常染色体显性遗传模式,伴有基因可变性表达和渗透。最常见的遗传位点是位于染色体5q13-14的TAAD1基因[11]。其他推测的位点包括定位于11q23-24的FAA1,与弥漫性动脉瘤疾病相关的TAAD2,定位于3p24-25(其中存在TGFβR突变基因)[11]。

当动脉瘤累及升主动脉时,会呈现出大量多系统的表型特征。包括微纤维性脊膜炎,如马方综合征和先天性挛缩性蜘蛛样指综合征(第8部分第54章)。胸降主动脉动脉瘤通常是偶发的,虽然家族性动脉瘤也可出现(表55.1)[20]。本节讨论的内容为非综合征形式的家族性TAA。

非综合征性家族性TAA的主要临床表现为Valsalva窦或以上水平的主动脉扩张,伴或不伴有升主动脉夹层(Stanford A型)。环状扩张常伴有主动脉瓣返流,且主动脉破裂常导致患者死亡。在家族性主动脉扩张的起病和进展变化很大。平均患病年龄通常比偶发性动脉瘤早,但比马方综合征和Loeys-Dietz综合征晚。主动脉夹层在儿童中罕见,但主动脉扩张可能存在。在妊娠、分娩或产后期间可能会出现主动脉根部迅速扩张、出现夹层或破裂。主动脉监测、药物治疗和预防性动脉瘤修复的目的是提高患者预期寿命至与普通人群相接近。

升主动脉瘤通常呈孤立性;但也有其他表现,包括腹股沟疝、脊柱侧凸和心血管异常,如主动脉二尖瓣、主动脉缩窄、动脉导管未闭、外周动脉扩张等。

尽管已发现数个与动脉瘤形成相关的基因位点,但仍有多个家族性病例未被认为与动脉瘤形成相关,这表明存在其他未被定位的基因。由于在临床异质性、渗透性、发病年龄和许多相关特征上存在很大差异,因此,很难确定精确的遗传模式,所以建议所有家族性风险的成员终身接受主动脉影像学随访。

家族动脉瘤的分子遗传学

TAA的发生与许多基因突变有关。下面几节将讨论最重要的突变。

TGFβRⅠ和TGFβRⅡ

转化生长因子β(TGFβ)导致平滑肌细胞增殖,

表55.1 家族性胸主动脉瘤

名称	别名/简称	OMIM#	遗传	位点	基因	变异
家族性胸主动脉瘤1型	主动脉环扩张	607086	AD	11q23.3-q24	?	
	家族性主动脉夹层					
	Erdhein囊性中膜坏死					
	AAT1,FAA1					
家族性胸主动脉瘤2型	AAT2;FAA2;TAAD1	607087	AD	5q13-q14	?	
家族性胸主动脉瘤4型	AAT4;FAA4;TAAD2	132900	AD	16p13.13-p13.12	MYH11	IVS32+1G
	动脉瘤/夹层动脉导管未闭	160745				ARG1758GLN 及del72exon28
家族性胸主动脉瘤6型	AAT6;家族性胸主动脉瘤伴网状青斑及虹膜小叶;胸主动脉瘤伴主动脉夹层(TAAD3)	611788	AD	10q22-q24	ACTA2	ARG149CYS
家族性动脉扭曲/升主动脉夹层综合征	LDS1A	609192	AD	9q33-q34	TGFBR1	MET318ARG
	LDS2A	608967	AD	9q33-q34	TGFBR1	ARG487GLN
	LDS1B	610168	AD	3p22	TGFBR2	YR336ASN
	LDS2B	610380	AD	3p22	TGFBR2	GLN508GLN

Source: data from Amberger J. et al., McKusick's Online Mendelian Inheritance in Man(OMIM®), Nucleic Acids Research, Volume 37, Issue Supplement 1, pp.793-6,

分化和细胞外基质的产生。TGFβ的活性是由两种类型的受体(TGFβRⅠ和TGFβRⅡ)控制的。TGFβRⅠ是一个丝氨酸/苏氨酸激酶跨膜生长因子受体,其包含一个具有单一N-糖基化位点的单肽形成跨膜区域和一个胞浆蛋白激酶结构域。TGFβRⅠ定位于染色体9q22,并介导参与细胞外基质相互作用的基因的诱导。TGFβRⅠ基因长约31kb,包含9个外显子。由TGFβRⅠ编码的膜结合蛋白与TGFβ结合,并与TGFβRⅡ受体形成异二聚体复合体。TGFβRⅠ与配体的结合依赖于与Ⅱ型受体的共表达。Ⅱ型受体可以单独结合配体,但需要与Ⅰ型受体结合激活其激酶(信号传导)功能。

TGFβR Ⅱ抑制TGFβ的增殖活性。TGFβR Ⅱ结合TGFβ并通过招募和磷酸化TGFβR Ⅰ在细胞内转导TGFβ信号。转化生长因子β受体(TGFβR)Ⅰ型和Ⅱ型突变可导致Loeys-Dietz综合征。TGFβR Ⅱ突变存在于家族性胸主动脉瘤和夹层中。一些错义突变与马方综合征、Loeys-Dietz综合征和其他综合征型主动脉病有关。

MYH11

这是一种平滑肌细胞特异性蛋白,负责平滑肌肌球蛋白重链,由41个外显子编码,作为两个转录本SM1和SM2存在。在C端区域的两个剪接和错义突变已经被报道导致TAA和动脉导管未闭。

ACTA2

肌动蛋白丝是肌肉结构的重要组成部分。已知的6种亚型分布于骨骼、平滑肌和心肌。其是由染色体10q22-24q的基因编码的。肌动蛋白是主动脉平滑肌细胞的主要组成部分,对主动脉的结构和功能起重要作用。为了产生收缩力,平滑肌细胞需要在MHY11基因编码的β重链肌球蛋白和ACTA2之间完整的循环相互作用。高达15%的遗传性TAA存在ACTA2突变。这导致平滑肌细胞收缩减少、中膜变性、局灶性平滑肌细胞增生、细胞紊乱和血管狭窄。平滑肌细胞的收缩在维持胸主动脉的结构强度和完整性方面非常重要,但这种收缩在动脉瘤中消失了。

基因检测

筛查适用于所有家族性TAA患者的一级亲属,他们需要终身接受超声心动图动态随访以评估升主动脉和Valsalva窦。MRI或CT检查应每2~4年进行1次,但当风险较高时可每年1次。由于CT辐射剂量和造影剂相关的问题,MRI血管造影是首选的筛查方式。由于多种外显率可变的基因突变导致的主动脉疾病发病年龄范围较广,筛查需要在家族最早发病年龄之前10年进行。在儿童中,当超声心动图可以在没有镇静的情况下进行时,就应该开始进行评估。女性家庭成员需要寻求妊娠前遗传咨询,并接受心血管和高危产科小组的评估。

主动脉二尖瓣相关的动脉瘤

主动脉二尖瓣畸形是最常见的先天性心脏缺损,其患病率为0.5%~2%[19,21,22]。与二尖瓣相关的主动脉瘤是一种单一缺陷的表现,即*NOTCH 1*(9q34.3)的信号和转录调节因子突变,导致瓣膜发育异常和钙信号去抑制[23]。包含编码平滑肌α-肌动蛋白的ACTA2基因的10q区突变可导致主动脉瘤疾病[22]。由此引起的主动脉病变发展较早,患有主动脉二尖瓣畸形的儿童和成人相比正常的三尖瓣人群,其主动脉环、主动脉窦和升主动脉近端均更大。与主动脉狭窄患者相比,文献报道的主动脉夹层发生率增加0~10倍。无论主动脉瓣是否存在重要的血流动力学功能障碍,主动脉都存在扩张。

大约75%的主动脉二尖瓣患者中发现中膜坏死(嗜醛糖胺多糖、继发于局部平滑肌细胞丢失的空泡、紊乱的纤维连接蛋白和纤维蛋白、破裂的不溶性弹性蛋白和胶原),而只有14%的主动脉三尖瓣患者被发现中膜坏死[24]。纤维蛋白-1的整体减少可能解释了这些患者肺动脉自体移植物晚期扩张的原因。

退行性动脉瘤

中膜变性的特征是弹性蛋白的破坏和丢失及蛋白多糖沉积的增加。据文献报道,弹性蛋白碎裂有免疫、感染、炎症和(或)特发性等病因。在与肌球蛋白重链11、平滑肌(*MYH11*)和肌动蛋白、平滑肌主动脉(*ACTA2*)缺陷等相关的主动脉病理中,中膜中的平滑肌细胞显著减少[25]。退行性动脉瘤还与主动脉中膜基质金属蛋白酶(MMP)的表达增加有关,特别是MMP2、3、4、9和13[11]。这些蛋白酶参与了对环境应激的主动脉重构，并参与了动脉瘤的形成。特别是MMP9-8202A>G多态性已被证明与TAA相关，尽管该变体的功能作用尚不清楚。在AAA中，MMP9激活、细胞外基质降解和炎症激活被认为是由应激激活蛋白激酶Jun-N末端激酶(JNK)介导的。使用JNK抑制剂逆转主动脉扩张和保护主动脉弹性结构的临床前研究正在进行中[26]。

血管炎，包括由抗原触发导致，以T细胞克隆扩张为典型巨细胞动脉炎和大动脉炎[15]。显著的外膜炎性细胞因子和MMP的产生导致肉芽肿形成和血管纤维化破坏。约15%的大动脉炎导致阻塞或扩张性病变[15,27]。巨细胞动脉炎患者的胸动脉瘤形成是一个特殊的问题，他们也可能出现夹层和AAA[28]。其可以由慢性或晚期复发性主动脉炎引起，导致弹性蛋白和胶原蛋白破裂，或由疾病早期活动性引起的主动脉壁减弱的机械压力而扩张[29]。

其他与动脉瘤相关的炎性疾病包括类风湿关节炎、银屑病关节炎、强直性脊柱炎、反应性关节炎、Wegener肉芽肿病、Behcet综合征和Reiter综合征。

动脉瘤也可能继发于主动脉夹层，作为30%~40%慢性夹层的晚期后果，并占所有胸腹主动脉瘤的17%。有证据表明，假腔内的血流特征与主动脉扩张速率有关[30]。慢性创伤性动脉瘤可能在发病多年后才出现，通常是由于跌倒或机动车事故造成的紧急制动。由于血管腔内和胸腔内压力迅速增加，主动脉运动引起主动脉壁机械性破裂。主动脉也可能被困于脊柱和胸骨之间，称为“骨夹”。慢性创伤后动脉瘤通常影响近端降主动脉，并可能导致严重钙化。

动脉粥样硬化在胸主动脉中很常见，但历史上认为动脉粥样硬化与中膜弹力纤维和平滑肌细胞的损伤有关，从而导致动脉壁薄弱和扩张，这一观点正日益被否定。目前，认为动脉粥样硬化可能是内膜病变的一个伴随过程[31]。

胸主动脉瘤的血管生物学

主动脉的强度和弹性来自由胶原蛋白、弹性蛋白、平滑肌细胞和基质组成的中层。基因突变越来越明显地增加了个体对动脉瘤的易感性。这些血管内皮细胞在特定的环境损伤，如氧化应激、吸烟、衰老和动脉粥样硬化的发展中显著表达。最新的证据表明，主动脉壁的慢性炎症有助于动脉瘤的进展。外膜炎症和新生血管将动脉瘤与动脉粥样硬化区分开来。

主动脉壁随心动周期扩张和收缩，其需要在主动脉内产生搏动的血液向前流动。当主动脉壁减弱并失去弹性时，主动脉就会因为拉伸而扩张。其病理生理过程使得心脏主动脉耦合机制失效，并导致主动脉动脉瘤的并发症，即主动脉瓣反流、破裂和夹层。

免疫调节和中膜血管新生

动脉瘤性疾病中存在弹性蛋白和胶原蛋白的破坏和平滑肌细胞功能的改变。吸烟可能通过增加蛋白水解酶的浓度[32]和通过血管平滑肌细胞上G蛋白偶联受体的独立作用加速这一过程[33]。这就增加了细胞内大量的活性氧，如$ONOO^-$和H_2O_2及细胞因子(如CypA、TNFα、IL-6和INFγ)，进而促进核转录因子的激活和易位，并导致基质金属蛋白酶(基质金属蛋白酶2、9和13)的上调。动脉瘤的慢性炎症导致主动脉壁血管生成反应[34]。这些细胞作为浆细胞和亚群产生免疫球蛋白(IgG1、IgG3和IgG4)，参与了新血管萌发中心的形成。这导致经典补体激活(通过C3)和主动脉壁炎症级联反应。CD3+ T淋巴细胞也聚集于主动脉壁[14,34,35]。

免疫细胞在动脉瘤壁提供促炎环境，并产生细胞因子，如肿瘤坏死因子α(TNF-α)、白细胞介素-1β(IL-1β)、干扰素γ(INF-γ)和白细胞介素-6(IL-6)[36]。IL-6激活B和T淋巴细胞，而INFγ刺激B淋巴细胞、T淋巴细胞、巨噬细胞、成纤维细胞和内皮细胞[37]。可溶性介质如单核细胞趋化蛋白-1(MCP-1)和白细胞介素-8(IL-8)在人类动脉瘤中表达，这些药物可能与早期炎症刺激有关[38,39]。与正常主动脉壁相比，动脉瘤中浸润细胞产生的前列腺素E_2(PGE_2)增加了40倍[40]。PGE_2抑制平滑肌细胞增殖，导致细胞凋亡。抑制PGE_2可降低瘤壁中IL-1β和IL-6的表达，这可能是一个潜在的治疗靶点[41]。炎性反应有助于中膜新生血管的形成。

肾素-血管紧张素系统

这是一项血压、电解质平衡和体液稳态的重要调节器。血管紧张素Ⅰ(ATⅠ)受体的作用是通过血管紧张素2介导的，引起血管收缩、水钠潴留、生长刺激、重塑和炎症。血管紧张素Ⅱ(ATⅡ)受体作为AT

Ⅰ受体的内源性拮抗剂，可导致血管扩张、排钠增加、生长抑制、纤维化、肥大和炎症。在TAA中，ATⅡ受体的作用更像ATⅠ受体。ATⅡ诱导涉及TGFβ的平滑肌细胞肥大、纤维化和有丝分裂反应。ATⅡ介导TGFβ mRNA和蛋白表达增加。ATⅡ增强TGFβ在肾小球系膜细胞内的活性形式。此外，原纤蛋白1和原纤蛋白4的突变导致TGFβ信号增强，伴随着Smad2(pSmad2，一种TGFβ的细胞内介质)和细胞外信号激酶(ERK1/2)的磷酸化和核易位的增加。这些变化可能导致平滑肌细胞凋亡增加，弹性纤维降解，蛋白多糖累积和主动脉扩张。为了评估血管紧张素转换酶抑制对主动脉瘤生长速率的影响，目前，正在进行多项前瞻性Ⅲ期试验。

TAA的发展与肾素-血管紧张素和TGFβ信号有关。氯沙坦(一种AT2受体拮抗剂)治疗是否会降低pSmad2和TGFβ信号，并在防止马方综合征患者主动脉扩张方面发挥有益作用，这一点仍有待观察。

感染性动脉瘤

用“霉菌性”来定义感染性动脉瘤是不恰当的，因为其主要病原体是细菌，通常为革兰阳性球菌。胸主动脉原发性细菌感染很少见，仅占所有动脉瘤的0.65%~1.3%[42]。细菌可能来源于血源性播散，如细菌性心内膜炎，或由邻近组织感染的播散，如脊柱骨髓炎。最常见的微生物包括金黄色葡萄球菌、表皮葡萄球菌、沙门菌、链球菌、密螺旋体、结核分枝杆菌，以及极少数真菌[43,44]。感染性动脉瘤通常呈囊状，生长迅速，通常伴有破裂及发热、寒战、体重减轻、乏力和厌食。患者白细胞和C-反应蛋白升高，且在使用抗生素鉴别病原体前应进行多次血培养。仅用抗生素治疗是不成功的，并与持续性感染、破裂和死亡有关[44,45]。开放手术的死亡率为35%~40%，TAA的死亡率要比肾下AAA高得多[45]。开放手术包括清除感染组织并进行原位或解剖外旁路重建。腔内支架置入是高危患者在开放手术前防止主动脉破裂出血的一种治疗选择，在某些情况下提供最佳的治疗[46]。霉菌性动脉瘤患者行胸主动脉腔内修复术(TEVAR)的早期和中期结果受术前给予敏感抗生素的时间长短的影响。然而，超过50%的患者会发生支架感染，需要终身的抗生素治疗，并可能需要行支架取出和进一步高风险的手术。

自然病程

成功的治疗依赖于对疾病的干预风险和其自然病程互相平衡机制的了解。在一系列接受保守治疗的TAA患者中，74%的患者发生破裂，94%的患者最终死亡[47]。破裂及夹层等并发症是由主动脉直径和病理基础共同决定的。慢性主动脉夹层导致的动脉瘤其预后比退行性动脉瘤差(5年生存率为7%对19.2%)，主动脉破裂是其主要死亡原因。对于退行性非夹层动脉瘤患者，破裂的总体风险在2年内为12%，4年内为32%。>5cm的动脉瘤在2年内破裂率为18%[48]。胸主动脉瘤每年的中位扩张率为1.4mm，但可能呈指数级增长[49]。影响动脉瘤生长的因素包括高血压、吸烟和外周动脉疾病。回顾性研究表明，无手术的1年、3年和5年生存率分别为65%、36%和20%[47,50]，最重要的决定因素是动脉瘤直径。

直径

动脉瘤壁的张力正比于压力乘以半径(Laplace定律，张力=压力×半径)，因此，血压和动脉瘤直径是导致破裂的重要因素。逻辑回归分析表明，当动脉瘤直径为6.0~6.9cm时，破裂风险是直径为4.0~4.9cm时的4倍[51]。生长速率从<4.0cm的动脉瘤每年生长0.08cm到>8.0 cm的动脉瘤每年生长0.16cm不等[52]。高血压患者和吸烟者的生长速率加快[53,55]。

扩张速度是一个重要的考虑因素。据报道动脉瘤的平均增长率为每年0.1~0.42cm。降主动脉和主动脉壁损伤(如结缔组织疾病和主动脉夹层)的扩张速率更大。瘤体生长速率每年>1cm被认为是快速生长的证据，并且与动脉直径一起影响干预的时机。

升主动脉破裂时的中位直径为5.9cm，降主动脉为7.2cm[55]。直径>6.0cm的升主动脉破裂风险增加25%，直径>7.0cm的降主动脉破裂风险增加37%。在动脉瘤<5.0cm、5.0~5.9cm和≥6.0cm的破裂率分别为每年2%、3%和7%[53,56]。

当TAA达到6.0cm时，其每年出现夹层、破裂和死亡的合并结局事件风险接近15.6%。择期行主动脉修复的生存率在经过年龄和性别匹配的人群中呈现相似性。

自然病程改变的病因学

在一级亲属有胸主动脉疾病或基因突变(FBN1, TGFβR1,TGFβR2,COL3A1,ACTA2,MYH11)的家族性患者中,由于动脉瘤发生在较年轻的年龄,因此,建议对所有家族成员进行主动脉影像学和基因筛查。

感染性动脉瘤扩张速度很快,破裂的风险很高。在梅毒性动脉瘤中,从诊断到出现心血管症状的延迟时间可长达20年,但诊断动脉瘤后的生存时间大约是6个月。主动脉瘢痕减少了夹层发生的可能性,而大多数死亡发生于主动脉迅速扩张及破裂后。

阻止慢性主动脉夹层发生破裂的屏障是外1/3的中膜和外膜。夹层与主动脉迅速扩张和破裂有关。同等大小的发生夹层主动脉破裂速率比非夹层高6倍[57]。

结论

随着人口老龄化、高血压发病率增加及横断面成像技术的应用,出现胸主动脉瘤的患者数量可能会增加。针对功能成像技术的研究将提高对血管生物学的理解,而药理学和技术的进步将提高对该疾病的药物、腔内和手术治疗(框55.1)。

框55.1 总结

- 据估计,TAA每年的发生率为7~10/10万,最常发生于60岁期间,与高血压、吸烟和阳性家族史有关
- TAA的病因多种多样
  - 综合征症状(马方综合征、Ehlers-Danlos综合征、Loeys-Dietz综合征)
  - 常染色体显性突变引起的家族动脉瘤,最常见的是TGFβR1、TGFβR2、MYH11和ACTA2,以及与主动脉二尖瓣相关的动脉瘤
  - 退行性主动脉疾病,包括各种炎症性和感染性疾病,如巨细胞动脉炎、大动脉炎、类风湿关节炎、银屑病关节炎、Reiter综合征、强直性脊柱炎、血清阴性关节炎和霉菌性动脉瘤
- 血管生物学是复杂的,其遗传易感性背景有可能是基于一种未知的抗原触发作用,导致慢性炎症和中间血管新生
  - B、T、NK细胞和巨噬细胞浸润导致细胞内促炎环境
  - MCP1、IL-1β、IL-6、IL-8、TNFα和INFγ均上调。这反过来通过改变基质金属蛋白酶的活性导致血管平滑肌细胞增生、凋亡和弹性蛋白、胶原蛋白和蛋白多糖稳态的失调
  - 可能异常调节的细胞内平滑肌细胞核转录因子包括JNK、ERK1/2和p38 MAPK
- 自然病程史资料相对稀缺,建议将直径作为一个重要的因素预测结果。AAA每年生长1~10mm,其中胸降主动脉中部的动脉瘤生长最快。当升主动脉直径>6cm和降主动脉直径>7cm时,升主动脉破裂的风险增加25%,每年有15%~30%的破裂风险
- 手术指征包括升主动脉直径≥5.5cm,降主动脉直径≥5.5cm,>5.5cm的动脉瘤每年生长速度≥1.0cm,会出现症状或并发症

(舒驰 李艺媛 译 黄斌 审校)

参考文献

1. Abraha I, Romagnoli C, Montedori A, Cirocchi R. (2009). Thoracic stent graft versus surgery for thoracic aneurysm. *Cochrane Database of Systematic Reviews* (1), CD006796.
2. Elefteriades JA. (2008). Thoracic aortic aneurysm: reading the enemy's playbook. *World Journal of Surgery* **32**, 366–74.
3. Coady MA, Rizzo JA, Goldstein LJ, Elefteriades JA. (1999). Natural history, pathogenesis, and etiology of thoracic aortic aneurysms and dissections. *Cardiology Clinics* **17**(4), 615–35–vii.
4. Aune S, Amundsen SR, Evjensvold J. (1995). Operative mortality and long-term relative survival of patients operated on for asymptomatic abdominal aortic aneurysm. *European Journal of Vascular and Endovascular Surgery* **9**(3), 293–8.
5. Johansson G, Markström U, Swedenborg J. (1995). Ruptured thoracic aortic aneurysms: a study of incidence and mortality rates. *Journal of Vascular Surgery* **21**(6), 985–8.
6. Isselbacher EM. (2005). Thoracic and abdominal aortic aneurysms. *Circulation* **111**(6), 816–28.
7. Devereux R, Hilhorst-Hofstee Y. (2010). The revised Ghent nosology for the Marfan syndrome. *Journal of Medical Genetics* **47**(7), 476–85.
8. Loeys B, Chen J, Neptune E, Judge D. (2005). A syndrome of altered cardiovascular, craniofacial, neurocognitive and skeletal development caused by mutations in TGFBR1 or TGFBR2. *Nature Genetics* **37**(3), 275–81.
9. Jondeau G, Michel J. (2011). The translational science of Marfan syndrome. *Heart* **97**(15), 1206–14.
10. Van Hemelrijk C, Renard M. (2010). The Loeys–Dietz syndrome: an update for the clinician. *Current Opinion in Cardiology* **25**(6), 546–51.
11. Guo D-C, Pannu H, Tran-Fadulu V, et al. (2007). Mutations in smooth muscle alpha-actin (ACTA2) lead to thoracic aortic aneurysms and dissections. *Nature Genetics* **39**(12), 1488–93.
12. Pannu H, Tran-Fadulu V, Milewicz DM. (2005). Genetic basis of thoracic aortic aneurysms and aortic dissections. *American Journal of Medical Genetics, Part C Seminars in Medical Genetics* **139C**(1), 10–16.
13. Tadros TM, Klein MD, Shapira OM. (2009). Ascending aortic dilatation associated with bicuspid aortic valve pathophysiology, molecular biology, and clinical implications. *Circulation* **119**(6), 880–90.
14. Kuivaniemi H, Platsoucas CD, Tilson MD. (2008). Aortic aneurysms: an immune disease with a strong genetic component. *Circulation* **117**(2), 242–52.
15. He R, Guo D, Estrera A, Safi H. (2006). Characterization of the inflammatory and apoptotic cells in the aortas of patients with ascending thoracic aortic aneurysms and dissections. *Journal of Thoracic and*

Cardiovascular Surgery **131**(3):671–8.
16. Menezes LJ, Kotze CW, Hutton BF, et al. (2009). Vascular inflammation imaging with 18F-FDG PET/CT: when to image? *Journal of Nuclear Medicine* **50**(6), 854–7.
17. Kotze CW, Groves AM, Menezes LJ, et al. (2011). What is the relationship between ^{18}F-FDG aortic aneurysm uptake on PET/CT and future growth rate? *European Journal of Nuclear Medicine and Molecular Imaging* **38**(8), 1493–9.
18. Biddinger A, Rocklin M, Coselli J, Milewicz DM. (1997). Familial thoracic aortic dilatations and dissections: a case control study. *Journal of Vascular Surgery* **25**(3), 506–11.
19. Guo D, Hasham S, Kuang SQ, et al. (2001). Familial thoracic aortic aneurysms and dissections: genetic heterogeneity with a major locus mapping to 5q13-14. *Circulation* **103**(20), 2461–8.
20. Amberger J, Bocchini CA, Scott AF. (2009). McKusick's Online Mendelian Inheritance in Man (OMIM®). *Nucleic Acids Research* **37**, D793–6.
21. Larson E. (1984). Risk factors for aortic dissection: a necropsy study of 161 cases. *American Journal of Cardiology* **53**(6), 849–55.
22. Basso C, Boschello M, Perrone C. (2004). An echocardiographic survey of primary school children for bicuspid aortic valve. *American Journal of Cardiology* **93**(5), 661–3.
23. Garg V, Muth AN, Ransom JF, et al. (2005). Mutations in NOTCH1 cause aortic valve disease. *Nature* **437**(7056), 270–4.
24. de Sa M, Moshkovitz Y, Butany J, David TE. (1999). Histologic abnormalities of the ascending aorta and pulmonary trunk in patients with bicuspid aortic valve disease: clinical relevance to the Ross procedure. *Journal of Thoracic and Cardiovascular Surgery* **118**(4), 588–94.
25. Michelena HI, Desjardins VA, Avierinos J-F, et al. (2008). Natural history of asymptomatic patients with normally functioning or minimally dysfunctional bicuspid aortic valve in the community. *Circulation* **117**(21), 2776–84.
26. Thompson RW. (2005). Aneurysm treatments expand. *Nature Medicine* **11**(12), 1279–81.
27. Segura AM, Luna RE, Horiba K, et al. (1998). Immunohistochemistry of matrix metalloproteinases and their inhibitors in thoracic aortic aneurysms and aortic valves of patients with Marfan's syndrome. Commentary. *Circulation* **98**(19), II.331–8.
28. Austen WG, Blennerhassett JB. (1965). Giant-cell aortitis causing an aneurysm of the ascending aorta and aortic regurgitation. *New England Journal of Medicine* **272**, 80–3.
29. Evans JM, O'Fallon WM, Hunder GG. (1995). Increased incidence of aortic aneurysm and dissection in giant cell (temporal) arteritis. A population-based study. *Annals of Internal Medicine* **122**(7), 502–7.
30. Clough RE, Waltham M, Giese D, Taylor PR, Schaeffter T. (2012). A new imaging method for assessment of aortic dissection using four-dimensional phase contrast magnetic resonance imaging. *Journal of Vascular Surgery* **55**(4), 914–23.
31. Moore WS. (2002). Vascular surgery. Philadelphia: WB Saunders.
32. Lee AJ, Fowkes FG, Carson MN, Leng GC, Allan PL. (1997). Smoking, atherosclerosis and risk of abdominal aortic aneurysm. *European Heart Journal* **18**(4), 671–6.
33. Sugamura K, Keaney JF. (2012). Nicotine: linking smoking to abdominal aneurysms. *Nature Medicine* **18**(6), 856–8.
34. Ocana E, Bohórquez J-C, Pérez-Requena J, Brieva JA, Rodríguez C. (2003). Characterisation of T and B lymphocytes infiltrating abdominal aortic aneurysms. *Atherosclerosis* **170**(1), 39–48.
35. Schönbeck U, Sukhova GK, Gerdes N, Libby P. (2002). T(H)2 predominant immune responses prevail in human abdominal aortic aneurysm. *American Journal of Pathology* **161**(2), 499–506.
36. Dawson J, Cockerill G, Choke E, Loftus I, Thompson MM. (2006). Aortic aneurysms as a source of circulating interleukin-6. *Annals of the New York Academy of Science* **1085**, 320–3.
37. Dawson J, Cockerill G, Choke E, Loftus I, Thompson MM. (2006). Circulating cytokines in patients with abdominal aortic aneurysms. *Annals of the New York Academy of Science* **1085**, 324–6.
38. Szekanecz Z, Shah MR, Pearce WH, Koch AE. (1994). Human atherosclerotic abdominal aortic aneurysms produce interleukin (IL)-6 and interferon-gamma but not IL-2 and IL-4: the possible role for IL-6 and interferon-gamma in vascular inflammation. *Agents and Actions* **42**(3–4), 159–62.
39. Szekanecz Z, Shah MR, Harlow LA, Pearce WH, Koch AE. (1994). Interleukin-8 and tumor necrosis factor-alpha are involved in human aortic endothelial cell migration. The possible role of these cytokines in human aortic aneurysmal blood vessel growth. *Pathobiology* **62**(3), 134–9.
40. Holmes D, Wester W, Thompson R. (1997). Prostaglandin E2 synthesis and cyclooxygenase expression in abdominal aortic aneurysms. *Journal of Vascular Surgery* **25**(5), 810–15.
41. Walton LJ, Franklin IJ, Bayston T, et al. (1999). Inhibition of prostaglandin E2 synthesis in abdominal aortic aneurysms: implications for smooth muscle cell viability, inflammatory processes, and the expansion of abdominal aortic aneurysms. *Circulation* **100**(1), 48–54.
42. Chan F, Crawford E, Coselli J, Safi H, Williams TWJr. (1989). In situ prosthetic graft replacement for mycotic aneurysm of the aorta. *Annals of Thoracic Surgery* **47**(2), 193–203.
43. Brown S, Busuttil R, Baker J, et al. (1984). Bacteriologic and surgical determinants of survival in patients with mycotic aneurysms. *Journal of Vascular Surgery* **1**(4), 541–7.
44. Hsu RB, Lin FY. (2008). Infected aneurysm of the thoracic aorta. *Journal of Vascular Surgery* **47**(2), 270–6.
45. Müller BT, Wegener OR, Grabitz K, et al. (2001). Mycotic aneurysms of the thoracic and abdominal aorta and iliac arteries: experience with anatomic and extra-anatomic repair in 33 cases. *Journal of Vascular Surgery* **33**(1), 106–13.
46. Clough RE, Black SA, Lyons OT, et al. (2009). Is endovascular repair of mycotic aortic aneurysms a durable treatment option? *European Journal of Vascular and Endovascular Surgery* **37**(4), 407–12.
47. Bickerstaff LK, Pairolero PC, Hollier LH, et al. (1982). Thoracic aortic aneurysms: a population-based study. *Surgery* **92**(6), 1103–8.
48. Cambria RA, Gloviczki P, Stanson AW, et al. (1995). Outcome and expansion rate of 57 thoracoabdominal aortic aneurysms managed nonoperatively. *American Journal of Surgery* **170**(2), 213–17.
49. Pagano D. (2000). Hibernating myocardium: morphological correlates of inotropic stimulation and glucose uptake. *Heart* **83**(4), 456–61.
50. Pressler V, McNamara JJ. (1980). Thoracic aortic aneurysm: natural history and treatment. *Journal of Thoracic and Cardiovascular Surgery* **79**(4), 489–98.
51. Hirose Y, Hamada S, Takamiya M. (1995). Predicting the growth of aortic aneurysms: a comparison of linear vs exponential models. *Angiology* **46**(5), 413–19.
52. Shores J, Berger KR, Murphy EA, Pyeritz RE. (1994). Progression of aortic dilatation and the benefit of long-term beta-adrenergic blockade in Marfan's syndrome. *New England Journal of Medicine* **330**(19), 1335–41.
53. Davies RR, Goldstein LJ, Coady MA, et al. (2002). Yearly rupture or dissection rates for thoracic aortic aneurysms: Simple prediction based on size. *Annals of Thoracic Surgery* **73**(1), 17–27.
54. Elefteriades JA. (2002). Natural history of thoracic aortic aneurysms: indications for surgery, and surgical versus nonsurgical risks. *Annals of Thoracic Surgery* **74**(5), S1877–80; discussion S1892–8.
55. Clouse WD, Hallett JW, Schaff HV, et al. (1998). Improved prognosis of thoracic aortic aneurysms: a population-based study. *JAMA* **280**(22), 1926–9.
56. Coady MA, Rizzo JA, Hammond GL, Kopf GS, Elefteriades JA. (1999). Surgical intervention criteria for thoracic aortic aneurysms: a study of growth rates and complications. *Annals of Thoracic Surgery* **67**(6), 1922–6; discussion 1953–8.
57. Coady MA, Davies RR, Roberts M, et al. (1999). Familial patterns of thoracic aortic aneurysms. *Archives of Surgery* **134**(4), 361–7.

第56章 胸主动脉瘤的临床特征和手术指征

Rachel E. Clough, Peter R. Taylor

临床特征

大多数的TAA无症状的，并且是在无关的疾病检查中被偶然发现的[1]。胸部X线和CT是评估胸部症状最常用的方法。针对心脏适应证的经胸和经食管超声心动图也可以发现主动脉瘤。CT或MRI可以检测到远处部位无症状梗死，这是由TAA引起的栓塞影响大脑或腹部器官，如脾脏、肝脏和肾脏。

巨大TAA可能因压迫邻近结构而出现症状。最常见的症状是胸壁和脊柱受压疼痛，出现背部、胸部、腰部和上腹部疼痛。虽然症状本身可能不明确，但疼痛的性质和严重程度的改变可能预示着即将发生的破裂。此类疼痛通常是剧烈且呈持续性的，需要强烈的镇痛，且只有在治疗动脉瘤后才能完全缓解。食管受压可引起吞咽困难，极少出现瘘管引起的呕血。主动脉小肠瘘在致命的破裂前通常会有先兆性出血。压迫气道可引起喘鸣，压迫支气管树可导致反复的胸部感染和肺炎，通常发生在左下叶，并伴有胸降主动脉瘤。咯血可由反复感染引起，但很少由主动脉支气管瘘导致。在同时有呼吸系统疾病的患者中，巨大动脉瘤可能会损害肺容量，导致呼吸急促。

影响主动脉弓远端的动脉瘤可使左喉返神经在动脉韧带周围受压，导致功能丧失和声音嘶哑（主动脉-声带综合征）[2]。喉镜检查可以诊断声带左侧麻痹。腔内修复成功并伴有瘤腔萎缩后神经功能可恢复。弓状动脉瘤也可使主动脉弓上的主干向上方移位，因血管弯曲而在颈部产生搏动性肿块。

TAA可引起远端器官的症状性栓塞。主动脉弓动脉瘤可引起脑卒中和短暂缺血性发作。多发性栓子可导致器官功能障碍，如多发梗死性痴呆或肾功能退化。四肢栓子可引起动脉阻塞，运动时疼痛或急性肢体缺血。手指血管内的小栓子可导致蓝指综合征，较大的栓子可引起肌肉或手指的栓塞性坏死，其范围可从小块瘀斑到手指坏疽不等。栓子也会引起内脏和肾缺血，极少情况下会引起脊髓缺血，导致瘫痪或轻截瘫。

感染性或霉菌性动脉瘤的症状通常是疼痛并伴有乏力、厌食、体重减轻、发热和寒战[3]。其通常生长迅速，破裂的风险很高。感染性动脉瘤可形成瘘管，累及食管，导致呕血、支气管咯血，极少情况下也累及皮肤。主动脉缩窄的远端也可能出现动脉瘤，无论是作为狭窄后扩张，还是在靠近动脉韧带远端的胸降主动脉近端缩窄修复后[4,5]。未治疗的动脉缩窄患者在10~30岁时可能出现间歇性跛行或因肾缺血引起的高血压。与缩窄修补相关的动脉瘤通常是无症状的，是在后续的横断面成像中被发现。在机动车事故中，急刹车可导致降主动脉近端在横断面出现动脉瘤。这可能无法在出现损伤时诊断，并可能在多年后在胸部影像学上被偶然发现。

胸动脉瘤破裂会引起严重的胸、背或腹部疼痛，并伴有低血压。如果破裂发生在纵隔或胸膜内，患者可以恢复并存活至到达医院。胸腔内负压下自由破裂会导致严重低血压及不良预后。

调查

适合介入治疗的非综合征性胸降主动脉动脉瘤患者年龄通常在70岁左右，伴有吸烟史和高血压史。

相关的闭塞性疾病可影响颈动脉、冠状动脉、内脏动脉、肾动脉和下肢动脉。仔细调查所有的伴随疾病，评估肺、心脏和肾脏功能对患者围术期和长期生存都很重要。

无症状患者干预的主要指征是动脉瘤的最大直径。高分辨率多层CT作为最常用的检查手段，其空间分辨率可达亚毫米级。在专用工作站上使用软件进行最大强度投影、容积再现和曲面重建对于显示复杂的解剖结构是非常必要的。扫描应包括椎动脉、整个胸主动脉和腹主动脉、髂动脉和股总动脉。一项对观察者间变异性的系统评价显示，在测量主动脉最大直径时，有经验的读片者之间的平均差异为4mm[6]。

MRI也可用于检查主动脉。该技术比CT有一些优势，因其无电离辐射，且静脉注射造影剂肾毒性更小。MRI可以在一次扫描中获得解剖和功能信息。胸主动脉常较扭曲，直径应垂直于血流轴向测量，切向测量可能会高估主动脉的真实直径。以血流中心线重建图像对于评估真实直径和规划腔内治疗是有用的，且必须看到动脉瘤的全部范围及重要分支的受累情况。在腔内和开放手术过程中都可能需要准确定位Adamkievicz动脉。如果动脉瘤累及主动脉弓，应进行双侧椎动脉和颈动脉颅外段的扫描。如果腔内修复要覆盖锁骨下动脉，椎动脉的相对大小可能是很重要。CT和MRI都可以用于显示提供颅内侧支血流的Willis环的通畅性。

炎性动脉瘤在主动脉外壁周围有一层厚厚的无定形层。超声技术，如经食管超声心动图和血管内超声，可用于术中引导腔内装置的准确放置，但对患者术前筛查用处不大。

主动脉炎可以通过SPECT和CT来确诊。这种检查也可以用于感染动脉瘤，因为可以进行标记白细胞放射性核苷酸成像。

心功能的检查可包括静态和动态超声心动图。静息超声心动图可提供左心室射血分数的信息，而负荷超声心动图异常壁运动可检测到可逆性心肌缺血，可能需要治疗。双嘧达莫铊扫描也能识别可逆性心肌缺血的区域。经导管冠状动脉造影是评估冠状动脉疾病的决定性手段，但并非没有风险。高分辨率CT和MRI血管造影显示完整冠状动脉循环，可以减少诊断性血管造影的必要性。

肺系统检查包括胸部X线和肺功能检查。术前肺功能差的患者长期和短期死亡率会增加[7-10]。在胸主动脉瘤治疗中，肾功能也是围术期和长期预后的重要预测因素[11-14]。血清肌酐只有在大部分肾功能丧失后才会升高，而估计肾小球功能率可以更好地衡量肾功能储备[15]。对于有脑血管病史的患者，无论是CT还是MRI，都可以与颅外和颅内血管造影同时进行。动脉超声可以提供颅外血管状态的功能信息。有症状的下肢动脉疾病应进行超声扫描和CT或MRI血管造影（如有指征）。在心肺运动测试中，可以通过测量合成代谢阈值来全面评估手术适应度。然而，这并没有在接受血管手术患者的随机对照试验中得到证实，与结局无相关性[16]。

手术指征

当主动脉破裂的风险大于主动脉修复的风险时，就应该考虑介入治疗。无论主动脉直径大小，所有有症状的TAA都应考虑进行修补。疼痛是主动脉扩张和（或）破裂的标志，对于血流动力学稳定的症状患者，包括横断面成像上有内漏的患者，建议进行早期干预。胸动脉瘤破裂的患者应该进行紧急修补手术。

对于无症状的患者，最常见的干预指征是动脉瘤的最大直径。有批评者指出直径没有考虑到与性别、体型和年龄有关的主动脉大小的自然变化。随机试验表明，女性肾下动脉瘤的破裂直径比男性小，男性是5.5cm，而女性则是5cm[17]。这种质量的数据并不能指导对胸动脉瘤的干预。一种以纠正身体大小使用体表面积来预测胸主动脉破裂的主动脉尺寸指标法已被提出[18]。

目前，还没有针对TAA的随机对照试验，因此，有关介入治疗的数据质量比较有限。自然病史研究表明，胸降主动脉每年生长0.19cm，快于升主动脉和主动脉弓每年生长0.07cm[19]。与生长速度加快的因素包括年龄、吸烟、慢性阻塞性呼吸道疾病和主动脉尺寸增大[20]。<4cm的动脉瘤每年增长0.1cm，而8cm的动脉瘤每年增长0.19cm。

主动脉破裂和夹层的风险随主动脉直径增大而增加。耶鲁大学Elefteriades小组的研究表明，TAA在4.0~4.9cm，每年破裂或夹层的风险为2%；TAA在5.0~5.9cm，风险为3%；≥6.0cm每年风险为7%。同一组研究人员还发现，当上升段TAA直径>6.0cm，下行TAA直径>7.0cm时，破裂或夹层的风险显著增加。

由于胸降主动脉在7cm处破裂或剥离的风险明显突然增加，因此，当TAA直径达到5.5~6cm时应考虑干预[21-23]。在有严重伴随疾病的患者中，这一阈值可能升高，而在有家族性非综合征性TAA的患者中，这一阈值可能降低。主动脉二尖瓣、马方综合征或其他确定的结缔组织疾病患者，由于破裂倾向增加，因此，应考虑在该阈值的下端进行干预。显然，与所有动脉瘤一样，考虑对患者进行主动脉介入治疗时，应该考虑到体格和体质的影响。

手术准备

对患者进行胸主动脉手术的准备取决于动脉瘤的解剖范围和用于治疗的手术技术。

降低风险的药物治疗

患者术前贫血对术后预后具有负面影响[24]。轻、中度贫血患者进行非心脏手术后，死亡率和并发症率均增加。因此，监测和纠正贫血对择期手术患者很重要，其中两种最常见的原因是缺铁性贫血和慢性疾病[25]。输入血液产品，如自体血、血小板和新鲜冷冻血浆，均增加主动脉手术的并发症发生率和死亡率[26-29]。不良事件包括心肌梗死、感染、输血相关急性肺损伤和输血相关循环超负荷的增加。因此，减少术中输血的措施是很重要的。细胞保存减少了开放手术中同种异体血液的输血，但由于缺乏随机试验的证据，因此，很难证明其对结果的有益影响[30]。与低温相比，常温条件降低了输血的需要[31]。术前预存自体血在理论上被证明是困难的，也没有被广泛使用。旋转血栓弹力图减少了输血量，缩短了通气时间、重症监护时间和住院时间[32]。重组激活因子Ⅶ可减少输血，并可用于复杂的开放主动脉手术[33]。氨甲环酸也可用于复杂的主动脉手术，但如果大剂量使用会引起非缺血性癫痫[34]。

β-受体阻滞剂和他汀类药物已被用于减少围术期心血管事件。两项随机对照试验未能显示对接受血管手术的患者围术期使用β-受体阻滞剂可显著减少心血管事件[35,36]。然而，一项更大的试验显示，使用β-受体阻滞剂可以显著减少心血管事件，但脑卒中和全因死亡率均增加[37]。该试验被批评使用大剂量美托洛尔导致低血压和心动过缓，这可能导致不良事件发生。在等待TAA修复的患者中常规使用β-受体阻滞剂仍有争议。血管紧张素转换酶抑制剂和血管紧张素受体阻滞剂降低血管疾病和糖尿病患者心血管事件和死亡的发生率，但其在围术期的使用尚未接受随机试验[38]。

随机对照试验表明，他汀类药物有助于降低冠脉疾病患者的发病率和死亡率，有证据表明，围术期死亡和急性冠状动脉事件可减少20%~40%[39]。这种有益的效果可能是由于脂质降低、抗炎和斑块稳定的综合作用。一项随机安慰剂对照试验表明，他汀类药物有助于预防无心血管事件或糖尿病患者的心血管事件和死亡，尽管有证据表明他汀类药物组比安慰剂组更早5周发生糖尿病[40]。抗血小板治疗在预防心血管事件中的有益作用早已被证实[41,42]。然而，氯吡格雷会引起硬膜外血肿，故建议在手术进行硬膜外麻醉前1周停止治疗。

随机对照试验证明，全身预防性使用广谱抗生素可降低接受血管移植物患者的伤口感染和移植物早期感染的发生率[43]。在真菌性动脉瘤患者中，如果术前使用针对使用敏感性抗生素，那么腔内修复的1年生存率将从40%提高到96%[44]。霉菌性动脉瘤合并主动脉瘘与较差的短期和长期预后相关[3]。

干预治疗以降低风险

术前干预和降低择期患者的风险是紧密相关的。来自大型随机多中心试验的证据表明，症状性颈动脉疾病合并严重颈内动脉狭窄的患者(70%~99%)受益于颈动脉内膜剥脱术，为了最大程度获益，应在症状出现后立即进行内膜剥脱术[45]。没有证据表明无症状患者在胸主动脉手术前行颈动脉介入会获益。

心脏干预则更具争议。心功能良好和较差的患者应在胸主动脉择期手术前进行充分评估，并根据其优劣进行治疗。在非心脏手术前预防性行冠状搭桥手术的作用是有争议的，因为大多数患者在围术期或长期心肌梗死或死亡率方面不会获得任何益处[46,47]。如果在TAA修复前需要行冠脉介入治疗，那么在开放修复前可能禁止使用药物洗脱支架，因其需要双抗治疗，此时非药物洗脱支架可能更适合。硬膜外麻醉禁用双抗治疗。有症状的心脏瓣膜疾病患者在择期行胸主动脉介入治疗前应接受专科评估[48]。

肾衰竭对围术期及远期生存率有显著影响;然而,一项随机试验未能显示肾动脉血管成形术和肾动脉狭窄支架置入术在预防肾功能恶化方面优于最好的药物治疗[49]。目前,还没有对胸主动脉瘤患者进行预防性肾动脉介入治疗的指征。

预防神经系统并发症

脑卒中和截瘫是治疗TAA的两种主要神经系统并发症,根据手术的紧迫性和具体方法,每一种都可影响高达10%的患者。两者的病因是多因素的,本节仅讨论风险评估和术前计划以预防这些并发症。术中和术后处理将在第8部分第58章详细介绍。

使用深低温停循环进行主动脉弓动脉瘤开放性修复手术的患者中,脑卒中的发生率高达6%[50]。虽然弥漫性脑损伤可由空气栓塞和冷却不足引起,但病因是动脉粥样硬化导致的栓子。当循环停止时间>40分钟时,脑卒中的风险增加。脑卒中的危险因素包括年龄>65岁、闭塞性颅外段颈动脉疾病、同时存在周围血管疾病及既往脑卒中。脑灌注可以降低停循环期间发生脑卒中的风险[51]。一项对5888例患者进行的非随机比较研究的荟萃分析显示,腔内和开放修复降主动脉瘤患者的脑卒中发生率没有差异[52]。

脑卒中是胸主动脉腔内修复术后30天和1年死亡的独立危险因素,其中30%~50%的患者在医院死亡[53-55]。大多数脑卒中是缺血性的而并非出血性的,大多数是由栓子引起的,虽然一些是由于灌注不足。使用内支架故意覆盖主动脉弓增加了脑卒中的风险,在头臂动脉起始处(0区)放置内支架的风险最高[56,57],在弓部更远端(1区,左颈总动脉起始点;2区,左锁骨下动脉起始处)降低,而支架放置在胸降主动脉(3区和4区)时风险最小。当支架故意覆盖头臂干和左颈总动脉时,必须进行弓部分支血管重建;然而,对于左锁骨下动脉的处理仍有争议。在以下情况下必须进行颈动脉-锁骨下动脉搭桥或转位术:左乳内动脉到冠状动脉搭桥术,左臂动静脉透析瘘,上臂缺血,以及左腋股搭桥术。相对的适应证包括占优势的左椎动脉、右锁骨下动脉病变、广泛的主动脉覆盖和不完整的Willis环。两项系统评价和荟萃分析显示了不同的结果。在一项分析中,覆盖左锁骨下动脉并没有增加脑卒中和截瘫风险[58]。另一项研究显示两者均增加,而血运重建降低了脑卒中的风险,但并没有减少截瘫风险[59]。来自大型注册中心的数据显示,左锁骨下动脉血管重建对脑卒中没有益处,但对截瘫有益处[60]。两项单中心研究显示左锁骨下动脉重建术有助于减少脑卒中[55,61]。目前的指南建议,血管重建应在计划覆盖左锁骨下动脉之前进行,但证据水平较低[62]。

经颅多普勒超声可在胸主动脉腔内修复术的各个阶段检测到双侧中动脉的微栓子信号[63]。放置该设备并采用猪尾导管在主动脉弓操作时,栓塞负荷最大。栓子检测与短暂性缺血性发作、脑卒中和死亡的发生率相关。一种覆盖头臂动脉和颈总动脉起源的偏转装置已被开发出来,以减少经股动脉主动脉瓣植入期间的脑卒中发生,一种类似的装置可能被开发用于主动脉弓手术[64]。

Adamkiewicz动脉是脊髓的重要血供,常出现在胸主动脉下段。术前通过高分辨率横断面成像进行识别,可以通过血管内手术保持通畅,并通过开放手术确保肋间动脉再植术在正确的水平[65,66]。感觉和运动诱发电位的使用也可以通过验证肋间动脉再植术的必要性和有效性来降低开腹手术截瘫的风险[67]。在钳夹主动脉时行主动脉远端灌注可降低截瘫的风险[68]。被动冷却在主动脉钳夹和远端灌注时也能提供一些脊髓保护。使用冷盐水灌注硬膜外腔有其支持者,但没有被广泛使用[69]。脊髓灌注增加,采取脑脊液引流以降低压力,在开放手术中是有益的[70]。

对于截瘫高危患者,如果有意覆盖锁骨下动脉,则应进行左锁骨下动脉重建术[60]。这些包括既往行肾下AAA修复术者、计划长段覆盖胸主动脉(>20cm)、覆盖Adamkiewicz动脉不可避免、锁骨下左动脉和(或)髂内动脉闭塞性疾病患者。对于局限于降主动脉的腔内手术,常规的脑脊液引流应用并不广泛,但在开放手术中则常规需要。行腔内胸降主动脉修复术采取局部麻醉可立即发现截瘫,早期行引流脑脊液可使截瘫逆转[55]。强心类药物导致的血压升高也可逆转围术期脊髓缺血。脑脊液引流的并发症包括脑出血、硬脑膜瘘和感染。测量每小时的引流量很重要,因为过度的引流会导致硬膜下、颅内和蛛网膜下隙出血[71]。广泛开放手术分期进行可减少脊髓缺血的风险,分期进行也可能有利于大范围的血腔内修复[72,73]。主动脉疾病治疗的集中化已被证明有助于改善需行主动脉手术的患者预后[74,75]。

结论

降主动脉瘤通常是无症状的。CT是最常见的术前检查。评估心脏、肺和肾脏功能是择期手术的必要干预。非综合征性退行性动脉瘤在直径为7cm时有明显的破裂风险,因此,对5.5~6cm的动脉瘤进行处理是有必要的。采取措施减少或预防围术期脑卒中和截瘫,对提高术后生存和生活质量具有重要意义。

(舒驰 李艺媛 译 黄斌 审校)

延伸阅读

Elefteriades JA. (2010). Indications for aortic replacement. *Journal of Thoracic and Cardiovascular Surgery* **140**, S5–9.

Kuzmik GA, Sang AX, Elefteriades JA. (2012). Natural history of thoracic aortic aneurysms. *Journal of Vascular Surgery* **56**, 565–71.

参考文献

1. Isselbacher EM. (2005). Thoracic and abdominal aortic aneurysms. *Circulation* **111,** 816–28.
2. Morales JP, Chan YC, Bell RE, Reidy JF, Taylor PR. (2008). Endoluminal repair of distal aortic arch aneurysms causing aorto-vocal syndrome. *International Journal of Clinical Practice* **62,** 1511–14.
3. Clough RE, Black SA, Lyons OT, et al. (2009). Is endovascular repair of mycotic aortic aneurysms a durable treatment option? *European Journal of Vascular and Endovascular Surgery* **37,** 407–12.
4. von Kodolitsch Y, Aydin AM, Bernhardt AM, et al. (2010). Aortic aneurysms after correction of aortic coarctation: a systematic review. *Vasa* **39,** 3–16.
5. Bell RE, Taylor PR, Aukett M, et al. (2003). Endoluminal repair of aneurysms associated with coarctation. *Annals of Thoracic Surgery* **75,** 530–3.
6. Cayne NS, Veith FJ, Lipsitz EC, et al. (2004). Variability of maximal aortic aneurysm diameter measurements on CT scan: significance and methods to minimise. *Journal of Vascular Surgery* **39,** 811–15.
7. Scali ST, Chang CK, Feezor RJ, et al. (2012). Preoperative prediction of mortality within 1 year after elective thoracic endovascular aortic aneurysm repair. *Journal of Vascular Surgery* **56,** 1266–73.
8. Chung J, Corriere MA, Veeraswamy RK, et al. (2010). Risk factors for late mortality after endovascular repair of the thoracic aorta. *Journal of Vascular Surgery* **52,** 549–54.
9. Khoynezhad A, Donayre CE, Smith J, et al. (2008). Risk factors for early and late mortality after thoracic endovascular aortic repair. *Journal of Thoracic and Cardiovascular Surgery* **135,** 1103–9.
10. Smetana GW, Lawrence VA, Cornell JE; American College of Physicians. (2006). Preoperative pulmonary risk stratification for non-cardiothoracic surgery: systematic review for the American College of Physicians. *Annals of Internal Medicine* **144,** 581–95.
11. Estrera AL, Miller CC3rd, Madisetty J, et al. (2008). Ascending and transverse aortic arch repair: the impact of glomerular filtration rate on mortality. *Annals of Surgery* **247,** 524–9.
12. Gopaldas RR, Dao TK, LeMaire SA, Huh J, Coselli JS. (2011). Endovascular versus open repair of ruptured descending thoracic aortic aneurysms: a nationwide risk-adjusted study of 923 patients. *Journal of Thoracic and Cardiovascular Surgery* **142,** 1010–18.
13. Chung J, Corriere MA, Veeraswamy RK, et al. (2010). Risk factors for late mortality after endovascular repair of the thoracic aorta. *Journal of Vascular Surgery* **52,** 549–54.
14. Desai ND, Burtch K, Moser W, et al. (2012). Long-term comparison of thoracic endovascular aortic repair (TEVAR) to open surgery for the treatment of thoracic aortic aneurysms. *Journal of Thoracic and Cardiovascular Surgery* **144,** 604–9.
15. Huynh TT, van Eps RG, Miller CC3rd, et al. (2005). Glomerular filtration rate is superior to serum creatinine for prediction of mortality after thoracoabdominal aortic surgery. *Journal of Vascular Surgery* **42,** 206–12.
16. Young EL, Karthikesalingam A, Huddart S, et al. (2012). A systematic review of the role of cardiopulmonary exercise testing in vascular surgery. *European Journal of Vascular and Endovascular Surgery* **44,** 64–71.
17. The UK Small Aneurysm Trial Participants. (1998). Mortality results for randomised controlled trial of early elective surgery or ultrasonographic surveillance for small abdominal aortic aneurysms. *Lancet* **352,** 1649–55.
18. Davies RR, Gallo A, Coady MA, et al. (2006). Novel measurement of relative aortic size predicts rupture of thoracic aortic aneurysms. *Annals of Thoracic Surgery* **81,** 169–77.
19. Davies RR, Goldstein LJ, Coady MA, et al. (2002). Yearly rupture or dissection rates for thoracic aortic aneurysms: simple prediction based on size. *Annals of Thoracic Surgery* **73,** 17–27.
20. Rizzo JA, Coady MA, Elefteriades JA. (1998). Procedures for estimating growth rates in thoracic aortic aneurysms. *Journal of Clinical Epidemiology* **51,** 747–54.
21. Elefteriades JA. (1997). What is the appropriate size criterion for resection of thoracic aortic aneurysms? *Journal of Thoracic and Cardiovascular Surgery*. **113,** 476–91.
22. Coady MA, Ikonomidis JS, Cheung AT, et al; American Heart Association Council on Cardiovascular Surgery and Anesthesia and Council on Peripheral Vascular Disease. (2010). Surgical management of descending thoracic aortic disease: open and endovascular approaches: a scientific statement from the American Heart Association. *Circulation* **121,** 2780–804.
23. Hiratzka LF, Bakris GL, Beckman JA, et al. (2010). CACCF/AHA/AATS/ACR/ASA/SCA/SCAI/SIR/STS/SVM Guidelines for the diagnosis and management of patients with thoracic aortic disease: executive summary. *Journal of the American College of Cardiology* **55,** 1509–44.
24. Musallam KM, Tamim HM, Richards T, et al. (2011). Preoperative anaemia and postoperative outcomes in non-cardiac surgery: a retrospective cohort study. *Lancet* **378,** 1396–407.
25. Gombotz H. (2012). Patient blood management: a patient-orientated approach to blood replacement with the goal of reducing anemia, blood loss and the need for blood transfusion in elective surgery. *Transfusion Medicine and Hemotherapy* **39,** 67–72.
26. Marik PE, Corwin HL. (2008). Efficacy of red blood cell transfusion in the critically ill: a systematic review of the literature. *Critical Care Medicine* **36**, 2667–74.
27. Murphy GJ, Reeves BC, Rogers CA, et al. (2007). Increased mortality, postoperative morbidity, and cost after red blood cell transfusion in patients having cardiac surgery. *Circulation* **116**, 2544–52.
28. Khan H, Belsher J, Yilmaz M, et al. (2007). Fresh frozen plasma and platelet transfusions are associated with development of acute lung injury in critically ill medical patients. *Chest* **131**, 1308–14.
29. Sarani B, Dunkman J, Dean L, et al. (2008). Transfusion of fresh frozen plasma in critically ill surgical patients is associated with an increased risk of infection. *Critical Care Medicine* **36**, 1114–18.
30. Carless PA, Henry DA, Moxey AJ, et al. (2010). Cell salvage for minimising perioperative allogeneic blood transfusion. *Cochrane Database of Systematic Reviews* (4), CD001888.
31. Ho KM, Tan JA. (2011). Benefits and risks of maintaining normothermia during cardiopulmonary bypass in adult cardiac surgery: a systematic review. *Cardiovascular Therapy* **29,** 260–79.
32. Hanke AA, Herold U, Dirkmann D, et al. (2012). Thromboelastometry based early goal-directed coagulation management reduces blood transfusion requirement, adverse events and costs in acute type A aortic dissection: a pilot study. *Transfusion Medicine and Hemotherapy* **39,** 121–8.
33. Goksedef D, Panagopoulos G, Nassiri N, et al. (2012). Intraoperative use of recombinant activated factor VII during complex aortic surgery. *Journal of Thoracic and Cardiovascular Surgery* **143,** 1198–204.
34. Murkin JM, Falter F, Granton J, et al. (2010). High-dose tranexamic acid is associated with nonischemic clinical seizures in cardiac surgical patients. *Anesthesia and Analgesia* **110**, 350–3.
35. Brady AR, Gibbs JSR, Greenhalgh RM, Powell JT, Sydes MR, POBBLE

trial investigators. (2005). Perioperative beta-blockade (POBBLE) for patients undergoing infrarenal vascular surgery: results of a randomized double-blind controlled trial. *Journal of Vascular Surgery* **41,** 602–9.

36. Yang H, Raymer K, Butler R, Parlow J, Roberts R. (2006). The effects of perioperative beta-blockade: results of the Metoprolol after Vascular Surgery (MaVS) study, a randomized controlled trial. *American Heart Journal* **152,** 983–90.
37. POISE Study Group, Devereaux PJ, Yang H, Yusuf S, et al. (2008). Effects of extended-release metoprolol succinate in patients undergoing non-cardiac surgery (POISE trial): a randomised controlled trial. *Lancet* **371,** 1839–47.
38. ONTARGET Investigators, Yusuf S, Teo KK, Pogue J, et al. (2008). Telmisartan, ramipril, or both in patients at high risk for vascular events. *New England Journal of Medicine* **358,** 1547–59.
39. Kapoor AS, Kanji H, Buckingham J, Devereaux PJ, McAlister FA. (2006). Strength of evidence for perioperative use of statins to reduce cardiovascular risk: systematic review of controlled studies. *BMJ* **333,** 1149.
40. Ridker PM, Pradhan A, MacFadyen JG, Libby P, Glynn RJ. (2012). Cardiovascular benefits and diabetes risks of statin therapy in primary prevention: an analysis from the JUPITER trial. *Lancet* **380,** 565–71.
41. Antiplatelet Trialists' Collaboration. (1994). Collaborative overview of randomised trials of antiplatelet therapy–I: prevention of death, myocardial infarction, and stroke by prolonged antiplatelet therapy in various categories of patients. *BMJ* **308,** 81–106.
42. CAPRIE Steering Committee. (1996). A randomised, blinded trial of clopidogrel versus aspirin in patients at risk of ischaemic events (CAPRIE). *Lancet* **348,** 1329–39.
43. Stewart A, Eyers PS, Earnshaw JJ. (2006). Prevention of infection in arterial reconstruction. *Cochrane Database of Systematic Reviews* 2(3), CD003073.
44. Kan CD, Lee HL, Yang YJ. (2007). Outcome after endovascular stent graft treatment for mycotic aortic aneurysm: A systematic review. *Journal of Vascular Surgery* **46,** 906–12.
45. Rerkasem K, Rothwell PM. (2011). Carotid endarterectomy for symptomatic carotid stenosis. *Cochrane Database of Systematic Reviews* (4), CD001081.
46. Wong EY, Lawrence HP, Wong DT. (2007). The effects of prophylactic coronary revascularization or medical management on patient outcomes after noncardiac surgery—a meta-analysis. *Canadian Journal of Anaesthesia* **54,** 705–17.
47. Garcia S, Moritz TE, Goldman S, et al. (2009). Perioperative complications after vascular surgery are predicted by the revised cardiac risk index but are not reduced in high-risk subsets with preoperative revascularization. *Circulation, Cardiovascular Quality and Outcomes* **2,** 73–7.
48. Bonow RO, Carabello BA, Chatterjee K, et al. (2006). ACC/AHA 2006 Guidelines for the management of patients with valvular heart disease. *Circulation* **114,** e84–231.
49. ASTRAL Investigators, Wheatley K, Ives N, Gray R, et al. (2009). Revascularization versus medical therapy for renal artery stenosis. *New England Journal of Medicine* **361,** 1953–62.
50. Crawford ES, Svensson LG, Coselli JS, Safi HJ, Hess KR. (1989). Surgical treatment of aneurysm and/or dissection of the ascending aorta, transverse arch and ascending aorta and transverse arch. Factors influencing survival in 717 patients. *Journal of Thoracic and Cardiovascular Surgery* **98,** 659–73.
51. Safi HJ, Letsou GV, Iliopoulos DC, et al. (1997). Impact of retrograde cerebral perfusion on ascending aortic and arch repair. *Annals of Thoracic Surgery* **63,** 1601–7.
52. Cheng D, Martin M, Shennib H. et al. (2010). Endovascular aortic repair versus open surgical repair for descending thoracic aortic disease a systematic review and meta-analysis of comparative studies. *Journal of the American College of Cardiology* **55,** 986–1001
53. Gutsche JT, Cheung AT, McGarvey ML, et al. (2007). Risk factors for perioperative stroke after thoracic endovascular aortic repair. *Annals of Thoracic Surgery* **84,** 1195–200.
54. Jonker RH, Verhagen HJ, Heijmen RH, et al. (2011). Endovascular repair of ruptured thoracic aortic aneurysms: predictors of procedure-related stroke. *Annals of Vascular Surgery* **25,** 3–8.
55. Clough RE, Modarai B, Topple JA, et al. (2011). Predictors of stroke and paraplegia in thoracic aortic endovascular intervention. *European Journal of Vascular and Endovascular Surgery* **41,** 303–10.
56. Melissano G, Tshomba Y, Bertoglio L, Rinaldi E, Chiesa R. (2012). Analysis of stroke after TEVAR involving the aortic arch. *European Journal of Vascular and Endovascular Surgery* **43,** 269–75.
57. Ishimaru S. (2004). Endografting of the aortic arch. *Journal of Endovascular Therapy* **11**(Suppl 2), 62–71.
58. Rizvi AZ, Murad MH, Fairman RM, Erwin PJ, Montori VM. (2009). The effect of left subclavian artery coverage on morbidity and mortality in patients undergoing endovascular thoracic aortic interventions: a systematic review and meta-analysis. *Journal of Vascular Surgery* **50,** 1159–69.
59. Cooper DG, Walsh SR, Sadat U, et al. (2009). Neurological complications after left subclavian artery coverage during thoracic endovascular aortic repair: a systematic review and meta-analysis. *Journal of Vascular Surgery* **49,** 1594–601.
60. Buth J, Harris PL, Hobo R, et al. (2007). Neurologic complications associated with endovascular repair of thoracic aortic pathology: incidence and risk factors. A study from the European Collaborators on Stent/Graft Techniques for Aortic Aneurysm Repair (EUROSTAR) registry. *Journal of Vascular Surgery* **46,** 1103–10.
61. Holt PJ, Johnson C, Hinchliffe RJ, et al. (2010). Outcomes of the endovascular management of aortic arch aneurysm: implications for management of left subclavian artery. *Journal of Vascular Surgery* **51,** 1329–38.
62. Matsumura JS, Lee WA, Mitchell RS, et al. (2009). The Society for Vascular Surgery Practice Guidelines: management of the left subclavian artery with thoracic endovascular aortic repair. *Journal of Vascular Surgery* **50,** 1155–8.
63. Bismuth J, Garami A, Anaya-Ayala JE, et al. (2011). Transcranial Doppler findings during thoracic endovascular aortic repair. *Journal of Vascular Surgery* **54,** 364–9.
64. Carpenter JP, Carpenter JT, Tellez A, et al. (2011). A percutaneous aortic device for cerebral embolic protection during cardiovascular intervention. *Journal of Vascular Surgery* **54,** 174–81.
65. Melissano G, Bertoglio L, Civelli V, et al. (2009). Demonstration of the Adamkiewicz artery by multidetector computed tomography angiography analysed with the open-source software OsiriX. *European Journal of Vascular and Endovascular Surgery* **37,** 395–400.
66. Nijenhuis RJ, Jacobs MJ, Schurink GW, et al. (2007). Magnetic resonance angiography and neuromonitoring to assess spinal cord blood supply in thoracic and thoracoabdominal aortic aneurysm surgery. *Journal of Vascular Surgery* **45,** 71–7.
67. Jacobs MJ, Mess W, Mochtar B, et al. (2006). The value of motor evoked potentials in reducing paraplegia during thoracoabdominal aneurysm repair. *Journal of Vascular Surgery* **43,** 239–46.
68. Safi HJ, Estrera AL, Miller CC, et al. (2005). Evolution of risk for neurologic deficit after descending and thoracoabdominal aortic repair. *Annals of Thoracic Surgery* **80,** 2173–9.
69. Cambria RP, Davison JK, Carter C, et al. (2003). Epidural cooling for spinal cord protection during thoracoabdominal aneurysm repair: a five-year experience. *Journal of Vascular Surgery* **31,** 1093–102.
70. Khan SN, Stansby G. (2012). Cerebrospinal fluid drainage for thoracic and thoracoabdominal aortic aneurysm surgery. *Cochrane Database of Systematic Reviews* **10,** CD003635.
71. Wynn MM, Mell MW, Tefera G, Hock JR, Acher CW. (2009). Complications of spinal fluid drainage in thoracoabdominal aortic aneurysm repair: a report of 486 patients treated from 1987 to 2008. *Journal of Vascular Surgery* **49,** 29–34.
72. Etz CD, Zoli S, Mueller CS, et al. (2010). Staged repair significantly reduces paraplegia rate after extensive thoracoabdominal aortic aneurysm repair. *Journal of Thoracic and Cardiovascular Surgery* **139,** 1464–72.
73. Safi HJ, Miller CC, Estrera AL, et al. (2004). Staged repair of extensive aortic aneurysms: long-term experience with the elephant trunk technique. *Annals of Surgery* **240,** 677–84.
74. Gazoni LM, Speir AM, Kron IL, Fonner E, Crosby IK. (2010). Elective thoracic aortic aneurysm surgery: better outcomes from high-volume centers. *Journal of the American College of Surgery* **210,** 855–9.
75. Karthikesalingam A, Hinchliffe RJ, Loftus IM, Thompson MM, Holt PJ. (2010). Volume-outcome relationships in vascular surgery: the current status. *Journal of Endovascular Therapy* **17,** 356–66.

第57章

胸主动脉瘤开放外科手术的技术和临床要点：胸腹主动脉瘤外科基本技术、主动脉弓重建技术、脊髓保护、脑卒中预防及开放手术的效果

Stephen Large, Priya Sastry

手术要点

主动脉弓和降主动脉的手术需要仔细计划，因为在手术过程中，重要脏器的循环灌注可能会受到影响。保护脏器功能的策略包括麻醉因素和手术因素，需涉及多学科的方法。外科医生必须考虑是否需要进行体外循环，如果需要，在哪里进行动脉插管，在哪里进行静脉引流，以及如何防止心脏、大脑、脊髓和肾脏的缺血性损伤（框57.1），这些问题将依次讨论。

框57.1　主动脉弓、降主动脉手术要点
• 为阻断器官的近远端提供血流 • 血流和冷却都是有保护作用的 • 当心脏冷却至32℃以下时，会出现纤维颤动，泵血可预防心内膜下缺血

使用体外循环

体外循环（CPB）被广泛应用于主动脉弓和降主动脉的手术中。其具有4个明显的好处（框57.2）：

- 提供无血流的区域。
- 支持内脏循环。

框57.2　主动脉弓和降主动脉手术体外循环的要点
CPB提供无血区域、器官灌注，冷却和血液保存的方法，代价是需要全身抗凝和有SIRS风险。

- 提供机体低温机会，从而保护器官功能。
- 其允许流出的血液再利用和再循环。

主要有2个缺点：

1. 有全身抗凝的要求。

2. 当循环容量通过塑料管道、一系列泵和过滤器时触发的全身炎性反应综合征（SIRS）。SIRS反应是CPB术后某些器官功能障碍的原因。

对于降主动脉，除了体外循环外，还有其他的选择可以提供一个无血的手术区域[1]：

1. 被动Gott分流术，是一种可从主动脉近端流向远端，绕过手术区域的管子。通过Gott分流管的血液由心脏维持。Gott分流器不需要与全旁路相同的抗凝程度。因此，在多创伤的患者中，这是一个常用的策略。

2. 左心旁路，静脉引流可能来自左心房或左下肺静脉，动脉回流进入远端主动脉。这项技术比全CPB抗凝更少，在中央插管较困难的情况下，通过左胸接近主动脉是很有用的。左心脏旁路需要一个离心泵。对于“部分”旁路，静脉引流可以从全身静脉获得，这可能需要一个氧合器。在左心或部分旁路时，心脏仍是上半身的泵，因此，需要注意静脉回流。如果上半身的压力下降，就可能有必要减少下半身的流量，以便更多的静脉回流，然后通过左心脏泵出。

3. 所谓的“钳夹缝合”技术，是一种不需要搭桥就可以在降主动脉上进行手术的技术。顾名思义，该过程是通过钳夹目标区域的上方和下方，并将移植物缝合到位。当然，在此期间，钳夹近端以外的所有组织都是相对缺血的，仅由上半身的侧支供血。数据显示，如果脊髓缺血30分钟以上，截瘫的发生率则会很高。因此，这项技术需要大量技巧——通常

只用于横断多发创伤患者的损伤血管，因为颅内、腹部或盆腔损伤导致全身抗凝的风险非常高。

用于主动脉弓和降主动脉手术的动脉插管

动脉插管的选择包括升主动脉、左心室尖端、头臂干、右锁骨下动脉或股动脉。由于动脉树有腔隙的区域没有瓣膜，因此，血流可以顺行或逆行。所以，决定插管位置的主要因素是需要血流的位置。根据手术策略的不同，甚至可能需要结合不同的插管位置。

升主动脉导管插管是一种标准的方法，其使升主动脉导管处于术区。升主动脉插管的缺点是，在超过近端主动脉钳夹阻断的近端无法提供任何灌注。因此，通过在交叉钳远端动脉插管来“分流”动脉回路可能是有效的。

其他插管部位是通过胸骨正中切开而暴露的左心室尖端——插管通过主动脉瓣进入升主动脉——以及头臂干。

外周动脉循环可以代替主动脉插管。右锁骨下/腋动脉是动脉插管的一个日趋流行的选择。其靠近手术区域，实现对整个动脉树的顺行灌注。即使在头臂干钳夹阻断后进行主动脉弓置换术，其也能够实现大脑持续灌注。

股动脉（右或左）是另一个常见的动脉插管部位——该部位很容易进入，使动脉导管远离手术区域。缺点是切口位于“不太干净”的腹股沟区域，可能会导致隐匿的出血，且灌注腹部和上半身的血流大部分是逆向的。在病变的主动脉中，股动脉逆行灌注可能会导致血栓栓塞。同样需注意的是，股动脉是最小口径的插管选择。因此，相应的插管可能无法达到足够的灌注流量。

慢性夹层的插管

动脉瘤可能与慢性夹层有关，在这种情况下，所有器官的血流灌注模式都很复杂。为了合适的动脉插管和避免局部缺血，需要了解这种模式。可以通过食管超声造影证实胸主动脉插管位置和血流，观察上肢和下肢动脉的血流和压力。旁路术中升高的代谢性酸血症可能表明灌注不够理想，可能需要移动动脉导管的位置。

静脉回流

静脉引流可选择位置较少：右心房、右股静脉或（在左心脏旁路的情况下）左下肺静脉/左心房。对于主动脉弓手术，右心房（RA）是标准的选择——管道不突出，通常能达到充分引流。当对胸降主动脉（通过左胸切开术）进行手术时，右心房是难以接近的。可以通过左心房或肺静脉插管进行左心旁路手术。如果需要完全旁路，那么可以选择股静脉引流，尽管同股动脉插管一样也存在关于血管管径和流量的问题。如果绕过肺（如全身静脉插管），则通常需要一个氧合器，并将其并入循环中。

心脏转流

只有在心脏需要降温和（或）停跳时，才需要进行左心转流（通过心尖或肺静脉将管插入左心室）。当心脏冷却温度至<32℃时通常会发生室颤[2]。心室颤动（VF）是一种高耗能状态，且不产生心输出量。因此，心脏扩张和氧需求增加，导致心内膜下缺血。当心脏进一步冷却，或当给予心脏停搏，室颤将停止，但期间缺血损伤将发生，并可能影响以后从CPB脱离的过程。因此，一旦CPB启动，就应该进行转流。

外科技术

主动脉弓入路

主动脉弓最好通过“扩大胸骨切开”进入——沿着胸锁乳突肌的内缘延伸成正中切口。然而，主动脉弓也可以通过高位（第4肋间隙）开胸或翻盖切口进入，特别是如果需要同时进入胸降主动脉时。翻盖切口现在很少使用，其缺点是影响了胸壁力学，从而影响术后呼吸功能。

降主动脉入路

降主动脉入路最好通过左胸切口。第4肋间隙用于远端弓/降主动脉，而对于Crawford Ⅱ型动脉瘤可能需要行胸腹联合切开（图57.1）。开胸手术要求同侧肺塌陷萎缩。仅对对侧肺单独供氧，因此，术前必须检查肺功能，以明确是否存在潜在的困难。

手术技术

主动脉弓手术需要无血区，通过低温循环停跳或近远端应用阻断钳和利用CPB支持近远端循环来实现。在隔离动脉瘤时，血管阻断钳（如果可能的

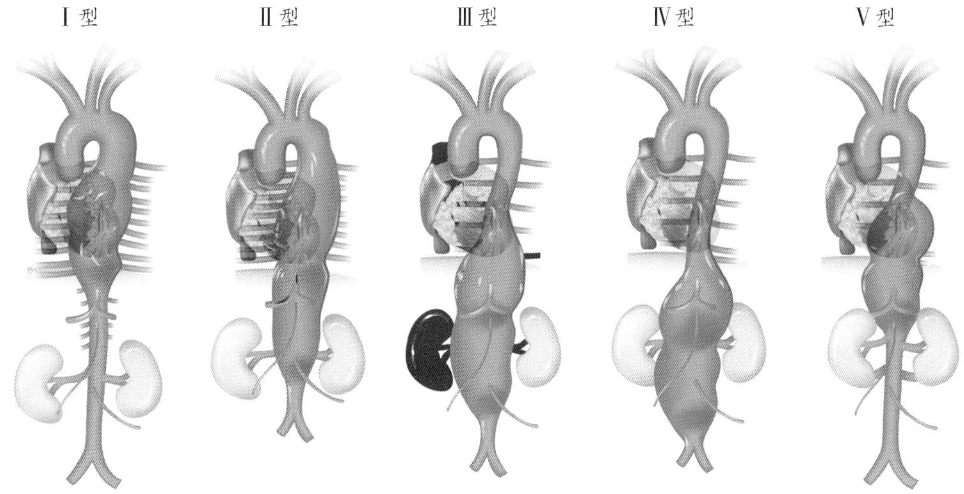

图57.1 Crawford胸腹动脉瘤的分型。(Reproduced with permission from Frederick JR and Woo YJ, Mycotic thoracoabdominal aneurysms, Annals Cardiothoracic Surgery, Volume 1, Number 3, pp.277-285, Copyright © 2012 AME Publishing Company. All rights reserved.)

话)要阻断健康的主动脉,以免造成进一步的夹层或损伤。用合成材料代替主动脉弓或降主动脉。这些人造血管的直径为8~38mm,长度为15~30cm。这些直型人造血管无孔,可以切割成一定的大小和弯曲以适应胸主动脉的曲度。内脏分支被重新植入电刀在人工血管上形成的孔洞上。最近出现了三分叉型和弯曲型人造血管(图57.2),动脉和人造血管之间是全层吻合,可以是单层或双层吻合,如果有必要,可以用特氟隆条或自体心包加强。

根据疾病的类型,可以使用多种技术,将头颈部血管分离成组织岛状,然后用"Carrel补片"的形式重新植入人造主动脉弓(图57.3)。

还可以先行左锁骨下-左颈动脉,再行颈动脉-颈动脉旁路搭桥,最后只吻合头臂干至人造血管(去分支)。胸降主动脉的近端和远端吻合是端端吻合。根据外科医生的选择,肋间动脉可以被重新植入人造血管中(见"脊髓保护"一节)。在Crawford Ⅱ型胸腹动脉瘤中,肠系膜血管也以端侧吻合的方式植入。

此外,还可以构造"烟囱人造血管",将所有3个弓部分支血管分别与1个人造血管吻合(图57.4)。

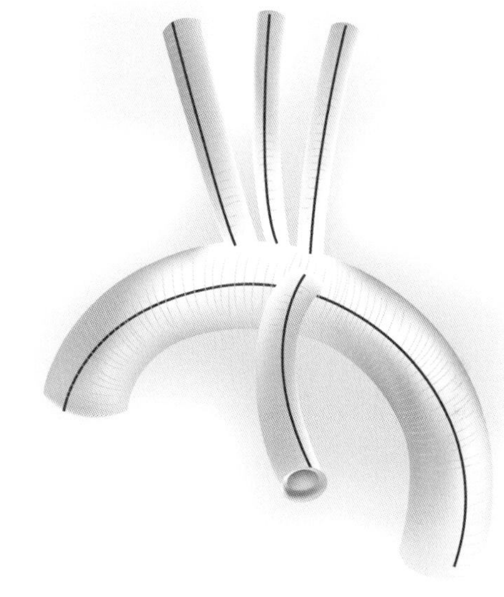

图57.2 Vascutek有限公司的Gelweave Plexus 4分支人造血管。(Reproduced courtesy of Vascutek Ltd.)

内脏保护

心肌保护

心肌保护是至关重要的,因为心脏在手术结束时必须有足够的功能来支持血液循环。在任何心脏缺血的情况下都需要心肌保护,无论是由于升主动脉阻断还是低温循环停跳。基本原则是减少心肌需氧量,这是通过心脏停搏(减少工作量的90%)和心脏冷却(每降温10° MvO_2下降50%)[3]。作为一种辅助手段,保持心脏灌注和松弛可以减少壁张力,由此可减少对氧气的需求。心脏停搏使用的是停跳液,停跳液是一种血液或晶体液体的富钾制剂,可向主动脉根部或冠状动脉口顺向灌注。如果冠状动脉循

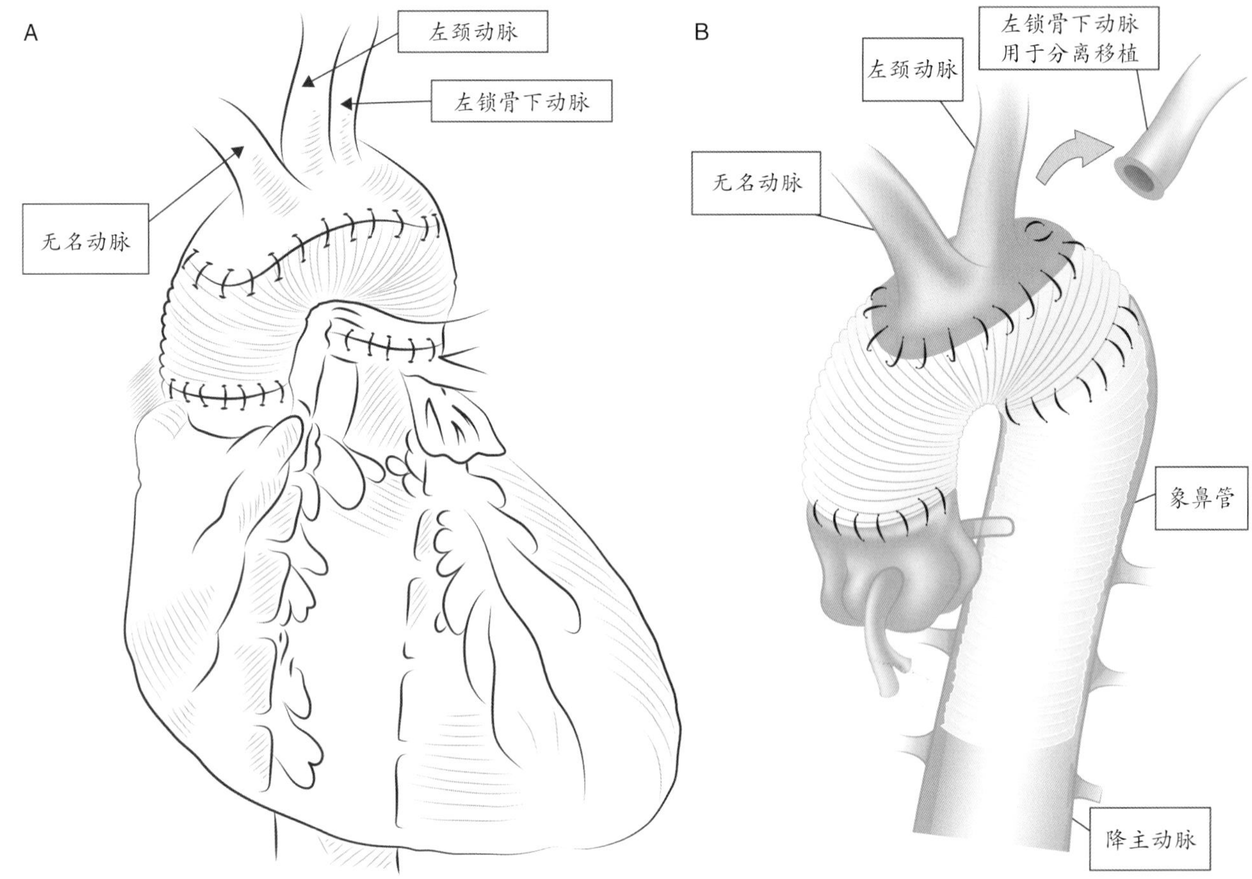

图57.3 卡雷尔补片。(Reprinted from Seminars in Thoracic and Cardiovascular Surgery, Volume 22, Issue 4, Ziganshin B and Elefteriades J Does Straight Deep Hypothermic Circulatory Arrest Suffice for Brain Preservation in Aortic Surgery? pp.291-301, Copyright © 2010, with permission from Elsevier, http://www.sciencedirect.com/science/journal/10430679.)

环不能通过夹闭升主动脉来隔离,则可以通过全身高钾血症来实现阻滞,使循环容量的K^+浓度提高到7mmol/L。

脑保护

任何外科医生都希望术中主动脉弓区无血流,脑保护辅助措施是非常必要的,因为这个过程会使整个大脑缺血的时间超过"存活"4分钟。目前,对于脑保护的辅助措施存在"麻醉"和手术策略。巴比妥酸盐、类固醇和甘露醇及将头部包裹在冰中以确保冷却被认为可以抑制脑缺血和缺血再灌注损伤的影响。手术方式有深低温循环阻滞(DHCA)、选择性顺行脑灌注(SACP)和逆行脑灌注(RCP)。术中可通过颈静脉饱和度或近红外光谱监测脑保护的效果。

DHCA是一种"传统"的方法[4]。DHCA时患者开始进行体外循环,并持续全身降温至核心温度(如食管或膀胱)18℃。在该温度下,细胞功能和氧气需求下降到细胞可以存活45分钟的程度。因此,患者的血液循环可以被抽到泵中,然后关闭泵。应使患者保持倾斜的头低足高位(防止暴露在空气中时空气滞留于大脑血管),在45分钟的"停滞"期间里将其主动脉弓暴露后进行置换。DHCA的优点是在重建主动脉弓的过程中,手术区域没有多余的管道,也没有需要外科医生持续监测的灌注参数。缺点是:

1. 细胞和器官损伤不仅发生在缺血过程中,也发生在再灌注过程中。

2. 低体温明显损害凝血功能。

3. 冷却和再升温必须以稳定的速度进行,快速升温或冷却都是有害的——因此,DHCA延长了CPB的时间,从而加重SIRS的反应。

SACP被认为是最接近生理的方法。在该方法中,行动脉系统插管,以便在50~80mmHg的压力下为大脑提供持续的灌注。可以通过右锁骨下或单个

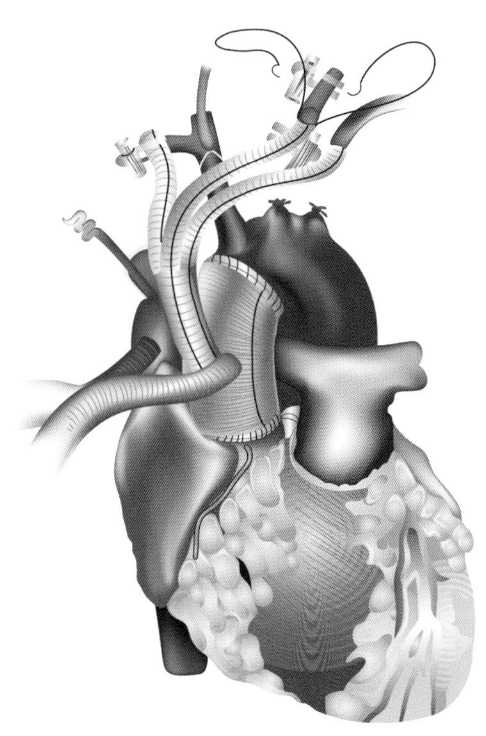

图57.4　烟囱支架/主动脉弓去分支脱支。(Reproduced with permission from Vallabhajosyula P et al., Type Ⅱ arch hybrid debranching procedure, Annals of Cardiothoracic Surgery, Volume 2, Number 3, pp.378-386, Copyright © 2013 AME Publishing Company. All rights reserved.)

主动脉弓分支血管插管来实现。如果患者在术前影像学上显示Willis环完整，那么仅插入一条颈动脉即可。当使用SACP时通常仍采用中度低温(32~34℃)，以确保氧气供给和需求相匹配。SACP的优点是提供了接近大脑的生理血流，没有缺血期，因此，缺血灌注损伤的可能更少。SACP还减少了"与时间赛跑"的感觉。主要的缺点是手术区域很容易被其他必要的插管所干扰，每个插管点都是一个潜在的出血源。同时也需要密切关注主动脉弓重建过程中的灌注压力。

RCP是一种非生理学的方法，但仍然可给予脑灌注。在这一技术中，反向引导静脉导管进入SVC。将泵反转，灌注液泵入SVC，对大脑静脉窦加压(目标压力为20~40mmHg)。这是在中度低温下进行的。灌注液穿过毛细血管床，脱氧返回大脑动脉系统，通过开放的主动脉弓血管流入主动脉弓。因此，对大脑氧提取有即时的视觉反馈(随着氧提取的增加，血液返回到主动脉弓的颜色变深)。该技术的支持者还认为，RCP可以"冲洗"脑循环中可能在插管或CPB过程中产生的任何颗粒或气体栓子。RCP的优点是：

1.理论上没有缺血。

2.可以实现并保持大脑的冷却。

3.可在中度低温下进行，减少了深度低温的并发症。

4.在手术区域无额外的插管。

5.可冲刷掉脑循环中的气体或颗粒性栓塞。

目前，还没有试验比较这3种技术的效果。因此，美国心脏协会在2010年发布的国际指南建议脑保护策略在主动脉弓手术中是至关重要的，DHCA、SACP、RCP都必须根据外科医生和医疗机构的经验选择合理的策略(B级证据)[5]。

脊髓保护

脊髓灌注来自主动脉的后肋间和腰椎分支。在胸降主动脉的修复过程中，肋间动脉被离断。在主动脉弓修复过程中，如果没有下半躯体的灌注，也会出现脊髓缺血。因此，在缺血期间，脊髓依赖于来自前后脊髓动脉(来自椎基底动脉系统)的血液，侧支来自主动脉的腰支和髂内动脉[6]。然而，脊髓前后动脉不能完全满足脊髓血供，因此，如果脊髓缺血时间>30分钟，截瘫的发生率会急剧上升(20分钟以下为10%，30分钟时>20%)。

缺血期脊髓功能可通过运动或感觉诱发电位监测。目前，倾向于通过运动诱发电位而非感觉诱发电位[7]，因为人们感觉脊髓的前部最容易发生缺血，而这是承载运动通路的区域。运动诱发电位的监测需要在手术前经皮放置在头部，被用来刺激控制下肢的运动皮层。如果通过下肢的经皮传感器检测到相应的运动电位，则可记录刺激的脊髓传输。

脊髓的保护策略包括下半躯体灌注(优化主动脉腰支血流)、全身低温、肋间动脉再植和脑脊液引流。

通过在主动脉交叉阻断钳的远端行动脉插管，并将CPB机的动脉流入分流，可以实现下半躯体的灌注。在主动脉弓手术中，股动脉可能是最合适的选择。在降主动脉修复的情况下，远端主动脉本身可能是最好的选择(见左心旁路的前面部分)。下半身灌注的目标压力至少为60mmHg。一项系列病例回顾显示，远端灌注时，脊髓缺血40分钟或更长时间不会导致截瘫发生率的增加。

全身低体温对脊髓的保护很有用[8]。DHCA在主动脉弓修复术中与中度低温在降主动脉修复术中致残率相当。如果手术局限于降主动脉，那么深度低体温就会受到需要保护心脏免受VF损害的限制。因此，如果DHCA是用来保护脊髓，如果不涉及心脏搭桥的话，那么必须保证心脏灌注。否则冷却温度必须保持在32~34℃。冷却通常是通过CPB和被动热损失来实现的。脊髓局部冷却也可以通过脑脊液引流注入冷晶体溶液来实现（见本节后述）。低体温在脊髓保护中的证据来自病例分析，也是B级。

肋间动脉再植已成为常规方法，但具体方法各不相同[8]。在一些中心，带肋间分支的整个主动脉岛被重新植入补片（相当于弓上的Carrell补片）。在其他中心，外科医生根据侧支血流的大小和证据选择要重新植入的肋间组织（那些有回流的肋间组织必须有侧支代偿，因此，不需要植入新主动脉）。同样，这种技术由于操作多样化，证据是有限的，因此，很少被当作一种孤立的保护措施。

用脑脊液引流保护脊髓[9]的原理是：脊髓灌注用流入压力（平均动脉压力，MAP）与流出压力（静脉压力+脑脊液压力，CSF）的差值表示。这一方程可以通过增加MAP或降低CSF压力来控制。因此，大多数中心主张在麻醉室内插入椎管引流管。术后可将脑脊液抽出，维持10~15mmHg的压力。同时，MAP可以使用血管升压药物进行增强。因此，MAP和CSF压力的目标灌注压力至少为70mmHg。在麻醉患者中，很明显，过度积极的脑脊液引流可能导致无提示的锥进。因此，脑脊液引流通常限制在10mL/h，然后对MAP进行调节，以达到脊髓灌注的目标压力。在清醒的患者中，如果担心下肢疾病，可控制其脑脊液压力。在个别患者中，脑脊液引流甚至可逆转截瘫。脑脊液引流通常在术后3天拔除。该技术的主要风险是插入损伤、患者由于CPB需要抗凝而出现的硬膜外血肿，以及过度脑脊液引流。

肾保护

降主动脉手术中肾脏保护技术相对不发达，可能是由于肾脏替代治疗过于先进。尽管如此，一些中心仍主张通过肾动脉进行预水合和直接灌注晶体或血液灌注液。但目前几乎没有证据支持这项技术。同样，也没有证据表明低体温在该情况下有任何益处。然而，有证据表明，利尿剂和多巴胺在降主动脉手术中对肾脏的保护是无效的。

血液保存

如前所述，CPB和低温都会严重损害血液的凝血功能。因此，通常需要大量输血和凝血产品，并有利于术后SIRS和输血相关肺损伤（TRALI）。在手术即将结束时，血浆因子通常被稀释，血小板在很大程度上被泵和低温所破坏。一种标准的血液保存方法是在搭桥手术中使用血细胞保存系统来减少红细胞稀释。避免DHCA可能有助于限制血小板的低温功能障碍。一旦患者体温回暖至36℃，一个完整的凝血瀑布和血栓弹力图则将有助于量化凝血障碍。一旦获得产物，通过快速输注器和液体加热器将其一起输送则是很有用的，这样产物就可以最有效地发挥作用。然而，这仅仅是基于个例证据。目前，尚无证据表明术前促红细胞生成素或自体献血有任何益处。

手术预后

主动脉手术越来越多地局限于专科中心，因为这已经被证明可以改善临床结果。考虑到这一点，主动脉弓术后永久性脑卒中的风险在2%~8%，这取决于手术是择期手术，还是急诊手术。现永久性下肢瘫痪/神经源性膀胱的风险是2%~4%。据报道，5%~10%的降主动脉修复术后会出现下肢短暂性轻瘫，但其中一半会恢复行走。在择期手术患者中，主动脉弓/降主动脉手术后住院死亡率为2%~6%，急诊手术为10%~15%。主动脉弓或降主动脉术后10年生存率约为60%，许多迟发死亡是由于心血管原因，因此，也强调了二级预防措施的重要性[10,11]。

（朱文江 李艺媛 译 黄斌 审校）

参考文献

1. Stavens B, Hashim SW, Hammond GL, et al. (1983). Optimal methods of repair of descending thoracic aortic transection and aneurysms. *American Journal of Surgery* **145**(4), 508–13.
2. Covino BG, D'Amato HE. (1962). Mechanism of ventricular fibrillation in hypothermia. *Circulation Research* **10**, 148–55.
3. Buckberg G. (1991). Myocardial temperature management during aortic clamping for cardiac surgery. *Journal of Thoracic and Cardiovascular Surgery* **102**, 895–903.
4. Ergin MA, Galla JD, Lansman L, et al. (1994). Hypothermic circulatory arrest in operations on the thoracic aorta. Determinants of operative mortality and neurologic outcome. *Journal of Thoracic and Cardiovascular Surgery* **107**, 788–97.

5. Hiratzka LF, Bakris GL, Beckman JA, et al.; American College of Cardiology Foundation/American Heart Association Task Force on Practice Guidelines; American Association for Thoracic Surgery; American College of Radiology; American Stroke Association; Society of Cardiovascular Anesthesiologists; Society for Cardiovascular Angiography and Interventions; Society of Interventional Radiology; Society of Thoracic Surgeons; Society for Vascular Medicine. (2010). 2010 ACCF/AHA/AATS/ACR/ASA/SCA/SCAI/SIR/STS/SVM Guidelines for the diagnosis and management of patients with thoracic aortic disease. A Report of the American College of Cardiology Foundation/American Heart Association Task Force on Practice Guidelines, American Association for Thoracic Surgery, American College of Radiology, American Stroke Association, Society of Cardiovascular Anesthesiologists, Society for Cardiovascular Angiography and Interventions, Society of Interventional Radiology, Society of Thoracic Surgeons, and Society for Vascular Medicine. *Journal of the American College of Cardiology* **55**(14), e27–e129.
6. Griepp RB, Griepp EB. (2007). Spinal cord perfusion and protection during descending thoracic and thoracoabdominal aortic surgery: the collateral network concept. *Annals of Thoracic Surgery* **83**(2), S865–9.
7. Koeppel TA, Mess WH, Jacobs MJ. (2010). Motor evoked potentials in thoracoabdominal aortic surgery: PRO. *Cardiology Clinics* **28**(2), 351–60.
8. Shimizu H, Yozu R. (2011). Current strategies for spinal cord protection during thoracic and thoracoabdominal aortic aneurysm repair. *General Thoracic and Cardiovascular Surgery* **59**(3), 155–63.
9. Fedorow CA, Moon MC, Mutch WA, Grocott HP. (2010). Lumbar cerebrospinal fluid drainage for thoracoabdominal aortic surgery: rationale and practical considerations for management. *Anesthesia and Analgesia* **111**(1), 46–58.
10. Desai ND, Burtch K, Moser W, et al. (2012). Long-term comparison of thoracic endovascular aortic repair (ESG) to open surgery for the treatment of thoracic aortic aneurysms. *Journal of Thoracic and Cardiovascular Surgery* **144**(3), 604–11.
11. Gopaldas RR, Huh J, Dao TK, et al. (2010). Superior nationwide outcomes of endovascular versus open repair for isolated descending thoracic aortic aneurysm in 11,669 patients. *Journal of Thoracic and Cardiovascular Surgery* **140**(5), 1001–10.

第58章

胸主动脉瘤血管腔内修复外科技术和临床要点

Christos Lioupis, Rachel E. Clough, Tom W. Carrell, Peter R.Taylor

胸主动脉瘤血管腔内修复外科技术和临床要点简介

胸主动脉的腔内修复术(TEVAR)是胸降主动脉瘤已明确的治疗方法。胸主动脉所面临的独特挑战,阻碍了为腹主动脉研发的腔内装置和技术的简单适应[1,2]。胸主动脉解剖呈现复杂的空间几何形状,其弯曲和角度对支架植入和放置具有挑战性。胸主动脉的血流动力学的力量显著增加了移行、扭曲和结构破损的风险。

胸主动脉瘤血管腔内手术的基本技术

血管腔内手术应根据在专用工作站获得的高分辨率CT血管成像来制订计划。不同的技术被用来分析直径和长度,以确保准确的移植物选择。多平面重建显示了近端和远端封闭区域,曲面平面重建用于评估横截面直径。在半自动化的主动脉中心线重建后,在动脉瘤近端和远端两个点之间进行曲面重建,这提供了该支架必须覆盖的主动脉总长度的最佳估计值。当存在较大动脉瘤时,应手动描绘中心线,因为腔内移植物的最终位置倾向于动脉瘤腔大弯侧(框58.1)。

股总动脉通常在局部麻醉或全身麻醉下,通过横切口进入。或者一种使用闭合装置的经皮穿刺技术可以用于24F以下的装置,且并发症较少(<2%)[3-5]。目前的胸腔内移植物需要20~26F递送系统,这需要最小的髂动脉,直径为7.6~9.1mm。从既往来看,如果髂动脉钙化严重、迂曲或狭窄,那么15%的患者需要辅助技术(尤其是女性)[6-8],包括球囊支架血管成形术、连续亲水性血管扩张、直接开放手术暴露主髂动脉入路双荷包缝合或使用导管[9,10]。腔内导管包括将支架从髂总动脉置入股总动脉,然后进行积极的血管成形术和髂总动脉的故意破裂[11]。

可通过左上臂或对侧股动脉插管,用猪尾导管造影。以术前CT扫描为基础确定造影的精确角度,因此,血管造影是垂直于主动脉弓进行的。分离主动脉弓血管的分支起始部可能需要不同的角度。当远端锚定区刚好在腹腔干上方时,一个完整的侧向投影提供了腹腔干和肠系膜上动脉起始部的最佳视图。

框58.1 术前准备的关键方面

- 使用高分辨率CTA来规划手术过程
- 在垂直视图中测量真实的截面直径,用弯曲底面重建估计长度
- 根据术前CTA选择入路端
- 对于大面积前壁钙化、病态肥胖、凝血功能障碍的患者,避免使用经皮穿刺技术
- 如果存在明显的髂动脉闭塞性疾病或髂血管弯曲,可使用辅助措施,如血管成形术、扩张器或导管或腔内导管
- 髂动脉最小直径为7.5~9.1mm时需要20~26F的鞘
- 对于胸主动脉扭曲,可采用肱股动脉入路、长鞘等辅助措施
- 充分固定近端和远端锚定区需要至少2cm的正常主动脉沿内、外曲线
- 评估颈部血管近端直径、长度、角度、有无血栓和钙化
- 评估考虑覆盖左锁骨下动脉的患者左右椎动脉的通畅程度和大小
- 如果有计划覆盖腹腔动脉,则评估腹腔干和肠系膜上动脉之间的侧支循环

如果远端锚定点不足，可以考虑刻意对腹腔动脉进行覆盖，但这可能因肠系膜和肝脏缺血导致死亡。一些权威人士认为，当腹腔和肠系膜上动脉（通过胃十二指肠动脉）之间有足够的侧支循环时，这样做相对安全[12]。暂时球囊覆盖腹腔动脉已作为一种方法被推荐来测试这一点，但可能存在误导。维持腹腔动脉灌注的替代技术包括带有开槽、开窗或分支的装置[13]。

在透视引导下植入支架，避免过度用力，防止髂动脉破裂。动脉曲度可阻止器械跟进。克服这一问题的技术包括使用额外的硬导丝和亲水性输送系统、插入长鞘、同行导线技术（在支架旁边插入第二根硬导丝），以及使用肱股导线。肱-股导丝两端牵引有助于克服与动脉弯曲有关的问题。过度牵拉会撕裂锁骨下动脉起始部，通过导管保护动脉可以减少锁骨下动脉起始部的损伤。右肱股动脉入路可增加椎基底动脉和眼动脉栓塞事件的风险[14]。

需要在近端至少2cm的正常主动脉作为锚定点才能充分固定移植物。理想情况下，锚定区应该有平行的血管，以最大限度地扩大密封面积。当锚定区位于主动脉弯曲部分时，最小闭合长度应适用于较短的内曲线而不是外曲线。锚定点呈明显的角度或圆锥形，或包含周向血栓，可导致固定和封闭不良。腔内支架通常比主动脉内径或外径大10%~20%。移植物尺寸过小可能导致内漏和移位。若超过30%可能导致支架内折形成沟，密封不良，或径向力过大导致瘤颈扩大[15]。近端和远端瘤颈直径可能有显著差异，这需要锥形移植物或两个不同直径的装置。先植入直径较小的器件，实现重叠区密封。广泛的重叠对于防止Ⅲ型内漏是非常重要的。移植物在输送过程中，沿着硬导丝最短长度的路径。随着时间的推移，其会向外侧的动脉瘤壁移动，这需要通过增加移植物之间的重叠来弥补，尤其是在大动脉瘤中。

技术问题可能会提高设备放置的准确性。将支架推进至近端密封区域，然后将其带回到最佳位置，可消除储存的导致移植物近端移动的正向能量。将导丝和支架沿主动脉大弯放置，可消除沿较短小弯侧展开造成的远端移位。平均动脉压的暂时降低会减少远端移位的倾向。这可以通过药物引起的低血压、腺嘌呤引起的心脏骤停、心脏快速起搏或右心房部分流入性球囊阻断来实现。降低动脉压在胸降主动脉中较少使用，但在升主动脉和近端主动脉弓中却很有效。

新一代血管腔内支架（表58.1）采用多种方式植入，因此，操作者必须熟悉这些支架的设计。充气球囊内的覆膜部分的移植物可用于塑形支架重叠区域里近端和远端到主动脉和安全位置。球囊扩张可能导致栓塞和主动脉壁破裂。

应在两个平面完成血管造影确保排除动脉瘤。旋转血管造影是一种替代方法，但会增加辐射剂量。经食管超声心动图和血管腔内超声可确保支架准确放置，并且排除内漏。对于髂动脉直径较小的患者，应将扩张器置入鞘内后再拔出。如果怀疑髂动脉破裂，则必须维持导丝通路，可通过鞘进行髂血管造影（框58.2）。

主动脉弓重建技术

当胸降主动脉没有近端锚定点时，必须将支架置于主动脉弓内。该支架可能将主动脉分支血管的起始部刻意覆盖，并计划出各种技术来维持流向大脑和上肢的血流。近端锚定点常被描述为"Ishimaru"区，0区代表覆盖无名动脉，1区代表覆盖左侧颈总动脉，2

表58.1 上市的胸主动脉段支架(2014)

公司名称	产品名称	支架材料	移植材料	部署	直径(mm)	鞘直径(F)
Cook Medical	TX2 Pro-Form	不锈钢	平织涤纶	近端到远端，分2个阶段	28~42	22~24
Gore & Associates	Conformable Gore TAG	镍钛合金	ePTFE	中间到终点	21~45	18~24*
Medtronic, Inc.	Talent Captivia	镍钛合金	涤纶聚酯	近端到远端，分2个阶段	22~46	22~25
Bolton	Relay	镍钛合金	涤纶聚酯	近端到远端，分2个阶段	22~46	22~26
Jotec	E-Vita	镍钛合金	涤纶聚酯	近端到远端，分2个阶段	24~44	20~24

*推荐鞘大小。

框58.2 血管腔内手术的关键步骤

- 如果是髂血管疾病，采用标准血管成形术或输送移植物前插入亲水扩张球囊
- 需要导管时，将10mm涤纶移植物与髂总动脉或主动脉远端吻合
- 左前斜位投影观察左锁骨下动脉远端近端锚定点
- 使用完整横向投影查看远端锚定区至腹腔动脉近端
- 应用肱股导丝牵引治疗胸廓内扭曲
- 根据制造商的建议，尺寸超过正常直径20%
- 不同支架之间有大量的重叠
- 避免在主动脉弓内操作导管和导丝
- 当需要时，仅在支架内充气球囊以塑形近端和远端
- 完成髂系统血管造影，排除髂动脉损伤

区代表覆盖左侧锁骨下动脉，3区为胸主动脉上段以远至左侧锁骨下动脉，4区为胸主动脉更远端。

原位开窗术

原位开窗是通过在体内对移植物开窗来重建主动脉弓中的血流。开窗从分支血管腔内逆行，因此，需要分支远端的路径。穿孔覆膜支架的方法有很多种。这包括硬端0.018英寸的导丝、预弯鞘和穿刺针。更复杂的技术包括射频导管、激光探头和机器人指引导管。覆膜穿孔后，用血管成形球囊扩张孔，并使用覆盖支架展开覆盖靶血管。最好的技术包括穿刺针90°穿刺覆膜并连续球囊扩张来实现所需的直径[16]。文献中只包含了该技术的个案报道，在没有任何长期随访结果的情况下，目前，必须将其视为实验性阶段[17-22]。

烟囱技术

烟囱支架（放置于主动脉血管内与主要腔内覆膜支架平行的支架）用在主动脉弓延长近端固定区或恢复意外覆盖的主动脉分支动脉的灌注。例如，在左锁骨下动脉和左颈总动脉都被支架覆盖的情况下，可以使用多个烟囱支架[23]。逆行导丝和鞘通路必须从主动脉分支血管进入升主动脉。然后，放置主动脉内支架后，放置第二支架，支架近端延伸至主动脉封闭区，远端延伸至主动脉分支血管。这就像一个“烟囱”，创造了一个“双管腔”，让血液沿着主动脉弓支架流入血管。球囊膨胀支架和自膨式支架及支架移植物的各种组合已被用于增加较小装置的径向力和防止迟发性压缩。关于烟囱移植的证据仅限于个案报道和小型单中心系列，随访时间较短[24-29]。烟囱嫁接可能会因装置间间隙流动通道而受到损害，从而导致内泄漏。还有一种可能性是，两种支架的对抗力可能会损害较小支架的管腔，但这似乎很罕见。使用烟囱移植物的长期效果尚不明确，可能在紧急“救援”情况下使用比在有选择的情况下更适合。

杂交手术

杂交手术包括开放手术和血管腔内手术。开放手术将主动脉去分支为主动脉支架移植物提供了一个足够的锚定点，同时确保了主动脉分支血管的血流。当3根主动脉分支血管都需要支架覆盖时，就需要完全去分支，支架覆盖整个主动脉弓。完全去分支需要部分胸骨切开才能进入升主动脉近端。打开心包，显露升主动脉，并将侧咬式血管钳夹住病情轻微的主动脉段，同时确保有足够的近端锚定区。10~12mm的涤纶移植物用于头臂动脉的血管重建，8~10mm移植物用于颈总动脉的血管重建，或直接从主动脉弓到头臂动脉搭桥，或作为一个单独的右至左颈总动脉旁路。左锁骨下动脉可以用进一步的移植物重建血管。将主动脉分支血管端端或端侧吻合，近端主动脉分支血管结扎或近端缝合，防止血液回流入动脉瘤。左侧颈总动脉和左侧锁骨下动脉也可以通过近端横向切开、近端动脉缝合、远端动脉与头臂动脉（左颈总动脉）或左颈总动脉（左锁骨下动脉）吻合来实现转位。在去分支手术完成后，可以通过顺行入路（通过侧支）或逆行股动脉入路插入移植物。逆行入路可以同步执行，也可以延迟执行。当病变血管或主动脉弓扭曲使逆行股动脉入路困难时，顺行入路更为可取。

部分去分支可在左颈总动脉和左锁骨下动脉的起始部位进行支架置入。这些手术采用颈部入路进行，优点是不需要胸骨正中切开术。去分支既可以作为两个单独的移植物，也可以作为与单个移植物的序贯吻合。右颈总动脉至左颈总动脉旁路手术可采用经咽后或气管前入路穿刺8~10mm合成移植物。左侧颈总动脉近端缝合，远端动脉侧端与交叉移植物吻合。

最近的一个系列报道报道了195例主动脉弓杂交手术患者的数据，其中63%的患者进行了完整的主动脉弓修复[30]。总体技术成功率为86%，最常见

的失败原因为内漏(9%)。围术期脑卒中及死亡率为16.4%,与开腹手术修复相似(17.5%)[31-35]。半主动脉弓去分支术的成功率低于完全主动脉弓去分支术,这是由于在中期随访中Ⅰ型内漏和动脉瘤相关死亡率过高所致[36,37]。长期数据非常有限;然而,旁路移植术良好的长期通畅性已得到证实[38]。

开窗支架

开槽和开窗定制的胸主动脉支架已被用于治疗高危手术患者中涉及主动脉弓远端的胸降主动脉动脉瘤。移植物通常包括近端开槽(头臂动脉或颈总动脉)和开窗(锁骨下动脉或颈总动脉)。预置导丝和导管有助于目标动脉插管。主动脉支架是通过股总动脉引入,但将开窗或圆齿精确对齐到目标血管的起点的能力是有限的、不可预测的,有时甚至是不可实现的。使用预弯的镍钛合金导管大大方便了设备的正确定位。在近端支架部分展开后,用预置导管和导丝对目标动脉进行插管(图58.1)。将导丝套入目标动脉,然后在穿通导丝的适度牵拉下,将主动脉装置的鞘收回,充分展开支架。在支架置入后,球扩支架在穿通导丝上逆行推进,通过开窗置入,近端边缘在腔内支架内凸出几毫米(图58.1)。覆膜支架的近端通过超大球囊扩张展开,实现固定和密封。但目前,文献资料有限。

分支支架

1999年报道了使用带分支的支架置入的初步经验[39]。2003年,介绍了一种经头肱动脉植入升主动脉并远端植入头肱动脉和胸降主动脉的组装式支架[40,41]。由于体积的限制,通过头肱动脉引入这种支架较为困难且具有脑卒中和死亡的高风险,这种方法已经不受欢迎[42]。用于经股动脉插入的新型带分支支架现已上市,并有关于定制的多分支支架的初步经验的报道(Cook Medical,布利斯班,澳大利亚)[43](图58.2)。

这个过程的主要问题是潜在的脑卒中,因为导

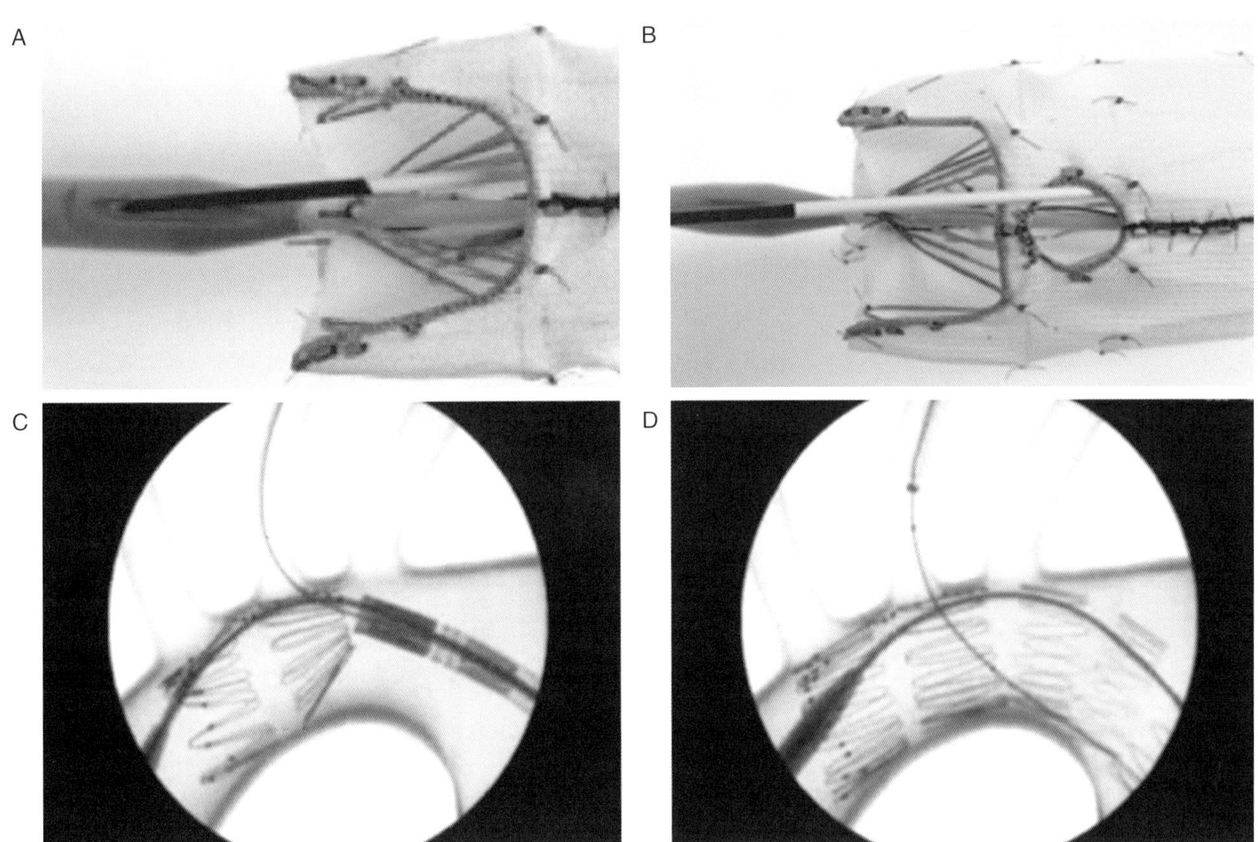

图58.1 (A,B)用预置导管的圆齿和开孔的定制胸主动脉支架(Cook Medical,Brisbane,Australia)。(C)在装置的两个近端支架部分展开后,用预置的导管和导丝对目标动脉进行插管。(D)球扩覆膜支架从上方,穿过穿通导丝,通过开窗放置,近端边缘在移植物内突出。(Permission for use granted by Cook Medical Incorporated,Bloomington,Indiana.)

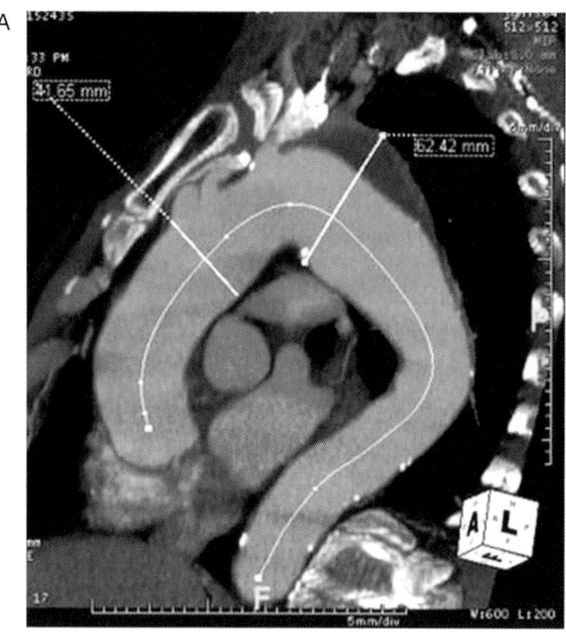

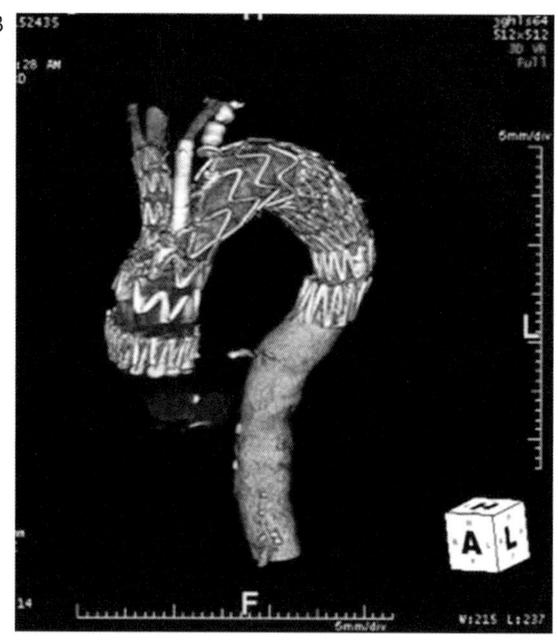

图58.2 (A)降主动脉瘤累计远端主动脉弓。(B)头臂干和左颈总动脉双分支支架作血管腔内修复。左锁骨下动脉的起源被Amplatzer闭合器封闭。(Permission for use granted by Cook Medical Incorporated, Bloomington, Indiana.)

管和导丝在主动脉弓操作。脑卒中可能是由于栓塞或脑灌注不足所致。变异解剖和主动脉弓过度钙化是这项技术的禁忌。评价该支架的有效性和安全性需要更多的经验和更长的随访时间。同样的,左锁骨下动脉的分支支架也在试验中,并将在不久的将来投入使用。

胸主动脉瘤开放手术和血管腔内修复的对比试验和荟萃分析

目前,还没有公开发表的比较TEVAR和开放性手术治疗胸降主动脉瘤的随机对照试验。3项美国FDA的关键支架试验[TAG(WL Gore)、TX2(Cook Medical)和Talent(Medtronic)]及来自EUROSTAR的综合数据和英国胸腔内移植物注册登记处展示的一些目前可用的最佳证据[8,44-49]。在FDA的试验中,TEVAR在30天死亡率方面(TAG为2%对12%,TX2为1.9%对5.7%,Talent为2.1%对7.9%)优于开放式。TEVAR在5年内动脉瘤相关死亡率方面明显低于开腹手术(2.8%对11.7%)[8]。欧洲登记处显示,在选择性病例中,30天死亡率为5.3%。然而,FDA的试验并不是前瞻性随机试验,而是选用了过去进行开放性手术,从而导致了选择偏倚。有症状的动脉瘤在开放组中明显较高(38%对21%),而且许多开放组的患者无法获得关于主动脉特征的数据。

3篇荟萃分析比较了降主动脉病变的血管腔内手术和开放手术的结果[50-52]。这些都证明了血管腔内治疗在围术期死亡率和重大神经损伤方面的显著益处。这些结论应该谨慎对待,因为这些荟萃分析中包含的研究属于中等质量。最近的一项荟萃分析系统地回顾了所有关于开放性修复或TEVAR治疗破裂降主动脉瘤结果的研究,使用TEVAR治疗的患者30天死亡率为19%,明显低于开放修复患者的33%[53]。

血管腔内修复的结果

TEVAR在欧洲注册的首次技术成功率为87%。大多数失败是与路径困难有关。16%的患者在手术中发生了与器械相关的并发症,2.4%的患者发生了动脉损伤。在FDA的关键研究中,TEVAR的重大或严重不良事件(主要是心肺并发症)发生率低于开放修复术[8,44,47,48]。动脉瘤扩张是最常见的不良事件,术后1年发生率为14.5%。在Eurostar注册表中,1年内所有内漏的发生率为4.2%。12%的选择性TEVAR在术后平均8个月会进行二次干预;68%的二次干预为经股动脉入路,大部分为内漏。无二次干预的患者2年累计生存率(85%)明显优于有二次干预的患者(58%)[54]。一项对30天并发症的荟萃分析显示，与TEVAR相比，破裂降主动脉瘤开放性修复术后心肌梗死（11.1%对3.5%）、脑卒中（10.2%对4.1%）和截瘫（5.5%对3.1%）率增加[53]。在17个月的中位随访中，TEVAR与3.5%的动脉瘤相关的死亡有关。

脊髓保护

TEVAR术后的脊髓损伤

Eurostar数据库显示，在291例经血管腔内治疗的退行性动脉瘤患者中，有11例（2.5%）发生脊髓缺血导致截瘫或下肢轻瘫[55]。在FDA所有3项关键研究中，TEVAR后脊髓缺血与开放治疗相比显著减少（6.2%对13%，P<0.007）[47]。与TEVAR术后脊髓并发症风险的增加有关的几个因素，包括广泛的胸主动脉覆盖、既往肾下主动脉修复、术中低血压、髂内动脉和左锁骨下动脉的覆盖及肾功能不全[49,54-63]。脑脊液引流在TEVAR术后早期或迟发性截瘫的逆转中是有效的，当怀疑脊髓缺血时应使用脑脊液引流[63]。目前，已提出预防性脑脊液引流，但脊髓引流管放置后出血并发症的发生率不容忽视（0%~3%）[36,59,64,65]。在术前48小时插入引流管，保持CSF压力<10cmH_2O。

血流动力学的稳定性对保护脊髓至关重要。在TEVAR术后，由于侧支循环不良和脊髓远端灌注减少，术中及术后低血压可引起脊髓缺血[63]。目前，维持适度升高的平均动脉压（>80mmhg）是很重要的，如果发现任何临床神经功能缺损，则提示收缩血管升高到较高的平均压力。对于胸、腹主动脉瘤同时发生的患者，可以分阶段进行治疗，以便有时间发展脊髓侧支血流[59,63]。

左锁骨下动脉的处理

左锁骨下动脉通过椎动脉和脊髓前动脉，以及胸廓内动脉和其前肋间分支供给脊髓。EUROSTAR注册的数据显示，覆盖左锁骨下动脉而不重建血管，与脊髓缺血独立相关[55]。一项系统回顾和荟萃分析表明，非血管重建覆盖增加了手臂和椎基底动脉缺血的风险，但没有增加截瘫或前循环脑卒中的风险[66]。另一项荟萃分析显示，覆盖左锁骨下动脉再通与否与脑卒中风险增加有关，而脊髓缺血风险仅在不进行血管再通时增加[67]。然而，由于异质性、所做研究方法的局限性及对结果的定义不佳，证据质量较差。

血管外科学会建议，有意覆盖左锁骨下动脉的TEVAR术前需常规择期血管重建，而对于危及生命的急性主动脉综合征的紧急手术，应根据解剖结构、紧迫性和外科专家的技术可行性对其进行个体化和有预期的血运重建[68]。左胸廓内动脉至冠状动脉旁路搭桥，左椎动脉终止于小脑后下动脉或其他不连续的椎基底动脉网，右椎动脉缺失、缩小或闭塞，左上肢的功能性血液透析动静脉瘘，上述患者应行血管重建。其他有利于锁骨下血管重建的因素包括先前的肾下主动脉修复，预计胸降主动脉长段（>20cm）覆盖，髂内动脉闭塞[68]。

左锁骨下动脉血管重建的并发症包括膈神经和臂丛神经的损伤、胸导管的损伤、气胸和技术困难，包括在进入困难时失去对近端血管的控制。左锁骨下动脉血运重建可通过将动脉转位至左颈总动脉或采用源自左颈总动脉的短人造血管旁路，并伴有锁骨下近端结扎或栓塞，以防止Ⅱ型内漏。左侧锁骨下动脉转位至颈动脉可能会降低膈神经损伤的风险，且不需要使用人工材料[69,70]，然而，其对技术要求更高。

脑卒中预防

大多数使胸主动脉血管腔内修复复杂化的脑卒中都是缺血性的，或由于主动脉弓栓塞，或继发于灌注不足。覆盖左锁骨下动脉而不进行血运重建术可能会减少脑血流，通过降低Willis环的血流动力学储备而导致后循环脑卒中或前循环脑卒中。两项荟萃分析显示，在TEVAR期间有意覆盖左锁骨下动脉可增加椎基底动脉缺血的发生率，但不会增加前循环脑卒中的发生率[66,71]。目前，锁骨下动脉血运重建的建议已在前文讨论过[72]。

栓塞可继发于主动脉弓导管、导丝和支架的操作。经颅多普勒对胸椎血管腔内修复过程中大脑中动脉的研究表明，TEVAR的每个阶段都与栓塞有关，其中栓塞与器械的操作和器械的展开有关[73]。与胸降主动脉相比，近端锚定区位于主动脉弓近端时，脑卒中风险增加[74]。出血性脑卒中可与通过为保护脊髓通过脊柱的脑脊液过度引流有关。硬膜下出血是最常见的，但颅内和蛛网膜下隙出血也有报道。仔细监测每小时脑脊液的排出量是很重要的，如果每小时20mL就要夹闭。自动化系统可有助于安全地调节排出量。

TEVAR并发症的处理

TEVAR最严重的并发症是脑卒中和截瘫。脑卒中是死亡的主要原因，患者往往需要长期支持治疗和康复。脑卒中的第一个症状可能是脑缺血后血压不明原因突然升高。由于严重的低血压可能会增加梗死的严重程度和面积，因此，需要谨慎地降低血压。如果发生脑卒中，围术期脑血管造影可在有神经血管造影条件的中心进行。在支持治疗的情况下，脑血管造影可能是正常的。脑卒中周围缺血半暗带的早期血运重建可减少神经损伤。如果脑血管造影证实颈内动脉远端或大脑中动脉近端闭塞，则可尝试机械抽吸取栓。小直径脑动脉闭塞可通过静脉或导管使用rt-PA直接溶栓治疗。这些技术在恢复动脉通畅方面比抗凝更有效，然而，可能不会产生相同的临床结果[75-79]。颈动脉锁骨下旁路搭桥可治疗因支架刻意覆盖左锁骨下动脉而引起的脑卒中。另一种方法是通过肱动脉通路使用烟囱支架。

截瘫应及时治疗，因为待影像学确诊的延迟可能会将潜在的可逆神经系统缺陷发展为永久性缺陷。如果收缩血管增加平均动脉血压>90mmHg不能扭转临床缺陷，则应立即行脑脊液引流以保持脑脊液压力在10~12cmH_2O[72]。引流管应放置于原处2~3天，然后夹紧4小时后取出，以确保神经功能缺损不复发。左锁骨下动脉和髂内动脉的血运重建可永久逆转复发性截瘫[80]。脑脊液引流治疗截瘫失败，提示引流无效，应拔除引流以避免感染、硬膜瘘等并发症。对于永久性截瘫患者来说，血管腔内动脉瘤修复术后的远期疗效较差。

左锁骨下动脉覆盖后的左臂阵痛往往是自限性的，很少丧失功能。如果缺血症状持续存在，可以考虑选择性颈-锁骨下动脉旁路搭桥手术。

髂动脉破裂出血的控制方法是在造影剂外渗部位充盈球囊，然后放置覆膜支架。持续出血可能需要通过腹膜后暴露行开放手术重建。

TEVAR后瘤体增大可能与内漏有关，内漏可能继发于支架移行或支架机械失效。Ⅰ型内漏需要额外的支架、栓塞或转换为开放式手术修复。当Ⅰ类型内漏与支架尺寸过大有关，置入具有高径向力的球囊扩张型短支架可能会有所帮助。不伴瘤体扩张的Ⅱ型内漏可保守治疗，并可自发形成30%的血栓[81]。如果伴有瘤体增大，经动脉栓塞治疗可能有效，但可能存在技术困难。TEVAR术后Ⅲ型内漏是由于移植物组件断裂造成的，需要通过进一步的支架进行修复。

机械断裂、织物磨损和缝合线断裂可导致移植物的机械失效，从而导致支架断裂。在机械失效的治疗中，完整的近端和远端支架延长可能是有效的[82]。据报道，所有用于胸主动脉的器械均报道过塌陷，可能导致主动脉闭塞和死亡[83]。支架尺寸>30%被认为是一个重要的影响因素。

对于逆撕的A型主动脉夹层，如果支架放置于主动脉弓且过大，可使TEVAR复杂化。支架近端硬度和球囊扩张也会增加风险。如果有足够的锚定点，治疗可以采用将覆膜支架放置于更近端。否则，建议紧急开胸手术。但死亡和严重并发症（如心肌梗死、脑卒中和截瘫）的风险很高[84]（框58.3）。

框58.3 TEVAR的争议点

- 有意覆盖腹腔动脉而不进行血管重建
- 有意覆盖左锁骨下动脉时行血管重建
- 左锁骨下或髂内狭窄的预防性血管成形术可降低急性缺血性脊髓损伤的风险
- 主动脉弓分支和开窗支架的稳定性
- 与全弓去分支术相比，半弓去分支术成功率较低，因为即时Ⅰ型内漏发生率过高
- 主动脉弓烟囱支架的耐久性
- 采用弹簧圈栓塞治疗Ⅰ型内漏

（朱文江 李艺媛 译 黄斌 审校）

参考文献

1. Katzen BT, Dake MD, MacLean AA, Wang DS. (2005). Endovascular repair of abdominal and thoracic aortic aneurysms. *Circulation* **112**(11), 1663–75.
2. Ouriel K, Greenberg RK. (2003). Endovascular treatment of thoracic aortic aneurysms. *Journal of Cardiac Surgery* **18**(5), 455–63.
3. Starnes BW, Andersen CA, Ronsivalle JA, et al. (2006). Totally percutaneous aortic aneurysm repair: experience and prudence. *Journal of Vascular Surgery* **43**(2), 270–6.
4. Lee WA, Brown MP, Nelson PR, Huber TS. (2007). Total percutaneous access for endovascular aortic aneurysm repair ('Preclose' technique). *Journal of Vascular Surgery* **45**(6), 1095–101.
5. Lee WA, Brown MP, Nelson PR, Huber TS, Seeger JM. (2008). Midterm outcomes of femoral arteries after percutaneous endovascular aortic repair using the Preclose technique. *Journal of Vascular Surgery* **47**(5), 919–23.

6. Clouse WD, Hallett JWJr, Schaff HV, et al. (1998). Improved prognosis of thoracic aortic aneurysms: a population-based study. JAMA **280**(22), 1926–9.
7. Matsumura JS. (2006). Worldwide survey of thoracic endografts: practical clinical application. Journal of Vascular Surgery **43**(Suppl A), 20A–1A.
8. Makaroun MS, Dillavou ED, Kee ST, et al. (2005). Endovascular treatment of thoracic aortic aneurysms: results of the phase II multicenter trial of the GORE TAG thoracic endoprosthesis. *Journal of Vascular Surgery* **41**(1), 1–9.
9. Carpenter JP. (2002). Delivery of endovascular grafts by direct sheath placement into the aorta or iliac arteries. *Annals of Vascular Surgery* **16**(6), 787–90.
10. Macdonald S, Byrne D, Rogers P, Moss JG, Edwards RD. (2001). Common iliac artery access during endovascular thoracic aortic repair facilitated by a transabdominal wall tunnel. *Journal of Endovascular Therapy* **8**(2), 135–8.
11. Peterson BG, Matsumura JS. (2008). Internal endoconduit: an innovative technique to address unfavorable iliac artery anatomy encountered during thoracic endovascular aortic repair. *Journal of Vascular Surgery* **47**(2), 441–5.
12. Mehta M, Darling RC 3rd, Taggert JB, et al. (2010). Outcomes of planned celiac artery coverage during TEVAR. *Journal of Vascular Surgery* **52**(5), 1153–8.
13. Da Rocha M, Riambau VA. (2010). Experience with a scalloped thoracic stent graft: a good alternative to preserve flow to the celiac and superior mesenteric arteries and to improve distal fixation and sealing. *Vascular* **18**(3), 154–60; discussion 61.
14. Lioupis C, Medda M, Inglese L. (2007). Thoracic aneurysm repair: managing severe tortuosity with brachiofemoral traction. *Catheterization and Cardiovascular Interventions* **70**(7), 1041–5.
15. Nienaber CA, Kische S, Ince H. (2007). Thoracic aortic stent-graft devices: problems, failure modes, and applicability. *Seminars in Vascular Surgery* **20**(2), 81–9.
16. Riga CV, McWilliams RG, Cheshire NJ. (2011). In situ fenestrations for the aortic arch and visceral segment: advances and challenges. *Perspectives in Vascular Surgery and Endovascular Therapy* **23**(3), 161–5.
17. McWilliams RG, Murphy M, Hartley D, Lawrence-Brown MM, Harris PL. (2004). In situ stent-graft fenestration to preserve the left subclavian artery. *Journal of Endovascular Therapy* **11**(2), 170–4.
18. Eid-Lidt G, Ramirez S, Gaspar J. (2008). Lengthening of proximal implantation site during endovascular repair of thoracic aortic aneurysm: preservation of carotid patency with retrograde trans endograft deployment of a carotid stent. *Catheterization and Cardiovascular Interventions* **71**(2), 258–63.
19. Hongo N, Miyamoto S, Shuto R, Wada T, et al. (2011). Endovascular aortic arch reconstruction using in situ stent-graft fenestration in the brachiocephalic artery. *Journal of Vascular and Interventional Radiology* **22**(8), 1144–8.
20. Murphy EH, Dimaio JM, Dean W, Jessen ME, Arko FR. (2009). Endovascular repair of acute traumatic thoracic aortic transection with laser-assisted in-situ fenestration of a stent-graft covering the left subclavian artery. *Journal of Endovascular Therapy* **16**(4), 457–63.
21. Sonesson B, Resch T, Allers M, Malina M. (2009). Endovascular total aortic arch replacement by in situ stent graft fenestration technique. *Journal of Vascular Surgery* **49**(6), 1589–91.
22. Manning BJ, Ivancev K, Harris PL. (2010). In situ fenestration in the aortic arch. *Journal of Vascular Surgery* **52**(2), 491–4.
23. Criado FJ. (2007). Chimney grafts and bare stents: aortic branch preservation revisited. *Journal of Endovascular Therapy* **14**(6), 823–4.
24. Sugiura K, Sonesson B, Akesson M, et al. (2009). The applicability of chimney grafts in the aortic arch. *Journal of Cardiovascular Surgery (Torino)* **50**(4), 475–81.
25. Baldwin ZK, Chuter TA, Hiramoto JS, Reilly LM, Schneider DB. (2008). Double-barrel technique for endovascular exclusion of an aortic arch aneurysm without sternotomy. *Journal of Endovascular Therapy* **15**(2), 161–5.
26. Shu C, Luo MY, Li QM, et al. (2011). Early results of left carotid chimney technique in endovascular repair of acute non-a-non-B aortic dissections. *Journal of Endovascular Therapy* **18**(4), 477–84.
27. Criado FJ. (2007). A percutaneous technique for preservation of arch branch patency during thoracic endovascular aortic repair (TEVAR): retrograde catheterization and stenting. *Journal of Endovascular Therapy* **14**(1), 54–8.
28. Gehringhoff B, Torsello G, Pitoulias GA, Austermann M, Donas KP. (2011). Use of chimney grafts in aortic arch pathologies involving the supra-aortic branches. *Journal of Endovascular Therapy* **18**(5), 650–5.
29. Cires G, Noll REJr, Albuquerque FCJr, Tonnessen BH, Sternbergh WC, 3rd. (2011). Endovascular debranching of the aortic arch during thoracic endograft repair. *Journal of Vascular Surgery* **53**(6), 1485–91.
30. Antoniou GA, El Sakka K, Hamady M, Wolfe JH. (2010). Hybrid treatment of complex aortic arch disease with supra-aortic debranching and endovascular stent graft repair. *European Journal of Vascular and Endovascular Surgery* **39**(6), 683–90.
31. Nakai M, Shimamoto M, Yamazaki F, et al. (2002). [Long-term results after surgery for aortic arch nondissection aneurysm]. *Kyobu Geka* **55**(4), 280–4.
32. Kikuchi Y, Sakurada T, Hirano T, Suzuki M, Kusajima K. (2002). [Long-term results of the operation for the aortic arch aneurysm]. *Kyobu Geka* **55**(4), 309–13.
33. Okita Y, Ando M, Minatoya K, et al. (1999). Predictive factors for mortality and cerebral complications in arteriosclerotic aneurysm of the aortic arch. *Annals of Thoracic Surgery* **67**(1), 72–8.
34. Jacobs MJ, de Mol BA, Veldman DJ. (2001). Aortic arch and proximal supraaortic arterial repair under continuous antegrade cerebral perfusion and moderate hypothermia. *Cardiovascular Surgery* **9**(4), 396–402.
35. Matalanis G, Hata M, Buxton BF. (2003). A retrospective comparative study of deep hypothermic circulatory arrest, retrograde, and antegrade cerebral perfusion in aortic arch surgery. *Annals of Thoracic and Cardiovascular Surgery* **9**(3), 174–9.
36. Chiesa R, Melissano G, Tshomba Y, et al. (2010). Ten years of endovascular aortic arch repair. *Journal of Endovascular Therapy* **17**(1), 1–11.
37. Melissano G, Civilini E, Bertoglio L, et al. (2007). Results of endografting of the aortic arch in different landing zones. *European Journal of Vascular and Endovascular Surgery* **33**(5), 561–6.
38. Lotfi S, Clough RE, Ali T, et al. (2013). Hybrid repair of complex thoracic aortic arch pathology: long-term outcomes of extra-anatomic bypass grafting of the supra-aortic trunk. *Cardiovascular and Interventional Radiology* **36**(1), 46–55.
39. Inoue K, Hosokawa H, Iwase T, et al. (1999). Aortic arch reconstruction by transluminally placed endovascular branched stent graft. *Circulation* **100**(19 Suppl), II316–21.
40. Chuter TA, Schneider DB, Reilly LM, Lobo EP, Messina LM. (2003). Modular branched stent graft for endovascular repair of aortic arch aneurysm and dissection. *Journal of Vascular Surgery* **38**(4), 859–63.
41. Chuter TA, Schneider DB. (2007). Endovascular repair of the aortic arch. *Perspectives in Vascular Surgery and Endovascular Therapy* **19**(2), 188–92.
42. Lioupis C, Abraham CZ. (2011). Results and challenges for the endovascular repair of aortic arch aneurysms. *Perspectives in Vascular Surgery and Endovascular Therapy* **23**(3), 202–13.
43. Lioupis C, Corriveau MM, MacKenzie KS, et al. (2012). Treatment of aortic arch aneurysms with a modular transfemoral multibranched stent graft: initial experience. *European Journal of Vascular and Endovascular Surgery* **43**(5), 525–32.
44. Cho JS, Haider SE, Makaroun MS. (2006). US multicenter trials of endoprostheses for the endovascular treatment of descending thoracic aneurysms. *Journal of Vascular Surgery* **43**(Suppl A), 12A–9A.
45. Leurs LJ, Bell R, Degrieck Y, et al. (2004). Endovascular treatment of thoracic aortic diseases: combined experience from the EUROSTAR and United Kingdom Thoracic Endograft registries. *Journal of Vascular Surgery* **40**(4), 670–9; discussion 679–80.
46. Cho JS, Haider SE, Makaroun MS. (2006). Endovascular therapy of thoracic aneurysms: Gore TAG trial results. *Seminars in Vascular Surgery* **19**(1), 18–24.
47. Matsumura JS, Cambria RP, Dake MD, et al. (2008). International controlled clinical trial of thoracic endovascular aneurysm repair with the Zenith TX2 endovascular graft: 1-year results. *Journal of Vascular Surgery* **47**(2), 247–57; discussion 257.
48. Fairman RM, Criado F, Farber M, et al. (2008). Pivotal results of the Medtronic Vascular Talent Thoracic Stent Graft System: the VALOR trial. *Journal of Vascular Surgery* **48**(3), 546–54.
49. Bavaria JE, Appoo JJ, Makaroun MS, et al. (2007). Endovascular stent grafting versus open surgical repair of descending thoracic aortic aneurysms in low-risk patients: a multicenter comparative trial. *Journal of Thoracic and Cardiovascular Surgery* **133**(2), 369–77.
50. Walsh SR, Tang TY, Sadat U, et al. (2008). Endovascular stenting versus open surgery for thoracic aortic disease: systematic review and meta-analysis of perioperative results. *Journal of Vascular Surgery* **47**(5),

1094–8.

51. Xenos ES, Minion DJ, Davenport DL, et al. (2009). Endovascular versus open repair for descending thoracic aortic rupture: institutional experience and meta-analysis. *European Journal of Cardiothoracic Surgery* **35**(2), 282–6.
52. Cheng D, Martin J, Shennib H, et al. (2010). Endovascular aortic repair versus open surgical repair for descending thoracic aortic disease a systematic review and meta-analysis of comparative studies. *Journal of the American College of Cardiology* **55**(10), 986–1001.
53. Jonker FH, Trimarchi S, Verhagen HJ, et al. (2010). Meta-analysis of open versus endovascular repair for ruptured descending thoracic aortic aneurysm. *Journal of Vascular Surgery* **51**(4), 1026–32, 32 e1–32 e2.
54. Leurs LJ, Harris PL, Buth J. (2007). Secondary interventions after elective endovascular repair of degenerative thoracic aortic aneurysms: results of the European collaborators registry (EUROSTAR). *Journal of Vascular and Interventional Radiology* **18**(4), 491–5.
55. Buth J, Harris PL, Hobo R, et al. (2007). Neurologic complications associated with endovascular repair of thoracic aortic pathology: incidence and risk factors. A study from the European Collaborators on Stent/Graft Techniques for Aortic Aneurysm Repair (EUROSTAR) registry. *Journal of Vascular Surgery* **46**(6), 1103–10; discussion 1110–11.
56. Criado FJ, Abul-Khoudoud OR, Domer GS, et al. (2005). Endovascular repair of the thoracic aorta: lessons learned. *Annals of Thoracic Surgery* **80**(3), 857–63; discussion 863.
57. Bell RE, Taylor PR, Aukett M, Sabharwal T, Reidy JF. (2003). Mid-term results for second-generation thoracic stent grafts. *British Journal of Surgery* **90**(7), 811–17.
58. Neuhauser B, Perkmann R, Greiner A, et al. (2004). Mid-term results after endovascular repair of the atherosclerotic descending thoracic aortic aneurysm. *European Journal of Vascular and Endovascular Surgery* **28**(2), 146–53.
59. Gravereaux EC, Faries PL, Burks JA, et al. (2001). Risk of spinal cord ischemia after endograft repair of thoracic aortic aneurysms. *Journal of Vascular Surgery* **34**(6), 997–1003.
60. Fattori R, Nienaber CA, Rousseau H, et al. (2006). Results of endovascular repair of the thoracic aorta with the talent thoracic stent graft: the Talent Thoracic Retrospective Registry. *Journal of Thoracic and Cardiovascular Surgery* **132**(2), 332–9.
61. Coselli JS, LeMaire SA, Miller CC 3rd, et al. (2000). Mortality and paraplegia after thoracoabdominal aortic aneurysm repair: a risk factor analysis. *Annals of Thoracic Surgery* **69**(2), 409–14.
62. Feezor RJ, Martin TD, Hess PJ, et al. (2007). Risk factors for perioperative stroke during thoracic endovascular aortic repairs (TEVAR). *Journal of Endovascular Therapy* **14**(4), 568–73.
63. Chiesa R, Melissano G, Marrocco-Trischitta MM, Civilini E, Setacci F. (2005). Spinal cord ischemia after elective stent-graft repair of the thoracic aorta. *Journal of Vascular Surgery* **42**(1), 11–17.
64. Stone DH, Brewster DC, Kwolek CJ, et al. (2006). Stent-graft versus open-surgical repair of the thoracic aorta: mid-term results. *Journal of Vascular Surgery* **44**(6), 1188–97.
65. Weaver KD, Wiseman DB, Farber M, et al. (2001). Complications of lumbar drainage after thoracoabdominal aortic aneurysm repair. *Journal of Vascular Surgery* **34**(4), 623–7.
66. Rizvi AZ, Murad MH, Fairman RM, Erwin PJ, Montori VM. (2009). The effect of left subclavian artery coverage on morbidity and mortality in patients undergoing endovascular thoracic aortic interventions: a systematic review and meta-analysis. *Journal of Vascular Surgery* **50**(5), 1159–69.
67. Cooper DG, Walsh SR, Sadat U, et al. (2009). Neurological complications after left subclavian artery coverage during thoracic endovascular aortic repair: a systematic review and meta-analysis. *Journal of Vascular Surgery* **49**(6), 1594–601.
68. Matsumura JS, Lee WA, Mitchell RS, et al. (2009). The Society for Vascular Surgery Practice Guidelines: management of the left subclavian artery with thoracic endovascular aortic repair. *Journal of Vascular Surgery* **50**(5), 1155–8.
69. Peterson BG, Eskandari MK, Gleason TG, Morasch MD. (2006). Utility of left subclavian artery revascularization in association with endoluminal repair of acute and chronic thoracic aortic pathology. *Journal of Vascular Surgery* **43**(3), 433–9.
70. Morasch MD, Peterson B. (2006). Subclavian artery transposition and bypass techniques for use with endoluminal repair of acute and chronic thoracic aortic pathology. *Journal of Vascular Surgery* **43**(Suppl A), 73A—7A.
71. Cooper DG, Walsh SR, Sadat U, et al. (2009). Neurological complications after left subclavian artery coverage during thoracic endovascular aortic repair: a systematic review and meta-analysis. *Journal of Vascular Surgery* **49**(6), 1594–601.
72. Clough RE, Modarai B, Topple JA, et al. (2011). Predictors of stroke and paraplegia in thoracic aortic endovascular intervention. *European Journal of Vascular and Endovascular Surgery* **41**(3), 303–10.
73. Bismuth J, Garami Z, Anaya-Ayala JE, et al. (2011). Transcranial Doppler findings during thoracic endovascular aortic repair. *Journal of Vascular Surgery* **54**(2), 364–9.
74. Melissano G, Tshomba Y, Bertoglio L, Rinaldi E, Chiesa R. (2012). Analysis of stroke after TEVAR involving the aortic arch. *European Journal of Vascular and Endovascular Surgery* **43**(3), 269–75.
75. The National Institute of Neurological Disorders and Stroke rt-PA Stroke Study Group. (1995). Tissue plasminogen activator for acute ischemic stroke. *New England Journal of Medicine* **333**(24), 1581–7.
76. Barnwell SL, Clark WM, Nguyen TT, et al. (1994). Safety and efficacy of delayed intraarterial urokinase therapy with mechanical clot disruption for thromboembolic stroke. *American Journal of Neuroradiology* **15**(10), 1817–22.
77. Penumbra Pivotal Stroke Trial Investigators. (2009). The penumbra pivotal stroke trial: safety and effectiveness of a new generation of mechanical devices for clot removal in intracranial large vessel occlusive disease. *Stroke* **40**(8), 2761–8.
78. Smith WS, Sung G, Saver J, et al. (2008). Mechanical thrombectomy for acute ischemic stroke: final results of the Multi MERCI trial. *Stroke* **39**(4), 1205–12.
79. Furlan A, Higashida R, Wechsler L, et al. (1999). Intra-arterial prourokinase for acute ischemic stroke. The PROACT II study: a randomized controlled trial. Prolyse in Acute Cerebral Thromboembolism. *JAMA* **282**(21), 2003–11.
80. Bajwa A, Davis M, Moawad M, Taylor PR. (2008). Paraplegia following elective endovascular repair of abdominal aortic aneurysm: reversal with cerebrospinal fluid drainage. *European journal of Vascular and Endovascular Surgery* **35**(1), 46–8.
81. Parmer SS, Carpenter JP, Stavropoulos SW, et al. (2006). Endoleaks after endovascular repair of thoracic aortic aneurysms. *Journal of Vascular Surgery* **44**(3), 447–52.
82. Wang GJ, Jackson BM, Woo EY, et al. (2011). 'Relining' of thoracic aortic stent grafts for patients presenting with rupture/impending rupture. *Vascular and Endovascular Surgery* **45**(5), 438–41.
83. Jonker FH, Schlosser FJ, Geirsson A, et al. (2010). Endograft collapse after thoracic endovascular aortic repair. *Journal of Endovascular Therapy* **17**(6), 725–34.
84. Piffaretti G, Mariscalco G, Tozzi M, et al. (2010). Acute iatrogenic type A aortic dissection following thoracic aortic endografting. *Journal of Vascular Surgery* **51**(4), 993–9.

第59章

胸主动脉夹层

Ian M. Nordon

胸主动脉夹层的简介

急性主动脉夹层(AAD)是由血管内膜和内介质撕裂而导致的主动脉壁层逐渐分离。内膜撕裂导致血管内层和外层之间搏动性血液纵向和螺旋流动,通过分离血管内层和外层的夹层膜,使夹层不断扩展,继而形成真假腔。夹层的入口撕裂最常见于水力压力最大的区域:升主动脉的右侧壁或降主动脉的近端段。夹层的扩展可以以顺行或逆行的方式进行,包括侧支并导致诸如血流灌注综合征、心脏压塞、主动脉破裂和主动脉瓣关闭不全等并发症[1,2]。

AAD最常见的死亡原因是主动脉裂[3]。破裂部位通常穿过假腔的较薄外壁,并且通常靠近内膜撕裂部位。所有夹层患者均存在内脏或下肢缺血的风险;内脏缺血是B型夹层死亡的第二大常见原因[4]。

AAD的发病机制是多因素的。AAD可能代表一系列病理过程的最终过程,其中许多病理过程可促进主动脉减弱或增加主动脉压力。AAD被认为在动脉瘤主动脉中更常见,更可能发生在动脉粥样硬化血管中,但尚未发现直接的因果作用。先天性关联被认为是和AAD相关的特异性遗传多态性,与AAD启动相关事件的确切顺序仍然存在争议。

流行病学

胸主动脉夹层(TAD)的预估发病率为每年(2.9~4.3)/100 000[5]。发病率似乎随着时间的推移而增加;在20世纪80年代至90年代,发病率增加了1.5倍[6]。这可能是诊断影像学改进的结果,且随着人口年龄的增长及横断面影像学模式利用率的提高,TAD的发病率也可能会增加。实际上,主动脉夹层的发生率可能被低估了。有相当一部分TAD患者在入院前或诊断前死亡。最可靠的数据来自瑞典,在瑞典,对不明原因死亡必须进行尸检,报告称超过20%的主动脉夹层诊断是在尸检时得出的[7]。

不同主动脉段TAD的患病率不同。升主动脉似乎更容易被解剖,占病例的2/3。超过一半的近端主动脉夹层沿主动脉弓远端延伸至降主动脉,其余部分仅限于升主动脉段。1/3的病例出现在左锁骨下动脉起源远端的降主动脉中[5,8]。

许多心血管疾病的发病率呈现时间生物学模式,TAD是其中之一,其记录了主动脉夹层频率的季节性和昼夜变化。早间发病率达到峰值(上午8:00~9:00),与心肌梗死相似。冬季月份也是风险最高的月份,1月份被国际主动脉夹层登记(IRAD)数据库称为最大事件月份[9]。已经提出了两种潜在的协同机制来促成这种现象。这些是交感神经平衡的节律性变化和循环血液的物理特性。早晨,交感神经活动激增,血液更黏稠,这两个因素都增加了动脉的绝对剪切力。

与TAD相关的死亡率历来很高。近端AAD仍然是一种预后不良的疾病。高围术期开放性手术死亡率和高达40%的高缓解率(手术关闭率)是导致该病患者预后不良的原因[10]。尽管通过手术技术的改进、体外循环的加强、大脑保护、生物胶和具有针对性的术后监测,手术结果有所改善,但住院总死亡率仍高达30%。对于未修复的近端夹层,在症状出现后的早期,死亡率约为每小时1%[8]。在主动脉弓以外的远端夹层,死亡率相对不那么高。未修复远端夹层的住院死亡率约为13%，主要死因是主动脉破裂[11]。

过去10年中，在涉及TAD相关危险因素和原因方面的研究取得了实质性进展。许多流行病学问题仍未解决，需要进一步研究。具体来说，需要大量基于人群的研究来更准确地预估TAD的发病率和死亡率。

危险因素

有关TAD风险因素的信息有多个来源。这些包括病例系列、登记、成像研究、遗传研究和尸检记录。解释这些研究的一个挑战是，其通常包含TAD和胸主动脉瘤（TAA）的混合数据。这两种病理之间存在着内在的联系，但重要的是要记住，许多TAA患者没有TAD。第8部分第54章讨论了TAD的遗传倾向。

高血压

高血压是TAD最经典的危险因素。约75%急性发作的患者出现该情况[8]。主动脉壁的机械应力与血压和血管直径成正比。这在升主动脉尤其相关；在这里，由心室牵引驱动的主动脉根部运动增加了局部壁应力。当主动脉根部硬度增加时，这种情况会进一步扩大，使组织更容易被夹层[12]。

急性TAD后难以治疗的高血压是一个不良的预后因素；其确定了一组患者将受益于更积极的外科干预[13]。出现低血压是一个不良的预后征象，因为这可能是夹层逆行延伸至心包、主动脉瓣功能不全或主动脉破裂的特征。

既往胸主动脉瘤

主动脉扩张会增加TAD的风险，但这不是一个先决条件。对耶鲁大学医学院数据库的回顾性分析表明，TAA的增长速度为0.1厘米/年。本研究确认了主动脉夹层或破裂时TAA生长的关键转折点。升主动脉为6cm，降主动脉为7cm。在这些临界尺寸上，升主动脉夹层的风险为31%，降主动脉夹层的风险为43%[14]。进一步分析该数据集，将主动脉夹层或破裂的风险与主动脉大小指数（最大主动脉直径/体表面积）进行分层，以帮助外科决策。这解释了不同体重指数和身高患者主动脉直径的变化。本研究发现，主动脉大小指数>4.25cm/m^{2}的患者，每年发生主要主动脉并发症的风险为20%，包括夹层[15]。这些风险评分不适用于在较小的主动脉直径下夹层风险增加的结缔组织疾病患者。

年龄

TAD与年龄增长有明显的相关性。TAD的平均发病年龄为65岁。升主动脉夹层最常见于50~60岁的人群，而降主动脉夹层更常见于老年人。值得注意的是，在年龄较小的先天性结缔组织病TAD患者中，年龄呈双峰分布。来自IRAD数据库的数据表明，与老年患者相比，40岁以下的患者具有独特的危险因素，其马方综合征和二叶主动脉瓣的患病率更高[16]。高血压在年轻患者中较少见，他们也经常表现出显著的近端主动脉扩张，表明主动脉内侧完整性异常，即使其未患有马方综合征。无论解剖部位如何，40岁以下患者和40岁以上患者的死亡率无差异。

性别

男性患TAD的风险高于女性。对IRAD数据库的分析报告称，32.1%为女性，67.9%为男性。女性在出现症状时年龄大于男性，而28.6%有夹层的男性年龄>70岁，49.7%的女性在此年龄组。尽管高血压史在女性中更为常见，但先前的心脏手术在男性中更为普遍。夹层后死亡率在女性中高于男性（30.1%对21.0%，P=0.001）。通过多因素逻辑回归调整年龄、解剖类型和高血压病史后，女性的死亡率高于男性（OR 1.4；95% CI 1.0~1.9，P=0.04）。值得注意的是，在IRAD数据中，<1%的女性报告了与妊娠相关的TAD[17]。

种族

TAD的地理、种族和民族分布尚不清楚。这是由于很少进行尸检的国家发病率所预估的可靠性有限的结果。津巴布韦的一项历史研究报告称，TAD在非裔美国人中的发病率几乎是白人的3倍[18]。如人口研究和欧洲医院事件统计所述，美国北部半球的TAD发病率似乎一致。近年来，许多亚洲国家报告在相对年轻的队列中治疗主动脉夹层的经验越来越多，这通常与严重的高血压有关。

吸烟

虽然吸烟是公认的心血管疾病危险因素，但尚未证实与TAD直接相关。流行病学研究结果不一致。日本人群的一项研究发现,除高血压外,吸烟和低白蛋白血症与TAD显著相关[19]。这一发现尚未见于其他队列。确认吸烟与TAD之间关联的主要问题涉及报告标准的不一致,主要是吸烟行为的分类(当前吸烟与吸烟史)。吸烟引起急性心血管事件的机制包括内皮功能障碍、血栓形成和炎症[20]。

糖尿病

只有2%~6%的TAD患者有糖尿病[17]。相对于主动脉弓周围的夹层撕裂的位置,患病率尚无差异,也尚未发现任何基于性别的差异TAD患者的糖尿病发生率相对较低,这使人们怀疑其实际上是否可以防止夹层。这一发现与一项研究相关,该研究报告2型糖尿病患者的主动脉根平均直径小于未有该病的患者[21]。该研究还表明,主动脉根部扩张(>38mm)在糖尿病队列中较少发生(3%对10%)。

妊娠

TAD与妊娠之间似乎存在联系,尽管这种关联的证据基础薄弱。在没有预先存在的主动脉疾病的情况下,妊娠是否会给TAD带来独立风险,这一点仍然不确定。学界已经提出主动脉壁中的激素变化是导致妊娠中TAD的潜在病因。然而,未确诊的遗传易感性或结缔组织疾病可能同样重要。这种不明确的关联强调了解释流行病学报告的挑战。在瑞典国家分娩登记处,40岁以下妊娠女性的TAD发生率预估为每年1.39 / 100 000,相比之下,<40岁的未妊娠女性发病率为0.06 / 100 000。这意味着妊娠诱导TAD的相对风险为23[22]。但重要的是,本研究未考虑其他风险因素(包括结缔组织疾病或既往心血管手术)的潜在影响。在IRAD数据库中,只有0.6%的TAD女性妊娠[16]。妊娠期间的主动脉并发症与妊娠女性死亡率的相关性高达11%,主要归因于近端TAD与主动脉夹层相关的妊娠女性死亡率预估为每年0.4 / 100 000[23]。

主动脉炎

主动脉炎是TAD的危险因素之一。主动脉炎症可能是感染性或者炎症性病理的结果。主动脉炎的特点是主动脉壁有炎症浸润,细胞外基质的变性使主动脉壁变弱。主动脉炎最常见的炎症过程包括巨细胞性动脉炎、高血脂性动脉炎、系统性红斑狼疮、白塞病等[24]。约4%的TAD患者有主动脉炎,TAD发生在1%~5%的主动脉炎的患者中[25]。据报道,弯曲杆菌、沙门菌、梅毒和梭菌感染都是导致主动脉夹层的主动脉炎的原因。

创伤

钝性创伤导致的经典主动脉夹层是罕见的。医源性创伤确实会引起TAD,最常见的原因是心导管插入术和心脏手术[26]。大多数医源性夹层位于近端升主动脉。医源性近端主动脉夹层的荟萃分析发现,在冠状动脉旁路移植术(CABG)期间TAD的发生率为60%,在瓣膜手术期间的发生率为11%,在心导管术期间的发生率为12%,在血管内胸腔支架术中的发生率为7%[27]。逆行主动脉夹层是公认的胸主动脉降主动脉血管内修复术的并发症,预估发生率为1.3%[28]。

药物应用

长期以来,可卡因和安非他明的使用与TAD有关。可卡因相关的主动脉夹层主要发生在男性患者身上。来自得克萨斯州的一篇回顾性报告称,9.8%的TAD患者在症状出现前24小时内使用过可卡因或其中一种衍生物[29]。由于来自不同数量的血管中心的IRAD数据显示,在纳入921例患者的队列中,与可卡因的使用相关性为0.5%,因此该单位中与可卡因的相关性升高可能代表样本偏差[3]。其病理机制与可卡因刺激下儿茶酚胺释放有关。这会导致严重的高血压、严重的血管收缩和心脏工作的增加。主动脉壁因此受到严重的剪切力。安非他明的使用似乎增加了年轻人患TAD的风险(比值为3.3)。这种机制再次被认为是由于血压和心率升高的血流动力学效应[30]。

二尖瓣主动脉瓣

二尖瓣主动脉瓣是最常见的先天性心脏缺陷,影响1.3%的人群。该病患者出现主动脉夹层的风险是一般人群的8倍,但尽管相对风险较高,TAD的绝对发病率仍然较低[31]。二尖瓣主动脉瓣患者主要易发生近端主动脉的主动脉表现;大约6%的患者会发生近端夹层[32]。

分类

TAD根据形态学和时间进行分类。TAD也可以根据解剖位置进行分类，这对治疗有影响(图59.1)。2种最常用的分类系统是DeBakey和Stanford系统。这两个系统都描述了夹层的解剖范围而不是初始撕裂的部位。在实践中，Stanford系统指导近端夹层(A型)的潜在治疗，要求手术干预。

第3种分类是欧洲心脏病学家协会的分类，该协会将主动脉夹层分为5组(表59.1)。这种分类可能有助于确定适合血管内治疗的患者[33]。在症状出现后不到2周时，夹层是急性的，并且在此期后称为慢性。TAD的急性期，被认为<14天，是基于主动脉夹层的早期尸检系列，证明74%的相关死亡发生在前2周[34]。这种区别现在被一些人认为是描述不充分的，并且一些研究包括基于主动脉可塑性(在血管内治疗后重塑的能力)的一类亚急性夹层(从2周至3个月)[35]。在计划治疗和记录结果方面，时间上的区别很重要。解剖上的区别与主动脉炎的脆弱性和夹层隔的柔韧性有关。这些是TAD后的动态变化，从第14天到第15天，TAD不会突然从急性变为慢性。

除形态学和时间顺序分类外，夹层可称为复杂或不复杂。主动脉夹层的并发症包括破裂、内脏和下肢不良灌注、冠状动脉缺血、即将发生的破裂(持续性疼痛)、顽固性高血压、心脏压塞、主动脉瓣破裂和假性动脉瘤形成。复杂的TAD意味着单独的医学治疗将是不成功的，并且指示需要血管内或外科治疗。

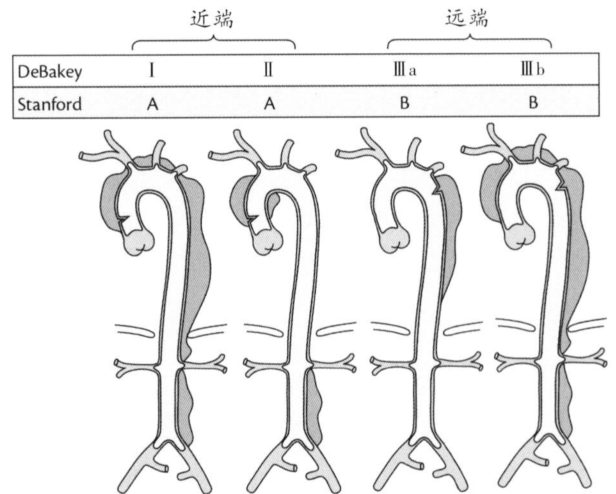

图59.1 TAD的形态分类。[Reproduced with permission from Topol EJ (Ed.), Textbook of Cardiovascular Medicine, Third Edition, Lippincott Williams and Wilkins, Philadelphia, USA, Copyright © 2007 Lippincott Williams and Wilkins.]

表59.1 主动脉夹层分类解剖系统

Stanford	A型	夹层累及升主动脉，可向远端伸展
	B型	仅累及降主动脉的夹层
DeBakey	Ⅰ型	升、降主动脉夹层
	Ⅱ型	仅升主动脉夹层
	Ⅲa型	只有降主动脉的夹层，夹层局限于横膈膜以上
	Ⅲb型	只有降主动脉的夹层，夹层延伸到横膈膜下
欧洲心脏病学会(ESC)	1级	带内膜瓣的典型主动脉夹层
	2级	管壁内血肿
	3级	分散夹层——无血肿
	4级	穿透性动脉粥样硬化溃疡
	5级	医源性/创伤性夹层

Reproduced with permission from Nordon IM et al., Endovascular treatment of chronic aortic dissection, Acta Chirurgica Belgica, Volume 109, Issue 4, pp.450–7, Copyright © 2009 Belgian Surgical Website.

发病机制-经典主动脉夹层，穿透性主动脉溃疡和壁内血肿

主动脉夹层的突然事件是主动脉壁内膜和内侧层破裂。因此，任何负责削弱主动脉壁的机制都可能导致夹层的发生。尽管已显示动脉粥样硬化与TAD有关，但尚未确定其起直接作用。有人提出动脉粥样硬化会导致主动脉内膜增厚，从而导致主动脉内缺氧。与高血压相结合，这导致主动脉壁应力增加、壁减弱和弹性蛋白含量降低。然后，主动脉壁变得易受剪切应力和TAD的引发[36]。

囊性内侧坏死是TAD的特征性表现。囊性中间坏死是一种非特异性的主动脉介质退行性疾病，可发生于胶原血管综合征(如马方综合征)、慢性高血压或衰老过程本身[37]。显微镜特征包括血管平滑肌细胞减少、黏液沉积、弹性蛋白缺乏和碎裂。弹性蛋白碎裂和血管平滑肌细胞丢失与腹主动脉瘤相似，但炎症不是其主要特征，提示其病理是不同的[1]。在排除了遗传性结缔组织疾病的TAD患者的主动脉中发现了Fiblin 5的缺陷。这表明刺激细胞外重塑的微原纤维

组分的缺乏在TAD发病机制中可能是重要的[38]。

TAD标本的组织学和免疫组织化学检查揭示了内侧平滑肌细胞周围的纤连蛋白和基底膜特异性Ⅳ型胶原的表达缺陷[39]。在解剖的主动脉中也发现了弹性蛋白酶水平的增加。

溃疡和破坏内部弹性薄片的动脉粥样硬化斑块被称为穿透性主动脉溃疡(PAU)。当溃疡穿透主动脉介质时,介质暴露于脉动流并且可导致出血和壁内血肿(IMH)[40]。弱化的壁中血肿可以传播,导致经典的主动脉夹层。TAD、PAU和IMH一起构成急性主动脉综合征。

血管滋养管是灌注主动脉壁的微观血管。其位于血管外膜并渗透到介质中,提供必需的营养。IMH被认为是由主动脉壁血管膜破裂和血肿扩散引起的,血肿破坏了主动脉的中间层。因此,IMH会削弱主动脉,并可能发展为主动脉壁向外破裂或内膜向内破裂,这可能导致TAD的交流。

生物力学研究表明,当主动脉壁应力超过主动脉壁强度时会发生主动脉病变。虽然增加主动脉壁应力的因素(如主动脉直径和高血压)或降低壁强度(如马方综合征或Ehlers-Danlos综合征)已被确定为主动脉夹层的危险因素,但目前尚不清楚主动脉夹层的病理生理触发因素,也不清楚入口撕裂的解剖定位原理。有限元分析是一种生物力学建模技术,其已经证明了人胸主动脉在套管连接处(STJ)上方和左锁骨下动脉远端(LSA)的壁应力增加,内膜撕裂通常导致A型和B型主动脉夹层[41]。STJ上方的壁应力大于LSA远端的壁应力,与A型解剖比B型解剖更常见一致[42]。

越来越明显的是,TAD是一系列不同病理过程的最终过程,许多病理过程促进了主动脉壁的应力减弱或增加。事件的顺序可能始于受损内膜的撕裂。动脉粥样硬化性溃疡可能是此类撕裂形成的先决条件。另外,血管破裂可能导致IMH,后者随后破裂。PAU、IMH和TAD可能是相互关联的[1](图59.2)。

夹层的程度对治疗和结果至关重要。主动脉产生必要的内脏分支,为心脏、手臂、大脑、脊髓、腹部内脏、肾脏和下肢提供血液。这些分支可能由于固定或动态阻塞而灌注不良。夹层假腔内的高压可压缩真腔并诱导从其供给的器官的缺血(动态阻塞),或假腔可能血栓形成,从而产生固定的阻塞。真正的管腔塌陷是冠状动脉灌注的一个特殊问题,主要发生在心脏舒张期。

血管生物学

在TAD的主动脉壁中发现胶原纤维和弹性蛋白纤维降解。分子代谢基质金属蛋白酶(MMP)-2和-9及其抑制剂,基质金属蛋白酶(TIMP)-1和-2的组织抑制剂的表达在无形平滑肌细胞(SMC)中增加。这表明,与纤维化相关的蛋白质降解和TAD的发生不仅是一致的,而且TAD是由主动脉部分的SMC变化所引起的细胞外基质的改变诱导或传播的,这些变化在血流动力学压力下变得脆弱[43,44]。

局部炎症在TAD中起着重要作用。升高的血浆炎症标志物[白细胞介素-6(IL-6)、C反应蛋白(CRP)和肿瘤坏死因子-α(TNF-α)]与TAD显著相关[45]。除主动脉壁局部炎症外,先天免疫系统可能在急性夹层中起关键作用。在意大利的一项对主动脉夹层的研究中,与对照组相比,自然杀伤(NK)细胞、B细胞和CD8+CD28亚群显著增加。培养基中的大多数细胞是巨噬细胞[46]。

由于MMP调节细胞外基质转换并且在TAD中发现这些分子的上调,因此,在试图阐明TAD的发病机制时,人们已经转向其他细胞调节途径。有丝分裂原激活蛋白(MAP)激酶是控制细胞增殖、基因表达、细胞存活和凋亡的细胞调节因子。靶基因相关通路分析表明,调节MAP激酶信号通路的蛋白质在TAD中有不同的表达,支持了MAP激酶信号通路可能参与TAD发病的假设。

TAD的生物标志物

随着对TAD发病机制认识的不断深入,人们开始寻求新的诊断和预后预测方法。TAD发病的步骤概括为主动脉壁炎症、血管平滑肌细胞凋亡、主动脉介质变性、弹性蛋白断裂和随后的血管夹层。通过这些步骤和对血管生物学的理解,候选生物标志物已经被研究[48]。

CRP是一种急性期反应物。CRP由肝脏对细胞因子刺激(包括IL-6)产生。高CRP与许多心血管疾病的预后不良有关,TAD也不例外。升高的CRP是急性TAD49预后不良的独立预测因子,也是长期不良事件的强预测因子[50]。

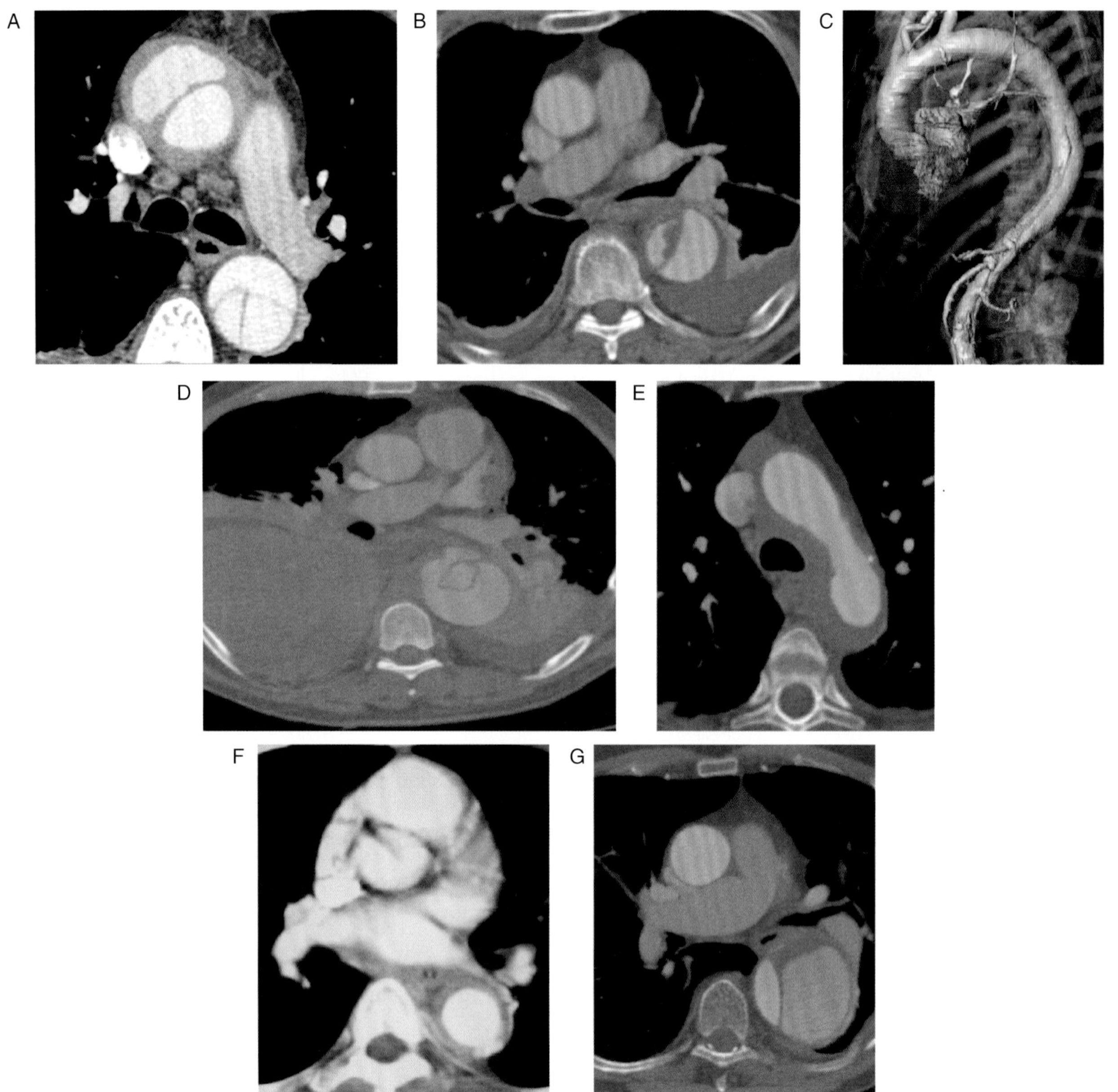

图59.2 (A)轴位CT图像显示近端上行急性主动脉夹层。分类:Stanford A;Debakey Ⅰ。(B)轴位CT图像显示远端急性主动脉夹层。真正的内腔是两者中较小的一个。注意:左侧胸腔积液/血肿。分类:Stanford B;DebakeyⅢ 3b。(C)CT扫描的三维重建,证明Stanford B急性主动脉夹层在中下降胸主动脉中撕裂,其在膈膜下方延伸以涉及内脏血管的起源。该患者出现内脏灌注不足的症状和体征。(D)急性B型主动脉夹层的轴位图像,伴有游离胸内破裂的证据。(E)胸主动脉内壁血肿的轴位图像。(F)穿透性主动脉溃疡的轴位图像,在降主动脉的后壁上可见。(G)慢性动脉瘤大小的慢性主动脉夹层的轴位图像;注意:明显的假腔。

D-二聚体是纤维蛋白的降解产物,且是纤维蛋白溶解活性的指示物。在急性TAD中观察到D-二聚体浓度增加。主动脉损伤和组织因子的释放激活凝血级联的外源性途径。高D-二聚体值(>626ng/mL)在疑似TAD的患者中具有73%的特异性[51]。D-二聚体是一种强有力的急性TAD阴性预测试验,但缺乏作为诊断工具的鉴别价值。

当发生急性TAD时,富含弹性蛋白的破裂的主动脉壁释放可溶解的弹性蛋白碎片(sELAF)进入循环。假设这些sELAF的测量可能有助于诊断TAD。其也可以作为一种工具,以区分急性心肌梗死TAD[52]。目前,通过3小时的检测,临床应用仍然有限。

TAD发病机制中的其他生物标志物包括平滑肌肌球蛋白重链(血管平滑肌细胞结构蛋白)、大内皮素-1(内皮损伤标志物)和降解主动脉壁的细胞外基质酶(MMP-9)。每一种都被提议用于临床,但尚未被真正应用于临床。

自然史

A型胸主动脉夹层

医疗管理是任何急性A型夹层患者初始稳定的重要组成部分。在某些情况下,手术风险极高,医疗管理可能是唯一可行的治疗方法。部分完全性脑卒中患者、总合并症患者、有主动脉瓣手术史的患者和部分在初次损伤后超过48小时出现症状的患者均可能提示缓解。[53]这一混合的患者队列已经展示了显著的生存率(高达80%适合出院)[54]。然而,这是一组自我选择的患者群体,不太可能反映所有患者状况。

在并发症发生或其影响不可逆转之前,应尽早进行A型夹层的外科修复。由于大部分降主动脉仍处于夹层中,因此最初修复后的存活并不能保证以后主动脉事件的发生。10年后,主动脉再手术的精算自由度为55%~85%[55]。动脉再手术预后的精算自由度是假腔的通畅性。有顺行血流的未闭假腔更有可能出现动脉瘤扩张,并显著降低长期生存率。假腔部分血栓形成是晚期死亡的独立预测因素[56]。使用降压药物是强制性的,以防止晚期远端扩大和主动脉破裂。Cleveland诊所的数据显示,近端修复后30天、5年和10年生存率分别为87%、68%和52%[57]。

B型胸主动脉夹层

虽然简单的B型夹层的初级药物治疗可以提高医院的生存率,但其并没有改变长期生存率[58]。大多数死亡与合并症有关,但远端主动脉夹层的晚期并发症发生率为20%~50%。这些并发症包括新的夹层、假腔的晚期破裂和动脉瘤变性[59]。长期切除的远端主动脉的生长速度估计高达0.74厘米/年,尽管个体生长速率将根据起始主动脉直径而变化。慢性夹层血管介入治疗的最佳时机尚不清楚。根据动脉粥样硬化动脉瘤,治疗6cm的阈值可能过晚,因为>20%的慢性夹层患者出现5~6cm破裂[34]。基于回顾性数据的风险预测模型强调了最大主动脉直径>40mm、未闭假腔和梭形主动脉扩张作为扩张和随后破裂的预测因素[60]。

(舒驰 李艺媛 译 黄斌 审校)

参考文献

1. Golledge J, Eagle KA. (2008). Acute aortic dissection. *Lancet* **372**(9632), 55–66.
2. Nienaber CA, Eagle KA. (2003). Aortic dissection: new frontiers in diagnosis and management, part 1from aetiology to diagnostic strategies. *Circulation* **108**, 628–35.
3. Hagan PG, et al. (2000). The International Registry of Acute Aortic Dissection (IRAD): new insights into an old disease. *JAMA* **283**(7), 897–903.
4. Hardie AD, Winemann RW, Nandalur KR. (2009). The natural history of acute non-traumatic aortic diseases. *Emergency Radiology* **16**, 87–95.
5. LeMaire SA, Russell L. (2011). Epidemiology of thoracic aortic dissection. *Nature Reviews: Cardiology* **8**(2), 103–13.
6. Clouse WD, et al. (1998). Improved prognosis of thoracic aortic aneurysms: a population-based study. *JAMA* **280**(22), 1926–9.
7. Olsson C, et al. (2006). Thoracic aortic aneurysm and dissection: increasing prevalence and improved outcomes reported in a nationwide population-based study of more than 14,000 cases from 1987 to 2002. *Circulation* **114**(24), 2611–8.
8. Meszaros I, et al. (2000). Epidemiology and clinicopathology of aortic dissection. *Chest* **117**(5), 1271–8.
9. Mehta RH, et al. (2002). Predicting death in patients with acute type A aortic dissection. *Circulation* **105**(2), 200–6.
10. Nordon IM, Hinchliffe RJ, Morgan R, et al. (2012). Progress in endovascular management of type A dissection. *European Journal of Vascular and Endovascular Surgery* **44**(4), 406–10.
11. Olsson C, et al. (2007). Surgical and long-term mortality in 2634 consecutive patients operated on the proximal thoracic aorta. *European Journal of Cardiothoracic Surgery* **31**(6), 963–9; discussion 969.
12. Beller CJ, et al. (2004). Role of aortic root motion in the pathogenesis of aortic dissection. Circulation, **109**(6), 763–9.
13. Trimarchi S, et al. (2010). Importance of refractory pain and hypertension in acute type B aortic dissection: insights from the International Registry of Acute Aortic Dissection (IRAD). *Circulation* **122**(13), 1283–9.
14. Elefteriades JA. (2002). Natural history of thoracic aortic aneurysms: indications for surgery, and surgical versus nonsurgical risks. *Annals of Thoracic Surgery* **74**(5), S1877–80; discussion S1892–8.
15. Davies RR, et al. (2006). Novel measurement of relative aortic size predicts rupture of thoracic aortic aneurysms. *Annals of Thoracic Surgery* **81**(1), 169–77.
16. Januzzi JL, et al. (2004). Characterizing the young patient with aortic dissection: results from the International Registry of Aortic Dissection (IRAD). *Journal of the American College of Cardiology* **43**(4), 665–9.
17. Nienaber CA, et al. (2004). Gender-related differences in acute aortic dissection. *Circulation* **109**(24), 3014–21.
18. Kitchen ND. (1989). Racial distribution of aneurysms in Zimbabwe. *Journal of the Royal Society of Medicine* **82**(3), 136–8.
19. Takeuchi T, et al. (2004). A case-control study found that low albumin and smoking were associated with aortic dissection. *Journal of Clinical Epidemiology* **57**(4), 386–91.
20. Kakafika AI, Mikhailidis DP. (2007). Smoking and aortic diseases. *Circulation Journal* **71**(8), 1173–80.
21. Chen XF, et al. (2009). Diabetes mellitus: is it protective against aortic root dilatation? *Cardiology* **112**(2), 138–43.
22. Nasiell J, Lindqvist PG. (2010). Aortic dissection in pregnancy: the incidence of a life-threatening disease. *European Journal of Obstetrics, Gynecology, and Reproductive Biology* **149**(1), 120–1.
23. Immer FF, et al. (2003). Aortic dissection in pregnancy: analysis of risk factors and outcome. *Annals of Thoracic Surgery* **76**(1), 309–14.
24. Pacini D, et al. (2008). Incidence, etiology, histologic findings, and course of thoracic inflammatory aortopathies. *Annals of Thoracic Surgery* **86**(5), 1518–23.
25. Nuenninghoff DM, et al. (2003). Incidence and predictors of large-artery complication (aortic aneurysm, aortic dissection, and/or large-artery stenosis) in patients with giant cell arteritis: a population-based study over 50 years. *Arthritis and Rheumatism* **48**(12), 3522–31.
26. Januzzi JL, et al. (2002). Iatrogenic aortic dissection. *American Journal of Cardiology* **89**(5), 623–6.
27. Jonker FH, et al. (2010). Management of type A aortic dissections: a meta-analysis of the literature. *Annals of Thoracic Surgery* **89**(6),

2061–6.

28. Eggebrecht H, et al. (2006). Endovascular stent-graft placement in aortic dissection: a meta-analysis. *European Heart Journal* **27**(4), 489–98.
29. Daniel JC, et al. (2007). Acute aortic dissection associated with use of cocaine. *Journal of Vascular Surgery* **46**(3), 427–33.
30. Westover AN, Nakonezny PA. (2010). Aortic dissection in young adults who abuse amphetamines. *American Heart Journal* **160**(2), 315–21.
31. Michelena HI, et al. (2011). Incidence of aortic complications in patients with bicuspid aortic valves. *JAMA* **306**(10), 1104–12.
32. Davies RR, et al. (2007). Natural history of ascending aortic aneurysms in the setting of an unreplaced bicuspid aortic valve. *Annals of Thoracic Surgery* **83**(4), 1338–44.
33. Nordon IM, et al. (2011). Management of acute aortic syndrome and chronic aortic dissection. *Cardiovascular and Interventional Radiology* **34**(5), 890–902.
34. Crawford ES. (1990). The diagnosis and management of aortic dissection. JAMA **264**(19), 2537–41.
35. Tang DG, Dake MD. (2009). TEVAR for acute uncomplicated aortic dissection: immediate repair versus medical therapy. *Seminars in Vascular Surgery* **22**(3), 145–51.
36. Barbetseas J, et al. (2008). Atherosclerosis of the aorta in patients with acute thoracic aortic dissection. *Circulation Journal* **72**(11), 1773–6.
37. Elefteriades JA. (2008). Thoracic aortic aneurysm: reading the enemy's playbook. *Yale Journal of Biology Medicine* **81**(4), 175–86.
38. Wang X, et al. (2005). Decreased expression of fibulin-5 correlates with reduced elastin in thoracic aortic dissection. *Surgery* **138**(2), 352–9.
39. Sariola H, Viljanen T, Luosto R. (1986). Histological pattern and changes in extracellular matrix in aortic dissections. *Journal of Clinical Pathology* **39**(10), 1074–81.
40. Macura KJ, et al. (2003). Pathogenesis in acute aortic syndromes: aortic dissection, intramural hematoma, and penetrating atherosclerotic aortic ulcer. *American Journal of Roentgenology* **181**(2), 309–16.
41. Nathan DP, et al. (2011). Pathogenesis of acute aortic dissection: a finite element stress analysis. *Annals of Thoracic Surgery* **91**(2), 458–63.
42. Clouse WD, et al. (2004). Acute aortic dissection: population-based incidence compared with degenerative aortic aneurysm rupture. *Mayo Clinic Proceedings* **79**(2), 176–80.
43. Ishii T, Asuwa N. (2000). Collagen and elastin degradation by matrix metalloproteinases and tissue inhibitors of matrix metalloproteinase in aortic dissection. *Human Pathology* **31**(6), 640–6.
44. Koullias GJ, et al. (2004). Tissue microarray detection of matrix metalloproteinases, in diseased tricuspid and bicuspid aortic valves with or without pathology of the ascending aorta. *European Journal of Cardiothoracic Surgery* **26**(6), 1098–103.
45. Wen D, et al. (2012). Plasma concentrations of interleukin-6, C-reactive protein, tumor necrosis factor-alpha and matrix metalloproteinase-9 in aortic dissection. *Clinica Chimica Acta* **413**(1–2), 198–202.
46. del Porto F, et al. (2010). Inflammation and immune response in acute aortic dissection. *Annals of Medicine* **42**(8), 622–9.
47. Liao M, et al. (2011). A microRNA profile comparison between thoracic aortic dissection and normal thoracic aorta indicates the potential role of microRNAs in contributing to thoracic aortic dissection pathogenesis. *Journal of Vascular Surgery* **53**(5), 1341–9 e3.
48. Wen D, et al. (2011). Biomarkers in aortic dissection. *Clinica Chimica Acta* **412**(9–10), 688–95.
49. Schillinger M, et al. (2002). C-reactive protein and mortality in patients with acute aortic disease. *Intensive Care Medicine* **28**(6), 740–5.
50. Sakakura K, et al. (2010). Peak C-reactive protein level predicts long-term outcomes in type B acute aortic dissection. *Hypertension* **55**(2), 422–9.
51. Eggebrecht H, et al. (2004). Value of plasma fibrin D-dimers for detection of acute aortic dissection. *Journal of the American College of Cardiology* **44**(4), 804–9.
52. Shinohara T, et al. (2003). Soluble elastin fragments in serum are elevated in acute aortic dissection. *Arteriosclerosis, Thrombosis, and Vascular Biology* **23**(10), 1839–44.
53. Feldman M, Shah M, Elefteriades JA. (2009). Medical management of acute type A aortic dissection. *Annals of Thoracic and Cardiovascular Surgery* **15**(5), 286–93.
54. Scholl FG, et al. (1999). Interval or permanent nonoperative management of acute type A aortic dissection. *Archives of Surgery* **134**(4), 402–5; discussion 405–6.
55. Fattouch K, et al. (2009). Long-term results after repair of type A acute aortic dissection according to false lumen patency. *Annals of Thoracic Surgery* **88**(4), 1244–50.
56. Tsai TT, et al. (2007). Partial thrombosis of the false lumen in patients with acute type B aortic dissection. *New England Journal of Medicine* **357**(4), 349–59.
57. Sabik JF, et al. (2000). Long-term effectiveness of operations for ascending aortic dissections. *Journal of Thoracic and Cardiovascular Surgery* **119**(5), 946–62.
58. Umana JP, Miller DC, Mitchell RS. (2002). What is the best treatment for patients with acute type B aortic dissections--medical, surgical, or endovascular stent-grafting? *Annals of Thoracic Surgery* **74**(5), S1840–3; discussion S1857–63.
59. Svensson LG, et al. (2008). Expert consensus document on the treatment of descending thoracic aortic disease using endovascular stent grafts. *Annals of Thoracic Surgery* **85**(1 Suppl), S1–41.
60. Marui A, et al. (2007). Degree of fusiform dilatation of the proximal descending aorta in type B acute aortic dissection can predict late aortic events. *Journal of Thoracic and Cardiovascular Surgery* **134**(5), 1163–70.

第60章

B型主动脉夹层的临床表现及手术指征

Ian M. Nordon

B型主动脉夹层的简介

胸主动脉夹层(TAD)是急性主动脉综合征(AAS)患者中主要的诊断。AAS描述了患者出现危及生命的胸主动脉病变之一时的急性发病。这包括壁内血肿(IMH)、胸主动脉穿透性溃疡(PAU)和急性主动脉夹层。这三种病变可能共存,且报道发现IMH和PAU可进展为夹层。AAS是一类影响胸主动脉的病理病变,通常导致严重胸痛,且重要的是可能被误诊为急性冠脉综合征。成像技术的进步有助于及早确诊TAD,这可成为提高生存率的因素。在过去,1/3的TAD患者在死亡前没有得到正确的诊断[1]。随着急诊科无创横断面成像的可用性和利用率的提高,这类患者的结果得以改变。

临床表现

临床上怀疑主动脉夹层是基于"主动脉"胸痛和合并高血压。症状包括突然发作的严重胸痛,伴有背部或腹部的牵扯性疼痛。患有结缔组织疾病或主动脉手术史会增加AAS的发病风险[2]。非法药物滥用或高血压危象的病史同样增加了TAD的发病风险。

主动脉夹层的典型疼痛是突然撕裂样的剧烈疼痛,可能向前方放射至颈部(升主动脉和主动脉弓夹层)或肩胛骨之间(降主动脉)。虽然突然发作的严重剧烈疼痛是最常见的单一主诉,但临床表现可以是多种多样的。典型的表现如胸痛和脉搏无力分别仅占患者的20%和15.1%。最初的胸部X线片和心电图通常对于诊断TAD没有帮助(分别在12.4%和31.3%的患者中没有异常)。

主动脉疼痛可能和急性冠脉综合征相混淆。实验室检查、心电图异常和胸部X线检查可能有助于鉴别这些疾病。血浆中D-二聚体浓度急剧升高和缺乏ECG异常有助于诊断AAS。相反,心肌酶的增加和ECG变化的提示急性冠脉综合征。值得注意的是,急性冠脉综合征可能与AAS相关或者由AAS引起[3]。

急性TAD的非经典表现发生在10%的患者中。这些患者表现为晕厥发作、脑血管意外、外周缺血或非典型疼痛(腹部或下肢)[4]。

TAD患者的体格检查可能表现出两上肢之间的血压不一致。尤其是夹层涉及左锁骨下动脉的情况下。如果夹层累及肾动脉,则血压可能升高。同样的,低血压或宽脉搏压力可能提示主动脉破裂。

有一些非典型的TAD患者会到急诊科就诊。采用系统性检查评估所有患者可以识别此类患者,同时会增加横断面成像的利用率。

调查

应从临床病史和检查中提出对TAD的诊断可能性。随后基于局部可用性和成像工具采用合适的成像技术。应该使用调查来排除鉴别诊断、确认夹层和制订治疗方案。如前所述,心肌梗死和肺栓塞是应该考虑的两种鉴别诊断,并根据临床病史、ECG检查结果和血源性生物标志物水平来排除。

胸部X线

常规胸部X线(CXR)可能偶尔会检测到异常主

动脉轮廓或大小，提示需要明确的主动脉成像检查。CXR通常作为潜在急性TAD患者评估的一部分，主要用于鉴别引起患者症状的其他原因，也可作为确定主动脉扩张或出血的筛查检查。然而，CXR对于明确排除TAD的敏感性不够充分[5]。用于诊断主动脉病变的纵隔或异常主动脉轮廓的预测敏感性分别为64%和71%[4]。在40%的TAD患者中CXR显示正常。CXR上可能发现胸膜炎，通常见于左半胸。其他发现包括主动脉闭塞、左主干支气管凹陷和气管偏离。

CT检查

怀疑主动脉夹层患者的标准首选检查是CTA。CT成像提供了整个主动脉和夹层范围的清晰描绘，有助于正确识别真假腔和其大小，并定位主要分支血管的起源，便于制订手术或血管腔内修复治疗方案。CT也可以发现血栓体积和主动脉壁钙化，并识别主动脉周围或胸膜积液。最新的成像技术包括虚拟血管内镜检查，提供主动脉内膜和夹层破口位置的视图。CT的平均敏感性超过95%，其特异性为87%~100%[6]。主要缺点是需要使用肾毒性造影剂。

心电门控CTA是评估非典型胸痛的实用性工具。覆盖整个胸部的心电门控扫描允许同时进行评估多种威胁生命的不同诊断，例如，主动脉夹层、肺栓塞、自发性气胸和肺实变。快速CT机架旋转时间、额外的探测器行、减少扫描时间使心电门控检查整个胸部甚至对中度呼吸困难患者也是可行的。

MRI

MRI可准确诊断主动脉夹层。但是，在急性环境中，该方法可能并不易行。该诊断的敏感性和特异性均>90%。用于评估夹层的基本MRI序列包括自旋回波T1加权或使用单剂量或双剂量的钆基造影剂的屏气双反转序列。MRI的潜在缺点包括人为误诊为夹层。基于钆的对比剂与肾源性全身纤维化的发病有关。高水平的可重复性或MRI检查强化了其在术后监测中的作用。

经食管超声心动图

经食管超声心动图(TOE)是诊断不适合横断面成像或肾功能严重受损的TAD患者的有效工具。TOE可以在床旁进行，但需要熟练的从业者进行操作。TOE诊断A型夹层与横截面成像一样准确，但诊断降主动脉夹层可能不太准确。其具有评估主动脉瓣膜、心包空间、心脏局部壁异常并准确定位内膜破口的优势。诊断B型夹层的敏感性为97%~99%，特异性为85%[7]。

血管腔内超声

血管腔内超声(IVUS)不是诊断工具。IVUS是B型夹层腔内治疗的辅助成像技术。其可帮助血管外科医师明确真腔、确定血管直径和腔内移植物的尺寸、定位破口，并确定支架释放位置。

生物标志物

许多生物标志物有可能加速急性主动脉夹层的诊断，但尚未完全验证，并且组合生物标志物的阵列尚未被研究。每一个生物标志物都难以识别假腔血栓形成或疾病延伸范围有限的患者，且大部分生物标志物的半衰期较短。预估D-二聚体对急性主动脉夹层具有极好的敏感性，但只有中度的特异性，事实上可能有助于疾病分类。然而，有报道发现假腔血栓化、疾病延伸范围有限和年轻患者为假阴性低D-二聚体水平。医生应该意识到仅凭D-二聚体的评估不能完全排除出现夹层的可能性，并且在临床怀疑指数很高情况下，如果这些诊断不容忽视，那么仍应迅速进行成像检查。

非复杂型急性主动脉夹层的治疗

基础药物治疗

主动脉夹层的管理涉及快速药物控制血压和降低左心室压力进展速度(dP / dt)。主动脉脉搏[P(mmHg)×A(m^2)×Δt(s)]与平均血压(P)、主动脉的横截面积(A)和心脏收缩的持续时间(Δt)成正比。降低脉搏-压力是首要任务，从而控制最大收缩压或平均动脉压(MAP)。一线治疗方案是静脉注射β-受体阻滞剂。拉贝洛尔，同时为α-和β-受体阻滞剂，对降低血压以及使dP/dt达到100~120 mmHg的目标收缩压和60~80次/分钟的心率均有效。如果β-受体阻滞剂因超敏反应、心脏传导阻滞或严重的哮喘而禁用，则可以使用Ca^{2+}通道阻滞剂，例如，地尔硫䓬。

通常需要使用多种药物，理想情况下应在重症监护室中对患者进行管理。

血压越低越好。但是在某些情况下，必须平衡脉搏控制治疗和肾灌注。仔细的液体平衡至关重要。终末器官灌注不足可导致永久性器官损伤，而容量超负荷可导致早期插管和围术期更加紊乱。

主动脉神经血管受累的急性夹层患者的疼痛管理可能具有挑战性。应给予阿片类镇痛以减少交感神经释放儿茶酚胺，从而减轻心动过速和高血压[2]。

在随访期间，药物疗法也用于维持血流动力学稳定以促进主动脉稳定。这降低了主动脉扩张和潜在破裂或夹层复发的风险。β-受体阻滞剂和Ca^{2+}通道阻滞剂是主流的长期药物治疗，有证据表明Ca^{2+}通道阻滞剂具有长期存活的优势。关于ACE抑制剂在TAD后存活优势的证据有限[8]。

对非复杂型夹层的患者进行长期监测主动脉扩张是至关重要的。在慢性期建议每年进行1次MRI检查或CT扫描。

框60.1 急性主动脉综合征的腔内手术适应证
典型急性B型夹层
主动脉破裂
内脏灌注不足
下肢灌注不足
持续性疼痛
恶性高血压
主动脉快速扩张
壁内血肿
疾病进展或出现并发症
明显夹层
包含破裂
持续性疼痛
主动脉穿透性溃疡
持续性疼痛
胸腔积液增加
包含主动脉破裂
疾病进展
主动脉直径大(>40mm)
PET/CT上有炎性反应
恶性高血压

外科手术干预的适应证

急性非复杂型B型主动脉夹层的主要直接管理策略是药物治疗。然而，有许多适应证(复杂型夹层)要求在急性期进行外科手术或血管腔内治疗(框60.1)。目前，急性复杂型夹层血管腔内治疗与开放手术相比具有明显更低的死亡率(10%对30%)。这些结果已经改变主动脉夹层的治疗策略，因此，目前血管腔内治疗是有干预指征的急性B型夹层被广泛接受的一线治疗方法。相反，慢性B型夹层的干预方法仍然存在争议，因为血管腔内技术和开放技术均具有不同的优势和不足。

急性复杂型夹层

传统上认为急性B型主动脉夹层在以下情况下是复杂型的：

• 胸主动脉破裂(主动脉壁外的出血)。

• 灌注不足(涉及内脏、肾脏、脊髓或下肢缺血)(图60.1)。

• 远端主动脉弓或近端降主动脉快速扩张。

• 血压控制后仍然长期存在止痛治疗效果欠佳的情况。

• 抗高血压药物治疗下持续恶性高血压。

急性复杂型B型夹层需要手术或血管腔内治疗。关于持续性疼痛或高血压是否具有手术指征存在争议。然而，自然病史研究表明，具有这些特征的患者，其住院死亡率明显高于快速消除疼痛或高血

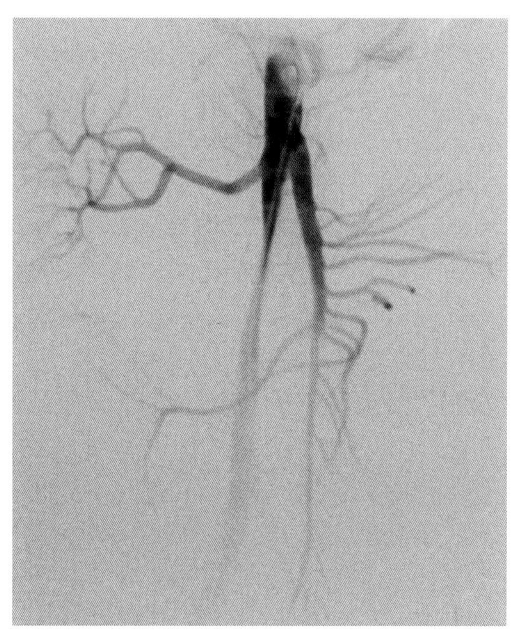

图60.1 血管腔内修复前，血管造影显示“浮肿内脏”征象，表明内脏灌注不足。导管位于被压迫的真腔中。

压的患者(住院死亡率35%对1.5%)。

约30%的患者表现为急性复杂型B型主动脉夹层。内脏或肾脏血管灌注不足需要及时纠正。灌注不足的发病机制对学术界提出了稳定和动态假设的挑战。稳定机制描述为分支血管受到血栓形成的或压力增大的假腔的压迫,而动态机制被认为是夹层内膜片突出到分支血管的起始部。目前,灌注不足被认为是由压力增大和膨胀的假腔导致的近端严重压迫或真腔塌陷的结果[9]。真腔受压是血管腔内治疗的目标。急性B型夹层的血管腔内治疗的主要目的是覆盖原发破口来降低假腔压力、恢复真腔中的层流并引起假腔相关的重塑。

急性外科手术干预的其他适应证包括夹层延伸和CT发现的放射性灌注不足进展的证据。这些不是绝对手术指征,而最终干预的决定需考虑到患者合并状况和预期寿命。

研究还探讨了急性发病中可能导致长期预后不佳的因素,因此可以早期行手术治疗。提出的风险分层系统包括主动脉最大直径、假腔通畅和梭形扩张来指导和干预时间[10],虽然替代数据表明,假腔直径>22mm和主动脉总体直径>4cm可预测在慢性期主动脉快速扩张[11]。

慢性主动脉夹层

急性非复杂型B型夹层患者通常采用药物治疗,并且在发病2周后进入疾病的慢性期。慢性B型夹层单纯采用药物治疗的长期预后效果不佳,高达50%的患者在5年内死亡[12]。取决于初始直径和高血压的控制程度,慢性夹层累及的主动脉的生长速度为0.1~0.74厘米/年[13]。持续假腔灌注和大直径扩张的假腔均是后续主动脉相关事件的不良预后因素。在一组未经选择的B型夹层行药物治疗的患者中,30%可能会在5年的随访中出现主动脉相关事件。

当慢性TAD的主动脉直径超过55mm时,应考虑手术干预。长期胸部主动脉疼痛、无法控制的高血压和夹层主动脉瘤扩张(>1厘米/年)也是强有力的手术适应证。总体而言,慢性夹层累及TAA的破裂率是很难确定的,但有证据表明,夹层引起的动脉破裂的直径小于真性退行性动脉瘤。慢性夹层干预的方法是有争议的。血管腔内技术具有较低的早期死亡率和并发症率,但具有较高的再干预率。开放手术具有较高的早期死亡率(高达20%),但有长期避免主动脉相关死亡的有效保护作用。尽管早期的结果令人鼓舞,但仍缺乏足够的长期数据来证明腔内治疗对于主动脉相关死亡的保护作用。

亚急性非复杂型B型夹层

近年来,一些研究者提出了急性非复杂型B型夹层行血管腔内修复术有预防急性和长期并发症的获益,这是基于非复杂型患者药物治疗的结果。几项既往研究都发现药物治疗这一组患者的晚期主动脉相关死亡率较高,当支架覆盖原发破口后主动脉仍然保留了重塑的能力时,死亡率(源于急性并发症或晚期主动脉破裂)可能通过早期血管腔内修复来降低。INSTEAD试验发现早期胸主动脉支架植入相对最佳药物治疗在2年时没有早期生存优势(最佳药物治疗95.6%对支架置入88.9%;P=0.15),但晚期结果表明,血管腔内治疗组的主动脉相关事件减少[14]。急性非复杂型夹层管理的挑战在于早期非复杂阶段识别晚期主动脉相关事件高危亚组患者。正是此类患者可能从亚急性期行血管腔内修复中获益,此时主动脉重塑是可行的,且主动脉并不像急性期那样脆弱。

手术准备

B型主动脉夹层手术与不良事件的高发生率相关。因此,手术需要精心策划、仔细选择和优化患者,以及多学科协助。

术前检查/调查

有许多因素可能会增加胸主动脉手术的死亡率和并发症率。这些包括缺血性心脏病、呼吸衰竭和肾衰竭。鉴于主动脉夹层主要是一种好发于老年人的疾病,因此,在夹层发病之前存在一个明显的系统性疾病负担。在择期手术情况下,应评估和优化这些因素。在紧急情况下,可能需要在应急手术和医疗优化之间达成妥协。一般而言,急性复杂型夹层患者手术需视为紧急情况,并且合并症的治疗时间是有限的。

心电图改变的患者提示心肌梗死或缺血应进行紧急心脏导管插管术和血管造影,随后是经皮腔内冠状动脉造影血管成形术。对运动耐力差的患者应该行心脏应激试验(多巴酚丁胺负荷下行超声心动图)或择期手术前行冠状动脉血管成形术。同样地，患有心脏瓣膜病的患者应该行静态超声心动图。如果发现存在任何瓣膜异常，在选择性的主动脉修复之前应当进行适当的手术矫正(瓣膜置换术或联合切开术)。

B型主动脉夹层的开放手术治疗需要行侧向开胸手术。吸烟史或慢性阻塞性肺疾病病史是一个值得关注的问题，因此，这类患者必须进行肺功能检查。另外，可能需要行动脉血气分析检测。在择期手术情况下，从初始就需使用抗生素和支气管扩张剂治疗可逆性限制性疾病和痰过多。

术前肾功能不全被认为是术后急性肾衰竭(ARF)最重要的预测指标[15]。需进行术前管理以减少ARF的发生率，这涉及充分水化、低血压、低心输出量状态，且必须避免血容量不足。这对于开放手术和血管腔内治疗都是很重要的。因为开放性手术中将存在一段时间的肾脏缺血，而血管腔内治疗需使用肾毒性造影剂。

手术准备

初始治疗旨在降低血压和dp/dt。手术是在即时或亚急性期进行的，基于连续临床观察和CT(入院时、2天和7天)评估。开放或血管腔内治疗的决定是基于单位经验、患者合并症和血管腔内治疗入路的困难程度。尚无真正的对照试验提供血管腔内治疗优于开放手术的证据。

IRAD数据库提供了一个独特的机会用以分析来自世界各地20个转诊中心的大量连续治疗主动脉夹层患者的结果。反映临床情景的IRAD分析支持急诊环境下血管腔内治疗相对于开放手术存在的潜在生存优势。在慢性情况下，两种方法都有各自的优势，必须考虑地区偏好。

计划

具有3D重建的多层螺旋CT对于计划任何腔内手术都是足够的。其清楚地描绘了3个关键的形态学因素包括腔内入路、主动脉分支状态，以及支架移植物锚定区的位置和可行性。所有设备都需要最小的近端锚定区>20mm，并且需要安全传输的充足入路。明显管腔血栓是支架释放的一种相对禁忌证，且目前设备的胸主动脉最大治疗直径是42mm。通过杂交手术血运重建以允许释放支架覆盖血管开口来“创造”安全锚定区[16]。

尽量减少脑卒中和截瘫的风险

B型夹层通常开始于距左锁骨下动脉(LSA)1cm处，血管腔内治疗必要时需覆盖该动脉。在这种情况下有证据(C级)表明术前采用左颈动脉-锁骨下动脉旁路术(或转位)来进行LSA血运重建可降低死亡、脑卒中和截瘫的风险，尽管术前血运重建在夹层中可能不如胸部动脉瘤患者重要[17]。去分支手术可以一期或分期进行。治疗慢性夹层只能行分期手术。对于危及生命的TAD，需行紧急胸腔血管内动脉瘤修复的患者，如果实现近端封闭需要覆盖LSA，建议进行个性化的血运重建，并且要基于解剖、紧迫性和外科专业经验[18]。

血管腔内支架置入术后截瘫的发生率约3%[19]。如果支架释放后出现截瘫，立即行脑脊液引流并维持平均动脉压>110mmHg则可能是恢复脊髓功能的有效方法。支架覆盖范围较广的患者、女性患者和有动脉瘤疾病的患者，其截瘫风险增加[20]。

TEVAR入路——替代方法

入路困难由多种因素引起，包括胸主动脉病变需要的大直径输送系统，在髂-腹主动脉和胸-腹主动脉交界处的不良扭曲，真假腔共存和动脉入路到锚定区的距离。大多数胸主动脉支架输送系统不能通过任何<7mm的髂动脉。当股总动脉不能提供充足的外周入路时，动脉移植物是一种解决方案，即采用Dacron移植物吻合到髂总动脉以便于移植物的安全传输。替代解决方案包括直接动脉穿刺远端腹主动脉或经主动脉弓分支血管的弓上入路(伴随增加脑卒中风险)。

麻醉的考虑因素

围术期患者的稳定性不能忽视。麻醉团队应该有管理胸主动脉疾病患者的经验。在手术和患者住于重症监护病房期间应避免血压和终末器官灌注的大幅波动。很多出现并发症的患者，例如，截瘫的患者，其在症状发作前被记载存在一段不稳定期[21]。

有创监测

需要考虑采用动脉管路定位。连接到真腔的动脉入路是最佳的。有些病例可能需要四肢的多条动脉管路来控制灌注。解剖上的考虑因素包括计划覆盖LSA,同时无意中覆盖LSA或颈总动脉可能需要补救入路。同样,在特别扭曲的情况下,桡动脉入路可通过交换导丝以便于支架的传输。在定位和设置患者时,外科医生和麻醉师之间的清晰沟通至关重要。

凝血功能障碍

谨慎地采用大口径通道输血。在所有急性夹层中应当考虑凝血功能障碍且必须保证血液制品的可用性。夹层中胸膜外出血或血肿的存在意味着主动脉壁透壁的破裂。在破裂被封堵之前不要引流胸部的出血。即使破裂得到控制时,胸膜外血肿也可能是一个具有挑战性的问题。根据压缩的程度,这些血肿最好得到预期的控制。综合考虑包块导致通气困难、压迫关键结构或潜在的感染将指导管理胸膜外出血[22]。

术中血压管理

准确的支架释放对于成功的血管腔内修复TAD至关重要。高心输出量和成角的解剖结构可以增加“风向袋”的作用,挑战精确的支架定位。在支架释放期间控制心率和平均动脉压至关重要。这可以通过药理学、机械性或快速心室起搏来实现。

推注腺苷以实现心搏停止是允许精确支架释放的常见辅助方法。腺苷通过房室传导阻滞产生可预测地具有线性剂量-反应关系的心搏停止。其禁用于心脏传导阻滞、严重心动过缓、阻塞性气道疾病和严重的冠状动脉疾病。

球囊阻断腔静脉可以诱导快速减少前负荷并诱导低血压。可以通过股静脉置入顺应性球囊。血流阻断期间收缩期血压迅速降低,维持目标低血压60~90秒。

快速心室起搏导致房室同步性丧失和心室起搏时间缩短,导致左心室前负荷、每搏输出量减少,并且废除心输出量。停止起搏导致快速恢复正常的血流动力学。心室起搏以130~180次/分的速率可以降低收缩压到50~60mmHg。当速率为160~200次/分时,观察到血压进一步下降到30mmHg。与药理学控制相比,快速起搏与更精确的支架释放有关[23]。

术中脊髓监测

包括脑卒中和截瘫在内的神经系统事件是与降胸主动脉和胸腹主动脉修复相关的毁灭性并发症。这些并发症更常见于开放外科手术中,具有多因素的原因。血管腔内修复不能免于这些事件。在开放手术中,通过仔细重建肋间动脉来维持脊髓血液供应,特别是在T8和T18水平之间。在高容量的开放胸主动脉修复中心中改善了结果,其截瘫和脑卒中发生率分别低于8%和9%。血管腔内手术中这些并发症的发生率大约为3%,尽管病因依赖于许多变量。

血管腔内修复期间的围术期脑卒中,实质上主要是栓塞性质的。这是操作中将病变的动脉粥样硬化主动脉壁将碎片脱落至大脑的结果。可以使用经颅多普勒(TCD)监测大脑微栓塞。TCD提供实时脑监测,并提供有关主动脉弓操作、主动脉造影、支架释放和气囊成型过程中脑内循环持续变化的数据。置入猪尾导管和支架释放过程似乎是微栓塞发生的高风险时期[24]。TCD可用于监测整个手术过程中与血压管理和麻醉给药的血流动力学相关的血流速度变化。然而,没有证据表明其可用于降低脑卒中发生率。

体感诱发电位(SSEP)可用于识别手术过程中脊髓灌注受损。SSEP可在表现出明显临床症状前发现神经元损伤,同时指导侵入性干预措施。在开放手术中,该方法已被用于修正手术技术,并指导外科医生重建更多数量的肋间动脉以改善脊髓灌注[25]。根据临床情况解释SSEP至关重要。双下肢变化是令人信服的,并且最有可能需要干预,例如,脑脊液引流或增加平均动脉压。SSEP的主要不足是其仅反映脊髓后柱中感觉信息的传导。这与位于脊髓的前外侧部分的运动系统的血供不同。

ITU的管理

如果可能,应对患者尽早拔管以便频繁进行神经系统评估。在围术期可发生各种各样的并发症,所有血管床都可能出现灌注不足。围术期脑卒中可以由夹层的延伸或术中动脉粥样硬化致栓塞引发。应该记录神经系统状态的任何变化并建议早期评估。急诊麻醉或在随后日子里均可出现明显截瘫。

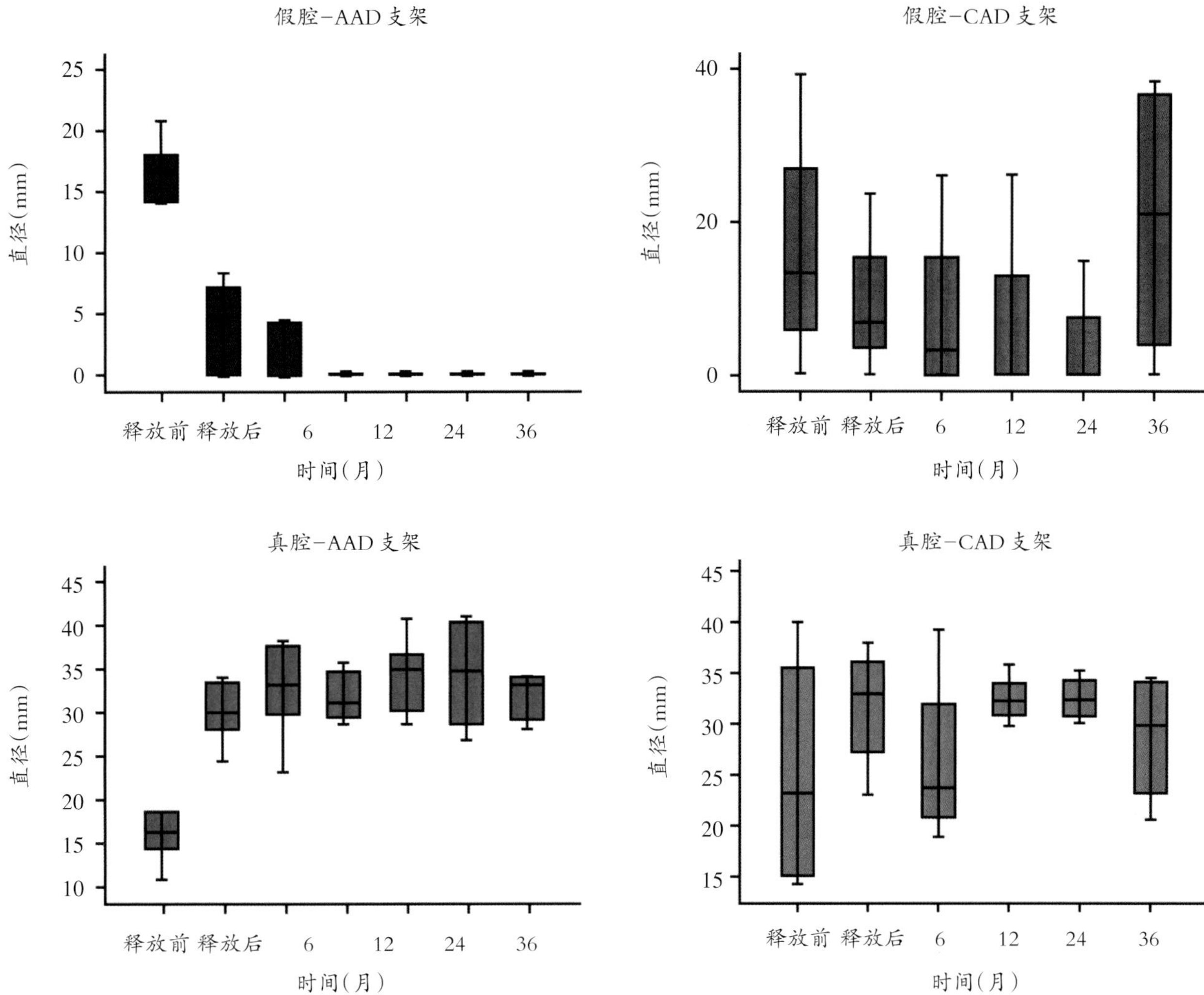

图60.2 图示急性(AAD)和慢性(CAD)B型主动脉夹层于血管腔内支架释放后主动脉的重塑。可以发现,在AAD中真腔随着假腔直径的减小而迅速增加。相比之下,在CAD中几乎没有主动脉的重塑。(Adapted from the European Journal of Vascular and Endovascular Surgery, Volume 36, Issue 5, Sayer D. et al., Aortic morphology following endovascular repair of acute and chronic type B aortic dissection: implications for management, pp.522-9. Copyright © 2008 European Society for Vascular Surgery, with permission from Elsevier, http://www.sciencedirect.com/science/journal/10785884.)

新发的无力必须行神经系统评估,并且最有可能放置腰椎引流和增加平均动脉压。

急性和慢性夹层的血管腔内治疗原则

急性B型夹层血管腔内治疗的广泛原则包括确保入路(用于治疗目的)进入真腔,然后释放支架覆盖原发破口。在急诊情况下,主动脉破裂的患者需要完全覆盖胸主动脉(LSA至腹腔干)以尽量减少逆向灌注。支架释放后,应评估内脏和下肢动脉的灌注情况。灌注减少可能需要进一步释放支架(覆膜或裸露)来扩张胸部或腹部的真腔,也可在内脏或下肢动脉中置入支架以纠正动态梗阻的进一步操作。

血管腔内支架置入术治疗急性和慢性TAD的治疗目标不同。这是基于血管重塑的能力(图60.2)。在急性夹层中夹层内膜片是可移动的,具有与假腔血栓形成相关的早期重塑的潜能。可以使用较短的支架封堵原发破口、维持真腔中的层流,同时促进假腔血栓形成[26]。

在慢性夹层中,主动脉重塑的能力很小,血管腔内修复成功取决于实现假腔血栓形成的能力。无法重塑的原因是夹层内膜片变得伤痕累累且无法不移动。夹层内膜片失去重塑能力的时机是未知的,但可能是在最初发病后12周左右。因此当治疗慢性胸主动脉夹层时，需要从夹层破口到整个胸主动脉的腔内治疗长的覆盖范围以达到手术成功的目的。

（朱臣谋 文鑫 译 黄斌 审校）

参考文献

1. Jamieson WR, et al. (1982). Aortic dissection: early diagnosis and surgical management are the keys to survival. *Canadian Journal of Surgery* **25**(2), 145–9.
2. Nordon IM, et al. (2011). Management of acute aortic syndrome and chronic aortic dissection. *Cardiovascular and Interventional Radiology* **34**(5), 890–902.
3. Vilacosta, I., et al., Acute aortic syndrome: a new look at an old conundrum. Postgrad Med J, 2010. **86**(1011), 52–61.
4. Klompas M. (2002). Does this patient have an acute thoracic aortic dissection? *JAMA* **287**(17), 2262–72.
5. Hiratzka LF, et al. (2010). 2010 ACCF/AHA/AATS/ACR/ASA/SCA/SCAI/SIR/STS/SVM guidelines for the diagnosis and management of patients with Thoracic Aortic Disease: a report of the American College of Cardiology Foundation/American Heart Association Task Force on Practice Guidelines, American Association for Thoracic Surgery, American College of Radiology, American Stroke Association, Society of Cardiovascular Anesthesiologists, Society for Cardiovascular Angiography and Interventions, Society of Interventional Radiology, Society of Thoracic Surgeons, and Society for Vascular Medicine. *Circulation* **121**(13), e266–369.
6. Tsai TT, Nienaber CA, Eagle KA. (2005). Acute aortic syndromes. *Circulation* **112**(24), 3802–13.
7. Nienaber CA, et al. (1993). The diagnosis of thoracic aortic dissection by noninvasive imaging procedures. *New England Journal of Medicine* **328**(1), 1–9.
8. Suzuki T, et al. (2012). Type-selective benefits of medications in treatment of acute aortic dissection (from the International Registry of Acute Aortic Dissection [IRAD]). *American Journal of Cardiology* **109**(1), 122–7.
9. Criado FJ. (2011). Aortic dissection: a 250-year perspective. *Texas Heart Institute Journal* **38**(6), 694–700.
10. Marui A, et al. (2007). Degree of fusiform dilatation of the proximal descending aorta in type B acute aortic dissection can predict late aortic events. *Journal of Thoracic and Cardiovascular Surgery* **134**(5), 1163–70.
11. Song JM, et al. (2007). Long-term predictors of descending aorta aneurysmal change in patients with aortic dissection. *Journal of the American College of Cardiology* **50**(8), 799–804.
12. Neya K, et al. (1992). Outcome of Stanford type B acute aortic dissection. *Circulation* **86**(5 Suppl), II1–7.
13. Hata M, et al. (2003). Optimal treatment of type B acute aortic dissection: long-term medical follow-up results. *Annals of Thoracic Surgery* **75**(6), 1781–4.
14. Nienaber CA, et al. (2009). Randomized comparison of strategies for type B aortic dissection: the INvestigation of STEnt grafts in Aortic Dissection (INSTEAD) trial. *Circulation* **120**(25), 2519–28.
15. Chertow GM, et al. (1997). Preoperative renal risk stratification. *Circulation* **95**(4), 878–84.
16. Nordon I, Thompson M, Loftus I. (2012). Endovascular treatment of acute aortic dissection: indications, techniques and results. *Journal of Cardiovascular Surgery (Torino)* **53**(1 Suppl 1), 43–51.
17. Holt PJ, et al. (2010). Outcomes of the endovascular management of aortic arch aneurysm: Implications for the management of the left subclavian artery. *Journal of Vascular Surgery* **51**(6), 1329–38.
18. Matsumura JS, et al. (2009). The Society for Vascular Surgery Practice Guidelines: management of the left subclavian artery with thoracic endovascular aortic repair. *Journal of Vascular Surgery* **50**(5), 1155–8.
19. Morales JP, et al. (2007). Neurological complications following endoluminal repair of thoracic aortic disease. *Cardiovascular and Interventional Radiology* **30**(5), 833–9.
20. Preventza O, et al. (2009). Identifying paraplegia risk associated with thoracic endografting. *Asian Cardiovascular and Thoracic Annals* **17**(6), 568–72.
21. Safi HJ, et al. (1997). Observations on delayed neurologic deficit after thoracoabdominal aortic aneurysm repair. *Journal of Vascular Surgery* **26**(4), 616–22.
22. Jazaeri O, et al. (2011). Endovascular approaches and perioperative considerations in acute aortic dissection. *Seminars in Cardiothoracic and Vascular Anesthesia* **15**(4), 141–62.
23. Nienaber CA, Kische S, Ince H. (2007). Thoracic aortic stent-graft devices: problems, failure modes, and applicability. *Seminars in Vascular Surgery* **20**(2), 81–9.
24. Bismuth J, et al. (2011). Transcranial Doppler findings during thoracic endovascular aortic repair. *Journal of Vascular Surgery* **54**(2), 364–9.
25. Estrera AL, et al. (2010). Neuromonitor-guided repair of thoracoabdominal aortic aneurysms. *Journal of Thoracic and Cardiovascular Surgery* **140**(6 Suppl), S131–5; discussion S142–6.
26. Conrad MF, et al. (2009). Aortic remodeling after endovascular repair of acute complicated type B aortic dissection. *Journal of Vascular Surgery* **50**(3), 510–17.

第61章

B型主动脉夹层手术技术与临床

Ian M. Nordon

B型主动脉夹层手术技术与临床简介

急性B型夹层患者的最佳治疗方法尚存在争议[1]。在急性升主动脉夹层患者中，药物治疗的有效使用和外科技术的逐步改进可能会更好地改善预后。近年来，腔内技术的出现改变了B型主动脉夹层(TBAD)的管理模式。

由于降主动脉手术的高并发症率和死亡率，因此，一般提倡对急性单纯性B型夹层进行药物治疗。然而，约30%的急性B型夹层患者在临床并发有灌注不良或血流动力学不稳定，伴随着较高的自发性死亡的风险[2,3]。腔内技术的出现为治疗胸主动脉疾病提供了新的治疗选择。最开始的和随后进行的多中心试验证明了腔内技术的可行性和低并发症发生率，即便对于开放性手术高危的B型夹层的患者也是如此[4]。支架置入术治疗急性胸主动脉夹层(TAD)最初应用于腹部和胸部动脉瘤，其结果显示了相较于开放手术，腔内治疗提高生存率的潜力，特别是对于那些即将破裂的不稳定患者。然而，没有随机试验比较支架置入术和传统开放手术。本章讨论了TBAD的开放性和腔内修复的方法(TEVAR)，提出了每种治疗方法的作用以及如何将对患者的风险降至最低的证据。

B型主动脉夹层的开放手术修复

开放手术的技术细节在其他章节中有更详尽的介绍，特别是胸部和胸腹动脉瘤的手术修复。简单地说，手术是在全身麻醉的情况下进行的，使用双腔气管插管，以促使左肺塌陷。可使用鞘内导管评估脑脊液压力，并在手术过程中，以及在术后3天的重症监护下维持。严格减少出血是手术的一个重要方面，至少应提供一个细胞保护装置。当手术开始时，红细胞、血小板和新鲜冷冻血浆应备在手术室。

通过左胸廓切开术暴露降主动脉。患者位于右侧卧位，骨盆后倾，可进入两侧股血管。第4肋间后外侧胸廓切开提供了足够的进入主动脉的通道；通过第5和第6肋骨的后切口可显示整个远端胸主动脉。

一般来说，手术是从近端到远端进行的。暴露主动脉后，解剖左锁骨下动脉(LSA)和左颈总动脉(LCCA)之间的纵隔，并控制LSA(图61.1)。在解剖过程中，鉴别和保存左迷走神经和喉返神经很重要。然后进行部分左心脏旁路手术。游离左肺下静脉，在后侧置一荷包缝合。给100U/kg肝素后，在左肺下静脉和股动脉插入14F的套管，开始部分左心旁路，流速为1~2L/min。

手术包括阻断LSA远端的降主动脉近端。阻断的主动脉的近端和远端内膜和外膜用4-0聚丙烯缝合线加固，必要时用Teflon条加固(图61.2)。明胶或胶原编织Dacron移植物直接缝合到加固的急性夹层胸主动脉的近端，再用间断聚丙烯缝线加固。通过剪切移植物并将其缝合到加固的远端主动脉，血液被重新输送到远端主动脉的真腔中。切除假腔和真腔之间的隔膜，将内脏血管和肾动脉(如果修复延伸到腹部)直接或通过Dacron移植物重新连接到移植物上[5]。

在慢性夹层中，肋间动脉(T9~T12)通过侧壁或侧孔重新连接。与急性夹层不同，急性夹层中的肋间和腰动脉需结扎。新的使用纤维蛋白密封剂或胶状甲醛胶的外科技术已开发出来。

在病变的主动脉段切除后和Dacron假体植入前,用胶水代替缝合线封闭主动脉残端的假腔。胶水会硬化并强化主动脉夹层组织。

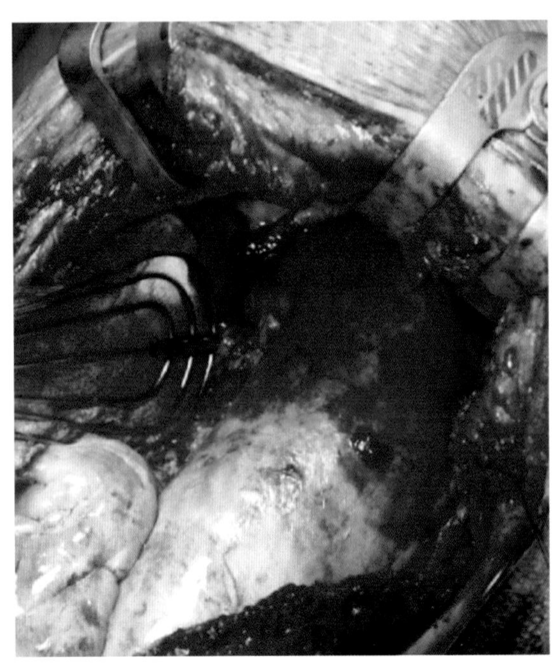

图61.1 术中暴露急性B型夹层患者的胸降主动脉,可见主动脉的出血外观和脆弱的血管壁。

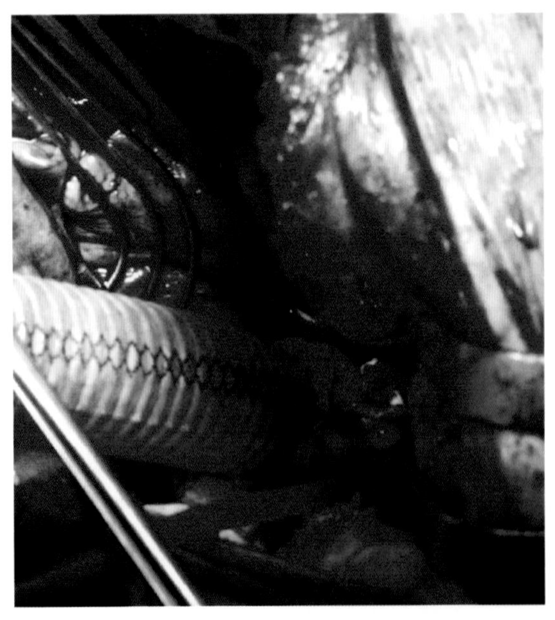

图61.2 急性B型胸主动脉夹层的开放修复术,人工血管近端已完成吻合。由于血管壁较脆弱,术中使用无菌纱布包绕,加强吻合口。

开放手术的结果

死亡率

关于B型夹层手术结果的最佳临床证据来自国际急性主动脉夹层登记处(IRAD)研究。本研究报告了来自12个国家的24个主动脉转诊中心的结果,并提供了现今的临床资料和手术结果。最近对这些数据的分析表明,接受复杂急性B型夹层的开放性外科修复术患者的住院总死亡率为29.3%。在48小时内接受手术的患者中,住院死亡率为39.2%,在49小时或以上接受手术的患者中,死亡率为18.1%($P<0.05$)。61.9%患者的死亡原因为主动脉破裂,14.3%的患者死亡原因为神经性死亡,23.8%的患者死亡原因尚未明确。

大部分术后并发症与术后死亡有关,其中23.2%的患者出现新的神经功能衰竭(P=0.02;脑血管意外9.0%,昏迷7.5%,截瘫4.5%),6.8%的患者出现内脏缺血/梗死($P<0.05$),18.3%的患者出现急性肾衰竭(P=0.02),21.3%的患者出现低血压/休克($P<0.001$),3.4%的患者出现肢体缺血。手术死亡率的独立预测因子为年龄>70岁(OR 4.32;95%CI 1.30~14.34)和术前休克/低血压(OR 6.05;95%CI 1.12~32.49)。术后死亡的单变量预测因子($P<0.05$)为术前昏迷或意识改变、假腔部分血栓形成、诊断检查时的主动脉周围血肿、主动脉直径下降>6cm、手术时右心室功能不全和更短的从起病到手术的时间。更有利结果的预测指标包括放射痛、手术时血压正常(收缩压100~149mmHg)和低温停循环时间<40分钟。在非幸存者中,手术开始后平均死亡时间为19.8小时(5.6~75.1小时)[6]。出院患者1年和3年的未调整生存率分别为95.8%±8.0%和82.8%±18.9%。如果患者在开放手术中存活下来,其长期结果与非手术治疗的患者相似[7]。

急性TBAD的开放性手术结果在很大程度上与患者的术前情况有关,这也是术后死亡的主要原因。在IRAD研究队列中,术前血流动力学状态是决定手术结果的主要因素。入院和(或)手术时出现严重低血压或休克的患者预后最差,死亡率为60%($P<0.0001$)。尽管症状发作和治疗之间的时间间隔是决定结果的一个主要因素,但由于观察到有极端情况

的患者尝试进行早期手术，因此这一概念就变得复杂了。

脑卒中

在接受开放手术治疗的急性TBAD患者中，10%的患者出现永久性神经功能丧失，在训练有素且经验丰富的外科医生手中，这一比例可能低至2.7%[8]。手术后脑卒中的病因既可为缺血性，也可为出血性，目前尚不完全清楚。

截瘫

脊髓缺血可导致截瘫(2.3%~6.6%)或下肢轻瘫(0~3.1%)，与手术范围、主动脉钳夹时间、术后肾并发症和胃肠道并发症有关[9]。如前所述，为了保护脊髓，所有切除胸主动脉降支部分的患者都可以使用主动脉远端灌注。脑脊液引流是另一种常用的辅助手段。

肾损害

肾缺血及继发急性肾衰竭较常见(高达20%)。其可以是临时的(9.2%)，也可以是永久的(10.5%)[10]。使用心房-股动脉旁路进行远端灌注和预防围术期低血容量对于降低肾衰竭风险很重要。永久性透析与远期预后不良有关。

B型主动脉夹层的腔内修复

急性TBAD的腔内治疗旨在通过血管内移植物覆盖B型夹层的主要进端撕裂口(图61.3)。这降低了假腔的压力，使真腔立即扩张并使得内膜瓣运动，以促进主动脉重构。覆盖主要进端撕裂口将通过允许假腔血栓形成、最大限度地减少假腔主动脉破裂的影响，以及促使真腔扩张来治疗急性夹层的大多数并发症，从而逆转许多灌注不良综合征。

腔内修复技术与胸动脉瘤相似。这个程序须在三维血管工作站上进行规划。该手术可在全身或局部麻醉下进行。一旦获得动脉通路，就进行全身抗凝治疗。

动脉通路是通过股总动脉实现；由于输送系统的尺寸(24F)，至少需要8mm的髂动脉直径。使用标准的腔内技术，在升主动脉夹层撕裂口之前的真腔放置一根超硬导丝(如Lunderquist)和猪尾导管。应

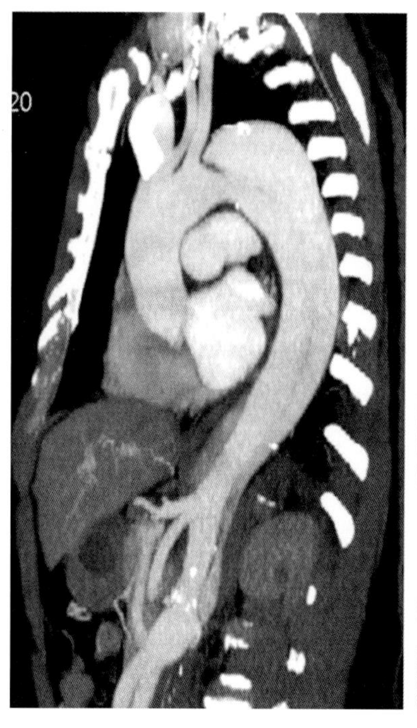

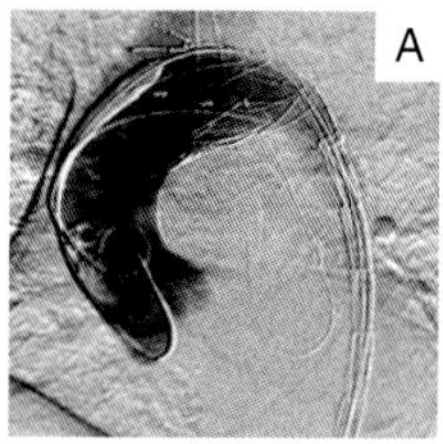

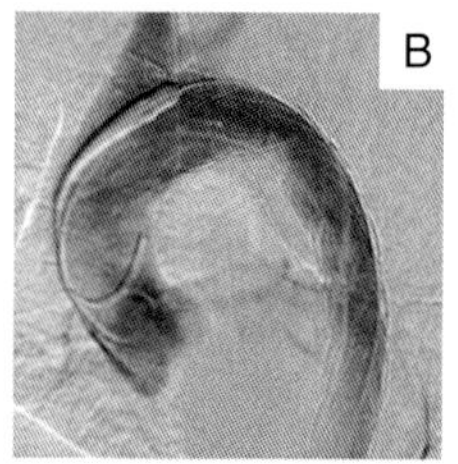

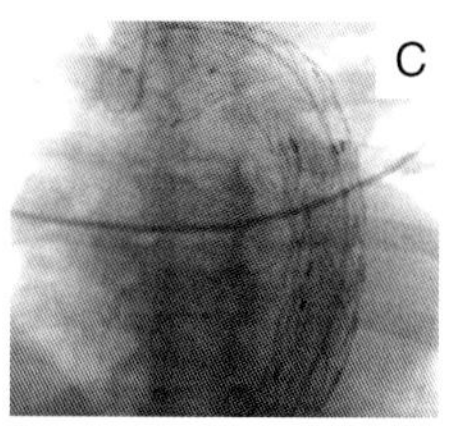

图61.3 慢性B型夹层的MPR CT影像。TBAD血管腔内修复的手术步骤(已完成颈动脉-锁骨下搭桥术)：(A~C)在猪尾导管和超硬导丝配合下，主动脉支架释放于升主动脉。

使用术前CT扫描计划进入真腔的最佳路径。支架置入时，必须保持在真腔中。大多数介入医师使用间歇性血管造影，观察导丝和导管的行动轨迹，以确保其不进入假腔中。必须在内脏血管层面进行主动脉造影，以确保正确的移植物放置。另一种方法是使用经食管超声心动图或血管内超声。

以一定角度(在工作站上预先规划)进行血管造影，以显示进端撕裂口近端锚定区的最大长度。对于B型夹层来说，这通常位于LSA的远端，最佳成像需要X射线管的左前倾斜角度。

为确保覆盖进端撕裂口，至少需要20mm长的锚定区。移植物的大小应限制在10%以内，以免损伤脆弱的近端主动脉，同理，也应禁止进行球囊扩张。

对于需要覆盖急性夹层的主动脉长度存在争议。短的腔内移植物可以覆盖主要的撕裂口，但需要依靠远端主动脉重塑来避免下段胸主动脉假腔灌注。较长的腔内移植物会导致更多的假腔血栓形成，但理论上会增加截瘫的风险。最近的一个概念是组合使用一个短的覆膜腔内移植物来覆盖主要的撕裂口和一个不覆膜的支架来促进重塑[11]。目前的观点认为，主动脉破裂患者的胸主动脉应完全覆盖。

近端支架在收缩压<100mmHg的情况下放置，以减少设备的摆动并允许精确定位。从支架外取出猪尾导管，并重新定位在主动脉近端腔。重复血管造影以确定进端撕裂口是否覆盖，并确认内脏血管灌注。在有满意的血管造影的情况下，移除导丝导管，使用适当的方式闭合切开的动脉。

在慢性夹层中，类似的手术原理也适用。主要目标是覆盖近端撕裂口。然而，由于慢性损伤，内膜片是不可移动的，主动脉也不会像急性夹层那样重塑。因此，手术修复的完整性取决于假腔血栓形成，因此，较长的主动脉应使用腔内移植物覆盖。许多机构提倡在慢性B型夹层中完全覆盖降主动脉，因为重塑通常只在腔内移植物覆盖的胸主动脉区域进行。

主动脉夹层开窗技术

在植入腔内移植物之前，经皮球囊扩张内膜瓣是一种很有用的技术，可以重建假腔和梗阻的大血管的血流（结合主动脉支架移植）。内膜瓣开窗术是从真腔到被挽救的动脉附近的假腔进行的。放置导丝经过内膜片，球囊增加了开窗的尺寸。另一种方法是“剪刀技术”，即通过两根导丝的鞘可使活动的夹层内膜片开窗；导丝一根位于真腔，另一根位于假腔[12]。尽管以前很有用，但是开窗作为一种恢复分支血管血流的技术已经被TEVAR取代。在某些情况下，TEVAR术后分支血管灌注不良，可能需要支架植入。

腔内手术的结果

死亡率

使用TEVAR治疗急性复杂B型夹层已成为许多回顾性非随机研究的焦点。围术期生存率、再干预率和并发症发生率是许多研究的重点。这些研究已经进行了荟萃分析，以结合这些研究，并建立一个更加有力的证据基础。此外，还存在以自主提交数据库形式的前瞻性数据集，如IRAD，以及前瞻性行业支持的注册，如VIRTUE，这些数据集在急性和慢性环境下为TEVAR积累证据。表61.1显示了急性TAD的TEVAR当代研究结果概述。3项荟萃分析评估了TEVAR的短期和中期结果，显示急性B型夹层患者的良好结果。2006年，Eggebrecht等人发表了609例患者的荟萃分析。报告了手术成功率为98.2%，

表61.1 目前急性TBAD的TEVAR手术研究报道一览（纳入患者人数≥15）

作者	年份	人数	30天死亡率(%)	神经并发症(脑卒中/瘫痪)(%)
Fattori等[1]	2008	66	10.6	–
Guangqi等[54]	2009	72	1.4	4.2
Patel等[55]	2009	69	17	8
Khoynezhad等[56]	2009	28	11	3.3
Cambria等[57]	2009	19	16	0
Kische等[58]	2009	37	5	16.2
Parsa等[59]	2010	22	5	5
Garbade等[35]	2010	46	20	23
Jing-Dong等[60]	2010	30	4	0
O'Donnell等[61]	2011	28	10.7	14.3
Clough等[62]	2011	35	5.7	–
White等[63]	2011	85	10.8	18.8

院内死亡率为9.8%，总并发症率为21.7%[13]。2008年，Parker和Golledge对900多例患者进行了类似的分析。结果相似，手术成功率98.2%，医院死亡率9.0%，脑卒中率3.1%，截瘫率1.9%[14]。一项针对中国人群的大型荟萃分析报告了TEVAR对B型夹层的结果（n=1304；744例为急性）。在这一大型研究队列中，手术成功率为99%，合并30天死亡率为2.6%，围术期严重神经并发症发生率为0.6%[15]。

有一种观点认为，由于精心收集的数据和强有力的随访，注册的数据提供了一个更加有力的证据基础。RESTORE注册研究报告了76例采用Relay移植物（Bolton Medical，美国）进行B型夹层治疗患者的结果，其中1/3为急性。在这一系列中，30天死亡率为8%（13%为急性，5%为慢性），2年生存率为84%[16]。使用Zenith TX2（Cook，美国）移植物的STABLE试验也取得了同样好的结果。40例不同时期的降主动脉夹层患者接受了治疗，30天死亡率为5%，1年生存率为90%[17]。MOTHER数据库是迄今为止最大的注册数据库，包括114例接受急性B型解剖和195例慢性解剖治疗的患者。该数据库结合了使用Talent或Valiant支架移植系统（Medtronic，美国）进行的5项前瞻性试验的数据，产生了超过2年的随访。数据库显示，急性和慢性主动脉夹层患者在TEVAR术后中期的主动脉相关死亡率较低（每年急性和慢性夹层的

全因死亡率在每100例患者中分别为4.9%和3.2%）。在初始围术期后，主动脉相关死亡率较低，这表明血管内治疗有可能在合理的时间段内预防主动脉夹层和破裂[18]。

脑卒中

TEVAR后的脑卒中是一种特别令人担忧的并发症，因为该病与住院死亡率有很高的相关性。TEVAR后所有脑卒中的发病机制尚不完全清楚[19]。其可能是导丝操作、支架输送系统的放置或TEVAR期间的低系统血压导致的脑循环栓塞所致[20]。围术期脑卒中的主要危险因素包括既往脑卒中、移植物覆盖范围和覆盖LSA[21]。颈动脉疾病、左椎动脉发育不良或右椎动脉闭塞会增加脑卒中风险[22]。研究表明，LSA通过椎动脉向大脑和脊髓供血具有重要作用。对欧洲主动脉瘤修复支架/移植物技术合作者（EUROSTAR）注册的回顾发现，接受有意覆盖LSA但未进行血运重建的患者比接受血运重建的患者更可能发生脑卒中（8.4%对0%，P=0.049）[23]。与未覆盖相比，无血运重建的LSA覆盖与多变量模型中30天脑卒中风险增加相关（OR 2.17；95%CI 1.13~4.14；P=0.02）[24]。即便有一些数据表明这在胸动脉瘤中可能比夹层更重要，但有越来越多的证据支持在支架植入覆盖LAS口的患者中使用颈动脉锁骨下动脉旁路。

截瘫

TEVAR消除了许多被认为是导致开放手术后脊髓损伤的关键生理改变，包括主动脉阻断、再灌注损伤和急性血流动力学变化[25]。然而，尽管通常小于开放手术，但TEVAR术后发生SCI的风险仍然存在，据报道，B型夹层中的发生率约为2%。尽管似乎与主动脉覆盖长度的增加有关，但对脊髓损伤产生的确切机制还没有完全了解[26]。既往的肾下腹主动脉瘤修复和LSA覆盖也增加了发生SCI的风险[27-29]。

术后出现SCI症状的患者应立即转入高度监护单位。应使用补充血容量并使用药物将平均动脉压（MAP）推至>100mmHg。腰椎引流管应位于脑脊液引流处，以允许CSF压力为10cmH_2O。腰椎引流不应保持在原位超过48小时。作者的做法是在TEVAR（慢性病例）之前停止所有抗高血压药物（β-受体阻滞剂除外），以促进药物对血压的作用，避免长期低血压。

肾损伤

TEVAR术后的肾损害很常见，可影响多达20%的患者。急性肾功能不全的危险因素包括术中低血压、脑卒中、败血症、冗长的手术及使用的支架数量[30]。鉴于造影剂的肾毒性，医生应尽可能减少造影剂负荷。

逆向A型夹层

逆向升主动脉夹层（rAAD）是TEVAR术潜在的致命并发症。其发病率为1%~2%，但有较高的死亡率（>40%）[31]。通过对IRAD数据库的分析，提出了rAAD的几种潜在机制。尽管一些rAAD可能与TEVAR程序有关（即操纵导丝和鞘），但大多数似乎与半刚性支架植入物有关，无论是在植入期间还是植入后不久，都是由心脏循环中支架反复细微的前后运动引起的。rAAD可以在移植物放置后的任何阶段发生。如果出现rAAD，尽管一些病例已经成功地通过严格的血压控制和密切的监视进行了保守治疗，但患者仍可能需要开放性手术干预[32]。致死性并发症包括主动脉瓣反流、脑血管缺血、心脏压塞和冠状动脉阻塞。

内漏

虽然TEVAR术后的内漏与肾下EVAR术后的内漏相似，但这一定义在夹层上并不令人满意，因为逆行远端血流在某种程度上是不可避免的。1型内漏发生在近端或远端附着部位。2型内漏通常是由肋间血管或LSA（如果血管起源已被内移植物覆盖）逆行流入主动脉所致。3型内漏，由于真腔狭窄比较罕见，发生在内移植物之间的连接处。由于移植多孔性，4型内漏的原因几乎是未知的。较陡的“哥特式”主动脉弓和较短的近端锚定区易发生近端1型内漏。如果在最终血管造影时可见，虽然可能需要行主动脉上旁路，但术者也必须决定是否将移植物近端延伸到弓周围[33]。

开放与腔内技术的比较

复杂急性B型夹层的最佳治疗策略仍存在争议。如前所述，有一系列的报告，通常是由热衷于这种方式的人提出了一种或另一种治疗方式的优点。尚无随机对照试验来正式比较匹配人群的治疗方案。采用比较序列荟萃分析和编码医院事件统计分析相结合的方法,将TEVAR与开放修复进行比较。

2012年发表了一项将TEVAR与开放手术治疗急性TBAD进行比较的荟萃分析[34]。其明确了5项公布的对比试验,这些试验具有不错的同质性,共涉及265例患者(170例TEVAR对95例开放手术)[1,7,35-37]。数据显示,与开放修复相比,腔内支架植入术30天死亡率显著降低(OR 0.19;95%CI 0.09~0.39,P<0.001)。在截瘫(OR 1.16;95%CI 0.46~2.93,NS)、脑卒中(OR 0.68;95%CI 0.2~2.29)或心肌梗死(OR 0.73;95%CI 0.14~3.69)的荟萃分析中,短期并发症无差异。患者出院后的长期死亡率也没有差异(OR 1.4;95%CI 0.24~8.18。虽然在TEVAR组中似乎有更多的再次干预的趋势,但这在统计学上并不显著。

为了确定TEVAR和开放修复的使用和死亡率预估值,对美国全国住院患者样本(NIS)记录进行分析[38]。该数据库显示了5000例3年内经手术治疗的TBAD患者:1381例TEVAR与3619例开放手术。两组患者的中位年龄(TEVAR对开放手术:62.7岁对60.0岁;P=0.74)和性别(女性:33.6%对34.7%;P=0.99)匹配良好。然而,TEVAR患者更容易患心脏病(7.0%对2.5%;P<0.01)、外周血管病(31.7%对16.2%;P<0.01)、肾损害(16.4%对12.6%;P<0.05)和高血压(73.3%对65.5%;P<0.01)。这项研究还发现,在调整了年龄和性别后,开腹手术后的医院死亡率是TEVAR的2倍以上(OR 2.24;95%CI 1.36~3.67,P<0.01)。当对并发症进行统计调整时,这种差异持续存在。与开放手术相关的发病率也增加了。开放式修复术有较高的心脏并发症(12.4%对4.9%;P<0.01)、呼吸并发症(7.7%对4.3%;P=0.02)和急性肾衰竭(32.1%对17.2%;P<0.01)发生率。发病率的增加与开放手术后住院时间的延长相关(中位数:10.7天对8.3天;P<0.01)。这项研究的结果来源于一个大样本,但并不是随机化的,这使其受到混杂因素的影响。该研究结果还依赖于编码的可靠性,而编码的数据缺乏区分出现症状的复杂性和可能导致选择偏差的个别患者的解剖变化的能力。

最近证据表明,如果在有临床实践经验的单位进行,在解剖学上适合的急性复杂TBAD患者,TEVAR是首选的治疗方式。关于TEVAR的长期耐久性,仍然缺乏证据;但是,这将继续从注册数据中生成。

杂交手术解决方案

在过去的10年中,外科和腔内联合技术,即所谓的杂交手术,已经得到了普及。原则上,对于主动脉弓和近端降主动脉的广泛疾病,有两种不同的治疗方法:首先,“冰冻象鼻”技术包括常规手术修复升主动脉和主动脉弓,并结合循环停止期间降主动脉的开放性顺行支架移植[39]。第二,通过转位或旁路对主动脉上分支进行重新布线,可以在不需要心肺旁路和低温停循环的情况下对主动脉弓和近端降支进行腔内治疗(图61.4)[40,41]。

有时使用开放技术来补充腔内方案。尤其是当LSA远端的着陆区不足时,血管内修复需要覆盖血管起始部。这在多达40%的情况下是必需的[42]。为了保持LSA血流,降低脑卒中和截瘫的风险,可以进行颈动脉-锁骨下动脉旁路或转位。旁路手术可使用Dacron或自体静脉进行。如果锚定区需要覆盖主动脉弓附近的LCCA,可以进行颈动脉-颈动脉-锁骨

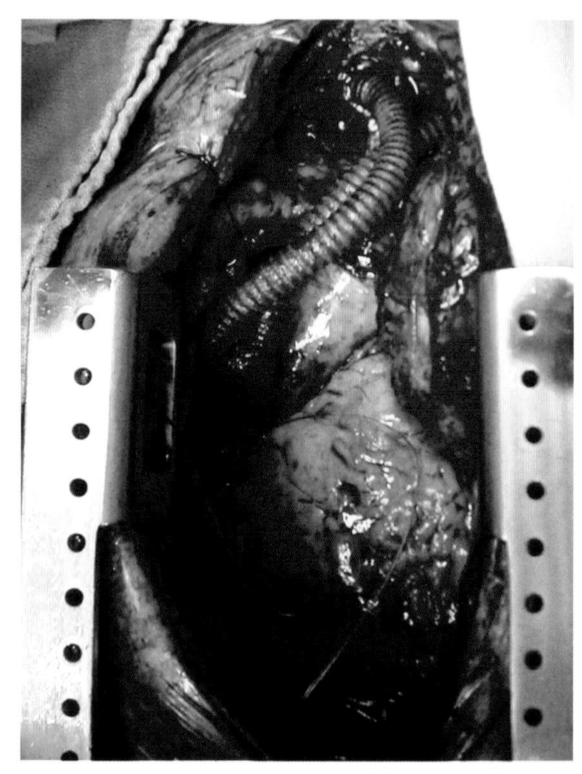

图61.4 升主动脉至头臂干和左颈总动脉的术中照片,该术式旨在为近端受累的慢性B型夹层患者提供足够的锚定区。

下旁路[43]。为了安全起见,颈动脉-颈动脉旁路可在咽后建立隧道,以避免在需要气管造口时意外穿刺。

现有分支腔内移植物正在开发中,可以避免主动脉上旁路的需要。在动物模型和早期临床研究中证明了单体分支移植物保护LSA血流的有效性[44]。

急性和慢性TBAD的比较

急性和慢性夹层TEVAR的直接比较存在争议,主要是因为治疗目的不同。在急性情况下,目标是覆盖进端撕裂口,恢复真腔,以及治疗灌注不良或破裂。急性治疗的患者可能是心血管系统不稳定,伴有相关的血胸或因器官灌注不良引起的生理紊乱。慢性主动脉夹层的治疗主要是由于慢性动脉瘤扩张,通常是择期的。

与急性疾病相比,慢性TBAD(3%~5%)患者的围术期发病率和死亡率似乎有所降低(表61.2)[45,46]。Eggebrecht等人的荟萃分析中对生存率的Kaplan Meier分析表明,与急性夹层相比,慢性夹层治疗患者的生存率具有显著优势(3.2%±1.4%对9.8%±2.2%),与50%的住院并发症减少相关(9.1%±2.3%对21.7%±2.8%)[13]。然而,尚无可用于比较的真实数据。

表61.2 急性和慢性夹层TEVAR术后并发症率的对比

并发症	急性夹层(%)	慢性夹层(%)
总体并发症	21.7(±2.8)	9.1(±2.3)
逆撕为A型夹层	1.8(±0.9)	3.4(±1.4)
脑卒中	1.1(±0.7)	1.2(±0.7)
瘫痪	0.9(±0.6)	0.5(±0.5)
30天死亡率	9.8(±2.2)	3.2(±1.4)
1年生存率	87(±2.1)	92.7(±2.1)

Adapted from Eggebrecht H. et al., Endovascular stent-graft placement in aorticdissection: a meta-analysis, European Heart Journal, Volume 27, Issue 4, pp.489-98, Copyright © 2006 The European Society of Cardiology, with permission from Oxford University Press.

TBAD与动脉瘤性疾病的腔内结果的比较

很难比较B型夹层和胸主动脉瘤(TAA)血管内介入治疗的结果(框61.1)。一般来说,TAA患者年龄较大,且心血管并发症的负担更大。TAA是一个长期的退行性变过程,是系统性动脉粥样硬化的存在标志物[53]。

框61.1 临床试验

研究B型夹层最佳治疗方案的临床试验主要集中于非复杂性夹层,目前,有2项临床试验正在研究TEVAR在急性或亚急性胸主动脉夹层中的治疗效果。

非复杂性慢性TAD的治疗,TEVAR+BMT对BMT

TEVAR在急性发作的复杂性主动脉夹层中的治疗效果已被明确证实。目前,尚不清楚早期血管腔内治疗在非复杂性TAD治疗中的效果如何。有研究报道,接受最佳药物治疗(BMT)患者的长期生存率可能<50%,因此,单纯的BMT治疗存在一定的不足[47]。INSTEAD研究是第一项相关的随机对照临床试验,旨在明确TEVAR是否能作为慢性(发病2周以上)非复杂性TBAD可行的辅助治疗方式。该研究首次比较了TEVAR+BMT与单纯BMT的治疗效果,发现两组之间全因死亡率没有显著差异。随访2年时,单纯BMT组的累积生存率为95.6%±2.5%,TEVAR+BMT组为88.9%±3.7%(P=0.15)48。该试验总共仅有11例患者死亡,低于预期2年28%的死亡率,因此该试验未达到主要功效终点。真实死亡率低于预期死亡率,可能是由于单纯BMT患者的治疗方案得以优化(定期的影像学检查、良好的血压控制和严密的随访监测)[49]。然而,该试验确切证实TEVAR+BMT在主动脉重塑方面具有更好的效果。在单纯BMT组中,超过20%的患者在单纯药物治疗后主动脉扩张至60mm以上,19.4%的患者出现主动脉重塑(包括主动脉真腔恢复和假腔血栓形成),而在TEVAR+BMT组中,主动脉重塑的患者多达91.3%(P<0.001)。这表明早期行TEVAR手术可能具有长期的生存优势,因此,该研究进行了更长时间的随访[50,51]。INSTEAD-XL试验报道了其后续结果,发现TEVAR+BMT可显著改善TBAD患者5年主动脉特异性生存率,延缓疾病进展。因此,在具有合适解剖条件的非复杂性慢性B型夹层中,应考虑早期行TEVAR手术,以改善晚期结果。

非复杂性急性TAD的治疗,TEVAR+BMT对BMT

ADSORB研究(NCT00742274)是第二项相关的随机对照临床试验,旨在明确TEVAR在非复杂性TAD中的治疗作用。与INSTEAD研究不同,该试验将急性TAD患者(发病14天内)随机分配并治疗,计划纳入61例患者,连续随访3年,主要终点指标包括假腔血栓形成、主动脉扩张和破裂。该研究将明确急性B型夹层TEVAR术后主动脉是否重塑,以及其对动脉瘤形成、破裂和再干预的影响[52]。

尽管使用胸腔内移植物,治疗方式在每个组中都相似,但TAA和夹层都有不同的技术挑战。TAA治疗通常需要在一个大动脉瘤囊中进行长时间的胸主动脉覆盖,而TEVAR在夹层中面临的挑战包括多腔、开窗和主动脉脆弱性。

作者分析了MOTHER数据库,发现动脉瘤性疾病的患者比慢性夹层组的远期情况更糟[18]。

总结

TEVAR改变了主动脉夹层的管理模式。TEVAR为有较高开放手术风险的老年患者提供了一个有效的治疗选择,同时也为具有合适解剖结构的患者提供了一个有效的治疗选择。尤其是急性复杂胸主动脉夹层患者,目前认为TEVAR是首选治疗方法。先决条件是对主动脉疾病有专门兴趣的中心采用多学科团队方法[40]。在评估TBAD干预措施时,应使用高于标准死亡率的现代指标;出院目的地、出院时的独立性水平和生活质量将进一步证明理想的管理策略。

(刘洋 译 杨轶 审校)

参考文献

1. Fattori R, et al. (2008). Complicated acute type B dissection: is surgery still the best option?: a report from the international registry of acute aortic dissection. *JACC Cardiovascular Interventions* **1**(4), 395–402.
2. Safi HJ, et al. (1998). Operation for acute and chronic aortic dissection: recent outcome with regard to neurologic deficit and early death. *Annals of Thoracic Surgery* **66**(2), 402–11.
3. Marui A, et al. (1999). Toward the best treatment for uncomplicated patients with type B acute aortic dissection: A consideration for sound surgical indication. *Circulation* **100**(19 Suppl), II275–80.
4. Dake MD, et al. (1999). Endovascular stent-graft placement for the treatment of acute aortic dissection. *New England Journal of Medicine* **340**(20), 1546–52.
5. Green GR, Kron IL. (2004). Aortic dissection. In: Franco K, Verrier E (Eds), *Advanced Therapy in Cardiac Surgery*, 347–63. BC Decker.
6. Trimarchi S, et al. (2006). Role and results of surgery in acute type B aortic dissection: insights from the International Registry of Acute Aortic Dissection (IRAD). *Circulation* **114**(1 Suppl), I357–64.
7. Tsai TT, et al. (2006). Long-term survival in patients presenting with type B acute aortic dissection: insights from the International Registry of Acute Aortic Dissection. *Circulation* **114**(21), 2226–31.
8. Svensson LG, et al. (2008). Expert consensus document on the treatment of descending thoracic aortic disease using endovascular stent grafts. *Annals of Thoracic Surgery* **85**(1 Suppl), S1–41.
9. Svensson LG, et al. (1993). Variables predictive of outcome in 832 patients undergoing repairs of the descending thoracic aorta. *Chest* **104**(4), 1248–53.
10. Bozinovski J, Coselli JS. (2008). Outcomes and survival in surgical treatment of descending thoracic aorta with acute dissection. *Annals of Thoracic Surgery* **85**(3), 965–70; discussion 970–1.
11. Nienaber CA, et al. (2006). Provisional extension to induce complete attachment after stent-graft placement in type B aortic dissection: the PETTICOAT concept. *Journal of Endovascular Therapy* **13**(6), 738–46.
12. Nordon I, Thompson M, Loftus I. (2012). Endovascular treatment of acute aortic dissection: indications, techniques and results. *Journal of Cardiovascular Surgery (Torino)* **53**(1 Suppl 1), 43–51.
13. Eggebrecht H, et al. (2006). Endovascular stent-graft placement in aortic dissection: a meta-analysis. *European Heart Journal* **27**(4), 489–98.
14. Parker JD, Golledge J. (2008). Outcome of endovascular treatment of acute type B aortic dissection. *Annals of Thoracic Surgery* **86**(5), 1707–12.
15. Xiong J, et al. (2009). Endovascular stent graft placement in patients with type B aortic dissection: a meta-analysis in China. *Journal of Thoracic and Cardiovascular Surgery* **138**(4), 865–72.
16. Zipfel B, et al. (2011). Endovascular treatment of patients with types A and B thoracic aortic dissection using Relay thoracic stent-grafts: results from the RESTORE Patient Registry. *Journal of Endovascular Therapy* **18**(2), 131–43.
17. Lombardi JV, et al. (2012). Prospective multicenter clinical trial (STABLE) on the endovascular treatment of complicated type B aortic dissection using a composite device design. *Journal of Vascular Surgery* **55**(3), 629–40 e2.
18. Patterson BO, Holt P, Nienaber C, et al. (2013). Aortic pathology determines mid-term outcome after endovascular repair of the thoracic aorta. Report from the MOTHER database. *Circulation* **127**(1), 24–32.
19. Bogdan Y, Hines GL. (2010). Management of acute complicated and uncomplicated type B dissection of the aorta: focus on endovascular stent grafting. *Cardiology in Review* **18**(5), 234–9.
20. Xu SD, et al. (2006). Endovascular repair of acute type B aortic dissection: early and mid-term results. *Journal of Vascular Surgery* **43**(6), 1090–5.
21. Gutsche JT, et al. (2007). Risk factors for perioperative stroke after thoracic endovascular aortic repair. *Annals of Thoracic Surgery* **84**(4), 1195–200; discussion 1200.
22. Hinchliffe RJ, et al. (2008). Aortic dissection and its endovascular management. *Journal of Cardiovascular Surgery (Torino)* **9**(4), 449–60.
23. Buth J, et al. (2007). Neurologic complications associated with endovascular repair of thoracic aortic pathology: Incidence and risk factors. A study from the European Collaborators on Stent/Graft Techniques for Aortic Aneurysm Repair (EUROSTAR) registry. *Journal of Vascular Surgery* **46**(6), 1103–10; discussion 1110–11.
24. Chung J, et al. (2011). Left subclavian artery coverage during thoracic endovascular aortic repair and risk of perioperative stroke or death. *Journal of Vascular Surgery* **54**(4), 979–84.
25. Ullery BW, et al. (2011). Risk factors, outcomes, and clinical manifestations of spinal cord ischemia following thoracic endovascular aortic repair. *Journal of Vascular Surgery* **54**(3), 677–84.
26. Feezor RJ, et al. (2008). Extent of aortic coverage and incidence of spinal cord ischemia after thoracic endovascular aneurysm repair. *Annals of Thoracic Surgery* **86**(6), 1809–14; discussion 1814.
27. Setacci F, et al. (2010). Endovascular thoracic aortic repair and risk of spinal cord ischemia: the role of previous or concomitant treatment for aortic aneurysm. *Journal of Cardiovascular Surgery (Torino)* **51**(2), 169–76.
28. Cooper DG, et al. (2009). Neurological complications after left subclavian artery coverage during thoracic endovascular aortic repair: a systematic review and meta-analysis. *Journal of Vascular Surgery* **49**(6), 1594–601.
29. Schlosser FJ, et al. (2009). TEVAR following prior abdominal aortic aneurysm surgery: increased risk of neurological deficit. *Journal of Vascular Surgery* **49**(2), 308–14; discussion 314.
30. Pisimisis GT, et al. (2010). Incidence and risk factors of renal dysfunction after thoracic endovascular aortic repair. *Journal of Thoracic and Cardiovascular Surgery* **140**(6 Suppl), S161–7.
31. Williams JB, et al. (2012). Retrograde ascending aortic dissection as an early complication of thoracic endovascular aortic repair. *Journal of Vascular Surgery* **55**(5), 1255–62.
32. Eggebrecht H, et al. (2009). Retrograde ascending aortic dissection during or after thoracic aortic stent graft placement: insight from the European registry on endovascular aortic repair complications. *Circulation* **120**(11 Suppl), S276–81.
33. Morgan R. (2012). Acute and chronic dissection. In: Earnshaw JJ, Wyatt MG (Eds), *Complications in vascular surgery; How to avoid them and how to get out of trouble*, 205–17. tfm Publishing: Shrewsbury.
34. Hao Z, et al. (2012). Endovascular stent-graft placement or open surgery for the treatment of acute type B aortic dissection: a meta-analysis. *Annals of Vascular Surgery* **26**(4), 454–61.

35. Garbade J, et al. (2010). Outcome of patients suffering from acute type B aortic dissection: a retrospective single-centre analysis of 135 consecutive patients. *European Journal of Cardiothoracic Surgery* **38**(3), 285–92.
36. Mastroroberto P, et al. (2010). Outcome of open and endovascular repair in acute type B aortic dissection: a retrospective and observational study. *Journal of Cardiothoracic Surgery* **5**, 23.
37. Zeeshan A, et al. (2010). Thoracic endovascular aortic repair for acute complicated type B aortic dissection: superiority relative to conventional open surgical and medical therapy. *Journal of Thoracic and Cardiovascular Surgery* **140**(6 Suppl), S109–15; discussion S142–6.
38. Sachs T, et al. (2010). Open and endovascular repair of type B aortic dissection in the Nationwide Inpatient Sample. *Journal of Vascular Surgery* **52**(4), 860–6; discussion 866.
39. Gorlitzer M, et al. (2007). Combined surgical and endovascular repair of complex aortic pathologies with a new hybrid prosthesis. *Annals of Thoracic Surgery* **84**(6), 1971–6.
40. Grabenwoger M, et al. (2012). Thoracic Endovascular Aortic Repair (TEVAR) for the treatment of aortic diseases: a position statement from the European Association for Cardio-Thoracic Surgery (EACTS) and the European Society of Cardiology (ESC), in collaboration with the European Association of Percutaneous Cardiovascular Interventions (EAPCI). *European Heart Journal* **33**(13), 1558–63.
41. Gottardi R, et al. (2008). Supra-aortic transposition for combined vascular and endovascular repair of aortic arch pathology. *Annals of Thoracic Surgery* **86**(5), 1524–9.
42. Kotelis D, et al. (2009). Short and midterm results after left subclavian artery coverage during endovascular repair of the thoracic aorta. *Journal of Vascular Surgery* **50**(6), 1285–92.
43. Brar R, et al. (2008). Endovascular repair of an aortic arch aneurysm using a branched-stent graft. *European Journal of Vascular and Endovascular Surgery* **36**(5), 545–9.
44. Li W, et al. (2012). A New Unibody Branched Stent-graft for Reconstruction of the Canine Aortic Arch. *European Journal of Vascular and Endovascular Surgery* **44**(2), 139–44.
45. Nordon IM, Yates MT, Hinchliffe RJ, et al. (2009). Endovascular treatment of chronic aortic dissection. *Acta Chirurgica Belgica* **109**(4), 450–7.
46. Kang WC, et al. (2011). Endovascular repair of complicated chronic distal aortic dissections: intermediate outcomes and complications. *Journal of Thoracic and Cardiovascular Surgery* **142**(5), 1074–83.
47. Yu HY, et al. (2004). Late outcome of patients with aortic dissection: study of a national database. *European Journal of Cardiothoracic Surgery* **25**(5), 683–90.
48. Nienaber CA, et al. (2009). Randomized comparison of strategies for type B aortic dissection: the INvestigation of STEnt grafts in Aortic Dissection (INSTEAD) trial. *Circulation* **120**(25), 2519–28.
49. Nienaber CA, et al. (2011). Strategies for subacute/chronic type B aortic dissection: the Investigation of Stent Grafts in Patients with type B Aortic Dissection (INSTEAD) trial 1-year outcome. *Journal of Thoracic and Cardiovascular Surgery* **140**(6 Suppl), S101–8; discussion S142–6.
50. Nienaber CA. (2011). Influence and critique of the INSTEAD Trial (TEVAR versus medical treatment for uncomplicated type B aortic dissection). *Seminars in Vascular Surgery* **24**(3), 167–71.
51. Nienaber CA, Kische S, Rousseau H, et al.; INSTEAD-XL trial. (2013). Endovascular repair of type B aortic dissection: long-term results of the randomized investigation of stent grafts in aortic dissection trial. *Circulation Cardiovascular Interventions* **6**(4), 407–16.
52. Brunkwall J, et al. (2012). ADSORB: a study on the efficacy of endovascular grafting in uncomplicated acute dissection of the descending aorta. *European Journal of Vascular and Endovascular Surgery* **44**(1), 31–6.
53. Faxon DP, et al. (2004). Atherosclerotic Vascular Disease Conference: Executive summary: Atherosclerotic Vascular Disease Conference proceeding for healthcare professionals from a special writing group of the American Heart Association. *Circulation* **109**(21), 2595–604.
54. Guangqi C, et al. (2009). Endovascular repair of Stanford type B aortic dissection: early and mid-term outcomes of 121 cases. *European Journal of Vascular and Endovascular Surgery* **38**(4), 422–6.
55. Patel HJ, et al. (2009). Long-term results of percutaneous management of malperfusion in acute type B aortic dissection: implications for thoracic aortic endovascular repair. *Journal of Thoracic and Cardiovascular Surgery* **138**(2), 300–8.
56. Khoynezhad A, et al. (2009). Midterm results of endovascular treatment of complicated acute type B aortic dissection. *Journal of Thoracic and Cardiovascular Surgery* **138**(3), 625–31.
57. Cambria RP, et al. (2009). A multicenter clinical trial of endovascular stent graft repair of acute catastrophes of the descending thoracic aorta. *Journal of Vascular Surgery* **50**(6), 1255–64.
58. Kische S, et al. (2009). Endovascular treatment of acute and chronic aortic dissection: midterm results from the Talent thoracic retrospective registry. *Journal of Thoracic and Cardiovascular Surgery* **138**(1), 115–24.
59. Parsa CJ, et al. (2010). Midterm results for endovascular repair of complicated acute and chronic type B aortic dissection. *Annals of Thoracic Surgery* **89**(1), 97–102.
60. Jing-Dong T, et al. (2011). Emergency endovascular repair of complicated Stanford type B aortic dissections within 24 hours of symptom onset in 30 cases. *Journal of Thoracic and Cardiovascular Surgery* **141**(2), 926–31.
61. O'Donnell S, et al. (2011). Endovascular management of acute aortic dissections. *Journal of Vascular Surgery* **54**(5), 1283–9.
62. Clough RE, et al. (2011). Endovascular treatment of acute aortic syndrome. *Journal of Vascular Surgery* **54**(6), 1580–1587.
63. White RA, et al. (2011). Report on the results of thoracic endovascular aortic repair for acute, complicated, type B aortic dissection at 30 days and 1 year from a multidisciplinary subcommittee of the Society for Vascular Surgery Outcomes Committee. *Journal of Vascular Surgery* **53**(4), 1082–90.

第62章
胸腹主动脉瘤

Roberto Chiesa, Efrem Civilini, Germano Melissano, Luca Bertoglio, Enrico Rinaldi

流行病学

胸腹主动脉瘤（TAAA）是指累及膈肌平面近端和（或）远端主动脉的动脉瘤（图62.1）。

TAAA常常难以确诊，但一旦发生破裂便是致命的。虽然TAAA仅占所有主动脉瘤的3%，但其解剖条件却带来了一系列独特的挑战。随着三维成像诊断灵敏性的提高和人口老龄化，临床医生将遇到越来越多的TAAA患者[1]。

TAAA的相对罕见性和延误诊断，导致TAAA的实际发病率难以确定。尽管尚不清楚成像技术的改善对诊断率提高的情况，或人口老龄化对TAAA发病率的影响程度，但目前看来，TAAA的发病率似乎在增加。Clouse等人发现胸主动脉瘤的发生率为10.4/100 000[2]。TAAA在女性中更为常见，并且女性的确诊年龄往往大于男性。在所有破裂的胸主动脉瘤患者中，女性占了79%。

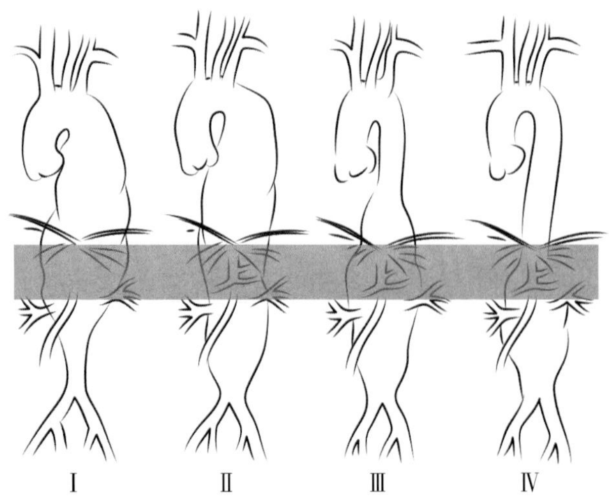

图62.1 胸腹主动脉瘤Crawford分型，标记条纹显示主动脉最易病变节段。

发病机制与血管生理学

主动脉瘤的病理改变源于动脉壁结构蛋白的降解，如维持动脉壁弹性的弹性蛋白和胶原蛋白[3]。弹性蛋白完整性的丧失对于动脉瘤的发生至关重要，胶原蛋白完整性的丧失对于动脉瘤的进一步发展有着重要作用。作为弹性蛋白沉积的框架，肌原纤维蛋白是主动脉细胞外基质中的另一种必需蛋白质。肌原纤维蛋白的作用在马方综合征患者中得到证实，马方综合征的主要变异来源于编码肌原纤维蛋白的基因突变。细胞外基质的变化同时伴有主动脉细胞组成的变化[4]。TAAA的主动脉壁以平滑肌细胞数量的减少为特征，且平滑肌细胞数量的减少可能是由细胞凋亡导致。

中膜变性是TAAA形成最常见的原因，包括动脉中膜平滑肌细胞的减少和弹性蛋白纤维的断裂。主动脉夹层是TAAA形成的第二常见原因，主动脉内膜撕裂后可导致中膜层进行性撕裂，薄弱的主动脉外壁极易形成动脉瘤，进而发生动脉破裂。

与TAAA相关的遗传病包括结缔组织疾病，如马方综合征和Loeys-Dietz综合征。

感染性动脉瘤是指由主动脉壁感染引起的动脉瘤，通常呈囊袋状，且发生在内脏动脉区域腹主动脉，其病原体主要是细菌。常见的病原体包括金黄色葡萄球菌、表皮葡萄球菌、沙门菌和链球菌。

分型

Crawford分型根据主动脉受累的范围对TAAA进行分型(图62.1)中[5]。Ⅰ型TAAA累及左锁骨下动脉开口远端降主动脉及肾上腹主动脉;Ⅱ型TAAA累及大部分或全部降主动脉,以及肾上和肾下腹主动脉,治疗时通常从左锁骨下动脉开口远端延伸到腹主动脉分叉部。Ⅲ型TAAA累及降主动脉下段(即第6肋下方)和腹主动脉所有部分。Ⅳ型TAAA累及膈肌裂孔下方整段腹主动脉。Safi等人进一步完善了此分型方法,在上述原始标准上增加了Ⅴ型TAAA,即涉及第6肋下方降主动脉和肾上腹主动脉,肾下腹主动脉未受累[6]。

Crawford分型具有以下几个重要作用:①有助于进行适当的风险分层;②提供了一个框架,可用于计划手术方法,并根据涉及主动脉范围选择特定的治疗方式;③允许术后结果的标准化报告。

在出现夹层时,可根据夹层涉及的主动脉范围和夹层的急慢性来进行分类[7]。大多数由慢性夹层引起的TAAA可被归类为DeBakey Ⅲb型。

自然病程

由于混杂因素众多,且研究证据不足,计算TAAA的生长速度非常困难。已经证实,瘤样扩张的胸主动脉平均每年生长0.29cm[8]。并且主动脉直径越大,生长速度就越快。

决定主动脉瘤手术的关键点在于了解在主动脉瘤的自然病史中,保守治疗的动脉瘤患者发生不良事件的时机。在TAAA患者中,最重要的两种不良事件是动脉破裂和夹层形成。准确掌握不良事件发生的时机能在充分术前准备情况下,合理地选择择期外科手术治疗时机。但必须注意的是,上述标准仅适用于无症状动脉瘤。

临床特征

急性表现

TAAA破裂患者通常会出现剧烈的急性胸痛[9]。疼痛多为突然发作,占疼痛患者的近90%。降主动脉常常会导致特定部位的疼痛:当动脉瘤压迫周围结构或侵袭邻近骨骼(例如,肋骨或椎体)时,可发生胸腔外侧或后侧的肩胛间区疼痛。胸主动脉瘤相关的疼痛通常难以与其他来源的疼痛区分开来,尤其是在急性起病时。医生应该认真听取患者的表述,患者通常可以将不受体位和活动影响的深部内脏疼痛和表面肌肉骨骼疼痛区分开来。突然发作的肩胛间区剧烈疼痛也需怀疑急性主动脉综合征。合并外周脉搏差异和(或)局灶性神经功能缺损的患者应注重考虑急性夹层的可能。

任何位置的主动脉破裂都常常会导致灾难性的后果,并且会产生一系列急性症状,通常包括剧烈疼痛、低血压、休克,最后由大量内出血而导致丧失意识或死亡。破裂的位置(胸腔、肺、支气管树、食管、纵隔)非常关键,常常决定着患者的治疗方案和预后。TAAA破裂并直接侵袭肺实质或气管和左主支气管树可引起咯血。TAAA破裂侵袭食管时可引起呕血。退行性和夹层TAAA管腔内存在丰富和广泛的附壁血栓,因此常常可发生动脉栓塞事件(主要是外周动脉),导致远端血管闭塞和急性缺血。

择期表现

TAAA患者在诊断时通常无症状[11],但是根据动脉瘤的大小和位置,可能会出现轻微且不明确的胸部、背部、侧腹部或腹部疼痛。症状通常与相邻血管或邻近结构的受侵、扭曲或单侧受压有关。TAAA可直接压迫左侧喉返神经或食管,从而导致声音嘶哑或吞咽困难,也可导致膈神经(打嗝)和迷走神经功能障碍。TAAA也可导致气管移位、持续性咳嗽、喘息或其他呼吸道症状,例如,呼吸困难或肺炎。TAAA压迫交感神经节可引起霍纳综合征,压迫左支气管时可引起Oliver征(当患者仰卧,头部伸展时,气管触诊可出现自上而下的运动)。

在计划行TAAA修复的患者中,1/3的患者有主动脉瘤手术史,其中最常见的是肾下腹主动脉瘤手术。由于大部分TAAA患者术前评估均为退行性动脉瘤,因此,该类人群以全身性动脉粥样硬化为典型特征。患者平均年龄为70岁,普遍存在高血压病史,且常常伴有吸烟和(或)合并严重慢性阻塞性肺部疾病。在外科手术前常规进行的肺功能检查中,25%的患者合并严重慢性阻塞性肺部疾病,表现为1秒内的用力呼气量<50%。15%的患者合并脑血管疾病

史、脑卒中史和外周动脉疾病症状。据报道，30%的患者合并TAAA相关的内脏疾病、闭塞性疾病和慢性肾功能损害。临床医生必须准确评估TAAA患者的术前合并症，以做出最好的治疗选择。

影像学检查

为了给每个患者制订最佳治疗方式，必须在手术前获得准确的影像学检查结果[11]。如果没有特殊禁忌，首选CT。目前，随着成像技术的不断进展，如多排检测器、更快的旋转和平移速度（扫描时间缩短，仅需单次屏气）、心动周期同步和更好的图像后处理，CT的成像质量也越来越高。

为了从CT图像中获取最多信息，影像科医师应在3D工作站上查看图像，以便重建（或重新格式化）原始数据，进而提取出最合适的图像。呈现CT图像的传统方法是轴位（横断面）扫描及其正交投影；然而，胸腹主动脉血管扭曲，在所有空间方向都存在弯曲。因此，斜位有利于达到与主动脉角度相匹配的扫描。CT图像的良好后处理需要专用的成像工作站。除了明确病变血管的直径和范围外，还需明确血管壁的钙化和血栓情况。保留动脉瘤管腔灌注远端主动脉时，需评估血栓的存在、范围和特征，尤其是在拟阻断部位和膈下主动脉。整个主动脉系统的可视化三维血管重建可常规获取动脉瘤的其他信息，进而总体评估所有病变血管（图62.2）。

获取主动脉分支的准确位置和形态可以评估潜在的解剖变异或异常，尤其是在肾动脉平面和主动脉弓。另外还应常规评估血管的通畅性，尤其是评估肠系膜上、肠系膜下动脉和腹下动脉是否闭塞。

脊髓缺血是一种严重的TAAA术后并发症，在某些情况下可引起患者截瘫。术前了解脊髓动脉血供情况可极好地帮助制订手术计划和进行风险分层。随着医学成像技术尤其是非侵入性技术的最新进展，了解患者术前脊髓动脉血供情况正变得越来越有可能[12]。

手术指征

目前，主动脉直径是预测主动脉破裂风险的最佳标准[11]。主动脉破裂的风险随着主动脉直径的增加而增加：与正常主动脉相比，直径6.0cm的主动脉，

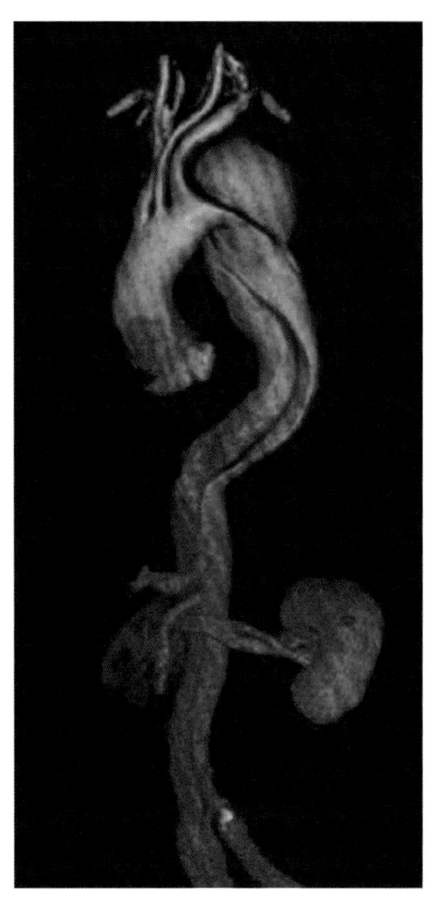

图62.2 起自主动脉弓并延伸至右下肢动脉的夹层动脉瘤。

其破裂风险增加5倍，年破裂率为14.1%[8]。目前，如果TAAA患者主动脉直径>6.0cm，或者合并慢性夹层或结缔组织疾病，则可考虑进行择期手术。有证据表明，慢性夹层TAAA患者主动脉破裂直径低于单纯退化性TAAA。

Davies等人已经证明考虑患者体表面积可以更精确地计算主动脉破裂的风险[13]。主动脉大小指数（ASI）定义为主动脉直径/体表面积，ASI可作为患者风险分类的依据：低风险（不良事件年发生率4%）为ASI<2.75cm/m^2；中风险（不良事件年发生率8%）为ASI在2.75cm/m^{2}和4.25cm/m^{2}之间；高风险（不良事件年发生率20%）为ASI>4.25cm/m^2。

TAAA的生长速度也是影响临床决策的重要因素。夹层动脉瘤的生长速度比退化性动脉瘤更快[14]。

术前准备

术前对心、肺和肾功能的充分评估，以及对颅内和锁骨下血管解剖的准确了解有助于评估手术风

险，制订最佳手术策略，采取早期预防措施。随着中老年人口数量的增加，合并缺血性心脏病（16%~30%）[15]、呼吸功能障碍和肾衰竭等疾病的TAAA患者人数也逐渐增加。

术前经食管超声心动图是一种有效的非侵入性检查方法，可用于评估瓣膜和双心室功能。运动试验或双嘧达莫-铊心肌检查可用于识别可逆性的心肌缺血，有明显心绞痛或心室射血分数降低的患者应行心导管冠状动脉造影[16]。CT冠状动脉造影最近已成为评估冠状动脉疾病首选无创评估方法。

有严重冠状动脉闭塞性疾病的无症状TAAA患者，在治疗TAAA前应先接受经皮冠状动脉血管成形和支架植入术，但要避免使用药物洗脱支架，因为后者需要长时间的双重抗血小板治疗。外科冠状动脉搭桥仅限于那些有严重高危冠状动脉病变且不适合经皮腔内介入治疗的患者。

肾功能是TAAA预后的预测因子，传统上用血清肌酐水平、血清电解质和血尿素氮估计。但这些指标敏感性不高，尤其是对于轻度至中度肾功能不全的患者。目前，建议使用估计肾小球滤过率（eGFR）来评估肾功能。根据eGFR评估结果，慢性肾脏疾病现已被证明是开放和腔内TAAA修复术后死亡的显著预测因子，即使在术前无肾病临床证据的患者也同样如此[17]。肾脏大小和质量及肾动脉解剖可由CTA、MRA和彩超测量。在动脉瘤修复之前或修复期间可同时治疗肾动脉闭塞性疾病，单纯肾功能受损的患者同样可以接受TAAA手术治疗。

所有接受降主动脉瘤或胸腹主动脉瘤开放手术的患者，术前必须通过动脉血气和肺活量测定评估肺功能。FEV_1<1.0L且PCO_2>45mmHg的择期患者，可通过停止吸烟、逐步治疗支气管炎、减轻体重，以及术前1~6个月的体格锻炼改善肺功能。

头颅CT扫描和神经内科医师的神经心理学评估在TAAA择期手术术前评估中具有临床价值。在术前应排除可能存在脑脊液引流禁忌的解剖异常或脑部疾病。

脊髓保护

TAAA手术中脊髓损害主要是缺血性损害；然而，脊髓损伤（SCI）的病理生理学机制非常复杂，可能涉及低血容量、凝血功能障碍和缺血-再灌注损伤。据文献报道，TAAA术后，尤其是Ⅱ型TAAA术后，SCI的发生率可高达22%。SCI不仅会导致高消耗和高花费的生理残疾和社会失能，还会导致生存率降低[18]。脊髓保护是TAAA术前制订策略的重要组成部分，所有患者都应考虑这一点。

在可行的情况下，TAAA的血管腔内治疗可降低手术并发症发病率，避免横行阻断主动脉；然而，3项多中心试验仍然报道了腔内治疗SCI的发生率为2.8%~8.7%[19-21]。

SCI可引起一系列从完全弛缓性截瘫到不同程度的暂时性或永久性轻度瘫痪等神经功能损害。

SCI临床表现可发生于手术期间或手术结束时（即刻SCI），或在一段时间的正常神经功能后（迟发SCI）。主动脉术后即刻SCI的发病机制可能是多因素的，但最终是因为脊髓血液供应暂时或永久性减少引起的不可逆性缺血性损伤。迟发SCI可能是由于缺血-再灌注损伤后脊髓水肿和骨性椎管内脑脊液压力相对增加导致[22]。

为了减少SCI时间，目前，已经发明了几种与主动脉阻断顺序相关的远端主动脉灌注技术。这些技术旨在改善主动脉阻断期间腹部器官和脊髓滋养血管的灌注。Coselli等人报道，与简单的“阻断和吻合”技术相比，左心旁路手术对SCI具有保护作用[18]。目前，文献已经充分证实重建重要的肋间动脉（来自T8和L2）对SCI预防的作用，可降低术后下肢瘫痪/截瘫的风险[23]。然而，该过程非常耗时，并且肋间动脉重建处主动脉可能会进一步扩张形成动脉瘤。影像学的最新进展可为选择性重建重要脊髓动脉方面发挥重要评估作用。

提高全身动脉血压、降低脑脊液压力和中心静脉压以优化脊髓灌注，可用于预防和治疗SCI。术中保持稳定的血流动力学非常重要，平均动脉压应保持在70mmHg以上。

在横行阻断主动脉和发生SCI后，脑脊液压力会立即升高，加上脊髓灌注压降低，可能是导致SCI的主要原因之一。监测脑脊液压力比较容易，并且目前已经广泛应用脑脊液引流以将脑脊液压力降低至10cmH_2O以下。文献综述已经证实了脑脊液引流在胸主动脉瘤和TAAA术后预防和治疗SCI的有效性。脑脊液引流同时也可以治疗迟发性截瘫发作。Safi等人报道，迟发性截瘫患者在出现症状前脑脊液压力明显升高，半数患者可出现一段时间的血压不稳定状态，但在脑脊液引流后神经功能损害可以立即逆转[24]。

（杜晓炯 译 杨轶 审校）

在线资料

Additional online materials for this chapter are available online at: http:// www.oxfordmedicine.com

参考文献

1. Kuzmik GA, Sang AX, Elefteriades JA. (2012). Natural history of thoracic aortic aneurysms. *Journal of Vascular Surgery* **56**(2), 565–71.
2. Clouse WD, Hallett JW Jr, Schaff HV, et al. (1998). Improved prognosis of thoracic aortic aneurysms: a population-based study. *JAMA* **280**, 1926–9.
3. Daugherty A, Cassis LA. (2004). Mouse models of abdominal aortic aneurysms. *Arteriosclerosis, Thrombosis, and Vascular Biology* **24**(3), 429–34.
4. Shimizu K, Mitchell RN, Libby P. (2006). Inflammation and cellular immune responses in abdominal aortic aneurysms. *Arteriosclerosis, Thrombosis, and Vascular Biology* **26**(5), 987–94.
5. Crawford ES, Crawford JL, Safi HJ, et al. (1986). Thoracoabdominal aortic aneurysms: preoperative and intraoperative factors determining immediate and long-term results of operations in 605 patients. *Journal of Vascular Surgery* **3**, 389–404.
6. Safi HJ, Miller CCIII. (1999). Spinal cord protection in descending thoracic and thoracoabdominal aortic repair. *Annals of Thoracic Surgery* **67**, 1937–9.
7. Trimarchi S, Tolenaar JL, Tsai TT, et al. (2012). Influence of clinical presentation on the outcome of acute B aortic dissection: evidences from IRAD. *Journal of Cardiovascular Surgery* **53**(2), 161–8.
8. Coady MA, Rizzo JA, Hammond GL, et al. (1997). What is the appropriate size criterion for resection of thoracic aortic aneurysms? *Journal of Thoracic and Cardiovascular Surgery* **113**, 476–91.
9. Ince H, Nienaber CA. (2007). Etiology, pathogenesis and management of thoracic aortic aneurysm. *Nature Clinical Practice Cardiovascular Medicine* **4**(8), 418–27.
10. Elefteriades JA. (2008). Thoracic aortic aneurysm: reading the enemy's playbook. *Current Problems in Cardiology* **33**(5), 203–77.
11. Hiratzka LF, Bakris GL, Beckman JA, et al. (2010). 2010 ACCF/AHA/AATS/ACR/ASA/SCA/SCAI/SIR/STS/SVM guidelines for the diagnosis and management of patients with thoracic aortic disease: Executive summary: a report of the American College of Cardiology Foundation/American Heart Association Task Force on practice guidelines, American Association for Thoracic Surgery, American College of Radiology, American Stroke Association. *Circulation* **121**(13), e266–e369.
12. Melissano G, Civilini E, Bertoglio L, et al. (2010). Angio-CT imaging of the spinal cord vascularisation: a pictorial essay. *European Journal of Vascular and Endovascular Surgery* **39**(4), 436–40.
13. Davies RR, Goldstein LJ, Coady MA et al. (2002). Yearly rupture or dissection rates for thoracic aortic aneurysms: simple prediction based on size. *Annals of Thoracic Surgery* **73**, 17–27.
14. Wong DR, Parenti JL, Green SY, et al. (2011). Open repair of thoracoabdominal aortic aneurysm in the modern surgical era: contemporary outcomes in 509 patients. *Journal of the American College of Surgeons* **212**(4), 569–79.
15. MacArthur RG, Carter SA, Coselli JS, LeMaire SA. (2005). Organ protection during thoracoabdominal aortic surgery: rationale for a multimodality approach. *Seminars in Cardiothoracic and Vascular Anesthesia* **9**, 143–9.
16. Kieffer E, Chiche L, Baron JF et al. (2002). Coronary and carotid artery disease in patients with degenerative aneurysm of the descending thoracic or thoracoabdominal aorta: prevalence and impact on operative mortality. *Annals of Vascular Surgery* **16**, 679–684.
17. Mills JLSr, Duong ST, Leon LRJr, et al. (2008). Comparison of the effects of open and endovascular aortic aneurysm repair on long-term renal function using chronic kidney disease staging based on glomerular filtration rate. *Journal of Vascular Surgery* **47**, 1141–9.
18. Coselli JS, Bozinovski J, LeMaire SA. (2007). Open surgical repair of 2286 thoracoabdominal aortic aneurysms. *Annals of Thoracic Surgery* **83**, S862–4.
19. Fairman RM, Criado F, Farber M, et al. (2008). Pivotal results of the medtronic vascular talent thoracic stent graft system: the VALOR trial. *Journal of Vascular Surgery* **48**, 546–54.
20. Matsumura JS, Cambria RP, Dake MD et al. (2008). International controlled clinical trial of thoracic endovascular aneurysm repair with the Zenith TX2 endovascular graft: 1-year results. *Journal of Vascular Surgery* **47**, 247–57.
21. Makaroun MS, Dillavou ED, Wheatley GH, et al. (2008). Five-year results of endovascular treatment with the Gore TAG device compared with open repair of thoracic aortic aneurysms. *Journal of Vascular Surgery* **47**, 912–18.
22. Sinha AC, Cheung AT. (2010). Spinal cord protection and thoracic aortic surgery. *Current Opinions in Anaesthesiology* **23**, 95–102.
23. Safi HJ, Miller CC, Carr C, et al. (1998). Importance of intercostal artery reattachment during thoracoabdominal aortic aneurysm repair. *Journal of Vascular Surgery* **27**, 58–66.
24. Safi HJ, Miller CC, Azizzadeh A, Iliopoulos DC. (1997). Observations on delayed neurologic deficit after thoracoabdominal aortic aneurysm repair. *Journal of Vascular Surgery* **26**, 616–22.

第63章

胸腹主动脉瘤手术技术及临床

Roberto Chiesa, Efrem Civilini, Enrico Maria Marone, Germano Melissano, Yamume Tshomba

手术入路

引言

胸腹主动脉瘤(TAAA)的开放修复,特别是广泛的主动脉疾病,比其他主动脉段的修复具有更大的手术风险。并发症主要为多器官衰竭、脑卒中、脊髓缺血以及呼吸、心脏和肾脏并发症[1,2]。TAAA的传统开放式手术包括移植物替换和主动脉主要分支的重建;该技术由SE Crawford在20世纪70年代创造,并在接下来的几十年中由外科医生Houston发扬光大。目前,主要使用多方位入路来减少手术创伤,最大程度保护器官[3-5]。目前,经验丰富的外科中心报道TAAA修复术的死亡率和发病率比以往低,这主要是因为使用了附加手段来预防终末器官缺血[6]。全腔内和杂交技术正在研究中,可能会降低手术过程的死亡率/发病率,并将复杂TAAA修复的适应证扩展到不适合开放性修复的患者中[7,8]。

麻醉管理

在开放手术期间,需要通过双腔支气管插管进行单肺通气,以便获得足够的手术暴露并减少牵开器对心脏的压迫。推荐使用纤维支气管镜检查气管插管是否位于正确位置,特别是在降主动脉的大动脉瘤可能会导致气管或左主支气管的扭曲。推荐插入大型鼻胃管,这可能有助于在近端胸主动脉手术中识别食管。

脊髓引流

在进行大范围的TAAA修复时有管理脑脊液压力的指征。在确定脑脊液引流管的插入水平时,应考虑脊髓的下限。理想情况下,应选择大约在髂嵴水平的椎间隙。一旦用引导针刺破硬脊膜,即可将引流导管插入并超出针尖8cm置于蛛网膜下隙。在将引流管固定至患者身体之后,可以将其连接到压力传感器上。脑脊液在10cm水柱的阈值上进行引流。为了最大限度地提高引流的安全性,可以将压力传感器连接到配备滚轮泵的能够对脑脊液引流进行容量控制的专用系统上(图63.1)。

手术技术

胸腹切口和主动脉暴露

将患者置于右侧卧位,肩部为60°,臀部向后移至30°。消毒和铺巾准备左胸部,腹部和双侧腹股沟区域的切口。通过连接到吸引管上的可塑性的袋子以产生真空来维持患者体位。循环水床垫放置在袋子和患者之间,以帮助控制体温。

根据动脉瘤的累及范围,胸部切口的长度和水平可能有相应变化。当越过肋缘时,可以做一缓和的弧形切口以减少组织坏死的风险。根据所需的暴露水平,通常采用通过第5、6或7肋间隙的切口。在开始单右肺通气后可进入胸膜腔。在整个胸主动脉置换术中维持单肺通气。左半膈肌因其对主动脉裂孔的径向分隔而产生瘫痪,可能对产生术后呼吸衰竭有显著的影响;因此,在胸腹切口后,常规会进行一个有限的膈肌环切,保留膈肌中心。在良好的解剖条件下,这可以减少呼吸阻断的时间[9]。

游离近端胸主动脉颈时必须特别小心。大口径食管插管使得在近端主动脉颈水平更容易识别和保

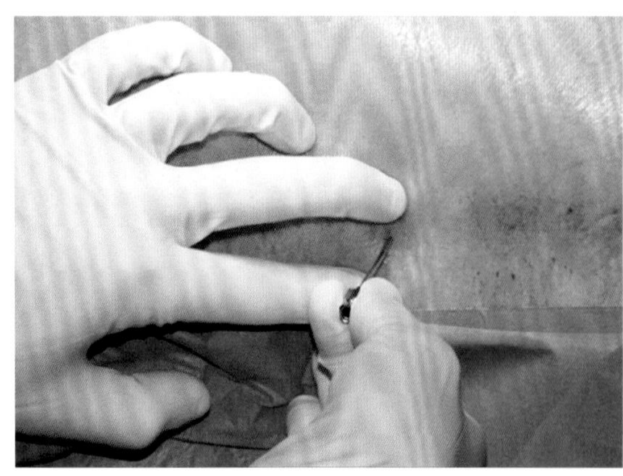
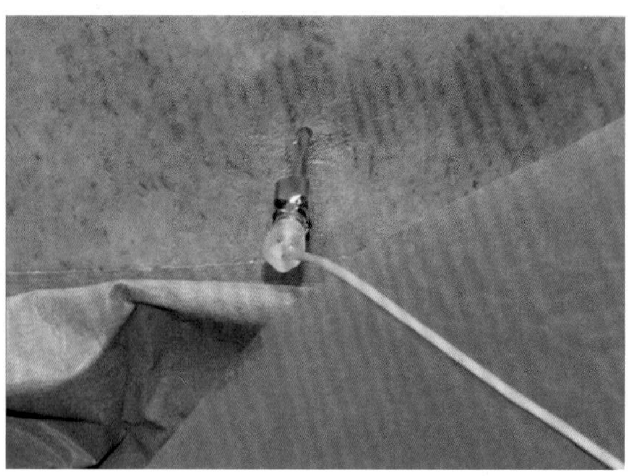

图63.1 在放置脊髓引流导管时，引导针进入硬脑膜。

存食管。迷走神经和左喉返神经的走行也必须确定，以避免游离和阻断期间的损伤。某些"高"肋间动脉的识别和夹闭有时可以通过减少主动脉出血来加快近端吻合。上腹部主动脉段通常通过经腹膜入路暴露；腹膜后进入左结肠外侧，进行内脏内旋，以便左结肠、脾脏和左心室肾盂能够前后和向右牵拉。经腹膜入路允许直接观察腹部器官，以评估主动脉修补术结束时血运重建的效果[10]。

主动脉远端灌注

胸降主动脉交叉夹闭可导致血流动力学紊乱，包括增加术后负荷和器官缺血。在主动脉修复过程中，左心旁路远端主动脉灌注技术被证明是非常有用的[11]。左心旁路术的基本原理是在主动脉交叉夹期间向脊髓、内脏和肾脏提供血液，同时减少近端高血压和术后负荷。在准备左心旁路和主动脉钳夹时，应给予小剂量静脉注射肝素。左上肺静脉通常是插管引流动脉血，通过离心泵（生物医学）将动脉血重新融合到膈下主动脉或左股总动脉。"Y"型分叉连接到循环中，并配备闭塞/灌注导管（9F），用于选择性灌注内脏血管（图63.2）。

主动脉修复

一旦TAAA的近端游离完成并进行远近端阻断，胸降主动脉就可被切断并与食管分离。用单丝聚丙烯将移植物近端缝合到降主动脉。缝合处用补片加固[10]。然后取下阻断钳，并将其重新置于腹腔干上方的腹主动脉上（顺序交叉夹持）。肋间动脉的重建在脊髓保护中起着关键作用。从T7至L2节段的关键通畅动脉被Pruitt导管暂时阻断，以避免出现窃血现象[12]，然后通过主动脉补片或移植物选择性地重新连接到主动脉移植物上。体感诱发电位被用来检测主动脉交叉夹闭期间的脊髓缺血，并识别对脊髓血供至关重要的血管，然后进行再灌注和再植入。另一种方法是使用运动诱发电位，据报道，其可通过远端主动脉灌注和选择性的肋间和腰椎动脉再植入来维持脊髓血供，从而改善截瘫率，

肾下主动脉被阻断，动脉瘤在横膈膜下方切开。然后，通过选择性插入腹腔干和肠系膜上动脉的9F灌洗-灌注导管（LeMaitre Vascular）来泵入400mL/min从而维持内脏灌注。对肾动脉进行选择性冷灌注（图63.3）[13]。

对于内脏动脉的再接入，在移植物中进行侧切，通过Carrel补片重新连接腹腔干、肠系膜上动脉和肾动脉。通常情况下，左肾动脉通过6/8mm的涤纶插入移植物分别重新连接。如果在放置灌洗-灌注导管之前发现明显的斑块，可以通过直接在动脉内放置合适尺寸的球囊扩张支架来完成开放性支架置入。通常不需要透视成像[14]。

最后，与远端主动脉进行端端的吻合，并移除最后的阻断钳。在某些情况下（TAAA Ⅰ或Ⅳ型），内脏动脉可合并成斜角吻合（图63.4）[15,16]。

TAAA开放修复的结果

在过去的10年中，这种复杂疾病的术前、术中和术后管理有了显著的改善，从而降低了早期死亡率和神经并发症[4]。

近期的一篇综述[18]将过去10年的数据与1995年的类似数据进行了比较[19]。30天死亡率降低（从10%降低到7%），脊髓保护的发展也有助于减少脊

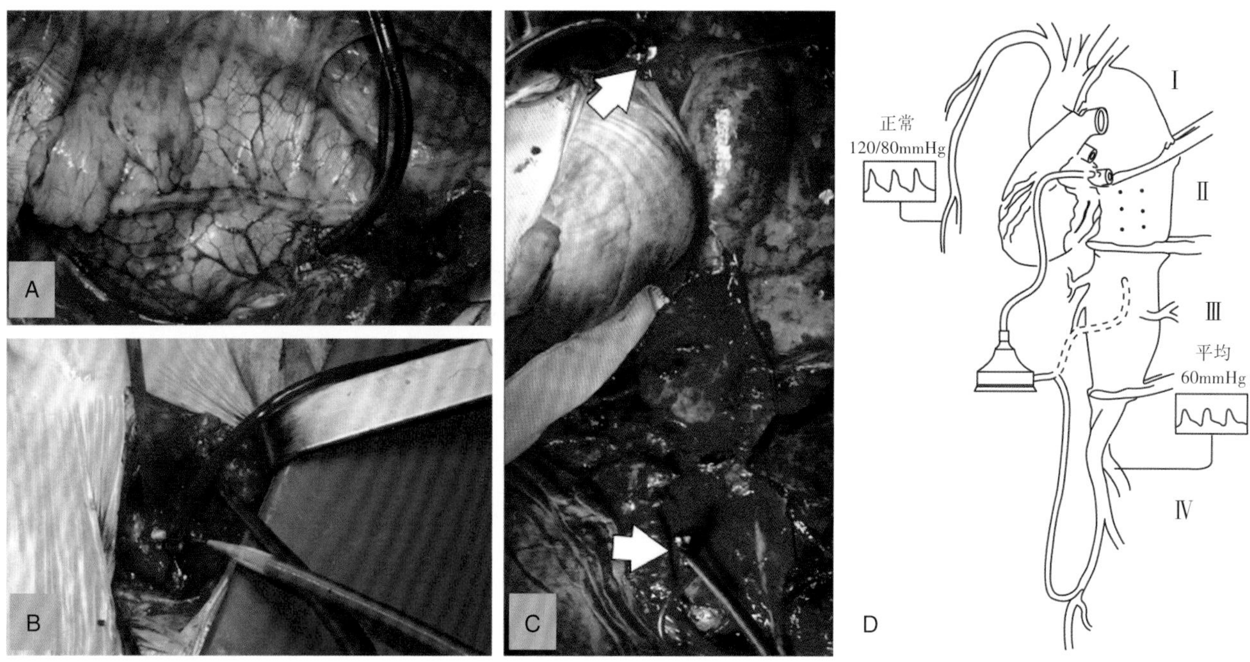

图63.2 TAAA序贯开放修复伴远端主动脉灌注。含氧血液从左肺静脉(A)排出,在整个手术过程中通过离心泵重新流入左股动脉(B);在远端置入0.035英寸的导管。通过腹股沟切口在左侧股动脉中插入柔性导丝。血液也可以从降主动脉排出,然后重新流入膈下主动脉(C)。动脉瘤在四个连续步骤(Ⅰ~Ⅳ)中依次夹紧、打开和修复,从而优化关键分支(D)的血流供应。

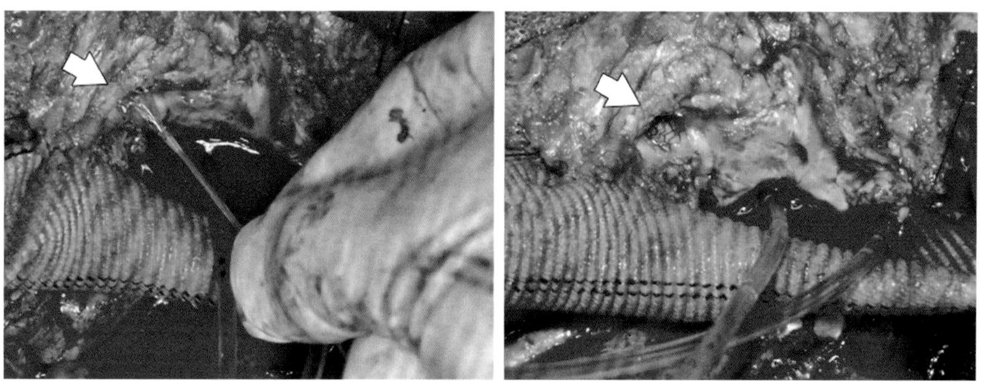

图63.3 左肾动脉球扩支架置入在胸腹主动脉瘤开放性修复中的应用。

髓缺血(从14%降低到7.5%)。肾脏(从18%升到19.8%)和肺保护(从32%升到31%)仍然是一个巨大的挑战(表63.1和表63.2)。

大容量中心报告了较好的晚期生存率,在2年时能接近80%[2]。然而,有良好的数据表明,大容量中心的结果并没有反映在社区中的结果,社区中围术期死亡率超过20%,1年生存率为70%。外科TAAA修复应由经验丰富的外科医生在大容量中心进行。传统治疗是适合开放手术的患者的治疗金标准,尤其是有明确结缔组织疾病的患者。

一个很少被提及的问题是被认为不适合接受开放修复TAAA的患者的比例。最近,爱丁堡的一份报告指出,超过40%的考虑进行TAAA修复的患者因其他基础疾病而被三级单位拒绝。

TAAA全腔内治疗

不断发展的技术将腔内移植物的应用扩展到了主动脉段,从而产生了腹部内脏血管保护的问题。支架设计的最新技术进展已经意识到了安装定制的

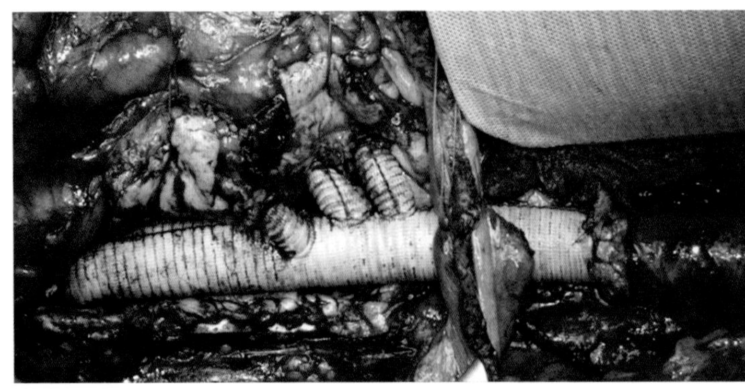
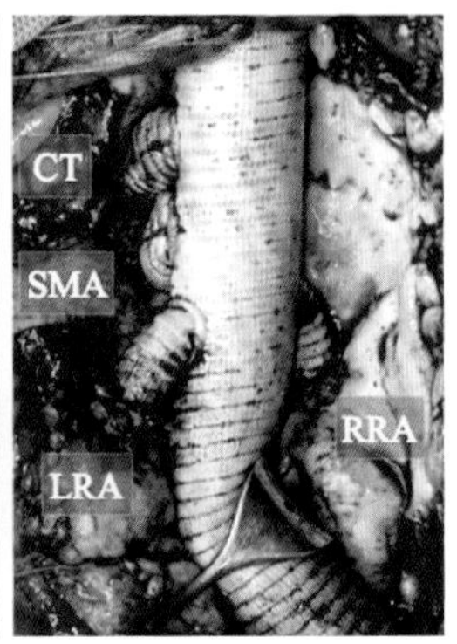

图63.4 马方综合征患者的Ⅳ型胸腹主动脉瘤的重建。当大量的自体主动脉需要修复时，通常首选多支移植物（Vascutekgelweave-Coselli胸腹移植物）。一体化血管的置入可有效降低主动脉补片再次扩张的风险[17]。CT，腹腔干；SMA，肠系膜上动脉；LRA，左肾动脉；RRA，右肾动脉。

表63.1 胸腹主动脉瘤手术后近10年的早期死亡率荟萃分析[1,2,20-35]

变量	数量	范围（%）
术中死亡率	84/3418	2.45（0.9~7.85）
住院死亡率	201/2003	10.03（2.35~21.8）
手术情况		
择期手术死亡率	31/612	5.06（1.29~10.34）
急诊手术死亡率	28/148	18.91（13.41~40）
胸腹主动脉瘤范围		
Ⅰ型	48/833	5.76（1.96~16.9）
Ⅱ型	77/932	8.26（8.16~36.1）
Ⅲ型	42/541	7.76（0~24.48）
Ⅳ型	30/684	4.38（0~22.2）

表63.2 胸腹主动脉瘤手术后近10年的晚期生存率荟萃分析[2,23,27-34,36,37]

	范围（%）	平均值（%）
择期手术生存率		
1年	73~96	84.56
2年	61~81.2	73.6
5年	37~85.4	61.2
破裂患者生存率		
1年	–	53.7
2年	–	47.1

开窗和分支支架的可能，其使靶血管有安装额外的覆膜支架的可能，以实现内脏血管的顺行灌注。

在过去的几年中，分支腔内支架在血管内TAAA修复中的应用发展迅速，“现成”的设计现在变得可行（图63.5）。TAAA修复技术与开窗支架的技术相似，但通常需要从上方（通过左腋动脉）建立额外的入路，以便于重建分支。目标是通过腔内开窗和分支的结合，实现TAAA的全腔内修复，维持肾脏和内脏血管的灌注。开窗和分支移植物内都用支架连接至支靶血管。一般来说，开窗支架采用球囊扩张支架，而分支支架采用自膨式覆膜支架，以弥合移植物分支和靶血管之间的间隙。TAAA的腔内移植物设计很复杂。一般情况下，开窗用于移植物和靶血管很靠近的主动脉壁节段。分支则用于间隙较大的部位。

目前，TAAA的腔内修复无法常规进行肋间动脉重建，因此患者仍有脊髓缺血的风险，并应采取相应的治疗措施。应对患者实施脊髓保护原则，维持高平均动脉压并在高危情况下进行脑脊液引流。有人认为，分期进行腔内操作可以减少脊髓损伤。

这种技术进展在降低TAAA修复的死亡率和发病率方面显示出巨大的前景，但目前的病例数量非常少，而有高度的选择性[38,39-42]。然而，随着越来越多的报告的出现，腔内技术改善开放手术的短期死亡率的潜力越来越显著。脊髓缺血仍是一个尚未解决的挑战，长期的持续性尚未得到证实。

然而，鉴于这些技术的早期成功（目前尚处于婴儿期），全腔内修复可能是未来胸腹动脉瘤的主要治疗方式，但有明确的结缔组织疾病年轻的患者除外。

然而，与开放性修复一样，由于形态学要求和入路困难的问题，并非所有TAAA患者都能接受全腔内治疗。目前，大约50%的TAAA适用于腔内技术。

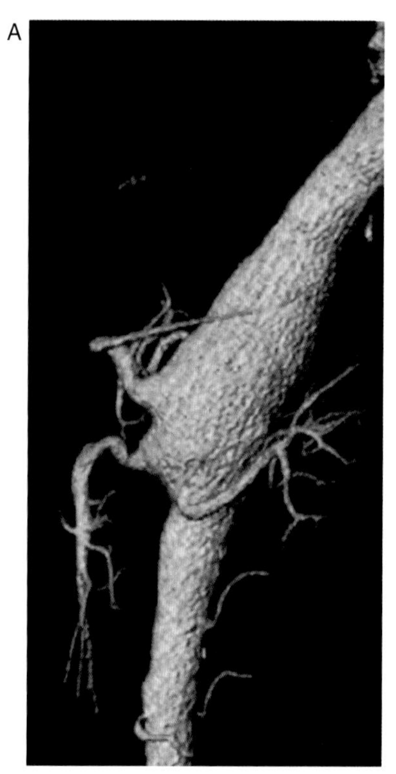

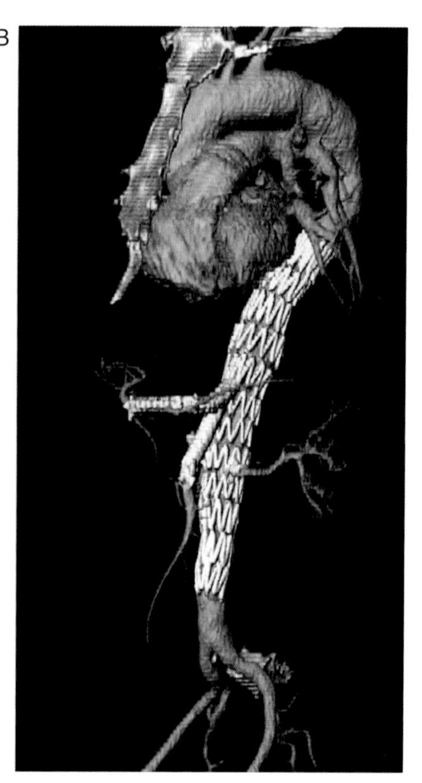

图63.5 使用分支支架治疗的V型TAAA的术前(A)和术后(B)表现。在这种情况下，移植物由肠系膜上动脉和腹腔干的两个分支和肾动脉的两个开窗组成。

TAAA的杂交治疗

第三种修复TAAA的方法是采用开放手术和腔内技术结合的杂交修复。这项技术使用额外的解剖旁路来提供内脏灌注，随后进行主动脉腔内隔绝术[43-49]。内脏旁路通常以逆行方式进行，从远端主动脉或髂动脉开始对肠系膜上动脉、腹腔干和肾动脉进行搭桥。

通过避免开胸手术，杂交手术的微创性使其成为对于那些因年龄大或合并疾病而拒绝传统开放式修复，或因形态学而无法进行腔内修复的患者的一种可行的替代方法。

手术技术

患者在全身麻醉后置于仰卧位。正中或横线开腹手术可充分暴露腹主动脉、肾动脉、腹腔干和肠系膜上动脉的起始部[50]。

逆行内脏动脉旁路的起始点选择取决于TAAA的累及范围、先前腹主动脉修复及自身主动脉和髂动脉壁的质量。对于先前有腹主动脉移植物进行AAA或TAAA修复的患者，逆行移植物可与先前的主动脉移植物吻合。在肾下主动脉没有病变的情况下，进行动脉切开并将移植物以端侧吻合的方式与自身主动脉吻合。如果动脉瘤累及分叉，远端髂外动脉或近端髂外动脉可为旁路移植提供血流。定制的"Y"型移植物和单个旁路是靶血管重建的首选配置。肠系膜上动脉和肾动脉是以端端吻合的方式进行，腹腔干则是端端吻合至肝总动脉(图63.6)[51]。

腔内移植物植入的入路

在成功的内脏和肾脏旁路术后，选择合适的入路进行腔内支架置入。可以使用连接到内脏移植物、髂总动脉或腹主动脉的专用导管，但也可以使用具有适当口径的自身血管。支架按顺序从近端锚定区穿过胸主动脉释放至远端锚定区。最终的血管造影应在腔内移植物释放后进行，以评估动脉瘤是否有效隔绝及内脏旁路的通畅性。

操作时机

杂交操作的技术考虑包括选择同期手术或分期手术。分期手术的支持者认为个体手术时间的缩短

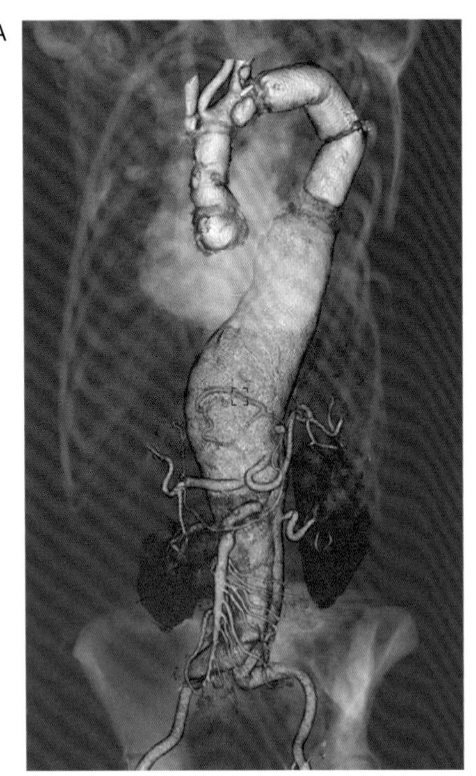

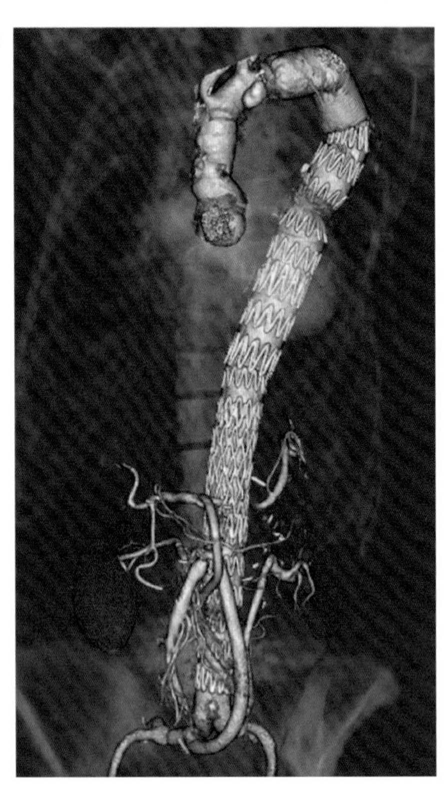

图63.6 （A）一例曾经行升主动脉、主动脉弓和降主动脉置换患者术前TAAA的CT检查。（B）经两步杂交手术后的术后CT：一期行主动脉-髂动脉旁路术，肾动脉和内脏动脉逆行血运重建，定制“Y”型移植物；二期进行胸腹主动脉腔内隔绝术。

可能降低并发症发生率。手术的腔内部分可以在血流动力学稳定的患者中进行，不受低温、失血或凝血障碍的影响，并且脊髓灌注稳定。此外，由于肾脏有时间在血运重建过程中的缺血损伤中恢复，因此造影剂肾毒性造成的肾损伤风险可能会降低。

分期手术的缺点包括：潜在的不可控的吻合口破裂、移植分支栓塞事件、支架置入时的移植物闭塞以及额外的股动脉入路的需求。分期手术的主要缺点是间隔期的破裂风险[31,52,53]。

结果

虽然新的杂交和腔内修复TAAA的方法很有前景，但其他作者也指出与这种手术相关的发病率和死亡率可能相当高。Patel等人最近报道，高危患者中接受杂交手术30天死亡率或永久性截瘫的风险为21.7%，而接受开放手术的患者为11.7%（P=0.33），但1年生存率相似（分别为68%和73%）[31]。其还发现22%的内漏和其他后遗症的风险。根据作者的经验，41例接受复杂杂交TAAA修复的患者中，有着13%的围术期死亡率和32%的发病率[54]。

随着对这些复杂手术经验的积累，早期对杂交手术在死亡率、脊髓缺血和发病率方面报道的巨大热情也受到了影响；然而，在缺乏手术方法或广泛应用的全腔内方法的情况下，杂交手术可能仍然是治疗复杂TAAA的替代方法。

TAAA的杂交方式

TAAA的治疗复杂，死亡率和发病率高。术前、围术期和术后护理的复杂性表明，TAAA的修复只应在专门的中心进行。

腔内技术正在这一领域发展，但维持内脏和肾脏灌注的复杂性使腔内方案在技术上变得复杂。杂交方法可能被最多人视为传统外科技术与发展中的全腔内方案之间的桥梁。目前，对于那些开放性胸腹主动脉置换术死亡率高的患者，保留杂交和腔内方案似乎是合理的，同时随着腔内经验的发展，这种技术可能在TAAA的管理中发挥更突出的作用，并可能成为一线治疗。

如果可能的话，对已明确的结缔组织疾病的患者应进行开放性手术。

（向宇威 杜晓炯 译 杨轶 审校）

参考文献

1. Schepens MA, Heijmen RH, Ranschaert W, et al. (2009). Thoracoabdominal aortic aneurysm repair: results of conventional open surgery. *European Journal of Vascular and Endovascular Surgery* **37**, 640–645.
2. Wong DR, Parenti JL, Green SY, et al. (2011). Open repair of thoracoabdominal aortic aneurysm in the modern surgical era: contemporary outcomes in 509 patients. *Journal of the American College of Surgery* **212**(4), 569–79; discussion 579–81.
3. Chiesa R, Melissano G, Jannello AM, et al. (2002). Surgical treatment of thoracic and thoracoabdominal aortic aneurysms: experience with left atriofemoral bypass. *Giornale Italiano di Chirurgia Vascolare* **9**, 81–100.
4. Chiesa R, Melissano G, Civilini E, et al. (2004). Ten years' experience of thoracic and thoracoabdominal aortic aneurysm surgical repair: lessons learned. *Annals of Vascular Surgery* **18**, 514–20.
5. Coselli JS, LeMaire SA. (2008). Tips for successful outcomes for descending thoracic and thoracoabdominal aortic aneurysm procedures. *Seminars in Vascular Surgery* **21**, 13–20.
6. Bakaeen FG, Chu D, Huh J et al. (2009). Contemporary outcomes of open thoracic aortic surgery in a veteran population: do risk models exaggerate mortality? *American Journal of Surgery* **198**, 889–94.
7. Mastracci TM, Greenberg RK. (2008). Complex aortic disease: changes in perception, evaluation and management. *Journal of Vascular Surgery* **48**(Suppl 6), S17–23.
8. Melissano G, Civilini E, Xiaobing L, Chiesa R. (2009). Hybrid approach to a complex ruptured dissecting thoracoabdominal aortic aneurysm. *Journal of Vascular Surgery* **50**, 428.
9. Engle J, Safi HJ, Miller CC 3rd, et al. (1999). The impact of diaphragm management on prolonged ventilator support after thoracoabdominal aortic repair. *Journal of Vascular Surgery* **29**, 150–6.
10. Chiesa R, Melissano G, Civilini E, et al. (2012). Video-atlas of open thoracoabdominal aortic aneurysm repair. *Annals of Cardiothoracic Surgery* **1**(3), 398–403.
11. Coselli JS, Bozinovski J, LeMaire SA. (2007). Open surgical repair of 2286 thoracoabdominal aortic aneurysms. *Annals of Thoracic Surgery* **83**, S862–4.
12. Etz CD, Homann TM, Plestis KA, et al. (2007). Spinal cord perfusion after extensive segmental artery sacrifice: can paraplegia be prevented? *European Journal of Cardiothoracic Surgery* **31**, 643–648.
13. Schmitto JD, Fatehpur S, Tezval H, et al. (2008). Hypothermic renal protection using cold histidine-trypto- phan-ketoglutarate solution perfusion in suprarenal aortic surgery. *Annals of Vascular Surgery* **22**, 520–4.
14. Patel R, Conrad MF, Paruchuri V, Kwolek CJ, Cambria RP. (2010). Balloon expandable stents facilitate right renal artery reconstruction during complex open aortic aneurysm repair. *Journal of Vascular Surgery* **51**, 310–15.
15. Eide TO, Romundstad P, Saether OD, et al. (2004). A strategy for treatment of type III and IV thoracoabdominal aortic aneurysm. *Annals of Vascular Surgery* **18**, 408–13.
16. Eldrup-Jorgensen J, Bredenberg CE. (1998). Repair of type III and type IV thoracoabdominal aortic aneurysms by using a long beveled anastomosis: a description of technique. *Surgery* **123**, 351–5.
17. Tshomba Y, Melissano G, Civilini E et al. (2005). Fate of the visceral aortic patch after thoracoabdominal aortic repair. *European Journal of Vascular and Endovascular Surgery* **29**, 383–9.
18. Piazza M, Ricotta JJ2nd. (2012). Open surgical repair of thoracoabdominal aortic aneurysms. *Annals of Vascular Surgery* **26**(4), 600–5.
19. Pannetton JM, Hollier LH. (1995). Nondissecting thoracoabdominal aortic aneurysms: part I. *Annals of Vascular Surgery* **9**, 503–14.
20. Cambria RP, Davison JK, Carter C, et al. (2000). Epidural cooling for spinal cord protection during thoracoabdominal aneurysm repair: a five-year experience. *Journal of Vascular Surgery* **31**, 1093–102.
21. Rectenwald JE, Huber TS, Martin TD, et al. (2002). Functional outcome after thoracoabdominal aortic aneurysm repair. *Journal of Vascular Surgery* **35**, 640–7.
22. Lombardi JV, Carpenter JP, Pochettino A, et al. (2003). Thoracoabdominal aortic aneurysm repair after prior aortic surgery. *Journal of Vascular Surgery* **38**, 1185–90.
23. Menard MT, Nguyen LL, Chan RK, et al. (2004). Thoracovisceral segment aneurysm repair after previous infrarenal abdominal aortic aneurysm surgery. *Journal of Vascular Surgery* **39**, 1163–70.
24. Greenberg RK, Lu Q, Roselli EE, et al. (2008). Contemporary analysis of descending thoracic and thoracoabdominal aneurysm repair: a comparison of endovascular and open techniques. *Circulation* **118**, 808–17.
25. Etz CD, Zoli S, Mueller CS, et al. (2010). Staged repair significantly reduces paraplegia rate after extensive thoracoabdominal aortic aneurysm repair. *Journal of Thoracic and Cardiovascular Surgery* **139**, 1464–72.
26. De Rango P, Estrera AL, Miller C 3rd, et al. (2011). Operative outcomes using a side-branched thoracoabdominal aortic graft (STAG) for thoraco-abdominal aortic repair. *European Journal of Vascular and Endovascular Surgery* **41**, 41–7.
27. Richards JM, Nimmo AF, Moores CR, et al. (2010). Contemporary results for open repair of suprarenal and type IV thoracoabdominal aortic aneurysms. *British Journal of Surgery* **97**, 45–9.
28. Cambria RP, Clouse WD, Davison JK, et al. (2002). Thoracoabdominal aneurysm repair: results with 337 operations performed over a 15-year interval. *Annals of Surgery* **236**, 471–9; discussion 479.
29. Tabayashi K, Saiki Y, Kokubo H, et al. (2010). Protection from post-ischemic spinal cord injury by perfusion cooling of the epidural space during most or all of a descending thoracic or thoracoabdominal aneurysm repair. *General Thoracic and Cardiovascular Surgery* **58**, 228–34.
30. Fehrenbacher JW, Hart DW, Huddleston E, et al. (2007). Optimal end-organ protection for thoracic and thoracoabdominal aortic aneurysm repair using deep hypothermic circulatory arrest. *Annals of Thoracic Surgery* **83**, 1041–6.
31. Patel R, Conrad MF, Paruchuri V, et al. (2009). Thoracoabdominal aneurysm repair: hybrid versus open repair. *Journal of Vascular Surgery* **50**, 15–22.
32. Nathan DP, Brinster CJ, Woo EY, et al. (2011). Predictors of early and late mortality following open extent IV thoracoabdominal aortic aneurysm repair in a large contemporary single- center experience. *Journal of Vascular Surgery* **53**, 299–306.
33. Gloviczki P. (2002). Surgical repair of thoracoabdominal aneurysms: patient selection, techniques and results. *Cardiovascular Surgery* **10**, 434–41.
34. Clouse WD, Marone LK, Davison JK, et al. (2003). Late aortic and graft-related events after thoracoabdominal aneurysm repair. *Journal of Vascular Surgery* **37**, 254–61.
35. Messe SR, Bavaria JE, Mullen M, et al. (2008). Neurologic outcomes from high risk descending thoracic and thoracoabdominal aortic operations in the era of endovascular repair. *Neurocritical Care* **9**, 344–51.
36. Barbato JE, Kim JY, Zenati M, et al. (2007). Contemporary results of open repair of ruptured descending thoracic and thoracoabdominal aortic aneurysms. *Journal of Vascular Surgery* **45**, 667–76.
37. Conrad MF, Ye JY, Chung TK, et al. (2008). Spinal cord complications after thoracic aortic surgery: long-term survival and functional status varies with deficit severity. *Journal of Vascular Surgery* **48**, 47–53.
38. Chuter TA, Rapp JH, Hiramoto JS, et al. (2008). Endovascular treatment of thoracoabdominal aortic aneurysms. *Journal of Vascular Surgery* **47**, 6–16.
39. Greenberg RK, Lytle B. (2008). Endovascular repair of thoracoabdominal aneurysms. *Circulation* **117**, 2288–96.
40. Dardik A, Perler BA, Roseborough GS, Williams GM. (2001). Aneurysmal expansion of the visceral patch after thoracoabdominal aortic replacement: an argument for limiting patch size? *Journal of Vascular Surgery* **34**, 405–9.
41. Chiesa R, Melissano G, Civilini E, et al. (2004). Two-stage combined endovascular and surgical approach for recurrent thoracoabdominal aortic aneurysm. *Journal of Endovascular Therapy* **11**, 330–3.
42. Chiesa R, Melissano G, Marrocco-Trischitta MM, et al. (2005). Spinal cord ischemia after elective stent-graft repair of the thoracic aorta. *Journal of Vascular Surgery* **42**, 11–17.
43. Black SA, Wolfe JH, Clark M, et al. (2006). Complex thoracoabdominal aortic aneurysms: endovascular exclusion with visceral revascularization. *Journal of Vascular Surgery* **43**, 1081–89.
44. Böckler D, Kotelis D, Geisbüsch P, et al. (2008). Hybrid procedures for thoracoabdominal aortic aneurysms and chronic aortic dissections – a single center experience in 28 patients. *Journal of Vascular Surgery* **47**, 724–32.
45. Resch TA, Greenberg RK, Lyden SP et al. (2006). Combined staged procedures for the treatment of thoracoabdominal aneurysms. *Journal*

of Endovascular Therapy **13**, 481–9.

46. Lee WA, Brown MP, Martin TD, et al. (2007). Early results after staged hybrid repair of thoracoabdominal aortic aneurysms. *Journal of the American College of Surgery* **205**, 420–31.
47. Zhou W, Reardon M, Peden EK, et al. (2006). Hybrid approach to complex thoracic aortic aneurysms in high- risk patients: surgical challenges and clinical outcomes. *Journal of Vascular Surgery* **44**, 688–93.
48. Chiesa R, Tshomba Y, Melissano G, et al. (2007). Hybrid approach to thoracoabdominal aortic aneurysms in patients with prior aortic surgery. *Journal of Vascular Surgery* **45**, 1128–35.
49. Tshomba Y, Bertoglio L, Marone EM, et al. (2008). Visceral aortic patch aneurysm after thoracoabdominal aortic repair: conventional vs hybrid treatment. *Journal of Vascular Surgery* **48**, 1083–91.
50. Chiesa R, Melissano G, Civilini E, et al. (2012). Video-atlas of hybrid thoracoabdominal aortic aneurysm repair. *Annals of Cardiothoracic Surgery* **1**(3), 404–5.
51. Tshomba Y, Melissano G, Logaldo D, et al. (2012). Clinical outcomes of hybrid repair for thoracoabdominal aortic aneurysms. *Annals of Cardiothoracic Surgery* **1**(3), 293–303.
52. Böckler D, Kotelis D, Geisbusch P, et al. (2008). Hybrid procedures for thoracoabdominal aortic aneurysms and chronic aortic dissections – a single center experience in 28 patients. *Journal of Vascular Surgery* **47**, 724–32.
53. Drinkwater SL, Böckler D, Eckstein H, et al. (2009). The visceral hybrid repair of thoraco-abdominal aortic aneurysms—a collaborative approach. *European Journal of Vascular and Endovascular Surgery* **38**, 578–85.
54. Chiesa R, Tshomba Y, Melissano G, et al. (2009). Is hybrid procedure the best treatment option for thoraco-abdominal aortic aneurysm? *European Journal of Vascular and Endovascular Surgery* **38**(1), 26–34.

第9部分
肠系膜和肾血管疾病

Jon Boyle

第64章

肾血管疾病

B. Rigden Green,M. G. Wyatt

肾血管疾病简介

肾血管疾病是继发性高血压的一个重要的、潜在可纠正原因。本章旨在为那些可能受益于肾血管疾病治疗的患者提供临床指南和管理策略。必须注意的是，并非所有高血压都是由肾血管疾病引起，也不是所有的肾血管疾病患者都有高血压。

定义和病因

肾动脉狭窄(RAS)指肾动脉主干及(或)其分支直径减少>50%[1]。RAS可以是双侧的、单侧的，或者孤立性肾脏单侧狭窄。RAS或闭塞有两个主要原因：

1.动脉粥样硬化性肾血管疾病(ARVD)：占90%以上的病例，主要影响45岁以上的男性，通常累及肾动脉开口或肾动脉主干近端。该病在全身性动脉硬化症患者中特别常见，但也可仅累及肾血管。

2.肌纤维发育不良(FMD)：占10%以下的病例。与动脉粥样硬化不同，FMD常影响50岁以下的女性，通常累及肾动脉主干远端或肾内分支。血管造影时可呈典型的串珠状动脉瘤样表现。

其他引起肾血管狭窄和非狭窄病变的原因较为罕见[2]，在框64.1中进行了总结[3]。

框64.1 肾血管疾病的其他病因
先天性肾动脉狭窄或缩窄
肾动脉栓塞或血栓形成继发肾梗死
动静脉瘘
Takayasus动脉炎
坏死性脉管炎
医源性肾动脉狭窄(在导管操作、放射治疗或外科手术后)
神经纤维瘤病
主动脉夹层
由肿瘤、囊肿、膈肌下支或纤维带引起的肾动脉外部压迫
外伤导致血管蒂损伤、动静脉瘘、梗死或肾周围血肿(Page肾)
肾动脉瘤

动脉粥样硬化性肾血管疾病

流行病学

准确统计ARVD患病率比较困难，因为许多患者都没有症状，只有在诊断其他疾病(如心脏或周围血管疾病)时才可能筛查出病变。尸检研究显示，ARVD患病率约为4%，其中2%~5%的高血压患者存在RAS[4]。ARVD患病率随年龄增长而增加。目前一项关于美国医疗保险人群的研究，提供了最全面的ARVD流行病学资料，该研究显示65岁以上患者的RAS患病率为6.8%(RAS>60%)[5]。最近的一项研究，共纳入269例患者，发现50~59岁、60~69岁和>70岁的患者中ARVD患病率分别为11%、18%和23%[6]。

ARVD的危险因素与其他血管动脉粥样硬化的危险因素相同，主要包括血脂异常、2型糖尿病[7-9]、吸烟(同时合并周围动脉闭塞性疾病时，风险尤其增加)[10]、动脉粥样硬化疾病家族史[11]、高浓度纤维蛋白原、高敏感性C反应蛋白和高同型半胱氨酸血症[12]。因此，ARVD多存在于特殊疾病人群：肾功能不全的老年患者(约25%)[13]、接受冠脉介入手术的患者(25%~34%)[14-16]、主动脉瘤患者

(38%)、主动脉闭塞患者(33%)[17]、下肢动脉粥样硬化患者(30%)[18-20]。

自然病史

ARVD是一种慢性进展性疾病,5年疾病进展率为36%~71%,其中16%的患者进展为完全闭塞[21-24]。作为顽固性高血压和慢性肾衰竭的病因,ARVD通常情况并未被很好地识别出来,在每年新发的透析患者中,ARVD占10%~15%[25,26]。随着肾功能下降,RAS患者的生存率也随之下降[27]。另外,ARVD是心血管不良事件(包括心肌梗死、脑卒中和心血管死亡)的独立预测指标[28-30]。一项纳入4000例接受冠脉介入手术患者的研究发现,RAS患者的4年生存率远低于无RAS患者(57%对89%,P<0.001)[31]。

病理生理学

ARVD有3种病理生理表现:高血压、缺血性肾病和闪烁性肺水肿(FPE)。

高血压

肾脏在平衡机体血压时占有重要地位,它可以通过调节尿钠排泄来对抗肾素-血管紧张素-醛固酮系统(RAAS)介导的升压作用,从而降低血压。

RAS引起的肾脏灌注减少可引发一系列复杂的机体改变,从而激活RAAS系统。当血容量较低时,肾脏的肾小球旁细胞将肾素直接分泌到血液循环中。血液中肾素将肝脏释放的血管紧张素原转化为血管紧张素Ⅰ。血管紧张素Ⅰ随后在肺中被血管紧张素转化酶转化为血管紧张素Ⅱ。血管紧张素Ⅱ是一种有效的血管活性肽,可引起全身血管收缩,导致血压升高。另外,血管紧张素Ⅱ可刺激肾上腺皮质分泌醛固酮,从而增加肾小管钠和水的重吸收,容量增加,导致血压升高。

因此,RAS引起高血压的发病机制为:

• 肾素依赖性高血压:单侧RAS,对侧肾动脉灌注和肾功能正常,高肾素和血管紧张素Ⅱ水平促进血管收缩和增加外周血管阻力可引起高血压[32]。

• 容量增加:双侧RAS,或孤立性肾脏单侧RAS,醛固酮促进水钠潴留,循环容量增加,从而形成高血压。由于负反馈作用,肾素的分泌反而减少[33]。

因为病因之间往往存在着复杂的相互作用,所以,高血压的病因并不像看上去那么简单。其他公认的可能的高血压发病机制,部分已成为治疗策略的重点,包括交感神经系统的激活[34]、血管内皮功能障碍和氧化应激[35]、肾脏缺血性损害和高血压导致的对侧肾脏终末器官损害[36]。

缺血性肾病

缺血性肾病是指因肾血流量减少而导致的缺血和排泄功能障碍[37]。当RAS导致肾灌注不足时,肾内代偿机制被激活,从而维持肾小球滤过率(GFR)。前列腺素可调节入球小动脉扩张,血管紧张素Ⅱ可调节出球小动脉收缩。因此,尽管肾动脉灌注压降低40%,但肾血流量仍然可以得以维持[38]。但是,肾动脉灌注压降低>40%时,缺血性肾病就容易发生。目前,可能的机制为RAS导致的反复肾灌注不足,可造成不可逆的肾实质损害,从而导致慢性肾病[39]。

闪烁性肺水肿

对于双肾重度狭窄或孤立性肾脏单侧重度狭窄的患者,当其血压急性升高不能通过尿钠排泄来纠正循环容量时,就很容易发生容量超负荷[40]。即使患者的左心室收缩功能正常,随后的高血压危象也可能导致明显的舒张功能障碍和FPE。左心室收缩功能异常伴单侧或双侧RAS患者也可能因左心室后负荷和容量增加而出现肺水肿。这些应激的生理状态可引起外周血管收缩和后负荷增加,造成心肌氧需求的突然增加,从而导致冠心病患者出现不稳定的冠状动脉综合征[41]。

检查

由于肾血管疾病通常是无症状的,因此,在发生终末器官损害前,诊断是否患有潜在的可治疗的肾血管疾病就变得很困难。然而,一些临床线索可以帮助鉴别高血压和肾功能障碍是否由肾血管疾病引起(框64.2)。因此,建议对符合以下标准的患者进行肾血管疾病检查[42]:

• 继发性高血压患者。

• 排除继发性高血压的其他原因,如原发性肾实质疾病、原发性醛固酮增多症或嗜铬细胞瘤。

• 发现明显的肾动脉狭窄病变,计划进行干预的患者。

上述标准得到了广泛认可,因为并非所有的肾血管疾病都需要治疗,也并非所有的高血压都是源

框64.2 怀疑RAS的临床线索
1. 55岁后突发高血压
2. 进展性、恶性或顽固性高血压(使用3种以上不同类别的药物且在最佳剂量治疗时无效)
3. 阻断RAAS系统药物(如ACEI或ARB)治疗时引起的尿毒症或不明原因的尿毒症
4. 单侧小肾脏
5. 高血压导致反复入院的充血性心力衰竭
Reprinted from the Canadian Journal Cardiology, Volume 27, Issue 4, Seddon M and Saw J, Atherosclerotic renal artery stenosis: review of pathophysiology, clinical trial evidence, and management strategies, pp.468-80, 2001, Copyright © 2011 Canadian Cardiovascular Society, with permission from Elsevier, http://www.sciencedirect.com/science/journal/0828282X.

于肾脏病变。此外,肾血管疾病患者可能已经存在肾功能损害,并且存在造影剂肾病和肾源性系统性纤维化的风险,这可能与诊断模式密切相关。因此,2006年美国心脏病学学会/美国心脏协会(ACC/AHA)关于外周动脉疾病的指南推荐,只有在检查到临床上明显的肾血管疾病时,才能进行RAS检查[43]。

考虑到这一点,尽管肾动脉造影术是诊断肾动脉疾病的金标准,但是临床上多优先采用各种侵入性较小的检查[44]。以下检查方式可作为首选:

- DUS。
- CTA。
- MRA。

选择检查时应考虑医生的专业知识和患者的具体情况,如肾功能。如果无创性检查未能发现病变,同时临床高度怀疑肾动脉病变,则推荐传统的肾动脉造影。尽管诊断效果较好,但因其他指征行动脉造影的患者不应常规接受不必要的肾动脉造影。

尽管卡托普利肾动态显像(肾图)可用于确定分肾功能,但肾图、选择性肾静脉肾素测量和血浆肾素活性(单独或卡托普利给药后)并不是初诊肾动脉狭窄时有用的检查方式。

干预指征

目前,肾血运重建的指征仍然存在争议,需考虑以下几个问题(框64.3)。干预的目标主要是减轻血流阻塞、远端缺血,减少RAAS系统的激活及其作用。血运重建旨在改善血压控制,维持肾功能(或减缓其恶化),预防和治疗FPE,降低发生心血管事件的风险,而非仅依靠单纯的药物治疗[41]。

框64.3 肾血运重建的考虑因素
是否有狭窄病变?
对血流动力和肾灌注有何种影响?
高血压是由RAS还是其他原因引起?
肾病是否有非血管性病因?

目前,普遍认为RAS对高血压和缺血性肾病的相对贡献及其逆转能力可能因患者而异。因此,判断患者是否需行血运重建很大程度上依赖于临床医生分辨RAS结果和病因的能力。

Safian和Madder改进了肾血运重建的方法[45],认识到肾病和肾脏缺血之间存在平衡,前者存在肾实质损害,意味着血运重建对其可能益处不大,后者则需要做血运重建(表64.1)。建议对患者进行分层干预:无肾脏缺血的患者(1A和2A)不应进行血运重建,缺血伴轻度肾病或不伴肾病的患者(1B)血运重建获益最多,而晚期肾病患者(2B)获益较少。

在临床实践中,肾病和肾脏缺血的依据主要通过以下方式获得:

- 肾病的评估:尿液分析,肾脏DUS(肾血管阻力指数),血清尿素/肌酐,估计肾小球滤过率(eGFR)。
- 肾脏缺血的评估:肾脏DUS,核医学诊断工具(^{99m}Tc-DTPA)或侵入性直接压力测量可间接评估肾血流量,并明确病变部位血流动力的显著异常。

虽然理论上明确肾病和肾脏缺血的程度有助于确定适合进行血运重建的患者,但目前的检查方式尚未得到广泛研究或客观验证[41]。此外,目前关于血运重建的临床指南是基于最近几项随机试验开展之前的数据。将药物治疗与血管腔内支架进行

表64.1 肾病和肾缺血:哪一个应行血运重建?

	正常灌注	肾缺血
正常肾实质	1A型	1B型
肾病	2A型	2B型
支架植入	否	是

Source: data from Safian RD and Madder RD, Refining the approach to renal artery revascularization, JACC Cardiovascular Interventions, Volume 2, Issue, pp. 161-74, Copyright © 2009 American College of Cardiology Foundation. Published by Elsevier Inc. All rights reserved.

比较的临床试验,因为试验方法的缺陷而遭到强烈反对(见下文),因此,干预指征仍存在巨大的争议。然而,目前清楚的是,有一小部分患者在血运重建后获益,这是美国ACC/AHA血运重建指南的基础(表64.2)[2]。

表64.2 ACC/AHA血运重建手术指征

手术指征	分级	证据等级
无症状的单侧、双侧或孤立性RAS	Ⅱb	C
RAS和RAS评估的一级指征	Ⅱ	B
双侧或孤立性RAS和进行性CKD	Ⅱa	B
单侧RAS和进行性CKD	Ⅰb	C
RAS和不明原因肺水肿或反复CHF	Ⅰ	B
RAS和不稳定型心绞痛	Ⅱa	B

ACC,美国心脏病学会;AHA,美国心脏协会;CHF,充血性心力衰竭;CKD,慢性肾脏疾病;RAS,肾动脉狭窄。

Source: data from Hirsch TA et al., ACC/AHA 2005 Practice guidelines for the management of patients with peripheral arterial disease (lower extremity, renal, mesenteric, and abdominal aortic), Circulation, Volume 113, pp.e463-e654.

治疗

在诊断肾血管疾病时,患者可能同时合并全身性的血管疾病,患者可以通过控制心血管危险因素而从中获益。一旦决定治疗RAS,可考虑以下3种治疗方式:

- 抗高血压的药物治疗。
- 血管腔内治疗,包括肾动脉支架植入术和去肾脏神经支配术。
- 外科血运重建术。

药物治疗

RAAS系统的激活和水钠潴留引起的容量增加都会导致血压升高,因此,可以使用利尿剂和血管紧张素转换酶抑制剂(ACEI)来控制血压。这种治疗方法最主要的问题在于血流动力学相关的肾小球滤过率下降。全身血压下降会进一步降低肾动脉狭窄后的肾小球内压。如前所述,在这种情况下,正常的自身调节可部分维持肾小球内压,机体优先增加血管紧张素Ⅱ的分泌,提高出球小动脉阻力来维持肾小球滤过率[46]。因此,用ACEI或血管紧张素受体阻滞剂(ARB)类药物来阻断血管紧张素Ⅱ的形成显然会削弱自身调节反应的强度,导致肾小球滤过率的降低。已经通过利尿剂治疗降低了血容量的患者,更依赖于血管紧张素Ⅱ来维持肾小球滤过率。因此,用ACEI类药物治疗由RAS导致的继发性高血压可能会明显影响患者的GFR,导致血清肌酐总体升高。

幸运的是,大多数患者的GFR下降很小,因此,ACEI或ARB类药物并不是绝对禁忌,患者可以在密切观察下使用这类药物。根据目前报道,只有5%~10%的患者发生了血清肌酐水平的大幅上升。临床上表现为GFR明显下降的患者,停用利尿剂(解决容量耗竭)或者停用ACEI或ARB类药物,通常可以恢复到满意的肾功能水平[44,47]。

然而,部分双侧肾动脉重度狭窄的患者,在使用任何降压药物降低血压后,可能会导致血清肌酐水平显著升高[48]。这些患者不可能在控制血压的同时还维持着稳定的肾功能,因此,应考虑腔内血管成形术或外科血运重建术。

在药物治疗时,必须密切关注对药物治疗有反应的患者。血压持续降低最终可能导致狭窄远端的肾灌注压降低,导致缺血性肾病和肾脏萎缩,从而导致肾功能下降。此外,ARVD是一种进行性疾病,狭窄的进展可能会影响肾功能。药物控制失败是肾血运重建的另一个指征。

血管腔内治疗

目前,主要有两种方式治疗ARVD:

- 经皮血管成形和支架植入术:由于ARVD通常影响肾动脉开口或肾动脉近端1/3,并且常常伴随着严重的钙化和纤维化,因此,支架植入术已经取代经皮血管成形术,成为治疗ARVD的一线治疗方法(图64.1)。支架植入可明显改善肾动脉管腔直径[49]、降低跨损伤压力梯度[50]和抵抗血管弹性回缩[41]。一项荟萃分析显示,与单纯血管成形术相比,支架植入手术成功率明显更高(98%对77%,$P<0.001$),再狭窄率明显更低(17%对26%,$P<0.001$)[51]。
- 去肾脏神经支配术:根据目前对肾脏交感神经和体神经在血压调节方面的重要认识,以及选择性去除导致顽固性高血压的支配神经的创新发展,更多的患者有机会进行去肾脏神经支配术治疗,从而

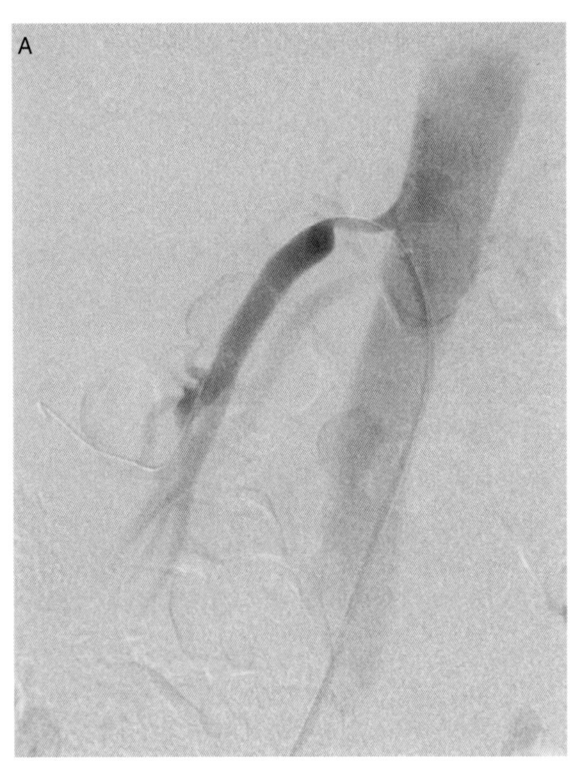

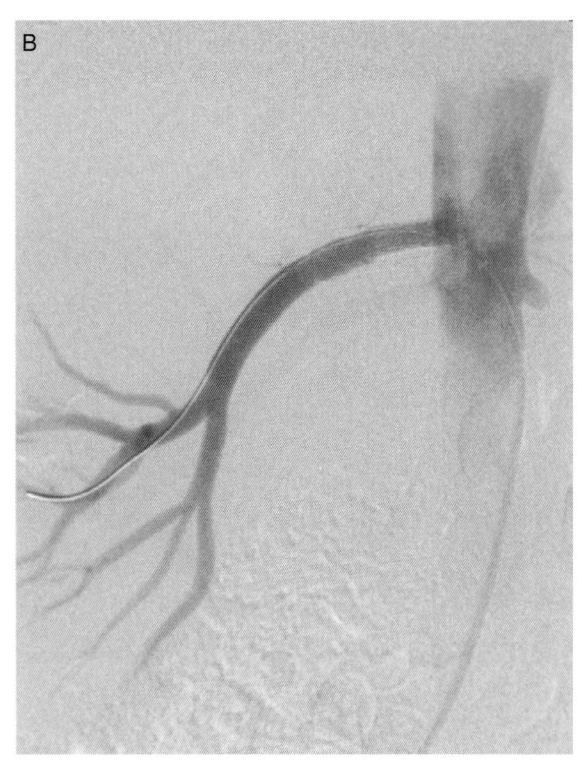

图64.1 肾动脉狭窄(A)。6mm×22mm球囊支架释放术后(B)。

获得临床受益(见下文)。

外科手术

外科手术主要包括受损肾脏的血运重建或肾切除。目前已经证明,血管腔内治疗的短期效果与外科手术相似,但围术期并发症减少[52-54]。因此,目前临床指南对于外科手术的指征有着严格的把握,主要包括支架治疗失败的患者和复杂主动脉和肾血管病变需要额外血运重建的患者。外科手术主要包括:

• 肾动脉内膜剥脱术。

• 血管搭桥术——肝-肾搭桥、脾-肾搭桥或主动脉-肾动脉搭桥。

• 受损肾脏切除术。

外科手术和腔内治疗的技术要点

概述

所有患者的治疗方案均需要多学科讨论,相关各科室的临床医生必须参与。患者应该由具有血管专业知识的麻醉师评估其外科手术或腔内治疗的合理性,并安排恰当的术后护理。

外科手术

受损肾脏切除术是治疗ARVD的经典方法。对侧肾脏正常时,治疗萎缩肾脏(长度<8cm)首选肾切除术。随着腹腔镜手术的最新发展,患者可以获得更低的并发症发生率和更快术后康复。

一般来说,肾动脉搭桥术可使用3种搭桥血管:自体大隐静脉、人工血管和较为少见的髂内动脉。伴有腹主动脉瘤或主动脉闭塞的肾动脉开口病变,通常采用腹主动脉-肾动脉搭桥手术。在腹主动脉-肾动脉搭桥手术之前,评估供体和受体血管非常重要。单侧肾动脉病变时,腹主动脉-肾动脉搭桥可使用6~8mm涤纶(Dacron)和聚四氟乙烯人工血管(PTFE)修复腹主动脉,并行肾动脉端端吻合。双侧肾动脉病变时,建议使用倒置的分叉型人工血管修复腹主动脉,并行肾动脉端端吻合。

解剖外旁路也是肾动脉重建的一种方式,尤其是在不需要同时重建主动脉时。肝-肾搭桥主要通过右侧肋缘下切口进行,以便于游离和控制肝总动脉。科氏切口翻转十二指肠后暴露并控制下腔静脉、右肾静脉和右肾动脉后,使用自体大隐静脉或人工血管进行端侧吻合肝动脉,端端吻合肾动脉(下腔静脉前)行搭桥。脾-肾搭桥主要通过正中或左肋缘下切口进行。分离胰头周围组织后,打开胰腺后平面,暴露脾动脉。沿着脾动脉走行分离周围组织,并离断脾动脉后行脾-肾端端吻合。位于左肾动脉前方的左肾静脉常常导致左肾动脉暴露困难。离断生殖静脉和肾上腺静脉可以使左肾静脉收缩,从而更好地暴露左肾动脉。尽管上述血管比较常用,但实际上任何流入动脉都可以使用,包括肾上腹主动脉和胸主动脉。此外,肾脏体外手术(如肾移植技术)也可允许在自体肾移植前进行多个微血管吻合。

肾动脉内膜剥脱术,对于双侧病变可采用主动脉横向阻断和肾动脉横向切开,也可采用单侧肾动脉内膜剥脱,同时对侧肾动脉部分阻断(Satinsky阻断钳),此术式可保证对侧肾动脉远端血流灌注。手术时应当注意保护远端血管内膜,避免造成动脉夹层和闭塞,此时可使用术中超声评估。肾动脉切开时可使用补片,保证管腔直径。

外科手术在治疗高血压(63%~91%)[55,56]和肾衰竭(33%~91%)[55,57]方面效果良好,并且一期血管通畅率高(93%~97%)[58-60]。目前,报道的并发症发生率为6%~43%[59],死亡率为2%~8%[57,58,61]。然而血管腔内治疗有着相似的技术成功率,但死亡率和并发症发生率较低,目前应当被视为一线治疗,因此,外科手术只限于特定适应证的患者。

血管腔内治疗

术前成像对于治疗计划的制订和肾动脉开口角度的确定非常重要,能保证肾动脉支架的精确释放。但术中应考虑肾脏保护,预防造影剂肾病(CIN)。CIN共识工作小组指出,eGFR<60mL/(min·1.73m^2)的慢性肾病(特别是糖尿病肾病)患者的发生CIN风险大大提高,可造成重大的临床影响。这些患者在术前应静脉滴注3~12小时的等渗晶体液[速度1.0~1.5mL/(kg·h)],然后持续6~24小时[62]。对于eGFR<30mL/(min·1.73m^2)的患者,应请肾脏内科会诊,提前计划发生CIN时的短期肾脏替代疗法。治疗时应该停用二甲双胍。N-乙酰半胱氨酸(NAC)是否有助于降低CIN的风险目前还缺乏一致性,因为在现有的临床试验和荟萃分析中,NAC的治疗有效性存在着巨大的异质性和矛盾的结果[63,64]。然而,由于NAC具有潜在的益处,患者耐受性好且相对便宜,因此,许多临床医生常常给予高危患者这种治疗(治疗前后24小时口服1200mg,bid)。

大多数患者通常采用股动脉入路。采用7F肾动脉指引导管或5F相似形状的鞘管至肾动脉平面腹主动脉。静脉注射肝素和诊断性血管造影后,使用0.014~0.018导丝超选进入肾动脉,以便于使用小鞘装置。建议采用“无接触”技术将导管置入肾动脉开口[65]。支架植入前可以先预扩肾动脉狭窄段,然后植入球囊扩张支架。支架应释放于肾动脉开口处,但允许伸入主动脉1~3mm。经导管使用硝酸甘油可以防止血管痉挛。另外,有研究者主张使用栓塞保护装置来降低斑块脱落和胆固醇栓塞的风险。

基于导管的去肾脏神经支配术采用特殊设计的6F兼容导管和射频发生器/算法来实现治疗。去肾脏神经支配导管,在其远端具有单极铂铱电极,该电极与标准分散电极结合使用。射线无法透过铂铱电极,因此,在射线引导下有助于对导管进行定位。为了将动脉壁上的热效应降至最低,在整个治疗期间该导管允许连续的血流通过,从而能够降低肾动脉内膜温度。术者治疗采用低功率(8W)射频能量,可自主选择4~6个射频应用周期。通过旋转导管和每次消融后回撤5mm,治疗时应在肾动脉内以螺旋方式进行(图64.2)。根据专为肾动脉消融设计的算法,该射频发生器可自动提供射频能量,同时在前显示屏上显示温度、阻抗和治疗时间等信息[69]。目前,有几种使用不同操作算法的系统正在进行临床试验。

并发症

不管是否植入支架,血管成形术的技术并发症发生率最高可达66%[70],但大多数中心报道的发生率多为5%~15%[44,71-76]。小的并发症,如穿刺部位血肿或肾动脉夹层,处理起来相对简单。然而,术后也可以发生其他并发症,如肾动脉血栓或穿孔、动脉粥样硬化、血栓或胆固醇栓塞导致的不可逆性急性肾损伤或因CIN导致的可逆性急性肾损伤。

大多数并发症可以通过使用小鞘装置、充分水化、血管缝合装置、经验丰富的术者及优化患者术前状态来避免[77]。

迄今为止,共有259例患者(SYMPLICITY HTN 1期和2期临床试验)进行基于导管的去肾脏神经支配术,其结果显示并发症的发生率非常低,仅出现1例肾动脉夹层和3例穿刺位点并发症,并未出现与去肾脏神经支配手术特异性相关的肾脏异常[69]。目前,

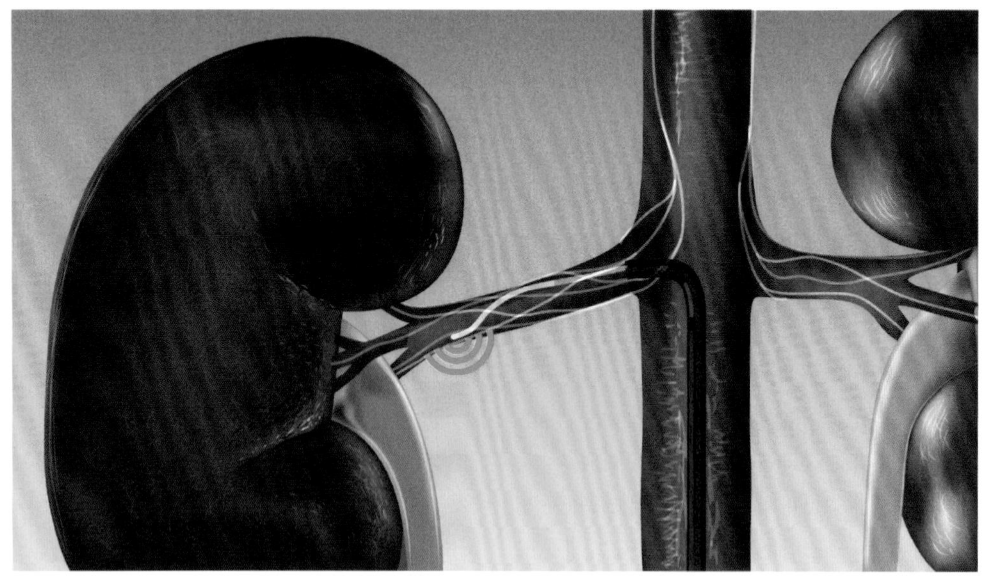

图64.2 去肾脏神经支配手术系统。(Reproduced with kind permission from Medtronic Inc.)

前瞻、单盲、随机的SYMLICITY HTN 3期临床试验正在进行,其结果尚未发表。

肾动脉外科手术的并发症和腹部大手术的并发症相似,另外,比较特殊的并发症还包括移植物血栓形成、栓塞、吻合口狭窄和移植血管动脉瘤或假性动脉瘤改变。

治疗结果

外科手术和支架植入

必须仔细考虑肾血管疾病患者接受外科手术的获益与手术死亡率之间的平衡。据报道,患者住院死亡率为3%~7%,合并有弥漫性动脉粥样硬化、慢性肾脏病、慢性阻塞性肺疾病、老年和心力衰竭的患者其手术风险会显著增加[44,53,78]。治疗肾血管疾病时,外科手术与血管腔内治疗的临床结果相当,但外科手术风险更大,因此,除了特定的适应证外,外科手术现已基本不用于肾血管疾病的干预治疗。

许多研究长期以来专注于研究单纯的药物治疗或药物治疗联合血管成形术和(或)支架植入对高血压和肾功能的影响。其中大多数研究在现在仅具有历史意义,这些研究因其样本量小、研究偏倚、研究周期长及依赖实际上可能与血流动力学狭窄不相关的RAS解剖定义而受到反对。

尽管许多研究表明支架植入术取得了技术上的成功,但3项随机试验表明,在高血压、肾功能、心血管事件和死亡率方面,与单纯药物治疗相比,支架植入术并不会有额外的获益。这3项随机试验包括STAR试验(Atherosclerotic Ostial STenosis of the Renal artery trial)[73]、ASTRAL试验(Angioplasty and Stenting for Renal Artery Lesions trial)[72]和DRASTIC试验(Dutch Renal Artery STenosis Intervention trial)[74]。每个试验都有许多局限性,包括数量过多的非血流动力学显著病变(比如狭窄率<70%)的患者,排除了一些有明确支架植入指征的患者,以及纳入了较多的顺带治疗,如治疗没有RAS病变的患者。在这3个试验之中,ASTRAL试验数据最好,其招募的患者样本量最大,达到了806例。在平均34个月的随访时间内,ASTRAL试验表明血运重建并未对肾功能、血压控制、肾脏或心血管事件(两组每年均为10%)或死亡率(每年8%)产生有意义的临床改善。然而,血运重建术后的严重不良事件发生率接近7%[72]。

第4项试验(RADAR)是一项随机、多中心、前瞻性研究,其仅纳入血流动力学相关的动脉粥样硬化性肾动脉狭窄患者,主要对比最佳药物治疗和最佳药物治疗联合肾动脉支架植入的治疗效果[79]。RADAR试验第一次严格定义纳入标准,比如肾动脉狭窄程度(血管造影时狭窄≥70%),旨在对比支架植入治疗RAS与最佳药物治疗的效果。目前正在招募患者,旨在解决一些临床问题,其临床结果备受关注。

评估血管腔内支架植入治疗效果时需考虑两个重要因素：第一，手术技术成功并不代表着临床症状一定改善，比如术后血压降低或肾衰竭进展停止；第二，术后可发生支架内再狭窄。据报道，动脉粥样硬化性肾动脉狭窄的患者，支架植入术后6个月时支架内再狭窄率可达17%~50%[49,80-85]。早期支架内再狭窄的影响因素包括肾动脉直径[84,86]、支架直径[87]、体重指数[88]、吸烟[89]和术前使用他汀类药物[90]。

去肾脏神经支配术

基于导管的去肾脏神经支配术的临床结果似乎很有希望降低血压，并且可以持续2年。然而，样本量小和参与者退出可显著影响研究结果。最新的SYMPLICITY HTN 3期临床试验纳入服用超过3种不同类型的降压药物(至少1种利尿剂)，且均为最大耐受剂量，但仍存在顽固性高血压的患者，旨在评估接受去肾脏神经支配术的安全性和有效性。主要有效性结局指标是基线到6个月时白天动态收缩压的平均变化。主要的次级有效性结局指标是基线到6个月时动态监测的24小时动态收缩压的平均变化。主要安全性结局指标是随机6个月内血管造影明确发生了主要不良事件或新发肾动脉狭窄>70%。这项试验是一项单盲、2:1匹配、随机对照试验，将纳入大约90个美国研究中心的530例患者。这项试验将验证一个猜想，即顽固性高血压患者肾交感神经的去除可导致血压显著下降，从而达到治疗目的[69]。

迄今为止，所有专注于治疗肾血管性疾病研究的关键结论在于，在控制血压和减缓肾功能下降方面，干预治疗的作用并不优于单纯的药物治疗，除了少数直接归因于肾血管性疾病的高血压和肾衰竭患者。

肌纤维发育不良

FMD是一种非动脉粥样硬化、非炎性疾病，可影响任何动脉血管床。最常见于肾动脉和颈内动脉，可导致动脉狭窄、闭塞、动脉瘤和夹层。本章将讨论肾动脉FMD病变。

流行病学

据报道，成人肾动脉FMD的发病率在血管造影时为0.6%，尸检时为1.1%[91]。然而，两项针对大规模健康人群(716例和1957例患者)的研究结果显示，在CTA时意外发现FMD的概率为7%[92]和3%[93]。

女性发病率较高，男女比例为1:3，平均发病年龄为25~50岁，但也有一些老年患者FMD的报道[94]。有5%~10%的成人高血压由FMD引起，其中，35%~50%的患者为双侧肾动脉FMD。FMD最常见于肾动脉(85%)，约65%的肾动脉FMD患者也有椎动脉或颈动脉FMD。在肾动脉瘤患者中，34%~51%的患者伴有肾动脉FMD[95]。

病因

FMD的确切病因尚不清楚。在某些家族中FMD具有明显的遗传倾向，目前认为与常染色体显性遗传有关[96]，其他病因包括机械剪切力、平滑肌拉伸和动脉壁损伤(包括滋养血管阻塞引起的缺血性损伤)。此外，目前已经证实激素对FMD的影响，尤其是在妊娠晚期。

病理

FMD可根据动脉病变发生的层次和构成进行分类[98]：

- 纤维增生：中膜纤维增生是最常见的病理类型，约占所有病例的80%[99]。肾动脉瘤样扩张之间存在交替的纤维增生带，血管造影时可呈现出典型的“串珠”现象。内膜纤维增生是由内膜中胶原环形或偏心性沉积引起的。在中膜周围纤维增生中，中膜外层因胶原沉积而增厚。血管造影时可呈现出“串珠样”外观，但血管闭塞伴侧支形成并不少见。而动脉瘤样扩张在这种病变中并不常见。
- 血管增生：血管增生很少见。血管中膜增生是血管平滑肌增生而无纤维化的结果。血管周围增生是由纤维外膜增生引起，可导致动脉周围炎症过程。

临床特征

FMD患者可能会出现动脉狭窄、闭塞(进行性狭窄或血栓栓塞)、动脉瘤形成、破裂和夹层等后果。肾动脉FMD患者可表现为高血压(严重或难治)或肾功能下降。对于高血压患者，尤其是50岁以下的女性患者，临床医生应考虑继发性高血压的可能性。偶尔FMD患者可能出现上腹部杂音。

检查

虽然肾动脉造影术是诊断肾动脉FMD的金标准，但其是侵入性的，目前也可以采用其他非侵入性检查来诊断肾动脉FMD，主要包括CTA、MRA和动脉彩超检查。如果非侵入性检查未能明确诊断，建议进行腔内肾动脉造影术，但必须在明确诊断后才能进行腔内干预治疗[100]。术中收缩压差≥10mmHg时代表发生了显著的血流动力学病变。

治疗适应证

肾动脉重建的主要目标是控制高血压，目前报道其治愈率为20%~85%[100-102]。

因此，一般建议以下FMD患者进行肾动脉血运重建：

• 新发高血压患者，尤其是以治疗高血压或减少降压药物数量为目标的年轻患者。

• 使用最佳药物治疗仍不能降到理想血压的顽固性高血压患者。

• 不遵从或不接受最佳药物治疗的患者。

• 缺血性肾病引起的肾萎缩。

治疗方法

与ARVD患者相比，肾动脉FMD患者的治疗方法相对比较明确，包括单纯药物治疗和经皮腔内血管成形术或外科手术进行的肾动脉重建。血管成形术是干预治疗的首选，其治疗效果较好，一部分患者彻底治愈了高血压，另一部分患者在减少降压药的同时血压也得到了良好的控制。接受药物治疗的患者，每3~4个月应检查血压和肌酐水平，每6~12个月应行超声检查评估肾脏大小。

药物治疗

无论是否计划血运重建，高血压患者都必须接受药物治疗。应根据当地的临床指南管理高血压；但必须记住的是，RAAS系统的激活和尿钠排泄障碍引起的容量增加（见下文）是高血压的潜在发病机制。因此，首选药物是血管紧张素转换酶抑制剂（ACEI）和血管紧张素Ⅱ受体阻滞剂（ARB）。

外科手术

在前文中已经介绍外科手术治疗ARVD的要点。目前关键的是，外科手术已经被并发症发生率更低、治疗效果相当的血管腔内成形术所取代。然而，小部分FMD患者仍需要外科手术来进行血运重建，包括血管成形术失败和解剖条件不合适的患者[2,103]。

经皮血管成形术

血管成形术的技术成功率与外科手术相当，但是并发症的发生率较低。诊断性血管造影的成功率（可见狭窄<50%）在83%~100%[104,105]。血管成形术通常可以治愈或改善高血压，但仍有高达30%的患者并不能从中得到改善。此时应考虑导致高血压的其他病因，尤其是在血管造影显示无明显狭窄时。随访时期很难将区分术后再狭窄和不充分的初次治疗，但这不一定导致高血压复发。在长期随访期间［平均(7+4.7)年］，成功进行血管成形术的FMD患者，其术后收缩压、舒张压、血清肌酐水平和降压药的数量较术前明显持续性降低。与分支血管受累的患者相比，肾动脉主干受累的FMD患者术后收缩压降低更明显[106]。

导丝、导管和动态成像技术的发展使得血管腔内技术可以治疗越来越复杂的肾脏病变。目前，应用切割球囊血管成形术，可以取得比标准球囊血管成形术更好的术后效果；但是，因为其术后再狭窄率较高（10%~20%）[107]，支架植入术在必要时也可作为一种替代方案[2]，并且如果需要的话，也可采用外科血运重建。

结论

所有肾血管疾病患者首先都应先处理伴随的危险因素，并选择最佳药物治疗。伴有高血压的患者可选择药物治疗和手术干预。对于可从手术干预中获益的患者，首选腔内血管成形术加支架植入术，对于有血运重建指征的ARVD患者，尤其是存在多支小肾动脉、初级分支靠近肾动脉近端或因为其他原因需要在肾动脉附近行主动脉重建时，可选择外科手术治疗。经皮支架植入术只适用于药物治疗失败和临床提示由RAS引起的高血压或缺血性肾病的患者。若不严格遵守上述治疗指征，手术干预则会导致患者面临相当大的围术期风险而使收益存疑。

（刘洋 熊飞 译 杨轶 审校）

参考文献

1. Rundback JH, Sacks D, Kent KC, et al. American Heart Association. (2002). Guidelines for the reporting of renal artery revascularization in clinical trials. *Circulation* **106**, 1572–85.
2. Hirsch AT, Haskal ZJ, Hertzer NR, et al. (2006). ACC/AHA 2005 practice guidelines for the management of patients with peripheral arterial disease (lower extremity, renal, mesenteric, and abdominal aortic): a collaborative report from the American Association for Vascular Surgery/Society for Vascular Surgery, Society for Cardiovascular Angiography and Interventions, Society for Vascular Medicine and Biology, Society of Interventional Radiology, and the ACC/AHA Task Force on Practice Guidelines (writing Committee to Develop Guidelines for the Management of Patients with Peripheral Arterial Disease): endorsed by the American Association of Cardiovascular and Pulmonary Rehabilitation; National Heart, Lung, and Blood Institute; Society for Vascular Nursing; Trans Atlantic Inter-Society Consensus; and Vascular Disease Foundation. *Circulation* **113**, e463–e654.
3. Dake MD, Ring EJ. (1995). Radiologic evaluation and treatment of renovascular hypertension. In: Rutherford RB (ed.). *Vascular Surgery*, vol. II. Section XV: Dean RH (ed.), Surgical management of renovacular disorders, 4th edn. Philadelphia: WB Saunders, 1995.
4. Derkx FH, Schlekamp MA. (1994). Renal artery stenosis and hypertension. *Lancet* **344**, 237–9.
5. Hansen KJ, Edwards MS, Craven TE, et al. (2002). Prevalence of renovascular disease in the elderly: a population-based study. *Journal of Vascular Surgery* **36**, 443–51.
6. Coen G, Calabria S, Lai S, et al. (2003). Atherosclerotic ischemic renal disease. Diagnosis and prevalence in an hypertensive and/or uremic elderly population. *BMC Nephrology* **4**, 2.
7. de Mast Q, Beutler JJ. (2009). The prevalence of atherosclerotic renal artery stenosis in risk groups: a systematic literature review. *Journal of Hypertension* **27**, 1333–40.
8. Kalra PA, Guo H, Kausz AT, et al. (2005). Atherosclerotic renovascular disease in United States patients aged 67 years or older: risk factors, revascularization, and prognosis. *Kidney International* **68**, 293–301.
9. Losito A, Errico R, Santirosi P, et al. (2005). Long-term follow-up of atherosclerotic renovascular disease: beneficial effect of ACE inhibition. *Nephrology Dialysis Transplantation* **20**, 1604–9.
10. Coble JE, de Takats D, Ostermann ME, et al. (1999). Lipid profiles in patients with atherosclerotic renal artery stenosis. *Nephron* **83**, 117–21.
11. Crowley JJ, Santos RM, Peter RH, et al. (1998). Progression of renal artery stenosis in patients undergoing cardiac catheterization. *American Heart Journal* **136**, 913–18.
12. Dzielinska Z, Januszewics A, Demkow M, et al. (2007). Cardiovascular risk factors in hypertensive patients with coronary artery disease and coexisting renal artery stenosis. *Journal of Hypertension* **25**, 663–70.
13. Rimmer JM, Gennari FJ. (1993). Atherosclerotic renovascular disease and progressive renal failure. *Annals of Internal Medicine* **118**, 712–19.
14. Aqel RA, Zoghbi GJ, Baldwin SA, et al. (2003). Prevalence of renal artery stenosis in high-risk veterans referred to cardiac catheterization. *Journal of Hypertension* **21**, 1157–62.
15. Weber-Mzell D, Kotanko P, Schumacher M, Klein W, Skrabal F. (2002). Coronary anatomy predicts presence or absence of renal artery stenosis: a prospective study in patients undergoing cardiac catheterization for suspected coronary artery disease. *European Heart Journal* **23**, 1684–91.
16. Harding MB, Smith LR, Himmelstein SI, et al. (1992). Renal artery stenosis: prevalence and associated risk factors in patients undergoing routine cardiac catheterization. *Journal of the American Society of Nephrology* **2**, 1608–16.
17. Zoccali C, Mallamaci R, Finocchiaro P. (2002). Atherosclerotic renal artery stenosis: epidemiology, cardiovascular outcomes and clinical prediction rules. *Journal of the American Society of Nephrology* **13**(Suppl 3), S179–83.
18. Olin JW, Melia M, Young JR, Graor RA, Risius B. (1990). Prevalence of atherosclerotic renal artery stenosis in patients with atherosclerosis elsewhere. *American Journal of Medicine* **88**(1N), 46N–51N.
19. Schwartz CJ, White TA. (1964). Stenosis of renal artery: an unselected necropsy study. *British Medical Journal* **2**, 1415–21.
20. Valentine RJ, Myers SI, Miller GL, Lopez MA, Clagett GP. (1993). Detection of unsuspected renal artery stenoses in patients with abdominal aortic aneurysms: refined indications for preoperative aortography. *Annals of Vascular Surgery* **7**, 220–4.
21. Schreiber MH, Pohl MA, Novick AC. (1984). The natural history of atherosclerotic and fibrous renal artery disease. *Urologic Clinics of North America* **11**, 383–92.
22. Wollenweber J, Sheps SG, Davis GD. (1968). Clinical course of atherosclerotic renovascular disease. *American Journal of Cardiology* **21**, 60–71.
23. Meaney TF, Dustan HP, McCormack LJ. (1968). Natural history of renal arterial disease. *Radiology* **91**, 881–7.
24. Tollefson DF, Ernst CB. (1991). Natural history of atherosclerotic renal artery stenosis associated with aortic disease. *Journal of Vascular Surgery* **14**, 327–31.
25. Caps MT, Zierler RE, Polissr NL, et al. (1998). Risk of atrophy in kidneys with atherosclerotic renal artery stenosis. *Kidney International* **53**, 735–42.
26. Maillouz LU, Napolitano B, Bellucci AG, et al. (1994). Renal vascular disease causing end-stage renal disease, incidence, clinical correlates, and out-comes: a 20-year clinical experience. *American Journal of Kidney Disease* **24**, 622–9.
27. Kalra PA, Chrysochou C, Green D, et al. (2010). The benefit of renal artery stenting in patients with atheromatous renovascular disease and advanced chronic kidney disease. *Catheterization and Cardiovascular Interventions* **75**, 1–10.
28. Garovic V, Textor SC. (2005). Renovascular hypertension: current concepts. *Seminars in Nephrology* **25**, 261–71.
29. Garovic VD, Textor SC. (2005). Renovascular hypertension and ischemic nephropathy. *Circulation* **112**, 11, 362–74.
30. Conlon PH, Little MA, Peiper K, Mark DB. (2001). Severity of renal vascular disease predicts mortality in patients undergoing coronary angiography. *Kidney International* **60**, 1490–7.
31. Eggers PW, Connerton R, McMullan M. (1984). The Medicare experience with end-stage renal disease: trends in incidence, prevalence, and survival. *Health Care Financing Review* **5**, 69–88.
32. Vensel LA, Devereux RB, Pickering TG, et al. (1986). Cardiac structure and function in renovascular hypertension produced by unilateral and bilateral renal artery stenosis. *American Journal of Cardiology* **58**, 575–82.
33. Liard JF, Cowley AW Jr, McCaa RE, McCaa CS, Guyton AC. (1974). Renin, aldosterone, body fluid volumes, and the baroreceptor reflex in the development and reversal of Goldblatt hypertension in conscious dogs. *Circulation Research* **34**, 549–60.
34. Petersson MJ, Rundqvist B, Johansson M, et al. (2002). Increased cardiac sympathetic drive in renovascular hypertension. *Journal of Hypertension* **20**, 1181–7.
35. Higashi Y, Sasaki S, Nakagawa K, et al. (2002). Endothelial function and oxidative stress in renovascular hypertension. *New England Journal of Medicine* **346**, 1954–62.
36. Korner PI. (1995). Cardiovascular hypertrophy and hypertension: causes and consequences. *Blood Pressure Supplement* **2**, 6–16.
37. Dean RH, Tribble RW, Hansen KJ, et al. (1991). Evolution of renal insufficiency in ischemic nephropathy. *Annals of Surgery* **213**, 446–55; discussion 455–6.
38. Textor SC, Wilcox CS. (2001). Renal artery stenosis: a common, treatable cause of renal failure? *Annual Review of Medicine* **52**, 421–42.
39. Textor SC. (1994). Pathophysiology of renal failure in renovascular disease. *American Journal of Kidney Disease* **24**, 642–51.
40. Azizi M, Lavergne T, Day M, Pauly-Laubry C, Plouin PF. (1993). Renal artery stenosis and congestive heart failure. *Lancet* **342**, 302.
41. Seddon M, Saw J. (2001). Atherosclerotic renal artery stenosis: review of pathophysiology, clinical trial evidence, and management strategies. Canadian Journal of Cardiology **27**(4), 468–80.
42. Textor SC, Lerman L. (2010). Renovascular hypertension and ischemic nephropathy. Am *Journal of Hypertension* **23**(11), 1159.
43. White CJ, Jaff MR, Haskal ZJ, et al.; American Heart Association Committee on Diagnostic and Interventional Cardiac Catheterization, Council on Clinical Cardiology, American Heart Association Council on Cardiovascular Radiology and Intervention, American Heart Association Council on Kidney in Cardiovascular Disease. (2006). Indications for renal arteriography at the time of coronary arteriography: a science advisory from the American Heart Association Committee on Diagnostic and Interventional Cardiac Catheterization, Council on Clinical Cardiology, and the Councils on Cardiovascular Radiology and Intervention and on Kidney in Cardiovascular Disease. *Circulation* **114**(17), 1892.
44. Dworkin LD, Cooper CJ. (2009). Clinical practice. Renal-artery steno-

sis. *New England Journal of Medicine* **361**(20), 1972.

45. Safian RD, Madder RD. (2009). Refining the approach to renal artery revascularization. *JACC Cardiovascular Interventions* **2**, 161–74.
46. Hall JE, Guyton AC, Jackson TE, et al. (1977). Control of glomerular filtration rate by renin-angiotensin system. *American Journal of Physiology* **233**(5), F366.
47. Hricik DE. (1985). Captopril-induced renal insufficiency and the role of sodium balance. *Annals of Internal Medicine* **103**(2), 222.
48. Novick AC. (1989). Current concepts in the management of renovascular hypertension and ischemic renal failure. *American Journal of Kidney Disease* **13**(6 Suppl 1), 33.
49. Lederman RJ, Mendelsohn FO, Santos R, et al. (2001). Primary renal artery stenting: characteristics and outcomes after 363 procedures. *American Heart Journal* **142**, 314–23.
50. Dorros G, Prince C, Mathiak L. (1993). Stenting of a renal artery stenosis achieves better relief of the obstructive lesion than balloon angioplasty. *Catheterization and Cardiovascular Diagnosis* **29**, 191–8.
51. Leertouwer RC, Gussenhoven EJ, Bosch JL, et al. (2000). Stent placement for renal arterial stenosis: where do we stand? A meta-analysis. *Radiology* **216**, 78–85.
52. Weibull H, Bergqvist D, Bergentz SE, et al. (1993). Percutaneous transluminal renal angioplasty versus surgical reconstruction of atherosclerotic renal artery stenosis: a prospective randomized study. *Journal of Vascular Surgery* **18**(5), 841.
53. Aurell M, Jensen G. (1997). Treatment of renovascular hypertension. *Nephron* **75**(4), 373.
54. Xue F, Mettmann MA, Langdon DR, Wivell WA. (1999). Outcome and cost comparison of percutaneous transluminal renal angioplasty, renal arterial stent placement, and renal arterial bypass grafting. *Radiology* **212**, 378–84.
55. Benjmin ME, Hansen KJ, Craven TE, et al. (1996). Combined aortic and renal artery surgery. A contemporary experience. *Annals of Surgery* **223**, 555–65.
56. Dean RH. (1997). Surgical reconstruction of atherosclerotic renal artery disease. In: Branchereau A, Jacobs M (eds), *Long Term Results of Arterial Interventions*, pp. 205–16. Armonk, NY: Futura.
57. Reilly JM, Rubin BG, Thompson RW, et al. (1996). Revascularization of the solitary kidney: a challenging problem in a high risk population. *Surgery* **120**, 732–6.
58. Steinbach F, Novick AC, Campbell S, et al. (1997). Long-term survival after surgical revascularization for atherosclerotic renal artery disease. *Journal of Urology* **158**, 38–41.
59. Darling RCIII, Shah DM, Chang BB, et al. (1995). Does concomitant aortic bypass and renal artery revascularization using the retroperitoneal approach increase perioperative risk? *Cardiovascular Surgery* **3**, 421–3.
60. Novick AC, Ziegelbaum M, Vidt DG, et al. (1987). Trends in surgical revascularization for renal artery disease: Ten years experience. *JAMA* **257**, 498–501.
61. Cabria RP, Brewster DC, L'Italien G, et al. (1996). Renal artery reconstruction for the preservation of renal function. *Journal of Vascular Surgery* **24**, 371–82.
62. Stacul F, Adam A, Becker CR, et al. (2006). Strategies to reduce the risk of contrast-induced nephropathy. *American Journal of Cardiology* **98**(Suppl 6A), 27K–36K.
63. Kshirsagar AV, Poole C, Mottl A, et al. (2004). N-acetylcysteine for the prevention of radiocontrast induced nephropathy: a meta-analysis of prospective controlled trials. *Journal of the American Society of Nephrology* **15**(3), 761.
64. Fishbane S. (2008). N-acetylcysteine in the prevention of contrast-induced nephropathy. *Clinical Journal of the American Society of Nephrology* **3**(1), 281.
65. Feldman RL, Wargovich TJ, Bittl JA. (1999). No-touch technique for reducing aortic wall trauma during renal artery stenting. *Catheterization and Cardiovascular Interventions* **46**, 245–8.
66. Hagspiel KD, Stone JR, Leung DA. (2005). Renal angioplasty and stent placement with distal protection: preliminary experience with the FilterWire EX. *Journal of Vascular Interventional Radiology* **16**, 125–31.
67. Holden A, Hill A, Jaff MR et al. (2006). Renal artery stent revascularization with embolic protection in patients with ischemic nephropathy. *Kidney International* **70**, 948–55.
68. Henry M, Henry I, Klonaris C, et al. (2003). Renal angioplasty and stenting under protection: the way for the future? *Catheterization and Cardiovascular Interventions* **60**, 299–312.
69. Kandzari DE, Bhatt DL, Sobotka PA, et al. (2012). Catheter-based renal denervation for resistant hypertension: rationale and design of the SYMPLICITY HTN-3 Trial. *Clinical Cardiology* **35**(9), 528–35.
70. Beek FJ, Kaatee R, Beutler JJ, et al. (1997). Complications during renal artery stent placement for atherosclerotic ostial stenosis. *Cardiovascular and Interventional Radiology* **20**(3), 184–90.
71. Rocha-Singh K, Jaff MR, Rosenfield K, ASPIRE-2 Trial Investigators. (2005). Evaluation of the safety and effectiveness of renal artery stenting after unsuccessful balloon angioplasty: the ASPIRE-2 study. *Journal of the American College of Cardiology* **46**(5), 776.
72. ASTRAL Investigators, Wheatley K, Ives N, Gray R, et al. (2009). Revascularization versus medical therapy for renal-artery stenosis. *New England Journal of Medicine* **361**(20), 1953.
73. Bax L, Woittiez AJ, Kouwenberg HJ, et al. (2009). Stent placement in patients with atherosclerotic renal artery stenosis and impaired renal function: a randomized trial. *Annals of Internal Medicine* **150**(12), 840.
74. van Jaarsveld BC, Krijnen P, Pieterman H, et al. (2000). The effect of balloon angioplasty on hypertension in atherosclerotic renal-artery stenosis. Dutch Renal Artery Stenosis Intervention Cooperative Study Group. *New England Journal of Medicine* **342**(14), 1007.
75. Plouin PF, Chatellier G, Darné B, Raynaud A. (1998). Blood pressure outcome of angioplasty in atherosclerotic renal artery stenosis: a randomized trial. Essai Multicentrique Medicaments vs Angioplastie (EMMA) Study Group. *Hypertension* **31**(3), 823.
76. Blum U, Krumme B, Flügel P, et al. (1997). Treatment of ostial renal-artery stenoses with vascular endoprostheses after unsuccessful balloon angioplasty. *New England Journal of Medicine* **336**(7), 459.
77. Cleveland R, Moss JG, Kalra P, et al. (2009). Renal and intestinal vascular disease. In: Beard JD, Gaines PA (eds), A Companion to Specialist Surgical Practice: Vascular and Endovascular Surgery, 4th edition. London: Saunders Elsevier.
78. Safian RD, Textor SC. (2001). Renal-artery stenosis. *New England Journal of Medicine* **344**(6), 431.
79. Schwarzwälder U, Hauk M, Zeller T. (2009). RADAR—A randomised, multi-centre, prospective study comparing best medical treatment versus best medical treatment plus renal artery stenting in patients with haemodynamically relevant atherosclerotic renal artery stenosis. *Trials* **10**, 60.
80. Nolan BW, Schermerhorn ML, Rowell E, et al. (2005). Outcomes of renal artery angioplasty and stenting using low-profile systems. *Journal of Vascular Surgery* **41**, 46–52.
81. Leertouwer TC, Gussenhoven EJ, Bosch JL, et al. (2000). Stent placement for renal arterial stenosis: where do we stand? A meta-analysis. *Radiology* **216**, 78–85.
82. Baumgartner I, von Aesch K, Do DD, et al. (2002). Stent placement in ostial and nonostial atherosclerotic renal arterial stenoses: a prospective follow-up study. *Radiology* **216**, 498–505.
83. Dorros G, Jaff M, Jain A, Dufek C, Mathiak L. (1995). Follow-up of primary Palmaz-Schatz stent placement for atherosclerotic renal artery stenosis. *American Journal of Cardiology* **75**, 1051–5.
84. Nolan BW, Schermerhorn ML, Powell RJ, et al. (2005). Restenosis in gold-coated renal artery stents. *Journal of Vascular Surgery* **42**, 40–6.
85. Tullis MJ, Zierler RE, Glickerman DJ, et al. (1997). Results of percutaneous transluminal angioplasty for atherosclerotic renal artery stenosis: a follow-up study with duplex ultrasonography. *Journal of Vascular Surgery* **25**, 46–54.
86. Bates MC, Rashid M, Campbell JE, et al. (2006). Factors influencing the need for target vessel revascularization after renal artery stenting. *Journal of Endovascular Therapy* **13**, 569–77.
87. Vignali C, Bargellini I, Lazzereschi M, et al. (2005). Predictive factors of in-stent restenosis in renal artery stenting: a retrospective analysis. *Cardiovascular and Interventional Radiology* **28**, 296–302.
88. Kane GC, Hambly N, Textor SC, Stanson AW, Garovic VD. (2007). Restenosis following percutaneous renal artery revascularization. *Nephron Clinical Practice* **107**, c63–9.
89. Shammas NW, Kapalis MJ, Dippel EJ, et al. (2004). Clinical and angiographic predictors of restenosis following renal artery stenting. *Journal of Invasive Cardiology* **16**, 10–13.
90. Corriere MA, Edwards MS, Pearce JD, et al. (2009). Restenosis after renal artery angioplasty and stenting: incidence and risk factors. *Journal of Vascular Surgery* **50**, 813–19.

91. Sciacca L, Ciocca RG, Eslami MH, Messina LM. (2009). Endovascular treatment of renal artery aneurysm secondary to fibromuscular dysplasia: a case report. *Annals of Vascular Surgery* **23**, 536.e9–12.
92. Neymark E, LaBerge JM, Hirose R, et al. (2000). Arteriographic detection of renovascular disease in potential renal donors: incidence and effect on donor surgery. *Radiology* **214**, 755–60.
93. Lorenz EC, Vrtiska TJ, Lieske JC, et al. (2010). Prevalence of renal artery and kidney abnormalities by computed tomography among healthy adults. *Clinical Journal of the American Society of Nephrology* **5**, 431–8.
94. Chiche L, Bahnini A, Koskas F, Kieffer E. (1997). Occlusive fibromuscular disease of arteries supplying the brain: results of surgical treatment. *Annals of Vascular Surgery* **11**(5), 496.
95. Serter S, Oran I, Parildar M, Memis A. (2007). Fibromuscular dysplasia-related renal artery stenosis associated with aneurysm: successive endovascular therapy. *Cardiovascular and Interventional Radiology* **30**, 297–9.
96. Perdu J, Boutouyrie P, Bourgain C, et al. (2007). Inheritance of arterial lesions in renal fibromuscular dysplasia. *Journal of Human Hypertension* **21**(5), 393.
97. Henke PK, Cardneau JD, Welling TH, et al. (2001). Renal artery aneurysm: a 35-year clinical experience with 252 aneurysms in 168 patients. *Annals of Surgery* **234**, 454–63.
98. Begelman SM, Olin JW. (2000). Fibromuscular dysplasia. *Current Opinion in Rheumatology* **12**(1), 41.
99. Stanley JC, Gewertz BL, Bove EL, Sottiurai V, Fry WJ. (1975). Arterial fibrodysplasia. Histopathologic character and current etiologic concepts. *Archives of Surgery* **110**, 561.
100. Slovut DP, Olin JW. (2004). Fibromuscular dysplasia. *New England Journal of Medicine* **350**, 1862.
101. Lüscher TF, Keller HM, Imhof HG, et al. (1986). Fibromuscular hyperplasia: extension of the disease and therapeutic outcome. Results of the University Hospital Zurich Cooperative Study on Fibromuscular Hyperplasia. *Nephron* **44** (Suppl 1), 109.
102. Bonelli FS, McKusick MA, Textor SC, et al. (1995). Renal artery angioplasty: technical results and clinical outcome in 320 patients. *Mayo Clinic Proceedings* **70**, 1041.
103. Crutchley TA, Pearce JD, Craven TE, et al. (2007). Branch renal artery repair with cold perfusion protection. *Journal of Vascular Surgery* **46**, 4.
104. Kløw NE, Paulsen D, Vatne K, et al. (1998). Percutaneous transluminal renal artery angioplasty using the coaxial technique: Ten years of experience from 591 procedures in 419 patients. *Acta Radiologica* **39**(6), 594.
105. Birrer M, Do DD, Mahler F, Triller J, Baumgartner I. (2002). Treatment of renal artery fibromuscular dysplasia with balloon angioplasty: a prospective follow-up study. *European Journal of Vascular and Endovascular Surgery* **23**(2), 146.
106. Alhadad A, Mattiasson I, Ivancev K, Gottsäter A, Lindblad B. (2005). Revascularisation of renal artery stenosis caused by fibromuscular dysplasia: effects on blood pressure during 7-year follow-up are influenced by duration of hypertension and branch artery stenosis. *Human Hypertension* **19**(10), 761.
107. White CJ, Olin JW. (2009). Renal artery revascularization in patients with atherosclerotic renal artery stenosis: Improving patient selection and outcomes. *Nature Clinical Practice* **6**, 1763.

第65章

肠系膜缺血

James E. Coulston, Peter M. Lamont

肠系膜缺血简介

近100年前，Goodman首次提出肠系膜缺血与慢性肠系膜动脉缺血有关，即所谓的“腹绞痛”[1]。现在这一名称被更普遍地用于描述由于内脏循环异常而不能满足胃肠道系统代谢需求的所有情况。这种内脏循环衰竭可突然发生，如急性动脉或静脉缺血。在这些情况下，侧支循环没有时间建立，随后发生肠缺血和梗死。当循环缺血以更隐匿的方式出现时，则会导致慢性的动脉缺血和肠绞痛。急性动脉缺血和慢性动脉缺血可能具有相同的原始病因，但由于不同的病理生理学，其具有截然不同的表现、处理和最终结局。动脉粥样硬化是大多数慢性动脉缺血疾病的原因，也可能是继发于急性血栓形成的急性动脉缺血的原因，但重要的是要警惕其他疾病，如动脉炎（尤其是白塞病或大动脉炎）或正中弓状韧带综合征。

胃肠道的动脉供应已被熟知，但侧支循环的重要性往往被忽视。腹腔干、肠系膜上动脉和肠系膜下动脉均来自腹主动脉前壁，分别供应前肠、中肠和后肠，均由侧支血管交联。这些侧支循环广泛存在，根据胃肠道主要供血血管的情况，其重要性各不相同。绝大多数侧支循环是未命名的小血管，但有两条值得提及——Drummond的边缘动脉（David Drummond爵士，英国医生，1852—1938年）走行结肠的长轴，将肠系膜上动脉与肠系膜下动脉通过Riolan弓相连（Jean Riolan，法国解剖学家，1580—1657年），然后将肠系膜下动脉（通过左结肠）与肠系膜上动脉相连[2]。

肠系膜缺血病例（急性或慢性、动脉或静脉）并不常见。许多病例缺乏外在的体征，临床病史采集和适当检查是实现正确诊断的关键。慢性动脉缺血患者可以由许多不同的医生进行询问，在最终诊断和治疗之前产生许多可能的诊断[3]。在急性动脉缺血病例中，早期临床体征非常无特异性，因此，诊断通常难以捉摸，导致死亡率较高[4]。

急性动脉缺血

流行病学、病因和发病机制

急性动脉缺血是指动脉血流突然减少引起肠缺血，如果动脉供血未及时恢复，则会随后发生梗死。急性动脉缺血被认为占住院患者的1/1000~2/1000，但其真实发生率很难确定，因为其通常是终末事件[5,6]。Acosta等人观察了马尔默市的所有尸检，试图通过尸检研究确定发病率[7]。他们检查了肠系膜上动脉血栓栓塞性疾病，由于其与主动脉的角度，肠系膜上动脉在大多数病例中是致病血管[8,9]。Acosta等人发现死亡原因为肠系膜上动脉闭塞发生率（8.6/100 000人/年）显著高于预期，并随患者年龄呈指数增加[7]。

动脉受影响引起的肠缺血可能由许多不同原因引起，因此，需要不同的治疗。动脉栓塞占病例最多（40%~50%），大多数栓子来自心脏。近期有心肌梗死、心律失常、感染性心内膜炎、风湿性瓣膜病或室壁瘤病史的患者存在发生心脏血栓的风险，并可能发生栓塞。栓塞也可继生于胸主夹层或动脉瘤，很少继生于胸、腹主动脉内单纯的动脉粥样硬化疾病。在心脏或主动脉插管过程中，可能发生动脉粥样硬化碎片栓塞，或者更常见的是胆固醇栓子栓塞。

肠系膜动脉分支或不太常见的主干突然闭塞

的影响通常具有破坏性，随后肠道受累区域出现梗死。栓子可停留在动脉下方的任何位置，但通常位于动脉分叉处或其远端。在肠系膜上动脉中，栓子驻留的最常见位置是结肠中动脉的远端。栓子导致闭塞的位置往往比发生在动脉内原发血栓性疾病更远[9]。

肠系膜血管本身可发生动脉血栓形成，占急性动脉缺血病例的25%~30%[10]。血栓形成可沿肠系膜血管累及全长，但通常发生在距离原发处远一些的部位。症状和导致的肠道受损取决于血栓形成的位置，更近端的病变导致更广泛的损伤。存在已知的动脉疾病、高凝状态和长期低血压是肠系膜动脉发生急性动脉血栓形成的风险因素[8]。动脉血栓形成和栓子对远端血管终末器官即肠道的影响相同。肠道的缺血性改变发生很快，从黏膜开始，通过肠壁蔓延。细胞变化（炎性浸润和细胞因子水平增加）与毛细血管通透性增加和细菌移位可能相关[11]。值得注意的是，肠道损伤发生在动脉中断的早期，但如果随后进行再灌注也会发生，这种双重损伤很可能导致该组患者的死亡率升高。

继发于主动脉夹层的血管炎和肠系膜闭塞是急性动脉供血不足的罕见原因，在临床表现和合并症不典型的患者中应考虑。

非闭塞性肠系膜缺血也可发生，占急性肠系膜缺血病例的20%，通常发生于重症监护室的重症患者，这些患者有全身性疾病，如胰腺炎、重度烧伤或败血症。此类患者通常需要使用强效血管收缩剂进行大剂量静脉正性肌力药物支持。血管收缩剂与长期低血压相关，可引起严重的内脏血管收缩，导致肠道缺血。考虑到这些患者的关键性质和肠道缺血增加的严重损害，该组患者的死亡率较高。

临床特征和检查

考虑急性动脉缺血的病理生理学，大多数病例毫无意外地出现在有心脏或动脉疾病史的老年患者中。在任何表现为急腹症的老年患者中，保持高度的怀疑是关键。患者更可能急诊就诊于普外科医生或内科医生，而不是血管专家。由于同时存在痴呆或其他合并症，病史采集通常变得更加困难。重要的是尝试确定急性动脉缺血的风险因素，这将有助于后续检查和治疗。房颤（或其他心律失常）、近期心肌梗死或外周血管疾病史尤其重要。

早期阶段的体征和症状可能非常模糊，在此阶段进行诊断至关重要，因为老年人群肠梗死相关的死亡率较高。根据肠道缺血或梗死的程度，临床情况将各不相同；局部体征和腹膜炎可能是与不良结局相关的晚期体征。对93例动脉缺血患者的回顾发现腹痛、腹泻和恶心是最常见的症状，但便秘、胃肠道出血和呕吐也可发生[12]。根据肠道缺血或梗死的程度，检查可能无异常。患者的疼痛似乎通常与轻度腹部体征不成比例，几乎没有腹膜炎的早期证据。一旦出现腹膜炎体征，则意味着发生全层肠梗死，尝试血运重建将为时已晚。继发于梗死的肠穿孔，患者还可能出现感染性休克和（或）腹膜炎。重要的是要意识到，出现肢体栓子的患者也是肠系膜栓子的高风险人群。

显然，诊断选择取决于患者的临床状况。基础实验室分析常显示高白细胞计数、酸中毒伴随后的碱缺乏和高乳酸。然而，没有血清学标志物可区分肠缺血与败血症、胰腺炎和急性肾衰竭等疾病中观察到的其他低灌注状态。根据临床情况，这些结果及患者的临床状态可能需要紧急探查性诊断性腹腔镜检查或剖腹手术。如果患者的临床状况允许，那么在手术干预之前进行成像可能会有帮助。CTA和MRA允许在最短的时间内采集最多的信息，尽管CTA通常更优，因其能够更好地显示远端分支，并且还将显示腹腔内的可能病因。很明显，导管动脉造影具有治疗和诊断选择的价值（已经描述了急性动脉缺血的溶栓病例），但是耗时较长，并且可能在数小时内无法进行。多普勒超声的受益有限，因为其可用性更有限，存在大量肠道气体，并且患者症状严重，降低了依从性[13]。

处理和治疗的结果

内脏循环急性动脉缺血的结局较差。死亡率为30%~90%[3,8,14,15]。该领域唯一关注不同病因导致的死亡率的系统性综述指出手术干预后动脉血栓性疾病的死亡率高于栓塞性缺血（54.1%对77.4%）[14]。尽管存在一些争议，但在过去10年左右，急性动脉肠系膜缺血发作后的生存率很可能没有显著改善[14-17]。就诊时年龄较小、症状持续时间较短和初次手术时肠切除是生存的独立风险因素[17,18]。并发症率也很高，>70%的病例发生并发症，可能包括短肠综合征、再灌注损伤、随后的营养不良和成人呼吸窘迫综合征(ARDS)[12]。

考虑到与该疾病相关的高死亡率和发病率及早期诊断改善的结局,诊断和后续治疗的及时性至关重要。及时恢复胃肠道的血供及切除肠道受损区域是改善结局的关键。在理想情况下,患者将直接从CTA到复合手术室,在那里可以进行肠系膜动脉造影,并且可以在剖腹探查(切除无活性的肠段)之前进行血管内干预以恢复肠动脉血流。然而,由于病情的频率较低、诊断延误和基础设施的缺乏,这种疗法仅在世界各地极少数中心可用。目前,仅有少数关于急性肠系膜上支架植入术的成功病例被报道[19,20]。

急性动脉缺血患者的主要手段仍然是手术。在一组患者中,栓塞事件在动脉弓的远端足以发生局部缺血/梗死,在这些病例中,切除肠道的终末端即可。然而,在由更近端病变(通常在肠系膜上动脉)导致缺血更广泛的患者中,需要动脉干预以恢复肠道的血流。坏死的肠道必须切除,对于活力存疑的肠管,最好谨慎行事并切除,或者至少在24~36小时或更早的时间因为患者未能改善而进行二次剖腹探查。

手术策略与病变过程有关,但在许多情况下这并不明确,应首先尝试肠系膜上动脉取栓。当动脉出现在胰腺正下方时,在小肠系膜根部触诊。沿血管的搏动突然停止表明栓子的部位,从而表明进行栓子切除术的横向动脉切开术的部位。4F取栓导管适用于进行近端和远端的取栓,并需要使用6-0缝线缝合。如果栓子取出成功,则应评估肠道的生存能力,然后使用手持式多普勒对远端肠系膜弓进行检测。

如果血管出现弥漫性病变并识别血栓形成的区域,则血流评估至关重要。如果狭窄疾病延伸至肠系膜上动脉起始部,则旁路术优于局部动脉内膜切除术和静脉补片,因为手术显露SMA起始部可能存在困难。旁路选择是主动脉-肠系膜上搭桥或髂-肠系膜上动脉搭桥。理想情况下,这些移植物在肠道污染或明显梗死时应使用自体静脉(通常是逆转的大隐静脉)进行,具有"滞缓S"构型(lazy-s),以防止小肠系膜恢复正常位置时的移植物扭结。

急性静脉血栓形成

流行病学、病因学和发病机制

急性肠系膜静脉血栓形成罕见,但与动脉血栓形成特征不同[21]。急性肠系膜静脉血栓形成约占所有急性肠系膜缺血病例的15%~20%[7,22]。肠系膜静脉血栓形成可分为原发性(尽管其中许多病例可能是特发性的)和继发性原因。在大多数病例中,可确定血栓形成的继发原因或确定的风险因素。

静脉缺血的继发性原因可由原发性血栓前血液学异常(如蛋白C或S缺乏、凝血因子Ⅴ Leiden突变或抗凝血酶Ⅲ缺乏)或血液学疾病(如原发性血小板增多症或真性红细胞增多症)导致。血栓前状态(如使用口服避孕药、妊娠甚至高海拔)是静脉血栓形成的病因学危险因素。可能由全身性炎症状况(胰腺炎、腹腔内败血症)或全身性非炎症状况(如肿瘤形成或脾切除术后)引起。在静脉血栓形成可能性增加的重症患者中存在大量潜在病因学疾病,考虑这些疾病非常重要。

由于静脉肠系膜网的广泛侧支循环,症状在很大程度上取决于血栓性疾病的位置。远端血栓形成引起肠道水肿,但在侧支循环供应充足的情况下,可能不会发生坏死和随后的静脉梗死。在许多情况下,静脉血栓形成是一个渐变过程,静脉网逐渐"淤积"导致症状隐匿发作,肠梗死是晚期体征。

临床特征和检查

与静脉缺血有关的临床特征常较急性动脉缺血隐匿。症状可在入院前2~4周开始,大多数病例将有可确定的血栓前疾病、既往血栓形成或静脉血栓形成的显著风险因素。因此,在非特异性腹痛患者中获得包括静脉血栓形成风险因素的完整病史至关重要。与动脉缺血一样,症状可能与临床结果不成比例,并且可能具有非特异性。对在梅奥医学中心接受治疗的72例患者的回顾显示了多种症状,包括腹痛、恶心、厌食、腹泻、上消化道或下消化道出血,甚至便秘[23]。出现肠段损害后症状会发生明显变化,静脉血栓形成导致全层肠梗死的患者将发生腹膜炎,并处于重症状态。较大静脉并发的非闭塞性血栓,如门静脉,可能表现为慢性腹痛,或者可能是在其他病因的介入干预之后偶然发现的。

初步血液学检查可能正常,取决于肠道受损情况。白细胞计数升高、酸中毒或乳酸升高均可能提示即将发生的肠梗死。这些患者中的大多数将在入院后接受腹部成像。腹部平片可显示与肠梗阻一致的小肠膨胀,在晚期病例中,肠壁水肿和"拇指印”可能明显。门静脉期CT扫描是首选检查方法，在90%的病例中具有诊断价值[23-25]。CT扫描结果包括：肠系膜或门静脉内血栓形成及肠系膜血管扩张。无法通过CT扫描真正确定肠缺血的严重程度，但可见肠壁或肠系膜静脉系统内气泡、肠壁增厚、肠系膜绞窄和缺乏造影剂增强肠段等相关特征，对于有急性不适的患者中，需要进行紧急腹腔镜检查或剖腹手术。

处理和治疗的结果

静脉血栓形成的处理与是否存在肠缺血的临床证据直接相关。正如所讨论的，只要临床怀疑，不论有或无肠坏死的放射学证据，均提示紧急诊断性腹腔镜检查或剖腹手术。应将梗死肠切除至健康边缘，并应评估非梗死缺血肠的所有区域的活力。应评估肠系膜动脉弓，仍应有可触及的搏动，只有在极晚期病例中才可能无法扪及，提示需要行肠切除。梅奥医学中心系列研究的术中检查发现，胃肠道受累节段的发生率为回肠（83.3%），其次为空肠（81.1%）、盲肠（13.5%）和十二指肠（8.1%），肠切除率为88%[23]。静脉取栓术不太可能成功，复发率很可能较高。肠系膜上静脉的手术取栓，以及导管直接溶栓，已被成功实施。但是，适用的病例数量可能有限[26,27]。在所有这些患者中，二次剖腹手术是需要考虑的重要策略，而在重症监护室无改善患者应积极探查。在大多数无肠梗死的静脉血栓形成病例中，积极的液体复苏和抗凝治疗将是主要治疗方法[28]。

静脉肠系膜缺血的死亡率为20%~75%，血栓形成进一步发作的风险较高[22,23,25]。在许多病例中，高死亡率可解释为静脉血栓形成可作为临床严重病理状态（如胰腺炎、腹腔内败血症或广泛肿瘤形成）的并发症。长期生存率与静脉血栓形成的基础病理学相关。

慢性肠系膜动脉缺血

流行病学、病因学和发病机制

由于慢性肠系膜动脉缺血诊断的不确定性，并且缺乏大规模流行病学研究，因此，很难确定其真实的发病率。患者在前往血管外科就诊之前，通常会以腹痛为主诉前往其他临床科室就诊。

病因学上，绝大多数慢性肠系膜动脉缺血病例是由动脉粥样硬化导致，但在那些不符合动脉粥样硬化典型表现的患者中，同时也需要考虑到其他罕见的病因，包括中弓状韧带压迫综合征、纤维肌发育不良、主动脉夹层、血管炎、动脉放射损伤及可卡因滥用[29,30]。

慢性肠系膜动脉缺血的危险因素与冠状动脉疾病和周围血管疾病的危险因素基本一致，但识别某些特殊的危险因素有利于减少疾病的进展和优化潜在的干预措施。肠系膜血流动力学具有独特的特点，在进食后肠系膜血流量显著增加，因此，肠系膜血管在摄入食物后可能会出现明显的血流动力学狭窄。考虑到肠系膜血管动脉粥样硬化的缓慢发展及本章前面提到的侧支循环，“肠系膜绞痛”的发生通常需要显著的动脉粥样硬化负荷。大多数患者直到出现2/3的肠系膜动脉严重病变后才出现症状。

当内脏动脉开口较高或膈肌主动脉裂孔较低时，影像学研究显示中弓状韧带可压迫腹腔干，甚至是肠系膜上动脉。这种解剖学变异被称为腹腔动脉压迫综合征或中弓状韧带综合征，其手术或治疗后效果缺乏长期临床随访数据，与此同时许多患者合并动脉粥样硬化疾病，以及无症状患者合并腹腔动脉压迫，均增加了诊断的不确定性[31-34]。在行开放手术、腹腔镜手术或机器人手术松解正中弓状韧带时，应同时考虑使用腔内或开放手术处理腹腔动脉的血流动力学病变。

临床特点和辅助检查

尽管慢性肠系膜缺血的典型临床特点已经得到了较好的认识，但患者通常有很长的就诊史，并且在接受血管外科医生评估之前进行了多次检查。这很可能与疾病本身的罕见性相关，也可能与临床症状的模糊性相关，常常与胆道疾病、消化性溃疡疾病和肠易激综合征的临床症状重叠。常见的症状包括进食30分钟后上腹部/脐周疼痛、体重减轻、食物恐惧（恐惧症）三联征，同时也可能出现其他症状，如恶心、胃食管反流、胃轻瘫、胃炎（有或无溃疡）[35,36]。患者常常存在动脉粥样硬化相关的危险因素，且多数为女性、吸烟者、年龄>60岁。

体格检查主要表现为明显的体重减轻，在某些患者中可闻及上腹部血管杂音。血常规检查无法诊

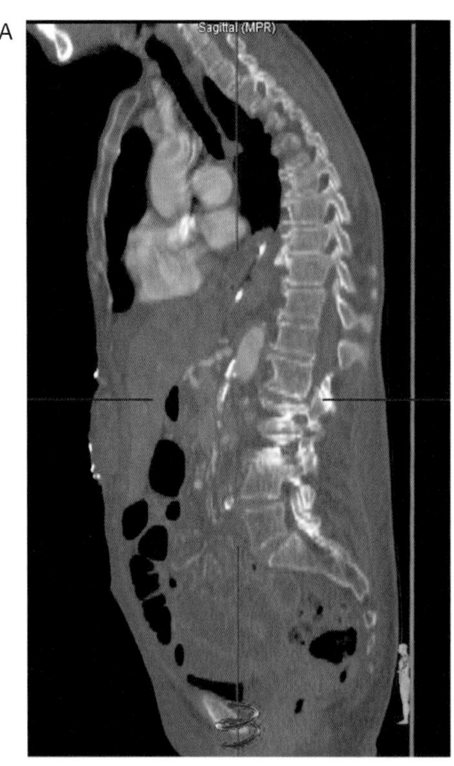

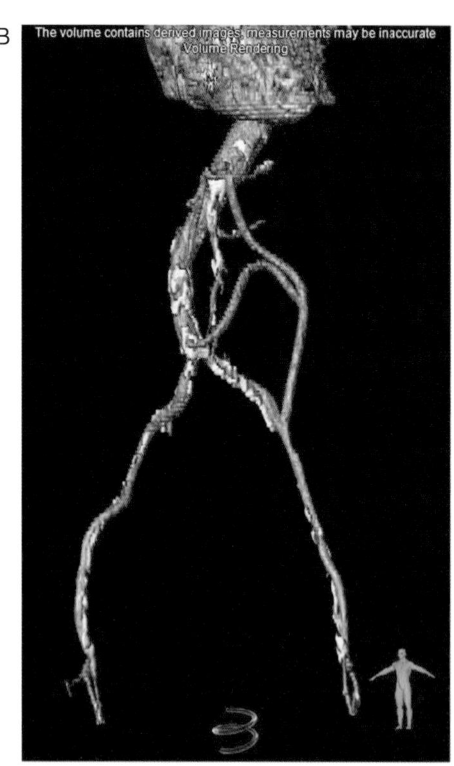

图65.1 (A)CT扫描显示腹腔干起始段闭塞,肠系膜上动脉近端的长段闭塞和钙化。(B)左侧髂总动脉至肠系膜上动脉和腹腔干的逆向旁路移植物的三维血管重建。

断该疾病,但可以发现营养不良导致的正性贫血或低白蛋白血症。

影像学检查非常重要,既可以排除其他性质的病变,也可以可视化肠系膜血管,为腔内或外科治疗做出较好的准备。患者在完善腹部盆腔CT检查后,通常会被转诊给血管外科医生。虽然CT动脉期扫描图像可提供较好的诊断依据和解剖学信息,但3D血管重建技术可获得更好的检查效果(图65.1和图65.2)[37-39]。MRA的使用频率较低,但无辐射即可提供出色的图像,同时伴随着技术的更新(尤其是钆快速序列扫描和门控MRA扫描),其图像质量可达到CTA水平[40,41]。

由于慢性肠系膜缺血患者常常伴有明显的体重减轻,因此,彩色多普勒超声检查既可以作为诊断工具,也可以监测腔内或外科干预措施的治疗效果。彩色多普勒具有无创、安全等特点,在10年前即被验证可用于肠系膜疾病的诊断,也可作为有用的筛查工具[42]。但由于存在潜在的测量偏倚,加上相对较低的发病率,彩色多普勒超声检查可能仅限于有足够病例诊断的、经验丰富的血管或彩超专家。肠系膜动脉严重狭窄病变的诊断标准目前尚且存在争议,但肠系膜上动脉的收缩压峰值>275cm/s或腹腔干的收缩压峰值>200cm/s被广为接受(图65.3)[43]。

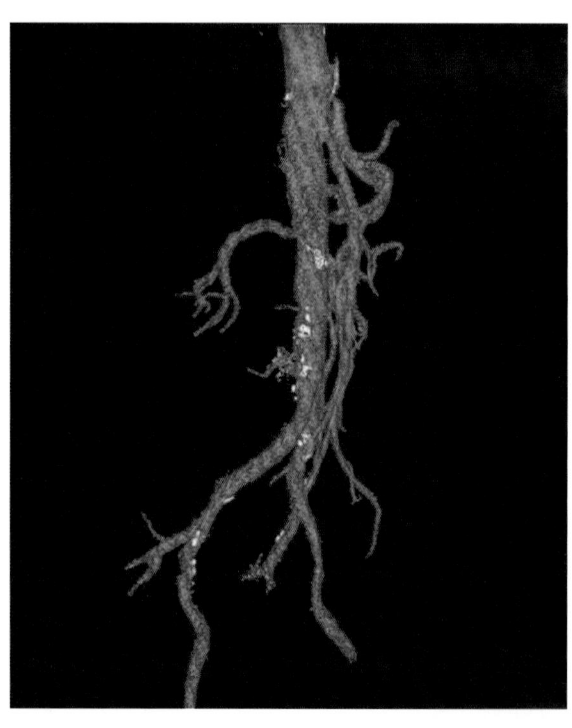

图65.2 三维重建CTA显示腹腔干和肠系膜上动脉狭窄。

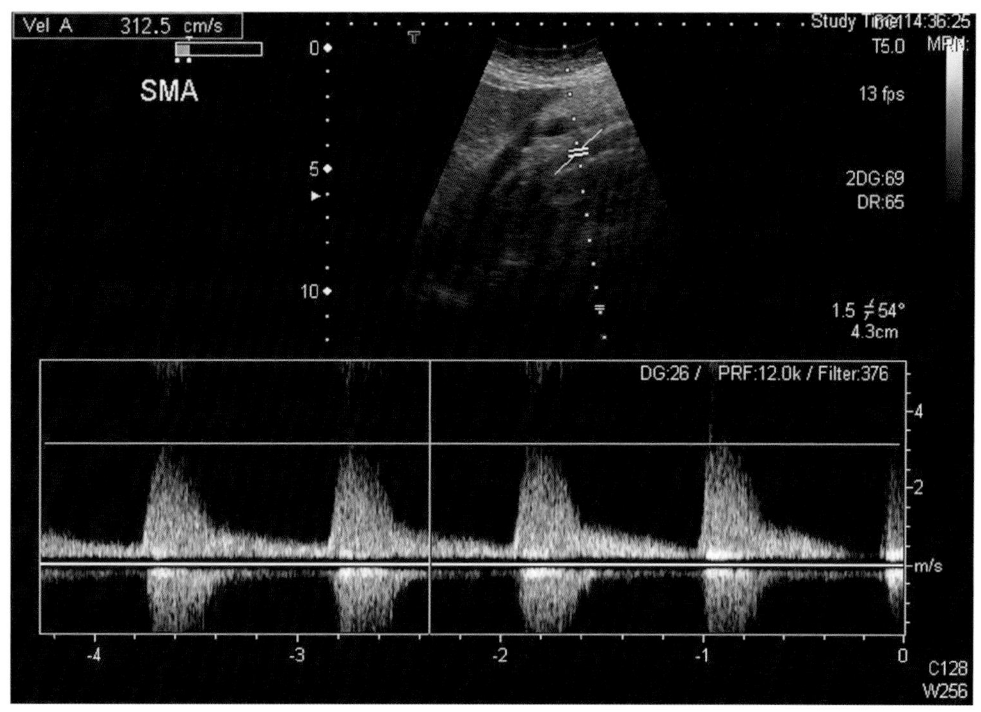

图65.3 彩色多普勒超声检查显示的肠系膜上动脉狭窄波形。

处理和治疗结果

继发于动脉供血不足的慢性肠系膜缺血患者，考虑其体重指数和营养状况，常常伴有消瘦、严重的恐惧症（食物恐惧症）和相对的免疫力低下。同时患者也可能具有明显的动脉粥样硬化病史，无论是选择腔内治疗还是开放手术，术前评估动脉粥样硬化相关的危险因素都非常重要。术前肠外营养、心血管检查和全身麻醉至关重要。早期营养师的会诊和指导也是必需的，无论是在术前准备阶段，还是在手术成功后患者规律恢复和增加体重阶段。

在以前，外科手术是治疗慢性肠系膜缺血的主要手段。随着血管腔内治疗技术的不断发展，许多血管中心目前首选血管腔内治疗，但在许多情况下仍需要外科手术。截至2006年，一项回顾性分析美国近20年来肠系膜血管重建手术的研究结果表明，开放性血运重建术的数量几乎没有变化，但血管腔内治疗的数量却呈指数增长[44]。在这种情况下，患者选择显然非常重要。对于年轻的患者、经济困难的患者或肠系膜动脉严重钙化的患者，开放性血运重建术可作为首选。虽然血管腔内治疗已得到广泛的应用，但病情较重的患者通常需要接受外科手术治疗，并且其术后的总体结果似乎并不劣于腔内治疗[45]。通常来说，血运重建术后若患者症状显著改善，则术前至少有2/3的肠系膜血管存在明显的病变。

血管腔内治疗主要包括血管成形术和支架植入术，其总体死亡率和并发症发生率均低于开放性血运重建术，在许多血管中心腔内治疗已成为首选的治疗方式。腹腔干和肠系膜上动脉血管成形术在20世纪80年代被首次临床使用，此后球囊和支架技术的研发资金投入成倍增加，得到了进一步改进和迅猛发展[46]。腔内治疗可经股动脉或肱动脉途径，采用标准的0.035英寸或0.018英寸导丝超选进入肠系膜血管。侧位造影可以明确肠系膜血管的开口和辅助置管。肠系膜血管近端病变可选择支架植入术，远端较小直径的病变仅考虑行血管成形术。由于肠系膜血管的动脉直径较小，术中静脉内肝素抗凝治疗和术前、术后的抗血小板治疗可以有效降低手术部位血栓形成的风险。腔内治疗有着较好的短期和长期随访结果，其5年的长期通畅率为68%~82%（图65.4）[44,46]。

慢性肠系膜缺血的开放性血运重建术有多种手术策略。术前计划非常重要，需要全面考虑重建血管的数量、流入道的钙化程度及逆行或顺行开通等因素。慢性肠系膜缺血患者常常合并有较多的心血管合并症，因此，必须进行全面的术前检查和麻醉评估，以最大程度地保证治疗效果。开放性血运重建术仅限于手术中低风险的患者、不适合腔内治疗的患者(如正中弓状韧带综合征)和腔内治疗失败的患者。在大多数情况下，旁路手术已经取代主动脉内膜切除术，成为最常使用的外科干预术式。旁路手术可以采用静脉或人工血管作为移植物，流入道可以选择腹腔干上腹主动脉、肾下主动脉或髂动脉。大样本研究表明，与人工血管相比，静脉移植物的确增加了术后死亡率，但这很可能与静脉移植物在肠缺血紧急情况下的更多使用相关[47,48]。与此同时，静脉移植物更容易发生扭曲和闭塞。与肠系膜急性缺血相同，起源于胰腺下方的肠系膜上动脉开口处慢性闭塞，可以采用静脉移植物或人工血管进行肾下腹主动脉或髂总动脉-肠系膜上动脉旁路手术。腹腔干开口处慢性闭塞则有多种手术方式：可以在胰腺下方进行肾下腹主动脉-肝动脉或脾动脉旁路手术，或者经小网膜囊分离左侧膈肌脚暴露腹腔干上腹主动脉，然后进行腹腔干上腹主动脉-肝动脉或脾动脉旁路手术。后一种手术方式可以使用分支型移植物，将移植物的一个分支向下延伸至胰腺后方，同时进行腹腔干和肠系膜上动脉的血运重建。

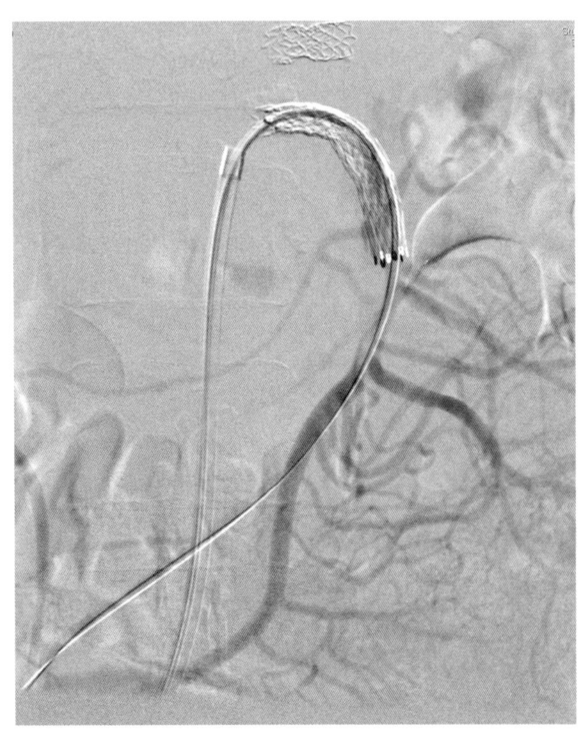

图65.4 腹腔干和肠系膜上动脉支架植入，以及经肠系膜上动脉支架造影。由于肠系膜上动脉闭塞和近端夹层形成，因此图中植入了长段支架。

患者选择对术后结局具有很重要的影响，因为两种方式的血运重建术后并发症的发生率均较高。腔内治疗的死亡率相对较低，为0%~10%，开放手术为5%~20%[44,49-52]。术后并发症对两种术式的预后均有明显影响，但开放手术的并发症发生率相对较高，主要包括肠缺血、移植物闭塞、心血管并发症、腹腔高压综合征、动脉夹层及疾病症状复发。据相关文献报道，开放手术的长期随访结果优于腔内治疗，但迄今为止，尚无慢性肠系膜缺血治疗相关的随机对照试验明确证明这一结论[10,52,53]。

医源性肠缺血

主动脉手术及其导致的急性肠系膜下动脉缺血是医源性肠缺血最常见的病因。主动脉术后肠缺血的发生率为2%~3.9%，破裂腹主动脉瘤急诊术后肠缺血的发生率更高。此类患者的长期预后极为不佳，死亡率为47%~68%[54,55]。考虑到患者大手术后的全身情况，合并呼吸机正性支持和肠梗阻，主动脉术后的医源性肠缺血可能难以诊断。因此，当主动脉术后出现酸中毒或乳酸增多、腹膜炎、不明原因的白细胞计数增高、早发型或血性腹泻、呼吸机无法脱机或腹腔高压综合征时，应高度怀疑医源性肠缺血，并及时进行剖腹探查。在大多数情况下，主动脉术后的乙状结肠缺血需采用Hartmann手术治疗，同时由于存在人工血管，应避免将肠内容物漏出到腹腔。即使没有肠内容物漏出，肠缺血和梗死也会导致细菌移位，从而增加主动脉移植物感染的风险，因此，术后必须静脉注射抗生素。初次手术采用严格的手术技术可以减少乙状结肠缺血的可能性。从动脉瘤腔内缝合肠系膜下动脉开口可以减少来自髂内动脉侧支循环血管受损的风险。如果怀疑肠系膜缺血，应在术后对结肠进行仔细检查，必要时再次处理肠系膜下动脉。

结论

胃肠道的任何动脉或静脉循环损伤均具有潜在的致命风险，早期诊断困难也可以加剧致命性。对于急性肠系膜缺血，高度警惕、及时检查和诊断性腹腔镜或剖腹探查可显著影响术后临床结局。对于慢性肠系膜缺血，患者和术式选择是获得短期和长期临床结局的关键。

肠系膜缺血的血管腔内和外科手术治疗并非没有并发症，因此，进行全面的麻醉评估和术前检查显得尤为重要。多学科协助也非常重要，相关手术应该在经验丰富的、同时具备腔内和开放手术治疗条件的血管中心开展，以便为患者提供全面的治疗选择。

（熊飞 译 杨轶 审校）

致谢

感谢英国布里斯托尔皇家医院血管实验室和皇家利物浦医院的J Brennan教授在本章节中的供图。

参考文献

1. Goodman GH. (1918). Angina abdominis. *American Journal of Science* **155**, 524–8.
2. Moskowitz M, Zimmerman H, Felson B. (1964). The meandering mesenteric artery of the colon. *American Journal of Roetgenology, Radium Therapy, and Nuclear Medicine* **92**, 1088–99.
3. Bradbury A, Brittenden J, McBride K, Ruckley C. (1995). Mesenteric ischaemia: a multidisciplinary approach. *British Journal of Surgery* **82**(11), 1446–59.
4. Heys S, Brittenden J, Crofts T. (1993). Acute mesenteric ischaemis: the continuing difficult in early diagnosis. *Postgraduate Medical Journal* **69**, 48–51.
5. Stoney R. (1993). Acute mesenteric ischaemia. *Surgery* **114**, 489–90.
6. Kauhaluoma M, Karkola P, Heikkinen E, et al. (1977). Mesenteric infarction. *American Journal of Surgery* **133**, 188–93.
7. Acosta A, Ogren M, Sternby N, Bergqvist D, Bjorck M. (2004). Incidence of acute thrombe-embolic occlusion of the superior mesenteric artery—a population-based study. *European Journal of Vascular Surgery* **27**(2), 145–50.
8. Oldenburg W, Lau L, Rodenberg T, Edmonds H, Burger C. (2004). Acute mesenteric ischemia: a clinical review. *Archives of Internal Medicine* **164**, 1054–62.
9. Acosta S, Ogren M, Sternby N, Bergqvist D, Bkorck M. (2005). Clinical implications for the management of acute thromboembolic occlusion of the superior mesenteric artery. *Annals of Surgery* **241**(3), 516–22.
10. Endean E, Barnes S, Kwolek C, et al. (2001). Surgical management of thrombotic acute intestinal ischaemia. *Annals of Surgery* **233**(6), 801–8.
11. Schoeffel U, Baumgartner U, Imdahl A, et al. (1997). The influence of ischemic bowel wall damage on translocation, inflammatory response, and clinical course. *American Journal of Surgery* **174**(1), 39–44.
12. Ryer E, Kalra M, Oderich G, et al. (2012). Revascularization for acute mesenteric ischemia. *Journal of Vascular Surgery* **55**, 1682–9.
13. Cleverland T, Nawaz S, Gaines P. (2002). Mesenteric arterial ischaemia: diagnosis and therapeutic options. *Vascular Medicine* **7**, 311–21.
14. Schoots I, Koffeman G, Legemate D, Levi M, Van Gulik T. (2004). Systematic review of survival after mesenteric ischaemia according to disease aetiology. *British Journal of Surgery* **91**(1), 17–27.
15. Safioleas M, Moulakakis K, Papavassioliou V, Kontzoglou K, Kostakis A. (2006). Acute mesenteric ischaemia, a highly lethal disease with a devastating outcome. *Vasa* **35**(2), 106–11.
16. Kassahun W, Schulz T, Richter O, Hauss J. (2008). Unchanged high mortality rates from acute occlusive intestinal ischemia: six year review. *Langenbeck's Archives of Surgery* **393**(2), 163–71.
17. Park M, Gloviczki P, Cherry K, et al. (2002). Contemporary management of acute mesenteric ischemia: Factors associated with survival. *Journal of Vascular Surgery* **35**(3), 445–52.
18. Kougias P, Lau D, El Sayed H, et al. (2007). Determinants of mortality and treatment outcome following surgical interventions for acute mesenteric ischemia. *Journal of Vascular Surgery* **46**(3), 467–74.
19. San Norberto E, Gutierrez V, Gonzalez-Fajardo J, et al. (2012). Percutaneous treatment of liver failure and acute mesenteric ischaemia. *European Journal of Vascular and Endovascular Surgery* **43**(1), 35–7.
20. Do N, Wisniewski P, Sariemento J, et al. (2010). Retrograde superior mesenteric artery stenting for acute mesenteric arterial thrombosis. *Vascular and Endovascular Surgery* **44**(6), 468–71.
21. Warren S, Eberhard TP. (1935). Mesenteric venous thrombosis. *Surgery, Gynecology, and Obstetrics* **61**, 102–21.
22. Kumar S, Sarr M, Kamath P. (2001). Mesenteric venous thrombosis. *New England Journal of Medicine* **345**(23), 1683–8.
23. Rhee R, Gloviczki P, Mendonca C, et al. (1994). Mesenteric venous thrombosis: Still a lethal disease in the 1990's. *Journal of Vascular Surgery* **20**, 688–97.
24. Furukawa A, Kanasaki S, Kono N, et al. (2009). CT diagnosis of acute mesenteric ischaemia from various causes. *American Journal of Roentgenology* **192**(2), 408–16.
25. Bradbury M, Kavanagh P, Bechtold R, et al. (2002). Mesenteric venous thrombosis: diagnosis and noninvasive imaging. *RadioGraphics* **22**, 527–41.
26. Inhara T. (1971). Acute superior mesenteric venous thrombosis: treatment by thrombectomy. *Annals of Surgery* **174**(6), 956–61.
27. Kaplan J, Weintraub S, Hunt J, et al. (2004). Treatment of superior mesenteric and portal vein thrombosis with direct thrombolytic infusion via an operatively placed mesenteric catheter. *American Surgery* **70**(7), 600–4.
28. Brunaud L, Antunes L, Collinet-Adler S, et al. (2001). Acute mesenteric venous thrombosis: Case for non-operative management. *Journal of Vascular Surgery* **34**(4), 673–9.
29. Tiwari A, Moghal M, Meleagros L. (2006). Life threatening abdominal complications following cocaine abuse. *Journal of the Royal Society of Medicine* **99**(2), 51–2.
30. Hohenwalter E. (2009). Chronic mesenteric ischemia: diagnosis and treatment. *Seminars in Interventional Radiology* **26**(4), 345–51.
31. Duffy A, Panait L, Eisenberg D, et al. (2009). Management of median arcuate ligament syndrome: a new paradigm. *Annals of Vascular Surgery* **23**(6), 778–84.
32. Curl J, Thompson N, Stanley J. (1971). Median arcuate ligament compression of the celiac and superior mesenteric arteries. *Annals of Surgery* **173**(2), 314–20.
33. Reuter S. (1971). Accentuation of celiac compression by the median arcuate ligament of the diaphragm during deep expiration. *Radiology* **98**, 561–4.
34. Manghat N, Mitchell G, Hayes C, Wells I. (2008). The median arcuate ligament syndrome revisited by CT angiography and ECG gating- a single centre case series and literature review. *British Journal of Radiology* **81**(969), 735–42.
35. Moawad J, Gewertz B. (1997). Chronic mesenteric ischemia. Clinical presentation and diagnosis. *Surgical Clinics of North America* **77**(20), 357–69.
36. Korotinski S, Katz A, Malnick A. (2005). Chronic ischaemic bowel disease in the aged-go with the flow. *Age and Aging* **34**, 10–16.
37. Cognet F, Salen D, Dranssart M, et al. (2002). Chronic mesenteric ischemia: Imaging and percutaneous treatment. *RadioGraphics* **22**, 836–79.
38. Horton K, Fishman E. (2000). 3D CT angiography of the celiac and superior mesenteric arteries with multidetector CT data sets: preliminary observations. *Abdominal Imaging* **25**(5), 523–5.
39. Hellinger J. (2004). Evaluating mesenteric ischemia with multi-detector row CT angiography. *Techniques in Vascular and Interventional Radiology* **7**(3), 160–6.
40. Ersoy H. (2009). The role of non-invasive vascular imaging in splanchnic and mesenteric pathology. *Clinical Gastroenterology and Hepatology* **7**, 270–8.
41. Puippe G, Alkadhi H, Hunziker R, et al. (2012). Performance of unenhanced respiratory-gated 3D SSFP MRA to depict hepatic and visceral artery anatomy and variants. *European Journal of Radiology* **81**(8), e823–9.
42. Zwolak R, Fillinger M, Walsh D, et al. (1998). Mesenteric and celiac duplex scanning: a validation study. *Journal of Vascular Surgery* **27**(6), 1078–87.
43. Moneta G, Yeager R, Dalman R, et al. (1991). Duplex ultrasound crite-

ria for diagnosis of splanchnic artery stenosis or occlusion. *Journal of Vascular Surgery* **14**(4), 511–20.
44. Schermerhorn M, Giles K, Hamdan A. Wyers M, Pomposelli F. Mesenteric revascularization: management and outcomes in the United States, 1988–2006. *Journal of Vascular Surgery* **50**(2), 341–8.
45. Ryer E, Oderich G, Bower T, et al. (2011). Differences in anatomy and outcomes in patients treated with open mesenteric revascularization before and after the endovascular era. *Journal of Vascular Surgery* **53**(6), 1611–18.
46. Ulfacker R, Goldany M, Constant S. (1980). Resolution of mesenteric angina with percutaneous transluminal angioplasty of a superior mesenteric artery stenosis using a balloon catheter. *Gastrointestinal Radiology* **5**, 367–9.
47. Davenport D, Shivazad A, Endean E. (2012). Short-term outcomes for open revascularization of chronic mesenteric ischemia. *Annals of Vascular Surgery* **26**, 447–53.
48. Pokrovsky A, Kasantchjan P. (1980). Surgical treatment of chronic occlusive disease of the enteric visceral branches of the abdominal aorta. *Annals of Surgery* **191**(1), 51–6.
49. Oderich G, Malgor R, Ricotta J. (2009). Open and endovascular revascularisation for chronic mesenteric ischaemia: Tabular review of the literature. *Annals of Vascular Surgery* **23**(5), 700–12.
50. Dias N, Resch T, Sonesson B, et al. (2012). Mid-term outcome of endovascular revascularization for chronic mesenteric ischaemia. *British Journal of Surgery* **97**, 195–201.
51. Turba U, Saad W, Arslan B, et al. (2012). Chronic mesenteric ischaemia: 28-year experience of endovascular treatment. *European Radiology* **22**, 1372–84.
52. Atkins M, Kwolek C, LaMeraglia G, et al. (2007). Surgical revascularization versus endovascular therapy for chronic mesenteric ischaemia: A comparative experience. *Journal of Vascular Surgery* **45**(6), 1162–71.
53. Oderich G, Tallarita T, Gloviczki P, et al. (2012). Mesenteric artery complications during angioplasty and stent placement for atherosclerotic chronic mesenteric ischemia. *Journal of Vascular Surgery* **55**(4), 1063–71.
54. Becquemin J, Majewski M, Fermani N, et al. (2008). Colon ischemia following abdominal aortic aneurysm repair in the era of endovascular abdominal aortic repair. *Journal of Vascular Surgery* **47**, 258–63.
55. Djavani K, Wanhainen A, Valtysson J, Bjorck A. (2009). Colonic ischaemia and intra-abdominal hypertension following open repair of ruptured abdominal aortic aneurysm. *British Journal of Surgery* **96**, 621–7.

第66章

内脏动脉瘤

Alistair M. Millen, Srinivasa Rao Vallabhaneni

内脏动脉瘤简介

内脏动脉瘤(VAA)是一种罕见但严重且可能危及生命的血管疾病。人们对其认知已超过200年,第一次是在1770年Beussier的尸检报告中提到过[1]。第一次成功结扎是由Kehr在1903年完成的,第一次成功修复是在1951年由Paul实施的[2]。关于VAA的文献仅限于病例报道或小数量的病例研究,有一些更大的单中心病例研究,但极少有超过100例患者[3-6]。VAA的自然病史和破裂风险尚未被精确定义。内脏动脉瘤的破裂率随动脉瘤的类型和位置差别很大。约1/4的VAA出现破裂,破裂后的死亡率为25%~75%[7]。

肾动脉瘤通常在文献中被单独描述,因为其破裂率较低,而且具有不同的临床表现,如与高血压关系密切。在一项对168例患者进行的研究中,只有3例患者出现破裂,且没有患者死亡[8]。过去,医生们已经采取了积极的治疗方法,但最近发现患者可以保守治疗,诊断后在未予干预的情况下进行了随访。这在一定程度上是由于在偶然影像检查中发现的动脉瘤数量不断增加。然而,被认为破裂风险较高的动脉瘤仍然应通过各种技术进行积极治疗,包括开放手术修复、腹腔镜手术修复和腔内治疗。这是由于破裂相关的高死亡率,特别是随着腔内技术和系统的不断进步,这些千差万别的患者群体的发病率和干预后死亡率可能会降低。

流行病学

关于VAA的患病率,各研究报道结果差异较大,尸检报告从<0.1%到10.4%,平均为1%[7]。肾动脉瘤占所有VAA[5,9]的近1/5,患病率为0.3%~0.7%[10]。除肾动脉瘤外,VAA的分布按发病率从高至低为:脾动脉60%[2,7,9,11,12],肝动脉20%[2,7,9,11,13],肠系膜上动脉(SMA)5%~6%[2,5,7,14],腹腔干4%[2,79,15],胃动脉3%~4%[2,11],胰十二指肠下动脉1%~4%[2,5,16,17],胃十二指肠动脉2%,肠系膜下动脉/空肠/回肠/结肠<2%[2]。

病因学

VAA的病因还不完全清楚。根据动脉瘤的性质和位置,有许多不同的原因。大多数VAA是由于退行性变引起的真性动脉瘤,表现为动脉中层破坏、平滑肌细胞减少、框架成分减少或断裂[2]、内部弹性层破裂、弹性纤维断裂及间质纤维发育不良。在动物和人类的研究中都有类似发现[6,7]。尽管大多数患者存在宏观和微观下的动脉粥样硬化,但其可能被认为是继发改变而非致病因素[2,10]。这看起来和每个位置还有其他重要的联系。

自然病程

VAA相对少见,这使得我们很难描绘出其自然病程,而且也没有临床对照试验或前瞻性观察研究等可以揭示该问题的研究。因此,对于治疗适应证没有明确的共识。大多数VAA无症状,生长缓慢,有些完全没有生长。然而,直径>2cm、生长迅速或有症状的动脉瘤通常被认为应予以治疗。VAA破裂率在相关死亡率较高的患者中高达25%[2,5,7,11],一些报道高达70%[6-8]。

临床特征

大多数VAA都无临床症状[2,9]，大多数有临床症状的VAA是因为破裂。SMA动脉瘤是一个例外，其可能导致类似于肠缺血的症状。与破裂有关的症状和体征包括腹痛、背痛和与低容量性休克有关的症状和体征。

辅助检查

大多数VAA是在影像学检查时被偶然发现的[10,15]。各种影像学检查技术在VAA的诊断中都有作用，包括腹部平片、超声、MRA、CT和DSA。胃肠道和胆道的侵入性检查也可发现VAA，如内镜逆行胰胆管造影术(ERCP)、钡剂灌肠(通常可见为胃肠道或胆道的外在充盈缺损)，也可在腹腔镜检查中直接观察到。

腹部平片可显示目标区域的钙化，经典地称为“印戒”状钙化。据报道，这是高达43%的患者的诊断方法[6]。

超声检查可用于VAA的诊断和随访。然而，这种方法的主要局限性在于肠道气体常常会掩盖目标区域，同时受限于检查人员的技术水平。检测<3cm的动脉瘤的敏感性也不理想[12]。MRA可用于识别和评估动脉瘤。

动脉期的CTA已成为所有腹部动脉瘤包括主动脉、髂动脉和内脏血管瘤的首选成像方法。后采集处理技术的利用增强了CTA的实用性，使其能够进行三维图像重建。这已成为评估所有腹部动脉瘤的常用方法，并允许医师对血管解剖进行详细分析，以描绘动脉瘤并设计治疗方案。这种成像方法的局限性包括电离辐射和碘化造影剂的使用，这些造影剂可能对肾脏有毒性，在极少数患者中会引起过敏反应。因此，应考虑使用双相超声、MRA或非增强CT来监测小VAA。

数字减影血管造影提供了良好的解剖信息，也可用于需要的侧支循环时形成一定时间的血流动力学信息。但是，该方法是侵入性的检查，因此，有着更高的风险和成本。其仍然有可以在检查中必要时直接进行干预的优势。

治疗方案

治疗适应证

没有明确的证据可以清楚地描述VAA自然病史，因此，建议治疗适应证是基于有限的证据和专家意见，而不是可靠的临床数据。治疗指征包括：动脉瘤直径>2cm[2,5-9,12,15]、快速生长的动脉瘤[5,6,9,12,15]、有临床症状的动脉瘤[5,6,9,12,15]和内脏动脉的所有假性动脉瘤[5,9,12]。

尽管2cm是最常被引用的干预指征值，但应记住，几乎没有证据表明大小与破裂风险相关，不过很少发现较小的动脉瘤破裂。因此，所有动脉瘤都应根据其所在位置(如有)的特征、患者的合并症和预期寿命来考虑。

治疗方案可以采取保守、腔内或开放手术。对于那些不符合上述干预标准或被认为太不适合接受干预的患者，可以通过连续影像随访保守治疗，以监测其动脉瘤的进展情况。腔内治疗的类型通常取决于动脉瘤的类型、位置和手术性质(择期或急诊)。因此，必须对每例患者进行单独评估，以确定最合适的治疗方法。比较开放修复和腔内修复VAA时，死亡率和并发症发生率似乎没有差异；然而，这些观察来自数据量较小的研究，目前，腔内治疗已成为专家所在中心的首选策略[5]。

开放手术

有多种外科方法被用于治疗VAA：动脉瘤结扎或动脉瘤切除术，无论是否伴随血运重建。动脉再植、动脉瘤切除与端端吻合、静脉移植和人工移植物搭桥都有报道。文献中也报道了腹腔镜和机器人辅助腹腔镜治疗。动脉瘤的开放性外科治疗也能在必要时移除内脏，既可以作为动脉瘤(远端肝和脾动脉瘤)的初级治疗，也可以治疗缺血并发症。

腔内治疗

近年来，腔内技术在治疗VAA中的应用有所增加；这些技术成功率为90%~100%。腔内技术包括近端和远端动脉栓塞，使用弹簧圈、胶水或颗粒对动脉瘤腔进行栓塞，以及将其从循环中隔绝的支架植入。一项最新且尚未完成的技术涉及多层支架流量调节系统。这种支架的支持者声称的优点是，由于其独特的设计，该支架可以跨分支放置，维持支架内部正常血流，同时在支架外动脉瘤内形成血栓。有3例通过该技术成功治疗VAA的病例报道，该技术正在进行进一步的评估。

随访

一般认为，采用腔内方法治疗的所有动脉瘤都应进行适当的影像学随访，因为晚期并发症发生率相当高，包括动脉瘤的再通、干预后生长和潜在破裂风险。随访时5%~20%的患者可能出现动脉瘤再通。大多数的此类患者可以使用腔内治疗。如果患者的身体情况允许的话，双相超声可能是合适的评估方法[8,15]。CT也是有用的，但是有使用造影剂的肾毒性风险和辐射暴露，特别是一些接受治疗的患者可能很年轻，需要多年的随访。用于栓塞动脉瘤的弹簧圈和其他材料可在CT和MRI扫描上引起伪影，这可能掩盖再灌注。开放性修复有可能导致移植物血栓形成，但目前尚不清楚常规性监测手术旁路是否有益。

脾动脉瘤

脾动脉瘤常见于动脉远端1/3处[10,12]，平均大小为21~33mm[5,6,12]。女性比男性多4倍，平均发病年龄为62岁。5%~15%的患者有伴发动脉瘤；3%的患者有其他内脏动脉瘤。肾动脉瘤占4%~14%，腹主动脉瘤并存占3%~4%。脾动脉假性动脉瘤较为罕见，文献报道的病例<200例，而且往往比真性动脉瘤还要大[12]，这可能是急性胰腺炎的并发症。

目前，认为该病与女性、妊娠和多胎联系密切，即妊娠期间动脉的血流动力学变化及雌激素、孕酮和松弛素（妊娠后期释放的一种激素）对动脉壁的负面影响促进脾动脉瘤的发展，甚至有证据表明动脉壁内存在雌激素和孕酮受体。8%~50%的肝硬化患者出现多发性动脉瘤，这与门脉高压和肝硬化有关[6]。门脉高压中的高压力循环被认为是其发展的重要因素。

尽管大多数患者无症状，但脾动脉瘤可伴有腹部或左上腹疼痛。那些出现破裂的患者可以表现出“双重破裂”现象（占20%~30%），即患者最初会出现破裂，但在最终变得不稳定之前的几个小时内保持血流动力学稳定。当破裂最初发生在小腹膜腔（网膜囊）中时，小腹膜腔会将出血填塞一段时间，直到通过温氏孔进入大腹膜腔为止。

脾动脉瘤生长相对缓慢，很少在小体积时破裂。在168例平均随访75个月（范围1~371）的患者中，只有1/10的患者出现进行性增大，63个月内最快的生长为1cm。近70%的患者的动脉瘤<2cm，在研究期间没有破裂的案例[6]。在动脉瘤>2cm的患者中，2%~9.6%之间的无症状患者有破裂的风险[7,12]。总的来说，所有脾动脉瘤破裂的风险为20%[2]。据报道，破裂后的死亡率为10%~50%。大多数破裂患者都在平片或CT上发现动脉瘤壁内钙化[6]。

肝移植患者和妊娠女性的破裂风险似乎更高。妊娠破裂后的死亡率非常高，达到70%的产妇死亡率和95%的胎儿死亡率。然而，妊娠期大多数脾动脉瘤不会破裂[6,9,15]。

常因破裂而施行全脾切除术+脾动脉瘤切除术，这仍是一种可选的治疗方案。由于脾动脉的弯曲性，因此，采用端端吻合术切除动脉瘤是可行的。据报道，择期手术开放修复这些动脉瘤的死亡率为1%~5%，破裂动脉瘤的死亡率高达20%[6]。由于血管扭曲，可能覆膜支架通过困难，介入治疗很难实施。然而，脾动脉瘤的弹簧圈栓塞术的技术和临床成功率很高[6,9,12,15]。虽然高达40%的患者用这种方法治疗可能出现脾缺血或节段性梗死的迹象，但很少有患者的后遗症会继续发展，而且通常来说不需要行脾切除术，因为胃短动脉和脾肾韧带提供了足够的侧支供应（图66.1）[2,9,15]。

肝动脉瘤

肝动脉瘤在男性中的发病率是女性的2倍[7]，而且往往出现在60岁以后[15]。大多数累及肝总动脉（63%）[11]。在20%~33%的病例中，肝动脉瘤是肝内动脉瘤；高达50%是假性动脉瘤[10,11,13]。在20%~40%的肝动脉瘤病例中，多发动脉瘤是肝动脉瘤[6,9,13]。

大多数肝动脉瘤（72%）与动脉高压有关；然而，尚不清楚与其形成的确切关系[9]。肝内动脉瘤最常由创伤、医源性、感染/炎症和血管炎引起；而肝外动脉瘤则更常见，继发于退行性变或增生异常[13]。最近肝动脉及其分支的假性动脉瘤增多，与经皮胆道手术、肝外伤的非手术治疗和肝移植增多相关[15]，后者发生率高达17%[13]。结节性多动脉炎是一种罕见的系统性血管炎，患者可表现为多发性动脉瘤形成，60%的患者有肝动脉瘤形成。该原因导致的VAA破

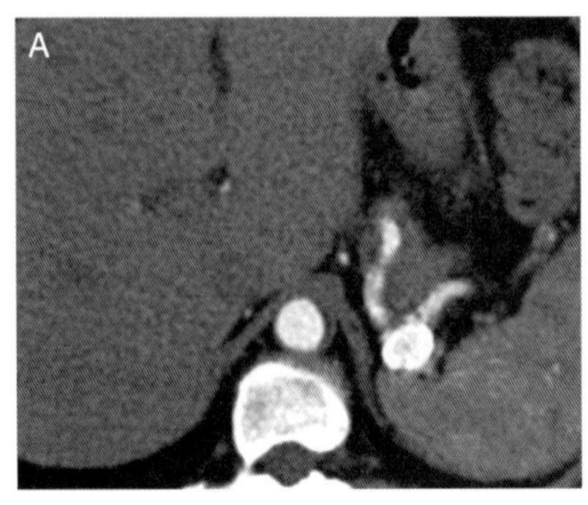

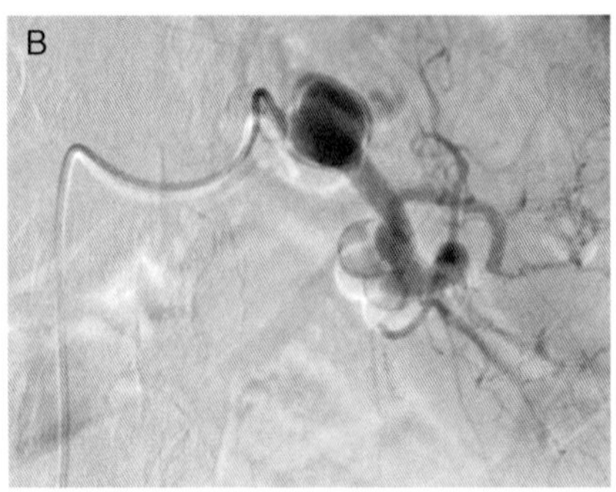

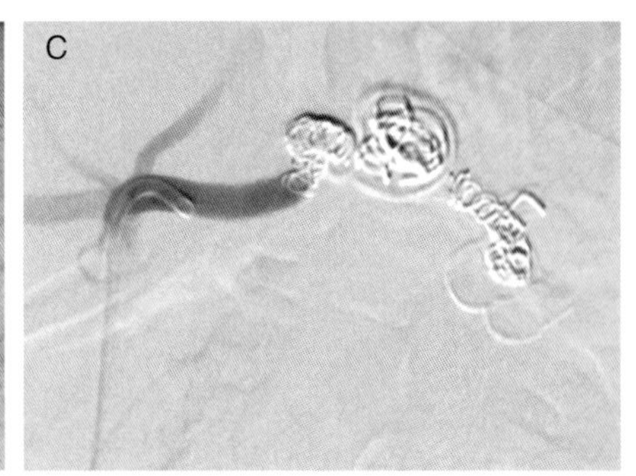

图66.1 CTA和血管造影显示的脾动脉瘤(A,B);弹簧圈栓塞治疗(C)。

裂仍然很少见。然而,任何有多发内脏动脉瘤形成的人都应考虑到这种罕见的血管炎[21]。

腹痛是最常见的症状,超过一半有临床症状的患者报道了这一点。其他表现包括动脉瘤压迫胆总管导致梗阻性黄疸。在有症状的患者中,近一半的患者出现胃肠道出血,但可导致低血容量休克的出血并不常见。肝内动脉瘤破裂进入胆道系统可导致Quincke三联征黄疸、胆道绞痛和上消化道出血,多达1/3的破裂肝动脉瘤表现如此。体格检查通常是正常的,但大动脉瘤在触诊时可扪及搏动性肿块,听诊时可闻及杂音。破裂风险未被确认与动脉瘤的大小相关[15,22],但20%~44%的肝动脉瘤可能出现急诊情况[7,11],破裂后的死亡率为21%~40%[7,10,13,22]。

肝动脉瘤的位置及肝脏和门静脉情况是后续治疗的重要决定因素。如果在动脉瘤以外,通过胃十二指肠动脉的存在足够的侧支血流,可以栓塞或结扎肝总动脉的动脉瘤。在肝硬化患者中,众所周知这会导致肝病和肝衰竭的进展,因此,血运重建是此类患者的首选。在肝脏正常和门静脉通常的患者中,通过肝动脉栓塞或结扎来阻断肝动脉血流来治疗动脉瘤是可以接受的[9,13,15]。肝内动脉瘤的治疗包括肝切除、栓塞或结扎。栓塞已成为治疗肝内动脉瘤的首选方法。栓塞的并发症可能包括胆囊缺血、肝脏缺血和肝脓肿。

肾动脉瘤

肾动脉瘤是第三常见的VAA,女性发病率更高[8,10,23]。患病中位年龄为62岁[4]。大部分是囊性、非钙化和无临床症状的(图66.2)[8,10,23],动脉瘤平均大小为13~18mm[4,8],最常见的部位是肾动脉分叉[14]。

由于这些动脉瘤与高血压和平滑肌纤维发育不良密切相关,因此,往往与其他动脉瘤分开考虑。高血压与肾动脉瘤之间的关系尚不完全清楚,但有相当一部分患者在动脉瘤修复后血压有所改善[10]。为解释这种联系而假设的理论是:动脉瘤内血栓形成的实质性栓塞、同时存在的肾动脉狭窄、动脉瘤内血流改变、动脉扭曲导致血流改变导致高血压[4,5,8,10,23]。肌纤维发育不良可导致动脉壁基质破裂;这可以解释为什么肾动脉瘤在分叉处更常见,因为内弹性层的不连续性在这一点上很常见,即使在健康人身上也是如此[8]。其他导致肾动脉瘤的原因包括动脉粥样硬化、动脉瘤、外伤和梅毒[8-10]。也与吸烟、马方综合征和神经纤维瘤病相关[7,11,24]。

大多数患者无临床症状,只有30%~40%的患者出现症状。动脉高压可能是肾动脉瘤的唯一征兆,

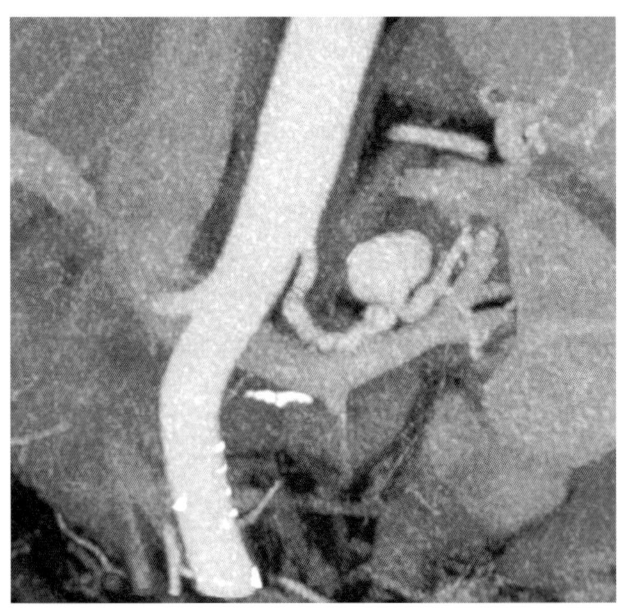

图66.2 左肾动脉瘤的CTA造影重建。

或者患者可能会出现腰肋区或背部疼痛(18%)。也可出现血尿(9%)或肾梗死。与其他动脉瘤相比,肾动脉瘤破裂的风险被认为是非常低的,许多系列报道称2%~10%的动脉瘤会发生破裂[7],肾动脉瘤破裂后的死亡率<10%[8]。

由于与动脉高压有关,肾动脉瘤的治疗常常源于治疗顽固性高血压。动脉瘤修复后血压控制和抗高血压药物的使用量有了明显改善[8,23]。动脉瘤切除、动脉重建术是最常用的修复方法。在专业医疗中心,这已被证明是一种强有力且成功的治疗方法,适用于大多数患者,死亡率很低[4,8]。本文还介绍了自体移植治疗肾内动脉瘤的方法。当动脉瘤两侧有足够的正常动脉段时,可以使用支架移植修复肾动脉主干的动脉瘤。肾动脉分叉处的动脉瘤(最常见的部位)更难通过腔内方法治疗。使用放置在动脉瘤囊内的线圈或胶水对其进行治疗有远端栓塞的风险,但随着腔内材料和技术的进步,这些方法越来越多的成功案例被报道。

肠系膜上动脉瘤

SMA动脉瘤很少见。Debakey和Cooley于1953年首次成功切除了SMA动脉瘤[24]。该病在男性50岁后更常见[10,25]。SMA动脉瘤的报道仅限于小数据量研究,但平均大小在22~34mm[5,10]。其最常见于肠系膜上动脉的前5cm[10,14,15],很少与动脉夹层有关。动脉夹层通常开始于距入口1.5~3cm处,这是在动脉离开胰腺下缘的部位,有人认为动脉在这一点上更容易受到剪切力的影响(图66.3)[14]。

真菌性SMA动脉瘤是历史报道中最常见的[7,14,24],在最近的报道中发病率下降,只有5%的SMA动脉瘤是由感染引起的[25]。其他病因包括胶原血管疾病、结节性多动脉炎和内胚层发育不良[10,14,15,24,25]。

有临床症状时,大多数患者伴有急性腹痛、恶心和呕吐。这些症状可能与肠缺血有关。一半以上的患者都可扪及明显的包块。已发表文献中SMA动脉瘤的破裂率为38%~50%[15,24,25],破裂死亡率高达50%[7,15]。

腹腔干动脉瘤

这些动脉瘤较少见,因此,有关其流行病学的信息也较少。最大的单中心研究包括18例患病18年以上的患者[26],平均年龄为64岁,78%的患者吸烟。

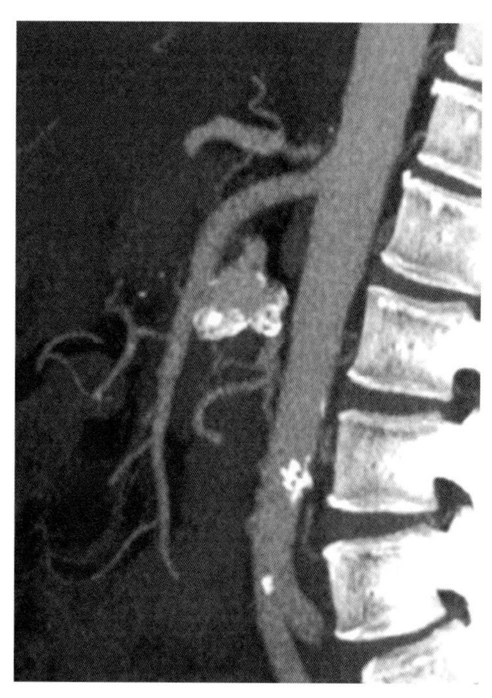

图66.3 SMA动脉瘤。(Reproduced with kind permission of Robert A. Morgan, MRCP FRCR EBIR, Consultant Vascular and Interventional Radiologist, St George's NHS Trust, UK.)

大多数腹腔干动脉瘤是囊性动脉瘤,与其他内脏和非内脏动脉瘤有很强的相关性,伴发AAA的患者占20%~40%[10,26]。其他动脉瘤包括其他内脏动脉瘤、肾动脉瘤、腘动脉瘤和股动脉瘤[7]。

最近的报道表明,仅有10%的多腹腔干动脉瘤破裂,这比历史报道要少[7]。这种减少是由于偶然诊断和治疗的动脉瘤数量增加。腹腔干动脉瘤破裂的死亡率很高,据报道>50%,在一些报道中接近100%[7,24]。

腹腔干动脉瘤有腔内和开放手术方式。很少有动脉瘤适合腔内入路,因为腹腔干动脉通常较短,并有重要的分支。如果侧支供应不足,结扎或栓塞此动脉可导致危及生命的前肠缺血。因此,在腹腔干动脉栓塞之前,应进行选择性血管造影来确认侧支血流。然而,这项技术有其局限性,尽管术前血管造影可接受,但多达1/4的患者在腹腔干动脉被覆盖后仍可能出现明显的前肠缺血[15]。其他并发症包括肝脓肿和肝衰竭[9,15]。

胰十二指肠/胃动脉瘤

1895年首次报道了胰十二指肠动脉瘤[17];这种疾病十分罕见,因此,流行病学资料有限。多数情况下,高达60%的动脉瘤是与胰腺炎相关的假性动脉瘤[9,10,14]。大多数动脉瘤位于胰腺内或胰腺后。真正的动脉瘤通常与腹腔干动脉闭塞或狭窄有关。在这些患者中,通过胰弓维持侧支循环的血流量增加被认为在动脉瘤形成中起作用,实际上,治疗这些腹腔干动脉闭塞或狭窄会解决其相关动脉瘤(图66.4)[9]。

大多数破裂患者会出现症状。众所周知,除了腹膜内破裂外,破裂还会发生在胃、胆道树或胰腺附近的腔隙中。尽管出现症状时通常血流动力学稳定,但与破裂相关的死亡率很高[17]。

由于这些动脉瘤的位置,通常很难进行常规手术修复,因此,通常采用腔内技术,如栓塞。在栓塞前,需要确定侧支循环、SMA和腹腔干主干的通畅性。应特别对动脉瘤的流入流出动脉均需进行栓塞,因为如果栓塞不充分,可能出现再灌注。

胃周动脉瘤/肠系膜下动脉瘤/肠系膜支动脉瘤

这些数据罕见,几乎没有可用的关于流行病学信息的数据。该病患者往往是老年人,在高达10%的患者中可能是多发性的[14]。胃周动脉瘤似乎在男性患者中更为常见,治疗方案取决于动脉瘤的大小和位置,因此,可以采用检测随访、腔内或开放手术。

结论

内脏动脉瘤是罕见的,其治疗的有力证据尚不存在。然而,可接受的干预指征包括破裂,择期手术指征是最大直径>2cm的动脉瘤。当地有相关专家时,腔内技术已成为治疗VAA的一线治疗手段。然

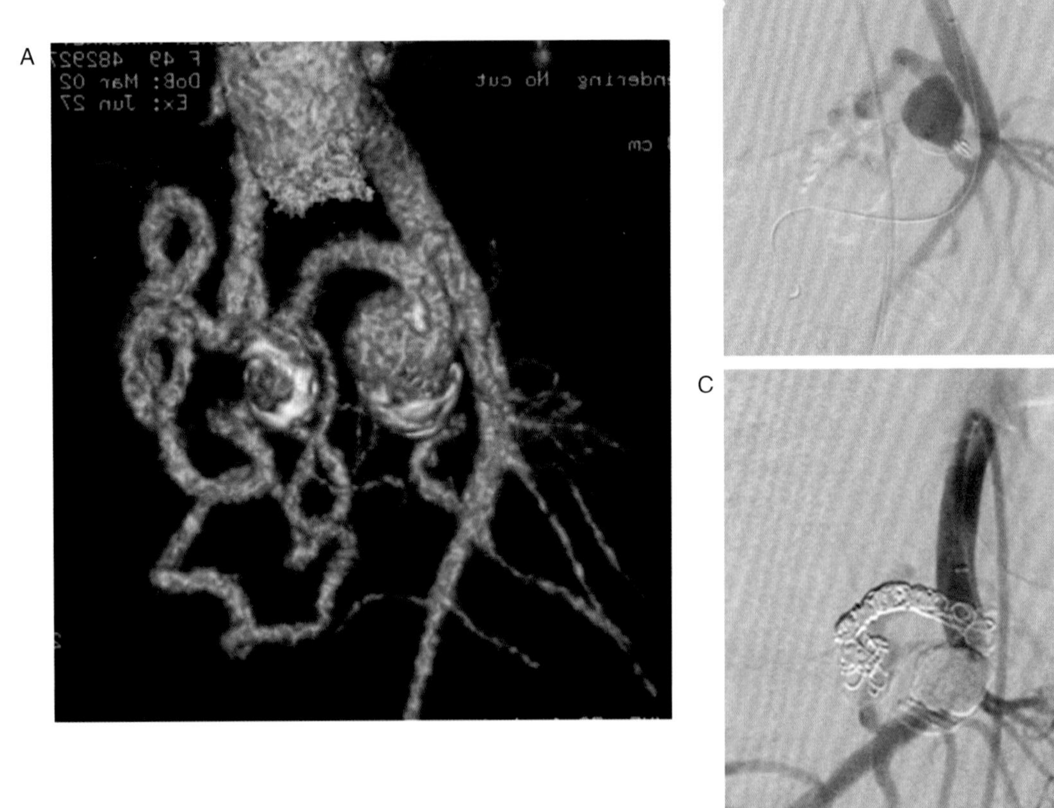

图66.4 胰十二指肠(A)动脉瘤,(B)栓塞前和(C)栓塞后。(Reproduced with kind permission of Robert A. Morgan, MRCP FRCR EBIR, Consultant Vascular and Interventional Radiologist, St George's NHS Trust, UK.)

而，开放手术技术仍然有重要的地位，特别是在需要维持终末器官灌注的情况下。

（苗天雨 熊飞 译 杨轶 审校）

参考文献

1. Ha JF, Sieunarine K. (2009). Laparoscopic splenic artery aneurysm resection; review of current trends in management. *Surgical Laparoscopy Endoscopy and Percutaneous Techniques* **19**, e67–e70.
2. Gehlen JM, Heeren PA, Verhagen PF, Peppelenbosch AG. (2011). Visceral artery aneurysms. *Vascular and Endovascular Surgery* **45**(8), 681–7.
3. Fankhauser GT, Stone WM, Naidu SG, et al. (2011). The minimally invasive management of visceral artery aneurysms and pseudoaneurysms. *Journal of Vascular Surgery* **53**(4), 966–70.
4. Morita K, Seki T, Iwami D, Sasaki H, Fukuzawa N, Nonomura K. (2012). Long-term outcome of single institutional experience with conservative and surgical management for renal artery aneurysm. *Transplantation Proceedings* **44**, 1795–9.
5. Marone EM, Mascia D, Kahlberg A, Brioschi C, Tshomba Y, Chiesa R. (2011). Is open repair still the gold standard in visceral artery aneurysm management? *Annals of Vascular Surgery* **25**, 936–46.
6. Abbas MA, Stone WM, Fowl RJ, et al. (2002). Splenic artery aneurysms: two decades experience at Mayo Clinic. *Annals of Vascular Surgery* **16**, 442–9.
7. Panayiotopoulos YP, Assadourian R, Taylor PR. (1996). Aneurysms of the visceral and renal arteries. *Annals of the Royal College of Surgeons of England* **78**(5), 412–19.
8. Henke PK, Cardneau JD, Welling THIII, et al. (2001). Renal artery aneurysms: a 35-year clinical experience with 252 aneurysms in 168 patients. *Annals of Surgery* **234**(4), 454–63.
9. Belli A, Markose G, Morgan R. (2012). The role of interventional radiology in the management of abdominal visceral artery aneurysms. *Cardiovascular and Interventional Radiology* **35**, 234–43.
10. Nosher JL, Chung J, Brevetti LS, Graham AM, Siegel RL. (2006). Visceral and renal artery aneurysms: a pictorial essay on endovascular therapy. *RadioGraphics* **26**, 1687–1704.
11. Weingarten MS, Nosher JL. (1987). Combined hepatic and gastric artery aneurysms: a case report and review of the literature. *Annals of Vascular Surgery* **1**, 598–603.
12. Saba L, Anzidei M, Lucatelli P, Mallarini G. (2011). The multidetector computed tomography angiography (MDCTA) in the diagnosis of splenic artery aneurysm and pseudoaneurysm. *Acta Radiologica* **52**, 488–98.
13. O'Driscoll D, Olliff SP, Olliff JF. (1999). Hepatic artery aneurysm. *British Journal of Radiology* **72**, 1018–25.
14. Solis MM, Ranval TJ, McFarland DR, Eidt JF. (1993). Surgical treatment of superior mesenteric artery dissecting aneurysm and simultaneous celiac artery compression. *Annals of Vascular Surgery* **7**(5), 457–62.
15. Sachdev-Ost U. (2010). Visceral artery aneurysms: review of current management options. *Mt Sinai Journal of Medicine* **77**, 296–303.
16. Paty PS, Cordero JA Jr, Darling CIII, et al. (1996). Aneurysms of the pancreaticoduodenal artery. *Journal of Vascular Surgery* **23**, 710–13.
17. Neschis DG, Safford SD, Golden MA. (1998). Management of pancreaticoduodenal artery aneurysms presenting as catastrophic intraabdominal bleeding. *Surgery* **123**, 8–12.
18. Henry M, Polydorou A, Frid N, et al. (2008). Treatment of renal artery aneurysm with the multilayer stent. *Journal of Endovascular Therapy* **15**, 231–6.
19. Balderi A, Antonietti A, Pedrazzini F, et al. (2010). Treatment of a hepatic artery aneurysm by endovascular exclusion using the multilayer cardiatis stent. *Cardiovascular and Interventional Radiology* **33**(6), 1282–6.
20. Meyer C, Verrel F, Weyer G, Wilhelm K. (2011). Endovascular management of complex renal artery aneurysms using the multilayer stent. *Cardiovascular and Interventional Radiology* **34**, 637–41.
21. Parent BA, Cho SW, Buck DG, Nalesnik MA, Gamblin TC. (2010). Spontaneous rupture of hepatic artery aneurysm associated with polyarteritis nodosa. *American Surgery* **76**(12), 1416–19.
22. Abbas MA, Fowl RJ, Stone WM, et al. (2003). Hepatic artery aneurysm: Factors that predict complications. *Journal of Vascular Surgery* **38**, 41–5.
23. Chandra A, O'Connell JB, Quinones-Baldrich WJ, et al. (2010). Aneurysmectomy with arterial reconstruction of renal artery aneurysms in the endovascular era: a safe, effective treatment for both aneurysm and associated hypertension. *Annals of Vascular Surgery* **24**, 503–10.
24. Komori K, Mori E, Yamaoka T, et al. (2000). Successful resection of superior mesenteric artery aneurysm: a case report and review of the literature. *Journal of Cardiovascular Surgery* **41**(3), 475–8.
25. Stone WM, Abbas MA, Cherry KJ, Fowl RJ, Gloviczki P. (2002). Superior mesenteric artery aneurysms: Is presence an indication for intervention? *Journal of Vascular Surgery* **36**, 234–7.
26. Stone WM, Abbas MA, Gloviczki P, Fowl RJ, Cherry KJ. (2002). Celiac artery aneurysms: a critical reappraisal of a rare entity. *Archives of Surgery* **137**, 670–4.

第10部分
静脉和淋巴管疾病

Alun H.Dabie s

第67章
静脉曲张

Alun H. Davies, A. C. Shepherd

静脉曲张简介

静脉曲张被定义为迂曲扩张的静脉，这个术语最常用于描述下肢浅静脉。扩张的曲张浅静脉通常起源于浅表主干静脉（称为大隐静脉和小隐静脉）反流。大隐静脉（GSV）起源于足背静脉弓，沿小腿内侧相对笔直走行，在耻骨结节下方外侧的隐股静脉交界处汇入股静脉。小隐静脉（SSV）在小腿中线后方向上走行，在膝后隐腘静脉交界处与汇入腘静脉。多个穿支静脉将表浅的隐静脉与深静脉系统连接起来。大多数静脉曲张患者存在隐股静脉交界处（SFJ）和GSV功能不全，导致深静脉系统血液反流到浅静脉[1]。功能不全的大、小隐静脉的属支静脉常导致浅静脉扩张，当直径>3mm时称为静脉曲张。反流也可能累及连接深静脉系统和浅静脉系统的穿支静脉。静脉曲张分为"原发性"和"继发性"，前者无明显潜在原因，后者是由于潜在的先天性病理因素、疾病过程或静脉系统受损（如深静脉血栓形成或创伤）而发生。

流行病学

静脉曲张在成年人中很常见，其发病率随着年龄增长而增加[2-4]。包括Edinburgh静脉研究和Bonn静脉研究等大型流行病学研究的数据提供了有关静脉疾病流行率的最可靠信息。这些研究表明，女性静脉疾病患病率为32%，男性为40%[3,5]，整体患病率为35.3%[4]，西方人群总患病率为15%～40%[2,6]。研究显示该病在女性出现的频率比男性更高[6]，尽管男性和女性的患病率可能相似，且研究之间存在差异[2,5]。

病因学和发病机制

尽管其发病率很高，但对静脉曲张的病因和发病机制仍知之甚少。来自临床、超声和组织学研究的证据支持多中心理论，即由静脉壁和静脉瓣组成异常导致功能改变，从而产生静脉疾病。静脉壁病变引起静脉扩张和静脉瓣功能障碍，导致静水压升高和静脉高压[7]。这些病理改变被认为是结缔组织、细胞外基质、弹性蛋白和静脉壁平滑肌细胞变化的结果[8-12]。基质金属蛋白酶（MMP）和MMP组织抑制因子（TIMP）是参与维持和降解细胞外基质的内肽酶，并且已知参与前述的一些病理变化。其已被证明会导致早期静脉疾病中血管内皮和平滑肌的改变，并且MMP的活性与晚期疾病中静脉皮肤变化的严重程度相关，而晚期疾病伴有相关的白细胞相互作用和炎症过程[7,13,14]。MMP1、2、3、7和9，以及TIMP1和3在静脉曲张中上调，TIMP2则降低[15]。静脉曲张也已被证明与疾病早期发生的炎症变化有关。其机制被认为是静脉高压影响，后者引起血管内皮细胞上配体上调，导致白细胞黏附和跨内皮细胞迁移增加，随后组织内毛细血管通透性增加和组织内的炎症变化[16]。平滑肌细胞凋亡、缺氧和内皮细胞功能障碍也被认为与静脉曲张发病有关，并已被证明在体外导致静脉舒张[17]。缺氧诱导因子（HIF）是包括MMP在内的许多细胞过程的上游调节因子，已发现其在静脉曲张中表达增加[18]。

原发性静脉曲张的诱发因素包括年龄增长[3,4,19]，以及由于肥胖、腹内病理变化或妊娠对静脉系统施加的压力增加[4,20]。高血压已被证明可导致慢性静脉疾病[4]和活动能力差；既往损伤和静脉炎也可诱发静脉曲张。吸烟和饮酒都可能增加静脉曲张发生风险，特别是在女性中[21]，而且有很强的家族倾向[22,23]。

自然病史

静脉曲张最早记录于约公元前3500年[24]。近年来大型流行病学研究证据使人们能够更好地了解静脉疾病的发生率和流行率[2-5]。近年来，微创脉内治疗的引入使人们可以精心设计许多关于新疗法疗效的研究；然而，尽管有大量研究支持使用新设备，但对静脉疾病进展的自然病史仍然知之甚少，很少有研究调查原发性静脉疾病的进展。许多原因使自然病史难以测量。根据流行病学研究估计，多达1/3的静脉曲张患者永远不会就医接受治疗，出现症状性静脉曲张的患者经常接受治疗。因此，自然病史很难确定。调查静脉疾病的进展和静脉疾病严重程度的分级十分复杂，临床研究中使用的结局指标经常不一致，难以进行比较。此外，浅静脉反流的存在及静脉血流动力学测量结果与临床功能表现之间的关联已被证明是微弱的[3,5,25]，这些参数之间的关系仍不清楚。

许多纵向研究记录了静脉曲张的临床进展。Kostas等人报道了一项在无症状患者中进行的纵向研究结果，在5年期间，22%的患者出现了新的线状静脉，31%的患者出现了新的静脉曲张，27%的患者出现了静脉曲张伴轻度并发症[26]。据Sarin等人报道，在静脉曲张待治疗患者中，25%的患者在中位数20个月内出现新的静脉曲张，1例患者（3%）发展为脂性硬皮病[27]。关于早期临床阶段患者的静脉疾病进展，Kostas等人报道，3%的单纯性静脉曲张患者在5年内出现皮肤变化[26]。Bonn静脉研究是关于静脉疾病进展的最新研究[28]，该研究评估了1978例患者在6.6年内的疾病进展。单纯静脉曲张（C2）进展为静脉曲张伴肿胀（C3）或皮肤改变（C4）在隐静脉反流患者中为31.8%，在非隐静脉反流患者中为19.8%。Edinburgh静脉研究的数据显示，47.4%的主干静脉曲张患者在13年期间出现临床表现恶化，疾病进展率为每年3.54%[29]。Brewster等人报道，22%的患者在等待浅静脉疾病治疗的平均4年期间出现皮肤变化[30]。据现有文献提供的证据，无并发症的静脉曲张患者中每年有3.5%～7%的患者会出现皮肤变化[26,27,30-33]。在个体患者中发生这种情况的可能性与遗传、患者和环境因素有关。慢性静脉疾病发展至静脉溃疡需要约20年，伴有皮肤变化和深静脉功能不全的患者风险更高。从早期皮肤变化到静脉溃疡的进展速度尚不清楚，但根据现有证据，估计每年为1%～2%[28,31,32,34]。

临床特征

众所周知，静脉曲张引起症状的真正性质难以确定。静脉曲张患者常出现一些非特异性症状，如疼痛、沉重、瘙痒和肿胀，这些症状在无静脉疾病的患者中也经常发生。然而，尽管很难证明两者之间的因果关系，但这些症状与静脉曲张显著相关[35]。最常见症状包括下肢疼痛、沉重/紧张、肿胀、不宁腿、抽筋、瘙痒和刺痛[36]，这些症状在长时间站立或坐位使双下肢处于下垂位置后经常出现，并在炎热天气时加剧。有证据表明，通常报道的症状可能与静脉功能不全有关，而不是静脉曲张，后者通常无症状[37]。Edinburgh静脉研究发现，不适的症状和主干浅静脉反流之间只有微弱的联系[36]，Labropoulos等人发现，只有70%的GSV反流患者报告了症状[1]。总体来说，症状与静脉功能不全的相关性很差，患者在出现静脉曲张时表现出各种各样的担忧[38]，这意味着没有足够证据将大多数症状归咎于静脉原因[35,36]。静脉曲张的并发症可能发生在多达7%的患有静脉疾病的人群中，包括出血、血栓性静脉炎，以及一定比例的皮肤变化和静脉溃疡[39]。

分类体系

CEAP分类

在20世纪90年代之前，尚无普遍接受的静脉曲张分类方法。自20世纪40年代以来，出现了许多不同分类方法，大多数将临床体征与可检测的静脉反流及其严重程度结合起来[40-42]。之前描述的分类未被广泛使用，也未被广泛认可，因此，美国静脉论坛的一个国际特设委员会在1995年制定了关于慢性静脉疾病的临床表现、病因、解剖和病理生理学（CEAP）分类的共识文件[43]。对CEAP在102例患者中进行了客观验证，发现其可准确识别静脉疾病的类别[44]。

CEAP分类现已完善并广泛应用于静脉疾病的

研究报道。其提供了静脉疾病严重程度的静态描述，并为4个领域中的每个领域划分了一个等级：临床表现严重程度、病因、静脉解剖分布和涉及的病理过程，从而为制订治疗决策奠定基础。虽然存在4个领域，但临床表现分级C0~C6是最常用的。

静脉曲张治疗的快速发展促进了原版CEAP分类的修订。修订后CEAP分类的细节在2004年美国静脉论坛经协商一致后公布[45]，分类原始结构保持不变；但对定义进行了补充和完善，并引入了“基础”和“高级”CEAP。C4临床表现分类分为(a)和(b)，E、A和P分类中引入了“未发现静脉原因”(记为“n”)(表67.1)。Ⅰ~Ⅲ级也描述了不同检查水平，Ⅰ级是以诊室为基础的评估，包括临床检查和手持多普勒；Ⅱ级包括非侵入性检查，包括双功能超声扫描和体积描记法；Ⅲ级包括有创或复杂成像，如静脉造影、CT或MRI扫描。基础CEAP涉及上述所有类别描述，并使用单个最高描述值进行临床分类。高级CEAP结合基础CEAP的所有内容，加上完整临床描述，其在18个可用于定位静脉病理的静脉节段进行了明确描述[45]。

静脉病严重程度评分

尽管CEAP分类是一种有用的描述性工具，但其并不适用于评估干预后的结局。美国静脉论坛特设委员会于2000年提出了一种新的临床结局评分[46]，即静脉病严重程度评分(VSS)，用于量化和比较干预后变化。其由静脉临床严重程度评分(VCSS)、静脉节段病变评分(VSD)和静脉性残疾评分(VDS)3个部分组成。

静脉临床严重程度评分

VCSS(表67.2)包含10个领域，基于最初的CEAP分类，根据症状和体征是否存在进行评分(如疼痛、肿胀、皮肤变化、溃疡和对压迫治疗的依赖性)，满分30分。

静脉节段病变评分

VSD结合了CEAP评分的解剖和病理部分。对每侧下肢进行反流和梗阻评分，以判断在任何指定部位(小隐静脉、大隐静脉、大腿穿支、小腿穿支、小腿静脉、腘静脉、股浅静脉、股深静脉、股总静脉、髂静脉或下腔静脉)是否存在超过0.5m/s的静脉反流或静脉阻塞。两者满分都为10分。

表67.1 CEAP分类

临床表现(C)	
C0	无明显静脉疾病表现
C1	毛细血管扩张或网状静脉
C2	静脉曲张直径>3mm
C3	水肿
C4	皮肤变化包括： 色素沉着或湿疹 脂性硬皮病或白色萎缩症
C5	已愈合的静脉溃疡
C6	活动性静脉溃疡
病因(E)	
先天性	Ec-
原发性	Ep-原因不明
继发性	Es(已知原因-血栓后/梗阻性/其他)
未发现静脉原因	En
解剖(A)	
浅表	As
深部	Ad
穿支	Ap
未发现静脉原因	An
病理生理学(P)	
反流	P_R
梗阻	Po
反流和梗阻	P_{RO}
未发现静脉原因	Pn

患者分为有症状或无症状。

Reprinted from the Journal of Vascular Surgery, Volume 4, Issue 6, Eklof B et al. Revision of the CEAP classification for chronic venous disorders: Consensus statement, pp. 1248－52, Copyright © 2004 The Society for Vascular Surgery, with permission from Elsevier, http://www.sciencedirect.com/science/journal/07415214.

静脉性残疾评分

VDS根据症状严重程度和对压迫治疗的依赖性，对患者进行0～3级评分：无症状(0分)；有症状，但在无压迫治疗的情况下可进行日常活动(1分)；只有在压迫治疗和(或)肢体抬高的情况下才能进行日常活动(2分)；即使压迫治疗和(或)肢体抬高，也无法进行日常活动(3分)。

VCSS和VDS已被证明与术前CEAP评分相关，可有效区分静脉解剖正常和静脉疾病的患者，并与静脉疾病的严重程度相关[47,48]。两者对治疗后变化

表 67.2 静脉临床严重程度评分

	无	轻度	中度	重度
疼痛	无	偶发,不限活动/无须镇痛	中度活动,偶尔需镇痛	每天,重度限制活动,需定期镇痛
静脉曲张>4mm	无	少	多,GSV	广泛,GSV和SSV
静脉性水肿	无	傍晚,踝部	下午,膝关节以上	早晨,需抬高肢体
皮肤色素沉着	无	局部且陈旧,棕色	扩散,小腿下1/3,紫色	广泛,紫色
炎症	无	边缘区域有轻微蜂窝织炎	中度,累及大部分足靴区	严重蜂窝织炎或严重湿疹
硬结	无	局限<5cm	内侧或外侧,<小腿下1/3	小腿1/3或更多
活动溃疡数	0	1	2	3
活动溃疡时间	无	<3个月	>3个月及<12个月	>12个月
活动溃疡直径(cm)	无	<2	2~6	>6
压迫治疗	未使用或不符合要求	间断使用压力袜	大多数时间穿压力袜	每天穿压力袜

Reproduced with permission from Vasquez MA and Munschauer CE, Revised venous clinical severity score: A facile measurement of outcomes in venous disease, Phlebology: The Journal of Venous Disease, Volume 27, Supplement 1, pp.119-29, Copyright © 2012 SAGE Publications.

也很敏感[49],目前提倡作为CEAP分类的补充工具。VCSS简单易用且越来越受欢迎,在一些临床试验中作为次要结局衡量标准[50-55]。VCSS最近进行了修订[56],修改了某些类别的语言,使其易于应用于患者,而不影响敏感性,并使其成为临床医生在日常实践和临床研究中更容易使用的工具[56,57]。美国血管外科学会和美国静脉论坛的联合指南推荐使用该评分来评估干预后的结局[58]。

检查和诊断

静脉系统成像和静脉血流动力学评估对于静脉曲张治疗决策和结局测量是重要的。评估静脉解剖十分有必要,以便确定反流或阻塞位置,并评估患者是否适合消融手术。血流动力学异常的测量可用于诊断和评估干预后血流动力学的改善。

双功能超声

双功能超声在20世纪80年代引入。在过去20年中,多普勒超声应用已从20世纪90年代仅适用于拥有设备的中心特定患者[59],转变为取代静脉造影作为目前评估静脉曲张的金标准[60,61]。其由B型超声和彩色多普勒组成,可详细评估静脉系统解剖及测量血流动力学。扫描准确性依赖于检查医师,合格的血管科学家或有经验的血管外科医生可获得可靠且可重复的图像,以便准确地定位静脉反流或梗阻部位。患者呈常规站立位,在小腿受压或Valsalva动作后反流>0.5m/s时则认为是病理性反流。在双功能超声广泛使用之前,手持式多普勒(HHD)经常用于门诊,以检测SFJ或SPJ或大、小隐静脉反流,可在临床检查时计划手术。然而研究表明,即使是在经验丰富的人员中,依赖临床专业知识和HHD检查的做法也可能不可靠,专家会遗漏3%~11%的GSV反流和4%~11%的SSV反流[62,63]。在有症状的浅表静脉反流患者中,深静脉功能不全经常也被漏诊[64]。一项在接受静脉曲张手术患者中进行的随机临床试验证实,双功能超声可降低2年复发率和再手术率[65]。因此,根据美国血管外科学会和美国静脉论坛联合委员会的指南[58],建议所有患者,即使是原发性静脉曲张患者,在治疗干预前都应进行双功能超声成像检查[66]。静脉腔内消融术的引入显著增加了双功能超声的应用,这是隐静脉插管和实施肿胀麻醉所必需的。

静脉造影术

在双功能超声普及之前,静脉造影是静脉系统成像的金标准,其检查过程包括向静脉系统注入不透射线的造影剂,并进行多次X线成像。虽然静脉造影有助于提供静脉系统的解剖学信息,但其是有创的,在显示反流和瓣膜关闭不全方面不如多普勒超声准确,而且只能提供有限的血流动力学测量。

故现在很少进行静脉造影，多被双功能超声扫描所取代，只在那些被认为有静脉梗阻和盆腔静脉反流的患者的深静脉系统成像中存在有限的作用。

CT和MRI

CT和MR静脉造影（MRV）都可以提供静脉系统的详细三维图像。其对中心静脉成像最有用，并不是原发性静脉曲张患者的一线检查。MRV有助于盆腔淤血综合征合并静脉曲张患者的诊断和干预。CT对有深静脉病变的患者，特别是静脉阻塞或深静脉血栓形成的患者有帮助，以便计划溶栓或深静脉支架置入或重建手术。

静脉血流动力学的测量

静脉血流动力学评估包括测量下肢静脉血流速度和静脉压力。血流动力学因素已被证明与静脉功能不全相关的身体变化相关，并在浅静脉手术后有所改善。

动态静脉压力测量

静脉血流动力学评估的金标准是有创测量动态静脉压力。这项技术包括在足背插入静脉，并测量小腿肌肉泵运动后的压力变化。其对检测静脉血流动力学异常很敏感，但不能提供反流部位的解剖学信息。该技术也具有侵入性和耗时的缺点，目前仅限于临床研究的使用。

数字型光电容积描记

数字型光电容积描记（PPG）是一种替代侵入性测量的无创且有效的方法。通过测量真皮毛细血管中血液反射的光线，PPG使用光流变术测量静脉再充盈时间（VRT）。先进行初步读数，然后患者行10次足背屈，以利用肌肉泵排出小腿静脉中血液。然后测量皮肤中红外吸收的变化，并将其恢复到基线值90%所需要的时间计算为VRT。尽管与动态静脉压测量相比，PPG具有简单和无创的优点，但其受到许多患者相关因素的影响，包括患者的身体习惯、水肿和皮肤变化，这些因素限制了PPG在许多情况下的准确性。

空气体积描记术

空气体积描记术是测量动态静脉压的另一种方法，即在小腿周围放置充气袖带，并测量小腿体积对运动的反应性改变。这提供了静脉血流动力学变化的准确信息，是非侵入性的，并提供了关于小腿肌肉泵运动后静脉充盈量、射血量的信息，并可计算静脉充盈指数和VRT。

解剖反流和血流动力学功能都是衡量静脉疾病影响的替代指标。然而术前VRT已被证明与临床CEAP和经验证的疾病特异性生活质量结果相关（Aberdeen静脉曲张问卷）。浅静脉手术后VRT已被证明与静脉溃疡复发减少有关，在这种情况下可能是一种有用的预后工具[67]。有人提出体积描记法可能有助于区分美容静脉曲张患者和真正血流动力学障碍的患者[68]，尽管对VRT与功能结局关系的研究很少，而且在常规临床实践中也很少采用。

静脉疾病患者的生活质量评价

静脉疾病引起的死亡率和严重并发症很少；然而，许多静脉疾病患者报告了一系列不同严重程度的症状，往往没有明显临床体征[35]。这些症状常影响日常活动、工作能力和社会生活，因此对患者生活质量有不同程度的影响。大多数治疗都以提高生活质量为目的。随着静脉腔内治疗静脉曲张的引入，人们对使用和开发评估生活质量（以评估结果）的工具越来越感兴趣。评估结果的问卷大致可分为两类：一般（适用于一般人群，经常评估躯体和精神健康）或系统/疾病特定（旨在评估具有特定状态或疾病过程的患者生活质量）问卷。

一般生活质量评估问卷

一般健康问卷，如健康调查简表-36（SF-36）和健康调查简表-12（SF-12），已被证明能够可靠评估患者的一般生活质量，包括静脉曲张患者[69,70]。与普通人群相比，症状性静脉曲张患者的生活质量评分较低[70]；而与保守治疗相比，手术治疗可改善生活质量[69]。Nottingham健康量表[71]和欧洲五维健康量表（EQ-5D）在评估一般生活质量方面也很有效，并已用于静脉曲张和下肢静脉溃疡患者的研究[72,73]。一般生活质量变化有助于评估某疾病对一般生活质量的影响，并可用于比较不同人群中不同疾病过程的影响，其中年龄和性别匹配的正常值可用于比较。这样就可以进行卫生经济评估，以便比较不同治疗方法和不同疾病过程的成本/效益。虽然一般问卷在评估不同疾病过程的生活质量和经济评估方面很重要，但其可能缺乏敏感性，无法发现与特定疾病有关的生活质量的细微但重要的差异。

疾病特异性生活质量调查问卷

疾病特异性问卷的目的是检测特定疾病过程中与健康相关的生活质量的细微变化，从而对治疗后的变化做出反应。所有疾病过程中，患者观点和症状对其生活质量的影响都是重要的，特别是在静脉疾病的治疗中，临床、解剖学和血流动力学测量并不能完全评估疾病影响。现描述各种调查问卷，详见下文。

Aberdeen静脉曲张问卷

Garratt等人设计的Aberdeen静脉曲张问卷（AVVQ）是第一个经过验证可用于静脉曲张患者的疾病特异性问卷[74]。该问卷根据疾病临床严重程度、所经历症状及其对生活质量的影响进行评分。AVVQ显示出良好的内部一致性和有效性，这通过与SF-36[74]的所有方面的强相关性得到证实，并且还证实了当年龄和性别匹配时，静脉曲张患者的感知健康状况比一般人群差[74]。自首次发布以来，由13个问题组成的AVVQ已被证明对干预后的变化有反应，并与临床评分系统、一般生活质量和手术后生活质量的改善显著相关[70]。与一般生活质量问卷相比，该问卷对术后变化更敏感[75]。AVVQ仍然是针对具体疾病问卷中使用最频繁、验证最好的问卷，并已在许多临床试验中用于评估结果[70,74,76,77]。

慢性静脉功能不全问卷

慢性静脉功能不全问卷（CIVIQ）最初版本是通过对2000多例患者的横断面观察研究开发的，其中超过50%的患者有静脉功能不全，并根据临床体征和症状进行诊断。CIVIQ-2是在对1001例静脉疾病患者的20个同等权重问题的问卷进行二次分析后设计的，这些问题基于4个标准，包括躯体、心理和社会发病率，以及疼痛作为参数。CIVIQ-2问卷已被证明是评估慢性下肢静脉功能不全[78]的合适、特异和可靠的工具，并已在许多临床试验中使用[79,80]。

静脉功能不全流行病学和经济研究-生活质量/症状调查问卷

2003年，Lamping等发表了静脉功能不全流行病学和经济研究-生活质量/症状调查问卷（VEINES-QOL/Sym）[81]。既往疾病特异性工具在英语国家中没有得到充分的验证[78]，或者是专门设计用来评估一小部分静脉疾病（静脉溃疡或静脉曲张[74]）。因此，VEINES问卷被设计为评估全部慢性静脉疾病特异性生活质量的有效工具，并且作为VEINES研究的一部分在5个国家用法语和英语对1531例患者进行了验证[81]。该问卷由35个条目组成，分为症状问卷（10个条目）和生活质量问卷（25个条目）。

特定生活质量和结局反应-静脉问卷

特定生活质量和结局反应-静脉问卷（SQOR-V）是由Guex等人设计、由患者填报的结局问卷[82]。有人认为，对于那些可能没有明显静脉功能不全临床体征的患者，即被认为是轻度-中度静脉疾病的C0～C3患者，以前设计的问卷可能不够敏感，无法评估其症状及其对活动和生活质量的影响。为了对症状进行评估，共编制46个问题，评分标准为1～5，以提高准确性和敏感性。问题被分成5个领域，涉及身体不适、外观、行动限制、风险或感知风险，以及对健康和情绪后果的威胁。每个领域都调整为4～20分，总分范围20（无疾病）到100（严重疾病）。虽然该问卷是用英语开发的，但最初是以法语使用SF12和流行病学研究中心抑郁量表（CES-D）对202例患者进行验证[82]。SQOR-V具有内部一致性、可重复性、结构效度、收敛效度和临床有效性[82]，现已在包括英语和西班牙语在内的几种其他语言中得到验证[83]。

Charing Cross 静脉溃疡问卷

Charing Cross静脉溃疡问卷（CXVUQ）被设计用于评估下肢静脉性溃疡患者的生活质量。这一溃疡特异性问卷的问题涉及身体不适、日常活动和社会活动的影响、情绪后果、对敷料的看法和患者行动能力。对该问卷在一组98例患者中使用SF-36进行了验证，并且已发现对下肢静脉溃疡患者的治疗是可靠的和有反应的[84]。

对使用临床和患者报告的结果进行测量，均有热情的支持者[50]，而关于哪一个最有用这一问题目前存在争议[85]。很少有研究将客观的临床评分系统的有效性与疾病特异性生活质量工具进行比较[86]，尚未最终证明一种评分系统或问卷比另一种具有优势。

静脉曲张的处理

静脉曲张的治疗指征

许多静脉曲张患者仍无症状,不需任何治疗;然而,对于有静脉曲张或慢性静脉疾病的症状或并发症的患者,有许多治疗方案可供选择。在英国,英国国家健康与临床优化研究所(NICE)为全科医生制定了关于将静脉曲张患者转诊到二级医疗单位的指南(表67.3)。单纯性静脉曲张(C2)患者仍可出现并发症,包括出血或血栓性静脉炎,因此建议转诊治疗[87]。然而,此类并发症在转诊中所占比例相对较低(约5%)[31],许多转诊是基于症状和并发症考虑。无明显临床体征时,静脉曲张患者填报的一般生活质量评分也明显较差,根据CEAP分类[88],这些评分似乎与疾病严重程度成正比。来自随机试验的证据证实,与保守治疗相比[69],浅表静脉术后患者生活质量显著改善,低于NICE推荐的成本/效益阈值[89]。最近评估局部麻醉下微创治疗的卫生经济学研究表明,与保守治疗相比,这些治疗可能具有成本/效益[90]。尽管在西方人群中静脉曲张的患病率高达30%~40%,但发展为静脉溃疡的情况很少见,约为1%[3,4]。据估计,C2疾病患者为防止1例静脉性溃疡的发展需要治疗的数量为100例[91]。静脉性溃疡的

表67.3 NICE指南中将静脉曲张患者由初级医疗单位向二级医疗单位转诊的优先情况总结[87]

向血管专科转诊的指南
立即将静脉曲张出血的患者转诊到血管专科
有症状的原发性或复发性静脉曲张
被认为是由慢性静脉功能不全引起的下肢皮肤变化,如色素沉着或湿疹
浅静脉血栓形成(表现为静脉坚硬、疼痛)和疑有静脉功能不全
下肢静脉性溃疡(膝盖以下皮肤破溃,2周内未愈合)
下肢已愈合的静脉性溃疡

Adapted from National Institute for Clinical Excellence, Referral Advice: A guide to appropriate referral from general to specialist services, NICE, London, UK, Copyright © 2002, available from http://www.gp-training.net/protocol/misc/niceref.pdf. Reproduced with permission. Information accurate at time of press. For up-to-date guidance please visit http://www.nice.org.

发生受多因素影响;而慢性静脉疾病的发展被认为是受长时间站立、肥胖和使用压力袜的影响[26]。静脉曲张合并体重减轻、直肠出血或腹痛有可能由腹部或盆腔肿瘤所导致,应进一步检查。

保守治疗

压力治疗

对浅静脉系统的压缩可减少下肢静脉淤积,从而减少静脉容量,并帮助小腿肌肉泵血,缓解肿胀和疼痛等症状。梯度压力弹力袜在足踝提供特定的压力,以改善静脉回流。英国、欧洲和美国对压力的分级系统各不相同。一篇Cochrane综述证实,压力治疗可促进溃疡愈合,减少小腿静脉性溃疡复发[92]。一项对随机临床试验的系统性回顾证实,10~20mmHg的压力可改善静脉血流动力学,减少静脉反流和静脉水肿,并减轻疼痛和不适等症状[93]。症状改善是组织氧合和灌注改善的结果;然而,最近一项系统性综述评估了其在非复杂静脉曲张中的作用,发现其在该患者组中的应用证据是模棱两可的[94]。压力袜的缺点包括给患者带来不适,特别是天气炎热时,以及穿袜子困难,尤其是对于同时存在肌肉骨骼病变的患者。研究表明,许多患者对压力袜的依从性差[95]。如果患者适合进行静脉腔内消融术,则不建议将加压袜作为主要治疗方法[58],而且在对有症状的患者进行治疗干预前使用加压袜缺乏证据支持。

在静脉曲张治疗之后,经常使用压力袜。静脉曲张治疗后经常使用加压袜。直观的优势包括减少瘀伤和血栓性静脉炎;然而,来自随机对照试验的证据不支持在开放手术[96]或静脉腔内消融治疗后长期使用压迫治疗[97,98],但推荐其作为无动脉疾病时辅助静脉溃疡愈合的主要治疗方法[58]。

静脉曲张的药物治疗

在英国,静脉疾病治疗主要包括压力治疗或浅静脉主干反流消融;然而,也有一些药物用于治疗静脉疾病。药物通常分为静脉活性/静脉营养药物(作用于静脉张力或毛细血管通透性的药物)或非静脉活性药物,包括天然药物或合成药物。在已上市多年的静脉活性药物中,最广为人知的是微粒化纯化黄酮成分(MPFF)或Daflon,其已被证明可以改善静脉张力,降

低静脉压。虽然确切作用机制还不完全清楚，但认为MPFF可抑制去甲肾上腺素降解、白细胞黏附和激活，减少炎症，抑制血小板功能，改善淋巴引流[99]。一项荟萃分析支持使用Daflon改善静脉溃疡愈合，也有报道称Daflon可减少疼痛、水肿和下肢痉挛[100,101]。与Daflon药理学类似的药物包括羟甲雄烷吡唑和芸香苷，其被认影响毛细血管通透性，并可减少肿胀和改善血流动力学功能[102]。一些药物在前瞻性研究中与Daflon相比具有优势[103]。一项对4413例患者进行的44项静脉营养药物临床试验的Cochrane综述表明，口服静脉营养药物显著减轻了水肿，但其他体征和症状改善的证据尚不确定，因此，没有足够证据支持其用于全面改善慢性静脉功能不全的症状[104]。

静脉活性药物的副作用很少，但可能包括恶心、呕吐和腹痛[105]。

非静脉活性药物，如己酮可可碱、麦角胺和阿司匹林，影响与静脉疾病相关的炎性反应。机制包括减少白细胞激活、纤溶和血小板抑制，这些药物可能会对静脉溃疡患者有益处[106]。

目前，静脉疾病的药物治疗仅限于改善症状，而且缺乏来自随机试验的证据支持其使用，因此，许多药物仍未获得许可证，静脉腔内和外科治疗通常是首选的确定治疗方案。

静脉曲张的处理指南

2011年，美国血管外科学会（SVS）和美国静脉论坛（AVF）发布了静脉曲张和慢性静脉功能不全患者的治疗建议指南[107]（框67.1）。建议分为1级（强烈，即收益明显大于风险、负担和成本）或2级（如风险-收益比接近平衡）。证据等级从A到C（高、中、低质量）[58]。

框67.1 静脉曲张评估和管理指南摘要
检查：在静脉曲张患者中，双功能超声推荐用于深、浅静脉系统成像
静脉疾病分级：CEAP分级应该用于描述慢性静脉疾病的严重程度
评估结局：推荐采用修订后的静脉临床严重程度评分来评估干预后结局
压力治疗：静脉性溃疡患者推荐使用压力治疗
对有症状的静脉曲张患者推荐压力治疗，但如果患者适用隐静脉消融，则不推荐作为首要治疗
原发性静脉曲张伴主干浅静脉功能不全的治疗：对于GSV反流患者，推荐静脉腔内热消融（EVLA或RFA）优于高位结扎和剥脱术。泡沫硬化剂疗法是另一种选择，尽管证据较弱

（吴洲鹏 译 马玉奎 审校）

延伸阅读

Additional online materials for this chapter are available online at: http:// www.oxfordmedicine.com

参考文献

1. Labropoulos N, Leon M, Nicolaides AN, et al. (1994). Superficial venous insufficiency: correlation of anatomic extent of reflux with clinical symptoms and signs. *Journal of Vascular Surgery* **20**(6), 953–8.
2. Callam MJ. (1994). Epidemiology of varicose veins. *British Journal of Surgery* **81**(2), 167–73.
3. Evans CJ, Fowkes FG, Ruckley CV, Lee AJ. (1999). Prevalence of varicose veins and chronic venous insufficiency in men and women in the general population: Edinburgh Vein Study. *Journal of Epidemiology and Community Health* **53**(3), 149–53.
4. Maurins U, Hoffmann BH, Losch C, et al. (2008). Distribution and prevalence of reflux in the superficial and deep venous system in the general population—results from the Bonn Vein Study, Germany. *Journal of Vascular Surgery* **48**(3), 680–7.
5. Evans CJ, Allan PL, Lee AJ, et al. (1998). Prevalence of venous reflux in the general population on duplex scanning: the Edinburgh vein study. *Journal of Vascular Surgery* **28**(5), 767–76.
6. Lee AJ, Evans CJ, Allan PL, Ruckley CV, Fowkes FG. (2003). Lifestyle factors and the risk of varicose veins: Edinburgh Vein Study. *Journal of Clinical Epidemiology* **56**(2), 171–9.
7. Raffetto JD, Khalil RA. (2008). Mechanisms of varicose vein formation: valve dysfunction and wall dilation. *Phlebology* **23**(2), 85–98.
8. Mashiah A, Rose SS, Hod I. (1991). The scanning electron microscope in the pathology of varicose veins. *Israel Journal of Medical Science* **27**(4), 202–6.
9. Rose SS, Ahmed A. (1986). Some thoughts on the aetiology of varicose veins. *Journal of Cardiovascular Surgery (Torino)* **27**(5), 534–43.
10. Borden P, Heller RA. (1997). Transcriptional control of matrix metalloproteinases and the tissue inhibitors of matrix metalloproteinases. *Critical Reviews in Eukaryotic Gene Expression* **7**(1–2), 159–78.
11. Nagase H. (1997). Activation mechanisms of matrix metalloproteinases. *Biological Chemistry* **378**(3–4), 151–60.
12. Gomez DE, Alonso DF, Yoshiji H, Thorgeirsson UP. (1997). Tissue inhibitors of metalloproteinases: structure, regulation and biological functions. *European Journal of Cell Biology* **74**(2), 111–22.
13. Raffetto JD, Khalil RA. (2008). Matrix metalloproteinases in venous tissue remodeling and varicose vein formation. *Current Vascular Pharmacology* **6**(3), 158–72.
14. Raffetto JD, Khalil RA. (2008). Matrix metalloproteinases and their inhibitors in vascular remodeling and vascular disease. *Biochemical Pharmacology* **75**(2), 346–59.
15. Lim CS, Davies AH. (2009). Pathogenesis of primary varicose veins. *British Journal of Surgery* **96**(11), 1231–42.
16. Saharay M, Shields DA, Porter JB, Scurr JH, Coleridge Smith PD. (1997). Leukocyte activity in the microcirculation of the leg in patients with chronic venous disease. *Journal of Vascular Surgery* **26**(2), 265–73.
17. Lim CS, Shalhoub J, Gohel MS, Shepherd AC, Davies AH. (2010). Matrix metalloproteinases in vascular disease—a potential therapeutic target? *Current Vascular Pharmacology* **8**(1), 75–85.
18. Lim CS, Kiriakidis S, Paleolog EM, Davies AH. (2012). Increased activation of the hypoxia-inducible factor pathway in varicose veins. *Journal of Vascular Surgery* **55**(5), 1427–39.
19. Robertson L, Evans C, Fowkes FG. (2008). Epidemiology of chronic

venous disease. *Phlebology* **23**(3), 103–11.

20. Laurikka JO, Sisto T, Tarkka MR, Auvinen O, Hakama M. (2002). Risk indicators for varicose veins in forty—to sixty-year-olds in the Tampere varicose vein study. *World Journal of Surgery* **26**(6), 648–51.
21. Ahti TM, Makivaara LA, Luukkaala T, Hakama M, Laurikka JO. (2010). Lifestyle factors and varicose veins: does cross-sectional design result in underestimate of the risk? *Phlebology* **25**(4), 201–6.
22. Carpentier PH, Maricq HR, Biro C, Poncot-Makinen CO, Franco A. (2004). Prevalence, risk factors, and clinical patterns of chronic venous disorders of lower limbs: a population-based study in France. *Journal of Vascular Surgery* **40**(4), 650–9.
23. Scott TE, LaMorte WW, Gorin DR, Menzoian JO. (1995). Risk factors for chronic venous insufficiency: a dual case-control study. *Journal of Vascular Surgery* **22**(5), 622–8.
24. van den Bremer J, Moll FL. (2010). Historical overview of varicose vein surgery. *Annals of Vascular Surgery* **24**(3), 426–32.
25. Shepherd AC, Gohel MS, Lim CS, Davies AH. (2010). A study to compare disease-specific quality of life with clinical anatomical and hemodynamic assessments in patients with varicose veins. *Journal of Vascular Surgery* **53**(2), 374–82.
26. Kostas TI, Ioannou CV, Drygiannakis I, et al. (2010). Chronic venous disease progression and modification of predisposing factors. *Journal of Vascular Surgery* **51**(4), 900–7.
27. Sarin S, Shields DA, Farrah J, Scurr JH, Coleridge-Smith PD. (1993). Does venous function deteriorate in patients waiting for varicose vein surgery? *Journal of the Royal Society of Medicine* **86**(1), 21–3.
28. Rabe E, Pannier F, Ko A, et al. (2010). Incidence of varicose veins, chronic venous insufficiency, and progression of the disease in the Bonn vein study II. *Journal of Vascular Surgery* **51**(3), 791.
29. Robertson L, Boghossian S, Evans C, et al. (2011). Incidence and risk factors for development of varicose veins in the general population: Edinburgh Vein Study. *Abstracts presented at the American Venous Forum, 23rd Annual Meeting, San Diegio, California.*
30. Brewster SF, Nicholson S, Farndon JR. (1991). The varicose vein waiting list: results of a validation exercise. *Annals of the Royal College of Surgeons of England* **73**(4), 223–6.
31. Boghossain S, Robertson L, Evans C, et al. (2011). Deterioration in trunk varicosities in the general population over a 13 year period: Edinburgh Vein Study. *Abstracts presented at the American Venous Forum, 23rd Annual Meeting, San Diegio, California.*
32. Labropoulos N, Leon L, Kwon S, et al. (2005). Study of the venous reflux progression. *Journal of Vascular Surgery* **41**(2), 291–5.
33. Pannier F, Rabe E. (2011). Progression of chronic venous disorders-results from the Bonn Vein Study. *Abstracts presented at the American Venous Forum, 23rd Annual Meeting, San Diegio, California.*
34. Lurie F, Makarova NP. (1998). Clinical dynamics of varicose disease in patients with high degree of venous reflux during conservative treatment and after surgery: 7-year follow-up. *International Journal of Angiology* **7**(3), 234–7.
35. Campbell WB, Decaluwe H, Boecxstaens V, et al. (2007). The symptoms of varicose veins: difficult to determine and difficult to study. *European Journal of Vascular and Endovascular Surgery* **34**(6), 741–4.
36. Bradbury A, Evans C, Allan P, et al. (1999). What are the symptoms of varicose veins? Edinburgh vein study cross sectional population survey. *BMJ* **318**(7180), 353–6.
37. Kurz X, Lamping DL, Kahn SR, et al. (2001). Do varicose veins affect quality of life? Results of an international population-based study. *Journal of Vascular Surgery* **34**(4), 641–8.
38. Campbell WB, Decaluwe H, Macintyre JB, Thompson JF, Cowan AR. (2006). Most patients with varicose veins have fears or concerns about the future, in addition to their presenting symptoms. *European Journal of Vascular and Endovascular Surgery* **31**(3), 332–4.
39. Cesarone MR, Belcaro G, Nicolaides AN, et al. (2002). 'Real' epidemiology of varicose veins and chronic venous diseases: the San Valentino Vascular Screening Project. *Angiology* **53**(2), 119–30.
40. Heyerdale WW, Stalker LK. (1941). Management of varicose veins of the lower extremities. *Annals of Surgery* **114**(6), 1042–9.
41. Biland L, Widmer LK. (1988). Varicose veins (VV) and chronic venous insufficiency (CVI). Medical and socio-economic aspects, Basle study. *Acta Chirurgica Scandinavica Supplementum* **544**, 9–11.
42. Ad Hoc Committee on Reporting Standards SfVSNAC, International Society for Cardiovascular Surgery. (1988). Reporting standards in venous disease. Prepared by the Subcommittee on Reporting Standards in Venous Disease, Ad Hoc Committee on Reporting Standards, Society for Vascular Surgery/North American Chapter, International Society for Cardiovascular Surgery. *Journal of Vascular Surgery* **8**(2), 172–81.
43. Porter JM, Moneta GL. (1995). Reporting standards in venous disease: an update. International Consensus Committee on Chronic Venous Disease. *Journal of Vascular Surgery* **21**(4), 635–45.
44. Kistner RL, Eklof B, Masuda EM. (1996). Diagnosis of chronic venous disease of the lower extremities: the "CEAP" classification. *Mayo Clinic Proceedings* **71**(4), 338–45.
45. Eklof B, Rutherford RB, Bergan JJ, et al. (2004). Revision of the CEAP classification for chronic venous disorders: consensus statement. *Journal of Vascular Surgery* **40**(6), 1248–52.
46. Rutherford RB, Padberg FT, Jr., Comerota AJ, et al. (2000). Venous severity scoring: An adjunct to venous outcome assessment. *Journal of Vascular Surgery* **31**(6), 1307–12.
47. Meissner MH, Natiello C, Nicholls SC. (2002). Performance characteristics of the venous clinical severity score. *Journal of Vascular Surgery* **36**(5), 889–95.
48. Ricci MA, Emmerich J, Callas PW, et al. (2003). Evaluating chronic venous disease with a new venous severity scoring system. *Journal of Vascular Surgery* **38**(5), 909–15.
49. Kakkos SK, Rivera MA, Matsagas MI, et al. (2003). Validation of the new venous severity scoring system in varicose vein surgery. *Journal of Vascular Surgery* **38**(2), 224–8.
50. Vasquez MA, Wang J, Mahathanaruk M, et al. (2007). The utility of the Venous Clinical Severity Score in 682 limbs treated by radiofrequency saphenous vein ablation. *Journal of Vascular Surgery* **45**(5), 1008–14; discussion 15.
51. Shepherd AC, Gohel MS, Brown LC, et al. (2010). Randomized clinical trial of VNUS ClosureFAST radiofrequency ablation versus laser for varicose veins. *British Journal of Surgery* **97**(6), 810–18.
52. Disselhoff BC, der Kinderen DJ, Kelder JC, Moll FL. (2011). Five-year results of a randomised clinical trial of endovenous laser ablation of the great saphenous vein with and without ligation of the saphenofemoral junction. *European Journal of Vascular and Endovascular Surgery* **41**(5), 685–90.
53. Lattimer CR, Azzam M, Kalodiki E, et al. (2012). Cost and effectiveness of laser with phlebectomies compared with foam sclerotherapy in superficial venous insufficiency. Early results of a randomised controlled trial. *European Journal of Vascular and Endovascular Surgery* **43**(5), 594–600.
54. Kalodiki E, Lattimer CR, Azzam M, et al. (2012). Long-term results of a randomized controlled trial on ultrasound-guided foam sclerotherapy combined with saphenofemoral ligation vs standard surgery for varicose veins. *Journal of Vascular Surgery* **55**(2), 451–7.
55. Carradice D, Samuel N, Wallace T, et al. (2012). Comparing the treatment response of great saphenous and small saphenous vein incompetence following surgery and endovenous laser ablation: a retrospective cohort study. *Phlebology* **27**(3), 128–34.
56. Vasquez MA, Munschauer CE. (2012). Revised venous clinical severity score: a facile measurement of outcomes in venous disease. *Phlebology* **27**(Suppl 1), 119–29.
57. Vasquez MA, Munschauer CE. (2008). Venous Clinical Severity Score and quality-of-life assessment tools: application to vein practice. *Phlebology* **23**(6), 259–75.
58. Gloviczki P, Gloviczki ML. (2012). Guidelines for the management of varicose veins. *Phlebology* **27**(Suppl 1), 2–9.
59. Campbell WB, Halim AS, Aertssen A, et al. (1996). The place of duplex scanning for varicose veins and common venous problems. *Annals of the Royal College of Surgeons of England* **78**(6), 490–3.
60. Baker SR, Burnand KG, Sommerville KM, et al. (1993). Comparison of venous reflux assessed by duplex scanning and descending phlebography in chronic venous disease. *Lancet* **341**(8842), 400–3.
61. Vasdekis SN, Clarke GH, Hobbs JT, Nicolaides AN. (1989). Evaluation of non-invasive and invasive methods in the assessment of short saphenous vein termination. *British Journal of Surgery* **76**(9), 929–32.
62. Campbell WB, Niblett PG, Peters AS, et al. (2005). The clinical effectiveness of hand held Doppler examination for diagnosis of reflux in patients with varicose veins. *European Journal of Vascular and Endovascular Surgery* **30**(6), 664–9.
63. Campbell WB, Niblett PG, Ridler BM, Peters AS, Thompson JF. (1997). Hand-held Doppler as a screening test in primary varicose veins. *British Journal of Surgery* **84**(11), 1541–3.
64. Makris SA, Karkos CD, Awad S, London NJ. (2006). An "all-comers"

venous duplex scan policy for patients with lower limb varicose veins attending a one-stop vascular clinic: is it justified? *European Journal of Vascular and Endovascular Surgery* **32**(6), 718–24.
65. Blomgren L, Johansson G, Bergqvist D. (2006). Quality of life after surgery for varicose veins and the impact of preoperative duplex: results based on a randomized trial. *Annals of Vascular Surgery* **20**(1), 30–4.
66. Mercer KG, Scott DJ, Berridge DC. (1998). Preoperative duplex imaging is required before all operations for primary varicose veins. *British Journal of Surgery* **85**(11), 1495–7.
67. Gohel MS, Barwell JR, Heather BP, et al. (2007). The predictive value of haemodynamic assessment in chronic venous leg ulceration. *European Journal of Vascular and Endovascular Surgery* **33**(6), 742–6.
68. Beraldo S, Satpathy A, Dodds SR. (2007). A study of the routine use of venous photoplethysmography in a one-stop vascular surgery clinic. *Annals of the Royal College of Surgeons of England* **89**(4), 379–83.
69. Michaels JA, Brazier JE, Campbell WB, et al. (2006). Randomized clinical trial comparing surgery with conservative treatment for uncomplicated varicose veins. *British Journal of Surgery* **93**(2), 175–81.
70. Smith JJ, Garratt AM, Guest M, Greenhalgh RM, Davies AH. (1999). Evaluating and improving health-related quality of life in patients with varicose veins. *Journal of Vascular Surgery* **30**(4), 710–19.
71. Franks PJ, Moffatt CJ. (2001). Health related quality of life in patients with venous ulceration: use of the Nottingham health profile. *Quality of Life Research* **10**(8), 693–700.
72. Iglesias CP, Birks Y, Nelson EA, Scanlon E, Cullum NA. (2005). Quality of life of people with venous leg ulcers: a comparison of the discriminative and responsive characteristics of two generic and a disease specific instruments. *Quality of Life Research* **14**(7), 1705–18.
73. Michaels JA, Campbell WB, King BM, et al. (2009). A prospective randomised controlled trial and economic modelling of antimicrobial silver dressings versus non-adherent control dressings for venous leg ulcers: the VULCAN trial. *Health Technology Assessment* **13**(56), 1–114, iii.
74. Garratt AM, Macdonald LM, Ruta DA, et al. (1993). Towards measurement of outcome for patients with varicose veins. *Quality Health Care* 2(1), 5–10.
75. Garratt AM, Ruta DA, Abdalla MI, Russell IT. (1996). Responsiveness of the SF-36 and a condition-specific measure of health for patients with varicose veins. *Quality of Life Research* **5**(2), 223–34.
76. Darwood RJ, Theivacumar N, Dellagrammaticas D, Mavor AI, Gough MJ. (2008). Randomized clinical trial comparing endovenous laser ablation with surgery for the treatment of primary great saphenous varicose veins. *British Journal of Surgery* **95**(3), 294–301.
77. Rasmussen LH, Bjoern L, Lawaetz M, et al. (2007). Randomized trial comparing endovenous laser ablation of the great saphenous vein with high ligation and stripping in patients with varicose veins: short-term results. *Journal of Vascular Surgery* **46**(2), 308–15.
78. Launois R, Reboul-Marty J, Henry B. (1996). Construction and validation of a quality of life questionnaire in chronic lower limb venous insufficiency (CIVIQ). *Quality of Life Research* **5**(6), 539–54.
79. Almeida JI, Kaufman J, Gockeritz O, et al. (2009). Radiofrequency endovenous ClosureFAST versus laser ablation for the treatment of great saphenous reflux: a multicenter, single-blinded, randomized study (RECOVERY study). *Journal of Vascular and Interventional Radiology* **20**(6), 752–9.
80. Lurie F, Creton D, Eklof B, et al. (2003). Prospective randomized study of endovenous radiofrequency obliteration (closure procedure) versus ligation and stripping in a selected patient population (EVOLVeS Study). *Journal of Vascular Surgery* **38**(2), 207–14.
81. Lamping DL, Schroter S, Kurz X, Kahn SR, Abenhaim L. (2003). Evaluation of outcomes in chronic venous disorders of the leg: development of a scientifically rigorous, patient-reported measure of symptoms and quality of life. *Journal of Vascular Surgery* **37**(2), 410–19.
82. Guex JJ, Zimmet SE, Boussetta S, Nguyen C, Taieb C. (2007). Construction and validation of a patient-reported outcome dedicated to chronic venous disorders: SQOR-V (specific quality of life and outcome response—venous). *Journal des Maladies Vasculaires* **32**(3), 135–47.
83. Guex JJ, Zimmet SE, Boussetta S, Taieb C. (2009). SQOR-V: a patient reported outcome specifically dedicated to chronic venous disorders. In (Preedy VR, Watson RR, eds), *Handbook of Disease Burdens and Quality of Life Measures*. Springer, Berlin.
84. Smith JJ, Guest MG, Greenhalgh RM, Davies AH. (2000). Measuring the quality of life in patients with venous ulcers. *Journal of Vascular Surgery* **31**(4), 642–9.
85. Guex JJ. (2008). Patient-reported outcome or physician-reported outcome? *Phlebology* **23**(6), 251.
86. Beresford TP, Smith JJ, Greenhalgh RM, Davies AH. (2003). Evaluation of the Venous Severity Score: comparison with the Health Specific Aberdeen Varicose Vein Questionnaire and the Short Form 12 General Health survey. European Venous Forum Abstracts 27–29 June 2003. *Phlebology* **18**(3), 149.
87. NICE. (2001). Referral Advice: Varicose veins: diagnosis and management. Available at http://www.gp-training.net/protocol/misc/niceref.pdf.
88. Kaplan RM, Criqui MH, Denenberg JO, Bergan J, Fronek A. (2003). Quality of life in patients with chronic venous disease: San Diego population study. *Journal of Vascular Surgery* **37**(5), 1047–53.
89. Ratcliffe J, Brazier JE, Campbell WB, et al. (2006). Cost-effectiveness analysis of surgery versus conservative treatment for uncomplicated varicose veins in a randomized clinical trial. *British Journal of Surgery* **93**(2), 182–6.
90. Gohel MS, Epstein DM, Davies AH. (2010). Cost-effectiveness of traditional and endovenous treatments for varicose veins. *British Journal of Surgery* **97**(12), 1815–23.
91. Neglen P, Eklof B, Kulwicki A, et al. (2010). Prevention and treatment of venous ulcers in primary chronic venous insufficiency. *Journal of Vascular Surgery* **52**(5 Suppl), 15S–20S.
92. O'Meara S, Cullum NA, Nelson EA. (2009). Compression for venous leg ulcers. *Cochrane Database System Review* **2009**(1), CD000265
93. Amsler F, Blattler W. (2008). Compression therapy for occupational leg symptoms and chronic venous disorders—a meta-analysis of randomised controlled trials. *European Journal of Vascular and Endovascular Surgery* **35**(3), 366–72.
94. Palfreyman SJ, Michaels JA. (2009). A systematic review of compression hosiery for uncomplicated varicose veins. *Phlebology* **24**(Suppl 1), 13–33.
95. Raju S, Hollis K, Neglen P. (2007). Use of compression stockings in chronic venous disease: patient compliance and efficacy. *Annals of Vascular Surgery* **21**(6), 790–5.
96. Houtermans-Auckel JP, van Rossum E, Teijink JA, et al. (2009). To wear or not to wear compression stockings after varicose vein stripping: a randomised controlled trial. *European Journal of Vascular and Endovascular Surgery* **38**(3), 387–91.
97. O'Hare JL, Stephens J, Parkin D, Earnshaw JJ. (2010). Randomized clinical trial of different bandage regimens after foam sclerotherapy for varicose veins. *British Journal of Surgery* **97**(5), 650–6.
98. Hamel-Desnos CM, Guias BJ, Desnos PR, Mesgard A. (2010). Foam sclerotherapy of the saphenous veins: randomised controlled trial with or without compression. *European Journal of Vascular and Endovascular Surgery* **39**(4), 500–7.
99. Gohel MS, Davies AH. (2009). Pharmacological agents in the treatment of venous disease: an update of the available evidence. *Current Vascular Pharmacology* **7**(3), 303–8.
100. Smith PC. (2005). Daflon 500 mg and venous leg ulcer: new results from a meta-analysis. *Angiology* **56**(Suppl 1), S33–9.
101. Jantet G. (2002). Chronic venous insufficiency: worldwide results of the RELIEF study. Reflux assEssment and quaLity of lIfe improvEment with micronized Flavonoids. *Angiology* **53**(3), 245–56.
102. Petruzzellis V, Troccoli T, Candiani C, et al. (2002). Oxerutins (Venoruton): efficacy in chronic venous insufficiency—a double-blind, randomized, controlled study. *Angiology* **53**(3), 257–63.
103. Cesarone MR, Belcaro G, Pellegrini L, et al. (2006). Venoruton vs Daflon: evaluation of effects on quality of life in chronic venous insufficiency. *Angiology* **57**(2), 131–8.
104. Martinez MJ, Bonfill X, Moreno RM, Vargas E, Capella D. (2005). Phlebotonics for venous insufficiency. *Cochrane Database System Review* **2005**(3), CD003229.
105. Guilhou JJ, Dereure O, Marzin L, et al. (1997). Efficacy of Daflon 500 mg in venous leg ulcer healing: a double-blind, randomized, controlled versus placebo trial in 107 patients. *Angiology* **48**(1), 77–85.
106. Jull AB, Waters J, Arroll B. (2002). Pentoxifylline for treating venous leg ulcers. *Cochrane Database System Review* **2002**(1), CD001733.
107. Gloviczki P, Comerota AJ, Dalsing MC, et al. (2011). The care of patients with varicose veins and associated chronic venous diseases: clinical practice guidelines of the Society for Vascular Surgery and the American Venous Forum. *Journal of Vascular Surgery* **53**(5 Suppl), 2S–48S.

第68章 静脉曲张手术技术

Karan Garg, Lowell S. Kabnick, Mark A. Adelman

静脉曲张手术技术简介

静脉疾病的发病率与许多慢性疾病不相上下，大约每12个美国人中就有1人患有慢性静脉疾病[1,2]。慢性静脉疾病影响生活质量，经常导致抑郁和社交孤立[3,4]。除了对个人造成影响外，生产力和医疗资源损失所造成的社会成本也并不低[5]。

在过去的几十年里，静脉解剖和功能障碍得到了相当多的关注。然而，自罗马时代以来，静脉疾病和类似于现代静脉切除手术就有报道[6]。Trendelenburg在19世纪晚期推广了隐股静脉交界处结扎术来治疗静脉性高血压[7]。在20世纪初，浅静脉主干结扎联合隐静脉剥脱术成为治疗静脉功能不全的标准方法[8]。

21世纪，随着静脉腔内治疗方式的出现，微创技术治疗静脉疾病得到了广泛推广。现在，患者可以在门诊进行治疗。手术在肿胀麻醉（稀释局部麻醉）下进行，耗时不到1小时，效果极佳，围术期并发症少，恢复快。长期随访表明，效果类似于开放手术，腔内隐静脉祛除术即将发展为治疗静脉功能不全的金标准。这些新技术是以患者为中心进行干预，以此改善慢性静脉功能不全的并发症[9]。

开放手术

在隐股交界处（SFJ）结扎大隐静脉（GSV），然后剥脱曲张静脉是治疗静脉疾病的一个巨大飞跃。虽然治疗结果具有良好的长期效果，但该手术有显著的并发症，包括疼痛、瘀斑和恢复时间长，以及由于血管再生而可能出现较高的复发率[10]。随着各种改进的静脉内剥脱器的引入，恢复时间得以减少，但疼痛和瘀斑仍然存在。手术失败多继发于缺乏对静脉高压的恰当诊断和手术技术缺陷。诊断静脉功能不全基于小腿存在曲张静脉，这是行大隐静脉结扎和剥脱术（GSVLS）的手术指征。此外，静脉剥离器在没有引导的情况下从腹股沟插入，在大腿处或膝盖远端出来，可导致大隐静脉未处理，以及出血和神经损伤等并发症。双功能超声在静脉疾病的治疗中的应用，使诊断和治疗得到改进。

目前，隐静脉切除术仍然是治疗静脉高压的核心。然而外科隐静脉切除术的作用在其发展过程中受到了质疑。Goren提出了点式静脉抽剥术，加上在最近端的反流源处结扎功能不全的静脉，作为替代GSVLS的一种侵入性较小的方法[11]。这将使神经损伤和出血等并发症最小化，减少恢复时间，改善外观，并对无功能静脉进行直接治疗，保留了部分大隐静脉和正常的静脉。此外，手术不需要全身麻醉，因此可以在诊室中进行。一个主要的缺点是操作依赖于精准的超声检查，这存在较大的操作者个体差异。

Goren和Yellin一起开发了小切口内翻（PIN）剥脱技术。与传统的GSVLS不同，该技术可以通过股神经阻滞麻醉施行，术中解剖识别腹股沟部位的隐股静脉交界处。剥脱器穿过大隐静脉并在末端打结。经远端拔出剥脱器会牵拉静脉，使其内翻。该手术避免了全身麻醉和较大切口，有着更低的出血和感觉异常等围术期并发症发生率，恢复更快。PIN剥脱术的效果很有前景，开创了静脉微创手术时代。

接下来静脉手术的主要发展是使用肿胀麻醉。这种麻醉方式曾被用于整形外科[13]。而1995年首次报道了其在静脉手术中的应用，用于点式静脉抽剥术[14]。4年后，Bush及其同事介绍了静脉剥脱术中使用肿胀麻醉的效果，这既提供镇痛作用又最大限度地减少失血[15]。肿胀麻醉的可行性及其在隐静脉微创切除术中的应用为静脉腔内手术奠定了基础，这使静脉外科领域发生了革命性变化。

静脉腔内手术的发展

静脉腔内手术是基于隐静脉切除术治疗静脉功能不全的理念。这是通过导管导向的方法来使静脉闭塞，从而使其在静脉循环中消失。有多种方法可用于使静脉闭塞。射频消融术利用热能使静脉的胶原蛋白结构变性。激光消融使用不同波长的光能，这些波长具有血红蛋白或水特异性，对静脉内膜造成热损伤，导致血栓和纤维化，最终导致闭塞。化学消融包括向静脉内注射化学物质，导致内皮破坏和炎性反应，最终导致静脉纤维化。机械化学消融结合化学损伤和机械对内皮损伤来实现静脉闭塞。最新增加的疗法是采用静脉内黏合剂闭合，使用导管枪在腔内注射氰基丙烯酸酯黏合剂以实现静脉血栓形成。在接下来的章节中，我们将讨论每种不同的方法及文献中报告的当前数据。

射频消融

胶原蛋白为静脉壁提供了结构支持。应用热能导致胶原蛋白变性和由此产生的收缩[16]。早期尝试应用静脉内外科电凝等透热疗法治疗静脉曲张就是基于这一原理[17-20]。这个概念是射频消融(RF)的先驱。对GSV应用射频电阻加热引起内皮破坏和静脉壁胶原变性，从而导致静脉闭塞。能量通过双极电极释放，使热能集中在电极两极之间。电流通过阻抗最小的路径，即能量施加过程中的血管壁，导致静脉变性[21]。

从早期使用热消融导管的经验来看并发症较高，包括三度皮肤烧伤和隐神经损伤[19]。随着对这项新技术的深入了解，以及导管设计的改进，其疗效得到提高，而并发症同时也最大限度地减少了。Manfrini及其同事的一项研究报告显示射频消融与隐静脉外科切除术效果相当，这是静脉腔内射频消融的一个重要进展[22]。在他们的研究中，作者比较了两种导管静脉内治疗大隐静脉反流的效果。恢复导管导致静脉瓣下血管收缩，使瓣膜小叶更好地协调位置以消除反流改善瓣膜功能。闭合导管利用热能使静脉变性，导致收缩和闭塞。

结果非常支持闭合导管，术后即刻彩超显示93%的治疗肢体实现静脉闭塞，与之相比，恢复导管只有60%的肢体静脉在术后即刻的反流时间<1秒。尽管在随访期间两组患者都有早期的失败和再通，但闭合导管的效果仍然较好，且并发症发生率更低。本研究证实了静脉腔内射频消融治疗GSV反流的可行性。

VNUS医疗技术公司(Covidien，Mansfield，MA)于1999年首次获得美国食品和药物管理局批准上市销售其射频消融设备——Closure Procedure(RFA)。第一代设备是基于静脉内使用射频消融闭合功能障碍的大隐静脉的原理。该系统在超声引导下经皮穿刺进入目标静脉，然后用导丝交换鞘和导管。导管末端有双极电极，直接与血管壁接触。射频发生器提供能量，该能量在电极和静脉内皮接触时转换为热能，以达到85℃的治疗温度。前5cm以1～2cm/min的速度撤退导管，然后以3cm/min的速度撤退导管，热量引起胶原变性，从而导致静脉结构塌陷和静脉收缩。炎性反应导致静脉纤维化。最终使得静脉腔闭塞和静脉功能不全被消除(图68.1)。

VNUS闭合系统由具有中央管腔的导管和计算机控制的能量发生器组成。导管中央管腔可以输注液体，在导管进入困难或静脉弯曲的情况下，可以通

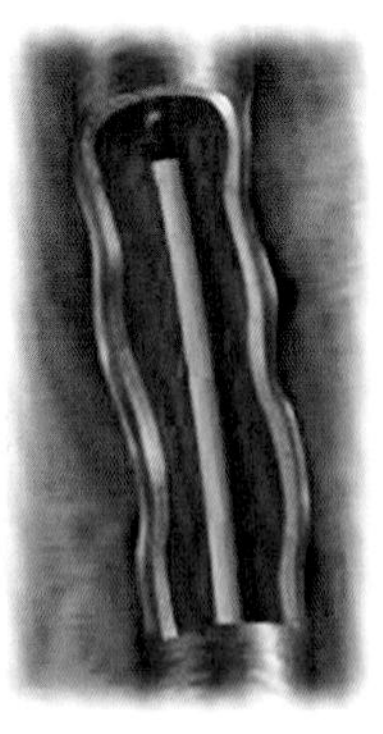

将一次性导管插入静脉

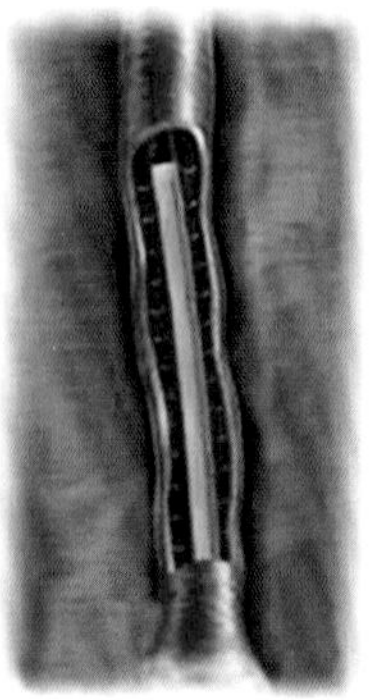

静脉发热及塌陷

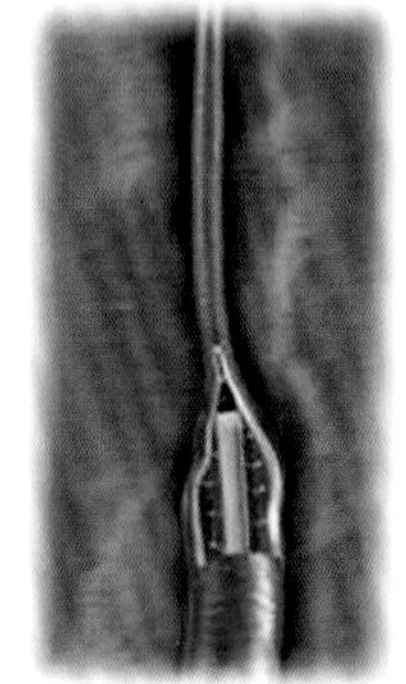

回撤导管，静脉闭合

图68.1 射频消融程序示意图。(ClosureFast and ClosureRFG are trademarks of Covidien AG.Copyright © Covidien. All rights reserved.)

过导线将导管推进到目标位置。因为这种手术是经皮操作，所以可以在局部麻醉下进行，同时可选择使用镇静或抗焦虑药物辅助。

在充分的静脉评估并确认大隐静脉反流后，患者取反Trendelenburg位，并通过超声确定静脉入路位置。局部浸润麻醉后，使用小切口或经皮穿刺，在超声引导下将18G或21G针头置入静脉。见静脉血回血后可确认静脉通路已建立；接着把一根导线插入静脉。可采用超声进一步确认导丝在静脉中的位置。接下来使用Seldinger技术，把针交换成穿刺鞘。将导丝交换为导管，将导管推进到隐股静脉交界处的水平。将导管尖端定位于腹壁下浅静脉起源处的近端。当上述静脉缺失时，将导管定位于隐股静脉交界处远端1cm处。

下一步是对静脉周围进行麻醉。大隐静脉位于隐静脉管内，隐静脉管由大隐静脉浅面的浅筋膜和大隐静脉深面的肌筋膜构成。可采用多种方式将稀释的利多卡因注入隐静脉管，此过程称为肿胀麻醉（图68.2）。麻醉剂在超声引导下注入大隐静脉周围间隙，引起组织肿胀。肿胀麻醉有3个至关重要的作用。首先，其是一种极好的静脉腔内消融术的麻醉剂。其次，其会导致静脉受压，使导管与静脉内皮更好地贴合并行。最后，其使静脉和周围组织形成了屏障，减少了热的传导，防止了对邻近结构的热损伤。

一旦导管尖端到达目标位置，患者取Trendelenburg体位进行静脉排空血液，然后开始消融。超声探头与静脉平行放置并施加压力。这有助于静脉排空血液以及使静脉壁和电极更好地贴合。射频能量通过导管传送到静脉并逐渐撤退导管。在此过程中，治疗温度保持在85℃。在消融结束时，通过超声可以看见静脉壁增厚和可能出现的静脉闭塞。此时，也可以联合使用其他治疗静脉曲张的方法。使用加压绷带从足趾（足背）到大腿进行加压包扎，同时鼓励患者立即走动。关于随访，建议在术后3天内进行双功能超声扫描，检查有无静脉腔内热诱导血栓形成（EHIT）[23]、血栓延伸和大隐静闭合情况。

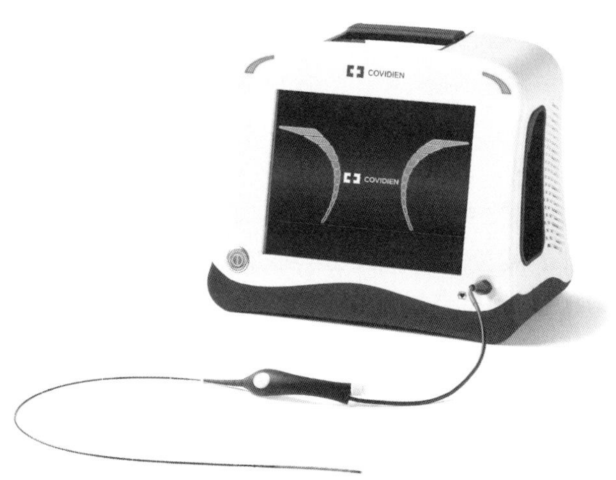

图68.2 肿胀麻醉泵。(ClosureFast and ClosureRFG are trademarks of Covidien AG. Copyright © Covidien. All rights reserved.)

随着广泛使用肿胀麻醉，并发症也变得更少见，但除了穿刺部位并发症，仍有报道皮肤烧伤和感觉异常等并发症。Merchant及其同事对静脉闭合国际注册中心数据进行了一项回顾性研究来评估射频消融的疗效[24]。他们也报道了并发症，静脉炎和皮肤烧伤是最常见的两种并发症，发生率分别为2.9%和1.2%。作者指出，大多数局部并发症发生在没有采用肿胀麻醉的患者。深静脉血栓形成（DVT）可能是因为血栓从隐股静脉交界处延续至股静脉。一些研究报道深静脉血栓形成比率高达16%[25]，然而，但实际上其发生率接近1%。因此，导管尖端的精准定位至关重要。

射频消融耐受性良好，预后佳。最近一项关于静脉腔内治疗大隐静脉的荟萃分析报告显示3年闭合率为84%，与外科隐静脉切除术相当[26]。一个1000多例患者的研究报道5年随访期的闭合率为87%[24]。除了治疗成功，射频消融后的生活质量指标也优于外科治疗[9]。

VNUS ClosureFast（CLF）（Covidien，Mansfield，MA）（图68.3）导管在第一代设备上进行了改进，设定持续20秒的固定治疗周期，从而减少了手术时间。导管在鞘外每7cm就有标记。每7cm长的静脉段治疗20秒，最高温度120℃。近端部位首次治疗2次，之后将导管撤出7cm（到下一个标记处）。另一个治疗周期开始，并持续到整个静脉被完全治疗。与第一代设备类似，超声探头用于引导导管定位，并在20秒的治疗周期中使用超声探头对静脉进行适当加压。

首次报道CLF的研究显示，6个月时的闭合率为99.6%[27]。这与Creton及其同事使用CLF对GSV进行RF消融的前瞻性多中心研究相比效果更好[28]。在1年的随访中，他们报道闭合率为96.9%，几乎没有手术操作相关疼痛且并发症极少。EVOLVeS研究

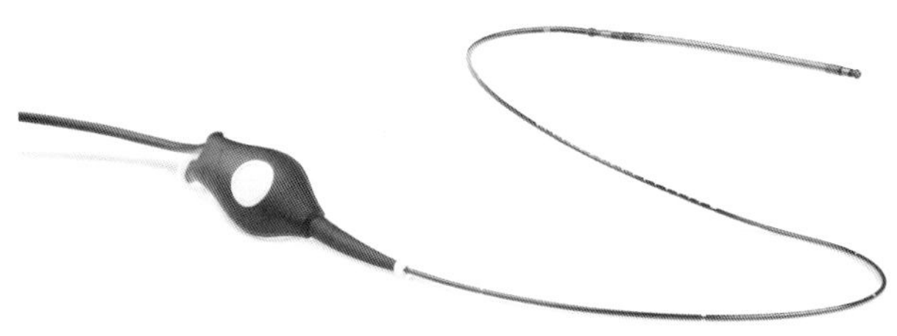

图68.3 远处末端有双极电极的ClosureFast导管。(ClosureFast and ClosureRFG are trademarks of Covidien AG. Copyright © Covidien. All rights reserved.)

是一项多中心、随机、前瞻性研究，将射频消融术与静脉剥脱术进行比较[29]。射频消融组的患者恢复更快，生活质量评分更高，围术期疼痛和并发症更少。两组在2年时消除隐静脉反流的治疗效果相同，射频消融术为91%，外科隐静脉切除术为92%。

射频消融治疗失败而不能消除大隐静脉反流是由于再通或治疗不充分。有趣的是，解剖治疗失败并不一定对应于临床治疗失败。Merchant及其同事报道其在静脉腔内射频消融的长期研究结果[24]。他们定义了3种类型的失败。Ⅰ型失败是由初次治疗时技术不佳，治疗时间不充分或胶原蛋白改变使得静脉消融效果不佳。Ⅱ型失败继发于血管再通，是最常见的。这通常是由未处理反流的穿通支和属支静脉造成的。Ⅲ型失败表现为腹股沟区反流，通常由副GSV引起的持续静脉高压引起。导管回撤速度和BMI与失败显著相关。

射频消融术已被用于治疗小隐静脉(SSV)和前副隐静脉(AASV)功能不全。由于这些静脉发生反流的概率较低，因此相关的治疗结果数据还没有广泛报道。理论上，我们可以预测类似的效果和并发症，少数研究结果表明确实如此。在治疗小隐静脉返流时，医生必须特别注意神经损伤的风险，特别是当小隐静脉离开深筋膜进入皮下间隙时，应避免胫神经损伤。前副隐静脉的行程是多变的。然而，考虑到前副隐静脉和大隐静脉的位置相似，因此射频消融的手术风险与大隐静脉的风险相当。

射频诱导热疗(RFITT)是射频消融的类似疗法。奥林巴斯在欧洲推出了他们的RFITT导管，其功能类似于第一代闭合导管——两者都需要持续撤退导管，与分节段治疗不同。这种双极导管由两个电极和中间的绝缘体组成。其使用方法类似于射频消融在肿胀麻醉下操作和静脉腔内的操作。导管通过6F穿刺鞘插入。在导管后撤时，利用频率电流(470Hz)以18W的功率将静脉加热到85～95℃。撤退速度可根据声音反馈进行调整，治疗速度约为0.66cm/s。

初步的研究结果令人鼓舞；Hnátek及其同事报道了他们一项纳入47例患者的小型队列研究，其中技术成功率为100%，1例在术后5个月出现晚期血管再通，2例围术期出现神经功能障碍[30]。一项纳入300多例患者更大型的多中心研究报告显示，术后3个月的治疗成功率为90%[31]。该研究指出，在<1.4cm/s的撤退导管速率下，成功率更高。迄今为止最大的一项研究纳入了600多例患者，包括76例小隐静脉曲张，并在1年随访期间发现成功率超过80%[32]。RFITT没有直接与射频消融进行比较，然而大多数研究的结果具有可比性。在一项随机双盲试验中，对比RFITT和激光治疗，前者仅在治疗双侧静脉曲张时术后疼痛方面存在优势[33]。单侧治疗的结果与静脉腔内激光治疗相似。

激光消融

静脉腔内激光(EVL)热消融利用不同波长的光来实现大隐静脉消融。人体中的大多数分子都能吸收不同波长光的能量。然后这些分子可以产生热能，热能不断蓄积，就可以产生足够的热量，造成细胞损伤。在静脉内应用可导致内皮细胞壁损伤，炎症级联反应被激活导致血栓形成，最终达到静脉消融[34]。激光消融大致分为血红蛋白特异性激光波长(HSLW)和水特异性激光波长(WSLW)。波长800~1400nm[35,36]。水作为主要的发色团在较高的波长起作用，而血红蛋白在较低末端的波长起作用[37,38]。

成功消融静脉需要产生大量的热能。然而，更高的热能会损伤静脉周围组织，导致较高的并发症。因此，EVL消融的成功取决于能量传递的平衡，以达到需要的疗效，同时最大限度地减少围术期的副作用。早期EVL消融的经验证实了这一观点，因为大部分患者在接受治疗时经历疼痛并需要术后镇痛[9]。

EVL治疗的作用机制尚不清楚。结合HSLW理论出现了两种相互对立的理论。Proebstle及其同事进行了体外研究，并注意到静脉壁蒸汽泡的形成，随后导致血栓形成和血管闭塞[34]。“蒸汽泡”理论得到了Bush及其同事的额外支持，他们在组织学分析中发现，水分蒸发导致蒸汽泡的产生，随后热量传递到静脉内皮并产生静脉消融[39]。

与这一理论相反，Fan和Rox-Anderson对被消融的静脉组织进行了组织学研究，发现损伤的模式是一种偏心的方式[40]。他们提出，血管壁损伤是继发于激光与内皮细胞直接接触引起静脉壁透壁损伤。蒸汽泡传递的能量在损伤静脉壁中起到微弱的作用。WSLW缺乏类似的研究。抛开理论，EVL消融的有效性是无可争议的。

确定在治疗过程中传递的能量的数值指标，可以通过线性或体积测量来实现。Proebstle提出了线性静脉腔内激光能量密度（LEED）的概念，以焦耳每厘米（J/cm）为单位来测量能量的线性密度[41]。静脉腔内激光等效积分通量（EFE）的测量单位为焦耳每平方厘米（J/cm^2），静脉腔内接收能量的区域近似圆柱形。有了这些客观测量指标，就可以进行系统的研究。

Timperman及其同事回顾了他们的经验，并报告了基于LEED的结果[42]。他们注意到在980nm波长下，施加的能量<80J/cm的血管再通率更高。能量越高，效果越好。然而，在对这些患者进行较长一段时间的随访后，他们发现接受超过80J/cm治疗的患者有复发。Vuylsteke及其同事用EFE研究治疗中的能量传递，发现$52J/cm^2$是达到最佳效果的关键数字[43]。有研究结果进一步支持了这一发现：EFE是静脉成功消融最重要预测指标，最低值为$20J/cm^2$，特别是基于血红蛋白的激光（与基于水的激光相比）[44]。

一些医生对热能在治疗效果中的作用提出了质疑。Kim及其同事认为，静脉直径会影响治疗，较大的GSV直径与较高的失败率相关[45]。作者报道了60例EVL消融，均采用低能量治疗，7个月的随访发现能量输出和失败率没有相关性。在观察大隐静脉直径时，他们发现成功干预组的平均最大直径为11mm，而失败干预组为21mm，这一差异在统计学上是显著的。另一项大约纳入500例激光干预的综述指出，能量输出的大小和治疗结果没有差异。这些作者得出结论，能量输出大小与失败率没有关联，EVL治疗可以有很好的效果。

正如前面所提到的，早期EVL消融的经验报告了围术期并发症（包括神经损伤、深静脉血栓形成和皮肤烧伤）的高发生率[46]。与射频消融术一样，肿胀麻醉的应用降低了这些并发症的发生率。在治疗过程中，麻醉剂起到缓冲作用，帮助散热。动物模型的实验表明，温度沿激光束径向降低[47]，肿胀麻醉的应用进一步加剧了这种温度下降的趋势。

瘀斑和术后疼痛被归因于静脉穿孔和静脉周围血液外溢[46]。这进一步导致了开发的激光器材瞄定的是水而不是血红蛋白。初步研究表明，WSLW与HSLW相比，前者疼痛更少，瘀斑更少。使用更少的能量，进一步降低了疼痛的发生率[35,48]。这些先前的研究是在1320nm波长下进行的。现在已有波长较长的激光器材，即产生1500nm的激光[49]。希望通过增加波长来进一步帮助减少围术期疼痛和瘀斑。

腔内激光已经在几个大型的回顾性和前瞻性研究中进行了研究，报道的成功率超过90%。一些比较腔内激光术和传统手术的随机前瞻性试验报告了相似的成功率，激光治疗能更快地恢复工作[50]。最初的研究报告称，两个治疗组的疼痛评分相似，但随后的疼痛评分在腔内激光治疗后有所改善。

腔内激光可以用与射频消融部分列出的相似的静脉腔内原则进行操作。在门诊使用局部麻醉的情况下，可以成功地进行该手术。操作与射频消融相同；将患者置于反Trendelenberg位，彩超快速扫描大隐静脉。选择一个合适的部位进行穿刺。局部浸润麻醉，穿刺针穿刺静脉。经穿刺针置入导丝，经导丝置入穿刺鞘。腔内激光消融使用的鞘较小，通常为4F或5F，但鞘更长，为25～65cm。或者使用可直接放置激光纤维的短鞘系统。

激光治疗时鞘是通过一根长导丝推进到隐股静脉交界水平。在推进鞘前建议应用肿胀麻醉，以减少疼痛，从而更容易定位。鞘放置在股总静脉远端大于2cm的位置，此时可以移除扩张器和导丝。将激光纤维插入鞘内，一旦其到达鞘的末端，就后退鞘，露出光纤尖端（图68.4）。需要强调的是，不建议向前推进激光纤维，因为尖端可能穿破静脉，最好是通过回撤鞘来实现。使用超声探头进行手动加压，开始治疗。

与第一代闭合导管一样，激光在消融过程中需要连续撤退。尽管有推荐的治疗方案，激光消融仍被广泛应用，从业者可以在指南建议的范围内采用不同的实践模式。建议的能量如下：对于810nm纤

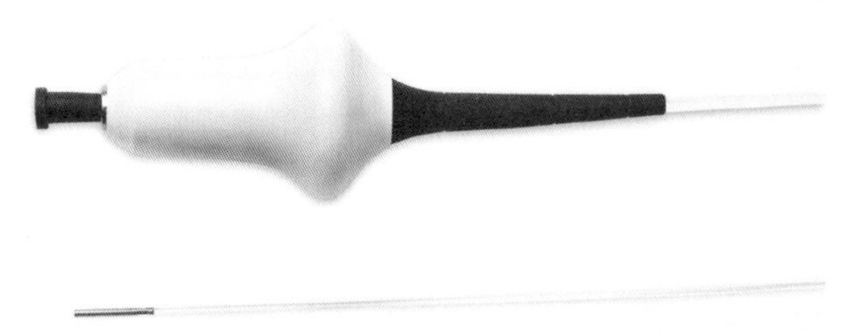

图68.4 600μm的腔内激光光纤。(Reprinted courtesy of AngioDynamics.)

维,静脉治疗参数为功率14W、速度80J/cm;对于980nm光纤,10~12W和80J/cm;对于1470nm光纤,5~7W和40~50J/cm。速度通常由静脉直径决定,静脉直径大则消耗的能量多,直径小则消耗的能量少。可以进行详细的计算,以确定导管具体的撤出速率。此外,已有商用设备可以实现统一撤退速度。在终止消融时,可以进行辅助治疗。在手术结束时,应轻度加压包扎,同时鼓励患者行走以最大限度地减少深静脉血栓形成的风险。

EVL消融已成功应用于前副隐静脉和小隐静脉。Gibson及其同事报道了一项对210例患者使用激光治疗小隐静脉曲张的研究[51]。在平均4个月的随访中,96%的小隐静脉无反流。围术期并发症发生率可忽略不计。其他研究报告的失败率为0~9%。Chaar及其同事最近的一项回顾性研究报告了800多例EVL消融[52]。其中115例涉及小隐静脉,另外88例涉及前副隐静脉。大隐静脉治疗失败率为1.6%,小隐静脉治疗失败率为8.8%,前副隐静脉治疗失败率为13.2%,统计学差异显著。作者的结论是,EVL消融对大隐静脉反流有很好的效果,然而小隐静脉和前副隐静脉的失败率更高。

化学消融

硬化剂治疗是一种广泛用于治疗静脉功能不全的化学消融形式。这种形式的消融包括在静脉内注射硬化剂以实现静脉闭塞。硬化剂的定义是一种引起血管腔内纤维化的化学物质,并根据其作用机制进行分类——洗涤剂、化学剂或渗透剂。腔内滴注硬化剂会损伤静脉壁的内皮细胞。受损的内皮细胞暴露在血液中会吸引炎症介质,引发与损伤程度相关的血栓形成和炎性反应。为达到静脉闭塞,这种炎性反应需要一个平衡。失控的炎症会产生过多的血栓,导致静脉纤维化,但会对局部和全身造成不必要的影响。另一方面,不充分的血栓形成会导致轻微的炎症且无法实现静脉闭合。随着对这种治疗方式的作用机制的深入认识,硬化剂疗法在最近又重新流行起来。

1974年,Hobbs及其同事报道了一项随访10年的随机试验研究结果,该试验比较了硬化剂和手术治疗静脉曲张的疗效[53]。他们报告显示隐静脉切除术的成功率为71%,而硬化剂的成功率仅为6%。即使最有利于支持硬化剂治疗的研究结果显示硬化剂治疗静脉曲张复发率为30%~50%[54]。传统手术的结果明显更好,比液体硬化剂治疗更受欢迎。尽管结果令人沮丧,但硬化剂治疗方法仍在继续研究。为了造成内皮细胞损伤,硬化剂必须达到一定的浓度,以到达静脉壁并引起损伤。因此,静脉的直径和硬化剂的浓度决定了治疗效果。当静脉直径>3mm时,液体硬化剂治疗无效。然而,将液体转化为泡沫制剂,可以使硬化剂通过更长的距离,并在静脉壁上达到足够的浓度[55]。

十四烷基硫酸钠(STS)由Sotradeco公司推广上市、美国Bioniche Pharma USA Inc for Angiodynamics(纽约,昆斯帕里)公司生产。现在已经有了其他的药剂,包括聚多卡醇、鱼肝油酸钠和乙醇胺油酸酯。聚多卡醇由Asclera(Merz Aesthetics,加利福尼亚州,圣马特奥)公司推广上市;鱼肝油酸钠以商品名Scleromate(Glenwood LLC,新泽西州,恩格尔伍德)进行出售;乙醇胺油酸酯以商品名Ethamolin(QOL Medical,佛罗里达州,维罗海滩)进行出售。在欧洲,STS有1%和3%两种剂型(Fibrovein STD Pharmaceuticals,英国,赫里德福)。第二种常用的药剂是聚多卡醇(POL)0.5%~3%(Sclerovein,Resinag AG,瑞士,苏黎世)。虽然硬化剂在治疗大隐静脉反流方面效果有限,但其在小静脉——蜘蛛状毛细血管扩张、静脉扩张、网状静脉和主干静脉功能不全治疗后的残余静脉功能不全方面有出色的疗效。高渗葡萄糖是另外一种硬化剂,通过渗透发挥作用,主要用于较小的静脉。

使用硬化剂治疗时应谨慎行事。对硬化剂过敏是治疗的禁忌证。此外,患者可能会在治疗期间产生过敏反应,医生必须做好应对准备。注射硬化剂时必须小心,因为动脉内注射会导致严重的并发症[56]。硬化剂治疗的副作用包括色素沉着、瘙痒、血栓性静脉炎、深静脉血栓、视觉障碍和新血管形成[57,58]。泡沫硬化剂治疗继发的视觉障碍已经有了许多研究，据推测，外周注射的气泡可能是通过未闭的卵圆孔到达脑部循环而产生的。然而，这一理论仍未得到证实。

泡沫硬化剂由气泡和硬化剂组成。泡沫硬化剂治疗中理想使用的气泡<250μm，称为微泡沫。较大的泡沫称为大泡沫或小泡沫，直径分别为>500μm和250~500μm。直径较大的气泡降低了硬化剂的作用。之前提到过泡沫制剂的一些优点——抵达达静脉壁的能力，从而可以治疗直径较大的静脉。泡沫制剂的硬化剂浓度较低，可能更安全。然而，过敏反应仍然是一个问题。由于这种化学物质的浓度较低，逸散到静脉周围组织的泡沫比液体制剂的损害小。最后，也许是最重要的，在治疗过程中，气泡增加了泡沫的可见性，因为空气是有回声的[60]，使用双功能超声引导可以准确地将泡沫硬化剂置入靶血管。

除了可应用于直径较小的静脉，泡沫硬化剂也可以用于治疗静脉直径<12mm的大隐静脉曲张[54]。泡沫硬化剂同时也被证实对治疗静脉畸形有效。泡沫硬化剂疗法的另一个不足之处是硬化剂的用量是有限制的。推荐每人每次使用量不超过10mL。因此，可能需要多次的硬代剂治疗。

该治疗过程可以在诊室中完成。成功的大隐静脉治疗是基于正确的诊断和细致的技术。泡沫硬化剂是将液体与空气（室内空气或二氧化碳）混合制成的。1999年发明的Tessari方法，通常使用两个一次性注射器和三通接头制造小直径的高质量泡沫[54]。其优点之一主要是在更长的手术时间内可反复制作泡沫。在局部麻醉下穿刺GSV，置入留置管，在超声引导下定位SFJ。逐渐抬高大腿，距离SFJ 3~5cm时阻断GSV，开始注射泡沫硬化剂。泡沫以大约1mL/s的速度从穿刺部位注射到距SFJ 5cm处。GSV被压缩以防止泡沫柱逸出。持续压迫GSV几分钟，直到静脉进入痉挛状态。

治疗远端GSV时一般采用0.5mL/s的速度注射泡沫硬化剂。接下来可以使用较小规格的穿刺针（25~30G）穿刺浅表曲张静脉。穿刺静脉属支成功后注射泡沫，然后轻轻按摩和按压。手术结束时，在GSV主干和曲张静脉部位应用加压敷料，然后穿上压力袜。强烈鼓励患者术后尽早下床活动。1周后随访复查双功能超声明确治疗是否成功。最初未治疗的其他曲张静脉也可以在此时得到处理。存留的血凝块可以通过压迫最小化，且在术后2~4周可以吸出任何残留血凝块。

支持泡沫硬化剂治疗的文献很多。VEDICO试验是一项随机临床试验，其比较了泡沫硬化剂治疗、液体硬化剂治疗、多点结扎、点式抽剥加结扎及随后硬化剂治疗的效果，认为泡沫硬化剂治疗优于其他疗法，且成功率与传统手术相当[61]。Cabrera及其同事发表的回顾性研究报道了500例接受泡沫硬化剂治疗GSV反流的患者[62]，3年的闭塞率为81%，静脉曲张消除率超过97%。然而该手术方式需再次干预的可能性影响了他们的结论，该试验中11%的患者接受了2次手术，3%的患者接受了3次手术。

最近的一项回顾性研究纳入了300条接受泡沫硬化剂治疗肢体的情况[63]，随访1年时，GSV反流的一期治疗成功率约为95%，围术期并发症很少。另一项随机对照试验比较了泡沫硬化剂治疗和GSVLS[64]，主要终点是症状和反流复发。该研究将400多例患者随机分为泡沫硬化剂治疗组和GSVLS组，2年后两组的症状复发率相似，但泡沫硬化剂治疗的反流复发率更高，为35%，GSVLS的复发率为21%（P=0.003）。然而传统手术的治疗费用较高，几乎是泡沫硬化剂治疗的2倍。作者认为，尽管随访过程中反流复发的比例较高（即解剖治疗失败），但这不一定意味着症状复发。泡沫硬化剂治疗仍然是不逊于传统的另一替代治疗方式，且费用更低。

机械化学消融术

常规硬化剂和机械内皮损伤的结合产生了以ClariVein闭塞导管（ClariVein，Madison，美国，康涅狄格州）为代表的机械化学消融术（MOCA）。该装置可经腔内输送泡沫硬化剂，同时旋转导丝尖端附着的小球会损伤静脉壁内皮。机械化学消融术不需要肿胀麻醉，也不需要热能（图68.5）。

与其他静脉腔内手术不同，机械化学消融术不需要肿胀麻醉。患者取仰卧位，在超声引导下用18G针穿刺GSV。置入导丝并使用Seldinger技术，交换为4F穿刺鞘，经鞘置入ClariVein导管至距离SFJ 2cm的位置。将ClariVein导管与电动装置连接，该装置将导管远端脱鞘，露出尖端。启动导丝引起静脉痉挛，然而启动的导管以约2mm/s的速度回撤，同时注入硬化剂。行静脉双功能超声检查确认静脉闭塞。建议患者术后步行20分钟，并穿压力袜2周。

2011年发表的一项可行性研究报道了25例患者（30条肢体）的治疗结果[65]。该研究使用ClariVein导管联合硬化剂聚多卡醇治疗GSV功能不全。双功能超声检查证实其6周的治疗成功率为87%（GSV反流消失）。3支血管发生部分再通，1支血管发生完全再通。手术并发症主要是穿刺部位淤青和静脉炎，但在随访期间均得到解决。

另一项研究报道了MOCA的更长期随访结果，29例患者接受了ClariVein导管联合硬化剂STS治疗[66]，随访260天时，静脉闭合率为96.7%，作者报道无不良围术期并发症。

静脉腔内黏合剂闭合术

氰基丙烯酸酯已被用于动脉循环以启动血栓级联反应，尤其是主动脉瘤腔内修复术后的Ⅱ型内漏。这种血栓形成特性目前逐渐开始用于治疗GSV反流。最近，Sapheon Inc（Santa Rosa，美国，加利福尼亚州）公司已经推出VenaSeal Sapheon闭合系统。该系统包括4个基本组件：分配器枪、导引鞘和扩张器、输液导管和氰基丙烯酸酯黏合剂。

VenaSeal STS与一般的静脉腔内手术原则相同。在穿刺静脉之前，组装分配器枪和输液导管并载入黏合剂。患者取合适体位后，在局部麻醉下穿刺GSV并将长导丝推进到SFJ。经导丝置入带有扩张器的长导引鞘至SFJ，移除扩张器和导丝，并将指引鞘放置在CFV远端5cm处。经指引鞘置入末端带有分配器枪的导管，一旦到达标记位置（根据分配器枪上的标记点判断），立即撤回导引鞘。

导管尖端暴露于病变静脉时即可开始治疗。使用超声探头轻轻地压迫GSV使其紧贴导管，扣动分配器枪扳机，将等份的黏合剂释放至病变静脉。首段处理时重复上述步骤，进行两次治疗。其后超声探头继续压迫GSV，将导管回撤3cm，继续扣动扳机释放黏合剂，之后继续操作直到整条病变静脉处理完毕。术中及术后均需使用超声确认病变静脉闭合。

氰基丙烯酸酯可与水和其他带负电荷的离子基团相互作用，因此在静脉内以可控方式聚合。氰基丙烯酸酯聚合时，轻轻地手动压迫可保证良好的血管壁贴附。聚合物将静脉壁相互黏合，引发炎症级联反应，最终导致静脉纤维化。然而，由于血管壁并未受损，炎性反应较轻。据称这是该款新设备的优势：轻微的炎性反应可减少围术期并发症，并加快术后康复。2012年发表的初步可行性研究报道其成功率为100%[67]。目前该公司正在进行上市后试验，即欧洲Sapeon闭合系统前瞻性观察试验（eSCOPE）。与MOCA非常相似，黏合剂闭合术已经引起了很多关注，但是由于缺乏长期数据，这种方法仍为实验性手术。

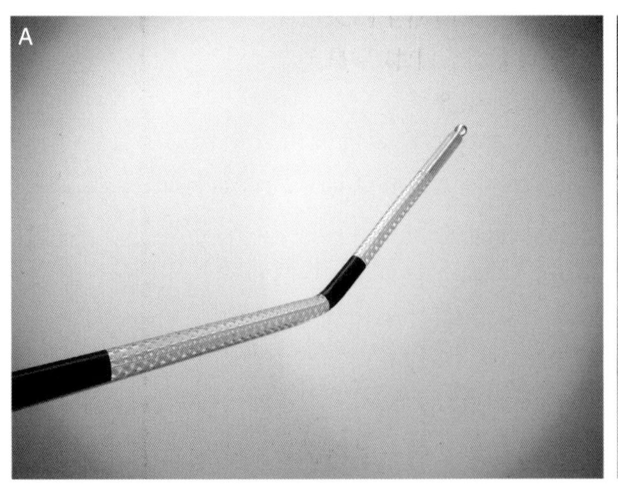

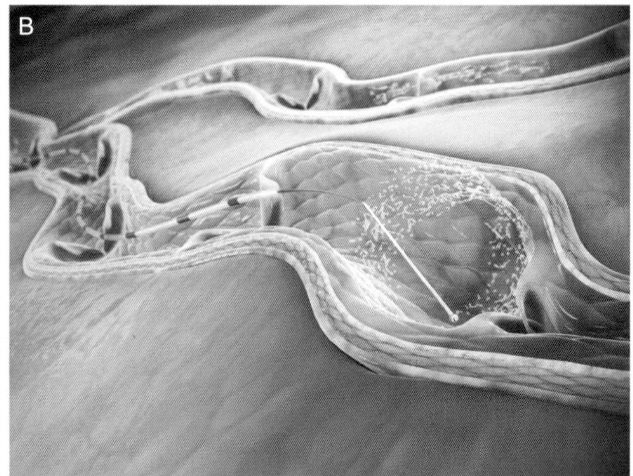

图68.5 ClariVein闭塞导管。（A）经皮置入ClariVein输注导管。（B）回撤ClariVein导管时利用电动手柄旋转导管尖端，造成血管痉挛，阻止硬化剂向前流动并将其集中定向输送至靶血管。（Reprinted with permission from Vascular Insights LLC，ClariVein®，Copyright © 2015.）

辅助治疗

GSV反流处理后同时进行辅助治疗的作用尚有争议。有些人主张同期处理治疗，另一些人则持观望态度。局部点式抽剥术可以在局部麻醉下进行，其术后并发症较低，美容效果尚可。然而对于曲张静脉较多的患者，点式抽剥术既繁琐也不美观。

使用TriVex（InaVein，Lexington，美国，马萨诸塞州）的经皮透光静脉动力旋切术已成为点式静脉抽剥术的微创替代治疗方案。首先使用肿胀麻醉在曲张静脉周围创建解剖分离平面，再使用透照光源帮助识别曲张静脉，最后使用电动手术设备去除曲张静脉。该种术式的优点在于手术时间更快，切口数量更少，美容效果更好，且治疗效果更清晰直观。

Franz等人报道了TriVex的单中心经验[68]。该研究回顾性分析了339例接受TriVex微创治疗患者的临床结果，平均手术时间约20分钟，且术后并发症极少，随访12周时所有患者均无复发，且患者满意度极高。一项随机对照试验比较了TriVex与传统点式静脉抽剥术在围术期疼痛、术后复发、并发症、美容和手术时间等临床结局[69]。该研究共有141例患者（188条肢体）随机接受传统手术（100条肢体）或TriVex治疗（88条肢体）。两组患者基线情况无显著性差异，围术期并发症和术后复发率也无差异，但传统点式静脉抽剥术比TriVex的切口数量明显多（29：5）。同时TriVex在广泛静脉曲张患者中有缩短手术时间的趋势，尽管这种差异无统计学意义。因此该研究认为，TriVex是一种安全的术式，其治疗效果与传统点式静脉抽剥术相当，并且手术时间更短。然而，该种术式需要全身麻醉，并且不能在诊室进行。

穿支静脉

除了浅表剥脱手术，静脉腔内治疗也已应用于治疗穿支静脉。美国血管外科学会目前的指南推荐慢性静脉功能不全患者需治疗功能不全的穿支静脉，其定义为粗大（>3.5mm）、高流量反流且反流时间>500ms（1ms＝0.001s）[70]。最常见的术式是全身麻醉或硬膜外麻醉下的筋膜下内镜穿支静脉手术（SEPS）。首先使用球囊扩张器形成筋膜下间隙，然后吹入二氧化碳维持该空间，将所有的内侧穿支静脉离断。

静脉腔内治疗包括改良的EVL和射频消融术。患者取反Trendelenburg卧位，并在彩超检查下定位穿支静脉。行局部表面浸润麻醉，穿刺病变的穿支静脉，彩超或回血确认成功穿刺后，进行腔内治疗。化学消融术也可以在超声引导下使用类似的技术进行。术后加压包扎治疗过的穿支静脉。最近的一项小型单中心系列报告显示，当晚期静脉疾病患者接受功能不全的穿支静脉和（或）GSV组合的静脉内消融时，12个月时静脉溃疡的复发率降低至4.8%[71]。另一项研究表明在顽固性静脉溃疡的患者中，对功能不全的穿支静脉实施静脉腔内消融术可提高静脉溃疡愈合率[72]。静脉腔内治疗结果与SEPS结果基本一致。

（陈楚文 刘洋 译 马玉奎 审校）

延伸阅读

Gale SS, Lee JN, Walsh ME, Wojnarowski DL, Comerota AJ. (2010). A randomized, controlled trial of endovenous thermal ablation using the 810-nm wavelength laser and the ClosurePLUS radiofrequency ablation methods for superficial venous insufficiency of the great saphenous vein. *Journal of Vascular Surgery* **52**(3), 645–50.

Nordon IM, Hinchliffe RJ, Brar R, et al. (2011). A prospective double-blind randomized controlled trial of radiofrequency versus laser treatment of the great saphenous vein in patients with varicose veins. *Annals of Surgery* **254**(6), 876–81.

Rasmussen LH, Lawaetz M, Bjoern L, et al. (2011). Randomized clinical trial comparing endovenous laser ablation, radiofrequency ablation, foam sclerotherapy and surgical stripping for great saphenous varicose veins. *British Journal of Surgery* **98**(8), 1079–87.

Shepherd AC, Gohel MS, Brown LC, et al. (2010). Randomized clinical trial of VNUS ClosureFAST radiofrequency ablation versus laser for varicose veins. *British Journal of Surgery* **97**(6), 810–18.

参考文献

1. Labropoulos N, Leon M, Nicolaides AN, et al. (1994). Superficial venous insufficiency: correlation of anatomic extent of reflux with clinical symptoms and signs. *Journal of Vascular Surgery* **20**(6), 953–8.
2. Brand FN, Dannenberg AL, Abbott RD, Kannel WB. (1988). The epidemiology of varicose veins: the Framingham Study. *American Journal of Preventive Medicine* **4**(2), 96–101.
3. van Korlaar I, Vossen C, Rosendaal F, et al. (2003). Quality of life in venous disease. *Thrombosis and Haemostasis* **90**(1), 27–35.
4. Kistner RL, Eklof B, Masuda EM. (1996). Diagnosis of chronic venous disease of the lower extremities: the “CEAP” classification. *Mayo Clinic Proceedings* **71**(4), 338–45.
5. Ramelet AA. (2008). European Dermatology Forum: skin diseases in Europe. Skin diseases with a high public health impact: chronic venous insufficiency. *European Journal of Dermatology* **18**(2), 211–13.
6. Celsus AC. (1749). Medicinae Libri Octo, Patavii. Typis Seminarii Apud Joannem Manfre, Liber Septimus, 473–4.
7. Trendelenberg F. (1891). Uber die Unterbindung der Vena Saphena Magna bie Unterschenkel Varicen. *Beitz Z Clin Chir* **7**, 195.
8. Keller WL. (1905). A new method of extirpating the internal saphenous and similar veins in varicose conditions. New York Medical Journal **82**, 385.

9. Lurie F, Creton D, Eklof B, et al. (2005). Prospective randomised study of endovenous radiofrequency obliteration (closure) versus ligation and vein stripping (EVOLVeS): two-year follow-up. *European Journal of Vascular and Endovascular Surgery* **29**(1), 67–73.
10. Winterborn RJ, Foy C, Earnshaw JJ. (2004). Causes of varicose vein recurrence: late results of a randomized controlled trial of stripping the long saphenous vein. *Journal of Vascular Surgery* **40**(4), 634–9.
11. Goren G. (1991). Primary varicose veins: hemodynamic principles of surgical care. The case for the ambulatory stab evulsion technique. *Vasa* **20**(4), 365–8.
12. Goren G, Yellin AE. (1994). Invaginated axial saphenectomy by a semirigid stripper: perforate-invaginate stripping. *Journal of Vascular Surgery* **20**(6), 970–7.
13. Klein JA. (1990). The tumescent technique. Anesthesia and modified liposuction technique. *Dermatologic Clinics* **8**(3), 425–37.
14. Cohn MS, Seiger E, Goldman S. (1995). Ambulatory phlebectomy using the tumescent technique for local anesthesia. *Dermatologic Surgery* **21**(4), 315–18.
15. Bush RG, Hammond KA. (1999). Tumescent anesthetic technique for long saphenous stripping. *Journal of the American College of Surgeons* **189**(6), 626–8.
16. Flory PJ, Weaver ES. (1960). Helix coil transitions in dilute aqueous collagen solutions. *Journal of the American Chemical Society* **82**, 4518–25.
17. Politowski M, Szpak E, Marszalek Z. (1964). Varices of the lower extremities treated by electrocoagulation. *Surgery* **56**, 355–60.
18. Watts GT. (1972). Endovenous diathermy destruction of internal saphenous. *British Medical Journal* **4**(5831), 53.
19. O'Reilly K. (1981). A technique of diathermy sclerosis of varicose veins. *Australian and New Zealand Journal of Surgery* **51**(4), 379–82.
20. Gradman WS. (1994). Venoscopic obliteration of variceal tributaries using monopolar electrocautery. Preliminary report. *Journal of Dermatologic Surgery and Oncology* **20**(7), 482–5.
21. Pearce JA. (1986). *Electrosurgery*. Wiley, New York.
22. Manfrini S, Gasbarro V, Danielsson G, et al. (2000). Endovenous management of saphenous vein reflux. Endovenous Reflux Management Study Group. *Journal of Vascular Surgery* **32**(2), 330–42.
23. Marsh P, Price BA, Holdstock J, Harrison C, Whiteley MS. (2010). Deep vein thrombosis (DVT) after venous thermoablation techniques: rates of endovenous heat-induced thrombosis (EHIT) and classical DVT after radiofrequency and endovenous laser ablation in a single centre. *European Journal of Vascular and Endovascular Surgery* **40**(4), 521–7.
24. Merchant RF, Pichot O; Closure Study Group. (2005). Long-term outcomes of endovenous radiofrequency obliteration of saphenous reflux as a treatment for superficial venous insufficiency. *Journal of Vascular Surgery* **42**(3), 502–9; discussion 509.
25. Hingorani AP, Ascher E, Markevich N, et al. (2004). Deep venous thrombosis after radiofrequency ablation of greater saphenous vein: a word of caution. *Journal of Vascular Surgery* **40**(3), 500–4.
26. Luebke T, Brunkwall J. (2008). Systematic review and meta-analysis of endovenous radiofrequency obliteration, endovenous laser therapy, and foam sclerotherapy for primary varicosis. *Journal of Cardiovascular Surgery (Torino)* **49**(2), 213–33.
27. Proebstle TM, Vago B, Alm J, et al. (2008). Treatment of the incompetent great saphenous vein by endovenous radiofrequency powered segmental thermal ablation: first clinical experience. *Journal of Vascular Surgery* **47**(1), 151–6.
28. Creton D, Pichot O, Sessa C, Proebstle TM; ClosureFast Europe Group. (2010). Radiofrequency-powered segmental thermal obliteration carried out with the ClosureFast procedure: results at 1 year. *Annals of Vascular Surgery* **24**(3), 360–6.
29. Lurie F, Creton D, Eklof B, et al. (2003). Prospective randomized study of endovenous radiofrequency obliteration (closure procedure) versus ligation and stripping in a selected patient population (EVOLVeS Study). *Journal of Vascular Surgery* **38**(2), 207–14.
30. Hnátek L, Duben J, Dudesek B, Gatek J. (2007). [Endoluminal radiofrequency ablation of varices]. *Rozhledy v Chirurgii* **86**(11), 582–6.
31. Boon R, Akkersdijk GJ, Nio D. (2010). Percutaneus treatment of varicose veins with bipolar radiofrequency ablation. *European Journal of Radiology* **75**(1), 43–7.
32. Braithwaite B, Hnátek L, Zierau U, et al. (2013). Radiofrequency-induced thermal therapy: results of a European multicentre study of resistive ablation of incompetent truncal varicose veins. *Phlebology* **28**(1), 38–46.
33. Goode SD, Chowdhury A, Crockett M, et al. (2010). Laser and radiofrequency ablation study (LARA study): a randomised study comparing radiofrequency ablation and endovenous laser ablation (810 nm). *European Journal of Vascular and Endovascular Surgery* **40**(2), 246–53.
34. Proebstle TM, Lehr HA, Kargl A, et al. (2002). Endovenous treatment of the greater saphenous vein with a 940-nm diode laser: thrombotic occlusion after endoluminal thermal damage by laser-generated steam bubbles. *Journal of Vascular Surgery* **35**(4), 729–36.
35. Kabnick LS. (2006). Outcome of different endovenous laser wavelengths for great saphenous vein ablation. *Journal of Vascular Surgery* **43**(1), 88–93.
36. Pannier F, Rabe E, Maurins U. (2009). First results with a new 1470-nm diode laser for endovenous ablation of incompetent saphenous veins. *Phlebology* **24**(1), 26–30.
37. Goldman MP, Mauricio M, Rao J. (2004). Intravascular 1320-nm laser closure of the great saphenous vein: a 6- to 12-month follow-up study. *Dermatologic Surgery* **30**(11), 1380–5.
38. Goldman MP. (2004). Intravascular lasers in the treatment of varicose veins. *Journal of Cosmetic Dermatology* **3**(3), 162–6.
39. Bush RG, Shamma HN, Hammond K. (2008). Histological changes occurring after endoluminal ablation with two diode lasers (940 and 1319 nm) from acute changes to 4 months. *Lasers in Surgery and Medicine* **40**(10), 676–9.
40. Fan CM, Rox-Anderson R. (2008). Endovenous laser ablation: mechanism of action. *Phlebology* **23**(5), 206–13.
41. Proebstle TM, Krummenauer F, Gül D, Knop J. (2004). Nonocclusion and early reopening of the great saphenous vein after endovenous laser treatment is fluence dependent. *Dermatologic Surgery* **30**(2 Pt 1), 174–8.
42. Timperman PE, Sichlau M, Ryu RK. (2004). Greater energy delivery improves treatment success of endovenous laser treatment of incompetent saphenous veins. *Journal of Vascular and Interventional Radiology* **15**(10), 1061–3.
43. Vuylsteke M, Liekens K, Moons P, Mordon S. (2008). Endovenous laser treatment of saphenous vein reflux: how much energy do we need to prevent recanalizations? *Vascular and Endovascular Surgery* **42**(2), 141–9.
44. Proebstle TM, Moehler T, Herdemann S. (2006). Reduced recanalization rates of the great saphenous vein after endovenous laser treatment with increased energy dosing: definition of a threshold for the endovenous fluence equivalent. *Journal of Vascular Surgery* **44**(4), 834–9.
45. Kim HS, Paxton BE. (2006). Endovenous laser ablation of the great saphenous vein with a 980-nm diode laser in continuous mode: early treatment failures and successful repeat treatments. *Journal of Vascular and Interventional Radiology* **17**(9), 1449–55.
46. Mundy L, Merlin TL, Fitridge RA, Hiller JE. (2005). Systematic review of endovenous laser treatment for varicose veins. *British Journal of Surgery* **92**(10), 1189–94.
47. Zimmet SE, Min RJ. (2003). Temperature changes in perivenous tissue during endovenous laser treatment in a swine model. *Journal of Vascular and Interventional Radiology* **14**(7), 911–15.
48. Proebstle TM, Moehler T, Gül D, Herdemann S. (2005). Endovenous treatment of the great saphenous vein using a 1,320 nm Nd:YAG laser causes fewer side effects than using a 940 nm diode laser. *Dermatologic Surgery* **31**(12), 1678–83; discussion 1683–4.
49. Vuylsteke ME, Vandekerckhove PJ, De Bo T, Moons P, Mordon S. (2010). Use of a new endovenous laser device: results of the 1,500 nm laser. *Annals of Vascular Surgery* **24**(2), 205–11.
50. Darwood RJ, Theivacumar N, Dellagrammaticas D, Mavor AI, Gough MJ. (2008). Randomized clinical trial comparing endovenous laser ablation with surgery for the treatment of primary great saphenous varicose veins. *British Journal of Surgery* **95**(3), 294–301.
51. Gibson KD, Ferris BL, Polissar N, Neradilek B, Pepper D. (2007). Endovenous laser treatment of the small [corrected] saphenous vein: efficacy and complications. *Journal of Vascular Surgery* **45**(4), 795–801; discussion 801–3. Erratum in: **45**(6), 1293.
52. Chaar CI, Hirsch SA, Cwenar MT, et al. (2011). Expanding the role of endovenous laser therapy: results in large diameter saphenous, small saphenous, and anterior accessory veins. *Annals of Vascular Surgery* **25**(5), 656–61.
53. Hobbs JT. (1974). Surgery and sclerotherapy in the treatment of varicose veins. A random trial. *Archives of Surgery* **109**(6), 793–6.
54. Tessari L, Cavezzi A, Frullini A. (2001). Preliminary experience with a

new sclerosing foam in the treatment of varicose veins. *Dermatologic Surgery* **27**(1), 58–60.

55. Hamel-Desnos C, Desnos P, Wollmann JC, et al. (2003). Evaluation of the efficacy of polidocanol in the form of foam compared with liquid form in sclerotherapy of the greater saphenous vein: initial results. *Dermatologic Surgery* **29**(12), 1170–5; discussion 1175.
56. Nitecki SS, Bass A. (2007). Inadvertent arterial injury secondary to treatment of venous insufficiency. *Vascular* **15**(1), 49–52.
57. Frullini A, Cavezzi A. (2002). Sclerosing foam in the treatment of varicose veins and telangiectases: history and analysis of safety and complications. *Dermatologic Surgery* **28**(1), 11–15.
58. Guex JJ, Allaert FA, Gillet JL, Chleir F. (2005). Immediate and midterm complications of sclerotherapy: report of a prospective multicenter registry of 12,173 sclerotherapy sessions. *Dermatologic Surgery* **31**(2), 123–8; discussion 128.
59. Regan JD, Gibson KD, Rush JE, et al. (2011). Clinical significance of cerebrovascular gas emboli during polidocanol endovenous ultra-low nitrogen microfoam ablation and correlation with magnetic resonance imaging in patients with right-to-left shunt. *Journal of Vascular Surgery* **53**(1), 131–7.
60. Guex JJ. (2005). Foam sclerotherapy: an overview of use for primary venous insufficiency. *Seminars in Vascular Surgery* **18**(1), 25–9.
61. Belcaro G, Cesarone MR, Di Renzo A, et al. (2003). Foam-sclerotherapy, surgery, sclerotherapy, and combined treatment for varicose veins: a 10-year, prospective, randomized, controlled, trial (VEDICO trial). *Angiology* **54**(3), 307–15.
62. Cabrera J, Cabrera JJr, Garcia-Olmedo MA. (2001). Sclerosants in microfoam. A new approach in angiology. *International Angiology* **20**(4), 322–9.
63. Darvall KA, Bate GR, Adam DJ, Silverman SH, Bradbury AW. (2010). Duplex ultrasound outcomes following ultrasound-guided foam sclerotherapy of symptomatic primary great saphenous varicose veins. *European Journal of Vascular and Endovascular Surgery* **40**(4), 534–9.
64. Shadid N, Ceulen R, Nelemans P, et al. (2012). Randomized clinical trial of ultrasound-guided foam sclerotherapy versus surgery for the incompetent great saphenous vein. *British Journal of Surgery* **99**(8), 1062–70.
65. van Eekeren RR, Boersma D, Elias S, et al. (2011). Endovenous mechanochemical ablation of great saphenous vein incompetence using the ClariVein device: a safety study. *Journal of Endovascular Therapy* **18**(3), 328–34.
66. Elias S, Raines JK. (2012). Mechanochemical tumescentless endovenous ablation: final results of the initial clinical trial. *Phlebology* **27**(2), 67–72.
67. Almeida JI, Javier JJ, Mackay E, Bautista C, Proebstle T. (2012). One-year follow-up of first human use of cyanoacrylate adhesive for treatment of saphenous vein incompetence. *Journal of Vascular Surgery* (in press).
68. Franz RW, Knapp ED. (2009). Transilluminated powered phlebectomy surgery for varicose veins: a review of 339 consecutive patients. *Annals of Vascular Surgery* **23**(3), 303–9.
69. Aremu MA, Mahendran B, Butcher W, et al. (2004). Prospective randomized controlled trial: conventional versus powered phlebectomy. *Journal of Vascular Surgery* **39**(1), 88–94.
70. Gloviczki P, Comerota AJ, Dalsing MC, et al; Society for Vascular Surgery; American Venous Forum. (2011). The care of patients with varicose veins and associated chronic venous diseases: clinical practice guidelines of the Society for Vascular Surgery and the American Venous Forum. *Journal of Vascular Surgery* **53**(5 Suppl), 2S–48S.
71. Harlander-Locke M, Lawrence P, Jimenez JC, et al. (2012). Combined treatment with compression therapy and ablation of incompetent superficial and perforating veins reduces ulcer recurrence in patients with CEAP 5 venous disease. *Journal of Vascular Surgery* **55**(2), 446–50.
72. Lawrence PF, Alktaifi A, Rigberg D, et al. (2011). Endovenous ablation of incompetent perforating veins is effective treatment for recalcitrant venous ulcers. *Journal of Vascular Surgery* **54**(3), 737–42.

第69章

静脉曲张治疗效果：治疗效果、对比研究、并发症及管理方法

Manj Gohel

静脉曲张治疗效果简介

静脉曲张是由慢性静脉高压引起的一系列静脉疾病中的一种，症状可从无症状的曲张静脉到严重的顽固性溃疡和疼痛。静脉疾病的管理通常是多模式的，压力疗法、抬高肢体/改变生活方式和治疗浅静脉反流都起着重要作用。近年来，静脉腔内治疗的引入并被广泛接受使静脉曲张的治疗发生了革命性的变化。浅静脉反流微创治疗的发展主要是由于患者和临床医生对传统开放式静脉曲张手术相关的局限性和早期发病率的认识不断提高。这些微创手术的采用在世界范围内受到热烈欢迎。静脉腔内激光消融（EVLA）、射频消融（RFA）和超声引导下泡沫硬化剂治疗（UGFS）日益普及，与之相伴的是静脉曲张开放手术量持续下降。目前已有大量随机和非随机临床研究评估静脉腔内治疗的疗效。

本章内容旨在总结静脉曲张治疗的临床证据，并讨论常见并发症及其处理。

静脉曲张评估的困难

对于动脉疾病，目前已有明确的患者人群、统一的管理策略和精确的疗效评估标准，因此可对已发表的临床试验进行可靠且有意义的荟萃分析。然而对于静脉疾病，目前存在许多影响因素，阻碍了对前瞻性临床试验结果的合并。

人口异质性

历史上，由浅静脉功能不全引起的静脉曲张被认为是与慢性静脉性溃疡不同的临床实体，后者被认为是由深静脉疾病和静脉炎后综合征引起的。然而现在的观点普遍认为，静脉疾病可能具有广泛的临床表现，通常与静脉反流的类型无明显相关。双功能超声清楚地证实，大多数慢性静脉性溃疡患者存在浅表静脉反流，而且治疗浅静脉功能不全的好处已得到明确证明[1]。

已发表的研究在研究设置、纳入标准、患者年龄、种族和临床分期方面存在较大差异，因此很难对不同治疗的有效性做出定论。对于大多数临床试验，除了基本人口统计数据之外，通常不会报告研究人群的详细信息，这一事实使问题更加复杂。这种人群异质性意味着应非常谨慎地从已发表的研究中得出结论，并应谨慎进行荟萃分析。

2004年修订的临床表现、病因、解剖、病理生理学分级（CEAP），为静脉疾病严重程度的评估提供了有效工具[2]。CEAP临床分级目前已被广泛采用。

干预措施多样

直到最近几年，静脉曲张的治疗仍以开放式外科手术为主，包括结扎和剥脱功能不全的大隐静脉，以及剥脱可见的浅表曲张静脉。这种治疗方式在外科医生之间通常是一致的。然而，随着静脉腔内干预的出现，静脉专科医师现在可以选择大量的治疗方式，包括各种外科手术、热消融、化学消融、药物治疗和其他治疗方案；同时，也可由多学科医学团队在多种临床环境中进行治疗，麻醉方式的选择也变得灵活多样。此外，临床医师处理曲张静脉的途径或隐静脉主干消融的长度也可能会存在差异。

对于患者来说，这种选择无疑是一个受欢迎的

范式转变，现在可以根据他们的个人情况为其量身定制静脉干预措施。对于患有晚期静脉疾病和溃疡的老年患者尤其如此，他们通常不适合或不愿意考虑静脉手术，但可以耐受局部麻醉剂静脉腔内干预。然而，已发表的研究反映了可能的干预措施种类繁多，因此很难比较不同的治疗策略。此外，新的静脉腔内治疗和当前模式的新迭代正在定期发布。但是，新型干预措施长期的临床研究结果获得较晚，通常在被更新的干预方式取代后才能获得。

报道不一致

目前一系列测量报告患者解剖学、血流动力学、临床评估和自身评估的方法已被用于静脉疾病患者。解剖学结果最常报道，但由于解剖学结果与临床获益之间的相关性可能较差，因此患者自身评估（如生活质量评分）变得越来越流行。

然而，在已发表的报告静脉内干预结果的研究中，结果的测量方法选择不一致。一项回顾性综述共纳入了28项静脉腔内干预治疗的随机临床试验，报道了各种不同的定义及结局，包括5种不同的“静脉闭塞”定义、30种并发症、3周至10年的随访期以及13项不同的有效问卷[3]。很少有研究纳入有意义的卫生经济学评估。尽管美国静脉论坛已经发布了报告标准[4]，但作者得出的结论是，严格遵守这些标准对于客观评估静脉曲张的传统治疗和静脉腔内治疗至关重要。

静脉疾病的自然史

病理生理学和流行病学总结

与许多其他疾病相比，人们对静脉疾病的病理生理学仍然知之甚少。然而，目前普遍认为慢性静脉高压是静脉疾病临床表现的根本原因[5]。静脉高压的常见原因是下肢浅静脉和（或）深静脉功能不全，这可能是原发性或继发性的（通常是由于深静脉血栓形成引起的瓣膜损伤）。虽然已经提出了“上升”（远端静脉功能不全向近端进展）和“下降”（反流从隐静脉连接处开始向远端进展）理论用于解释静脉功能不全的演变，但是原发性静脉瓣膜功能衰竭的原因仍不清楚。尽管这些理论和其他理论都有其意义，但静脉曲张的发展很可能是多因素的。其他可促进静脉高压的因素包括：小腿肌肉泵衰竭（踝关节僵硬或肌肉损失）、制动、肥胖或深静脉阻塞。

欧洲人口研究和国际调查使人们对静脉疾病的流行病学和进展有一些深入了解[6-8]。在成年人中，大多数人都有网状静脉或毛细血管扩张（CEAP C1），约1/3有静脉曲张（CEAP C2或更严重），5%～10%有皮肤颜色改变（CEAP C4）或溃疡病史（CEAP C5或C6）。深静脉反流发生率在更晚期静脉疾病（CEAP C4~C6）患者中确实增加。浅表静脉反流在女性中更常见，而男性更可能有深静脉反流。浅表静脉反流的发生率随着患者年龄的增加而显著增加。

静脉疾病的进展

与许多慢性疾病一样，很少有纵向研究评估静脉疾病患者的疾病进展。尽管人们预期有严重静脉反流患者的疾病进展会更快地向皮肤变化和溃疡发展，但临床经验表明，解剖学与临床疾病严重程度之间常存在很大的不一致。患有巨大静脉曲张的患者通常没有皮肤变化，而看似轻微的静脉回流可能伴有晚期皮肤色素沉着或溃疡。这支持了以下假设，即静脉反流是导致静脉高压的众多因素之一。

许多研究已经报道了无并发症的静脉曲张患者的疾病进展。在Bonn静脉研究中，约30%的C2级静脉曲张患者可进展为更高的CEAP等级，隐静脉主干反流患者的进展的比例明显更高。对等待静脉曲张手术患者的研究显示，在平均20个月内，1/3的患者出现了新的静脉反流。尽管缺乏纵向研究，但估计每年有3.5%～7%的静脉曲张患者发生疾病进展。压力袜在减缓疾病进展中的作用尚不清楚。肥胖、高血压和深静脉血栓形成史也被认为是静脉疾病进展的危险因素。

对比研究

目前已有大量研究比较了静脉曲张患者的治疗效果，绝大多数研究比较了两种治疗方式。表69.1总结了自2000年以来发表的关于静脉曲张的随机对照研究。

保守治疗与开放手术

大隐静脉结扎和剥脱术成为静脉曲张的基础标准手术已有一个多世纪，但令人惊讶的是，只有一项

表69.1 静脉曲张随机对照研究汇总

对比内容	RCT数量	作者(年)	患者数量(例)	结果总结	局限性
保守治疗与开放手术	1	Michaels(2006)[9]	246	开放手术组在生活质量及成本/效益方面明显更好	缺乏长期随访
开放手术与RFA	7	Rautio & Perälä(2002,2005)[21,22]; Lurie(2003,2005)[23,24]; Hinchliffe(2006)[25]; Stötter (2006)[26]; Subramonia(2010)[27]; ElKaffas(2011)[28]	16~180	RFA与开放式手术的技术和临床成功率相似。RFA术后早期结果(疼痛、瘀青、重返工作)明显更好	RCT均未使用最新的RFA导管;报道的技术和定义不一致
开放手术与EVLA	8	de Medeiros(2005)[29]; Rasmussen(2007,2010)[30,31]; Darwood(2008)[32]; Kalteis(2008)[33]; Christenson (2010)[34]; Pronk(2010)[35]; Carradice(2011)[36]; Rass (2012)[37]	40~400	开放手术和EVLA的技术和临床成功率相似。EVLA在早期可能存在获益,但不如RFA明显	未使用1470mm波长的激光或径向光纤;报道的技术和定义不一致
开放手术与UGFS	2	Wright(2006)[38]; Figueiredo (2009)[11]	56~710	UGFS术后疼痛更轻;一篇文献报道UGFS短期成功率更好,另一篇报道更差	只有短期随访结果;缺乏标准化治疗
开放手术与UGFS+高位结扎	3	Bountouroglou (2006)[39]; Abela(2008)[40]; Kalodiki(2012)[41]	60~80	UGFS+高位结扎术后恢复更快,5年随访结果相似	样本量较小
RFA与EVLA	5	Almeida(2009)[42]; Shepherd(2010)[43]; Gale(2010)[44]; Goode(2010)[45]; Nordon(2011)[46]	69~141	RFA和EVLA的技术和临床成功率相似。RFA术后疼痛更轻	未使用1470mm波长的激光或径向光纤
开放手术、RFA、EVLA及UGFS	1	Rasmussen(2011)[13]	500	与其他手术方式相比,UGFS的1年失败率更高	有限的经济学分析;只有短期随访结果
开放手术、EVLA与UGFS	1	Brittenden[14]	798	EVLA治疗效果更好,UGFS静脉闭塞率和生活质量评分最低	随机化方法不一致;只有短期随访结果
EVLA(裸光纤)与EVLA(径向光纤)	1	Doganci(2010)[15]	60	1470mm径向光纤瘀青更少,疼痛评分更低	样本量较小
EVLA与EVLA+高位结扎	1	Disselhoff(2010)[47]	43	额外的隐股静脉汇合部结扎并无收益	样本量较小
低温剥脱对比研究	3	Menyhei(2008)[48]; Klem(2009)[49]; Disselhoff(2008,2011)[47,50]	120~494	在对比研究中与开放手术及EVLA临床结果相似	非常规使用的技术
EVLA AK GSV与EVLA AK+BK GSV	1	Theivacumar(2008)[18]	65	EVLA AK+BK GSV术后需再治疗的残余曲张静脉更少	样本量较小
EVLA与EVLA+静脉抽剥术	1	Carradice(2009)[19]	50	静脉抽剥增加手术时间,但是减少了再干预的必要	仅在膝关节平面以上行GSV消融术

高质量的随机对照研究比较了开放手术和保守治疗的疗效。Reactiv临床试验是一项由卫生技术评估部门资助的研究，包括多项随机对照试验和一项大型观察性研究[9]。共有246例患者被随机分配到英国的两个医疗中心进行开放手术或保守治疗。保守治疗包括生活方式改变、饮食建议和压力袜。

外科手术组在症状缓解、生活质量和患者满意度方面具有明显的优势。健康经济学分析亦发现，与保守治疗相比，外科手术具有更好的成本/效益。有趣的是，在随访3年时，保守治疗组超过一半的患者退出研究并要求手术治疗。Reactiv试验明确表明，静脉曲张患者手术干预明显优于保守治疗。这一假设构成了所有后续静脉曲张临床研究的基础。

开放手术与RFA

目前市面上有许多RFA系统，包括分段式RFA导管（Closure FAST；Medtronic，美国，明尼苏达州）和持续回撤式RFA导管（Celon RFITT；Olympus Medical Systems，德国，汉堡）。

目前共有7项研究比较了开放手术和RFA的临床疗效（表3.1）。总的来说，研究样本较小，仅有16～180名参与者，且大多数研究使用了已不再广泛使用的RFA导管。尽管治疗方式存在差异，但研究结果总体上一致：接受RFA治疗和开放手术治疗的患者的短期和中期（最长为3年）临床和解剖学结果大致相似。最近的一项荟萃分析证实了前述结果，其表明RFA和开放手术在一期失败率方面并没有显著性差异[10]。然而，几乎所有的随机试验都表明RFA拥有更好的早期结果。与开放手术相比，接受RFA治疗的患者皮肤淤青更少，术后疼痛更轻，恢复及回归正常活动更快，满意度也更高。应注意的是，在许多研究中，RFA是在全身麻醉下进行的。

开放手术与EVLA

EVLA是RFA的主要替代热消融方式，自2001年以来一直用于治疗静脉曲张。这两种方式的实际区别在于安全措施，EVLA手术必须在具有特定激光安全规定的房间内进行，并且在激光使用期间必须佩戴护目镜。

共有8项随机对照研究表明EVLA的短期和中期复发率、技术成功率与开放手术相似。各种激光波长虽然均在用于静脉腔内手术，但绝大多数研究使用980nm裸激光纤维，尚无随机对照研究使用目前流行的1470nm波长激光或径向光纤。许多研究报道了与开放手术组相比，激光组在早期结果上存在一些优势，但不如RFA研究明确。然而必须指出的是，EVLA术中使用1470nm激光和径向光纤，其早期淤青和疼痛程度明显低于低波长的裸激光纤维。EVLA和开放手术的技术成功率大致相似，这也在最近的一项荟萃分析中得到了证实[10]。有趣的是，该荟萃分析还表明，EVLA术后静脉曲张的临床复发率可能高于开放手术，但结果无统计学差异。在一项研究中发现EVLA后解剖学复发率很高，这突出表明可能存在与静脉腔内热消融手术相关的学习曲线。

开放手术与UGFS

在大隐静脉主干反流和静脉曲张的治疗方面，UGFS已被证明效果优于液体硬化剂治疗，并在很大程度上取代了后者，此处不再考虑。目前很难评估泡沫硬化剂治疗的临床证据，因为与其他静脉腔内治疗方式相比，UGFS非常依赖于操作者经验。

2项随机对照研究比较了开放手术与UGFS的治疗效果，另有3项研究比较了开放手术与UGFS加隐股静脉汇入部结扎术的治疗效果。UGFS无疑是所有静脉腔内干预措施中侵入性最小的，通常只需要1～2个蝴蝶针穿刺，无须局部麻醉。UGFS同时也是最便宜的治疗方法，因此具有明显的经济学优势。然而，目前研究结果清楚地表明，静脉曲张患者通常需要多次UGFS治疗才能达到初步的技术成功。对绝大多数从业医生而言，UGFS治疗隐静脉曲张的中长期效果可能不如开放手术。一项小型随机对照研究报道UGFS治疗具有更好的静脉闭塞率[11]。然而，大型随机对照试验和荟萃分析表明，UGFS的1年技术成功率为60%～70%，而开放手术为80%～85%，EVLA和RFA>90%。此外，UGFS带来的潜在风险已被充分证明，尤其是神经系统并发症，这也是患者和静脉专家担忧的明确原因。

RFA与EVLA

近年来，大多数静脉专家均意识到静脉腔内热消融越来越明显的优势，但最相关的研究问题EVLA或RFA治疗效果孰优孰劣。2009年发表的一项荟萃回归分析报道EVLA术后5年的静脉闭塞率高于所有其他方式[12]。然而，非随机对照研究显示最新的RFA导管术后闭塞率非常高,这表明EVLA和RFA在解剖结果治疗成功率方面可能差异并不明显。

自2009年以来共有5项随机对照研究比较了EVLA和RFA的治疗效果,其结果显示两组的技术成功率(主干静脉闭塞)相似,但RFA有着更好的早期术后结果(疼痛或瘀青)。然而,大多数研究使用了最新的RFA导管,而没有使用1470nm波长激光或径向光纤,后者被认为有着更少的静脉壁穿孔和术后疼痛。因此,临床医师很可能会根据个人偏好、经济成本和实际情况考虑选择EVLA或RFA,而不是相信一种方法确实优于另一种。

开放手术、RFA、EVLA及UGFS

一项随机研究在比较静脉曲张的4种主要治疗方式方面取得了令人印象深刻的成就。Rasmussen等人的随机对照研究比较了静脉曲张的4种主要治疗方式,共连续纳入了500例患者(580条下肢),开放手术、EVLA和RFA后的1年技术失败率约为5%,UGFS约为16%[13],RFA和UGFS的术后疼痛评分最低,这与本章介绍的其他比较研究结论一致。同时,该研究随访时间较长,随访的长期结果可能有助于临床医师评估开放手术和静脉腔内手术。CLASS试验是一项由卫生技术评估部门资助的大型临床试验,比较了开放手术、EVLA和UGFS的治疗效果,最近公布的早期结果证实,与开放手术和EVLA相比,UGFS术后的技术失败率最高,同时生活质量评分也较差[14]。

其他比较研究

由于可供选择的静脉腔内干预措施非常多,因此随机试验不可避免地评估了各种治疗方式的组合。一项研究表明,与980nm裸光纤相比,使用1470nm波长激光和径向光纤可减轻术后疼痛和瘀青[15],这与非随机研究的结果一致。较高波长的光纤能更好地定位静脉壁,从而减少静脉壁穿孔的发生。有学者研究了低温剥脱作为传统剥脱的替代方法的作用。该技术使用快速冷却至-85℃的探针,在静脉剥离之前黏附静脉壁。随机对照研究结果表明其与标准开放手术和EVLA效果相似。然而,该技术并未得到广泛使用,并且似乎不太可能被广泛使用。

最近已有许多新的静脉腔内技术被推出。机械化学消融(MOCA;Clarivein, Vascular Insights, 美国)和黏合剂消融(Venaseal Medtronic, 美国,明尼苏达州)是很有前途的。早期的随机对照研究结果表明,这些新型静脉腔内治疗的效果与静脉腔内热消融的治疗效果相似[16,17]。这些新型、非热消融、非肿胀麻醉的静脉腔内干预技术将为静脉曲张的有效治疗增加更多的选择。

比较技术和策略的相关研究

大多数评估静脉腔内干预后结果的前瞻性研究都集中在消融技术的类型上。治疗方式的选择无疑会影响治疗结果,但技术和治疗策略可能同样重要。在大多数已发表的研究中,用于静脉内激光消融和射频消融的大隐静脉置管位置通常位于膝关节水平。这主要是由于此位置易于置管,以及随着膝下静脉变得更为浅表,对隐神经损伤和皮肤热损伤小。然而,有一项研究比较了消融至膝关节平面和小腿平面后的结果,尽管研究人群较少,但明确的结论是,消融膝上和膝下的大隐静脉可减少残余静脉曲张[18]。

另一个争论的领域是对可见的曲张静脉的处理。由于大多数静脉腔内手术仅在肿胀麻醉下进行,因此通常对功能不全的静脉主干进行单独的消融,并采用超声引导下泡沫硬化疗法或静脉切除术分期治疗曲张静脉。然而,一项小型随机研究表明,同时行静脉切除术和大隐静脉腔内激光消融可减少再干预的需求,提高患者报告的生活质量[19]。

静脉曲张治疗的并发症

静脉曲张的所有治疗(包括保守治疗或压力袜)后都可能出现即时、早期和晚期的并发症。在开始治疗之前,除了获益以外,还应常规地与患者讨论干预的风险。患者的期望应与对其进行治疗的临床医生的期望相匹配。这一点尤其重要,因为静脉曲张治疗后的并发症是法医学投诉的常见原因。值得特别考虑的不良事件主要包括以下内容。

血栓栓塞风险

目前报道的开放性静脉曲张术后深静脉血栓形成的发生率不一致:有的为0.5%,也有的>5%。深静脉血栓形成的定义和亚临床深静脉血栓形成的识别的不一致性可能导致了报道的发生率范围较宽。许多患者在双功能超声检查中可能发现有小的膝下深静脉血栓形成，其临床意义可疑。静脉腔内激光消融或射频消融后的深静脉血栓形成的风险非常低(<1%)，通过细致的技术操作和更多的注意来确保腔内热消融管末端和深静脉之间有适当的距离(>2cm)，可使得风险最小化。在超声引导下泡沫硬化治疗期间，一些泡沫硬化剂不可避免地会进入深静脉系统，但其深静脉血栓形成风险较低(1%～2%)，可通过在注射泡沫后立即鼓励踝关节运动以促进深静脉流动以降低风险(经验性证据)。要求女性患者在静脉内手术前停止服用复方口服避孕药的做法并不常见。围术期低分子肝素应用广泛，但其预防血栓栓塞的益处尚不清楚。

静脉腔内热诱导血栓形成

虽然静脉内消融术后闭塞性深静脉血栓并不常见，但人们越来越认识到舌状血栓有时会伸入深静脉中，这种现象被称为静脉腔内热诱导血栓形成(EHIT)。目前有4种类型：

- 1级：深静脉开口水平的血栓，但未突入深静脉内。
- 2类：血栓突出进入深静脉系统中，管腔阻塞<50%。
- 3级：血栓突出进入深静脉系统中，管腔阻塞>50%。
- 4级：完全深静脉堵塞。

大多数临床医生认为4级的EHIT即为深静脉血栓形成，并应使用抗凝治疗。然而，1～3级EHIT的最佳处理方式仍不清楚。考虑到发生深静脉血栓形成的风险，2级和3级EHIT可能应行皮下注射治疗剂量低分子肝素抗凝并早期重复检查。

血栓性静脉炎

应告知患者任何手术或静脉腔内介入治疗后都可能发生浅表血栓性静脉炎。然而，在超声引导下泡沫硬化治疗之后，这种情况尤其常见。患者可能出现疼痛、硬块状区域，治疗静脉上出现红斑。虽然消炎药膏或药物可能有用，但抽吸出或排出导致炎症的血栓通常能迅速缓解症状。抽吸也可以降低超声引导下泡沫硬化治疗后发生皮肤色素沉着的风险。

神经损伤

导致慢性神经痛的神经损伤是静脉手术介入治疗的可怕并发症，也是法医学诉讼的常见原因。在任何大隐静脉或小隐静脉手术介入治疗后，都可能发生隐神经或腓肠神经的损伤，并且很大一部分患者术后可能出现一定程度的感觉异常。然而这种症状通常在6个月内改善。

在EVLA或RFA干预后，治疗静脉浅面也可能出现异常感觉区域，尽管这可能不如开放手术后常见。大多数异常感觉区域通过保守治疗可以恢复。一些作者推测，当大隐静脉在膝下剥离或消融时，以及当小隐静脉在小腿远端治疗时，麻木和神经痛的发生率可能更高。支持这些假设的证据主要是经验之谈，一项前瞻性研究报道，小隐静脉剥脱的临床复发率更低，导致其麻木发生率与单独结扎小隐静脉相似[20]。静脉腔内热消融术后，良好的肿胀麻醉技术也许可以降低隐神经和腓肠神经损伤的风险。外科医生在小隐静脉腔内消融时应特别熟悉腘窝神经解剖的变异。

使运动神经损伤致功能障碍也是静脉手术介入治疗后公认的并发症，最常见的是在静脉切除术中损伤腓骨头附近的腓总神经。开放手术中也可能发生腘窝胫神经的损伤。

复发

临床医生和患者都应该知道，即使在技术上成功的治疗后，静脉曲张的复发也很常见，据报道，开放手术后5～20年的复发率为20%～80%。开放手术后欠佳的结果常常被归因于缺乏经验的外科医生。然而，新发的静脉反流在以前正常的静脉中是常见的，大多数患者对治疗效果仍然非常满意。

由于复发是诉讼的常见原因，因此应始终警告患者残余静脉曲张和新发静脉曲张的风险。静脉腔内治疗通常分多个阶段进行，应与患者仔细讨论治疗计划和每个治疗阶段后的预期结果。

瘀青和伤口并发症

开放手术后的瘀青非常常见，是开放手术的主要缺点之一。静脉剥除后的瘀伤可通过在大隐静脉或小隐静脉通道中使用肿胀麻醉液或稀释的肾上腺素浸泡的拭子来减少。静脉腔内激光消融或射频消融治疗后的瘀青不太常见，但与射频消融治疗或较新的1470nm径向激光纤维相比，使用裸激光纤维和810nm/980nm波长造成的淤青可能更严重。可能在术后沿消融静脉形成硬条索，尽管会有触痛，但患者不用担心，保守治疗通常会改善这种情况。

皮肤烧伤

静脉腔内热消融后的皮肤热损伤非常少见，通常是可以避免的。常见的原因是肿胀麻醉不足后的浅静脉消融。应使用肿胀麻醉液将待治疗静脉推离皮肤至少1cm，以降低皮肤烧伤的风险。如果静脉非常浅，这可能很难实现。在开始消融前，术者应仔细评估静脉的深度。皮肤热损伤的后果可能是小范围的色素沉着，也可能是明显的溃疡。

皮肤色素沉着

大部分患者可能会出现(程度不同)轻微瑕疵或棕色变色区域，这可能成为主要的美容问题。超声引导下泡沫硬化治疗术后抽吸出导致静脉炎的血栓可降低色素沉着的严重程度。

神经并发症

静脉手术介入治疗后神经系统并发症的零星报道已经发表了很多年，几乎全与超声引导下泡沫硬化治疗有关。最近的一项系统性回顾评估了超声引导下泡沫硬化治疗后神经并发症的发生率，表明约1%的患者在干预后会出现短暂的神经问题，通常是视觉障碍。这些事件可能在有偏头痛病史的患者中更为常见。

尽管非常罕见，但在许多病例报告中报道了超声引导下泡沫硬化治疗后发生脑卒中的风险。超声引导下泡沫硬化治疗术后引起脑卒中的原因尚不清楚，尽管发现有患者存在卵圆孔未闭，这增加了反常栓塞的可能性。另一种假设是泡沫硬化剂与静脉内皮的反应导致有毒内皮素的释放。无论其机制如何，经验表明泡沫注射量越大，不良事件越常见。通常认为单个疗程的最大泡沫体积为10～12mL。尽管缺乏有力的证据，但一些专家建议使用二氧化碳代替空气来制造泡沫，以降低神经事件的风险。

结论

经历了一个世纪的开放手术的主导，现代静脉曲张的治疗包括外科、热消融和化学消融等多种方式。静脉腔内激光消融、射频消融和超声引导下泡沫硬化治疗的普及在过去10年中急剧增加率显著提高，并有了大量的比较研究。新型的非肿胀麻醉技术也被引入了。目前缺乏证据表明某种治疗方式最优，因为每种治疗方法都有各自的优点及其积极的支持者。而研究人群、干预措施和结果测量的显著异质性阻碍了对现有证据的解释。

尽管有这些局限性，但在局部麻醉下进行的静脉腔内治疗的微创性和快速恢复性很可能意味着开放手术的普及率将持续下降。

（刘洋 向宇威 译 马玉奎 审校）

延伸阅读

Gloviczki P, Comerota AJ, Dalsing MC, et al. (2011). The care of patients with varicose veins and associated chronic venous diseases: clinical practice guidelines of the Society for Vascular Surgery and the American Venous Forum. *Journal of Vascular Surgery* **53**(5 Suppl), 2S–48S.

Gohel MS, Epstein DM, Davies AH. (2010). Cost-effectiveness of traditional and endovenous treatments for varicose veins. *British Journal of Surgery* **97**(12), 1815–23.

Lim CS, Davies AH. (2009). Pathogenesis of primary varicose veins. *British Journal of Surgery* **96**(11), 1231–42.

Luebke T, Brunkwall J. (2008). Systematic review and meta-analysis of endovenous radiofrequency obliteration, endovenous laser therapy, and foam sclerotherapy for primary varicosis. *Journal of Cardiovascular Surgery* **49**(2), 213–33.

Wittens C, Davies AH, Bækgaard N, et al (2015). Editor's Choice-Management of Chronic Venous Disease: Clinical Practice Guidelines of the European Society for Vascular Surgery (ESVS). *Eur J Vasc Endovasc Surg* **49**(6):678–737.

参考文献

1. Gohel MS, Barwell JR, Taylor M, et al. (2007). Long term results of compression therapy alone versus compression plus surgery in chronic venous ulceration (ESCHAR): randomised controlled trial. *BMJ* **335**(7610), 83.
2. Eklof B, Rutherford RB, Bergan JJ, et al. (2004). Revision of the CEAP classification for chronic venous disorders: consensus statement. *Journal of Vascular Surgery* **40**(6), 1248–52.
3. Thakur B, Shalhoub J, Hill AM, Gohel MS, Davies AH. (2010). Heterogeneity of reporting standards in randomised clinical trials of endovenous interventions for varicose veins. *European Journal of Vascular and Endovascular Surgery* **40**(4), 528–33.
4. Kundu S, Lurie F, Millward SF, et al. (2007). Recommended reporting standards for endovenous ablation for the treatment of venous insufficiency: joint statement of the American Venous Forum and the Society of Interventional Radiology. *Journal of Vascular Surgery* **46**(3), 582–9.
5. Smith PC. (2006). The causes of skin damage and leg ulceration in chronic venous disease. *International Journal of Lower Extremity Wounds* **5**(3), 160–8.
6. Ruckley CV, Evans CJ, Allan PL, Lee AJ, Fowkes FG. (2002). Chronic venous insufficiency: clinical and duplex correlations. The Edinburgh Vein Study of venous disorders in the general population. *Journal of Vascular Surgery* **36**(3), 520–5.
7. Rabe E, Guex JJ, Puskas A, et al. (2012). Epidemiology of chronic venous disorders in geographically diverse populations: results from the Vein Consult Program. *International Angiology* **31**(2), 105–15.
8. Maurins U, Hoffmann BH, Losch C, et al. (2008). Distribution and prevalence of reflux in the superficial and deep venous system in the general population—results from the Bonn Vein Study, Germany. *Journal of Vascular Surgery* **48**(3), 680–7.

9. Michaels JA, Campbell WB, Brazier JE, et al. (2006). Randomised clinical trial, observational study and assessment of cost-effectiveness of the treatment of varicose veins (REACTIV trial). *Health Technology Assessment* **10**(13), 1–196, iii–iv.
10. Siribumrungwong B, Noorit P, Wilasrusmee C, Attia J, Thakkinstian A. (2012). A systematic review and meta-analysis of randomised controlled trials comparing endovenous ablation and surgical intervention in patients with varicose vein. *European Journal of Vascular and Endovascular Surgery* **44**(2), 214–23.
11. Figueiredo M, Araujo S, Barros N, Miranda F. (2009). Results of surgical treatment compared with ultrasound-guided foam sclerotherapy in patients with varicose veins: a prospective randomised study. *European Journal of Vascular and Endovascular Surgery* **38**(6), 758–63.
12. van den Bos R, Arends L, Kockaert M, Neumann M, Nijsten T. (2009). Endovenous therapies of lower extremity varicosities: a meta-analysis. *Journal of Vascular Surgery* **49**(1), 230–9.
13. Rasmussen LH, Lawaetz M, Bjoern L, et al. (2011). Randomized clinical trial comparing endovenous laser ablation, radiofrequency ablation, foam sclerotherapy and surgical stripping for great saphenous varicose veins. *British Journal of Surgery* **98**(8), 1079–87.
14. Brittenden J, Cotton SC, Elders A, et al. (2014). A randomized trial comparing treatments for varicose veins. *New England Journal of Medicine* **371**, 1218–27.
15. Doganci S, Demirkilic U. (2010). Comparison of 980 nm laser and bare-tip fibre with 1470 nm laser and radial fibre in the treatment of great saphenous vein varicosities: a prospective randomised clinical trial. *European Journal of Vascular and Endovascular Surgery* **40**(2), 254–9.
16. Bootun R, Lane T, Dharmarajah B, et al. (2014). Intra-procedural pain score in a randomised controlled trial comparing mechanochemical ablation to radiofrequency ablation: The Multicentre Venefit™ versus ClariVein® for varicose veins trial. *Phlebology* pii: 0268355514551085. [Epub ahead of print]
17. Morrison N, Gibson K, McEnroe S, et al. (2015). Randomized trial comparing cyanoacrylate embolization and radiofrequency ablation for incompetent great saphenous veins (VeClose). *Journal of Vascular Surgery* **61**(4), 985–94.
18. Theivacumar NS, Dellagrammaticas D, Mavor AI, Gough MJ. (2008). Endovenous laser ablation: does standard above-knee great saphenous vein ablation provide optimum results in patients with both above- and below-knee reflux? A randomized controlled trial. *Journal of Vascular Surgery* **48**(1), 173–8.
19. Carradice D, Mekako AI, Hatfield J, Chetter IC. (2009). Randomized clinical trial of concomitant or sequential phlebectomy after endovenous laser therapy for varicose veins. *British Journal of Surgery* **96**(4), 369–75.
20. O'Hare JL, Vandenbroeck CP, Whitman B, et al. (2008). A prospective evaluation of the outcome after small saphenous varicose vein surgery with one-year follow-up. *Journal of Vascular Surgery* **48**(3), 669–73; discussion 674.
21. Rautio T, Ohinmaa A, Perälä J, et al. (2002). Endovenous obliteration versus conventional stripping operation in the treatment of primary varicose veins: a randomized controlled trial with comparison of the costs. *Journal of Vascular Surgery* **35**(5), 958–65.
22. Perälä J, Rautio T, Biancari F, et al. (2005). Radiofrequency endovenous obliteration versus stripping of the long saphenous vein in the management of primary varicose veins: 3-year outcome of a randomized study. *Annals of Vascular Surgery* **19**(5), 669–72.
23. Lurie F, Creton D, Eklof B, et al. (2005). Prospective randomised study of endovenous radiofrequency obliteration (closure) versus ligation and vein stripping (EVOLVeS): two-year follow-up. *European Journal of Vascular and Endovascular Surgery* **29**(1), 67–73.
24. Lurie F, Creton D, Eklof B, et al. (2003). Prospective randomized study of endovenous radiofrequency obliteration (closure procedure) versus ligation and stripping in a selected patient population (EVOLVeS Study). *Journal of Vascular Surgery* **38**(2), 207–14.
25. Hinchliffe RJ, Ubhi J, Beech A, Ellison J, Braithwaite BD. (2006). A prospective randomised controlled trial of VNUS closure versus surgery for the treatment of recurrent long saphenous varicose veins. *European Journal of Vascular and Endovascular Surgery* **31**(2), 212–18.
26. Stötter L, Schaaf I, Bockelbrink A. (2006). Comparative outcomes of radiofrequency endoluminal ablation, invagination stripping, and cryostripping in the treatment of great saphenous vein insufficiency. *Phlebology* **21**(2), 60–4.
27. Subramonia S, Lees T. (2010). Randomized clinical trial of radiofrequency ablation or conventional high ligation and stripping for great saphenous varicose veins. *British Journal of Surgery* **97**(3), 328–36.
28. ElKaffas KH, ElKashef O, ElBaz W. (2011). Great saphenous vein radiofrequency ablation versus standard stripping in the management of primary varicose veins—a randomized clinical trial. *Angiology* **62**(1), 49–54.
29. de Medeiros CA, Luccas GC. (2005). Comparison of endovenous treatment with an 810 nm laser versus conventional stripping of the great saphenous vein in patients with primary varicose veins. *Dermatologic Surgery* **31**(12), 1685–94; discussion 94.
30. Rasmussen LH, Bjoern L, Lawaetz M, et al. (2007). Randomized trial comparing endovenous laser ablation of the great saphenous vein with high ligation and stripping in patients with varicose veins: short-term results. *Journal of Vascular Surgery* **46**(2), 308–15.
31. Rasmussen LH, Bjoern L, Lawaetz M, et al. (2010). Randomised clinical trial comparing endovenous laser ablation with stripping of the great saphenous vein: clinical outcome and recurrence after 2 years. *European Journal of Vascular and Endovascular Surgery* **39**(5), 630–5.
32. Darwood RJ, Theivacumar N, Dellagrammaticas D, Mavor AI, Gough MJ. (2008). Randomized clinical trial comparing endovenous laser ablation with surgery for the treatment of primary great saphenous varicose veins. *British Journal of Surgery* **95**(3), 294–301.
33. Kalteis M, Berger I, Messie-Werndl S, et al. (2008). High ligation combined with stripping and endovenous laser ablation of the great saphenous vein: early results of a randomized controlled study. *Journal of Vascular Surgery* **47**(4), 822–9; discussion 829.
34. Christenson JT, Gueddi S, Gemayel G, Bounameaux H. (2010). Prospective randomized trial comparing endovenous laser ablation and surgery for treatment of primary great saphenous varicose veins with a 2-year follow-up. *Journal of Vascular Surgery* **52**(5), 1234–41.
35. Pronk P, Gauw SA, Mooij MC, et al. (2010). Randomised controlled trial comparing sapheno-femoral ligation and stripping of the great saphenous vein with endovenous laser ablation (980 nm) using local tumescent anaesthesia: one year results. *European Journal of Vascular and Endovascular Surgery* **40**(5), 649–56.
36. Carradice D, Mekako AI, Mazari FA, et al. (2011). Randomized clinical trial of endovenous laser ablation compared with conventional surgery for great saphenous varicose veins. *British Journal of Surgery* **98**(4), 501–10.
37. Rass K, Frings N, Glowacki P, et al. (2012). Comparable effectiveness of endovenous laser ablation and high ligation with stripping of the great saphenous vein: two-year results of a randomized clinical trial (RELACS study). *Archives in Dermatology* **148**(1), 49–58.
38. Wright D, Gobin JP, Bradbury AW, et al. (2006). Varisolve I polidocanol microfoam compared with surgery or sclerotherapy in the management of varicose veins in the presence of trunk vein incompetence: European randomized controlled trial. *Phlebology* **21**(4), 180–90.
39. Bountouroglou DG, Azzam M, Kakkos SK, et al. (2006). Ultrasound-guided foam sclerotherapy combined with sapheno-femoral ligation compared to surgical treatment of varicose veins: early results of a randomised controlled trial. *European Journal of Vascular and Endovascular Surgery* **31**(1), 93–100.
40. Abela R, Liamis A, Prionidis I, et al. (2008). Reverse foam sclerotherapy of the great saphenous vein with sapheno-femoral ligation compared to standard and invagination stripping: a prospective clinical series. *European Journal of Vascular and Endovascular Surgery* **36**(4), 485–90.
41. Kalodiki E, Lattimer CR, Azzam M, et al. (2012). Long-term results of a randomized controlled trial on ultrasound-guided foam sclerotherapy combined with saphenofemoral ligation vs standard surgery for varicose veins. *Journal of Vascular Surgery* **55**(2), 451–7.
42. Almeida JI, Kaufman J, Gockeritz O, et al. (2009). Radiofrequency endovenous ClosureFAST versus laser ablation for the treatment of great saphenous reflux: a multicenter, single-blinded, randomized study (RECOVERY study). *Journal of Vascular and Interventional Radiology* **20**(6), 752–9.
43. Shepherd AC, Gohel MS, Brown LC, et al. (2010). Randomized clinical trial of VNUS ClosureFAST radiofrequency ablation versus laser for varicose veins. *British Journal of Surgery* **97**(6), 810–18.
44. Gale SS, Lee JN, Walsh ME, Wojnarowski DL, Comerota AJ. (2010). A randomized, controlled trial of endovenous thermal ablation using the 810-nm wavelength laser and the ClosurePLUS radiofrequency ablation methods for superficial venous insufficiency of the great saphenous vein. *Journal of Vascular Surgery* **52**(3), 645–50.
45. Goode SD, Chowdhury A, Crockett M, et al. Laser and radiofrequency

ablation study (LARA study): a randomised study comparing radiofrequency ablation and endovenous laser ablation (810 nm). *European Journal of Vascular and Endovascular Surgery* **40**(2), 246–53.

46. Nordon IM, Hinchliffe RJ, Brar R, et al. (2011). A prospective double-blind randomized controlled trial of radiofrequency versus laser treatment of the great saphenous vein in patients with varicose veins. *Annals of Surgery* **254**(6), 876–81.
47. Disselhoff BC, der Kinderen DJ, Kelder JC, Moll FL. (2008). Randomized clinical trial comparing endovenous laser ablation of the great saphenous vein with and without ligation of the sapheno-femoral junction: 2-year results. *European Journal of Vascular and Endovascular Surgery* **36**(6), 713–18.
48. Menyhei G, Gyevnar Z, Arato E, Kelemen O, Kollar L. (2008). Conventional stripping versus cryostripping: a prospective randomised trial to compare improvement in quality of life and complications. *European Journal of Vascular and Endovascular Surgery* **35**(2), 218–23.
49. Klem TM, Schnater JM, Schutte PR, et al. (2009). A randomized trial of cryo stripping versus conventional stripping of the great saphenous vein. *Journal of Vascular Surgery* **49**(2), 403–9.
50. Disselhoff BC, der Kinderen DJ, Kelder JC, Moll FL. (2011). Five-year results of a randomized clinical trial comparing endovenous laser ablation with cryostripping for great saphenous varicose veins. *British Journal of Surgery* **98**(8), 1107–11.

第70章
急性下肢深静脉血栓形成

Anthony J. Comerota, Vijay Kamath

急性下肢深静脉血栓形成简介

据估计，每年约有100万人被诊断为深静脉血栓形成（DVT）。在美国，大约有30万人死于肺栓塞，这超过了美国急性心肌梗死或急性脑卒中的死亡人数[1]。

一些因素可能导致静脉血栓栓塞并发症的高发生率。人口老龄化会使更多的患者处于危险之中，同时对高风险患者进行手术的概率也越来越高。此外，对静脉血栓栓塞症认识的提高，以及诊断流程的改进和使用，也可能是导致报告的发病率升高的原因。

病因学

一个多世纪以来，在没有直接静脉壁损伤的情况下，导致静脉血栓形成的因素一直备受关注。1856年，Rudolf Ludvig Karl Virchow[2]提出了经典三角理论，阐明了静脉血栓形成的病因，指出血液成分的变化（高凝状态）、血流速度的降低（瘀滞）和静脉壁损伤（内皮损伤）共同产生促进血栓形成的环境（图70.1）。虽然这些概念在今天仍然是正确的，但随着分子生物学和细胞生物学的发展，人们对血液凝结、身体对损失的反应，以及遗传易感性的理解也日益加深，三角理论在现代观点下得到了验证和补充。

血流瘀滞

人们普遍认为，血流瘀滞是导致DVT的一个重要诱因。顺行静脉造影和放射性核素研究证实，手术患者出现静脉瘀滞[3,4]。Gibbs等[5]进行了一项尸检研究，得出结论，比目鱼肌肉间静脉窦是静脉血栓形成的主要起源部位。自然会得出这样的结论：血流瘀滞是导致DVT的主要病因。直观地讲，血流速度降低是一种有利于血栓形成的环境，可延长活化血小板和凝血因子与静脉壁的接触时间，从而导致血栓形成。然而，单独的血流瘀滞并没有被验证会导致DVT；在存在其他更有效的风险因素的情况下，将其视为“容许”因素更为合适。

Virchow三角

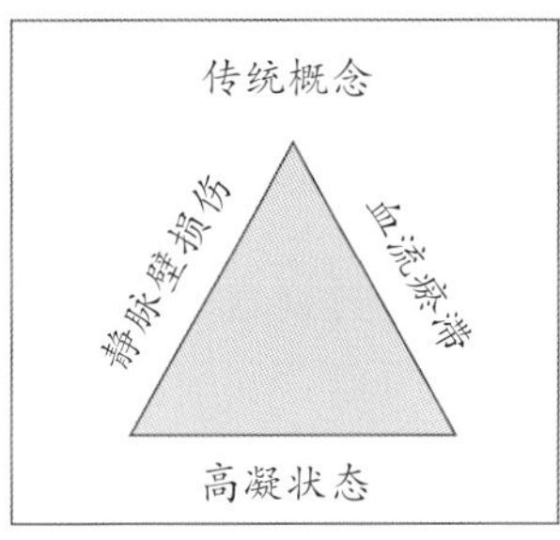

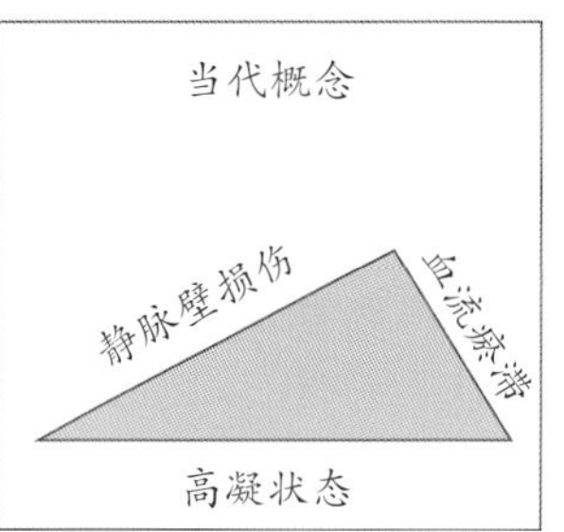

图70.1 Virchow三角的传统概念和当代概念。

高凝状态

细胞和分子生物学的进展增加了对促凝状态、血流瘀滞和血栓形成之间联系的理解，尤其是通过对血管炎症和血栓形成的研究。Stewart等[6]使用扫描电子显微镜证明白细胞和血小板在静脉壁上的激活和黏附，表明这些可能引发了静脉壁损伤。

重要的是要认识到选择素、白细胞、血小板及血小板微粒的存在和影响血栓形成的联系。白细胞与血管内皮的黏附受到选择素与白细胞的结合调控[7]。选择素是一个在白细胞、血小板和内皮细胞表面表达的促凝糖蛋白家族；大多数研究集中于P-选择素及其对于血小板和白细胞在内皮损伤区域滚动和初始黏附的重要性[8]。

微粒是血小板、白细胞和内皮细胞释放的小磷脂囊泡[9-11]，是血液的正常成分。静脉壁损伤的动物模型证实，微粒对小血管损伤中血流瘀滞导致的血栓形成起着至关重要的作用[12]。此外，微粒本身具有促血栓形成作用，通过释放血小板激活物抑制剂-1(PAI-1)抑制内源性纤溶[13]。

静脉壁损伤

尽管有证据表明静脉壁损伤发生在远离手术创伤的部位，但静脉壁损伤在血栓形成中的作用受到的关注较少。虽然很少有人会否认对静脉壁的直接损伤会导致血栓形成，但很明显，术后DVT最常发生在远离手术部位（小腿静脉）且未受手术创伤损伤的静脉中。

用于研究腹部手术和全髋关节置换术的犬模型实验表明，术后白细胞会黏附在颈静脉和股静脉壁上[14]。作者推测，远离手术部位发生的内皮损伤是由组织损伤产物引起的，这些损伤产物在伤口处释放并进入循环（图70.2）。在动物模型的腹部手术后可观察到静脉内皮损伤。然而，全髋关节置换术后可发现更严重的内皮损伤[15]，表现为颈静脉和股静脉的小侧支连接处撕裂[16]。这些撕裂穿透内皮和基底膜，暴露出高度易栓性的内皮下胶原蛋白，并迅速受白细胞和血小板浸润，导致纤维蛋白沉积和血栓形成。内皮损伤位置常位于与静脉瓣尖相邻的静脉壁上，通常在静脉侧支区域。紧邻侧支的静脉壁由于平滑肌和结缔组织减少而薄弱[17]，使该处静脉壁容易受到损伤。

据推测，手术部位产生的组织损伤产物刺激了手术性静脉扩张，导致初始内膜损伤。Stewart等[18]发现，颈静脉扩张超过某一界值之后与更多的静脉内皮损伤相关。有趣的是，股静脉似乎更容易产生手术性静脉扩张[19]。

有临床研究评估了全髋和膝关节置换术后手术性静脉扩张对术后DVT的影响，同时明确预防手术性静脉扩张是否能预防术后DVT。在第一项研究中，对接受全髋关节置换术的患者进行随机分组，以盲法接受双氢麦角碱加肝素或安慰剂治疗[20]。术中监测每例患者对侧头静脉的直径，术后进行顺行静脉造影以评估DVT。结果显示，静脉扩张和术后DVT显著相关。

第二项关于接受全膝关节置换术的患者的研究报告没有观察到手术性静脉扩张[21]，尽管许多患者发生了同侧DVT，但没有患者发生对侧DVT。而在大量接受全髋关节置换术的患者中发生了对侧DVT。

综上所述，全髋关节置换术患者远离伤口及手术髋关节对侧的DVT发生率相当高，而全膝关节置换术患者的DVT均局限于手术侧下肢伤口附近的静脉中。全髋关节置换术中观察到的手术性静脉扩张的临床相关性与全膝关节患者中手术性静脉扩张没有的临床相关性，统一了静脉血栓形成的病因学理论。Coleridge-Smith及其同事证实了手术性静脉扩张发生的现象[22]。

在Virchow最初描述导致静脉血栓形成因素的150多年后，他的结论仍然与事实相符。以前的研究者报道的关于细胞和分子生物学研究及临床观察结果加深了我们的理解。

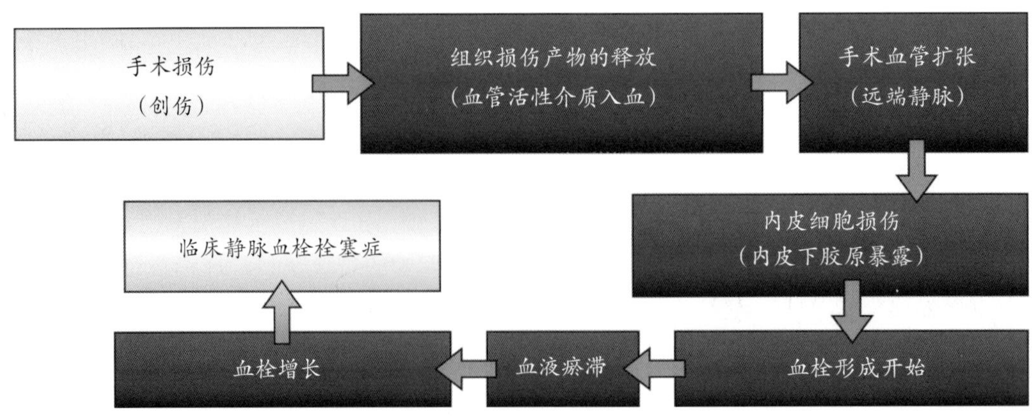

图70.2 手术创伤引起远端静脉内皮损伤的概念说明。

自然史

将静脉血栓形成概念化为长期凝血和纤溶系统的不平衡可能有助于对其理解。抗凝治疗的目的是使这种失衡转向患者的内源性纤溶系统,从而减少静脉内凝血,并潜在地解决急性血栓形成,从而降低血栓后并发症的风险。然而,如果纤溶作用很小,或者如果发生血栓扩展和(或)血栓再形成,发生额外血栓栓塞并发症和血栓后并发症的风险很高。

患者的临床表现和血栓演变的自然史取决于血栓的解剖分布、血栓程度和管腔阻塞程度。与股腘静脉血栓形成患者相比,孤立性小腿静脉血栓形成的患者通常具有较少的血栓后症状,且抗凝后血栓溶解更快[23,24]。同样,股腘静脉DVT患者的血栓后并发症的发生率低于髂股静脉DVT患者[24]。考虑到股总静脉、髂外静脉和髂总静脉是整个下肢唯一的静脉流出通道,可以直观地认为,阻塞该通道将导致最严重的血栓后并发症。对髂股静脉DVT患者的自然史研究和对血栓后并发症的前瞻性研究也证实了这一观念[25-28]。

血栓的病因也起着重要作用。与发生特发性DVT的患者相比,具有血栓形成的短暂性高风险的患者,如正在接受手术的患者,具有不同的结局和远期预后[29-34]。特发性DVT的患者在经过完整的抗凝治疗后,DVT复发的风险更大,其一级亲属发生DVT的风险较大,特别是处于短暂性高风险时。

深静脉血栓形成类型

不幸的是,对许多临床医生来说,所有的DVT都被认为是相同的,并且只接受抗凝治疗。以下章节中描述了不同类型的DVT患者,说明了不同的血栓位置有着不同的治疗方案。

小腿静脉血栓形成

孤立性小腿静脉血栓形成患者的血栓负担最轻,预后最好。虽然肺栓塞可能发生,但栓子通常较小且无症状。许多接受抗凝治疗的患者发生了血栓溶[23,35]。一项关于特发性小腿DVT的随机试验比较了3个月的治疗性抗凝和5天的抗凝加安慰剂治疗,结果表明,高达19%的未接受抗凝治疗的患者出现了血栓进展和复发状况,而接受抗凝治疗的患者中未观察到主要血栓栓塞并发症[24]。目前的指南建议对有症状的小腿DVT进行3个月的抗凝治疗;对于无症状的小腿DVT,应进行2周的连续超声多普勒检查,以监测血栓的进展,如果出现进展,应进行后续抗凝治疗[36]。图70.3说明了小腿DVT的治疗方案。

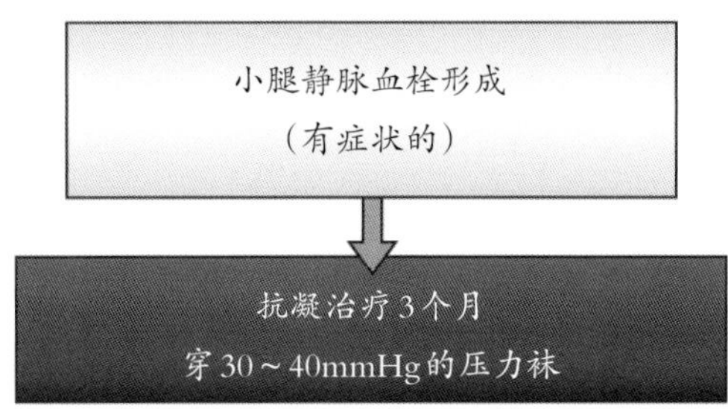

图70.3 有症状的小腿静脉血栓形成的治疗建议。

股静脉血栓形成

独立的股静脉血栓形成患者,尤其是局限于大腿中部或上部的患者,通常单独抗凝效果良好。股深静脉提供了从腘静脉到股总静脉的侧支引流,患者通常在受血栓累及的静脉段近远端有功能正常的瓣膜。只要腘静脉和股总静脉没有血栓阻塞,受累股静脉的再通就不是特别重要。

腘静脉血栓形成

血栓阻塞了腘静脉三分叉的腘静脉血栓形成患者通常有严重的急性症状,并且在这些患者中可观察到较显著的血栓后并发症。这是由小腿中轴静脉回流受阻时,远端严重的静脉高压所致。在这类患者中,对于活动要求高的患者,会考虑导管接触性溶栓治疗以恢复静脉通畅,可能会保留瓣膜功能,并降低血栓后并发病率。图70.4说明了治疗股腘静脉DVT的建议方案。

髂股静脉血栓形成

髂股静脉DVT是急性DVT的临床亚型。框70.1总结了两项对髂股静脉DVT患者进行单独抗凝治疗的5年自然史观察结果[27,28]。

Qvarfordt和Eklof[37]测量了静脉血栓切除术前后急性髂股静脉DVT患者的骨筋膜室压力,显示

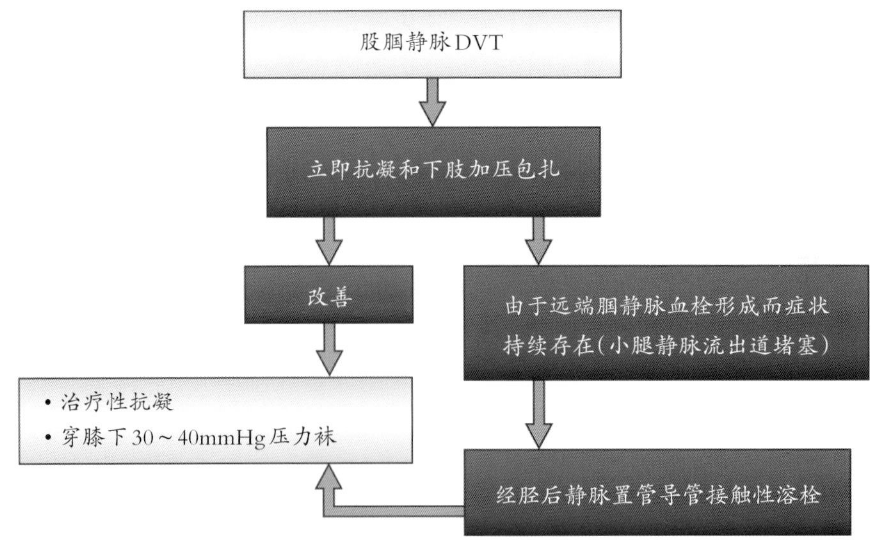

图70.4 股腘静脉DVT推荐的治疗流程。

静脉流出道阻塞时压力异常升高,静脉血栓切除术后压力恢复正常。慢性高静脉压,特别是动态静脉高压,会导致血栓后综合征(PTS)、静脉性跛行和慢性静脉疾病。Kahn等[25]前瞻性地证明,与腹股沟以远的静脉血栓形成患者相比,单独抗凝治疗的髂股静脉DVT患者发生严重PTS的风险高得多(OR 2.24)。

同侧复发性DVT可使PTS的风险增加多达6倍。Douketis等[38]观察到,与腹股沟下DVT患者相比,髂股静脉DVT患者有更高的复发风险,这种风险可能是由髂股静脉DVT后阻塞增加和持续的血栓活动所致。考虑到迄今为止有关抗凝治疗的急性DVT的自然病史的大量证据,已经进行了许多关键观察(框70.2)。

框70.1 髂股静脉DVT的抗凝治疗

观察结果
- 95%发生静脉功能不全
- 15%发生静脉溃疡
- 静脉性跛行占40%
- 活动受限占15%
- 大多数患者出现明显的血流动力学障碍
- 大多数患者的生活质量显著降低

Source: data from Akesson H et al., Venous function assessed during a 5 year period after acute ilio-femoral venous thrombosis treated with anticoagulation, European Journal for Vascular Surgery, Volume 4, Issue 1, pp.43-8, Copyright © 1990 European Journal for Vascular Surgery; and Delis KT et al., Venous claudication in iliofemoral thrombosis: Long-term effects on venous hemodynamics, clinical status, and quality of life, Annals of Surgery, Volume 239, Issue 1, pp.118-26, Copyright © 2004 Lippincott, Williams, and Wilkins.

框70.2 急性深静脉血栓形成的自然史:关键观察结果

- 特发性DVT的发病率和复发率高于继发性(暂时性危险因素)DVT
- 血栓形成的程度和涉及的静脉段数量决定了血栓形成后并发症率
- 持续性静脉阻塞和血栓活动与复发增加相关
- 髂股静脉DVT与严重的血栓后并发症率相关
- 髂股静脉DVT与明显的高复发率相关

对于髂股静脉DVT患者,建议采用血栓清除策略。图70.5所示的流程总结了作者建议的治疗方案。

血栓溶解

大多数DVT患者表现出一定程度的静脉血栓再通。Killewich等[39]证明,在初始血栓形成的3个月内,86%的患者出现了一些再通。类似地,van Ramshorst等[40]观察到,在87%的股腘静脉DVT患者中,闭塞段在6周内再通。小腿的血栓清除更快,这可能是由于相对于血栓体积而言,内皮细胞的表面积更大,从而引起了小静脉内血栓的纤溶。

再通的发生程度与凝血活性和纤溶抑制的程度

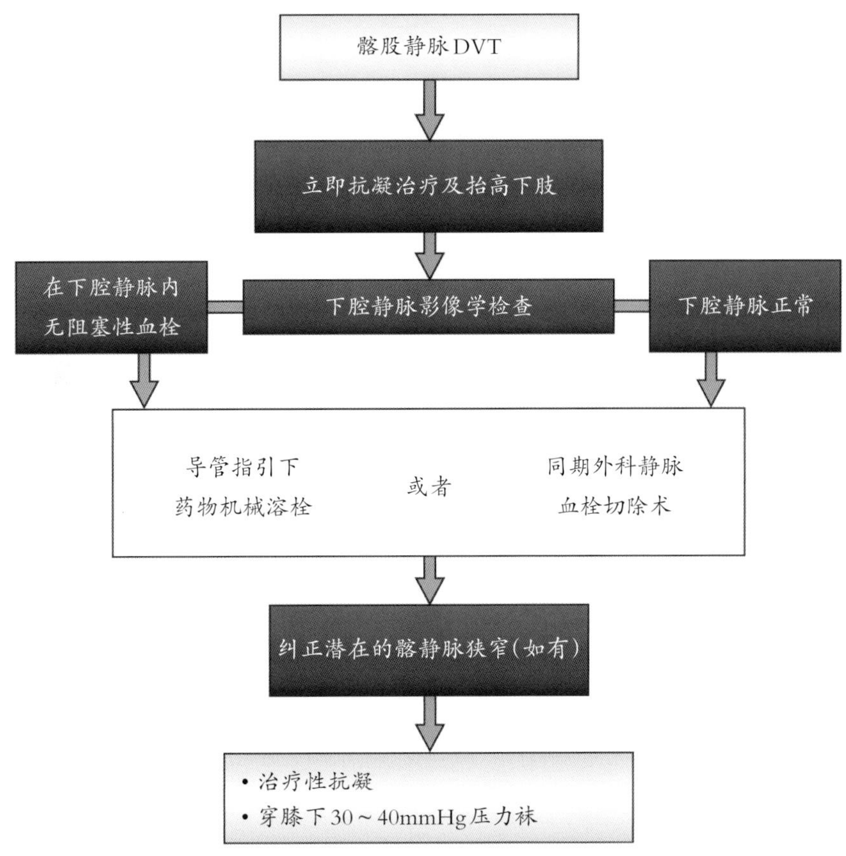

图70.5 髂股静脉DVT的建议治疗方案。

成反比[35,41]。与堵塞的静脉和多段血栓患者相比，老年、静脉内血栓较小和非堵塞性血栓是血栓溶解的预测因素。因此，血栓的初始体积预示了再通的程度。尚未证实的是血栓负荷是否与激活的凝血因子和循环PAI-1水平有关。

静脉瓣膜功能与复发

Sevitt[42,43]证实血栓形成通常起源于静脉瓣膜附近。许多人没有认识到血栓可能围绕在瓣膜周围，但通常不附着在瓣膜尖端。相反，其附着在瓣膜上方和(或)下方的静脉壁上，表明覆盖瓣膜小叶的内皮细胞与覆盖静脉壁的内皮细胞可能存在功能差异。

Brooks等[44]研究了人类大隐静脉壁中瓣膜尖端附近的静脉内皮和覆盖瓣膜的内皮。报告内皮蛋白C受体活性和血栓调节蛋白(抗血栓蛋白)在瓣膜上的浓度比在相邻的静脉壁上更高；此外，与静脉瓣膜内皮相比，血管壁内皮上促凝血的血管性血友病因子(von Willebrand因子)浓度更高。这些观察结果与Killewich等[39]、Markel等[45]和Meissner等[46]报道的一致，他们指出快速溶解血栓有利于静脉瓣膜功能。他们将血栓快速溶解定义为在诊断后2~3个月发生。3个月以后发生的溶解通常会导致瓣膜功能不全，这表明瓣膜小叶最初被血栓卡住，并随着血栓的纤维化演变(收缩)而收缩最终丧失功能。相反，如果血栓在早期溶解，则由于血栓最初没有附着在瓣膜尖端，瓣膜小叶可以恢复正常功能。

血栓后并发症的病理生理学

静脉瓣膜功能障碍和静脉阻塞是动态静脉高压的主要组成部分，是慢性静脉疾病和血栓后综合征的潜在病理生理学原因[47,48]。静脉瓣膜功能很容易评估，但静脉阻塞往往未被诊断，导致人们普遍低估其对血栓后并发症率的影响。当在同一患者中发现阻塞和瓣膜功能不全时，血栓形成后并发症会较为严重[47,49]。

同侧复发性血栓形成是血栓后并发症的一个危险因素，血栓后并发症的发生率在最初诊断后5年高达24%，8年高达30%[50-52]。与短暂性危险因素患者相比，特发性DVT或易栓症患者的复发风险增加

2.5～3倍。

持续的管腔阻塞和血栓活动是血栓复发的重要危险因素。抗凝终止后，与双功能超声检查结果正常的患者相比，双功能超声显示持续管腔阻塞的完全再通失败患者复发的风险更高[51,53]。此外，停止抗凝1个月后，D-二聚体水平升高代表的持续性血栓活动增加了310%的复发风险[54,55]。这些观察结果对患者的治疗具有重要意义，本章后面将讨论这些问题。

诊断

根据临床症状和体征诊断急性DVT的可能性很小，因为其症状和体征与常见的其他临床疾病相似，如软组织损伤、炎症和非静脉性水肿。此外，非阻塞性的血栓在发生栓塞前可能没有症状，当髂内静脉等大静脉被累及时，这种情况尤其严重。肺栓塞会对心肺血流动力学产生不利影响，甚至会导致死亡。根据患者表现和适当的非侵入性检查结果进行细致的临床评估是诊断DVT中重要的组成部分。

临床评估

对每个患者都需要进行完整的病史询问与体检。身体体征、水肿部位、突出的浅静脉、皮肤颜色（色调）、压痛部位和自发性疼痛与不适发生的病史及位置是对患者的仔细评估中关键的部分。了解患者的静脉血栓史、外伤、肿瘤史、近期手术、近期活动受限、长途旅行，及其他的合并症有助于个性化和优化患者治疗。DVT的家族史也是一个强危险因素。

Wells等人[56]建立了一种临床模型，对怀疑有DVT的门诊患者中进行了测试。在进行明确诊断的检测前，根据患者的临床特征进行评分，评估其患DVT的可能性。确诊检查前评估为高可能性的患者中85%被发现有DVT，中可能性的患者中33%被发现有DVT，低可能性的患者中5%被发现有DVT。这些研究人员证明，将临床模型与超声结合使用会显著减少假阳性和假阴性诊断的数量。当评估结果与超声结果不一致时，可使用顺行性静脉造影进行确诊。研究人员验证了整合临床模型作为急性DVT诊断策略的一部分的使用。

诊断性检查

顺行性静脉造影

这种技术最初被Rabinov与Paulin所推广[57]，并不断改良，从而可通过将造影剂注射入足背静脉检查整个腹股沟以下的静脉系统。通常还可获得详细的髂静脉影像。多体位成像非常重要。

顺行静脉造影是一种准确的检查，具有较高的敏感性和特异性。与尸检的骨内静脉造影相比，其有97%的敏感性和95%的特异性[58]。虽然非离子性造影剂减轻了患者的不适，但其仍然是相当复杂的检查，并且一些患者缺乏必要的静脉通路。此外，其风险包括注射后“静脉炎”，和2%～3%造影剂诱发的血栓形成[59]。使用非离子型造影剂时，抬高下肢，用肝素盐水溶液冲洗造影剂可显著降低该风险。

虽然顺行静脉造影仍然是一种有效的诊断工具，但在大多数患者中，该技术很大程度上已被其他技术取代，最常见的是静脉双功能超声。

静脉双功能超声

双功能超声将B型成像与脉冲多普勒相结合，是大多数患者评估诊断急性DVT选用的方法。表70.1列出了部分静脉双功能超声检查的标准，其中最重要的是受检静脉的可压缩性。正常静脉是可见的，具有黑色管腔，且容易被探头压瘪（图70.6）。有急性血栓形成的静脉可能表现为具有黑色管腔，因为急性血栓与血流可能具有相似的密度，但静脉不会被探头压瘪（图70.7）。然而，应注意的是，血凝块远端的静脉，尤其是髂股静脉系统，可能由于近端闭塞，静脉压较高，因此即使没有血栓存在于该段静脉中，也可抵抗一定的压力。

加压超声检查应包括股总静脉、股静脉、腘静脉和小腿静脉。DVT通常始发于小腿静脉[60,61]，25%～30%的患者进展至腘静脉[24,62,63]。此外，8%～34%的孤立性小腿静脉血栓形成的患者伴有肺栓塞[64]。Badgett等人[65]证明所有异常结果中有27%为小腿静脉血栓形成引起的。

阴性的静脉双功能超声检查结果能排除DVT，并且可以安全地停用抗凝药物。Noren等人[66]报道仅0.8%的超声结果正常的患者随后3个月内发生DVT，且无一例因PE返回。连续正常超声检查的阴性预测价值已被Birdwell等人[67]和Cogo等人[68]证实。他们报告连续2次超声检查阴性的患者在3个月内的DVT事件发生率为0.6%和0.7%。

Sumner等人证明诊断性研究在有症状的患者中有更高的敏感性[69]。他们研究了一组骨科手术后的患者,发现24%的有症状患者及88%无症状的患者有孤立性的小腿静脉血栓形成。有症状组的敏感性与特异性分别是85%与86%。然而,在无症状组中,虽然特异性有99%,但敏感性下降到16%。

表70.1 急性DVT的静脉双功能超声诊断标准

项目	标准
B型图像	静脉不能压缩
	可见的腔内血栓
	静脉扩张
	分支静脉增大(侧支静脉)
多普勒	失去呼吸相
	失去自发性静脉信号
	异常增强
	主要静脉流速加快(风洞声)
	分支静脉流速加快(侧支静脉)

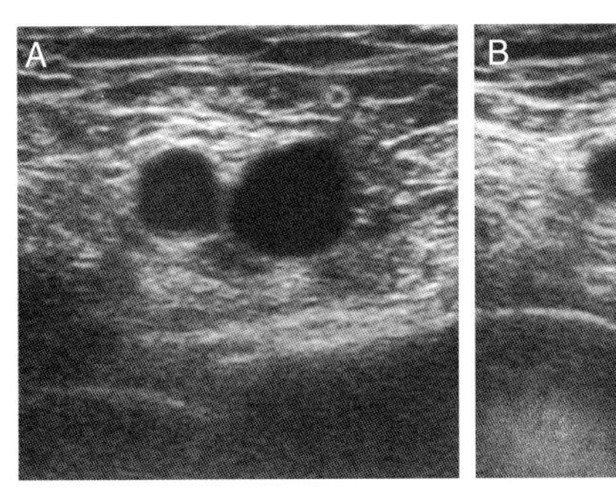

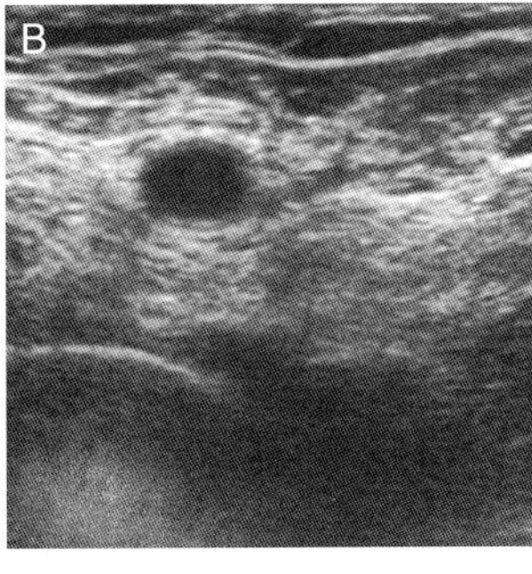

图70.6 正常静脉可容易地被超声探头压瘪。

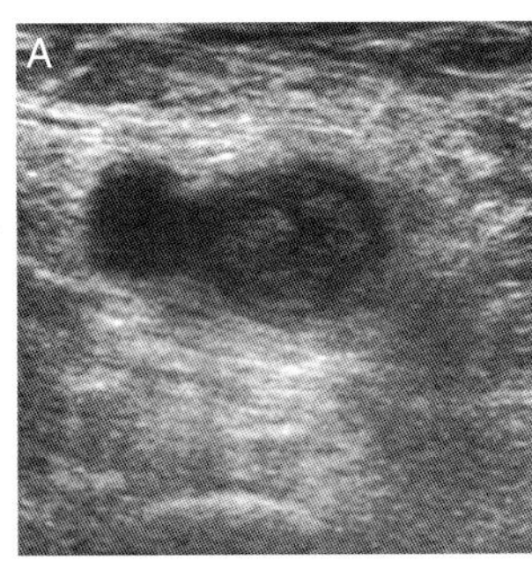

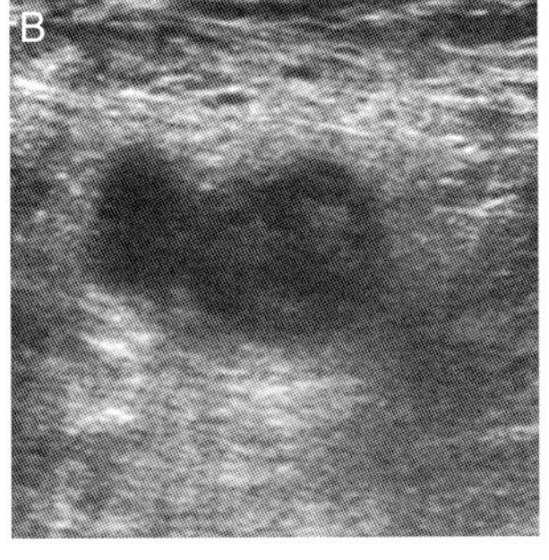

图70.7 急性血栓使静脉难以被超声探头压瘪。

虽然不常见,但孤立性的髂静脉血栓形成可能难以用静脉双功能超声进行诊断。临床上,当患者出现单侧的、从腹股沟韧带向远端发展的下肢肿胀时,会被怀疑有孤立性的髂静脉血栓形成。不幸的是,如果血栓仅累及髂内静脉或者未导致髂总或髂外静脉闭塞,一般没有症状。超声诊断髂静脉及下腔静脉血栓形成的标准与腹股沟远端静脉的标准不同,这是因为通常难以压迫盆腔静脉。彩色血流图像与静脉流速显得更为重要。

计算机断层扫描静脉造影

计算机断层扫描静脉造影(CTV)有几个优点。结合计算机断层扫描肺动脉造影(CTPA),CTV可以作为一种强有力的工具,在肺动脉造影后,使得小腿静脉到下腔静脉(包括下腔静脉)的静脉系统可视化。其主要的优点是可以对有盆腔DVT风险的患者进行盆腔静脉造影。CTV主要的缺点是让患者暴露在辐射下[70]。

MR静脉造影

MR静脉造影(MRV)由于其成像能力的改善变得更受欢迎,其可以成为难以诊断的患者的备选检查项目之一,尤其是针对盆腔静脉血栓形成的患者。MRV技术使用包括自旋回波、梯度回波序列以及静脉内使用钆。静脉内没有图像或流动空隙(充盈缺损)表明存在血栓,但流动伪影通常会产生假阳性图像。通过计算机操作处理,可以旋转图像,以便在处理后可以进行多个轴向、冠状和矢状平面的检查。

在一项双盲前瞻性研究中,MRV非常准确。Fraser等人[71]报道的敏感性为97%,特异性为100%,且研究者间差异很小。不幸的是,MRV价格昂贵,常常无法使用,并且难以用于随访。

D-二聚体

利用血液检查来诊断(或者排除)DVT变得越来越受欢迎。D-二聚体检测的是降解的纤维蛋白复合物。D-二聚体家族代表由XⅢ因子稳固的交联纤维蛋白降解产物[72]。当纤溶酶降解纤维蛋白复合物时,D-二聚体被释放而出。因此,D二聚体的出现是血栓的一个标志,虽然血栓的位置、临床重要性和其他重要细节缺失。许多状况(如炎症、近期手术、感染和妊娠)会导致D-二聚体升高。

Well等人[56,73]和其他人[74]证实低临床DVT发生可能性结合阴性D-二聚体结果可得到99%可靠的DVT阴性预测结果。在这种情况下，不需做进一步检查，且可安全地停用抗凝药物。检测结果阳性时需进一步对肢体作双功能超声检测。

已有前瞻性和大型回顾性研究使用临床评估及D-二聚体与静脉双功能超声辅助来评估预测DVT发生的可能性，其结果已经证实这些方法可以被用于准确地评估疑似有DVT的患者。因此，在临床情况下，医生可以对于合适的患者群体，使用相对简便和便宜的实验室检查，在合理利用资源的同时加快处理。图70.8展示了评估有症状的疑似DVT的患者的流程。

抗凝与急性DVT

用普通肝素全身抗凝，随后使用口服的维生素K拮抗剂（VKA）是50多年来治疗急性DVT的主要手段。在进一步改良肝素作用机制的过程中，发现了低分子肝素（LMWH）的成分，随后又发现了戊多糖磺达肝癸钠。近年来，人们又研制出了新型口服抗凝药，该药物易于使用和其他吸引人的特征激发了人们的热情。

抗凝治疗基本上是预防性的，这些药物阻断血栓形成但不主动溶解血栓。然而，有效的抗凝可防止血栓形成并允许身体的内源性纤维蛋白溶解系统

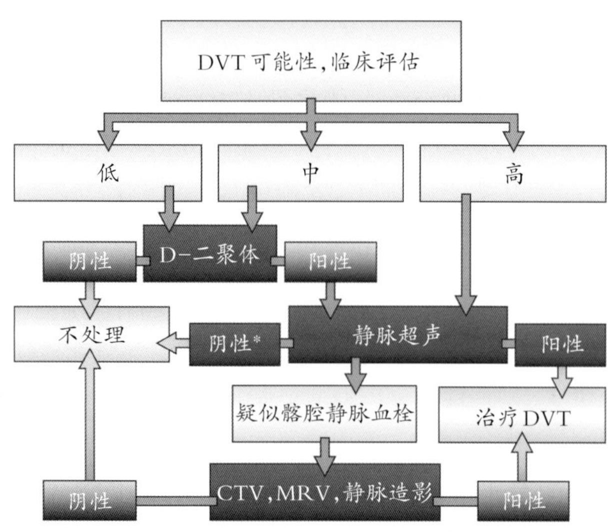

图70.8 疑似急性DVT患者的建议诊断流程。

发挥作用，从而有可能减少血栓负担并恢复闭塞静脉的通畅。

抗凝药物

普通肝素

肝素自从被McLean于1916年发现[75]，就被确立为一种有效的抗凝药物。肝素与抗凝血酶Ⅲ结合，将其从缓慢的纤维蛋白抑制剂转变为快速的纤维蛋白抑制剂以达到抗凝效果[76]。使用的肝素中不到一半能与抗凝血因子Ⅲ结合起到抗凝作用[77,78]。通过与肝素辅因子Ⅱ[79]结合可实现后续抗凝作用，尽管必须给予比通常更高剂量的肝素。

肝素需要通过非肠道途径给药才能得到可靠的疗效。对于每例患者而言，肝素起到的抗凝作用是难以预测的，因此监测活化部分凝血活酶时间（APTT）来确定达到需要的治疗效果是必要的。使用肝素治疗DVT的初始剂量要根据患者的体重计算［快速推注80U/kg，随后18U/（kg·h）持续输注］。肝素的抗凝效果通过APTT监测，APTT为对照值的1.5～2.5倍的结果被证明与复发性静脉血栓栓塞（VTE）的风险降低相关。应在推注后不早于6小时测量APTT，并根据结果相应调整连续输注的剂量。

在没有危险因素的患者中，达到治疗性或超治疗性APTT似乎与出血风险增加无关[80]。不幸的是，对肝素抗凝治疗的审核表明许多患者并未得到充分的治疗，而当发现患者的APTT低于治疗目标值时，33%患者的肝素输注并未调整。研究人员已经证实，肝素给药的处方方法比大多数临床医生尝试性的、主观的、个体化的方法更有效（表70.2）[82,83]。抗凝治疗过程中，早期低于治疗性APTT（<1.5倍正常值）的处理会导致15倍的复发风险，这具有非常重要的临床意义。

对于无出血合并症的患者，抗凝治疗的前4～5天可以使用超治疗剂量的肝素[80]。通过静脉快速推注10 000IU的肝素，然后每小时2000IU持续输注，在快速推注8小时后检测APTT。目标是维持APTT>90秒。如果APTT超治疗范围（>100秒），维持此剂量。虽然此方法与大多数标准方案不同，但是它确实可以在不增加无相关合并症的患者出血风险的情况下维持有效的抗凝作用。

常需要大剂量肝素来达到抗凝效果的患者需要

表70.2 静脉内肝素治疗的医嘱处方用法

APTT[a]	静脉输注		
	输入速度调整(mL/h)	剂量调整(U/24h)[b]	其他操作
≤45	+6	+5760	4~6小时复查APTT
46~54	+3	+2880	4~6小时复查APTT
55~85	0	0	无[c]
86~110	-3	-2880	暂停肝素治疗1小时,恢复肝素治疗后4~6小时复查APTT
>110	-6	-5760	暂停肝素治疗1小时,恢复肝素治疗后4~6小时复查APTT

[a]部分凝血活酶时间。

[b]肝素溶液浓度20 000U/500mL=40U/mL。

[c]在最初24小时中,每4~6小时复查APTT。之后,每天复查APTT,除非低于治疗范围。

考虑“肝素抵抗”,这可能是由于抗凝血酶Ⅲ(ATⅢ)缺陷、肝素清除率增加、肝素结合蛋白增多、Ⅷ因子升高及高纤维蛋白原水平。大的血栓负荷同样需要较高浓度的肝素达到治疗效果。随机试验显示,如果不在抗凝初始阶段及同期使用肝素,单纯使用口服抗凝药与静脉血栓形成的显著高复发风险相关[84]。

低分子肝素

与普通肝素相比,LMWH有一些临床优点,包括在皮下注射后有更长的纤溶酶半衰期(接近4.5小时)和显著更高的血浆水平。生物利用度研究显示,90%通过皮下注射的LMWH可以从血液中回收[85,86],因此在固定剂量后抗凝反应的变异性较小。LMWH与血浆蛋白结合减少导致其剂量-效应关系更可预测。

LMWH被批准在普通外科手术和骨科手术患者中预防DVT,以及治疗急性DVT与PE。随机试验比较了LMWH和普通肝素对VTE的预防与治疗效果,并且验证了LMWH的优点。治疗性试验显示,LMWH有更好的血栓消退效果与更少的出血并发症[87,88]。

对于有近端DVT的患者,LMWH是VKA有价值的代替品,尤其是对于使用治疗剂量华法林出现DVT或者PE复发的患者[87]。在有近端DVT的肿瘤患者中,长期使用LWMH相比VKA可降低VTE复发率和出血并发症的风险。这些观察与研究的结果导致相关推荐为:将LWMH作为肿瘤患者治疗DVT的选择。

对于使用LMWH治疗急性DVT的妊娠及肥胖症患者,建议监测中位Ⅹa因子水平确保明确治疗性抗凝效果。目标Ⅹa值取决于给药频率。推荐每12小时给药一次方式的目标Ⅹa水平是0.6~1.0,每24小时给药一次方式的目标Ⅹa水平是0.8~1.5。

磺达肝癸钠

磺达肝癸钠,一种小分子、合成的戊多糖(分子量1728),是一种间接的Ⅹa因子抑制剂,可与抗凝血酶结合,从而改变其结合位点,使得其能中和Ⅹa因子[89]。一旦与抗凝血酶结合,磺达肝癸钠会增加抗凝血酶结合因子Ⅹa的能力,导致抗凝血酶对因子Ⅹa的抑制率增加300倍。一旦Ⅹa与磺达肝癸钠-抗凝血酶原复合物结合,磺达肝癸钠被释放,致使相同的磺达肝癸钠分子再循环,并与另一抗凝血酶分子结合。

磺达肝癸钠皮下注射给药后具有极好的生物利用度,血浆半衰期为17~20小时,并且没有显著的蛋白结合。因为其是通过肾脏排泄的,故不推荐磺达肝癸钠用于肾功能不全的患者,如果使用则应调整剂量。因为磺达肝癸钠不与血小板或血小板因子-4结合,不会引起可能导致肝素诱导血小板减少症(HIT)的抗体分泌。在磺达肝癸钠使用的整个经验中,仅有1例HIT报道[90]。

对于VTE预防,磺达肝癸钠的用量为2.5mg,用于治疗体重50~100kg的VTE患者的剂量为7.5mg。可采用每日1次给药方案,对于体重低于50kg的患者,将剂量降低至5mg,体重超过100kg者增至10mg。磺达肝癸钠没有已知的拮抗剂,也不与鱼精蛋白结合。对于给予磺达肝癸钠后发生出血并发症的患者,重组Ⅶa因子可能有帮助。

直接凝血酶抑制剂

凝血酶可被直接或间接抑制。直接抑制剂与凝血酶分子结合,并阻断其与其他底物反应,减少额外血栓形成。间接抑制剂包括肝素催化抗凝血酶或肝素辅因子Ⅱ。在不断增长的HIT患者群体中,直接凝血酶抑制剂是有价值的替代品。3种静脉内使用的直接凝血酶抑制剂(重组水蛭素、阿加曲班、比伐卢定)已在北美获得许可证[91,92]。

华法林复合物(VKA)

维生素K拮抗剂抑制维生素K依赖性凝血因子Ⅱ、Ⅶ、Ⅸ和Ⅹ[93,94]和维生素K依赖性蛋白质C和S的羧化。蛋白质C和S是机体自然产生的抑制活化因子Ⅴ和Ⅷ的抗凝剂,故VKA实际上在达到抗凝状态之前会产生促凝状态,因为蛋白C和S的半衰期比凝血因子短得多。一般华法林复合物必须给药4~5天才能达到治疗性抗凝效果,给药72小时后才会出现VKA的峰值效应[95-97]。

在临床实践中,因为VKA的治疗窗窄,剂量效应存在变异性,需要对其仔细监测。VKA的活性受药物和饮食的影响,医生和患者之间缺乏沟通,以及患者依从性差会显著影响疗效。凝血酶原时间(PT)被用于监测VKA治疗。目标INR为2.0~3.0,在该范围内,出血风险最低,抗血栓效果最佳。治疗妊娠女性时需避免使用华法林复合物,因为该药物可通过胎盘并且在妊娠早期和中期给药时与胎儿的致畸作用有关。如果妊娠期间需抗凝治疗,可选择皮下注射LMWH。

达那肝素

达那肝素被认为是一种类肝素,是由硫酸乙酰肝素、硫酸皮肤素和硫酸软骨素组成的糖胺聚糖混合物,其通过对因子Ⅹa的抗凝血酶依赖性抑制起作用。其半衰期为18~24小时,经肾脏排泄。达那肝素抑制HIT抗体诱导的血小板聚集,这是在其他用于治疗HIT的药物中未观察到的特性[98]。尽管其抗凝活性可通过测定抗凝血因子Ⅹa的活性进行监测,但通常不需要监测,因为当基于体重给药时其作用可预测。达那肝素没有拮抗剂。达那肝素在美国被撤市,推测是由于与HIT抗体的交叉反应率较低,尽管这罕有临床后果。达那肝素通常在欧洲、加拿大、澳大利亚和新西兰使用,使用方法为:静脉推注2250U,随后400 U/h输注4小时,300U/h输注4小时,然后200 U/h至少5天或更长时间。

新型口服抗凝剂

最常见的新型口服抗凝剂见第7章。大多数临床医生对这些药物的了解很少。尽管这些抗凝剂的潜在易用性和特征有吸引力,但是缺乏大样本的临床经验并且尚未发现这些药物的逆转剂。另一方面,VKA更为熟知,并且其作用和代谢机制被充分研究,还有常见的疗效检测工具(INR),以及高效的逆转剂。第一个口服直接凝血酶抑制剂,希美加群[99],对DVT的治疗有效,但数量大于预期的患者出现肝酶严重升高,表明药物有肝毒性[100],导致药物被阿斯利康于2006年退市[101]。

新型口服抗凝剂与VKA相比有几个优点(框70.3)。达比加群和利伐沙班已被美国食品药品监督管理局(FDA)批准用于非瓣膜性心房颤动患者;阿哌沙班和依度沙班正处于临床试验后期。现将这4种药总结在表70.3中。这些小分子经口摄入时,很容易被胃肠道吸收,直接抑制Ⅹa因子或凝血酶原,且激活快速。

达比加群酯是一种前体药物,摄入后,在血液和肝脏中通过酯酶转化为达比加群[102]。利伐沙班、阿哌沙班和依度沙班在摄入时具有活性。这些新型抗凝剂的代谢涉及细胞色素p450 3a4、p-糖蛋白或两者兼有。因此,患者同时使用可诱导p-糖蛋白的药物(例如,利福平)可能改变药物的活性。

新型口服抗凝剂的半衰期相对较短,大多数前瞻性研究表明,与VKA相比,其大出血风险未显著增加。然而,缺乏逆转剂是令人担忧的,因为可能有极少数的患者需要立即逆转其抗凝作用。抗凝剂逆转总结见表70.4。

抗凝治疗

概述

大多数急性DVT患者仅接受抗凝治疗。早期抗凝治疗的目的是阻止血栓蔓延并降低栓塞风险。长

框70.3 新型口服抗凝药:优点
小分子
胃肠道快速吸收
快速起效
不需要监测
不需要调整剂量
个体间差异小(如果有)
药物与药物间反应少(如果有)
与食物作用少(如果有)
用于短期与长期治疗
无须患者教育

表70.3 4种新型口服抗凝药的药理学比较

特点	药物			
	达比加群酯	阿哌沙班	依度沙班	利伐沙班
靶点	凝血酶	Xa因子	Xa因子	Xa因子
前体药物	是	否	否	否
生物利用性	6%	50%	100%	80%
剂量	固定2次/天	固定2次/天	固定1次/天	初始2次/天
形态	包膜珠胶囊(不能打开)	薄膜包衣片(不能掰断)	薄膜包衣片	薄膜包衣片(不能掰断)
$T_{最大}$	1.25~6小时	3~4小时	1~4小时	2~4小时
半衰期	12~17小时	12小时	6~12小时	7~11小时
肾脏清除率	80%	27%	62%	35%
蛋白结合	35%	87%	40%~59%	92%~5%
常规抗凝监测	否	否	否	否
药代动力学-药物间相互作用	奎尼丁、胺碘酮、强效P-糖蛋白抑制剂	强效CYP3A4和P-糖蛋白抑制剂	强效P-糖蛋白抑制剂	强效CYP3A4和P-糖蛋白抑制剂

期抗凝治疗的目的是减少复发。

在20世纪60年代Barritt和Jordan进行的经典研究中[103],35例PE患者在随机分组后静脉输入UFH,随后接受14天华法林或安慰剂治疗。高达53%的安慰剂组患者出现VTE复发,而抗凝治疗组没有患者复发。而且26%的安慰剂组在随机分组后发生了致死性PE,与之相比,接受抗凝治疗的患者中没有前述事件。两组的出血并发症无差异。安全委员会停止了试验的安慰剂阶段。在第二阶段,将抗凝组扩大至54例患者,作为前瞻性治疗队列,安慰剂组被淘汰。在扩大的抗凝队列中,1例患者(2%)出现复发性PE,而在安慰剂组中既往观察到的发生率为53%。抗凝治疗组未发生致死性PE,而安慰剂组既往观察到的发生率为26%。安慰剂组的全因死亡率为26%,抗凝治疗组为4%。由于在安慰剂组中观察到不良结局,并且在未经治疗的PE患者中进行的非随机观察性研究中出现了相似的结局,因此将永不重复该试验。早期抗凝治疗的益处得到证实。

早期和长期抗凝治疗

许多试验强调了早期治疗性抗凝的重要性[84,104,105]。Brandjes等人[84]将患者随机分组,一组初始接受肝素抗凝治疗,随后接受VKA治疗,另一组从抗凝治疗开始就仅接受VKA治疗。他们证实,当患者未接受初始治疗性抗凝治疗时,VTE的复发率是之前的3倍。这可能是由于华法林复合物在治疗

表70.4 出血和药物逆转抗凝作用的时间

药物	自然恢复时间	主动逆转	评价
VKA	华法林60~80小时	VKA静脉注射,12~16小时	VKA/PPC/FFP的剂量根据INR与体重调整
	醋硝香豆素18~24小时	VKA口服,24小时	
		PCC:立即	
		FFP:立即	
戊多糖	磺达肝葵钠24~30小时	重组FⅦa立即	实验室终点监测
Xa因子抑制剂	根据药物,通常约12小时	浓缩凝血酶原复合物	实验室终点监测
直接凝血酶抑制剂	根据药物,通常约12小时	目前没有(PCC无效)	

Source: data from Levi M et al., Bleeding risk and reversal strategies for old and new anticoagulants and antiplatelet agents, Journal of Thrombosis and Haemostasis, Volume 9, Issue 9, pp.1705-12, Copyright © 2011 Wiley and Sons.

早期无治疗作用。

Hull等人强调了持续性治疗抗凝的重要性[104]，他们观察到在治疗的前24小时内肝素效果降至治疗水平以下的患者中VTE复发率为24.5%，而在接受持续性治疗水平抗凝的患者中复发率为1.6%（$P<0.001$）。早期低于治疗水平的抗凝治疗的复发风险会增加15倍；长期来看，治疗性抗凝治疗时间每缩短20%，新发血栓事件的风险增加1.4倍[104,106]。不幸的是，大多数医生未认识到复发性VTE与早期低于治疗水平的抗凝之间的联系，因为复发不会立即发生，而是在数月后发生。

比较皮下注射LMWH与静脉注射UFH的效果已有许多随机试验进行研究，并已由Cochrane及合作者进行了综述。Van Dongen等[107]和Othieno等[108]发现LMWH对DVT的初始治疗比UFH更有效。他们发现LMWH减少了初始治疗期间的大出血，降低了总死亡率，并且适用于家庭治疗。现行ACCP指南表明，在急性DVT的早期治疗中，LMWH优于UFH，并且肝素与VKA需要至少重叠5天[36]。这种重叠时间对于确保治疗性抗凝非常重要。在VKA治疗早期，由于不稳定凝血因子（如因子Ⅶ）耗竭，INR可能延长。然而，直到因子Ⅹ和Ⅱ的水平被抑制，患者才真正处于治疗水平，并且在停用肝素（或磺达肝癸钠）前24h患者的INR应≥2.0。

持续抗凝治疗的时间越长，复发风险越低，但是，这必须与增加的出血风险相平衡。大量研究评估了近端DVT患者抗凝的适宜的疗程。Levine等[109]将静脉造影证实的近端DVT患者随机分为接受4周抗凝治疗组与3个月抗凝治疗组，证明3个月效果更好。Schulman等[110]将患者随机分为接受6周或6个月口服抗凝治疗，治疗6个月的患者复发显著减少。两组的出血并发症无差异。Kearon等[111]将患者随机分为接受3个月抗凝治疗与无限期抗凝治疗，证实了无限期抗凝治疗的长期获益显著，但长期接受抗凝治疗的患者有更高的出血风险。尽管Ridker等[112]的研究显示长期低剂量华法林治疗特发性VTE的效果比安慰剂更好，但是Kearon等[113]比较了传统长期抗凝与低剂量长期抗凝，结果显示出血并发症无差异。该研究确实显示，与低治疗剂量的VKA相比，常规剂量更有益。因此，出血风险较低的VTE患者应考虑接受长期抗凝治疗，并在规定时间间隔评估患者的持续风险/收益比。图70.9显示了调整抗凝持续时间的建议。

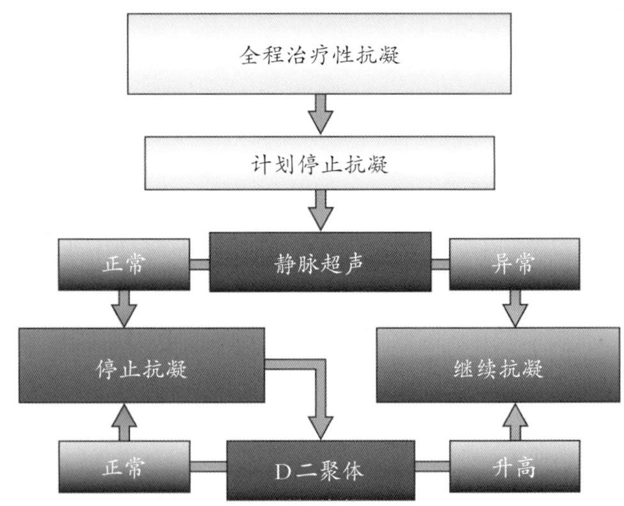

图70.9 建议调整适当的抗凝疗程的策略。

走动和压力治疗

临床医生认为肢压力治疗和早期下床活动对急性DVT患者有益。随机试验[114-118]和观察性研究[119-121]评估了这些患者的早期下床活动和卧床休息，大多数下床活动患者还进行了从足趾到膝关节或大腿水平的压力治疗。在开始抗凝治疗后早期下床活动联合压力治疗能更快地缓解疼痛和肿胀，降低血栓后症发病率，且不会增加PE风险。

Brandjes等[122]和Prandoni等[123]的研究表明，与未使用弹力袜的患者相比，使用30～40mmHg弹力袜的患者患血栓后综合征的相对风险降低51%～55%（$P<0.01$）。因此，建议使用踝关节压力梯度为30～40mmHg的弹力袜持续治疗急性DVT患者。当然，如果早期血栓消除且患者无肿胀，无创检查显示静脉通畅且瓣膜功能正常，则无须长期压力治疗。

血栓清除策略

当考虑急性DVT的血栓清除策略时，主要问题是哪些急性DVT患者能从该方法中获益。很可能所有患者都会从血栓清除中受益，但髂股静脉DVT患者肯定会受益。不幸的是，通常没有认识到髂股静脉DVT患者属于以下情况，即如果仅接受抗凝治疗，则存在严重血栓后并发症风险。

血栓清除的依据

对急性髂股静脉DVT患者应采用血栓清除策略进行治疗。在解剖学上，股总静脉、髂外静脉和髂总静脉是整个下肢的唯一静脉流出通道。如果该流出通道闭塞，这些患者下肢静脉压将成为最高的，所患血栓后并发症也最严重。Labropoulos等[124]对单独接受抗凝治疗的血栓形成后的患者进行研究，研究了其静脉在静息和闭塞后反应性充血时的臂-足压差，发现髂股DVT患者的静息和充血静脉压最高。由于动态静脉高压在病理生理学上决定了PTS严重程度，这些结果解释了仅接受抗凝治疗的髂股静脉DVT患者的临床观察结果。

Delis等[28]和Akesson等[27]证实了仅接受抗凝治疗的髂股静脉DVT患者的并发症率。发病5年时，95%将患有慢性静脉疾病，15%将发生静脉性溃疡，超过40%将患有静脉性跛行，所有患者的生活质量将显著降低。Kahn等[25]前瞻性研究证实，随着时间的推移，血栓形成后综合征可显著降低急性DVT患者的生活质量。他们发现，患者在诊断后1个月的情况是长期并发症的良好预测因素。此外，髂股静脉DVT和(或)血栓阻塞股总静脉的患者发生血栓形成后并发症的风险增加2.4倍，且程度更严重。

基于累积的大量证据，很明显，髂股静脉DVT后PTS发病的频率和严重度使以下治疗具有必要性，即采用可靠的技术消除血凝块并恢复髂股静脉系统通畅。介入治疗后有效的抗凝将保持血管通畅，避免再形成血栓。

治疗策略

初步诊断

急性DVT的初步诊断始于病史询问和体格检查，以及静脉超声检查。这些患者可能有极高的静脉压，超声检查时因远端腘静脉和小腿静脉不可压闭，而被认为含有血凝块。放置导管和注射造影剂通常显示远端静脉通畅且无血栓。

确诊后，患者应立即开始抗凝治疗，然后进行增强CT检查，以评估骨盆、腹部、胸部和脑部。临床医生经常发现无症状PE和其他未预期的病理证据(图70.10)。下腔静脉(IVC)成像以寻找血栓很重要，可能会改变治疗。如果下腔静脉没有血栓，则通常不需要安置下腔静脉滤器。但是，如果患者的下腔静脉内存在非闭塞性(自由漂浮)血栓，则有必要安置腔静脉滤器或采取其他近端保护措施，以预防病程中出现PE。

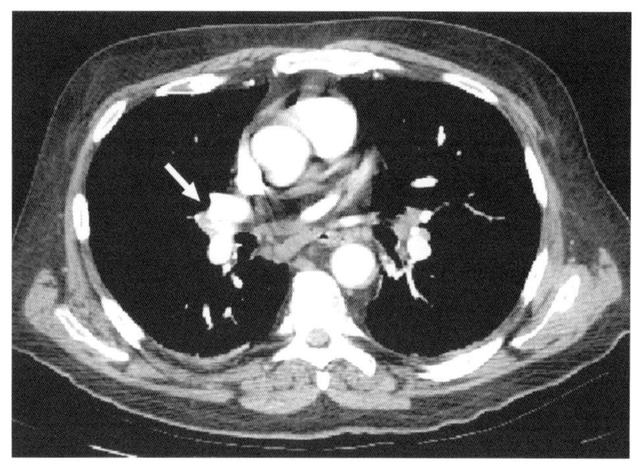

图70.10 胸部增强CT显示一个髂股静脉DVT患者发生双侧症状性肺栓塞(箭头所示)。

外科静脉血栓切除术

消除血栓的最初策略是外科静脉血栓切除术。Plate等的随机试验[125-127]比较了外科静脉血栓切除术联合抗凝与单独抗凝的效果。结果证明，接受血栓切除术的患者的病变血管通畅率、静脉血流动力学和血栓后并发症显著降低。

现代静脉血栓切除术可显著降低髂股静脉DVT患者的早期并发症率，这些患者通常表现为股青肿/股白肿。Comerota和Gale[128]详细描述了现代静脉血栓切除术的基本原理和手术技术。框70.4列出了手术流程的要点。技术改进包括使用静脉血栓切除术导管、腹股沟下血栓切除术、X线透视引导下髂腔静脉血栓切除术及完整的术中静脉造影术、纠正潜在狭窄、建立动静脉瘘，以及术后即刻和延长的治疗性抗凝。静脉血栓切除术的长期受益与其实现近端通畅的能力相关，同时还伴有利的效果，即许多患者保持了远端瓣膜功能。这些获益是由手术初始的技术成功和避免血栓复发决定的。

导管接触性溶栓

在过去15年中，导管引导的治疗方法在大多数情况下取代了外科静脉血栓切除术。血栓内导管接触性溶栓(CDT)已被许多临床医生用于治疗以避免

框70.4 同期静脉取栓术

1. 确定广泛静脉血栓栓塞的病因
   a. 完整血栓症状评估
   b. 胸部、腹部、骨盆和头部的快速CT扫描
2. 确定血栓的范围
   a. 静脉双功能超声检查
   b. 对侧髂静脉-下腔静脉造影、MRV或螺旋CT
3. 预防肺栓塞(多种技术)
   a. 抗凝
   b. 腔静脉滤器(如果有非闭塞性腔静脉血栓)
   c. 血栓切除术中进行腔静脉球囊阻断。
   d. 血栓切除术中进行呼气末正压
4. 进行完全的血栓切除术
   a. 髂股静脉(腔静脉)血栓切除术
   b. 腹股沟下静脉血栓切除术(如需要)
5. 确保血栓切除后髂股静脉系统的静脉流入和流出畅通无阻
   a. 腹股沟下静脉血栓切除术(如需要)
   b. 纠正髂静脉狭窄(如果存在)
   c. 记录完整的静脉造影图
6. 预防复发性血栓形成
   a. 动静脉瘘
   b. 持续治疗性抗凝
   c. 导管引导下术后抗凝(如果需作腹股沟下静脉血栓切除术)
   d. 延长使用口服抗凝药

急性疼痛，以及广泛髂股静脉DVT血栓后并发症[129]。这些报告表明，接受标准导管定向血栓内输注溶栓剂治疗的患者有80%~90%的成功率。Comerota等人[130]在一项队列观察研究中发现，与仅接受抗凝治疗的髂股深静脉血栓形成患者相比，接受CDT治疗的患者的生活质量显著改善。

许多仅通过输液接受CDT的患者可能需要很长时间的治疗才能完全清除凝血块。Sillesen等人[131]报道了对45例髂股深静脉血栓形成患者使用滴注技术开展标准CDT治疗的结果。这是一个相对年轻的患者队列(平均年龄31岁)，症状持续时间只有6天。预期这些患者有良好结局。他们接受了以1mg/h、导管定向静脉注射重组组织型纤溶酶原激活剂(rt-PA)，适当时行静脉成形术和支架置入术。技术成功率高达93%。只有一例患者产生了严重的并发症，即骨筋膜室综合征。93%的患者出院时静脉通畅；1年后93%的患者静脉通畅、静脉瓣膜功能正常。然而，平均治疗时间为71小时，这可能超出了许多医疗机构的能力。随着技术的进步，机械性血栓清除术被整合进来以提高溶栓的成功率、减少溶栓剂的用量及缩短整体治疗时间，药物机械溶栓正逐渐取代CDT的标准滴注方法。

药物机械溶栓的益处

一些研究比较了基于导管的机械技术与溶栓酶结合机械技术的方法[132,133]。这些研究表明，单纯应用机械技术的成功率最低。当纤溶酶原激活剂与机械性除栓结合时，可以观察到联合使用的益处。

Parikh等人对超声加速溶栓技术进行了评估[134]，这是一项包含53例急性DVT病例的为期18个月的注册研究。其中60%的病例为下肢DVT。溶栓药物包括尿激酶、rt-PA、重组纤溶酶原激活剂(r-PA)和替奈普酶。70%的患者获得了90%或以上的血栓溶解，91%的患者接受了完全或部分血栓溶解。中位输液时间为22小时，4%的患者出现了严重并发症。与历史对照组相比，超声加速溶栓技术具有显著优势，可减少溶栓剂的剂量和治疗时间。

然而，Baker等人[135]报道了对髂股深静脉血栓形成患者进行CDT(n=19)与超声加速溶栓(n=64)的单中心回顾性分析。两组之间的基线参数、DVT程度和症状出现时间没有差异。两组治疗后的血栓负荷有相似的缓解率(CDT=89%，超声=82%；P=0.560)。两组之间的药物输注率、纤溶酶原激活剂剂量、输注时间或辅助治疗均无显著差异。分别在8.4%和4.8%的患者中观察到严重和轻微出血并发症，两组之间没有差异。将来需要一个设计合理的随机试验来评估这项重要的治疗方案。

分离节段性药物机械溶栓(ISPMT)是用一种称为Trellis导管的双球囊导管进行的。当两个气球充气时，将静脉系统的一部分隔离开来，并将rt-PA注入该部分。将分散导丝推进导管，使导管呈螺旋状。导管以3500rpm的转速旋转20分钟。抽吸导管并重复静脉造影，以评估溶栓程度。如果结果满意，可以重新定位导管以治疗其他静脉节段。如果溶栓不充分，可以进行再治疗。虽然一些医生每次运用多达10mg的rt-PA，但作者认为这是过量的；如果需要进行多次治疗，在输液中加入2~3mg的rt-PA将产生相同的疗效，而不会使患者暴露于全身溶栓效应的潜在风险。术者的个人观察及过去10~12年间导管

接触性溶栓的进展支持了这一观点。介入治疗医生已经观察到,随着输注液体量的增加(50~100mL/h)、rt-PA的剂量逐渐降低,溶解的成功率也越来越高。可能2~3mg的rt-PA也过量了,更小的剂量也同样有效。

Martinez等人[136]评估了Jobst血管研究所连续治疗的43例患者。其中21例患者使用滴注技术进行导管定向溶栓治疗,22例患者接受ISPMT,在必要时联合导管定向溶解治疗。治疗前及治疗后对血栓负荷量进行评估。所有患者都进行了静脉成形术和支架植入术,以纠正潜在的血管狭窄。患者随后均接受了治疗性抗凝治疗。研究人员发现,总体血栓溶解率存在显著差异。接受ISPMT治疗的患者比接受导管定向滴注技术治疗的患者有更好的整体溶栓效果。ISMP后完全溶栓(>95%)的患者明显较多。ISPMT治疗时间更短(23.4h对54.4h;P=0.001),rt-PA的剂量更低(33.4mg对59.3mg;P=0.007)。由于患者的合并症,因此ICU或住院时间没有差异。在出血并发症或输血方面没有差异。

随机试验

迄今已报告了两项随机试验的结果。Elsharawy等[137]将35例髂股深静脉血栓形成(IFDVT)患者随机分为导管接触性溶栓组或单独抗凝组。与抗凝组12%的通畅率相比,溶栓组的通畅率达到72%(P<0.001)。溶栓组89%的患者在6个月时瓣膜功能正常,而抗凝组为59%(P=0.041)。由于抗凝组中有大量患者存在持续性阻塞,故闭塞的静脉不可能是功能正常的。一旦再通发生,溶栓的益处将被放大。

Enden等人[138,139]报道了导管导向静脉溶栓(CAVenT)研究的结果,这是一项针对初始急性IFDVT患者的多中心随机试验。招募条件是患者症状不超过21天,患者随机接受CDT或标准抗凝治疗,并穿30mmHg梯度压力弹力袜。主要临床终点是24个月时血栓后综合征的发生率和6个月时髂股静脉通畅率。

溶栓的平均持续时间为24天。43%完全溶栓,37%部分溶栓,10%不成功。接受CDT治疗的患者中有3%出现严重出血并发症,而随机分配到单独抗凝治疗的患者组中没有一例出现该并发症。接受CDT的患者血栓后综合征的绝对风险降低14.4%。在6个月时,66%的CDT患者和47%的抗凝患者的髂股静脉是通畅的(表70.5)。与抗凝组患者相比,CDT患者的血栓后综合征减少(41%对56%)。

美国国立卫生研究院赞助的ATTRACT试验正在进行[140],该研究纳入并随机分配了390多例患者,预计该研究将为IFDVT的血栓清除与单独抗凝的益处比较提供明确的数据。急性近端DVT患者根据DVT分布(髂股静脉或股腘静脉)进行分层,并随机采取血栓清除或抗凝治疗策略。也会通过与单独滴注CDT比较来评估药物机械除栓技术。

复发性DVT

复发性DVT是急性DVT患者治疗后一种常见且严重的问题。重要的是,复发性DVT与血栓后综合征的风险增加有关。大多数关于DVT复发的研究未能确定患者最初的急性DVT位置。作者观察到,单纯抗凝治疗的IFDVT患者复发风险明显高于腹股沟下DVT患者。Douketis等人[38]在对1100多例下肢DVT患者进行随访时证实了前述观察结果。他们发现,与腹股沟下DVT相比,IFDVT患者在接受抗凝治疗的前3个月内有近12%的复发风险。

Baekgaard及其同事[141]对接受CDT治疗的髂股深静脉血栓形成患者开展了6年随访,观察到令人惊讶的低复发率,仅为6%。Aziz等人[142]回顾了平均连续35个月的随访期间的75例患者,观察到复发率为9%,这远远低于人们的预期。研究人员对这些患者进行了研究,以确定导管接触性溶栓后残余血栓与随后复发是否存在相关性。评估静脉影像的人员对患者的长期结果不知情。为了便于分析,将患者分为两组;第1组残余血栓<50%,第2组残余血栓≥50%。事实上,第1组的平均残余血栓率

表70.5 CaVenT研究结果

终点	联合CDT(n=90)	单纯抗凝(n=99)	P值
6个月时髂静脉通畅	58(66%)	45(47%)	0.012
24个月时PTS	37(41%)	55(56%)	0.047

Source: data from Enden T et al., Long-term outcome after additional catheter-directed thrombolysis versus standard treatment for acute iliofemoral deep vein thrombosis (the CaVenT study): a randomised controlled trial, The Lancet, Volume 7, Issue 379, pp.31-8, Copyright © 2012 Elsevier.

为18%，第2组为68%。在35个月的随访期间，第1组患者的复发率为5%，而第2组患者的复发率为38%。这些观察结果与许多其他研究的结果一致，表明残余血栓和持续血栓活动有很强的预测作用。如果可以清除血栓从而减少复发，则可以预期血栓后综合征发病率将减少或被消除。

溶栓成功与血栓后综合征

如前所述，持续存在静脉阻塞的患者有较高的复发风险，复发与更重的血栓后综合征发生显著相关。如本节所述，如果其急性血栓得到消除，有广泛血栓负担的患者也可以享受没有血栓后综合征的正常生活。Comerota和同事[143]讨论了血栓后综合征与CDT后残余血栓的相关性问题，他们用盲法评估了静脉造影和临床结果，发现残余血栓和血栓后综合征直接相关。残余血栓负荷越大，血栓后综合征越严重，复发血栓的可能性越高。≥90%的血栓溶解的患者基本上没有血栓后综合征，后者的定义为Villalta评分为≥5分。只有1例≥90%的血栓溶解的患者出现血栓后综合征，该患者的Villalta评分为6分。

总之，广泛DVT患者血栓清除策略已在随机试验和前瞻性观察研究中得到证实。后者已经证明了药物机械技术与单纯导管定向输注相比的巨大优势。随着技术的进步，药物机械技术将提高总体成功率，减少治疗时间，降低药物血栓溶解的风险。

下腔静脉滤器

尽管全身抗凝治疗仍是DVT患者的主要治疗方法，但一些患者存在抗凝治疗禁忌证。在这些情况下，医生面临着一个具有挑战性的问题，IVC滤器是非常有用的辅助工具，可以用于这些患者的治疗。

在过去20年中，随着技术的进步，IVC滤器的置入变得容易且成功率高，使其应用显著增加。美国人均放置的下腔静脉滤器数量明显高于其他国家，尽管该国有着相当的VTE发病率和人均死亡率。VTE并发症患者中实际需要放置下腔静脉滤器的真实比例尚不清楚。1997—1999年的美国国家出院调查中获得的数据显示，45%的滤器用于只有DVT的患者，36%用于PE患者，19%用于DVT或PE均无的患者[144]。这种滤器的“预防性”使用——即在没有VTE指征的患者中放置——似乎正在增多。

适应证

目前，下腔静脉滤器的绝对适应证包括：①有下肢深静脉血栓形成或被认为源自下肢深静脉的PE的患者，但不能抗凝治疗；②在充分抗凝的情况下仍发生PE；③VTE患者因抗凝并发症或出于安全原因必须停止抗凝。推荐的决策流程如图70.11所示。

当患者有静脉血栓栓塞并发症且虽然正在接受抗凝治疗，但PE风险很高时，存在相对适应证。这

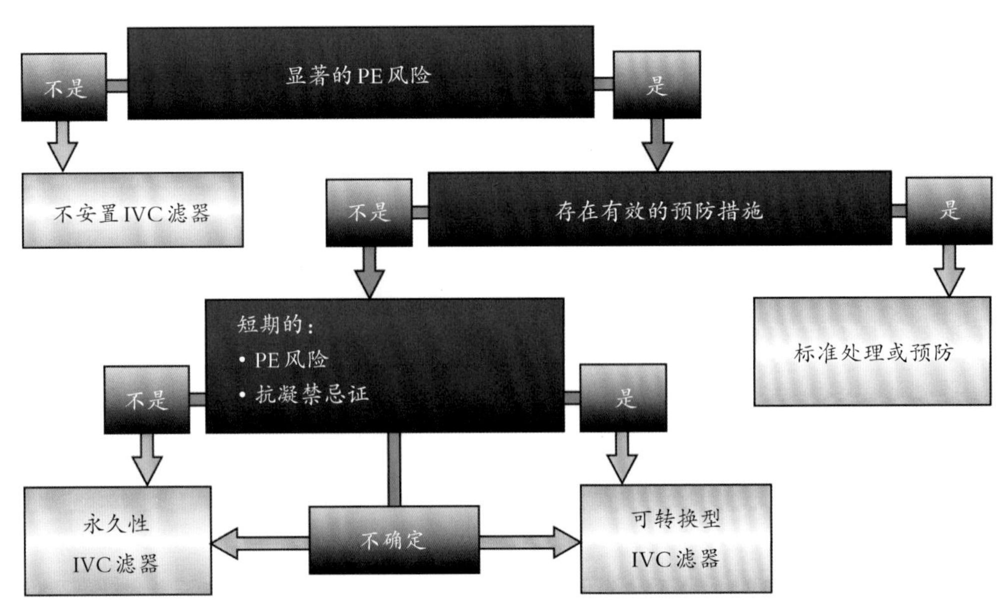

图70.11 IVC滤器使用的建议流程图。

包括髂腔静脉血栓形成、大块漂浮血栓、大面积PE、已置入滤器但PE复发、有DVT且心肺功能储备有限、接受髂腔静脉DVT溶栓术，DVT患者病情恶化，以及疑为抗凝治疗依从性差的患者。

没有DVT或PE的患者如果静脉血栓栓塞并发症的风险很高，且判断其VTE预防措施效果差，则有预防性使用滤器的适应证。

如果没有任何静脉血栓形成，下腔静脉滤器对VTE高危患者没有任何好处。此外，滤器不应用作抗凝的替代品或在没有其他适应证的情况下作为辅助治疗。事实上，PREPIC研究表明[145,146]，虽然下腔静脉滤器在预防复发性PE方面是有效的，但其有远期后遗症，即复发性DVT。该滤器也可能导致其他并发症，如血栓后综合征和滤器血栓形成导致的下腔静脉闭塞。此外，IVC滤器的优点和并发症在不同滤器中并不一致。

滤器类型

在非永久性或可回收滤器出现之前，所有的腔静脉滤器都被认为是永久性的。开发非永久性腔静脉滤器的理由是移除的益处大于永久性植入的危害。自从这种滤器获得批准以来，美国滤器的总体使用量大幅增加，可能是因为人们相信可回收滤器在预防PE方面与永久性滤器一样有效，当不再需要的时候可以回收，并且可以永久使用[147]。不幸的是，很少有研究评估这些设备，来验证这些假设观点是否正确。

腔静脉滤器的预期用途对其设计有特定的影响。设计为可取出的滤器不会牢固地附着在下腔静脉壁上，可能会增加移位和断裂的风险，据报道断裂率为25%～50%[148-150]。相反，永久性滤器通常更牢固地附着，因此更难取出。

可回收滤器可以填补这一空白，因为其具有双重好处，即能够在风险增加和不能抗凝治疗的情况下防止短期血栓栓塞事件；同时，如果在风险因素消除后移除滤器，则可以防止滤器的长期并发症。从理论上讲，这是一个有吸引力的治疗选择。然而，这些益处并没有在临床实践中重现。这是因为大量患者由于多种因素没有被回访以回收滤器，随访率为4%～38%[151-154]。

可回收的下腔静脉滤器对于有短暂的肺栓塞高风险的患者可能是有用的，这些患者在风险过去后可取出滤器。然而，这些滤器的取回率非常低，而且从长远来看，支架结构疲劳和移动是值得注意的并发症。最重要的是，放置滤器的医生应该负责随访和回收。

（向宇威 胡恒睿 胡瀚魁 译　马瀚奎 审校）

参考文献

1. Heit JA, Cohen AT, Anderson FA, Jr., on Behalf of the VTE Impact Assessment Group. (2005). Estimated annual number of incident and recurrent, non-fatal and fatal venous thromboembolism (VTE) events in the US. *Blood* **106**(11), 267a.
2. Virchow R. (1856). Neuer Fall von todlicher Emboli er Lungenarterie. *Arch Pathol Anat* **10**, 225.
3. Nicolaides AN, Kakkar VV, Renney JT. (1971). Soleal sinuses and stasis. *British Journal of Surgery* **58**(4), 307.
4. Clark C, Cotton LT. (1968). Blood-flow in deep veins of leg. Recording technique and evaluation of methods to increase flow during operation. *British Journal of Surgery* **55**(3), 211–14.
5. Gibbs NM. (1957). Venous thrombosis of the lower limbs with particular reference to bed-rest. *British Journal of Surgery* **45**(191), 209–36.
6. Stewart GJ, Ritchie WG, Lynch PR. (1974). Venous endothelial damage produced by massive sticking and emigration of leukocytes. *American Journal of Pathology* **74**(3), 507–32.
7. Tedder TF, Steeber DA, Chen A, Engel P. (1995). The selectins: vascular adhesion molecules. *FASEB J* **9**(10), 866–73.
8. Subramaniam M, Frenette PS, Saffaripour S, et al. (1996). Defects in hemostasis in P-selectin-deficient mice. *Blood* **87**(4), 1238–42.
9. Gilbert GE, Sims PJ, Wiedmer T, et al. (1991). Platelet-derived microparticles express high affinity receptors for factor VIII. *Journal of Biological Chemistry* **266**(26), 17,261–8.
10. Mesri M, Altieri DC. (1998). Endothelial cell activation by leukocyte microparticles. *Journal of Immunology* **161**(8), 4382–7.
11. Sabatier F, Roux V, Anfosso F, et al. (2002). Interaction of endothelial microparticles with monocytic cells in vitro induces tissue factor-dependent procoagulant activity. *Blood* **99**(11), 3962–70.
12. Polgar J, Matuskova J, Wagner DD. (2005). The P-selectin, tissue factor, coagulation triad. *Journal of Thrombosis and Haemostasis* **3**(8), 1590–6.
13. Booth NA, Simpson AJ, Croll A, Bennett B, MacGregor IR. (1988). Plasminogen activator inhibitor (PAI-1) in plasma and platelets. *British Journal of Haematology* **70**(3), 327–33.
14. Schaub RG, Lynch PR, Stewart GJ. (1978). The response of canine veins to three types of abdominal surgery: a scanning and transmission electron microscopic study. *Surgery* **83**(4), 411–24.
15. Stewart GJ, Alburger PDJr, Stone EA, Soszka TW. (1983). Total hip replacement induces injury to remote veins in a canine model. *Journal of Bone and Joint Surgery American volume* **65**(1), 97–102.
16. Stewart GJ, Schaub RG, Niewiarowski S. (1980). Products of tissue injury: their induction of venous endothelial damage and blood cell adhesion in the dog. *Archives of Pathology and Laboratory Medicine* **104**(8), 409–13.
17. Stone EA, Stewart GJ. (1988). Architecture and structure of canine veins with special reference to confluences. *Anatomical Record* **222**(2), 154–63.
18. Stewart GJ. (1990). Personal communication.
19. Comerota AJ, Stewart GJ. (1993). Operative venous dilation and its relation to postoperative deep venous thrombosis. In: Goldhaber SZ (ed.), *Prevention of Venous Thromboembolism*, 25–50. New York: Marcel Dekker.
20. Comerota AJ, Stewart GJ, Alburger PD, Smalley K, White JV. (1989). Operative venodilation: a previously unsuspected factor in the cause of postoperative deep vein thrombosis. *Surgery* **106**(2), 301–8.
21. Stewart GJ, Lachman JW, Alburger PD, et al. (1990). Intraoperative venous dilation and subsequent development of deep vein thrombosis in patients undergoing total hip or knee replacement. *Ultrasound in Medicine and Biology* **16**(2), 133–40.
22. Coleridge-Smith PD, Hasty JH, Scurr JH. (1990). Venous stasis and vein lumen changes during surgery. *British Journal of Surgery* **77**(9), 1055–9.

23. Killewich LA, Macko RF, Cox K, et al. (1997). Regression of proximal deep venous thrombosis is associated with fibrinolytic enhancement. *Journal of Vascular Surgery* **26**(5), 861–8.
24. Lagerstedt CI, Olsson CG, Fagher BO, Oqvist BW, Albrechtsson U. (1985). Need for long-term anticoagulant treatment in symptomatic calf-vein thrombosis. *Lancet* **2**(8454), 515–18.
25. Kahn SR, Shrier I, Julian JA, et al. (2008). Determinants and time course of the postthrombotic syndrome after acute deep venous thrombosis. *Annals of Internal Medicine* **149**(10), 698–707.
26. O'Donnell TF, Browse NL, Burnand KG, Thomas ML. (1977). The socioeconomic effects of an iliofemoral venous thrombosis. *Journal of Surgical Research* **22**(5), 483–8.
27. Akesson H, Brudin L, Dahlstrom JA, et al. (1990). Venous function assessed during a 5 year period after acute ilio-femoral venous thrombosis treated with anticoagulation. *European Journal of Vascular Surgery* **4**(1), 43–8.
28. Delis KT, Bountouroglou D, Mansfield AO. (2004). Venous claudication in iliofemoral thrombosis: long-term effects on venous hemodynamics, clinical status, and quality of life. *Annals of Surgery* **239**(1), 118–26.
29. Prandoni P, Lensing AW, Cogo A, et al. (1996). The long-term clinical course of acute deep venous thrombosis. *Annals of Internal Medicine* **125**(1), 1–7.
30. Prandoni P, Villalta S, Bagatella P, et al. (1997). The clinical course of deep-vein thrombosis. Prospective long-term follow-up of 528 symptomatic patients. *Haematologica* **82**(4), 423–8.
31. Prandoni P, Noventa F, Ghirarduzzi A, et al. (2007). The risk of recurrent venous thromboembolism after discontinuing anticoagulation in patients with acute proximal deep vein thrombosis or pulmonary embolism. A prospective cohort study in 1,626 patients. *Haematologica* **92**(2), 199–205.
32. Hansson PO, Sorbo J, Eriksson H. (2000). Recurrent venous thromboembolism after deep vein thrombosis: incidence and risk factors. *Archives of Internal Medicine* **160**(6), 769–74.
33. Heit JA, Silverstein MD, Mohr DN, et al. (2000). Risk factors for deep vein thrombosis and pulmonary embolism: a population-based case-control study. *Archives of Internal Medicine* **160**(6), 809–15.
34. Deitcher SR, Kessler CM, Merli G, et al. (2006). Secondary prevention of venous thromboembolic events in patients with active cancer: enoxaparin alone versus initial enoxaparin followed by warfarin for a 180-day period. *Clinical and Applied Thrombosis/Hemostasis* **12**(4), 389–96.
35. Arcelus JI, Caprini JA, Hoffman KN, et al. (1996). Laboratory assays and duplex scanning outcomes after symptomatic deep vein thrombosis: preliminary results. *Journal of Vascular Surgery* **23**(4), 616–21.
36. Kearon C, Akl EA, Comerota AJ, et al. (2012). Antithrombotic therapy for VTE disease: Antithrombotic Therapy and Prevention of Thrombosis, 9th ed: American College of Chest Physicians Evidence-Based Clinical Practice Guidelines. *Chest* **141**(2 Suppl), e419S–e494S.
37. Qvarfordt P, Eklof B, Ohlin P. (1983). Intramuscular pressure in the lower leg in deep vein thrombosis and phlegmasia cerulae dolens. *Annals of Surgery* **197**(4), 450–3.
38. Douketis JD, Crowther MA, Foster GA, Ginsberg JS. (2001). Does the location of thrombosis determine the risk of disease recurrence in patients with proximal deep vein thrombosis? *American Journal of Medicine* 110(7), 515–19.
39. Killewich LA, Bedford GR, Beach KW, Strandness DEJr. (1989). Spontaneous lysis of deep venous thrombi: rate and outcome. *Journal of Vascular Surgery* **9**(1), 89–97.
40. van Ramshorst RB, Van Bemmelen PS, Hoeneveld H, Faber JA, Eikelboom BC. (1992). Thrombus regression in deep venous thrombosis. Quantification of spontaneous thrombolysis with duplex scanning. *Circulation* **86**(2), 414–19.
41. Meissner MH, Zierler BK, Bergelin RO, Chandler WL, Strandness DEJr. (2002). Coagulation, fibrinolysis, and recanalization after acute deep venous thrombosis. *Journal of Vascular Surgery* **35**(2), 278–85.
42. Sevitt S. (1974). The structure and growth of valve-pocket thrombi in femoral veins. *Journal of Clin Pathology* **27**(7), 517–28.
43. Sevitt S. (1973). The mechanisms of canalisation in deep vein thrombosis. *Journal of Pathology* **110**(2), 153–65.
44. Brooks EG, Trotman W, Wadsworth MP, et al. (2009). Valves of the deep venous system: an overlooked risk factor. *Blood* **114**(6), 1276–9.
45. Markel A, Meissner M, Manzo RA, Bergelin RO, Strandness DEJr. (2003). Deep venous thrombosis: rate of spontaneous lysis and thrombus extension. *International Angiology* **22**(4), 376–82.
46. Meissner MH, Manzo RA, Bergelin RO, Markel A, Strandness DEJr. (1993). Deep venous insufficiency: the relationship between lysis and subsequent reflux. *Journal of Vascular Surgery* **18**(4), 596–605.
47. Shull KC, Nicolaides AN, Fernandes e Fernandes J, et al. (1979). Significance of popliteal reflux in relation to ambulatory venous pressure and ulceration. *Archives of Surgery* **114**(11), 1304–6.
48. Nicolaides AN, Schull K, Fernandes E. (1981). Ambulatory venous pressure: new information. In: Nicolaides AN, Yao JS (eds), *Investigation of Vascular Disorders*, 488–94. New York: Churchill Livingstone.
49. Johnson BF, Manzo RA, Bergelin RO, Strandness DEJr. (1995). Relationship between changes in the deep venous system and the development of the postthrombotic syndrome after an acute episode of lower limb deep vein thrombosis: a one- to six-year follow-up. *Journal of Vascular Surgery* **21**(2), 307–12.
50. Young L, Ockelford P, Milne D, et al. (2006). Post-treatment residual thrombus increases the risk of recurrent deep vein thrombosis and mortality. *Journal of Thrombosis and Haemostasis* **4**(9), 1919–24.
51. Prandoni P, Lensing AW, Prins MH, et al. (2002). Residual venous thrombosis as a predictive factor of recurrent venous thromboembolism. *Annals of Internal Medicine* **137**(12), 955–60.
52. Lindmarker P, Schulman S. (2000). The risk of ipsilateral versus contralateral recurrent deep vein thrombosis in the leg. The DURAC Trial Study Group. *Journal of Internal Medicine* **247**(5), 601–6.
53. Prandoni P, Prins MH, Lensing AW, et al. (2009). Residual thrombosis on ultrasonography to guide the duration of anticoagulation in patients with deep venous thrombosis: a randomized trial. *Annals of Internal Medicine* **150**(9), 577–85.
54. Eichinger S, Minar E, Bialonczyk C, et al. (2003). D-dimer levels and risk of recurrent venous thromboembolism. *JAMA* **290**(8), 1071–4.
55. Palareti G, Cosmi B, Legnani C, et al. (2006). D-dimer testing to determine the duration of anticoagulation therapy. *New England Journal of Medicine* **355**(17), 1780–9.
56. Wells PS, Hirsh J, Anderson DR, et al. (1995). Accuracy of clinical assessment of deep-vein thrombosis. Lancet **345**(8961), 1326–30.
57. Rabinov K, Paulin S. (1972). Roentgen diagnosis of venous thrombosis in the leg. *Archives of Surgery* **104**(2), 134–44.
58. Lund F, Diener L, Ericsson JL. (1969). Postmortem intraosseous phlebography as an aid in studies of venous thromboembolism. With application on a geriatric clientele. *Angiology* **20**(3), 155–76.
59. Weinmann EE, Salzman EW. (1994). Deep-vein thrombosis. *New England Journal of Medicine* **331**(24), 1630–41.
60. Cogo A, Lensing AW, Prandoni P, Hirsh J. (1993). Distribution of thrombosis in patients with symptomatic deep vein thrombosis. Implications for simplifying the diagnostic process with compression ultrasound. *Archives of Internal Medicine* **153**(24), 2777–80.
61. Philbrick JT, Becker DM. (1988). Calf deep venous thrombosis. A wolf in sheep's clothing? *Archives of Internal Medicine* **148**(10), 2131–8.
62. Huisman MV, Buller HR, ten Cate JW, Vreeken J. (1986). Serial impedance plethysmography for suspected deep venous thrombosis in outpatients. The Amsterdam General Practitioner Study. *New England Journal of Medicine* **314**(13), 823–8.
63. Lohr JM, James KV, Deshmukh RM, Hasselfeld KA, Allastair B. (1995). Karmody Award. Calf vein thrombi are not a benign finding. *American Journal of Surgery* **170**(2), 86–90.
64. Moreno-Cabral R, Kistner RL, Nordyke RA. (1976). Importance of calf vein thrombophlebitis. *Surgery* **80**(6), 735–42.
65. Badgett DK, Comerota MC, Khan MN, et al. (2000). Duplex venous imaging: role for a comprehensive lower extremity examination. *Annals of Vascular Surgery* **14**(1), 73–6.
66. Noren A, Lindmarker P, Rosfors S. (1997). A retrospective follow-up study of patients with suspected deep vein thrombosis and negative results of colour duplex ultrasound. *Phlebography* **12**, 56–9.
67. Birdwell BG, Raskob GE, Whitsett TL, et al. (1998). The clinical validity of normal compression ultrasonography in outpatients suspected of having deep venous thrombosis. *Annals of Internal Medicine* **128**(1), 1–7.
68. Cogo A, Lensing AW, Koopman MM, et al. (1998). Compression ultrasonography for diagnostic management of patients with clinically suspected deep vein thrombosis: prospective cohort study. *BMJ* **316**(7124), 17–20.
69. Sumner DS. (1993). Diagnosis of deep vein thrombosis with real-time color and duplex scanning. In: Bernstein EF (ed.), *Vascular Diagnosis*, 4th edn, 794–5. St. Louis: Mosby.
70. Katz DS, Hon M. Current DVT imaging. (2004). *Techniques in Vascular*

and Interventional Radiology 7(2), 55–62.

71. Fraser JD, Anderson DR. (1999). Deep venous thrombosis: recent advances and optimal investigation with US. *Radiology* **211**(1), 9–24.
72. Bauer KA. (2006). Laboratory markers of coagulation and fibrinolysis. In: Colman RW, Marder VJ, Clowes A, Genge JN, Goldhaber SZ (eds), *Hemostasis and Thrombosis*, 5th edn, 835–50. Philadelphia: Lippincott, Williams, and Wilkins.
73. Wells PS. (2007). Integrated strategies for the diagnosis of venous thromboembolism. *Journal of Thrombosis and Haemostasis* **5**(Suppl 1), 41–50.
74. Elf JL, Strandberg K, Nilsson C, Svensson PJ. (2009). Clinical probability assessment and D-dimer determination in patients with suspected deep vein thrombosis, a prospective multicenter management study. *Thrombosis Research* **123**(4), 612–16.
75. McLean J. (1916). The thromboplastic action of cephalin. *American Journal of Physiology* **41**, 250.
76. Rosenberg RD. (1987). The heparin-antithrombin system: a natural anticoagulation mechanism. In: Colman RW, Hirsh J, Marder VJ, Salzman EW (eds), *Hemostasis and Thrombosis*, 2nd edn, 1373–92. Philadelphia: JB Lippincott.
77. Lam LH, Silbert JE, Rosenberg RD. (1976). The separation of active and inactive forms of heparin. *Biochemical and Biophysical Research Communications* **69**(2), 570–7.
78. Andersson LO, Barrowcliffe TW, Holmer E, Johnson EA, Sims GE. (1976). Anticoagulant properties of heparin fractionated by affinity chromatography on matrix-bound antithrombin iii and by gel filtration. *Thrombosis Research* **9**(6), 575–83.
79. Ofosu FA, Modi GJ, Hirsh J, Buchanan MR, Blajchman MA. (1986). Mechanisms for inhibition of the generation of thrombin activity by sulfated polysaccharides. *Annals of the New York Academy of Science* **485**, 41–55.
80. Conti S, Daschbach M, Blaisdell FW. (1982). A comparison of high-dose versus conventional-dose heparin therapy for deep vein thrombosis. *Surgery* **92**(6), 972–80.
81. Wheeler AP, Jaquiss RD, Newman JH. (1988). Physician practices in the treatment of pulmonary embolism and deep venous thrombosis. *Archives of Internal Medicine* **148**(6), 1321–5.
82. Hull RD, Raskob GE, Rosenbloom D, et al. (1992). Optimal therapeutic level of heparin therapy in patients with venous thrombosis. *Archives of Internal Medicine* **152**(8), 1589–95.
83. Hirsh J, Poller L, Deykin D, Levine M, Dalen JE. (1989). Optimal therapeutic range for oral anticoagulants. *Chest* **95**(2 Suppl), 5S–11S.
84. Brandjes DP, Heijboer H, Buller HR, et al. (1992). Acenocoumarol and heparin compared with acenocoumarol alone in the initial treatment of proximal-vein thrombosis. *New England Journal of Medicine* **327**(21), 1485–9.
85. Bratt G, Tornebohm E, Widlund L, Lockner D. (1986). Low molecular weight heparin (KABI 2165, Fragmin): pharmacokinetics after intravenous and subcutaneous administration in human volunteers. *Thrombosis Research* **42**(5), 613–20.
86. Bara L, Billaud E, Gramond G, Kher A, Samama M. (1985). Comparative pharmacokinetics of a low molecular weight heparin (PK 10 169) and unfractionated heparin after intravenous and subcutaneous administration. *Thrombosis Research* **39**(5), 631–6.
87. van der Heijden JF, Hutten BA, Buller HR, Prins MH. (2002). Vitamin K antagonists or low-molecular-weight heparin for the long term treatment of symptomatic venous thromboembolism. *Cochrane Database of Systematic Reviews* (1), CD002001.
88. Hull RD, Raskob GE, Pineo GF, et al. (1992). Subcutaneous low-molecular-weight heparin compared with continuous intravenous heparin in the treatment of proximal-vein thrombosis. *New England Journal of Medicine* **326**(15), 975–82.
89. Boneu B, Necciari J, Cariou R, et al. (1995). Pharmacokinetics and tolerance of the natural pentasaccharide (SR90107/Org31540) with high affinity to antithrombin III in man. *Thrombosis and Haemostasis* **74**(6), 1468–73.
90. Warkentin TE. (2007). Heparin-induced thrombocytopenia associated with fondaparinux. *New England Journal of Medicine* **356**(25), 2653–4.
91. Lewis BE. (2004). Argatroban therapy in heparin-induced thrombocytopenia. In: Reinacher A (ed.), *Heparin-Induced Thrombocytopenia*, 3rd edn, 437–74. New York: Marcel Dekker.
92. Arpino PA, Hallisey RK. (2004). Effect of renal function on the pharmacodynamics of argatroban. *Annals of Pharmacotherapy* **38**(1), 25–9.
93. Furie B, Furie BC. (1990). Molecular basis of vitamin K-dependent gamma-carboxylation. Blood **75**(9), 1753–62.
94. Vermeer C. (1990). Gamma-carboxyglutamate-containing proteins and the vitamin K-dependent carboxylase. *Biochemistry Journal* **266**(3), 625–36.
95. O'Reilly RA, Rytand DA. (1980). 'Resistance' to warfarin due to unrecognized vitamin K supplementation. *New England Journal of Medicine* **303**(3), 160–1.
96. Wessler S, Gitel SN. (1984). Warfarin. From bedside to bench. *New England Journal of Medicine* **311**(10), 645–52.
97. Hellemans J, Vorlat M, Verstraete M. (1963). Survival time of prothrombin and factors VII, IX and X after completely synthesis blocking doses of coumarin derivatives. *British Journal of Haematology* **9**, 506–12.
98. Chong BH, Ismail F, Cade J, et al. (1989). Heparin-induced thrombocytopenia: studies with a new low molecular weight heparinoid, Org 10172. *Blood* **73**(6), 1592–6.
99. Gustafsson D, Bylund R, Antonsson T, et al. (2004). A new oral anticoagulant: the 50-year challenge. *Nature Reviews Drug Discovery* **3**(8), 649–59.
100. Kindmark A, Jawaid A, Harbron CG, et al. (2008). Genome-wide pharmacogenetic investigation of a hepatic adverse event without clinical signs of immunopathology suggests an underlying immune pathogenesis. *Pharmacogenomics Journal* **8**(3), 186–95.
101. AstraZeneca. AstraZeneca decides to withdraw exanta [online media release]. Available from http://www.astrazeneca.com/Media/Press-releases/Article/20060214, AstraZeneca Decides to Withdraw Exanta, 2006 February 14. Accessed 27 November 2012.
102. Eriksson BI, Quinlan DJ, Eikelboom JW. (2011). Novel oral factor Xa and thrombin inhibitors in the management of thromboembolism. *Annual Review of Medicine* **62**, 41–57.
103. Barritt DW, Jordan SC. (1960). Anticoagulant drugs in the treatment of pulmonary embolism: a controlled trial. *Lancet* **1**(7138), 1309–12.
104. Hull RD, Raskob GE, Hirsh J, et al. (1986). Continuous intravenous heparin compared with intermittent subcutaneous heparin in the initial treatment of proximal-vein thrombosis. *New England Journal of Medicine* **315**(18), 1109–14.
105. Hull RD, Raskob GE, Brant RF, Pineo GF, Valentine KA. (1997). Relation between the time to achieve the lower limit of the APTT therapeutic range and recurrent venous thromboembolism during heparin treatment for deep vein thrombosis. *Archives of Internal Medicine* **157**(22), 2562–8.
106. Caps MT, Meissner MH, Tullis MJ, et al. (1999). Venous thrombus stability during acute phase of therapy. *Vascular Medicine* **4**(1), 9–14.
107. van Dongen CJ, van den Belt AG, Prins MH, Lensing AW. (2004). Fixed dose subcutaneous low molecular weight heparins versus adjusted dose unfractionated heparin for venous thromboembolism. *Cochrane Database of Systematic Review* (4), CD001100.
108. Othieno R, Abu AM, Okpo E. (2007). Home versus in-patient treatment for deep vein thrombosis. *Cochrane Database of Systematic Reviews* (3), CD003076.
109. Levine MN, Hirsh J, Gent M, et al. (1995). Optimal duration of oral anticoagulant therapy: a randomized trial comparing four weeks with three months of warfarin in patients with proximal deep vein thrombosis. *Thrombosis and Haemostasis* **74**(2), 606–11.
110. Schulman S, Rhedin AS, Lindmarker P, et al. (1995). A comparison of six weeks with six months of oral anticoagulant therapy after a first episode of venous thromboembolism. Duration of Anticoagulation Trial Study Group. *New England Journal of Medicine* **332**(25), 1661–5.
111. Kearon C, Gent M, Hirsh J, et al. (1999). A comparison of three months of anticoagulation with extended anticoagulation for a first episode of idiopathic venous thromboembolism. *New England Journal of Medicine* **340**(12), 901–7.
112. Ridker PM, Goldhaber SZ, Danielson E, et al. (2003). Long-term, low-intensity warfarin therapy for the prevention of recurrent venous thromboembolism. *New England Journal of Medicine* 348(15), 1425–34.
113. Kearon C, Ginsberg JS, Kovacs MJ, et al. (2003). Comparison of low-intensity warfarin therapy with conventional-intensity warfarin therapy for long-term prevention of recurrent venous thromboembolism. *New England Journal of Medicine* **349**(7), 631–9.
114. Aschwanden M, Labs KH, Engel H, et al. (2001). Acute deep vein thrombosis: early mobilization does not increase the frequency of pulmonary embolism. *Thrombosis and Haemostasis* **85**(1), 42–6.
115. Blattler W, Partsch H. (2003). Leg compression and ambulation is better than bed rest for the treatment of acute deep venous thrombosis.

International Angiology **22**(4), 393–400.
116. Junger M, Diehm C, Storiko H, et al. (2006). Mobilization versus immobilization in the treatment of acute proximal deep venous thrombosis: a prospective, randomized, open, multicentre trial. *Current Medical Research and Opinion* **22**(3), 593–602.
117. Partsch H, Blattler W. (2000). Compression and walking versus bed rest in the treatment of proximal deep venous thrombosis with low molecular weight heparin. *Journal of Vascular Surgery* **32**(5), 861–9.
118. Schellong SM, Schwarz T, Kropp J, et al. (1999). Bed rest in deep vein thrombosis and the incidence of scintigraphic pulmonary embolism. *Thrombosis and Haemostasis* **82**(Suppl 1), 127–9.
119. Partsch H, Kaulich M, Mayer W. (2004). Immediate mobilisation in acute vein thrombosis reduces post-thrombotic syndrome. *International Angiology* **23**(3), 206–12.
120. Partsch H. (2001). Therapy of deep vein thrombosis with low molecular weight heparin, leg compression and immediate ambulation. *Vasa* **30**(3), 195–204.
121. Trujillo-Santos J, Perea-Milla E, Jimenez-Puente A, et al. (2005). Bed rest or ambulation in the initial treatment of patients with acute deep vein thrombosis or pulmonary embolism: findings from the RIETE registry. *Chest* **127**(5), 1631–6.
122. Brandjes DP, Buller HR, Heijboer H, et al. (1997). Randomised trial of effect of compression stockings in patients with symptomatic proximal-vein thrombosis. *Lancet* **349**(9054), 759–62.
123. Prandoni P, Lensing AW, Prins MH, et al. (2004). Below-knee elastic compression stockings to prevent the post-thrombotic syndrome: a randomized, controlled trial. *Annals of Internal Medicine* **141**(4), 249–56.
124. Labropoulos N, Volteas N, Leon M, et al. (1997). The role of venous outflow obstruction in patients with chronic venous dysfunction. *Archives of Surgery* **132**(1), 46–51.
125. Plate G, Akesson H, Einarsson E, Ohlin P, Eklof B. (1990). Long-term results of venous thrombectomy combined with a temporary arterio-venous fistula. *European Journal of Vascular Surgery* **4**(5), 483–9.
126. Plate G, Einarsson E, Ohlin P, et al. (1984). Thrombectomy with temporary arteriovenous fistula: the treatment of choice in acute iliofemoral venous thrombosis. *Journal of Vascular Surgery* **1**(6), 867–76.
127. Plate G, Eklof B, Norgren L, Ohlin P, Dahlstrom JA. (1997). Venous thrombectomy for iliofemoral vein thrombosis--10-year results of a prospective randomised study. *European Journal of Vascular and Endovascular Surgery* **14**(5), 367–74.
128. Comerota AJ, Gale SS. (2006). Technique of contemporary iliofemoral and infrainguinal venous thrombectomy. *Journal of Vascular Surgery* **43**(1), 185–91.
129. Comerota AJ. (2012). Thrombolysis for deep venous thrombosis. *Journal of Vascular Surgery* **55**(2), 607–11.
130. Comerota AJ, Throm RC, Mathias SD, Haughton S, Mewissen M. (2000). Catheter-directed thrombolysis for iliofemoral deep venous thrombosis improves health-related quality of life. *Journal of Vascular Surgery* **32**(1), 130–7.
131. Sillesen H, Just S, Jorgensen M, Baekgaard N. (2005). Catheter-directed thrombolysis for treatment of ilio-femoral deep venous thrombosis is durable, preserves venous valve function and may prevent chronic venous insufficiency. *European Journal of Vascular and Endovascular Surgery* **30**(5), 556–62.
132. Kasirajan K, Gray B, Ouriel K. (2001). Percutaneous AngioJet thrombectomy in the management of extensive deep venous thrombosis. *Journal of Vascular and Interventional Radiology* **12**(2), 179–85.
133. Vedantham S, Vesely TM, Parti N, et al. (2002). Lower extremity venous thrombolysis with adjunctive mechanical thrombectomy. *Journal of Vascular and Interventional Radiology* **13**(10), 1001–8.
134. Parikh S, Motarjeme A, McNamara T, et al. (2008). Ultrasound-accelerated thrombolysis for the treatment of deep vein thrombosis: initial clinical experience. *Journal of Vascular and Interventional Radiology* **19**(4), 521–8.
135. Baker R, Samuels S, Benenati JF, Powell A, Uthoff H. (2012). Ultrasound-accelerated vs standard catheter-directed thrombolysis—a comparative study in patients with iliofemoral deep vein thrombosis. *Journal of Vascular and Interventional Radiology* **23**(11), 1460–6.
136. Martinez Trabal JL, Comerota AJ, LaPorte FB, et al. (2008). The quantitative benefit of isolated, segmental, pharmacomechanical thrombolysis (ISPMT) for iliofemoral venous thrombosis. *Journal of Vascular Surgery* **48**(6), 1532–7.
137. Elsharawy M, Elzayat E. (2002). Early results of thrombolysis vs anticoagulation in iliofemoral venous thrombosis. A randomised clinical trial. *European Journal of Vascular and Endovascular Surgery* **24**(3), 209–14.
138. Enden T, Klow NE, Sandvik L, et al. (2009). Catheter-directed thrombolysis vs. anticoagulant therapy alone in deep vein thrombosis: results of an open randomized, controlled trial reporting on short-term patency. *Journal of Thrombosis and Haemostasis* **7**(8), 1268–75.
139. Enden T, Haig Y, Klow NE, et al. (2012). Long-term outcome after additional catheter-directed thrombolysis versus standard treatment for acute iliofemoral deep vein thrombosis (the CaVenT study): a randomised controlled trial. *Lancet* **379**(9810), 31–8.
140. Comerota AJ. (2009). The ATTRACT Trial: Rationale for Early Intervention for Iliofemoral DVT. *Perspectives in Vascular Surgery and Endovascular Therapy* **21**(4), 221–4.
141. Baekgaard N, Broholm R, Just S, Jorgensen M, Jensen LP. (2010). Long-term results using catheter-directed thrombolysis in 103 lower limbs with acute iliofemoral venous thrombosis. *European Journal of Vascular and Endovascular Surgery* **39**(1), 112–17.
142. Aziz F, Comerota AJ. (2012). Quantity of residual thrombus after successful catheter-directed thrombolysis for iliofemoral deep venous thrombosis correlates with recurrence. *European Journal of Vascular and Endovascular Surgery* **44**(2), 210–13.
143. Comerota AJ, Grewal N, Martinez JT, et al. (2012). Postthrombotic morbidity correlates with residual thrombus following catheter-directed thrombolysis for iliofemoral deep vein thrombosis. *Journal of Vascular Surgery* **55**(3), 768–73.
144. Stein PD, Kayali F, Olson RE. (2004). Twenty-one-year trends in the use of inferior vena cava filters. *Archives of Internal Medicine* **164**(14), 1541–5.
145. Decousus H, Leizorovicz A, Parent F, et al. (1998). A clinical trial of vena caval filters in the prevention of pulmonary embolism in patients with proximal deep-vein thrombosis. Prevention du Risque d'Embolie Pulmonaire par Interruption Cave Study Group. *New England Journal of Medicine* **338**(7), 409–15.
146. Decousus H. (2005). Eight-year follow-up of patients with permanent vena cava filters in the prevention of pulmonary embolism: The PREPIC randomized study. Circulation **2005**(3), 416–22.
147. Karmy-Jones R, Jurkovich GJ, Velmahos GC, et al. (2007). Practice patterns and outcomes of retrievable vena cava filters in trauma patients: an AAST multicenter study. *Journal of Trauma* **62**(1), 17–24.
148. Nicholson W, Nicholson WJ, Tolerico P, et al. (2010). Prevalence of fracture and fragment embolization of Bard retrievable vena cava filters and clinical implications including cardiac perforation and tamponade. *Archives of Internal Medicine* **170**(20), 1827–31.
149. Tam MD, Spain J, Lieber M, et al. (2012). Fracture and distant migration of the Bard Recovery filter: a retrospective review of 363 implantations for potentially life-threatening complications. *Journal of Vascular and Interventional Radiology* **23**(2), 199–205.
150. Sano M, Unno N, Yamamoto N, Tanaka H, Konno H. (2012). Frequent fracture of TrapEase inferior vena cava filters: a long-term follow-up assessment. *Archives of Internal Medicine* **172**(2), 189–91.
151. Gaspard SF, Gaspard DJ. (2009). Retrievable inferior vena cava filters are rarely removed. *American Surgery* **75**(5), 426–8.
152. Kirilcuk NN, Herget EJ, Dicker RA, et al. (2005). Are temporary inferior vena cava filters really temporary? *American Journal of Surgery* **190**(6), 858–63.
153. Aziz F, Comerota AJ. (2010). Inferior vena cava filters. *Annals of Vascular Surgery* **24**(7), 966–79.
154. Angel LF, Tapson V, Galgon RE, Restrepo MI, Kaufman J. (2011). Systematic review of the use of retrievable inferior vena cava filters. *Journal of Vascular and Interventional Radiology* **22**(11), 1522–30.

第71章

慢性静脉功能不全

Katy Darvall, Andrew W. Bradbury

流行病学

慢性静脉疾病(CVD)影响多达25%的成年人,其中3%~11%的人患有严重的静脉功能不全相关的后遗症,如静脉溃疡。历史上,北欧人一生中发展为慢性静脉溃疡(CVU)的风险为1%,预估点患病率为0.1%(静脉瓣功能不全的患者中有10%随时都将发展成为开放性溃疡)[1-4]。

CVU的总体预后较差,延迟愈合和溃疡复发是极为常见的。静脉溃疡在对患者生活质量产生深远影响的同时,也对医疗保健的支出造成了巨大的压力。据估计,每年西方国家高达2%的医疗保健总预算用于治疗CVD。英国每年也有约6亿英镑的医疗保健预算用于治疗CVD。此外,社区护理人员中有22%的工作时间用于治疗下肢溃疡[3,5-7]。

然而,随着人口的老龄化,尽管对深静脉血栓形成(DVT)的管理在不断完善,严重的深静脉血栓后综合征(PTS)的发生率可能会降低[8,9]。但静脉瓣功能不全的发生及流行似乎仍在继续增长。

此外,CVD相关研究经费较少,导致难以提供对CVD进行最佳管理的有效证据。

家族史、年龄增长、肥胖、胎次、久站、缺乏运动和存在下肢受伤史等诸多因素被认为与慢性静脉功能不全(CVI)的发展有关[10]。

深静脉血栓后综合征

继发性CVI或血栓后综合征常常是由于静脉回流和阻塞等复合因素所致,此类患者皮肤改变和溃疡发生率最高。DVT术后20%~40%的患者会发生PTS,术后6个月多普勒超声提示再通不足是PTS的重要预测指标。其他PTS危险因素包括肥胖、静脉曲张、近端DVT和复发性DVT[11]。

PTS的后遗症可从轻微的皮肤变化到严重的溃疡。持续性静脉阻塞的患者除了有与其他CVI患者相同的症状外,还会出现静脉跛行(运动时出现阵发性疼痛)。检查结果不完善及管理不到位是导致CVI的其他原因。

病因学和病理生理学

体循环障碍

正常下肢静脉解剖已经在第67章中讲述,CVI的发生是多种机制导致动态静脉压升高(AVH),并造成了血液回流障碍的一种结果。下肢静脉功能不全是由于浅表或轴向深静脉的瓣膜功能不全(或缺乏),交通静脉瓣瓣膜功能不全,静脉流出道梗阻或其多种组合在一起引起的,可以是原发性或继发性的。小腿肌肉泵功能不全导致静脉排空不良从而会加剧这些结构异常[8]。

原发性静脉功能不全是由瓣膜功能不全引起的,是由于血管壁或瓣膜小叶预先存在薄弱点所致。继发性瓣膜功能不全可能是由于DVT或浅表性血栓性静脉炎的直接损伤导致的,也可能是由于激素作用或高压引起的静脉过度扩张所致。在这两种情况下,最终结果都是导致动态静脉高压和静水压增加。

在深静脉功能不全的情况下,站立时会有逆流的静脉迅速充盈深静脉,从而导致在肌肉不收缩的情况下静脉压升高。深静脉瓣膜功能障碍通常继发于DVT[12]。

深静脉阻塞限制了下肢血液的流出，导致肌肉收缩时静脉压升高，从而导致小腿肌泵功能障碍。其本质可能是DVT导致的再通失败或静脉狭窄，或者其他如May-Thurner综合征（右侧髂总动脉和腰骶区之间的左髂总静脉受压）等外在因素所致[13,14]。

除了由神经肌肉疾病或肌肉萎缩综合征以外引起的原发性肌肉泵功能障碍很少见。继发性肌肉泵功能障碍常发生在严重反流或梗阻的情况下，但也可由其他情况（如制动或踝关节功能障碍）引起[8,15]。

微循环障碍

动态静脉高血压和静脉回流不良可导致皮肤改变，包括色素沉着、脂肪皮肤硬化（皮下组织纤维化），并最终形成溃疡。体循环下动态静脉高压及微循环下CVU是如何导致皮肤损伤，以及所谓的“静脉微血管病”仍未得到满意的解释[8,16,17]。

静脉微血管病的特点

其特点包括[17]：

• 毛细血管床延伸、扩张、弯曲。

• 毛细血管基底膜增厚。

• 内皮损伤。

• 毛细血管周水肿。

• 异常毛细血管的渗透性增加和高静脉压力导致液体、大分子和红细胞在组织间隙中堆积。

静脉微血管病变发展的假定机制

虽然静脉微血管病变的过程仍未知，尚没有学说能提供一个完全令人满意的解释，但目前已经有学者提出了一些潜在的病理生理学机制[16,17]。

由于静脉高压导致毛细血管内血流减少，白细胞在毛细血管内或毛细血管后微静脉内停留瘀滞。白细胞的活化会导致炎症细胞因子、蛋白水解酶和氧自由基的释放。同时生长因子被局限在微血管中也会导致伤口愈合缓慢。

静脉高压（和静脉回流减少）引起的跨壁压力增加导致毛细血管损伤，以及毛细血管基底膜上的蛋白水解酶的有害作用。毛细血管损伤可导致组织内液体渗出、血浆蛋白漏出以及相关的炎症细胞因子渗漏。这导致组织水肿和组织营养不良且有利于炎症、感染、血栓形成，最终导致组织坏死，皮肤改变，然后形成溃疡。血小板阻塞血管也可引起相对的皮肤缺氧。

纤维蛋白在皮肤毛细血管周围的沉积（所谓的“围袖学说”）会在CVI患者中产生扩散屏障，并损害了氧气和养分向皮肤和皮下组织的微循环输送，从而抑制了修复过程并维持了炎症进程。

进一步提出的机制包括微淋巴管的破碎和损坏，这可能进一步损害来自肢体的回流，以及使局部神经纤维功能障碍，导致调节机制的改变。

临床评估

在评估CVI患者时，需要完整的病史和体格检查结果，以便于排除鉴别诊断，评估危险因素，并帮助决定进一步的检查方案。

病史

在对疑似CVI患者进行病史调查时，需要回答以下几个重要的问题：

• 患者有哪些症状？他们真正在乎的是什么？

• 这些症状和担忧是否可能由静脉疾病引起？如果不是，可能的病因是什么？

• 患者以前是否治疗过静脉疾病？

• 是否有病史提示有深静脉血栓？

• 症状对患者的生活质量和正常活动有什么影响？

• 患者希望的预后是什么？

应向患者询问神经肌肉症状，如是否存在感觉异常和无力，以及可能由CVI引起症任如背部、臀部或膝部症状。骨关节炎、神经根病变、淋巴水肿和动脉功能不全是相对常见的疾病，经常可与静脉疾病共存[18]。下肢骨折、固定时间或关节置换的病史表明患者可能有深静脉血栓病史[19]。

应该采集用药史及家族史，特别是有深静脉血栓病史或已知的血栓性血友病。为了改善CVI，可能需要改变生活方式，包括职业习惯、起居习惯、饮食习惯和运动习惯，因此在病史里应该讨论这些问题。

体格检查

在关注CVI明显临床表现之前，将患者作为一个整体是尤为重要的，对下肢进行一般体格检查。

双下肢都要检查，在检查的同时需考虑以下问题：

•是否存在其他潜在疾病，如糖尿病、心力衰竭或肾衰竭、外周动脉疾病？这些可能与静脉疾病的病因、检查和治疗有关。

•当把下肢作为一个整体来考虑时，是否有其他病理的证据？

•当症状是单侧的时候，“好”的下肢和“坏”的下肢在客观上有什么区别？

患者始终取直立位进行检查。应该关注任何可见的静脉曲张以及包括皮肤变化和溃疡在内的CVI的证据，根据病史，觉得有必要的话，应检查患者的膝关节、髋关节及脊柱疾病。扁平足、踝关节固定、髋关节或膝关节活动度降低可导致小腿肌泵功能障碍，并由此引起静脉高血压。应注意之前因治疗留下的瘢痕，并应触诊周围动脉脉搏。

尤其要注意运动系统、水肿的存在和分布，当然还有动脉和静脉疾病的症状和体征。CVI皮肤改变通常很容易看到，有意义（可逆转的）浅表静脉反流仅通过临床检查容易漏诊，尤其在肥胖和溃疡的肢体中。高达20%的CVU患者仍存在严重的动脉疾病，影响伤口愈合，完全妨碍压力治疗。

慢性静脉功能不全的症状

身体大部分常见静脉疾病引起的症状有疼痛、沉重感、肿胀、瘙痒、躁动和抽筋。症状在早上往往不太严重，晚上或久站后通常会加重。如果这些症状是由于静脉疾病引起的，那么使用弹力袜可以改善症状。

足踝部肿胀是常见的主诉，肿胀通常在早上消失，并在一天中进展，事实上因肿胀相对于“肿胀感”来说很少是孤立性浅静脉反流的特征，所以应该考虑其他病理因素（如充血性心力衰竭或淋巴水肿）或存在深静脉疾病。

下肢症状与CVI的严重程度之间的关系是复杂的，许多轻微的静脉曲张的患者症状严重，而一些严重的静脉疾病患者则没有症状。

慢性静脉功能不全体征

静脉曲张

静脉曲张是CVI最早和最明显的体征之一。也可能存在蜘蛛静脉（毛细血管扩张）和网状静脉。

水肿

由于静脉疾病、心力衰竭、肾脏疾病、低蛋白血症、淋巴水肿或两者的组合而导致的水肿，会增加皮肤张力，损害灌注，在开放性溃疡的情况下会阻止再上皮化。因此需要控制水肿（通常通过抬高患者和加压）以使CVU痊愈。

皮肤变化

与CVI相关的皮肤变化包括静脉曲张、湿疹和皮肤色素沉着（图71.1）。静脉曲张性湿疹会导致皮肤出现干燥和鳞屑，并且非常痒，特别是在晚上。抓挠可致出血、感染和渗出液区域脱上皮化，这些因素可能会导致形成溃疡。

真皮和皮下组织的纤维化会导致脂肪皮肤病、皮肤增厚且出现瘢痕以及色素沉着（红细胞中的含铁血黄素沉积）。

白色萎缩的特点是皮肤呈圆形、白色，周围有扩张的毛细血管和色素沉着。

溃疡

CVU的定义为已知存在静脉疾病情况下，膝关节和踝关节之间的皮肤破裂出现溃疡，且持续4周以上。静脉性溃疡通常发生在脂肪硬化的区域，通常是轻微创伤后造成的。任何对溃疡的结构化描述对诊断和愈合都很重要。溃疡的重要特征如表71.1所示[20]。

典型的静脉性溃疡（图71.2）形状不规则，最初呈浅表，边缘平缓倾斜；边界清晰，周围皮肤异常硬化、色素沉着，有不同程度的湿疹。静脉性溃疡通常

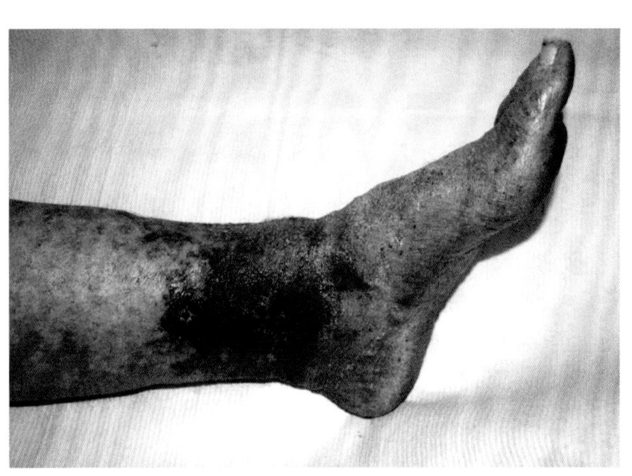

图71.1 血铁蛋白的沉积、脂皮硬化、湿疹和溃疡。

表71.1 溃疡的重要特征

位置	绑腿区域、足部或非典型性区域
基本特征	坏死、松弛或颗粒状
边缘	规则或不规则，上皮化或非上皮化
周围组织	感染，硬化，水肿，易碎
深度	浅、深、鸟眼状、肌腱或骨头显露

在粉红色肉芽组织的基础上有淡黄色的渗出物，于内侧最常见，约20%位于外侧。其通常与水肿有关且可能无痛[20]。

在病因学上，大约70%的下肢溃疡是静脉性的，然而，许多所谓的静脉性溃疡是多因素的，因此对患者进行整体评估尤为重要，因为只有在局部和全身病因都得到解决的情况下，才能达到长期愈合[20]。表71.2显示了下肢溃疡的鉴别诊断[20-22]。通常可以通过了解详细的病史和进行体格检查来确定下肢溃疡的病因。

分类系统和严重程度评估

分类系统

世界上临床最常用的CVI分类系统是根据临床特点进行的分类，病因，解剖学和病理学(CEAP)分类[23]。病史、体格检查和辅助检查是分类的基础，建立该系统是为了规范CVI的报告。针对CEAP分类的明显局限性，对其进行了修订，现在包括一个基本分类版本和一个主要用于研究的高级版本。高级分类方式包括(C)级的临床水平，而不是简单地报告最高级别的水平，并且与简单的浅表，深部或交通静脉反流相比，其还包括18种不同的反流解剖位置。

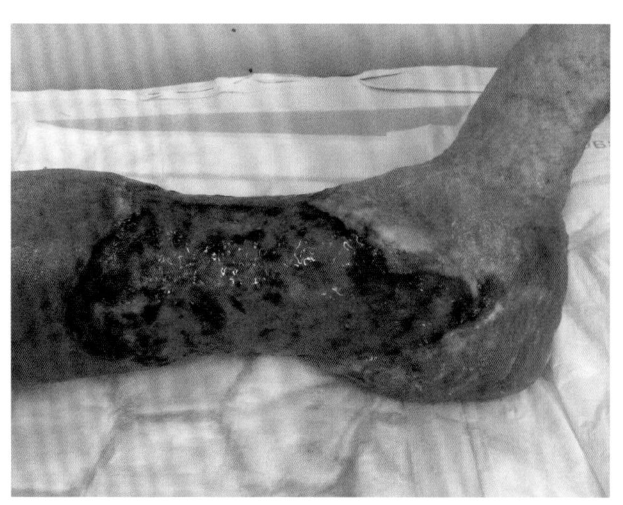

图71.2 慢性静脉溃疡。

严重程度评估

为了补充CEAP，开发了静脉严重程度评分(VSS)来客观测量疾病严重程度[24,25]。两者都可用于评估治疗后的动态变化或比较不同的治疗方式。VSS包括其他不同评分模块：静脉临床严重程度评分(VCSS)、静脉节段性疾病评分(VSD)和静脉残疾评分(VDS)。

VCSS(表71.3)由10个参数组成，根据严重程度从0分到3分，已经过广泛的评估和验证，并与高级的CEAP临床分级有很好的相关性。VSDS(表71.4)评估了CEAP的解剖和病理生理组成，最严重程度评分为10。VDS(表71.5)基于0～3的评分，并考虑了加压治疗的类型。VCSS和VDS对治疗后的变化比CEAP临床分级更敏感。

虽然CEAP分类和VCSS分类通常用于CVI的评估，也可用于对PTS的评估，但在客观诊断DVT后，Villita量表(表71.6)被认为最适合定义PTS的存在和严重程度[26]。如果Villita评分>5且伴或不伴静脉性溃疡，则存在PTS，评分越高，PTS越严重。

患者报告结果

测量健康相关的生活质量(HRQL)是评估CVI对患者的影响以及干预是否产生改善的综合方法[27]。该方法能够获得关于患者疾病负担的信息，这一点是很有价值的[28]。HRQL是使用结构化问卷(也称为工具)来测量的，这些问卷是按照特定的心理测量学特性，用科学严谨的方式开发出的。调查问卷必须是有效的，可靠的，能快速反应出患者负担变化的和便于患者理解的。

在评估HRQL时，同时使用通用的和疾病特异性的工具是很重要的。通用的工具可以通过评估HRQL的维度来比较不同人群的健康状况，这些维度对所有患者都是常见的，但可能对一些临床上重要的变化不敏感。疾病特异性的工具允许对特定的有价值的情况进行更详细和临床相关的健康评估[28]。

医疗结果调查的简表-36(SF36)是对CVI患者最常用的通用HRQL测量工具[27,29,30]。该工具由36

表71.2 下肢溃疡的鉴别诊断[22]

血管性	小腿溃疡的鉴别诊断 静脉溃疡:70%
	动脉溃疡:动脉粥样硬化,动静脉畸形 血管炎:系统性红斑狼疮,类风湿关节炎,硬皮病,结节性多动脉炎,淋巴管韦格纳肉芽肿
神经性	糖尿病,周围神经病变(通常在足部)
感染性	骨髓炎、继发性伤口感染、热带溃疡
血源性	真性红细胞增多症、镰状细胞性贫血
创伤性	压力(压疮),陈旧性骨折,烧伤,冷伤,压疮,辐射,非意外
肿瘤性	基底细胞癌或鳞状细胞癌,黑色素瘤,Marjolin溃疡,鲍温病
其他	结节病,坏疽脓皮病

Adapted from Simon DA et al., Management of venous leg ulcers, British Medical Journal, Volume 328, Issue 7452, pp.1358–62, Copyright © 2004 BMJ Publishing Group Ltd, with permission from BMJ Publishing Group Ltd.

个问题组成,评估8个层面的健康状况,并提供2个汇总分数;躯体组成总得分(PCS),代表一个人能做什么,情感组成总得分(MCS)代表一个人的感觉。SF36在许多不同的临床条件下在多种语言中被广泛使用,并且已经创建了允许与普通人群进行比较的“标准”[31]。普通人群的平均PCS和MCS为50,标准差为10;得分越高,HRQL就越好。

已经创建并验证了各种针对静脉疾病的HRQL措施。最常用的是阿伯丁静脉曲张症状严重度评分(AVSS)[27,30,32]。AVSS包括关于下肢症状和体征在内的13个问题,以及患者可以绘制其静脉曲张的图表。加权后,最终得分在0~100;得分越高,症状越多,因此特定疾病的HRQL越差。其他有效的测量方法包括静脉功能不全流行病学和经济学研究(QOL/SYM)、慢性静脉功能不全问卷(CIVIQ)和Charing Cross静脉溃疡问卷(CCVUQ)[33,34]。

检查

检查CVI的主要目的是检测病理性反流或血栓,确定病因,并评估治疗方案[35]。

长期溃疡的患者应该进行全面的血细胞计数和生化评估,以排除贫血、红细胞增多症和代谢疾病(如糖尿病)。此外,那些有血栓形成个人史或家族史的患者,或在年轻时出现血栓的患者,应该进行一次完整的静脉血栓形成筛查[36,37]。

如果检查结果不典型或不能痊愈,应始终考虑恶性转化。恶性转化与溃疡的持续时间直接相关。在这种情况下,应该从溃疡边缘进行深度活检[38]。

这些方法都将在本书的其他章节中讨论,在这里只进行简要介绍。

表71.3 静脉临床严重程度评分(VCSS)

性质	缺乏=0	轻微=1	中等=2	严重=3
疼痛	无	偶尔	日常	活动受限
静脉曲张	无	少,且分散	许多(GSV)	大量(GSV,SSV)
静脉水肿	无	夜晚,踝部	下午,下肢	早晨,下肢
色素沉着	无	有限的区域	广泛(<1/3)	更广泛(大于1/3)
炎症	无	蜂窝组织炎	蜂窝组织炎	蜂窝组织炎
硬化	无	局灶的(<5cm)	<下1/3	整个下1/3
活动溃疡数	0	1	2	3
活动溃疡持续时间	无	<3个月	3个月至1年	>1年
活动溃疡大小	无	直径<2cm	直径2~6cm	直径>6cm
加压疗法	没有用	间接使用	大多数时间	持续

Adapted from the Journal of Vascular Surgery, Volume 31, Number 6, Rutherford RB et al. Venous severity scoring: an adjunct to venous outcome assessment, pp.1307–1312, Copyright © 2000 Society for Vascular Surgery and International Society for Cardiovascular Surgery, North American Chapter, with permission from Elsevier, http://www.sciencedirect.com/science/journal/07415214.

表71.4 静脉节段性疾病评分(VSDS)[24,25]

反流	梗阻(或切除/结扎)
1/2小隐静脉	1大隐静脉(仅从腹股沟到膝盖以下)
1大隐静脉	
1/2交通静脉,大腿	
1血管穿肢,小腿	
2小腿静脉,复杂(仅PT=1)	1小腿静脉,复杂的
2腘静脉	2腘静脉
1浅表股静脉	1表浅股静脉
1股深静脉	1股深静脉
1股总静脉及以上	2股总静脉
	1髂静脉
	1下腔静脉
10=最大反流评分	10=最大梗阻评分

表71.6 Villita得分[26]

症状/体征	无	轻微	明显	严重
症状				
疼痛	0	1	2	3
肌肉抽筋	0	1	2	3
沉重感	0	1	2	3
感觉障碍	0	1	2	3
瘙痒	0	1	2	3
体征				
胫前血肿	0	1	2	3
皮肤硬结	0	1	2	3
过度色素沉着	0	1	2	3
泛红	0	1	2	3
静脉曲张	0	1	2	3
小腿压痛	0	1	2	3
静脉溃疡	无	有		

表71.5 静脉残疾评分(VDS)[24,25]

得分	定义
0	无症状的
1	有症状,但无须加压治疗即可进行正常活动
2	只能在压迫和(或)抬高肢体的情况下进行日常活动
3	即使受压和(或)抬高肢体也无法进行日常活动

非侵入性检测

便携式多普勒

尽管便携式多普勒(HHD)经常在临床环境中应用,但其检测连接处反流和大隐静脉回流的敏感性较低。HHD使用连续波多普勒,用于听诊由瓣膜功能不全而引起的静脉回流的疑似部位。

便携式多普勒测量踝肱压指数(ABPI)是最可靠的动脉疾病检测方法,应在所有CVU(和CVI)患者中进行,以便发现20%伴有动脉疾病的患者,并允许安全地进行加压治疗。足踝绝对压力也应记录被[10]。

多普勒超声

多普勒超声(DUS)已成为目前检查CVI最广泛的方法。该方法简单、相对便宜、非侵入性,提供了有关深静脉和浅静脉的解剖和功能的有用信息。多普勒成像将多普勒波形轨迹与B模式灰度图像相结合,从而可以确定血流方向和速度。

DUS检查能够明确检测到许多重要信息,包括静脉是否存在,静脉的数量(包括重复系统和穿静脉),瓣膜是否存在,血栓是否存在,以及确切的位置(例如,标记隐窝-腘窝交界处进行治疗)。其还可以用来评估给定静脉的功能,任何反流的持续时间,以及反流到功能不全的静脉的来源。

体积描记

体积描记通过对下肢静脉进行全面的生理评估,提供有关反流和梗阻对整体静脉功能影响的有价值的信息[39]。其还可以提供小腿肌肉泵泵功能的测量。体积描记既可以作为DUS的补充手段,用于量化反流或评估治疗结果,也可以用于DUS在怀疑静脉阻塞时未显示静脉阻塞的情况。最常用的方法是空气体积描记术和应变式体积描记术,这两种方法都是通过测量肢体大小在运动、姿势变化和使用止血带时的变化来评估静脉功能。体积变化归因于静脉的充盈和排空。

各种参数由压力/体积变化得出,包括静脉充盈指数(静脉反流率的测量)、静脉流出分数(下肢静脉流出的测量)、射血分数(小腿肌泵有效性的测量)和剩余容积分数(反映其他各项的总体组合)。

光学体积描记和光反射血流图用包含光电传感器的探针测量反射光的强度,从而计算组织血液密度的变化。光容积描记静脉充盈时间与更具侵入性的动态静脉压测量的充盈时间相关。这提供了一些衡量静脉疾病严重程度的方法。

然而,这些技术的特异性差,校准困难,因此在CVI的常规临床调查中几乎不使用,主要将其用于研究调查。

侵入性检查

静脉造影

静脉造影提供了精确的解剖学信息[35,40]。上行静脉造影是通过将造影剂注入足背静脉并使用足踝止血带将其引导到深静脉进行的。使用大腿中部袖袋可以减缓造影剂的上升。可以看到从小腿静脉到下腔静脉的深静脉。静脉造影能够提供血栓闭塞的程度、再通和侧支是否存在以及瓣膜损伤的信息。也可以检测到功能不全的穿静脉,因为可以看到造影剂从深层循环系统向浅层循环系统流动。

下行静脉造影的目的是显示反流,并确定深到浅的反流点。该技术还可以显示静脉瓣膜的形态和评价其功能。尽管下行静脉造影术在静脉重建中可能仍有作用,但该技术是一种公认的有局限性的侵入性的检查,很大程度上已被DUS取代。

CT静脉成像(CTV)和磁共振静脉成像(MRV)在未来可能会发挥越来越重要的作用[39]。两者最有助于评估位于腹部、骨盆和胸部的中心静脉,而DUS无法评估这些静脉。MCT和MRV可以提供有关解剖学、静脉血栓形成及静脉狭窄和闭塞的信息。两者还能够评估周围的结构,以评估内在或外在的压力。但CTV和MRV都需要使用静脉造影剂,造影剂可能会产生肾毒性。

动态静脉压

动态静脉压(AVP)测量可以用来补充静脉造影显示的解剖学测量[35,40]。针插入足背的静脉,通过换能器连接到压力监视器上,测量静脉压力。测量静息压力,然后进行10次小腿肌肉收缩。等患者恢复平静时记录恢复到基线的压力。接着通过压脉带压闭踝部浅静脉,重复该测试。10次小腿肌肉收缩末期的平均压力与溃疡的患病率密切相关。AVP测量仍然是评估整体血流动力学功能和验证非侵入性测试的“金标准”。这和体积描记术相同,主要在研究情况下使用。

血管内超声

血管内超声(IVUS)正越来越多地被用于指导介入治疗。基于导管的超声探头用于评估梗阻性疾病,在这方面似乎优于静脉造影。对评估髂静脉病变似乎特别有益。

治疗

对于CVU的治疗需要一个整体的方法,特别是对于CVU的治疗,治疗溃疡需要基于患者的社会和文化背景,基于患者整体的情况,基于患者的整条下肢的情况。应鼓励患者开展的行为措施,包括通过抬高下肢来减少水肿、减肥和制订运动方案(表71.7)。

加压治疗

加压治疗仍然是治疗CVU的主要方法,一项7个随机对照试验的系统回顾中,证明加压可以改善溃疡的愈合[1]。加压治疗通过减少水肿、加速静脉血流和改善静脉肌泵功能来起作用。加压改善CVI症状和CVU愈合的确切机制尚不清楚。

最初,由于敷料的存在和渗出物的量,绷带比袜子更可取(图71.3)。一旦溃疡愈合,宜使用弹力袜以减少复发的风险。虽然达到治疗性血流动力学效果所需的最佳压力仍存在争议,但公认的是,应在踝关节上施加较高的压力,并且向膝盖方向逐渐减小。

表71.7 SIGN120 2010年慢性静脉溃疡治疗指南:治疗

推荐等级	建议
敷料和局部护理	
A	在治疗静脉性小腿溃疡时,推荐使用简单的非黏性敷料
B	蜂蜜敷料不推荐用于静脉性小腿溃疡的常规治疗
A	含银敷料不推荐用于静脉性小腿溃疡的常规治疗
加压疗法	
A	小腿静脉性溃疡应常规采用分级加压绷带包扎治疗
系统疗法	
C	对于慢性静脉性小腿溃疡的患者,除非有证据表明存在临床感染,否则不应使用全身性抗生素
A	静脉性小腿溃疡患者应考虑使用己酮可可碱(400 mg,每日3次,最大疗程6个月)以促进愈合
预防复发	
A	对于下肢溃疡已经愈合的患者,建议采用膝下弹力袜来预防静脉性下肢溃疡的复发
B	对于慢性静脉性小腿溃疡和浅静脉反流的患者应考虑进行浅静脉手术,以防止复发

Reproduced with permission from Scottish Intercollegiate Guidelines Network(SIGN). Management of chronic venous leg ulcers: A national clinical guideline, Edinburgh:SIGN;2010.(SIGN publication no. 120). Available from URL:http://www.sign.ac.uk.

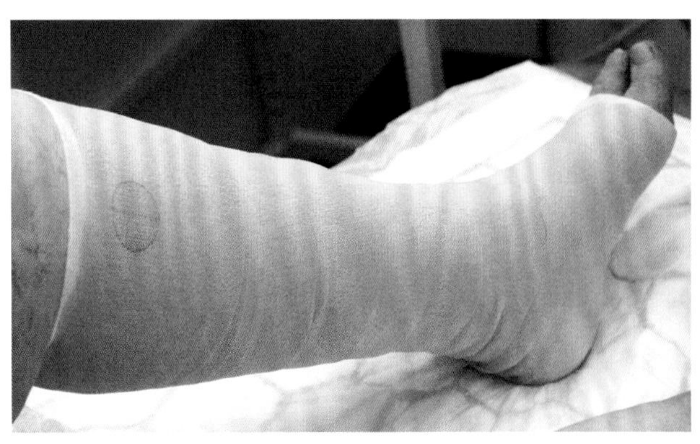

图71.3 加压包扎。

在并发动脉供血不足的情况下,如果ABPI>0.8,那么加压通常认为是安全的;然而,在出现神经病变或不可压缩血管时应谨慎应用,这两种情况都常与糖尿病有关。当ABPI为0.6~0.8时,已经提倡采用各种形式的改良(减少)加压包扎的系统疗法,尽管其使用没有严格的证据为依据。如果ABPI<0.6,则禁忌加压,应考虑通过动脉介入治疗来缓解疼痛,安全使用加压方法并改善愈合。

提供压力的绷带可以是弹性的或非弹性的。在对5个多层绷带装置进行比较的随机对照试验的系统评价中,发现弹性加压比非弹性加压具有更好的效果[1]。

尽管在4层绷带和其他多层加压绷带装置之间没有明显的区别,但是多层绷带被证明比单层绷带更有效[1]。目前还没有不同绷带装置之间成本效益差距的证据。但显而易见的是,无论选择哪种绷带装置都应正确应用,并且需要恰当的培训才能获得最佳效果。

体外充气加压装置可作为治疗CVI和CVU的辅助治疗,特别适用于不能活动、有严重水肿或病理性肥胖的患者。在四项随机对照试验的Cochrane评价中,并没有发现运用间歇性充气加压对CVU的治疗效果比多层绷带包扎装置更好[41]。

两项随机试验发现,溃疡愈合后,膝盖以下穿戴弹力袜可以降低5年内的复发率[42]。尽管在压力增加的情况下顺从性会降低,但发现英国Ⅲ级弹力袜(足踝处25~35mmHg)比Ⅱ级弹力袜(18~24mmHg)的效果更好。人们都普遍认为不穿弹力袜与溃疡复发有关,因此建议所有静脉性溃疡愈合的患者都应穿戴合适的分级弹力袜。弹力袜也被证明可以提高CVI(非溃疡型)患者的生活质量、改善此类患者症状程度的评分。

敷料和外用药

防止溃疡进展或复发(C4/5)

绝大多数外用药剂(特别是敷料)都被用于开放性溃疡的治疗。但是,瘀积性皮炎(静脉曲张/静脉性湿疹)应局部使用类固醇制剂来治疗。目前还不清楚这是否能防止溃疡的进展。

促进溃疡愈合(C6)

对CVU护理中使用敷料的目的是为了控制细菌的过度生长,控制伤口液体的排出并减少液体对皮肤的浸渍。已有许多试验来比较不同的敷料来评估其对提高CVU愈合率的作用，并且普遍认为基本敷料的类型对愈合影响不大[43]。

一项系统评价发现，简单的非黏性敷料与水胶体敷料和泡沫敷料相比并没有区别[44]。蜂蜜或银（无论是作为外用药还是含于浸浴结合银离子敷料中）对溃疡的愈合都没有起到明显的促进作用[43,45,56]。

一项系统评价（两项随机对照试验）发现，在6个月内，与简单的非黏性敷料相比，经培养的同种异体的双层人造皮肤移植物的确显著增加了溃疡愈合的数量[41,47]。

已试验了各种抗生素和防腐剂对促进溃疡愈合的情况。虽然许多溃疡都寄生着各种各样的微生物，但人们普遍认为，存在于溃疡的致病菌的数量是很少的。尚未证明抗生素或防腐剂的使用能促进溃疡愈合，并且可能会引起过敏或是会促进耐药而起到反作用[48]。

幼虫疗法和负压敷料装置促进了清创效果，但不会缩短溃疡愈合的时间（或增加最终愈合的溃疡数）[49,50]。

系统性药物治疗

在欧洲药物疗法被广泛用于治疗CVI的症状。然而，在英国，许多药物要么没有许可证，要么没有供应[51,52]。疼痛或不适，感觉异常或肿胀或发热、瘙痒、多动脚、沉重感和抽筋经常被用作研究终点的症状。绝大多数研究包括CEAPC2-3疾病（无并发症的静脉曲张）患者。没有证据表明药物治疗可以防止疾病从静脉曲张到皮肤变化再到溃疡的进展。

最近有证据提出炎症时毛细血管通透性增加和蛋白水解在CVU的病理生理中所起的作用，这些过程也是潜在的治疗干预靶点[51,52]。

现有的药物可以细分为静脉活性药物（作用于静脉张力和功能）和非静脉活性药物。许多是取自植物的，天然的，还有一些是人工合成的[51]。

静脉活性药物的确切作用机制尚不完全清楚，但其被认为可以改善静脉张力，并通过减少白细胞活化和降低毛细血管的脆性和通透性来对抗一些微循环炎症。上市的通常是复合制剂，安全性较高，副作用较少[51,53-55]。

黄酮类

纯化的黄酮类微粒（MPFF或Daflon）是目前研究最多的血管活性物质。提出的作用机制包括抑制血小板功能、抑制去甲肾上腺素的降解导致静脉张力增加、抑制细胞间和血管细胞黏附分子的表达，从而减少白细胞的黏附和激活，增加淋巴流速和蠕动，从而改善淋巴排出[53,54]。一项包含5000多例患者的欧洲的多中心研究结果发现，在治疗6个月的患者中，MPFF改善了其症状、下肢水肿、CEAP临床分级和HRQL。

绿豆素、芦荟苷和其他黄酮类衍生物的作用方式被认为与MPFF相似。许多随机研究都表明，使用这些药物时，患者症状和下肢水肿的客观测量指标都得到了持续的改善[58,59]。

在溃疡愈合方面，2005年发表的一项5个随机试验的荟萃分析发现，辅助剂MPFF（加之压力治疗）增加了愈合的数量，也减少了愈合时间。治疗效果在已经存在了6个月以上有较大溃疡的患者中最为明显。

羟苯磺酸钙

羟苯磺酸钙被认为具有抗氧化特性，可以降低毛细血管通透性，增加静脉张力，抑制血小板聚集和消炎，是一种合成的静脉活性药物[51]。关于羟苯磺酸钙对静脉症状的影响，随机试验结果是相互矛盾的，一些试验显示可显著缓解症状和减轻水肿，然而最大的研究发现对3个月特定疾病的生活质量或肿胀改善没有差异[61,62]。因此需要进一步的证据。没有1级证据表明羟苯磺酸钙用于加快CVU愈合，但已在前瞻性试验中得到支持。

己酮可可碱

己酮可可碱是一种黄嘌呤衍生物，可改善微循环血流，增加缺血组织的氧合。具体作用包括减少血小板聚集和白细胞黏附和激活[63]，目前，己酮可可碱已被用于间歇性跛行的处方药并被建议作为CVU的辅助治疗（尽管最近出版的NICE指南中不推荐）。

Cochrane综述和系统综述都表明，己酮可可碱联合外敷在溃疡愈合方面比安慰剂和外敷更有效。然而，并不是所有的研究都显示出其益处，而且益处如果存在，也较小[64]。

阿司匹林

阿司匹林可降低与静脉性高血压相关的血小板增多症和增加血小板体积，小型研究表明可提高CVU治愈率[65]。然而，其他试验未能复制这一结果，因此阿司匹林被认为对CVU愈合没有益处。

抗生素

局部使用抗生素和全身使用抗生素一样，人们普遍认为在临床未感染的CVU患者中全身性使用抗生素是无效和不可取的[48]。

目前还没有任何药物被证明能有效地减少溃疡复发。

外科手术

局部

薄层皮肤移植、捏皮移植，甚至是皮瓣移植都能促进溃疡愈合，尤其可以减轻疼痛和尽快出院。然而，在移植前根除任何A组β-溶血性链球菌和假单胞菌对改善结果非常重要。任何皮肤移植的成功和寿命都有赖于潜在的血管病因学得到掌握或修改[66-69]。

浅静脉疾病

在静脉曲张的背景下，浅静脉功能不全的开放手术和血管内治疗的技术方面已在第68章及第69章中讨论。因此，这里只讨论手术促进CVU愈合和复发的证据。

焦痂试验是一项随机对照试验，比较了单纯压迫和压迫加静脉曲张手术，发现溃疡愈合率没有显著差异。试验表明手术组的复发率显著降低，这一点在其他研究中也得到了证实[70]。大多数外科医生认为，在没有血栓后深静脉疾病的情况下，根据大量已发表的非对照试验、焦痂研究和个人经验，手术或静脉内方法根除浅静脉反流是有收益的。同样，大多数人不会等到溃疡愈合后才进行干预。仍没有令人置信的证据表明交通静脉手术(开放或腔内)改变了CVU的自然病史。

深静脉疾病

慢性深静脉闭塞和深静脉功能不全的手术和血管腔内治疗方案将在第72章和第73章中讨论，除了支架置入术或大隐静脉或聚四氟乙烯分流术或搭桥术治疗髂静脉闭塞，对于深静脉功能不全的患者，还可以进行瓣膜成形术、静脉段转位和静脉瓣膜移植术(同种异体或尸体来源)。

护理规范

英国各地的下肢溃疡护理差别很大。2005年公布的一项调查研究发现，虽然全国绝大多数地区(92%)都有专门的静脉溃疡护理机构，但有些是在社区管理的。其余的服务机构大部分是有急诊的医院，绝大多数的静脉溃疡护理是在医生监督下进行的，但也有部分是由护士领导的护理[71]。

以下是设计和提供下肢溃疡护理时需要考虑的重要组成部分[72]：

• 整体护理应由医生、护士和联合医疗专业人员组成的多学科团队提供，并在他们之间建立良好的沟通联系。

• 护理人员应该了解影响下肢溃疡的各种因素，能够识别需要专科护理的患者并适时转诊。

• 每项服务都应该有循证指南，来指导对患者的治疗。

• 治疗应被视为初级和二级保健之间的“共同努力”(见表71.8)。

表71.8 SIGN120 2010年慢性静脉溃疡治疗指南：护理规范

推荐等级	推荐
B	推荐小腿溃疡专科诊所作为社区治疗静脉性小腿溃疡的最佳服务地点
D	具有以下特征的患者应在治疗的早期阶段转给适当的专科医生： • 怀疑恶性肿瘤 • 外周动脉疾病(ABPI<0.8) • 糖尿病 • 合并血管炎 • 不典型分布的溃疡 • 疑似接触性皮炎或对局部类固醇耐药的皮炎 • 无法愈合的溃疡

Reproduced with permission from Scottish Intercollegiate Guidelines Network(SIGN). Management of chronic venous leg ulcers: A national clinical guideline, Edinburgh: SIGN; 2010. (SIGN publication no. 120). Available from URL: http://www.sign.ac.uk.

总结

CVU仍然是一种常见的、消耗身体的疾病，消耗了大量的卫生服务资源。未来10年，随着人口的老龄化，下肢溃疡的患病率可能会增加，需要对目前在全国范围内能够提供下肢溃疡护理的医疗机构进行重组和标准化，以便为所有人提供多学科、高质量的护理。

尽管近年来我们对CVI及其治疗方法的理解有所提高，但许多重要的问题仍然没有得到回答，确保患者得到适当的专科评估，然后接受由循证医学指导的、成本效益高的治疗，这对于学界而言仍然是一个重大挑战。许多关于CVI的流行病学和病因学仍不确定，目前现有的治疗方式尚未完全令人满意。对于进一步使用和开发静脉活性药物，无论是在控制C4疾病患者的症状方面，还是在加速溃疡愈合方面，都有强有力的论据。在这成为常规手段之前，可能还需要进一步的大规模长期临床研究。

我们今后仍需要在各个层面更清楚地了解这种疾病的新疗法。

（祁渝涵 译 袁丁 审校）

延伸阅读

Darvall KAL, Bradbury AW. (2007). The management of venous ulceration. In: Earnshaw JJ, Murie JA (eds), *The Evidence for Vascular Surgery*, 2nd edn. Shrewsbury: tfm.

参考文献

1. O'Meara S, Cullum NA, Nelson EA. (2009). Compression for venous leg ulcers. *Cochrane Database of Systematic Reviews* **1**, CD000265.
2. Evans CJ, Allan PL, Lee AJ, et al. (1998). Prevalence of venous reflux in the general population on duplex scanning: the Edinburgh vein study. *Journal of Vascular Surgery* **28**, 766–76.
3. Rabe E, Pannier F. (2010). Societal costs of chronic venous disease in CEAP C4, C5, C6 disease. *Phlebology* **25**(Suppl 1), 64–7.
4. Fowkes FG, Evans CJ, Lee AJ. (2001). Prevalence and risk factors for chronic venous insufficiency. *Angiology* **52**, S5–15.
5. Ruckley CV. (1997). Socioeconomic impact of chronic venous insufficiency and leg ulcers. *Angiology* **48**, 67–9.
6. Hampton S. (2003). Jobst UlcerCARE compression hosiery for venous leg ulcers. *British Journal of Community Nursing* **8**, 279–83.
7. Van den Oever R, Hepp B, Debbaut B, Simon I. (1998). Socioeconomic impact of chronic venous insufficiency. An underestimated public health problem. *International Angiology* **17**, 161–7.
8. Bradbury AW. (2010). Epidemiology and aetiology of C4-6 disease. *Phlebology* **25**(Suppl 1), 2–8.
9. Ruckley CV, Evans CJ, Allan PL, Lee AJ, Fowkes FG. (2002). Chronic venous insufficiency: clinical and duplex correlations. The Edinburgh Vein Study of venous disorders in the general population. *Journal of Vascular Surgery* **36**, 520–5.
10. McAree BJ, Berridge DC. (2010). Investigation of the patient with a venous ulcer. *Phlebology* **25**(Suppl 1), 20–7.
11. Saedon M, Stansby G. (2010). Post-thrombotic syndrome: prevention is better than cure. *Phlebology* **25**(Suppl 1), 14–19.
12. Kahn SR, Ginsberg JS. (2004). Relationship between deep venous thrombosis and the postthrombotic syndrome. *Archives of Internal Medicine* **164**, 17–26.
13. Eberhardt RT, Raffetto JD. (2005). Chronic venous insufficiency. *Circulation* **111**, 2398–409.
14. Neglen P, Thrasher TL, Raju S. (2003). Venous outflow obstruction: an underestimated contributor to chronic venous disease. *Journal of Vascular Surgery* **38**, 879–85.
15. Araki CT, Back TL, Padberg FT, et al. (1994). The significance of the calf muscle pump function in venous ulceration. *Journal of Vascular Surgery* **20**, 872–7.
16. Burnand KG. (2011). The physiology and hemodynamics of chronic venous insufficiency of the lower limb. In: Gloviczki P, Yao JS (eds), *Handbook of Venous Disorders*, 2nd edn, 49–57. New York: Arnold.
17. Pappas PJ, Duran WN, Hobson RW. (2011). Pathology and cellular physiology of chronic venous insufficiency. In: Gloviczki P, Yao JS (eds), *Handbook of Venous Disorders*, 2nd edn, 58–67. New York: Arnold.
18. Ruckley CV, Bradbury AW, Stuart W. (1997). Chronic venous ulcer. Causes are often multifactorial and a holistic approach is required. *British Medical Journal* **315**, 189.
19. MacKenzie RK, Brown DA, Allan PL, Bradbury AW, Ruckley CV. (2003). A comparison of patients who developed venous leg ulceration before and after their 50th birthday. *European Journal of Vascular and Endovascular Surgery* **26**, 176–8.
20. McAree BJ, Berridge DC. (2010). Investigation of the patient with a venous ulcer. *Phlebology* **25**(Suppl 1), 20–7.
21. Meissner MH, Eklof B, Smith PC, et al. (2007). Secondary chronic venous disorders. *Journal of Vascular Surgery* **46**(Suppl S), 68S–83S.
22. Simon DA, Dix FP, McCollum CN. (2004). Management of venous leg ulcers. *British Medical Journal* **328**, 1358–62.
23. Eklof B, Rutherford RB, Bergan JJ, et al. (2004) American Venous Forum International Ad Hoc Committee for the Revision of the CEAP Classification. Revision of the CEAP classification for chronic venous disorders: consensus statement. *Journal of Vascular Surgery* **40**, 1248–52.
24. Rutherford RB, Padberg FT, Comerota AJ, et al. (2000). Venous severity scoring: an adjunct to venous outcome assessment. *Journal of Vascular Surgery* **31**, 1307–12.
25. Kakkos SK, Rivera MA, Matsagas MI, et al. (2003). Validation of the new venous severity scoring system in varicose vein surgery. *Journal of Vascular Surgery* **38**, 224–8.
26. Villalta S, Bagella P, Piccioloi A, et al. (1994). Assessment of validity and reproducibility of a clinical scale for the post-thrombotic syndrome. *Haemostasis* **24**, p158a.
27. Smith JJ, Garratt AM, Guest M, Greenhalgh RM, Davies AH. (1999). Evaluating and improving health-related quality of life in patients with varicose veins. *Journal of Vascular Surgery* **30**, 710–19.
28. McDaniel MD, Nehler MR, Santilli SM, et al. (2000). Extended outcome assessment in the care of vascular diseases: revising the paradigm for the 21st century. *Journal of Vascular Surgery* **32**, 1239–50.
29. Baker D, Turnbull N, Pearson J, Makin G. (1995). How successful is varicose vein surgery? A patient outcome study following varicose vein surgery using the SF-36 health assessment questionnaire. *European Journal of Vascular and Endovascular Surgery* **9**, 299–304.
30. MacKenzie RK, Lee AJ, Paisley A, et al. (2002). Patient, operative, and surgeon factors that influence the effect of superficial venous surgery on disease-specific quality of life. *Journal of Vascular Surgery* **36**, 896–902.
31. Bowling A, Bond M, Jenkinson C, Lamping DL. (1999). Short Form 36 (SF-36) Health Survey questionnaire: which normative data should be used? Comparisons between norms provided by the Omnibus Survey in Britain, the Health Survey for England and the Oxford Health Life survey. *Journal of Public Health Medicine* **21**, 255–70.
32. Garratt AM, Macdonald LM, Ruta DA, et al. (1993). Towards measurement of outcome for patients with varicose veins. *Quality Health Care* **2**, 5–10.
33. Lamping DL, Schroter S, Kurz X, Kahn SR, Abenhaim L. (2003). Evaluation of outcomes in chronic venous disorders of the leg: development of a scientifically rigorous, patient-reported measure of symptoms and quality of life. *Journal of Vascular Surgery* **37**, 410–19.

34. Launois R, Reboul-Marty J, Henry B. (1996). Construction and validation of a quality of life questionnaire in chronic lower limb venous insufficiency (CIVIQ). *Quality of Life Research* **5**, 539–54.
35. Nicolaides AN. (2000). Investigation of chronic venous insufficiency: a consensus statement. *Circulation* **102**, e126–63.
36. Mekkes JR, Loots MA, Van Der Wal AC, Bos JD. (2003). Causes, investigation and treatment of leg ulceration. *British Journal of Dermatology* **148**, 388–401.
37. Darvall KA, Sam RC, Adam DJ, et al. (2009). Higher prevalence of thrombophilia in patients with varicose veins and venous ulcers than controls. *Journal of Vascular Surgery* **49**, 1235–41.
38. Criqui MH, Jamosmos M, Fronek A, et al. (2003). Chronic venous disease in an ethnically diverse population: the San Diego population study. *American Journal of Epidemiology* **158**, 448–56.
39. Meissner MH, Moneta G, Burnand K, et al. (2007). The hemodynamics and diagnosis of venous disease. *Journal of Vascular Surgery* **46**(Suppl. S), 4S–24S.
40. Walters H. (2005). Anatomical diagnosis: venography of the lower extremity. In: Negus D, Coleridge Smith RD, Bergan JJ (eds), *Leg Ulcers: Diagnosis and Management*, 3rd edn. London: Hodder Arnold.
41. Nelson EA, Mani R, Vowden K. (2008). Intermittent pneumatic compression for treating venous leg ulcers. *Cochrane Database of Systematic Reviews* **2**, CD001899.
42. Nelson EA, Bell-Syer SEM, Cullum NA, Webster J. (2000). Compression for preventing recurrence of venous ulcers. *Cochrane Database of Systematic Reviews* **4**, CD002303.
43. Jull AB, Rodgers A, Walker N. (2008). Honey as a topical treatment for wounds. *Cochrane Database of Systematic Reviews* **8**, CD005083.
44. Palfreyman SJ, Nelson EA, Lochiel R, Michaels JA. (2006). Dressing for healing venous leg ulcers. *Cochrane Database of Systematic Reviews* **3**, CD001103.
45. Chambers H, Dumville JC, Cullum N. (2007). Silver treatments for leg ulcers: a systematic review. *Wound Repair and Regeneration* **15**, 165–73.
46. Michaels JA, Campbell B, King B, et al. (2009). Randomized controlled trial and cost-effectiveness analysis of silver-donating antimicrobial dressings for venous leg ulcers (VULCAN trial). *British Journal of Surgery* **96**, 1147–56.
47. Jones JE, Nelson EA. (2007). Skin grafting for venous leg ulcers. *Cochrane Database of Systematic Reviews* **2**, CD001737.
48. O'Meara S, Al-Kurdi D, Ovington LG. (2008). Antibiotics and antiseptics for venous leg ulcers. *Cochrane Database of Systematic Reviews* **23**, CD003557.
49. Wayman J, Nirojogi V, Walker A, Sowinski A, Walker MA. (2000). The cost-effectiveness of larval therapy in venous ulcers. *Journal of Tissue Viability* **10**, 91–4.
50. Dumville JC, Worthy G, Soares MO, et al. (2009). VenUS II: a randomised controlled trial of larval therapy in the management of leg ulcers. *Health Technology Assessment* **13**, 1–182.
51. Gohel MS, Davies AH. (2010). Pharmacological treatment in patients with C4, C5 and C6 venous disease. *Phlebology* **25**(Suppl 1), 35–41.
52. Gohel MS, Davies AH. (2009). Pharmacological agents in the treatment of venous disease: an update of the available evidence. *Current Vascular Pharmacology* **7**, 303–8.
53. Shoab AA, Porter JB, Scurr JH, Coleridge-Smith PD. (2000). Effect of oral micronized purified flavonoid fraction treatment of leukocyte adhesion molecule expression in patients with chronic venous disease: a pilot study. *Journal of Vascular Surgery* **31**, 456–61.
54. Smith PD. (2000). Micronized purified flavonoid fraction and the treatment of chronic venous insufficiency: microcirculatory mechanisms. *Microcirculation* **7**, S35–40.
55. Ibegbuna V, Nicolaides AN, Sowade O, Leon M, Geroulakos G. (1997). Venous elasticity after treatment with Daflon 500mg. *Angiology* **48**, 45–9.
56. Jantet G. (2000). RELIEF study: first consolidated European data. Reflux assessment and quality of lIfe improvEment with micronized Flavanoids. *Angiology* **51**, 31–7.
57. Jantet G. (2002). Chronic venous insufficiency: worldwide results of the RELIEF study. Reflux assessment and quality of lIfe improvEment with micronized Flavonoids. *Angiology* **53**, 245–56.
58. Petruzzellis V, Troccoli T, Candiani C, et al. (2002). Oxerutins (Venoruton): efficacy in chronic venous insufficiency—a double-blind, randomized, controlled study. *Angiology* **53**, 257–63.
59. Poynard T, Valterio C. (1994). Meta-analysis of hydroxyethylrutosides in the treatment of chronic venous insufficiency. *Vasa* **23**, 244–50.
60. Smith PC. (2005). Daflon 500mg and venous leg ulcer: new results from a meta-analysis. *Angiology* **56**(Suppl 1), S33–9.
61. Ciapponi A, Laffaire E, Roque M. (2004). Calcium dobesilate for chronic venous insufficiency: a systematic review. *Angiology* **55**, 147–54.
62. Martinez-Zapata MJ, Moreno RM, Gich I, Urrutia G, Bonfill X. (2008). Chronic Venous Insufficiency Study. A randomized, double-blind multicentre clinical trial comparing the efficacy of calcium dobesilate with placebo in the treatment of chronic venous disease. *European Journal of Vascular and Endovascular Surgery* **35**, 358–65.
63. Zhang M, Xu YJ, Mengi SA, Arneja AS, Dhalla NS. (2004). Therapeutic potentials of pentoxifylline for treatment of cardiovascular diseases. *Experimental and Clinical Cardiology* **9**, 103–11.
64. Jull A, Arroll B, Parag V, Waters J. (2007). Pentoxifylline for treating venous leg ulcers. *Cochrane Database of Systematic Reviews* **12**, CD001733.
65. Layton AM, Ibbotson SH, Davies JA, Goodfield MJ. (1994). Randomised trial of oral aspirin for chronic venous leg ulcers. *Lancet* **344**, 164–5.
66. Ghauri ASK, Nyamekye IK. (2010). Leg ulceration: the importance of treating the underlying pathophysiology. *Phlebology* **25**(Suppl 1), 42–51.
67. Wood MK, Davie DM. (1995). Use of split-skin grafting in the treatment of chronic leg ulcers. *Annals of the Royal College of Surgeons of England* 77, 222–3.
68. Poskitt KR, James AH, Lloyd-Davies ERV, Walton J, McCollum CN. (1987). Pinch skin grafting or porcine dermis in venous ulcers: a randomised clinical trial. *British Medical Journal* **294**, 674–76.
69. Abisi S, Burnand KG. (2007). Excision and meshed skin grafting for leg ulcers resistant to compression therapy. *British Journal of Surgery* **94**, 194–7.
70. Barwell JR, Davies CE, Deacon J, et al. (2004). Comparison of surgery and compression with compression alone in chronic venous ulceration (ESCHAR study): randomized controlled trial. *Lancet* **363**, 1854–9.
71. Campbell WB, Thomson H, MacIntyre JB, et al. (2005). Venous ulcer services in the United Kingdom. *European Journal of Vascular and Endovascular Surgery* **30**, 437–40.
72. Bubulia RA, Poskitt KR. (2010). The need for a National Service Framework for leg ulcers. *Phlebology* **25**(Suppl 1), 68–72.

第72章
下肢深静脉阻塞的治疗

Peng Wong, Gerard Stansby

下肢深静脉阻塞治疗简介

深静脉阻塞是慢性静脉功能不全(CVI)的病因之一,可导致严重的并发症,包括肿胀、疼痛、静脉性跛行和慢性溃疡,所有这些并发症均会导致生活质量显著下降。在这种情况下,保守加压治疗并不能取得令人满意的长期效果[1-4]。通常深静脉阻塞发生在DVT之后。在接受保守治疗的急性髂股DVT患者中,有44%的患者在中位随访5年后出现静脉性跛行[4]。

事实上,CVI通常是由多因素引起的,病因包括静脉瓣膜衰竭合并反流,小腿肌肉泵功能下降,深静脉流出道受阻。约55%的CVI患者发生深静脉阻塞合并静脉反流,尤其是症状很严重的患者,包括溃疡患者[5,6]。

病因学

深静脉阻塞可被描述为非闭塞性(狭窄)或闭塞性(闭塞)。"完全阻塞"的表述不当,不应该使用这个术语[7]。本章将使用"静脉阻塞"这个术语来描述静脉狭窄和闭塞。深静脉阻塞的原因可大致分为恶性(盆腔肿瘤或放疗后)和非恶性阻塞。非恶性阻塞可进一步分为血栓后阻塞和非血栓性阻塞。

大多数下肢深静脉阻塞发生在急性深静脉血栓形成后,随后静脉再通失败和(或)瓣膜损伤导致流出道梗阻和(或)反流。因此,早期应用CDT和经皮机械血栓清除术(PMT)治疗髂股静脉血栓形成,以防止静脉流出梗阻和瓣膜功能不全发生[8]。静脉流出道阻塞可能是由慢性血栓形成引起的管腔闭塞或狭窄,或者是由急性髂股静脉血栓溶栓后残留的狭窄引起的。超过1/3的血栓形成后肢体症状是残余梗阻引起的。与单独病因的患者相比,合并静脉反流和阻塞的患者常伴有更严重的症状。此外,相比远端流出道阻塞,髂静脉水平的静脉流出道阻塞会造成更加严重的临床症状。

由侧支扩张导致的逆行血流,骨盆侧支形成的血流动力学益处有限,而且血管在走行过程中产生的阻力也很大。术前压力测量结果显示,在血流通过明显的静脉阻塞部位时,有无侧支的血流速度是相同的[9]。因此,普遍认为侧支形成是静脉流出道阻塞的充分补偿的观点是没有根据的。反之,盆腔侧支形成实际上是存在静脉阻塞的明显标志。发生髂股DVT后,只有20%~30%的髂静脉完全再通,而远端静脉部分再通并形成不同程度的侧支[10,11]。当存在外部压力时,再通似乎受到阻碍。此外,再通通常不能形成正常的静脉管腔,管腔内的间隔和粘连可能导致静脉内形成多个腔隙。随着下腔静脉滤器的放置变得越来越普遍,下腔静脉滤器血栓形成成为下腔静脉阻塞的一个常见原因。由于血管分布广泛,下腔静脉阻塞患者可表现为慢性症状,也可表现为轻度或无症状。下腔静脉阻塞很少只局限于下腔静脉,在超过90%的病例中可能会蔓延到髂静脉。因此,2/3的患者表现为单侧症状,1/3的患者表现为双侧症状[12]。

非血栓性深静脉阻塞可由深静脉压迫综合征(Cockett或髂静脉压迫综合征或May-Thurner综合征)或腹膜后纤维化引起。May-Thurner综合征是指左髂总静脉在穿过右髂总动脉后,受到外部压迫而阻塞引起的静脉症状和体征。其他形式的May-Thurner综合征包括：左髂总静脉被左髂内动脉压迫，右髂总静脉被右髂内动脉压迫，下腔静脉被右侧髂总动脉压迫，左侧下腔静脉伴右侧May-Thurner综合征。静脉邻近上层的动脉搏动造成的慢性外部压力会导致血管内皮损伤和静脉内膜形成纤维病变。"髂静脉压迫综合征"是一种不准确的描述，因为病变的特征不仅是由外部压迫导致的狭窄，通常还伴随腔内病变。无症状的髂静脉压迫是一种比较常见的情况，可见于多达66%的患者[13]。

深静脉阻塞的评估及治疗指征

深静脉阻塞的评估目的是静脉系统中是否存在严重的狭窄，然后对其进行解剖分类，并评估其与血流动力学的相关性；评估应包括判断预后，确定治疗指征，并进行疗效评估。

静脉血流动力学

无创静脉多普勒超声是评估急性深静脉阻塞的首选检查，然而，在慢性静脉阻塞中，多普勒超声和容积描记法（空气和张力）在定量重要的血流动力学阻塞时都是不准确的。此外，肠道内的气体和患者的身体情况可能会干扰双侧髂静脉和下腔静脉的显示。相反，明显的梗阻仍可表现为正常[14-16]。利用手足压差或充血引起的足背静脉压增加，可进行有创压力测量，间接阻力计算似乎比无创测量更佳，但这些测试相对不敏感，不能明确阻塞程度[16]。由于阻塞前后的压差不同、运动或诱发充血时压力增加，静脉压可以在静脉造影或手术时被测量。然而，当压力梯度接近正常时，很难解释这一结果，因为即使血流动力学试验阳性可能表明有显著的血流动力学意义，并支持采用静脉造影术，而压力梯度结果正常也并不能排除有阻塞的可能。由于难以诊断潜在的重要血流动力学临界性梗阻，流出道梗阻的诊断通常必须基于形态学评估。

静脉形态学

经股静脉顺行多平面静脉造影是深静脉流出道成像、判断阻塞部位和有无侧支循环的金标准。侧支的形成似乎不能很好地代偿静脉阻塞，而侧支的存在通常表明存在显著的功能性梗阻[9,17,19]。多平面成像可提高静脉造影的诊断准确性，并识别髂静脉-下腔静脉交界处的病变，此处的病变会导致平面以下无法显像。对于髂静脉流出道阻塞的形态学诊断，IVUS优于单平面和多平面静脉成像。IVUS在评估髂静脉的狭窄程度及是否存在腔内病变方面也有独特的优势[9,19,20]。IVUS已被证明在鉴别可能隐藏在造影剂中的小梁和网等腔内细节方面具有优势。静脉壁厚度、新生内膜增生、运动、外部压迫导致的静脉腔畸形、血栓形成后模型也可以进行类似的评估。IVUS内置软件可以利用正常静脉、受压静脉、病变静脉的横切面积和直径来计算血管的狭窄程度。Neglén和Raju[21]建议，如果术前或术中压力梯度提示有血流动力学意义，且IVUS测量的腔管横切面积缩小50%以上，可以考虑对髂腔狭窄患者行支架植入。

CT和MRI是排除任何腹部或盆腔病变（恶性肿瘤、囊肿或腹膜后纤维化）的有效检查手段。MRV可以显示多普勒超声无法显示的静脉段。目前有许多MRV方案对深静脉阻塞具有较高的诊断准确性，但没有一种方案被广泛采用。报道的MRV的敏感性和特异性高达100%[22,23]。由于成像时间较长，自旋回波、飞行时间、梯度回波和稳态自由进动等非增强技术没有得到广泛应用。增强MRV是目前应用最广泛的一种技术，该技术使用了一种三维破坏的梯度回波序列，并使用了钆基对比剂。尽管由于静脉成分的对比度较低，增强MRV的三维重建不如MRA简单，但重建和分体积最大密度投影图像通常足以显示静脉解剖和病理。还可应用直接MRV将稀释的钆直接注射到静脉，同时连续扫描相关静脉节段的体积。这种技术的优点是避免了造影剂稀释的问题，但缺点是需要双足的外周通路[24]。与MRV相比，CT静脉造影成像速度更快，而且在MRV禁忌时更有益（图72.1）。CT静脉造影可能需要2次或多次采集，以充分捕捉静脉对比剂混浊，同时增加辐射剂量和静脉造影剂的相关并发症。然而，CT和MRI静脉造影并不能提供足够的血流动力学信息，也无法可靠地识别静脉蹼或其他可能导致慢性静脉功能不良的慢性病理改变。

治疗指征

由于缺乏"金标准"来判断是否存在有明显血流动力学的静脉阻塞，选择是否介入存在一定困难。

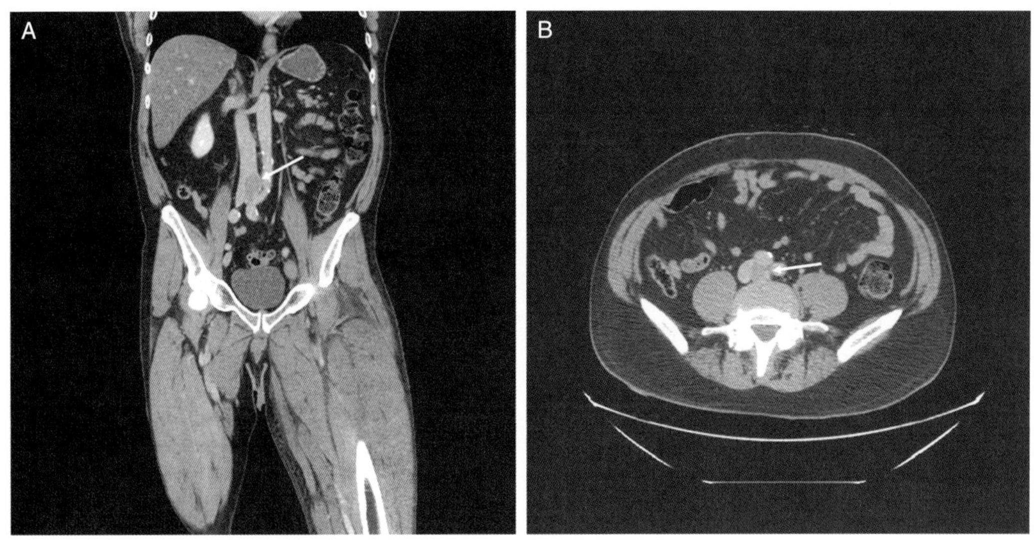

图72.1 (A)CT扫描显示左髂静脉血栓延伸至下腔静脉(白色箭头所示),注意左侧大腿广泛肿胀。(B)轴位图像显示左髂静脉血栓(白色箭头所示)。

管腔阻塞超过50%和静脉压明显升高通常是在病变部位植入支架的适应证。外科干预的适应证主要取决于症状的严重程度、保守治疗是否失败、PTS复发或出现相关并发症,以及PTS患者的年龄。与开放手术相比,静脉内支架术植入是首选的治疗方式。对于静脉腔内治疗失败或病变不适合植入支架的严重患者,应选择开放性手术。当确定治疗方式时,需要考虑静脉阻塞的严重程度、位置和长度、外部压迫的性质(如肿瘤、腹膜后纤维化),以及是否存在恶性疾病。

对May-Thurner综合征患者,手术治疗的其他适应证包括:左右股总静脉之间的平均静息压差超过2mmHg;下腔静脉向髂外静脉的回缩压力的变化;与健康肢体相比,静脉跛行患者运动时有症状肢体的静脉压力增加3倍[16,25-27]。

治疗方式的选择

开放手术

髂股近端梗阻可通过股-股静脉旁路术(股静脉转流术,Palma手术)或髂-腔静脉旁路术治疗。股-股静脉搭旁路术可使用对侧大隐静脉、臂静脉或人工血管。任何合适的静脉都可被用于移植,但Palma手术最经典的方式是选择对侧大隐静脉作为导管。股-股静脉交叉旁路术成功的先决条件是对侧髂股静脉和下腔静脉畅通,受累肢体股静脉和对侧肢体间的仰卧静息压力梯度>4mmHg,远端静脉系统充足(股深静脉畅通,股浅静脉最好是开放的或部分再通的),受体侧(流出道侧)通畅,大隐静脉直径>4mm且无静脉曲张[28]。在全身麻醉的情况下,在两侧腹股沟做垂直切口,暴露股总静脉、股浅静脉近端和股深静脉及其分支。供体静脉在隐股交界处被切开,远端分离并旋转,连接到有症状的一侧。在经典的术式中,供体静脉不会在隐股交界处分离,这种技术的优点是只需要一次吻合。此外,静脉也可以完全取出并作为游离股-股移植物使用。这种方式似乎可以很好地避免隐股交界处的扭结。隐静脉的适宜性取决于其直径(理想直径>4.0mm)和是否存在静脉炎、反流或静脉曲张等疾病。有时也可使用环状支撑假体移植物(聚四氟乙烯,PTFE),但其通畅率低于自体静脉。螺旋静脉移植是另一种移植血管重建方式,即纵向剖开适宜的口径较小的静脉,将其螺旋状旋转套在吸引套管上,并使用7-0尼龙线连续缝合。短螺旋静脉移植物适用于短段股静脉或髂静脉的置换。然而,该移植物的使用受到静脉外部压迫和长度限制,螺旋静脉移植通常不适合选择髂腔或股腔旁路。

在有满意的静脉流入道和流出道的情况下,也可以在下腔静脉和髂静脉或股静脉之间建立人工血管旁路,通常使用PTFE移植物("顺行"旁路)。由于干预的规模和通畅率不确定,只为最严重的血栓后综合征患者提供这种治疗选择。与交叉旁路术类似，这种术中的流量通常会因暂时性动静脉瘘AVF而增加。通常在吻合口下方创建临时的动静脉瘘，以提高通畅性。动静脉瘘增加了人工血管的流量，减少了纤维蛋白和血小板的沉积。动静脉瘘的缺点是手术时间较长，后期需要额外的手术来栓塞或结扎瘘口。动静脉瘘也会增加高输出量心力衰竭的发生风险，为了避免这种情况发生，瘘管与移植物的直径之比不应超过0.3[29]。远端大隐静脉的侧支或大隐静脉本身可被用于瘘管的形成，动脉吻合口位于股浅动脉上。瘘管的使用是有争议的，但一些支持者建议将其用于所有与股静脉吻合的假体移植物和所有较长(>10cm)的髂腔移植物，并在随后3～6个月关闭瘘口。

对于May-Thurner综合征患者，可采用右髂动脉移位(解除外源性压迫)和髂静脉补片血管成形术治疗左髂短静脉狭窄或闭塞。髂静脉完全游离，松开外压带。可供选择的外科治疗方案包括静脉补片血管成形术、切除管腔束带和Palma手术。

极少情况下，当发生远端股-腘段静脉阻塞时，可以进行隐-腘静脉旁路术(May-Husni旁路术)。在游离和分离的同侧大隐静脉和腘静脉之间进行单侧端-侧吻合。在胫后动脉和两条胫后静脉之间可以建立临时的动静脉瘘。该手术的主要适应证是病变局限在股腘静脉段的慢性梗阻。同时使用的大隐静脉也应无静脉曲张或反流，并有良好的胫静脉流入。由于临床成功率和开放率不一，这种手术现在很少被采用。

在阻断前需要静脉注射肝素抗凝，术中及术后需要继续维持。围术期采用间歇性气动压缩泵、抬高下肢、穿着弹力袜、早期下床等措施提高静脉重建成功率。患者出院时须穿着30～40mmHg的弹力袜。对于接受自体移植的患者，通常持续口服抗凝3个月；对于人工血管移植或血栓患者，则需要终身口服抗凝药物[30]。

血管腔内治疗

血管腔内治疗髂腔阻塞已得到广泛应用，是目前首选的治疗方法。其优点是避免了治疗静脉的局部创伤、经皮进入、创伤小。

与动脉支架相比，髂静脉支架是一种不同的技术。该技术避免了在髂总静脉汇合处使用“吻合”的球囊或支架。该手术需要在超声引导下进入阻塞段远端受影响的静脉，随后插入一个6mm血管鞘，用导丝和导管使病变静脉段再通，然后行球囊血管成形术，通常使用15～16mm球囊，最后在阻塞处放置支架(图72.2)。超声引导静脉穿刺在很大程度上可避免穿刺相关并发症发生。

简单的球囊血管成形术通常会引起术后髂静脉早期再狭窄和回缩，因此目前在大多数情况下，提倡行支架植入术。在明显的回缩或过度的外部压缩情况下尤其如此。经皮IVUS引导的静脉支架植入术是一种首选的方法，因为该方法既是一种诊断方式，也有利于支架的精确植入。与髂动脉相比，髂静脉对扩张的耐受性更强，因此选择较大的柔性自膨式支架(14～16mm)无须担心存在破裂的风险。大多数报道的病案系列中，对大多数患者使用自膨式Wallstents支架。理想的静脉支架应该对阻塞的静脉进行减压，而不仅仅是在病灶处建立血流。静脉支架必须接近正常解剖结构的大小，这通常意味着被用于髂总静脉的支架直径为16mm，而被用于下腔静脉的支架直径更大(图72.3)。近年来，仅有一款Wallstents支架有该尺寸。现在也有其他几种支架，包括一些专门被用于静脉的支架。理想的静脉支架的特征应该包括具有柔韧性、径向力适中和不会缩短，以便准确放置。支架植入后，为了使支架良好地

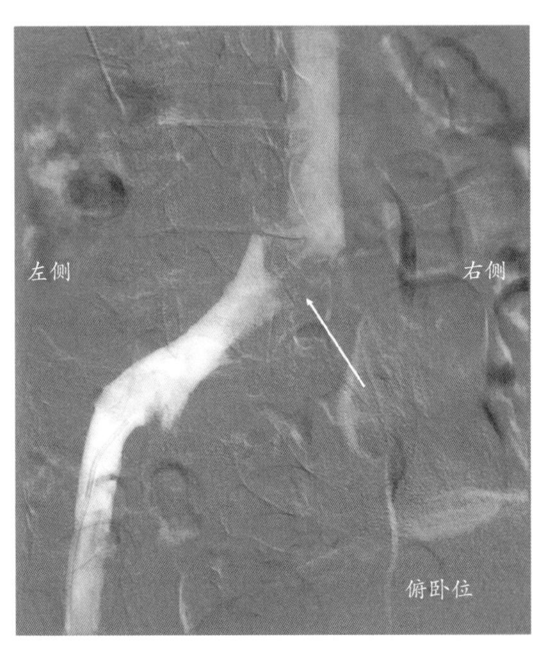

图72.2 静脉造影显示左侧髂静脉汇合处梗阻(白色箭头所示)(注：患者取俯卧位)。

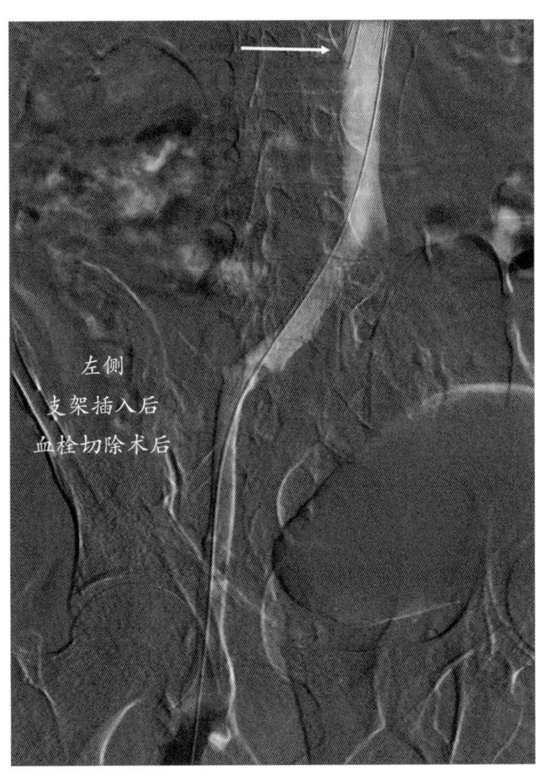

图72.3　静脉内血栓切除术后的左髂静脉支架在(图72.2中的同一例患者)。可以看到部分IVC过滤器(白色箭头所示)(注：患者取俯卧位)。

贴壁,支架的后扩张至关重要。支架的长期通畅性取决于流入道和流出道的情况,任何对近端和远端血流的阻碍都可能导致畅通时间缩短。应避免两个支架之间有短的(<5cm)跳跃区,以防止继发狭窄,在这些病变处使用IVUS引导可使支架全覆盖阻塞段。与动脉支架相比,静脉支架植入后的闭塞率似乎与支架的长度无关,但与静脉段治疗不完全、支架移位和支架扩张不充分有关。

对于May-Thurner综合征患者,经皮静脉成形术和支架植入术是比开放手术更简单、快捷的治疗方式。在急性情况下,May-Thurner综合征可表现为急性深静脉血栓,需要行静脉造影和溶栓术。血栓溶解后,静脉成形术或支架植入术可被用于治疗左髂总静脉残余狭窄。

对非DVT患者行静脉支架治疗后,除了术中静脉使用5000U的依诺肝素和术后使用氯吡格雷等抗血小板药物外,不需要额外的抗凝治疗。对于长髂静脉阻塞伴股静脉慢性血栓形成的患者,不允许进行静脉支架植入术。在这种情况下,可以联合手术切开股静脉取栓、静脉成形术和髂支架植入术。

治疗结果

手术

开放手术重建静脉治疗的结果通常在文献中很少被报道。报道的累积通畅率和成功率也不一致。目前没有关于开放手术的随机试验。通常只会在对此有特殊兴趣的中心以小样本进行系列报道。

尽管静脉旁路术已有50多年的历史,但总的来说,其结果仍然不如动脉重建。这可能是由多种因素造成的,如静脉系统内的低流速、对外部压迫的敏感性、血栓形成的管道,以及广泛的远端疾病导致的远端流入道不良。为了提高开放率,人们已经采用各种措施,包括辅助使用动静脉瓣膜和长期抗凝[31,32]。由于长期疗效不确切,开放手术通常只适用于症状最严重的患者。

据报道,股-股隐静脉旁路术的长期临床和静脉造影通畅率为44%～100%,与PTS患者相比,髂静脉受到外因压迫的患者的治疗效果最好。在累积分析中发现,股-股隐静脉交叉旁路术的5年累计通畅率为75%[33]。Danza等发现,在症状缓解或改善方面,使用游离大隐静脉移植(84%)的效果比使用大隐静脉转位(75%)的效果更好[34]。为了充分缓解症状,静脉移植物的直径至少要达到4.0mm[31],如果使用人工血管,通常需要至少10mm的PTFE用于股-股旁路移植。股-股静脉交叉旁路术中使用外支撑环的PTFE移植物的效果比人工血管移植物的效果更好。

股-腔静脉或髂-腔静脉人工血管旁路术的结果差异很大,在1～150个月的随访期间,通畅率为29%～100%[35-40]。唯一的累积研究显示,人工血管顺行旁路术2年后的继发通畅率为54%,而隐静脉股-股交叉旁路术为83%[26]。

原位大隐静脉转流术现在很少实施。然而,来自文献的临床结果是良好的,高达77%的患者功能得到改善,通畅率为5%～100%[41-43]。

腔内治疗

相比开放手术,静脉支架植入术的证据也因缺乏Ⅰ级证据而变得混乱。大多数研究都是病例报道或小系列研究,样本量小、随访时间短,报道的通畅率也不一致。大多数研究也没有对病因进行分层,也没有区分急性和慢性病程(即支架植入术联合溶栓和已建立侧支循环的静脉阻塞)。

髂腔静脉系统内支架的中期通畅率明显高于锁骨下静脉等其他中等大小静脉的自膨式支架通畅率[44]。这可能是由于髂静脉相对固定,而锁骨下静脉可自由活动。此外,锁骨下静脉容易受到来自锁骨或第一肋骨的压迫。在一项大型的回顾性研究中,Neglén等[45]报道,870例(982条肢体)混合病因(血栓形成和May-Thurner综合征)的患者接受IVUS引导的股-髂腔段支架植入术,72个月累积一期通畅率、辅助一期通畅率和继发通畅率分别为67%、89%和93%。从原发性非血栓性髂静脉压迫患者(一期通畅率对继发性通畅率=79%对100%)到血栓肢体梗阻(57%对86%),再到血栓肢体闭塞患者(54%对74%),一期通畅率和继发通畅率在60个月时均明显下降(表72.1)[45]。在另一项回顾性分析中,Hartung等[47]报道了89例接受髂-腔支架治疗的慢性静脉阻塞患者3年和10年的总累积一期通畅率、辅助一期通畅率和继发性通畅率,分别为83%、89%和93%。这些患者分为血栓性和非血栓性两种病因。1例患者在支架植入术前接受了溶栓治疗。两项单独的大型研究治疗了496条肢体的非血栓性髂静脉病变,同样报道了非常令人鼓舞的结果,其累积一期通畅率为94%~99%[52,53],这比动脉支架植入术的效果更好。相比之下,对单纯血栓性髂静脉阻塞患者行支架植入的结果显示,累积的一期通畅率为32%~67%[48-50]。具有如下特性的病变段有高闭塞风险,如需要对致密血栓病变段植入多个支架并延伸至股总静脉[45]。尽管存在这种情况,但支架闭塞的绝对数量很少,支架长度不应因这些原因而受到限制。尽管腹股沟韧带是一个相对牢固的结构,但与动脉支架相比,将支架延伸到腹股沟韧带下方似乎不会影响静脉支架的通畅性[54]。

支架内再狭窄的因素与支架闭塞的因素相似(血栓性疾病伴闭塞导致的广泛病变)。血栓形成肢体(10%)的复发性狭窄发生率明显高于非血栓形成肢体(1%)。尽管如此,没有证据表明,再狭窄会导致闭塞[55]。支架阻塞似乎是由反复发生的血栓形成引起的,而不是缓慢演变的支架狭窄[56]。

静脉内支架植入术的临床结果显示,72%~89%的肢体获得了良好的效果,症状消退或显著改善[14,53];VSD评分改善(由2分降至1分)[47];溃疡愈合率提高(82%~85%)[47,52,53],以及5年累积溃疡无复发率为58%。血栓组髂静脉病变患者的溃疡愈合率(55%)与非血栓组(62%)无明显差异[45]。

与开放静脉手术相比,静脉腔内治疗慢性静脉阻塞的并发症发生率较低。并发症主要包括静脉通路部位血肿、意外插管引起医源性动静脉瘘和需要输血的腹膜后血肿。由于使用超声引导的导管和闭合装置,这些并发症已经显著减少。支架相关并发症,如支架折断、破损、晚期栓塞和感染极为罕见,并无相关死亡报道[57]。

急性DVT溶栓后静脉支架植入术后早期(<30天)血栓事件的发生率为11%~15%[55,59]。无溶栓病史的慢性髂股阻塞行支架植入术患者的早期血栓形成率较低(1.5%)[45]。据报道,支架植入术后的整体血栓事件发生率为4%~5%[45]。由于存在顽固性血栓,这些患者的溶栓效果不太理想,只有1/3的患者溶栓成功[45]。在非血栓形成的髂静脉病变中,支架植入术的效果更好,没有发生血栓闭塞[45,57]。

由于大多数CVI患者合并静脉阻塞和反流,通过恢复静脉流出道通畅,受损的腹股沟下静脉瓣膜会暴露在反流静脉容积的动力和动能中。这可能会导致静脉反流显著恶化,这在高达24%的支架植入术后患者中可以看到[60]。尽管静脉反流恶化,但消除静脉流出道梗阻所产生的血流动力学改善及其对小腿肌泵的益处大于静脉反流增强的负面影响[60]。对于此类患者,应持续使用弹力袜。对于严重纤维化的股静脉阻塞患者,不能植入髂股静脉支架,结合股静脉内膜切除术的杂交手术可以改善髂股静脉支架的流入道。手术需要将股深静脉作为流入道。在梅奥诊所的12例非恶性梗阻患者中,混合手术的结

表72.1 髂静脉支架置入术效果

研究	肢体数	病因	随访(月)	通畅率
Neglén(2007)[45]	982	混合	72	67%
Knipp(2007)[46]	58	混合	60	38%
Hartung(2009)[47]	89	混合	84	83%
Kölbel(2009)[48]	59	混合	60	67%
Raju(2009)[49]	139	血栓性	48	32%
Rosales(2010)[50]	34	血栓性	84	67%
Gutzeit(2011)[51]	15	混合	168	100%
Meng(2011)[52]	272	非血栓性	60	94%
Ye(2012)[53]	224	非血栓性	48	99%

果显示，早期继发通畅率为92%，但2年后通畅率降至30%[61]。

结论

深静脉阻塞可导致严重的慢性并发症，应探索通过开放手术或血管内手术纠正的可能性。对于不同的患者，需要选择不同的治疗。因此，对每例患者都需要进行彻底的临床和诊断检查，以评估其症状的严重程度、是否存在慢性静脉阻塞及其部位，然后为该患者选择个性化的治疗方式。形态学检查，如静脉造影和静脉内超声，应该更多地被用于有明显CVI的患者，以明确可治疗的病变。

因为没有对可治疗的病变进行调查，技术层面存在困难和结果存在差异，而且缺乏一级证据，所以深静脉重建术没有得到广泛的应用。此外，深静脉阻塞常被错误地认为是因为侧支而得到了很好的补偿。然而，其在接受自体静脉旁路术的患者中，可以获得较好的结果。

静脉支架植入术改变了治疗的重点，其具有微创、并发症发生率低的特点。现在，该方式是May-Thurner综合征等合适的患者的首选治疗方法。对于症状严重的患者，血管腔内治疗失败后可进行开放手术。因此，对于症状严重且不适合血管腔内治疗、支架植入术失败和长时间闭塞的患者，应考虑行开放手术。采用自体大隐静脉移植的Palma手术的远期通畅率较好。对于使用动静脉瘘维持移植物的通畅性仍然存在争议。

（侯丽 译　袁丁 审校）

延伸阅读

Labropoulos N, Borge M, Pierce K, Pappas PJ. (2007). Criteria for defining significant central vein stenosis with duplex ultrasound. *Journal of Vascular Surgery* **46**(1), 101–7.

Neglén P, Tackett TPJr, Raju S. (2008). Venous stenting across the inguinal ligament. *Journal of Vascular Surgery* **48**(5), 1255–61.

Raju S, McAllister S, Neglén P. (2002). Recanalization of totally occluded iliac and adjacent venous segments. *Journal of Vascular Surgery* **36**(5), 903–11.

参考文献

1. Adams JG, Silver D. (1995). Deep venous thrombosis and pulmonary embolism. In: Dean RH, Yao JST, Brewster DC (eds), *Current Diagnosis and Treatment in Vascular Surgery*, 375–90. London: Prentice-Hall.
2. Comerota AJ, Throm RC, Mathias SD, Haughton S, Mewissen M. (2000). Catheter-directed thrombolysis for iliofemoral deep venous thrombosis improves health-related quality of life. *Journal of Vascular Surgery* **32**(1), 130–7.
3. Comerota AJ. (2002). Quality-of-life improvement using thrombolytic therapy for iliofemoral deep venous thrombosis. *Reviews in Cardiovascular Medicine* **3**(suppl 2), 61–7.
4. Delis KT, Bountouroglou D, Mansfield AO. (2004). Venous claudication in iliofemoral thrombosis: long-term effects on venous hemodynamics, clinical status, and quality of life. *Annals of Surgery* **239**(1), 118–26.
5. Nicolaides AN, Hussein MK, Szendro G, et al. (1993). The relation of venous ulceration with ambulatory venous pressure measurements. *Journal of Vascular Surgery* **17**(2), 414–19.
6. Neglén P, Thrasher TL, Raju S. (2003). Venous outflow obstruction: An underestimated contributor to chronic venous disease. *Journal of Vascular Surgery* **38**(5), 879–85.
7. Neglén P. (2012). Iliofemoral venous obstruction as a cause of resistant ulcers. In: Greenhalgh RM (ed.), *Vascular and Endovascular Controversies Update*, 629–37. London: BIBA Publishing.
8. National Institute for Health and Care Excellence (2012). Venous thromboembolic diseases: the management of venous thromboembolic diseases and the role of thrombophilia testing. CG 144. London: National Institute for Health and Care Excellence.
9. Neglén P, Raju S. (2002). Intravascular ultrasound scan evaluation of the obstructed vein. *Journal of Vascular Surgery* **35**(4), 694–700.
10. Akesson H, Brudin L, Dahlström JA, et al. (1990). Venous function assessed during a 5-year period after acute ilio-femoral venous thrombosis treated with anticoagulation. *European Journal of Vascular Surgery* **4**(1), 43–8.
11. Plate G, Akesson H, Einarsson E, Ohlin P, Eklof B. (1990). Long-term results of venous thrombectomy combined with a temporary arterio-venous fistula. *European Journal of Vascular Surgery* **4**(5), 483–9.
12. Raju S, Hollis K, Neglén P. (2006). Obstructive lesions of the inferior vena cava: clinical features and endovenous treatment. *Journal of Vascular Surgery* **44**(4), 820–7.
13. Kibbe MR, Ujiki M, Goodwin AL, et al. (2004). Iliac vein compression in an asymptomatic patient population. *Journal of Vascular Surgery* **39**(5), 937–43.
14. Hurst DR, Forauer AR, Bloom JR, et al. (2001). Diagnosis and endovascular treatment of iliocaval compression syndrome. *Journal of Vascular Surgery* **34**(1), 106–13.
15. Labropoulos N, Volteas N, Leon M, et al. (1997). The role of venous outflow obstruction in patients with chronic venous dysfunction. *Archives of Surgery* **132**(1), 46–51.
16. Neglén P, Raju S. (1993). Detection of outflow obstruction in chronic venous insufficiency. *Journal of Vascular Surgery* **17**(3), 583–9.
17. Raju S. (1998). A pressure-based technique for the detection of acute and chronic venous obstruction. *Phlebology* **3**, 207–16.
18. Raju S, Fredericks R. (1991). Venous obstruction: an analysis of one hundred thirty-seven cases with hemodynamic, venographic, and clinical correlations. *Journal of Vascular Surgery* **14**(3), 305–13.
19. Forauer AR, Gemmete JJ, Dasika NL, Cho KJ, Williams DM. (2002). Intravascular ultrasound in the diagnosis and treatment of iliac vein compression (May-Thurner) syndrome. *Journal of Vascular and Interventional Radiology* **13**(5), 523–7.
20. Satokawa H, Hoshino S, Iwaya F, et al. (2000). Intravascular imaging methods for venous disorders. *International Journal of Angiology* **9**(2), 117–21.
21. Neglén P, Raju S. (2006). Management for deep venous obstruction of the lower extremity: endovascular intervention and surgery. In: Labropoulos N, Stansby G (eds), *Venous and Lymphatic Diseases*, 411–26. New York: Taylor and Francis.
22. Fraser DG, Moody AR, Davidson IR, Martel AL, Morgan PS. (2003). Deep venous thrombosis: diagnosis by using venous enhanced subtracted peak arterial MR venography versus conventional venography. *Radiology* **226**(3), 812–20.
23. Cantwell CP, Cradock A, Bruzzi J, et al. (2006). MR venography with true fast imaging with steady-state precession for suspected lower-limb deep vein thrombosis. *Journal of Vascular and Interventional Radiology* **17**(11), 1763–9.
24. Tanju S, Sancak T, Düşünceli E, et al. (2006). Direct contrast-enhanced 3D MR venography evaluation of upper extremity deep venous system. *Diagnostic and Interventional Radiology* **12**(2), 74–9.
25. Ferris EJ, Lim WN, Smith PL, Casali R. (1983). May-Thurner syndrome. *Radiology* **147**(1), 29–31.

26. Jost CJ, Gloviczki P, Cherry KJJr, et al. (2001). Surgical reconstruction of iliofemoral veins and the inferior vena cava for nonmalignant occlusive disease. *Journal of Vascular Surgery* **33**(2), 320–7; discussion 327–8.
27. Mickley V, Schwagierek R, Rilinger N, et al. (1998). Left iliac venous thrombosis caused by venous spur: treatment with thrombectomy and stent implantation. *Journal of Vascular Surgery* **28**(3), 492–7.
28. J. Vollmar. (1977). Reconstruction of the iliac veins and inferior vena cava. In: Hobbs JT (ed.), *The Treatment of Venous Disorders*, 320–31. London: MTP Press.
29. Menawat SS, Gloviczki P, Mozes G, et al. (1996). Effect of a femoral arteriovenous fistula on lower extremity venous hemodynamics after femorocaval reconstruction. *Journal of Vascular Surgery* **24**(5), 793–9.
30. Alimi YS, Hartung O. (2010). Iliocaval venous obstruction: surgical treatment. In: Cronenwett JL, Johnston KW (eds), *Rutherford's Vascular Surgery*, 7th edn, 919–45. Philadelphia: Saunders Elsevier.
31. Lalka SG, Lash JM, Unthank JL, et al. (1991). Inadequacy of saphenous vein grafts for cross-femoral venous bypass. *Journal of Vascular Surgery* **13**(5), 622–30.
32. Eklof B, Albrechtson U, Einarsson E, Plate G. (1985). The temporary arteriovenous fistula in venous reconstructive surgery. *International Angiology* **4**(4), 455–62.
33. Halliday P, Harris J, May J. (1985). Femoro-femoral crossover grafts (Palma operation): A long term follow-up study. In: Bergan JJ, Yao JST (eds), *Surgery of the Veins*, 241–54. Orlando: Grune and Stratton.
34. Danza R, Navarro T, Baldizan J. (1991). Reconstructive surgery in chronic venous obstruction of the lower limbs. *Journal of Cardiovascular Surgery* **32**(1), 98–103.
35. Plate G, Einarsson E, Eklöf B, Jensen R, Ohlin P. (1985). Iliac vein obstruction associated with acute iliofemoral venous thrombosis. Results of early reconstruction using polytetrafluoroethylene grafts. *Acta Chirurgica Scandinavica* **151**(7), 607–11.
36. Gloviczki P, Pairolero PC, Toomey BJ, et al. (1992). Reconstruction of large veins for nonmalignant venous occlusive disease. *Journal of Vascular Surgery* **16**(5), 750–61.
37. Ijima H, Kodama M, Hori M. (1985). Temporary arteriovenous fistula for venous reconstruction using synthetic graft: a clinical and experimental investigation. *Journal of Cardiovascular Surgery (Torino)* **26**(2), 131–6.
38. Okadome K, Muto Y, Eguchi H, Kusaba A, Sugimachi K. (1989). Venous reconstruction for iliofemoral venous occlusion facilitated by temporary arteriovenous shunt. Long-term results in nine patients. *Archives of Surgery* **124**(8), 957–60.
39. Alimi YS, DiMauro P, Fabre D, Juhan C. (1997). Iliac vein reconstructions to treat acute and chronic venous occlusive disease. *Journal of Vascular Surgery* **25**(4), 673–81.
40. Dale WA, Harris J, Terry RB. (1984). Polytetrafluoroethylene reconstruction of the inferior vena cava. *Surgery* **95**(5), 625–30.
41. Husni EA. (1978). Clinical experience with femoropopliteal venous reconstruction. In: Bergan JJ, Yao JST (eds), *Venous Problems*, 485–91. Chicago: Yearbook Medical Publishers.
42. Abu Rahma AF, Robinson PA, Boland JP. (1991). Clinical, hemodynamic, and anatomic predictors of long-term outcome of lower extremity venovenous bypasses. *Journal of Vascular Surgery* **14**(5), 635–44.
43. Gruss JD, Hiemer W. (1997). Bypass procedures for venous obstruction: Palma and May-Husni bypasses, Raju perforator bypass, prosthetic bypasses, primary and adjunctive arteriovenous fistulae. In: Raju S, Villavicencio JL (eds), *Surgical Management of Venous Disease*, 289–305. Baltimore: Williams and Wilkins.
44. Lumsden AB, MacDonald MJ, Isiklar H, et al. (1997). Central venous stenosis in the hemodialysis patient: incidence and efficacy of endovascular treatment. *Cardiovascular Surgery* **5**(5), 504–9.
45. Neglén P, Hollis KC, Olivier J, Raju S. (2007). Stenting of the venous outflow in chronic venous disease: long-term stent-related outcome, clinical, and hemodynamic result. *Journal of Vascular Surgery* **46**(5), 979–90.
46. Knipp BS, Ferguson E, Williams DM, et al. (2007). Factors associated with outcome after interventional treatment of symptomatic iliac vein compression syndrome. *Journal of Vascular Surgery* **46**(4), 743–9.
47. Hartung O, Loundou AD, Barthelemy P, et al. (2009). Endovascular management of chronic disabling ilio-caval obstructive lesions: long-term results. *European Journal of Vascular and Endovascular Surgery* **38**(1), 118–24.
48. Kölbel T, Lindh M, Akesson M, et al. (2009). Chronic iliac vein occlusion: midterm results of endovascular recanalization. *Journal of Endovascular Therapy* **16**(4), 483–91.
49. Raju S, Neglén P. (2009). Percutaneous recanalization of total occlusions of the iliac vein. *Journal of Vascular Surgery* **50**(2), 360–8.
50. Rosales A, Sandbaek G, Jørgensen JJ. (2010). Stenting for chronic post-thrombotic vena cava and iliofemoral venous occlusions: mid-term patency and clinical outcome. *European Journal of Vascular and Endovascular Surgery* **40**(2), 234–40.
51. Gutzeit A, Zollikofer ChL, Dettling-Pizzolato M, et al. (2011). Endovascular stent treatment for symptomatic benign iliofemoral venous occlusive disease: long-term results 1987–2009. *Cardiovascular and Interventional Radiology* **34**(3), 542–9.
52. Meng QY, Li XQ, Qian AM, et al. (2011). Endovascular treatment of iliac vein compression syndrome. *Chinese Medical Journal* (Engl). **124**(20), 3281–4.
53. Ye K, Lu X, Li W, et al. (2012). Long-term outcomes of stent placement for symptomatic nonthrombotic iliac vein compression lesions in chronic venous disease. *Journal of Vascular and Interventional Radiology* **23**(4), 497–502.
54. Mussa FF, Peden EK, Zhou W, et al. (2007). Iliac vein stenting for chronic venous insufficiency. *Texas Heart Institute Journal* **34**(1), 60–6.
55. Neglén P, Raju S. (2004). In-stent recurrent stenosis in stents placed in the lower extremity venous outflow tract. *Journal of Vascular Surgery* **39**(1), 181–7.
56. Neglén P, Raju S. (2010). Iliocaval venous obstruction; endovascular treatment. In: Cronenwett JL, Johnston KW (eds), *Rutherford's Vascular Surgery*, 7th edn, 947–61. Philadelphia: Saunders Elsevier.
57. Raju S. (2013). Best management options for chronic iliac vein stenosis and occlusion. *Journal of Vascular Surgery* **57**(4), 1163–9.
58. Mewissen MW, Seabrook GR, Meissner MH, et al. (1999). Catheter-directed thrombolysis for lower extremity deep venous thrombosis: report of a national multicenter registry. *Radiology* **211**(1), 39–49.
59. Thorpe PE. (1999). Endovascular therapy for chronic venous obstruction. In: Ballard JL, Bergan JJ (eds), *Chronic Venous Insufficiency*, 179–219. New York: Springer.
60. Delis KT, Bjarnason H, Wennberg PW, Rooke TW, Gloviczki P. (2007). Successful iliac vein and inferior vena cava stenting ameliorates venous claudication and improves venous outflow, calf muscle pump function, and clinical status in post-thrombotic syndrome. *Annals of Surgery* **245**(1), 130–9.
61. Gloviczki P, Kalra M, Duncan AA, et al. (2012). Open and hybrid deep vein reconstructions: to do or not to do? *Phlebology* **27**(1 Suppl), 103–6.

第73章 下肢及盆腔深静脉功能不全的治疗

Cees Wittens, Mark de Wolf

下肢及盆腔深静脉功能不全治疗简介

以Bonn静脉研究为代表的流行病学研究表明，大多数晚期静脉疾病患者均存在深静脉功能不全（DVI）[1]。大多数患者可以通过穿着静脉弹力袜、绷带或接受浅静脉手术进行治疗。但对于少数患者，保守治疗效果并不理想，需要行手术矫正静脉瓣膜功能不全。近期，血管腔内球囊扩张和支架植入术在深静脉阻塞性疾病的治疗中获得了令人鼓舞的进展，并发症发生率较低[2]。相比之下，除了生殖静脉和髂内静脉功能不全的栓塞外，深静脉重建，特别是静脉瓣膜重建，仍然以开放手术方式进行。总体来说，这些手术均在三级医院中针对保守治疗效果差且症状严重的患者开展，这表明目前在此方面仍缺乏高水平证据指导临床实践。

正如CEAP分级系统指出，深静脉功能不全的主要致病因素包括：先天性、原发性和继发性[3,4]。先天性深静脉功能不全的原因通常为静脉瓣缺如、静脉瓣发育不良，但发病率极低。原发性深静脉功能不全主要由病理性静脉瓣压力增加或瓣膜处静脉壁薄弱导致，静脉节段性扩张，导致静脉瓣无法防止反流。继发于DVT的深静脉功能不全是最常见的类型，占有症状DVI的60%～85%。DVT发生后，静脉瓣会因炎症反应被全部或部分破坏。深静脉功能不全通常可以通过多普勒超声及静脉造影诊断。外科手术修复静脉瓣膜主要针对原发性深静脉功能不全，对于继发性和先天性患者，只能考虑重建静脉瓣膜。

理想状态下，所有缺如或受损的静脉瓣膜均应得到修复，但为了减少手术创伤和再栓塞风险，通常只有股静脉近端瓣膜被修复或重建。由于浅静脉、穿通静脉和深静脉功能不全通常合并出现，在手术过程中也需要同期或分期处理浅静脉和穿通静脉。此外，需要注意的是，严重静脉疾病患者需要长期穿着静脉弹力袜。

总的来说，只有经彩色多普勒超声或静脉造影确认存在深静脉反流，且患者存在持续性且致残性症状时，才考虑行深静脉瓣膜重建手术。根据病因学，选择重建或修复静脉瓣膜的方式。

下肢及盆腔深静脉外科解剖学

与高度个体化的浅静脉解剖不同，深静脉系统的解剖结构与下肢动脉相似。下腔静脉在腹膜后走行于腹主动脉左侧，肝静脉和膈静脉在T8平面汇入腔静脉，肾静脉和右侧生殖静脉分别在L1和L2平面汇入。左侧生殖静脉在左肾静脉汇入腔静脉前汇入。双侧髂静脉在L5平面汇成下腔静脉。下肢深静脉系统位于肌肉筋膜下方，股总静脉在腹股沟韧带平面连接髂外静脉、股静脉（曾被称为股浅静脉）和股深静脉，大隐静脉在腹股沟韧带下方汇入股总静脉。股静脉和股动脉并行，起始段从收肌管远端开始，其之被称为亨特管。在腘窝处，腘静脉由小腿静脉汇合而成。此外，腘窝处浅静脉和深静脉通过隐腘静脉汇合口相连。

外科治疗深静脉功能不全主要集中在股总静脉、股静脉或腘静脉，因其处于浅表位置，故易于干预。由于腹股沟位置的股静脉拥有最近端的深静脉瓣膜，其通常是最受青睐的干预部位，矫正其功能可改善整个下肢的血流动力学。在75%的人群中,最近端的股静脉瓣膜通常位于股隐汇合口上方2~6cm,小部分人在此水平上方有多个瓣膜。理论上,所有患者在股隐汇合部近端至少有1个瓣膜,半数患者有多个瓣膜,为二叶瓣,通常位于静脉膨大处。在静脉回流的情况下,两瓣相互折叠,从而关闭静脉腔,防止血液回流。需要注意的是,静脉瓣膜是下肢深静脉血栓发生的主要部位。

静脉病理生理学

目前静脉疾病的确切病理机制尚不明确。症状和体征,特别是皮肤改变,主要是由静脉压力增加导致的微循环障碍。深静脉功能不全导致的静脉压力增加主要与轴向深静脉反流程度有关,反流段静脉长度越长,静脉静水压越高(图73.1)。因此,静脉疾病患者的大部分症状都表现在下肢远端(如足踝)。当出现全轴功能不全时,其水平血柱从足部到心脏的垂直高度一般为1.5m。因此,外科治疗目的是中断该血柱,从而降低静脉静水压。通过于股静脉或腘静脉处置入或修复瓣膜,可分别将静水压减少1/2和1/3。

加压治疗

加压治疗仍然是目前治疗深静脉功能不全的基础。加压治疗的目的为通过分级加压来缓解静脉瓣膜承受的静脉静水压,可提升小腿肌泵功能并减轻反流。加压治疗包括使用分级加压弹力袜、弹力靴、弹力绷带等。及膝弹力袜通常是一线选择,因为其穿着舒适度高,患者可自行穿脱。加压弹力袜有不同的压缩力(CCL),1级为15~21mmHg,2级为23~32mmHg,3级为34~46mmHg,4级>49mmHg[5]。2级加压弹力袜通常被应用于CEAP分级为2~3级的患者,3级加压弹力袜通常被用于CEAP分级为4~6级的患者,而4级加压弹力袜则被应用于反复性溃疡患者[6]。当出现静脉性溃疡时,需要特别注意伤口护理,特别是皮肤保湿和抑菌。许多在市面上可买到的“溃疡急救包”可以应用。此外,还应注意生活方式干预,如抬高患肢和降低腹腔内压力。即使是经外科干预的深静脉功能不全患者,术前和术后也均应进行加压治疗。

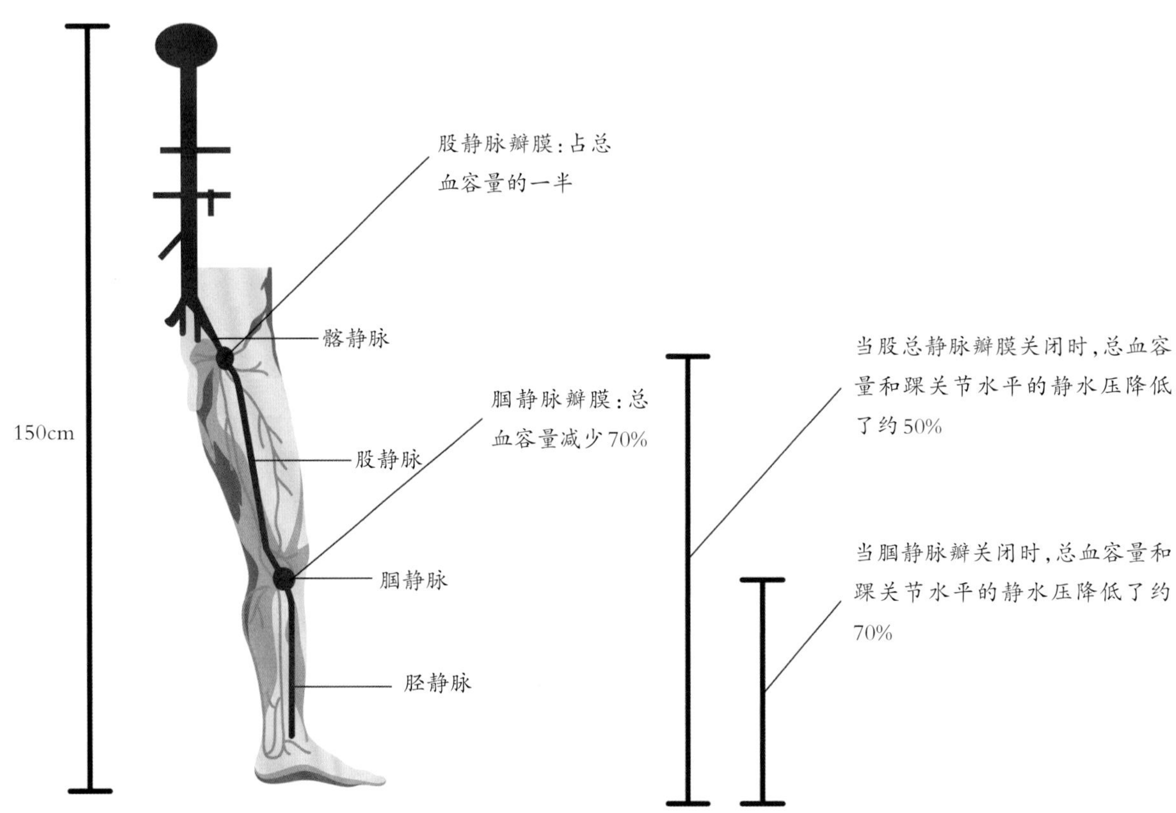

图73.1 下肢静脉静水压原理:从心脏到足踝的血柱代表静脉压力,瓣膜可降低动态静脉压。

术前诊断试验

彩色多普勒超声是诊断和评估深静脉功能不全的首要方法，其可重复性和有效性得到了多个研究的证实[7]。患者取仰卧位，超声评估包括股总静脉反流（股隐汇合部上下）、股静脉反流及腘静脉反流[8,9]。此外，对于有经验的超声科医生，多普勒超声可被用于评估生殖静脉反流。对于需要行手术的患者，需要结合逆向超声造影，以了解瓣膜的形态、位置和功能。由此可以鉴别原发性和继发性静脉瓣膜功能不全。造影剂向下显影的速度可被用于评估反流的程度。当造影剂下降至腘静脉远端不再显影时，就说明静脉反流主要位于腘静脉以上水平。顺向超声造影既往是深静脉评估的金标准，但在评估静脉瓣膜功能方面的效果仍存在争议，应仅被用于评估阻塞性深静脉疾病。同样的，CT和MRI对静脉反流的评估效果也不如彩色多普勒超声。

空气体积描记术（APG）是一种评估静脉血流动力学功能的方法，但其只在部分中心应用。使用一个压力为6mmHg的充气袜套，其远端连接一压力传感器，可测量下肢体积变化。虽然大约需要15分钟，但静脉容积是唯一显著影响整个下肢容积的参数。使用APG可以进行多种测试，以获得静脉阻塞、静脉反流和腓肠肌肌泵的客观测量值。静脉反流主要通过静脉充盈指数（VFI）表示，测量方法为计算对侧单侧下肢站立时和平躺抬高同侧下肢45°时下肢体积差异。研究表示，VFI诊断严重深静脉反流的敏感性和阳性预测值分别为73%和100%[10,11]。

下肢深静脉功能不全的外科治疗

下肢深静脉功能不全有多种外科治疗方法，对于原发性静脉功能不全，可通过内外静脉瓣膜成形或包窄瓣膜成形来修复失功瓣膜，对于先天性或继发性深静脉功能不全，可通过移植其他部位静脉瓣膜达到修复或重建效果。目前已有一系列关于自体材料和异体材料重建静脉瓣膜效果的研究。

下肢深静脉瓣膜成形术

所有静脉瓣膜成形术的目的在于重塑静脉瓣膜生理性单向阀门的功能，具体受损机制主要与静脉瓣膜病理性延伸和（或）静脉瓣膜平面扩张有关，均会导致瓣膜无法防止静脉回流。由于静脉瓣膜被急性血栓后的局部炎症破坏后无法修复，瓣膜成形术主要适用于原发性深静脉功能不全患者，禁忌证为深静脉血栓后综合征。

静脉内瓣膜成形术

最早的静脉瓣膜成形术在1968年由Kistner报道，主要在瓣膜闭合处纵向切开静脉予以修复（图73.2）[12]。此外，Raju、Tripathi和Sottiurai等学者也报道了T形或横向切口的效果[13-16]。术中需要注意避免损伤静脉瓣膜，横向切口需要距离静脉瓣膜伞若干厘米。在静脉切开术前和术后，均应通过数字排空和观察任何逆行充盈来观察静脉段的功能。修复方法主要是在静脉瓣膜基底部通过滑线固定，减少冗余游离瓣膜伞缘周长。本方法的优势在于可全程

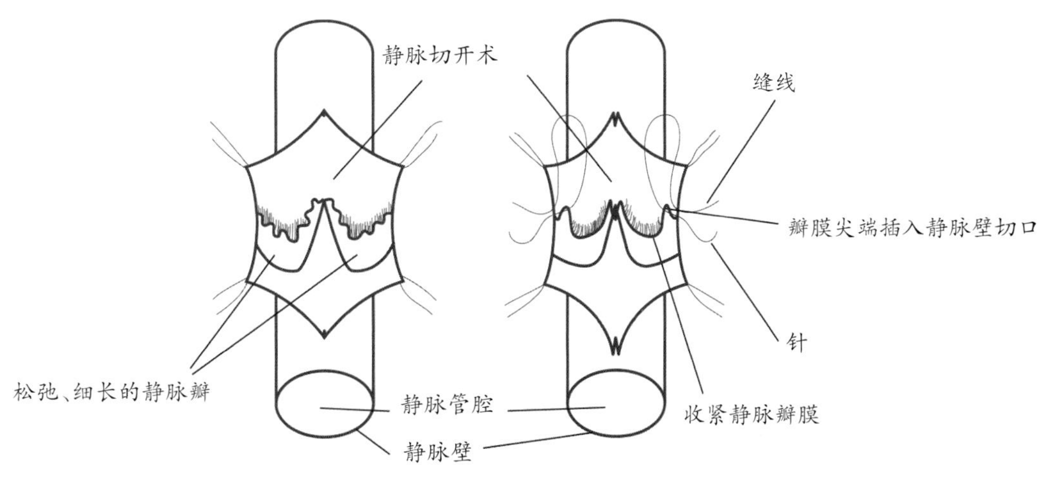

图73.2 静脉内瓣膜成形术。

暴露静脉瓣膜并在直视下修复，但该手术对技术要求高，需要外科显微镜确定瓣膜游离松脱褶皱数量，且术中易加重瓣膜损伤。由于该手术在静脉腔内操作，手术期间及术后均需要使用低分子量肝素和维生素K拮抗剂或新一代抗凝剂进行抗凝治疗，且持续数月。

目前已发表的文献表明，静脉瓣膜功能与临床预后有良好关联性，术后中远期随访表明，70%的瓣膜恢复功能，在反复溃疡或不愈合溃疡人群中，成功率可达70%[17-23]。目前唯一一项随机对照试验显示，静脉内瓣膜成形术组和对照组的CEAP分级改善率分别为86%及65%[18]。

静脉外瓣膜成形术

目前有几种不需要切开静脉就可以完成的静脉瓣膜成形的手术方式，被称为静脉外瓣膜成形术。Kistner报道的手术方式可通过横穿瓣膜附着处进针缝合（图73.3），可于管腔外直视静脉瓣膜基底部并引导进针部位，横向缝合冗余的静脉瓣膜基底部，以减少瓣膜长度，可使用血管显微镜帮助落针（标记进针方向：从瓣膜下方进针，从瓣膜上方出针）。此外，还可通过固定静脉瓣膜叶来减小瓣膜处静脉的直径。Jones指出，在静脉瓣膜水平做一纵向切口，并在瓣膜伞水平切除一块三角形静脉壁，缝合静脉壁后静脉直径缩小，瓣膜伞可对合良好[24]。此外，还可以在瓣膜伞平面纵向缝合缩窄的静脉管腔，使静脉瓣膜功能恢复。还有一种更简易的方法，即在静脉瓣膜水平做涤纶套（图73.4）[7]，通过缩窄静脉管腔达到静脉瓣膜对合效果。除了涤纶材料外，还可使用PTFE或商用硅脂套囊（All Vascular，澳大利亚）替代[25-28]。

相比静脉内瓣膜成形术，静脉外瓣膜成形术的效果不那么理想，可能由于静脉外成形术不够精确。静脉外瓣膜成形术的成功率为60%，溃疡愈合率为60%～70%，血流动力学和患者生活质量持续显著改善。值得注意的是，在静脉外瓣膜成形方法中，瓣膜包窄术效果最佳[25,29,30]。在并发症发生率方面，静脉外瓣膜成形术后血栓发生率及总并发症发生率均低于静脉内瓣膜成形术。但Perrin报道了瓣膜成形术后节段性血栓发生率可达32%。对于静脉外瓣膜成形围术期及术后中期抗凝方案及策略尚存在争议。

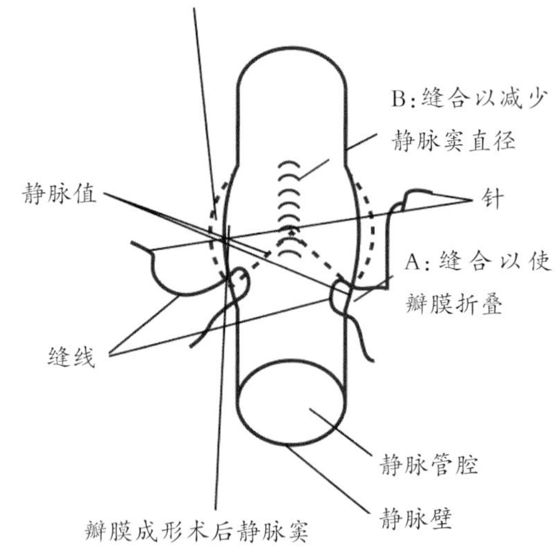

图73.3 静脉外瓣膜成形术。

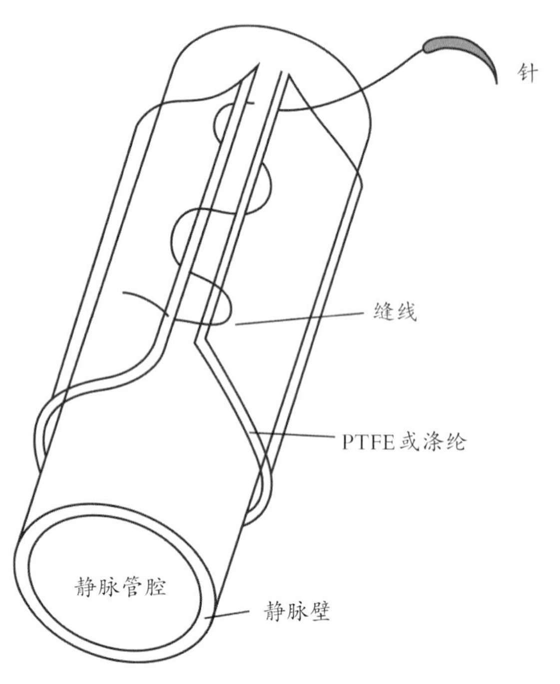

图73.4 瓣膜包窄术。

股静脉或腘静脉转位术

由于深静脉系统最近端静脉瓣膜通常位于股隐汇合部和股总静脉分叉处上下水平，在此平面修复和纠正瓣膜功能通常是深静脉手术的共识[31]。当股隐汇合部近端仍存在功能完好瓣膜时，远端股静脉反流可通过该静脉瓣膜纠正。Kistner在1979年初次提出股静脉转位术。首先根据近端瓣膜位置游离出一段股静脉，接着将远端股静脉与大隐静脉或股深静脉在终末瓣膜远端水平做端-侧吻合或端-端吻合(图73.5)。建议将大隐静脉作为转位受体的选择,因其血流动力学意义不如股深静脉重要。但对于多数深静脉功能不全患者,大隐静脉功能大多受损,因此该手术技术在多数时候受到限制[20]。此外,股静脉和大隐静脉及股深静脉的直径差异同样也是导致术后静脉再次扩张及失功的原因。将腘静脉与大隐静脉吻合也是另外一种可以减少直径错配的方法,如此一来可在小腿近端形成功能完好的瓣膜纠正反流,可降低下肢静水压。但即使是直径匹配的转位血管,术后数月或数年仍时常发生瓣膜功能受损事件。

目前文献报道的总体瓣膜功能修复率为40%~80%,通过伤口愈合不再复发判定的临床成功率为50%~75%,遗憾的是,尚无更高等级的证据予以支持。由于无法适应转位血管血流动力学变化,继发性瓣膜功能不全是最主要的并发症,通常在术后1年发生。由于手术涉及静脉吻合,术后需要服用口服抗凝药数月。

静脉移植

当无法进行瓣膜修复时,如先天性和大多数继发性静脉功能不全,移植或替换失功静脉瓣膜不失为一种选择。在20世纪80年代初期,Taheri和Raju分别将肱动脉和腋窝瓣膜段移植到股静脉中[32,33]。由于腋静脉和股静脉的直径匹配较好,首选腋静脉。在这项技术中,首先暴露腋静脉并通过彩色多普勒超声评估通畅性。如果可能,推荐植入具有多个瓣膜的静脉节段。在这个过程中不需要重建腋静脉。

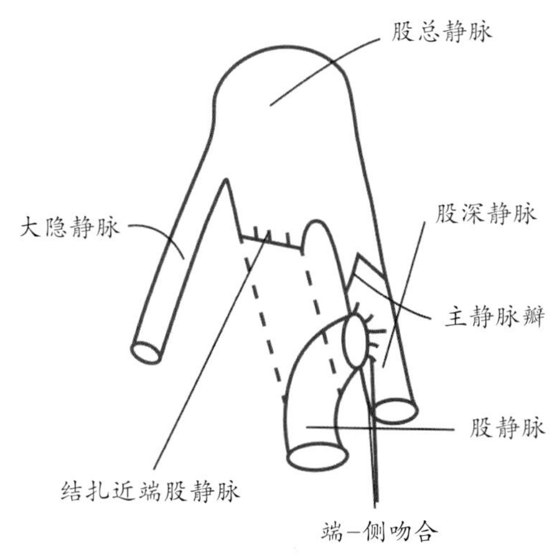

图73.5 静脉转位术。

约40%的腋动脉瓣在手术时出现功能不全,因此需要通过外部瓣膜成形术修复[33]。对于瓣膜功能正常的腋静脉或肱静脉节段,同样推荐通过瓣膜包窄术加固,因为在随访过程中经常会因为移植段静脉扩张而发生瓣膜功能不全[34]。

这项技术的缺点主要在于腋静脉尺寸匹配不佳、瓣膜功能完好的患者数量太少、静脉反流快速复发、移植段静脉血栓形成患者需要长期服用抗凝药,以及远期移植静脉纤维化。这些并发症的发生是由移植静脉对于下肢静脉血流动力学的弱适应性及移植时对滋养血管的破坏导致的。

虽然静脉移植的短期效果非常好,功能修复率为100%,且超过90%的溃疡患者出现好转[35],但远期随访结果发现,10年后将近40%的静脉功能急剧下降,且静脉溃疡复发率缓慢增加[17,20,34]。目前肱静脉移植至腘窝处效果较好,但文献报道的患者数量较少且随访时间较短[36,37]。

瓣膜重建

Maleti和Plagnol首先提出通过自体静脉组织重建新瓣膜[38,39],然而其技术截然不同。Plagnol提出将大隐静脉近端重建为二尖瓣样静脉瓣膜。在靠近股隐汇合部处,将大隐静脉斜向离断,形成一处三角形静脉断端,再折叠进股总静脉并缝合在原股静脉开口处,这样便形成了二叶静脉瓣膜,在反流的情况下,可关闭静脉管腔。但由于深静脉功能不全患者既往通常已接受大隐静脉高位结扎,该项技术仅适用于大隐静脉残端较长的患者[39]。

Maleti建议从静脉创建瓣膜替代物,特别是在股静脉壁(图73.6)。此技术特别适用于血栓后综合征患者,因为在最初的DVT期间,炎症反应会导致静脉壁局部增厚。通过在股静脉分叉处进行纵向静脉切开术,仔细解剖增厚的静脉组织可以形成一个单尖瓣或双尖瓣,然后在环向半圈增厚的内膜层横向解剖,形成一个圆锥形的1cm深的空间。接着将瓣膜尖端的自由边缘固定成半开位置,以防止其与静脉壁重新贴附,完成后通过彩色多普勒超声检查瓣膜功能是否正常[38]。若不存在血栓形成后静脉壁增厚或先天性瓣膜发育不全,可将静脉壁全层内陷,以形成一个新瓣膜,并用牛心包或PTFE封闭静脉。由于使用外源性移植物,需要进行口服抗凝治疗3~6个月。

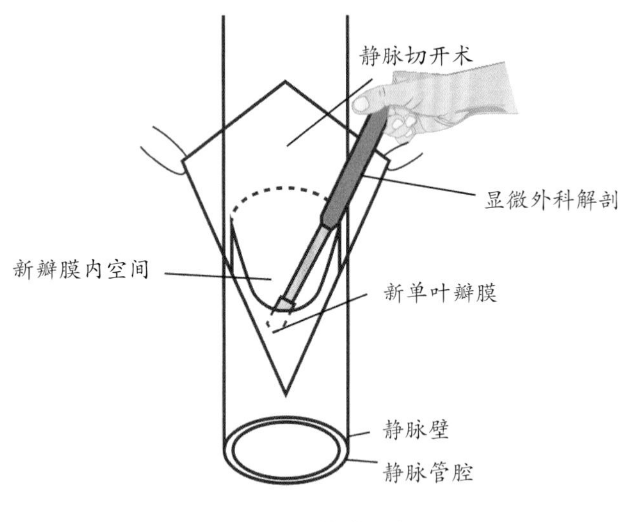

图73.6 新瓣膜重建。

上述两种新瓣膜重建术均报道了较好的短期效果，通畅率均为100%，瓣膜功能恢复率接近100%，溃疡愈合率高，溃疡复发率低，且其他并发症发生率低。但在最初的几例患者中，Maleti重建的新瓣膜未被固定，临床效果不佳。值得注意的是，这两种方法对临床技术要求均较高，这可能解释了为什么大多数外科医生倾向于进行股静脉转位术。

人工静脉瓣膜置换

在多数情况下，以上技术在临床上都不可行，因为没有合适的腋静脉瓣膜可供移植，不存在可被用于转位的GSV或股静脉瓣膜，或不存在可用于瓣膜成形术的自体瓣膜，在这种情况下，人工静脉瓣膜替代品逐渐崛起。目前出现了大量潜在技术，但尚未在人体研究中显示出可接受的结果。在动物模型中，已出现带瓣静脉同种异体移植物、戊二醛固定的人脐静脉、铂黄铁矿钛瓣膜、戊二醛保存的带瓣静脉异种移植物、脱细胞同种异体移植瓣膜、小肠黏膜来源的材料和戊二醛固定的牛颈静脉瓣膜材料[40-45]。大多数研究结果都因血栓发生率较高和功能修复率较低而不尽如人意。冷冻保存的带瓣膜股静脉材料(Cryo Life，Kennesaw，美国佐治亚州)是唯一一项在临床试验中测试过的材料，在植入时大多都需要进行瓣膜成形术。短期血流动力学结果尚可，上述静脉瓣膜可承受较大反流压力。但在随访过程中，此类静脉瓣膜功能严重下降。此外，还有研究推荐使用自体静脉进行重建。Rosenbloom提出，在犬模型中取颈外静脉成形成二尖瓣并置入股静脉[46]。虽然

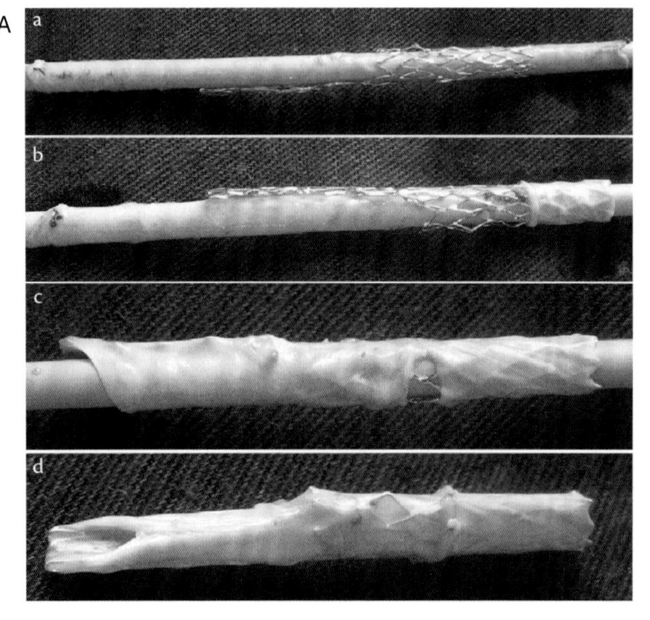

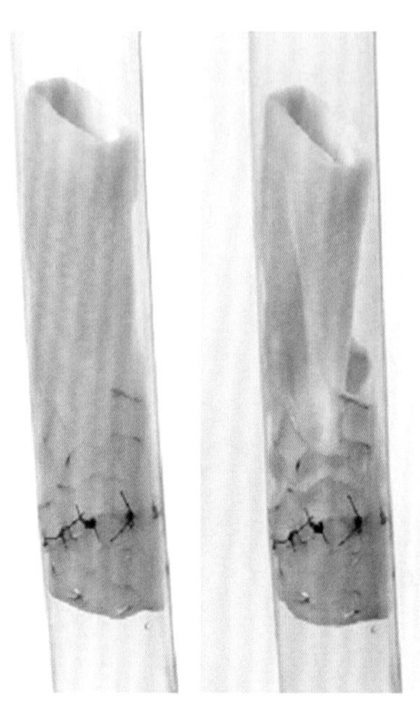

图73.7 人工瓣膜重建方法。(A)图a显示将改良的Palmaz支架放置在人工血管中；图b显示将远端静脉材料翻折至支架上；图c显示将近端静脉材料翻折至支架上；图d显示近远端材料成功连接，支架的近端部分将作为一个人工瓣膜；(B)将人工静脉瓣膜放置于透明试管中，左侧是血液正向流动的情况，此时静脉瓣膜通畅，右侧是逆向流动的情况，流体的静水压使人工瓣膜的近端部分倒塌，防止回流。(Reproduced with permission from Journal of Endovascular Therapy，Geselschap JH et al.，In vitro evaluation of a new autologous valve-stent for deep venous incompetence，Volume 13，Number 6，pp.762-9，Copyright © 2006 International Society of Endovascular Specialists.)

其短期通畅率和合格率良好，但事实证明该瓣膜的血流动力学不如自体瓣膜。还有研究者提出，应用改进版Palmaz支架进行静脉内瓣膜成形术（图73.7）[47]，该技术的体外试验结果较好，血流动力学参数非常接近人体参数。另一个团队描述了一种腔内置入帆状瓣膜，由超细PTFE材料制成（图73.8）[48]。

盆腔静脉功能不全

盆腔淤血综合征（PCS）是指女性盆腔静脉曲张导致的持续6个月以上的慢性非恶性盆腔疼痛。患者症状可以在月经期间出现较大波动，且妊娠可加重症状。1829年，Gooch首次报道了PCS的症状[49]。直到1957年，Taylor才提出该类型症状可能与血管畸形有关[50]。盆腔静脉功能不全可导致一系列症状，包括腹痛、会阴部胀痛、性交不适、盆腔坠胀感、外阴部静脉曲张及内部静脉曲张。临床上应注意鉴别盆腔区域静脉曲张和下肢静脉反流导致的静脉曲张，后者通常可见于近端深静脉阻塞性疾病，可出现天然dePalma静脉。

由于症状通常不典型，患者通常到多个科室就诊，从胃肠外科、泌尿外科到妇科，甚至是心理科。导致PCS的反流静脉主要是卵巢静脉和阴部静脉。在一篇纳入131例女性的连续研究中，97%的女性存在卵巢静脉反流，85%存在髂内静脉反流[51]。目前PCS的流行病学尚未被充分研究。约15%的成年女性存在慢性盆腔疼痛病史[52]。约15%的女性静脉曲张患者合并卵巢静脉曲张，仅有少数患者存在PCS[53]。在髂内静脉反流患者中，其实并不存在真正的瓣膜功能不全，因为他们通常不存在瓣膜，但是却可以发现静脉扩张和反流存在。目前PCS的致病机制被认为是静脉反流和性激素复杂的交互作用，但其具体的机制却不明确。有趣的是，左侧生殖静脉反流的比例高于右侧，可能与髂静脉压迫和左肾静脉压迫有关，右生殖腺静脉直接与下腔静脉相连，但左生殖腺静脉首先进入左肾静脉。

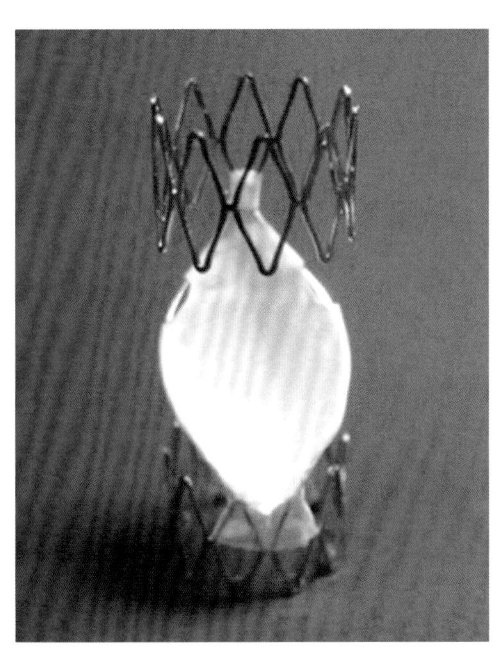

图73.8 帆状瓣膜。（Developed by the team of Professor. Dr. Moll. Reproduced with kind permission of Frans Moll.）

部分PCS患者同时合并左侧髂总动静脉压迫或狭窄（May-Thurner综合征），此时扩张的髂内静脉和生殖静脉便提供了静脉回流的旁路（图73.9）。对于这部分患者，于髂总静脉置入支架后，可以使症状显著缓解。PCS合并髂总静脉受压的比例尚不清楚，仍需要进一步研究。

值得注意的是，所谓的“胡桃夹综合征”，或者被称为左肾静脉压迫综合征，主要特点为左肾静脉被肠系膜上动脉和下腔静脉挤压在中间，首次由Schepper在1972年报道[54]。当存在解剖变异，左肾静脉走行于主动脉后时，容易被主动脉及椎体挤压。胡桃夹综合征的症状与PCS类似，主要表现在左侧，通常还会因为静脉高压出现血尿或蛋白尿。临床医生一般可以通过病史、体格检查、彩色多普勒超声和静脉造影结果明确诊断，但其他诊断方式，如彩色多普勒超声、CT或MRI等可以在静脉造影前确认是否需要进行干预。

对于男性患者，精索静脉曲张可导致类似女性患者的坠胀和疼痛症状，但其对应的临床意义却更为重要，因为精索静脉曲张是与精索静脉反流有关的静脉丛的异常扩张，是男性不育的重要因素。此类患者通常由泌尿外科医生最先诊断。

盆腔静脉功能不全的干预方式

干预技术

Hobbs在1976年最先报道了开放手术结扎卵巢静脉治疗盆腔淤血的方法[55]。1995年，Mathis描述了通过腹腔镜结扎生殖静脉的方法。两种方式在小

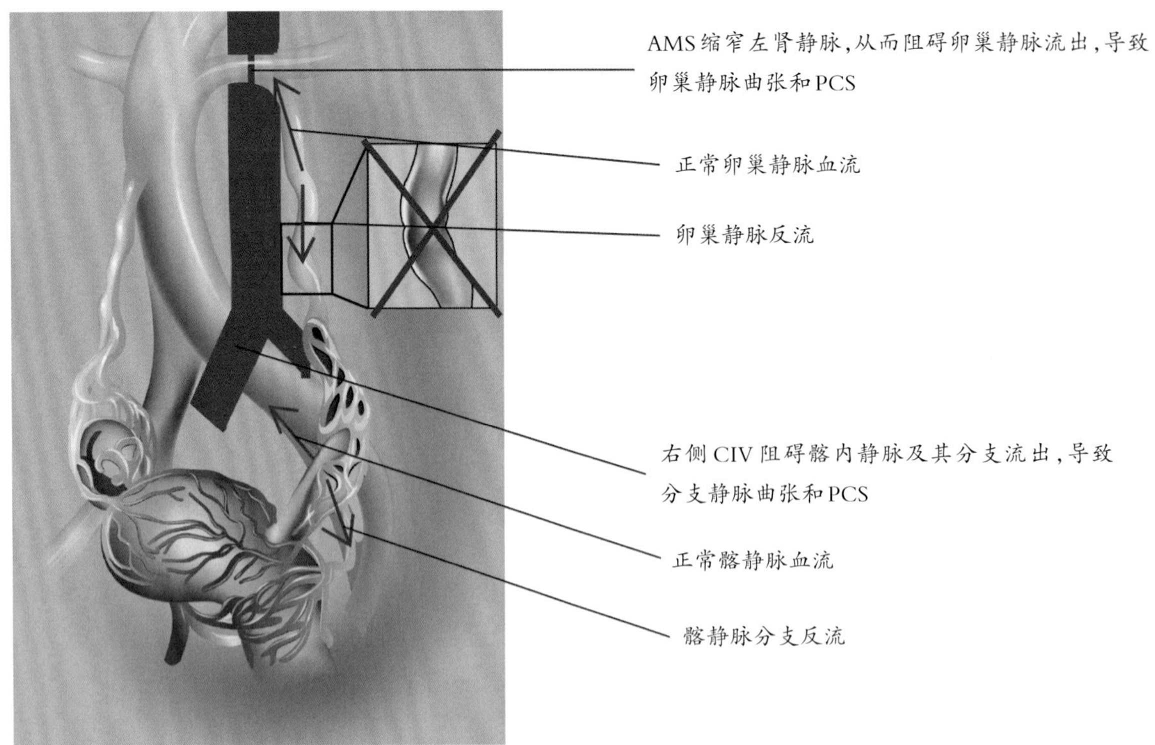

图73.9 May-Thurner综合征合并盆腔静脉淤血综合征：髂内静脉-卵巢静脉系统作为髂外静脉回流的侧支。

样本人群中均显示了较好的疗效，但是在腔内技术崛起的今天，开放手术结扎卵巢静脉已经被弃用了[56]。1993年，Edwards报道了通过腔内栓塞治疗卵巢静脉反流，从此这种方式成为治疗盆腔淤血综合征的主要方式[57]。该技术选用中硬度的软头导丝配合导管，从右侧股静脉或颈静脉入路超选左侧卵巢静脉，利用造影确认反流静脉后，交换栓塞导管，分别选用3mm和5mm弹簧圈栓塞卵巢静脉属支及主干。对于直径较小的静脉，也可选择泡沫硬化剂进行栓塞；对于直径较大的静脉，可选用金属弹簧圈或者生物组织胶（氰基丙烯酸酯）。由于短段栓塞后较多患者出现栓塞静脉再通，建议长段栓塞目标静脉，目的是使其发生血栓性静脉炎，从而逐渐纤维化。

由于大多数患者均存在卵巢静脉和髂内静脉反流，后期同样需要干预髂内静脉反流[51]。选择右侧股静脉入路超选左侧髂内静脉，用球囊阻断近端髂内静脉后，利用造影评估属支反流情况，再有针对性地对反流属支进行硬化剂注射栓塞。需要注意的是，在栓塞髂内静脉反流属支时，需要用球囊阻断髂内静脉主干，防止硬化剂流入下腔静脉。右侧髂内静脉干预也是同理，上述操作均可在日间手术室完成。

如果患者同时合并髂静脉压迫，且在栓塞生殖静脉及髂内静脉属支后，患者症状仍存在，则需要考虑进行支架植入术（参见第72章）。

类似的，胡桃夹综合征也可以通过球囊扩张左肾静脉或支架植入术进行治疗[58,59]。过去描述了许多开放手术治疗，然而，除了特殊情况下，其均已过时了。

对于精索静脉曲张患者，推荐从腹股沟深环处开始向上栓塞精索静脉[60]。除此之外，还有多种不同类型手术可供选择，所有干预方式都有一个共同的目的，即阻断精索静脉反流。

干预效果

栓塞卵巢静脉的治疗结果通常较好，手术成功率超过95%，治疗后50%~100%的患者症状显著改善，疼痛、性交不适、尿频、月经疼痛和所需的镇痛剂量减少[61-63]。疼痛评分（0~10分）通常从7.6~7.8分降至2.7~3.2分[51,63,64]。1/3的患者可出现CEAP分级改善，治疗后超过85%的患者阴部静脉曲张消失[65]。目前唯一一项对比了腔内栓塞和开放结扎的临床试验发现，腔内栓塞效果更佳[51]。术后并发症发生率通常较低，但也有研究报道可能存在弹簧圈移位的风险[63,66]。此外，部分曲张生殖静脉回流道较小，容易发生血栓性静脉炎。

腔内治疗胡桃夹综合征的临床效果非常好，回顾性研究提示左肾静脉通畅率为100%，所有患者术后1个月疼痛症状改善，92%的患者术后3个月血尿及静脉曲张消失[58]。但7%的患者可能出现支架移位，支架除突入腔静脉内，还有研究报道其可脱落至右心房、突出至下腔静脉或移位至左肾门[59]，这些并发症提示医生需要慎重选择支架尺寸。

腔内栓塞生殖静脉几乎适用于所有患者。治疗后，男性患者的精子形态及活动度均显著提升。据Nabi等研究者报道，男性因精索静脉曲张继发性不育接受腔内栓塞干预后，其伴侣妊娠率可达40%，干预后精子形态显著改善[60]。此外，还有研究者发现，虽然腔内栓塞精索静脉治疗男性不育效果较好，但精索静脉高位结扎及显微镜下经腹股沟曲张精索静脉切除术脱也可作为不错的治疗选择[63,66,67]。

结论

全世界受深静脉功能不全影响的患者多达几百万人，其发病机制主要为深静脉瓣膜无法防止静脉反流，导致深静脉压力升高，从而产生一系列症状，如下肢静脉曲张、下肢皮肤改变、会阴部坠胀疼痛等。对于90%以上的下肢深静脉功能不全患者，可通过穿着弹力袜等保守治疗缓解症状，只有极少数患者需要手术干预，如静脉内/外瓣膜成形术、股静脉转位、带瓣自体静脉移植及新瓣膜重建等。

对于生殖静脉及髂内静脉功能不全患者，建议通过腔内技术选用弹簧圈、组织胶或硬化剂栓塞反流静脉，该技术几乎适用于所有患者，术后并发症发生率低，且临床及血流动力学效果良好。

（王铁皓 译 袁丁 审校）

延伸阅读

Nicolaides AN, Allegra C, Bergan J, et al. (2008). Management of chronic venous disorders of the lower limbs: guidelines according to scientific evidence. *International Angiology* **27**(1), 1–59.

参考文献

1. Maurins U, Hoffmann BH, Losch C, et al. (2008). Distribution and prevalence of reflux in the superficial and deep venous system in the general population--results from the Bonn Vein Study, Germany. *Journal of Vascular Surgery* **48**(3), 680–7.
2. Neglen P, Hollis KC, Olivier J, Raju S. (2007). Stenting of the venous outflow in chronic venous disease: long-term stent-related outcome, clinical, and hemodynamic result. *Journal of Vascular Surgery* **46**(5), 979–90.
3. Eklof B, Perrin M, Delis KT, Rutherford RB, Gloviczki P. (2009). Updated terminology of chronic venous disorders: the VEIN-TERM transatlantic interdisciplinary consensus document. *Journal of Vascular Surgery* **49**(2), 498–501.
4. Eklof B, Rutherford RB, Bergan JJ, et al. (2004). Revision of the CEAP classification for chronic venous disorders: consensus statement. *Journal of Vascular Surgery* **40**(6), 1248–52.
5. Partsch H, Creutzig A, Enzler M, Mahler F. (2004). Evidence based compression-therapy: An Initiative of the International Union of Phlebology (IUP). *VASA* **34**(Suppl 63).
6. Eberhardt RT, Raffetto JD. (2005). Chronic venous insufficiency. *Circulation* **111**(18), 2398–409.
7. Hallberg D. (1972). A method for repairing incompetent valves in deep veins. *Acta Chirurgica Scandinavica* **138**(2), 143–5.
8. Cavezzi A, Labropoulos N, Partsch H, et al. (2006). Duplex ultrasound investigation of the veins in chronic venous disease of the lower limbs—UIP consensus document. Part II. Anatomy. *European Journal of Vascular and Endovascular Surgery* **31**(3), 288–99.
9. Coleridge-Smith P, Labropoulos N, Partsch H, et al. (2006). Duplex ultrasound investigation of the veins in chronic venous disease of the lower limbs—UIP consensus document. Part I. Basic principles. *European Journal of Vascular and Endovascular Surgery* **31**(1), 83–92.
10. Criado E, Farber MA, Marston WA, et al. (1998). The role of air plethysmography in the diagnosis of chronic venous insufficiency. *Journal of Vascular Surgery* **27**(4), 660–70.
11. Harada RN, Katz ML, Comerota A. (1995). A noninvasive screening test to detect 'critical' deep venous reflux. *Journal of Vascular Surgery* **22**(5), 532–7.
12. Kistner R. (1968). Surgical repair of a venous valve. *Straub Clinical Proceedings* **1968**(34), 41–3.
13. Bergan JJ. (2007). *The Vein Book*. Boston: Elsevier Academic Press.
14. Raju S. (1983). Venous insufficiency of the lower limb and stasis ulceration. Changing concepts and management. *Annals of Surgery* **197**(6), 688–97.
15. Tripathi R, Ktenidis KD. (2001). Trapdoor internal valvuloplasty—a new technique for primary deep vein valvular incompetence. *European Journal of Vascular and Endovascular Surgery* **22**(1), 86–9.
16. Sottiurai VS. (1988). Technique in direct venous valvuloplasty. *Journal of Vascular Surgery* **8**(5),646–8.
17. Lehtola A, Oinonen A, Sugano N, Alback A, Lepantalo M. (2008). Deep venous reconstructions: long-term outcome in patients with primary or post-thrombotic deep venous incompetence. *European Journal of Vascular and Endovascular Surgery* **35**(4), 487–93.
18. Makarova NP, Lurie F, Hmelniker SM. (2001). Does surgical correction of the superficial femoral vein valve change the course of varicose disease? *Journal of Vascular Surgery* **33**(2), 361–8.
19. Masuda EM, Kistner RL. (1994). Long-term results of venous valve reconstruction: a four- to twenty-one-year follow-up. *Journal of Vascular Surgery* **19**(3), 391–403.
20. Perrin M. (2000). Reconstructive surgery for deep venous reflux: a report on 144 cases. *Cardiovascular Surgery* **8**(4), 246–55.
21. Raju S, Fredericks RK, Neglen PN, Bass JD. (1996). Durability of venous valve reconstruction techniques for 'primary' and post-thrombotic reflux. *Journal of Vascular Surgery* **23**(2), 357–66; discussion 366–7.
22. Sottiurai VS. (1996). Current surgical approaches to venous hypertension and valvular reflux. *International Journal of Angiology* **5**, 49–54.
23. Tripathi R, Sieunarine K, Abbas M, Durrani N. (2004). Deep venous valve reconstruction for non-healing leg ulcers: techniques and results. *Australian and New Zealand Journal of Surgery* **74**(1–2), 34–9.
24. Jones JW, Elliott F, Kerstein MD. (1982). Triangular venous valvuloplasty. A new procedure for correction of venous incompetence. *Archives of Surgery* **117**(9), 1250–1.
25. Akesson H, Risberg B, Bjorgell O. (1999). External support valvuloplasty in the treatment of chronic deep vein incompetence of the legs. *International Angiology* **18**(3), 233–8.
26. Belcaro G, Nicolaides AN, Errichi BM, et al. (2000). Expanded polytetrafluoroethylene in external valvuloplasty for superficial or deep vein incompetence. *Angiology* **51**(8 Pt 2), S27–32.
27. Jessup G, Lane RJ. (1988). Repair of incompetent venous valves: a new

28. Lane RJ, Cuzzilla ML, McMahon CG. (2003). Intermediate to long-term results of repairing incompetent multiple deep venous valves using external valvular stenting. *Australian and New Zealand Journal of Surgery* **73**(5), 267–74.
29. Camilli S, Guarnera G. (1994). External banding valvuloplasty of the superficial femoral vein in the treatment of primary deep valvular incompetence. *International Angiology* **13**(3), 218–22.
30. Lane RJ, Graiche JA, Coroneos JC, Cuzzilla ML. (2003). Long-term comparison of external valvular stenting and stripping of varicose veins. *Australian and New Zealand Journal of Surgery* **73**(8), 605–9.
31. Muhlberger D, Morandini L, Brenner E. (2008). An anatomical study of femoral vein valves near the saphenofemoral junction. *Journal of Vascular Surgery* **48**(4), 994–9.
32. Taheri SA, Lazar L, Elias S, Marchand P, Heffner R. (1982). Surgical treatment of postphlebitic syndrome with vein valve transplant. *American Journal of Surgery* **144**(2), 221–4.
33. Raju S, Fredericks R. (1988). Valve reconstruction procedures for non-obstructive venous insufficiency: rationale, techniques, and results in 107 procedures with two- to eight-year follow-up. *Journal of Vascular Surgery* **7**(2), 301–10.
34. Raju S, Neglen P, Doolittle J, Meydrech EF. (1999). Axillary vein transfer in trabeculated postthrombotic veins. *Journal of Vascular Surgery* **29**(6), 1050–62; discussion 1062–4.
35. Taheri SA, Heffner R, Budd T, Pollack LH. (1986). Five years' experience with vein valve transplant. *World Journal of Surgery* **10**(6), 935–7.
36. Bry JD, Muto PA, O'Donnell TF, Isaacson LA. (1995). The clinical and hemodynamic results after axillary-to-popliteal vein valve transplantation. *Journal of Vascular Surgery* **21**(1), 110–19.
37. Nash T. (1988). Long term results of vein valve transplants placed in the popliteal vein for intractable post-phlebitic venous ulcers and pre-ulcer skin changes. *Journal of Cardiovascular Surgery (Torino)* **29**(6), 712–16.
38. Maleti O. (2002). Venous valvular reconstruction in post-thrombotic syndrome. A new technique. *Journal des Maladies Vasculaires* **27**(4), 218–21.
39. Plagnol P, Ciostek P, Grimaud JP, Prokopowicz SC. (1999). Autogenous valve reconstruction technique for post-thrombotic reflux. *Annals of Vascular Surgery* **13**(3), 339–42.
40. Gomez-Jorge J, Venbrux AC, Magee C. (2000). Percutaneous deployment of a valved bovine jugular vein in the swine venous system: a potential treatment for venous insufficiency. *Journal of Vascular and Interventional Radiology* **11**(7), 931–6.
41. Hill R, Schmidt S, Evancho M, et al. (1985). Development of a prosthetic venous valve. *Journal of Biomedical Materials Research* **19**(7), 827–32.
42. McLachlin AD, Carroll SE, Meads GE, Amacher AL. (1965). Valve replacement in the recanalized incompetent superficial femoral vein in dogs. *Annals of Surgery* **162**(3), 446–52.
43. Pavcnik D, Machan L, Uchida B, et al. (2003). Percutaneous prosthetic venous valves: current state and possible applications. *Techniques in Vascular and Interventional Radiology* **6**(3), 137–42.
44. Taheri SA, Schultz RO. (1995). Experimental prosthetic vein valve. Long-term results. *Angiology* 46(4), 299–303.
45. Teebken OE, Puschmann C, Aper T, Haverich A, Mertsching H. (2003). Tissue-engineered bioprosthetic venous valve: a long-term study in sheep. *European Journal of Vascular and Endovascular Surgery* **25**(4), 305–12.
46. Rosenbloom MS, Schuler JJ, Bishara RA, Ronan SG, Flanigan DP. (1988). Early experimental experience with a surgically created, totally autogenous venous valve: a preliminary report. *Journal of Vascular Surgery* 7(5), 642–6.
47. Geselschap JH, van Zuiden JM, Toonder IM, Wittens CH. (2003). In vitro evaluation of a new autologous valve-stent for deep venous incompetence. *Journal of Endovascular Therapy* **13**(6), 762–9.
48. de Borst GJ, Moll FL. (2012). Percutaneous venous valve designs for treatment of deep venous insufficiency. *Journal of Endovascular Therapy* **19**(2), 291–302.
49. Gooch R. (1831). *An Account of Some of the Most Important Diseases Peculiar to Women*, 2d edn. London: J. Murray.
50. Taylor HCJr. (1957). The clinical management of functional pelvic pain. *Journal of National Medical Association* **49**(6), 368–71.
51. Kim HS, Malhotra AD, Rowe PC, Lee JM, Venbrux AC. (2006). Embolotherapy for pelvic congestion syndrome: long-term results. *Journal of Vascular and Interventional Radiology* **17**(2 Pt 1), 289–97.
52. Mathias SD, Kuppermann M, Liberman RF, Lipschutz RC, Steege JF. (1996). Chronic pelvic pain: prevalence, health-related quality of life, and economic correlates. *Obstetrics and Gynecology* **87**(3), 321–7.
53. Marsh P, Holdstock J, Harrison C, et al. (2009). Pelvic vein reflux in female patients with varicose veins: comparison of incidence between a specialist private vein clinic and the vascular department of a National Health Service District General Hospital. *Phlebology* **24**(3), 108–13.
54. de Schepper A. (1972). ['Nutcracker' phenomenon of the renal vein and venous pathology of the left kidney]. *Journal Belge de Radiologie* **55**(5), 507–11.
55. Hobbs JT. (1990). The pelvic congestion syndrome. *British Journal of Hospital Medicine* **43**(3), 200–6.
56. Mathis BV, Miller JS, Lukens ML, Paluzzi MW. (1995). Pelvic congestion syndrome: a new approach to an unusual problem. *American Surgery* **61**(11), 1016–18.
57. Edwards RD, Robertson IR, MacLean AB, Hemingway AP. (1993). Case report: pelvic pain syndrome--successful treatment of a case by ovarian vein embolization. *Clinical Radiology* **47**(6), 429–31.
58. Wang X, Zhang Y, Li C, Zhang H. (2012). Results of endovascular treatment for patients with nutcracker syndrome. *Journal of Vascular Surgery* **56**(1), 142–8.
59. Chen S, Zhang H, Shi H, et al. (2011). Endovascular stenting for treatment of Nutcracker syndrome: report of 61 cases with long-term follow-up. *Journal of Urology* **186**(2), 570–5.
60. Nabi G, Asterlings S, Greene DR, Marsh RL. (2004). Percutaneous embolization of varicoceles: outcomes and correlation of semen improvement with pregnancy. *Urology* **63**(2), 359–63.
61. Bachar GN, Belenky A, Greif F, et al. (2003). Initial experience with ovarian vein embolization for the treatment of chronic pelvic pain syndrome. *Israel Medical Association Journal* **5**(12), 843–6.
62. Cordts PR, Eclavea A, Buckley PJ, et al. (1998). Pelvic congestion syndrome: early clinical results after transcatheter ovarian vein embolization. *Journal of Vascular Surgery* **28**(5), 862–8.
63. Venbrux AC, Chang AH, Kim HS, et al. (2002). Pelvic congestion syndrome (pelvic venous incompetence): impact of ovarian and internal iliac vein embolotherapy on menstrual cycle and chronic pelvic pain. *Journal of Vascular and Interventional Radiology* **13**(2 Pt 1), 171–8.
64. Chung MH, Huh CY. (2003). Comparison of treatments for pelvic congestion syndrome. *Tohoku Journal of Experimental Medicine* **201**(3), 131–8.
65. Castenmiller PH, de Leur K, de Jong TE, van der Laan L. (2013). Clinical results after coil embolization of the ovarian vein in patients with primary and recurrent lower-limb varices with respect to vulval varices. *Phlebology* **28**(5), 234–8.
66. Marsh P, Holdstock JM, Bacon JL, et al. (2008). Coil protruding into the common femoral vein following pelvic venous embolization. *Cardiovascular and Interventional Radiology* **31**(2), 435–8.
67. Cayan S, Kadioglu TC, Tefekli A, Kadioglu A, Tellaloglu S. (2000). Comparison of results and complications of high ligation surgery and microsurgical high inguinal varicocelectomy in the treatment of varicocele. *Urology* **55**(5), 750–4.

第74章

慢性脑脊髓静脉功能不全

Paolo Zamboni, Sergio Gianesini, Erica Menegatti

简介

慢性脑脊髓静脉功能不全定义

慢性脑脊髓静脉功能不全(CCSVI)是一种以颅外主要静脉流出道慢性梗阻为主要特征,从而导致静脉回流和脑脊液静脉流出调节功能缺失的血管性疾病[1]。大脑的静脉流出道主要包括颈内静脉(IJV)、椎静脉(VV)和奇静脉(AZY)(图74.1)。大脑静脉流出受阻将引起侧支循环激活,最终导致脑灌注不足,增加循环平均通过时间。脑灌注与IJV流量的相关性证实了这一观点[2],颈静脉狭窄和(或)血流受限的患者脑灌注更差。

多发性硬化症(MS)是研究人员首次证实与CCSVI相关的神经退行性疾病。一项最新的荟萃分析显示,CCSVI会显著增加MS发生的风险,静脉循环受损成为多发性硬化症的进一步诱因[4]。CCSVI的主要病变是腔内阻塞(膜、分膈、固定或畸形瓣叶)或节段性发育不全和(或)发育缺失[5,6]。其他阻塞原因可能与外在肌肉或骨骼压迫有关(表74.1)。

经静脉造影,已经确定了MS 5种主要的静脉狭窄分型:[1,7-9]

• 单侧IJV病变(30~6%):单侧IJV有明显的狭窄病变,对侧IJV代偿性扩大。

• 双侧IJV病变(14~56%):双侧IJV狭窄,奇静脉系统正常。

• 双病变(23%):一侧的IJV和近端奇静脉。

• 三病变(3~38%):双侧IJV和近端奇静脉。

• 奇静脉及腰椎静脉系统多节段受累(18%):其中约1/2的患者IJV受累,并造成额外的阻塞。

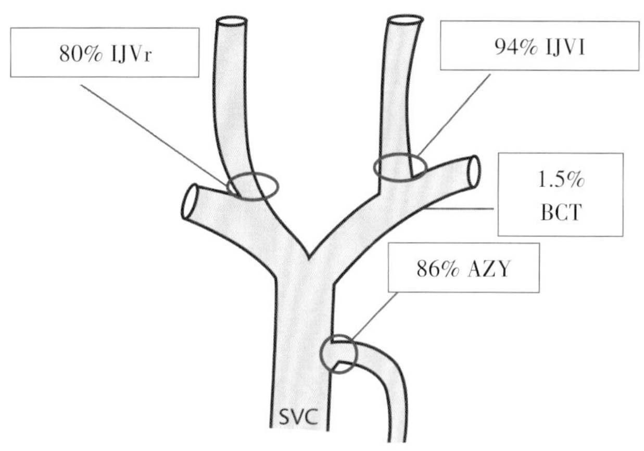

图74.1 颅外和椎外脑脊液静脉系统的解剖示意图。红色箭头表示CCSVI过程中主要梗阻点的位置及其发生率。IJVI:左颈内静脉;IJVr,右颈内静脉;AZY,奇静脉;BCT,头臂静脉;SVC,上腔静脉。

表74.1 CCSVI情况下,静脉流出梗阻的原因

腔内阻塞	管壁所致狭窄	外部压迫
隔板	节段性发育不良	骨性压迫
瓣膜畸形	扭曲	肌性压迫
隔膜	双通道畸形	胡桃夹样压迫
	发育不全	

CCSVI已成为MS人群中的一个被激烈讨论的话题,患者们坚定支持推动研究实验,官方机构也支持这一尚未被验证的治疗[10]。尽管治疗静脉流出异常的血管成形或支架置入的数据有限,但世界各地的许多MS患者仍在私人诊所积极寻求和接受针对CCSVI

的治疗。目前,有一组双盲的RCT研究正在进行[11]。

流行病学

公开的数据表明,MS患者中CCSVI的患病率为56%~100%。也有报道称,经未受过训练的人员操作多普勒超声,MS中CCSVI存在率较低甚至不存在[4,12]。

MS患者脑-脊髓静脉引流障碍的发生率增加,加之在MS中观察到的中心静脉病理性斑块,提示CCSVI可能与疾病过程中的脱髓鞘有关。

一些研究建议修改Zamboni提出的回声彩色多普勒(ECD)的评估方案[13]。Al-Omari通过ECD和B模式检查25例MS患者和25例对照者的IJV形态。92%的多发性硬化症患者的IJV有异常。而对照组仅有24%表现有异常,且均未出现CCSVI(OR=7.25,95%CI 2.92~18.01,$P<0.0001$)[14]。Simka等没有使用经颅多普勒评估,而仅利用颅外多普勒超声在70例MS患者中寻找CCSVI,其中64例(91.4%)显示静脉流出异常,63例(90%)至少满足CCSVI诊断的4个诊断标准中的2个[15]。

一项涉及6个中心的多中心试验,分析了710例MS患者的多普勒超声记录和临床资料,所有患者均按Zamboni方案进行CCSVI诊断。86%的患者符合CCSVI诊断标准;然而,不同中心的诊断频率差异很大(74%~96%)。Logistic回归分析显示CCSVI阳性患者的发病年龄较大。CCSVI患者也有可能有更高的扩展的功能障碍状况量表(EDSS)得分,并且更有可能患上进展性多发性硬化症[16]。

Doepp对56例被诊断为多发性硬化症的患者,以及20例年龄和性别匹配的对照组参与者进行了对比研究(非盲)。通过颅外和经颅多普勒超声分析,来评估Valsalva动作时颅外静脉血容量、横截面积和颈内静脉血流动力学。两组之间没有差异,没有一例患者达到CCSVI的标准[17]。然而,作者证明了当受试者从仰卧位转为直立位时,正常受试者的血流变化比多发性硬化症患者大得多,显示出多发性硬化症在体位变化时血流的流出受限。

Baracchini对50例MS患者和50例健康受试者进行了颅外和经颅多普勒超声检查,以评估CCSVI的发生情况。所有MS患者的经颅多普勒评估均未发现异常。52%的患者被发现有1种或多种异常的颅外多普勒CCVSI征象,其中8例符合超声CCSVI标准。7例受试者接受了静脉造影,在静脉造影期间没有观察到静脉畸形或反流的证据[18]。然而,在同一队列中,CCSVI患者对MS的易感性增加了8倍[19]。

Mayer等人,同时使用经颅和颅外双功超声评估静脉回流。患者或对照组均未显示颈静脉或颅内静脉反流。多发性硬化症患者和对照组之间的对应横截面积没有统计学意义上的差异。两组患者从仰卧位改为直立位时,横断面面积均无不协调变化。他们得出结论,没有超声证据支持多发性硬化症患者的CCSVI[20]。

部分文献报道的超声结果的异质性可以用技术和评估的不同来解释。Menegatti等人证实,接受过CCSVI评估培训和未接受培训操作人员之间的检查结果显示出明显的组间差异[21]。

在Laupacis等人的荟萃分析中,CCSVI与MS的相关性是健康对照组的13倍,这一关联在最为保守的敏感性分析中仍具有重要意义(OR 3.7,95%CI 1.2~11.0)[4]。然而,仍需进一步研究以加强CCSVI超声标准的有效性。

另一种诊断成像方式,如MRV,已经被用来进一步评估静脉损伤在MS中的作用。在一项试点研究中,颈部MRV、多普勒超声和选择性静脉成像被用于评估CCSVI的诊断。对10例MS患者和7例健康对照者进行了二维的静脉造影和三维的血管造影成像及多普勒超声的研究。多发性硬化症患者还接受了经导管静脉造影。在CCSVI标准评价中,多普勒超声对MS患者评估的敏感性和特异性可达100%。二维动态静脉造影的敏感性为30%,特异性为85%,三维时间分辨造影的敏感性为40%,特异性为85%[24]。在Dolic等人的研究中,对150例MS患者和63例健康对照者进行了MRV和多普勒超声扫描。多普勒超声观察到多发性硬化症患者的功能性和腔内异常明显增多。两组患者的MRV结果无显著性差异[25]。

对于CCSVI筛查和术后随访,宫颈体积造影是一种具有成本/效益的技术方法,拥有很好的应用前景。但还需更多的数据,以进一步证实[26]。

病因学和发病机制

历史展望

MS的病理表现为静脉周围白质病变,伴有局部炎症和脱髓鞘改变。历史上,Jean-Martin Charcot首先提出多发性硬化症特征性的、肉眼可见的定义[27]。他指出,脑部多发性硬化症患者的硬化斑病变位于脑室周围静脉附近。有趣的是,他显示了多发性硬化症斑块的向心性。其他人则证明了斑块形成和静脉结构之间的关系[28-32]。

Alfons Schelling假定MS神经斑只可能是颈部和胸部的大静脉中的间歇性静脉压升高造成的。他认为间断的反向静脉高流量引起的机械性扰动一定对斑块扩张有影响[33]。

解剖的考虑

CCSVI及其与MS的潜在联系可以通过脑脊液静脉引流路径、侧支网络增生和静脉畸形性疾病来理解。从生物学的角度来说,脑静脉回流是由3个主要机制保证的:心输出量,胸腔呼吸泵和流体静压力梯度[34]。胸腔泵是颈部静脉中的一个强有力的机械装置,其中的气压受呼吸作用调节(如表74.2)。

在CCSVI,静脉反流和体位性静脉流出调节缺失,是慢性梗阻对主要颅外静脉通路造成的引流障碍所致。诊断这种疾病的挑战主要来自这些病变的动态变化,而这反过来又与呼吸泵有关。颅内静脉的结构是无瓣膜的、单向的(图74.2),并由两层构成:浅表(皮质)和深部(髓质)。广泛而复杂的皮质静脉和深静脉排出脑部皮质。大脑中浅静脉流入额叶前部、颞叶和副皮层,并汇入海绵窦。

硬脑膜窦收集大脑血流,然后经颅外通路流出:上矢状窦和横窦血流汇入乙状窦,而其血流进一步汇入颈内静脉;然后流入头臂干,最终经上腔静脉进入右心房。椎静脉丛是一个复杂的、但无完整瓣膜的静脉系统,其负责整个脊柱的引流。其由椎管内外的椎旁静脉形成。颅-颈段主要由枕窦、基底丛和岩下窦引流。该系统交通广泛,与胸、腰、肋间静脉、下腔静脉、奇静脉和半奇静脉连接[35]。

CCSVI颅外静脉通路的特点是由主干狭窄导致的流出道高阻力。随后静脉血流/阻塞导致慢性静脉淤血和脑灌注不足。这些静脉血管病变可以表现为再生障碍、发育不良或增生性畸形。管腔内的纤维网、膜或瓣膜排列紊乱可能导致梗阻或扩张[36]。

与颅内静脉网不同,颈静脉通常有瓣膜[37]。Law及其同事通过MR灌注研究观察到MS患者的平均静脉流出时间更长[38]。Zamboni假设逆行的血流路径和增加的静脉流出阻力导致脑实质血液分

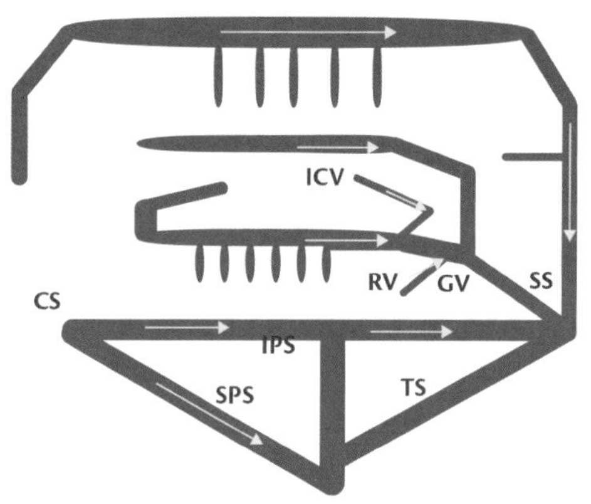

图74.2 颅内循环方案:箭头指示血流单向流向横窦,横窦又与颅外流出通路相连。ICV,大脑内静脉;RV,基底静脉;GV,大脑大静脉;SS,直窦;CS,海绵窦;SPS,岩上窦;IPS,岩下窦。(Reproduced from Paolo Zamboni, Giuseppe Consorti, Roberto Galeotti et al., Venous Collateral Circulation of the Extracranial Cerebrospinal Outflow Routes, Current Neurovascular Research, Eureka Science Ltd, Copyright © 2009. Reprinted by permission of Eureka Science Ltd.)

表74.2 静息时和呼吸时激活后,脑静脉系统和IJV的血流动力学值变化情况

	$TAV_{静息}$(cm/s)	$TAV_{胸泵}$(cm/s)	*P*值	$Q_{静息}$(mL/min)	$Q_{胸泵}$(mL/min)	*P*值
BV	10.7 ± 3.7	11.0 ± 3.7	0.78	70.3 ± 47.4	80.0 ± 53.3	0.53
SS	16.9 ± 6.0	18.1 ± 6.6	0.59	166.1 ± 71.4	219.1 ± 86.8	0.08
IJV	31.1 ± 25.0	34.3 ± 22.4	0.008	227.1 ± 205.8	296.2 ± 293.3	0.02

BV,基底静脉;SS,直窦;IJV,颈内静脉;$TAV_{静息}$,静息时的时间平均速度(cm/s);$TAV_{胸泵}$,呼吸时的时间平均速度(cm/s);$Q_{静息}$,静息时血流量(mL/min);$Q_{胸泵}$,呼吸时血流量(mL/min)。

Reproduced from Zamboni P et al., Does thoracic pump influence the cerebral venous return?, Journal of Applied Physiology, Volume 112, Number 5, pp.904-10, Copyright © 1985 The American Physiological Society.

流[3]。这种血流动力学变化在CCSVI的发展中起着关键作用。

CCSVI的脑病理生理后果:灌注和脑脊液血流动态

第一个病理生理结果是,大脑低灌注与颅外静脉狭窄的数量和严重程度有关[2,3]。一些作者报道了MS过程中存在的类似缺氧损伤[39,40]。

考虑到这些细胞对相对缺氧是非常脆弱的,因而假定灌注不足导致少突胶质细胞的髓鞘合成减少。

第二个病理生理学结果是脑脊液流量减少,可能是由于硬脑膜窦水平的脑静脉系统重吸收减少。这似乎与MS相关,因为先进的MR技术清楚显示了脑脊液减少与疾病是相关的[41]。另一个方面是贴在皮下灰质中的累积,这与下肢慢性静脉淤血的机制相似(图74.3)。研究已经证明了细胞内外的铁沉积可导致自由基产生和组织破坏[42]。纤维蛋白袖是静脉性高血压的组织学标志,也是静脉性下肢溃疡创面的典型表现[42,43]。组织学观察发现,无论是在静脉溃疡床上,还是在室周MS斑块的厚壁静脉,纤维蛋白袖均有显著性差异。慢性静脉疾病和MS均以炎症黏附分子的表达、巨噬细胞和t细胞的迁移为特征[44]。

临床特征

CCSVI的临床表现具有异质性属性。文献中最常报道的症状是:慢性疲劳[45]、体位性头痛、进行性括约肌控制减退、运动和感觉功能进行性丧失、视觉行为障碍、记忆功能减退、排便障碍,以及性功能障碍[46]。

调查

非侵入性技术

宫颈体积描记术

最近一篇显示CCSVI诊断准确性的文章报道其敏感性在80%左右,并且具有合理的特异性[26]。在测试过程中,患者被安置在倾斜的椅子上,并戴上了一个硅胶项圈。此椅子可以让实验对象快速地从平躺变为坐位,从而改变从颈部静脉流出的静脉血量。接箍测量因导体液态金属电阻不同而引起的体积变化。CCSVI患者垂直位置静脉血流出的时间明显长于对照组,同时伴有较高的残余血容量(血液残留在颈部血管内)(图74.4)。

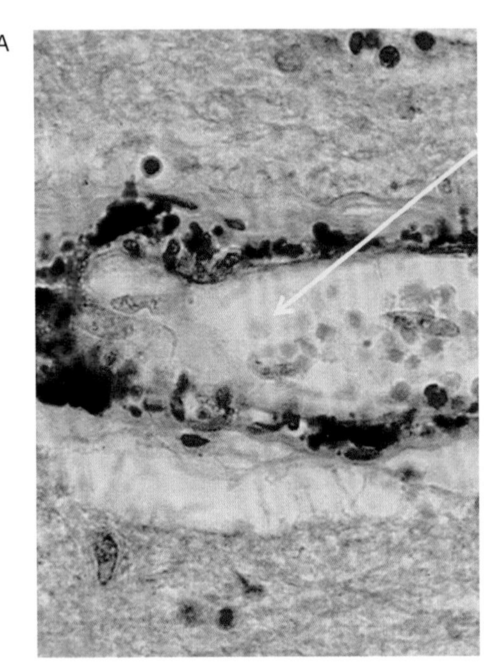

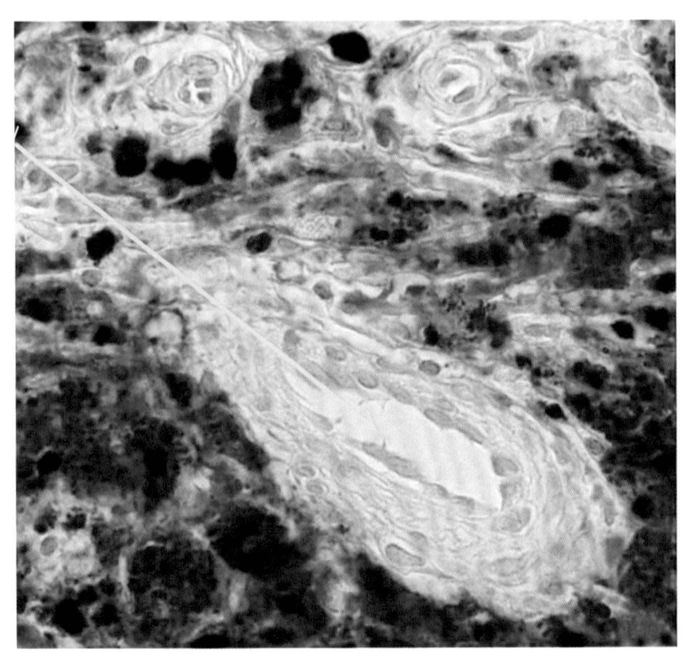

图74.3 (A)光学显微镜(×400)显示中枢神经系统的MS斑块中央,其静脉(V)周围有铁沉积。经普鲁士蓝染色,铁的沉积呈现蓝色,表明存在含铁血黄素沉积和含铁巨噬细胞。(B)与下肢静脉性溃疡的镜检相比较。经普鲁士蓝染色呈阳性,可见红细胞从静脉渗出,表明组织中有铁沉积。

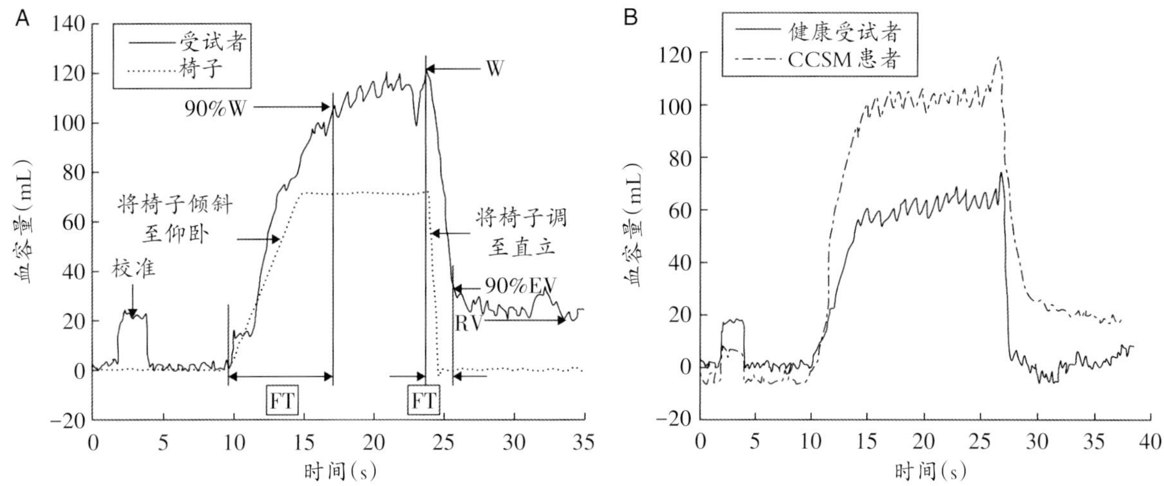

图74.4 (A)健康受试者血容量描记图。颈部静脉的体积变化用连续的黑线表示。虚线对应于重力梯度,由放置在倾斜椅子上的传感器测量。校准(Cal)对应1%的静脉容量后,记录的参数如下:VV相当于颈部记录的最高静脉容量(%mL);90%VV为总VV的90%(%mL);90% EV是排出90%的空容积所需的时间(s);RV对应于倾斜后测量的颈部残余血容量,随后缓慢返回基线(%mL)。(B)CCSVI(断线)血容量描记图。90%EV的延长时间可以与健康受试者记录的痕迹(黑色连续线)相比较。这意味着尽管直立姿势的重力梯度有利,但CCSVI的存在增加了脑静脉流出的时间。(Reprinted from Journal of Vascular Surgery, Volume 56, Issue 3, Paolo Zamboni et al., Assessment of cerebral venous return by a novel plethysmography method, pp.677-685, Copyright © 2012 by the Society for Vascular Surgery, with permission from Elsevier, http://www.sciencedirect.com/science/journal/07415214.)

CCSVI的坐卧位评估

使用ECD-TCCS评估CCSVI检查,必须在患者正常呼吸时的仰卧位和坐卧位进行,因为这两种姿势在生理上都与不同的流出路径有关[1,8,12,13,15,16,47-49]。

为诊断慢性脑脊液功能不全,建立了5项颅外和颅内静脉异常流出的标准:

1. 颈静脉流向(IJV和VV)

在CCSVI的病程中,有可能检测到回流,或在IJV和VV中更常见的B向流动。这种B向流动的特点是持续(>1s)回流。当在仰卧位和坐位检测到异常血流时,参数为正值。引起回流的策略是激活胸腔泵的作用,避开Valsalva动作。这些结果提示IJV和AZY分别有狭窄(图74.5)[12]。

2. 颅内静脉系统血流方向

颅内静脉系统的血流方向应为单向。经颅彩色编码超声(TCCS)通过髁突窗的创新入路,显示了意想不到的颅内静脉双向流动率[50]。当操作者使用髁窗时,通过传统入路检测到罗森塔尔静脉中有回流(为阳性);而使用髁突窗时,该参数为阴性。这一参数表明颅内静脉回流的改变与颅外流出通路的损伤有关。这一标准具有选择性,因为该标准与多普勒仪器技术有密切关系[12]。

3. IJV的B型异常或狭窄

当检测到IJV的B型狭窄,包括腔内缺损时,该参数为阳性。可能的病变为节段性发育不全、隔膜、膜或畸形瓣膜(图74.5B)[7,51]。管腔阻塞和异常瓣膜的诊断可以通过M模式来加强[12]。

4. 颈静脉内无多普勒血流(IJV及VV)

当IJV或VV多普勒信号缺失时,该参数为阳性,即使在仰卧位和坐位深度吸气后也是如此。缺乏血流是由于评估点远端的狭窄(图74.5C)[12-51]。

5. IJV的横截面积

对横截面面积(CSA)的测量是在仰卧位和坐位。如果在站立位记录的CSA大于仰卧位记录的CSA,则认为该参数异常。这一标准的基本原理是仰卧位的内腔血流有生理优势[12]。

如前所述,当上述两项或两项以上标准为阳性时,可确定诊断CCSVI[51]。

MR和CT静脉造影

其他非入侵性技术有MRV和CTV[51]。MRV和ECD的联合应用,可以显著提高CCSVI诊断的准确性[21,22,51,52]。

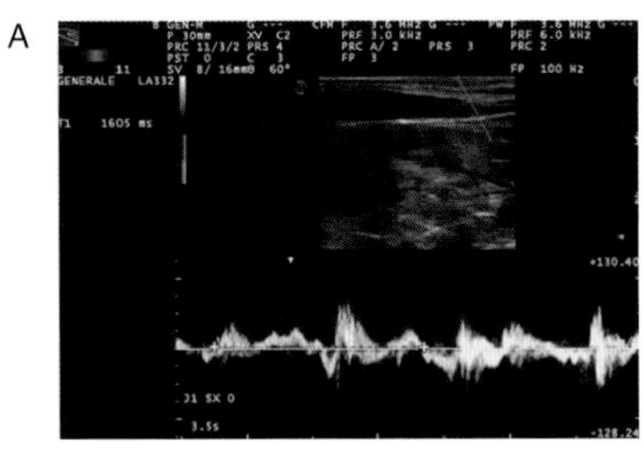
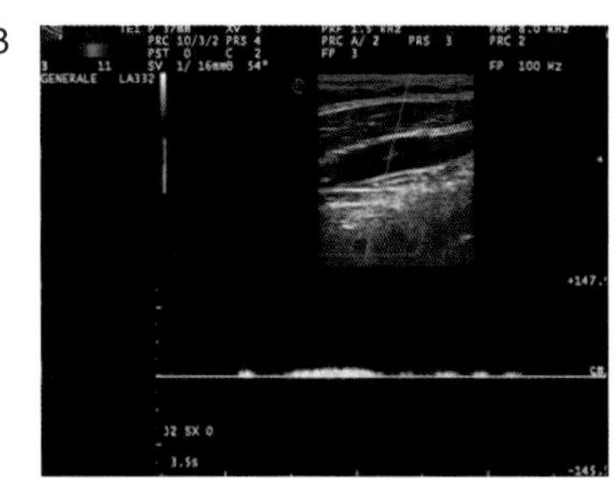
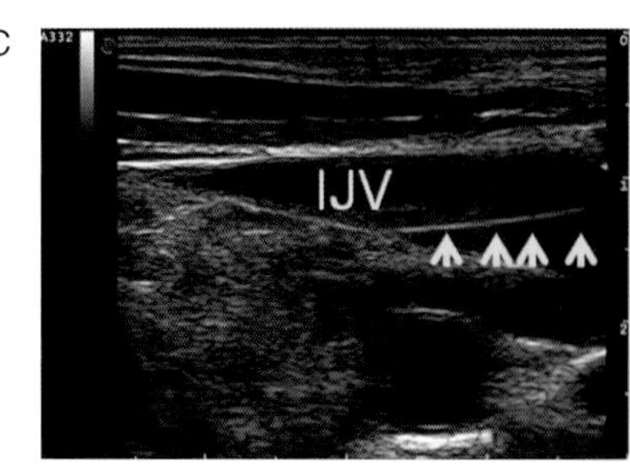

图74.5 CCSVI阳性的彩超示意图。(A)颈静脉与锁骨下静脉交汇处纵向扫描图。该轨迹显示了一个持续时间>1秒的典型双向流。(B)纵向扫描IJV的中段。尽管让患者深吸气，彩超仍无法探及血流。(C)锁骨下静脉与颈内静脉交汇处的纵向扫描。箭头表示腔内一个固定的瓣膜。

这两项技术都是非入侵入性的，与ECD相比，执行速度更快、对操作者的依赖性更小。使用这两项技术有助于即时和全面了解颅内外静脉系统的解剖和形态。然而，由于不可能进行动态检查加之分辨率较低，因此，这些诊断技术只能作为ECD和静脉造影评估的补充。最后，与超声相比，其对管腔阻塞的检测准确性较低[53]。

侵入性技术

血管内超声

介入技术血管内超声(IVUS)是一种腔内超声技术，可以直接显示腔内结构，或显示传统超声技术(锁骨后静脉、膜内静脉窦和LAZY)无法探测的静脉网。该技术还提供了管腔和血管壁的高分辨率图像，使3D视图成为可能。该技术目前是诊断血管腔内病变的金标准。已有文献报道，IVUS、ECD和静脉造影结果之间存在可接受的相关性，已有文献报道[51]。

导管造影术

导管静脉造影被认为是鉴别CCSVI的解剖部位、类型和静脉狭窄程度的金标准[1,6,8,51]。当管腔狭窄>50%时，被认为具有临床意义[1,6,51]。然而，由于腔内阻塞物往往并不减小横截面积，因此，有人提出了一种标准化的静脉造影，以增强颈内静脉注射造影剂后的对比显影[53]。该方法在对患者和疾病严重程度的分类上似乎更准确。

对于畸形瓣叶或固定瓣叶，需要谨慎处理，操作者可以在导管定位时人工保持瓣叶开放，从而充分展现狭窄病变(图74.6)[54]。

由于使用了造影剂，这种诊断方法可以实时评估脑脊液静脉引流情况，并允许测量腔内压力，因为通常病变情况下的腔内压力会增加。

管理

经皮腔内血管成形术(PTA)在CCSVI:注意事项

造影导管(5F Head Hunter，90cm长，Terumo Europe，Leuven，Belgium)从下腔静脉移到上腔静脉，应用血压计测量静脉压力。使用导尿术推进到AZY出口，进入上腔静脉几毫米，手动逆行注射对比剂后观察静脉中的下行回流。导管在AZY内部移动，直到接近双侧AZY汇合处，并测量静脉压。本研究对AZY进行数字减影静脉造影，其目的是模拟正常的静脉顺行流动，并识别与AZY弓相对应的回流或狭窄。若解剖上存在梗阻性异常，如膜性梗阻、发育不全或扭曲，则需腔内治疗。由于球囊导管在AZY狭窄弓内通过性更好，因此，首先尝试PTA(图74.7)。选择球囊(Opta Pro，Cordis Europa，Roden，Netherlands)的直径为8～10mm，长度为2cm、4cm和6cm，最大工作压力为6atm。持续30～60秒，反复数次。在治疗过程结束时，AZY或IJV(或两者都需要)需进行术后静脉压测量和选择性静脉造影，以记录治疗的直接结果。亲水导丝通过IJV的远端狭窄出口，然后使用AZY导管插入双侧IJV进行造影。IJV的造影需要分别完成正/斜位成像，以检测狭窄或其他特殊病变(如骨性压迫或瓣膜畸形)。对于IJV狭窄的扩张，首先应尝试顺应性球囊。若其结果不佳，则需随后使用高压球囊(图74.8)[7]。

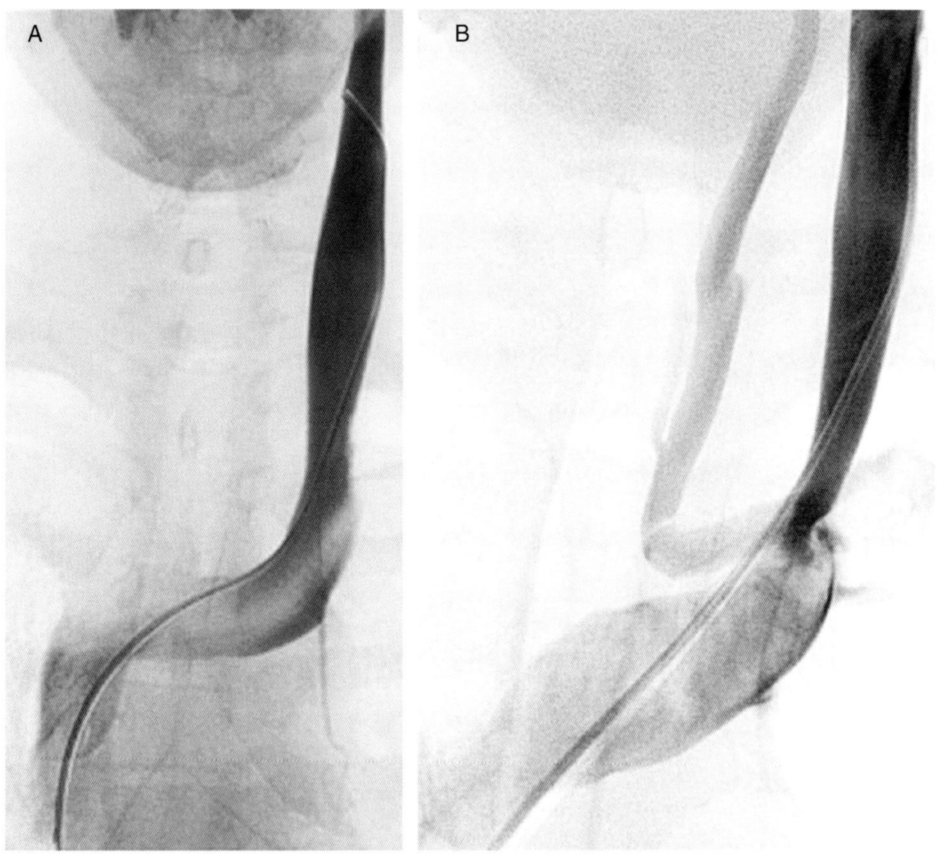

图74.6 经导管颈静脉造影：(A)健康受试者左颈内静脉。(B)CCSVI患者左颈内静脉出口狭窄，周围环绕一条粗大的侧支血管。(Image reproduced courtesy of Dr Roberto Galeotti.)

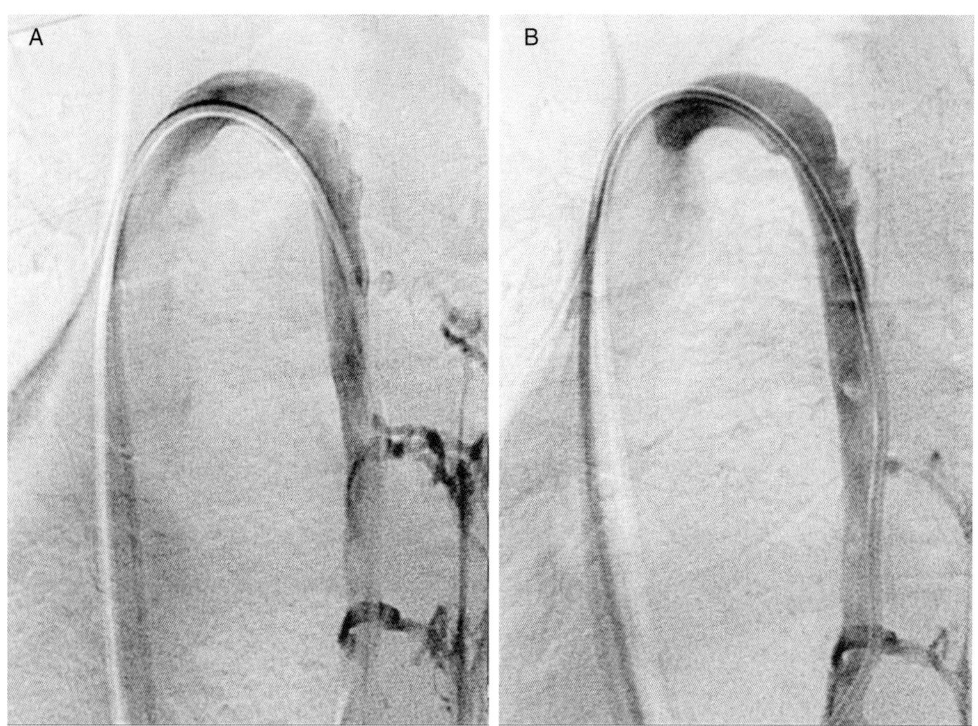

图74.7 经皮腔内血管成形术(PTA)。(A)奇静脉选择性导管造影显示明显的反流及椎旁静脉丛内持续的血流瘀滞。(B)对比术后，显示奇静脉管径增加，椎静脉丛血流瘀滞明显减轻。(Image reproduced courtesy of Dr Roberto Galeotti.)

治疗结果

腔内手术治疗CCSVI的安全性和有效性

在一项非随机研究中，连续报道了对65例CCSVI患者经皮静脉成形术的血管内治疗结果。平均随访时间为18个月，无严重并发症。复发缓解型MS患者在术后1年的神经功能明显改善($P<0.008$)。在复发缓解型患者中，其生理($P<0.01$)和心理($P<0.003$)方面的生活质量评分显著提高。术后无复发率由27%提高到50%($P<0.001$)。IJV再狭窄率明显高于相同的奇静脉。术后1、3、6个月，以及随后的每6个月分别行彩色多普勒和经颅多普勒检查。AZY和IJV的1年通畅率分别为96%和53%。无手术并发症发生[7]。在进一步的研究中，对同一队列的复发缓解型患者进行了(30.6±6.1)个月的随访。与术前2年的评分相比，每年的复发率和EDSS评分均显著降低[55]。

总的来说，在29例复发缓解患者中进行了腔内治疗，未出现并发症[44]。29例患者中有13例(45%)因静脉再狭窄而再手术，其中11例和2例分别接受了2次和3次的腔内治疗。尽管有4例患者术后复发，但术后MS的年复发率显著降低(0.45±0.62对0.76±0.99，$P=0.021$)。除了其中4例患者以外，治疗后2年的EDSS评分显著低于治疗前2年的EDSS评分(1.98±0.92对2.27±0.93，$P=0.037$)[55]。

最近，Hubbard及其同事前瞻性地评估了259例CCSVI-MS患者接受腔内治疗的安全性和临床疗效，包括球囊成形术和支架置入术。在术前、术后1个月和6个月时，通过MS量表(MSIS-29)对患者进行了精确的生理和心理评估。在1个月和6个月时，67.9%和53.6%的患者评分有显著改善($P<0.01$)。同样的，在1个月和6个月时，分别有53.0%和44.4%的患者心理评分有所改善。唯一出现的严重并发症是1例患者在导管插入时出现了深静脉血栓形成，随后通过标准化治疗得以解决[56]。

在另一项前瞻性设计的研究中，36例确诊为MS和CCSVI的患者接受了血管内治疗，对IJV病变进行了球囊血管成形术或支架植入。经过6个月的随访，其结果表明，基于MSIS-29量表，患者术后3个月的生活质量有短期的改善。在6个月的随访中，未观察到生活质量的差异，EDSS或Epworth睡眠量表均未见改善[57]。

一项小型MRI盲法病例对照研究显示，在0～6个月期间，相对于未经治疗的复发缓解型患者，T2病

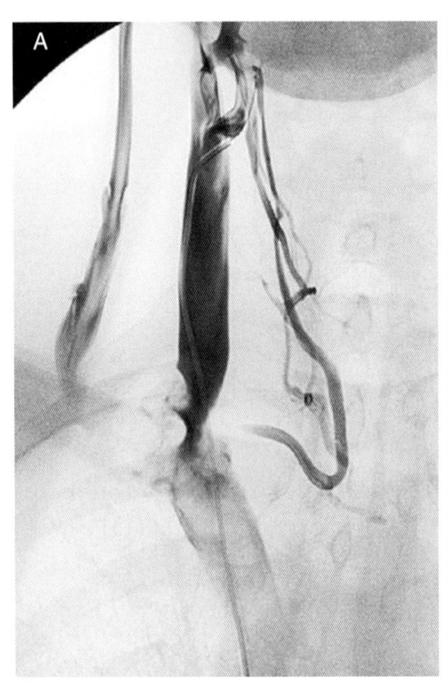

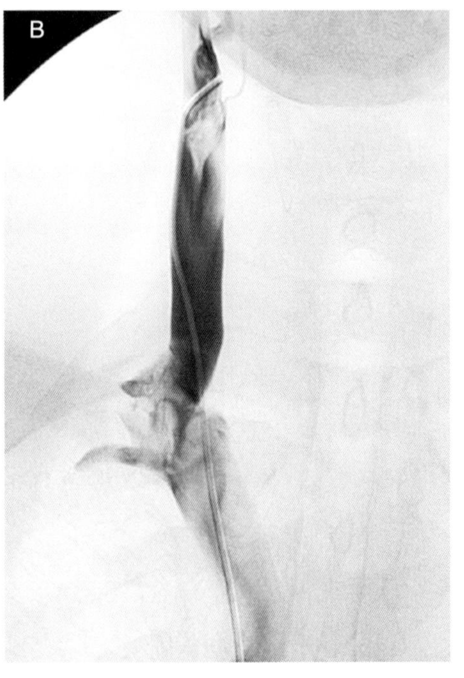

图74.8 经皮腔内血管成形术(PTA)。(A)右侧内颈静脉的选择性导管造影。在连接处有一个畸形瓣膜(小叶朝向手臂而不是胸部)，导致出口狭窄。静脉图也显示了明显的侧支循环。(B)手术造影并未显示颈静脉-锁骨下出口面积增加，但侧支显影消失。随后再次使用高压球囊扩张。术后随访8年，患者没有复发和病变进展。(Image reproduced courtesy of Dr Roberto Galeotti.)

灶体积增加了23%，治疗组减少了10%，有减少的趋势[58]。在另一项随访12个月的31例患者的研究中，经疲劳严重程度量表和疲劳影响量表的评估，静脉成形术减少了慢性疲劳，提示疲劳可能是CCSVI的主要神经症状之一[45]。

回顾性分析167例CCSVI，在MS患者接受静脉PTA后，67%的患者生活质量相关症状得到改善，无死亡和严重并发症[59]。Ludyga等人报道了331例有IJV狭窄或闭塞的CCSVI患者，其中192例(55.8%)接受了颅内静脉成形术，152例(44.2%)接受了支架置入。无严重出血、静脉血栓形成、支架移位、神经损伤等并发症。大约5.4%的病例出现轻微并发症[9]。另一组包括240例(257项干预措施)接受了治疗的CCSVI患者，对其回顾性分析了腔内治疗后30天内的并发症。主要并发症发生率为1.6%。在30天的观察期内，3例患者发生了静脉血栓形成，需要再次手术。分别有15.6%和8.2%的患者出现颈部疼痛和头痛。98%的患者在术后3小时内出院[60]。

在一组包含40例患者的系列研究中，1例患者出现支架移位，需要开胸手术取出支架。另有1例患者因术后抗凝相关并发症死亡[61]。另有报道关于一组病例中5例MS患者的手术并发症，他们因为疑似CCSVI而接收了治疗。这些并发症包括IJV血栓形成、脑窦静脉血栓形成、支架移位和脑神经损伤[62]。

结论

现有证据表明，静脉系统异常和神经系统疾病(如多发性硬化)之间可能存在关联。迄今为止，由于监管原因，在美国的相关试验已经停止。需要更高质量的随机对照试验数据来证明这些介入治疗的作用。在设计这类临床实验时，关键点是如何选择MS疾病亚型和选择哪些结局指标，从而取得临床治疗的成功。

(王铁皓 译 袁丁 审校)

延伸阅读

Al-Omari MH, Rousan LA. (2010). Internal jugular vein morphology and hemodynamics in patients with multiple sclerosis. *International Angiology*. **29**, 115–20.

Coen M, Menegatti E, Salvi F, et al. (2013). Altered collagen expression in jugular veins in multiple sclerosis. *Cardiovascular Pathology* **22**(1), 33–8.

D'haeseleer M, Cambron M, Vanopdenbosch L, De Keyser J. (2011). Vascular aspects of multiple sclerosis. *Lancet Neurology* **10**(7), 657–66.

Feng W, Utriainen D, Trifan G, et al. (2012). Quantitative flow measurements in the internal jugular veins of multiple sclerosis patients using magnetic resonance imaging. *Review of Recent Clinical Trials* **7**(2), 117–26.

Simka M, Latacz P, Ludyga T, et al. (2011). Prevalence of extracranial venous abnormalities: results from a sample of 586 multiple sclerosis patients. *Functional Neurology* **26**(4), 197–203.

Thapar A, Lane T, Nicholas R, et al. (2011). Systematic review of sonographic chronic cerebrospinal venous insufficiency findings in multiple sclerosis. *Phlebology* **26**(8), 319–25.

Zamboni P, Tisato V, Menegatti E, et al. (2015). Ultrastructure of internal jugular vein defective valves. *Phlebology* **30**(9), 644–7.

Zivadinov R, Galeotti R, Hojnacki D, et al. (2011). Value of MR venography for detection of internal jugular vein anomalies in multiple sclerosis: a pilot longitudinal study. *American Journal of Neuroradiology* **32**, 938–46.

参考文献

1. Zamboni P, Galeotti R, Menegatti E, et al. (2009). Chronic cerebrospinal venous insufficiency in patients with multiple sclerosis. *Journal of Neurology, Neurosurgery, and Psychiatry* **80**, 392–9.
2. Feng W, Utriainen D, Trifan G, et al. (2012). Characteristics of flow through the internal jugular veins at cervical C2/C3 and C5/C6 levels for multiple sclerosis patients using MR phase contrast imaging. *Neurological Research* **34**(8), 802–9.
3. Zamboni P, Menegatti E, Weinstock-Guttman B, et al. (2011). Hypoperfusion of brain parenchyma is associated with the severity of chronic cerebrospinal venous insufficiency in patients with multiple sclerosis. *BMC Medicine* **7**, 9–22.
4. Laupacis A, Lillie E, Dueck A, et al. (2011). Association between chronic cerebrospinal venous insufficiency and multiple sclerosis: a meta-analysis. *CMAJ* **183**, E1203–12
5. Lee BB, Bergan JB, Gloviczki P, et al. (2009). Guidelines for diagnosis and treatment of venous malformations. A consensus document of The International Union of Phlebology. *International Angiology* **28**, 434–51.
6. Lee BB, Laredo J, Neville R. (2010). Embryological background of truncular venous malformation in the extracranial venous pathways as the cause of chronic cerebrospinal venous insufficiency. *International Angiology* **29**, 95–108.
7. Zamboni P, Galeotti R, Menegatti E, et al. (2009). A prospective open-label study of endovascular treatment of chronic cerebrospinal venous insufficiency. *Journal of Vascular Surgery* **50**, 1348–57.
8. Zamboni P, Galeotti R. (2010). The chronic cerebrospinal venous insufficiency syndrome. *Phlebology* **25**, 269–79.
9. Ludyga T, Kazibudzki M, Simka M, et al. (2010). Endovascular treatment for chronic cerebrospinal venous insufficiency: is the procedure safe? *Phlebology* **25**, 286–95.
10. Chafe R, Born KB, Slutsky AS, Laupacis A. (2011). The rise of people power. *Nature* **472**(7344), 410–11.
11. Zamboni P, Bertolotto A, Boldrini P, et al.; Chair of the Steering Committee. (2012). Efficacy and safety of venous angioplasty of the extracranial veins for multiple sclerosis. Brave dreams study (brain venous drainage exploited against multiple sclerosis): study protocol for a randomized controlled trial. *Trials* **13**, 183.
12. Zamboni P, Morovic S, Menegatti E, Viselner G, Nicolaides AN. (2011). Screening for chronic cerebrospinal venous insufficiency (CCSVI) using ultrasound—recommendations for a protocol. *International Angiology*. **30**, 571–97.
13. Zamboni P, Menegatti E, Galeotti R, et al. (2009). The value of cerebral Doppler venous haemodynamics in the assessment of multiple sclerosis. *Journal of the Neurological Sciences* **282**, 21–7.
14. Al-Omari MH, Al-Bashir A. (2012). Internal jugular vein morphology in patients with chronic cerebrospinal venous insufficiency (CCSVI); angiographic findings and schematic demonstrations. *Review of Recent Clinical Trials* **7**, 83–7.
15. Simka M, Ludyga T, Latacz P, Kazibudzki M. (2013). Diagnostic accuracy of current sonographic criteria for the detection of outflow abnormalities in the internal jugular veins. *Phlebology* **28**(6), 285–92.
16. Bastianello S, Romani A, Viselner G, et al. (2011). Chronic cerebrospinal venous insufficiency in multiple sclerosis: clinical correlates from a multicentre study. *BMC Neurology* **11**, 132.

17. Doepp F, Paul F, Valdueza JM, Schmierer K, Schreiber SJ. (2010). No cerebrocervical venous congestion in patients with multiple sclerosis. *Annals of Neurology* **68**, 173–83.
18. Baracchini C, Perini P, Calabrese M, et al. (2011). No evidence of chronic cerebrospinal venous insufficiency at multiple sclerosis onset. *Annals of Neurology* **69**, 90–9.
19. Avruscio G. (2011). Chronic cerebrospinal venous insufficiency and susceptibility to multiple sclerosis. *Annals of Neurology* **70**(1), 181; author reply 181–2. Erratum in **71**(1), 149.
20. Mayer CA, Pfeilschifter W, Lorenz MW, et al. (2011). The perfect crime? CCSVI not leaving a trace in MS. *Journal of Neurology, Neurosurgery, and Psychiatry* **82**, 436–40.
21. Menegatti E, Genova V, Tessari M, et al. (2010). The reproducibility of colour Doppler in chronic cerebrospinal venous insufficiency associated with multiple sclerosis. *International Angiology* **29**, 121–6.
22. Tan IL, van Schijndel RA, Pouwels PJ, et al. (2000). MR venography of multiple sclerosis. *American Journal of Neuroradiology* **21**, 1039–42.
23. Ge Y, Zohrabian VM, Grossman RI. (2008). Seven-Tesla magnetic resonance imaging: new vision of microvascular abnormalities in multiple sclerosis. *Archives of Neurology* **65**, 812–16.
24. Hojnacki D, Zamboni P, Lopez-Soriano A, et al. (2010). Use of neck magnetic resonance venography, Doppler sonography and selective venography for diagnosis of chronic cerebrospinal venous insufficiency: a pilot study in multiple sclerosis patients and healthy controls. *International Angiology* **29**, 127–39.
25. Dolic K, Marr K, Valnarov V, et al. (2012). Intra- and extraluminal structural and functional venous anomalies in multiple sclerosis, as evidenced by 2 noninvasive imaging techniques. *American Journal of Neuroradiology* **33**, 16–23.
26. Zamboni P, Menegatti E, Conforti P, et al. (2012). Assessment of cerebral venous return by a novel plethysmography method. *Journal of Vascular Surgery* **56**, 677–85.
27. Charcot JM. (1868). Histologie de la sclerose en plaque. Gaz hosp Paris **141**, 554–8.
28. Buss O. (1889). Beltrag zur Aetiologie und Pathologie der multiplen Sklerose des Hirns und Ruckenmarks. Dtsch Arch Klin Med **45**, 555.
29. Putnam T. (1935). Studies in multiple sclerosis: Encephalitis and sclerotic plaques produced by venular obstruction. *Archives of Neurology and Psychiatry* **33**, 929–40.
30. Fog T. (1965). The topography of plaques in multiple sclerosis with special reference to cerebral plaques. *Acta Neurologica Scandinavica* **15**(Suppl), 1–161.
31. Adams CW. (1988). Perivascular iron deposition and other vascular damage in multiple sclerosis. *Journal of Neurology, Neurosurgery, and Psychiatry* **51**, 260–5.
32. Adams CW, Poston RN, Buk SJ, Sidhu YS, Vipond H. (1985). Inflammatory vasculitis in multiple sclerosis. *Journal of the Neurological Sciences* **69**, 269–83.
33. Schelling FA. (1985). *Multiple Sclerosis: The Image and its Message.* The Meaning of the Classic Lesion Forms. Entire book available on http://www.ms-info.net/ms_040504.pdf
34. Zamboni P, Menegatti E, Pomidori L, et al. (2012). Does thoracic pump influence the cerebral venous return? *Journal of Applied Physiology* **112**, 904–10.
35. Uflacker R. (1997). *Atlas of Vascular Anatomy. An Angiographic Approach.* Lippincot, Williams and Wilkins: Philadelphia.
36. Radak D, Kolar J, Tanaskovic S, et al. (2012). Morphological and haemodynamic abnormalities in the jugular veins of patients with multiple sclerosis. *Phlebology* **27**(4), 168–72.
37. Menegatti E, Tessari M, Gianesini S, et al. (2014). Human internal jugular valve M-mode ultrasound characterization. *Current Neurovascular Research* **11**(2), 149–55.
38. Law M, Saindane AM, Ge Y, et al. (2004). Microvascular abnormality in relapsing-remitting multiple sclerosis: perfusion MR imaging findings in normal-appearing white matter. *Radiology* **231**, 645–52.
39. Lassmann H. (2003). Hypoxia-like tissue injury as a component of multiple sclerosis lesions. *Journal of the Neurological Sciences* **206**(2), 187–91.
40. Trapp BD, Stys PK. (2009). Virtual hypoxia and chronic necrosis of demyelinated axons in multiple sclerosis. *Lancet Neurology* **8**(3), 280–91.
41. Zamboni P, Menegatti E, Weinstock-Guttman B, et al. (2010). CSF dynamics and brain volume in multiple sclerosis are associated with extracranial venous flow anomalies: a pilot study. *International Angiology* **29**(2), 140–8.
42. Zamboni P. (2006). The big idea: iron-dependent inflammation in venous disease and proposed parallels in multiple sclerosis. *Journal of the Royal Society of Medicine* **99**, 589–93.
43. Singh AV, Zamboni P. (2009). Anomalous venous blood flow and iron deposition in multiple sclerosis. *Journal of Cerebral Blood Flow and Metabolism* **29**, 1867–78.
44. Bergan JJ, Schmid-Schönbein GW, Smith PD, et al. (2006). Chronic venous disease. *New England Journal of Medicine* **355**(5), 488–98.
45. Malagoni AM, Galeotti R, Menegatti E, et al. (2010). Is chronic fatigue the symptom of venous insufficiency associated with multiple sclerosis? A longitudinal pilot study. *International Angiology* **29**(2), 176–82.
46. Bavera PM. (2015). May symptoms of chronic cerebrospinal venous insufficiency be improved by venous angioplasty? An independent 4-year follow up on 366 cases. *Veins and Lymphatics* **4**, 5400.
47. Valdueza, JM, von Munster T, Hoffman O, Schreiber S, Einhaupl KM. (2000). Postural dependency of the cerebral venous outflow. *Lancet* **355**, 200–1.
48. Gisolf, J, van Lieshout JJ, van Heusden K, et al. (2004). Human cerebral venous outflow pathway depends on posture and central venous pressure. *Journal of Physiology* **560**, 317–27.
49. Schreiber SJ, Lurtzing F, Gotze R, et al. (2003). Extrajugular pathways of human cerebral venous blood drainage assessed by duplex ultrasound. *Journal of Applied Physiology* **94**, 1802–5.
50. Zamboni P, Menegatti E, Viselner G, Morovic S, Bastianello S. (2012). Fusion imaging technology of the intracranial veins. *Phlebology* **27**(7), 360–7.
51. Zivadinov R, Bastianello S, Dake MD, et al. (2014). Recommendations for multimodal noninvasive and invasive screening for detection of extracranial venous abnormalities indicative of chronic cerebrospinal venous insufficiency: a position statement of the International Society for Neurovascular Disease. *Journal of Vascular and Interventional Radiology* **25**(11), 1785–94.
52. Dolic K, Marr K, Valnarov V, et al. (2011). Sensitivity and specificity for screening of chronic cerebrospinal venous insufficiency using a multimodal non-invasive imaging approach in patients with multiple sclerosis. *Functional Neurology* **26**, 205–14.
53. Veroux P, Giaquinta A, Perricone D, et al. (2013). Internal jugular veins out flow in patients with multiple sclerosis: a catheter venography study. *Journal of Vascular and Interventional Radiology* **24**(12), 1790–7.
54. Zivadinov R, Ramanathan M, Dolic K, et al. (2011). Chronic cerebrospinal venous insufficiency in multiple sclerosis: diagnostic, pathogenetic, clinical and treatment perspectives. *Expert Review of Neurotherapeutics* **11**(9), 1277–94.
55. Salvi F, Bartolomei I, Buccellato E, Galeotti R, Zamboni P. (2012). Venous angioplasty in multiple sclerosis: neurological outcome at two years in a cohort of relapsing-remitting patients. *Functional Neurology* **27**, 55–9.
56. Hubbard D, Ponec D, Gooding J, et al. (2012). Clinical improvement after extracranial venoplasty in multiple sclerosis. *Journal of Vascular and Interventional Radiology* **23**(10), 1302–8.
57. Kostecki J, Zaniewski M, Ziaja K, et al. (2011). An endovascular treatment of Chronic Cerebro-Spinal Venous Insufficiency in multiple sclerosis patients—6-month follow-up results. *Neuro Endocrinology Letters* **32**, 557–62.
58. Zamboni P, Galeotti R, Weinstock-Guttman B, et al. (2012). Venous angioplasty in patients with multiple sclerosis: results of a pilot study. *European Journal of Vascular and Endovascular Surgery* **43**(1), 116–22.
59. Lugli M, Morelli M, Guerzoni S, Maleti O. (2012). The hypothesis of patho-physiological correlation between chronic cerebrospinal venous insufficiency and multiple sclerosis: rationale of treatment. *Phlebology* **27**(Suppl 1), 178–86.
60. Mandato KD, Hegener PF, Siskin GP, et al. (2012). Safety of endovascular treatment of chronic cerebrospinal venous insufficiency: a report of 240 patients with multiple sclerosis. *Journal of Vascular and Interventional Radiology* **23**(1), 55–9.
61. Dake MD, Dantzker N, Bennett WL, Cooke JP. (2012). Endovascular correction of cerebrovenous anomalies in multiple sclerosis: a retrospective review of an uncontrolled case series. *Vascular Medicine* **17**(3), 131–7.
62. Burton JM, Alikhani K, Goyal M, et al. (2011). Complications in MS patients after CCSVI procedures abroad (Calgary, AB). *Canadian Journal of the Neurological Sciences* **38**, 741–6.

第75章

淋巴、淋巴水肿的评估、治疗和处理

Neil Piller

简介

目前，对特定个体的淋巴系统所知尚少[1]。由于缺乏准确的影像学资料，主要淋巴管的数量、位置和功能尚不明确。Pan等人[2,3]的研究展示了与正常预期分布不同的，变异的足部、头部和颈部的淋巴引流模式。这有助于解释为何某些患者在接受较温和的手术或创伤后便会产生预期外的淋巴水肿，而另一些接受大范围手术的患者反而不会发生水肿。

某些因素会影响组织液的积聚[1]。例如：

• 因血管系统液体负荷增加（毛细血管床压力、毛细血管通透性或有活性血管数量变化导致），组织液生成量超过淋巴系统正常引流量而导致的组织液增多，称之为"水肿"。

• 血管系统的组织液生成量正常时，由于淋巴系统的先天性异常，或因手术、放疗或其他软组织损伤造成的后天性异常，使组织液无法正常引流造成的组织液积聚，称之为"淋巴水肿"。

• 另一种更为严重的情况是血管系统液体负荷增高，且淋巴系统引流量降低造成的组织液积聚，这被称为"安全阀失灵"，仍属于"淋巴水肿"。

淋巴系统的储备量较大，可达正常量的190%。无论淋巴系统是否因手术、放疗和（或）来自肿瘤或外部的压迫而导致损伤，我们都可以采取手段提高淋巴系统工作效率。即使淋巴系统部分受损或功能失调，仍可以通过降低淋巴系统负荷，或寻找并将淋巴液引流至处于静止状态但有潜在功能的旁路中来改善功能。

淋巴系统与免疫功能

手术或放疗可能通过影响淋巴系统，进而改变或减弱免疫系统功能。造成该现象的原因可能是淋巴水肿组织的结构、生物物理性质和生物化学成分的改变。对淋巴水肿患者而言，感染是一个普遍的、严重的问题。Al-Niami和Cox[4]研究发现，当淋巴系统功能受损时，感染发生和复发的风险都会增加。一项在英国开展的审计[5]表明，许多蜂窝织炎患者因未能接受指南推荐的治疗而导致症状迁延不退。

正常肢体及引流区域

淋巴系统功能正常时，多余的组织液不会在组织间隙中积聚。大的淋巴收集部位会以约10次/分钟的频率收缩，收缩时将组织液泵往下一个淋巴管以清除多余的组织液。大的淋巴收集部位的活动是负荷依赖性的，在功能正常时其收缩频率和每搏泵出量会随负荷增加而增加。淋巴回流的3个主要辅助因素包括：大淋巴管的固有节律性、组织内压力变化和呼吸运动[1]。

淋巴水肿的发病率及患病率

乳腺癌治疗后有3%～60%的患者会发生上肢淋巴水肿。接受曲张静脉剥脱、结扎或硬化治疗的患者也可能由于治疗过程中损伤或移除了主要淋巴收集部位而发生淋巴水肿，但此类并发症发生率较低。若将所有类型的淋巴水肿（包括原发性）纳入统计，则该病发病率约为13/10 000[6,7]。

由于目前尚缺乏标准化的发现淋巴水肿的方法，并且该疾病的发病风险由淋巴引流途径的位置及数量、手术范围和放疗位置等因素共同决定，所以对淋巴水肿患病率的估计往往准确性较低且存在争议。但一般规律是淋巴水肿的发生风险随去除组织量和淋巴结数量的增加而增大。

从手术后到发现水肿的平均时间间隔约为3.4年，可见水肿并不会立即发生，但淋巴系统可能随时崩溃。预测淋巴水肿发病的难度很大。倘若能预测该病的发生，则可以实现更早、更简单、更精准地治疗。

如何发现淋巴水肿

在淋巴水肿的进展过程中，许多肢体的细微改变在视诊时难以辨别，但可能通过其他方法发现。

显然，发生纤维化的区域，瘢痕组织会减缓淋巴引流，同时导致疼痛、行动不便和活动性下降，进而造成淋巴系统功能不全。由于与肢体肿胀相关的许多问题会影响患者的生存质量[8,9]，故其有着淋巴水肿的早期提示价值。

视诊发现的凹痕线、淋巴引流区域的凹陷都意味着液体积聚，并且是量化评估的理想指标。通过全面评估患者的病史（包括当前药物使用情况）、手术史、家族史和基线测量指标有助于理解该患者淋巴水肿的成因或发生风险，且有助于显示潜在的结构或功能改变及其成因。

在选择测量指标时，需要综合考量包括时间、患者状态、花费、便利性、测量方法的敏感性和特异性等诸多因素。

普遍使用的肢体周径测量（及其相关容量计算）、Stemmer测试、过氧化物计、浸没性体积描记、眼压/硬脑膜测量、生物阻抗谱测量等测量方法都可以显示淋巴系统功能异常时的征象[10]。

淋巴水肿的测量

建议对两类的患者进行淋巴水肿测量：①存在淋巴水肿发病风险的患者（特别是经认定的高危人群）；②存在肢体大小不一等淋巴水肿早期临床表现的患者。

Ridner等人[11]认为当下仍缺少相关测量标准。但通常情况下医生采取的措施往往取决于资源可及性和检查所需时间，而非所谓的金标准。在多数情况下，相关检查主要关注积液、周径、液量或硬度等淋巴系统衰竭相关体征。

Armer等人[12]建议在某些情况下考虑“测量”患者的主观症状。但也应注意虽然多数情况下患者能最先注意并报告自身发生的变化，但往往此时水肿已较明显[13]。这需要通过医嘱教育提升患者认识。与无淋巴水肿的健康志愿者相比，被纳入Ridner的研究[11]的有淋巴水肿的患者表现出更多的症状，但两组都报告了无力、僵硬感和疼痛等症状。显而易见，有些症状与手术和（或）放疗有关，而与淋巴水肿无直接相关。僵硬感和紧绷感的症状与周径测量和生物阻抗谱测量相关。值得注意的是，不同于此前研究结果，沉重感与相应指标无关[12]。

Ridner等人[11]在健康志愿者和淋巴水肿患者间比较了自述手臂症状、卷尺测量周径、光电倍增计和（单频率及多频率）阻抗谱这4种常用的测量方法之间的联系。

结果显示，生物阻抗谱测量表现出了显著相关性（单频率及多频率皆然）。光电倍增计、周径测量和体积计算也都表现出了相关性。不同测量方法间存在交叉相关但并不显著。Moseley法和Piller法间也表现出了类似的联系[14]。虽然这两种方法测量了肢体的不同方面——积液的生物阻抗谱和肢体总体积的光度，但或许只测量一个指标便已足够。但由于周径测量和光度只关注肢体周径/体积而非其组成，故依赖其进行长期监测的效果仍存疑问。

Moseley和Piller[14]指出，局部生物阻抗谱测量和张力测定（测量纤维/组织硬度）等客观测量方法在分别测定体液和组织变化方面具有较高的可靠性和预测指数，这为这些测量方法的准确度和可靠性增加了效能。

为什么生物阻抗谱测量优于周径测量？原因在于前者的敏感性、特异性较高。但是，全肢体生物阻抗谱测量无法准确显示液体积聚的部位。而肢体周径测量时通常采用的4/10 cm间隔可以明确地指出液体积聚的部位，前提是只存在一个单方面的问题，且不将该方法用于推断液体在较长时间中的变化。

综上所述，为了获得对淋巴水肿的全面认识，需要测量生物阻抗谱和周径/体积。

组织液

淋巴系统崩溃的早期征象之一就是少量细胞外

液在受累淋巴引流区域的积聚。液体积聚提示淋巴系统的崩溃。在早期,这些征象通常无法通过测量肢体体积或周径显示,但却较容易通过测量生物阻抗谱(BIS)测得[15,16]。事实上,现有技术条件可以使组织外液变化的测量精确至5mL。

与张力/硬度测量类似,BIS可以提供有关淋巴水肿潜伏期(无临床表现时)细微变化和治疗效果的实用信息。Cornish的研究[15]发现BIS可比临床诊断早10个月预测淋巴水肿的发生,故该技术在早期发现淋巴系统崩溃方面极具潜力,预估的敏感性和特异性均接近100%。值得一提的是,研究中被预测会发生淋巴水肿的20例患者中只有1例表现出了临床可测量的周径及体积变化。

肢体体积和周径

有多种方法可用于测量肢体体积和周径[17]。Lette等人[18]甚至建议最简单的方法是让患者在家组装并使用简易手臂测量装置。与此相反,适合大型诊所的搭载光电过氧化物计的光电测量计[10]则往往操作复杂。对小型诊所而言,水置换法和(或)卷尺测量后通过计算确定肢体的整体或分段体积则更为简便。

无论何时,进行特定体位的卷尺测量都应尽量将卷尺张力、放置位置、测量部位间距和测量方位等因素造成的误差降至最小。澳大利亚淋巴学学会[19]和其他组织已拟定了规程以确保测量精度和可重复性。

虽然周径测量有其价值,但我们也应认识到机体本身存在的肢体间差异,以及由于肢体力量优势和惯用手导致的差异。Hayes等人[20]致力于比较客观指标和自述指标在预估淋巴水肿发生率上的差异,他们提出了其中一些问题。需要指出的是,在任何估计淋巴水肿患病率的研究中,确定点流行率的主要指标都是研究中自定义淋巴水肿的标准。当使用周径和生物阻抗谱测量时,预估的患病率均约为12%。但在使用自述指标时,预估患病率则翻1倍。

组织纤维化

手术和放疗后最早出现的显著效应之一便是局部(或弥散性)纤维组织的形成。这通常是组织修复过程的一部分,但也可能与伤口感染相关。纤维变性会显著地削弱新生毛细淋巴管的功能,并阻止原有淋巴组织的再生。纤维化的程度及其分布往往随着淋巴水肿的进展而进展。张力计测量组织受到压力时产生的阻力,并可作为潜在纤维化程度的有效提示工具[10,17,21]。自1976年被Foeldi、Clodius、Deak和Piller发明以来,该技术一直被应用于临床[22],可提示主要淋巴引流区的纤维化程度,以及反应治疗对其造成的影响。

张力计测量的并非纤维组织的实际数量,而是通过在局部组织上放置标准重量的物体并测量组织下陷的深度,来衡量组织受到压力时产生的阻力。现有组件可让精度精确至1mm[23]。纤维组织的变异可通过在同一部位进行超声检查实现交叉确认。

还有更简单的衡量纤维堆积的方法,但此法难以收集纤维化程度和变化的量化指标。Stemmer征已多年来用于临床,其阳性表现为足趾或手指基底部皮肤褶皱增厚,难以捏起(或者虎口部位皮肤增厚)。淋巴水肿明显时,Stemmer征呈阳性,而Stemmer征阴性意味着无淋巴水肿或早期淋巴水肿[1]。

淋巴系统的功能状态

虽然吲哚菁绿用于淋巴系统局部显像的效果较好,且常用于浅表淋巴系统标记,但现有的最有效的技术为淋巴成像[24]。淋巴成像可提供关于淋巴系统功能状态、功能正常及异常收集器的位置、浅表及深部淋巴之间的关系,以及皮肤淋巴管回流区域的信息,有助于医务人员将淋巴导向功能正常的通路[10,26]。淋巴成像可通过解析放射性示踪剂的部位、密度及分布实现定性分析,也可以通过测量其到达指定待查区域(如腹股沟或腋窝)的速度和时间实现定量分析。这些结果的图形展示有助于呈现淋巴系统功能状态,复查结果可以反映治疗的效果。

功能测试的可通过展示手术或放疗(或基因型)对淋巴运输能力的影响,来消除患者担心患淋巴水肿的顾虑。如果其淋巴运输功能正常(或接近正常),则其在合理护理和关注下发生淋巴水肿的可能性并不高于正常人。

血管系统的状态

血管的流入和流出模式往往也发生显著的改变,激光多普勒和分形超声等手段有助于识别和处理这些问题。最近,英国的研究人员认为应当更多地关注已发生或存在淋巴水肿风险肢体血管的流入和流出模式的变化[27,28]。他们的观点是，肢体血流量增加对水肿发生的影响程度，与静脉淤血造成毛细血管滤过压升高类似，令本就功能不全的淋巴引流系统不堪重负。这一领域的研究成果可能能改善患者预后。他们还提议加强淋巴学学者、血管外科医生和静脉学学者间的交流、合作，以更好地理解血液和血管系统间相互影响、相互依存的关系。

造成肢体水肿的其他原因

肢体究竟是部分水肿还是全部水肿取决于淋巴负荷和淋巴运输能力（即淋巴系统实际可从组织中移除液体的量）间的关系。治疗存在淋巴水肿风险患者的目标是尽可能增大淋巴运输能力和淋巴负荷之间的差值。若差值存在（且相对稳定），则患者发生淋巴水肿的风险很小，已存在的水肿也可能开始消退。有很多原因可能造成患者肢体（特别是下肢）水肿。理想情况下，在处理淋巴系统的问题前需要先鉴别并处理可能的病因，尤其是会造成受损淋巴系统负荷增加的病因。大致分类如下。

水肿指由于慢性静脉功能不全导致的功能性淋巴系统失调，导致下肢毛细血管周围液体的广泛性或局部性聚集，与毛细血管内压力升高有关。与水肿相关的因素包括急性DVT、血栓后综合征、关节炎、Baker囊肿、充血性心力衰竭、CVI、静止水肿、肾功能不全、肝功能不全、低蛋白血症、甲状腺功能减退、药物（如抗帕金森药物、抗精神病药物）、体位和活动，其中Baker囊肿多与单侧水肿有关。

静脉水肿指因淋巴管负荷过大而引起的液体过度积聚，多由血管系统衰竭，额外负荷增加导致。例如，常伴随血管脆性问题的慢性静脉功能不全早期、血管壁炎症和静脉血栓，这些情况下淋巴系统往往功能正常并能够以最佳效率工作[29]。

在多数情况下，淋巴系统的结构和功能是正常的，可处理因静脉系统受损产生的大量额外负荷，但长期的超过淋巴系统最大运输量的额外负荷最终会使其崩溃[1]。此外，如果淋巴系统本身存在因畸形、手术或放疗造成的结构缺陷，则淋巴运输能力会显著下降。

现就静脉水肿的鉴别诊断指南尚未明确或达成一致。淋巴系统状态，以及其是否能在自身限度内发挥功能是多数诊断出“静脉淋巴水肿”或“淋巴静脉水肿”的依据[6]。

黏液水肿与甲状腺功能异常（通常是甲状腺功能减退）相关，若不加纠正，可导致组织中黏液样物质（糖蛋白）积聚。甲状腺功能测定有助于排查此类病因、确定水肿原因，以及指导消除水肿治疗。

脂肪水肿指由遗传因素造成的脂质代谢紊乱，导致皮下脂肪组织过度积聚。由于该病主要表现为双侧肢体对称性改变，一般双足不发生水肿，肢体容易发生瘀伤且常有压痛，故较容易与淋巴水肿区别[30]。脂肪组织堆积区常无凹陷倾向，且皮肤柔软有弹性[31]。

淋巴水肿的鉴别

国际淋巴水肿组织（ILF）[32]、国际淋巴学学会（ISL）[6]，以及许多地区性团体（如欧洲淋巴学学会，意大利、德国和荷兰的相关组织）[33]就此问题提供了信息和建议。ISL共识推荐使用三期分类系统（正逐渐发展为四期分类，其中第一级为潜伏期或亚临床期）[6]。这些分期仅参照肢端的体征进行，并且承认需要根据已有信息对其内在病理生理学机制的进一步了解，构建更精细、范围更广的分类系统。在现有的分期中，每一期都有相应的、基于简单容量差异的、“不充分但有作用的严重性评估”，但这些改变可能是由淋巴水肿进展过程中不断变化的液体、脂肪和纤维物质共同造成的。在ISL的严重度评估量表中，“轻度”指体积增加<20%（与正常肢体或基线水平相比，且考虑肢体优势），“中度”为增加20%～40%，“重度”为>40%[6]。ISL及其他组织还建议同时评估淋巴水肿对残疾、生存质量和日常活动的影响。

恶性淋巴水肿

特点为起病较快，且部位与普通医源性淋巴水肿相比更靠近近端或中央淋巴系统。发病机制为淋巴结或收集器外部受压，或被增生性血管肉瘤组织侵袭造成淋巴运输减少。要点在于前述的区别方法，并且通常可发现皮肤发亮，有时为青紫色，伴剧烈疼痛。

原发性淋巴水肿

原发性淋巴水肿和继发性淋巴水肿的检查结果

差异不大。该病的诊断通常通过回顾患者的家族史与既往史获得。3% ~ 10% 的淋巴水肿为淋巴系统先天性畸形(通常为发育不全,有时出现增生)造成的原发性病变,并可在出生时(Nonne Milroy 综合征)、青春期(Meige综合征或Praecox病)或较晚(Tardum病)发病。但实际上在患者的一生中临床表现是连续性的。有些患者可能会为自己小手术后出现的淋巴水肿感到惊讶,但家族史回顾有可能提示其潜在的发育不良。现今,基因检测结果显示很多"继发性"淋巴水肿都有着原发性危险因素。

淋巴水肿的保守治疗

随着对淋巴系统结构和功能,特别是与淋巴系统解剖结构和变异,以及多种病理改变、手术和放疗对淋巴系统影响等方面认识的深入,我们愈发清楚地认识到需要采取包括多学科治疗在内的一系列治疗措施,以及时、经济地让患者的肢体及其本人恢复到接近正常的状态。

治疗淋巴水肿的方法有很多,限于篇幅此处仅介绍主要治疗分类及代表性治疗方式。有些治疗方式的有效性缺乏循证医学证据支持,其应用也缺乏理论基础,但现在也制订出了国际最佳实践指南[34]。

低能级激光扫描和手持式激光器

在决定治疗先后顺序时考虑不周是淋巴水肿综合治疗的问题之一,这也解释了为什么有时治疗效果低于预期。或许应该优先进行组织软化治疗。

在存在(与手术或放疗瘢痕相关的)组织纤维硬化时,低能级激光的益处尤其突出,主要结果包括水肿减退、组织软化、瘢痕情况改善,以及肢体客观指标改善[35-39]。现有中至高级别证据证明(在组织硬化范围遍布相应淋巴引流区时)低能级激光扫描可用于治疗早期乳腺癌相关淋巴水肿(BCRL)[40]。

淋巴引流按摩(涉及治疗师/同伴/护理人员/医疗器械)

越来越多的证据表明,由受过专门训练的淋巴治疗师进行的,以改善淋巴引流为目的的按摩是有效的[41]。一般而言,按摩可通过诱导组织压力的变化促进组织液进入淋巴管,促进淋巴收集器的运输,以及开放邻近收集器或淋巴引流区的吻合支。

客观及主观指标表明,在公立医院的理疗科受淋巴水肿治疗师培训10小时后,患者的护理人员或同伴可给予与专业人员水平相当的治疗[42]。这一结果部分是因为护理人员或同伴更了解患者的身体,并能更好的评估对肢体的治疗是否有效。这些项目既发挥了患者能动性,又能减少花费和出行时间,值得进行进一步研究。

虽然按摩装置的数量数不胜数,但仅有少部分被纳入了淋巴水肿治疗试验,且试验规模较小。目前看来,为了获得较好的结果,使用这些按摩装置时应该同淋巴引流按摩一样,优先进行近端淋巴引流区的清空。治疗结束后一个月效果仍保持得较好。

一项使用手持式按摩装置治疗继发性中度手臂淋巴水肿的试验[43]结果表明,每晚25分钟的按摩可显著减少肢体体积,并显著改善了肢体尺寸和活动范围。同样,患者控制、制订时间和速度是很重要的。

另一个改变组织压力的方法是来回"晃动"肢体。使用时,患者平躺并将下肢抬高放于此装置上,每天使用2次,一次3 ~ 12分钟。结果显示,该方法能降低肢体的尺寸和体积、软化皮肤,并且患者自觉有改善[44]。

压力治疗(穿紧身衣或包扎)

通过加压包扎或使用弹力袜是淋巴水肿的主要治疗方法之一。后者基于结构、弹性和可控制性分为很多类型,多数情况下,治疗师会在(通常由制造商推荐的)肢体的指定部位测量周径并基于此选择相应的压力。压力通常由弹力袜压力级别决定。弹力袜和弹力袜相关的问题可以写满一本书。可以肯定的是,单独使用、与本章所述其他治疗配合或在其他治疗的间期使用近端及远端弹力袜可达到较好治疗效果(无止血带效应的、尺寸合适且压力梯度适当)。国际压力治疗俱乐部(International Compression Club, http://www. icc - compressionclub. com)和ILF(www.lympho.org/ resources.php)是有关加压治疗方式的共识信息的最佳来源。

低强度锻炼和活动

简单且易行的太极和瑜伽等是淋巴水肿患者的

理想运动方式。这些运动可以缓慢地改变组织压力并将其与胸内压和腹腔内压的变化相联系，促进淋巴系统的循环。研究显示，适度锻炼和活动可使BCRL患者获得并保持与其他治疗类似的效果[45]。近期的试验表明，瑜伽对于减少肢体体积、软化组织和提升主要血管有益[46]。

(水中和陆上的)中等强度锻炼

多数患者并不清楚自己究竟该做多少锻炼。多数研究和综述[47,48]认为低强度锻炼产生的组织压力变化有利于淋巴灌注和运输。水上运动是锻炼的不错选择，同时还能得到外界压力支持[49,50]。水温是研究过程中一个较复杂的因素，现阶段对与体温范围一致的水温是否合乎生理这一问题仍存争议。Johannson和Piller的推荐温度是28℃[51]。

有手臂或下肢淋巴水肿的患者可尝试特定的陆上运动。Casley-Smith[52]推荐患者进行适度的活动、深呼吸，以及手臂近端/远端肌肉的缓慢节奏性锻炼，其间穿插日常自我按摩。这一治疗降低了肢体体积，并提高了生存质量评分。

但随着运动强度的增加，有必要事先了解受损淋巴系统可额外承受的淋巴负荷量。维持运动强度和淋巴负荷量间的平衡很有必要，应注意不要让患者再度处于淋巴系统超负荷的状态。在一项试验中，患者们在监护下通过举重使淋巴系统达到最大负荷量[53]。在此过程中，患者在进行事先选定的运动项目的同时接受重量不断增加的举重训练以确定他们的运动极限。结果表明，淋巴水肿并未恶化。在多数情况下，运动后的即刻肢体体积会略微增加，但在患者恢复日常活动强度后该现象会迅速消失[53]。近期的其他关于运动的试验[54-56]得出了类似的支持性结论。基于此，国家淋巴水肿协作组(National Lymphoedema Network)在意见书中明确肯定了锻炼的益处[57]。

经总结发现，锻炼和剧烈运动整体上可改善肢体体积、活动范围、肌肉力量、自觉肢体症状和生存质量(各项研究之间的主要区别在于改善程度大小)[47,58]。所有研究都指出了冷却期的必要性。Todd在研究中[55]发现延迟乳腺癌术后一周的全肩关节活动降低了淋巴水肿的发生率，解答了乳腺癌腋部手术治疗后何时开始运动治疗的问题。

针对淋巴系统的药物及药物基因组学

目前，有一系列针对淋巴系统或其组成部分的药物治疗方案，其中较引人注目的是黄酮类药物治疗。部分临床试验结果支持其疗效[59,60]，部分试验则未发现显著获益[61]。许多近期的文章表明该疗法效果较好。一类香豆素类药物(5,6-苯并-α-吡喃酮)被报道有肝毒性，该副作用与香豆素降解相关的基因缺陷有关[62]。对该药物反应最好的患者体内产生的香豆素代谢物似乎活性更强。基因和基因组相关知识的不断发展，使得可利用该技术筛选对改善淋巴系统结构或功能反应良好(或不好)的患者。

电刺激

在肌肉和神经的调节下，淋巴管每分钟收缩6~10次。一项关于下肢继发性淋巴水肿的研究[63]发现与非电刺激组相比，电刺激可更好地减少肢体体积。疼痛、沉重感、紧绷感和自觉腿尺寸均有所改善。值得注意的是，电刺激也降低了躯干的液体体积，提示该疗法可能增加了主要中央淋巴管的清除量。据称其他可发生电刺激的设备(工作原理及功能类似TENS设备的)也可用于治疗淋巴水肿，目前，相关临床试验仍在进行中。

组织操纵

由于中等淋巴水肿、橘皮样组织、脂肪水肿和肥胖之间相似性很强，故利用类似的治疗方式处理淋巴水肿有潜在的益处。有研究比较了一种治疗皮下脂肪的方法和传统人工淋巴引流(MLD)对继发性手臂淋巴水肿患者的疗效，结果显示前者使肢体体积及周径在治疗的第1周中下降最多，并在试验持续的4周内持续下降[64]。MLD也更快地达到了类似的效果。若配合包扎治疗，并像多数MLD治疗一样，花较长时间引流躯干和腋窝区的淋巴[64]，疗效会更好。

肌内效贴扎(Kinesio-taping)

使用肌内效贴扎，可将局部的皮肤从下方肌肉组织的筋膜上提起，可能的作用机制是降低局部组织间隙压力，促进血液和淋巴进入并沿着这些区域流动，从而改善淋巴引流。该方法被广泛用于体育运动损伤，但直到近期才被用于治疗淋巴水肿[65,66]，且尤其适用于不适用弹力袜和其他治疗的湿热气候下。当用于乳腺癌腋窝淋巴清扫术后发生血清肿的患者时，肌内效贴扎显著缓解血清肿的严重程度，降低了持续时间并且显著改善了灼烧感、紧绷感和沉重感[67]。

饮食治疗（中链甘油三酯）和腹部问题

长链甘油三酯（以乳糜微粒的形式）由肠系膜淋巴管吸收，这会为相应淋巴引流区增添额外负荷，导致远端淋巴管更难清除液体和内容物。如果此区域的淋巴系统结构或功能存在缺陷，则被吸收的脂肪会被导向其他器官或组织结构中，其中以逆流方式进入腹股沟和下肢最为常见[68]。摄入中、短链甘油三酯并减少长链甘油三酯摄入可以降低这种逆流（即乳糜反流）的发生率。有很多围绕中链甘油三酯（MCT）制订的推荐食谱，但其有效性仅得到了非正式文献的支持，缺乏相关的科学文献[69]。此领域近期的讨论主要围绕饮食治疗的基本因素展开，现认为富含Ω-3脂肪酸的食物有抗炎性，而富含Ω-6脂肪酸的食物有促炎性。采取"炎性"更低的饮食方式显然有潜在的好处。淋巴流动减慢或减少时，组织内（细胞因子和淋巴因子等）炎症介质堆积可能通过某种方式使炎症持久化，故对此类患者而言饮食治疗意义尤为突出。

如何评价治疗是否有效？

无论治疗方式如何，治疗后患者最早的感受或许是肢体"感觉"变好了，比如沉重感、紧绷感或针刺感减轻。这一现象被认为主要与游离细胞外液量减少有关，而生物阻抗计可以侦测到液量水平的细微变化，同时还可发现组织的软化。而肢体尺寸的改变可能更晚发生，特别是在慢性淋巴水肿的情况下。

怎样是好的结果？

即便仅是停止淋巴水肿的进展都可以称作好结果，因为不经干预的淋巴水肿只会进展并恶化。在此阶段肢体的感觉会有所改善。如果肢体能够缩小并感觉继续好转，结果会更好。没人能够预测肢体发生改变的速度，但通常来讲，肢体更软或水肿发生时间更短的患者能更快产生效果。

毋庸置疑，为获得较好的主观与客观治疗结果，早期识别并用精准、有序的治疗针对可测量的指标进行干预是至关重要的[70]。

保守治疗无效时

有关保守治疗的文献提示包扎和压迫是获得良好治疗效果的关键，并且是保守治疗金标准的组成部分。从多种淋巴引流疗法中选择一种进行辅助治疗有益且重要，对皮肤护理、锻炼和活动而言同理。治疗师经常建议患者在一种运动治疗方式无效时继续尝试其他保守治疗手段。

判定保守治疗无效的评价标准多样且宽泛，事实上几乎与保守治疗的种类一样多。对一些治疗者而言，除非某一保守治疗方案可以显著并且肉眼可见地缩小肢体尺寸，否则都将被视作无效。对另一些治疗者而言，标准则是主观感受没有变化。

还有一些人的观点是，对水肿持续时间长并进展至Ⅱ期晚期、Ⅲ期早期及更高级别（主要是四肢的脂肪筋膜室）的淋巴水肿患者而言，首选治疗方式是手术而非保守治疗（或几乎没有时间让保守治疗生效）。通常考虑用手术方式治疗早发原发性淋巴水肿。

制订手术方案的主要挑战是难以对淋巴系统的组成、结构和功能状态，以及其解剖变异的途径和部位形成清晰、客观的认识。这些因素都增加了制订个体化的针对各自问题手术方案的难度。

对这些因素的了解有助于决定是否能进行某种形式的显微淋巴手术（淋巴-淋巴、淋巴-静脉或淋巴-淋巴结）。而决定切除/减容方法或肿胀/非肿胀吸脂手法则主要需考虑经济条件。

干预选择多种多样。手术技术的选择在某种程度上取决于外科医生，但也可能被医疗政策、淋巴水肿的类型（如丝虫病）、淋巴水肿的持续时间、相对皮肤情况、有无感染、有无皮肤淋巴管腺炎等因素影响。

各类手术中最先也可能是最早开展的是减容手术。在过去的200余年中，该术式的操作为去除真皮下与深筋膜上的组织，然后埋藏真皮皮瓣。该方法一直沿用至今，并且有些人认为这是快速缩小肢体尺寸以及控制远期尺寸增大的最有效方式之一，因为合格的手术治疗应能够去除供水肿形成的筋膜室。值得注意的是，合理的准备和应用抗生素可以降低远期感染风险。但是，该术式也会残留肢体上的大块瘢痕，并会增加控制继发性足部水肿的难度。

种类多样的显微外科技术包括淋巴结、淋巴-静脉、淋巴-淋巴技术以及同种异体淋巴结移植。早期失败的一些原因似乎与这样一种情况有关：往往在淋巴水肿进展晚期，组织硬化影响淋巴功能时，治疗者才开始进行显微外科手术。另一个原因是没有对淋巴系统进行适当的成像。一般而言，在早期组织和淋巴系统变化不大时，通过向顾客提供咨询并选择合适的手段进行干预，治疗可以取得明显更好的效果[71]。

近来，越来越多的研究显示超显微手术的疗效较好[72]，但前提是选择合适的患者。条件包括：手术部位存在淋巴系统和肉眼可见的功能性静脉微循环，并且可用于吻合。现普遍认为这些手术可为有效的复杂减充血治疗(CDT)(有效指通过减少淋巴系统负荷和改善连接条件达到改善引流的目的)创造更好的条件。但很多人认为为了获得好的长期结果，手术(无论术式如何)并非保守治疗的终点。事实上，保守治疗(主要是紧身衣和包扎)被强烈推荐与一些手术治疗配合使用，并且是患者终身治疗的重要组成部分。或许，许多希望通过手术解决问题并摆脱继续保守治疗的患者会对这条消息感到失望，但患者应该知道的是总体而言保守治疗可能并没有终点。

除切除和连接手术外，还可以通过抽脂手术治疗淋巴水肿。为什么？首先，淋巴水肿中期和晚期的主要表现是脂肪性筋膜室形成。由于细胞因子无法有效地排出，并且脂肪细胞可能来自由细胞因子激活的内分泌器官，故该现象可能与组织中细胞因子浓度上升有关。其次，加压、按摩、抬高、更佳的皮肤护理等物理治疗措施对淋巴水肿中期形成的脂肪累积并无显著或快速的疗效。关于抽脂手术开展的最佳方式仍存争议，但Brorson及其同事近期开展的研究[73]提示在联合使用止血带和肿胀液(注射生理盐水、肾上腺素和局部麻醉药混合物)后立刻进行加压的治疗效果最好。这些患者仍需要终身接受加压治疗，所以从某种意义上讲，保守治疗无可逃避。

未来的淋巴水肿治疗是怎样的？多数人认为未来的工作重心是深化对淋巴水肿表现的认识，包括通过吲哚青绿显像了解肢体的组成和淋巴系统的具体功能状态，并在此基础上选择合适的手术干预措施。现在，也有一些新技术处于研发之中，包括超显微手术、同种异体淋巴结和血管的改良应用，以及利用前体细胞培养淋巴结和血管。最后，对于影响淋巴水肿易感性基因的研究，可能会为我们提供终极解决方案。

结论

对于已发生淋巴水肿的患者而言

• 排除或考虑其他造成肢体显著改变的原因。

• 对肢体进行测量——有多大体积？有无变化？

• 鼓励患者进行肢体的自我测量。

• 让患者评价肢体——感觉是否有变化？

• 需区分手术和放疗后的副作用与淋巴水肿发展或进展。

• 对非淋巴原因造成的肢体水肿进行治疗(或转诊)。

• 告知患者有哪些疗法可治疗其淋巴系统问题。

• 咨询专家以进一步评估和治疗淋巴水肿。

• 注意，针对淋巴水肿的按摩与普通按摩有很大差别。

• 每6~12个月复诊1次，需警惕可能改变淋巴系统负荷或运输能力的事件。

对于有淋巴水肿发病风险的患者而言

• 评估和回顾风险因素，尤其是可能增加淋巴系统负荷的风险因素。

• 对肢体进行测量——收集对日后有用的基线测量值。

• 鼓励患者进行肢体的自我测量——每月进行即可。

• 鼓励患者参加免费淋巴水肿筛查项目。

• 提供与风险降低管理相关的教育材料。

• 削弱可能增加淋巴负荷的因素的影响。

• 鼓励患者对察觉到的肢体尺寸变化或感觉上的改变做出早期反应。

• 鼓励患者每6~12个月进行复诊，高危的患者复诊间隔应缩短。

(郭强 译 袁丁 审校)

延伸阅读

International Compression Club http://www.icc-compressionclub.com
International Lymphoedema Framework http://www.lympho.org

Surgery for Lymphoemema

Boccardo F, Dessalvi S, Campisi C, et al (2014). Microsurgery for groin lymphocele and lymphoedema after oncologica surgery. *Microsurgery* **34**(1), 10–13.

Boccardo F, Fulcheri E, Villa G, et al. (2013). Lymphatic microsurgery to treat lymphoedema: Techniques and indications for better results. *Annals of Plastic Surgery* **71**(2), 191–5.

Brorson, H. (2011). Surgical treatment for post mastectomy lymphoedema; liposuction. In: Lee BB, Bergan J, Rockson S (eds), *Lymphoedema, a Concise Compendium of Theory and Practice*, 409–19. Berlin: Springer.

Clodius L. (1977). The basis for the surgical treatment of lymphedema. In: Lymphoedema, 43–79. Berlin: Springer Verlag.

Olszewski W. (2011a). The lymphovenous microsurgical shunts for treatment of lymphoedema of lower limbs: indications in 2011. *International Angiology* **30**(6), 499–503.

Olszewski W. (2011b). Excisional/cyto reductive surgery—historical background. In: Lee BB, Bergan J, Rockson S (eds), *Lymphoedema, a Concise Compendium of Theory and Practice*, 393–9. Berlin: Springer.

Olszewski W. (2011c). Infection. In: Lee BB, Bergan J, Rockson S (eds), *Lymphoedema, a Concise Compendium of Theory and Practice*, 207–19. Berlin: Springer.

Yamamoto T, Narushima M, Yoshimatsu H, et al. (2014). Minimally invasive lymphatic supermicrosurgery (MILS): indocyanine green lymphography-guided simultaneous multisite lymphaticovenular anastomoses via millimeter skin incisions. *Annals of Plastic Surgery* **72**(1), 67–70.

参考文献

1. Foeldi M, Foeldi E. (2012). Sufficiency and insufficiency of the lymphatic system. In: Foeldi M, Foeldi E, Kubik S (eds), *Textbook of Lymphology for Physicians and Lymphoedema Therapists*. Munich: Urban and Fisher.
2. Pan WR, Le Roux CM, Levy S. (2011). Alternate lymphatic drainage routes from the lateral heel to the inguinal lymph nodes: anatomic study and clinical implications. *ANZ Journal of Surgery* **81**(6), 431–5.
3. Pan WR, Le Roux CM, Briggs CA. (2011). Variations in the lymphatic drainage pattern of the head and neck: further anatomic studies and clinical implications. *Plastic and Reconstructive Surgery* **127**(2), 611–20.
4. Al-Niami F, Cox N. (2009). Cellulitis and lymphedema, a vicious cycle. *Journal of Lymphoedema* **4**(2), 38–43.
5. Keeley V, Riches K. (2009). Cellulitis treatment for people with lymphoedema; UK audit. *Journal of Lymphoedema* **4**(2), 17–28.
6. International Society of Lymphology. (2009). The diagnosis and treatment of peripheral lymphoedema. Lymphology **42**(1), 51–60.
7. Casley-Smith JR, Casley-Smith JR (1986). *High-Protein Oedemas and the Benzo-Pyrones*. Lippencott.
8. Franks P, Moffatt CJ, Doherty DC, et al. (2006). Assessment of health related quality of life in patients with lymphoedema of the lower limb. *Wound Repair and Regeneration* **14**, 110–18.
9. Amer M, Ramati A. (2002). Post traumatic symptoms, emotional distress and quality of life in long term survivors of breast cancer. *Journal of Anxiety Disorders* **16**, 195–206.
10. Piller NB. (2007). To measure or not to measure? What and where is the question. *Journal of Lymphoedema* **2**, 39–45.
11. Ridner SH, Montgomery LD, Hepworth J, Armer J. (2007). Comparison of upper limb volume measurement techniques and arm symptoms in healthy volunteers and individuals with known lymphedema. *Lymphology* **40**(1), 35–46.
12. Armer JM, Stewart BR. (2005). A comparison of 4 diagnostic criteria for lymphoedema in a post breast cancer population. *Lymphatic Research and Biology* **3**(4), 208–17.
13. Ridner SH. (2005). Quality of life and a symptom cluster associated with breast cancer treatment-related lymphedema. *Support Cancer Care* **13**, 904–11.
14. Moseley AL, Piller NB. (2006). Reliability of bioimpedance spectroscopy and tonometry after breast conserving cancer treatment. *Lymphatic Research and Biology* **6**(2), 85–7.
15. Cornish B. (2006). Bio-impedance analysis: scientific background. *Lymphatic Research and Biology* 4(1), 47–50.
16. Ward LC. (2009). Is BIS ready for prime time as the gold standard? *Journal of Lymphoedema* **4**(2), 52–7.
17. Piller NB. (2010). Outcome measures for lymphedema. *Journal of Lymphoedema* 5(2), 6–7.
18. Lette J, Lette F, Fraser S. (2007). Home volumetry foretells a new era of self-management for patients with lymphedema after breast cancer. *Lymphology* **40**(4), 185–7.
19. Australasian Lymphology Association Measuring Standard (2012). http://www.lymphoedema.org.au/about-lymphoedema/standards-guidelines/
20. Hayes S, Cornish B, Newman B. (2005). Comparison of the methods to diagnose lymphoedema among breast cancer survivors: 6-month follow-up. *Breast Cancer Research and Treatment* **89**, 221–6.
21. Bates D, Levick JR, Mortimer PS. (1994). Quantification of the rate and depth of pitting in human oedema using an electronic tonometer. *Lymphology* **27**(4), 159–72.
22. Clodius, L Deak, Piller, N. (1976). A new instrument for the evaluation of tissue tonometry in lymphedema. *Lymphology* **9**(1), 1–5.
23. Pallotta O, McEwan M, Tilley S, et al. (2011). A new way to assess superficial changes in lymphedema. *Journal of Lymphoedema* **6**(2), 34–41.
24. Keeley V. (2006). The use of lymphoscintigraphy in the management of chronic lymphoedema. *Journal of Lymphoedema* **1**, 42–57.
25. Suami H. (2011). Use of indocyanine green fluorescent lympography for evaluating dynamic lymphatic status. *Journal of Plastic and Reconstructive Surgery* **127**(3), 74–6.
26. Piller NB, Goodear M, Peter D. (1998). Lymphoscintigraphic evidence supports the evidence of axillo-inguinal anastomotic pathways in a patient with chronic secondary lymphoedema. *European Journal of Lymphology* **6**(24), 97–100.
27. Modi S, Stanton AWB, Svensson W, et al. (2007). Human lymphatic pumping measured in healthy and lymphoedematous arms by lymphatic congestion lymphoscintigraphy. *Journal of Physiology* **583**, 271–85.
28. Stanton AW, Holroyd B, Mortimer PS, Levick JR. (1999). Comparison of microvascular filtration in human arms with and without postmastectomy oedema. *Experimental Physiology* **84**(2), 405–19.
29. Cavezzi A, Michelini S. (1998). *Phlebolymphoedema, from Diagnosis to Therapy*. Edizioni P.R. Bologna.
30. Smeller W, Meier-Vollrath I. (2008). Lipoedema. In: Weissleder H, Schuchardt C (eds), *Lymphedema: Diagnosis and Therapy*, 4th edn, 294–323. Cologne: Viavital
31. Bosman, J. (2011). Lipoedema; poor knowledge, neglect or dis-interest? *Journal of Lymphoedema* **6**(2), 109–10.
32. International Lymphoedema Framework. (2006). *International Consensus: Best Practice for the Management of Lymphoedema*. London: Medical Education Partnership.
33. Damstra R, Kaandorp C. (2007). Multidisciplinary guidelines for early diagnosis and management. *Journal of Lymphoedema* **2**(1), 57–61.
34. International Lymphoedema Framework. http://www.lympho.org
35. Piller N, Thelander A. (1998). Treatment of chronic lymphoedema with low level laser therapy: a 2.5-year follow-up. *Lymphology* **31**(2), 74–86.
36. Carati CJ, Anderson SN, Gannon BJ, Piller NB. (2003). Treatment of postmastectomy lymphedema with low-level laser therapy: a double blind, placebo-controlled trial. *Cancer* **98**(6), 1114–22.
37. Wigg J. (2009). Use and response to treatment using low level laser therapy. *Journal of Lymphoedema* **4**(2), 73–6.
38. Maiya A, Olivia E, Dibya A. (2008). Effect of low energy laser therapy in the management of post mastectomy lymphedema. *Physiotherapy Singapore* **11**(1), 2–5.
39. Tilley S. (2009). Use of laser therapy in the management of lymphedema. *Journal of Lymphoedema* **4**(1), 39–72.
40. Omar MT, Shaheen AA, Zafar H. (2012). A systematic review of the effect of low level laser therapy in the management of breast cancer related lymphedema. *Supportive Care in Cancer* **20**(11), 2977–84.
41. Williams A. (2010). Manual lymphatic drainage: Exploring the history and evidence base. *British Journal of Community Nursing* **15**(4), S18–S24.
42. Piller NB, Rice J, Heddle R, Miller A. (2000). Partner training as an effective means of managing chronic arm lymphoedema subsequent to

breast cancer surgery. Proceedings of the XV Lymphology Congress. *Lymphology* **33**(Suppl), 261.
43. Moseley A, Piller N, Esterman A, Carati C. (2004). The Sun Ancon Chi Machine Aerobic Exerciser: A new patient focused, home based therapy for people with chronic lymphedema. *Lymphology* **37**(2), 53–61.
44. Moseley A, Piller N, Carati C, Esterman A. (2002). The impact of the Sun Ancon Aerobic Exerciser on chronic secondary lymphoedema of the legs. *Lymphology* **35**(Suppl), 336–9.
45. Moseley A, Piller N, Carati C. (2005). The effect of gentle arm exercise and deep breathing on secondary arm lymphoedema. *Lymphology* **38**(3), 136–45.
46. Louden A, Barnett T, Piller N, Williams A, Immink M. (2012). Using yoga in breast cancer-related lymphedema. *Journal of Lymphoedema* **7**(1), 27–35.
47. Moseley A, Piller NB. (2008). Exercise for limb lymphoedema: evidence that it is beneficial. *Journal of Lymphoedema* **3**(1), 51–6.
48. Moseley AL, Carati C, Piller NB. (2003). A systematic review of common conservative therapies for arm lymphoedema secondary to breast cancer treatment. *Annals of Oncology* **18**(4), 639–46.
49. Tidar D, Katz-Leurer M. (2010). Aqua lymphatic therapy in patients who suffer from breast cancer-related lymphoedema: a randomized controlled study. *Supportive Care in Cancer* .**18**(3), 383–92.
50. Box R, Marnes T, Robertson V. (2004). Aquatic physiotherapy and breast cancer related lymphoedema. 5th Australasian Lymphology Association Conference Proceedings, 47–9.
51. Johansson K, Piller N. (2007). Weight bearing exercise and its impact on arm lymphoedema. *Journal of Lymphoedema* **2**(2), 15–22.
52. Casley-Smith JR, Casley-Smith JR. (1997). Exercises for lymphoedema and acute injuries. In: *Modern Treatment for Lymphoedema*, 188–221. Lymphoedema Association of Australia.
53. Johansson K, Piller, NB. (2007). Weight bearing exercise and its impact on arm Lymphoedema. *Journal of Lymphoedema* **2**(1), 15–22.
54. Johansson K, Tibe K, Kanne L, Skantz H. (2004). Controlled physical training for arm lymphoedema patients. *Lymphology* **37**(suppl), 37–9.
55. Bracha J, Jacob T. (2010). Using exercise classes to reduce lymphedema. *Journal of Lymphoedema* **5**(1), 46–55.
56. Todd J, Scally A, Dodwell D, Horgan K, Topping A. (2008). A randomized controlled trial of two programs of shoulder exercise following axillary node dissection for invasive breast cancer. *Physiotherapy* **94**, 265–73.
57. NLN position document November 2011. http://www.lymphnet.org/le-faqs/nln-position-papers
58. Badger C, Preston N, Seers K, Mortimer P. (2004). Physical therapies for reducing and controlling lymphoedema of the limbs. *Cochrane Database of Systematic Reviews* 2004 (4), CD003141.
59. Pecking A, Florias JL, Rambert P, et al. (1996). Efficacy of Daflon 500 mg in the treatment of secondary upper limb lymphoedema. *Lymphology* (suppl) 262–5.
60. Cluzan R, Alliot F, Ghabboun S, Pascot M. (1996). Treatment of secondary lymphoedema of the upper limb with CYCLO 3 FORT. *Lymphology* **29**(1), 29–35.
61. Loprinzi CL, Kugler JW, Sloan JA, et al. (1999). Lack of effect of Coumarin in women with lymphedema after treatment for breast cancer. *New England Journal of Medicine* **340**(5), 346–50.
62. Farinola N, Piller N. (2005). Pharmacogenomics: its role in re-establishing coumarin as treatment for lymphedema. *Lymphatic Research and Biology* **3**(2), 81–6.
63. Piller NB, Douglass J, Heidenreich B, Moseley A. (2010). Placebo controlled trial of mild electrical stimulation. *Journal of Lymphoedema* **5**(1), 15–25.
64. Moseley A, Piller NB, Douglass J, Esplin M. (2007). Comparision of the effectiveness of MLD and LPG. *Journal of Lymphoedema* **2**(2), 30–6.
65. Pekyavaş N, Tunay V, Akbayrak T, Kaya S and Karatas M (2016) Complex decongestive therapy and taping for patients with postmastectomy lymphedema: A randomized controlled study *European Journal of Oncology Nursing* **18**(6), 585–590.
66. Rock-Stockheimer K. (2006). *Kinesiotaping for Lymphoedema and Chronic Swelling*. Kinesio USA.
67. Bosman J, Piller NB. (2010). Lymph taping and seroma formation post breast cancer. *Journal of Lymphoedema* **5**(2), 12–21.
68. Foeldi M, Foeldi E, (2012). Lymphostatic diseases: Chylous reflux. In: Foeldi M, Foeldi E, Kubik S (eds), *Textbook of Lymphology for Physicians and Lymphoedema Therapists*. Munich: Urban and Fisher.
69. Dawson R, Piller N. (2011). Diet and BCRL: facts and fallacies on the web. *Journal of Lymphology* **6**(1), 36–42.
70. Piller NB. (2011). Proactive treatment for lymphoedema patients. *Journal of Lymphoedema* **6**(1), 6.
71. Krylov VS (2011). Prospects for lymphatic reconstructive surgery. In: Lee BB, Bergan J, Rockson S (eds), *Lymphoedema, a Concise Compendium of Theory and Practice*, 387–93. Berlin: Springer.
72. Koshima I, Harima M. (2016). Lymphaticovenular anastomosis. In: Neligan P, Masia J, Piller N (eds), *Lymphoedema: Complete Medical and Surgical Management*. CRC Press, Boca Raton, FL.
73. Brorson H. (2016). Liposuction. In: Neligan P, Masia J, and Piller N (eds), *Lymphoedema: Complete Medical and Surgical Management*. CRC Press, Boca Raton, FL.

索 引

K

L

M

N

P

Q

R

S

T

W

X

Y

Z

其他

共同交流探讨
提升专业能力

智能阅读向导为您严选以下专属服务

领取【推荐书单】 获取血管外科学推荐书单，拓展专业知识技能。

加入【读者社群】 加入本书读者社群，交流探讨专业知识。

操作步骤指南

微信扫码直接使用资源，无需额外下载任何软件。如需重复使用可再扫码，或将需要多次使用的资源、工具、服务等添加到微信“收藏”功能。